AF523020

Enzyklopädie der

# **Steinheilkunde**

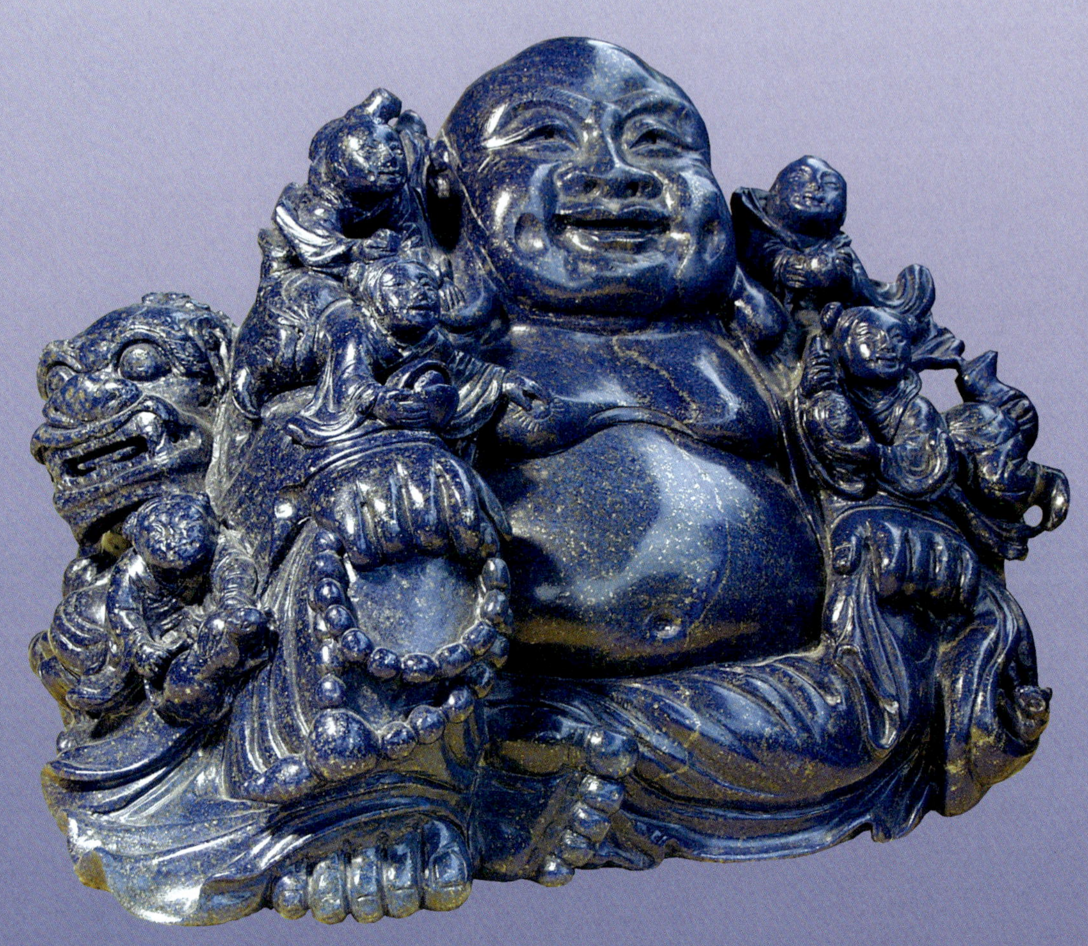

»Es ist Dein Geist,
der Deine Welt erschafft.«

Buddha

Werner Kühni
Walter von Holst

# Enzyklopädie der **Steinheilkunde**

at VERLAG

## Abkürzungen

| | |
|---|---|
| Agg. | Aggregate |
| Bez. | Bezeichnung |
| HB | Handelsbezeichnung |
| D | Dichte |
| H | Härte |
| xx | Minikristalle |
| X | Kristall |
| XX | Kristalle |
| → | siehe |

Die in diesem Buch wiedergegebenen Informationen sind nach bestem Wissen und Gewissen dargestellt; sie sollen und können aber Rat und Hilfe eines Arztes nicht ersetzen. Autor und Verlag übernehmen keinerlei Haftung für Schäden oder Folgen, die sich aus dem Gebrauch oder Missbrauch der hier vorgestellten Informationen ergeben.



8. Auflage, 2024


Lektorat: Karin Breyer, Freiburg i. Br.
Gestaltung, Fotografie,
Illustrationen und Satz:
Nils Hoffmann · Visuelle Kommunikation,
Mögglingen
Druck und Bindearbeiten: Firmengruppe APPL, aprinta druck, Wemding
Printed in Germany

ISBN 978-3-03800-469-1

www.at-verlag.ch

Der AT Verlag wird vom Bundesamt für Kultur
für die Jahre 2021–2024 unterstützt.

# Inhaltsverzeichnis

# Vorwort

Mit der vorliegenden Enzyklopädie haben Werner Kühni und Walter von Holst eine wahrhaft gigantische Leistung vollbracht. Sie haben es geschafft, die gesamte deutschsprachige Literatur zur Steinheilkunde zu sichten, um die Essenz des vorhandenen und tatsächlich verwertbaren Wissens – vervollständigt mit eigener Forschung – zu einem Kompendium zusammenzufassen. Dazu bedarf es einerseits der Ausdauer, unermüdlich Informationen zusammenzutragen, sowie andererseits der Fähigkeit, diese Informationen aufgrund eigener Erfahrungen und fundierter Kenntnisse zu sichten und auszuwerten. Als Team konnten Werner Kühni und Walter von Holst zu Wege bringen, was bis dahin als fast unlösbare Aufgabe galt.

Das große Problem der steinheilkundlichen Literatur besteht darin, dass bei rund 150 bis ins Jahr 2003 veröffentlichten deutschsprachigen Büchern über 80% auf rein redaktionellem Weg entstanden sind. Das bedeutet, es gibt nur zirka 25 Werke von Autoren, die tatsächlich aus eigener Erfahrung und Forschung berichten. Der Rest ist Sekundärliteratur, die sich im besten Falle der wenigen originären Quellen bedient (auch wenn das von den Verlagen irreführenderweise oft anders dargestellt wird). Fehlende Kenntnis wird dabei allzu oft durch Fantasie überbrückt, was zu einer unüberschaubaren Ansammlung von Fehlern, Irrtümern und zum Teil bewussten Falschinformationen führt, die in der Folge immer wieder reproduziert werden. Da die Steinheilkunde erst seit Anfang der 1980er Jahre von neuem erforscht wird und es daher nur relativ wenige kompetente Fachleute gibt, blieb ein kritisches Sichten der Literatur lange aus.

Dass Werner Kühni und Walter von Holst diese schwierige Aufgabe nun in Angriff genommen und gelöst haben, verdient Respekt! Ihnen ist es tatsächlich gelungen, die originäre Literatur sowie die wenige brauchbare Sekundärliteratur auszufiltern und inhaltlich zusammenzufassen. Dabei geben sie Zitat für Zitat die verwendeten Quellen an, so dass diese Enzyklopädie erstmals auch den Einstieg in ein sinnvolles und effektives Literaturstudium der Steinheilkunde ermöglicht. Das ist bisher einzigartig!

Doch auch die eigenen Arbeiten der Autoren verdienen eine Würdigung. Eine große Hilfe für alle weiteren Entwicklungen in der Steinheilkunde (insbesondere für den Umgang mit ständig neu am Markt erscheinenden Steinen) wird die von Werner Kühni zusammengetragene Konkordanz aller bekannten Mineralien sein, die er in jahrelanger Arbeit aus aktuellen Veröffentlichungen erarbeitet hat. Walter von Holsts Beitrag in dieser Enzyklopädie besteht in einer systematischen Einführung in die mineralogisch-heilkundlichen Grundlagen der Steinheilkunde. Diese Grundlagen, auch als »Analytische Steinheilkunde« bekannt, hat er, zusammen mit Werner Kühni, bis ins Detail konsequent weiterentwickelt. Hinzu verfassten die Autoren einen umfassenden Anwendungsteil mit vielfältigen Methoden und Zuordnungen sowie den wichtigsten Fragen zur Steinheilkunde. Für alle Menschen, die ernsthaft steinheilkundlich arbeiten, finden sich hier viele – bisher unveröffentlichte – Informationen und Anregungen.

Alles in allem bietet die »Enzyklopädie der Steinheilkunde« eine wertvolle Orientierung in dem bereits schwer überschaubar gewordenen Gebiet der Edelsteintherapie und Edelsteinberatung. Sie ist dazu geeignet, spontan die wichtigsten Informationen zu einem bestimmten Stein nachzuschlagen, schnell die richtige weiterführende Literatur zu finden, therapeutisch verwendbare Heilsteine für ein bestimmtes Problem zu ermitteln und anzuwenden oder sich in die Grundlagen der Steinheilkunde einzuarbeiten. Die »Enzyklopädie der Steinheilkunde« ist daher ein Werk, mit dem man arbeiten kann und sollte – sie wird sicher ihren Platz in der Bibliothek aller Freunde der edlen Steine finden.

*Michael Gienger*
*Tübingen, Sommer 2003*

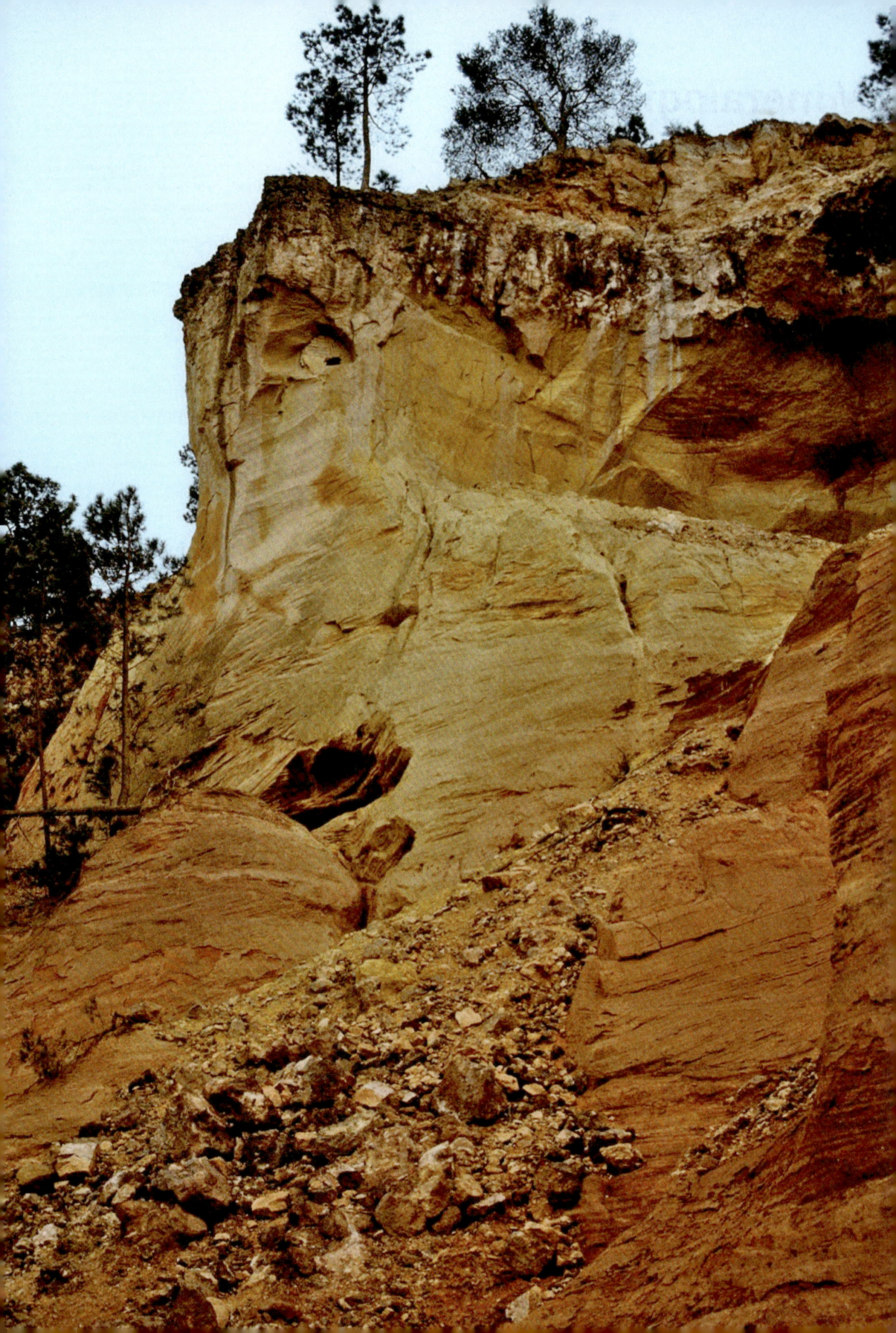

# Mineralogie

## Mineralien

Ein **Mineral** (von lat. *minera*, »Erzgrube«) ist eine in sich einheitliche feste Stoffverbindung, die natürlich entstanden ist. Von einigen Ausnahmen abgesehen sind Mineralien feste anorganische Verbindungen. Die meisten Mineralien haben bestimmte, für sie typische Kristallformen und eine ganz spezifische stoffliche Zusammensetzung. Diese ist durch eine chemische Formel darstellbar und variiert innerhalb fester Grenzen. Die Formel jedoch ist idealisiert, das heißt, sie nennt nur die Hauptbestandteile des Minerals. Kleinste natürliche Beimengungen und Verunreinigungen, die unterschiedliche Verfärbungen oder gar Farbveränderungen hervorrufen können, bleiben unberücksichtigt. In der Formel schwer darzustellen sind bei komplexeren Mineralien die Mengenverhältnisse der Hauptbestandteile. Mineralvarietäten sind Abarten innerhalb einer Mineralart mit typischen Merkmalen.

**Gesteine** sind im geologischen Sinn, unabhängig von der Größe, feste Stoffgemenge. Sie bestehen aus zusammengeschmolzenen oder zementierten Mineralaggregaten – normalerweise von mehreren Mineralien; ansonsten werden sie als »monomineralisch« bezeichnet. Gesteine sind die wesentlichen Bestandteile unserer Erde und bilden die obere, auf dem flüssigen Magma schwimmende, etwa 16 km dicke Erdkruste.

**Kristalle** sind feste Körper einheitlicher Zusammensetzung, deren Atome nach einem gesetzmäßigen Schema in einem Kristallgitter angeordnet sind. Sie werden von ebenen Flächen begrenzt.

**Erze** sind metallhaltige Gesteine und Mineralgemenge, die sich meist durch ihr hohes Gewicht und oft durch metallisches Aussehen hervorheben.

Am Aufbau der Erdkruste beteiligen sich etwa 4200 Mineralien; jedoch nur 500 Mineralien sind weit genug verbreitet, so dass sie als Heilsteine auch sinnvoll einsetzbar sind. Manche in den USA beschriebenen Steine (zum Beispiel von Melody) sind so selten, dass diese nicht einmal auf europäischen Sammlerbörsen als Einzelstücke erhältlich sind oder nur als einzelne Museumsbelegstücke vorliegen.

## Was sind Heilsteine?

Heilsteine sind Mineralien und Gesteine, deren Wirkung auf die Körperfunktionen des Menschen, sein Verhalten, seine Befindlichkeit, seine innere Einstellung und Verständnisfähigkeit, durch Erfahrung bestätigt und weiter präzisiert wurde. Nach heutigen Erkenntnissen ist die Wirkung dieser Heilsteine so sicher, dass sie gezielt zu medizinischen oder therapeutischen Zwecken eingesetzt werden können. Diese Definition bietet für eine seriöse Heilkunde die notwendige Sicherheit in der praktischen Anwendung, indem sie das Risiko unbestätigter Einmalphänomene ebenso wie Übersetzungsfehler historischer Beschreibungen, die heute keinem Mineral mehr gesichert zugeordnet werden können, ausschließt.

Für die moderne Steinheilkunde ist die Kenntnis der Kulturgeschichte der Medizin – und darin speziell die Rolle der Steinheilkunde – von besonderer Bedeutung, um die Veränderung der medizinischen Konzeption und die Fortschritte in der Mineralogie zu kennen und in die Überlegungen zu den Heilsteinen einzubeziehen.

## Woher stammt das Wissen über Heilsteine?

Das steigende Interesse an der Steinheilkunde brachte in den letzten Jahren eine schwer überschaubare Flut an Literatur hervor. Die Zahl der Publikationen zum Thema Heilsteine ist im deutschsprachigen Raum inzwischen auf über 150 Bücher angestiegen (Stand: 2002). Wenige davon wurden von seriösen medizinischen Therapeuten geschrieben, die in eigener Praxis genügend Erfahrung mit Heilsteinen sammeln konnten. Viele wurden von medizinisch oder mineralogisch unkundigen Autoren verfasst.

Durch Abschreiben aus alten Quellen und Gleichstellung der dort erwähnten Mineralien mit jenen heute unter demselben Namen bekannten Mineralien entstanden Fehler in der Steinheilkunde, die nicht nur beispielsweise die Anwendung des Rubins und des Saphirs unsicher machen, sondern zahlreiche weitere Steine der heutigen Steinheilkunde unter einem anderen Licht erscheinen lassen. Daher war es notwendig, einerseits die alten Zuordnungen neutral zu überprüfen, andererseits die Fülle der neu entdeckten Steine der Heilkunde zugänglich zu machen. Es wurden seriöse Prüfungsmethoden zur Steinheilkunde entwickelt, deren wichtigste Träger anthroposophische Ärzte, einzelne Forschungsgruppen und der Steinheilkunde e.V. Stuttgart waren. Durch ihre Anregungen entstand unter Einsatz moderner Technik eine Reihe von ernst zu nehmenden Untersuchungen, die ihre Verfahren und ihre Ergebnisse gut dokumentierten.

Nach wie vor gibt es nur sehr wenige Autoren, die als Betroffene eigene Erfahrungen mit Heilsteinen machen konnten, sie empirisch mit den Ergebnissen anderer verglichen, um dann in Mineralogie und Menschenkunde das übergeordnete Wirkungsprinzip zu erforschen und zu formulieren. Dieses Buch stellt den Versuch dar, auf diese Art gewonnenes Wissen zu verbreiten und dem Selbstanwender wie auch dem Therapeuten ein solides Handwerkszeug mitzugeben.

## Steinheilkunde-Forschung

Die Gründung der »Forschungsgruppe Steinheilkunde« 1988 in Stuttgart kann als Beginn der modernen empirischen Steinheilkunde-Forschung angesehen werden. Eine Gruppe von zwölf Personen, darunter Michael Gienger als Initiator und Walter von Holst, begann, unvoreingenommen die Einflüsse ausgewählter Steine auf das eigene Empfinden und Verhalten zu beobachten. Dazu wurde der Stein vier Wochen lang, beispielsweise in der Hosentasche, bei sich getragen, dann eine Woche ausgesetzt; schließlich wurden die Beobachtungen und Erlebnisse zusammengetragen. Ziel war es, zu jedem Stein das entsprechende Lebensthema zu finden und ein schlüssiges Charakterbild zu entwickeln. Durch dieses an die homöopathische Arzneimittelprüfung angelehnte Testverfahren wurden teils sehr unterschiedlichen Bewertungen und Gesichtspunkte wurden in diesem größeren Zusammenhang verständlich. Aus der Forschungsgruppe Steinheilkunde gingen in Bad Cannstatt und an verschiedenen Heilpraktikerschulen weitere ähnlich arbeitende Gruppen hervor, und so konnten auf systematischer Grundlage ein Großteil der gängigen Sorten getestet werden. Bis 1993 wurden über 50 Heilsteine ausgewertet. Dadurch wurde auch die damals spärlich verfügbare Literatur überprüfbar.

Unabhängig davon erforscht Helene Edith Dörre seit 1991 die homöopathische Wirkung der Edelsteine. Sie entwickelte das Verfahren der C4-Verreibung von Mineralien. Ihre Veröffentlichungen in der Zeitschrift »Novalis« und eigene Erfahrungen mit der Steinverreibung bewegten viele Menschen tief; dadurch wurden die Heilsteine in der anthroposophischen Szene fest im Bewusstsein verankert.

Durch Gottfried Hertzka und Wighard Strehlow erfuhr die Hildegard-Medizin eine bis heute anhaltende Renaissance; sie wendeten systematisch Hildegards Steinmedizin in der medizinischen Praxis an und erreichten mit ihrer Veröffentlichung 1985 ein großes naturheilkundlich und christlich motiviertes Publikum.

Großen Einfluss hatten auch Wolfgang Hahl mit seiner Arbeit mit Erdenhüter-Kristallen – er gab bereits Mitte der 1980er Jahre Kurse dazu – sowie die über den Atlantik schwappende indianisch geprägte Welle des Schamanismus.

Diese und weitere gleichermaßen bedeutsame Ansätze sollen in diesem Buch zusammengeführt werden, um dem interessierten Laien, dem Fachhandel wie auch therapeutisch Tätigen einen ebenso tiefen Einblick wie einen breiten Überblick zu vermitteln.

So verschiedenartig die Ansätze der vorgestellten Forscher und so vielgestaltig die eingesetzten Edelsteine auch waren und sind, will das vorliegende Werk dazu einladen, die gemeinsame Grundlage aller Aussagen zu entdecken – und die Kraft der Steine im eigenen Leben wirksam werden zu lassen.

Der Beginn der Analytischen oder treffender formuliert: Mineralogischen Steinheilkunde war mit der Entdeckung des gesetzmäßigen Bezugs zwischen den Kristallsystemen und der Wirkung der Steine durch Michael Gienger 1986 gegeben. Unabhängig davon veröffentlichte Geoffry Keyte im Jahr 1993 in den USA ein verwandtes Bezugssystem. Je mehr Daten über Heilwirkungen vorlagen, desto genauer konnte die Klassifizierung der Mineralogie auf bestimmte Wirkebenen der Steine übertragen werden. Beobachtete Effekte konnten nun systematisch eingeordnet werden. Als Auswahlverfahren setzt die Mineralogische Steinheilkunde einiges an Wissen und Erfahrung voraus, so dass sie als Methode zwar bekannt, jedoch zunächst wenig genutzt wurde.

# Analogie zwischen Mineral und Mensch

Die Steinheilkunde erweist sich als eine Disziplin, deren Wissen durch Erfahrung gewonnen wird und durch konsequente Anwendung grundlegender Betrachtungsweisen begründet werden kann. So ist es für die ernsthafte Auseinandersetzung wichtig, die Prinzipien zu verstehen, nach denen ein Mineral ein bestimmtes Krankheitsbild beeinflusst.

Die Gesetzmäßigkeit des Kristalls wird durch die Wissenschaft der Mineralogie erforscht, während die Steinheilkunde die Wissenschaft der Beziehung zwischen Mensch und Mineral ist. Die Mineralogische Steinheilkunde begründet wiederholbare Wirkungen auf den Menschen durch die chemisch-physikalische Prägung des Steins, wie sie in der Mineralogie beschrieben wird. Zwischen den Gesetzen, nach welchen sich ein Mineral bildet, und dem Gesamtorganismus Mensch eine analoge, sympathische Beziehung besteht. Die geistige Verwandtschaft und Übereinstimmung offenbart sich auf allen Ebenen des Lebens und erlaubt sogar, die Wirkung eines Steins in gewissem Rahmen vorherzusagen.

Aufgrund seiner weitgehend festgelegten und homogenen Struktur sowie seiner physikalischen Eigenschaften hat ein Mineral eine intensive und gegenüber biologischen Organismen sehr durchsetzungsstarke Feldwirkung. Der zu rund 70 Prozent aus Wasser bestehende menschliche Organismus ist wesentlich stärker modulierbar. Deshalb wird wie in dem beliebten Cartoonmotiv nicht der Mops dem Menschen im Aussehen immer ähnlicher, sondern der Mensch dem Mops. Aus dem gleichen Grund kann ein Kristall die Wundheilung oftmals verblüffend beschleunigen, während der Mensch umgekehrt kaum in der Lage ist, Sprünge im Kristallgitter des Steins verwachsen zu lassen. Ähnlich wie der piezoelektrische Schwingquarz die Taktung der Uhr vorgibt, beeinflusst auch der Schmuckstein seinen Träger. Bei der Verwendung als Heilstein sind diese Einflüsse erwünscht und werden kontrolliert eingesetzt.

Erklärungsmodelle, welche die Wirksamkeit nichtkausaler, also analoger Zusammenhänge aufschlüsseln können, bieten die Theorie der morphischen Felder des Wissenschaftlers Rupert Sheldrake und besonders die Arbeiten Fritz-Albert Popps. Dieser wies nach, dass die Zellen des Körpers durch feinste Lichtemissionen, die er Biophotonen nannte, Zustandsinformationen und Steuerimpulse austauschen. Vergleichbare Lichtabstrahlungen konnte er auch bei Mineralien nachweisen. Dies könnte der Mechanismus sein, der die Angleichung zwischen Lebewesen und Stein bewerkstelligt.

## Das analoge Weltbild

Das analoge Weltbild ist eine sehr alte Art der Weltanschauung und ist in allen schamanischen Kulturen und Naturreligionen bekannt. Die Analogie, die in ihrer Gedankenstruktur äußerst logisch und konsequent erscheint, ist auch eine grundlegende Voraussetzung vieler grenzwissenschaftlicher Disziplinen. Alchemie, Astrologie, Homöopathie, Magie und Spagyrik bauen fast ausschließlich auf dem Prinzip der Analogie auf. Erklärungsmodelle, welche die Wirksamkeit nichtkausaler, also analoger Zusammenhänge aufschlüsseln können, bieten die Theorie der morphischen Felder des Wissenschaftlers Rupert Sheldrake und die erweiterte Quantentheorie des Physikers Burkhardt Heim.

In der als »Tabula Smaragdina« des Hermes Trismegistos bekannt gewordenen Tafel wurde das Prinzip der Analogie erstmals schriftlich festgehalten. Trismegistos formulierte die analogen Prinzipien folgendermaßen: Wie oben, so unten, und wie innen, so außen. »Wie oben, so unten« weist auf die Herrschaft der geistigen Welt, der Sphäre der Prinzipien, Begriffe und Ideen über die materielle Erscheinungswelt hin, was bedeutet, dass alles, was sich realisiert, vorher als Idee da war und aus der geistigen Welt hervorgegangen ist. Gerade Kristalle sind ein durch die Möglichkeiten der Realität bedingter Ausdruck eines geistigen Formprinzips. »Wie innen, so außen« deutet auf das so genannte Resonanzprinzip hin: Man nimmt entsprechend der eigenen Anlagen die Realität selektiv wahr und zieht unbewusst Dinge und Situationen an, welche die eigene seelische Befindlichkeit widerspiegeln. Dieses Prinzip wird bei der intuitiven Wahl der Steine genutzt, indem man blind für die momentan vorherrschende Situation einen Stein herausgreift, der sich dann als »genau der richtige« herausstellt. »Synchronizitäten« nannte der Psychoanalytiker C. G. Jung jene überraschenden Ereignisse, die ohne ursächlichen Bezug gleichzeitig geschehen, aber sinnvoll und aussagekräftig erscheinen.

## Analoge Systeme

Die Beobachtungen der chaldäischen Astrologen, die heute noch unser astrologisches Weltbild prägen, ergaben, dass die Persönlichkeit des einzelnen Menschen sowie das Geschick ganzer Völker am Himmel durch Gestirne synchron oder analog dargestellt oder sogar beeinflusst werden. Es entwickelte sich im Lauf der Zeit ein komplexes System von Bedeutungen, welches Sonne und Mond, die Planeten, Kometen und Fixsterne als Akteure, die Sternbilder der Ekliptik als Qualitäten und das räumliche Bezugssystem entweder als göttliche ursächliche Wirkkräfte oder als analoge Anzeiger für Schicksalszusammenhänge begriff. So steht der Planet Jupiter analog der höchsten römischen Gottheit und den Eigenschaften Ordnung, Autorität und Weisheit, während Mars dem Kriegsgott und der aggressiven Durchsetzung entspricht.

Verschiedene daraus ableitbare Spannungen wurden durch Winkelbeziehungen symbolisiert. Das bedeutet, dass direkt gegenüberstehende Reaktionen sich verstärken und Reaktionen sich mildern, die sich in harmonischen Dreieckswinkeln abspielen.

Die chaldäische Astrologie schuf daraus die Analogie, dass menschliche Reaktionen, die analog den »himmlischen« Gestirnen ablaufen, sich auch so verhalten wie die mythologisierte Entsprechung. Zum Beispiel wird sich ein Mensch, zu dessen Geburt sich Mars und Jupiter direkt gegenüberstehen (Konfrontationsverhältnis), stärker gegen Autoritäten auflehnen als ein Mensch, dessen Mars harmonisch zu Jupiter steht. Letzterer würde seine Durchsetzungskraft in den Dienst der Ordnung stellen.

Die griechisch beeinflusste Humorallehre und ihre Heilpflanzenauswahl baute auf der durch Galen (ca. 129–199) erstmals systematisierten Signaturenlehre auf. Die Signatur (von lat. *signum*, »Bild«), zunächst nur die Erscheinungsform, dann aber auch Standort, Geschmack und andere Eigenheiten der Pflanze berücksichtigend, symbolisierte deren Heilkraft bzw. Wirkung auf das durch die Signatur angezeigte Organ oder Bezugssystem. Die Signaturenlehre wurde im Mittelalter und in der Renaissance weiterentwickelt und erreichte im 16./17. Jahrhundert ihren Höhepunkt. Die paracelsische Signaturenlehre beeinflusste stark die Spagyrik und die anthroposophische Medizin. Rudolf Steiners (1861–1925) Erkenntnisse zur Wirksamkeit von Heilpflanzen und Heilsteinen ist ohne die analoge Signaturenlehre nicht denkbar; er entwickelte sie in der goetheanistischen Forschungsmethodik ganzheitlich weiter.

Die Entdeckung der Homöopathie beruht ebenfalls auf einer sehr genauen Beobachtung von Giftwirkung und deren Vergleich mit Krankheitsbildern. Samuel Hahnemann (1755–1843) erkannte, dass jede Pflanze, jedes Tier und Mineral innerlich genommen »Zustände« erzeugt, die auch beim kranken Menschen vorkommen. Seine Entdeckung war nun, dass durch eine verdünnte Gabe des Arzneimittels die Krankheitszustände sich verbessern oder gar verschwinden. Die klassische Homöopathie ist somit die konsequenteste Durchführung eines analogen Systems, obwohl Hahnemann sich nie zur Signaturenlehre bekannte.

Verschiedene medizinische Außenseiterverfahren, wie die Irisdiagnose, Ohrakupunktur, Fußreflexzonen-Diagnostik usw., verwenden ebenfalls analoge Systeme: Die Irisdiagnose betrachtet die Iris des Auges analog zum gesamten anatomischen Körper, die Ohrakupunktur das Ohr als Analog des kindlichen Fötus und die Fußreflexzonen-Diagnostik den Fuß als analoge Projektionsfläche des Körpers. (Siehe auch: Ewald Kliegel, Thomas Gutsche: Reflexzonen, Landkarten der Gesundheit, Haug Verlag, Heidelberg 2002.)

# Die Mineralogische Steinheilkunde

Die Mineralogische Steinheilkunde verwendet hauptsächlich mineralogische Bezugssysteme als Analog zum physiologischen Aufbau, pathophysiologischen Verhalten und zu psychischen Prozessen. Zum Beispiel wird davon ausgegangen, dass ein Mineral, welches unter großem Druck entsteht, hilft, große Belastungen im Leben leichter zu ertragen. Die Eigenschaften der Mineralien werden untersucht und analog auf die Ebene des Menschen übertragen. Bei der Vielzahl der heute verwendeten Heilsteine ist eine wesentlich genauere Unterscheidung und Deutung notwendig, als in der bisherigen Literatur vorgestellt werden konnte.

Bezugsysteme der Mineralogischen Steinheilkunde sind: Entstehung, chemische Zusammensetzung, Kristallsystem, Kristallform, Härte, Dichte, Spaltbarkeit, Sprödigkeit, Transparenz, Farbe, Signaturbild, Glanz, Farb- und Lichteffekt, Strichfarbe, Flammenfärbung und Löslichkeit.

Allein die Erfahrung mit dem Heilstein zeigt, welche Priorität welches mineralogische Kriterium für die Heilwirkung des fraglichen Stücks hat. Wenn sich beispielsweise ein Mineral bei gleichem Erscheinungsbild auf acht verschiedene Arten bilden kann, ist die Entstehung kein charakteristisches Kriterium. So ist die Mineralogische Steinheilkunde gut geeignet, bei wenig bekannten Mineralien Wirkungsrichtungen abzuschätzen, und sie ist hervorragend geeignet, Unterschiede in der Wirkung ähnlicher Steine besser zu verstehen.

Um in der therapeutischen Situation einen Heilstein zu ermitteln, wird ausgehend vom Klienten das charakteristische Kriterium gesucht: Arbeitet man beispielsweise die Biografie des Klienten auf, sollte die analoge Entstehungsweise des Steins ermittelt werden. So erhält man eine relativ enge Auswahl möglicher Heilsteine. Entweder findet sich der passende Stein jetzt schon, oder es muss ein weiteres charakteristisches Kriterium erörtert werden. Der gesuchte Stein sollte dann beide Bedingungen erfüllen.

# Aufbau der Erde

Die Erde ist eine Kugel, die aus 4 unterschiedlichen Schichten aufgebaut ist.

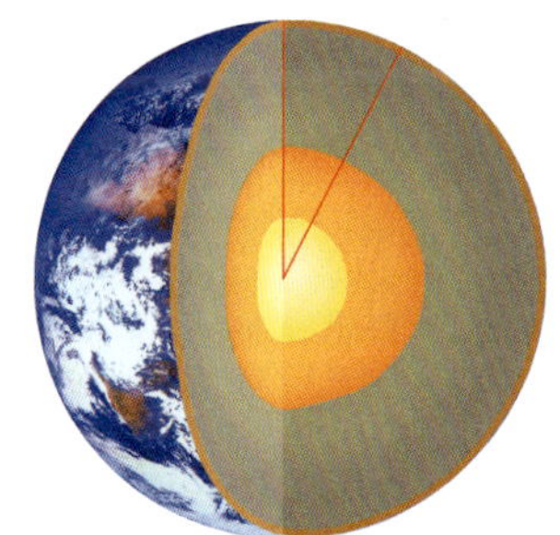

*Schalenmodell der Erde.*

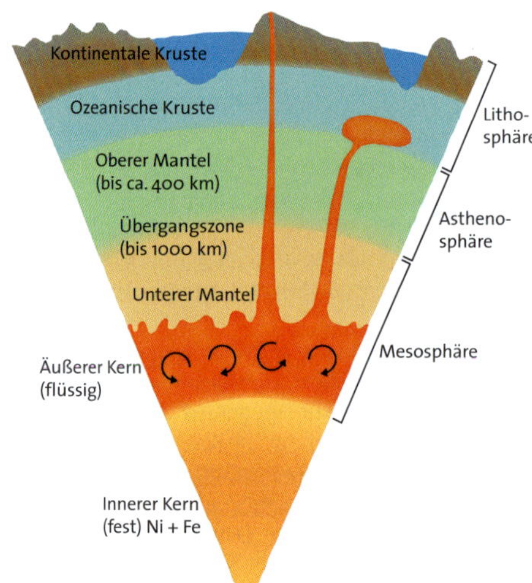


*Segmentausschnitt des Erdaufbaus.*

**Erdkern:** Die Temperatur des Erdkerns liegt bei etwa 4000°C. Er gliedert sich in den festen, schweren, eisen-nickel-haltigen Inneren Erdkern und den flüssigen Äusseren Kern. Der Innere Kern ist etwa 1200 Kilometer dick mit einer Dichte um 12. Der flüssige Äußere Kern ist etwa 2250 Kilometer dick mit einer Dichte zwischen 9,4 und 11,5.

**Erdmantel:** Die Temperatur des Erdmantels liegt bei etwa 3600°C. Er gliedert sich in den festen Unteren Mantel und den zähflüssigen Oberen Mantel. Der feste, eisenoxid- und eisensulfathaltige Untere Mantel ist etwa 2500 Kilometer dick mit einer Dichte von etwa 5,7. Der zähflüssige Obere Mantel ist 360 Kilometer dick mit einer Dichte zwischen 3,5 und 5,2. In der Tiefe von 150 Kilometern (von der Erdoberfläche aus gesehen) entsteht umgeben von Olivin und Eklogit der Diamant.

**Erdkruste (Lithosphäre):** Sie besteht aus der Unteren Kruste und der Oberen Kruste. Die Untere oder Ozeanische Kruste besteht hauptsächlich aus Gabbro und darüberliegendem Sima. Sie ist etwa 20 Kilometer dick mit einer Dichte von 3,5. Die Temperatur der Unteren Kruste liegt bei 3400°C. Die Obere oder Kontinentale Kruste besteht hauptsächlich aus Granodiorit und ist etwa 20 Kilometer dick mit einer Dichte von etwa 2,7. DieTemperatur der Oberen Kruste reicht nur bis maximal 1000°C. Innerhalb der flüssigen Schichten finden fließende Bewegungen statt, die unter Umständen bis zur Erdoberfläche durchbrechen können. Die Entstehung der Edelsteine findet in der Erdkruste, oft dicht unter der Erde, oberhalb des Grundwasserspiegels statt (Achat, Chalcedon).

# Entstehung der Mineralien

Die Entstehungsbedingungen von Mineralien geben einen wichtigen Hinweis bezüglich der Wirkungsrichtung eines Minerals.

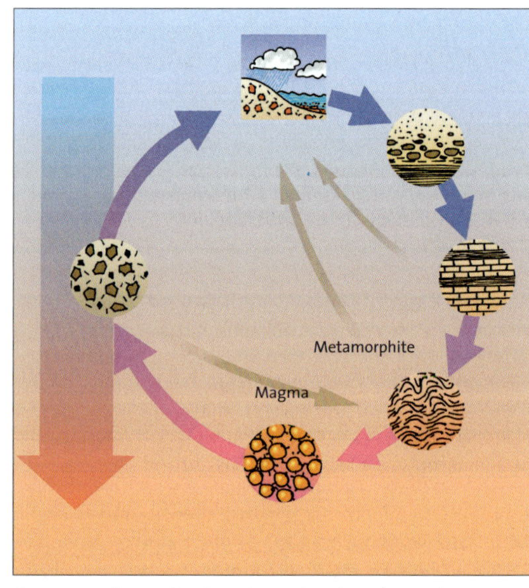


*Zusammenhang der Gesteine untereinander und deren Abfolge.*

Analogie: Die Entstehung entspricht der Biografie und der persönlichen Entwicklung des Menschen. Welche Erfahrungen waren prägend? Wie hat sich die Person strukturiert? Wie die Gruppen der Hauptgesteine genetisch zueinander und zum Magma stehen, zeigt die folgende Abbildung:

## Primärmineralien

Primäre Mineralien entstehen durch Erstarren von glühflüssiger, silikatischer (selten auch karbonatischer oder sulfidischer) Gesteinsschmelze, dem Magma, in der Erdkruste oder an der Erdoberfläche. Durch die hohe Temperatur von mehreren 1000 °C liegen alle darin enthaltenen Stoffe in flüssiger Form vor. Beginnt das Magma abzukühlen, kann es nicht mehr alle Stoffe im selben Maß lösen; daher beginnen sich erste Stoffe abzuscheiden. Es bilden sich zunächst kleine Kristalle, die allmählich zu größeren Kristallen heranwachsen. Dieser Kristallisationsprozess schreitet fort, bis mit Beendigung der Abkühlung alle flüssigen Stoffe verfestigt sind.

Wie groß die Kristalle der einzelnen Mineralien werden, hängt vor allem davon ab, wie schnell das Magma abkühlt bzw. welcher Zeitraum dem jeweiligen Mineral zum Wachsen bleibt. Aus dem flüssigen Magma scheiden sich zuerst basische Stoffe mit geringem Kieselsäuregehalt ab, die nach unten absinken und sich in der Erdtiefe anlagern; später entstehen zunehmend saure, kieselsäurereiche Stoffe, die sich nahe der Erdoberfläche anlagern.

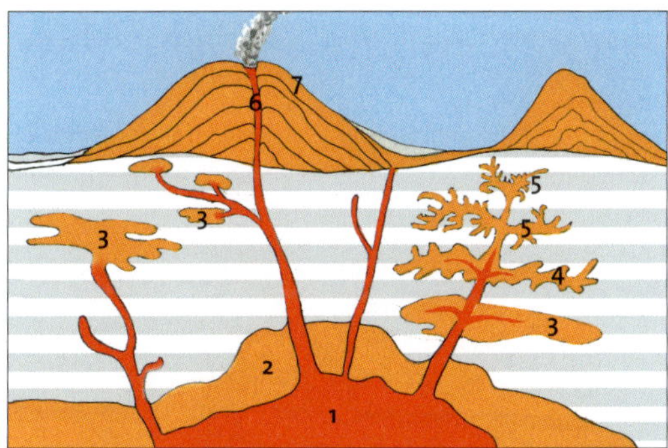


*Primäre Gesteinsbildung: 1 Magma, 2 Magmatit/Plutonit, 3 Liquidmagmatische Gänge, 4 Pneumatolytische Gänge, 5 Hydrothermale Gänge, 6 Vulkanschlot, 7 Vulkanisches Gestein.*

Analogie: Das übergeordnete Thema der Primärmineralien ist die Entfaltung der eigenen Anlagen, die (Selbst-) Verwirklichung und das Überwinden von Schwierigkeiten hinsichtlich klarer Zielvorstellungen.

Der Anteil der Primärmineralien im festen Mantel der Erdoberfläche bis zu 25 km Tiefe macht etwa 64,7 % der Gesteine aus, davon sind alleine 42,5 % Basalte und Gabbros.

### Magmatische Abfolge

Viele Mineralien entstehen unmittelbar aus dem flüssigen Magma. Feldspat, Glimmer und Quarz etwa bilden sich beim Abkühlen der Gesteinsschmelze tief in der Erdkruste bei Temperaturen von 1100 °C bis 550 °C. Die Anfangszusammensetzung des Magmas, die Art und Weise, wie es zur Erdoberfläche gelangt, und die Abkühlungszeit entscheiden über Zusammensetzung und Charakter der magmatischen Steine. Alle direkt aus dem Magma entstandenen Gesteine und Mineralien werden **Magmatite** genannt.

Eine Einteilung der Magmatite kann zunächst einmal nach deren Bildungsort erfolgen: Plutonite, Vulkanite und Ganggesteine

**Plutonite** entstehen innerhalb der Erdkruste als große, tiefreichende Batholithe oder ragen als Plutone in die höheren Krustenabschnitte hinauf. **Vulkanite** entstehen relativ oberflächennah oder direkt an der Oberfläche. Beide Magmatite werden in felsisch (hell) oder mafitisch (dunkel) unterschieden, abhängig von ihrem Silikat- bzw. Schwermetallgehalt. **Ganggesteine** unterscheiden sich von den Plutoniten und Vulkaniten durch ihre Mineralzusammensetzung. Magmatite werden mit Abnahme des Kieselsäuregehalts dunkler und schwerer.

### Plutonite

Magma dringt großflächig in die unteren Teile der festen Erdkruste ein und erstarrt hier allmählich zu relativ grobkörnigen Gesteinen, den Plutoniten. Aufgrund der sehr langsamen Abkühlung unter mächtigen Deckschichten von mehreren 1000 m können die Mineralien gut auskristallisieren und erreichen Korngrößen, die mit bloßem Auge zu erkennen sind. Der Druck überlagernder Gesteinspakete verhindert Gashohlräume, wodurch die Plutonite sehr kompakt wirken und nur geringes Porenvolumen aufweisen. Die Kristalle liegen ohne jede geordnete Ausrichtung durcheinander.

Die Ausscheidung der Mineralarten aus dem Schmelzfluss vollzieht sich in bestimmter gesetzmäßiger Reihenfolge und wird magmatische Abfolge genannt. Durch die unterschiedlichen Schmelzpunkte der verschiedenen Mineralien bilden sich im Laufe des Abkühlungsvorganges unterschiedliche Gesteine. Die magmatische Abfolge beschreibt einen physikalischen Abkühlungs- und einen chemischen Erstarrungsprozess. Aufgrund der isolierenden Gesteinsschicht dauert die Abkühlung geschmolzener Mineralien je nach Tiefe und isolierender Oberschicht Hunderttausende bis Millionen von Jahren. Tritt das Magma an die Oberfläche, erstarrt das flüssige Gestein im Verlauf von Stunden bis Wochen.

Die Konzentration eines gelösten Stoffes ist von der Temperatur und dem Druck abhängig, der im flüssigen Magma herrscht. Je höher der Druck und die Temperatur, desto mehr Stoffe bleiben im flüssigen Magma gelöst; sinken Druck und Temperatur, kristallisieren immer mehr Stoffe aus.

Entsprechend den Gesetzen der magmatischen Abfolge bilden sich zuerst die Nebengemengeteile und Erze wie Apatit, Titanit, Magnesit und Zirkon, dann folgen die dunklen Gemengeteile Olivin, Augit, Hornblende und Biotit, zuletzt Quarz. Die Feldspäte kristallisieren während der ganzen Abkühlungsphase nach und nach aus, zunächst die Plagioklase und schließlich die Orthoklase. Durch die Differenzierung bei der Kristallbildung sinken die schwereren, meist mafitischen Mineralien im Magma ab, so dass eine räumliche Trennung der Mineralien und damit der

Gesteine erfolgt. Zuunterst liegt Peridotit, im Mittelfeld finden sich Gabbro, Diorit und Syenit, im oberen Bereich des einstigen Magmas entsteht Granit.

## Kristallisation der Minerale

Geologisch werden bei der Kristallisation aus der magmatischen Schmelze drei verschiedene Stufen unterschieden, die über die Löslichkeit der Mineralien definiert werden. Denn in dem Maße, wie die Löslichkeit der einzelnen Stoffe sinkt, werden diese aus dem Magma ausgeschieden. Schlecht lösliche Stoffe werden somit zuerst ausgeschieden, sinken nach unten und sind zu einem bestimmten Zeitpunkt völlig aus der Lösung verschwunden. Gut lösliche Stoffe werden kontinuierlich während des gesamten Abkühlungsvorgangs ausgeschieden, und sehr gut lösliche Stoffe bleiben so lange, bis nur noch Restlösungen des Magmas übrig sind.

## Liquidmagmatische Bildung

Die zuerst ausgeschiedenen Mineralien entstehen bei Temperaturen zwischen 1100°C und 700°C sowie unter einem Druck von mehreren hundert Atmosphären direkt aus dem flüssigen Magma. Besonders vielfältig ist dabei die letzte Restbildung vor der Erstarrung des gesamten Magmas. In dieser Restkristallisation bilden sich Gänge und Lagerstätten, Pegmatite genannt, die besonders durch ihre großen Kristalle bekannt sind.

Analogie: Liquidmagmatische Entstehung bedeutet ursprüngliche, unmittelbar wirksame physische und geistige Kraft.

**Liquidmagmatische Heilsteine sind:** Amblygonit, Apatit, Aquamarin, Aventurin, Bergkristall, Beryll, Epidot, Erdbeer-Quarz, Eudialyt, Fuchsit, Gold-Beryll, Hornblende, Kunzit, Labradorit, Magnetit, Muskovit, Orthoklas, Peridot, Rhyolith, Rosenquarz, Rubin, Rutil-Quarz, Sodalith, Sonnenstein, Spinell, Spodumen, Turmalin-Quarz und Zirkon.

Es werden drei magmatische Kristallisationsprozesse unterschieden: Früh-, Haupt- und Restkristallisation.

**Frühkristallisation:** Hier scheiden sich bei Temperaturen zwischen 1200°C und 900°C die ersten überwiegend schwer löslichen, meist dunklen und kieselsäurearmen Mineralien ab. Die einzelnen Kristalle bilden sich dabei frei schwebend im flüssigen Magma und sinken durch ihr höheres spezifisches Gewicht ab (gravitative Kristalldifferentiation). Dies führt zu einer Anreicherung basischer Mineralien in tieferen Regionen (Akkumulation), wo sich später auch überwiegend basisches Gestein findet.

Analogie: Das Schwere, Dunkle bildet in der Erdtiefe die Grundlage für leichtere und lichtere Gesteinsbildungen. Die Gesteine der Frühkristallisation symbolisieren den vorbewussten Urgrund des menschlichen Seins, die archaischen Kräfte und den Archetyp der Urmutter.

**Beispiele:** Amphibol, Feldspat, Glimmer, Pyroxen, derber Quarz.

Beispiele (mit Dichte): Chromit (4,4–4,8), Ilmenit (4,8), Magnetit (5,2), Olivin (3,2–4,2), Apatit (3,2), Chalkopyrit (4,1–4,3), Diamant (3,5), Hornblende (3,2), Epidot 3,4), Rutil (4,2), Pyrrhotin (4,5), Spinell (3,6–4), Titanit (3,5), Topas (3,6), Turmalin (3,1) und Zirkon (4,7).

Daneben werden in dieser Phase auch die Platinmetalle Platin, Iridium, Osmium, Ruthenium und Rhenium, oft legiert mit Eisen oder Palladium ausgeschieden.

## Intramagmatische Bildung

Sinkt die Temperatur, kommt es zu einer Entmischung der magmatischen Schmelze in silikatreiche und sulfidreiche Anteile. Aus der Sulfidschmelze bilden sich hauptsächlich die so genannten intramagmatischen Eisenerz-Lagerstätten.

**Hauptkristallisation:** Hier scheiden sich bei Temperaturen zwischen 900 °C und 650 °C aufgrund des gleichmäßigen Absinkens von Druck und Temperatur die meisten Mineralien ab, wobei man gut durchmischte neutrale bis saure Gesteine findet.

Analogie: Die höhere Löslichkeit der auskristallisierenden Stoffe weist auf größere Gesellschaftsfähigkeit und soziales Verhalten hin. Das Verhältnis zwischen Bewusstem und Unterbewusstem ist ausgewogen. Die mittlere Entstehungstemperatur stellt die Harmonie zwischen impulsiver Emotionalität, kühlem Verstand und Empfindungsfähigkeit dar.

## Vulkanite

Vulkanite, benannt nach dem griechischen Gott Vulkanos, entstehen, wenn glutflüssiges Magma mit Hilfe vulkanischer Kräfte bis zur Erdoberfläche aufsteigt. Die sich wie ein Brei aus einem Vulkanschlot oder aus einer Erdspalte ergießende Schmelze heißt Lava. Vulkanite können subaerisch (an Land) oder submarin entstanden sein (unter der Meeresoberfläche). Heute gibt es noch etwa 800 aktive Vulkane.

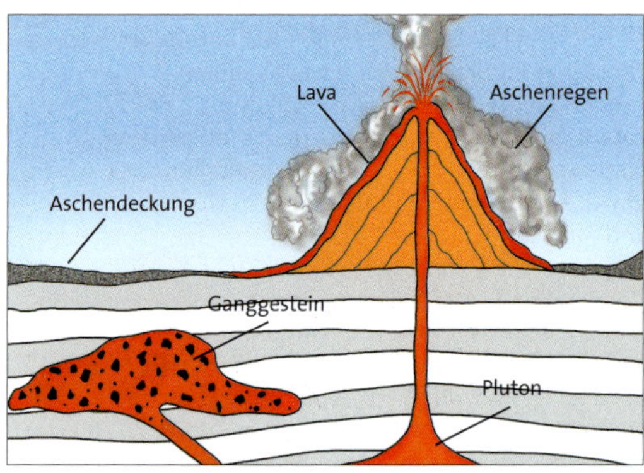


*Vulkanaktivitäten: Ausbruch mit Aschenregen und Lavaergüssen; mit Pluton und erkaltetem vulkanischem Ganggestein.*

**Lavavulkane** bilden flächenhaft ausgedehnte Lavaüberflutungen, so genannte Lavadecken, Lavaschilde, Stau- und Quellkuppen und Stoßkuppen. Stratovulkane bestehen aus Lavaergüssen und geförderten Lockerstoffen. Vulkanische Lagergänge bestehen aus Lavaschichtfugen, die zwischen Stratovulkane oder in den Schichtverband einer Sedimentserie eingedrungen sind. Subvulkane sind Tiefenfortsätze eines Vulkans. Plutone sind meist kuppelförmige, in größerer Tiefe existierende Lavakammern.

Vulkanite bilden meist feinkörnige Gesteine, deren einzelne Mineralien nur winzige, mikrokristalline Kristalle bilden, die mit bloßem Auge nicht zu erkennen sind. Kühlt Lava extrem schnell ab, zum Beispiel durch Einströmen in kaltes Wasser, kann es vorkommen, dass sich überhaupt keine Kristalle bilden; die ganze Schmelze erstarrt zu einer glasartigen Masse, zum Beispiel Obsidian.

**Vulkanit-Heilsteine** sind: Feueropal, Kimberlit, Lavastein, Obsidian, Porphyrit und Rhyolith sowie der vulkanisch gebildete Schwefel.

Analogie: Vulkanismus entspricht direkten emotionalen Entladungen, einem intensiv gesteigerten Erleben sowie unmittelbarem Erkennen; eine Momentaufnahme ohne Anspruch auf zeitlose Gültigkeit.

## Pegmatitische Bildung

**Restkristallisation:** Hier scheiden sich bei Temperaturen zwischen 600°C und 350°C aus dem zähflüssigen Magma die noch verbliebenen, überwiegend kieselsäurehaltigen Gesteine mit teilweise sehr großen Kristallen ab. Als oberster Abschluss des Magmaherds bilden sich dabei Gänge und Lagerstätten, Pegmatite genannt, die oft auch in Gänge und Spalten des darüber liegenden Gesteines gepresst werden.

Die Gesteine, die sich aus pegmatitischen Restschmelzen kristallisieren, werden unter dem Sammelbegriff **Pegmatite** (Granit- und Gabbropegmatite) zusammengefasst. Entsprechend ihrer Mineralzusammensetzung gibt es zahlreiche Varietäten: **Feldspatpegmatite** sind am verbreitetsten; **Glimmerpegmatite** mit großen Tafeln von Muskovit oder Phlogopit; **Spodumenpegmatite** mit bis zu 16 m großen Spodumen-Kristallen; **Lithium-Glimmer-Pegmatite** mit Lepidolith oder Zinnwaldit; **Beryllpegmatite** sind reich an Beryll; **Edelsteinpegmatite** mit Beryll, Turmalin, Topas und Rosenquarz; **Uran-Thorium-Pegmatite** mit hauptsächlich Uran-Mineralien; **Seltenerdpegmatite** mit Columbit und Niobit; **Zirkoniat- und Titanpegmatite** mit Titanit, Zirkon; **Phosphatpegmatite** mit Apatit, Amblygonit, Monazit und Triphylin sowie **Zinnpegmatite** mit Kassiterit, Molybdänit und Wolframit.

Analogie: In der Restkristallisation entstehen saure, klare und reine Mineralien, die stärker auf die bewussten Vorgänge im Menschen einwirken, beispielsweise auf das Denken oder auf hormonelle Steuerungsvorgänge. Die Stoffe sind durch die vorausgegangenen Abscheidungen stark selektiert, so dass jetzt Elitäres, zeitlos Gültiges heranreifen kann. Eine Metapher: Entspricht die Hauptkristallisation der Milch, so ist die Frühkristallisation die Butter und die Restkristallisation die Sahne.

## Pneumatolytische Bildung

Dringen aggressive, mineral- und säurehaltige Gase oder Dämpfe aus dem bereits verfestigten Magma bei Temperaturen von 450°C bis 375°C in erstarrtes Nebengestein ein, können auch diese zur Mineralbildung führen, indem aus dem Nebengestein gelöste Stoffe sich mit den Gasen verbinden.

Analogie: Die pneumatolytische Bildung weist auf Ideelles hin, auf eine Realität, der ein starkes Leitbild oder eine Vision vorausgingen, die intensiv auf die Gefühlswelt nahestehender Menschen einwirken konnte.

Pneumatolytische Lagerstätten sind hauptsächlich Zinn-Lagerstätten mit Kassiterit, Wolfram-Lagerstätten mit Wolframit und Schörl, Molybdän-Lagerstätten mit Kassiterit, Pyrit und Wolframit.

**Pneumatolytische Heilsteine** sind: Apatit, Aquamarin, Dumortierit, Fluorit, Lepidolith, Magnetit, Molybdänit, Pyrit, Schörl, Scheelit, Topas, Wolframit.

Kontaktpneumatolytische Verdrängungslagerstätten bilden sich, wenn überkritische Gase außerhalb des Plutons auf zerklüftetes Nebengestein treffen. Es erfolgt dabei eine plötzliche Druckentlastung mit Verdampfungs- und Destillationsvorgängen, wobei verschiedene Reaktionen unter Ausscheidung von Metallverbindungen auftreten.

Analogie: Diese Bildung mit der Charakteristik einer Notgeburt enthält eine aggressive, unberechenbare Komponente; schmerzhafte Dringlichkeit kann zu rücksichtslosem Verhalten führen, neue Konzepte treffen konfliktreich auf alte Strukturen.

**Kontaktpneumatolytische Heilsteine** sind: Aktinolith, Andradit, Diopsid, Epidot, Scheelit, Tremolith, Vesuvian und Wollastonit.

## Hydrothermale Bildung

Durch weitere Abkühlung wird durch Unterschreitung von 375°C die kritische Temperatur des Wassers erreicht. Es bilden sich wässrige Lösungen, bei über 375°C ist Wasser immer gasförmig, unabhängig vom einwirkenden Druck. Aus den in Wasser gelösten Stoffen bilden sich nun weitere Mineralien.

Analogie: Hydrothermale Bildung ist die dem Menschen nächste Entstehungsweise: Sprechen hohe Temperaturen vorbewusste, untergründige Emotionen an bzw. flüchtige, aggressive Gase leitbildhafte Ideen, so berührt das wässrige Element bei (geologisch betrachtet) lauwarmen Temperaturen die Vernunft und die Empfindung.

Zumal Wasser wesentlich leichtflüchtiger als zähflüssiges Magma ist, dringt es schneller in Spalten und Risse des umgebenden Nebengesteins, worauf sich Mineralien an den Wänden dieser Gänge oder Klüfte abscheiden. Da durch die isolierende Wirkung des umgebenden Gesteins die Minerallösung nur langsam abkühlt (in alpinen Klüften zum Beispiel nur um 1°C in 40000 Jahren), können hier schöne, große Kristalle entstehen. Mineralien der hydrothermalen Bildung können wegen des verfügbaren Platzes ihre Kristallform voll entwickeln. Als Gemengeteil im Gestein zeigen Quarze niemals und Feldspate nur gelegentlich ihre Eigengestalt, sie benötigen Freiraum und Entwicklungszeit.

Hydrothermal werden intrakrustale (in der Erdkruste) und epikrustale (auf der Erdoberfläche) Lagerstätten unterschieden – wobei hydrothermale Erzgänge durch Platznahme des Erzes in Spalten und tektonischen Ruschelzonen, hydrothermale Imprägnationslagerstätten in vorhandenen Hohlräumen und hydrothermal-metasomatische Verdrängungslagerstätten durch Verdrängung des Nebengesteins entstehen. Nach der Bildungstemperatur werden vier hydrothermale Phasen unterschieden:

**katathermal oder hochthermal** zwischen 350°C und 300°C mit Gold- und Silberformationen (Pyrrhotin);

**mesothermal oder mittelthermal** zwischen 300°C und 200°C mit Gold- und Silber-, Kupfer- und Kies-, Blei-Silber-Zink-, Silber-Kobalt-Nickel-Wismut-Uran- und Zinn-Silber-Wismut-Wolfram-Formationen (Sphalerit, Galenit, Chalkopyrit);

**epithermal oder niedrigthermal** zwischen 200°C und 120°C mit Antimon-Quecksilber-Arsen-Selen-Formationen (Silber);

**telethermal oder späthydrothermal** unter 120°C mit oxidischen Eisen-Mangan-Magnesium- und erzfreien Formationen (Cinnabarit, Realgar).

Analogie: Je höher die Entstehungstemperatur ist, desto tiefgreifender war die zugrundeliegende prägende Erfahrung, je kühler, desto leidenschaftsloser. Dies bedeutet, dass zum Beispiel die Steine einer kühlen Bildungstemperatur nüchterne oder emotionslose Menschen oder Krankheitsbilder ansprechen.

**Hydrothermale Heilsteine** sind: Achat, kristalliner Amazonit, Amethyst, Antimonit, Apatit, Apophyllit, kristalliner Aragonit, Baryt, Bergkristall, Blau-Quarz, Bornit, Chalcedon, Chalkopyrit, Cinnabarit, Enargit, kristalliner Epidot, Fluorit, Galenit, Gold, kristalliner Hämatit, Karneol, Larimar, Mondstein, Prasem, Prehnit, Pyrit, Pyrrhotin, Rauchquarz, Realgar, Rutil-Quarz, Sardonyx, Scheelit, Siderit, Smaragd, selten: Rhodochrosit.

**Nieder- oder späthydrothermale** Heilsteine sind: Markasit, Morganit, Rhodonit, Schalenblende, Sphalerit.

## Mineralabscheidungen in alpinoiden Klüften

Bei der Entstehung von Mineralien in alpinoiden Zerrklüften werden die gelösten Stoffe aus den Nebengesteinen der allseits geschlossenen Hohlräume ausgelaugt und in der Zerrkluft als sekretionäre Mineralabscheidungen wieder abgelagert.

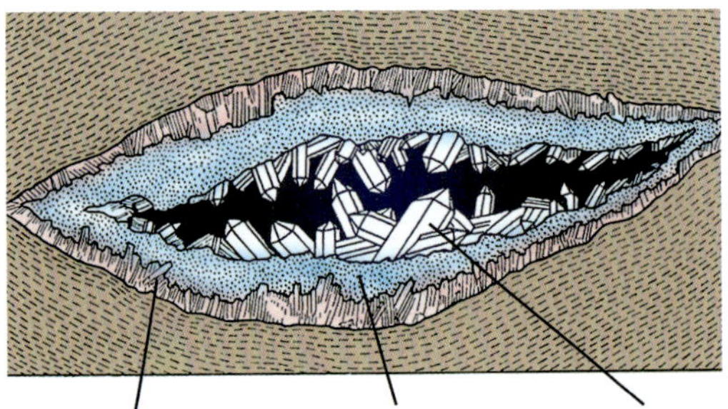


*Hohlraumausbildung alpiner Klüfte.*

Die Mineralien weisen eine deutliche Beziehung zu den Gesteinen der unmittelbaren Umgebung auf, sind jedoch wesentlich besser strukturiert und kristallisiert.

**Alpinoide Kluft-Heilsteine** sind: Bergkristall, Adular, Albit, Anatas, Hämatit, Rauchquarz und Sphen.

## Exhalation

Mit abnehmender Temperatur erfolgt als Letztes in der magmatischen Abfolge die Mineralbildung aus vulkanischen Gasen und Dämpfen, die **epikrustale Bildung**. Die Entgasung tätiger, aktiver Vulkane bezeichnet man als heiße (zwischen 1000°C und 250°C) und kühle **Fumarole**, die ruhender Vulkane, schwefelwasserstoffhaltig mit Temperaturen zwischen 250°C und 100°C, als **Solfatare** sowie borhaltige Fumarole als **Soffionen**. Dampfquellen, Mofetten, Geysire, Thermalquellen und Säuerlinge bilden das letzte Stadium der Wärmeabgabe erloschener Vulkane. Die ausströmenden Gase scheiden beim Abkühlen und Reagieren mit der Atmosphäre eine Vielzahl von Mineralien aus.

Analogie: Gase haben stets einen Bezug zu Gedanken; das Kondensat entspricht dem Ergebnis einer Grübelei (Ausgasung) nach einem Wutausbruch (Vulkantätigkeit). Mit der Temperatur nimmt der Grad an Emotionalität ab; emotionale Inhalte, die sich herauskristallisieren, entstammen jedoch tieferen Bewusstseinsschichten.

**Fumarol-Heilsteine** sind: Alumen, Alunit, Anhydrit, Atakamit, Borax, Gips, Halit, Kernit, Salmiak, Sassolin, Schwefel und Sylvin.

**Solfatarische Heilsteine** sind: Gips und Schwefel.

**Soffionischer Heilstein** ist: Sassolin.

**Thermalische Heilsteine** sind: Achat, Aragonit, Chabasit, Chalcedon, Heulandit, Natrolith, Opal.

## Vulkanosedimentäre Bildung

Untermeerischer Vulkanismus kann zur Bildung von schichtigen Schwermetall-Lagerstätten führen. Dieser vulkanische Ausguss wird im Meerwasser abgekühlt; oft werden diese Lager durch Imprägnation von Quarz kieselig ausgebildet.

Analogie: Der Vorgang entspricht Gefühlsausbrüchen und Erkenntnissen, welche jedoch nicht bis ins Bewusstsein dringen, sondern im kollektiven Unterbewusstsein auf ihre Entdeckung warten.

**Vulkanosubmarin-sedimentäre Mineralien** sind: Chalkopyrit, Galenit, Hämatit, Markasit, Pyrit, Sphalerit.

## Extraterrestrische Steine

Zu dieser Gruppe gehören die aus dem Weltraum stammenden **Meteorite** sowie die als Folge von Meteoreinschlägen entstandenen **Impaktite** und **Tektite**. Auch die durch Blitzeinschlag umgeschmolzenen Gesteine, die **Fulgurite**, lassen sich hier einreihen, denn auch sie gehen letztlich auf extraterrestrische Ursachen zurück. Meteorite entsprechen etwa der Zusammensetzung des Erdinnern und werden deswegen zu den Primärgesteinen gerechnet.

Analogie: Eingebung, Intuition und Zufall sind Schlüsselbegriffe für das Verständnis der extraterrestrischen Steine. Diese Mineralien thematisieren das Transzendente, das, was sich unserer Kontrolle entzieht und urplötzlich gewaltigen Einfluss ausüben kann.

**Eisenmeteorite** sind Legierungen von gediegenem Eisen mit Nickel und einem geringen Gehalt an Kobalt und Kupfer.

Analogie: Eisenhaltige Meteorite haben mit Tatimpuls, Entschlusskraft und spontaner Mobilisierung von Energie zu tun, jedoch auch mit Selbstkontrolle.

**Hexaedrite** sind Eisenmeteorite mit 6 bis 7 % Nickel und kubischen Kristallen, **Oktaedrite** sind Eisenmeteorite mit bis zu 40 % Nickel und oktaedrischen Kristallen.

**Steinmeteorite** sind irdischen Gesteinen ähnlich, mit geringen Mengen an Nickeleisen. **Chondrite** sind Steinmeteorite mit einzelnen kleinen bis erbsengroßen Kügelchen, **Achondrite** sind Steinmeteorite ohne Kügelchen mit gewöhnlich glänzender schwarzer Schmelzrinde.

Analogie: Steinmeteorite bringen neue Impulse, Ideen und Realitäten mit und befruchten damit unseren Planeten und unser Bewusstsein.

**Tektite** sind eine Gruppe von Glasmeteoriten: Der hohe Anteil an Kieselsäure und die gänzlich durchgeschmolzene glasähnliche Masse lassen auf einen terrestrischen Ursprung schließen und zählen damit nicht zu den primären, sondern schockmetamorphen Mineralien. (Siehe auch Kapitel »Pseudoextraterrestrische Mineralien«, S. 28.)

### Primäres Bildungsprinzip

Das primäre Bildungsprinzip zeigt einen Kristallisationsprozess aufgrund der Abkühlung und Erstarrung einer magmatischen Flüssigkeit.

Analogie: Ein unbewusstes Gefühl, ein Wunsch nimmt Gestalt an und wird zur Realität. Das Zuende-Führen begonnener Prozesse und Arbeiten wird unterstützt. Die Mineralstoffe des Magmas stellen dabei das Bildungspotenzial dar. Den Kristallisationsprozess beeinflussen die Faktoren Druck, Hitze, Raum und Zeit. Das Bildungspotenzial ist die Veranlagung, der Kristallisationsprozess die Art und Weise, wie das vorhandene Potenzial ausgebildet und verwirklicht wird.

### Einfluss auf die Lebenssituation

Primärmineralien helfen Menschen, die vor einem freiwilligen Neuanfang in ihrem Leben stehen, neue Eindrücke verarbeiten müssen und neue Lernaufgaben zu bewältigen haben. Sie fördern den Wachstumsprozess in dieser Phase, beugen den für diese Lebensabschnitte typischen Krankheiten vor oder helfen, diese zu heilen; sie unterstützen den Menschen dabei, mit den vorhandenen Ressourcen sorgsam umzugehen und den verfügbaren Entfaltungsspielraum optimal zu nutzen; gleichzeitig begünstigen sie die Ausgestaltung des eigenen Potenzials.

Der Aufenthalt auf primären Gesteinen wirkt sich meist intensiv auf die Befindlichkeit und das Selbstverständnis aus. Das geologische Zeitalter der Gesteinsbildung prägt als weiterer Faktor die Grundstimmung, die ein Stein ausstrahlt. Auf Gesteinen aus warmen Perioden mit üppiger Flora fühlt man sich wohler als auf Gesteinen, die während einer Eiszeit entstanden.

Heilsteine erfordern eine möglichst umfassende Betrachtung sämtlicher Entstehungsbedingungen, die in ihrer Gesamtheit den Charakter des Minerals formen. Auf diesem Gebiet ist die Steinheilkunde stark von den Ergebnissen der Mineralogie abhängig. Das primäre Bildungsprinzip weist hier nur sehr grob die Richtung. **Typische Gesteine** des primären Bildungsprinzips sind die **Plutonite:** Diorit, Gabbro, Granit und Syenit und die **Vulkanite:** Basalt, Phonolith, Rhyolith, Trachyt und Vulkan-Tuff.

**Überwiegend oder ausschließlich primäre Heilsteine** sind: Achat, Ägirin, Albit, Alexandrit, Amazonit, Amblygonit, Amethyst, Ametrin, Anatas, Apophyllit, Aquamarin, Astrophyllit, Augit, Babingtonit, Baumachat, Benitoit, Beryll, Betafit, Bixbit, Cancrinit, Cavansit, Chabasit, Chromit, Citrin, Creedit, Danburit, Davidsonit, Epidot, Galenit, Gold, Gold-Beryll, Goshenit, Heliodor, Hiddenit, Kunzit, Magnetit, Meteoreisen, Morganit, Peridot, Rhyolith, Rubin, Rutil, Saphir, Scheelit, Sodalith, Sphen, Spinell, Topas, Zirkon.

Der Anteil der Primärmineralien an den Gesteinen der festen Erdkruste macht etwa 7,9 % aus.

## Sekundärmineralien

### Sedimentäre Abfolge

Neben der magmatischen Abfolge entstehen Gesteine und Mineralien auch durch Verwitterung und Neuablagerung der im Verwitterungsprozess gelösten Stoffe. Dieser Prozess, der meist größere Regionen mit großräumigen Gesteinsumbildungen umfasst, wird sedimentäre Abfolge genannt; Gesteine und Mineralien, die in dieser Form entstehen, werden als sekundäre Gesteinsbildung, Ablagerungsgesteine, Sekundärgesteine, Sedimente oder Verwitterungsgesteine bezeichnet.

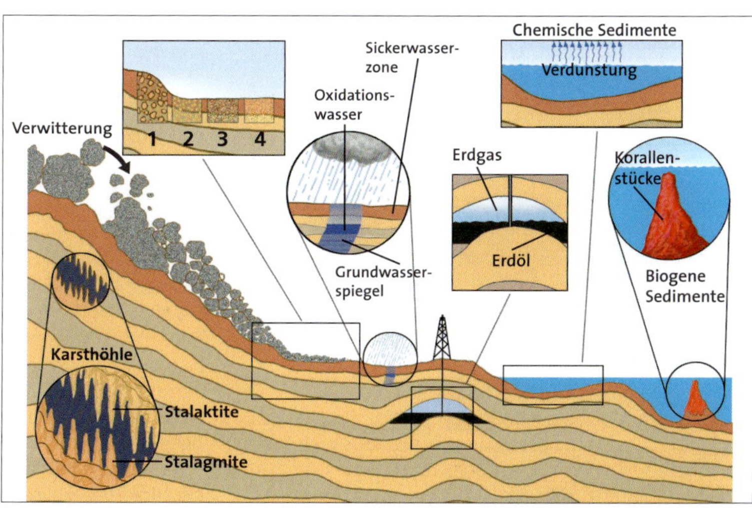


*Sekundäre Gesteinsentstehung mit Verwitterung klastischer, chemischer und biogener Sedimente; Karsthöhlen mit chemischer Zersetzung und Erdölkaverne mit biogener Zersetzung.* 1 = Brekzien, 2 = Konglomerat, 3 = Sandstein, 4 = Tonstein.

Kleinräumiger vollzieht sich vor allem unter Einbeziehung von Oberflächenwasser und Grundgestein eine kleine regionale Gesteinsumwandlung, die auch sekundäre Mineralbildung genannt wird.

Analogie: Die Umwelt greift in das Gestein oder Mineral ein, sie verändert es, schleift es zurecht. Das Mineral muss passiv die Umwelteinflüsse erdulden. Es geht nicht mehr wie in der magmatischen Abfolge um Selbstverwirklichung, sondern um Anpassung. Werden die magmatischen Gesteine aus der Tiefe der Erde nach oben gedrückt, lagern sich die Sedimente einer Schutzhülle gleich sozusagen von außen der Erdoberfläche an. Die Sedimente entsprechen damit der sozialen Anpassung, der Neugier, der Oberflächlichkeit und der Kleidung.

## Mechanische oder physikalische Verwitterung

Verwitterung umfasst alle Veränderungen, welche Gesteine und Mineralien im Kontakt mit der Atmosphäre oder dem Meer erleiden. Das Ausgangsmaterial sind magmatische oder metamorphe Gesteine und ältere Sedimentgesteine. Man unterscheidet mechanische und chemische Verwitterung, wobei bei jeder natürlichen Verwitterung meist beide Arten in wechselnden Verhältnissen beteiligt sind.

Bei der mechanischen Verwitterung unterscheidet man im Wesentlichen Temperaturverwitterung, Frostsprengung, Salzsprengung und Blitzsprengung: Temperaturverwitterung wird ausgelöst durch den Wechsel von Sonneneinstrahlung und darauf folgender Abkühlung, Frostverwitterung entsteht durch die Volumenausdehnung des in Steinritzen eingedrungenen gefrorenen Wassers, Salzsprengung durch die Volumenvermehrung von wasserfreiem Salz durch Anlagerung von Hydratwasser, Blitzsprengung durch Blitzeinschlag in Kristalle mit schlagartiger Verdampfung des Wassers.

Analogie: Die mechanische Verwitterung greift über das Körperliche in die Lebensrealität und -organisation ein, die chemische Verwitterung wirkt hingegen stärker über die Psyche. Das wichtigste Merkmal der mechanischen Verwitterung ist die Oberflächennähe. Auf körperliche Vorgänge übertragen besteht ein Bezug zur Atmung und zur Haut, weniger zu inneren Organen. Auch geht es nicht um tief gründende Gefühle, sondern um die Anpassung an die Lebenswirklichkeit, den sozialen Austausch, das funktionierende Miteinander.

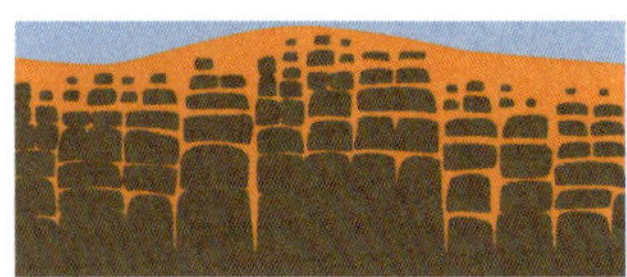

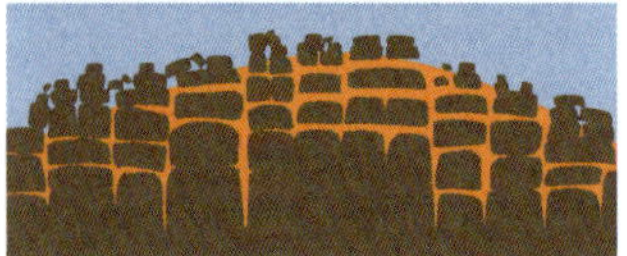

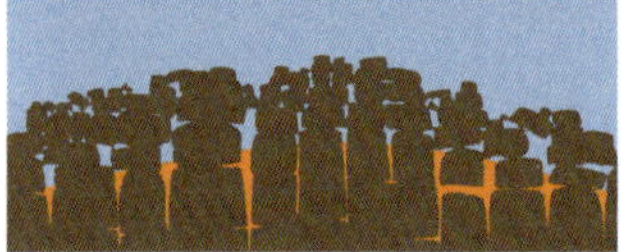

*Entstehung von Felsenburgen durch langsames, erosives Abtragen der Wände an dem Spalten bildenden Kluftsystem.*

## Chemische Verwitterung

Chemische Verwitterung ist eine Zerstörung des Gesteins durch die lösende Wirkung von Wasser, oft mit darin enthaltenen Salzen; man spricht dabei von **Lösungsverwitterung**.

Diese kann auf unterschiedliche Art geschehen: als **hydrolytische Verwitterung**, das heißt eine Zersetzung durch Lockerung des Molekulargefüges; als **Oxidationsverwitterung**, das heißt durch Einwirkung des im Wasser enthaltenen Luftsauerstoffs; als **Hydrationsverwitterung**, das heißt eine Gesteinssprengung durch Volumenzunahme infolge Aufnahme von Kristallwasser, sowie als **chemisch-biologische Verwitterung**, das heißt eine Zersetzung durch in Organismen entstandene Säuren. Alle chemischen Sedimente sind Neubildungen, denen chemische Verwitterungsvorgänge vorausgingen. Dadurch ist bei chemischen Sedimenten vom Ausgangsmaterial optisch nichts mehr zu erkennen.

**Chemische Umsetzungen** der Mineralien geschehen in erster Linie unter dem Einfluss von Wasser, verstärkt durch darin gelöste Gase und Ionen sowie Mikroorganismen oder ihre Ausscheidungen bzw. Zersetzungsprodukte. Die organischen Säuren tragen in großem Maße zur chemischen Zersetzung von Mineralien bei; vor allem durch gas- oder mineralhaltige Lösungen des Grundwassers werden die chemischen Reaktionen ausgelöst. Diese basischen oder sauren Reaktionslösungen haben je nach Zusammensetzung eine oxidierende oder reduzierende Wirkung auf die Mineralien, die damit in Kontakt kommen.

## Klastische Sedimente

Sekundäre Gesteine und Mineralien sind in erster Linie Sedimente, die in einem zeitlichen Ablauf in folgenden Schritten entstehen: Verwitterung, Transport, Ablagerung bzw. Ausscheidung und Diagenese.

**Klastische Sedimente** bestehen aus den zerkleinerten Resten des ursprünglichen Gesteins. Je nach dem erfolgten Verwitterungs- und Transportprozess bilden sich völlig unterschiedliche neue Gefüge, die nach ihrer Korngröße in drei Gruppen unterschieden werden: Psephite, Psammite, Pelite.

**Psephite** (von griech. *psephos*, »Brocken«) enthalten Trümmerstücke von mehr als 2 mm Durchmesser. Man unterscheidet zwischen: Schutt, verfestigt als Brekzien (kantig), und Schotter, verfestigt als Konglomerate (rund). **Brekzien** bilden sich unmittelbar am Verwitterungsort oder nur unwesentlich davon entfernt. Die Trümmerstücke des ursprünglichen Gesteins sind noch kantig und unregelmäßig, mit einer Spaltenfüllung verkittet. Von einem **Konglomerat** spricht man, wenn Trümmerstücke durch Wasser über viele Kilometer transportiert und dabei rund abgeschliffen werden. Bildet sich nun Sediment, entsteht eine uneinheitliche Mischung aus großen runden Kieseln in feinkörniger Matrix. Brekzien sind weniger häufig als Konglomerate.

Analogie: Konglomerate verbinden Unterschiedliches. Sie fördern die Integration gegensätzlicher Herkünfte, Meinungen und Lebensweisen. Der europaweit bedeutende Kultplatz Sainte-Odile im Elsass besteht aus Konglomeratgestein.

**Klastisch-sedimentäre Heilsteine** sind: Azurit-Brekzie, Chrysokoll-Brekzie, Brekzien-Jaspis, Pietersit, Trümmer-Achat und Trümmer-Amethyst.

**Psammite** (von griech. *psammos*, »Sand«) enthalten kleine Körnchen zwischen 2 und 0,02 mm Durchmesser. Psammite sind die klassischen Sandsteine. Sandsteine mit Calcit als Bindemittel nennt man Kalksandsteine. Verkieselter Sandstein ist der Landschafts-Jaspis. In Sandsteinen können Schwermineralien als widerstandsfähige Verwitterungsreste enthalten sein, etwa Apatit, Disthen, Epidot, Granat, Olivin, Rutil, Staurolith, Turmalin und Zirkon.

Analogie: Es geht um das Prinzip der Auflösung des Egos, der Hingabe an ein größeres Ganzes. Fremdkörper werden integriert.

**Bituminöse Sandsteine** oder Teersande beinhalten einen hohen Anteil gebundener, viskoser Asphaltstoffe.

**Pelite** (Tone; von griech. *pelos*, »Schlamm«) enthalten mit bloßem Auge nicht mehr erkennbare Körnchen von einem Durchmesser unter 0,02 mm. Pelite sind Ablagerungen feinster Partikel aus Gewässern, die neben Verwitterungsresten vorwiegend aus Verwitterungsneubildungen bestehen. Dazu kommen zersetzte organische Substanzen bzw. Reste von Gerüsten von Organismen und Neubildungen im Sediment.

Analogie: Nichts Individuelles haftet diesen Materialien an. Ideal für industrielle Nutzung.

**Pelit-Heilsteine** sind: Bauxit, Calcit (Hornstein, Lösskindl), Dolomit, Siderit (Toneisenstein); Apatit, Gips, Markasit oder Pyrit (Eisenoolith, Pop Rocks).

**Staubsedimente** entstehen besonders in Wüstengebieten, wo lockeres, feinkörniges Material dem Wind ausgesetzt ist. Löss entsteht als ungeschichtetes, nur schwach verfestigtes und poröses Sediment.

**Schlamm** entsteht als Mischung von Wasser mit Tonmaterialien, die nach Wasser- oder Windtransport unter Wasser abgelagert wurden. Biogener Schlamm bildet sich durch Ablagerung biogener Reste in Schlamm unter Wasser. Sedimentationsschlämme durch den Flusstransport von Schwebestoffe aus den Kontinenten.

Analogie: Schlamm verstärkt die archaische Identifikation mit den Umweltbedingungen. Die Veränderungen, denen Stäube oder Schlämme unterliegen, richten sich weitgehend nach deren Zusammensetzung, Porenlösung und Sedimentbedeckung.

**Schwarze Schiefertone** enthalten meist kohlige oder bituminöse Beimengungen, viele enthalten dazu noch diagenetisch entstandenen Pyrit oder Markasit. **Toneisenstein** besteht hauptsächlich aus Siderit und Limoniz mit bis zu 30 % Ton. **Ölschiefer** kann bis zu 900 l Erdöl pro Tonne Gestein enthalten.

In silikatreichen Tonen mit organischen Kohlestoffverbindungen werden Sulfate und bakterieller Eiweißschwefel zu Sulfiden reduziert.

**Heilsteine in Tonen** sind: Pyrit oder Markasit, auch Chalkopyrit, Galenit und Sphalerit.

## Terrestrische und maritime Sedimente

Terrestrische, das heißt auf dem Festland gebildete Sedimente werden nach ihrer Bildung in vier große Bereiche unterteilt:

subaerisch, an der Luft gebildet;
lakustrin, in Seen gebildet;
fluvial, in Fließwässern gebildet;
glazial, von Eis gebildet.

Maritime, das heißt im Meer gebildete Sedimente werden nach ihrer Bildung in drei große Bereiche unterteilt:

subaerisch bis subaquatisch, küstennah;
subtidal, küstenfern;
organisch.

Analogie: Terrestrische Sedimente wirken stärker auf den Körper und den Verstand; sie helfen, in der Realität zurechtzukommen. Maritime Bildungen sind dem Verstand etwas weniger zugänglich, sie sprechen eher kollektive, archetypische und vorbewusste seelische Inhalte an.

## Lagerungssedimente

Sedimente entstehen an der Erdoberfläche aus Verwitterungsmaterialien anderer Gesteine. Normalerweise geschieht vom Ort des Ursprungsgesteins zur Ablagerungsstelle der Verwitterungsprodukte ein mehr oder weniger weiter Transport. Auf diesem Weg durch Wasser, Eis, Wind und durch den Einfluss der Schwerkraft werden die mitgeführten Gesteinsreste und die in Lösung gehaltenen Bestandteile durchmischt, separiert oder chemisch so verändert, dass sich am Ablagerungsort ein völlig neues Gestein entwickelt. Verkittet werden diese Trümmerstücke oft mit Kalk, Kieselsäure oder Ton. Solange im neu gebildeten Sediment das Ausgangsmaterial noch erkennbar ist, spricht man von Trümmergesteinen oder Klastiten bzw. klastischen Sedimenten.

Wasser transportiert nur, solange es auch fließt. Überall, wo das Wasser sich verlangsamt, an Flussbiegungen, in Seen, Mündungsdeltas oder spätestens im Meer, setzt es seine mitgeführten Bestandteile wieder ab. So können mächtige Ablagerungen entstehen, aus denen sich neue Gesteine bilden.

Analogie: Der Transport des Gesteinsmaterials stellt symbolisch einen Schulungsweg dar. Je weiter das Material befördert wurde, desto feiner wurde es geschliffen, desto länger wurde an ihm gearbeitet. Die Lagerungssedimente zeigen stets ihren Werdegang. Analog gedacht beziehen sie sich insbesondere auf schulische Lernprozesse.

## Konkretionen

**Konkretionen** sind knollige bis abgeplattet-linsenförmige, oft auch unregelmäßig geformte Körper, die als Kern nicht selten einen Fossilrest einschließen.

Konkretionäre Heilsteine sind: Eisenoolithe und Pop-Rocks.

Analogie: Konkretionen sind als Einkapselungen zu verstehen; sie bewahren alte Zustände und Inhalte. Sie haben dadurch mit dem Gedächtnis und mit Nostalgie zu tun.

## Seifen-Lagerstätten

Die mechanische Kraft des fließenden Wassers oder der Wellen- und Gezeitenbewegung am Meeresstrand führt zur Sortierung und Anreicherung von Schwermineralien. Der Transport von Verwitterungsresten primärer Mineralien und deren Ablagerung an weit entfernten Plätzen kann auch zur Bildung nutzbarer Lagerstätten, den Seifen, führen. Mineralien, die sich in Seifen anreichern, besitzen außer ihrer höheren Dichte eine besondere chemische Resistenz, eine relativ große Härte, und meist fehlt ihnen eine ausgeprägte Spaltbarkeit. Seifen, die Edelsteine anreichern, werden **Edelsteinseifen-Lagerstätten** genannt.

Seifen werden eingeteilt in:
**eluviale Seifen**, entstanden an der ursprünglichen Stelle;
**alluviale Seifen**, aus der ursprünglichen Lage abtransportiert;
**fluiviale Seifen**, durch fließendes Wasser abtransportiert;
**äolische Seifen**, entstanden durch Windausblasungen;

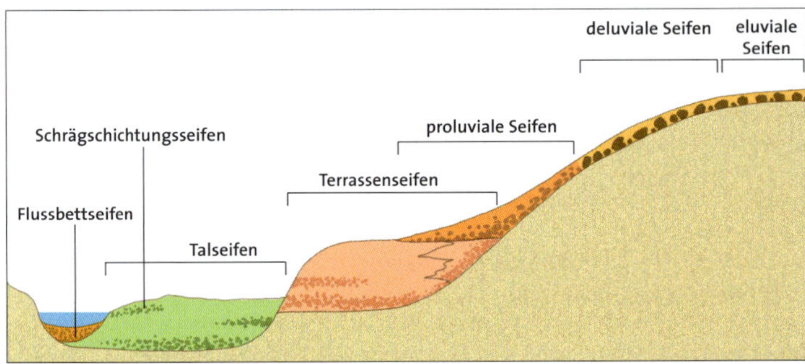

*Die wichtigsten Seifen-Lagerstätten.*

**maritime Seifen**, entstanden durch Brandung und Meeresströmungen.

**Heilsteine aus Schwermetallseifen-Lagerstätten** sind: Gold (D 16–19), Platinmetalle (D 17–19), Cassiterit (D 6,8–7,1), Rutil (D 4,5–5), Magnetit (D 5,1–5,3) und Zirkon (D 4,6).

**Heilsteine aus Edelsteinseifen-Lagerstätten** sind: Diamant, Rubin, Saphir, Topas oder Spinell.

Analogie: Ansammlung und Verdichtung, Stärkung der Konzentration, Erdschwere, Widerstandskraft gegenüber negativen Gefühlen sowie Durchsetzungsfähigkeit sind Eigenschaften der Seifenlagermineralien.

## Chemische Sedimente – Präzipitate und Evaporate

Chemische Sedimente werden nach ihrer Entstehung in zwei Gruppen eingeteilt: in Ausfällungsgesteine oder Präzipitate und in Eindampfungsgesteine oder Evaporate.

### Ausfällungsgesteine: Präzipitate

**Präzipitate** entstehen, wenn Stoffe aufgrund chemischer Prozesse aus Lösungen ausgefällt werden. Klassisches Beispiel dafür sind Tropfsteine. Sie bilden sich, wenn kohlensäurehaltiges Wasser relativ viel Kalk lösen kann. Entweicht in einer kohlensäurearmen Höhle Kohlensäure als Kohlendioxid in die Luft, fällt der gelöste Kalk aus und bildet Schicht um Schicht den Tropfstein.

**Rückstandsgesteine:** Werden durch Wasser oder Säuren lösliche Stoffe aus einem Gestein entfernt, bilden sich durch die chemischen Veränderungen neue Mineralien bzw. neue Gesteine.

**Heilsteine aus Rückstandsgesteinen** sind: Alunit, Bauxit.

Kalkoolith entsteht nach Kalkübersättigung durch das Eindampfen in flachen Gewässern.

**Dolomitgestein:** Dolomit ist nahe verwandt mit Calcit oder Aragonit, wobei 50 % des Calciums durch Magnesium ersetzt sind. Dieser chemische Stoffaustausch, Dolomitisierung genannt, vollzieht sich durch die Einwirkung magnesiumhaltiger Porenlösungen auf Kalkgesteine maritimer Entstehung. Die Dolomitisierung kann sowohl während der Entstehung des Gesteins mit Beibehaltung der Schichtung und des Fossilgehalts wie auch später stattfinden. Der typische rotweiß gebänderte **Dolomit** entspricht der Dolomitisierung während der Entstehung, der mit Pyrit durchsetzte **Zucker-Dolomit** entspricht der später entstandenen Form.

**Kieselgestein:** Aus kieselsäurehaltigen Lösungen auskristallisierte Ausfällungsgesteine sind als Quellausscheidung ausgeschiedenes Kieselsinter sowie Chalcedon-Rosetten, Opal, Jaspis oder in Kalkgesteinen ausgeschiedene Horn- oder Feuersteine.

**Eisengestein:** Das normalerweise in geringen Mengen Eisen enthaltende Grundwasser wird als Flusswasser unter entsprechenden Bedingungen bis zum Meer transportiert und flockt im Schelfbereich durch den hohen Elektrolytgehalt des Meerwassers als Oxihydrat (Goethit), Karbonat (Siderit), Silikat (Chamosit) oder Sulfid (Pyrit) aus. Diese Flocken setzen sich häufig an aufgewirbelte Mineralfragmente an und führen durch eine weitere Anlagerung zu einer konzentrischen Umschalung. Ab einer bestimmten Größe können sich diese Schwebeteile nicht mehr halten und sinken zu Boden, wobei eisenreiche oolithische Sedimente entstehen. Im Präkambrium mit seiner fast sauerstofffreien Atmosphäre, als die ersten sauerstoffbildenden Bakterien in den Weltmeeren auftraten, wurden dadurch beträchtliche Mengen Eisen aus dem Meerwasser ausgefällt. So konnten sich große sedimentäre Lagerstätten bilden. Bei genügend Eisenkonzentration kommt es zur Bildung einer maritim-oolithischen sedimentären Eisen-Lagerstätte. Erst als das Eisen im Wasser weitgehend ausgefällt war, konnte der Sauerstoff aus dem Meer in die Atmosphäre entweichen.

Analogie: Chemische Sedimente korrespondieren stets mit Interaktionen zwischen Menschen. Hier werden Zuneigung und Abneigung, gegenseitige Ergänzung von teils sehr speziellen Eigenheiten, Kommunikation und Austausch thematisiert. In trockenen Klimazonen entstanden durch chemische Ausfällung Kupferkonzentrations-Lagerstätten.

### Eindampfungsgesteine: Evaporate

Verliert ein Gewässer durch Verdunstung Wasser, steigt die Konzentration der darin gelösten Stoffe beständig an. Wenn der stoffspezifische kritische Punkt der Sättigung (Maximalkonzentration) überschritten wird, entsteht eine übersättigte Lösung. Die im Wasser nicht mehr lösbaren Stoffe fallen nun aus, bis sich ihre Konzentration an der Sättigungsgrenze einpendelt. Sickerwässer, Grundwässer und Flusswässer können infolge Wasserverdunstung in trockenen Klimazonen höhere Salzgehalte aufweisen und als Salzbildungen durch Salzausblühungen oder Salzkrusten, Salzsümpfe oder Salzpfannen sowie aus Salzseen entstehen.

Analogie: Austrocknung entspricht Ernüchterung. Sentimentalität verschwindet, Besinnung auf die Realität ist die Folge.

**Terrestrische Heilstein-Ausscheidungsmineralien** sind: Anhydrit, Aragonit, Borax, Colemanit, Dolomit, Glauberit, Gips, Anhydrit, Kernit, Salpeter, Steinsalz, Soda, Sylvin oder Ulexit.

**Maritime Ausscheidungslagerstätten:** Salzgesteine sind durch Eindampfung von Meerwasser in Lagunen und Flachmeeren bzw. kleinen Meeren ohne ozeanischen Anschluss gebildete, meist monomineralische Sedimente. Zuerst werden dabei die schwer löslichen Stoffe ausgeschieden, erst im späteren Verlauf die leichter löslichen. Eine typische Reihenfolge ist: Kalk, Gips, Anhydrit und Halit. Durch die zeitlich versetzte Ausscheidung entstehen getrennte Lagerstätten.

Salzgesteine unterscheiden sich durch ihre große Wasserlöslichkeit, hohe Plastizität und ihre relativ geringe Dichte von den übrigen Sedimentgesteinen.

Analogie: Dieser Prozess entspricht einer strengen Auslese, einem Sortierungsvorgang. Schließlich bleiben die reinsten Mineralien zurück.

Maritime Heilstein-Ausscheidungsmineralien sind: Anhydrit, Carnallit, Dolomit, Gips, Halit, Kieserit und Sylvin.

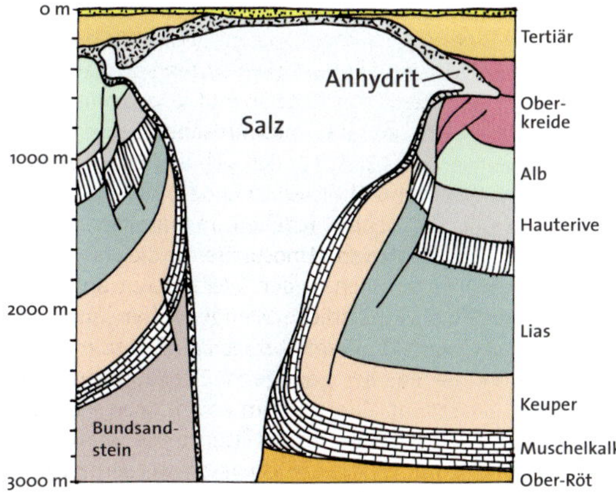


*Salzstock mit Umgebungsaufbau.*

## Terrestrisch entstandene Kalkgesteine

Zu den chemischen Sedimenten zählen nur die Quellen-, Fluss- und Seeablagerungen sowie Tropfsteine und Kalkoolithe. Die meisten Kalksteine sind biogener Entstehung.

Unter **Kalksinter** werden alle kalkigen Quellenausscheidungen – vor allem in Trockengebieten und in Höhlen gebildete Tropfsteine – verstanden. **Kalktuffe** sind porenreiche Calcitgesteine, entstanden als Kalkabsatz an Quellenaustritten. **Travertine** sind porige, sehr feste, gewöhnlich gebänderte Quellenausscheidungen. **Tropfsteine** sind säulenartige oder vorhangähnliche Sinterbildungen in Höhlen, gewöhnlich aus Calcit, vereinzelt kann auch Aragonit zwischengelagert sein. Onyxmarmor ist eine Handelsbezeichnung für gebänderten, oft durchscheinenden und oft farbigen Kalksinter aus Aragonit oder Calcit. **Sprudelsteine** werden an heißen Quellen abgelagerte, meist wellenförmig gebänderte Kalksinter aus Aragonit genannt; als **Erbsenstein** bezeichnet man eine Ansammlung von Kalkkügelchen aus Aragonit, die sich an heißen Quellen infolge schaliger Anlagerung um schwebende Fremdkörper entwickeln.

**Seekalke** entstehen in Binnenseen durch Übersättigung aufgrund von Kohlendioxidverlust. Häufig wird die Kalkausscheidung durch einen üppigen Pflanzenwuchs gefördert. Der bekannteste Seekalk ist der Guja.

## Biogene Sedimente

Unter dem Begriff »biogene Sedimente« werden Sedimentgesteine zusammengefasst, deren Ablagerung durch die Lebenstätigkeit oder Grabgemeinschaft biologischer Organismen entstanden ist. Diese Gesteine von nicht unwesentlichem Ausmaß bilden sich entweder aus Stoffwechselausscheidungsprodukten (zum Beispiel Phosphatgestein, sulfidische Sedimente), Skeletten (Kalk- und Kieselgestein) oder Verwesungsprodukten (Kiesel, Phosphat- oder Sulfidgesteine). Sie entwickeln sich in stehenden Gewässern, in den meisten Fällen im Meer. Die großen Phosphorit- und Guano-Lagerstätten gehen auf Wirbeltiere zurück.

Biogene Sedimente werden nach ihrer mineralogisch-chemischen Zusammensetzung unterschieden:

**Kalksteine:** Unter Kalkstein wird ausschließlich maritim gebildeter Kalkstein verstanden. Kalkstein entsteht überwiegend aus Skelettresten von Meereslebewesen, wie zum Beispiel Kalkalgen, Kalkschwämmen, Korallen oder Mollusken (Weichtiere mit harter Schale, zum Beispiel Muscheln, Schnecken oder Kopffüßler). Diese bauen aus dem im Wasser gelösten Kalk ihre Stützgerüste auf, die sich nach dem Absterben als Ganzes, als Skelettreste oder aufgelöst als Kalkschlamm am Meeresboden sammeln. Bei vielen Kalksteinen sind die Hartteile der einstigen Organismen deutlich zu erkennen. Mächtige Gebirge, wie die Kalkalpen, der Jura, das Atlasgebirge, der Balkan, sind auf diese Weise entstanden. Beeindruckend ist auch die Bildung von Riffkalk, wie er heute noch am Großen Barrier Reef von Australien und den Korallengebieten der Südsee beobachtbar ist. Kalksteine sind mit Ausnahme der Riffbildungen immer geschichtet. Das Gefüge ist kompakt oder porig, fein- oder grobkörnig.

Zum Kalkstein zählt der weiße poröse **Kreidekalk** (fast reines Calcit), **Plattenkalk**, oft mit moosartigen Gebilden aus Eisen-Mangan-Ausscheidungen, so genannten Dendriten, **Schieferkalk**, **Riffkalk** aus fortwährender Kalkanlagerung riffbildender Organismen und der aus über 50 % aus Fossilien bestehende **Fossilkalk** sowie **Schillkalk** mit schuttartig angesammelten Fossilbruchstücken, **Kalkoolith** aus kleinen, schalig aufgebauten Kügelchen und der **Massenkalk**. Mineralogisch bestehen die Kalksteine meist monomineralisch aus Calcit, seltener auch aus Aragonit.

Analogie: Als Skelettablagerung wirken Kalkgesteine austrocknend, sie fordern Anstrengung und Zähigkeit.

**Kieselsteine:** Biogene Kieselgesteine entstehen überwiegend aus pflanzlichen Kieselalgen oder tierischen Einzellern mit Kieselskeletten. Aus Kieselalgen entstandenes Diatomit kommt als Kieselgur und Tripel vor und wird wie das aus tierischem Kieselskelett entstandene Radiolarit zurzeit bezüglich seiner Heilwirkung getestet.

Analogie: Die zu erwartende Wirkung ist Vitalisierung und Stoffwechselanregung.

**Phosphatgesteine:** Alle Lebewesen enthalten Phosphor, das als Stoffwechselausscheidung oder bei der Verwesung als Phosphorsäure freigesetzt wird. In flachen Meeresteilen scheiden sich so große flächenhafte Phosphatgesteine ab. Auf dem Land kann bei dieser Freisetzung von Phosphorsäure auf Kalkböden das Karbonat verdrängt und durch Phosphat ersetzt werden. In beiden Fällen entsteht der feinkristalline Apatit.

Analogie: Phosphatgesteine sind als biogenes Ausscheidungsprodukt den Lebensprozessen sehr nahe stehend, das erklärt die belebende, verjüngende Wirkung des Apatits.

**Sulfidische Gesteine:** Alle Lebewesen enthalten Schwefel, der als Stoffwechselausscheidung oder bei der Verwesung freigesetzt wird. In flachen Meeresteilen bindet sich der Schwefel an das gleichzeitig ausfallende Eisen und bildet so biogenes Pyrit oder Markasit.

Anmerkung: Durch das Schmelzen riesiger Gletscher hat sich die Höhe des Meeresspiegels im Vergleich zu früheren Zeiten verändert. Noch stärker machen sich die Bewegungen der Festlandplatten und die Verschiebungen der Gebirgsbildung bemerkbar. So können heutige Gebirgsspitzen früher unter dem Meeresspiegel gelegen haben, weshalb auch im Hochgebirge Sedimente zu finden sind.

**Kohlegesteine:** Sie entstehen aus Pflanzenmassen, die durch Wasserabschluss nicht verfaulen konnten. Da Sauerstoff durch Verwesungsprozesse aufgebraucht wird, reichert sich mit dem Zerfall der organischen Kohlehydratverbindungen immer mehr Kohlenstoff in den abgelagerten Massen an. Dieser Prozess wird Inkohlung genannt. Im Laufe der Zeit entsteht so Torf, dann Braunkohle, Steinkohle und schließlich Anthrazit.

**Kohle-Heilsteine** sind der bitumenhaltige Gagat sowie Mellit.

Analogie: Gagat ist als Stein gegen Mundgeruch und zur Unterstützung von Trauerarbeit bekannt – Qualitäten, die sich mit den Verwesungsprozessen seiner Entstehung in Verbindung bringen lassen.

## Sekundäre Mineralbildung

Überall dort, wo Gesteine der Erdoberfläche nahe sind, dringt Oberflächenwasser aus Regen oder Gewässern ins Gestein ein. Dieses Oberflächenwasser bringt immer Sauerstoff, Kohlensäure oder andere Säuren mit sich, die nun in Rissen und Spalten das Gestein zu lösen und Mineralien freizusetzen beginnen. Die freigesetzten Mineralstoffe verbinden sich mit den im Wasser enthaltenen Stoffen und werden weitertransportiert, um an tiefer gelegenen Orten auszufällen oder erneut abgelagert zu werden. Diese Vorgänge spielen sich einerseits zwischen der Erdoberfläche und dem Grundwasserspiegel, andererseits zwischen Grundwasserspiegel und einer Erzzone ab.

## Oxidationszone

Der Bereich über dem Grundwasser wird dabei Verwitterungs- oder Oxidationszone genannt, da hier Luftsauerstoff mitwirkt. Die Mineralien der Oxidationszone treten teilweise in gut ausgebildeten Kristallen auf, teilweise bilden sich dichte, körnig-strahlige oder blätterige, aber auch erdig-zerreibliche Massen und nierig-traubige oder stalaktitähnliche Aggregate.

Analogie: Die zugrundeliegende Bewegung führt von der Erdoberfläche in die Tiefe, das heißt von der sozialen Umwelt in die seelische Innenwelt, wo die Eindrücke gesammelt und gesichtet werden. Verinnerlichung und empfängliche Offenheit sind das Thema dieser reaktionsfähigen Mineralbildungen in der Oxidationszone.

**Heilsteine der Oxidationszone** sind: Atakamit, Azurit, Cerussit, Chrysokoll, Cuprit, Cyanotrichit, Dioptas, Erythrin, Euchroit, Hemimorphit, Goethit, Kakoxen, Krokoit, Lepidokrokit, Linarit, Malachit, Mimetesit, Mixit, Pharmakosiderit, Psilomelan, Pyrolusit, Pyromorphit, Realgar, Roselith, Smithsonit, Türkis, Vanadinit, Variscit und Wulfenit.

## Zementationszone

Der Bereich des beweglichen Grundwasserspiegels wird Zementationszone genannt, da hier gelöste Stoffe ausgefällt werden. In der Zementationszone finden chemische Reduktionsvorgänge statt, wobei Metallionen wieder zu neutralen Metallatomen werden können. Da Metallatome nicht in Lösung bleiben können, findet man in dieser Zementationszone gediegene Metalle wie Antimon, Arsen, Wismut, Blei, Eisen, Gold, Kupfer, Platin, Silber.

Analogie: Statt Offenheit ist diesen Mineralien der tiefen Gefühlsebene selbstzufriedene Sättigung eigen. Sie helfen gegen Ungeduld, falschen Eifer, Eitelkeit, Unzufriedenheit und bewahren davor, sich von der Meinung seiner Mitmenschen abhängig zu machen.

**Heilsteine der Zementationszone** sind: Akanthit, Anglesit, Azurit, Bornit, Cerussit, Covellin, Cuprit, Dioptas, Kupfer-Chalcedon, Malachit, Mimetesit, Psilomelan, Pyrolusit, Smithsonit, Vanadinit und Wulfenit.

## Sekundäres Bildungsprinzip

Das sekundäre Bildungsprinzip zeigt einen kristallinen Umwandlungsprozess aufgrund von Auflösung, Verwitterung, Ausfällung und Ablagerung. Diese Entstehungsweise ist in erheblichem Maße durch Umwelteinflüsse geprägt. Feste Gesteinsstrukturen werden verändert, durch Verwitterung und Ablagerung aufgelöst und neu gebildet. Die aus den Gesteinen freigesetzten Mineralstoffe bilden zusammen mit den durch die Umwelt hinzugefügten Stoffen neue Mineralien.

Beim sekundären Bildungsprinzip dominiert die Umwelt (im Gegensatz zum primären Bildungsprinzip, wo die Innenwelt sich gegen die äußeren Bedingungen durchsetzt). Der Umwelteinfluss bezieht sich jedoch mehr auf die Form als auf den Inhalt; den Stoffen wird lediglich eine oberflächliche Anpassung abverlangt, eine neue Ordnung der Lebensorganisation.

### Einfluss auf die Lebenssituation

Sedimentgesteine und Sekundärmineralien helfen in all jenen Lebensabschnitten, in denen Auseinandersetzungen mit der Umwelt oder den Mitmenschen anstehen.

Analogie: Um Gruppenprozesse in Gang zu bringen, sich füreinander zu öffnen und Gemeinsamkeiten zu entdecken, erweisen sich Aufenthalte auf Sedimentgestein als sehr förderlich. Das Elbsandsteingebirge bei Dresden beispielsweise bietet zahlreiche bedeutsame Kultplätze und hat eine regenerierende und positiv aufbauende Ausstrahlung.

Sekundärmineralien erleichtern die Auseinandersetzung mit der Umwelt, wenn Prägungen oder schmerzliche Erfahrungen die Entwicklung behindern. Sie beschleunigen die Anpassung und stärken alle sozialen Tugenden. Krankheiten körperlicher oder psychischer Natur, die durch solche Umstände bedingt sind, können durch diese Mineralien erfolgreich behandelt werden.

**Gesteine des sekundären Bildungsprinzips** sind: Brekzien, Dolomit, Gipsgesteine, Kalkstein, Konglomerate.

Überwiegend oder ausschließlich **sekundäre Heilsteine** sind: Adamin, Akanthit, Alabaster, Angelit, Anglesit, Anhydrit, Antlerit, Atacamit, Atelestit, Aurichalcit, Autunit, Azurit, Bernstein, Beryllonit, Boji, Borax, Brasilianit, Brekzien-Jaspis, Carnotit, Cerussit, Chalkanthit, Chrysokoll, Chrysopras, Covellin, Cuprit, Dolomit, Feuerstein, Gips, Halit, Hornstein, Kaolin und Kreidekalk.

## Tertiäre metamorphe Mineralien

Metamorphe Mineralien oder Metamorphite entstehen durch Umwandlung von Gesteinen in der Erdkruste infolge großen Drucks und hoher Temperaturen. Die Anwesenheit von Wasser und anderen leichtflüchtigen Stoffen scheint dabei eine wesentliche Rolle zu spielen. Man bezeichnet dies als Metamorphose, Gestaltumwandlung (von griech. *meta* und *morphe*, »Gestalt«).

Aus Sedimentgesteinen entstehen häufig Glimmerschiefer oder Gneise, die nach ihrer Abkunft Paragesteine genannt werden. Aus Eruptivgesteinen entstehen Gneise, Serpentinite oder Eklogite, welche als Orthogesteine bezeichnet werden.

### Metamorphe Abfolge

Die metamorphe Gesteinsbildung wird als metamorphe Abfolge bezeichnet. Dieser Prozess kann sich bis zu 150 km tief in der Erde vollziehen, wenn Gestein bei der Gebirgsbildung durch Überlagerung unter großen Druck gerät und in das Magma hineingedrückt wird, oder im Umfeld vulkanischer Prozesse, wenn aufsteigendes Magma das umliegende Gestein erhitzt. Der metamorphe Prozess wird je nach Verlauf in drei Typen unterschieden: Regionalmetamorphose, Kontaktmetamorphose und Metasomatose.

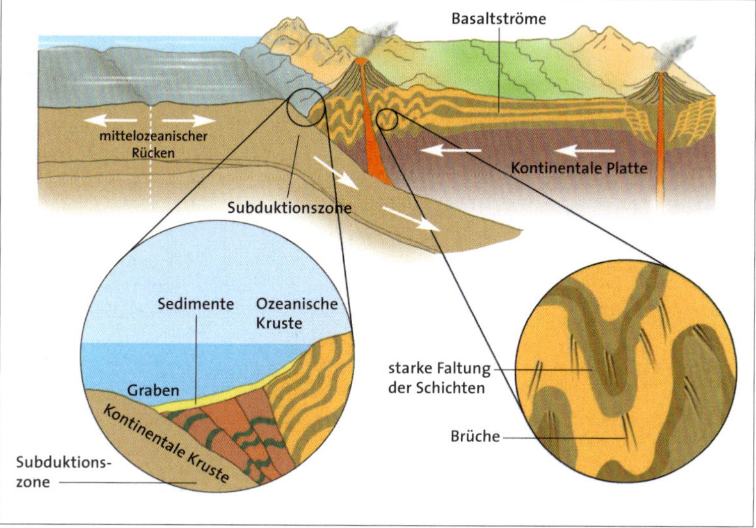


*Metamorphe Entstehung von Gesteinen: durch seitlichen Druck bei der Gebirgsfaltung und Hitzeveränderung in der Nähe von Vulkanschloten.*

Der Anteil der metamorphen Mineralien an den Gesteinen der Erdoberfläche macht etwa 27,4 % aus.

### Metamorphite

Metamorphite entstehen durch Umwandlung irgendwelcher Gesteine, also von Magmatiten, Sedimenten und älteren Metamorphiten. Die Umwandlung vollzieht sich unter großem Druck von bis zu 400 Atmosphären und hohen Temperaturen von über 250 °C bis zu 1000 °C, oft auch durch ausströmende heiße Gase im Berührungsbereich des Nebengesteins. Gesteinsumwandlungen bei Temperaturen von 500 °C bis 800 °C werden mineralogisch als **Thermometamorphose**, solche über 800 °C als **Pyrometamorphose** bezeichnet. Die Wirkung der Metamorphose zeigt sich in der Änderung des Gefüges, in der Umkristallisation und in der Zufuhr oder Abfuhr von Mineralsubstanzen.

Analogie: Die Entstehung durch Metamorphose entspricht Krisensituationen, tiefgreifenden Erfahrungen und großen Umbrüchen im Äußeren wie im Inneren – Veränderungen und Belastungen, die schließlich nicht mehr nur durch Anpassung und Ablenkung bewältigt werden können, sondern ein neues Selbstbild, einen Paradigmenwechsel und Transformationsprozesse notwendig machen.

## Regionalmetamorphose

Wenn Gesteinsschichten durch Überlagerung von Sedimentanhäufungen mit neuen Schichten immer mächtiger und schwerer werden (teils über 10 Kilometer), sinken sie in die Tiefe. Da von einer solchen Umwandlung große Regionen betroffen sein können, bezeichnet man dies als Regionalmetamorphose. Bei gebirgsbildenden Vorgängen werden diese Gesteine auch durch einen seitlichen Druck zum Teil gefaltet, so dass es dabei zu einer schiefrigen Gefügeausbildung kommt. Hier ordnen sich die Mineralbestandteile mittels Druck zu zentimeter- oder dezimeterdicken Platten oder zu deutlich voneinander abgegrenzten Bändern, einer so genannten Schiefertextur. Nach der Höhe des Drucks und der Temperatur werden drei Intensitätszonen mit jeweils anderer Mineralablagerung unterschieden: Epi-, Meso- und Katazone.

**Gesteine der Epizone** sind: Chlorit-, Albit- und Talkschiefer mit hauptsächlich feinschuppigen, blättchenförmigen Mineralien; Gesteine der Mesozone sind: Glimmerschiefer und dunkelgrüne, zähe Amphibolite; Gesteine der Katazone sind: schwerere Eklogiten. Diese Metamorphite werden der Gneisfamilie zugeordnet, ihr Gefüge auch als Gneisbänderung bezeichnet.

Analogie: Die Regionalmetamorphose spricht insbesondere kollektive Einflüsse an, wie zum Beispiel Unwetterkatastrophen; die Wirkung zeigt sich jedoch auch in geringfügigeren Größenordnungen. Überall, wo der Einzelne durch massiven Druck aus seinen privaten Belangen hinausgenötigt wird und sich größerer Zusammenhänge annehmen muss, ist eine regionalmetamorphe Situation gegeben.

## Gesteine der Regionalmetamorphose

**Tonschiefer und Phyllite:** Aus tonhaltigen Sedimenten entwickeln sich bei niedriggradiger Metamorphose Phyllit, dann Glimmerschiefer und Gneis sowie bei niedrigem Wassergehalt Granulit.

Aus **Vulkaniten** entwickelt sich sehr niedriggradig Metabasalt, niedriggradig Grünschiefer, unter Hochdruck Blauschiefer, mittelgradig Amphibolit, hochgradig im mittleren Druckbereich Pyriklasit sowie hochgradig bei hohem Druck Eklogit.

**Marmor** ist ein monomineralisches, körniges und transparentes Gestein, das durch Metamorphose von Kalkstein gebildet wird. Dazu können als Nebengemengeteile Amphibole, Chlorit, Epidot, Glimmer, Granat, Graphit, Hämatit, Plagioklas, Pyrit, Pyroxene, Quarz, Serpentin, Vesuvian und Wollastonit auftreten.

**Calcit- und Dolomitmarmore** sind durch Metamorphose von sedimentärem Dolomit entstandenes Gestein. Hauptgemengeteile sind Calcit und Dolomit.

**Fels-Quarzit** ist ein Metamorphit, der zu mindestens 80% aus Quarz besteht. Als Nebengemengeteile können Chlorit, Feldspat, Glimmer, Granit, Graphit, Hämatit, Hornblende und Magnetit auftreten.

**Gneise** bestehen hauptsächlich aus Feldspat und Quarz. Dazu kommen als Nebengemengeteile die Glimmer Biotit und Weißer Muskovit sowie Hornblende, Cordierit, Granate und Sillimanit.

**Granulit** ist ein glimmerfreier Gneis, der hauptsächlich aus Feldspat und Quarz besteht, der groß und plattenartig entwickelt ist. Als Nebengemengeteile treten Pyroxene, Granate, Disthen und Sillimanit auf.

**Grünschiefer** sind feinkörnige grünliche Schiefer, die hauptsächlich aus Aktinolith, Albit, Chlorit, Epidot, Glaukophan und Talk bestehen.

**Amphibolit** ist ein Metamorphit, der aus den Hauptgemengeteilen Hornblende und Plagioklas besteht. Dazu kommen als Nebengemengeteile Biotit, Chlorit, Epidot, Granat und Zoisit.

**Eklogit** ist ein Metamorphit, der aus den Hauptgemengeteilen Epidot, Granat und Pyroxen besteht. Dazu kommen als Nebengemengeteile Disthen, Hornblende, Plagioklas, Quarz, Rutil und Zoisit.

**Eisenformationen:** Gebänderte Eisenerze sind metamorph veränderte Sedimente, die auch als Eisenglimmerschiefer bezeichnet werden.

Gesteine der Regionalmetamorphose sind überwiegend Gesteine, die aus Deformation und Umkristallisation entstanden sind, etwa Amphibolit, Charnockit, Eklogit, Glaukophanit, Glimmerschiefer, Gneis, Granulit, Grünschiefer, Marmor, Kalksilikatgesteine, Pyriklasit, Pyrigarnit, Phyllit, Quarzit und Serpentinit.

**Heilsteine der Regionalmetamorphose** sind: Aktinolkith, Andalusit, Apatit, Aventurin, Biotit-Linse, Disthen, Fuchsit, Granat, Jadeit, Nephrit, Rhodonit, Rubin, Saphir, Serpentin, Staurolith, Thulit, Tigereisen und Zoisit, auch Marmor mit tertiär gebildetem Lapislazuli oder Smaragd.

## Facien oder Bänderungsschichten

Aufgrund der großen Variationsmöglichkeiten im Verhältnis von Druck und Temperatur während der Metamorphose können aus denselben Ausgangsgesteinen verschiedene Metamorphite entstehen. Diese in der Natur meist geschichtet vorkommenden Bänderungen werden Facien genannt und als die Gesamtheit der petrografischen Merkmale eines Sediments definiert. Diese Facien werden unterschieden in:

**Zeolithfacie:** mit dem Heilstein: Prehnit; mit niedrigem Druck und Temperaturen bis zu 400°C.

**Grünschieferfacie** (Prasinite): feinkörnige grünliche Schiefer mit den Heilsteinen: Aktinolith, Albit, Chalkopyrit, Epidot, Magnetit, Jaspis, Korund, Krokydolith, Magnetit, Serpentinit, Talk, Tremolit; mit einem Druck von 2000–6000 bar und Temperaturen von 400–500°C.

**Blau- oder Glaukophanschieferfacie:** mit den Heilsteinen: Albit, Aragonit, Calcit, Epidot, Glaukophan, Jadeit, Zoisit; mit einem Druck von 700–12000 bar und Temperaturen von 300–500°C.

**Amphibolfacie:** Metamorphit, der aus den Hauptgemengeteilen Hornblende und Plagioklas besteht, mit den Heilsteinen: Almandin, Biotit, Cordierit, Diopsid, Disthen, Pyrop und Sillimanit; mit einem Druck von über 10000 bar und Temperaturen von über 700°C.

**Eklogitfacie:** Metamorphit, der aus den Hauptgemengeteilen Epidot, Granat und Pyroxen besteht, mit den Heilsteinen: Disthen, Epidot, Hornblende, Ilmenit, Rutil, Sillimanit, Zoisit; mit noch höheren Temperaturen als Amphibolfacien.

## Kristalline Schiefer

**Glimmerschiefer** besteht hauptsächlich aus Muskovit und Quarz. Dazu kommen als Nebengemengeteile Biotit, Chlorit, Disthen und Graphit sowie Granat, Sillimanit und Staurolith.

**Kristalliner Tonschiefer** entsteht durch die Metamorphose von Tongesteinen. Hauptgemengeteile sind Tonmineralien wie Kaolinit sowie Quarz und Muskovit. In bitumenhaltigen Tonschiefern bildet sich mitunter auch Pyrit in Form flacher, radialstrahliger Aggregate, den so genannten Pyrit-Sonnen.

**Kontaktschiefer** entsteht durch die Kontaktmetamorphose von Tongesteinen. Hauptgemengeteile sind Glimmer, Quarz, Andalusit und Cordierit. Durch Einlagerung von Kohlenstoff kann sich in Kontaktschiefer auch die Andalusit-Varietät Chiastolith bilden.

**Hornblendenschiefer** entsteht im inneren Kontakthof einer Kontaktmetamorphose und besteht hauptsächlich aus Hornblende, Quarz und Biotit. Dazu kommen als Nebengemengeteile Granat, Pyroxene, Muskovit und Plagioklas-Feldspat. Diese können auch ihr Schiefergefüge völlig verlieren und in dichte Hornfelse übergehen.

**Serpentin** ist ein monomineralisches, dichtes, manchmal faseriges oder blätteriges Gestein, das durch Metamorphose von Olivin gebildet wird. Hauptbestandteile sind Antigorit (blätterig) und Chrysotil (faserig). Dazu kommen als Nebengemengeteile Amphibole, Calcit, Granate, Magnesit, Olivin und Pyroxene.

**Opicalcit** ist ein körnig-kristalliner Silikatmarmor. Hauptgemengeteile sind Calcit und bis zu 29% Silikatmineralien. Dazu kommen als Nebengemengeteile Amphibole, Feldspat, Glimmer, Pyroxene und Quarz.

In geringerem Umfang findet eine so genannte Hydrothermalmetamorphose – die immer lokal begrenzt ist – statt, eine Mineralneubildung durch heiße Lösungen und Gase vor allem im Nebengesteinsbereich pneumatolytischer, pegmatitischer oder hydrothermaler Bildungen.

## Kontaktmetamorphose

Metamorphosen können sich auch in der Umgebung von aufsteigendem Magma ereignen. Durch die enorme Hitze des aufsteigenden Magmas wird das Gestein rings um einen Vulkanschlot in einem relativ flachen Krustenniveau oder untergeordnet an der Erdoberfläche einer Kontaktmetamorphose unterworfen. Die stärksten Kontakthöfe bilden sich um große Granitplutone aus, die in sedimentäre Gesteine eindringen. Die Bildung von Hornfelsen, Kalksilikatfelsen und kontaktmetasomatischen Erz- und Mineral-Lagerstätten zählen zu den wichtigen Erscheinungsformen der Kontaktmetamorphose. Die reine Thermometamorphose ist durch die Bildung neuer Mineralien gekennzeichnet, wobei im Wesentlichen die schon vorhandenen Bestandteile der betroffenen Gesteine umstrukturiert werden, eine Stoffzufuhr jedoch nur weit untergeordnet stattfindet.

### Die Felsfamilie

**Hornfels** ist ein Kontaktmetamorphit, der aus dem Hauptgemengeteil Hornblende besteht. Hornfelsen entstehen im Kontakt mit relativ »trockenem« Magma, das heißt Magma, das wenig flüchtige Bestandteile enthält. Andere Hornfelsen bilden sich aus Schiefertonen, Tonschiefern oder dichten, feinkörnigen Gesteinen, die für flüchtige Bestandteile undurchlässig sind. Dazu kommen als Nebengemengeteile Andalusit, Cordierit, Epidot, Granat, Hypersthen, Korund, Sillimanit, Staurolith, Spinell und Vesuvian.

**Kalksilikatfels** ist ein dichter bis grobkörniger Metamorphit mit kalkigen und kieseligen Anteilen. Kalksilikatfelsen brauchen für ihre Bildung eine Zufuhr flüchtiger Bestandteile. Ausgangssteine sind meist durchlässige Karbonate. Hauptgemengeteile können Andradit, Calcit, Diopsid, Grossular, Topas, Tremolit und Vesuvian sein, daneben können sich Axinit, Fluoroapatit, Magnesit, Olivin, Scheelit, Skapolith, Spinell, Turmalin und Wollastonit bilden.

Analogie: Kontaktmetamorphosen sprechen vornehmlich individuelle Situationen an. Persönliche Belastungen, auf die mit heftigen Gefühlen und überschießenden Reaktionen geantwortet wird, weisen auf metamorphe Lebenssituationen hin.

**Heilsteine der Kontaktmetamorphose** sind: Chalkopyrit, Chiastolith, Chrysoberyll, Cordierit, Diopsid, Dumortierit, Galenit, Hämatit, Magnetit, Markasit, Pyrit, Rubin, Saphir, Scheelit, Sphalerit, Spinell, Thulit, Unakit, Vesuvian.

## Kontaktmetasomatose

Findet im umliegenden Gestein unter Einfluss der Hitze des aufsteigenden Magmas durch überkritische pneumatolytische Gase und Dämpfe gleichzeitig noch ein beachtlicher Stoffaustausch statt, nennt man den Vorgang Metasomatose.

Durch Metasomatose vererzter Kalksilikatfels wird Skarn genannt, der eine Verdrängung mit Anreicherung von Eisen- und Kupfererzen erhält. Die Kontaktzonen können nur wenige Millimeter, aber auch bis zu 3 km mächtig sein.

Analogie: Der Stoffaustausch stellt eine opportune Notlösung dar, ein »gutes Geschäft« für zwei Parteien, die unter normalen Umständen nichts miteinander zu tun hätten. Dabei geht es um die Fähigkeit, unter extremen Bedingungen Probleme kreativ zu lösen.

**Heilsteine der Kontaktmetasomatose** sind: Alexandrit, Bornit, Charoit, Chalkopyrit, Epidot, Ilmenit, Lapislazuli, Nephrit, Rhodonit, Saphir, Skapolith und Wolframit. Auch: Rhodochrosit.

## Migmatite

Metamorphe Mineralien können im Bereich niedriger Druck- und Temperaturbedingungen erneut instabil werden, so dass der Vorgang der Metamorphose wieder rückgängig gemacht wird. Dies wird als Diaphtorese bezeichnet.

Migmatit stellt als Bindeglied ein Mischgestein aus einem älteren gneisartigen Metamorphit mit einem jüngeren granitischen Magmatit dar und besteht im Allgemeinen aus hellen, schon magmatischen und dunklen, noch metamorphen Anteilen, hauptsächlich aus Feldspat und Quarz. Als Nebengemengeteile treten Glimmer und Hornblende auf. Migma ist analog zu Magma ein Gemenge aus festem Gestein und Gesteinschmelze.

Der Morton-Gneis aus Minnesota wird in den USA als dekorativer Heilstein verwendet.

Analogie: Migmatite helfen – insbesondere nach Belastungen – sich neu zu orientieren, Krisen nicht zu dramatisieren und sich dadurch innen wie außen angemessener zu verhalten.

## Lösungsmetamorphose

Viele Salzmineralien reagieren sehr empfindlich auf die Einwirkung von Lösungen, auf Temperaturerhöhung und mechanische Beanspruchung; bei der Salzmetamorphose sind die Grundbedingungen ähnlich der Metamorphose, lediglich die Temperatur liegt erheblich niedriger.

## Pseudoextraterrestrische Mineralien

**Tektite** sind eine Gruppe von Glasmeteoriten, die meist in einem eng begrenzten Gebiet gefunden werden und nicht extraterrestrischen Ursprungs sind. Der hohe Anteil an Kieselsäure und die gänzlich durchgeschmolzene glasähnliche Masse lassen auf einen terrestrischen Ursprung schließen. Es handelt sich um geschmolzene Gesteine, die durch die Hitze eines Meteoriteneinschlags entstanden sind und dabei Hunderte von Kilometern weggeschleudert wurden. Lediglich der Moldavit weicht in seiner chemischen Zusammensetzung von den Glasmeteoriten ab und entspricht eher in seiner Zusammensetzung den Sedimentgesteinen.

Analogie: Tektite speichern die Information des Impaktgeschehens, daher helfen sie bei Schocks, bösen Überraschungen und Verwirrung. Aufgelöstheit, Weinkrämpfe und Folgen von Gesichtsverlust können, auch im Nachhinein, mit Tektit behandelt werden.

Fundorte und Alter von Tektiten:

**Australite:** Fundort Südaustralien, etwa 710 000 Jahre; **Indochinite:** Fundort Indochina, 710 000 Jahre; **Javanite:** Fundort Nordjava, etwa 710 000 Jahre; **Philippinite:** Fundort Nordphilippinen, etwa 710 000 Jahre; **Moldavite:** Fundort Moldaugebiet, etwa 14,6 Millionen Jahre; **Bediasite:** Fundort Georgia, Massachusetts, Texas, 34 Millionen Jahre.

## Diatexis

Mit zunehmender Tiefe verändert sich nicht nur das Gefüge der Metamorphite, sondern irgendwann beginnen diese auch zu schmelzen, und das Schiefergefüge geht verloren. Die völlige Ausschmelzung wird Diatexis genannt, das Resultat ist ein regellos-körniges Gefüge.

## Tertiäres Bildungsprinzip

Das tertiäre Bildungsprinzip, bei dem die Mineralstoffe von innen heraus unter Stoffumtausch in eine neue Form umgewandelt werden, basiert auf der Metamorphose bestehender Gesteine unter dem Einfluss von Druck und Hitze. Ohne einen Schmelzvorgang verändern sich Gefüge und Mineralgehalt.

Analogie: Der psychische Druck wird durch die Situation so groß, dass leichtfertige Arrangements bald nicht mehr genügen, die Dinge müssen sich von Grund auf ändern. Faule Kompromisse, Oberflächlichkeit, lieb gewordene Launen, »Egospielchen« werden durch den Härtetest der Metamorphose in wahrhaftige und beständige Eigenschaften umgewandelt: eine Transformation der Persönlichkeit, ein intensiver Reifeprozess. Sträubt man sich innerlich gegen den Wandlungsprozess und versucht man, durch Vermeidung und faule Kompromisse sich zu entziehen, verstärken metamorphe Mineralien den Druck und verleihen Kraft zur Konfrontation. Metamorphe Mineralien vermitteln Entschlossenheit wie auch Besonnenheit.

Ein Wochenende in einer Landschaft mit tertiärem Gestein kann während einer Krise zu Klarheit führen. Solch eine Exkursion kann auch präventiv unterstützend sein und möglicherweise eine Krise abwenden: Nötige Entscheidungen und entsprechende Maßnahmen lassen sich dort leichter treffen. Indikationen sind Unzufriedenheit, Überdruss und unterdrückte negative Gefühle. Zum Daueraufenthalt sind tertiäre Gesteine aufgrund des permanent prüfenden und hinterfragenden Einflusses nicht geeignet.

## Einfluss auf die Lebenssituation

Metamorphite scheinen die Aspekte des Lebens auf ihre Beständigkeit hin zu prüfen. Sie regen innere Wandlungsprozesse an.

Metamorphe Mineralien unterstützen jene selbstkritische Lebensanalyse, die uns hilft zu verstehen, was wir in unserem Leben ändern müssen, wenn wir unzufrieden sind. Diese Mineralien und Gesteine setzen teilweise radikale Veränderungen in Gang, bis das innere Bild eines sinnvolleren und erfüllteren Lebens klar vor Augen steht und die Umstellung begonnen hat. (Ab dann sind meist Mineralien der magmatischen Abfolge erforderlich). Zudem helfen sie, alte Gewohnheiten, faule Kompromisse und Ängste zu überwinden und sich ehrlich den Problemen zu stellen. Offene Zyklen oder nicht abgeschlossene Entwicklungen können aufgearbeitet und ein für allemal abgeschlossen werden. Die Heilung aller Krankheiten, die in diesen Lebensumständen ihre Ursache haben, wird durch Tertiärmineralien beschleunigt.

Analogie: Tertiärmineralien fördern bei starker Unzufriedenheit die Suche nach tiefgreifenden Veränderungen und Selbstbestimmung.

**Gesteine des tertiären Bildungsprinzips** sind: Amphibolit, Glimmerschiefer, Gneis, Hornfels, Marmor, Phyllit und Serpentinit.

**Metamorphe Heilsteine** sind: Charoit, Diamant, Granat, Magnetit, Marmor, Lapislazuli, Rhodonit, Rubin, Saphir, Smaragd und Spinell.

# Erscheinungsbild der Mineralien

So wie die Entstehung eines Heilsteins einen Einblick in dessen Eigenschaften gewährt, so ist auch sein äußeres Erscheinungsbild ein direkter Spiegel seiner inneren Qualitäten. Es ist offensichtlich, dass in einem Mineral, das radialstrahlig, einer Sonne gleich (Pyrit-Sonne), und in spitzen Kristallen zentrifugal nach außen strebt, andere Kräfte wirken als in einem knolligen, zentripetal in sich gekehrten Aggregat. Deshalb ist das Erscheinungsbild eines Heilsteins nicht nur ein wichtiges Merkmal zu seiner mineralogischen Bestimmung, sondern noch weitaus zentraler ein Kennzeichen seiner physischen oder psychischen Wirkung.

## Kristallsysteme der Mineralien

Die meisten Mineralien sind kristallin, das heißt, sie besitzen einen gesetzmäßigen atomaren Aufbau, ein Kristallgitter. Kristalle sind von ebenen Flächen begrenzt, die bestimmte für sie typische geometrische Körper, die so genannte Kristallklassen bilden. Alle 32 Kristallklassen lassen sich auf sieben Kristallsysteme zurückführen. Die Unterscheidung dieser Systeme erfolgt nach den Kristallachsen und den Winkeln, unter denen sich die Achsen schneiden, in folgender Reihe: kubisch, tetragonal, hexagonal, trigonal, rhombisch, monoklin und triklin.

In der Steinheilkunde werden die Kristallstrukturen nach ihrem symmetrischen Ordnungsgrad geordnet, wobei die amorphe Nichtstruktur als achtes Ordnungsprinzip gewürdigt wird. So entsteht die Abfolge: kubisch, hexagonal, trigonal, tetragonal, rhombisch, monoklin, triklin und amorph.

Analogie: Die acht Kristallstrukturtypen der Mineralien entsprechen acht Strukturtypen des Menschen. Es handelt sich dabei um eine eigenständige und komplexe Typologie – vergleichbar mit anderen Typenlehren wie jener der Astrologie oder den Konstitutionstypen –, die das Verhalten, das Denken und die Art, wie jemand konzipiert ist, erklären und begründen kann. Die Kristallstrukturen entsprechen der inneren Ordnung des Menschen, seiner Lebensführung, seines Verhaltens und wie er nach außen hin sein Leben organisiert.

Am Verhalten und an der typspezifischen Reaktion lässt sich etwa ablesen, dass ein Mensch von trigonalem Strukturtypus ist oder analog dem trigonalen Kristallsystem entspricht, so wie man durch homöopathisch geschulte Beobachtung feststellen kann, dass ein Mensch sulfurisch ist oder analog dem Sulfur-Verhaltensmuster entspricht.

Zur Ermittlung, welchem Strukturtyp ein Mensch entspricht, existiert derzeit noch keine Berechnungsmöglichkeit wie etwa in der Astrologie. Auch gibt es kein sicheres System, nach dem von bestimmten eingrenzbaren vitalen Äußerungen wie etwa dem Schriftbild in der Graphologie auf den Strukturtyp geschlossen werden kann. Ein erfahrener Edelsteinberater kann zwar aus Gang und Auftreten bereits einige Schlussfolgerungen ziehen und mit einigen Fragen das entsprechende analoge Kristallsystem ermitteln, doch empfiehlt es sich, die Beschreibungen der Strukturtypen genau zu studieren, um herauszufinden, welches Kristallsystem einem am besten entspricht.

Die Vorliebe zu Steinen eines bestimmten Kristallsystems kann dabei durchaus als Hinweis genommen werden, wobei allerdings die statistische Häufigkeit zu berücksichtigen ist; schließlich sind die gängigsten Steinsorten alle trigonal. Dies erlaubt allerdings auch den Rückschluss, dass dieser Strukturtyp und die damit verbundenen Probleme am häufigsten vorkommen.

### Erklärungsmodell

Wie die Festplatte des Computers eine Formatierung aufweist, die es ermöglicht, Daten abzulegen und zu organisieren, hat auch der Mensch eine geistige »Formatierung«, einen grundlegenden Raster, der hilft, geistige Eindrucksbilder, Wissen und Gefühle zu speichern und zu organisieren.

Dieser Raster entspricht durch die gesetzmäßige geometrische Anordnung der so genannten Dimensionspunkte, die das gesamte Energiefeld bzw. den geistigen Raum des Menschen strukturieren, jeweils einer der sieben Kristallstrukturen. Die Dimensionspunkte sind massenlos und unsichtbar und besitzen keine Energie, doch bei jedem Vorgang im Zusammenhang mit Energie und geistiger Information dient diese Grundstruktur als Orientierung, die Information im geistigen Raum anzuordnen und zu speichern. Das Gedächtnis ist nicht im Gehirn lokalisiert, sondern im geistigen Raum.

Die Dimensionspunkte sind im Normalfall nicht fest fixiert, sondern flexibel, sie reagieren auf verschiedene geistige Einflüsse. Die Anordnung der Dimensionspunkte im Energiefeld des Menschen bestimmt, welches Kristallsystem ihm entspricht, das heißt, welcher Strukturtyp er ist. Aufgrund struktureller Ähnlichkeit wirken dadurch Kristalle und architektonische Räume besonders stark auf den Menschen.

Grundsätzlich entspricht der Mensch sein ganzes Leben lang derselben Kristallstruktur. Da die Dimensionspunkte aber nicht fixiert, sondern flexibel sind, kann vorübergehend eine andere Kristallstruktur nachgeahmt oder simuliert werden. Die bewusste oder unbewusste Simulation eines anderen Strukturtyps kann durch längeres Tragen eines Heilsteins, mit dem man sich stark identifiziert, bewirkt werden. Dann passen sich die eigenen Dimensionspunkte den Dimensionspunkten des Steins an, um einen besseren Energiefluss zu ermöglichen. Beispielsweise kann sich ein tetragonaler Strukturtyp so verhalten und fühlen, als sei er kubisch – ohne seine tetragonale Struktur wirklich zu verlassen –, um das kubische Lebensbild zu erreichen. Dem bewussten mehrwöchigen Tragen von Steinen fremden Strukturtyps kommt innerhalb der Steinheilkunde eine große Bedeutung zu, weil dadurch die geistige Flexibilität vergrößert wird und Lernprozesse angeregt werden können.

Auch in einer Lebenskrise kann es vorkommen, dass man sich stärker mit einer fremden Struktur identifiziert und dabei seiner eigenen Struktur unmögliche Anpassungen abverlangt. Es gibt auch berufliche Anforderungen, die nur bestimmte Strukturtypen befriedigend erfüllen können; durch entsprechende Identifikation kann ebenfalls ein Als-ob-Strukturtyp entstehen.

Architektonische Räume sind Kristallstrukturen analog und üben einen entsprechenden Einfluss aus, wenn man sich darin aufhält. Ob ein Mensch in einem Raum über lange Zeit effizient arbeiten kann, liegt auch daran, ob der Raum durch seine Geometrie das Kristallsystem dieses Menschen unterstützt und seine besonderen Schwächen kompensiert.

Beispiel: Die stärkste Prägung durch Architektur erfährt man in der Schulzeit. Rechteckige Räume entsprechen der tetragonalen Kristallstruktur und unterstützen formales logisches Denken, das Speichern von Wissen, aber sie blockieren die Entwicklung von Teamgeist. Wenn nichttetragonale Typen sich sozial und schulisch nicht behaupten können, sind sie in der Entfaltung ihrer eigenen Struktur gebremst, sie erleben sich als ungenügend oder abweichend.

Man kann die Kristallstruktur auf sehr unterschiedlichem Niveau leben und dadurch mit sich und seiner Umwelt gut oder schlecht zurechtkommen. Hier unterstützen Steine besser als jedes andere therapeutische Medium. Um seinen eigenen Strukturtyp harmonischer zu leben, trägt man am besten Steine des gleichen Kristallsystems. Führt man einen Stein in der Hosentasche mit sich, setzt sich nach knapp zwei Wochen die Kristallstruktur des Steins durch, der Mensch beginnt seine Dimensionspunkte der Kristallstruktur des Steines anzupassen, wodurch er eine Stärkung erfährt.

Der Einfluss lässt nach dem Ablegen des Steins nach, doch der mit der Umstellung verbundene Lernprozess kann zu einer harmonischeren, angemesseneren Ordnung führen. Gelingt es, gemäß der eigenen Kristallstruktur zu leben, sind Zufriedenheit und Erfolg gewiss.

## Geometrische Grundlagen

Um die Eigenschaften der Kristallstrukturen zu veranschaulichen, werden diese auf ihre zweidimensionale Grundstruktur reduziert. Die höchste geometrische Ordnung hat jene Grundstruktur, welche die meisten Symmetrien aufweist. Daraus ergibt sich folgende Hierarchie: kubisch = Quadrat, hexagonal = Sechseck, trigonal = gleichseitiges Dreieck, tetragonal = Rechteck, rhombisch = Raute, monoklin = Parallelogramm, triklin = Trapez.

Die Grundstruktur kann in Form eines gezeichneten Symbols meditativ betrachtet werden, was überraschend intensiv erlebt werden kann. Es ist sinnvoll, große Flächen mit dem Gittermuster dieser Grundstruktur anzuschauen.

### Winkelbildung

Da die Grundstrukturen Quadrat, Raute, Trapez usw. sich maßgeblich durch die Bildung ihrer Winkel voneinander unterscheiden, lohnt sich die eingehende Betrachtung dieses geometrischen Grundelements sowohl aus mathematischer als auch aus psychologischer Sicht. Die Winkel sind sozusagen das kleine Einmaleins der Kristallstrukturen.

In den Hochkulturen werden alle Winkel in ihrer Abweichung vom maßgeblichen rechten Winkel erlebt. Die Hochkulturen konnten erst entstehen, als die Rundhüttenkultur überwunden war. (Anthroposophen bemerkten scherzhaft, an der Ecke entstehe Bewusstheit, spätestens beim Anstoßen.) Der 90-Grad-Winkel steht für klare Norm und Messbarkeit.

Analogie: Der rechte Winkel bewirkt kontrollierte Bewusstheit, macht konfliktfähig, stärkt das Urteilsvermögen und hilft, ganz in der Gegenwart zu sein. Der rechte Winkel ist neutral. In Bezug zu dieser Neutralität erkennt man seine eigene Subjektivität, seine Abweichung von der Norm.

Beispiel: Früher mussten »unartige« Kinder in die Ecke stehen, was eine Konfrontation des Abweichenden, des »Aus-der-Art-Gefallenen« mit der Norm, mit »Recht und Ordnung« bedeutet. Im Feng Shui sind in die Zimmer hineinragende Ecken verpönt, sie schicken »verborgene Pfeile«, Sha-Chi, aus und zerstreuen gesammelte Energie.

Der spitze Winkel führt zu extremem, körperfernem, intellektuellem Denken. Als in den Raum ragender Winkel oder als Kante eines Hauses wird er als unberechenbar, bedrohlich und gefährlich erlebt. In einer spitz zulaufenden Ecke eines Gebäudes entsteht energetisch ein Sog, die Aufmerksamkeit wird hinausgezogen, wie in vielen modernen Bürokomplexen erlebbar ist.

Bei einer stumpfwinkligen Ecke richtet sich die Aufmerksamkeit auf den Körper; je stumpfer der Winkel, desto mehr nehmen das Bewusstsein und das Unterscheidungsvermögen ab, die Formen werden weicher und organischer und nähren stärker die Bilderwelt, wie im Jugendstil und in der anthroposophisch inspirierten Baukunst manchmal erlebbar.

### Winkel

Bestimmte markante Winkel treten in der Natur und in der Architektur häufig auf:

**Der 120-Grad-Winkel**, ein stumpfer Winkel, steht für Sicherheit im Körperlichen, Harmonie, Schutz, rhythmische Lebendigkeit und fließende Aufmerksamkeit. Beispiel: hexagonal.

**Stumpfe Winkel** allgemein stehen für gutes Körperbewusstsein, Verharren im Trott, Unentschlossenheit sowie die Qualitäten sanft, fließend, weich, wohlig, empfindsam, innerlich, schlafend und den Gewinn von Energie.

**Der 90-Grad-Winkel**, der rechte Winkel, steht für Sicherheit im Formalen, Spannung, Norm, Kontrolle, Ausrichtung, Maßregelung, Messbarkeit, Neutralität, Stabilität sowie für die Qualitäten ausschnitthaft, steif, konventionell, rationell und bewusst. Beispiel: kubisch, tetragonal.

**Der 60-Grad-Winkel**, ein spitzer Winkel, steht für Sicherheit im Gedanklichen, Harmonie, Wechsel zwischen Angriff und Ruhe und wechselhafte Aufmerksamkeit. Beispiel: trigonal.

**Spitze Winkel** allgemein stehen für die Eigenschaften revolutionär, aufbrechend, ziehend, schneidend, fokussierend, herausfordernd, intellektuell, äußerlich, hellwach und den Verlust von Energie.

Nach folgenden Kriterien werden die Kristallstrukturen in der Abfolge ihrer Ordnung untersucht: Beziehungsarten, Kontakte, Diagonalachsen, Variabilität, Bewegung im Innenraum, Energienutzung und Selbstorganisation.

## Begriffsklärung und analoge Deutung

**Beziehungsarten und Kontakte:** Das Verhältnis der angrenzenden Flächen zum Innenraum einer geometrischen Figur gibt in Analogie Auskunft über das Zusammenleben dieses Typus mit seinem direkten Umfeld. Je mehr Beziehungsarten ein Strukturtyp aufweist, umso differenzierter und komplexer ist sein Verhältnis zur Umwelt, je weniger, umso einfacher stellt es sich dar. Die Anzahl der Berührungsflächen und Berührungspunkte, zusammengefasst in der Anzahl der Kontakte, sagt etwas aus über die soziale Vernetzung, den Bekanntheitsgrad und die Menge der Neuigkeiten, die zu ihm dringen.

s **Lange angrenzende Berührungsfläche:** Analogie: »Sichern« steht für Verlässlichkeit, Stabilität, Bewahren, Festhalten, Kontinuität und Gemeinsamkeit. Beispiele: kubisch, hexagonal, trigonal, tetragonal, rhombisch, monoklin, triklin.

g **Kurze angrenzende Berührungsfläche:** Analogie: »Gestalten« steht für Einflussnahme, verantwortliches Eingreifen, weniger bewahrend, weniger Gemeinsamkeiten, drängend. Beispiele: tetragonal, monoklin, triklin.

n **Berührungspunkt diagonal über ein rechtwinkliges Eck:** Analogie: »Normieren« steht für korrektes Verhalten und die Eigenschaften fordernd, neutral und sachlich. Beispiele: kubisch, tetragonal.

b **Berührungspunkt diagonal über ein stumpfwinkliges Eck:** Analogie: »Bestätigen« steht für das Fehlen von Reibung, für die Qualitäten sanft, elastisch, flexibel, man kann sich gegenseitig in Frieden lassen und sich gegenseitig positiv bestätigen. Beispiele: hexagonal, rhombisch, monoklin, triklin.

h **Berührungspunkt diagonal über ein spitzwinkliges Eck:** Analogie: »Herausfordernd« steht für Konfrontation, Provokation und Auseinandersetzung. Weist über die eigene Grenze weit hinaus und zeigt die Schwächen des anderen auf oder projiziert die eigenen. Beispiele: trigonal, rhombisch, monoklin, triklin.

i **Kontakt über einen nicht diagonalen Berührungspunkt:** Analogie: »Informieren« steht für einen unpersönlichen Informationsaustausch ohne Betroffenheit und ohne Handlungsimpulse zu vermitteln. Beispiel: trigonal.

### Diagonalachsen

**Diagonalachsen:** Die Diagonalachsen sind jenes geometrische Element, welches die kürzeste Beschreibung der Grundmuster in der Fläche erlaubt. Ein Grund mehr, auch die Diagonalen zu beachten, die als gedachte Achsen die sichtbare Gestalt bestimmen.

Analogie: Bilden sich im Schnittpunkt der Diagonalen gleiche Winkel, weist das auf eine starke Integrität hin, auf Gewissenstreue, auf einen regelmäßigen Lebensrhythmus und auf gute Zentrierung. Der Schnittwinkel ist ebenfalls nach oben stehenden Kriterien zu beurteilen.

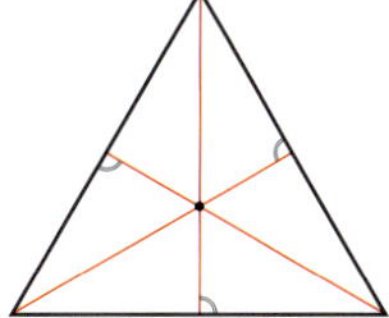

*Diagonalachsen.*

**Variabilität:** Die Variabilität bezeichnet die mögliche Verschiedenartigkeit der Proportionen einer Grundstruktur. Ein Quadrat ist sich selbst stets ähnlich, ob es nun eine Kantenlänge von 1 mm oder 10 m hat. Ein Rechteck hingegen kann sich im einen Extrem dem Quadrat annähern (1 m x 0,99 m), im anderen einer Linie (20 m x 0,01 m). So hat das Tetragonale eine große Variabilität, das auf dem Parallelogramm basierende Monokline eine noch größere. Selbstähnlich (nichtvariabel) sind kubisch, hexagonal und trigonal. Variabel sind tetragonal, rhombisch, monoklin, triklin und amorph.

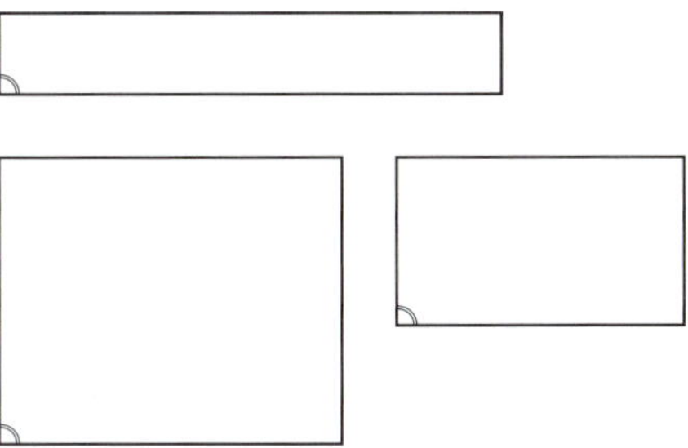

*Variabilität am Beispiel der tetragonalen Formen.*

Analogie: Je größer die Variabilität, desto größer das Entwicklungspotenzial des Strukturtyps, desto größer aber auch die Gefahr, aus dem Gleichgewicht zu fallen und sich im Extrem zu verlieren. Nur der kubische, hexagonale und trigonale Strukturtypus sind selbstähnlich, das heißt, sie sind als Persönlichkeit sehr stabil und verändern sich weder bei einem neuen Lebensabschnitt noch unter großer Belastung, während sich die Dimensionspunkte der anderen Strukturtypen verschieben können.

**Bewegung im Innenraum:** Man versucht, die Grundmuster der körperlichen Bewegung zu erkennen und zu beschreiben und daraus Rückschlüsse zu ziehen.

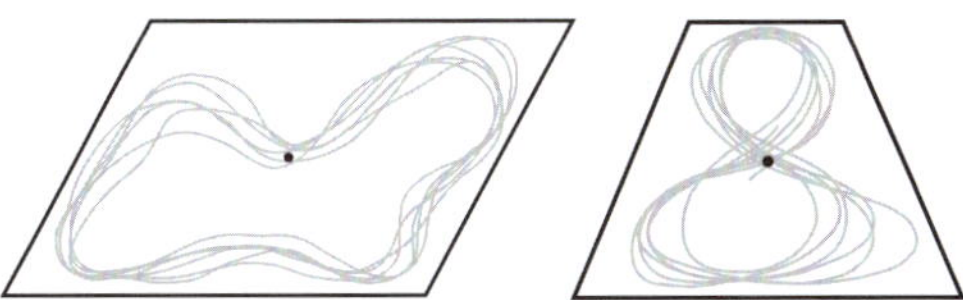

*Bewegungsmöglichkeiten in begrenzten Innenräumen.*

Analogie: Die Bewegung im Raum symbolisiert den Lebenswandel, den Lebensrhythmus, die Zielstrebigkeit und das methodische Vorgehen im alltäglichen Tun. Als einzige Grundform hat das Parallelogramm (monoklin) zwei verschiedene Bewegungsrichtungen, die sich sehr unterschiedlich anfühlen: die eine ausgehend vom spitzen Eck entlang der kurzen Seite, die andere entlang der langen Seite.

**Energienutzung:** Die Energienutzung ist abhängig vom Verhältnis des Umfangs zur umschlossenen Fläche der Grundstruktur eines Kristallsystems. Je geringer der Umfang im Verhältnis zur Fläche, umso besser ist die Nutzung der Lebenswärme und umso effektiver kann man damit umgehen.

Analogie: Die Energienutzung zeigt, wie effizient sich die Grundfläche »beheizen« lässt bzw. ob der Körper Wärme gut verteilen und halten kann, was einem ausgewogenen Umgang mit Lebensenergie und einer gesunden Vitalität entspricht.

**Selbstorganisation:** Die Selbstorganisation befasst sich mit der Aufgabe, die täglich anfallenden enormen Datenmengen effizient zu verwalten, zu organisieren, daraus Schlüsse zu ziehen und diese durchzusetzen.

Analogie: Die Selbstorganisation zeigt, wie sich die Grundfläche der geometrischen Struktur eines Kristallsystems zur Speicherung von Information einteilen lässt, wie effektiv ein Strukturtyp diese Informationen organisieren, seine Aufmerksamkeit einteilen, Wissen und Erinnerung bewahren kann.

## Kristallstrukturen und Lebensstile

### Kubisches Kristallsystem

(von lat. *cubus*, »Würfel«)

Von den 3510 bekannten Mineralien (Stand 1993) sind 346, also 9,96 % kubisch. Das kubische Kristallsystem umfasst alle Mineralien mit einer quadratischen inneren Struktur. Das Achsenkreuz besteht aus drei senkrecht aufeinander stehenden, gleich langen Achsen. Man nennt das die reguläre oder würfelige Ausbildung der Kristalle. Typische Kristallformen dieser Gruppe sind Würfel, Dodekaeder, Oktaeder, Rhombendodekaeder, Pentagondodekaeder, Tetraeder, Ikositetraeder und Hexakisoktaeder.

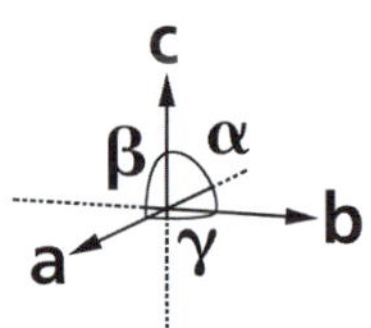


Am besten ist der »rechte Winkel« kubischer Kristalle am Beispiel von sekundärem Pyrit aus Navajun und Fluorit zu erkennen, der die ausgeprägte Würfelform zeigt.

**Die kubische Beziehung** kann zwei Beziehungsarten mit acht Kontakten unterhalten, vier **sichernde (s)** und vier **normierende (n)**.

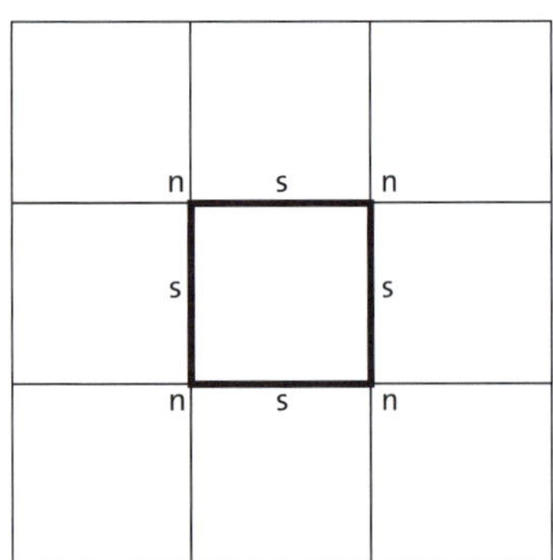


*Das kubische Beziehungsmodell.*

Analogie: Sicherheitsdenken, Kontrolle, geringe Flexibilität, Regelmäßigkeit, extrem konsequent. Mit nur zwei Arten, sich in Beziehung zu setzen, ist diese Form recht festgelegt, sie lässt nur gelten, was in ihr Schema passt. Sie stellt eher selbst Ordnungen auf, als dass sie sich in Strukturen anderer Menschen fügt. Dafür bietet sie oft anderen Menschen Raum zur Nutzung an, was für sie selbst sehr belebend und inspirierend ist.

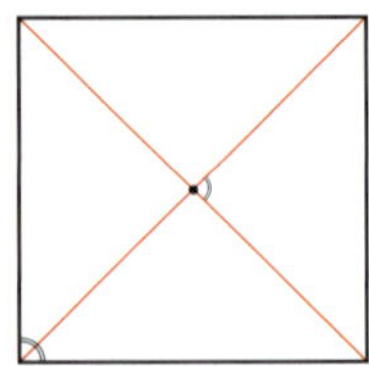

*Die Diagonalen im Quadrat.*

**Die Diagonalen** im Quadrat schneiden sich rechtwinklig in der Mitte, auch die Seiten sind rechtwinklig – höchste symmetrische Ordnung, innen wie auch außen.

Analogie: Gewissen und Gestalt stimmen überein und entsprechen der Norm, höchste moralische Konsequenz und Integrität wird gewahrt. Der Inhalt wird wichtiger als die Form.

**Variabilität:** Im Bereich der auskristallisierten räumlichen Körper gibt es keine variablen Verzerrungen, jedoch klar ausgeprägte Gestaltbildungen mit sehr unterschiedlichem Eigencharakter wie Würfel oder Oktaeder.

Analogie: Der kubische Typus ist nicht variabel; ob großherzig oder kleinkariert, er bleibt sich immer treu. Die formale Strenge des kubischen Raumes ist zwingend, so dass der Inhalt an Bedeutung gewinnt. Damit hat der kubische Typ die Fähigkeit, sich intensiv sehr unterschiedlichen Inhalten zu widmen. Der »Innenraum« ist wichtig, er pflegt sein Seelenleben, indem er seine Interessen, Gedanken und Inhalte studiert. Häufig ist der Kubische ein starker Gefühlsmensch mit großer Tiefe. Ausgeprägtes Sicherheitsdenken und Ausrichtung an der Norm bedeuten Kontrolle des eigenen, oft auch des fremden Verhaltens. Durch seine Neutralität ist der Kubische außerordentlich lernfähig und in der Lage, auch fremde Denk- oder Lebensinhalte zu verarbeiten, wenn er damit konfrontiert wird. Daher kann er zwar kategorisch, dominant und festgefahren sein, jedoch nicht fanatisch und unbelehrbar.

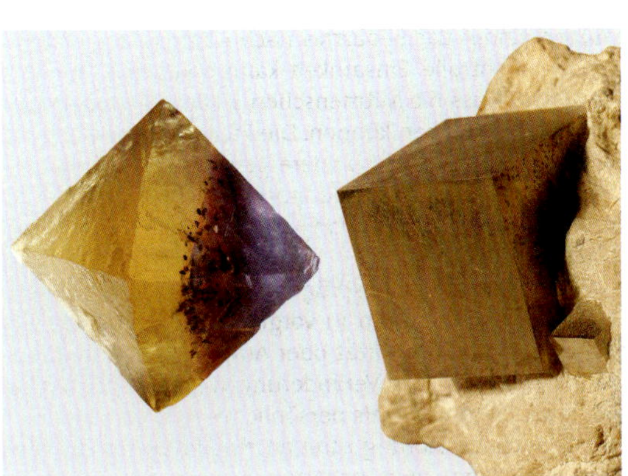

*Kubische Mineralien: Fluorit, Pyrit.*

**Bewegung:** Die typische Vorgehensweise des Kubischen ist das Einkreisen eines Themas, um es möglichst vollständig kennen zu lernen und dann seine eigene Position dazu zu finden. Kubische Persönlichkeiten sind gut einsetzbar bei großen Projekten mit langem Zeitplan, wo gründliches und planungsgenaues Vorgehen erforderlich ist, aber ungeeignet für Spontanaktionen, da sie bei Neuem zu langsam und umständlich sind.

**Selbstorganisation:** Jedes Interessensgebiet darf seinen eigenen geistigen Raum und seine eigenen Gesetzmäßigkeiten beanspruchen. Der Mensch des kubischen Typs ist in der Lage, zwischen verschiedenen Gebieten Zusammenhänge zu entdecken und große Wissensmengen zu vergleichen, allerdings mit großem Aufwand. Das umständliche Vorgehen kann zum Energie- und häufig zum Kostenproblem werden, da er alles perfekt machen will. Prioritäten werden mitunter falsch gesetzt, Kleinigkeiten werden aufwendig geregelt oder bleiben liegen, bis ihre Erledigung sich aufdrängt.

**Die Energienutzung** ist gut, und seiner Umgebung setzt der kubische Typ klare Grenzen, wie er behandelt werden will. Der Körper ist häufig massig, mit Ausdauer und Disziplin kann jedoch eine gute Konstitution aufgebaut werden. Es besteht eine Tendenz zur Unbeweglichkeit, die durch körperliche und geistige Aktivität kompensiert werden kann.

**Der kubische Lebensstil** basiert im Wesentlichen auf dem Bestreben, nichts dem Zufall zu überlassen und das Leben in geordneten Bahnen zu führen. Bewährtes und Erprobtes erhält den Vorzug vor ungewissen Experimenten; das Risiko muss stets kalkulierbar sein, daher pflegt der Mensch dieses Typs oft einen großen Verwaltungsaufwand. Meist ist er bei seinen Vorhaben auf alle Eventualitäten vorbereitet. Tritt dennoch das Unvorhergesehene ein, kann es ihn in völlige Verwirrung stürzen. Er behält seine Gewohnheiten stur und unbelehrbar unter allen Umständen bei, im Guten wie im Schlechten – ein Mensch mit Prinzipien. Seine Gefühlstiefe ist oft nicht auf Anhieb ersichtlich; sie drückt sich in der Liebe zu seinen Beschäftigungen und Inhalten aus, die er langsam und gründlich erarbeitet. Oft hat er ein hervorragendes Gedächtnis. Er versucht ständig, seinen Lebensraum und sein Umfeld zu strukturieren, um stets »alles im Griff zu haben«.

Mit der Bereitschaft, auch andere Strukturen zuzulassen, schwindet das Bedürfnis nach Abgrenzung, Sicherheit und Kontrolle. Einsamkeit kann dann überwunden werden, so dass die Mitmenschen an seinem tiefen Gefühlsleben teilhaben können. Die Fähigkeit, Ordnung zu schaffen, kann auch für andere gewinnbringend eingesetzt werden und sichert der positiv ausgeprägten kubischen Persönlichkeit auf lange Sicht Erfolge im Berufsleben.

**In seiner negativen Ausprägung** bedeutet der kubische Lebensstil ein Verharren in vorgefertigten Mustern, einen Mangel an Flexibilität oder Aufgeschlossenheit gegenüber Neuem. Jede Veränderung wird als Bedrohung aufgefasst, jede Kritik als persönlicher Angriff gewertet. Bis zur Selbstzerstörung kann an eingefahrenen Problemen, Gedanken- und Verhaltensmustern festgehalten werden. Der Kubische kommt erst in die Gesundheitsberatung und ist erst dann zu Veränderungen bereit, wenn es fast zu spät ist.

Bekannte Vertreter des kubischen Strukturtypus sind Johann Sebastian Bach, Winston Churchill, Bismarck, Dagobert Duck.

**Heilsteine mit kubischem Kristallsystem** helfen, festgefahrene Lebenssituationen zu verlassen und zu bewältigen. Sie fördern Bewusstheit und Selbstreflexion und unterstützen den Aufbau gesunder und dauerhafter Ordnungen.

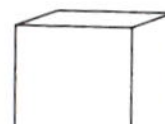
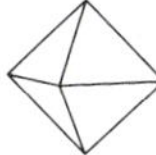
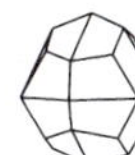
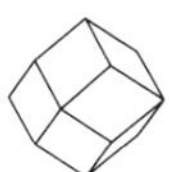

*Kubische Strukturen: Galenit, Magnetit, Pyrit und Granat.*

**Kubische Heilsteine, feinkristallin:** Chromit, Lapislazuli, Lazurit, Sodalith, Sphalerit; **grobkristallin:** Almandin, Altait, Analcim, Cuprit, Diamant, Fluorit, Gahnit, Galenit, Gold, Granat, Halit, Kupfer, Magnetit, Periklas, Pyrit, Pyrop, Silber, Spinell, Tetraedrit, Ullmannit, Uwarowit und Zunyit.

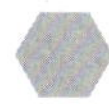

## Hexagonales Kristallsystem

(von griech. *hexagon*, »Sechseck«)

Von den 3510 bekannten Mineralien (Stand 1993) sind 326, also 9,3 % hexagonal. Das hexagonale Kristallsystem umfasst alle Mineralien mit einer sechseckigen inneren Struktur. Drei der vier Achsen liegen in einer Ebene, sind gleich lang und schneiden einander in einem Winkel von 120 Grad, die vierte Achse ist sechszählig und unterscheidet sich in ihrer Länge von den übrigen, sie steht senkrecht zu dieser. Typische Kristallformen dieser Gruppe sind sechsseitige Prismen und Pyramiden, außerdem zwölfseitige Pyramiden und Doppelpyramiden, Rhomboeder, Skalenoeder und Tafeln. **Die hexagonale Beziehung** kann eine Beziehungsart mit sechs **sichernden (s)** Kontakten unterhalten.

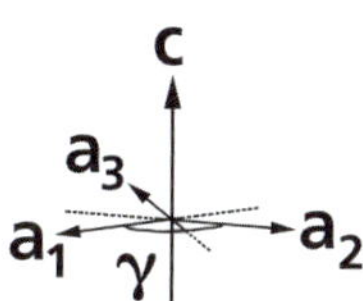


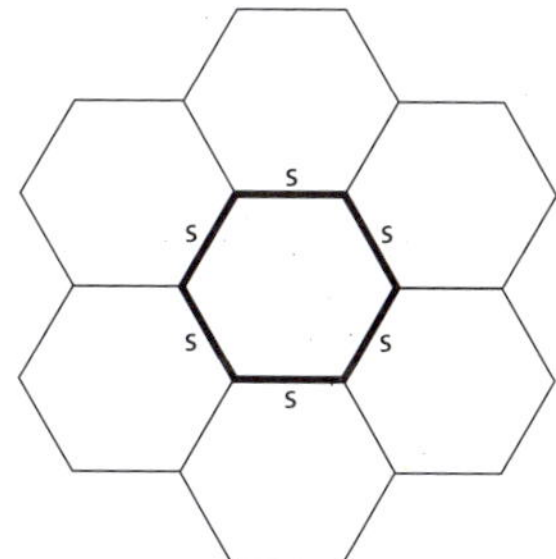


*Das hexagonale Beziehungsmodell.*

Analogie: Damit hat der hexagonale Typus zwar die meisten direkten Nachbarn, doch über diesen Kreis hinaus keinen weiteren Umweltkontakt und die wenigsten Beziehungsarten.

**Die Diagonalen** treffen sich stets im gleichen Winkel.

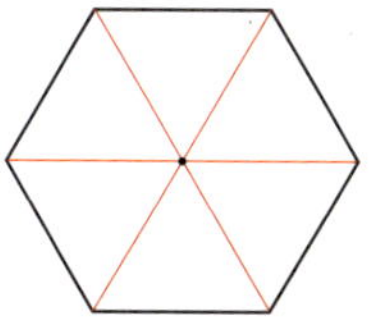

*Die Diagonalen im Hexagon.*

Analogie: Der Mensch dieses Typs lässt sich innerlich niemals beirren oder verbiegen und bleibt sich selbst immer treu.

**Variabilität:** Der hexagonale Typ ist nicht variabel, hexagonal ausgeprägte Kristalle sehen sich stets ähnlich.

Analogie: Da jeder Nachbar nur zu einem Sechstel Einfluss nehmen kann, bedeutet dies eine starke Selbstbestimmung. Andererseits kann Informationsmangel auch zu Verbohrtheit, thematischer Eingrenzung, Fokussierung auf ein einziges Ziel und scheuklappenmäßigem Übereifer führen.

**Die Bewegung** im sechseckigen Raum ist gleichmäßig fließend, sie kann auch recht schnell werden. Dies zeigt sich auch in der Lebensführung.

Analogie: Der Mensch des hexagonalen Typus liebt es, kontinuierlich und zügig voranzukommen, wobei er kleine Kursabweichungen akzeptiert, wenn es dem Ziel dient.

**Selbstorganisation:** Er belastet sich ungern mit unbrauchbarem Ballast; Wertbeständigkeit und Ästhetik sind ihm wichtig. Auch was Wissen und Fähigkeiten betrifft, richtet sich seine Aufmerksamkeit auf das Zweckdienliche.

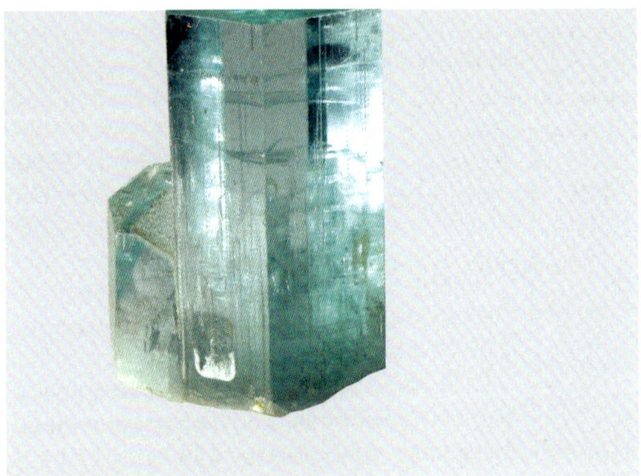

*Hexagonales Mineral: Aquamarin.*

**Energienutzung:** Menschen dieses Typs können mit wenig Energie viel erreichen. Sie kommen auf sich selbst gestellt gut zurecht und suchen sich ihre Freunde sehr gezielt aus. Der Hexagonale ruht meist in seiner Mitte, er ist der Vollkommenheit recht nahe, doch genau das scheint ihn manchmal unzufrieden zu machen. Sein starker Ehrgeiz kann zu Isolation und Intoleranz führen. Körperlich hat er einen guten Tonus und ist ausdauernd. Oft kommt es vor, dass er seine gute Konstitution übermäßig strapaziert.

**Der hexagonale Lebensstil** beinhaltet das Streben nach Effizienz. Menschen dieses Lebensstils sind meist zielstrebig. Geradlinigkeit und Aufrichtigkeit sind ihre positiven Wegbegleiter. Es wird keine Zeit verschwendet, die Handlungsweise ist wohlüberlegt und durchdacht, das Denken klar und analytisch, begleitet von einer schnellen Auffassungsgabe und einer starken Absicht, allerdings mit ebenso starken Scheuklappen, denn Eingrenzung auf das, was er als wesentlich betrachtet, ist das Erfolgsrezept dieses Typs. Für den Hexagonalen ist eine positive und optimistische Lebenshaltung geradezu existenziell. Er identifiziert sich so sehr mit seinem Tun, Sein und Lebensgefühl, dass er nicht verstehen kann, dass andere Menschen ein anderes Erleben und Empfinden haben könnten. Sein Verhalten und seine Einstellung überprüft er erst, wenn seine Handlungsfähigkeit beeinträchtigt ist. Was notwendig, aber lästig ist, kann er gut delegieren. Der hexagonale Lebensstil ist individualistisch und eher weniger gesellig. Menschen dieses Typs lassen sich ungern einschränken, bremsen oder gar unterdrücken. Sie sind kaum beeinflussbar, von ihrem Kurs kaum abzubringen und lassen sich nur ungern zu etwas verpflichten. Sie zeigen Konsequenz, innere Sicherheit und Gelassenheit, wodurch sie sowohl die berufliche als auch die persönliche Entwicklung problemlos und zügig voranbringen. Sie sind meist höflich und gehen direkten Auseinandersetzungen aus dem Weg.

**Die negative Ausprägung** dieses Lebensstils bedeutet Hektik, Ungeduld und Stress sowie eine »Scheuklappen-Mentalität«, die ihre Ziele rücksichtslos und fanatisch verfolgt. Wird ein großes Ziel erreicht, entsteht zunächst ein Vakuum mit einer tiefen Sinnkrise bis zur nächsten Motivation. Erreicht der hexagonale Typ seine zu hoch gesteckten Ziele und Ansprüche nicht, wird er gereizt und unzufrieden. Ebenso neigt er in seiner negativen Ausprägung zu Rücksichtslosigkeit und Fanatismus. Da er sich für sein selbst gewähltes Ziel verschleißt, kommt es häufig zu großen Totalzusammenbrüchen.

Bekannte Vertreter des hexagonalen Strukturtypus sind Friedrich Schiller, Mahatma Gandhi, Ex-US-Vizepräsident Dick Cheney, Lance Armstrong, Klaas Klever.

**Heilsteine mit hexagonalem Kristallsystem** helfen, Erschöpfung, Hektik, Stress und Ungeduld abzubauen, einen eigenen Standpunkt einzunehmen, eine neue Motivation zu finden, und vermitteln Offenheit, Ruhe, Gerechtigkeit und Sinnerfüllung.

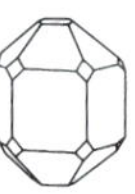
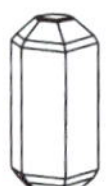
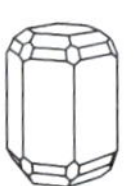

*Hexagonale Strukturen: Apatit, Vanadinit und Beryll.*

**Hexagonale Heilsteine, feinkristallin:** Covellin, Morganit und Sugilith; **grobkristallin:** Apatit, Aquamarin, Beryll, Cancrinit, Graphit, Morganit, Nephelin, Pyromorphit, Smaragd, Svabit, Vanadinit, Zinkit.

## Trigonales Kristallsystem

(von griech. *trigon*, »Dreieck«)

Von den 3510 bekannten Mineralien (Stand 1993) sind 295, also 8,4 % trigonal. Dieses Kristallsystem umfasst alle Kristalle mit einer dreieckigen inneren Struktur in Form von dreieckigen Säulen (Turmaline), sechseckigen Säulen (Bergkristall, Saphir) oder rhomboedrischen Formen (Calcit, Magnesit).

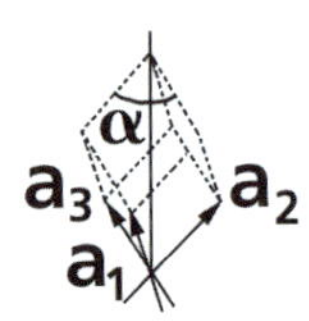


**Die trigonale Beziehung** kann drei Beziehungsarten mit zwölf sozialen Kontakten unterhalten, drei **sichernden (s)**, drei **herausfordernden (h)** und sechs **informierenden (i)**.

Analogie: Der trigonale Typus hat den stärksten Umweltbezug, er kann seine Abhängigkeit aber relativieren durch den unverbindlichen Informationsfluss an seinen drei Spitzen. Ob er aggressiv aktiv werden oder in träger Ruhe verharren will, kann er aufgrund der informierenden Einflüsse neutral überdenken. Diese Berührungspunkte weist nur das Trigonale auf.

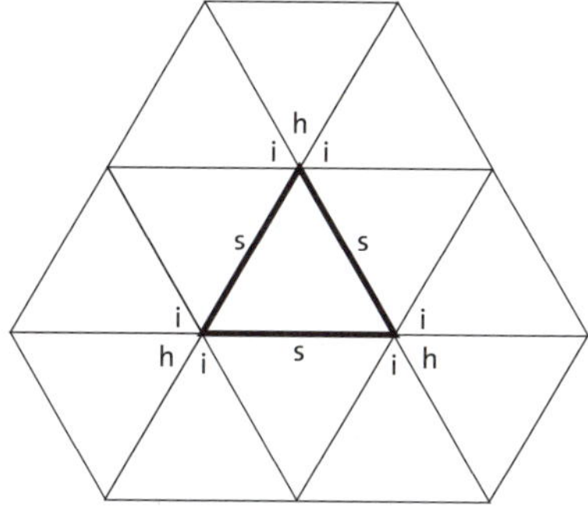


*Das trigonale Beziehungsmodell.*

Dadurch erklären sich sein ausgeprägter Gruppenbezug und die starke Vernetzung, die sich häufig in Teambildung äußert. Diese Fähigkeit gibt dem einzelnen Menschen des trigonalen Strukturtyps die Möglichkeit eines starken Einflusses. Ein Verbund Trigonaler könnte alle Kristallstrukturen nachbilden, die keine normierenden Winkel aufweisen. Der Einzelne ist nicht variabel, die Gruppe jedoch kann andere Strukturen simulieren! Der trigonale Typ ist ein Herdentier oder ein »Vereinsmeier«, der mehr weiß, als umzusetzen ist. Er durchschaut die Interessen anderer, wehrt sich jedoch nur, wenn er um solidarischen Rückhalt weiß.

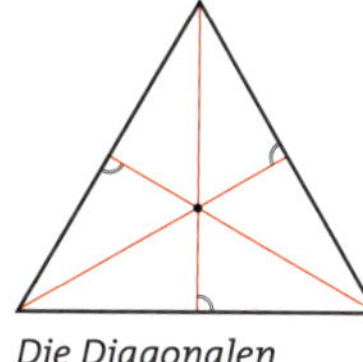

*Die Diagonalen im Trigon.*

**Diagonalen:** Dem spitzen, dynamischen Winkel liegt kein Winkel, sondern als statische Basis eine Breitseite gegenüber. Der rechte Winkel entsteht nicht im Mittelpunkt, sondern an der Peripherie.

Analogie: Der Mensch dieses Typus hat keine innere Stimme des Gewissens, sein Rechtsbewusstsein gründet im sozialen Verhältnis zu seiner Umwelt. Seine Impulse zur Veränderung sind seinem Ruhe- und Sicherheitsbedürfnis ebenbürtig, Toleranz und Aggressivität sind gleich stark und letztlich ausgewogen.

**Variabilität:** nicht variabel.

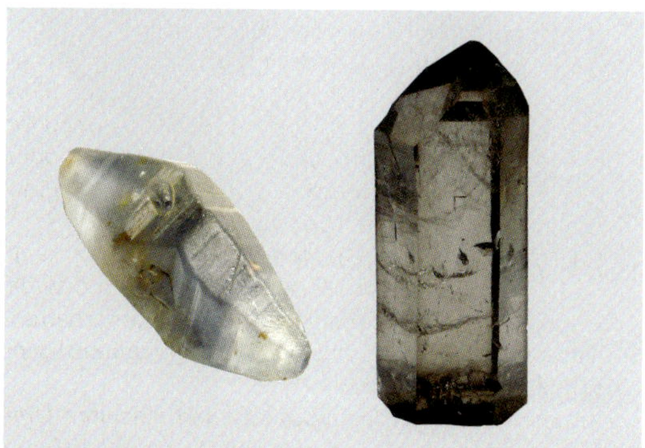

*Trigonale Mineralien: Saphir, Rauchquarz.*

**Bewegung:** Das Dreieck ist dem Kreis am unähnlichsten.

Analogie: Die Bewegung führt nicht bis in die Ecken, da diese als Sackgasse erscheinen und den Fluss hemmen. Je vollständiger die Fläche genutzt wird, umso langsamer ist das Tempo, da die Kurven zunehmend schärfer werden. Je schneller das Tempo, desto kreisförmiger und enger wird der Bewegungsradius. Daraus resultiert eine gewisse Bequemlichkeit oder Oberflächlichkeit. Somit kann die Bewegung stark wechseln, bleibt jedoch rhythmisch.

**Selbstorganisation:** Der Abstand zu den Winkeln ist sehr groß, der zu den Seitenmitten besonders klein.

Analogie: Durch die extrem große Entfernung der Ecken vom Mittelpunkt entstehen starke Verdrängungsmechanismen. Unliebsame Eindrücke werden in den unzugänglichen Ecken abgelagert und damit gleichzeitig nach außen gerichtet. Negativen Projektionen wird Vorschub geleistet, man stört sich beim Gegenüber an jenen Eigenschaften am meisten, deren man sich bei sich selbst am wenigsten bewusst werden will. Für Trigonale ist es wichtig, die Routine zu durchbrechen, ehrlich zu sich selbst zu sein und Erkenntnisse konsequent umzusetzen.

**Die Energienutzung** ist schlecht, das Verhältnis von Umfang zu Fläche ungünstig.

Analogie: Der trigonale Typ muss auch aus wirtschaftlichen Gründen mit anderen enger kooperieren. Auf der körperlichen Ebene treten häufig schlechte Durchblutung mit kühlen Extremitäten und Ablagerungen auf. Regelmäßige Entgiftung und mäßige sportliche Betätigung sind für den Erhalt der Leistungsfähigkeit von größter Wichtigkeit.

**Der trigonale Lebensstil** ist von Geruhsamkeit, Einfachheit und Unkompliziertheit geprägt. Gesunder Menschenverstand, klares, bodenständiges Denken und eine Kommunikation, bei der Direktheit und Ehrlichkeit vorherrschen, sind charakteristisch. Der Trigonale lässt sich von anderen nicht ohne weiteres vor den Karren spannen; er ist meist über alles bestens informiert und nimmt eine Beobachterrolle ein. Er weiß Vorteile für sich zu nutzen, kann von allen Strukturtypen am besten mit Aggression umgehen und ist unsentimental. Ein regelmäßiger Lebensrhythmus und Beständigkeit kennzeichnen diesen Strukturtyp. Menschen dieses Typs können oft gut wirtschaften, sind praktisch veranlagt, halten ihre Pausen ein und lieben Gesellschaft und eine gewisse Bequemlichkeit. Gemütlichkeit, Harmonie- und Sicherheitsbedürfnis werden großgeschrieben. Da sie zuhören können, ohne gleich Partei zu ergreifen, und wissen, was sich im Umgang gehört und was nicht, sind sie für Ratsuchende wertvoll.

**Die negativen Ausprägungen** dieses Lebensstils sind Faulheit, Desinteresse und Aggression. Nur noch die eigenen Belange sind dann von Bedeutung, andere Dinge werden vernachlässigt oder schlicht vergessen. Anstelle der anteilnehmenden Kommunikation tritt oberflächliche Unterhaltung, nur noch die soziale Absicherung, die »Erhaltung des Lebensstandards« ist von gewisser Wichtigkeit.

Bekannte Vertreter des trigonalen Strukturtypus sind Tick, Trick und Track.

**Heilsteine mit trigonalem Kristallsystem** helfen, Trägheit zu überwinden und bei sich selbst sowie im eigenen Leben Klarheit zu schaffen.

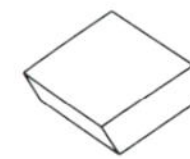
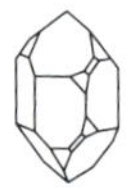
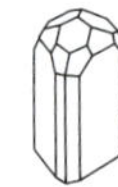

*Trigonale Strukturen: Calcit, Quarz, Turmalin.*

**Trigonale Heilsteine, feinkristallin:** Achat, Ametrin, Aventurin, Chalcedon, Chrysopras, Dolomit, Falkenauge, Hämatit, Heliotrop, Jaspis, Karneol, Magnesit, Marmor, Moos-Achat, Onyx, Rosenquarz, Rhodochrosit, Smithsonit, Tigerauge; **grobkristallin:** Amethyst, Ametrin, Benitoit, Bergkristall, Calcit, Cinnabarit, Citrin, Dioptas, Eudialyt, Phenakit, Prasiolith, Rauchquarz, Rubin, Saphir, Siderit, Turmalin.

## Tetragonales Kristallsystem

(von griech. ***tetragon***, »Viereck«)

Von den 3510 bekannten Mineralien (Stand 1993) sind 278, also 7,9 % tetragonal. Das tetragonale Kristallsystem schließt alle Kristalle mit rechteckiger innerer Struktur ein, in der Regel Kristalle mit rechteckigen Säulen, die manchmal flach begrenzt sind oder viereckige Spitzen aufweisen. Das Achsenkreuz besteht aus drei senkrecht aufeinander stehenden Achsen, zwei davon sind gleich lang und liegen in einer Ebene, die dritte ist entweder länger oder kürzer. Typische Kristallformen dieser Gruppe sind vielseitige Prismen und Pyramiden, Trapezoeder und Doppelpyramiden.

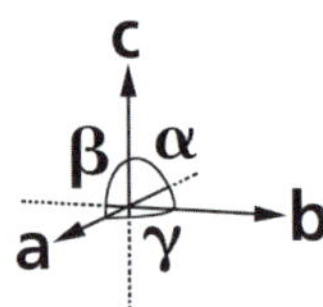


Am besten ist das »Viereck« tetragonaler Kristalle am Beispiel von Zirkon zu erkennen, der die ausgeprägte Doppelpyramidenform zeigt

**Die tetragonale Beziehung** kann drei Beziehungsarten mit acht Kontakten unterhalten, zwei **sichernden (s)**, zwei **gestaltenden (g)** und vier **normierenden (n)**.

n s n
g g
n s n

*Das tetragonale Beziehungsmodell.*

Analogie: Der tetragonale Typus zeigt eine größere Offenheit und Toleranz als der kubische Strukturtyp, da er auf drei unterschiedliche Arten Beziehungen eingehen kann. Zu der konservativen, sichernden Beziehung tritt die progressive, gestaltende hinzu. Er möchte etwas bewegen, Erfahrungen im Außen machen, um sie dann innen zu verarbeiten. Er ist Tüftler, aber nicht introvertiert. Allerdings wird dem Schema und damit der Übersichtlichkeit zuweilen die Präzision im Detail geopfert. Seine Ergebnisse kann er verständlich, wenn auch manchmal etwas trocken darstellen, da er sich streng an sprachliche und formale Konventionen hält. Gestaltender Forscherdrang hält sich die Waage mit freundlicher Verbindlichkeit und sichernder Angepasstheit. Wichtig ist sein normierender Anspruch auf Allgemeingültigkeit und Korrektheit.

**Die Diagonalen** sind gleich lang, schneiden sich aber nicht im rechten Winkel.

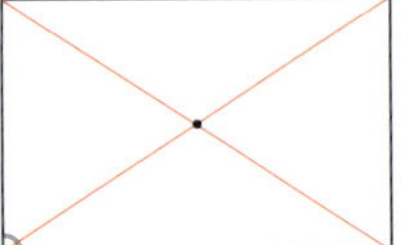

*Die Diagonalen im Rechteck.*

Analogie: Das innere Gewissen ist nicht ausgeprägt, da der rechte Winkel fehlt. Nach außen hin ist der Mensch dieses Typus korrekt, da er nach außen normierende Winkel hat.

**Variabilität:** Das tetragonale System ist das erste variable Kristallsystem.

**Die Bewegung** lässt zwei Bewegungsarten zu.

Analogie: Die eine, kleinlich-gründliche Bewegung erforscht den Innenraum auf zahlreichen kurzen Wegen und stößt schnell an Grenzen. Die andere ist es gewohnt, lange Wege zu nehmen und den Blick in die Ferne zu richten. Die Situation entscheidet, welche Methode angemessen ist.

**Selbstorganisation:** Das tetragonale System eignet sich ideal für die Verwaltung. Das Rechteck hat den perfekten Grundriss für eine Bibliothek oder einen Lagerraum, in dem sich Regale ohne Verluste anordnen lassen.

Analogie: Der tetragonale Strukturtyp ist exzellent organisiert und verfügt über ein gutes Gedächtnis mit hervorragender Verknüpfungsfähigkeit.

**Die Energienutzung** ist je nach der Ausgewogenheit der Proportionen seiner Dimensionspunkte besser oder schlechter.

Analogie: Der tetragonale Typus kann bei günstiger Proportion seine Lebensenergie gut einsetzen, mit seinen Kräften haushalten, sich gut disziplinieren und hat einen stabilen Kreislauf. Bei ungünstiger Proportion ist er jedoch für psychosomatische Krankheiten und Energieverlust anfällig.

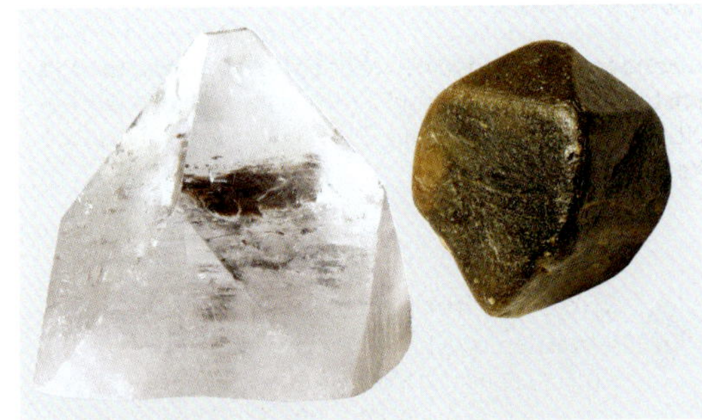

*Tetragonale Mineralien: Apophyllit, Zirkon.*

**Der tetragonale Lebensstil** hat verschiedene Gesichter: Starke äußere Normen prägen ein korrektes Verhalten; obwohl vieles vorgeplant wird oder anderen so erscheint, wird manches wieder durch spontane Einfälle oder Eingebungen umgestoßen. Fehler werden oft mit überzeugenden Argumenten als einzig sinnvolle Handlungsmöglichkeit dargestellt. Menschen dieses Typs argumentieren rational und handeln nach Gefühl. Tetragonale können Routinearbeiten mit großer Geschicklichkeit, Zuverlässigkeit und Stetigkeit durchführen, können Ordnung halten und Sammlungen aller Art verwalten. Ihre schnelle Auffassungsgabe ermöglicht es ihnen, mit dem Herzen dabei ganz woanders zu sein. So eignet sich dieser Lebensstil bestens für ein Doppelleben, bei dem je nach Bedarf nach außen eine andere, formal korrekte Fassade getragen wird, das Innenleben jedoch unter Verschluss bleibt. Menschen dieses Typs können wie sonst niemand über ihre wahren Gefühle und ihre Befindlichkeit hinwegtäuschen. Andererseits haben sie ausgeprägte Interessen, denen sie mit viel Engagement nachgehen können. Das prädestiniert sie zu Berufen wie Journalist, Lehrer, Archivar, Beamter, Diplomat, Forscher.

**In der negativen Ausprägung** kann der tetragonale Lebensstil zu Verstrickungen führen. Ausreden, zwanghaftes Denken und Erklärungen müssen als Maske aufrechterhalten werden. Wenn die eigentlichen Interessen nicht gelebt werden, verkommt das Handeln zu einem stupiden Zeitvertreib. Gewissensentscheidungen werden nach formaljuristischen Gesichtspunkten gefällt; das Leben erstarrt in trostlosen Konventionen. Bekannte Vertreter des tetragonalen Strukturtypus sind Arnold Schönberg, Franz Kafka, Karl Lagerfeld, Angela Merkel, Wladimir Putin, Daniel Düsentrieb.

**Heilsteine mit tetragonalem Kristallsystem** helfen, die äußere Fassade abzubauen und sich anderen Menschen gegenüber zu öffnen. Damit verhindern sie innere Einsamkeit und Niedergeschlagenheit. Durch die Kombination von Gefühl, Spontaneität und analytischem Denkvermögen unterstützen sie den Menschen dabei, Fassaden aufzulösen und den tieferen Sinn von verborgenen Zusammenhängen aufzudecken. Sie bewirken Offenheit und schlichte Gelassenheit.

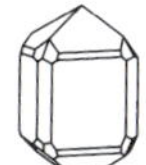
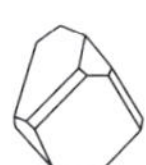
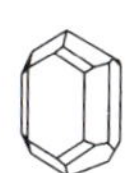
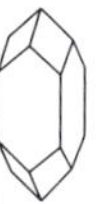

*Tetragonale Strukturen: Zirkon, Chalkopyrit, Skapolith, Apophyllit.*

**Tetragonale Heilsteine, feinkristallin:** Tugtupit; **grobkristallin:** Anatas, Apophyllit, Chalkopyrit, Kassiterit, Leucit, Pyrolusit, Rutil, Scheelit, Skapolith, Vesuvian, Wulfenit, Xenotim, Zirkon.

## Rhombisches Kristallsystem

Von den 3510 bekannten Mineralien (Stand 1993) sind 774, also 22% rhombisch. Dieses Kristallsystem umfasst alle Kristalle mit einer rautenförmigen (Peridot, Topas) oder sechseckigen inneren Struktur. Das Achsenkreuz besteht aus drei unterschiedlich langen, senkrecht aufeinander stehenden Achsen.

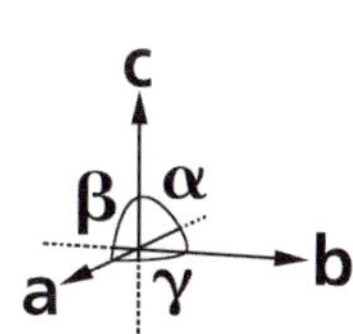


**Die rhombische Beziehung** kann drei Beziehungsarten mit acht Kontakten unterhalten, vier **sichernden (s)**, zwei **bestätigenden (b)** und zwei **herausfordernden (h)**.

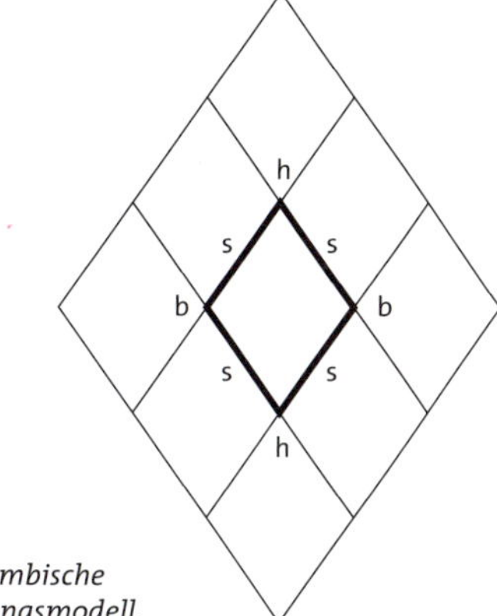


*Das rhombische Beziehungsmodell.*

Analogie: Der rhombische Typus unterhält vier gleichwertige schützende Freundschaften, die beständig dafür sorgen, dass alles beim Alten bleibt. Zwei Kontakte bestätigen ihn in seinem Verhalten, zwei weitere provozieren und fordern zu scharfen Auseinandersetzungen heraus. Daraus folgt sein großes Sicherheitsbedürfnis, das Bedürfnis nach Anerkennung und Bestätigung. Meist tritt seine aggressive Seite in den Hintergrund. Das Harmoniebedürfnis überwiegt und ist für seine Hilfsbereitschaft und sein soziales Engagement verantwortlich. Der rhombische Typ baut seine Kontakte auf Sympathie auf, will vertrauen können und ist empfindlich gegenüber Zurückhaltung. Wird er in seiner Ehre gekränkt, kann er sehr verletzend werden und den wunden Punkt seines Herausforderers treffen.

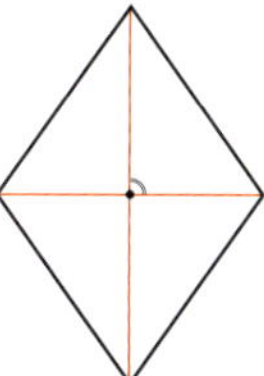

*Die Diagonalen im Rhombus.*

**Die Diagonalen** schneiden sich rechtwinklig und sind verschieden lang (beim tetragonalen Strukturtyp schneiden sich gleich lange Diagonalen schief).

Analogie: Der Mensch dieses Typus weiß genau, was richtig ist, kann aber sein inneres Bild und sein Gewissen in der Außenwelt wenig durchsetzen. Auf Druck gibt er nach, kann aber nicht verbogen werden. Er hat oft Schwierigkeiten mit dem tetragonalen Typus, da er selbst ein ausgeprägtes inneres Gewissen, der Tetragonale jedoch ein formales Gewissen hat.

Der tetragonale Strukturtyp hält den Rhombischen für schützenswert und viel zu sensibel; der Rhombische hält den tetragonalen Strukturtyp für formalistisch und gewissenlos; er selbst ist offen und ehrlich, daher leidet er unter der Zurückhaltung des Tetragonalen.

**Variabilität:** Der Rhombische ist variabel, die Proportionen ändern sich jedoch nur geringfügig. Die innere Entwicklung bedeutet eine optimierte Umweltanpassung. Die Selbstähnlichkeit ist groß, er bleibt sich selbst trotz etwaiger Kompromisse immer treu.

**Die Bewegung** im rhombischen Raum verläuft elliptisch, gleichmäßig fließend. Das Problem der Verdrängung in die Ecken ist zwar vorhanden, aber weit weniger ausgeprägt als beim Trigonalen. Der rhombische Strukturtypus ist in der Lage, auch die kleinsten Lücken optimal auszunutzen und es sich auf noch so kleinem Raum gemütlich zu machen und diesen aufgeräumt einzurichten.

**Selbstorganisation:** Es fehlen häufig Disziplin und Willenskraft, doch wenn die Herausforderung angenommen wird, zeigt der rhombische Typ soziale Kompetenz, Einfühlungsvermögen und Gewissenhaftigkeit. Die ideale Chefsekretärin und der perfekte Butler sind rhombisch. Er eignet sich für Verwaltungsaufgaben, da er solide eingerichtete Ordnungen und Abläufe bestens fortführen kann, selbst entwickeln kann er die Ablagesystematik aber nicht. In chaotischen Krisensituationen gelingt es dem rhombischen Strukturtyp dennoch, es jedem recht zu machen, zu improvisieren und den Betrieb aufrechtzuerhalten.

**Energienutzung:** Aufgrund seiner schlechten Energienutzung ist er sozial eingestellt und auf zuverlässige Begleiter oder Partner angewiesen. Er fällt durch seine wohlproportionierte Gestalt, die Agilität und den ausgeprägten Gleichgewichts- und Orientierungssinn auf. Anfällig ist er für Gemütsverstimmungen und daraus resultierende psychosomatische Erkrankungen.

**Der rhombische Lebensstil** entspricht im Wesentlichen einer kontinuierlichen Lebensführung. Selbst wenn das Leben bis an die Belastungsgrenze gestresst und temporeich ist, verläuft es dennoch in den immer gleichen Bahnen. Die positive Ausprägung dieser Lebensart liegt in einem erstaunlichen Durchhaltevermögen und einer Hilfsbereitschaft, ohne selbst in den Vordergrund zu treten. Die Persönlichkeit zeigt Einfühlungsvermögen, ohne sich so weit anzupassen, dass die eigene Identität verloren geht. Charmant, sympathisch, verbindlich und gemütvoll ist das Auftreten des rhombischen Strukturtypus.

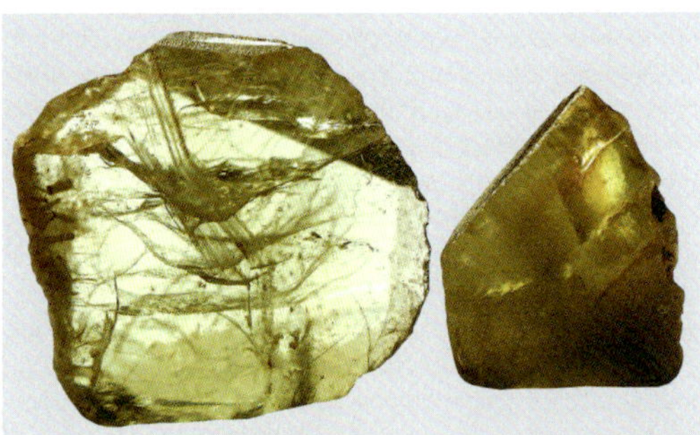

*Rhombische Mineralien: Sphen.*

**In der negativen Ausprägung** des rhombischen Lebensstils liegt die Gefahr in der Oberflächlichkeit, die sich von gefälliger Ästhetik blenden lässt, und in einer weit reichenden Anpassung an gesellschaftliche und partnerschaftliche Anforderungen unter Missachtung der eigenen Persönlichkeit. Der rhombische Typus kann unvermittelt einer bedrückenden Situation entwischen, um »sich selbst zu verwirklichen«. Dabei ist selbst ein vollständiger Kurswechsel möglich, wobei sich bald wieder eine neue Normalität einstellt. Genauso, wie er unauffällig helfen kann, kann er sich auch unauffällig vor Unangenehmem drücken. Bekannte Vertreter des rhombischen Strukturtypus sind Felix Mendelssohn, Heinz Rühmann, Fred Astaire, Claudia Schiffer, Thomas Gottschalk, Daisy Duck.

**Heilsteine mit rhombischem Kristallsystem** helfen, innerer Haltlosigkeit und Leere sowie einem übertriebenen Anlehnungsbedürfnis gegenüber einem Partner entgegenzuwirken, sie mildern somit Fremdbestimmung und helfen das Revier abzugrenzen..

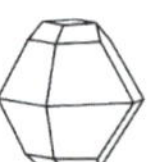 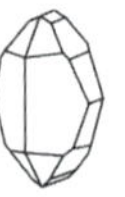 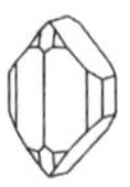 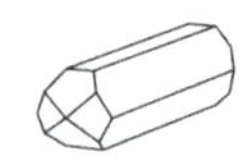

*Rhombische Strukturen: Schwefel, Cerussit, Olivin, Coelestin.*

**Rhombische Heilsteine, feinkristallin:** Anhydrit, Auripigment, Bronzit, Cavansit, Chrysokoll, Cordierit, Dumortierit, Chiastolith, Hemimorphit, Prehnit, Psilomelan, Purpurit, Strontianit, Tansanit, Thulit, Variscit, Zoisit; **grobkristallin:** Adamit, Andalusit, Anglesit, Antimonit, Aragonit, Alexandrit, Arsenopyrit, Atacamit, Baryt, Caledonit, Cerrusit, Chrysoberyll, Coelestin, Conichalcit, Danburit, Hypersthen, Markasit, Peridot, Prehnit, Schwefel, Sillimanit, Sinhalit, Staurolith, Strontianit, Tantalit, Topas, Wavellit.

## Monoklines Kristallsystem

Von den 3510 bekannten Mineralien (Stand 1993) sind 1129, also 32,2 % monoklin. Dieses Kristallsystem umfasst alle Kristalle mit der inneren Struktur eines Parallelogramms. Das Achsenkreuz besteht aus drei unterschiedlich langen Achsen; zwei davon stehen senkrecht aufeinander, die dritte Achse steht schief zur vertikalen. Am besten ist der »schiefe Winkel« monokliner Kristalle am Beispiel von Gips zu erkennen, der die ausgeprägte Parallelogrammform zeigt (Selenit).

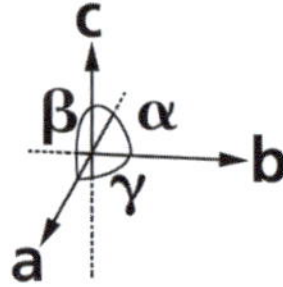


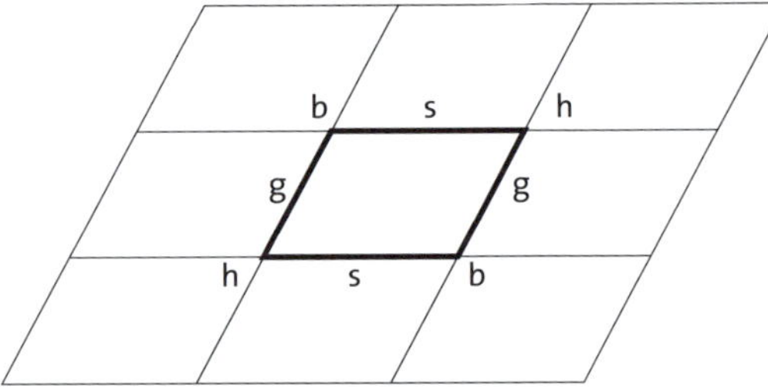


*Das monokline Beziehungsmodell.*

**Die monokline Beziehung** kann vier Beziehungsarten mit acht Kontakten unterhalten, zwei **sichernden (s)**, zwei **gestaltenden (g)**, zwei **bestätigenden (b)** und zwei **herausfordernden (h)**.

Analogie: Mit vier unterschiedlichen Beziehungsarten verfügt der Monokline über ein breites Spektrum an Kontaktmöglichkeiten. Er kann den Menschen auf unterschiedlichste Art und auf unterschiedlichsten Ebenen begegnen, wobei durch diese Vielseitigkeit die einzelnen Beziehungsformen weniger stark ausgeschöpft werden. Seiner Umwelt erscheint er dadurch weniger berechenbar.

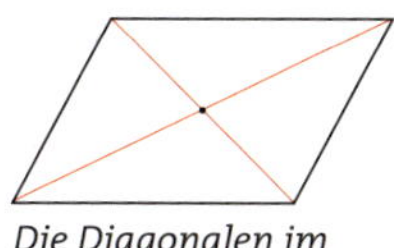

*Die Diagonalen im Parallelogramm.*

**Die Diagonalen** sind unterschiedlich lang und schneiden sich nicht im rechten Winkel, dadurch hat er weder außen noch innen rechte Winkel.

Analogie: Der Mensch dieses Typus hat keine Norm und kein Maß für sein Verhalten, weder außen noch innen. Seine Paradigmen wandeln sich aufgrund seiner Lebensumstände, seiner Erfahrungen oder seiner Gedanken. Er ist in seiner Art sehr ehrlich, subjektiv und emotional.

**Variabilität:** Der monokline Strukturtyp hat die geringsten Sicherheiten und die größte Variabilität. Darin kommen Wandlungsfähigkeit, Erlebnishunger und Kreativität zum Ausdruck.

**Bewegung:** Der Weg in einem parallelogrammförmigen Raum führt nur selten über den Mittelpunkt. Er geht über das nahe offene Eck zum entfernteren spitzen Eck; dort muss eine scharfe Kurve gemacht werden, um das andere offene Eck zu erreichen. Ein kleiner Schlenker ist der Versuch, der Mitte etwas näher zu kommen.

Analogie: Da zwei der Ecken extrem weit auseinander liegen, ist es schwierig, die Mitte zu finden. Bald entstehen bei den Bedürfnissen akute Defizite, die entsprechende Ausgleichsaktivitäten erfordern. Wird in der einen Ecke aufgeräumt und aufgearbeitet, sammeln sich unbemerkt in der anderen weitere Aufgaben an. Während der Verstand oft durch Start- und Entscheidungsschwierigkeiten gelähmt wird, kann es ihm emotional nicht schnell genug gehen, er verliert durch seine Begeisterung jedes Maß und riskiert viel.

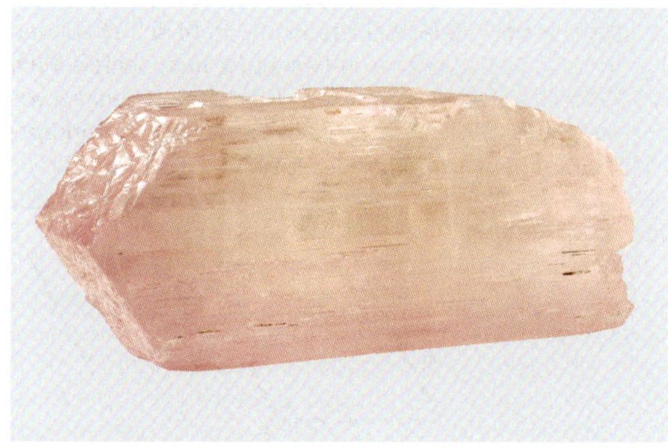

*Monoklines Mineral: Kunzit.*

**Selbstorganisation:** Durch die notwendige Komplexität der Bewegungsmuster ist der monokline Typ für Routinetätigkeiten ungeeignet. Er verliert schnell das Interesse, und seine Aufmerksamkeit schweift ab. Um Bemerkenswertes zu erreichen, muss er aber mit Herz und Seele bei der Sache sein. Seine Stärke ist das Entwickeln von Abläufen, das Entdecken und Präzisieren neuer Prinzipien, weniger das Vermitteln. Seine Kreativität ist enorm, und seine Interessen sind vielseitig. Er kann sich auf viele Fächer extrem spezialisieren. Er kann unzuverlässig und exzentrisch sein; da er mehr Disziplin als alle anderen benötigt, ist Selbstorganisation und Aufmerksamkeitsmanagement ein allgegenwärtiges Thema. Der Monokline muss Grenzen ausloten, um sich zu spüren; er ist da erfolgreich, wo andere versagen. Die Wege, die dabei beschritten werden, sind oft unkonventionell. Je größer die Herausforderung, desto bereitwilliger wird sie angenommen.

**Die Energienutzung** ist ausgesprochen schlecht.

Analogie: Die Lebensenergie reicht nicht für seinen weiten »Raum«, er muss Prioritäten setzen und seine Kraft konzentrieren. Der Körperbau des Monoklinen ist oft etwas unproportioniert, problematisch können Kreislauf und Atmung sein. Häufig treten Verschleißerscheinungen, überdehnte oder versteifte Gelenke und Koordinationsstörungen auf.

**Der monokline Lebensstil** besteht aus einem steten Auf und Ab von Stimmungen und Ereignissen. In dieser steten Veränderung liegt bereits wieder eine Beständigkeit. Bei einem Aufschwung und ersten kleinen Erfolgen stellt sich ein Stimmungshoch ein, das in der positiven Ausprägung viel Arbeitsdynamik freisetzt. Seine Flexibilität und Entwicklungsfähigkeit wird von der Umgebung oft fälschlich als Unberechenbarkeit ausgelegt. Dabei liegen seiner Handlungsweise eine schnelle, intuitive Auffassungsgabe und ein tiefes analytisches Verständnis zugrunde, Situationen und Umstände richtig einzuschätzen. Die Unbeständigkeit ist das Hauptkriterium dieses Lebensstils.

**Die negative Ausprägung** des monoklinen Lebensstils ist der Verlust des Selbstwertgefühls und die Angst, Fehler zu machen. Zweifel an den eigenen Fähigkeiten, die Angst zu scheitern, und das Gefühl, festgefahren und handlungsunfähig zu sein, herrschen vor. Da zwischen Planung und Umsetzung eine Kluft besteht, erreicht er sein Soll nur durch Pragmatismus, wobei Regelverstöße in Kauf genommen werden. Als Überkompensation kann Zwanghaftigkeit auftreten. Seine Stimmungsphasen dauern länger, da oft grundlegende Zweifel aufgeworfen werden und er mit einer inneren Zerrissenheit kämpfen muss. Zumal er Schwierigkeiten hat, seine Mitte zu finden, sind Entscheidungsschwierigkeiten und Selbstzweifel allgegenwärtig. In Phasen, in denen er sich handlungsunfähig fühlt, sammeln sich unerledigte Aufgaben an.

Bekannte Vertreter des monoklinen Strukturtypus sind Johann Wolfgang von Goethe, Klaus Kinsky, Sherlock Holmes, John Lennon, John F. Kennedy, David Bowie. Heilsteine mit monoklinem Kristallsystem verhelfen zu stimmungsmäßiger Stabilität, sie reduzieren Beeinflussbarkeit, Rastlosigkeit und gleichen Unbeständigkeit aus.

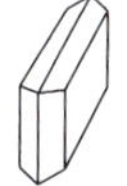
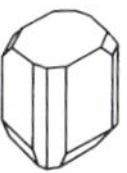
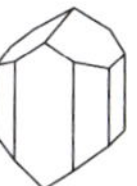
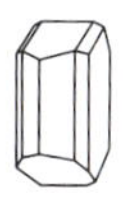

*Monokline Strukturen: Gips, Realgar, Augit, Orthoklas.*

**Monokline Heilsteine, feinkristallin:** Azurit, Beryllonit, Biotit, Charoit, Chloromelanit, Fuchsit, Howlith, Jadeit, Jamesonit, Lazulith, Lepidolith, Malachit, Mondstein, Nephrit, Petalit, Phillipsit, Phlogopit, Realgar, Serpentin, Staurolith und Verdit; **grobkristallin:** Ägirin, Akanthit, Aktinolith, Augit, Aurichalcit, Azurit, Brasilianit, Creedit, Datolith, Diopsid, Epidot, Erythrin, Euklas, Gips, Heulandit, Hiddenit, Hübnerit, Ilvait, Krokoit, Kunzit, Manganit, Muskovit, Orthoklas, Sanidin, Selenit, Sphen, Stilbit, Vivianit, Wolframit.

## Triklines Kristallsystem

(von griech. *tri*, »drei«, und *klinein*, »neigen, beugen«; weist auf drei geneigte Winkel hin)

Von den 3510 bekannten Mineralien (Stand 1993) sind 332, also 9,5 % triklin. Dieses Kristallsystem fasst alle Kristalle mit der inneren Struktur eines Trapezes zusammen. Das Achsenkreuz besteht aus drei unterschiedlich langen, in schiefen Winkeln zueinander stehenden Achsen. Die Diagonalen sind gleich lang. Es ist das einzige Kristallsystem, bei welchem sich die Diagonalen nicht in ihrer Mitte schneiden, der Schnittpunkt der Diagonalen also nicht mit dem statischen Schwerpunkt zusammenfällt.

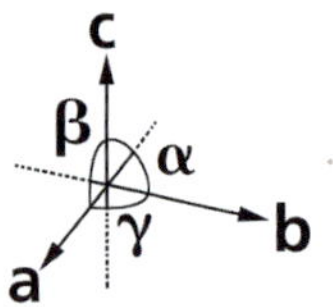


**Die trikline Beziehung** kann fünf Beziehungsarten mit acht Kontakten unterhalten, einem auf breiter Basis **sichernden ($S_1$)**, einem auf schmaler Basis **sichernden ($S_2$)**, zwei **gestaltenden (g)**, zwei **bestätigenden (b)** und zwei **herausfordernden (h)**. Das Trikline ist die einzige Struktur mit fünf Beziehungsarten.

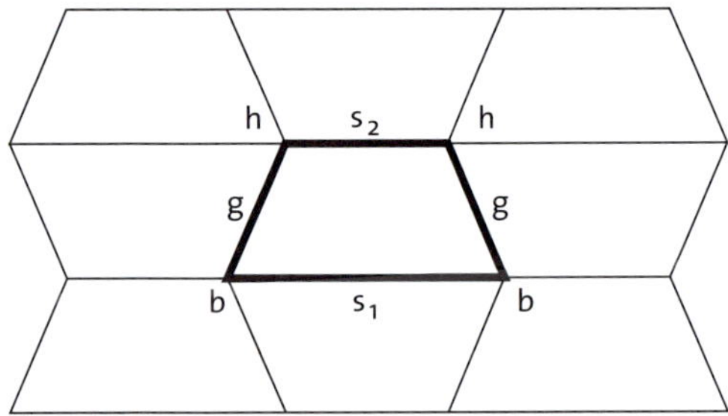


*Das trikline Beziehungsmodell.*

Analogie: Hoch sensibel reagiert der Mensch des triklinen Typus auf Einflüsse aus seiner Umwelt, da er auf allen Ebenen der menschlichen Begegnung ansprechbar ist. Als Sicherheit verfügt er über eine stabile, verlässliche breite Basis sowie über eine schmalere parallel verlaufende Seite, die etwas weniger Halt gibt. Diese vertrauten Nachbarn geben Gewissheit und Beständigkeit, sie halten das Leben in den gewohnten Bahnen. Zwei einflussreiche Nachbarn wirken prägend und gestaltend ein. An den Ecken und Kanten entsteht immer Reibung und Bewusstheit. Bei den anderen Kristallsystemen steht einem eigenen scharfen Winkel ein scharfer Winkel von außen entgegen: Man treibt sich gegenseitig auf die Spitze – oder im Falle eines offenen Winkels bestätigt und besänftigt man sich gegenseitig. Der Trikline hat jedoch eine paradoxe Umweltbeziehung: Er erhält auf eine spitze Äußerung eine wohlmeinende Bestätigung, während seine Schmeichelei Angriffe provoziert, da seiner sanften Ecke eine spitze gegenübersteht und umgekehrt. Ein irrationales Element, aber nicht das einzige.

**Die Diagonalen** sind gleich lang und schneiden sich in beliebigen Winkeln, auch der rechte Winkel ist möglich.

Analogie: Das Bewusstsein ist nicht in der Körpermitte zentriert, sondern im doppelten Wortsinn etwas entrückt. Die Aufmerksamkeit wird über die eigene Begrenzung hinaus auf den Umgebungsraum gelenkt. Die Stimmungen des Triklinen sind auf einem stabilen Grundniveau sehr schwankend, wobei die Ursachen der Verstimmung rational nicht auszumachen sind. Die Auslöser liegen eben außerhalb seiner selbst in jenem Feld, welches das Trapez zum Dreieck ergänzt. Der Trikline erlebt sich als unvollständig und hat ein entsprechendes Ergänzungsbedürfnis. Dies drückt sich negativ betrachtet als niederdrückendes Abhängigkeitsgefühl aus. Offenheit ist sein wichtigstes Wesensmerkmal, daher brauchen Menschen dieses Typs viel Geborgenheit und den Rahmen eines geregelten Lebens.

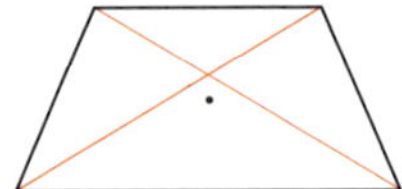

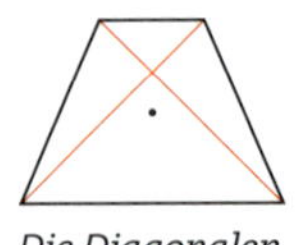

*Die Diagonalen im Trapez.*

**Variabilität:** Das trikline Kristallsystem ist sehr variabel. Es kann ein rechtwinkliger Schnitt der Diagonalen erreicht werden. In diesem Fall entsteht ein inneres Gegengewicht zur Beeinflussbarkeit. Das eigene Erleben wird gemeistert, indem man sich den Eindrücken beobachtend und steuernd gegenüberstellt. Projektionen und stimmungsmäßige Empfänglichkeit verringern sich zugunsten gefühlsmäßiger Klarheit und Sensitivität, und das enorme seelische Entwicklungspotenzial kann ausgeschöpft werden.

**Die Bewegung** pendelt zwischen dem Schwerpunkt und dem Schnittpunkt oder reicht von der kurzen bis zur langen sichernden Seite. Der Trikline hat ein hervorragendes Gefühl für Atmosphäre und Feng Shui. Stets reagiert er auf Veränderungen im Umfeld. Manchmal kommt das ganze System ins Wanken, dann kann er tatsächlich das Gefühl haben, das Trapez klappe nach unten weg oder er stürze kopfabwärts. Die starken Gefühlsschwankungen, eine Auswirkung der großen Offenheit und der paradoxen Umweltbeziehung, gehen jedoch innerhalb kürzester Zeit vorüber.

**Selbstorganisation:** Ordnung zu halten ist dem Triklinen ein großes Bedürfnis, da er von seinem Lebensraum stark beeinflusst wird. Da er meist mehr kontrolliert wird, als dass er selbst Kontrolle ausüben könnte, muss er seinen Bereich sehr pflegen. Er kann sich gut verwalten, behält meist den Überblick und verzettelt sich nicht wie der Monokline. Der Trikline kann handwerklich vielseitig und geschickt sein, er ist hilfsbereit und aufopferungsfähig. Er kann sich mit Herz und Seele engagieren und Erstaunliches vollbringen, braucht jedoch ein stimmiges positives Umfeld und ein hohes Ziel, um sich öffnen zu können.

**Energienutzung:** Er kann mit seiner Energie gut haushalten, zumal er sich gut beobachten kann. Trikline sind oft viele Jahre auf der Suche. Sie können sich weiterentwickeln und verändern, wenn sie ehrlich zu sich selbst sind und für die Möglichkeiten des Lebens offen bleiben. Sie durchlaufen in ihrer Entwicklung zunächst die vorgezeichneten Bahnen, etwa mittlere Reife, Abitur, Fachhochschulreife usw., nicht aus wachsendem Ehrgeiz, sondern aus Mangel an eigenen Impulsen. Wenn die eigentliche Persönlichkeitsentwicklung einsetzt, kann eine Ausbildung von heute auf morgen abgebrochen, Arbeitslosigkeit in Kauf genommen werden, bis der eigene selbstbestimmte Weg gefunden ist.

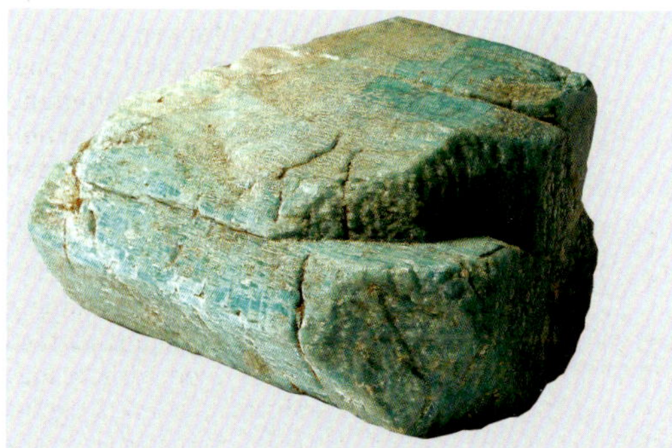

*Triklines Mineral: Amazonit.*

Das Verhältnis zum eigenen Körper ist ambivalent und distanziert, er fühlt sich durch den Leib an die Materie gebunden. Meist wirkt er stabiler und gefestigter, als er ist; den wahren Grad an Belastbarkeit sieht man ihm nicht an. Das Körpergewicht kann sich innerhalb von Tagen um mehrere Kilo verändern. Die Verdauungsorgane, insbesondere der Magen, werden psychisch stark in Anspruch genommen. Selbst der Körper strahlt Gegensätzlichkeit aus: Äußerlich zart und schwach wirkende Personen sind in Wirklichkeit zäh und kräftig oder umgekehrt.

**Der trikline Lebensstil** basiert auf einer Gegensätzlichkeit von Realitäten und Emotionen, die dem Leben eine sprunghafte, spontane und ganz und gar unberechenbare Note verleiht. Ähnlich verhält sich das Denken von Menschen des triklinen Typs in seiner Sprunghaftigkeit und Unbeständigkeit. So wechseln sich Tage voller Ideen und Kreativität unverhofft und scheinbar ohne konkreten Auslöser mit Phasen absoluter Ideenlosigkeit ab. Solange Bilder und Ideen fließen, bewältigen Trikline jedoch ein Mehrfaches des allgemein üblichen Arbeitspensums, ohne davon erschöpft zu sein.

**In der positiven Ausprägung** entwickelt sich ein sehr heller und aufmerksamer Geist, der seine Intuition zur Hellsichtigkeit und Medialität entwickeln kann und bei dem sich im optimalen Fall ein grenzenloses Gottvertrauen einstellt, das alles möglich macht. Sie sind mitfühlend, oft mitleidend und setzen sich häufig in sozialen Berufen für Benachteiligte ein.

**In der negativen Ausprägung** des triklinen Lebensstils begegnet man der Gleichgültigkeit, basierend auf einem Fatalismus: »Man kann sowieso nichts verändern, weil alles so kommt, wie es kommen soll«. Die Folge ist Schicksalsgläubigkeit, zunehmender Kontrollverlust und eine starke Opferhaltung. Er ist geneigt, Zufälle abergläubisch überzubewerten und sich von äußeren oder spirituellen Bedingungen zu sehr abhängig zu machen. Alles Negative wird von außen herangetragen, man fühlt sich ständig angegriffen, manipuliert und unterdrückt. Man zieht dann das Unglück geradezu magnetisch an.

Bekannte Vertreter des triklinen Strukturtypus sind Vincent van Gogh, Mutter Theresa, George W. Bush, Donald Duck, Gustav Gans.

Heilsteine mit triklinem Kristallsystem helfen, Passivität, Misstrauen, Schicksalsgläubigkeit, Opferhaltung und Stimmungsschwankungen auszugleichen. Sie schenken Zufriedenheit, Positivität, Vertrauen und Dankbarkeit dem Leben gegenüber und lassen die eigene Begrenztheit überwinden.

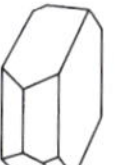 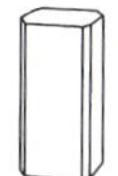 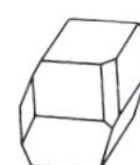 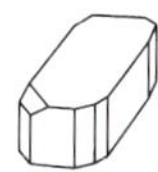

*Trikline Strukturen: Albit, Disthen, Rhodonit, Chalkanthit.*

**Trikline Heilsteine, feinkristallin:** Amazonit, Astrophylit, Labradorit, Larimar, Rhodonit, Sonnenstein, Türkis, Ulexit; **grobkristallin:** Albit, Amazonit, Amblygonit, Andesin, Anorthit, Axinit, Babingtonit, Chalkanthit, Disthen, Okenit.

## Amorphes Kristallsystem

(von griech. *amorph*, »gestaltlos«)

Von den 3510 bekannten Mineralien (Stand 1993) sind 30, also nur 0,8 % amorph. Amorphe Mineralien sind gestaltlos, sie besitzen keine durchgehende innere Struktur. Teilweise liegt die Ursache dafür in einer zu schnellen Entstehung oder in der vielfältigen Mischung verschiedener Stoffe.

**Die amorphe Beziehung** kann zahlreiche, aber relativ instabile Beziehungsarten und viele relativ instabile Kontakte unterhalten.

**Diagonalen:** Es gibt keine Diagonalen, also fehlen auch die geistigen Stützstrukturen. Chaos ist eine mögliche Folge, quirlige Lebendigkeit und Freiheit eine andere.

**Variabilität:** Sie sind variabel in jede Richtung.

**Bewegung:** Amorph sein bedeutet rege in Bewegung zu sein oder in Ruhe zu verharren. Durch die spielerische Freiheit entwickeln amorphe Strukturtypen Ideen, frei von allen Konventionen und Regeln.

**Selbstorganisation:** Es ist nicht viel zu verwalten. Der amorphe Strukturtypus macht das, was ihm gerade in den Sinn kommt, mal folgt er dabei Abläufen, mal nicht, dann eben später.

**Energienutzung:** Es besteht eine optimale Energienutzung.

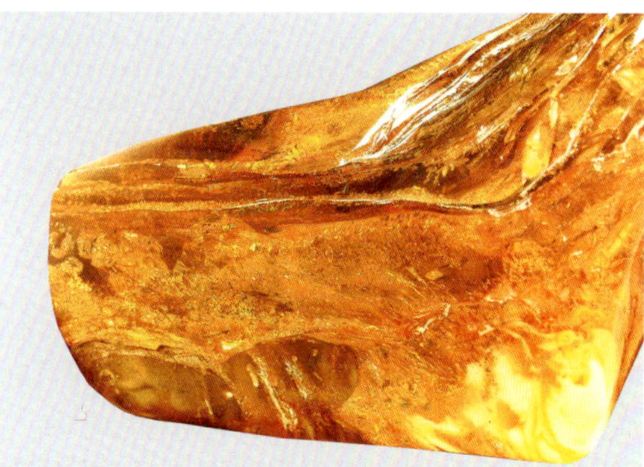

*Amorphes Mineral: Bernstein.*

Analogie: Je mehr sich der amorphe Typus dem Kreis annähert, desto optimaler die Energienutzung und desto mehr handelt er aus seiner Mitte heraus. Je weniger Pflichten ihn belasten, je mehr Freiwilligkeit und Spontaneität gelebt werden kann, desto besser nutzt der Amorphe seine Lebensenergie. Dann macht er nur noch das, was ihm wirklich Freude bereitet, und auch nur so lange es dies tut.

**Der amorphe Lebensstil** beruht auf Freiheit. Menschen dieses Typs leben in der Gegenwart. Spontaneität ist ihre einzige Ausdrucksform. Zwischen auslösendem Impuls und Vollzug der Handlung besteht kein Zeitabstand – was einem in den Sinn kommt, wird sofort umgesetzt, und wenn man es nicht mehr im Sinn hat, losgelassen. Der amorphe Typus ist jedoch immer bei der Sache. Das Maß an Kreativität scheint unerschöpflich. Solange der amorphe Strukturtyp sich frei fühlt, muss er die erlaubten Freiheiten nicht nutzen; oft genügt es ihm bereits, die Freiheit zur Verfügung zu haben.

**In der negativen Ausprägung** des amorphen Lebensstils kann es zu destruktiven Phasen kommen, die mit Aggression und schließlich Apathie enden. Das ewige Hier und Jetzt kann je nach den Lebensumständen und der Gefühlslage Himmel oder eben Hölle sein. Da es nichts Endgültiges gibt, müssen diese Phasen nicht von langer Dauer sein.

**Heilsteine mit amorphem Kristallsystem** helfen, Apathie auszugleichen, fördern Kreativität, Lebendigkeit und Spontaneität. Sie unterstützen den Genuss von Ungebundenheit und Freiheit.

**Amorphe Heilsteine:** Bernstein, Flint, Gagat, Kopal, Moldavit, Obsidian, Opalit, Pink-Opal, Tektit, Wüstenglas.

# Zuordnungen der Kristallsysteme

Eine Zuordnung der Kristallsysteme zu Chakren und Sternzeichen ist nach Ansicht der meisten Autoren schwierig. Sinnvoll hingegen ist die Zuordnung der 8 Gruppen der Bachblüten zu den 8 Strukturtypen, die Luna Miesala-Sellin entdeckte und in »Stein und Blüte« beschrieben hat. Siehe hierzu das Kapitel »Ergänzende Bachblüten« auf Seite 148ff. Aus der Auflistung nach ihrem symmetrischen Ordnungsgrad ergibt sich eine interessante Polung und eine spiegelbildliche Anordnung der Leitsätze.

| | | | |
|---|---|---|---|
| kubisch | passiv | selbstähnlich | Kontrolle |
| hexagonal | aktiv | selbstähnlich | Eingrenzung, Ausrichtung |
| trigonal | passiv | selbstähnlich | Beständigkeit |
| tetragonal | aktiv | variabel | trennen |
| rhombisch | passiv | variabel | verbinden |
| monoklin | aktiv | variabel | verändern |
| triklin | passiv | variabel | offen sein |
| amorph | aktiv | variabel | frei sein |

Ordnet man die Kristallsysteme den Himmelsrichtungen zu, ergeben sich viele Möglichkeiten für die Gruppenarbeit, für Medizinräder und Schwitzhütten, Feng Shui und Geomantie.

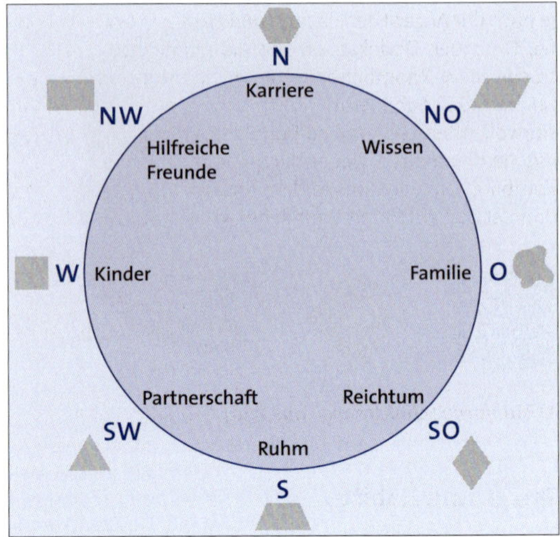


*Analogie von Kristallsystemen, Himmelsrichtungen und Ba Gua zeigen inhaltliche Bezüge auf, erlauben jedoch keine Gleichsetzung.*

Die höher strukturierten Paare liegen zwischen Norden und Südwesten, die niedrig strukturierten zwischen Süden und Nordosten. Die aktiv gepolten Paare finden sich zwischen Nordwesten und Osten, die passiv gepolten zwischen Südosten und Westen. Wenn man zwischen kubisch und amorph als extreme Pole eine Linie zieht und sie dann in der Abfolge kubisch, hexagonal, trigonal, tetragonal usw. durch gerade Linien mit den anderen Formen verbindet, entsteht eine hochinteressante Zeichnung.

## Kristallformen

Kein natürlicher Kristall gleicht dem anderen, jeder sieht etwas anders aus. Die Idealformen der Kristalle, wie sie in den Lehrbüchern erscheinen, werden in der Natur nie erreicht. Der natürlich gewachsene Kristall ist gegenüber dem Idealbild gewöhnlich verzerrt. Die Größen und Verhältnisse der Flächen zueinander sind bei jedem Kristall wieder anders. Trotz des verschiedenen Aussehens zeigen sich klar erkennbare Gesetzmäßigkeiten. Die Kantenwinkel sind zumindest bei derselben Kristallart in allen Fällen gleich.

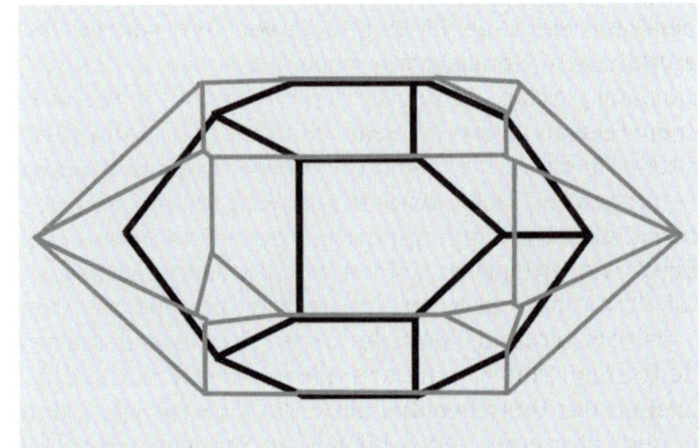

*Alpiner Quarz in unterschiedlicher Stauchung.*

Um einen Kristall als einen mathematischen Körper korrekt beschreiben zu können, verwendet die Mineralogie bestimmte Grundbegriffe: Geschlossene Formen werden je nach der Anzahl der Flächen und Kantenlängen als Würfel, Oktaeder, Dodekaeder, Pentagondodekaeder, Ikositetraeder bzw. Rhombendodekaeder, Rhomboeder usw. bezeichnet. Zur Schilderung eines Minerals ist es jedoch oft sinnvoll, offene Formen zu benutzen, wie etwa Pinakoide, das heißt parallele Gegenflächen oder Prismen. Aus der Kombination von Pinakoiden und Prismen lassen sich dann etwa Säulen mit Endflächen konstruieren.

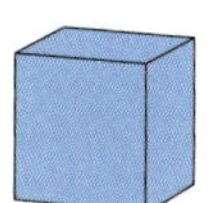
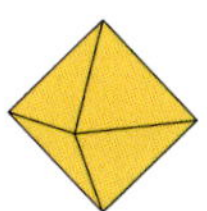
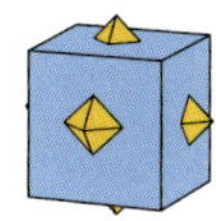
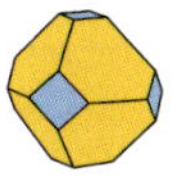

*Kristallform: Schnittmenge aus Würfel und Oktaeder.*

## Tracht und Habitus

### Tracht

Die Gesamtheit aller an einem Kristall auftretenden Flächen, die gemeinsam sein äußeres Aussehen bestimmen, bezeichnet man als Kristalltracht. Die Tracht zeigt an, welche kristallografischen Grundformen miteinander kombiniert wurden, um den entsprechenden Kristall zu bilden, also welche Formkombinationen vorliegen; sie offenbart die Schnittmenge des »realen Kristalls«.

Die Tracht erlaubt Rückschlüsse auf die auf den Kristall einwirkenden formgebenden Kräfte. Anhand einer bestimmten Tracht kann mitunter die Fundstelle eines Minerals eindeutig bestimmt werden. In der Steinheilkunde hat sich inzwischen herauskristallisiert, dass die Tracht eines Minerals die heilkundliche Grundeigenschaft der betreffenden Kristallstruktur noch weiter differenziert.

Analogie: Die Tracht entspricht dem geistigen Hintergrund eines Menschen, dem Selbstverständnis und dem persönlichen Stil.

### Habitus

Die allgemeine Gestalt eines Kristalls bezeichnet man als Habitus; dieser weicht meist erheblich von der »Idealgestalt« des Kristalls ab. Der Habitus beschreibt den Raum und die Ausdehnung eines »Realkristalls«. Die Flächenentwicklung eines Kristalls wird durch den Druck und die Temperatur während der Bildung sowie von den in der Lösung enthaltenen Fremdstoffen beeinflusst. Eine Mineralart kann bei gleicher chemischer Zusammensetzung und gleichem Feinbau ganz verschiedene Gestalten aufweisen. Ein Grund für die Variationen im Habitus eines Kristalls ist ihre ungleiche, meist wachstumsbedingte Ausdehnung oder die Ausbildung von Spitzen an den Kristallenden. Eine Bergkristallgruppe zeigt dies am deutlichsten – jeder Kristall der Gruppe hat einen anderen Habitus.

Beim Habitus von Kristallen unterscheidet man folgende Formen: **Isometrische Kristalle** sind unverzerrte Idealkristalle des kubischen Kristallsystems, wie sie sehr selten in der Natur gefunden werden (zum Beispiel Pyritwürfel von Navajun). Daneben existieren **kurz-** oder **langprismatische, säulige** bis **nadelige, dünn-** oder **dicktafelige, kurz-** bis **langpyramidale Kristalle.**

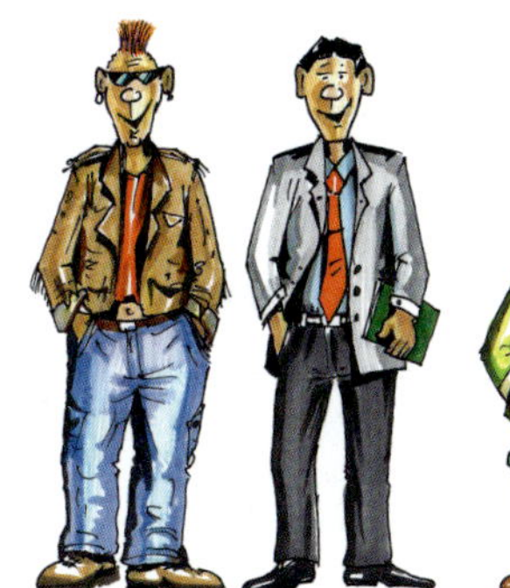

*Tracht: gleicher Habitus, aber unterschiedliche Tracht.*

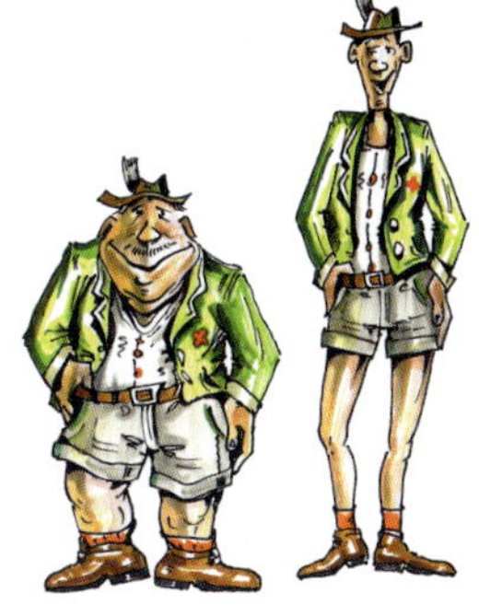

*Habitus: gleiche Tracht, aber unterschiedlicher Habitus.*

Der Habitus ist das Individuelle jedes einzelnen Kristalls. Erst durch den individuellen Habitus wird ein Kristall einzigartig und auch einzigartig einsetzbar, gerade im spirituellen Bereich.

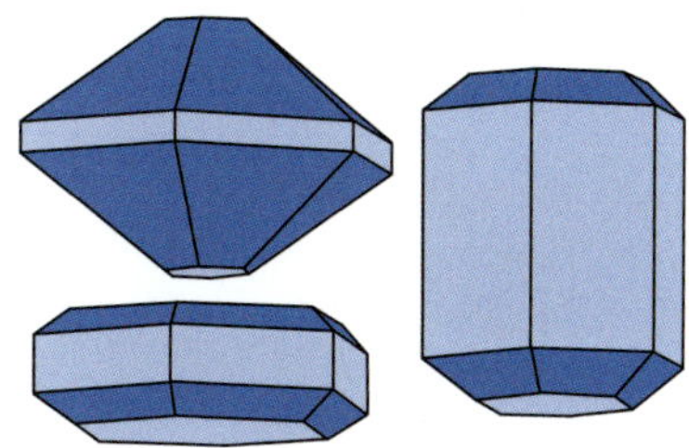

*Habitusvarietäten.*

In der amerikanischen Steinheilkunde wird auf die Tracht- und Habitusvarietäten ein besonderes Augenmerk gelegt. Aus der Signatur der Tracht-Habitus-Varietäten werden Wirkungen abgeleitet, die weit über den allgemeinen Anwendungsbereich hinausgehen. Melody beschreibt in ihrem Buch 45 Tracht-Habitus-Varietäten (Melody 1999), von denen Michael Gienger 16 übernahm (Gienger 1996); Patricia Troyer beschreibt in ihrem Buch sogar 56 (Troyer 1996).

Zusammenfassend kann festgehalten werden, dass drei Faktoren für die reale Form bestimmend sind: das Kristallsystem, die Tracht und der Habitus.

Analogie: Der Habitus entspricht dem Körperbau des Menschen. Gerade wenn man Steine verschenkt, sollte man darauf achten, dass dieser dem Konstitutionstyp des Beschenkten in seiner Gestalt entspricht, weil es die Identifikation mit dem Stein erheblich erleichtert. Schlanken, hochgewachsenen Personen stehen längliche Anhänger besser als Menschen von kräftiger, kompakter Gestalt; diese wählen lieber runde Formen.

## Mineralaggregate

Verwachsene Mineralgemenge im Zentimeter- bis Meterbereich werden in der Mineralogie Mineralaggregate genannt. Dabei spielt es keine Rolle, ob die mineralischen Einzelindividuen des Gemenges der gleichen Mineralart oder verschiedenen Arten angehören. Großräumige Vergesellschaftungen werden als Gesteine bezeichnet.

Eine **Stufe** ist eine Verwachsung von Mineralien oder Kristallen, die aus einem Mineral oder einer Gruppe von Begleitmineralien besteht. Alle Mineralien der Gruppe sind unter gleichen Bedingungen entstanden.

Analogie: Mineralstufen können in Räumen aufgestellt werden, in denen sehr unterschiedliche Menschen zusammenarbeiten, etwa in Berufsschulen oder Zentren.

**Zwillinge** und **Viellinge:** Zwillinge sind gesetzmäßig miteinander verwachsene Kristalle, die eine symmetrische Gesamtform bilden. **Berührungszwillinge** oder **Kontaktzwillinge** weisen dabei eine scharfe Grenzfläche zwischen den beiden Einzelkristallen auf.

Zwillingskristalle verwachsen oft nach einer bestimmten Gesetzmäßigkeit, nach der sie dann auch bezeichnet werden, zum Beispiel Japanerzwillinge oder Zwillinge nach dem Albit-Gesetz.

Kontaktzwillinge eignen sich zur Intensivierung einer Paarbeziehung und sind daher ein beliebtes Hochzeitsgeschenk.

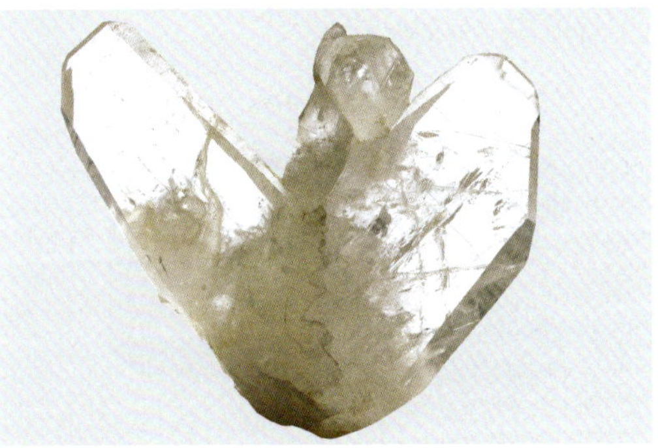

*Zwillings-Varietät: Bergkristall-Japanerzwillinge.*

Analogie: Es geht um gegenseitige Unterstützung und Ergänzung mit dem Ziel einer höheren Einheit.

Durchdringungszwillinge sind für den Laien nicht einfach als solche zu erkennen, da sie unregelmäßige Verwachsungsgrenzen zeigen. Sind an der Verwachsung eines Kristalls mehr als zwei Kristalle beteiligt, spricht man gemäß der Anzahl der beteiligten Kristalle von Drillingen, Vierlingen oder Viellingen.

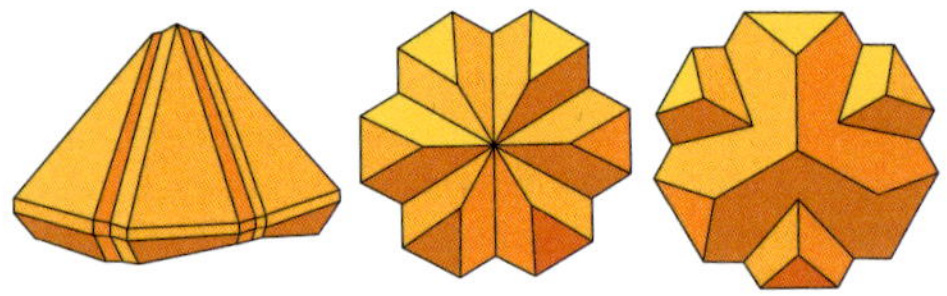

*Durchdringungszwillinge.*

Analogie: Durchdringungszwillinge eignen sich besonders für verbindliche Gruppenprozesse, Initiative und die Arbeit im Team. Sie vermitteln das Gefühl, ein wichtiger Teil einer Gemeinschaft zu sein, helfen den eigenen Platz zu finden und geben Vertrauen in die Gemeinschaft.

Eine **Druse** ist ein unregelmäßig umschlossener Hohlraum primärer Entstehung in magmatischem Gestein, dessen Wände mit großen oder kleinen Kristallen voll verwachsen sind. Meist bestehen die inneren Kristalle aus dem gleichen Material, zum Beispiel Amethyst-, Calcit- und Coelestindrusen.

Analogie: Drusen sammeln und intensivieren wie ein Brennspiegel die Energie des Minerals. Durch ihre Ausstrahlung können sie die energetische Qualität eines Raumes stark beeinflussen. Sie öffnen die Sinne und verbessern die Aufnahmefähigkeit.

**Drusen mit Fremdkristallen:** In Achat- oder Amethystdrusen können sich Fremdkristalle ansetzen, die im Einzelfall sehr groß werden können. In den meisten Fällen werden Calcitkristalle ausgebildet, die sich oft in Nestern anreichern.

Analogie: Die gesammelte Energie der Druse wird in diesen Fremdkristallen gesammelt und kann gebündelt über deren Spitzen abgegeben werden.

Eine **Geode** (von griech. *geo*, »Erde«) ist eine Druse mit kugeligem, einer Weltkugel gleichendem Äußeren, zum Beispiel Achat-Geode.

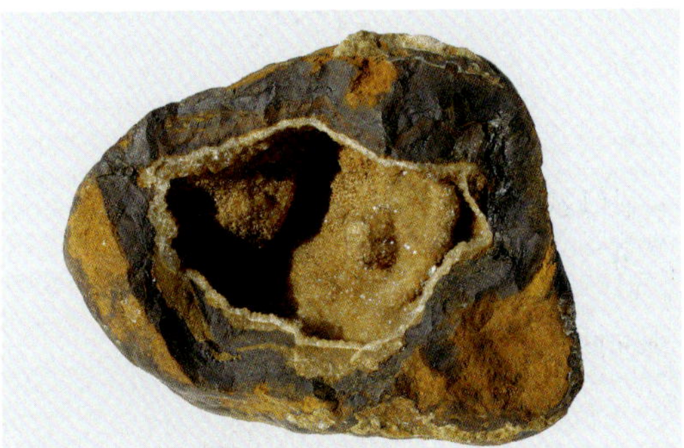

*Druse mit Fremdkristall.*

Analogie: Geoden lenken die Aufmerksamkeit in ihren Innenraum. Sie vermitteln gefühlsmäßige Geborgenheit, wirken erdend und zentrierend.

Eine **Mandel** ist eine gefüllte Druse ohne Resthohlraum, zum Beispiel eine Achat-Mandel.

Analogie: Mandeln sprechen stärker den Körper an. Sie wirken verdichtend, abgrenzend und vermitteln Zufriedenheit.

## Aggregatformen

Selbst bei Raummangel setzen viele Mineralien noch bestimmte Wachstumsrichtungen durch. So erklärt es sich, dass neben körnigen auch blätterige, schuppige, stengelige, faserige, tafelige oder nadelige Aggregate vorkommen. Weitere Formen sind: radialstrahlig, parallelfaserig, garben-, fächer-, stern- und rosettenförmig.

In der Steinheilkunde können spezifische Aggregate manchmal gezielter verwendet werden als die entsprechende kristalline Form. Die Kenntnis der Aggregate ermöglicht einen präziseren Einsatz der zuvor ermittelten Steinsorte.

**Blätterig:** flache Platten, die sich mitunter leicht voneinander lösen lassen; sie werden bei sehr kleinen Blättchen auch als **schuppig**, bei unregelmäßiger Überlagerung auch als **schiefrig** bis **fächerförmig** bezeichnet.

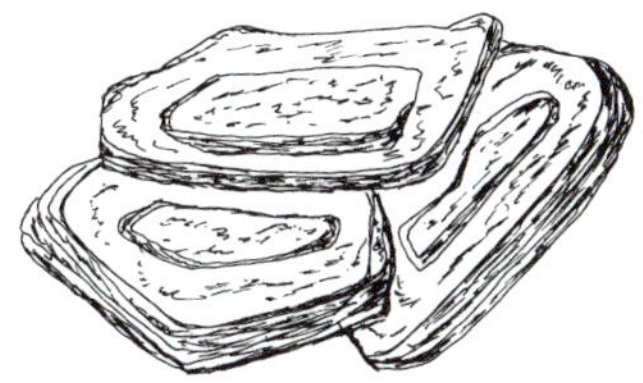

*Blättrige Aggregate: Muskovit.*

Analogie: Blätterige Platten wirken stark abgrenzend. Sie thematisieren insbesondere die Haut als schützende Grenze zwischen Leib und Umwelt; ebenso entlasten sie die Nerven. Beispiele: Antigorit, Apophyllit, Atacamit, Biotit, Chlorit, Fuchsit, Heulandit, Hypersthen, Lepidolith, Molybdänit, Muskovit, Phlogopit.

**Dendritisch:** verzweigte, an Bäumchen, Eisblumen, Schlieren oder Wurzeln erinnernde Gebilde; sie werden auch als **drahtförmig**, **moosartig**, **schlierenförmig** oder **skelettartig** bezeichnet.

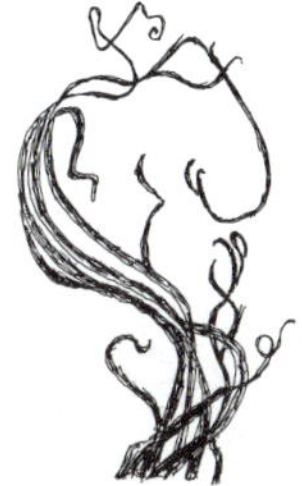

*Drahtförmige Aggregate: Silber.*

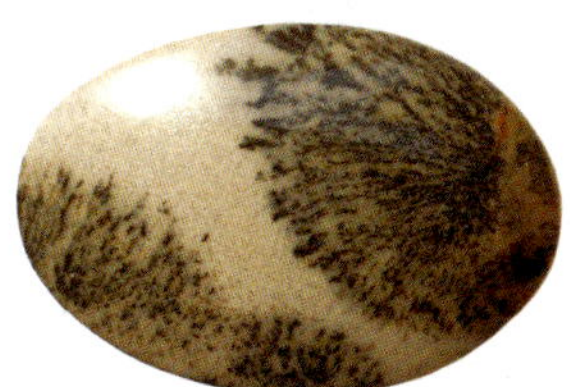

*Dendritische Aggregate: Dendriten-Chalcedon.*

Analogie: Dendriten verfeinern die Sinnesfunktionen und thematisieren insbesondere die Nerven. Beispiele: Akanthit, Dendriten-Chalcedon, Gold, Koralle, Kupfer, Psilomelan, Silber, Wismut.

**Derb:** Diese Formen zeigen keine Kristallflächen; sie sind kompakt ohne regelmäßige Begrenzung.

Analogie: Derb bedeutet mehr Masse als Klasse, die Materie dominiert die geistigen Formkräfte; Vermittlung von Realitätssinn und Körperbewusstsein. Beispiele: Altait, Alunit, Amazonit, Chalkopyrit, Cinnabarit, Covellin, Datolith, Eudialyt, Galenit, Hornblende, Ilmenit, Krokoit, Kupfer, Lasurit, Monazit, Sodalith, Türkis.

**Dicht:** unregelmäßig geformte Aggregate aus einer Vielzahl kleiner, von bloßem Auge nicht mehr erkennbarer Kristalle, die rau und fest wirken; sie werden auch als **feinkörnig** bezeichnet.

Analogie: Diese Form thematisiert die Auflösung des Persönlichen im übergeordneten Zusammenhang. Beispiele: Amazonit, Analcim, Antimonit, Chalkopyrit, Chrysokoll, Galenit, Magnetit, Petalit, Pyrit, Vesuvian.

**Erdig:** nicht besonders feste und meist leicht zu zerbröselnde Aggregate; sie werden auch als **krümelig, pulverig** oder **mehlig** bezeichnet.

Analogie: Erdig ist ein materialhafter Zustand vor jeglicher Individualisierung. Erdige Aggregate werden selten eingesetzt. Sie könnten sich als Zugabe zu Pasten eignen. Beispiele: Apatit, Borax, Chrysokoll, Covellin, Gips, Hämatit, Kaolin, Schwefel, Vivianit.

**Faserig:** Diese Formen erinnern an Haare oder Fasern, die gerade und parallel – wie bei Chrysotil und Stilbit – oder geschwungen, manchmal sogar lockig verlaufen; sie werden auch als **asbestartig, flachsartig, haarförmig** oder **wollähnlich** bezeichnet.

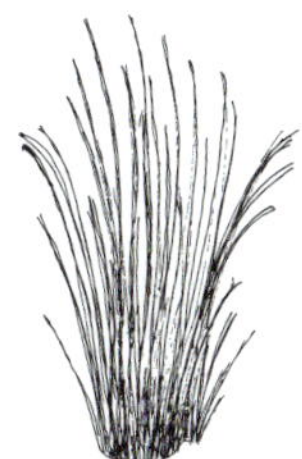

*Faserige Aggregate: Natrolith.*

Analogie: Diese Form thematisiert Kommunikation, Intuition, Telepathie. Sie verfeinert Ausdruck und Wahrnehmung, weckt den Sinn für Poesie und Ästhetik. Beispiele: Aktinolith, Alunit, Amiant, Asbest, Cerussit, Chrysotil, Cuprit, Gips, Hornblende, Jamesonit, Malachit, Markasit, Mixit, Natrolith, Okenit, Sillimanit.

**Garbenförmig:** Langprismatische bis faserige Kristalle, die jedoch nicht genau parallel, sondern etwas auseinander strebend gewachsen sind; sie werden auch als bündelig oder büschelig bezeichnet.

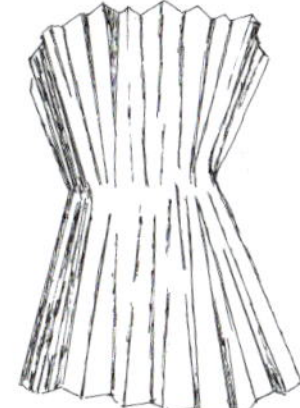

*Garbenförmige Aggregate.*

Analogie: Garben thematisieren fließende Bewegung, gebändigte Dynamik. Sie helfen, die eigenen Gefühle zu achten, in Beziehungen die Selbständigkeit zu bewahren. Das Motto lautet: Im Fluss bleiben und geschehen lassen. Beispiele: Antimonit, Aurichalcit, Bronzit, Erythrin, Gismondin, Heulandit, Ilvait, Jamesonit, Natrolith, Skolezit, Stilbit, Strontianit.

**Glasköpfig: Halbkugelige,** meist glatte und manchmal glänzende Aggregatoberflächen, die an Gedärme oder Gehirnmasse erinnern; sie werden auch als **nierig, traubig, wulstig** und bei rauher Oberfläche als **warzig** bezeichnet.

Analogie: Halbkugeln verbessern das funktionelle Ineinandergreifen, Kohärenz, Reflexion und Selbstwahrnehmung. Sie stärken alle Organfunktionen. Beispiele: Azurit, Chalkopyrit, Chrysokoll, Hämatit, Konichalcit, Lepidolith, Malachit, Markasit, Molybdänit, Psilomelan, Rhodochrosit, Smithsonit, Sphalerit.

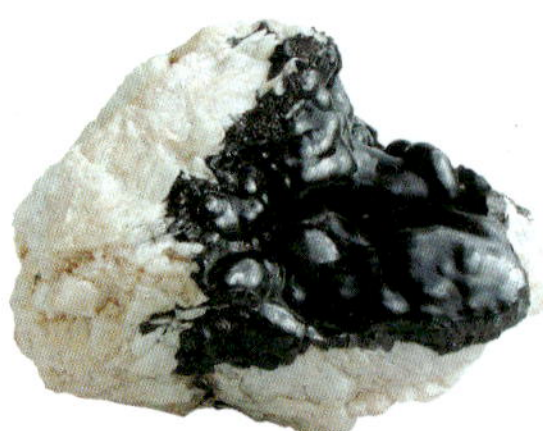

*Glasköpfige Aggregate: Hämatit.*

**Knollig:** unregelmäßige, rundliche Knollen; sie werden auch als **kartoffelähnlich**, sellerieähnlich, blumenkohlähnlich, wattebauschähnlich usw. bezeichnet.

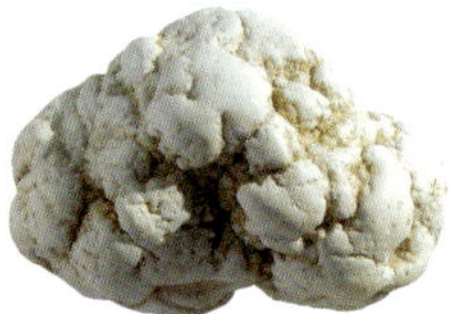

*Knollige Aggregate: Magnesit.*

Analogie: Knollen wirken ähnlich den halbkugeligen Aggregaten, doch geht der verarbeitende Prozess viel tiefer, die Betrachtungsweise ist weniger einheitlich, wird persönlicher. Beispiele: Achat, Azurit-Malachit, Eisenoolith, Flint, Howlith, Larimar, Magnesit, Prehnit, Türkis, Ulexit.

**Körnig:** unregelmäßig geformte Aggregate, jedoch aus einer Vielzahl kleiner, gerade noch erkennbarer Kristalle gebildet, wodurch das gekörnte Aussehen entsteht; sie werden auch als **grobkörnig** bezeichnet.

Analogie: Diese Form thematisiert – ähnlich der dicht geformten Aggregate – die Auflösung des Persönlichen im übergeordneten Zusammenhang, etwa in einem Volk. Beispiele: Altait, Antimonit, Apatit, Aragonit, Atacamit, Bornit, Cancrinit, Chalkopyrit, Coelestin, Diopsid, Galenit, Halit, Magnetit, Leucit, Realgar, Zinkit.

**Krustig:** nur ein dünner Überzug auf anderen Mineralien; sie werden auch als anflugartig, ausblühartig, beschlagartig oder **rindenartig** bezeichnet.

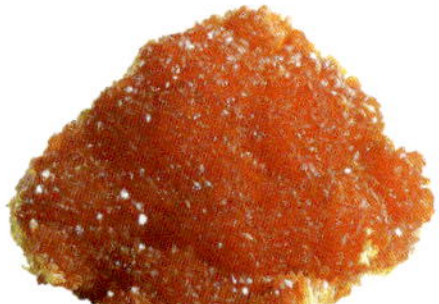

*Krustige Aggregate: Auripigment.*

Analogie: Krusten bedeuten Veredelung, Verfeinerung und Würdigung, da sie aus gewöhnlichem Material etwas Besonderes machen. Sie unterstützen alle ehrlichen Bestrebungen, mit geringen Mitteln das Bestmögliche zu vollbringen. Beispiele: Adamin, Anglesit, Aragonit, Azurit, Chrysokoll, Covellin, Dioptas, Malachit, Opal, Purpurit, Rhodochrosit, Schwefel.

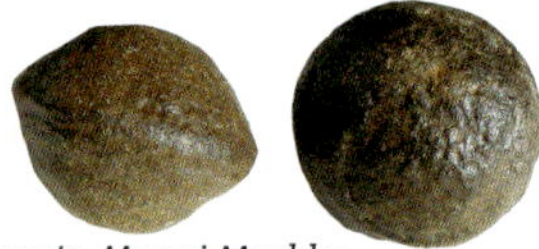

*Kugelige Aggregate: Moqui Marbles.*

**Kugelig:** gerade noch erkennbare Minikristalle mit gerundeter Oberfläche – auch **halbkugelig**. Beispiele: Azurit, Calcit, Eisenoolith, Lepidolith, Markasit, Prehnit, Pyrit, Stilbit, Variscit.

**Linsenförmig:** flache Linsenstücke mit einer deutlich gewölbten Mitte, deren Wölbung zum Rand hin entweder gerade oder geschwungen ist.

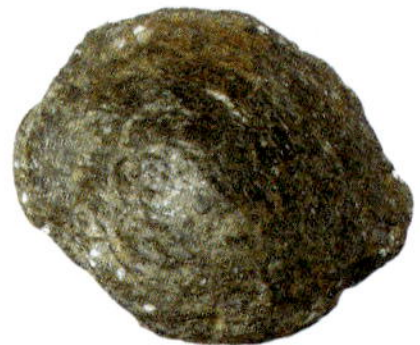

*Linsenförmige Aggregate: Biotit-Linse.*

Analogie: Linsen fördern Spielfreude, Beweglichkeit, verbessern den Tonus. Beispiele: Alabaster-Linsen, Biotit-Linse, Eisenoolith, Hermanover Kugel, Ilmenit, Pop-Rocks.

**Oolithisch:** Kügelchen, die oft schalig aufgebaut sind; sie werden auch als pisolithisch oder rogenartig bezeichnet.

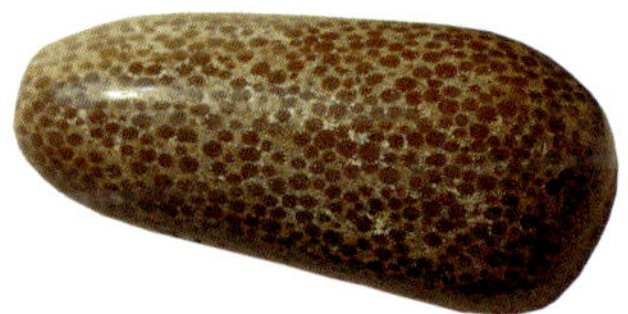

*Oolithische Aggregate: Kalkoolith*

Analogie: Oolithe entsprechen prozesshaft betrachtet Einkapselungen (wie Cellulite), vom Erscheinungsbild her Zellen bzw. Zellwucherungen. Beispiele: Apatit, Aragonit, Calcit, Hämatit, Kalk-Oolith (Margerita), Pop-Rocks, Siderit.

**Parkettiert:** Aggregate aus überlappungsfreien Überdeckungen der Kristallflächen mit regelmäßigen Polygonen bestehend. Beispiele: Fluorid, Pyrit.

**Porös:** aus im ganzen Aggregat verteilten erkennbaren Poren bestehend; an Bronchien erinnernd. Beispiele: Chrysokoll, Koralle, Schwefel, Türkis.

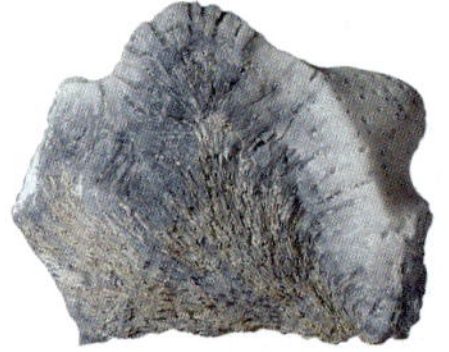

*Poröse Aggregate: Blaue Koralle*

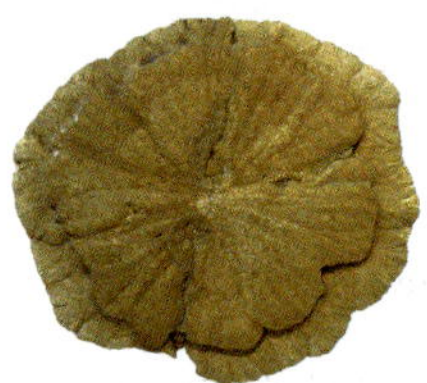

*Radialstrahlige Aggregate: Pyrit-Sonne.*

**Radialstrahlig:** Aggregate aus einem vom Mittelpunkt ausgehenden Strahlenkranz.

Analogie: Diese Form wirkt auf das Sonnengeflecht und das vegetative Nervensystem; sie thematisiert die Prinzipien Öffnung und Sammlung. Beispiele: Adamin, Antimonit, Aurichalcit, Auripigment, Bavenit, Diopsid, Dumortierit, Epidot, Goethit, Hemimorphit, Hornblende, Konichalcit, Malachit, Markasit, Pyrit-Sonne, Pyrolusit, Siderit, Variscit, Wavellit; in feinster Ausbildung auch radialfaserig: Astrophyllit, Disthen oder wirrfaserig: Hornblende.

**Rosettenartig:** blätterige, an Knospen oder Blüten erinnernde blütenförmige Aggregate. Zur Bezeichnung wird dem Mineral der Zusatz Rosette oder Rose angefügt.

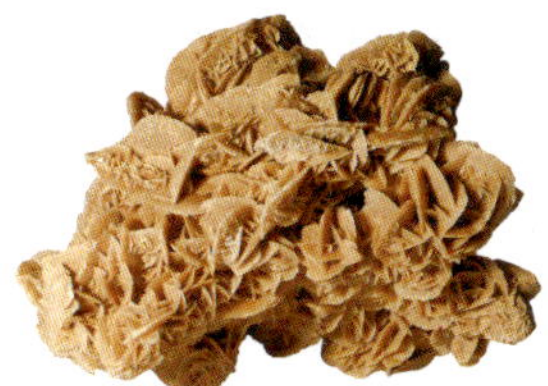

*Rosettenförmige Aggregate: Sandrose.*

Analogie: Rosetten wirken auf das Herz und das Herzchakra. Sie helfen, sich schrittweise für Empfindungen zu öffnen. Beispiele: Baryt-Rose, Chalcedon-Rosette, Eisen-Rose, Hämatit-Rosette, Ilmenit-Rosette, Lepidolith, Muskovit, Sand-Rose.

**Spätig:** deutliche, scharfe Kanten und glatte, manchmal spiegelnde Flächen, die auf ein Mineral mit vollkommener Spaltbarkeit hinweisen; wird auch als **kantig** bezeichnet.

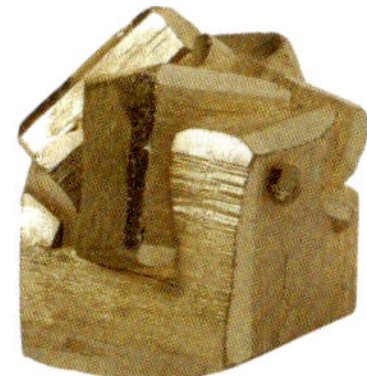

*Spätige Aggregate: Pyrit-Würfel.*

Analogie: Diese Form steht für Genauigkeit, Gewissenhaftigkeit und Prinzipientreue. Beispiele: Amblygonit, Antimonit, Covellin, Enstatit, Epidot, Gips, Halit, Magnesit, Petalit, Sphalerit, Zinkit.

**Stalaktitisch:** tropfsteinförmige Aggregate in Form länglich-wulstiger Gebilde, deren Bezeichnung ihrer Ähnlichkeit mit Tropfsteinen entspringt.

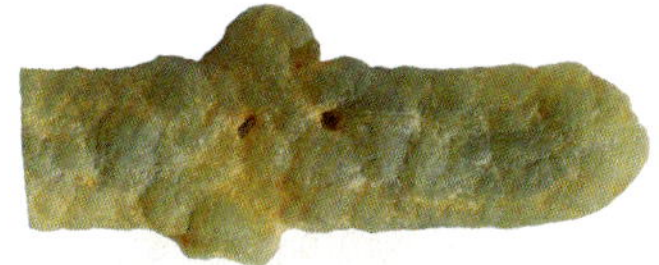

*Stalaktitische Aggregate.*

Analogie: Diese Form hat eine Phallussymbolik. Beispiele: Calcit, Chalcedon, Chalkanthit, Chrysokoll, Diaspor, Halit, Hämatit, Labradorit, Prehnit, Psilomelan, Rhodochrosit, Schwefel, Smithsonit, Zapfensande.

**Strahlig:** langprismatische bis **faserige**, genau parallel verlaufende Kristalle, die auch als **nadelig, parallelfaserig, spießig** oder **stengelig** bezeichnet werden; selten können sie in sternstrahliger Form auftreten.

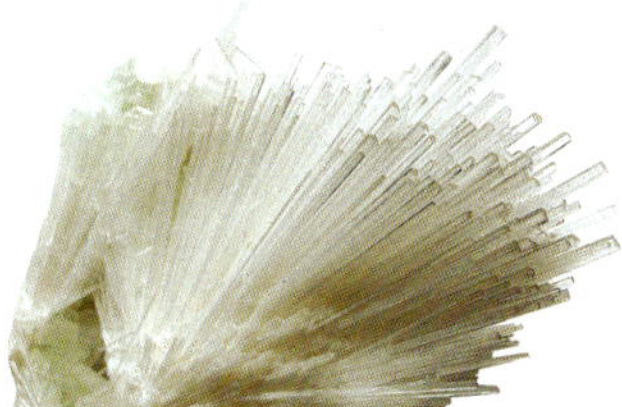

*Strahlige Aggregate: Skolezit.*

Analogie: Diese Form thematisiert Ausrichtung, Effizienz, Geschwindigkeit. Die Pfeilsymbolik bedeutet Hinweis oder Verletzung. Körperlich besteht eine Verbindung zu Knochen, Nerven und Sehnen. Beispiele: Ägirin, Aktinolith, Anhydrit, Antimonit, Aragonit, Astrophyllit, Atacamit, Augit, Azurit, Disthen, Epidot, Erythrin, Hornblende, Ilvait, Natrolith, Prehnit, Rutil, Schörl, Sillimanit, Strontianit, Ulexit.

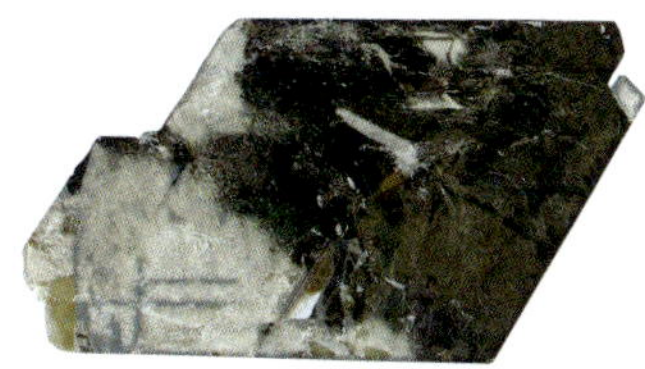

*Tafelige Aggregate: Phlogopit.*

**Tafelig:** dünn- oder dicktafelige Kristalle oder Platten.

Analogie: Tafeln stellen dienend Raum zur Verfügung. Sie wirken abgrenzend und stärken die Haut. Beispiele: Amblygonit, Anatas, Anglesit, Astrophyllit, Auripigment, Lepidolith, Muskovit, Wolframit.

**Zapfenförmig:** blätterige oder spätige Kristalle, die sich übereinander schichten, so dass der Eindruck eines geschlossenen Tannenzapfens entsteht, auch artischockenförmig oder sprossenförmig genannt.

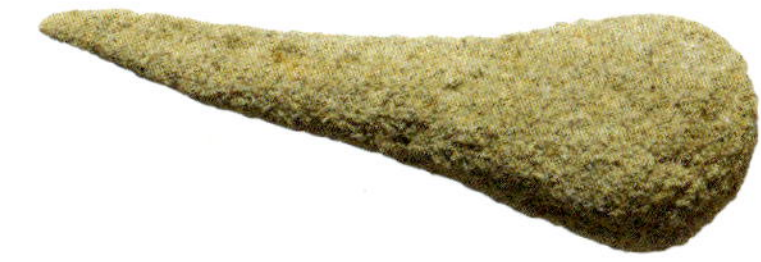

*Zapfenförmige Aggregate: Zapfensand.*

Analogie: Zapfen verstärken die Widerstandskraft und die natürliche Autorität. Sie entsprechen einer großen Lebenserfahrung. Beispiele: Kristall-Quarze.

**Verfilzt:** wirr durcheinander liegende Kristallfasern, ähnlich einem Wollfilz; sie werden auch **wirrfaserig** oder **wirrstrahlig** genannt.

Analogie: Diese Form absorbiert und filtert Energie; sie verbessert den inneren Zusammenhalt und heilt bei gro-

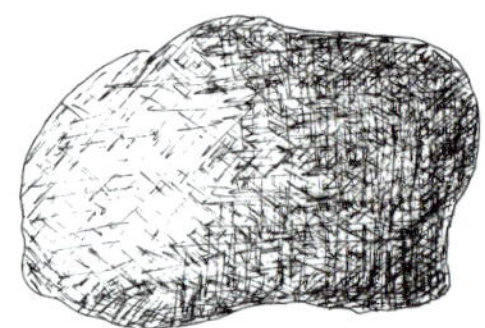

*Verfilzte Aggregate.*

ßem Erholungsbedarf; bei zu großer Abhängigkeit von anderen Menschen hilft sie, zu sich selbst zurückzufinden. Beispiele: Aktinolith, Chrysotil, Epidot, Jadeit, Nephrit, Sillimanit.

## Paramorphosen

Eine bei hoher Temperatur gebildete Mineralart wandelt sich bei sinkender Temperatur in eine beständigere Modifikation um. Dabei bleibt die äußere Kristallform erhalten.

Analogie: Paramorphosen helfen in der Öffentlichkeit die Form zu wahren, auch wenn hinter den Kulissen größere Umstellungen vor sich gehen. Beispiel: Cristobalit.

## Pseudomorphosen

Mineralgebilde von atypischer, fremder Kristallgestalt nennt man Pseudomorphosen (von griech. ***pseudein***, »falsch, täuschen«, und morphe, »Gestalt«; also »falsche Gestalt«). Das Mineral nimmt dabei eine fremde, nicht seinem inneren Kristallgitter entsprechende Kristallform an. Unter anderen physikalischen oder chemischen Bedingungen als jene der Entstehungszeit eines Minerals können Stoffe ausgetauscht oder umgelagert werden. Die ursprünglich vorhandene Substanz wird dabei von einer anderen Substanz verdrängt. Die neue Substanz nimmt dabei jedoch nicht die ihr entsprechende Gestalt an, sondern versteckt sich hinter der Form des umgewandelten Minerals. Die Eigenschaften einer Pseudomorphose, wie Farbe, Härte, Dichte und chemische Zusammensetzung, stehen im Widerspruch zu ihrer Kristallgestalt.

Pseudomorphosen haben schwache Formkräfte, sie können ihr Inneres nicht in ihrer Erscheinung durchsetzen. Jedoch sind sie in der Lage, Gelegenheiten zu nutzen und das Beste aus jeder Situation zu machen. Dabei zieht sich die alte Substanz zurück, während die neue Substanz den Raum erobert.

Analogie: Pseudomorphosen vermitteln Anpassungsfähigkeit und gleichen Angepasstheit aus. Apatit nach Aragonit (das heißt Aragonit wird zu Apatit), so genannter Apatara, gleicht Formschwächen aus (Verwachsungen der Knochen). Apatit als Eroberer gibt Wachstumskraft (Brüche) und füllt mit seiner Substanz den Raum aus (Osteoporose).

## Verdrängungspseudomorphose

Durch einen Austausch der chemischen Stoffe kann sich das ursprüngliche Mineral chemisch vollständig verändern, es entsteht eine so genannte Verdrängungspseudomorphose. Verschiedene Ursachen können dazu führen: **Stoffverlust durch Reduktion**, Beispiel: Hämatit wird zu Magnetit, das heißt Magnetit nach Hämatit.

**Entwässerung** (Ernüchterung), Beispiel: Hämatit nach Goethit.

**Stoffaufnahme durch Oxidation**, Beispiel: Pyrolusit nach Manganit.

**Wasserzufuhr** (Emotionalisierung), Beispiel: Gips nach Anhydrit.

**Kohlensäurezufuhr**, Beispiel: Malachit nach Cuprit.

**Teilweiser Stoffaustausch**, Beispiel: Steatit nach Quarz.

Analogie: Verdrängungspseudomorphosen beinhalten Fähigkeiten und Erfahrungen der neuen sowie der verdrängten Substanz, so dass im Idealfall beide Informationen übermittelt werden, wobei jedoch der Chemismus des neuen Materials dominiert.

## Peri- oder Umhüllungspseudomorphose

Durch eine Umhüllung eines Minerals mit einem anderen und der anschließenden Herauslösung des Ursprungsminerals bleibt ein negativer Abdruck im Umhüllungsmineral zurück. Umhüllungspseudomorphosen kommen im Mineralreich sehr häufig vor. Perimorphosen sind interessante Meditationsobjekte, da man nicht ein Ding, sondern die Leere betrachtet – ein Gleichnis der Akasha-Chronik, jener ätherischen Ebene, in welcher alle Geschehnisse gespeichert sind.

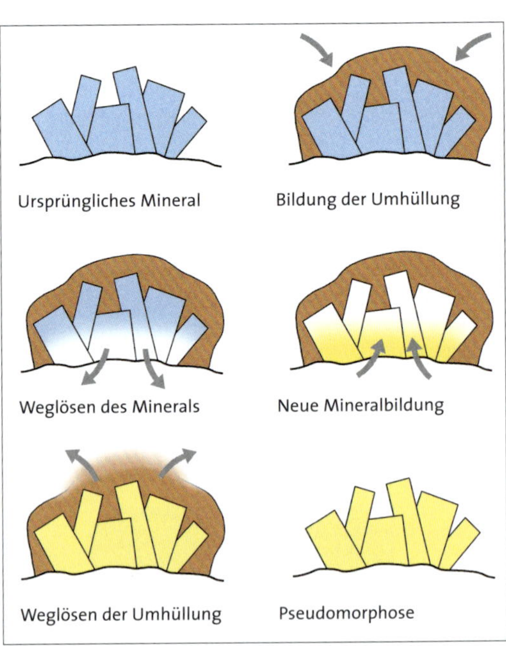


*Umhüllungspseudomorphose.*

## Auffüllungspseudomorphose

Wird der negative Abdruck einer Umhüllungspseudomorphose von einem anderen Mineral gefüllt und die Umhüllungspseudomorphose somit wieder weggelöst, entsteht eine Auffüllungspseudomorphose. Ein Mineral kann dadurch in vollkommen veränderter äußerer Kristallstruktur vorliegen, zum Beispiel ein Amethyst in der kubischen Gestalt eines Fluorits.

Analogie: Bei der Auffüllungspseudomorphose stimmen Form und Inhalt nicht überein, das neue Material konnte aus Schwäche oder Bequemlichkeit seine Eigengesetzlichkeit gegen die bereits etablierte Ordnung nicht durchsetzen. Bildhaft zeigt sich dies, wenn man eine möblierte Wohnung übernimmt; der Geist und Stil des Vorbesitzers dominiert die Räume weiterhin.

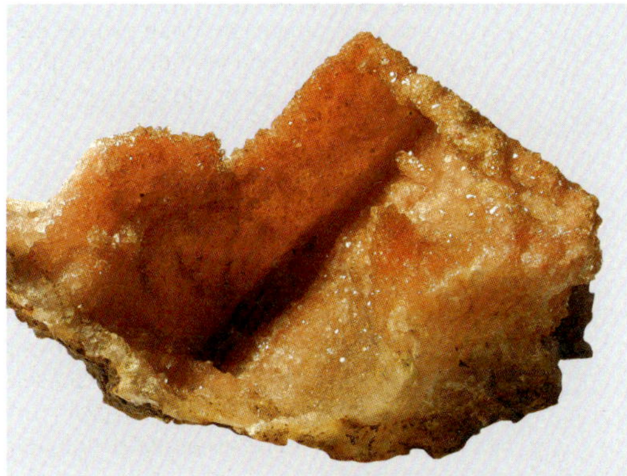

*Pseudomorphose von Baryt nach Quarz.*

Interessanterweise verändern sich auch einige der bekannten steinheilkundlichen Wirkungen von pseudomorphen Kristallen. So hat eine Pseudomorphose von Fluorit nach Amethyst neben den Haupteigenschaften des Amethysts noch verschiedene Eigenschaften der kubischen Kristallstruktur des nicht mehr vorhandenen Fluorits.

**Wichtige Pseudomorphosen in der Heilsteinkunde sind:**

| | |
|---|---|
| Amethyst nach Baryt | trigonal nach rhombisch. |
| Amethyst nach Fluorit | trigonal nach kubisch. |
| Apatit nach Aragonit | hexagonal nach triklin. |
| Galenit nach Pyromorphit | kubisch nach hexagonal. |
| Hemimorphit nach Calcit | rhombisch nach trigonal. |
| Hemimorphit nach Fluorit | rhombisch nach kubisch. |
| Malachit nach Cuprit | monoklin nach kubisch. |
| Steatit nach Quarz | monoklin nach trigonal. |
| Wulfenit nach Calcit | tetragonal nach trigonal. |

## Paragenese oder Begleitmineralien

In der Natur treten die meisten Mineralien selten alleine auf. Meist erzeugen sie eine bestimmte, für den jeweiligen mineralbildenden Prozess charakteristische Gruppierung; die Mineralien kommen also aufgrund ihrer gleichen oder ähnlichen Entstehung in gesetzmäßigen Gemeinschaften vor. Solche Begleitmineralien können – insbesondere wenn sie als Rohstufe vorliegen – zur Verifizierung der mineralogischen Bestimmung dienen.

Manchmal werden größere, voll ausgebildete Kristalle von kleineren Kristallen der gleichen Art überwachsen. In diesem Fall liegen zwei Generationen des gleichen Minerals vor. Überwachsen sich jedoch verschiedene Kristalle, lässt sich das gemeinsame Vorkommen als Unterscheidungsmerkmal gegenüber anderen, gleich aussehenden Mineralien verwenden.

Beispiel: Die beiden Mineralien Molybdänit $MoS_2$ und Graphit C unterscheiden sich äußerlich nur sehr geringfügig und können leicht verwechselt werden. Kommt auf einer Mineralstufe jedoch neben Molybdänit auch Cassiterit oder Wolframit vor, kann es sich nur um Molybdänit, nie aber um Graphit handeln, da die sekundäre Entstehung von Wolframit paragenetisch (von griech. ***para***, »neben«, und ***genesis***, »Entstehen«) nur mit sekundären Mineralien (Molybdänit), nicht mit metamorphen Mineralien (Graphit) möglich ist.

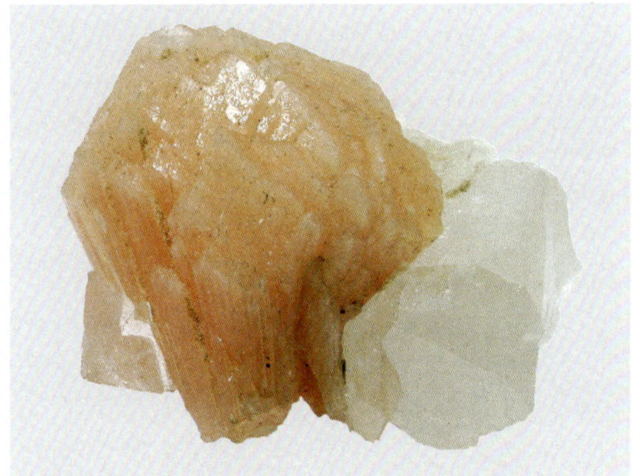

*Typische Zeolithparagenese: Chabasit auf Apophyllit.*

Oft bestehen Mineralaggregate aus mehreren Mineralarten, aus deren Verwachsungen nicht nur mineralogische Schlüsse zu ziehen sind; diese Paragenesen haben im Einzelfall auch eine interessante Bedeutung für die Steinheilkunde.

Analogie: Paragenesen symbolisieren Freundschaften, die durch die gemeinsame Zeit der Entwicklung geprägt wurden. Sie vermögen Freunde und Begleiter in Erinnerung zu rufen, die uns vielleicht unbemerkt schon viel geholfen haben.

## Systematische Ordnung der Mineralien

Systematik nach Prof. Hugo Strunz, ergänzt von Prof. Klockmann, modifiziert von Dr. Stephan Weiß

### 1 Elemente

1 A 1-8 Metalle und intermetallische Verbindungen
1 A 9-12 Carbide, Nitride, Phosphide, Silicide
1 A 13-17 Platinmetalle und Platin-Eisen-Verbindungen
1 B 1-5 Halbmetalle und Nichtmetalle

### 2 Sulfide und Sulfosalze

2 A 1-7 Legierungen + legierungsartige Verbindungen
2 B 1 Kupfersulfide
2 B 2 Komplexe Kupfer-Eisen-Sulfide
2 B 3-4 Selenide mit Kupfer vorherrschend
2 B 5-8 und Sulfide, Selenide, Telluride mit vorwiegend Kupfer Silber/Gold
2 B 9 – D 13 Sulfide, Selenide, Telluride
2 C 1-25 Sulfide mit Metall 1:1
2 D 1-13 Sulfide mit Metall < 1:1
2 D 14-29 Telluride mit Kupfer, Silber, Gold
2 E 1-4 Sulfosalze mit Eisen/Kupfer vorherrschend
2 E 5-9 Sulfosalze mit Silber vorherrschend
2 E 10-14 Sulfosalze mit Thallium/Quecksilber vorherrschend
2 E 15-35 Blei-Sulfosalze
2 F 2-3 Arsen-Sulfide
2 F 4-10 Alkali-Sulfide
2 F 11-12 Oxisulfide
2 F 13-15 Sulfo-Halide mit Quecksilber/Blei

### 3 Halogenide

3 A 1-11 Einfache Halogenide wasserfrei
3 A 12-13 Einfache Halogenide wasserhaltig
3 B 1-3 Doppelhalogenide
3 C 1-5 Doppelhalogenide meist mit OH, $H_2O$
3 C 6-8 Chloride
3 D 1-12 Oxihalogenide

### 4 Oxide

4 A - E 3 Oxide
4 F 1-19 Hydroxide und oxidische Hydrate mit Schichtstruktur
4 G 1-6 Gruppenvanadate
4 G 7 Kettenvanadate mit $[V_2O_6]^{2-}$
4 G 8-12 Schichtvanadate
4 G 13 Gerüstvanadate
4 H 1-8 Uranyl-Hydroxide und -Hydrate
4 J 1-4 Inselarsenite mit $[AsO_3]$-Inseln
4 J 5 Uranyl-Arsenite
4 J 6 Arsenite mit $[As_2O_5]^4$-Gruppen
4 J 7 Arsenite und unklassifizierte Arsenite
4 J 9 Ringarsenite $[As_4O_8]^4$
4 J 10 Kettenarsenite $[As_2O_4]^{2-}$
4 K 1-10 Sulfite, Selenite, Tellurite mit $[XO_3]^2$-Gruppen
4 K 11 Uranyl-Selenite mit $[UO_2]^{2+}$-$[SeO_3]^{2-}$
4 K 12-14 Tellurite
4 K 15-19 Tellurate und komplexe Tellurit-Tellurate
4 L 1-3 Jodate mit $[JO_3]^1$-Gruppen

### 5 Nitrate, Carbonate und Borate

5 A 1-4 Nitrate $[NO_3]^{1-}$
5 B 1-7 Wasserfreie Carbonate ohne fremde Anionen
5 C 1-9 Wasserfreie Carbonate mit Anionen
5 D 1-5 Wasserhaltige Carbonate ohne fremde Anionen
5 E 1-10 Wasserhaltige Carbonate mit fremden Anionen
5 F 1-7 Uranylcarbonate $[UO_2]^{2+}$-$[CO_3]^{2-}$
5 G 1-6 Inselborate mit $[BO_3]^3$-Inseln
5 G 7-12 Inselborate mit $[BO_4]^{5-}$ und $[B(OH)_4]^{1-}$
5 H 1-18 Gruppenborate planar $[B_2O_5]^{4-}$ - $[B_2O_7]^{8-}$
5 J 1-6 Kettenborate $[B_2O_4]^{2-}$ - $[B_6O_{10}]^{2-}$
5 K 1-11 Schichtborate mit komplexen Gruppen
5 L 1-4 Gerüstborate mit $[BO_2]^{1-}$ - $[B_6O_{10}]^{2-}$

### 6 Sulfate, Chromate, Molybdate und Wolframate

6 A 1-9 wasserfreie Sulfate ohne fremde Anionen
6 B 1-15 wasserfreie Sulfate mit Anionen
6 C 1-22 wasserhaltige Sulfate ohne fremde Anionen
6 D 1-19 wasserhaltige Sulfate mit fremden Anionen
6 D 20-21 Uranylsulfate $[UO_2]^{2+}$ - $[SO_4]^{2-}$
6 F 1-5 Chromate $[CrO_4]^{2-}$
6 G 1-2 Molybdate $[MoO_4]2$- und Wolframate $[WO_4]^{2-}$
6 G 4-7 Uranyl-Molybdate

### 7 Phosphate, Arsenate und Vanadate

7 A 1-19 Wasserfreie Phosphate ohne fremde Anionen
7 A 20 Wasserfreie Divanadate $[V_2O_7]^{4-}$
7 B 1-39 Wasserfreie Phosphate mit fremden Anionen
7 B 41 Wasserfreie Diarsenate $[As_2O_7]^{4-}$
7 C 1-32 Wasserhaltige Phosphate
7 C 33-34 Molybdophosphate mit $[MoO_4]^{2-}$-$[PO_4]^{3-}$
7 C 35 Wasserhaltige Diphosphate $[P_2O_7]^{4-}$
7 C 36 Wasserhaltige Divanadate $[V_2O_7]^{4-}$
7 C 37 Wasserfreie Triphosphate $[P_3O_{10}]^{5-}$
7 D 1-56 Wasserhaltige Phosphate mit fremden Anionen
7 D 57 Molybdophosphate mit fremden Anionen
7 D 58 Wasserhaltige Divanadate mit fremden Anionen
7 E 1-10 Uranylphosphate und Uranylvanadate
7 E 11 Uranyl-Gruppenvanadate mit $[UO_2]^{2+}$-$[V_2O_8]^{6-}$

### 8 Silikate

8 A 1-12 Insel (Neso)-Silikate mit $[SiO_4]^{4+}$-Gruppen
8 B 1-26 Inselsilikate mit tetraederfremden Anionen
8 B 27-28 Insel-Silikate mit $SO_4$, $CrO_4$ u. $PO_4$-Gruppen
8 B 29-33 Beryll- u. Bor-Inselsilikate
8 B 34-38 Uranyl-Inselsilikate mit $[UO_2]^{2+}$-$[SiO_4]^{4-}$
8 C 1-20 Gruppensilikate $[Si_2O_7]^{6-}$
8 C 21-37 Mischstrukturen mit Insel-Gruppensilikaten
8 D 2-22 Unklassifizierte Silikate
8 E 1-5 Dreierringe $[Si_3O_6]^{6-}$
8 E 6-9 Viererringe $[Si_4O_{12}]^{8-}$
8 E 10-11 Doppel-Viererringe $[Si_8O_{20}]^{8-}$
8 E 12-21 Sechserringe $[Si_6O_{18}]^{12-}$
8 E 22 Dopple Sechserringe $[Si_{12}O_{30}]^{12-}$
8 E 23 Silikate Achterringe
8 E 24 Neunerringe
8 E 25 Neuner + Dreierringe
8 E 26 Zwölferringe und größere Strukturen
8 F 1-6 Zweierketten $[Si_2O_6]^{4-}$
8 F 7-13 Zweierbänder $[Si_4O_{11}]^{6-}$
8 F 14-17 Verzweigte Kettenstrukturen
8 F 18-20 Dreierketten $[Si_3O_9]^{6-}$
8 F 21-23 Dreierbänder und modifizierte Dreierbänder
8 F 24-26 Viererketten $[Si_4O_{12}]^{8-}$
8 F 27 Fünferketten $[Si_5O_{15}]^{10-}$
8 F 28-30 Sechserketten $[Si_6O_{18}]^{12-}$ und Sechserbänder
8 F 31 Siebenerketten $[Si_7O_{21}]^{14-}$
8 F 32 Zwölferketten $[Si_{12}O_{36}]^{24-}$
8 F 33 Kombination aus Ketten- und Gruppensilikat
8 F 34-40 Komplexe Ketten wie Zylinder-Kettensilikate
8 G 1-14 Übergangsstrukturen von Ketten- und Schichtsilikaten
8 H 1-40 Schichtsilikate
8 H 1-14 Gerüstsilikate
8 H 15-20 Gerüstsilikate mit Zeolithstruktur
8 H 21-27 Zeolith-Gruppe

### 9 Organische Verbindungen

9 A Salze organischer Säuren
9 A 1 Oxalate
9 A 2 Mellate, Citrate, Acetate
9 B 1 Kettenförmige Stickstoff-freie Kohlenwasserstoffe
9 B 2 Ringförmige Stickstoff-freie Kohlenwasserstoffe
9 C 1 Harzähnliche Verbindungen
9 D 1 Stickstoff-haltige Kohlenwasserstoffe

# Mineralklassen und Lebenssituationen

Da Mineralklassen deutlich typische Verhaltensweisen und Handlungsmotive widerspiegeln, kann dieses einfache Merkmal herangezogen werden, um entsprechende Mineralien zur Lösung für gegenwärtige Probleme zu wählen. Auch die Heilung aus den jeweiligen Verhaltensmustern entstandener Krankheiten lässt sich dadurch fördern. Wichtig für die richtige Zuordnung ist eine sorgfältige Analyse: Auf welche Weise setze ich mich mit meiner Umwelt in Verbindung? Was sind die Motive meines Handelns?

## I. Klasse Elemente

Natürliche Elemente bestehen nur aus einem einzigen Element, das dann als Metall gediegen auftritt.

Die natürlichen Elemente (mit sieben Mineralgruppen) verbinden sich nur mit sich selbst, daher haftet ihnen stets etwas Elitäres an. Natürliche Elemente stehen für Reinheit, Unbeeinflussbarkeit und die Fähigkeit, sich ganz auf das Wesentliche und Dienliche zu konzentrieren. Sie stärken den persönlichen Standpunkt und helfen, diesen gegenüber der Umwelt durchzusetzen. Je nachdem, welches Element und damit auch welche Struktur vorliegt, werden bestimmte korrespondierende Lebensbereiche besonders angesprochen. Dabei bringt jedes natürliche Element sein eigenes Handlungsmotiv mit. Natürliche Elemente helfen, Gegensätze und Widersprüche unter einem Gesichtspunkt zu vereinen und zu vereinheitlichen.

**Heilsteine der Mineralklasse der natürlichen Elemente** sind: Amalgam, Antimon, Arsen, Blei, Diamant, Eisen, Gold, Graphit, Kupfer, Meteoreisen, Platin, Quecksilber, Schwefel, Silber, Tellur, Wismut.

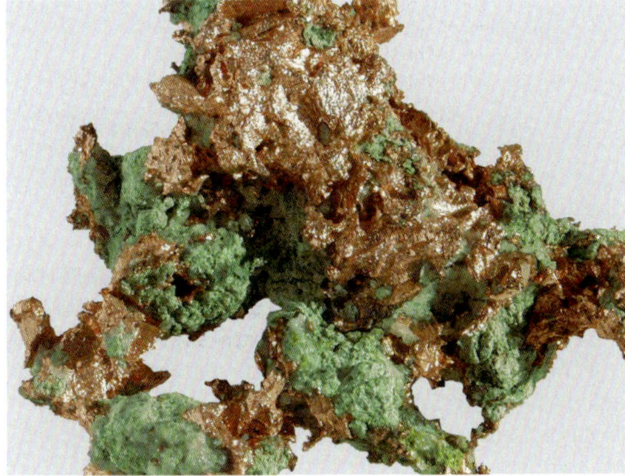

*Element: Kupfer.*

## II. Klasse Sulfide

sind Abkömmlinge von Schwefelwasserstoff mit Metallen und Halbmetallen (unter Einschluss der Selenide, Telluride, Arsenide, Antimonide und Bismutide mit vierzehn Mineralgruppen). Wenn Tellur oder Arsen den Schwefel ersetzt, handelt es sich um Telluride oder Arsenide.

Heilsteine der Mineralklasse der Sulfide wollen das Verborgene aufdecken. Sie zeigen unverblümt auf, wo »etwas faul« ist, wo Bedürfnisse unterdrückt werden, wo unausgesprochener Groll schwelt. Sulfide sind oft zu Beginn einer Therapie angezeigt – schließlich ist Selbsterkenntnis der erste Schritt zur Besserung. Sulfide führen zu ehrlicher, direkter und emotionaler Äußerung; sie wollen Licht ins unerlöste Dunkel bringen (Schwefel), sind aber so auf das Verdrängte und Unbewusste ausgerichtet, dass zur Umsetzung der notwendigen Schritte in der Regel Steine weiterer Mineralklassen notwendig sind. Sulfide sind »Erkenntnissteine«.

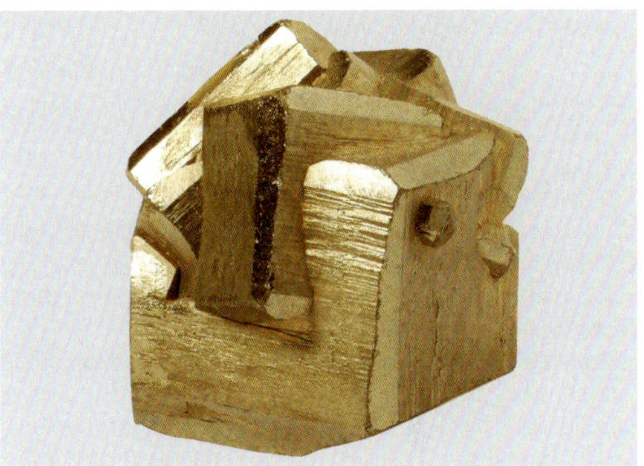

*Sulfid: Pyrit.*

Dabei kommen besonders die dunklen Seiten des Lebens ans Licht. Sulfide werden auch als »gnadenlose Bewusstmacher« bezeichnet, da sie zwar einerseits den Blick dorthin lenken, wo Veränderungen dringend notwendig sind, andererseits aber keine Hilfestellung leisten, diese Veränderungen auch in Gang zu setzen. Heilsteine der Klasse der Sulfide lassen Unklarheiten beseitigen und helfen, mehr Bewusstheit zu erlangen.

**Heilsteine der Mineralklasse der Sulfide** sind: Akanthit, Altait, Antimonit, Auripigment, Bornit, Chalkopyrit, Cinnabarit, Covellin, Galenit, Jamesonit, Kermesit, Magnetkies, Markasit, Molybdänit, Nickelin, Pop-Rocks, Proustit, Pyrit, Pyrrhotin, Realgar, Schalenblende, Sphalerit, Sylvanit und Wurtzit.

## III. Klasse Halogenide

(mit vier Mineralgruppen): Als Halogenide bezeichnet man die Salz bildenden Nichtmetalle Fluor, Brom, Chlor sowie die Halbmetalle Jod und Astatin.

Heilsteine der Mineralklasse der Halogenide wirken auflösend und befreiend. Auf emotionslose Weise klären sie hemmende und einengende Gedankenmuster und setzen somit Fähigkeiten und Energien frei; sie fördern die Selbsterkenntnis, richten sich aber im Gegensatz zu den Sulfiden auf positive Ziele aus; sie lösen negative Bindungen auf und wirken unterstützend bei Unterdrückung, sei es durch eine festgefahrene Situation oder durch die abwertende Haltung einer Person; zudem können sie helfen, selbstzerstörerisches Verhalten zu erkennen und zu verändern.

**Heilsteine der Mineralklasse der Halogenide** sind: Atacamit, Avogadrit, Boleit, Carnallit, Creedit, Fluorit, Halit, Kalomel, Sylvin, Villiaumit.

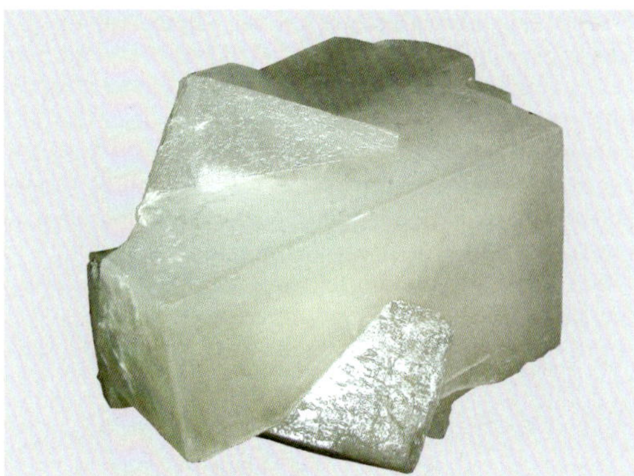

*Halogenid: Halit.*

## IV. Klasse Oxide

(und Hydroxide, mit elf Mineralgruppen wie Tellurite und Jodate): Als Oxide bezeichnet man die Verbindung von Sauerstoff mit einem Metall, selten auch mit einem Nichtmetall.

Heilsteine der Mineralklasse der Oxide und Hydroxide wirken erdend. Durch Anstrengung aufrechterhaltene Verhältnisse werden zum Einfachen und Praktischen gelenkt. Die Heilsteine helfen, Liegengebliebenes und Unfertiges zu Ende zu bringen und abzuschließen, wirken umwandelnd und überführen instabile in stabile Zustände. Das erfordert kurzfristig einen beherzten Tateinsatz, lässt mittelfristig jedoch Energie und Aufmerksamkeit sparen. Oxide sind »Frühjahrsputzsteine«.

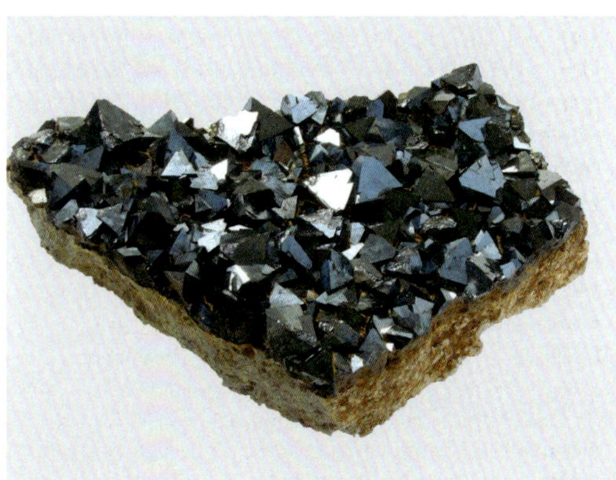

*Oxid: Magnetit.*

**Heilsteine der Mineralklasse der Oxide** sind: Alexandrit, Anatas, Bismit, Brookit, Cassiterit, Chromit, Chrysoberyll, Cuprit, Eisenoolith, Falkenauge, Gahnit, Hämatit, Ilmenit, Jaspis, Karneol, Korund, Magnetit, Periklas, Psilomelan, Pyrolusit, Rubin, Rutil, Saphir, Spinell, Tantalit, Tigerauge, Tigereisen, Wolframit und Zinkit.

**Heilsteine der Mineralklasse der Hydroxide** sind: Brucit, Diaspor, Gibbsit, Goethit, Lepidokrokit, Manganit.

Die Quarz-Familie kann in gewisser Weise auch als Gerüstsilikate betrachtet werden!

**Oxide der Quarz-Familie:** Achat, Amethyst, Aventurin, Baum-Achat, Bergkristall, Cacoxenit, Chalcedon, Chrysopras, Citrin, Eisenkiesel, Erdbeerquarz, Falkenauge, Gold-Quarz, Heliotrop, Jaspis, Karneol, Korund, Mookait, Moos-Achat, Onyx, Pietersit, Plasma, Prasem, Prasiolith, Quarz, Rauchquarz, Rosenquarz, Rutil-Quarz, Sarder, Sardonyx, Schnee-Quarz, Turmalin-Quarz und der **Quarz-Verwandten**: Flint, Hornstein, Moldavit, Opal, Opalith, Tektit.

## V. Klasse Karbonate

(unter Einschluss der Nitrate und Borate mit elf Mineralgruppen): Als Karbonate bezeichnet man die »Salze der Kohlensäure«. Kohlensäure ist eine leicht flüchtige, reaktionsfreudige Säure, die labile Verbindungen eingeht und von jeder anderen Säure vertrieben wird.

Heilsteine der Klasse der Karbonate bewirken Fortschritt. Sie beeinflussen bestehende Entwicklungsprozesse und wirken aufbauend. Wasserhaltige Karbonate fördern Kreativität, wirken inspirierend und helfen neue Impulse aufzugreifen und darauf aufzubauen. Wasserfreie Karbonate verstärken und stabilisieren die vorhandene Entwicklung, teils durch Beschleunigung (zum Beispiel Calcit), teils durch langsameres Aufarbeiten (zum Beispiel Aragonit); sie regen neue Entwicklungen an und lassen unbewusste Inhalte ins Wachbewusstsein aufsteigen. Es ist förderlich, Karbonate einzusetzen, wenn der richtige Weg bereits eingeschlagen ist. Karbonate sind »Entwicklungshelfersteine«, sie nehmen Einfluss auf Entwicklungsprozesse und führen zu permanenten Veränderungen.

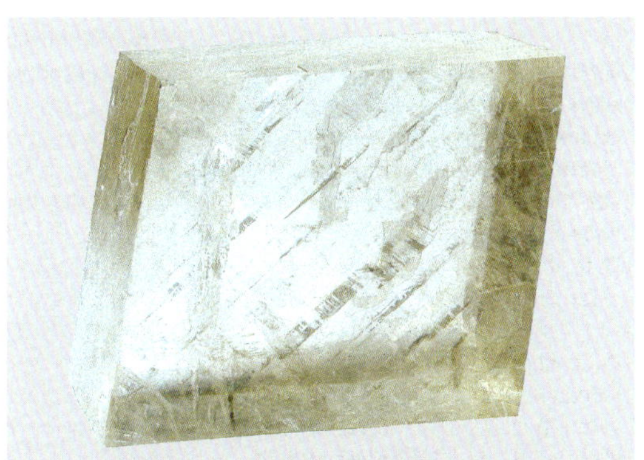

*Karbonat: Calcit.*

**Heilsteine der Mineralklasse der wasserhaltigen Karbonate** sind: Artinit, Hanksit, Natrit, Zaratit.

**Heilsteine der Mineralklasse der wasserfreien Karbonate** sind: Ankerit, Aragonit, Auricalcit, Azurit, Bismutit, Calcit, Caledonit, Cerussit, Cobaltocalcit, Dolomit, Gaspeit, Kalkoolith, Magnesit, Malachit, Marmor, Rhodochrosit, Septarie, Siderit, Smithsonit, Strontianit, Witherit.

**Heilsteine der Mineralklasse der Borate** sind: Boracit, Borax, Colemanit, Hambergit, Kernit, Sassolin, Sinhalit, Ulexit.

Im Gegensatz zur amerikanischen Steinheilkunde spielen Uranyl-Karbonate, Nitrate, Arsenite, Tellurite und Iodate im deutschsprachigen Raum bisher noch keine Rolle.

## VI. Klasse Sulfate

(unter Einschluss der Molybdate, Chromate, Wolframate mit sechs Mineralgruppen): Als Sulfate bezeichnet man die Verbindung der Schwefelsäure mit Metallen. Schwefelsäure ist eine dichte, wenig flüchtige Säure, die sehr stabile Verbindungen eingeht.

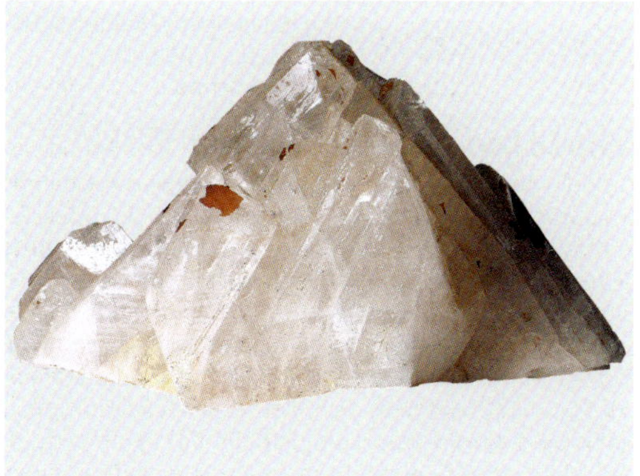

*Sulfat: Baryt.*

Heilsteine der Klasse der Sulfate wirken festigend und verleihen Beständigkeit. Sie schützen vor Überreizung und wirken stark beruhigend, wenn »alles zu schnell« geht. Sulfate sind dann einzusetzen, wenn man sich durch Veränderungen überfordert fühlt oder seelisch nicht stabil ist. Sie sollten nicht über längere Zeiträume verwendet werden, da sie förderliche Prozesse blockieren können. Sulfate sind die »Notbremsensteine«.

**Heilsteine der Mineralklasse der wasserhaltigen Sulfate** sind: Angelit, Bieberit, Boothit, Botryogen, Chalkanthit, Cyanotrichit, Epsomit, Gips, Hanksit, Jarosoit, Kieserit, Linarit, Marienglas, Selenit, Woodwardit.

**Heilsteine der Mineralklasse der wasserfreien Sulfate** sind: Anglesit, Anhydrit, Alunit, Antlerit, Baryt, Brochantit, Coelestin, Kainit.

**Heilstein der Mineralklasse der Chromate** ist: Krokoit.

**Heilsteine der Mineralklasse der Wolframate und Wismutate** sind: Hübnerit, Powellit, Scheelit, Wulfenit.

Im Gegensatz zur amerikanischen Steinheilkunde spielen Uranyl-Sulfate, Uranyl-Molybdate und Uranyl-Wismutate im deutschsprachigen Raum bisher noch keine Rolle.

## VII. Klasse Phosphate

(unter Einschluss der Arsenate, Vanadate, Niobate und Tantalate mit acht Mineralgruppen): Als Phosphate bezeichnet man die Verbindungen der Phosphorsäure ($H_3PO_4$). Phosphat neutralisiert im Körper Säuren und Basen. Phosphatverbindungen sind die zellulären Energieträger.

Heilsteine der Klasse der Phosphate wirken stimmungsaufhellend. Sie mobilisieren Energie und eine positive Grundeinstellung, beleben, aktivieren, machen wach und handlungsfreudig. Sie fördern körperliches und spirituelles Wachstum. Da sie den Flüssigkeits- sowie den Säure-Basen-Haushalt puffern, sorgen sie auch für ein ausgeglichenes Temperament.

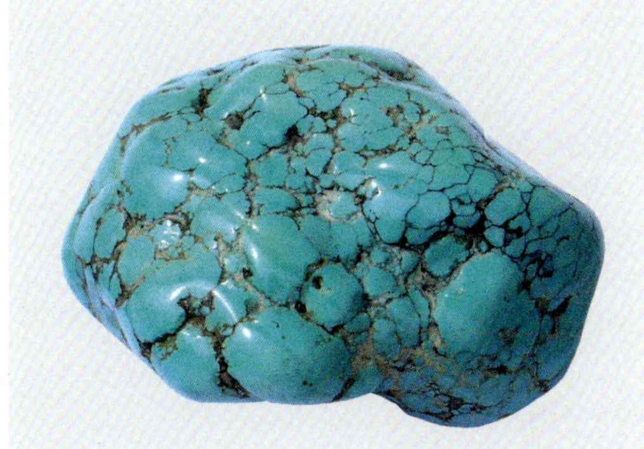

*Phosphat: Türkis.*

**Heilsteine der Mineralklasse der wasserfreien Phosphate** sind: Adamin, Amblygonit, Apatit, Atelestit, Augelit, Berlinit, Beryllonit, Berzellit, Brasilianit, Carnotit, Conichalcit, Cornetit, Descloizit, Duftit, Durangit, Goyazit, Herderit, Lazulith, Monazit, Mottramit, Purpurit, Pyromorphit, Svabit, Tavorit, Triphylin, Wagnerit, Xenotim.

**Heilsteine der Mineralklasse der wasserhaltigen Phosphate** sind: Arthurit, Autunit, Bolivarit, Chalkosiderit, Erythrin, Euchroit, Evansit, Faustit, Kakoxenit, Ludlamit, Mixit, Pharmakolith, Pharmakosiderit, Roselith, Türkis, Variscit, Vivianit, Wardit, Wavellit.

**Heilsteine der Mineralklasse der Arsenate** sind: Mimetesit, Olivenit.

**Heilsteine der Mineralklasse der Tantalate und Vanadate** sind: Tantalit und Vanadinit.

Im Gegensatz zur amerikanischen Steinheilkunde spielen Uranyl-Phosphate, Uranyl-Arsenate, Uranyl-Vanadate und Niobate im deutschsprachigen Raum bisher noch kaum eine Rolle.

## VIII. Klasse Silikate

Als Silikate bezeichnet man die Verbindungen der Kieselsäure. Silikate werden nach ihrer Polymerisation der Si-O-Komplexe in sechs verschiedene Arten unterteilt, die zwar ein gemeinsames Strukturprinzip besitzen, aber nach Art ihrer Verknüpfung sehr unterschiedlich aufgebaut sein können.

Während andere anorganische Säuren wie Kohlen-, Phosphor-, Salz- und Schwefelsäure sich stets mit Metallionen verbinden, ist die Kieselsäure in der Lage, sich mit sich selbst zu verbinden. Da die in das Gitter eingebundenen Fremdmetallionen den Aufbau einer symmetrischen Ordnung erschweren, nimmt die Komplexität ihrer Struktur in dem Maße zu, wie der Fremdmetallgehalt abnimmt. Inselsilikate weisen einen Fremdmetallanteil auf, der höher ist als der Kieselsäureanteil, daher bilden sich nur Silikatinseln, einfache Kieselsäuremoleküle. Bei den Gerüst-silikaten ist der hoch komplexe Kieselsäureanteil bereits rund viermal größer als der Anteil an Fremdmetallen. Die Quarze werden aufgrund ihrer chemischen Struktur zu den Oxiden gerechnet. In gewisser Weise stellen sie das Endglied dieser Reihe dar: Insbesondere bei dem makrokristallinen Bergkristall, dem derben Quarz, dem Schnee-Quarz sowie dem mikrokristallin faserigen Blauen Chalcedon verbindet sich die Kieselsäure nur noch mit sich selbst. Silikate lenken und modifizieren Energie und beeinflussen das Bewusstsein.

## VIII-A. Neso-Silikate, Insel-Silikate

auch silikatische Inselstrukturen mit selbständigen $[SiO_4]^{4-}$-Tetraedern.

**Inselsilikate** fördern die Widerstandskraft, stärken die Belastbarkeit und wirken unterstützend in Krisen und Notlagen; sie helfen, allen Widrigkeiten zum Trotz auf dem eigenen Weg voranzuschreiten und selbst für sein (Über-)Leben zu sorgen: »Der Sinn des Lebens ist das Weiterleben«.

**Heilsteine der Mineralklasse der Inselsilikate** sind: Almandin, Andalusit, Andradit, Chiastolith, Datolith, Demantoid, Disthen, Dumortierit, Euklas, Grossular, Hessonit, Hibschit, Hyazinth, Hydrogrossular, Knorringit, Kornerupin, Melanit, Peridot, Phenakit, Pyrop, Rhodolith, Sillimanit, Spessartin, Staurolith, Tephroit, Titanit, Topas, Tsavorit, Uwarovit, Weeksit, Willemit, Zirkon.

## VIII-B. Soro-Silikate, Gruppen-Silikate

Kristallgitter der Gruppensilikate, auch silikatische Gruppenstrukturen mit endlichen Gruppen; im Wesentlichen Doppeltetraeder der Zusammensetzung $[Si_2O_7]_6$; dabei sind zwei $SiO_4$-Tetraeder über eine Tetraederecke durch ein gemeinsames Sauerstoffatom miteinander verknüpft.

**Gruppensilikate** stärken die Regeneration, besonders nach Krankheiten; sie geben Kraft und Orientierung bei Neuanfängen und helfen, sich der eigenen Fähigkeiten zu erinnern. Sie zeigen die unseren Handlungen zugrundeliegende Motivation und das eigentliche, ursprüngliche Ziel auf, das wir aus den Augen verloren haben; gleichzeitig fördern sie die Fähigkeit zur Konfrontation, Kontaktfähigkeit und Selbsterkenntnis.

**Heilsteine der Mineralklasse der Gruppensilikate** sind: Astrophyllit, Axinit, Epidot, Hemimorphit, Ilvait, Klinozoisit, Melilith, Tansanit, Thulit, Vesuvian und Zoisit.

## VIII-C. Cyclo-Silikate, Ring-Silikate

auch silikatische Ringstrukturen mit selbständigen, geschlossenen Tetraederringen (Dreier-, Vierer- und Sechserringe): Da auch in einem solchen Tetraederring jedes Si-Ion zwei seiner O-Ionen mit benachbarten Tetraedern teilt, ergeben sich folgende Zusammensetzungen: $[Si_3O_9]^{6-}$, $[Si_4O_{12}]$ und $[Si_6O_{18}]^{12-}$.

Analogie: **Ringsilikate mit Säulenstruktur** verstärken und lenken Energieflüsse. Sie beseitigen die energetische Unterversorgung einzelner Energiemeridiane und helfen, den gesamten Energiehaushalt in Harmonie zu bringen; zudem verbessern sie den Einklang von Gedanken, Emotionen, Handlungen und Stoffwechselfunktionen; sie fördern Eigeninitiative und Integrität, wirken belebend, machen aktiv und dynamisch.

**Heilsteine der Mineralklasse der Ringsilikate mit Säulenstruktur** sind: Aquamarin, Beryll, Bixbit, Chromdravit, Cordierit, Dioptas, Dravit, Elbait, Heliodor, Indigolith, Morganit, Rubellit, Schörl, Smaragd, Uvit, Verdelith.

Analogie: **Ringsilikate mit Schwammstruktur** wirken absorbierend, nehmen Energieüberschüsse auf und filtern schädlich wirkende Energien. Sie beruhigen, ernüchtern und wirken erdend, lindern Fieber, Hitze und Schmerzen.

**Heilsteine der Mineralklasse der Ringsilikate mit Schwammstruktur** sind: Achroit, Bavenit, Benitoit, Bertrandit, Cerit, Chrysokoll, Eudialith, Eudidymit, Goldberyll, Hemimorphit, Phenakit, Plancheit, Sugilith, Xenotlit.

## VIII-D. Ino-Silikate, Ketten-Silikate

oder silikatische Ketten- und Doppelkettensilikate mit eindimensional unendlichen Tetraederketten oder Tetraederdoppelketten. Bei den unendlichen Ketten teilt jedes Si-Ion zwei seiner O-Ionen mit den in der Kettenrichtung benachbarten Si-Ionen.

Bei den unendlichen Doppelketten sind zwei einfache Ketten von $SiO_4$-Tetraedern seitlich miteinander über eine Sauerstoffbrücke verbunden. So besitzt die Doppelkette die Zusammensetzung $[Si_4O_{11}]^{6-}$ als Grundeinheit. Die silikatische Doppelkette enthält freie Hohlräume, in die $(OH)^-$ und $F^-$-Ionen eintreten können.

Kettensilikate beschleunigen Heilungsprozesse. Sie helfen an unterbrochene Verbindungen wieder anzuknüpfen, erleichtern die Heilung von Wunden und Faserrissen und optimieren Koordination und Beweglichkeit; zudem verbessern und heilen sie zwischenmenschliche Beziehungen, machen wach, ausgeglichen und vermitteln eine positive Stimmung.

**Heilsteine der Mineralklasse der Kettensilikate** sind: Ägirin, Aktinolith, Alurgit, Augit, Anthophyllit, Arfvedsonit, Babingtonit, Bustamit, Charoit, Chloromelanit, Chromdiopsid, Diopsid, Enstatit, Glaukophan, Hiddenit, Hornblende, Howlith, Jadeit, Kunzit, Larimar, Nephrit, Pektolith, Rhodonit, Richterit, Riebeckit, Spodumen, Tremolith, Wollastonit.

## VIII-E. Phyllo-Silikate

oder silikatische Blatt- bzw. Schichtstrukturen mit zweidimensional unendlichen Tetraederschichten. Hier treten infolge weiterer Polymerisation $[SiO_4]$-Tetraederketten in unbegrenzter Anzahl zu zweidimensionalen Schichten zusammen. Innerhalb dieser Schichten teilt jedes Si-Ion drei seiner O-Nachbarionen mit benachbarten Si-Ionen. Auch die silikatischen Schichten enthalten wie die Doppelketten freie Hohlräume, in die $(OH)^-$ und $F^-$-Ionen eintreten können.

Analogie: Schichtsilikate wirken schützend und stärken die Abgrenzung. Da sie quer zur Schichtung schlecht, jedoch in der Schichtung gut Energie leiten, halten sie äußere Einflüsse auf Distanz, während sie den Zusammenhalt im Inneren verbessern. Sie helfen, mit sich selbst besser klarzukommen und der Umwelt gegenüber neutral zu bleiben. Sie stärken die Hautfunktionen, das Bindegewebe und kräftigen die energetischen Schutzhüllen der Aura.

**Heilsteine der Mineralklasse der Schichtsilikate** sind: Antigorit, Apophyllit, Biotit, Bityit, Cavansit, Chamosit, Charoit, Chita, Chlorit, Chrysotil, Clinochlorit, Daphnit, Fuchsit, Glimmer, Illit, Kämmererit, Klinochlor, Lepidolith, Levyn,

Muskovit, Paragonit, Pennin, Phlogopit, Prehnit, Sepiolith, Serpentin, Steatit, Stromatolith, Williamsit.

## VIII-F. Tekto-Silikate

mit silikatischer Gerüststruktur. In diesen Silikatstrukturen sind die $SiO_4$-Tetraeder über sämtliche vier Ecken mit benachbarten Tetraedern verknüpft. Daraus ergibt sich für das dreidimensionale Gerüst die Formel $SiO_2$. Gerüstsilikate sind nur möglich, wenn ein Teil des $Si^{4+}$ durch $Al^{3+}$ als so genannte Alumo-Tekto-Silikate ersetzt wird.

Analogie: Gerüstsilikate wirken als Filter, der entweder aufnimmt oder reflektiert. Opake Gerüstsilikate ähneln in ihrer Wirkung zunächst ungeordneten Ringsilikaten, indem sie Energieüberschüsse absorbieren, kühlend sind, Fieber und Schmerzen lindern. Darüber hinaus filtern sie Sinneseindrücke und helfen, eine persönliche Weltsicht aufzubauen. Transparente Gerüstsilikate wirken bewusstseinsverändernd; sie filtern Wahrnehmung, Selbstverständnis und Ausdruck, so dass eine individuelle Wirklichkeit aufgebaut werden kann.

**Heilsteine der Mineralklasse der Gerüstsilikate** sind: Adular, Albit, Amazonit, Analcim, Andesin, Anorthit, Bytownit, Cancrinit, Chabasit, Danburit, Desmin, Faujasit, Gismondin, Gmelinit, Gyrolith, Goldorthoklas, Harmotom, Hauyn, Heulandit, Hyalophan, Labradorit, Lapislazuli, Laumontit, Leucit, Mesolith, Mikroklin, Mondstein, Natrolith, Nephellin, Nosean, Okenit, Oligoklas, Orthoklas, Petalit, Phillipsit, Porcellanit, Sanidin, Skapolith, Sodalith, Sonnenstein, Stellerit, Stilbit, Thomsonit, Tugtupit.

## Quarze

Quarze sind als reine Kieselsäureverbindungen nicht mehr auf Fremdstoffe angewiesen; so kann sich ihr Wesen ungehindert und unbeeinflusst verwirklichen. Quarz bildet sich als Kristall-Quarz, derber Quarz, Chalcedon und Jaspis.

**Kristall-Quarz** bildet makrokristalline Strukturen mit deutlich erkennbaren Kristallformen; typisch ist der Bergkristall.

Analogie: Ideale Entstehungsbedingungen führen zur vollkommenen Verwirklichung der geistigen Anlagen in der materiellen Realität; ein übergeordnetes Prinzip setzt sich im Raum durch, was zu Sendungsbewusstsein, Ordnungskraft und konzentrierter Ausrichtung führt.

**Derber Quarz** bildet makrokristalline Strukturen ohne erkennbare Kristallformen; typisch ist der Schnee-Quarz. Bei der Entstehung fehlte der Raum, um Kristalle auszubilden.

Analogie: Die Körperlichkeit dominiert das Geistige, die Masse ist kraftvoll, aber ungestaltet.

Die **Chalcedon-Familie** bildet mikrokristalline Strukturen aus faserigen Kristallen; typisch ist der transparente Blaue Chalcedon. Bei der Entstehung fehlte es an Temperatur, Druck und Zeit zur Bildung sichtbarer Kristalle.

Analogie: Durch die Abwesenheit von Notwendigkeit und Zwang während der Entstehung lässt sich das Geistige mild und undogmatisch verwirklichen; dies bedeutet Gottvertrauen, Unbeschwertheit, Verständnis und Verfeinerung.

Die **Jaspis-Familie** bildet mikrokristalline Strukturen mit körnigen Kristallen; es gibt keinen typischen Vertreter aus reiner Kieselsäure, Kieselsäure ist lediglich das Bindemittel.

Analogie: Jaspisse verbinden und vermitteln.

### Silikatstrukturen

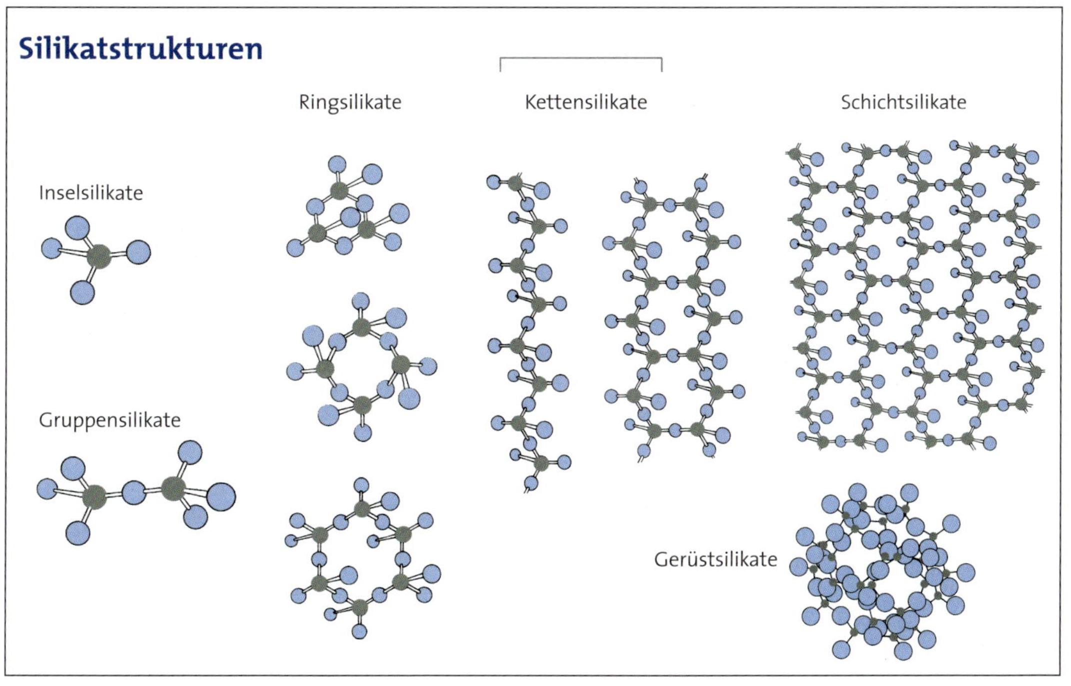

# Periodisches System der Elemente

Das periodische System der Elemente stellt in systematischer Tabellen- und Reihenform alle 92 natürlichen Elemente, geordnet nach dem Atomgewicht, in einen Zusammenhang. Die in den senkrechten Spalten untereinander aufgeführten Elemente besitzen einen physikalischen Zusammenhang, die periodisch in einer Serie nebeneinander stehenden Elemente weisen einen geistigen Zusammenhang und jeweils ein eigenes Lebensthema auf, das von Jan Scholten in »Homöopathie und die Elemente« (Utrecht 1997) ausführlich beschrieben wurde.

**Die horizontalen Serien umfassen folgende Elemente:**

**1. Serie:** Wasserstoff und Helium.
**2. Serie:** Lithium, Beryllium, Bor, Kohlenstoff, Stickstoff, Sauerstoff, Fluor und Neon.
**3. Serie:** Natrium, Magnesium, Aluminium, Silizium, Phosphor, Schwefel, Chlor und Argon.
**4. Serie:** Kalium, Calcium, Scandium, Titan, Vanadium, Chrom, Mangan, Eisen, Kobalt, Nickel, Kupfer, Zink, Gallium, Germanium, Arsen, Selen, Brom und Krypton.
**5. Serie:** Rubidium, Strontium, Yttrium, Zirkon, Niob, Molybdän, Technetium, Rubidium, Rhenium, Palladium, Silber, Cadmium, Indium, Zinn, Antimon, Tellur, Jod und Xenon.
**6. Serie:** Caesium, Barium, Lanthan, Hafnium, Tantal, Wolfram, Rhenium, Osmium, Iridium, Platin, Gold, Quecksilber, Thallium, Blei, Wismut, Polonium, Astatin und Radon.
**7. Serie:** Francium, Radium, Actinium, Thorium, Protoactinium, Uran, Neptunium und Plutonium.

**Die 18 vertikalen Stadien umfassen die bekannten Einteilungen:**

1. **Wasserstoff und Alkalimetalle:** Wasserstoff, Lithium, Natrium, Kalium, Rubidium und Caesium.
2. **Erdalkalimetalle:** Beryllium, Magnesium, Calcium, Strontium und Barium.
3. **Bor-Gruppe:** Bor, Aluminium, Scandium, Yttrium und Lanthan.
4. Titan, Zirkon und Hafnium.
5. Vanadium, Niob und Tantal.
6. Chrom, Molybdän und Wismut.
7. Mangan, Technetium und Rhenium.
8. Eisen, Ruthenium und Osmium.
9. Kobalt, Rhodium und Iridium.
10. Kohlenstoff, Silizium, Nickel, Palladium und Platin.
11. Kupfer, Silber und Gold.
12. Zink, Kadmium und Quecksilber.
13. Gallium, Indium und Thallium.
14. Germanium, Zinn und Blei.
15. Stickstoff, Phosphor, Arsen, Antimon und Wismut.
16. **Chalkogene:** Sauerstoff, Schwefel, Selen, Tellur und Polonium.
17. **Halogene:** Fluor, Chlor, Brom, Jod und Astatin.
18. **Edelgase:** Helium, Neon, Argon, Krypton, Xenon, Radon.

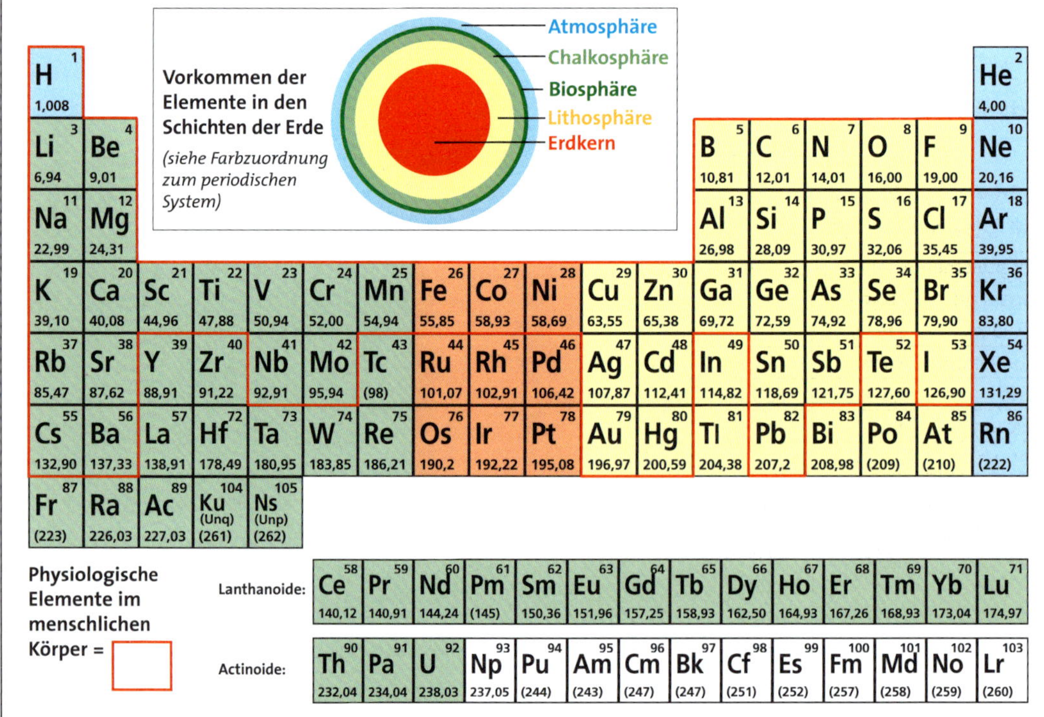

## Alphabetische Übersicht der Elemente

- Actinium (Ac)
- Aluminium (Al)
- Antimon (Sb)
- Argon (Ar)
- Arsen (As)
- Barium (Ba)
- Beryllium (Be)
- Bismut (Bi)
- Blei (Pb)
- Bor (B)
- Brom (Br)
- Cadmium (Cd)
- Cäsium (Cs)
- Calcium (Ca)
- Cerium (Ce)
- Chlor (Cl)
- Chrom (Cr)
- Cobalt -> Kobalt (Co)
- Dysprosium (Dy)
- Eisen (Fe)
- Francium (Fr)
- Fluor (F)
- Germanium (Ge)
- Gold (Au)
- Hafnium (Hf)
- Helium (He)
- Holmium (Ho)
- Indium (In)
- Iod (I)
- Iridium (Ir)
- Kalium (K)
- Kobalt (Co)
- Kohlenstoff (C)
- Krypton (Kr)
- Kupfer (Cu)
- Lanthanum (La)
- Lithium (Li)
- Lutetium (Lu)
- Magnesium (Mg)
- Mangan (Mn)
- Molybdän (Mo)
- Natrium (Na)
- Neodymium (Nd)
- Neon (Ne)
- Neptunium (Np)
- Nickel (Ni)
- Niob (Nb)
- Nobelium (No)
- Osmium (Os)
- Palladium (Pd)
- Phosphor (P)
- Platin (Pt)
- Plutonium (Pu)
- Polonium (Po)
- Praseodymium (Pr)
- Promethium (Pm)
- Protactinium (Pa)
- Quecksilber (Hg)
- Radium (Ra)
- Radon (Rn)
- Rhenium (Re)
- Rhodium (Rh)
- Rubidium (Rb)
- Ruthenium (Ru)
- Samarium (Sm)
- Sauerstoff (O)
- Scandium (Sc)
- Schwefel (S)
- Selen (Se)
- Silber (Ag)
- Silicium (Si)
- Stickstoff (N)
- Strontium (Sr)
- Tantal (Ta)
- Technetium (Tc)
- Tellur (Te)
- Terbium (Tb)
- Thallium (Tl)
- Thorium (Th)
- Titan (Ti)
- Thulium (Tm)
- Uran (U)

## Die Erdschichten

Erdatmosphäre: Lufthülle, bis 700 Kilometer Höhe. N, O, Ar, $CO_2$, $H_2O$.
Biosphäre: Lebensraum in Boden, Wasser und Luft. Bis 10 Kilometer Tiefe. C, O, H, N, S.
Lithosphäre: Gesteinsschale, bis 100 Kilometer Tiefe. Kruste und feste Teile des Oberen Mantels.
Chalkosphäre: Unterer Mantel, Schwermetalle angereichert.
Erdkern: Fe, Ni, Platinmetalle.

## Oxide der Hauptelemente der Oberen Kruste

| Hauptelemente der Oberen Kruste | | | |
|---|---|---|---|
| Sauerstoff | 46,59% | SiO2 | 59,12% |
| Silizium | 27,72% | | |
| Aluminium | 8,23% | $Al_2O_3$ | 15,34% |
| Eisen | 5,01% | $FeO/Fe_2O_3$ | 3,81/3,08% |
| Calcium | 3,63% | CaO | 5,08% |
| Natrium | 2,85% | Na2O | 3,84% |
| Kalium | 2,60% | $K_2O$ | 3,13% |
| Magnesium | 2,09% | MgO | 3,49% |
| Rest | 1,28% | Wasser | 1,15 % |
| | | $TiO_2$ | 1,05% |
| | | $CO_2$ | 0,35% |
| | | P2O5 | 0,29% |
| | | Rest | 0,27% |
| 100% | | | 100% |

## Häufigkeit von gesteinsbildenden Mineralien

| Mineral/Mineralgruppe | Häufigkeit |
|---|---|
| Feldspate ($Ca[Al_2Si_2O_8]$; $Na[AlSi_3O_8]$; | 58% |
| $K[AlSi_3O_8]$) | |
| Pyroxene ($(Ca,Mg,Fe)_2[Si_2O6]$)<br>Amphibole ($Ca_2(Mg,Fe)_5[OH/Si_4O_{11}]_2$)<br>Olivine ($(Mg,Fe)_2[SiO_4]$) | 16,5% |
| Quarz ($SiO_2$) | 12,5% |
| Eisenoxide (z.B. $Fe_3O_4$; $Fe_2O_3$) | 3,5% |
| Carbonate (z.B. $CaCO_3$) | 1,5% |
| Sonstige | 3,5% |
| Gesamt | 100% |
| davon ***Silikate und Quarz (Silizium)*** | ***91,5 %*** |

# Metallische Mineralstoffe

Von den 107 bisher bekannten Elementen des periodischen Systems kommen 92 natürlich vor. Von diesen 92 sind 83 nicht radioaktiv (bis auf Element Nr. 83 Wismut). Ab dem Element Nr. 84 Polonium sind alle folgenden Elemente radioaktiv. Von den 83 nichtradioaktiven Elementen sind 5 Edelgase, 10 Nichtmetalle sowie 68 Metalle bzw. Halbmetalle.

Von den 68 Metallen sind 37 in ihren physiologischen Mechanismen bekannt. 25 Metalle gelten als wichtig für das menschliche Leben und haben jeweils eine spezifische Wirkung auf die entsprechenden Körpersysteme. Neben diesen 25 Metallen spielen noch weitere 12 Spurenelemente eine bedeutende Rolle in den biologischen und geistigen Prozessen; bei den entsprechenden Steinen wird besonders darauf hingewiesen. Dazu zählen Antimon, Arsen, Barium, Cadmium, Cer, Gallium, Germanium, Molybdän, Niobium, Quecksilber, Selen und Yttrium.

Als Grundlage dieser Erkenntnis dient folgende Literatur (siehe auch »Literaturverzeichnis«, Seite 543ff):

Römpp: Chemisches Lexikon.
Scholten: Homöopathie und Minerale.
Scholten: Homöopathie und die Elemente.
Metzger: Arzneimittellehre I und II.
Leeser: Lehrbuch der Homöopathie Bd. I–IV.
Gienger: Lexikon der Heilsteine.

## Metalle mit bekannter Wirkung

**Die nachfolgende Auflistung enthält:**

- **Die Beschreibung des jeweiligen Elementes (falls bekannt),**
- **dessen Verteilung im Körper,**
- **dessen Resorptionsrate,**
- **physiologische Mechanismen samt Mangelerscheinungen und den Folgen von Überdosierung und Vergiftung,**
- **körperliche und seelische Wirkungen des Metalls in dem entsprechenden Heilstein,**
- **Mineralien, die dieses Element enthalten.**
- **Abkürzungen: H = Härte/in Mohs; D = Dichte.**

### Aluminium

($Al^{+3}$), mit 8,13 % am Aufbau der Erdkruste beteiligt; Atomgewicht: 26,98; H: 2,9; D: 2,7; Schmelzpunkt: 660,3 °C; Leichtmetall der 3. Hauptgruppe des Periodensystems, der Erdmetallgruppe. Der menschliche Körper enthält 50–150 mg Aluminium; Resorptionsrate: 1–3 %.

**Physiologie:** Sichere physiologische Abläufe im Körper sind nicht bekannt. Eine Beteiligung von Prozessen der Haut und des Bindegewebes wird angenommen. Vergiftung: stört den Phosphat- und Calciumstoffwechsel; führt zu Hyperaktivität; beeinträchtigt das Zentralnervensystem und die Gehirnfunktion durch Nierenfunktionsstörungen; führt zu Lernschwierigkeiten und Identitätsproblemen sowie zu Verdauungsstörungen bis hin zu Darmkoliken.

**Körperlich:** fördert den basischen Stoffwechsel; lindert alle Leiden, die durch Übersäuerung entstehen; vermindert übermäßige Säurebildung im Magen; unterstützt die Aufnahme von Eisen im Darm; normalisiert die Nervenleitfähigkeit; wirkt allgemein beruhigend; aktiviert die Sinne, hilft dadurch bei Schwächezuständen; verlangsamt Wahrnehmungen und Bewegungen, selbst bei spastischen Lähmungen.

**Seelisch:** wirkt beruhigend bei Nervosität, Ängsten und Schuldgefühlen – insbesondere bei der Angst, verrückt zu werden; fördert die Fähigkeit, Gefühle auszudrücken sowie Verhaltensmuster des Festhaltens und der Zurückhaltung abzulegen; lässt sanft den Wunsch nach Abwechslung und Veränderung entstehen; hilft, bei Identitätsverlust wiederzuentdecken, wo die eigene Aufgabe im Leben liegt; begünstigt Realitätssinn und Nüchternheit und lehrt dabei, die Verführungen der modernen Illusionswelten als solche zu erkennen und damit umzugehen.

**Aluminiumhaltige Heilsteine** sind: Albit, Almandin, Alunit (18 % Al), Amazonit, Amblygonit, Amethyst, Analcim, Andalusit, Andesin, Aquamarin, Augit, Bavenit, Beryll, Biotit, Brasilianit, Cacoxenit, Chabasit, Chiastolith, Chrysoberyll, Chrysokoll, Cordierit, Creedit, Diaspor (45 % Al), Demantoid, Disthen, Dravit, Dumortierit, Elbait, Epidot, Feldspäte, Gibbsit (35 % Al), Grossular, Gyrolith, Heliotrop, Hessonit, Heulandit, Hiddenit, Jadeit, Korund, Kunzit, Labradorit, Lapislazuli, Leucit, Liddicoatit, Mesolith, Mikroklin, Mondstein, Muskovit, Nephelin (19 % Al), Orthoklas, Petalit, Phillipsit, Phlogopit, Plagioklas, Porphyrit, Prehnit, Pyrop, Rosenquarz, Rubin, Saphir, Schörl, Sillimanit, Sinhalit, Smaragd, Sodalith, Sonnenstein, Spessartin, Spinell, Spodumen, Staurolith, Stilbit, Thomsonit, Topas, Topazolith, Tsavorit, Türkis, Turmaline, Variscit, Vesuvian, Wavellit, Zoisit, Zunyit.

### Antimon

Stibium (Sb–3,+3+,+5), mit 0,00002 % am Aufbau der Erdkruste beteiligt; Atomgewicht: 121,75; D: 6,69; H: 3; Schmelzpunkt: 630,5 °C; ein Halbmetall der 5. Hauptgruppe und der 5. Periode des Periodensystems; Resorption: wird im Darm nur schwer aufgenommen.

**Physiologie:** bisher nicht bekannt; **Vergiftung:** ruft Erbrechen und Durchfall hervor; führt zu Schleimhautreizungen und Hautausschlägen; erzeugt neuralgische Beschwerden und unregelmäßigen Puls.

**Körperlich:** fördert die Verdauung, lindert Magenbeschwerden, Übelkeit und Erbrechen; hilft bei Hauterkrankungen sowie bei trockener, rissiger Haut, bei Ausschlägen aller Art, Ekzemen und Juckreiz; dämpft übermäßiges sexuelles Verlangen.

**Seelisch:** fördert logisch-rationales Denken und Kritikfähigkeit; hilft Ärger, Trauer, Verdruss sowie belastende Gefühle zu überwinden und sich von sentimentalen Gefühlen, Liebeskummer oder Weltschmerz zu verabschieden; unterstützt das Loslassen von Gewohnheiten, welche Ersatzbefriedigungen für nicht erfüllte Wünsche sind; fördert schöpferisches und kreatives Handeln; erleichtert es, der eigenen inneren Stimme zu folgen; bringt persönliche Interessen und höhere Ideale in Einklang und verhilft somit zu einem sinnerfüllten Leben.

Antimonhaltige Heilsteine sind: Antimonit (72% Sb), Boulangerit, Jamesonit, Kermesit, Senarmontit (83% Sb), Stibnit, Ullmannit, Valentinit; geringe Mengen in: Galenit, Markasit, Pyrit, Schalenblende und Proustit vorkommend.

## Arsen

(As−3, +3, +5), mit 0,00055 % am Aufbau der Erdkruste beteiligt; Atomgewicht: 74,92; H: 3,5; D: 5,72; Schmelzpunkt: 820°C; ein Halbmetall der 5. Hauptgruppe des Periodensystems. Im menschlichen Körper tritt Arsen zusammen mit Thallium in allen Organen, im Blut zu 0,008 mg% auf; Tageszufuhr: ca. 50 µg; Resorption: wird über Lunge und Darm gut aufgenommen.

**Physiologie:** bisher nicht bekannt; **Mangelerscheinungen:** Wachstums- und Fertilitätsstörungen; **Überdosierung:** führt zu Hautkribbeln, Kopfschmerzen, Übelkeit, Erbrechen, reiswasserähnlichen oder blutigen Durchfällen, Bauchkrämpfen, Graufärbung und Erschlaffung der Haut, Haarausfall; **Vergiftung:** führt zu Müdigkeit, Leberschäden, Nierenversagen, Gastritis, Nervenschädigung, Polyneuropathie, Lähmungen, Kreislaufkollaps und Atemlähmung mit Tod. Arsen gilt als krebserregend.

**Körperlich:** steigert die Hämolysevorgänge, beeinflusst die Bildung von Methioninmetaboliten, aktiviert Enzyme anstelle von Phosphor; blockiert die Thiolgruppen der Kapillaren; beeinflusst die Bildung von Blutzellen, die Hemmung der Oxidation und infolge einer Hemmung der Schilddrüse die Senkung des Grundumsatzes.

**Seelisch:** löst Ängste.

**Arsenhaltige Heilsteine** sind: Adamin, Annabergit, Arsenopyrit (46% As), Auripigment, Löllingit (73% As) und Realgar.

## Barium

(Ba+2), mit 0,04% am Aufbau der Erdkruste beteiligt; Atomgewicht: 137,33; H: 1,5; D: 3,76; Schmelzpunkt: 710 °C; ein Leichtmetall der 2. Hauptgruppe des Periodensystems, ein Erdalkalimetall; Resorption: 0–100%, bei löslichen Barium-Salzen.

**Physiologie:** bisher nicht bekannt; **Vergiftung:** führt zu Erbrechen, Bauchschmerzen, Durchfall, Schwindel, Blutdruckabfall, Herzrhythmusstörungen bis hin zum Kammerflimmern.

**Körperlich:** bessert eine zurückgebliebene Entwicklung.

**Seelisch:** stärkt das Bewusstsein der eigenen Sicherheit.

**Bariumhaltige Heilsteine** sind: Baryt (58 % Ba), Benitoit, Charoit, Harmotom, Psilomelan, Witherit (69 % Ba); geringe Menge in: Coelestin.

## Beryllium

(Be+2), mit 0,006% am Aufbau der Erdkruste beteiligt; Atomgewicht: 9,01; H: 6,5; D: 1,85; Schmelzpunkt: 1285 °C; ein Leichtmetall der 2. Hauptgruppe des Periodensystems, ein Erdalkalimetall; Resorption: Aufnahme über Atemwege.

**Physiologie:** bisher nicht bekannt; Vergiftung: führt zu Haut- und Schleimhautzerstörung, Leberschäden und Milzvergrößerung; folgende Symptome können in Erscheinung treten: Fieber, Husten, Bindehautentzündung, Magengeschwür; Schäden an Lunge, Herz, Knochen, Gehirn; Wucherung im Bindegewebe sowie Krebs, Nervengift mit Atemlähmung.

**Körperlich:** lindert allergische Reaktionen; bessert Hautläsionen, Ekzeme und Geschwüre; reguliert endogene Hormonstörungen; lindert Schmerzen bei entzündlichen rheumatischen Erkrankungen.

**Seelisch:** fördert Weitsicht, klare Wahrnehmung und Konzentration; hilft, sich Ziele zu setzen; fördert Disziplin und Konsequenz – und ebenso Selbstkritik, um das anvisierte Ziel auch zu erreichen.

**Berylliumhaltige Heilsteine** sind: Alexandrit, Aquamarin, Bavenit, Bertrandit, Beryll (5% Be), Chrysoberyll, Euklas, Morganit, Phenakit (15% Be), Smaragd; geringe Menge in: Vesuvian.

## Blei

Plumbum (Pb+2, +4), mit 0,0018% am Aufbau der Erdkruste beteiligt; Atomgewicht: 207,2; H: 1,5; D: 11,34; Schmelzpunkt: 327,5 °C; ein Schwermetall der 4. Hauptgruppe.

**Physiologie:** bisher nicht bekannt; **Vergiftung:** hemmt die Aufnahme von Calcium, Magnesium, Selen und Zink und die Vitamine A, C, E und der B-Komplexe; blockiert Enzyme, beeinträchtigt die Blutbildung und die Funktion des Nervensystems; kann zu Müdigkeit, Appetitlosigkeit, Erbrechen, Blässe der Haut, Anämien, Schlafstörungen, Kopfschmerzen, Schwindel, schmerzhaften Koliken, Muskelschwäche, Organstörungen und Kollaps kommen und schädigt blutbildende Organe, Nervensystem, Gefäße, Nieren, Erbgut, Gehirn; bewirkt Verhaltensstörungen, Reaktionsverminderung, Gedächtnisschwäche, Depression.

**Körperlich:** fördert die Schwermetallentgiftung im Körper; baut Bleieinlagerungen im Knochensystem ab; lindert Erkrankungen von Schadstoffen belasteter Organe, besonders von Bindegewebe, Darm, Blut und Nerven; mildert Austrocknung, Verhärtung und Steinbildung in den Organen; bessert Abmagerung, Muskelschwund und lokale Schmerzen; aktiviert die Vitalität.

**Seelisch:** schenkt Lebensmut, insbesondere in persönlich oder gesellschaftlich aussichtslosen Situationen; löst Halluzinationen und Wahnideen auf; befreit von einschränkenden Gewohnheiten und unterdrückenden Dogmen; sorgt für Struktur im Leben und fördert Beständigkeit, Pflichtbewusstsein, Selbstbeherrschung und Treue; entlastet von selbst gesetzten Zwängen; unterstützt Ausgeglichenheit und Pflichtbewusstsein.

Bleihaltige Heilsteine sind: Altait, Anglesit, Beudantit, Boleit, Boulangerit (55% Pb), Caledonit, Cerussit, Chalkopyrit, Descloicit, Galenit 87 % Pb), Jamesonit, Krokoit, Linarit, Mimetesit, Pyromorphit, Vanadinit, Wulfenit; geringe Mengen in: Antimonit, Baryt, Schalenblende.

## Bor

(B+3), mit 0,0003 % am Aufbau der Erdkruste beteiligt; Atomgewicht: 10,81; H: 9,5; D: 2,46; Schmelzpunkt: 2300 °C; ein Leichtmetall der 3. Hauptgruppe des Periodensystems; Tagesbedarf: 1–2 mg; Resorption: bis zu 100 %.

**Physiologie:** wichtig für Knochen und Zahnbildung, Stoffwechsel, Immunsystem, Zellmembran, Zellteilung, Calcium- und Vitaminhaushalt; Mangelerscheinungen:

Osteoporose, Wucherungen, Neigung zu Allergien, Hautkrankheiten, Leistungsverminderung verschiedener Organe – auch Immunsystem und Herz; **Vergiftung:** Nur wenige Borverbindungen sind toxisch und gehen mit Verwirrung, Schwäche, Zittern, Ohnmacht, Angst, Schlafstörungen einher; bei akuter Vergiftung können Herzkollaps, Magen-Darm-Krämpfe, Erbrechen, Durchfall bzw. Schädigungen des Knochenmarks, der Leber, Niere, Lunge und des Gehirns auftreten.

**Körperlich:** hilft bei Erkrankungen des Magen-Darm-Traktes – vor allem solchen, dessen Muskelapparat betroffen ist; bessert Erbrechen, Durchfall, Koliken, Krämpfe und Übelkeit; löst energetische Blockaden; lindert Beschwerden der Haut und des Nervensystems, zum Beispiel bei Epilepsie und Wahrnehmungsstörungen.

**Seelisch:** wirkt ausgleichend bei Nervosität und Schreckhaftigkeit; fördert den Gleichgewichtssinn; hilft bei Panikzuständen und übergroßer Angst; schenkt Harmonieund Vertrauen; verhilft zu Kontrolle über das eigene Leben.

**Borhaltige Heilsteine** sind: Boracit, Borax (36 % B), Colemanit (51 % B), Danburit, Datolith, Dumortierit, Howlith, Kernit (51 % B), Sassolin (56 % B), Sinhalit, alle Turmaline, Ulexit (43 % B); geringe Menge in: Vesuvian.

## Cadmium

(Cd+2), mit 0,00005 % am Aufbau der Erdkruste beteiligt; Atomgewicht: 112,41; H: 2; D: 8,65; Schmelzpunkt: 320,9 °C; ein Schwermetall der 2. Nebengruppe des Periodensystems. Der menschliche Körper enthält 30 mg Cadmium; Resorption: Lunge 50 %, Darm 5 %.

**Physiologie:** bisher nicht bekannt; **Überdosierung:** löst Appetit- und Geruchsverlust, Übelkeit und Erbrechen bzw. Gelbfärbung der Zahnhälse aus; **Vergiftung:** gastrointestinale Störungen mit Durchfall; Anämie, Wirbelschmerzen, Leberschädigungen, Nierenfunktionsstörungen, Knochenmarksschädigungen, Osteoporose und Krämpfe sowie Bluthochdruck, Calciumstoffwechselstörungen, Gefäß- und Herzerkrankungen, Leberschäden können auftreten.

**Körperlich:** beeinflusst den Stoffwechsel und die Funktion essenzieller Spurenelemente wie Calcium, Kupfer, Mangan, Selen und Zink.

**Seelisch:** mildert Ängste bei Abhängigkeit und Machtlosigkeit.

**Cadmiumhaltige Heilsteine** sind: geringe Mengen in Sphalerit (bis zu 0,5 % Cd) und Schalenblende.

## Caesium

(Cs+), mit 0,00007 % am Aufbau der Erdkruste beteiligt; Atomgewicht: 132,9; H: 2; D: 1,9; Schmelzpunkt: 28,5 °C; ein Leichtmetall der 1. Hauptgruppe des Periodensystems, der Alkalimetalle.

**Seelisch:** macht impulsiv und leichtlebig.

Caesiumhaltiger Heilstein ist: Lepidolith.

## Calcium

(Ca+2), mit 3,63 % am Aufbau der Erdkruste beteiligt; Atomgewicht: 40,08; H: 1,5; D: 1,53; Schmelzpunkt: 851 °C; ein Leichtmetall der 2. Hauptgruppe des Periodensystems, ein Erdalkalimetall. Das Knochengerüst des erwachsenen Menschen enthält rund 1,2 kg Calcium.

**Physiologie:** wichtig für den Knochen- und Zahnaufbau, die Nerven- und Muskelfunktion und Blutgerinnung; **Mangelerscheinungen:** Entkalkung der Knochen mit Rachitis bis zu Osteoporose, Muskelkrämpfen und Tetanie; brüchige Haare/Nägel, Herzklopfen und Herzrhythmusstörungen, Resorptionsstörungen bei Vitamin-D-Mangel und hormonellen Störungen sowie Schlafstörungen; Überdosierung: kann einen Kropf verursachen; **Vergiftung:** Apathie, gestörte Hirnfunktionen, zu viel Sekrete, Lymphknotenschwellung sowie Nierensteine können auftreten.

**Körperlich:** fördert den Zellstoffwechsel, die Stoffaufnahme an den Zellmembranen und die Energiegewinnung in der Zelle; ist notwendig zur Bildung der DNS und der RNS, die als Botenstoffe Informationen zur Bildung von Eiweißen, Enzymen und Hormonen übertragen; fördert Aufbau, Festigkeit und Flexibilität von Gewebe, Knochen und Zähnen; reguliert den Säure-Basen-Haushalt; bewirkt als Gegenspieler von Natrium die Ausscheidung von Wasser; fördert als Gegenspieler von Magnesium die Blutgerinnung; greift in die Nervenübertragung und Reizleitung an Organen und Muskeln sowie in die Muskelkontraktion ein; normalisiert den Herzrhythmus und stärkt das Herz.

**Seelisch:** fördert die Aufnahmefähigkeit, Unterscheidungsfähigkeit und das Gedächtnis; wirkt emotional stabilisierend, stärkt Selbstvertrauen und hilft bei Furcht; verleiht inneren Antrieb bei Lethargie; klärt Verwirrung; reguliert die Entwicklung der Persönlichkeit; wirkt beschleunigend bei verlangsamter Entwicklung und normalisierend bei überstürzten und chaotischen Entwicklungsprozessen.

Calciumhaltige Heilsteine sind: Aktinolith, Albit, Andesin, Andradit, Anhydrit, Anorthit, Apophyllit, Aragonit, Augit, Babingtonit, Bavenit, Betafit, Bustamit, Calcit (40 % Ca), Cancrinit, Cavansit, Chabasit, Conichalcit, Creedit, Danburit, Datolith, Diopsid, Dolomit, Epidot, Fluorit, Gips, Grossular, Gyrolith, Hauyn, Heulandit, Howlith, Ilvait, Labradorit, Lazurit, Liddicoatit, Mesolith, Okenit, Oligoklas, Pektolith, Phillipsit, Prehnit, Rhodonit, Scheelit, Stilbit, Svabit, Thomsonit, Ulexit, Wollastonit, Zoisit; geringe Mengen in: Lepidolith, Magnesit, Rhodochrosit.

## Chrom

(Cr+2,+3,+6), mit 0,02 % am Aufbau der Erdkruste beteiligt; Atomgewicht: 51,99; H: 9; D: 7,18; Schmelzpunkt: 1890 °C; ein Schwermetall der 6. Nebengruppe des Periodensystems. Der menschliche Körper enthält 0,8–8 mg Chrom.

**Physiologie:** wichtig für den Fett-, Zucker-, Aminosäuren- und Schilddrüsenstoffwechsel; aktiviert die Insulinwirkung; Mangelerscheinungen: erhöhte Insulinkonzentration bis hin zu Hypoglykämie, Gewichtsverlust; Überdosierung: führt zu Magen-Darm-Entzündungen, Schwäche, Mattigkeit, Durchfall; Vergiftung: Kollaps, Leber- und Nierenschäden, Arteriosklerose, Trübung der Hornhaut, chronische Entzündungen der Atemwege, Hautkrankheiten, Geschwüre, Allergien können die Folge sein.

**Körperlich:** lindert Diabetes im ersten Stadium, da die Insulinproduktion und damit die Aufrechterhaltung des

Blutzuckergleichgewichts unterstützt wird; regt den Fettstoffwechsel an, senkt den Cholesterinspiegel und beugt Arteriosklerose vor; wirkt wachstumsfördernd, entzündungshemmend; regt die Entgiftung an, entsäuert und fördert Fieber als Heilreaktion; hilft Trübungen der Hornhaut zu klären.

Seelisch: begünstigt die seelische Regeneration; wirkt dem Gefühl, »unter Druck zu stehen«, entgegen; bringt Farbe ins Leben; fördert den Wunsch nach Selbstbestimmung und Individualität; regt die Entdeckung und Entwicklung der eigenen Fähigkeiten an.

Chromhaltige Heilsteine sind: Aventurin, Chromberyll, Chromit (46 %), Fuchsit, Krokoit, Smaragd, Uwarovit; geringe Mengen in: Smaragd, Rubin, Zoisit.

## Eisen

Ferrum (Fe+2,+3,+4,+6), mit 4,7 % am Aufbau der Erdkruste beteiligt; Atomgewicht: 55,84; H: 4; D: 7,87; Schmelzpunkt: 1535 °C; ein Schwermetall der 8. Nebengruppe und der 4. Periode des Periodensystems, mit Kobalt und Nickel verwandt. Der menschliche Körper enthält 4,2 g Eisen; Tagesbedarf: 10 mg.

**Physiologie:** wichtig für die Hämoglobinbildung und den Sauerstofftransport, das Immunsystem und das Wachstum; **Mangelerscheinungen:** Atembeschwerden, Blässe, Schwäche, Müdigkeit, Appetitlosigkeit, Infektanfälligkeit, wunde Zunge, Nervosität, Reizbarkeit, Kopfschmerzen, Wetterfühligkeit, brüchige Nägel und Haare; **Überdosierung:** führt zur Eisenablagerung im Augapfelgewebe mit Netzhautdegeneration und Sehstörungen, zu Herzbeschwerden, Abmagerung, Schwindel, Lebererkrankungen, evtl. Zirrhose.

Körperlich: fördert die Eisenaufnahme im Darm, die Bildung von Hämoglobin und roten Blutkörperchen; gewährleistet als Eisenproteid den Transport von Sauerstoff zu den Zellen der Muskeln und Organe; sorgt für einen guten Energieumsatz und körperliche Vitalität; wirkt immunstärkend und belebend.

Seelisch: fördert Antrieb, Bewegung, Initiative und Begeisterungsfähigkeit; stärkt die Willenskraft und das Durchhaltevermögen.

**Eisenhaltige Heilsteine** sind: Ägirin, Aktinolith, Almandin, Andradit, Anthophyllit, Augit, Babingtonit, Biotit, Bornit, Chalkopyrit, Chalkosiderit, Epidot, Gaspeit, Goethit, Hämatit (70 % Fe), Ilmenit, Ilvait, Jamesonit, Limonit (59 % Fe), Magnetit (72 % Fe), Pyrit (48 % Fe), Rhodonit, Siderit (48 % Fe), Staurolith, Tigereisen, Vivianit.

## Gallium

(Ga+3), mit 0,001 % am Aufbau der Erdkruste beteiligt; Atomgewicht: 69,7; H: 1,5; D: 5,91; Schmelzpunkt: 29,78 °C; ein Metall der 3. Nebengruppe des Periodensystems, der Erdmetalle.

**Physiologie**: bisher nicht bekannt.

Körperlich: verbessert das Blutbild bei Anämie.

Seelisch: verhindert Rückzug in die alte Routine, eigensinniges Festhalten am Erlernten sowie Angst vor dem Scheitern.

**Galliumhaltige Heilsteine** sind bisher noch unbekannt.

## Germanium

(Ge), mit 0,00056 % am Aufbau der Erdkruste beteiligt; Atomgewicht: 72,69; H: 6; D: 5,32; Schmelzpunkt: 937,4 °C; mit Zinn und Blei ein Metall der 4. Hauptgruppe des Periodensystems.

Physiologie: bisher nicht bekannt.

Körperlich: greift in den Enzymmechanismus ein; bessert Sprechstörungen.

Seelisch: hilft bei Angst vor Verantwortung.

Germaniumhaltige Heilsteine sind: Sphalerit mit Spuren von Germanium.

## Gold

(Au+1,+2,+3,−5), mit 0,0000005 % am Aufbau der Erdkruste beteiligt; Atomgewicht: 196,96; H: 2,5–3; D: 19,32; Schmelzpunkt: 1063 °C; ein Edelmetall der 1. Nebengruppe des Periodensystems.

**Physiologie:** bisher nicht bekannt; **Vergiftung:** allergische Haut- und Schleimhautreaktionen, Nieren- und Leberschäden; Schädigung des Knochenmarks mit Anämie; Schwitzen, Verdauungsprobleme, »rheumatische« Beschwerden sowie Schädigungen der Kapillargefäße können die Folge sein.

Körperlich: fördert die Energieverteilung; beeinflusst die Regeneration und die Vitalität; regt die Drüsentätigkeit und die Regeneration der Geschlechtsorgane an; begünstigt die Leistungsfähigkeit des Kreislaufs; reguliert die Leitfähigkeit der Nerven; mildert rheumatische Entzündungen.

Seelisch: hilft aus depressiver Verstimmung, bei Todesangst und bei Selbstmordneigung; fördert Selbstbewusstsein und Selbstvertrauen; bringt den innersten Wesenskern ans Licht; hilft, dem Leben Sinn zu geben.

**Goldhaltige Heilsteine** sind: Arsenopyrit, Calaverit, gediegenes Gold (99,8 %), Sylvanit (24 %); geringe Mengen in: Chalkopyrit, Pyrit, Zirkon.

## Kalium

(K+1), mit 2,59 % am Aufbau der Erdkruste beteiligt; Atomgewicht: 39,09; D: 0,86; Schmelzpunkt: 63,65 °C; ein Alkalimetall der 1. Hauptgruppe des Periodensystems. Der menschliche Körper enthält 140 g Kalium; Tagesbedarf: 3–4 g; im Sport bis zu 10 g; Säuglinge 0,3 g.

**Physiologie:** wichtig zur Impuls- und Reizübertragung von Nerven- und Muskelzellen, zur Nierenfunktion sowie für den Wasser- und Säure-Basen-Haushalt; aktiviert viele Enzyme, besonders im Zuckerstoffwechsel; **Mangelerscheinungen:** Appetitverlust, Schwäche, Muskelschwäche und -krämpfe, Leistungsabfall, Herzrhythmusstörungen, Kreislaufstörungen, schwache Reflexe, Durst, Verdauungsschwäche, Störungen der Nierenfunktion; **Überschuss:** wird durch Muskelkrämpfe bemerkbar; **Vergiftung:** führt zu Hyperkaliämie mit Herzrhythmusstörungen.

Körperlich: verbessert die Löslichkeit fast aller Verbindungen in den Körperflüssigkeiten; beeinflusst den Stoffaustausch an den Zellmembranen; hält den osmotischen Zelldruck aufrecht; ermöglicht mit Natrium die elektrische Nervenreizleitung, Muskelerregung und -kontraktion; reguliert Blutdruck und Nierenfunktion; stärkt den Herzmuskel; fördert die Darmfunktion.

Seelisch: befreit von Ängsten und Melancholie; fördert die Intuition und das Selbstwertgefühl; verbessert die Wahrnehmungsfähigkeit.

**Kaliumhaltige Heilsteine** sind: Amazonit, Apophyllit, Biotit, Carnallit (14 % K), Charoit, Hanksit, Harmatom, Kainit, Kieserit, Lepidolith, Muskovit, Mondstein, Orthoklas, Phillipsit, Sugilith, Sylvin (52 % K).

## Kobalt

Cobaltum (Co–1,+2,+3,+4,+5), mit 0,0023 % am Aufbau der Erdkruste beteiligt; Atomgewicht: 58,93; H: 5; D: 8,89; Schmelzpunkt: 1495 °C; ein Schwermetall der 8. Nebengruppe und der 4. Periode des Periodensystems; Körpergehalt: 1–10 mg; Tagesbedarf: 5–10 µg.

**Physiologie:** baut Eisen ein und bildet das Zentralatom der Vitamine B12; fördert die Hämoglobinbildung, schützt die Zellen vor freien Radikalen, fördert Jodaufnahme in der Schilddrüse; wichtig zum Eiweißaufbau; **Mangelerscheinungen:** Anämie, Entzündungen an der Zunge, Veränderungen im Rückenmark; **Überdosierung:** führt zu Appetitlosigkeit, Übelkeit; **Vergiftung:** führt zu Allergie, Haut- und Lungenerkrankungen, Hyperämie, Hypotonie, Herzmuskelerkrankungen, Gewichtsverlust sowie zur Vergrößerung der Schilddrüse; führt zur Schädigung des Hörnervs mit Tinnitus sowie zu Leber-, Herz- und Nierenschäden.

Körperlich: steigert die Bildung der roten Blutkörperchen; beschleunigt die Reifung und verlängert die Lebensdauer der Blutzellen; erhöht die Eisenaufnahme im Dünndarm; aktiviert die Glukokinase; ist Bestandteil einiger Enzyme.

Seelisch: fördert die Kenntnis des Unterbewusstseins; verstärkt den Wunsch nach Abwechslung und neuer Erfahrung; weckt Neugier, Lebensfreude und Humor.

**Kobalthaltige Heilsteine** sind: Cobaltin (35 % Co), Linneit; geringe Mengen in: Peridot, Pyrit, Roselith, Vesuvian.

## Kupfer

(Cu+1,+2,+3,+4), mit 0,0045 % am Aufbau der Erdkruste beteiligt; Atomgewicht: 63,54; H: 2,5–3; D: 8,94; Schmelzpunkt: 1083 °C; ein Halbedelmetall der 1. Nebengruppe des Periodensystems. Der menschliche Körper enthält 80–120 mg Kupfer; Tagesbedarf: 2–4 mg.

**Physiologie:** Bestandteil vieler Enzyme; wichtig bei der Bildung roter und weißer Blutkörperchen sowie von Hormonen, Knochen; unterstützt Pigmentierung und Elastizität von Haut, Haaren und Bindegewebe sowie Wachstum und Wundheilung; Schutz vor freien Radikalen; **Mangelerscheinungen:** allgemein schlechte Heilung, Anämie, Atembeschwerden, Hormonstörungen, Energiemangel, Hauterkrankungen, Eisenmangel, Leistungsabfall von Muskeln/Gehirn; **Vergiftung:** führt zu Kopfschmerz, Übelkeit, Erbrechen, Schwindel, Krämpfen, Husten, Heiserkeit, Depression, Autismus, Hyperaktivität, Störung der Gehirnfunktion, Schädigung innerer Organe, Zinkmangel.

Körperlich: fördert die Eisenaufnahme im Dünndarm; bewirkt die Umwandlung des gespeicherten Eisens; dient als Katalysator bei der Bildung von Hämoglobin und Enzymen, hält die Blutgefäße elastisch; wirkt krampflösend und lindert Menstruationsbeschwerden; fördert Zellwachstum und Zellatmung; aktiviert den Stoffwechsel der Leber und entgiftet den Körper.

Seelisch: erhöht die Traumaktivität und fördert die innere Bilderwelt; hilft Fantasie zu entwickeln; wirkt über das limbische System auf den Gefühlsausdruck; ermöglicht, Sinnlichkeit und Sexualität zu leben und zu genießen; fördert den Sinn für Ästhetik und Schönheit.

**Kupferhaltige Heilsteine** sind: Atacamit, Aurichalcit, Azurit, Bornit (55–69 % Cu), Caledonit, Ceruleit, Chalkanthit, Chalkopyrit (35 % Cu), Chalkosiderit, Chrysokoll, Conichalcit, Covellin, Cuprit, Cyanotrichit, Dioptas, Enargit (48 % Cu), Euchroit, Linarit, Malachit, Mixit, Pyrit, Tennantit, Tetraedrit, Türkis.

## Lithium

(Li+), mit 0,006 % am Aufbau der Erdkruste beteiligt; Atomgewicht: 6,94; D: 0,53; Schmelzpunkt: 181 °C; ein Leichtmetall der 1. Hauptgruppe des Periodensystems, der Alkalimetalle; Tagesbedarf: 1–3 mg.

**Physiologie:** reguliert Neurotransmitter, fördert das Immunsystem, beeinflusst den Hormonhaushalt und verdrängt Natrium; **Mangelerscheinungen:** Unruhe und Depression. **Im Tierversuch:** Wachstum und Fortpflanzung sind vermindert, Abortrate und Sterblichkeit sind erhöht; **Überdosierung:** führt aufsteigend zu Übelkeit, Zittern, Sehstörungen; **Vergiftung:** führt zu Magenbeschwerden, breiigem Stuhl, vermehrter Harnausscheidung, Durchfall, Erbrechen, Durst, Appetitmangel, schlechtem Gedächtnis, Benommenheit, Muskelzucken, Händezittern, Nierenschäden, Herzbeschwerden, Koma und Herzstillstand.

Körperlich: wirkt blutdrucksenkend; vermindert die Reizbarkeit sensibler und motorischer Nerven; lindert Unruhe, Zittern und Nervenschmerzen; bessert rheumatische Gelenkbeschwerden; senkt den Cholesterinspiegel und beugt Ablagerungen in den Gefäßen und Gelenken vor.

Seelisch: verbessert das Erinnerungsvermögen und das Langzeitgedächtnis; wirkt antidepressiv und allgemein beruhigend; fördert das Vertrauen in sich selbst, Hingabe und Demut sowie die Akzeptanz dessen, was unabänderlich ist.

**Lithiumhaltige Heilsteine** sind: Amblygonit (5 % Li), Charoit, Elbait, Lepidolith (2 % Li), Liddicoatit, Neptunit, Petalit, Spodumen (4 % Li), Sugilith, Tavorit, Triphylin; geringe Menge in: Purpurit.

## Magnesium

(Mg+2), mit 2,09 % am Aufbau der Erdkruste beteiligt; Atomgewicht: 24,32; H: 2; D: 1,74; Schmelzpunkt: 650 °C; ein Erdalkalimetall der 2. Hauptgruppe des Periodensystems. Der menschliche Körper enthält 20–35 g Magnesium; Tagesbedarf: 300–400 mg, während der Schwangerschaft + 30 %.

**Physiologie:** wichtig für den Stoffwechsel, Säure-Basen-Haushalt, Energiehaushalt, die Muskeln, Hormone, Nerven sowie das Zentralnervensystem; vermindert Ablagerungen in Blutgefäßen, aktiviert über 300 Enzyme sowie Elektrolyte; reguliert Membrandurchlässigkeit;

**Mangelerscheinungen:** tetanieähnlichen Krämpfe, Kopfschmerzen, Schwindel, Nervosität, Erregbarkeit, Zittern, schneller Puls, Muskel- und Herzschwäche, Gefäßkrämpfe, Herzrhythmusstörungen, Arteriosklerose und Herzinfarkt; **Überdosierung:** Verminderung der Erregbarkeit von Nerven und Muskeln; **Vergiftung:** führt zu Durchfall, Nerven-, Muskel- und Gelenkschmerzen, Fieber, Juckreiz; lähmt das Zentralnervensystem mit Tod.

**Körperlich:** dämpft die Erregbarkeit der Nerven und Muskeln; wirkt krampflösend und muskelentspannend; lindert Gefäß- und Muskelkrämpfe, Migräne und Gallenkoliken; hemmt die Blutgerinnung sowie alle Erregungs- und Sekretionsvorgänge; steigert die Durchblutung; dichtet die Gefäßwände ab, erweitert die Herzkranzgefäße und verbessert so die Leistung des Herzmuskels; fördert Festigkeit und Härte der Knochen; ist beteiligt am Kohlehydrat-, Fett- und Eiweißstoffwechsel und an ATP-(Adenosintriphosphat)-katalysierten Enzymreaktionen; beugt Gewebe- und Gefäßverkalkung vor.

**Seelisch:** beruhigt und entspannt; verleiht Frieden und wirkt gegen Nervosität; dämpft Erregung, Gereiztheit und Aggressivität; erhöht die Belastbarkeit; fördert eine lebensbejahende Gesinnung und Vertrauen; hilft, sich selbst anzunehmen.

**Magnesiumhaltige Heilsteine** sind: Aktinolith, Ankerit, Anthophyllit, Antigorit, Artinit, Augit, Berthierit, Berzeliit, Biotit, Brucit, Carnallit (8 % Mg), Cordierit, Diopsid, Dolomit (13 %), Dravit, Enstatit, Gaspeit, Kornerupin, Lazulith, Ludlamit, Magnesit (29 % Mg), Olivin, Periklas, Phlogopit, Pyrop, Rhodonit, Richterit, Riebeckit, Roselith, Sinhalit, Spinell, Staurolith, Tremolit, Willemseit.

## Mangan

(Mn+2,+3,+4,+5,+6,+7), mit 0,09 % am Aufbau der Erdkruste beteiligt; Atomgewicht: 54,94; H: 6; D: 7,43; Schmelzpunkt: 1244 °C; ein Schwermetall der 7. Nebengruppe des Periodensystems. Der menschliche Körper enthält etwa 20 mg Mangan; Tagesbedarf: 3–5 mg.

**Physiologie:** wichtig für den Stoffwechsel von Fett, Kohlehydrat, Eiweiß, Cholesterin sowie den Vitaminen B1, E; Enzymaktivator für Knochen, Knorpel, Haut; begünstigt Wachstum und Fortpflanzung; **Mangelerscheinungen:** Störungen im Zucker- und Eiweißstoffwechsel, Muskelschwund, Erschöpfung, Knochenbeschwerden, Ohrprobleme, Allergien, Unfruchtbarkeit; **Vergiftung:** führt zu parkinsonähnlichen Symptomen (Zittern, Steifheit, motorische Störungen, Schlafsucht, Depressionen) und Schäden innerer Organe (Zentralnervensystem, Nieren).

**Körperlich:** wirkt schmerzlindernd; stärkt die körpereigenen Abwehrkräfte, indem es Entgiftungsenzyme aktiviert; stimuliert den Aufbau von Cholesterin; fördert die Fruchtbarkeit durch Stimulierung der Geschlechtshormone; beeinflusst die Herztätigkeit; regt das Knochenwachstum und die Entwicklung des Skeletts an; fördert den Fettstoffwechsel und senkt den Blutzuckerspiegel; hemmt die Aufnahme von Eisen und wird zur Bildung von Blutgerinnungsfaktoren benötigt.

**Seelisch:** fördert Empfindsamkeit, eventuell auch Empfindlichkeit; lässt seelische Wunden und Verletzungen ausheilen; vermindert Rachegefühle und Groll, verstärkt Vertrauen und Zuneigung; stärkt das Verständnis der eigenen Realität; regt die Klärung des Bewusstseins sowie von Beziehungen an.

**Manganhaltige Heilsteine** sind: Babingtonit, Bixbyit, Braunit (64 % Mn), Bustamit, Hausmannit (72 % Mn), Manganit (62 % Mn), Messelit, Neptunit, Purpurit, Pyrolusit (65 % Mn), Rhodochrosit (48 % Mn), Rhodonit, Spessartin, Sugilith, Tephroit, Wolframit, Wulfenit und Zinkit.

## Molybdän

(Mo+2,+3,+4,+5,+6), mit 0,0014 % am Aufbau der Erdkruste beteiligt; Atomgewicht: 95,9; H: 5,5–6; D: 10,22; Schmelzpunkt: 2620 °C; ein Schwermetall der 6. Nebengruppe des Periodensystems. Der menschliche Körper enthält 5–20 mg Molybdän; Tagesbedarf: 50–250 µg.

**Physiologie:** Bestandteil verschiedener Enzyme für den Abbau schädlicher Stoffe, besonders Schwefel; Schutz gegen freie Radikale; **Mangelerscheinungen:** Karies, Empfindlichkeit gegenüber Smog und geschwefelten Lebensmitteln (insbesondere bei Asthmatikern), Beeinträchtigung des Gehirns; **Überdosierung:** führt zu Durchfall und Wachstumshemmungen; **Vergiftung:** führt zu Kupfermangel sowie gichtähnlichen Symptomen: Schmerzen in Knie-, Fuß- und Handgelenk, Gelenkschwellungen.

**Körperlich:** wirkt auf das Reizleitungssystem des Herzens sowie als Atmungskatalysator; aktiviert Flavinenzyme; begünstigt die Fluorid-Einlagerung im Zellschmelz.

**Molybdänhaltige Heilsteine** sind: Molybdänit (60 % Mo), Powellit, Wulfenit (26 % Mo).

## Natrium

(Na+), mit 2,83 % am Aufbau der Erdkruste beteiligt; Atomgewicht: 22,99; D: 0,97; Schmelzpunkt: 97,81 °C; ein Leichtmetall der 1. Hauptgruppe des Periodensystems. Der menschliche Körper enthält etwa 100 g Natrium; Tagesbedarf: 2–3 g.

**Physiologie:** greift in den Wasser- und Säure-Basen-Haushalt ein; ist wichtig für die Impulsübertragung an Nerven- und Muskelzellen; Natrium befindet sich hauptsächlich außerhalb der Zelle; **Mangelerscheinungen:** Durstgefühl, Appetitlosigkeit, Übelkeit, Dehydrierung, Muskelschwäche und -krämpfe, Blutdruckabfall, Teilnahmslosigkeit, Bewusstseinsstörungen; **Überdosierung:** führt zu erhöhtem Blutdruck und Ödemen; **Vergiftung:** führt zu Ödemen, Alkalose, Bluthochdruck, Gefäßproblemen in Herz und Gehirn, Kopfschmerzen, Nierenschäden.

**Körperlich:** reguliert den Wasserhaushalt, bindet Wasser im Körper und steuert so den osmotischen Druck in Zellen und Körperflüssigkeiten; steigert den Blutdruck; regt Stoffwechsel und Kreislauf an; lindert Schwindelgefühle; regt die Nierenfunktion an und gleicht den Säure-Basen-Haushalt aus; gewährleistet zusammen mit Kalium die Erregbarkeit von Muskeln und Nerven; Bestandteil von Verdauungssäften.

**Seelisch:** verleiht Struktur; bindet freie Energie zugunsten festgelegter Ziele; fördert regelmäßige Abläufe und innere Ordnung; hilft Zustände, Erkenntnisse und innere Bilder festzuhalten und zu bewahren; fördert Traditionsbewusstsein, Beharrlichkeit und Standfestigkeit.

**Natriumhaltige Heilsteine** sind: Ägirin, Albit, Amblygonit, Analcim, Andesin, Anorthit, Beryllonit, Berzellit, Betafit, Brasilianit, Cancrinit, Charoit, Dravit, Elbait, Gmelinit, Gyrolith, Halit (39 % Na), Hanksit, Haüyn, Heulandit, Jadeit, Kernit, Labradorit, Mesolith, Nephellin, Neptunit, Pektolith, Phillipsit, Rhyolith, Riebeckit, Sodalith, Stilbit, Sugilith, Tugtupit, Ulexit, Wardit, Weeksit, Wöhlerit.

## Nickel

(Ni–1,+1,+2,+3,+4), mit 0,015 % am Aufbau der Erdkruste beteiligt; Atomgewicht: 58,69; H: 5; D: 8,91; Schmelzpunkt: 1453 °C; ein Schwermetall der 8. Nebengruppe des Periodensystems. Der menschliche Körper enthält 10 mg Nickel; Tagesbedarf: 100–900 µg.

**Physiologie:** Bestandteil des Enzyms Urease zum Abbau von Harnstoff; reguliert Hormone der Schilddrüse und Nebenniere, verstärkt die Insulinwirkung, dämpft Adrenalin; **Überdosierung:** führt zu Magen- und Darmreizungen sowie lokaler Haut-, Augen- und Atemwegsreizungen; **Vergiftung:** führt zu gestörter Blutbildung bzw. Muskelfunktion und schwachem Immunsystem sowie zu Knochenerkrankungen, Krebs, Schädigungen der Keimzellen; bei akuter Vergiftung treten Schwindel Kopfschmerz, Erbrechen, Atemnot, Fieber, Organschäden, Tod auf.

**Körperlich:** fördert die Aufnahme und Verwertung von Eisen; regt die Leberaktivität und dadurch die Entgiftung des Organismus an; aktiviert Enzyme und ist am Kohlehydratstoffwechsel beteiligt; lindert periodisch auftretende Schmerzen, insbesondere Kopfschmerzen; stärkt die Regenerationskraft; verbessert Wachstum und Wundheilung.

**Seelisch:** fördert das Gefühl der Geborgenheit in sich selbst und hilft so gegen Ängstlichkeit, Gereiztheit und Traurigkeit; erleichtert es, belastende Bilder loszulassen – insbesondere bei wiederkehrenden Albträumen; ermutigt zu Kreativität und Verspieltheit.

**Nickelhaltige Heilsteine** sind: Annabergit, Gaspeit, Millerit, Nickelin (44 % Ni), Trevorit, Ullmannit, Willemseit, Zaratit.

## Quecksilber

(Hg+1,+2), mit 0,00005 % am Aufbau der Erdkruste beteiligt; Atomgewicht: 200,59; D: 13,59; Schmelzpunkt: -38,89 °C; ein Schwermetall der 2. Nebengruppe des Periodensystems.

**Physiologie:** bisher nicht bekannt; **Überdosierung:** führt zu Erschöpfung, Depression, Reizbarkeit, Nervosität, Kopf- und Bauchschmerzen, Gewichtsverlust; **Vergiftung:** Störungen der Bewegungskoordination, motorische und mentale Beeinträchtigungen, zerebrale Lähmungen, Magen- und Darmkoliken, lokale Schleimhautverätzungen, Hemmung der Enzymtätigkeit sowie Nierenversagen können auftreten; chronische Quecksilbervergiftung führt anfänglich zu Entzündungen der Mundschleimhaut, leichter Erregbarkeit und feinem Zittern der Hände, schließlich zu Gedächtnisschwäche und Verblödung.

**Quecksilberhaltige Heilsteine** sind: Cinnabarit (86 % Hg), Kalomel; geringe Menge in: Silber.

## Selen

(Se–2,+2,+4,+6), mit 0,000009 % am Aufbau der Erdkruste beteiligt; Atomgewicht: 78,96; H: 2; D: 4,26; Schmelzpunkt: 217 °C; Halbmetall der 6. Hauptgruppe des Periodensystems, der Chalkogene. Der menschliche Organismus enthält 12–15 mg Selen; Tagesbedarf: 50–100 ug.

**Physiologie:** Bestandteil von Enzymen; Schutz vor freien Radikalen, Immunschutz; wichtig für Pankreas, Leber sowie zur Blutgerinnungshemmung; **Mangelerscheinungen:** Erhöhung der Leberenzyme, Herzmuskelschwäche, Nagelveränderungen, dünne und blasse Haare, Rheuma, Schilddrüsenunterfunktion, degenerativer »Verschleiß«, Zivilisationskrankheiten, Alterung, Immunmangelsyndrome, Schädigung des Erbguts, Gelenkbeschwerden, grauer und grüner Star; **Vergiftung:** führt zu Selenose: Magen-Darm-Störungen, gestörtes Nagel- und Haarwachstum, knoblauchartiger Atemgeruch und Gewebezerfall.

**Körperlich:** schützt vor zellschädigenden Produkten; schützt Proteine vor Oxidation; wirkt antikanzerogen.

**Selenhaltige Heilsteine** sind: Berzeliit; geringe Mengen in: Bornit, Chalkopyrit, Galenit, Sphalerit und Pyrit; Spuren in: Covellin.

## Silber

(Ag+1,+2,+3), mit 0,000001 % am Aufbau der Erdkruste beteiligt; Atomgewicht: 107,86; H: 2,7; D: 10,49; Schmelzpunkt: 961 °C; ein Edelmetall der 1. Nebengruppe des Periodensystems.

**Physiologie:** erhöht den Zelldruck; lindert Entzündungen, Bakterien- und Pilzinfektionen; regt Körperflüssigkeiten an; erhöht die Sauerstoffversorgung; **Vergiftung:** führt zu schwarzbläulicher Haut, Ablagerungen in allen Organen, Kraftlosigkeit, zur Anschwellung der Schleimhäute, zu rheumatischen Beschwerden an Muskeln, Bändern, Gelenken, WS sowie zu Kopfschmerzen, Schwindel, Vergesslichkeit, Angst.

**Körperlich:** wirkt stark antiseptisch, bakterizid und fungizid durch Blockierung der Thiolenzyme; wirkt kühlend, leitet Hitze und Schmerzen ab; regt das vegetative Nervensystem an und harmonisiert so die Funktion der inneren Organe; fördert bei Frauen die Fruchtbarkeit; regt die Aktivität der Körperflüssigkeiten an; verbessert die Lichtverträglichkeit der Haut; fördert die Sehkraft und den Gleichgewichtssinn und behebt Schwindelgefühle.

**Seelisch:** befreit die Emotionen und fördert den Gefühlsausdruck sowie Herzlichkeit und Einfühlungsvermögen; hilft auch auf psychischer Ebene, Kontrolle und Balance zu bewahren und so belastende Bilder loszuwerden; wirkt gegen Albträume und Ängstlichkeit; verstärkt oder bewahrt die geistige Flexibilität; fördert Fantasie, Einfühlungsvermögen und die empfängliche, mediale Seite des Wesens; verhilft zur Abstimmung des inneren Lebensrhythmus mit den Zyklen der Natur.

**Silberhaltige Heilsteine** sind: Akanthit, Argentit (87 % Ag), Boleit, Petzit, Proustit (65 % Ag), gediegenes Silber (max. 100 % Ag), Proustit, Sylvanit.

## Silizium

(Si+2,+4), mit 27,72 % am Aufbau der Erdkruste beteiligt; Atomgewicht: 28,08; H: 7; D: 2,33; Schmelzpunkt: 1412 °C; ein Halbmetall der 4. Hauptgruppe des Periodensystems. Der menschliche Organismus enthält 1,4 g Silizium; Tagesbedarf: 20–200 mg.

**Physiologie:** Aufbau von Eiweißstrukturen im Bindegewebe, zum Beispiel Blutgefäße, Haut, Haare, Knorpel, und im Knochen (wichtig für Elastizität, Festigkeit und Mineralstoffeinlagerung); begünstigt Immunabwehr (Fresszellen-Aktivität); **Mangelerscheinungen:** Bindegewebsschwäche, weiche Nägel, brüchige Haare, Falten und Parodontose.

**Körperlich:** wirkt auf Haut, Haare, Nägel sowie die Schleimhäute; festigt Bindegewebe und Knochen; regt den Calciumstoffwechsel an; unterstützt die Immunreaktionen in Blut und Körperflüssigkeiten; fördert die Aktivität von Lymphknoten, Milz und Lunge; wirkt anregend auf den Zellstoffwechsel und die Zellteilung; verhindert Narbenbildung; verbessert die Elastizität der Blutgefäße; erweist sich als entzündungshemmend; stärkt die Sinnesorgane;

**Seelisch:** verbessert die Gehirnaktivität und damit die Geistesgegenwart; macht warmherzig; fördert ein inneres Wohlgefühl, das unabhängiger macht von äußeren Annehmlichkeiten; wirkt gegen Ängstlichkeit, Überempfindlichkeit und Erschöpfung; verleiht innere Entschlossenheit, Sicherheit und Stabilität; hilft, fixe Ideen loszulassen und sich Inspirationen und neuen Anregungen zu öffnen; verstärkt die Fähigkeit, sich einzufügen und im Einklang damit schöpferisch zu wirken.

**Siliziumhaltige Heilsteine** sind: Achat, Bergkristall, Chalcedon, Jaspis, Opal, Rauchquarz, Schnee-Quarz (53 % Si).

## Strontium

(Sr+2), mit 0,045 % am Aufbau der Erdkruste beteiligt; Atomgewicht: 87,62; H: 2; D: 2,63; Schmelzpunkt: 769 °C; ein Erdalkalimetall der 2. Hauptgruppe des Periodensystems. Strontium ist toxikologisch unbedenklich und lagert sich wie Calcium in Knochen und Zähnen ab. Der menschliche Organismus enthält 100–200 mg Strontium.

**Physiologie:** bisher nicht bekannt; **Vergiftung:** führt zu Schädigungen von Knochen und Knochenmark.

**Körperlich:** wird bei Calciummangel anstelle von Calcium in Knochen und Zähne eingebaut; löst Verhärtungen und Verspannungen in Knochen, Geweben und Organen, auch bei Gefäßverengungen; hilft bei Nervenentzündungen und Operationsschock; löst chronische Verspannungen und beschleunigt die Heilung verstauchter Gelenke.

**Seelisch:** bringt seelische Erleichterung, wenn alles im Leben in Unordnung scheint; lindert das Gefühl von Enge, auch von Erstickungsgefühlen; hilft Ohnmachtgefühle zu überwinden und Zuversicht zu gewinnen; fördert gesunde geistige Strukturen, die das Leben stabilisieren, ohne es einzuengen.

**Strontiumhaltige Heilsteine** sind: Coelestin (47 % Sr), Goyazit, Strontianit (59 % Sr); geringe Mengen in: Apatit, Baryt, Calcit, Epidot, Psilomelan.

## Titan

(Ti+2,+3,+4), mit 0,56 % am Aufbau der Erdkruste beteiligt; das zehnthäufigste Element; Atomgewicht: 47,88; H: 4; D: 4,51; Schmelzpunkt: 1675 °C; ein Leichtmetall der 4. Nebengruppe des Periodensystems.

**Physiologie:** bisher nicht bekannt; **Mangelerscheinungen:** Beklemmungen, Muskel- und Haltungsschwäche; Vergiftung: führt zu Krämpfen.

**Körperlich:** nicht toxisch; unterstützt das Größenwachstum und die aufrechte Haltung; wirkt entzündungshemmend, besonders bei Entzündungen der Atemwege und der Nieren; stärkt die Regenerationsfähigkeit des Organismus.

**Seelisch:** wirkt aufmunternd und befreiend bei Engegefühl, Angst und Unterdrückung; fördert eine erfüllte Sexualität und ist hilfreich bei Potenzproblemen und vorzeitigem Samenerguss; vermittelt Aufrichtigkeit, Unabhängigkeit und geistige Größe.

Titanhaltige Heilsteine sind: Anatas, Benitoit, Betafit, Brookit, Cafarsit, Goethit, Ilmenit (32 % Ti), Neptunit, Samarskit, Sphen (60 % Ti), Rutil (60 % Ti), Titanit; geringe Menge in: Kassiterit.

## Vanadium

(V+2,+3,+4), mit 0,014 % am Aufbau der Erdkruste beteiligt; Atomgewicht: 50,94; D: 6,09; Schmelzpunkt: 1930 °C; ein Metall der 5. Nebengruppe des Periodensystems. Der menschliche Organismus enthält 20 mg Vanadium; Tagesbedarf: 100–300 µg.

**Physiologie:** bisher nicht bekannt; Überdosierung: giftig und schleimhautreizend; kann Asthma, Übelkeit und Krämpfe auslösen sowie Depressionen und Verdauungsstörungen; verstärkt die Insulinwirkung; Vergiftung: führt zu gestörten Reflexen, Herzrhythmusstörungen, degenerativen Prozessen; Reiz- und Kontaktgift.

**Körperlich:** fördert das Wachstum von Jungtieren; stimuliert (anstelle von Phosphor) Enzyme des Stoffwechsels; wirkt entzündungshemmend bei Haut-, Schleimhaut- und Augenerkrankungen sowie bei Erkrankungen der Atemwege.

**Seelisch:** verhilft zu freiem Gefühlsausdruck und erlöst von Zurückhaltung; ermöglicht, destruktive Einstellungen in eine konstruktive Lebensweise zu transformieren.

**Vanadiumhaltige Heilsteine** sind: Carnotit (20 % $V_2O_3$), Cavansit, Descloizit (22 % $V_2O_3$), Vanadinit.

## Wismut

(Bi+2,+3,+4,+5), mit unter 0,00002 % am Aufbau der Erdkruste beteiligt; Atomgewicht: 208,98; H: 2,5; D: 9,8; Schmelzpunkt: 271,3 °C; ein Schwermetall der 5. Hauptgruppe des Periodensystems.

Das Metall gilt im Normalfall als nichttoxisch; Verbindungen können zu defekten Schleimhäuten, Nierenschädigung, Muskelzittern, Fieber, Krämpfen, Störungen von Schlaf, Sprache, Gedächtnis, Gang, Schreibfähigkeit, Konzentration sowie zu Epilepsie, Angst, Halluzinationen, Koma und zum Tod führen.

**Körperlich:** wirkt desinfizierend und zusammenziehend auf Wunden; fördert die Regeneration der Schleimhäute und kann bei Gastritis und Magengeschwüren eingesetzt werden.

**Seelisch:** fördert eine kindliche Unbefangenheit sowie eine spielerische Lebenseinstellung; hilft – trotz starken Aversionen – das Dasein zu akzeptieren; führt zur Selbstverwirklichung; ermöglicht, durch äußere Einflüsse gestoppte geistige Entwicklungen wieder aufzunehmen und zu Ende zu führen.

**Wismuthaltige Heilsteine** sind: Atelestit, Bismuthinit (81 % Bi), Mixit; geringe Mengen in: Erythrin, Galenit.

### Zink

(Zn+2), mit 0,012% am Aufbau der Erdkruste beteiligt; Atomgewicht: 65,39; H: 2,5; D: 7,13; Schmelzpunkt: 419,4°C; ein Schwermetall der 2. Nebengruppe des Periodensystems. Der menschliche Organismus enthält 2–4 g Zink; Zink ist Bestandteil von über 200 Enzymen; Tagesbedarf: 15 mg; Resorption: 10–40%.

**Physiologie:** bisher nicht bekannt; **Mangelerscheinungen:** Veränderungen am Knochenbau; Atrophie der Samenbläschen; Verlust der Geschmacksempfindung und Appetitmangel; bei Kindern Störungen des Immunsystems; **Vergiftung:** führt zu Erbrechen, Gedächtnisschwäche, Ohnmacht, Neuralgien und Nephritis.

**Körperlich:** aktiviert verschiedene Hormone und Enzyme; verbessert die Insulinwirkung und Diabetes; unterstützt das Immunsystem und fördert die Ausschüttung der Wachstums- und Keimdrüsenhormone; regt die Funktion der männlichen Geschlechtsorgane an, lindert Prostataleiden und Beschwerden der Eierstöcke; verbessert die Wundheilung. Hohe Dosen rufen äußerlich Verätzungen, innerlich stark schmerzende Entzündungen der Verdauungsorgane hervor.

**Seelisch:** fördert die Entwicklung der Intelligenz und des abstrakten Denkens; hilft bei Erschöpfung, Schwäche, Mutlosigkeit und Ängstlichkeit; bessert Unruhe in den Beinen, Konzentrationsmangel und unruhigen Schlaf, insbesondere Einschlafschwierigkeiten; erhöht Spontaneität und Intuition; bricht veraltete Strukturen auf und unterstützt dabei, diese Umwälzungen sinnvoll zur Gestaltung besserer Lebensumstände zu nutzen; schenkt Idealismus und intensiviert die Lebensqualität; fördert die Fähigkeit zu kommunizieren.

**Zinkhaltige Heilsteine** sind: Adamin, Aurichalcit, Faustit, Franklinit, Hemimorphit (54% Zn), Hydrozinkit, Smithsonit (52% Zn), Sphalerit (67%Zn), Willemit, Wurtzit, Zinkit (80% Zn).

### Zinn

(Sn+2,+4), mit 0,0035 % am Aufbau der Erdkruste beteiligt; Atomgewicht: 118,71; H: 1,8; D: 7,29; Schmelzpunkt: 231,9 °C; mit Germanium und Blei ein Schwermetall der 4. Hauptgruppe des Periodensystems; Tageszufuhr: 1–3 mg; Resorption: schlecht.

**Physiologie:** bei Menschen nicht nachgewiesen; **bei Tieren** verzögertes Wachstum, Appetitlosigkeit, Haarausfall; Bestandteil von Gastrin, das die Bildung von Magensäure anregt; Mangelerscheinungen: Appetitlosigkeit, Haarausfall und Akne; **Vergiftung:** führt zu Magenschmerzen, Erbrechen, Durchfall, Kopfschmerzen.

**Körperlich:** fördert die Entwicklung und Tätigkeit der Großhirnrinde; harmonisiert das vegetative Nervensystem; löst Spasmen und Krämpfe, Schwächezustände und Lähmungen, die auf ein gestörtes Nervensystem zurückzuführen sind; hilft insbesondere bei chronischen Beschwerden, vor allem im Bereich der Atemwege, der Leber und Galle; steuert den Geschmackssinn.

**Seelisch:** begünstigt die Konkretisierung von Gefühlsempfindungen; hilft Erspürtes in Worte zu fassen; fördert Begeisterung, Toleranz, Vertrauen; aktiviert Großzügigkeit, Geselligkeit und schenkt den Mut, die alltäglichen Schwierigkeiten zu meistern; löst Trauer in Erleichterung auf; regt an, den eigenen Lebenstraum zu verwirklichen; wirkt inspirierend; lockt innere Veranlagungen, insbesondere musische Talente, hervor.

**Zinnhaltige Heilsteine** sind: Cassiterit (79% Sn), Franckeit; geringe Mengen in: Rutil, Schalenblende, Sphen.

### Zirkonium

(Zr+4), mit 0,016% am Aufbau der Erdkruste beteiligt; Atomgewicht: 91,2; H: 4,7; D: 6,51; Schmelzpunkt: 1852 °C; ein Metall der 4. Nebengruppe des Periodensystems.

**Physiologie:** bisher nicht bekannt.

**Körperlich:** wirkt krampflösend, insbesondere bei Menstruationsbeschwerden; regt spezifische Syntheseprozesse der Leber an.

**Seelisch:** hilft, sich von materiellen Sorgen und Verhaftungen zu befreien sowie unterdrückte Ängste loszulassen; fördert symbolisches und bildhaftes Denken; schenkt tiefe Erkenntnisse in Träumen; erinnert an den Sinn unseres Daseins; unterstützt eine geistige Sicht der Dinge und macht die Scheinwerte des Materialismus als solche durchschaubar.

**Zirkoniumhaltige Heilsteine** sind: Wadeit, Wöhlerit, Zirkon (67% Zr); geringe Mengen in: Cordierit, Sphen sowie Spuren in: Ilmenit, Rutil.

## Metalle mit noch unbekannter physiologischer Wirkung

### Cerium

(Cr+3,+4), mit 0,0046 % am Aufbau der Erdkruste beteiligt; Atomgewicht: 140,12; H: 2,5; D: 6,77; Schmelzpunkt: 795 °C; ein Schwermetall der Reihe der Lanthanoide.

Ceriumhaltige Heilsteine sind: Cerit, Monazit, Xenotim.

### Hafnium

(Hf+4), mit 0,00042% am Aufbau der Erdkruste beteiligt; Atomgewicht: 178,5; D: 13,31; Schmelzpunkt: 2227 °C; ein Schwermetall der 4. Nebengruppe und der 6. Periode des Periodensystems.

Hafnium ist toxikologisch unbedenklich.

**Hafniumhaltige Heilsteine** sind: die Zirkone Alvit und Malakon.

### Indium

(In+1,+2,+3), mit 0,00001 % am Aufbau der Erdkruste beteiligt; Atomgewicht: 114,82; H: 1,2; D: 7,31; Schmelzpunkt: 156,6 °C; ein Metall der 3. Hauptgruppe des Periodensystems.

Indium ist toxikologisch unbedenklich.

**Indiumhaltige Heilsteine** sind: Galenit und Sphalerit mit Spuren von Indium.

## Iridium

(Ir+1,+2,+3), mit 0,0000001 % am Aufbau der Erdkruste beteiligt; Atomgewicht: 192,2; H: 6,15; D: 22,65; Schmelzpunkt: 2410 °C; ein Schwermetall der Platinreihe und der 6. Nebengruppe des Periodensystems.

**Iridiumhaltige Heilsteine** sind nicht bekannt.

## Lanthan

(La+3), mit 0,002 % am Aufbau der Erdkruste beteiligt; Atomgewicht: 138,9; D: 6,16; Schmelzpunkt: 920 °C; ein Metall der 2. Nebengruppe des Periodensystems, der Lanthanoide.

**Lanthanhaltige Heilsteine** sind: Monazit, Parisit.

## Niobium

(Nb+2,+3,+4,+5), mit 0,002 % am Aufbau der Erdkruste beteiligt; Atomgewicht: 92,91; D: 8,58; Schmelzpunkt: 2468 °C; Metall der 5. Nebengruppe des Periodensystems. Der menschliche Körper enthält 100 mg Niob, das in den Knochen und der Leber angereichert ist.

**Niobiumhaltige Heilsteine** sind: Betafit, Columbit, Fergusonit, Pyrochlor, Samarskit.

## Osmium

(Os+2,+3,+4,+5,+6,+7,+8), mit 0,000005 % am Aufbau der Erdkruste beteiligt; Atomgewicht: 190,20; H: 7; D: 22,61; Schmelzpunkt: 3045 °C; ein Metall der 8. Nebengruppe des Periodensystems.

**Osmiumhaltige Heilsteine** sind nicht bekannt.

## Palladium

(Pd2–,3–,4–), mit 0,000001 % am Aufbau der Erdkruste beteiligt; Atomgewicht: 106,4; H: 4,8; D: 12,02; Schmelzpunkt: 1552 °C; ein Edelmetall der Platingruppe; Schwermetall der 8. Nebengruppe des Periodensystems.

**Palladiumhaltige Heilsteine** sind nicht bekannt.

## Platin

(Pt–1,+4,+6), mit 0,0000001 % am Aufbau der Erdkruste beteiligt; Atomgewicht: 195,08; H: 4,3; D: 21,45; Schmelzpunkt: 1769 °C; ein Edelmetall und Schwermetall der 8. Nebengruppe des Periodensystems.

Platin ist toxikologisch unbedenklich.

**Platinhaltige Heilsteine** sind nicht bekannt.

## Radium

(Ra+2), mit 10–12 % am Aufbau der Erdkruste beteiligt; Atomgewicht: 226,02; D: 5,5; Schmelzpunkt: 700 °C; ein Schwermetall der 2. Hauptgruppe des Periodensystems; radioaktiv.

**Radiumhaltige Heilsteine** sind nicht bekannt.

## Rhenium

(Re3+,4+,5+,6+,7+), mit 0,0000001 % am Aufbau der Erdkruste beteiligt; Atomgewicht: 186,21; D: 21,04; H: 8; Schmelzpunkt: 3186 °C; ein Schwermetall der 7. Nebengruppe des Periodensystems.

Rhenium ist toxikologisch unbedenklich.

**Rheniumhaltige Heilsteine** sind nicht bekannt.

## Rhodium

(Rh+3,+4,+5,+6), mit 0,0000001 % am Aufbau der Erdkruste beteiligt; Atomgewicht: 102,90; H: 6; D: 12,41; Schmelzpunkt: 1970 °C; ein Metall der 8. Nebengruppe des Periodensystems.

Rhodium ist toxikologisch unbedenklich.

**Rhodiumhaltige Heilsteine** sind nicht bekannt.

## Rubidium

(Rb+1), mit 0,03 % am Aufbau der Erdkruste beteiligt; Atomgewicht: 85,46; H: 0,3; D: 1,53; Schmelzpunkt: 38,5 °C; ein Leichtmetall der 1. Hauptgruppe des Periodensystems, der Alkalimetalle. Der menschliche Organismus enthält 0,32 mg Rubidium. **Rubidiumhaltige Heilsteine** sind nicht bekannt.

## Ruthenium

(Ru+3,+8), mit 0,000005 % am Aufbau der Erdkruste beteiligt; Atomgewicht 101,07; D: 12,3; Schmelzpunkt: 2310 °C; ein Edelmetall und Schwermetall der 8. Nebengruppe des Periodensystems.

Ruthenium ist toxikologisch unbedenklich.

**Rutheniumhaltige Heilsteine** sind nicht bekannt.

## Scandium

(Sc+3), mit 0,0004 % am Aufbau der Erdkruste beteiligt; Atomgewicht 44,95; D: 2,99; Schmelzpunkt: 1541 °C; ein Leichtmetall der Seltenerdmetallreihe.

**Scandiumhaltige Heilsteine** sind nicht bekannt.

## Tantal

(Ta+1,+3,+4,+5), mit 0,00021 % am Aufbau der Erdkruste beteiligt; Atomgewicht: 181; H: 6,5–7; D: 16,68; Schmelzpunkt: 2996 °C; ein Schwermetall der 5. Nebengruppe des Periodensystems.

**Tantalhaltige Heilsteine** sind: Betafit, Columbit, Pyrochlor, Tantalit (88 % Ta).

## Tellur

(Te+2,+4,+6), mit 0,000001 % am Aufbau der Erdkruste beteiligt; Atomgewicht: 127,6; H: 2,3; D: 6,25; Schmelzpunkt: 449,5 °C; ein Halbmetall der 6. Hauptgruppe des Periodensystems, der Chalkogene.

Tellurverbindungen rufen Magen-Darm-Störungen hervor.

**Tellurhaltige Heilsteine** sind: Altait (38 % Te), Calaverit, Petzit, Sylvanit.

### Thallium

(Tl–1,+3), mit 0,00003 % am Aufbau der Erdkruste beteiligt; Atomgewicht: 204,38; H: 1,2; D: 11,85; Schmelzpunkt: 303,5 °C; ein Schwermetall der 3. Hauptgruppe des Periodensystems, der Erdmetalle.

Thallium ist ein Epithel- und Nervengift, das degenerative Veränderungen der Haut, der Schleimhäute und der peripheren Nervenbahnen bewirkt. Es ruft Missbildungen am kindlichen Fötus hervor, blockiert Zellenzyme und führt in niedrigen Dosen zu Haarausfall, grauem Star, Nervenschwund, Sehstörungen, Wachstumshemmungen, Neuralgien und Psychosen.

**Thalliumhaltige Heilsteine** sind nicht bekannt.

### Thorium

(Th+2,+3,+4), mit 0,001 % am Aufbau der Erdkruste beteiligt; Atomgewicht: 232,03; D: 11,72; Schmelzpunkt: 1800 °C; ein Schwermetall der 2. Hauptgruppe des Periodensystems und der Reihe der Actinoiden; radioaktiv.

**Thoriumhaltige Heilsteine** sind: Betafit, Monazit, Zirkon.

### Uran

(U+3,+4,+5+,+6), mit 0,0004 % am Aufbau der Erdkruste beteiligt; Atomgewicht: 238,03; D: 18,97; Schmelzpunkt: 1133 °C; Schwermetall der Reihe der Actinoide; radioaktiv.

Uran ist stark giftig; es verursacht Leber- und Nierenschäden sowie innere Blutungen.

**Uraniumhaltige Heilsteine** sind: Autunit (63 % $UO_3$), Betafit, Carnotit (max. 55 % $UO_3$), Dumontit, Samarskit, Weeksit.

### Wolfram

(W+2,+3,+4,+5,+6), mit 0,0006 % am Aufbau der Erdkruste beteiligt; Atomgewicht: 183,85; H: 7; D: 19,26; Schmelzpunkt: 3410 °C; ein Schwermetall der 6. Nebengruppe des Periodensystems.

Wolfram deaktiviert Leberenzyme.

**Wolframhaltige Heilsteine** sind: Raspit, Scheelit (64 % W), Tungstenit, Wolframit (61 % W).

### Ytterbium

(Yb+2,+3), mit 0,00027 % am Aufbau der Erdkruste beteiligt; Atomgewicht: 173,04; D: 6,97; Schmelzpunkt: 824 °C; Schwermetall der 2. Nebengruppe des Periodensystems und der Reihe der Lanthanoide.

**Ytterbiumhaltige Heilsteine** sind nicht bekannt.

### Yttrium

(Y+3), mit 0,0026 % am Aufbau der Erdkruste beteiligt; Atomgewicht: 88,90; H: 4,47; D: 4,47; Schmelzpunkt: 1495 °C;Metall der 3. Nebengruppe des Periodensystems.

Yttrium gilt als giftig.

**Yttriumhaltige Heilsteine** sind: Churchit, Fergusonit, Samarskit, Thalenit, Xenotim (49 % Y).

## Nichtmetallische Mineralstoffe

### Brom

(Br–1,+3,+5), mit 0,0003 % am Aufbau der Erdkruste beteiligt; Atomgewicht: 79,90; D: 3,12; Siedepunkt 58,78 °C; ein Nichtmetall der 7. Hauptgruppe des Periodensystems, der Halogene; Resorption: bis zu 100 %.

**Physiologie:** verdrängt und ersetzt Chlor, wird in der Schilddrüse gespeichert; **Organwirkung:** Haut, Schilddrüse; **Vergiftung:** führt zu Akne, Allergien, Hautausschlägen, erhöhter Schweißabsonderung, Lungenschäden, Schlaflosigkeit, Konzentrationsstörungen, verminderter Merkfähigkeit, Verwirrung, Halluzinationen, Sprachstörungen; setzt die Erregbarkeit des Zentralnervensystems herab.

**Körperlich:** bessert allergisches Asthma; lindert Drüsenschwellungen; reguliert die Schilddrüse.

**Seelisch:** hilft loszulassen; führt zu besserer Eigenkontrolle.

**Bromhaltige Heilsteine** sind: Embolit; geringe Mengen in: Halit, Sylvin.

### Chlor

(Cl–1,+1,+3,+5,+7), mit 0,03 % am Aufbau der Erdkruste beteiligt; Atomgewicht: 35,45; mit Fluor und Brom ein Nichtmetall der 7. Hauptgruppe des Periodensystems, der Halogene.

**Physiologie:** wichtig für den Gewebestoffwechsel, Wasserhaushalt und das Säure-Basen-Gleichgewicht; baut die Magensäure auf; Organwirkung: Blutserum; Nieren. **Überdosierung und Vergiftung:** führen zu Störungen in Gehirn und Rückenmark, Herzdegenerationen; als Chlorgas: verätzt Schleimhäute.

**Körperlich:** hilft bei Schwächezuständen bis zu Ohnmachtsanfällen; erhöht den Blutdruck; reguliert die Ausscheidung über die Nieren und den Wasserhaushalt; fördert die Einlagerung von Wasser im Bindegewebe und erhöht dadurch dessen Flexibilität; fördert die Entschlackung, den Abtransport von Abbauprodukten der Zellen; regt die Sekretion der Magensalzsäure an; fördert die Verdauung; reguliert die Reizleitung der Nerven.

**Seelisch:** verbessert die Konzentration; mildert Aggression und Reizbarkeit.

**Chlorhaltige Heilsteine** sind: Apatit, Atacamit, Boleit, Carnallit (38 % Cl), Embolit, Erythrosiderit, Halit (61 % Cl), Kalomel, Lapislazuli, Matlockit, Sodalith, Sylvin (48 % Cl), Vanadinit.

### Fluor

(F–), beteiligt mit 0,07 % am Aufbau der Erdkruste; Atomgewicht: 18,99; ein Nichtmetall der 7. Hauptgruppe des Periodensystems. Der menschliche Körper enthält ca. 800 mg Fluor, vor allem im Zahnschmelz, Blut, Magensaft und in den Knochen.

**Physiologie:** härtet Zahnschmelz und Knochen, verdrängt das Jod in der Schilddrüse; ist beteiligt an der Bildung von Muskeln, Bändern, Bindegewebe, Haut und Haaren; **Überdosierung:** führt zu Verdickung und Versteifung der Gelenke und Knochen; Enzymblockierung im Zitronensäurezyklus; **Vergiftung:** Enzym-, Zell-, und Speichergift; führt zu Störungen in Muskulatur, Gehirn und Rückenmark, Beschwerden in Magen und Darm, Erbrechen, Schäden an Nieren, Leber, Herz, Skelett sowie zu verzögerter Zahnentwicklung, Infektanfälligkeit, Ekzemen, Hyperaktivität.

Körperlich: fördert die Festigkeit der Knochen und Zähne sowie die Regeneration von Haut und Schleimhäuten, besonders der Atemwege; verbessert die Nervenimpulsübertragung; verstärkt den Sexualtrieb.

Seelisch: Wunsch, nach außen hin zu glänzen – kann dadurch sehr oberflächlich sein; erhöht die Flexibilität, Konzentration und Lernfähigkeit.

**Fluorhaltige Heilsteine** sind: Aktinolith, Apatit, Apophyllit, Charoit, Fluorit (49 % F), Nephrit, Sellait.

## Jod

(J–1,+1,+3,+7), mit unter 0,00001 % am Aufbau der Erdkruste beteiligt; Atomgewicht: 126,9; D: 4,93; Schmelzpunkt: 113,5 °C; ein Nichtmetall der 7. Hauptgruppe des Periodensystems. Der menschliche Körper enthält 10–30 mg Jod; Tagesbedarf: 0,2 mg.

**Physiologie:** Bestandteil der Schilddrüsenhormone Thyroxin und Trijodthyronin, welche den Grundumsatz sowie Wachstum und Intelligenzentwicklung bei Kindern steuern; **Organwirkung:** Haut, Schilddrüse; **Mangelerscheinungen:** verlangsamter Stoffwechsel, so dass Müdigkeit, fehlender Antrieb, großes Schlafbedürfnis, Depressionen, Kälteempfindlichkeit, Schilddrüsenvergrößerung mit »kalten« Knoten, Zysten, Krebs, verzögerte Gehirnentwicklung (beim Säugling) auftreten können; **Überdosierung:** durch Zwangsjodierung in Deutschland vermehrtes Auftreten allergischer Reaktionen wie Jodausschlag, Jodakne; **Vergiftung:** Dämpfe reizen Augen- und Nasenschleimhäute. Jodmangel führt zu Hypothyreose mit Kropfbildung, Schilddrüsenvergrößerung mit »heißen« Knoten, Asthma, Bindehautentzündung, Herzrhythmusstörungen, Schlafstörungen, Unruhe, Zappelbein, Kopfschmerz, Impotenz; und Tod (lethale Dosis: 1,5 g).

Körperlich: entzündungshemmend bei Nasen- und Stirnhöhlenentzündung; reguliert Schilddrüsenstörungen; wirkt bei allergischen Hauterkrankungen, bei Herzklopfen sowie auf Hoden und Eierstöcke.

**Seelisch:** Persönlichkeit; Besitzdrang.

**Jodhaltiger Heilstein** ist: Salesit; geringe Mengen in: Meersalz.

## Phosphor

(P–3,–5), mit 0,12 % am Aufbau der Erdkruste beteiligt; Atomgewicht: 30,9; ein Nichtmetall der 6. Hauptgruppe des Periodensystems. Der menschliche Körper enthält 1000 g; Tagesbedarf: 700–800 mg.

**Physiologie:** Energiestoffwechsel, Knochenaufbau, Puffer im Blut, Zellwachstum, Muskelaktivität, Bestandteil des Lezithin in der Zellmembran; **Organwirkung:** Enzymaktivität, Knochen, Zähne; **Mangelerscheinungen:** Muskelschwäche, Knochenerweichung, Rachitis, schlechte Zähne, Arthritis, Müdigkeit, Appetitlosigkeit, Wachstumsstörungen; **Überdosierung:** führt zu Verhaltens- und Lernstörungen, Hyperaktivität; stört in hohen Dosen den Eiweißstoffwechsel: Erregung bzw. Apathie sind die Folge; **Vergiftung:** Lähmungen, Herzklopfen sowie Nierenprobleme können auftreten.

Körperlich: wichtiger Enzymteil des Stoffwechsels; gleicht den Blut-pH-Wert aus; wirkt auf die genetischen Trägersubstanzen DNS und RNS sowie auf die Zellmembran; fördert die Calciumaufnahme in den Körper; stärkt die Gehirnfunktion und die Nerventätigkeit; erweist sich als stimulierend und aufmunternd bei Müdigkeit und Erschöpfungszuständen; schärft die Sinneswahrnehmung.

Seelisch: stimmungsaufhellend, gleicht Ärger und Reizbarkeit aus; schützt bei Überempfindlichkeit gegen äußere Einflüsse; hilft ein selbstbestimmtes Leben zu führen.

**Phosphorhaltige Heilsteine** sind: Apatit (40 % $P_2O_5$), Autunit, Berlinit, Beryllonit, Brasilianit, Dumontit, Eosphorit, Evansit, Faustit, Hopeit, Kakoxen, Lazulith, Libethenit, Ludlamit, Monazit, Pseudomalachit, Purpurit, Strengit, Tavorit, Triphylin, Triploidit, Türkis, Variscit, Vivianit, Wardit, Wavellit, Xenotim.

## Sauerstoff

(O–2), mit 46,71 % am Aufbau der Erdkruste beteiligt; Atomgewicht: 16; ein Nichtmetall der 6. Hauptgruppe des Periodensystems.

**Physiologie:** Zellen, rote Blutkörperchen; Mangelerscheinungen: Muskelschwäche, Knochenerweichung, Rachitis, schlechte Zähne, Arthritis, Müdigkeit, Appetitlosigkeit, Wachstumsstörungen; **Überdosierung:** führt zu Lungenschäden und Zellschäden durch Bildung freier Radikale bei zu langer Beatmung mit hoher $O_2$-Konzentration (60 % u. mehr).

Körperlich: liefert die Energie für sämtliche Zellen; hält die Atmung aufrecht.

Seelisch: stärkt Vitalität und Wachheit; fördert Kreativität und den Wunsch, Ideen zu verwirklichen; bringt erstarrte Gemütszustände wieder in Bewegung.

**Sauerstoffhaltige Heilsteine** (als Oxid) sind: Anatas, Bixbyit, Brookit, Cassiterit, Chrysoberyll, Cuprit, Diaspor, Franklinit, Gibbsit, Goethit, Hämatit, Hausmannit, Ilmenit, Korund, Limonit, Magnetit, Manganit, Periklas, Pyrolusit, Quarz, Rutil, Spinell, Psilomelan, Valentinit, Zinkit.

## Schwefel

(S–2,–4), mit 0,052 % am Aufbau der Erdkruste beteiligt; Atomgewicht: 32,06; D: 2,07; Schmelzpunkt: 159 °C; ein Nichtmetall der 6. Hauptgruppe des Periodensystems; Tagesbedarf: 0,5–1 g.

**Physiologie:** baut Aminosäuren auf, Insulin, Heparin, Keratin, Vitamin B1, Biotin; Aufbau des Bindegewebes; **Mangelerscheinungen:** Wachstumshemmung, Wachstumsstörungen an Haaren und Nägeln, Hautentzündungen; **Vergiftung:** führt zu Erbrechen, Übelkeit, Schwindel, hohem Blutdruck, Darmkolik, Allergien.

Körperlich: Baustoff von Eiweiß, Enzymen und Hormonen; baut Haut, Haare und Nägel auf; reguliert die Entgiftungsprozesse; fördert die Ausscheidungsprozesse des Verdauungstraktes; stärkt die Körperabwehr.

Seelisch: deckt Illusionen und verborgene Bewusstseinsinhalte auf; lindert Vergesslichkeit, Zerstreutheit; mindert Faulheit und Geltungsdrang.

**Schwefelhaltige Heilsteine** sind: Akanthit, Altait, Anhydrit, Antimonit, Auripigment, Bornit, Bravoit, Calaverit, Carrollit, Chalkopyrit, Chalkosin, Cinnabarit, Covellin, Galenit, Greenockit, Kermesit, Linneit, Markasit, Millerit, Molybdänit, Pyrit (53 % S), Realgar, Schalenblende, Schwefel-Quarz, Sphalerit, Tungstenit, Ullmannit, Wurzit.

## Wasserhaltige Mineralien

Eine besondere Rolle beim Aufbau der Mineralien spielt das in ihnen enthaltene Wasser, das verschiedene Bildungsursachen haben kann; es erfordert eine unterschiedlich große Kraftanstrengung, das Wasser wieder abzuspalten.

**Konstitutionswasser** entweicht erst beim Erhitzen des Minerals auf mehrere 100 °C; es wird in der Formel als Hydroxylgruppe »(OH)–« ausgewiesen. Beispiele: Azurit: $Cu_3[OH|CO_3]$, Serpentin: $Mg_3[(OH)_4|Si_2O_5]$.

**Kristallwasser** wird beim Erhitzen relativ schnell abgegeben und entweicht oft über Stufen, wobei das Kristallgitter zusammenbricht. Es wird in der Formel als »x H2O« ausgewiesen. Beispiele: Borax: $Na_2B_4O_7 \times 10\ H_2O$, Chalkanthit: $Cu[SO_4] \times 5\ H_2O$, Gips: $Ca[SO_4] \times 2\ H_2O$.

**Kolloidwasser** kann kontinuierlich aus einem Hydrogel abgegeben, selten jedoch wieder aufgenommen werden. Beispiel: Opal $SiO_2 + n\ H_2O$.

**Zwischenschichtwasser** kann beim Erwärmen kontinuierlich abgegeben und auch wieder aufgenommen werden.

## Giftige Mineralien

Einige der (vor allem in den USA) als Heilsteine verwendeten Mineralien sind giftig, wenige davon sogar hochgiftig. Die Giftigkeit der Mineralien beruht meist auf der Löslichkeit der Schwermetalle; die vor allem in Form von Karbonaten, Chloriten, Phosphaten oder löslichen Sulfaten vorliegen. Giftige Stoffe in Silikaten hingegen werden durch Wasser und Magensäure nicht gelöst und sind dadurch ungiftig. Auch normalerweise ungiftige Elemente wie Kalium können aufgrund von Wasserlöslichkeit zu Vergiftungserscheinungen führen, wenn sie überdosiert werden.

- Antimon: Antimonit, Berthierit, Jamesonit
- Arsen: Annabergit, Adamin, Atelestit, Auripigment, Erythrin, Konichalcit, Mimetesit, Proustit, Realgar, Xanthokon
- Barium: Witherit
- Blei: Altait, Anglesit, Cerussit, Galenit, Krokoit, Linarit, Pyromorphit, Vanadinit, Wulfenit
- Kupfer: Atacamit, Aurichalcit, Azurit, Bornit, Chalkanthit, Covellin, Linarit, Malachit, Veszelyit
- Nickel: Zaratit
- Quecksilber: Cinnabarit
- Wolfram: Hübnerit

Kalium, löslich: Carnallit, Hanksit

Analogie: Giftige Mineralien werden nur sehr selten verwendet, und es liegen nicht viele abgesicherte Erfahrungen dazu vor. Meist haben sie ein sehr enges, spezifisches Wirkungsspektrum, das durch populäre Heilsteine nicht abzudecken ist. Werden diese giftigen Heilsteine mit einer Unterlage auf die Haut gelegt, ist ihre Giftigkeit irrelevant, zumal sowieso viele der Steine nur innerlich genommen giftig sind. Dennoch sollte die Anwendung nur durch steinheilkundlich versierte Heilpraktiker oder Ärzte erfolgen! Soweit wie möglich empfiehlt sich die Anwendung bekannter und bewährter Heilsteine mit einem breiten Wirkungsspektrum.

## Die Wirkung der Farben

Ein Mineral kann **eigenfarbig** sein; das heißt, es besitzt immer die gleiche Farbe – unabhängig von seiner Bildungsvoraussetzung – und ist dadurch charakteristisch für dieses Mineral. Azurit ist immer azurblau.

Ist ein Mineral **fremdfarbig**, werden dessen Farbnuancen durch Fremdeinlagerungen oder Störungen im Kristallbau beeinflusst – bedingt durch dessen Umgebung. Fluorit kann in den Farbnuancen farblos, weiß, rosa, gelb, braun, grün, blau, violett bis schwarz auftreten.

**Physiologische Wirkung:** Farben üben auf den Körper und seine Funktionen einen enormen Einfluss aus, und zwar völlig unabhängig davon, ob die behandelte Person weiß, welche Farbe gerade eingesetzt wird. Eine Erklärung dafür könnte sein, dass jede Zelle des Körpers auf Licht reagiert und, wie Prof. Dr. rer. nat. Fritz-Albert Popp nachweisen konnte, über so genannte Biophotonen, feinste Lichtemissionen, miteinander kommunizieren. Wenig bekannt ist, dass in der ehemaligen Sowjetunion Blinde nicht die Brailleschrift erlernen sollten, sondern trainiert wurden, über die Haut der Hand die gewöhnliche Schrift zu lesen.

**Seelische Wirkung:** Farben lösen sowohl bewusste als auch unbewusste, automatische Reaktionen aus, die sich aus persönlichen und gesellschaftlich geprägten Erfahrungen zusammensetzen.

**Symbolische Wirkung:** Farben werden auch mit Gefühlen und Symbolen assoziiert. Grundlage dafür bilden einerseits verabsolutierte persönliche Erfahrungen, andererseits kulturell tradierte, im kollektiven Unbewussten verankerte Erfahrungsschätze. Werbeindustrie ebenso wie Psychologie und Pädagogik machen sich viele dieser Assoziationen zunutze.

## Die Bedeutung von Farben und Farbvariationen

Folgende Unterscheidungen dienen zur Charakterisierung der Farbwirkung von Mineralien:

**Körperlich:** beschreibt den Einfluss der Farbe oder des farbigen Steins in erster Linie durch direkte Einwirkung auf den Körper – oder als Nebeneffekt einer seelischen Auseinandersetzung auf den Körper.

**Seelisch:** beschreibt den Einfluss der Farbe oder des farbigen Steins durch meditative Betrachtung, Visualisation bzw. das Bei-sich-Tragen auf das Gemüt, die Motivation und Gesinnung.

**Sozial:** beschreibt den zwischenmenschlichen assoziativen Symbolgehalt der Farben, der sich meist aus verinnerlichten Alltagserfahrungen, aber auch von abstrahierter und tradierter Symbolik herleiten lässt. Bei der von der Werbepsychologin Eva Heller an 1888 Frauen und Männern aller Altersgruppen durchgeführten Befragung wurden 200 Begriffe 13 Farben zugeordnet, wobei oft signifikante geschlechtsspezifische Auffassungen deutlich wurden. Die soziale Wirkung ist besonders bedeutsam im Zusammenhang mit Prestigeobjekten wie Schmuck, der das Selbstbild, die gesellschaftliche Stellung und das Image repräsentieren soll.

Die unter **Aurafarbe** genannte Eigenschaft bezieht sich auf den reinen, ungebrochenen Farbton.

### Weiße Mineralien

**Körperlich:** Weiße Mineralien sind allgemein bakterientötend, stoffwechselfördernd; sie verstärken die Tätigkeit der Organe und verbessern deren Zusammenspiel.

**Seelisch:** Sie fördern in uns Reinheit, Vollkommenheit und Wohlbefinden sowie ein ganzheitliches Bewusstsein; kräftigen das ätherische, emotionale und mentale Feld um uns herum; vermitteln Neutralität und Unbeeinflussbarkeit.

**Sozial:** Weiß symbolisiert das Vollkommene, das Ideale, das Gute, Ewigkeit, Anfang, Neues, Sterilität, Unschuld, Einfachheit, Wahrheit, Neutralität, Eindeutigkeit, Wissenschaft, Klugheit, Genauigkeit.

**Weiße Aurafarbe:** Absorption; etwas nicht konfrontieren können.

**Feng Shui:** Element Metall, Sammlung.

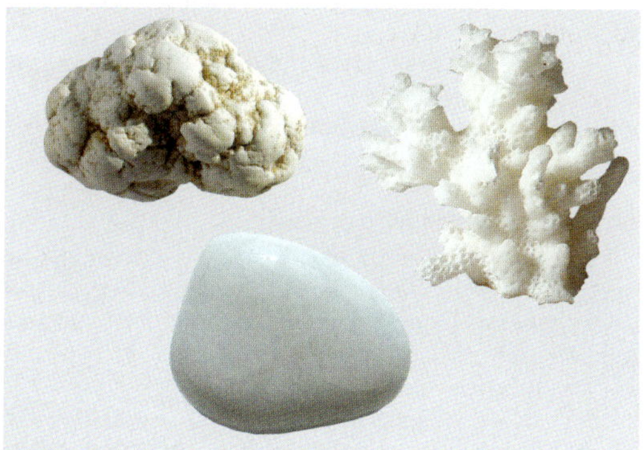

*Weiße Heilsteine.*

**Weiße Heilsteine** sind: Albit, Axinit, Baryt, Cerussit, Friedens-Achat, Leucit, Magnesit, Milch-Quarz, Mondstein, Mookait, Okenit, Periklin, Perle, Schnee-Quarz, Selenit, Siderit, Skolezit, Strontianit.

Sie werden vor allem zur Reinigung der Aura mit Kräftigung der emotionalen und mentalen Felder eingesetzt.

### Klare Mineralien

**Körperlich:** Klare Mineralien stärken Stoffwechselvorgänge und verbessern das funktionelle Zusammenspiel aller Organfunktionen untereinander; optimieren die Koordination und Abstimmung zwischen Gehirn und Organismus.

**Seelisch:** Sie bewirken Klarheit, Offenheit, Reinheit; helfen die Dinge so zu sehen, wie sie sind; fördern Erkenntnis und vermitteln eine übergeordnete Position; lösen von materiellen Anhaftungen; begünstigen Durchlässigkeit und Hingabefähigkeit.

**Sozial:** Symbol der Klarheit.

**Klare Aurafarbe:** Idealzustand vollkommenen Gewahrseins.

**Feng Shui:** Element Metall.

**Anthroposophische Betrachtung** wasserklarer, farbfreier Steine: Klarheit im Charakter.

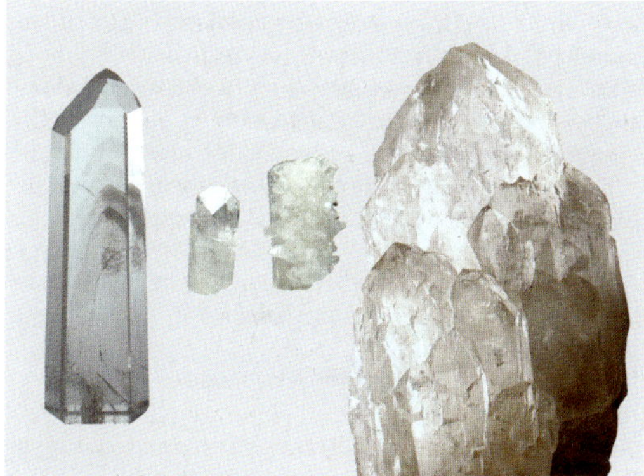

*Klare Heilsteine.*

**Klare Heilsteine** sind: Achroit, Anglesit, Apophyllit, Aragonit, Bergkristall, Coelestin, Creedit, Danburit, Diamant, Goshenit, Halit, Hiddenit, Hyalith, Phenakit, Quarz, Scheelit, Selenit, Sphen, Topas, Zirkon.

Sie finden vor allem bei Stoffwechselstörungen Anwendung.

### Silberne Mineralien

Silberne Mineralien kühlen bei Hitze ab und beschleunigen Heilungsprozesse.

Seelisch: Sie wecken feine Empfindungen, Schönheitssinn und selbstlose Spiritualität.

Sozial: Silber symbolisiert Bescheidenheit, Zurückhaltung, Höflichkeit, Klugheit, Sachlichkeit, das Helle, Eleganz.

Silberne Aurafarbe: Spiritualität und Schöpferkraft. Silber ist die eigentliche Farbe der intakten und reinen Aurahülle.

Feng Shui: Element Metall.

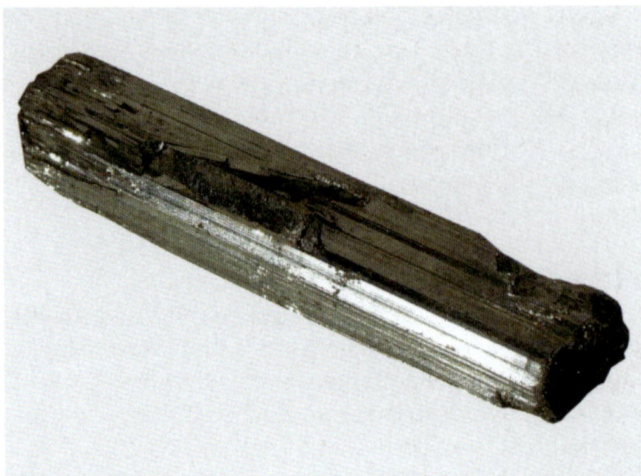

*Silberner Heilstein.*

Silberne Heilsteine sind: Antimonit, Calaverit, Dyskrasit, Sylvanit.

## Rote Mineralien

Körperlich: Rote Mineralien wirken allgemein stoffwechselaktivierend, verdauungsanregend sowie stimulierend auf den Kreislauf, auf arterielle Blutgefäße und das Blut selbst; steigern den Blutdruck; fördern Durchblutung und Blutbildung; stärken das Immunsystem; unterstützen Wundheilung und Vernarbung; wirken sexuell stimulierend; spenden allgemein Energie und Kraft, können jedoch auch zu Verausgabung und Überanstrengung führen.

Seelisch: Sie vermitteln Lebensfreude und Vitalität, Beständigkeit, Selbstvertrauen und Direktheit; stärken den Lebenswillen und fördern die Selbstbehauptung.

Sozial: Rot symbolisiert Glück, Lebensfreude, Energie, Aktivität, animalisches Leben, Leidenschaft, Liebe, Hass, Impulsivität, Aufregung, Wut, Sexualität, Aggressivität, Gefahr, Hitze, Nähe.

Rote Aurafarbe: Etwas bekommen wollen.

Feng Shui: Element Feuer.

Anthroposophische Betrachtung roter Steine: von innen nach außen erstrahlende Seelenkraft als Liebe.

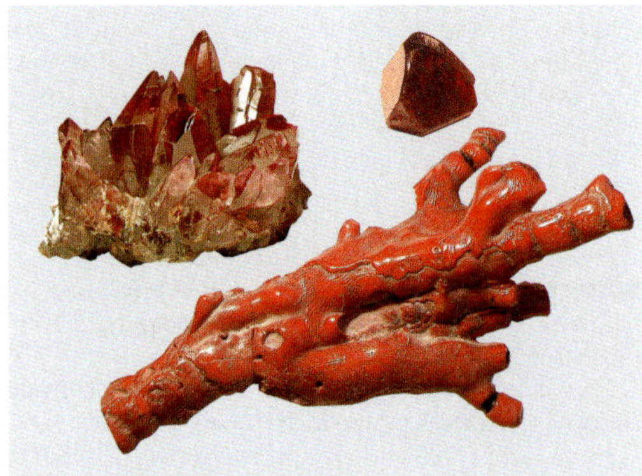

*Rote Heilsteine.*

Rote Heilsteine sind: Almandin, Andesin, Andradit, Anhydrit, Bornit, Bustamit, Calcit, Cassiterit, Cinnabarit, Dravit, Elbait, Erythrin, Grossular, Hauyn, Hämatit, Roter Jaspis, Kämmererit, Karneol, Kernit, Koralle, Krokoit, Monazit, Proustit, Pyrop, Rubbelit, Rubin, Spinell, Titanit, Vanadinit, Zinkit.

Sie werden vor allem bei Blutkrankheiten, niedrigem Blutdruck und Durchblutungsstörungen eingesetzt. Generell fördern sie die Wundheilung und Narbenbildung, stärken die Durchsetzungskraft und den Überlebenswillen.

## Rosa Mineralien

Körperlich: Rosa Mineralien wirken allgemein beruhigend, entspannend und entkrampfend; harmonisieren die Herztätigkeit und wirken anregend auf den Genitalbereich.

Seelisch: Sie verleihen die Fähigkeit, Gefühle zu empfinden und damit umzugehen; wecken Empfindsamkeit, Liebe und Zärtlichkeit und fördern die Sensibilität für Harmonie, Schönheit und Wärme.

Sozial: Rosa symbolisiert Leichtigkeit, Sanftes, Zartes, Unschuld, Verführung, Lust, das Weibliche, Kindlichkeit, Naivität, Charme, Höflichkeit, Sensibilität, Anpassung, Schwärmerei, Romantik.

Rosa Aurafarbe: Heilung und Friede.

Feng Shui: Element Feuer; gemildert.

Anthroposophische Betrachtung rosafarbener Steine: Höhere Seele in der Seele; Erleuchtung als Seelenblütenbilder.

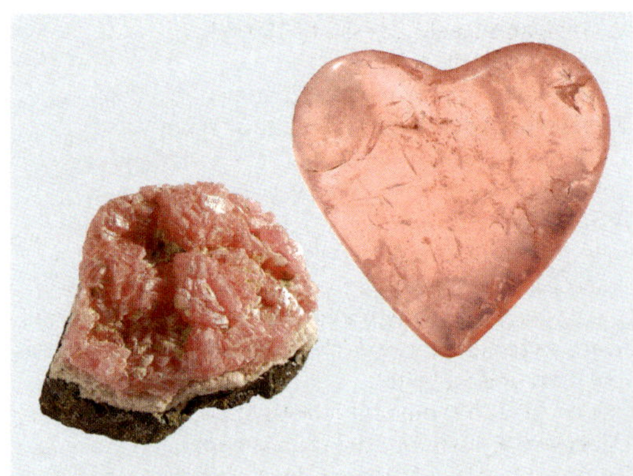

*Rosa Heilsteine.*

Rosa Heilsteine sind: Amblygonit, Analcim, Andalusit, Cancrinit, Creedit, Danburit, Fluorit, Grossular, Heulandit, Kunzit, Lepidolith, Morganit, Padparadscha, Petalit, Rhodochrosit, Realgar, Rhodonit, Rosenquarz, Sinhalit, Thomsonit.

Sie werden zur Harmonisierung des Herzschlags, zur Linderung von Verspannungen und Verkrampfungen sowie zur Beruhigung von Emotionen eingesetzt.

## Orangefarbene Mineralien

Körperlich: Orangefarbene Mineralien wirken allgemein anregend und belebend; fördern die Tätigkeit der Schilddrüse, des Magens, der Leber und des Dünndarms und damit die Nährstoffaufnahme; lindern Muskelschmerzen, stärken Knochen- und Zahnaufbau.

Seelisch: Sie mildern Schwermut und Depression; vermitteln Ausgeglichenheit, Besonnenheit, Entspannung und Ruhe und wirken sanft auf Körper und Seele.

Sozial: Orange symbolisiert Süßes, Erfrischendes, Billiges, Modisches, Aufdringliches, Expansion, Extravertiertheit, Geselligkeit, Vergnügen, Aufregung, Wärme, Wandlung, Mut, ein Warnsignal.

Orangene Aurafarbe: Gerechtigkeit.

Feng Shui: zwischen Element Feuer und Element Erde.

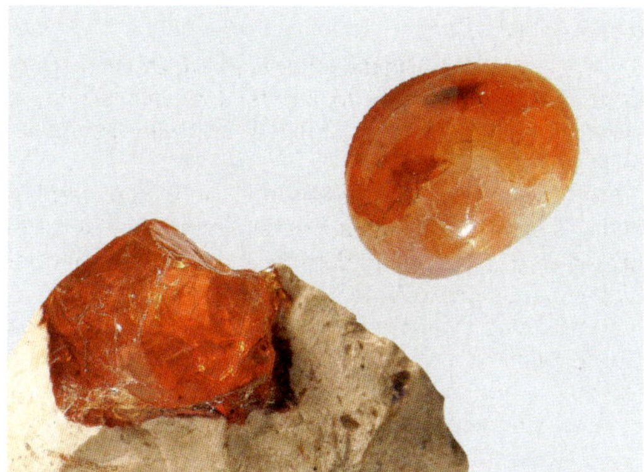

*Orangefarbene Heilsteine.*

Orangefarbene Heilsteine sind: Analcim, Andesin, Feueropal, Harmotom, Heliodor, Karneol, Krokoit, Orangen-Calcit, Realgar, Scheelit, Spessartin, Spinell, Topas, Vanadinit, Wulfenit, Wurtzit, Zirkon.

Sie werden vor allem bei Verdauungsstörungen und zur Verbesserung der Durchblutung eingesetzt.

## Braune Mineralien

Körperlich: Braune Mineralien wirken allgemein auf das Wachstum des Bindegewebes.

Seelisch: Sie sind zentrierend, sammelnd und entspannend; verhelfen zu Geschicklichkeit und Erdung; vermitteln Kraft und Stabilität.

Sozial: Braun symbolisiert Antisympathie, Faulheit, Unmäßigkeit, Egoismus, Schwere, Geborgenheit, Spießiges, Dummheit, Dreck, Vergängliches, Erdhaftes, Aroma, Armut, Demut, Schamgefühl, Heimlichkeit.

Braune Aurafarbe: wirkt befreiend auf den Körper.

Feng Shui: Element Erde.

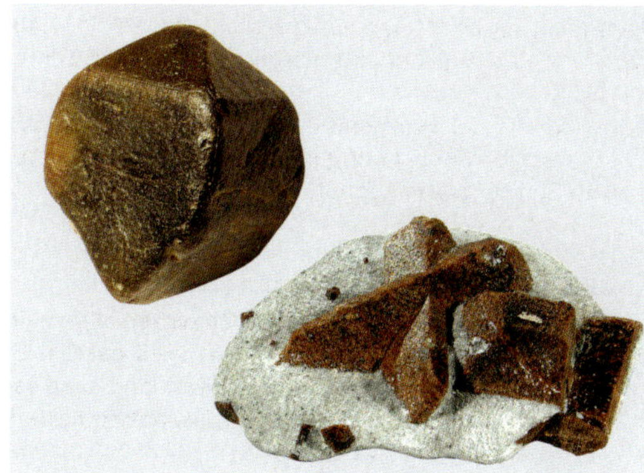

*Braune Heilsteine.*

Braune Heilsteine sind: Anatas, Andalusit, Andradit, Ankerit, Augit, Baryt, Betafit, Calcit, Chrysoberyll, Danburit, Dolomit, Dravit, Epidot, Fluorit, Grossular, Monazit, Opal, Pharmakosiderit, Powellit, Smithsonit, Spessartin, Spinell, Staurolith, Strontianit, Topas, Tremolit, Vesuvian, Wulfenit.

Sie finden vor allem bei Verdauungsstörungen Anwendung.

## Gelbe Mineralien

Körperlich: Gelbe Mineralien wirken allgemein kräftigend, stimulierend und lebensbejahend; regen Magen, Milz, Bauchspeicheldrüse, Galle, das Lymphsystem und das vegetative Nervensystem an.

Seelisch: Sie stärken das Umweltinteresse, unterstützen Kontaktfreude und eine heitere Lebensauffassung; mildern Beziehungsängste und verbessern das Selbstvertrauen; fördern die geistige Entwicklung, insbesondere Lernfreude und Eigenaktivität.

Sozial: Gelb symbolisiert Optimismus, Intelligenz, Beweglichkeit, Lustiges, Freude, Licht, Leichtigkeit, Sommer, Reife, Neid, Eifersucht, Geiz, Ärger, Verlogenheit, Feigheit, Saures, Ächtung.

Gold symbolisiert Reichtum, Macht, Stolz, Luxus, Genuss, Teures, Göttliches, das überirdische Licht, Glück, Pracht, Festlichkeit, Außergewöhnliches, Angeberei.

Goldene Aurafarbe: Vorteil und Gewinn.

Gelbe Aurafarbe: Sinnerfüllung.

Feng Shui: Element Erde.

In Asien: Weisheit, Vollkommenheit, Glückseligkeit, Ruhm, Yang-Prinzip.

Anthroposophische Betrachtung gelber Steine: Seelenerhellung durch geistige Kraft.

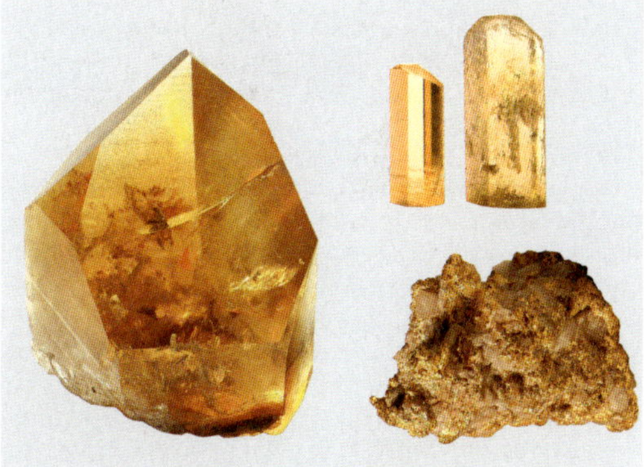

*Gelbe/goldene Heilsteine.*

Gelbe bis goldene Heilsteine sind: Bernstein, Cerussit, Chabasit, Chalkopyrit, Citrin, Gelber Jaspis, Gold, Gold-Beryll, Markasit, Mellit, Orthoklas, Powellit, Pyrit, Imperial-Topas, Zirkon.

Sie werden vor allem bei Stimmungsschwankungen, Depressionen und vegetativer Dystonie eingesetzt.

## Grüne Mineralien

Körperlich: Grüne Mineralien fördern die Tätigkeit von Leber und Galle und damit die Regenerationsfähigkeit und Entgiftung des Körpers; wirken allgemein ausgleichend, beruhigend und harmonisierend; stärken das vegetative Nervensystem; lindern Entzündungen, Schwellungen und Schmerzen; wirken erdend und vitalisierend nach Überanstrengung.

Seelisch: Sie befreien die Gefühle und intensivieren die Emotionen Wut und Zorn – führen jedoch durch deren Entladung langfristig zu innerem Frieden; harmonisieren Stimmungsschwankungen, Unzufriedenheit und Ungeduld; steigern die Reaktionsfähigkeit; fördern Flexibilität und gesunden Optimismus; vermitteln Initiative und Lebenswillen.

Sozial: Grün symbolisiert die Natur, das Natürliche, das Lebendige, Jugend, Wachstum, Frühling, Hoffnung, Frische, Herbes, Bitteres, Gesundes, Giftiges, Ungenießbares, Ruhe, Erholung, Sicherheit, Hilfsbereitschaft, Ausdauer, Toleranz, Ausgleich.

Grüne Aurafarbe: befreit das Herz.

Feng Shui: Element Holz.

Im Islam: Nationalfarbe aller islamischen Staaten; Lieblingsfarbe Mohammeds; Farbe des Paradieses.

Anthroposophische Betrachtung grüner Steine: belebte und beseelte Gedankenkräfte der Seele.

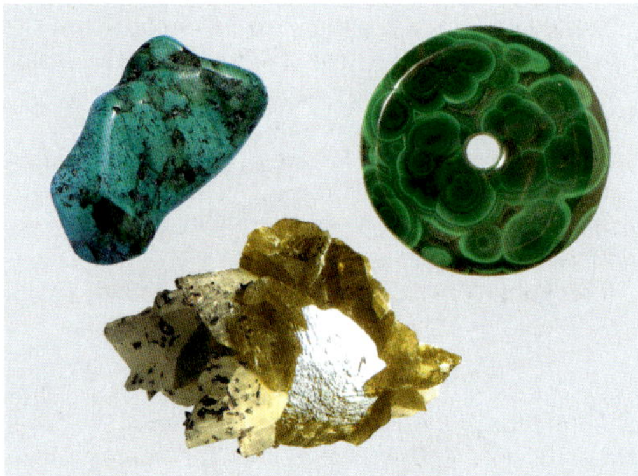

*Grüne Heilsteine.*

Grüne Heilsteine sind: Adamin, Ajoit, Aktinolith, Alexandrit, Amazonit, Andesin, Andradit, Apophyllit, Atacamit, Aventurin, Beryll, Brasilianit, Calcit, Cerussit, Chlor-Opal, Chrom-Beryll, Chrysoberyll, Chrysopal, Chrysopras, Conichalcit, Dioptas, Duftit, Dravit, Elbait, Epidot, Fluorit, Fluoroapatit, Fuchsit, Gaspeit, Grossular, Haüyn, Heliotrop, Jadeit, Malachit, Mixit, Moldavit, Monazit, Nephrit, Olivin, Plasma, Prasiolith, Prehnit, Pyromorphit, Serpentin, Siderit, Smaragd, Smithsonit, Spinell, Svabit, Türkis, Uwarowit, Vanadium-Beryll, Variscit, Verdelith, Vivianit, Wardit, Wollastonit, Zoisit.

Sie werden vor allem zur Anregung der Leber- und Nierentätigkeit eingesetzt.

Türkisfarbene Heilsteine sind: Amazonit, Türkis.

Sie werden zur Entgiftung des Bindegewebes verwendet.

## Blaue Mineralien

Körperlich: Blaue Mineralien wirken allgemein beruhigend, fiebersenkend, krampflösend, kühlend und schmerzstillend, entzündungshemmend und lindern nervöse Hautbeschwerden; wirken tendenziell blutdrucksenkend; stimulieren den Hormon- und Flüssigkeitshaushalt sowie die Tätigkeit von Lunge, Niere und Blase; regenerieren das Nervensystem.

Seelisch: Sie unterstützen den Drang nach Freiheit und Abenteuer; fördern Aufgeschlossenheit und Kommunikation.

Sozial: Blau symbolisiert Sympathie, Harmonie, Freundlichkeit, Weite, Unendlichkeit, Treue, Vertrauen, Zuverlässigkeit, Sehnsucht, Fantasie, Kälte, Entspannung, Stille, das Männliche, Leistung, Sportlichkeit, Selbständigkeit, Konzentration.

Blaue Aurafarbe: Ziele erreichen; besessen sein.

Feng Shui: Element Wasser.

Anthroposophische Betrachtung blauer Steine: verinnerlichtes Seelenleben und Seelenbemühen.

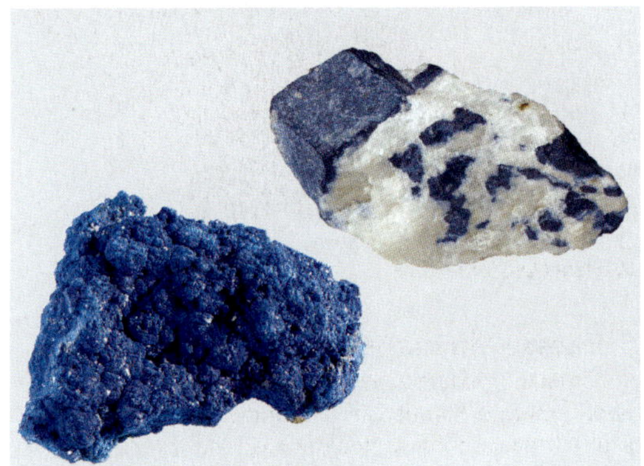

*Blaue Heilsteine.*

Blaue Heilsteine sind: Anatas, Angelit, Anglesit, Aquamarin, Aurichalcit, Azurit, Benitoit, Boracit, Cancrinit, Cavansit, Chalkanthit, Chrysokoll, Coelestin, Disthen, Hemimorphit, Indigolith, Lapislazuli, Larimar, Lazulith, Linarit, Powellit, Riebeckit, Saphir, Sodalith, Spinell.

Blaue Heilsteine werden zur Anregung der Atmung verwendet.

Dunkelblaue Heilsteine verstärken die Verbindung zum höheren Selbst und die menschliche Würde.

## Violette Mineralien

Körperlich: Violette Mineralien wirken allgemein fördernd auf die kreative Tätigkeit des Gehirns und stärken den Ausgleich zwischen rechter und linker Gehirnhemisphäre; entlasten die sensiblen motorischen Nerven; wirken gegen Depressionen und Schlafstörungen; sind reinigend bei Haut- und Darmproblemen; beschleunigen den Abbau von Umwelt- und Impfgiften.

Seelisch: Sie inspirieren und befreien Seele und Geist, fördern die schöpferische Kraft; verleihen geistige Ruhe und Gelassenheit bei erhöhter Aufmerksamkeit; öffnen das Bewusstsein für höhere Wirklichkeiten und geistige Zusammenhänge; helfen festgefahrene Gedankenmuster zu überwinden.

Sozial: Violett symbolisiert Magie, das Fromme, Glaubenskraft, Buße, Eitelkeit, Extravaganz, Modisches, Originalität, Fantasie, Künstliches, Unnatürliches, Zweideutiges, Unsachlichkeit, Untreue, Wollust, Feminismus.

Violette Aurafarbe: Schönheit.

Feng Shui: Element Wasser.

Anthroposophische Betrachtung violetter Steine: Hingabe, Demut, Opferkraft.

Violette Heilsteine sind: Amethyst, Charoit, Fluorit, Purpurit, Sugilith.

Sie werden vor allem bei schwersten Krankheitszuständen zur Erkennung der Ursachen von Problemen sowie zur Behandlung der Schmerzen eingesetzt.

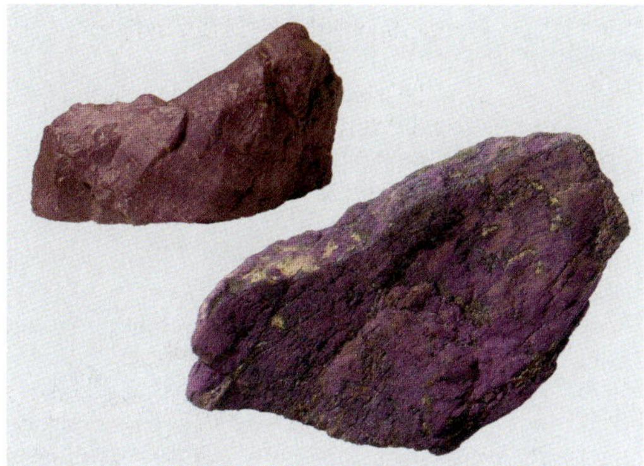

*Violette Heilsteine.*

### Schwarze Mineralien

Körperlich: Schwarze Mineralien wirken allgemein aufnehmend und kompensierend und sind dadurch förderlich für den Dünndarm und das Nervensystem.

Seelisch: Sie stärken Konzentration, Perfektion und Zielbewusstsein, mildern aber auch eingefahrenes oder einseitiges Denken.

Sozial: Schwarz symbolisiert das Ende, den Tod, Leere, Trauer, Egoismus, Härte, Verdorbenes, Bedrängnis, Schuld, Lüge, Untreue, Unglück, Konservativismus, Introversion, Abweisung, Eleganz, Verbotenes, Brutalität, Stärke, Bedrohung, Lärm, Großes, Schweres, Enges.

Schwarze Aurafarbe: Energieverlust, Gefährdung.

Feng Shui: Element Wasser.

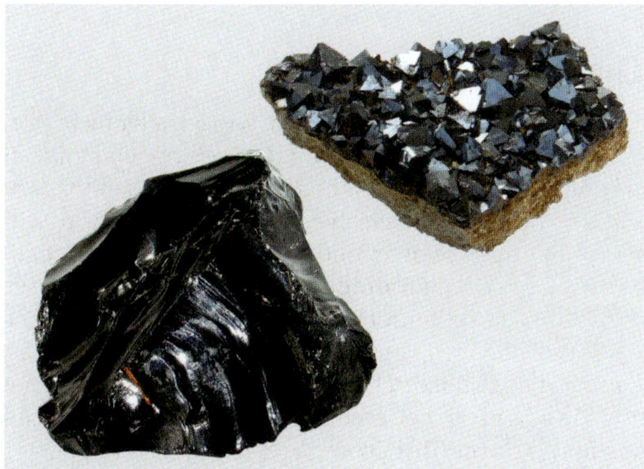

*Schwarze Heilsteine.*

Schwarze Heilsteine sind: Akanthit, Ägirin, Anatas, Andradit, Augit, Babingtonit, Betafit, Cerussit, Cuprit, Dravit, Diopsid, Falkenauge, Schwarzer Fluorit, Gagat, Hämatit, Hübnerit, Ilmenit, Ilvait, Jamesonit, Magnetit, Morion, Neptunit, Obsidian, Onyx, Rutil, Schörl, Vivianit, Wurtzit.

Sie werden allgemein als Schutzsteine verwendet.

## Glanz und Signatur

Ein wichtiges äußeres Kennzeichen eines Minerals ist der **Glanz**. Er verhält sich bei gut ausgebildeten Kristallen im schräg reflektierenden Licht sehr verschieden.

Analogie: Der Glanz des Minerals entspricht der Ausstrahlung des Menschen. Je stärker die Ausstrahlung, desto größer ist auch die Attraktivität, denn die Ausstrahlung weist über das rein Körperliche hinaus auf das Wesen.

Die wichtigsten in der Mineralogie gebräuchlichen Begriffe zur Unterscheidung von Glanz sind:

**Metallglanz:** entspricht dem Glanz von poliertem Metall: Ägirin, Akanthit, Antimonit, Chalkopyrit, Galenit, Hessit, Markasit, Pyrit, Tetrahedrit.

**Diamantglanz:** entspricht dem strahlenden Glanz des Diamanten oder Bleikristallglases: Anatas, Cerussit, Cinnabarit, Diamant, Sphalerit, Scheelit, Wolframit, Zirkon.

**Glasglanz:** entspricht dem Glanz von einfachem Fensterglas: Beryll, Calcit, Quarz.

**Fettglanz:** entspricht dem schimmernden Fettflecken auf Pergamentpapier: Nephellin.

**Perlmuttglanz:** entspricht der Innenseite mancher Muschelschalen: Andesin, Anhydrit, Calcit, Disthen, Epidot, Gips, Heulandit, Opal, Prehnit.

**Seidenglanz:** entspricht dem wogenden Lichtschein der Naturseide: Asbest, Aurichalcit, Chalcedon, Muskovit, Siderit.

**Wachsglanz:** Opal, Türkis, Variscit.

**Mattglanz:** Augit, Calcit, Chrysokoll, Feldspat.

Die **Signatur** dient seit Urzeiten als wertvoller Hinweis auf die Arzneiwirkung. So entfaltete die antike, die mittelalterliche und später die anthroposophische Signaturenlehre ein sehr komplexes Anschauungsbild zum Verständnis der Wirkung von Heilmitteln: Ein natürliches Heilmittel, zum Beispiel eine Pflanze oder ein Mineral, weist mittels seiner Farb- oder Zeichensignatur, aber auch kraft seiner Entstehungs- oder Standortsignatur, auf seine Heilwirkung hin.

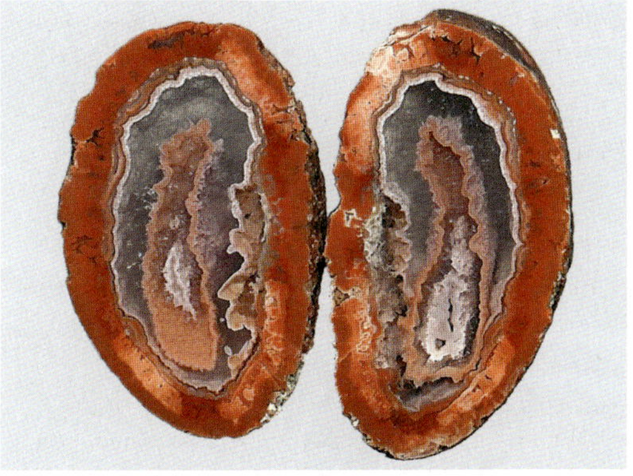

*Achate mit Gebärmuttersignatur.*

**Achate mit Bildsignatur:** Achate können sehr unterschiedliche »Bilder« kreieren, die an die unterschiedlichen Organe erinnern; daher werden Achate mit Signaturzeichnungen immer wieder zur Beeinflussung der dargestellten Organe verwendet.

# Physikalisch-chemische Eigenheiten

## Härte

Ein relativ zuverlässiges Bestimmungsmerkmal eines Minerals, speziell eines Kristalls, ist die einfach zu ermittelnde Ritzhärte nach Mohs. Diese Skala der relativen Härte wird nach der Ritzbarkeit von Talk bis Diamant in die Härtegrade 1 bis 10 unterteilt; dahinter ist die Eindruckshärte nach Vickers (VH) angefügt.

| | | | |
|---|---|---|---|
| Talk | mit Fingernagel schabbar | 1 | VH: 47 |
| Gips | mit Fingernagel ritzbar | 2 | VH: 60 |
| Calcit | mit Kupfermünze ritzbar | 3 | VH: 136 |
| Fluorit | mit Messer leicht ritzbar | 4 | VH: 200 |
| Apatit | mit Messer noch ritzbar | 5 | VH: 659 |
| Feldspat | mit Stahlfeile ritzbar | 6 | VH: 714 |
| Quarz | ritzt Fensterglas | 7 | VH: 1181 |
| Topas | | 8 | VH: 1648 |
| Korund | | 9 | VH: 2085 |
| Diamant | | 10 | VH: 6500 |

**Analogie:** Die Härte eines Steins ist ein Hinweis auf seine aktive Durchsetzungsfähigkeit. Ein härterer Heilstein unterstützt die Selbstbehauptung im Spiel des Lebens besser als ein weicher. Umgekehrt vermitteln weichere Steine mehr Geborgenheit und Anteilnahme.

**Heilsteine mit einer Härte unter 4** sind: Adamin, Akanthit, Anglesit, Anhydrit, Azurit, Baryt, Biotit, Bornit, Calcit, Cavansit, Cinnabarit, Chrysokoll, Coelestin, Cerussit, Dolomit, Erythrin, Gips, Howlith, Lepidolith, Magnesit, Malachit, Muskovit, Schwefel, Sphalerit, Steatit, Variscit, Vivianit, Wulfenit.

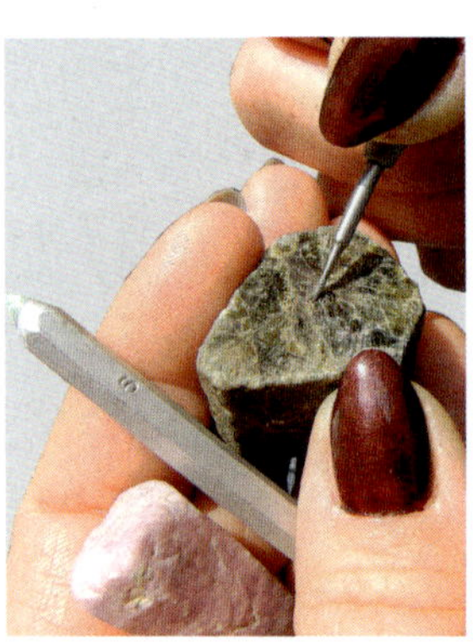

*Ritzprobe an Korund.*

**Heilsteine mit einer Härte über 7** sind: Almandin, Alexandrit, Andalusit, Aquamarin, Beryll, Chrysoberyll, Cordierit, Diamant, Dumortierit, Euklas, Hiddenit, Kunzit, Phenakit, Rhodozit, Rubin, Saphir, Sillimanit, Smaragd, Spinell, Topas, Zirkon.

**Heilsteine mit einer Härte ab 8** besitzen nach Erfahrung der Autoren genügend eigene Energie, so dass sie nicht mehr mit Bergkristall oder hellem Amethyst aufgeladen werden müssen. Alle Steine mit einer Härte ab 8 werden nur noch im Sonnenlicht aufgeladen.

## Sprödigkeit eines Minerals (Tenazität)

Wird ein Mineral mit einer Stahlnadel geritzt, springt bei hoher Sprödigkeit der Ritzstaub weg.

**Analogie:** reaktionsschnell, hohe Körperspannung, unflexibel, Eifer, innerer Zusammenhalt. Beispiel: Quarz-Familie.

Als **mild** wird ein Mineral bezeichnet, wenn der Ritzstaub nicht wegspringt, sondern neben der Ritzspur liegen bleibt.

**Analogie:** Trägheit, Geduld, Akzeptanz. Beispiele: Antimonit, Galenit.

Ein **schneidbares** Mineral hinterlässt eine Ritzspur, ohne dass Staub entsteht.

**Analogie:** Vergeistigung, überpersönliche Werte. Beispiele: Akanthit, Gold, Kupfer, Silber.

Ein **elastisches** Mineral ist biegbar und kehrt nach dem Biegen wieder in seine Ausgangsstellung zurück.

**Analogie:** emotionale Flexibilität; die Person findet nach Belastungen zur eigenen Mitte und zu inneren Werten zurück. Beispiele: Glimmer, Muskovit.

Ein **unelastisch biegbares** Mineral bleibt nach dem Biegen in der neuen Stellung.

**Analogie:** anpassungsfähiger Charakter, der fremde Wertvorstellungen adaptieren kann. Beispiele: Antimonit, Gips.

## Dichte

Eine weitere Möglichkeit zur Unterscheidung von Mineralien ist die Dichte-Bestimmung, sofern das Mineral in reiner Form vorliegt. Dazu wird das Mineral mit einer speziell zur Dichte-Bestimmung entwickelten Waage (im Vergleich zu Wasser) gemessen.

Die Dichte, also das spezifische Gewicht, kann oft als gefühlsmäßiger Anhaltspunkt zur Unterscheidung von Mineralien verwendet werden, wenn die Dichte von zwei Mineralien mindestens um 2 auseinander liegt.

**Analogie:** Je dichter ein Mineral ist, desto besser vermag es den Träger zu erden, zu zentrieren, und es erlaubt ihm, sich zu sammeln. Die Stimmung tendiert zu Ernsthaftigkeit, die Verbindlichkeit steigt. Je geringer die Dichte eines Minerals ist, umso eher gelingt es dem Träger, sich von Pflichten und Gebundenheiten zu lösen. Seine Stimmung ist gehoben, er fühlt sich leicht, die Bodenständigkeit ist gering.

| Dichte | | |
|---|---|---|
| | Borax | 1,8 |
| | Chrysokoll | 2 |
| | Quarz | 2,6 |
| | Magnesit | 3 |
| | Topas | 3,5 |
| | Coelestin | 4 |
| | Angelit | 5 |
| | Pyrit | 5,2 |
| | Wulfenit | 6,5 |
| | Galenit | 7,5 |
| | Hessit | 8,5 |
| | Gold | 19,3 |

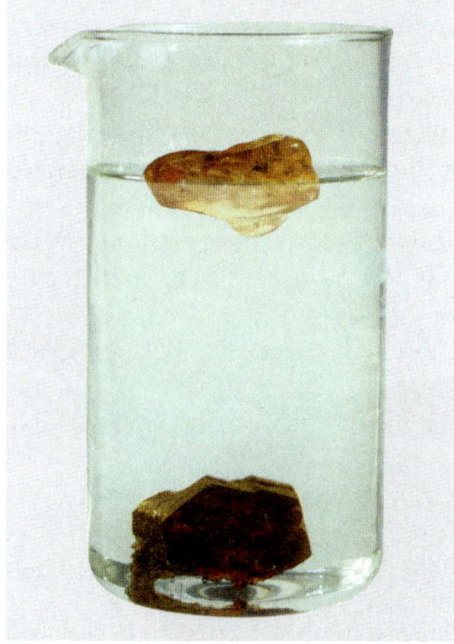

*Bernstein schwimmt aufgrund geringerer Dichte in Salzwasser, Granat sinkt auf den Boden.*

## Spaltbarkeit und Bruch

Fast alle Mineralien lassen sich durch Schlag oder Druck mehr oder minder in eine regelmäßig festgelegte Richtung spalten. Die Spaltbarkeit ist typisch und kann in einigen Fällen zur Bestimmung des Minerals verwendet werden. Die ursprüngliche Mineralgröße geht jedoch dabei verloren, da jede Spaltung ein Mineral verkleinert.

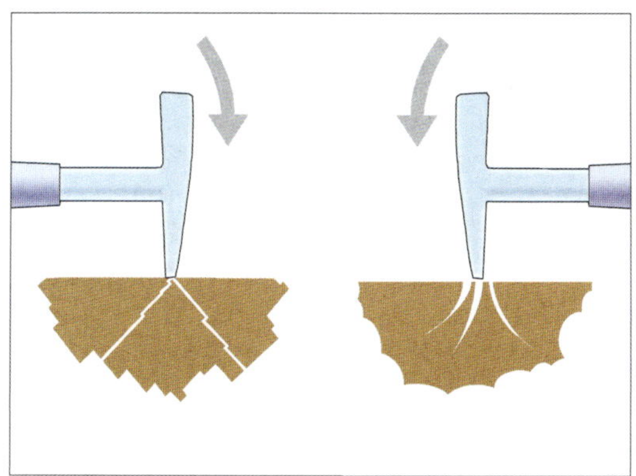

*Spaltbarkeit und Bruch.*

Bei der Spaltbarkeit werden fünf Abstufungen unterschieden:

**Ausgezeichnet:** Das Mineral lässt sich in feine Blättchen spalten, in der Regel jedoch nur in einer Richtung. Mineralien mit ausgezeichneter Spaltbarkeit sind: Biotit, Muskovit, Lepidolith.

**Vollkommen:** Das Mineral lässt sich mit einem Schlag in regelmäßige Stücke spalten. Mineralien mit vollkommener Spaltbarkeit sind: Calcit, Fluorit, Galenit, Halit.

**Gut:** Das Mineral lässt sich mit einem Schlag spalten, wobei die Spaltflächen nicht immer gerade sind. Mineralien mit guter Spaltbarkeit sind: Labradorit, Mondstein, Orthoklas und Sonnenstein.

**Analogie:** Gute Spaltbarkeit bedeutet, dass die Mineralien einem allgemein gültigen, »serienreifen« Prinzip selbstlos dienen, denn bei jeder Spaltung erhält man wieder die gleiche charakteristische Erscheinung, nur in kleinerem Maßstab. Das Prinzip ist wichtiger als das Wesen.

**Unvollkommen:** Das Mineral lässt sich nur undeutlich und mit unebenen Bruchflächen spalten. Mineralien mit unvollkommener Spaltbarkeit sind: Apatit, Kassiterit und Schwefel.

**Fehlend:** Das Mineral lässt sich mit einem Schlag nicht spalten, es kommt zu einem Bruch ohne Gesetzmäßigkeit. Mineralien mit fehlender Spaltbarkeit sind: alle Quarze, Obsidiane.

**Analogie:** Schlechte Spaltbarkeit bedeutet, dass das Mineral einen starken wesenhaften inneren Zusammenhalt aufweist; das Wesen ist wichtiger als das Prinzip.

Ein schlecht spaltendes Mineral hat als derbe Masse eine nur ihm eigene Gestalt, die jedoch nach Willkür und Belieben weiter gebrochen werden kann, so dass derbe Massen allgemein als austauschbar angesehen werden. Als Kristall weist ein schlecht spaltbares Mineral eine vollkommene Gestalt auf, der nichts weggenommen und nichts hinzugefügt werden kann. So werden Kristalle zu Recht als Individualitäten (unteilbare Wesen) gewürdigt, die ihre einzigartige Form entwickelt haben.

Der **Bruch** zeigt in der Regel charakteristische Bruchflächen, etwa muschelig, uneben, hakig, splittrig oder erdig.

## Strichfarbe

Die Strichfarbe eines Minerals ist die Farbe der Spur, die das Mineral hinterlässt, wenn man damit über eine unglasierte weiße Porzellantafel streicht. Bei eigenfarbigen Mineralien stimmt die Farbe des Minerals mit der Strichfarbe überein, fremdfarbige Mineralien haben oft eine Strichfarbe, die nicht mit der Mineralfarbe übereinstimmt. Die Strichfarbe ist eine einfache und kostengünstige Bestimmungsmethode für Rohsteine ohne Fremdmaterial.

**Analogie:** Steine, bei denen Körperfarbe und Strichfarbe gleich sind, sind authentisch, bodenständig, gut einzuschätzen; man weiß, was man hat. Steine, bei denen sich Körperfarbe und Strichfarbe unterscheiden, geben etwas anderes vor, als sie sind; es besteht eine Diskrepanz zwischen Körper und Seele. Sie helfen, Dinge differenziert zu betrachten.

**Rot:** Cinnabarit, Cuprit, Erythrin, Hämatit, Kupfer, Proustit, Hämatit.

**Braun:** Bronzit, Goethit, Hornblende, Sphalerit, Wurtzit.

**Gelb:** Auripigment, Kakoxen, Krokoit, Realgar, Zinkit.

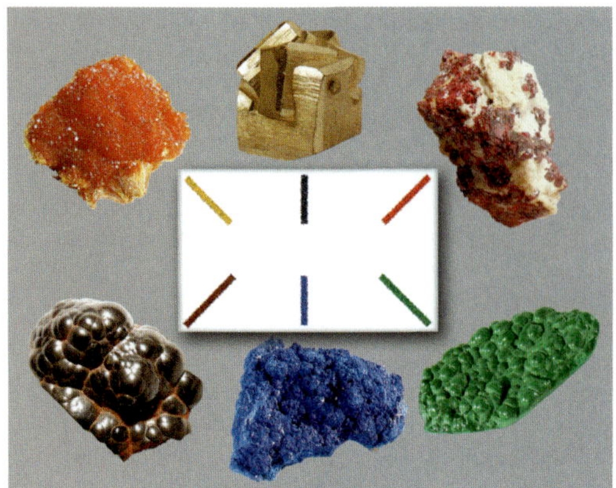

*Typische Strichfarben von Mineralien.*

**Grün:** Ägirin, Aktinolith, Atacamit, Augit, Chrysokoll, Dioptas, Enstatit, Konichalcit, Malachit.

**Blau:** Azurit, Covellin, Glasukophan, Lasurit, Linarit.

**Farblosen Strich** weisen alle Mineralien auf, die nach Mohs härter als 7, also selbst härter als Porzellan sind.

## Transparenz

Transparenz ist der Grad der Lichtdurchlässigkeit eines Minerals.

**Analogie:** Opake, undurchsichtige Steine wirken unmittelbar auf den physischen Körper ein. Sie beeinflussen durch Reduktion auf die Leiblichkeit in starkem Maße die Gefühlswelt. Der Verstand wird durch einen Mangel an äußeren Eindrücken zu Eigenaktivität genötigt. Transparente, durchsichtige Steine beeinflussen Geist, Wahrnehmung und Verstand. Sie wirken hauptsächlich über die innere Haltung auf die Empfindungs- und Gefühlswelt und über die hormonelle Steuerung auf die Körperfunktionen ein.

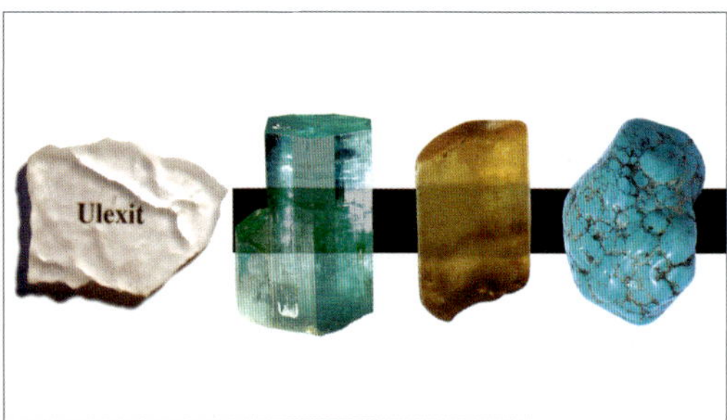


*Transparenz der Mineralien.*

Nach dem Grad der Lichtdurchlässigkeit von normalem Tageslicht werden folgende Stufungen unterschieden:

**Durchsichtige Mineralien:** Kriterium: Man kann durch sie hindurch eine Schrift lesen. Beispiele: Apophyllit, Bergkristall, Calcit, Marienglas, Ulexit.

**Halbdurchsichtige Mineralien:** Kriterium: Man erkennt durch sie hindurch Gegenstände nur undeutlich. Beispiele: Muskovit, Selenit, Smaragd, Topas.

**Durchscheinende Mineralien:** Kriterium: Durch dünne Kristalle kann etwas Licht durchschimmern. Beispiele: Alabaster, Aragonit, Hämatit, Sphalerit.

**Undurchsichtige Mineralien:** Kriterium: Sie lassen auch in dünnsten Blättchen kein Licht durch. Beispiele: Galenit, Lapislazuli, Magnesit, Magnetit, Pyrit.

## Farbspiele und Lichtbrechung

Die Farbenpracht der Mineralien ist eines ihrer besonderen Merkmale, das sie so geschätzt und wertvoll macht. Viele Mineralien kommen in einem breiten Farbspektrum vor. Im weißen Tageslicht werden von den Mineralien einige Wellenlängen des Sonnenlichts reflektiert, andere dagegen absorbiert. Die im Mineral reflektierten Wellenlängen erscheinen als Farbe; wird kein Licht absorbiert, erscheint das Mineral farblos.

**Analogie:** Das Verhältnis des Steins zum Licht entspricht dem Verhältnis des Menschen zu Geist und Erkenntnis. Absorption bedeutet Verinnerlichen und Materialisieren, Reflexion weist auf einen Überfluss und Charisma hin.

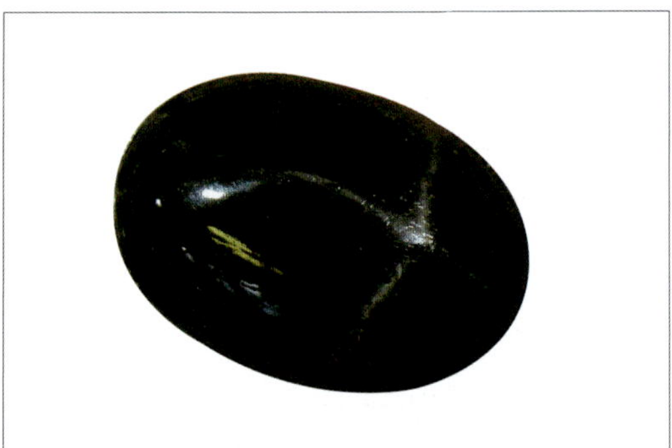

*Asterismus bei Stern-Diopsid.*

Manche Mineralien schillern wie Seifenblasen oder wie die Oberfläche eines Ölfilms. Dieser Effekt beruht auf der Brechung und Reflexion von Licht an verschiedenen Schichten, was dazu führt, dass sich die Lichtwellen überlagern (Interferenz) und **irisieren**. Beim so genannten **Labradorisieren** etwa sind Spaltflächen, Risse oder Verzwillingungen für diesen Effekt verantwortlich, beim **Aventurisieren** winzige plättchenartige Einschlüsse. Manche Mineralien absorbieren unsichtbares ultraviolettes Licht und strahlen sichtbares Licht ab, sie **fluoreszieren**. Ein weiterer Farbeffekt kann durch das Fehlen eines Atoms im Kristallgitter entstehen, durch die Bildung eines so genannten **Farbzentrums**.

**Lumineszenz** ist ein Sammelbegriff für verschiedene Arten des Aufleuchtens eines Minerals unter Einwirkung irgendwelcher Strahlen mit Ausnahme der reinen Wärmestrahlung. Für eine Mineralienbestimmung kann die Lumineszenz im ultravioletten Licht, die so genannte **Fluoreszenz,** von Interesse sein. Leuchtet ein Mineral über das Ende der Bestrahlung nach, spricht man von **Phosphoreszenz**. Im Allgemeinen jedoch ist für die Bestimmung von Mineralien die Lumineszenz nicht geeignet; mit ihrer Hilfe lassen sich allerdings Fälschungen erkennen, da Klebestellen, Harzeingüsse und Synthesen in UV-Licht leuchten.

**Asterismus** bezeichnet die Sternbildung durch Lichtbrechung an ausgerichtet eingelagerten Mineralfasern, z.B. bei Rubin, Rosenquarz oder Granat. **Pleochroismus** nennt man den Effekt, wenn einfallendes Licht aus verschiedenen Richtungen unterschiedlich absorbiert wird und der Kristall somit – von verschiedenen Seiten aus betrachtet – unterschiedliche Farben zeigt, etwa eine Farbverschiebung von Gelb oder Braun nach Blau bei Iolith.

**Polarisation:** Manche Mineralien spalten einfallendes Licht in zwei Strahlen mit unterschiedlicher Schwingung. Mit einem Filter kann dieses polarisierte Licht herausgefiltert werden; durch diese relativ einfache Untersuchung können einige Mineralien von Fälschungen unterschieden werden.

## Oberflächenbeschaffenheit: Streifung

Viele Kristalle sind mit einer charakteristischen Streifung versehen, die hauptsächlich durch Kombinationen, das heißt Verwachsungen von mindestens zwei Formen der gleichen Kristallklasse entstehen. Sich wiederholende Kombinationen sind oft an der Streifung der Flächen zu erkennen.

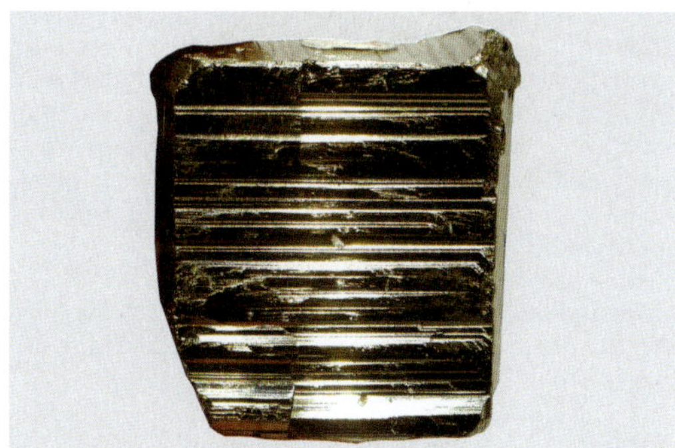

*Gestreifte Flächen bei Pyrit.*

**Analogie:** Das Thema ist Gemeinsamkeit, gemeinsames Wachsen oder eine gemeinsame Wegstrecke. Solche Kristalle können im Sinne des Feng Shui verwendet werden, um Beziehungen zu vertiefen und das Zusammengehörigkeitsgefühl zu steigern.

## Flammenfärbung

Die Flammenfärbung ist eine relativ einfache Methode, bestimmte im Mineral enthaltene Metalle durch die Farbveränderung einer Flamme nachzuweisen. Hierzu wird ein Bruchstück des zu untersuchenden Minerals in eine nichtleuchtende Gasflamme gehalten. Diese Methode erlaubt jedoch nur eine grobe Zuordnung, da nur wenige Metalle eine typische Flammenfärbung besitzen und schon kleinste Verunreinigungen eines Alkalimetalls ein Vorhandensein des entsprechenden Metalls vortäuschen.

Typische Flammenfärbungen sind Karminrot für Lithium, Gelb für Natrium, Violett für Kalium, Ziegelrot für Calcium, Gelblichgrün für Barium, Grün für Bor, Blaugrün für Kupfer.

Die Flammenfärbung ermöglicht eine bessere Aussage über die Wirkung auf den Energiekörper der Chakren als die Farbe der Mineralien.

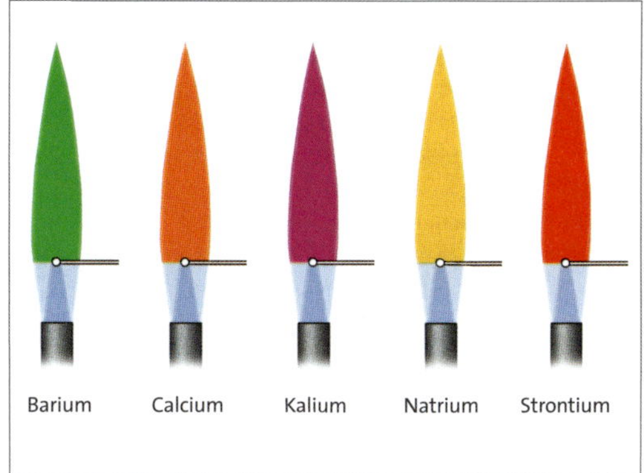


*Flammenfärbung der Elemente.*

**Rot:** Aragonit, Calcit, Coelestin, Fluorid, Hiddenit, Lepidolith, Strontianit.

**Gelb:** Ägirin, Beryllonit, Halit, Kernit.

**Gelbgrün:** Baryt.

**Grün:** Altait, Atacamit, Borax, Creedit, Danburit, Datolith, Howlith, Sylvanit.

**Blaugrün:** Atacamit, Azurit, Chalkanthit, Chalkopyrit, Covellin, Cuprit, Datolith, Malachit.

**Violett:** Orthoklas.

## Magnetische Eigenschaften

Magnetische Mineralien können in ferromagnetisch, paramagnetisch und diamagnetisch eingeteilt werden. Ferromagnetische Mineralien haben von Natur aus ein magnetisches Moment, wobei ihr Nordpol ihren Südpol abstößt. Paramagnetische Mineralien stellen ihre Elementarmagneten parallel zu einem von außen angelegten magnetischen Feld. Diamagnetische Mineralien haben ursprünglich kein magnetisches Moment, reagieren aber durch Hinausdrängung aus einem magnetischen Feld. Der Magnetismus ist eine nach wie vor rätselhafte Kraft. Die Voraussetzung für passiven oder aktiven Magnetismus ist die Gleichrichtung in der atomaren Struktur. Daher kann Magnetit aktiv magnetisch sein oder magnetisch aufgeladen werden, reiner Hämatit dagegen reagiert nicht einmal passiv auf Magnetfelder.

**Analogie:** Die hohe innere Ordnung des Minerals entspricht beim Menschen der Kohärenz: Logik und Intuition, Denken und Fühlen sind in Einklang, wodurch eine objektive Orientierung im Raum erst möglich wird. Im Gehirn selbst wurden winzige, in Flüssigkeit gelagerte und ausgerichtete Magnetitkristalle entdeckt; sie könnten eine Erklärung für den Orientierungssinn, aber auch für das Funktionieren der Richtungsschule des Feng Shui und des Vastu bieten (Vastu oder Vasati ist eine altindische Raumharmonielehre, Ursprung des Feng Shui). Gerade aufgrund der extremen Belastung durch künstliche Magnetfelder, die praktisch nicht abschirmbar ist, besteht hier enormer Forschungsbedarf. Die Steuerung des Stoffwechsels scheint vom Erdmagnetfeld abhängig zu sein, und, maßvoll eingesetzt, kann Magnetismus wahrscheinlich heilend wirken. Auf dem Markt sind etliche auf Reizströmen und Magnetismus beruhende Therapiegeräte unterschiedlichster Qualität erhältlich, die besonders bei Schmerzen, Knochenwachstum und Regeneration eingesetzt werden können. Steine mit magnetischen Eigenschaften unterstützen die innere Ausrichtung, die Charakterbildung und das Gewissen; sie verbessern die Koordination und wirken erdend.

**Ferromagnetisch:** Magnetit, Pyrrhotin.

**Paramagnetisch:** Ilmenit, Hornblende, Epidot, Pyrit, Rutil.

**Diamagnetisch:** Apatit, Baryt, Calcit, Fluorit, Quarz.

## Elektrische und thermische Eigenschaften

Elektrische Eigenschaften wie Leitfähigkeit, Pyro- und Piezoelektrizität wie auch thermische Eigenschaften wie Wärmeleitung und thermische Ausdehnung werden bislang bei der analogen Betrachtungsweise nicht oder kaum verwendet.

**Analogie:** Elektrische Leitfähigkeit: beschleunigt die Reizleitung der Nerven; verbessert die Reflexe und die Reaktionsfähigkeit; die Sinne werden geschärft.

Niedrige Wärmeleitfähigkeit: hilft, sich emotional abzugrenzen und bei sich zu bleiben.

Hohe Wärmeleitfähigkeit: hilft, aus sich herauszugehen und gefühlsmäßig mit der Umwelt mitzuschwingen.

## Radioaktivität

Viele Mineralien enthalten instabile Elemente oder Isotope und sind dadurch radioaktiv. In Europa werden im Gegensatz zu den USA keine radioaktiven Mineralien als Heilsteine verwendet, wenn auch in manchen Fällen Mineralien wie etwa Zirkon durch einen kleinen Anteil an instabilen Elementen leicht radioaktiv sein können. Hier sei auf die gängige Praxis hingewiesen, Topase, aber auch Rauchquarze zur Farboptimierung kontrolliert harter Strahlung auszusetzen. In Europa kommen diese Steine erst nach einer vorgeschriebenen Quarantänezeit wieder in den Handel. Dennoch sollten aus grundsätzlichen Überlegungen solcherart eigenschaftsveränderte Steine nicht therapeutisch verwendet werden. Alle radioaktiven Mineralien werden nur kurzfristig unter therapeutischer Kontrolle auf die Haut gelegt.

**Analogie:** Radioaktivität hat mit beschleunigter Entwicklung und Entwicklungssprüngen zu tun. Aber auch das Thema Tod, Zerstörung und Gewalt ist mit der Radioaktivität verknüpft; Mineralien, die sich unter Einwirkung von Strahlung bildeten, erinnern daher mitunter schmerzlich an die Vergänglichkeit des irdischen Lebens. Sie erleichtern die Trennung von Unwesentlichem, führen durch tiefgreifende innere Prozesse, helfen loszulassen und bauen gleichzeitig innere Widerstandskräfte auf.

Um Strahlenbelastungen, wie sie beispielsweise durch geologische Verwerfungen auftreten können, zu kompensieren, eignen sich insbesondere aufgestellte Rauchquarz-Erdenhüter, Baryt-Gruppen sowie ein bei sich getragener Prasem-Quarz oder Bergkristall.

**Potenziell natürlich radioaktive Heilsteine** sind: Zirkon; Melody beschreibt etwa 15 radioaktive Heilsteine (Melody 1999). Radioaktive Mineralien sind im Kapitel »Die Mineralien der amerikanischen esoterischen Steinheilkunde« (Seite 466ff) besonders gekennzeichnet.

## Fälschungen und Imitationen

Echt, natürlich – aber auch unbehandelt? Das ist die Frage, die einen seriösen Händler nicht in Verlegenheit bringen sollte, denn die beständige Auseinandersetzung mit dem leidigen Thema Fälschung gehört zum Geschäft wie die Buchführung. Dabei handelt es sich keineswegs um ein neues Phänomen. Schon zur Zeit der alten Ägypter wurde Lapislazuli nachgefärbt, und auch ein Großteil der angebotenen Türkise wurde, wie bereits Agricola vor rund 450 Jahren beklagte, künstlich farbverändert (daher übrigens der Ausdruck »getürkt«). Heute gibt es zum Schutz der Käufer, seien dies Endkunden, Ladenbesitzer oder Großhändler, klare Gesetze. Gemäß geltenden gesetzlichen Bestimmungen müssen eigenschaftsverändernde Vorgänge bzw. Behandlungen, die ursprünglich nicht vorhandene Qualitäten vortäuschen, an der Ware, in der Werbung, an Verkaufsständen und in allen Dokumenten, wie etwa auf der Rechnung, deklariert werden. Die Regeln der Namensgebung und der korrekten Bezeichnung sind im »Blue Book« der CIBJO veröffentlicht; sie sind verbindlich. Unterlassung, Täuschung oder unlauterer Wettbewerb können juristische Folgen haben. Der Verkäufer ist regresspflichtig, wenn ihm nachgewiesen wird, dass der Stein nicht unbehandelt war. Daher gilt: Beim Kauf eines Schmucksteins, insbesondere wenn er zu Heilzwecken erworben wird, unbedingt nachfragen und im Zweifelsfall auf der Quittung bestätigen lassen, dass der Stein unbehandelt bzw. nicht eigenschaftsverändert ist.

Um für Kunden und Händler Sicherheit zu schaffen, entwickelte der Steinheilkunde e.V. das GKS-Siegel (siehe unten).

### Brennen

Durch diesen der Natur nachempfundenen Vorgang verändern sich Farbe und Transparenz bestimmter Steine, indem sich natürlich darin enthaltene Stoffe gleichmäßiger vermischen oder indem im Stein Oxidationsprozesse ausgelöst werden, die zu einer Farbverbesserung führen.

Beispiel: Farbe und Transparenz: Bernstein, Karneol Rubin, Saphir.

Farbveränderung: Amethyst wird durch Brennen gelb; grüner Aquamarin wird blau; braungrauer Tansanit blau; braunes Tigerauge wird rot.

Deklaration: Erhitzung ist nicht deklarationspflichtig. »Geklarter« oder »geblitzter« Bernstein darf immer noch Natur-Bernstein genannt werden.

**Analogie:** Grundsätzlich ist das Brennen ein Vorgang, der in der Natur ebenso vorkommen kann. Das Brennen lässt die Energie ungewöhnlich stark zu Kopf steigen. Das mag für Erwachsene beim Bernstein durchaus in Ordnung sein, ist jedoch für Babies mit Fieber durch das Zahnen absolut kontraindiziert. Normaler Eisencitrin wirkt besonders auf den Solarplexus, gebrannter Amethyst hingegen auf die Stirn, was ein fiebriges Hitzegefühl verursachen kann.

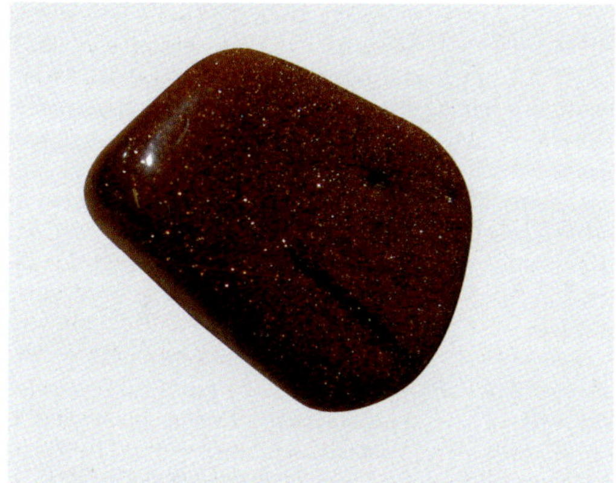

*Goldfluss getrommelt, künstliches Glasprodukt.*

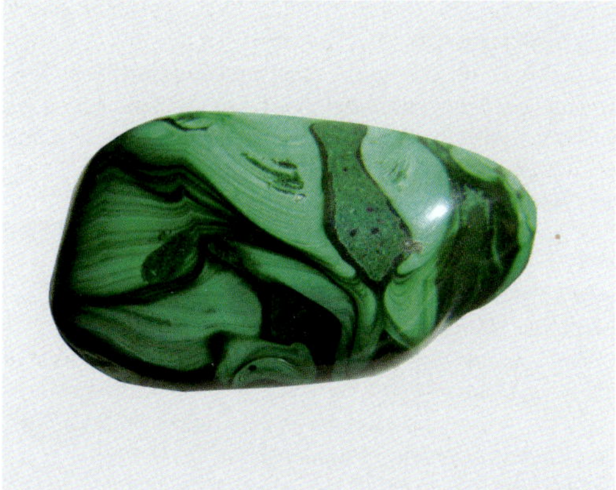

*Malachit mit Rissfüllung.*

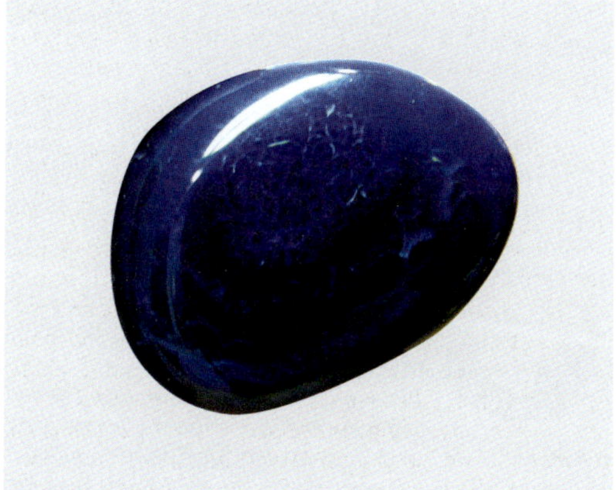

*Achat blau gefärbt.*

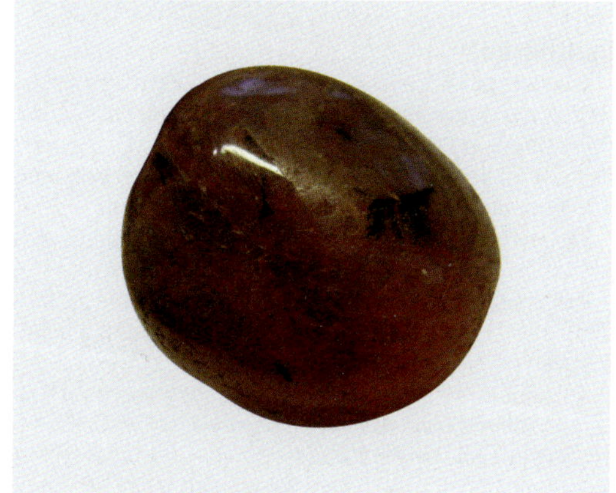

*Achat rot gefärbt.*

## Paraffinieren

Paraffinieren bedeutet, wenig farbintensive poröse Mineralien mit farblosem Wachs zu imprägnieren, wodurch die Farbe kräftiger, der Glanz verbessert und die Oberfläche chemisch unempfindlicher wird. Allerdings trocknen Wachse und Öle nach und nach aus, was eine deutliche Qualitätsminderung des Steins mit sich bringt.

Beispiel: Betrifft fast alle Trommelsteine.

Deklaration: Nach den CIBJO-Bestimmungen ist die Behandlung mit farblosem Öl, Wachs oder Naturharz nicht deklarationspflichtig, die Behandlung mit Kunstharz jedoch muss mit der Bezeichnung »behandelt« ausgewiesen werden.

**Analogie:** Um sicherzugehen, Trommelsteine nicht direkt in das Trinkwasser einlegen.

## Stabilisieren oder imprägnieren

Um poröse und brüchige Steine schleifen und fassen zu können, werden sie mittels Kunstharz oder Glas imprägniert, so dass die Poren gefüllt werden. Die Kunstharzfüllung kann altern und unansehnlich werden.

Beispiel: Türkis, Chrysokoll, Smaragd.

Deklaration: Nach den CIBJO-Bestimmungen muss die Behandlung mit Kunstharz durch die Bezeichnung »behandelt« oder »stabilisiert«, die Rissfüllung mit Glas als »behandelt« oder »verglast« ausgewiesen werden.

**Analogie:** Die Wirkung des Steins ist trotzdem spürbar, der Stein eignet sich jedoch nicht mehr für das direkte Einlegen in Trinkwasser.

## Färben

Dem zum Stabilisieren oder Imprägnieren verwendeten Wachs bzw. Kunstharz kann ein Farbstoff beigegeben werden, wodurch ein blasser Stein farblich aufgebessert oder gar ein anderes Mineral imitiert wird.

Beispiel: Achat, Türkis, Lapislazuli.

Deklaration: Nach den CIBJO-Bestimmungen muss jede Methode der Einfärbung mit der Bezeichnung »behandelt« oder »gefärbt« ausgewiesen werden. Eine Ausnahme stellt hier der Achat dar, dessen Einfärbung nicht deklariert werden muss.

**Analogie:** Farbstoffe enthalten häufig toxische Bestandteile, sie sind energetisch linksdrehend, das heißt dem Menschen abträglich. Die Wirkung des Steins muss mit der Wirkung des Farbstoffs konkurrieren, dazu kommt als geistiger Einfluss die Täuschungsabsicht, die »Schönfärberei«. Für therapeutische Zwecke völlig ungeeignet.

### Rekonstruieren

Kunstharz, oft Polystyrol, wird als Bindemittel verwendet, um aus Schleifstaub und gröberen Abfällen ein neues Produkt zu bilden, wobei der Harzanteil bis zu 40 Prozent des Volumengewichts ausmachen kann. Aus dem Pressling werden erneut Schmucksteine hergestellt. Weichmacher können sich nach längerer Zeit zersetzen und eine grünliche Tönung bewirken.

Beispiel: Charoit, Azurit, Lapislazuli, Malachit, Türkis, Bernstein, Hämatit.

Deklaration: Das Kunstprodukt muss als »rekonstruiert« oder »zusammengesetzt« ausgewiesen werden. Bernstein darf euphemistisch »Echt Bernstein« genannt werden, Ein hämatithaltiges Konstrukt heißt Hämatin.

Analogie: Als Heilsteine absolut indiskutabel, als Schmuck ein Zeichen schlechten Geschmacks.

### Synthesen

Mit den natürlichen Vorbildern sind künstlich hergestellte Steine zumindest bezüglich ihrer chemischen und physikalischen Eigenschaften nahezu identisch. Die Herstellung ist sehr günstig geworden, und Synthesen sind nur mit großem Aufwand als solche zu erkennen.

Beispiel: Diamant, (Stern-)Saphir, (Stern-)Rubin, Aquamarin, Smaragd, Alexandrit, diverse Quarze, Opal.

Deklaration: Es muss absolut eindeutig aufgezeigt werden, dass das Produkt kein Edelstein ist, z.B. durch die Bezeichnung als »Synthetischer Diamant«.

Analogie: Synthetische Edelsteine haben als Heilsteine kaum Wirkung. Sie haben keine persönliche Entstehungsgeschichte und sind ein biografisches Neutrum. Sollte sich jedoch die Gentechnik in den sich abzeichnenden Bahnen weiterentwickeln, könnten Synthesen doch noch in der Therapie Bedeutung erlangen.

### Bestrahlen

Der Beschuss mit radioaktiver Strahlung, welche die Farbe bestimmter Steine verändert, ist in den USA weit verbreitet. Bei sorgfältiger Ausführung ist diese Behandlung nur mit dem Thermoluminiszenzverfahren nachweisbar, sie unterliegt allerdings sehr strengen Auflagen. Zudem ist das Verfahren kostspielig, so dass es sich nur bei hochpreisigen Edelsteinen lohnt.

Beispiel: Blassrosa Beryll wird durch Bestrahlung orange, Saphir orange, rosa Spodumen grün, farbloser Topas blau, blasser Turmalin intensiver farbig, rotbrauner Zirkon blau.

Deklaration: Deklarationspflichtig auf allen Geschäftspapieren, Beschriftungen und in der Werbung.

Analogie: Bestrahlung ist eine Energiezuführung, die das Wesen eines Kristalls verändert. Künstlich bestrahlte Steine sind in der Schmuckindustrie sehr gefragt, in der Steinheilkunde jedoch geächtet. Die Frage ist nicht, ob solche Steine eine Wirkung haben, sondern ob diese verträglich ist. Aus unerfindlichen Gründen ließ sich dafür bisher noch keine Testperson finden.

## Das GKS-Siegel

GKS (Gemmologisch kontrollierte Steinqualität) ist ein Kontrollsiegel für gehobene Edel- und Schmucksteinqualitäten. Es bedeutet, dass ein Geschäft die für die Steinheilkunde relevanten Warensortimente Edelsteine, Mineralien, Steinschmuck und den Bedarf für die Edelsteintherapie ausschließlich nach dem GKS-Qualitätsstandard führt. Nur wenn ein Produkt den Richtlinien des Steinheilkunde e.V. entspricht, darf es mit dem GKS-Siegel ausgezeichnet werden.

Nach den GKS-Richtlinien sind Imitationen und Synthesen bei Edel- und Schmucksteinen ausdrücklich ausgeschlossen. Steine, deren physikalische Eigenschaften (z.B. Farbe, Transparenz) künstlich verändert wurden, sind ausdrücklich als »gewachst, gefärbt, bestrahlt, erhitzt, stabilisiert, rekonstruiert« usw. zu kennzeichnen. Giftige Mineralien sind deutlich mit einem Giftsymbol und dem Vermerk »giftig« zu kennzeichnen. Darüber hinaus ist dem Käufer von solchen Steinen ein Sicherheitsdatenblatt auszuhändigen.

Mineralien und Edelsteine sind mit der korrekten mineralogischen Bezeichnung anzusprechen. Handelsnamen (z.B. »Leopardenstein«) sind zugelassen, wenn der mineralogische Name beigefügt ist (z.B. Leopardenstein, Rhyolith).

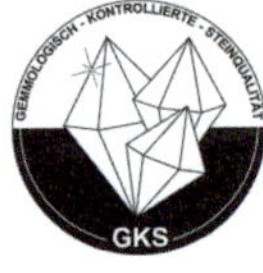


Qualitätskontrollen werden einmal jährlich von unabhängigen Prüfinstituten vorgenommen, welche die GKS-Richtlinien anwenden und vom Steinheilkunde e.V. anerkannt sind. Neben angekündigten Kontrollen finden auch Kontrollen ohne Ankündigung statt. Die GKS-Händler verpflichten sich, neu erworbene Steine, die auf der Liste fälschungskritischer Heilsteine aufgeführt sind, nur nach vorheriger Prüfung durch ein gemmologisches Labor in ihr Sortiment zu übernehmen.

Siehe auch www.steinheilkunde-ev.de.

## Fair Trade Minerals

Der weltweite Mineralienhandel ist aufgrund völlig unterschiedlicher Ausgangsbedingungen an den Fundstellen sowie den Eigenheiten der Handelswege von enormer Komplexität. In die Fachgeschäfte gelangen sowohl Steine aus europäischen Steinbrüchen mit strengsten Sicherheitsauflagen wie auch solche, die unter lebensgefährlichen Bedingungen aus ungesicherten Minen und Erdlöchern gewonnen wurden. Auch die Arbeitsbedingungen in den Schleifereien können je nach Herkunft des Steins bis an die Grenze zur Sklavenarbeit gehen. Fair Trade Minerals ist eine Initiative von Anja und Michael Gienger zur Förderung von humanitären, sozialen und umweltverträglichen Projekten im weltweiten Mineralien- und Edelsteinhandel. Diese Initiative will für alle Beteiligten bessere Bedingungen schaffen, dies vor allem aber in den Abbauländern, um auch jenen, die am Anfang der Handelskette stehen, etwas von der Freude, dem Wissen und der Heilung, die durch die Edelsteine erfahren wurde, zurückzuschenken. So gibt es bereits Projekte mit brasilianischen Mineralien, Schwarzem Opal in Honduras sowie die Initiative Grünes Gold in Kolumbien, die sich für einen sozial und ökologisch vertretbaren Goldabbau und -handel einsetzt. Zu den angestrebten Verbesserungen zählen:

**Verbesserung der Lebensbedingungen:**

- Schaffen und Sichern notwendiger Lebensgrundlagen: Trinkwasser, Ernährung.
- Verbesserung der Lebensumstände: Wohnung, Gesundheitsvorsorge, Krankenversorgung und medizinische Betreuung.
- Soziale Gerechtigkeit und Verbesserung der sozialen Chancen: Schulbildung, Berufsausbildung, Absicherung für das Alter.

**Verbesserung der Arbeitsbedingungen:**

- Besserer Arbeitsschutz und Vorbeugung gegen gesundheitliche Risiken.
- Menschenwürdige Arbeitsbedingungen und soziale Gerechtigkeit (keine Benachteiligungen aufgrund von Geschlecht, Hautfarbe, Religion oder Volkszugehörigkeit).
- Faire Entlöhnung, ökonomische Unabhängigkeit.

**Verbesserung der Umweltbedingungen:**

- Schutz, Erhalt oder Wiederherstellung natürlicher Ressourcen.
- Vermeiden oder Wiedergutmachung ökologischer Schäden (Renaturierung, Wiederaufforstung, Reinigung von Quellen, Gewässern usw.).
- Umweltfreundliche Energieversorgung.

**Hilfe zur Selbsthilfe:**

Besonders förderungswürdig sind dabei all jene Initiativen, die »Hilfe zur Selbsthilfe« ermöglichen, indem sie Abhängigkeiten (wieder) auflösen und den betroffenen Menschen der jeweiligen Region ein selbstbestimmtes und selbstverantwortliches Fortführen ihres Projekts ermöglichen.

Siehe auch: http://www.fairtrademinerals.de.

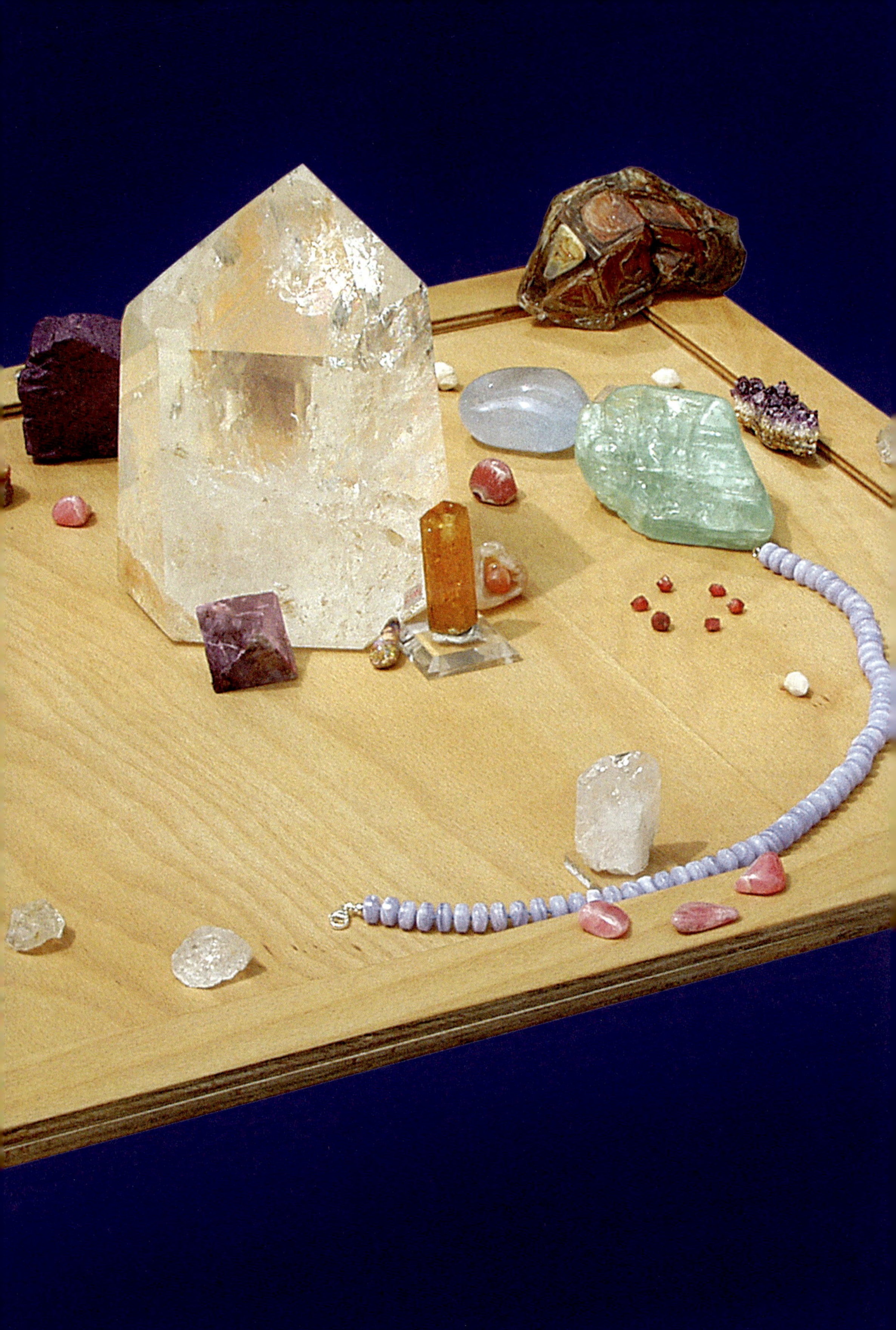

# Anwendung

## Grundlegende Konzepte in der Edelstein-Therapie

Jedes therapeutische System, jede Methode kann dazu verführen, die Phänomene des Lebens und der Erkrankung nur noch unter ihrem Blickwinkel zu betrachten und zu behandeln. Wichtig zur Selbsthilfe ist daher zunächst, das Problem genau zu beleuchten, um die Bedingtheiten zu verstehen. Aus diesen ergibt sich die Wahl der Methode. Auch der Therapeut profitiert von dem ganzheitlichen Metasystem, welches einen vielschichtigen Überblick verschafft und hilft, keine Aspekte zu übersehen.

Angeregt wurde diese Betrachtungsweise aus der Erfahrung eigener Beratungs- und Behandlungspraxis, dem Austausch mit Schülern, Kunden, Kollegen und Heilpraktikern, die zur Unterstützung ihrer Verfahren verstärkt Heilsteine heranziehen. Ziel des hier vertretenen Ansatzes ist es, dem Menschen zu helfen, selbst Verantwortung für sein Leben zu ergreifen und die Selbstheilungs- und Regulationsfähigkeit des Organismus zu stärken.

Bei Überbeanspruchung durch einen oder mehrere Faktoren verliert der biologische und psychische Organismus die Fähigkeit, sich den Gegebenheiten und Erfordernissen anzupassen. Nach Leistungsschwäche, unzureichender Regeneration und fortschreitendem Verschleiß stellt Krankheit eine Anstrengung des Organismus dar, sich selbst zu heilen und sich an veränderte Umweltbedingungen im weitesten Sinn anzupassen. So sind alle hier genannten Wissensgebiete als eine Möglichkeit zu verstehen, das Krankheitsgeschehen als regulative Entgleisungen zu betrachten. Die vorgestellten Techniken unterdrücken nicht die Warnsignale des Körpers, sondern sie führen den überforderten oder sogar entgleisten Gesamtorganismus zu einer gesunden Ordnung zurück. Symptomlinderung geschieht oft erstaunlich rasch durch Behebung zugrunde liegender Defizite.

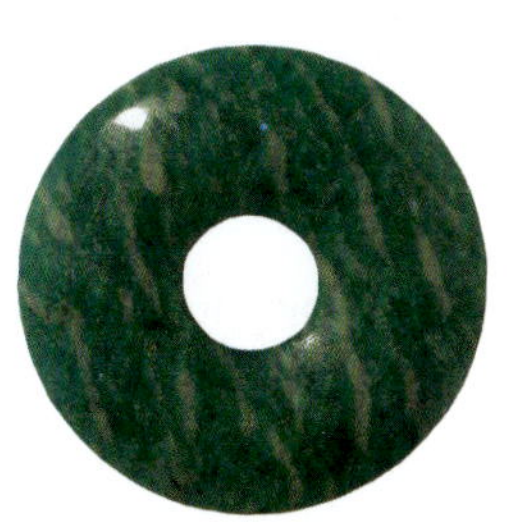

In der Regel wirken Heilsteine nicht nur symptomatisch, sondern auf mehreren Ebenen im Hintergrund. Diese Steine sollen die Auswahl erleichtern – der Heilstein mit der größten Übereinstimmung ist allerdings von Situation zu Situation neu zu ermitteln. Mit Heilsteinen sind oft sehr schnelle Erfolge möglich. Doch um nach einer kurzfristigen Linderung langfristig einen vitalen und ausgewogenen Zustand zu erreichen, muss viele Male von neuem die Situation analysiert und der momentan stimmige Heilstein ermittelt werden, sonst wird das Heilmittel von gestern zur Blockade von morgen. Außerdem muss eine tragfähige Lebenssituation geschaffen werden.

Jedes im Folgenden aufgeführte Wissensgebiet stellt für sich genommen bereits ein weitreichendes System dar, durch welches Störungen erkannt bzw. meist auch kuriert werden können. Für die Therapie ist jedoch der Überblick von Bedeutung, da die Störung nicht unbedingt an der Stelle, wo eine Krankheit in Erscheinung tritt, auch verursacht wurde. Zahlreichen Krankheitsbildern liegen mehrere Ursachen zugrunde, wobei meist nur der Auslöser bewusst ist, zum Beispiel Migräne (Allergie, Psychosomatik, Pilzbefall, Wirbelsäulenprobleme, Soziales) oder Schlafstörungen (Ernährung, Lebensrhythmus, Geopathologie).

In der Therapie gilt es, die stärkste Störquelle zu ermitteln und zu beheben, gleichzeitig jedoch durch begleitende Maßnahmen förderliche Bedingungen im Organismus, dem Wohnumfeld, dem sozialen Umfeld und auf seelisch-geistiger Ebene herzustellen.

Die Einsicht in das Prinzip der richtigen Reihenfolge führte zur Formulierung des Fünf-Schichten-Modells durch Michael Gienger, welches ein variables Konzept für die Herangehensweise darstellt. Aus der Kinesiologie und der Informationsmedizin ist bekannt, dass Traumatisierung ähnlich einer Notverriegelung eine erhebliche Therapieblockade darstellt; diese muss zuerst aufgelöst werden, bevor ein anderes für die Beschwerden »richtiges« Mittel anschlägt.

**Schocks und Traumata** sind unerwartete und mit großen körperlichen oder seelischen Schmerzen verbundene Erlebnisse, zum Beispiel ein Unfall oder Gewaltanwendung, die auch gesunde Menschen völlig aus der Bahn werfen können. Die Folgen einer Traumatisierung lösen sich nicht von selbst auf, sie bleiben mit unterschiedlichen Symptomen bestehen. Notwendig ist eine bewusste Aufarbeitung des Geschehens – am besten durch erneutes Nacherleben beim Erzählen; dies kann durch geeignete Steine erheblich unterstützt werden. → Obsidian, → Rhodonit, → Halit.

Die **Ernährung** ist ein weites Feld, das im Zusammenhang mit der Steinheilkunde noch kaum erschlossen ist. Erforscht und in mehreren Büchern dokumentiert ist die sinnvolle Maßnahme der Informierung von Trinkwasser mittels bestimmter durch Rohsteine, meist Quarze informierter Wassermischungen. Dabei wird von steinheilkundlich unerfahrenen Anwendern gerne übersehen, dass Leitungswasser bezüglich Reinheit ohne eine gute Filtration noch kein Trinkwasser ist und Energieinformationen nur bedingt aufnehmen kann; auch wird erwartet, dass das Wasser dann nicht nur merklich besser schmeckt, sondern auch von Schadstoffen unbelastet ist.

Der **Säure-Basen-Haushalt** bestimmt das Milieu der Körpersäfte. Das antike medizinische Konzept der Vier-Säfte-Lehre (Humorallehre) mit den vier Temperamentstypen Choleriker, Sanguiniker, Melancholiker und Phlegmatiker findet heute noch in verkürzter Form Beachtung. Das Milieu der Körpersäfte ist der Nährboden für Gesundheit und Krankheit. Der Stoffwechsel ist durch schlechte Essgewohnheiten, unpassende Nahrungsmittel, Ärger, Stress sowie Umweltbelastungen heute meist deutlich übersäuert. Zu beachten ist in diesem Zusammenhang auch die Blutqualität: Enderlein bietet hierzu in seiner Arbeit über Dunkelfeldmikroskopie hochinteressante Denkansätze. Eine Beeinflussung des Säure-Basen-Haushalts mit aluminiumhaltigen Heilsteinen wie →Türkis oder →Diaspor kann sinnvoll sein.

**Schlaf und Regeneration** ist – wie die Ernährung – für das körperliche und seelische Wohlbefinden von größter Bedeutung. Dabei können viele Störfaktoren auftreten: baubiologische Störungen, ein ungünstiges Feng Shui, zu viele Steine im Schlafzimmer, Fernsehkonsum, mangelnde Bewegung, fehlender oder ungünstiger Lebensrhythmus, zu spätes Zu-Bett-Gehen, organische Schwächen, partnerschaftliche, seelische und spirituelle Belastungen, Albträume, Unterbrechungen des Schlafs durch Lärm, z.B. aus der Umgebung, von Kindern oder Nachbarn.

**Chronobiologie** ist die medizinische Wissenschaft der biologischen Zeitqualität und der Rhythmizität biologischer und physiologischer Prozesse. Die Stundenuhr der Hildegard von Bingen, die immer noch von hoher Aktualität ist, kann als Vorläufer dieses Ansatzes bezeichnet werden. Aus der Traditionellen Chinesischen Medizin ist die Organuhr bekannt, die den Fluss der Lebensenergie Chi durch den Körper zur vitalen Versorgung der Organe beschreibt. Am zeitlichen Auftreten bestimmter Beschwerden lässt sich auf Störungen in den entsprechenden Organen schließen. Steine können den Energiefluss anregend oder besänftigend beeinflussen, indem sie beispielsweise zur Hauptaktivitätszeit eines Energiemeridians eingesetzt werden oder durch gezielte Massage.

**Reflexzonen** sind Projektionszonen, die jedes Organ im Körper, etwa an den Füßen, Händen, Ohren, Augen, der Zunge oder dem Rücken, widerspiegeln. Über diese Zonen können zum Beispiel mittels eines Edelstein-Massagegriffels die entsprechenden Organe aktiviert oder ausgeglichen werden. Organe haben ein eigenes »Bewusstsein«, stehen aber im Zusammenhang, sind vernetzt und mit bestimmten Eigenschaften und Gefühlen verbunden. Chronische Organstörungen können daher auch mit ihrer speziellen Gefühlslage das Befinden prägen. Mittels ausgewählter Steine zum Auflegen auf die betroffene Stelle oder Elixieren können Organe angesprochen werden.

## Konstitutionsgemäße Steinheilkunde

Konstitution ist die Bezeichnung für die körperliche und seelisch-geistige Verfassung eines Menschen, die als Typologie im Sinne einer Veranlagung aufgefasst werden kann. In unterschiedlichem Ausmaß werden Körperbau, Verhalten und Charakter als Merkmal mit berücksichtigt. Die menschlichen Konstitutionstypen entsprechen dem Habitus der Mineralien. Ein schlanker, hochgewachsener Mensch wird in den meisten Fällen intuitiv nach einem länglichen Kristall greifen – voluminöse runde Anhänger der gleichen Sorte stehen ihm eben nicht.

Im Laufe der Geschichte wurden diverse Konstitutionstypen definiert, wobei die bekanntesten Typologien von Galen, Kretschmer, Aschner, Huter und Jung stammen. Traditionelle Konstitutionstypen sind auch aus der chinesischen und tibetischen Medizin sowie aus dem altindischen Ayurveda (drei Doshas) bekannt. Eine von Michael Gienger aus der Mineralogie abgeleitete und von Walter von Holst weiterentwickelte Typologie sind die Strukturtypen der Kristallsysteme (siehe Seite 29ff). In der steinheilkundlichen Beratungspraxis ist die Kenntnis des Strukturtypus des Klienten wichtig, um die Auswahl an Steinen einzugrenzen, dies gilt auch bei gesundheitlichen Problemen, insbesondere aber bei seelischen Belangen, inneren Einstellungen und sozialen Konflikten.

Die moderne Astrologie vermag als die differenzierteste Typenlehre die meisten Konstitutionen zu erfassen und zu prognostizieren. Dank der mittlerweile ausgereiften Zuordnungen zu Steinen kommt der Astrologie in der Konstitutionsgemäßen Steinheilkunde ein hoher Stellenwert zu. Die Edelstein-Astrologie ist dann sinnvoll einsetzbar, wenn Probleme seelischer oder körperlicher Art durch die Persönlichkeitsstruktur bedingt sind, was bei chronischen oder wiederkehrenden Phänomenen im Gegensatz zum akuten Notfall stets der Fall ist. Der Ansatz über typgerechte Steine löst weitgehend den ständigen strategischen Konflikt des Therapeuten zwischen dem Bedürfnis, bei großem Leidensdruck rasch durchgreifend zu helfen, und den Ungewissheiten im Umgang mit entsprechend intensiv wirkenden Steinen. Ein konstitutionsgerechter Therapiestein aus dem Reigen der zwölf Steine des individuellen Horoskops gibt die Sicherheit, dass der Stein gut vertragen wird.

Als weitere Fakoren sind zu berücksichtigen:

**Typische Krankheitspersönlichkeiten:** Es gibt so etwas wie den typischen Asthmatiker, die typische Magersüchtige usw. Die typische Krankheitspersönlichkeit ist durch eine starke Verzahnung von Persönlichkeit und Krankheit, den sogenannten psychosomatischen Prozess geprägt. Insofern gibt es auch dafür typische Heilsteine.

**Umfeld:** Das Wohn- und Lebensumfeld kann der Einfachheit halber in baubiologische und Feng-Shui-Bedingungen gegliedert werden. Erst prägt der Bewohner sein Heim, dann prägt das Heim den Bewohner.

**Baubiologie** ist besonders im Zusammenhang mit Krebserkrankungen oder chronischen Erkrankungen, die gehäuft in einem Haus aufgetreten sind, zu berücksichtigen, ebenso beim Burnout-Syndrom sowie weiteren oft unklaren Beschwerden. Zu baubiologischen Maßnahmen gehören die Feststellung und Beseitigung von Wohngiften, Pilzen, elektromagnetischen Belastungen und hochfrequenter Strahlung, Radioaktivität, Raumluftverschmutzung, schlechter Wasserqualität sowie traditionell auch geopathologischer Belastungen. Die Regulationsmedizin wertet dauerhaft und schwach einwirkende Einflüsse höher als kurze intensive, da Erstere vom Körper als Orientierungshilfe herangezogen werden, was auf Dauer zu Fehlanpassungen führt. Nach dem Motto »Erst vermeiden, dann entstören« stellen Steine eine sinnvolle Hilfe dar, sofern zuvor alle möglichen Maßnahmen ergriffen wurden, um die oft künstlich verursachten Störfelder auf ein Minimum zu reduzieren. →Turmalin-Quarz, →Halit.

**Feng Shui:** Bei allen zwischenmenschlichen Schwierigkeiten, fehlender emotionaler Befriedigung, Misserfolgen, Ineffizienz sowie bei gesundheitlichen Störungen lohnt es sich meist, das private Wohnumfeld wie gegebenenfalls auch den Arbeitsplatz nach Feng-Shui-Kriterien zu überprüfen. Neben dem komplexen fernöstlichen

System, das Himmelsrichtungen, Formensprache, weitere Typologien, Brauchtum und Symbolik einschließt, spielen natürlich ebenso Gesichtspunkte aus der westlichen Tradition wie Ergonomie, Farbpsychologie, guter Geschmack, Funktionalität sowie das persönliche Wohlgefühl eine Rolle. Steine können bestimmte Energien, Gefühle und geistige Qualitäten im Raum halten und Störungen mancher Art kompensieren.

**Lebenssituation:** Die tägliche Routine und die konkreten Lebensumstände prägen stark das Lebensgefühl. Das Selbstwertgefühl leidet, wenn man in seiner täglichen Arbeit keinen Sinn sieht und sich mit seiner Tätigkeit nicht identifizieren kann. Die Einstellung zu seinem Broterwerb verbessert man am besten mit einem entsprechenden »Hosentaschenstein«.

# Konzepte der Lebensenergie und -organisation

Sowohl Naturvölker als auch Hochkulturen gehen von dem Konzept einer alles durchdringenden Energie aus, welche das Leben ermöglicht und erhält, aus welcher die seelische wie die physische Realität geschaffen wurde. Je nach kulturellem Kontext wird dieser vitalen Energie eine eigene Art von Intelligenz und Wissen zugeschrieben. Mal steht der göttliche Ursprung stärker im Vordergrund, mal gehorcht diese Kraft geradezu mechanisch anmutenden Gesetzmäßigkeiten und lässt sich nach Bedarf verstärken, steuern und manipulieren. Diese alles bildende, belebende und erhaltende Energie wird von den unterschiedlichsten religiösen, philosophischen und wissenschaftlichen Systemen in verschiedene Funktionsbereiche oder hierarchische Verdichtungsstufen gegliedert. Einigkeit besteht in der Relevanz für Heilung und darin, dass Edelsteine eine besonders enge, wechselseitige Beziehung zu dieser universellen Energie und ihrer Quelle haben.

In China bezeichnet man sie als Chi, in Indien als Prana, in der griechischen Antike als Pneuma, bei den Maoris als Mana, hierzulande nach Mesmer als Animalischer Magnetismus, nach Reichenbach Od, nach Reich Orgon und neuerdings Tachyonenenergie nach Wall bzw. Skalarwellen oder Neutrinostrahlung nach Meyl.

Damit Energie im Sinne des Lebens wirken kann, muss sie gesetzmäßig organisiert sein. Die moderne Physik greift manche der Lebensenergiemodelle in Aspekten der Feldtheorie und Konzepten des physikalischen Vakuums auf. Bedeutsam, wenn auch noch unerschlossen ist die Quantenfeldtheorie des Heisenberg-Schülers Burkhard Heims. Sie ermöglicht, alle Elementarteilchen exakt zu berechnen, und basiert auf einem zwölfdimensionalen Raum. Der Bezugsraum wird unterschieden in: physischer Raum, die Zeitstruktur, sowie organisatorischer Raum; der Hyperraum gliedert sich in den informatorischen Raum und den »göttlichen« Hintergrundraum.

Wladimir Wernadskij postulierte in den 20er und 30er Jahren des vergangenen Jahrhunderts den Begriff der Biosphäre und der Noosphäre, einer Sphäre des Wissens und der Erkenntnis. Er setzte bereits eine klare Trennung zwischen Energie und Information.

Die Theorie der morphischen Felder wurde durch Rupert Sheldrake populär, geht jedoch auf Betrachtungen zurück, die unabhängig voneinander von Hans Spemann, Alexander Gurwitsch und Paul Weiss in den 20er Jahren des vergangenen Jahrhunderts geäußert und in den 30ern von C. H. Waddington fortgeführt wurden. Sheldrake machte »Individuationsfelder« für die Bildung bestimmter Organe mit charakteristischer Form verantwortlich. Er bewies, dass es Wissensfelder gibt, welche von der beseelten und unbeseelten Natur genutzt werden.

Diese Theorie erklärt die Beziehung eines Achates mit dem Aussehen einer Leber und der Leber des Anwenders, die zu einer heilsam korrigierenden Erinnerung an das ursprüngliche Konzept der Leber führt, welche ebenfalls in dem morphischen Feld gespeichert ist. – Eine moderne Auffassung des antiken Analogieprinzips.

Es wurden verschiedene Methoden gefunden, auf dieses Energiefeld harmonisierend einzuwirken, etwa durch Visualisation, Meditation, Akupunktur oder Geomantie. Viele dieser Systeme werden hier hinsichtlich der Anwendung von Mineralien und Heilsteinen vorgestellt.

# Die Edelsteinuhr der Hildegard von Bingen

Hildegard von Bingen (1098–1179) stammte aus einer wohlhabenden adligen Familie und war Äbtissin eines Frauenklosters für Nonnen aus adligem Hause. Sie wurde gerühmt als »Prophetissa teutonica«, war streitbar und umstritten, konservativ in ihren Ansichten, doch zeitlos in ihrer prophetischen Schau, der visionären Bildgewalt ihrer Sprache und ihrem Bekenntnis zur Schöpfung. Sie schrieb zahlreiche Werke, von theologischen Themen über Heiligenbiografien bis hin zu naturheilkundlichen Texten und kann als die erste Ganzheitsmedizinerin seit der Antike bezeichnet werden.

Besonderes Verdienst kommt den beiden Ärzten Dr. Gottfried Strehlow und Dr. Wighard Hertzka zu, welche die bis dahin völlig ignorierte und im Bereich der Mystik angesiedelte Schrift »Liber simplis medicinae«, später »Physica« genannt, in der Praxis erprobten und die Edelsteinmedizin der Hildegard wieder ins Bewusstsein riefen. Das Werk der »Physica« gliedert sich in 9 Bücher, deren viertes, »Lapis lapidarium«, das »Buch von den Steinen« ist. Michael Gienger gelang es, die Symbolsprache der Entstehung der Steine unter dem Einfluss von Sonne, Luft und Feuchtigkeit zu entschlüsseln. Hildegards rätselhafte Angaben erwiesen sich als präzise Metaphern für die Bildung dieser Heilsteine. Einen wichtigen Schritt auf dem Weg zur Klärung der Zuordnungen von Hildegards Edelsteinuhr stellte für Michael Gienger die Klarstellung bezüglich der Bezeichnung der Steine dar, die im Mittelalter von den heutigen Namen abwich: Der Name Onyx bezog sich auf die heutigen Achate, während der Achat Hildegards den heutigen Jaspis meinte und Jaspis bei Hildegard wiederum den heutigen Heliotrop. Und dass mit Karfunkel der Granat bezeichnet wurde, ließ sich nach der Beschreibung seiner Entstehung im Quellentext eindeutig erschließen.

Hildegard beschrieb im Wesentlichen 24 Steine, die sie mit der an den Tageslauf gekoppelten im dreistündigen Rhythmus erfolgenden Liturgie und der strengen Ordnung des klösterlichen Lebens mit seinen Stundengebeten in Verbindung brachte.

Bei den 13 ersten Steinen gab Hildegard Stundenzeiten an, beruhend auf der Einteilung der Zeit zwischen Sonnenaufgang und -untergang in zwölf gleiche Perioden, ebenso wie die Nacht; das führte dazu, dass die Tagesstunden im Sommer länger dauern als im Winter und nur als Mittelwert unserer Stundenrechnung entsprechen. Gleichwohl ist Hildegards Edelsteinuhr in sich erstaunlich schlüssig, praxistauglich und hervorragend mit der chinesischen Organuhr in Beziehung zu bringen.

| | Liturgie | Stundensteine nach heutiger Bezeichnung | Original-benennung bei Hildegard | Thematik nach Hildegard |
|---|---|---|---|---|
| 06 Uhr | Laudes Begrüßung des Sonnen-aufgangs »1. Stunde« | Smaragd | | Für alle Gebrechen, bei überwältigendem Ansturm von Krankheit; bei Schmerzen des Herzens, des Magens, der Seite; bei Fallsucht tagsüber; bei starken Kopfschmerzen. |
| 07 Uhr | Prim Weihe der Arbeit »2. Stunde« | Zirkon | »Hyazinth« | Bei Sehschwäche, brennendem Fieber und Herzschmerzen; bei Bezauberung und Wahnsinn; bei schwerem, unmäßigem Lachen; bei unmäßig entbrannter Fleischeslust. |
| 08 Uhr | »3. Stunde« | Achat | »Onyx« | Bei Augentrübung; bei Schmerzen des Herzens und in der Seite (Angina pectoris), bei Magen- und Milzbeschwerden, senkt starkes Fieber; bei Trübsinn; bei Rinderpest. |
| 09 Uhr | »4. Stunde« | Beryll | | Bei Vergiftung durch Essen oder Trinken; gegen Streitsucht; lässt stets ruhig bleiben. |
| 10 Uhr | »5. Stunde« | Sardonyx | | Schärft die fünf Sinne und stärkt den Verstand; lässt Jähzorn, Dummheit, Zügellosigkeit verschwinden; gegen Fleischeslust; gegen Rückfälle nach Fieber. |
| 11 Uhr | »6. Stunde« | Lapislazuli | »Saphir« | Gibt Liebe zur Weisheit; lässt Star, Augenentzündung und Augenschmerzen zurückgehen; bei schmerzender Gicht; bessert Wissen, Auffassungsgabe, Verständigkeit; lindert Zorn, Besessenheit und belästigendes Begehren. |
| 12 Uhr | »7. Stunde« | Sarder | | Bei Kopfschmerz und Gehörschädigung (Mittelohr- und Hirnhautentzündung); bei Seuchen; bei Schüttelfieber, Gelbsucht und überwältigenden Schmerzen; erleichtert die Niederkunft (Wehenverstärkung). |
| 13 Uhr | »8. Stunde« | Goldtopas | »Topas« | Bringt Widerstandskraft, bei Vergiftung; stärkt die Augen; bei Fieber; bei Aussatz; heilt Milz und innere Fäulnis; wendet alle Übel ab. |
| 14 Uhr | »9. Stunde« | Peridot | »Chrysolith« | Bei Fieber, Herz- und Bauchschmerzen; festigt Wissen und Fähigkeiten, reinigt das Herz bei Trauer; schreckt Luftgeister (Ablenkung, Verwirrung) ab. |
| 15 Uhr | »10. Stunde« | Heliotrop | »Jaspis« | Bei Taubheit; bei krustigem Schnupfen, macht Säfte im Kopfbereich dünnflüssiger; bei Gicht; gegen Versuchung und Trugbilder; für Beständigkeit, stärkt und zügelt den Verstand; schützt bei Geburt und während dem Wochenbett (Immunstärkung). |

| | Liturgie | Stundensteine nach heutiger Bezeichnung | Original-benennung bei Hildegard | Thematik nach Hildegard |
|---|---|---|---|---|
| 16 Uhr | »11. Stunde« | Prasem | | Gegen brennendes Fieber; bei Prellungen. |
| 17 Uhr | »12. Stunde« | Chalcedon | | Bei Jähzorn, für Selbstbeherrschung; verhindert verletzende Äußerungen; für geschicktes Vortragen, für Beherztheit der Rede. |
| 18 Uhr | Complet Beschließung des Tages »13. Stunde« | Chrysopras | | Bei Gicht; gegen Zorn; zur Entgiftung, bei Fallsucht bei Nacht, Besessenheit. |
| 19 Uhr | | Granat rot | »Karfunkel« | Entsteht in Zeiten von Hungersnot, Pestilenz und politischen Wirren; sorgfältig anzuwenden: bei Veränderung der Säfte, Fieber, Gicht, Schüttelfrost, ansteckenden Krankheiten; für Kräftigung, Durchwärmung; gegen Kopfschmerzen. |
| 20 Uhr | Hof der Sonne – wenn die Sonne ihren Ring zeigt | Amethyst | | Bei Hautflecken, für zarte Haut und frische Gesichtsfarbe; bei frischen Schwellungen, gegen Spinnenbisse (Zeckenbisse) und Läusebefall. |
| 21 Uhr | Aus dem Sand des Wassers geboren | Jaspis | »Achat« | Bei Insektenstichen; für die Oberhaut; gibt Tüchtigkeit, Verständigkeit und Klugheit; gegen Verwirrung; behebt Fallsucht und Mondsucht langfristig; schreckt Diebe ab. |
| 22 Uhr | | Diamant | | Gegen Boshaftigkeit und Lügen; bei Härte des Sinnes und Denkens; bei Geisteskrankheit; gegen Gicht, Schlaganfall und Gelbsucht. |
| 23 Uhr | | Magnetit | »Magnet-stein« | Bei Wahnsinn, Verhexung durch Blendwerk; gegen Gifte, wirkt auf den Scheitel (hormonale Steuerung). |
| 24 Uhr | | Bernstein | »Ligurius« | Bei heftigen Magenschmerzen, läutert den Magen; bei Beschwerden des Wasserlassens; entsteht durch Luchsurin. |
| 01 Uhr | | Bergkristall | »Kristall« | Bei Verdunkelung der Augen; bei Schilddrüsenschwellung und Knoten; für Herz, Magen, Bauch; bei plötzlicher Ohnmacht; bei Nesselsucht. |
| 02 Uhr | | Kalkoolith | »Margariten« | Entfernt Trübung und Schlamm aus dem Wasser; bei Fieber und Kopfschmerz (stoffwechselbedingt). |
| 03 Uhr | | Perle | »Kalk« | Als Heilmittel nutzlos. |
| 04 Uhr | | Karneol | | Bei Nasenbluten. |
| 05 Uhr | | Calcit | | Bei Würmern. |

# Traditionelle Chinesische Medizin

Nach der Traditionellen Chinesischen Medizin (TCM) wird die Chi genannte Lebensenergie über zwölf zusammenhängende Bahnen, die Meridiane, durch den Körper geleitet. Dabei fließen feine Ionenströme entlang der Muskelstränge, Nerven und anderen Körperstrukturen. Jeder dieser Meridiane verstärkt ein Organ- oder Organsystem sowie bestimmte Gefühle. Zwar werden alle Meridiane ständig mit Energie versorgt, doch beträgt die Hauptaktivität eines Meridians zwei Stunden – Energiestaus, Hitze und Schmerzen können sodann ein Hinweis auf Disharmonien sein. Zwölf Stunden später hat der gleiche Meridian sein zweistündiges Energietief: Energiemangel, Kälte, Taubheitsgefühle und Unterfunktion zu dieser Zeit können bei einer Störung des betroffenen Organs oder des versorgenden Meridians auftreten.

Auch in der westlichen Chronomedizin sind biologische Rhythmen bekannt; zum Beispiel bildet der Organismus die meiste Säure um 6 Uhr, 12 Uhr, 18 Uhr und 0 Uhr und ist in den Zwischenzeiten um 3 Uhr, 9 Uhr, 15 Uhr und 21 Uhr am stärksten basisch. Daher sollten Mahlzeiten tagsüber in der sauren Phase eingenommen werden, damit die Nahrung optimal zersetzt werden kann, während basische Mineralstoffpräparate zur Entsäuerung am besten zu den basischen Hauptzeiten verabreicht werden.

Jeder Meridian kann – am besten während der ersten Stunde der Hauptaktivitätszeit –, dem Verlauf an der Hautoberfläche folgend, angeregt oder beruhigt werden. Zur Beeinflussung werden in der TCM stählerne Akupunkturnadeln verwendet; aber auch mit Fingerdruck (Shiatsu), einem brennenden Kegel (Moxa), einem Magneten oder einer Farblichtbestrahlung lässt sich der Meridianfluss heilsam lenken. Durch Auflage eines Steines oder den Druck einer Kristallspitze bzw. eines speziellen Massagegriffels kann der Meridian ebenso manipuliert werden.

Darüber hinaus lässt sich am Energiefluss der Meridiane der gesamte Gesundheitszustand einer Person einschätzen: An den Fingern und Zehen kann mittels Radiästhesie (siehe hierzu auch das Kapitel, »Radiästhetische Tests«) oder der Elektroakupunktur nach Voll (EAV) der Energiewert der Meridiane gemessen und interpretiert wird. Der am stärksten gestörte Meridian muss als Erstes geheilt werden; das für ihn ermittelte Heilmittel wird fast alle anderen Meridiane ebenfalls erheblich verbessern.

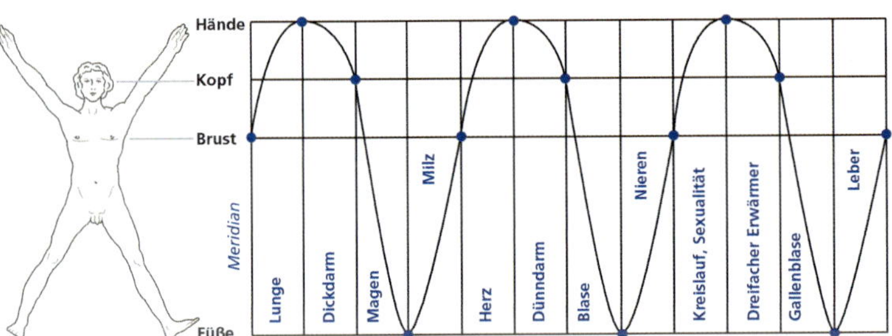


*In 24 Stunden durchfließt die Lebensenergie dreimal die Meridiane von Brust zu Händen, Kopf, Füßen und wieder zur Brust.*

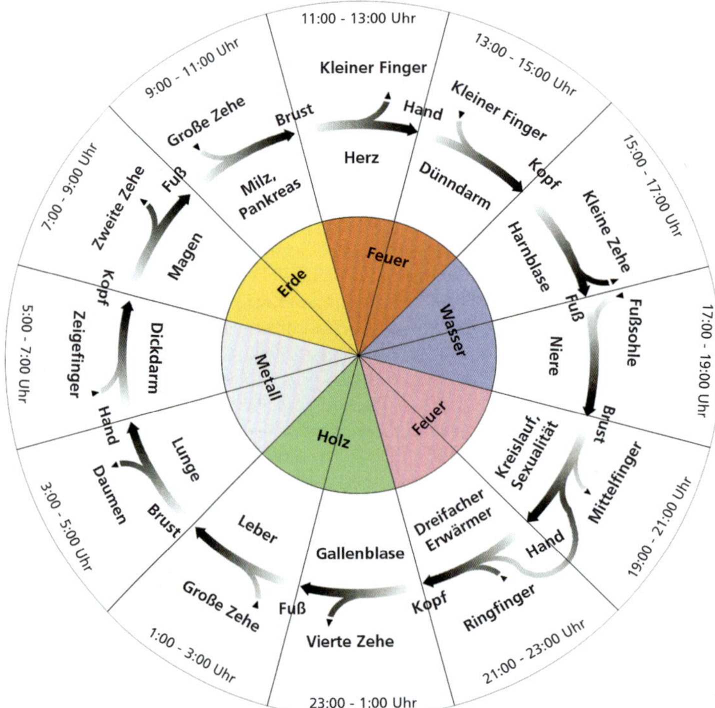


*Die Organuhr mit Eintritts- und Austrittspunkten und Elementbezügen.*

## Energiekreislauf der Meridiane

Die Zeitangaben der durch die Meridiane laufenden Vitalenergie beziehen sich auf die reale Ortszeit – nicht auf die Verschiebung durch die Sommerzeit:

Die folgenden Angaben enthalten: die Bezeichnung des Meridians, zum Beispiel Lunge; dann den Zeitpunkt des Energieeintritts, sozusagen der Beginn der Stoßzeit, welche umgerechnet

| | Milz<br>Magen | Lunge<br>Dickdarm | Leber<br>Gallenblase | Niere<br>Blase | Niere<br>Blase | Leber<br>Gallenblase | Lunge<br>Dickdarm | Milz<br>Magen | Herz<br>Dünndarm<br>Kreislauf<br>3E |
|---|---|---|---|---|---|---|---|---|---|
| 18 | 17 + 16 | 15 + 14 | 13 | 12 + 11 | 21 + 22 | 23 | 24 + 25 | 26 + 27 | 28 |
| Rechts oben | | | | | | | | | Links oben |
| Weisheits-zahn | Backen-zähne | Backen-zähne | Eckzahn | Schneide-zähne | Schneide-zähne | Eckzahn | Backen-zähne | Backen-zähne | Weisheits-zahn |
| | | | | | | | | | |
| Weisheits-zahn | Backen-zähne | Backen-zähne | Eckzahn | Schneide-zähne | Schneide-zähne | Eckzahn | Backen-zähne | Backen-zähne | Weisheits-zahn |
| rechts unten | | | | | | | | | Links unten |
| 48 | 47 + 46 | 45 + 44 | 43 | 42 + 41 | 31 + 32 | 33 | 34 + 35 | 36 + 37 | 38 |
| | Lunge<br>Dickdarm | Milz<br>Magen | Leber<br>Gallenblase | Niere<br>Blase | Niere<br>Blase | Leber<br>Gallenblase | Milz<br>Magen | Lunge<br>Dickdarm | Herz<br>Dünndarm<br>Kreislauf<br>3E |

*Zähne*

auf Ortszeit gleichzeitig den besten Behandlungszeitpunkt angibt. Zu beachten ist, dass nach einer Stunde die Energie etwas schwächer wird.

Je zwei Meridiane unterstehen einem der fünf Elemente der TCM, wobei der erste stets Yin-gepolt, der zweite Yang-betont ist. Anschließend folgt der Verlauf des Meridians, die organischen Funktionsbereiche des Meridians sowie die Zuordnungen zu den Zähnen nach Gleditsch und Mandel (siehe auch separate Darstellung). Die mit dem Meridian verknüpften Eigenschaften, Emotionen und Gefühle im Positiven wie Negativen helfen, im Alltag Befindlichkeitsstörungen schneller aufzuspüren. Bewährte anregende und beruhigende Steine geben ein wertvolles Instrumentarium an die Hand.

Die Zähne insgesamt unterstehen Niere und Blase. Ein schlechter Zustand der Zähne ist also ein Hinweis auf eine Störung des Wasserelements. Vom Ziehen der Weisheitszähne ist nach energetischen Gesichtspunkten dringend abzuraten, da diese mit dem Feuerelement und dem übergeordneten, feurigen Schutzmeridian verbunden sind. Fehlen die Weisheitszähne werden diese Meridiane in ihrem Ausdruck massiv geschwächt. Es besteht also eine Wechselwirkung in beide Richtungen. Beobachtet man die Entwicklung eines Kindes, kann man bemerken, dass Reifefortschritte meist mit einem Zahnwechsel zusammenfallen. Wackeln die Zähne, wackelt auch die Seele ... Daher ist etwa auch an der Waldorfschule die Zahnentwicklung ein Kriterium für die Schulreife.

**Lunge: Eintritt: 3 Uhr – Austritt: 5 Uhr**

Yin Metall

Meridianverlauf: vom Bereich unterhalb des Schlüsselbeins zum Daumen.

Organische Funktionsbereiche: Atemwege, Haut, Nebenhöhlen, Atmung, Sauerstoffaufnahme, Entsäuerung, Geruchssinn.

Zähne: 36/37, 46/47, 14/15, 24/25.

Thematik: Ideenreichtum, Kommunikation, Fröhlichkeit, Gelassenheit, Trauer, Kommunikation, Bewusstheit, Freiheit, Inspiration, Rückführung, Evolution, Ahnen, Abstammung, persönliche Mythologie, Stolz, Intoleranz, Demut, Kreativität, Austausch, Resignation.

Anregung: Chrysokoll, Lapislazuli, Opalith, Rutil-Quarz, Sodalith.

Beruhigung: Amethyst, Apophyllit, Chalcedon, Smaragd.

Hildegard von Bingen: Perle: 3 Uhr; Thematik: Klärung schmerzhafter Bilder, Begrenzungen, Träume. Karneol: 4 Uhr; Thematik: Mut, sich zu öffnen, Erwärmung, Durchblutung.

Homöopathie: Kalium sulfuricum.

**Dickdarm: Eintritt: 5 Uhr – Austritt: 7 Uhr**

Yang Metall

Meridianverlauf: vom Zeigefinger zum Nasenflügel.

Organische Funktionsbereiche: Dickdarm, Mastdarm, Wurmfortsatz, Haut, Nase, Nasennebenhöhlen, Wasserresorption, Ausscheidung, Immunabwehr, Geruchssinn.

Zähne: 36/37, 46/47, 14/15, 24/25.

Thematik: Andere versorgen, sich selbst versorgen, Beharrlichkeit, Gelassenheit, Sinnlosigkeit, Informationsaufnahme, Urwissen, Erinnerung, Brauchtum, Tradition, Bodeninformation, überpersönliche Mythologie, Schuldgefühle, überkritisch, kontrolliert, besitzergreifend, Kreativität, Austausch, Traurigkeit, Resignation.

Anregung: Achat, Amethyst, Calcit, Schörl.

Beruhigung: Gelber Jaspis, Peridot, Zirkon.

Hildegard von Bingen: Calcit: 5 Uhr; Thematik: darmreinigend, verdauungsfördernd, entwicklungsfördernd. Smaragd: 6 Uhr; Thematik: Immunstärkung, Entgiftung, Kopfschmerzen, Beschwingtheit.

Homöopathie: Magnesium phosphoricum.

**Magen: Eintritt: 7 – Austritt: 9 Uhr**

Yin Erde

Meridianverlauf: vom Punkt unterhalb der Augenmitte zur 2. Zehe.

Organische Funktionsbereiche: Speiseröhre, Magen, Zwölffingerdarm, Verdauung, Nahrungsaufschluss, Bindegewebe, Geschmackssinn.

Zähne: 16/17, 26/27, 34/35, 44/45.

Thematik: Sorgen, Grübelei, Ekel, Enttäuschung, Bitterkeit, Leere, Antipathie, Zweifel, Machtlosigkeit, Zufriedenheit, Gelassenheit, Versponnenheit, Denken, Planen, Erkenntnis, geistiges Verarbeiten.

Anregung: Apatit, Aragonit, Citrin, Covellin, Feueropal.

Beruhigung: Bernstein, Chalcedon, Karneol, Türkis, Variscit.

Hildegard von Bingen: Zirkon (Hyazinth): 7 Uhr; Thematik: Auffassungsgabe, Tagesplanung, hilfreich bei Sorgen und übermäßigem Verlangen. Achat (Onyx): 8 Uhr; Thematik: Regeneration und Regulation von Magen und Innenorganen, Sammlung, Schutz.

Homöopathie: Calcium fluoricum.

**Milz/Pankreas: Eintritt: 9 Uhr – Austritt: 11 Uhr**

Yang Erde

Meridianverlauf: von der Großzehe zur Brust.

Organische Funktionsbereiche: Milz, Bauchspeicheldrüse, Nahrungsverarbeitung, Blutreinigung, Bindegewebe, Geschmackssinn.

Zähne: 16/17, 26/27, 34/35, 44/45.

Thematik: Sorge, Grübelei, niederes Selbstwertgefühl, Ablehnung, Neid, Freudlosigkeit, Ungeduld, leben durch andere, Verstehen, Transformation der Erfahrung, Vertrauen in die Zukunft, Versponnenheit, Denken, Planen, Grübeln, Befürchtung.

Anregung: Chalcedon, Grossular, Magnetit, Perle, Rubin-Zoisit.

Beruhigung: Aventurin, Epidot, Mookait, Turmalin gelbbraun.

Hildegard von Bingen: Beryll: 9 Uhr; Thematik: Verstehen, Lernen, gegen Stress, Verdauungsbeschwerden, Selbstdisziplin. Sardonyx: 10 Uhr; Thematik: Milz- und Pankreasfunktion, Nährstoffresorption, gegen Magen-Darminfektion, Sinnesfunktionen.

Homöopathie: Kalium chloricum.

**Herz: Eintritt: 11 Uhr – Austritt: 13 Uhr**

Yin Feuer

Meridianverlauf: von der Achselhöhle zum Kleinfinger.

Organische Funktionsbereiche: Herz, Herzkranzgefäße, Blutgefäße, Rhythmusgeber der Organe, verbindet das Wesen mit dem Körper.

Zähne: 18, 28, 38, 48.

Thematik: Sinnesfreude, sich aufdrängen, Freude, Empfindungsfülle, Stumpfheit, Erregung, Hartherzigkeit, Geldgier, Macht, Verschlossenheit, Ärger, Zorn, betrogen werden, verlassen werden, Vergebung, Liebe, Selbstachtung, Impulsivität, Emotionen.

Anregung: Aventurin, Mondstein, Pinkopal, Rhodonit, Verdelith.

Beruhigung: Chalcedon rosa, Chrysopras, Jade, Kunzit, Rosenquarz.

Hildegard von Bingen: Lapislazuli (Saphir): 11 Uhr; Thematik: Wahrheitsliebe, Herrschaft, Befreiung von negativen Mustern, Austausch, Besonnenheit, seelischer Hintergrund von Herzerkrankungen. Sarder: 12 Uhr; Thematik: Herzstärkung, gegen Belastungen, Herzensgüte, Gemeinschaftssinn, Standfestigkeit.

Homöopathie: Natrium sulfuricum.

**Dünndarm: Eintritt: 13 Uhr – Austritt: 15 Uhr**

Yang Feuer

Meridianverlauf: vom Kleinfinger zum Ohr.

Organische Funktionsbereiche: Dünndarm, Lymphe, Mandeln, Nahrungsaufnahme, Immunsystem, Blutgefäße, Gehirn.

Zähne: 18, 28, 48, 38.

Thematik: Sinnesfreude, sich aufdrängen, Freudigkeit, Empfindungsfülle, Stumpfheit, Erregung, Kummer, Leid, Einsamkeit, Mangel an Nähe/Wärme, Unsicherheit, überdreht, Offenheit, Abwehr, Lebensqualität, positives Denken.

Anregung: Almandin, Hämatit, Karneol, Milchopal, Rutil-Quarz rot.

Beruhigung: Aquamarin, Bernstein, Chalcedon, Rauchquarz, Dravit.

Hildegard von Bingen: Topas: 13 Uhr; Thematik: tatkräftige Verwirklichung der Ziele, Selbstverwirklichung, richtige Einschätzung, Widerstandskraft, Immunstärkung. Peridot [Chrysolith]: 14 Uhr; Thematik: Entgiftung, Befreiung von Störeinflüssen und Schuldgefühlen, stärkt Leber, Galle und Dünndarm.

Homöopathie: Kalium phosphoricum.

**Harnblase: Eintritt: 15 Uhr – Austritt: 17 Uhr**

Yang Wasser

Meridianverlauf: vom inneren Augenwinkel zur Kleinzehe.

Organische Funktionsbereiche: Harnblase, Harnröhre, Wasserfluss, Speicherung, Ausscheidung, innere Genitalorgane der Frau, äußere Genitalorgane des Mannes, Knochen, Gelenke, Zähne, Haupthaar, Nägel, Ohren, Gehörsinn.

Zähne: 12, 11, 21, 22, 42, 41, 31, 32.

Thematik: Wille, Ich-Durchsetzung, Bewältigung, Vertrauen, Angst, Ich-Bedrohung, Schreck, Ruhelosigkeit, Ungeduld, Frustration, Angst vor Selbständigkeit, Schamgefühle, Entwicklung, Kontrolle, Frieden, Harmonie, Ausgeglichenheit, Loslassen.

Anregung: Aquamarin, Chalcedon, Citrin, Malachit, Indigolith.

Beruhigung: Botswana-Achat, Amazonit.

Hildegard von Bingen: Heliotrop [Jaspis]: 15 Uhr; Thematik: Abgrenzung gegen Fremdeinflüsse, Kontrolle, Verstandeskraft, Immunstärkung, gegen Blasenentzündung. Prasem: 16 Uhr; Thematik: Durchlässigkeit, loslassen können von inneren Widerständen und körperlichen Blockaden, gegen Harnverhalten und Kummer.

Homöopathie: Ferrum phosphoricum.

**Niere: Eintritt: 17 Uhr – Austritt: 19 Uhr**

Yin Wasser

Meridianverlauf: von der Fußsohle zur Brust.

Organische Funktionsbereiche: Niere, Nebenniere, Wasserhaushalt, Wasser-, Säure- und Mineralstoff-Regulierung, Knochen, Gelenke, Zähne, Haupthaare, Nägel, Blasen- und Darmschließmuskel, Ohren, Gehörsinn.

Zähne: 12/11, 21/22, 42/41, 31/32.

Thematik: Wille, Ich-Durchsetzung, Bewältigung, Vertrauen, Angst, Schreck, Ich-Bedrohung, sexuelle Unsicherheit, Schuldgefühle, Richtungslosigkeit, Unentschiedenheit, Motivationslosigkeit, Nachlässigkeit, Rücksichtslosigkeit, Partnerschaftsprobleme, sexuelle Sicherheit, Stabilität, Ausgleich, Gleichgewicht.

Anregung: Amethyst, Aquamarin, Biotit-Linsen, Imperial-Topas, Opal.

Beruhigung: Chrysokoll, Hämatit, Jade, Rosenquarz, Serpentin.

Hildegard von Bingen: Chalcedon: 17 Uhr; Thematik: Entschlackung, Lymphfluss, Stärkung von Niere und Blase, Redekunst, Kommunikation, Partnerschaft. Chrysopras: 18 Uhr; Thematik: hilfreich bei Übersäuerung, Gicht, nächtlichen Anfallskrankheiten, Albträumen sowie sexuellen Problemen. Homöopathie: Natrium chloricum.

**Kreislauf/Sexualität: Eintritt: 19 Uhr – Austritt: 21 Uhr**

Yang Feuer

Meridianverlauf: von der Brustwarze (lateral) zum Mittelfinger.

Organische Funktionsbereiche: Arterien, Venen, Durchblutung, Blutdruck, Geschlechtsorgane, Schutzfunktion – insbesondere fürs Herz, geistige feurige Belebung, Herzbeutel, zentrales Nervensystem, Kreislauf, Durchblutung, Sexualität.

Zähne: 18, 28, 48, 38.

Thematik: Übererregung, Vitalität, Apathie, Freude, Reue, Spannungen, Eifersucht, Starrsinn, Schock, Hysterie, Traurigkeit, Mangel an mütterlicher Liebe, enttäuschte Liebe, Schwermut, Entspannung, Großzügigkeit, Loslassen der Vergangenheit, Vitalität.

Anregung: Feueropal, Almandin/Pyrop, Rhodochrosit, Rubin, Thulit.

Beruhigung: Achat, Beryll, Mondstein, Saphir.

Hildegard von Bingen: Granat rot [Karfunkel]: 19 Uhr; Thematik: gegen Impotenz, reguliert Blutdruck, Selbstüberwindung, Selbstvertrauen, Hoffnung. Amethyst: 20 Uhr; Thematik: bewusstes Verarbeiten aller Eindrücke des Tages, lindert Kopfschmerzen, Verspannungen, hohen Blutdruck, Nervosität.

Homöopathie: Silicea.

**Dreifacher Erwärmer: Eintritt: 21 Uhr – Austritt: 23 Uhr**

Yin Feuer

Meridianverlauf: vom Ringfinger zum Ende der Augenbraue.

Organische Funktionsbereiche: Kapillargefäße, Nerven, Energie-, Wärme-, Stoffwechselregulierung, Blut, Schweiß, Schilddrüse, Nebennieren, übergeordnete Schutzfunktion, Energieverteilung.

Zähne: 18, 28, 48, 38.

Thematik: Abgrenzungsschwierigkeiten, Stabilität, Rückzug, Freude, Erregung, Verzweiflung, Hoffnungslosigkeit, Depression, Einsamkeit, Lieblosigkeit, Undankbarkeit, Mutlosigkeit, Leichtigkeit, Beschwingtheit, Vertrauen.

Anregung: Pyrop, Mookait, Obsidian, Rosenquarz, Rhodonit.

Beruhigung: Bergkristall, Beryll, Kunzit, Turmalin.

Hildegard von Bingen: Jaspis [Achat]: 21 Uhr; Thematik: reguliert den Dreifachen Erwärmer, fiebertreibend bei akuten Erkrankungen, langfristig gegen Verwirrung und zur Stabilisierung der Gesundheit, Regeneration, Standfestigkeit. Diamant: 22 Uhr; Thematik: regeneriert Gehirn, Nervensystem, Sinnesorgane und Hormondrüsen, gegen Angst und Depression, schafft Ordnung.

Homöopathie: Calcium phosphoricum.

**Gallenblase: Eintritt: 23 Uhr – Austritt: 1 Uhr**

Yang Holz

Meridianverlauf: vom äußeren Augenwinkel zur 4. Zehe.

Organische Funktionsbereiche: Gallenblase, Gallensekretion, Fettstoffwechsel, Verdauung, Muskeln, Sehnen, Bandscheiben, Bänder, Gelenkkapseln, Leber, Sehsinn.

Zähne: 13/23, 43/33.

Thematik: Aggression, Ärger, Überreaktion, Reinigung, Neutralisierung, vitaler Impuls, Mut, Kontrolle, Autoaggression, Trägheit, Zorn, Wut, Hilflosigkeit, Unentschlossenheit, Verbitterung, Stolz, Liebe, Verehrung, Verzeihen.

Anregung: Aquamarin, Bergkristall, Malachit, Peridot.

Beruhigung: Prehnit, Bernstein, Magnesit.

Hildegard von Bingen: Magnetit: 23 Uhr; Thematik: reinigt Drüsen, kräftigt Leber und Galle, gegen Entscheidungsschwierigkeiten, schafft Verantwortungsgefühl, gegen schwelenden Ärger. Bernstein [Ligurius]: 24 Uhr; Thematik: gegen Nervosität, Allergien, Rheuma, minimiert Störeinflüsse, Einschlafhilfe.

Homöopathie: Calcium sulfuricum.

**Leber: Eintritt: 1 Uhr – Austritt: 3 Uhr**

Yin Holz

Meridianverlauf: von der Großzehe zur Brust.

Organische Funktionsbereiche: Leber, Galle, Muskeln, Sehnen, Bänder, Gelenke, Blutbildung, Stoffwechsel, Regeneration, Reinigung, Entgiftung, Widerstandskraft, Sehsinn.

Zähne: 13, 23, 43, 33.

Thematik: Zorn, Aggression, Ärger, vitaler Impuls, Mut, Unglücklichsein, Unzufriedenheit, Verzweiflung, Vermeidung von Problemen, Mangel an Anerkennung, Sitz der Bilderwelt.

Anregung: Amazonit, Azurit, Chrysokoll, Chrysopras, Malachit.

Beruhigung: Bernstein, Epidot, Heliotrop, Magnesit, Türkis.

Hildegard von Bingen: Bergkristall: 1 Uhr; Thematik: reinigt Körperflüssigkeiten, gegen Stoffwechselbeschwerden, Lymphknoten und Schilddrüsenerkrankungen, Entgiftung, Aufbau, Speicherung und Regeneration der Leber. Kalkoolith [Margerita]: 2 Uhr; Thematik: gegen Kopfschmerzen, sanfte Gewebereinigung, Immunstärkung, gegen fiebrige Erkrankungen.

Homöopathie: Natrium phosphoricum.

## Reflexzonen

Über den ganzen Körper verteilt liegen auf der Haut und im Schleimhautbereich Projektionsflächen, die innere Organe oder Organsysteme ansprechen. Eine Stimulation der Reflexzone beeinflusst das zugeordnete Organ.

Die ersten wissenschaftlichen Untersuchungen dazu führte der englische Neurologe Head durch, nach dem diese Felder, die so genannten headschen Zonen, benannt wurden. Im Gegensatz zur Chakrenlehre und der Meridianlehre sind die Reflexzonen ein ausgesprochen westliches System.

Reflexzonen befinden sich auf der Schädeldecke, am Hinterhaupt, im Gesicht, im äußeren Ohrbereich, in der Nase, auf der Zunge, auf dem Rücken, im Bereich der Wirbelsäule, auf den Handflächen, im Fußbereich und den Fußsohlenflächen. Die Reflexzonentherapien lassen sich vielfältig mit der Steinheilkunde verbinden, indem mit ausgewählten Steinen massiert wird. Dazu wurden von dem Heilpraktiker Ewald Kliegel eigens Heilstein-Massagegriffel entwickelt, welche nicht nur die Fingergelenke des professionellen Anwenders entlasten, sondern durch die Ausstrahlung des Steines tiefergreifende Prozesse ermöglichen.

**Die Anwendungsgebiete der wichtigsten Massagegriffel:**

**Amethyst:** wirkt energetisch reinigend, hilft bei Schmerzen und Verspannungen, klärt die Haut, stärkt die Darmfunktion.

Chalcedon: kühlend, entspannend, verbessert den Lymphfluss, geeignet für Magen, Atemwege und Gesicht, stärkt den Selbstausdruck.

Karneol: wärmend, erdend, durchblutungsfördernd, stoffwechselanregend, verdauungsfördernd, stärkt die Säfte.

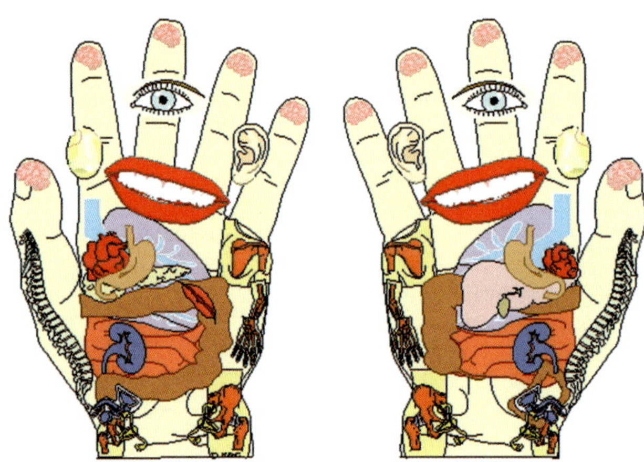

*Reflexzonen der Hände.*

Aventurin: ausgleichend, entspannend, verbessert Widerstandskraft, lindert Hauterscheinungen und Allergien.

Jaspis rot: wärmend, kreislaufanregend, erdend, stärkt den Energiefluss, verbessert die Konfliktbereitschaft.

Jaspis, Landschaft: ausgleichend, immunstärkend, lindert Haut- und Darmbeschwerden, bringt Ruhe und Gelassenheit.

Rosenquarz: wärmend, sanft belebend, verbessert die Gewebedurchblutung, lindert sexuelle Schwierigkeiten, stärkt das Herz.

Obsidian: löst und belebt energetische Blockaden, lindert Schmerzen, fördert Durchblutung und Wundheilung.

Serpentin: kühlend, löst Verkrampfung, lindert Frauenbeschwerden, stärkt Nieren, Magen und Herz, vermittelt inneren Frieden und hilft, die eigene Leiblichkeit anzunehmen.

Sodalith: kühlend, fieber- und blutdrucksenkend, verbessert die Flüssigkeitsaufnahme, lindert Beschwerden von Hals und Stimme, hilft bei Schuldgefühlen und motiviert.

# Chakren

Chakren (Sanskrit, »Rad«) sind Energiezentren aus feinstofflicher Materie, die sich stets in wirbelförmiger Bewegung befinden. Sie versorgen den Menschen auf physischer, psychischer und spiritueller Ebene mit Lebensenergie, indem sie kosmische Energie filtern, transformieren und verteilen.

Ihre Form, Farbe und Schwingung spiegeln das Bewusstsein wider. Chakren haben eine kugel- bis eiförmige räumliche Ausdehnung, deren Mitte wirbel- oder trichterartig senkrecht übereinander entlang der Wirbelsäule angeordnet sind; dort haben sie jeweils ihre größte Verdichtung und sind am leichtesten wahrzunehmen. Die Chakren sind in regelmäßigen, nach oben leicht sich verkürzenden Abständen angeordnet; dabei weist das jeweils höhere Chakra eine weitere Ausdehnung als das darunter liegende – insgesamt stärker verdichtete – auf.

Die Chakren stehen durch einen zentralen Energiekanal, den Sushumna, miteinander in Verbindung. Dieser Energiekanal leitet feine Energien und Informationen an die Nervenkanäle im Rückenmark der Wirbelsäule, dem entwicklungsgeschichtlich ältesten »Gehirn« des Menschen, weiter. Links des Sushumna-Kanals verläuft ein Kanal, durch den die weibliche Mondenergie, Ida genannt, fließt. Rechts des Sushumna-Kanals verläuft ein Kanal, durch welchen die männliche Sonnenenergie, Pingala genannt, geleitet wird.

Die Chakren steuern Organsysteme, Drüsen, Nervengeflechte und damit die wichtigsten Lebensbereiche. Disharmonische Erscheinungen in den Chakren lassen Rückschlüsse auf Konditionierungen, Glaubenskonzepte und Belastungen in der Vergangenheit oder Gegenwart zu. Laut Chakralehre beginnen körperliche Beschwerden auf der feinstofflichen Ebene der Chakren, welche vom Bewusstsein und von Beschlüssen, willentlich oder unbewusst, kreiert werden. Werden die Chakren harmonisiert, das heißt Energiestaus und zurückliegende beeinträchtigende Entscheidungen aufgelöst, so wird erstarrte Aufmerksamkeit wieder frei, und Energie beginnt erneut ungehindert zu fließen, so dass alle Organe versorgt werden und der Körper sich heilen kann.

Es gibt zusätzliche, oberhalb des physischen Körpers angeordnete Chakren, die aufgrund des mangelnden Bezuges zur Leiblichkeit nur selten thematisiert werden. Doch auch im Bereich des Körperlichen existieren zwei weitere wichtige Chakren, die meist nur als Nebenchakren abqualifiziert werden; oftmals wird der erlebte Einfluss einfach anderen Chakren zugeschrieben. Nimmt man die zwei weiteren zu den sieben populären, so genannten Hauptchakren hinzu, erhält man ein in sich schlüssiges und vollständiges System von drei Gruppen mit je drei Chakren, welche mit den drei Doshas (Konstitutionstypen) des Ajurveda namens Vatta (Denktypus, sinnesbetont), Pitta (Empfindungstypus, vermittelnd) und Kapha (Willenstypus, stoffwechselbetont) in analoger Beziehung stehen. Im Folgenden wird von Energiekörpern und der Aura gesprochen. Unter dem Begriff

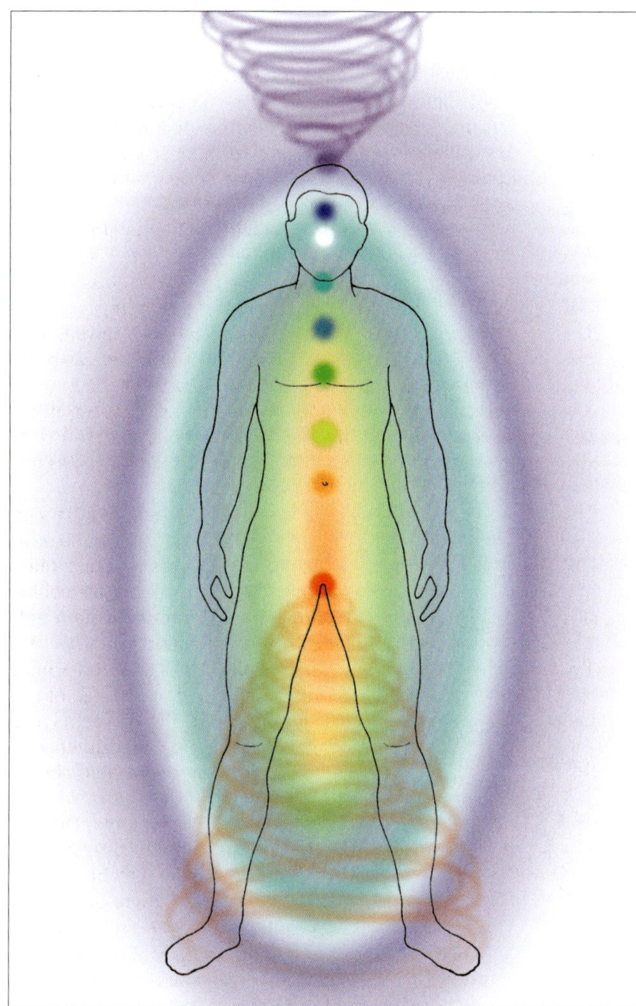

*Schematische Darstellung des Chakren-Systems mit Anordnung der Zentren, ihrer Gestalt als Raumkörper und ihrer Wirbelstruktur.*

Energiekörper wird ein feinstofflicher, für gewöhnlich unsichtbarer, dennoch realer Organismus verstanden, der eine einheitliche, im Idealfall eiförmige abgegrenzte Gestalt hat. Unter Aura versteht man gemeinhin das, was der Hellsichtige in verschiedenen konzentrischen Schichten, den physischen Körper als feine Lichthüllen umgebend, wahrnimmt. Nach strenger Definition entspricht die Aura einem zehnten Chakra, das alle anderen als spirituelle Schutzhülle umschließt; an deren silbernen Farbe spiegeln sich die Regungen der inneren Chakren bunt wider. Der angestrebte Zustand ist eine gleichmäßige Dichte, ein lichtes glänzendes Silber ohne weitere Farben.

## Der Vitalkörper oder Ätherleib

Jedes Chakra hat Anteil an der Vitalkraft, jenem Aspekt der Lebensenergie, welcher für die energetische Versorgung der Meridiane und Organe zuständig ist und als feine silbrig-weiße Ausstrahlung von 1–2 cm um den gesamten Körper relativ leicht wahrgenommen werden kann; dies ist mit Hilfe der so genannten Kirlianfotografie darstellbar. Bei sehr großer Vitalität kann die Ausstrahlung auch deutlich größer sein; bei Narben auf der Haut oder Erkrankung des darunter liegenden Organs ist die Ausstrahlung grau bis dunkelgrau und schwächer. Diese Vitalkraft ist der ausführende, belebende Aspekt des in der Anthroposophie treffend als Bildekräfteleib bezeichneten Ätherleibes, welcher das strukturelle und funktionelle Konzept eines Organs bereitstellt. Den Ätherleib kann man sich als mit den Chakren verwoben oder treffender als eine Einheit verwandter Dichtestufen auf gleicher Funktionsebene der neun Chakren vorstellen.

Gerade die Achate mit ihrer faszinierenden Bänderung bilden anschaulich die vorherrschenden energetischen Muster als ein Ausdruck des Ätherleibes ab; sie sind von einer Aura umgeben, die trüber und schwächer wird, wenn der Stein zur Heilung eingesetzt wurde. Der Unterschied zwischen dem Mineralreich und dem Menschen besteht nun diesbezüglich darin, dass Mineralien ein perfekter Ausdruck ihrer Wachstumsbedingungen, also ihrer Umgebung sind, insofern zwar wachsen, sich jedoch nicht – wie der Mensch – entwickeln können.

## Der Emotionalkörper oder Astralkörper

Jedes einzelne Chakra besitzt ein vollständiges Gedächtnis; es zeichnet sozusagen fortwährend einen Film auf, welcher nicht nur Ton und Bild enthält, sondern ebenso Gerüche, sensorische Eindrücke, Missempfindungen und Wohlgefühle, Raumlage, Richtung, Zeit sowie weitere Sinneseindrücke.

Anhand von Ähnlichkeiten verknüpft dieser Eindrucksspeicher alle Wahrnehmungsinhalte, so dass alle Erfahrungen über jeden möglichen Bestandteil und über jeden Sinneszugang assoziiert werden können. Aus der Hypnoseforschung ist bekannt, dass Narkotisierte sich an Gespräche, die während der Operation im Raum geführt wurden, wortwörtlich erinnern können; ebenso sind Erinnerungen aus der vorgeburtlichen Zeit vom bewussten Verstand abrufbar. Die Seele gerät durcheinander, wenn beispielsweise durch Unfälle starke Schmerzen und Bewusstlosigkeit zusammenkommen. Dann werden Sinneseindrücke zwar weiter aufgezeichnet, aber alle unter Schmerz/Bewusstlosigkeit abgespeichert und damit später falsch identifiziert. Schwarze Stellen in der Aura entspringen meist solch unverarbeiteten Ereignissen. Begierden, Wünsche und unfreie triebhafte Gefühlsstrukturen sind ebenso Teil des Eindrucksspeichers, der – je nach Kontext – Unbewusstes, Unterbewusstsein, Seelisches, Emotionalkörper oder Astralkörper genannt wird.

Er beherbergt die wertvollen Schätze der eigenen Erfahrung, durch die Einbettung in übergeordnete Felder auch kollektive Erfahrungen und archetypische Urbilder, deren Sortiervorgänge in Träumen und in der Fantasie erlebbar werden. Die Fantasie greift auf einst kreierte Bilder zurück und komponiert sie mehr oder weniger neu.

Steine können vergessene Inhalte, Gefühle und Assoziationen aus dem persönlichen und kollektiven Erfahrungsspeicher hervorrufen und sie dem Bewusstsein zugänglich machen. Sie helfen innere Bilder bewusster zu erleben, zu bewahren und gegebenenfalls wieder loszulassen.

Chakren bilden gemeinsam diesen unbewussten, aber keineswegs »unvernünftigen« Emotionalkörper. Dabei können Gedächtnisinhalte durchaus bestimmten Chakren zugeordnet werden. Die Emotionen sind unwillkürliche Reaktionen auf reale Situationen und Vorstellungen, die durch vergangene Erfahrungen begründet sind. Je nachdem, wie gut verarbeitet diese alten Erlebnisse sind, fallen die gefühlsmäßigen und emotionalen Reaktionen hinsichtlich der Auslöser in der Realität angemessen, vernünftiger oder irrationaler bzw. unangemessen aus. Problematisch sind freilich Erfahrungen, die mit Schocks, Verlusten, großen Schmerzen, Drogen und gradueller Bewusstlosigkeit gekoppelt sind.

Störungen in den Chakren deuten auf unverarbeitete Erfahrungen und Beschlüsse hin. Aufgrund der hohen Dichte ist der Emotionalkörper mit etwas Übung im Auralesen noch recht gut zu sehen; er weist sogar intensive Farben auf, welche sich entsprechend dem Fluss der Gefühle verändern können. Klare und reine Farben sind wünschenswert; dunkle, gebrochene und matte Tönungen deuten auf Sorgen, Schwäche und Unklarheit hin.

## Der Mentalkörper

Jedes einzelne Chakra hat einen eigenen Verstand, eine eigene Denkart und Betrachtungsweise. Gemeinsam bilden sie den Mentalkörper, in welchem alle bewussteren mentalen Prozesse ablaufen. Der Verstand beauftragt den Eindrucksspeicher, eine Erinnerung zu finden, er analysiert und interpretiert die Ergebnisse. Er ist in der Lage, Illusionen zu entzaubern, für verwirrende Phänomene Erklärungen zu finden und universelle geistige Prinzipien abzuleiten, die ein besseres Leben ermöglichen. Die Tönungen des Mentalkörpers sind viel zarter, ätherischer und weiter ausgedehnt, weniger abgegrenzt als die des Emotionalkörpers – wodurch es häufig vorkommt, dass eine Person die Gedanken der anderen ausspricht. Auch das Phänomen der Telepathie hängt mit dem Mentalkörper zusammen.

## Der Geistkörper oder Kausalkörper

Jedes Chakra hat geistige Ziele; es möchte zu immer besserem (Über-)Leben beitragen; daher fasst es Beschlüsse, die im Laufe der Zeit Realität werden. Alte, dem Leben abträgliche und unangemessene Beschlüsse aufzuspüren und neue vernünftigere Postulate zu setzen – diesen Bewusstwerdungsprozess leitet der Geistkörper ein und ist bedeutend, um das eigene Leben auf Kurs zu bringen. Dazu zählt auch die Entwicklung und Achtung von Wertmaßstäben, die auf zeitlosen, überpersönlichen Wahrheiten und Erkenntnissen beruhen. Verschiedene Kulturen gliederten mit abweichenden Schwerpunkten die geistige Welt in diverse Stufen. Hier sei so viel gesagt, dass das freie, der Ewigkeit angehörende, gottebenbildliche Wesen sich mittels des Geistkörpers in die materielle Welt einbringt.

## Chakren im Jahreslauf

In der Natur wirken ebenfalls Chakrenenergien; insbesondere die mentale Schicht ist als subtile Farbqualität, die sich im Jahreslauf ändert, spürbar. Auffallend ist der Wechsel von Oktober zu November, wenn das goldene Licht plötzlich grau und deprimierend unwirklich wird; der Dezember mit seinem bei Schneefall zart violetten und zu Weihnachten hin mehr versöhnlich rosa scheinenden Licht weist wiederum eine andere Qualität auf. Die Chakrenenergie der Natur stimuliert auf subtile Weise die Chakren des Menschen, so dass sich bestimmte monatliche Grundthemen ergeben: Viele Menschen planen das Jahr Anfang Januar, haben mit dem Thema Romantik im Mai zu tun, fühlen sich im Sommer ganz in ihrer Mitte.

## Chakren und Lebensthemen

Jeder Mensch hat spezifische Lebensthemen mit ganz individuellen Schwerpunkten, welche die Chakrenenergie bestimmen. Gewisse Strukturen lassen sich mitunter auch schon an der Körperhaltung und am Gang einer Person ablesen. Es gibt unzählige Methoden, die Chakren zu stärken, anzuregen oder untereinander auszugleichen. Wenn man jedoch versteht, dass sich jede energetische Veränderung eines Chakras unmittelbar auf einen ganzen Lebensbereich bezüglich Einstellung, Gefühl und Verhalten auswirkt, wird man mit der gezielten Beeinflussung sehr respektvoll umgehen wollen. Dementsprechend werden hier nur analoge Steine aufgeführt und nur harmonisierende Methoden erläutert. Planetenzuordnungen zu den Chakren sind nur bedingt sinnvoll, da sich die Bezüge von Person zu Person unterscheiden bzw. sich auch in besonderen Lebenssituationen ändern können. Die angegebenen Zuordnungen sind also nur als Anregung für eigene Beobachtungen zu verstehen. Global betrachtet haben die Chakren einen Bezug zur Jupiter-Qualität.

Stärkere Übereinstimmung zeigt sich allerdings in der Praxis bei Verwendung bestimmter Tonfrequenzen, die aus Umlaufbahnen der Planeten und anderen astronomischen Gegebenheiten errechnet wurden. In der Tradition Johannes Keplers Weltharmonik belegte Lyndon LaRouche, daß der Mensch über die Physiologie seiner Singstimme mit der harmonikalen Ordnung des Kosmos verbunden ist. Die sog. Verdi-Stimmung mit c'=256 Hz und a' = 432 Hz ist somit anatomisch und astronomisch fundiert. Da seit 1939 aufgrund politischer Übereinkunft a' = 440 Hz gestimmt wird, sind die den Chakren analogen Frequenzen exakt angegeben. Die allgemein bekannte Zuordnung lautet für die 7 Chakren C, D, E, F, G, A, H. Die hier dargestellte Auffassung folgt dem Musiker und Chakra-Forscher Joga Dass. Dem wird die ebenfalls praxiserprobte Zuordnung auf Basis der Berechnungen des Mathematikers Hans Cousto gegenübergestellt (mehr dazu im Kapitel »Klangtherapie«). Mit den angegebenen Tönen können die Chakren hervorragend angesprochen und harmonisiert werden. Die Zuordnungen zu homöopathisch aufbereiteten Metallen und der Bezug zu den Meridianen wurden von Kern Pharma, Bühl und Meripharm, Baden-Baden, u.a. mit dem Vega-Testgerät entwickelt.

## Wurzel- oder Basischakra: Muladhara

Lage: im Schambereich zwischen Anus und Genitalien; Ende der Wirbelsäule.

Tonschwingung: C = 256 Hz, nach Dass, Erdentag = 194,18 Hz nach Custo. Schwingungsfarbe: feurig-rot auch schwarz. Element: Erde. Sinn: Geruchssinn. Homöopathie: Ferrum D60. Meridiane: Blase, Dünndarm, Dickdarm.

Erfahrungsebene: physische Mutter, Sicherheit und Geborgenheit spüren, Vertrauen zum Leben haben, den »Schritt im Leben tun«, Geld, Zuhause, Beruf, Tod/Überleben, Lebenswille, Lust, Sexualität, Fortpflanzung, Selbsterhaltung, Urvertrauen, in blockiertem Zustand Angst und Unsicherheit.

Organe/Organsysteme: das komplette Skelett, Stammskelett, Arme, Beine und Füße, Achillessehne; äußere weibliche Geschlechtsorgane: Schamberg, große und kleine Schamlippen, Scheidenvorhof und Kitzler; äußere männliche Geschlechtsorgane: Hodensack, männliches Glied.

Ausscheidungsorgane: Harnröhre, Dickdarm, Mastdarm, After, Lymphsystem, Milz, Zähne, Nase, Nasennebenhöhlen, Stirnhöhlen.

Nerven: Plexus sacralis. Drüsen: Nebennierenrinde. In den Nebennieren wird Adrenalin und Noradrenalin produziert – Hormone, die den Blutkreislauf und das Temperaturgleichgewicht steuern und somit Einfluss auf die Aktionsbereitschaft des Körpers haben; diese regulieren den Blutzuckerspiegel, den Eiweißstoffwechsel und den Zellaufbau.

Bei gestörtem Wurzelchakra können Knochenbrüche, Gelenkerkrankungen, Hexenschuss, Diarrhoe und Obstipation, Sinusitis, Morbus Scheuermann, Lordosen/Skoliosen, Tumore (im Bereich von Skelett, Dickdarm, äußere Geschlechtsorgane, Lymphsystem, Nase), Kniegelenkserkrankungen, Hüftgelenkserkrankungen, Osteoporose bei nichthormoneller Ursache, Pilze im Bereich der äußeren Geschlechtsorgane, Krampfadern und Durchblutungsstörungen in den Beinen sowie jede lebensbedrohende Erkrankung auftreten.

**Heilsteine Wurzelchakra:** Rubin (Sonne, Lebenskraft), Feueropal (Mond, Fruchtbarkeit), Zinnober-Opal (Merkur, Lebensintelligenz), Rhodochrosit (Venus, Wunscherfüllung), Thulit (Mars, Eroberung), Augit (Saturn, Sammlung, Haushalten), Purpurit (Uranus, Faszination), Tektit (Neptun, Lösen von Anhaftungen), Eudialith (Pluto, Überleben), Jaspis rot (AC, Kraft), Pietersit (MC, Überlebenstaktik).

## Nabel- oder Sakralchakra: Svadhistana

Lage: über dem Schambein, unterhalb des Bauchnabels, in Höhe des fünften Lendenwirbels, am oberen Teil des Kreuzbeins.

Tonschwingung: Cis = 272,6 Hz, Synodischer Mond = 110,42 Hz. Schwingungsfarbe: orange. Element: Wasser. Sinn: Geschmackssinn. Homöopathie: Mercurius D60. Meridiane: Blase, Dünndarm, Dickdarm, Milz, Pankreas.

Erfahrungsebene: Gefühle, Emotionen, Empfindungen, Sexualität und Fortpflanzung, Bedürfnisse des physischen Körpers wahrnehmen, Körperbewusstsein, Appetit, Nahrungsaufnahme/Essen, Elternschaft, sich als Vater/Mutter empfinden.

Organe/Organsysteme: innere weibliche Geschlechtsorgane: Eierstöcke, Eileiter, Gebärmutter, Scheide; innere männliche Geschlechtsorgane: Hoden, Nebenhoden, Samenleiter und Sperma, Bläschendrüse, Harnsamenröhre; Nieren, Nierenbecken, Harnleiter, Harnblase, Mund, Zunge und Speicheldrüsen.

Nerven: Plexus lumbalis. Drüsen: Keimdrüsen und Nebennierenmark, Prostata. Über Eierstöcke, Prostata und Hoden steuern die Keimdrüsen die Ausbildung der männlichen und weiblichen Geschlechtsmerkmale, die Regulierung des weiblichen Monatszyklus sowie die Ausscheidungsfunktion und somit die Reinigungs- und Entgiftungsvorgänge.

Bei gestörtem Sakralchakra können Prostatahypertrophie, Prostatakarzinom, Gebärmuttererkrankungen, Eileiter- und Eierstockerkrankungen, Magersucht, Fettsucht, Nierenerkrankungen jeder Art, Wassersucht, Endometriose, Unfruchtbarkeit, Depression oder Hysterie, Schlafstörungen, sexuelle Probleme und Todesängste auftreten.

**Heilsteine Nabelchakra:** Turmalin rot (Sonne, Begegnung), Perle (Mond, Gefühlsverbindung), Dumortierit (Merkur, Kontaktfreude), Pink Opal (Venus, Zuneigung), Karneol (Mars, Zusammenhalt), Bronzit (Saturn, Treue bewahren), Diaspor (Uranus, Toleranz), Larimar (Neptun, Sehnsucht), Glaukophan (Pluto, Leidenschaft), Aragonit (AC, Bindungsfähigkeit), Turmalin braun (MC, Sicherheit, Wohlstand).

## Solarplexus-Chakra: Manipura

Lage: im Oberbauch unterhalb des Brustbeins, zwei Finger breit über dem Nabel, im Bereich des zweiten Rückenwirbels.

Tonschwingung: D+, 292 Hz nach Dass, Sonne = 126,22 Hz nach Cousto. Schwingungsfarbe: gelb, goldgelb – die Farbe des vegetativen Nervensystems und der Intelligenz. Element: Feuer. Sinn: Sehvermögen. Homöopathie: Cuprum D60. Meridiane: Milz, Pankreas, Magen, Leber, Galle, Niere.

Erfahrungsebene: Persönlichkeit, Selbstausdruck und Selbstbewusstsein, Freiheit, Macht und Durchsetzungskraft, Kontrolle, Intellekt, Selbstdefinition, Abgrenzung, Gleichgewicht, Urteil, Beurteilung.

Organe/Organsysteme: lenkt das vegetative Nervensystem; beeinflusst Haut, Bauchhöhle, Bindegewebe, Fettgewebe, Stützgewebe, Knorpel, Muskeln, Augen, Gesicht, insbesondere Kinn und Mimik, Haare, Nägel, Magen, Leber, Gallenblase, Dünndarm mit Nahrungsverwertung.

Nerven: Solarplexus. Drüsen: Bauchspeicheldrüse.

Bei gestörtem Solarplexus-Chakra können Allergien, Veränderungen der Haut, Muskelschwäche/-schwund, Sehkraftveränderungen, grauer Star, akutes Glaukom, sämtliche Erkrankungen der Bauchspeicheldrüse (Diabetes mellitus, Morbus Crohn, Colitis ulcerosa), Magen- und Gallenblasenerkrankungen, Sehkraftschwächen, Mykosen (Pilzerkrankungen) sowie Depressionen, Hypersensibilität, Lustlosigkeit, Magenbeschwerden, Minderwertigkeitsgefühle, Ruhelosigkeit und Unzufriedenheit auftreten.

**Heilsteine Solarplexus-Chakra:** Topas gold (Sonne, Erfolg), Sonnenstein (Mond, Glückskind), Skapolith (Merkur, Flexibilität), Opal gelb (Venus, Charme), Citrin (Mars, Tatkraft), Pyrit-Sonne (Saturn, Bescheidenheit), Libysches Wüstenglas (Uranus, Individualität), Brasilianit (Neptun, Bauchgefühl), Lapislazuli (Pluto, Verantwortung), Orthoklas gold (AC, Kompetenz), Andalusit (MC, Verwirklichung).

**Heilsteine Leber-Nebenchakra:** Bernstein (Sonne, Kreativität), Sphärolitischer Chalcedon (Mond, Regeneration), Mookait (Merkur, Probieren), Chrysopras (Venus, Befriedigen), Zoisit-Rubin (Mars, Antrieb), Vesuvian (Saturn, Pläne schmieden), Vivianit (Uranus, Ideenfülle), Petalit rosa (Neptun, Euphorie), Malachit (Pluto, Überschwang), Leopardenfell-Rhyolith (AC, Schaffensdrang), Lazulith (MC, Motivation).

**Heilsteine Milz-Nebenchakra:** Saphir gelb (Sonne, Reflektion), Moos-Achat rosa (Mond, Bereinigung), Staurolith (Merkur, koordinieren), Prehnit (Venus, harmonisieren), Sardonyx (Mars, dosieren), Heliotrop (Saturn, regulieren), Diopsid chrom (Uranus, Spontanentscheidung), Ulexit (Neptun, Lethargie), Spinell (Pluto, Konsequenz), Howlith (AC, Auswertung), Sodalith (MC, Zielsetzung).

## Herzchakra: Anahata

Lage: im Brustbereich auf dem Brustbein, zwischen den beiden Brustwarzen, in Höhe des dritten Rückenwirbels.

Tonschwingung: F = 341 Hz nach Dass, Erdenjahr = 136,10 Hz nach Cousto. Schwingungsfarbe: grün, rosa. Element: Luft. Sinn: Tastsinn. Homöopathie: Aurum D60 Meridiane: Magen, Leber, Galle, Niere, Herz, Lunge.

Erfahrungsebene: zwischenmenschliche Beziehungen, Wahrnehmung von Liebe – »Liebe als Schlüssel«, Selbstakzeptanz, Eigenliebe, Akzeptanz dem Leben gegenüber, bedingungsloses Geben; verbindet Körper, Geist und Seele und fördert Erfüllung, Gefühle, Harmonie, Lebensrhythmus.

Organe/Organsysteme: kontrolliert Atmungsorgane (Luftröhre, Bronchien, Lunge), Herz, Blutkreislauf (Arterien und Venen), Blutdruck, Haut, Nerven, Plexus cardiacus. Bei gestörtem Herzchakra können Depression, Gefühllosigkeit, Misstrauen, Resignation, Teilnahmslosigkeit und Verschlossenheit sowie Blutdruckveränderungen, Herzprobleme, Immunstörungen, Asthma, Bronchial- und Lungenerkrankungen, auch Mamma- und Bronchialkarzinome auftreten.

**Heilsteine Herzchakra:** Stern-Rosenquarz (Sonne, Liebe), Mondstein (Mond, Romantik), Chalcedon rosa (Merkur, Geselligkeit), Edelopal (Venus, Liebreiz), Rhodonit (Mars, Mut), Saphir rosa (Saturn, Freundschaft und Ehe), Turmalin Paraiba (Uranus, Unverbindlichkeit), Ammolith (Neptun, Verlockung), Granat rot (Pluto, Unwiderstehlichkeit), Manganocalcit (AC, Offenheit), Danburit (MC, Erfüllung).

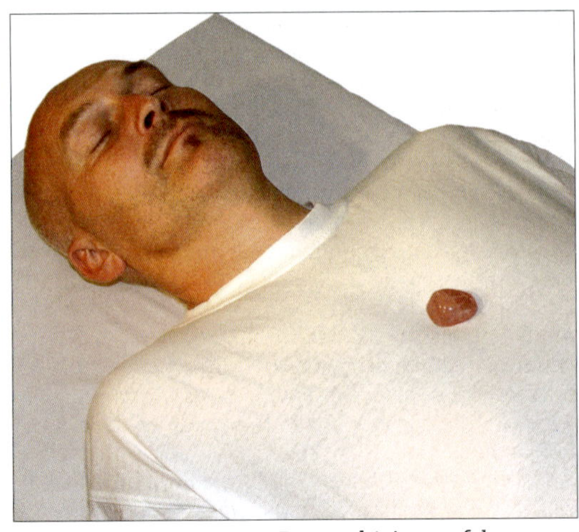

*Auflegen eines Rosenquarz-Trommelsteines auf das Herzchakra.*

## Thymuschakra

Lage: auf der Höhe der Thymusdrüse, zwischen Brustwarzen und Schlüsselbein.

Astrologische Entsprechung: aufsteigender Mondknoten. Schwingungsfarbe: grün-blau. Element: Feuer. Sinn: Gerechtigkeitssinn, Gefühl für Stimmigkeit.

Erfahrungsebene: innere Gewissheit, innere Flamme, Unbescholtenheit, Wahrhaftigkeit, zu seinen Überzeugungen stehen, Treue, Integrität, beeinflussen und beeinflusst werden, Selbstkontrolle.

Das Thymuschakra nimmt eine besondere Stellung ein; es vermittelt zwischen den extremen Polen der geistigen Steuerung und der bedürfnisorientierten Kraftquelle und stellt das eigentliche Menschsein im Spannungsfeld zwischen Geist und Triebnatur dar. Dieses Chakra kanalisiert die Stimme des Gewissens, aber auch die charismatische Überzeugungskraft.

Organe/Organsysteme: kontrolliert das Immunsystem, insbesondere die spezifische Immunabwehr, die Thymusdrüse und die Schilddrüse.

Bei gestörtem Thymuschakra können sich Depression, Engegefühle, Unterdrückung, Fremdbestimmung, schädliche Verhaltensmuster, Autoimmunkrankheiten, Verschleißerscheinungen, Rückenprobleme und Lungenprobleme manifestieren.

**Heilsteine Thymuschakra:** Aquamarin (Sonne, Integrität), Obsidian silber (Mond, Gewissen), Chiastolith (Merkur, Geistesgegenwart), Morganit (Venus, Bedürfnis), Charoit (Mars, Nachdruck), Chrysoberyll (Saturn, Gewissenhaftigkeit), Hemimorphit (Uranus, Freiwilligkeit), Skolezit (Neptun, Beeinflussbarkeit), Sphen (Pluto, Manipulation), Kunzit und Hiddenit (AC, Kontakt), Strontianit (MC, Kontrolle).

## Kehlchakra: Vishuddha

Lage: im Bereich des sechsten Halswirbels am Kehlkopf.

Tonschwingung: G = 384 Hz nach Dass, Merkur = 140,27 Hz nach Cousto. Schwingungsfarbe: hellblau, grünlich blau und silbrig. Element: Äther. Sinn: Gehörsinn. Homöopathie: Plumbum D60. Meridiane: Herz, Lunge, Dreifacher Erwärmer, Kreislauf.

Erfahrungsebene: auf die Intuition hören, in Kontakt sein mit der inneren großen Weisheit; sich ausdrücken bzw. sein Wesen ausdrücken über Tanz, Musik, Literatur, Gesang, Schauspielkunst usw.; in Kommunikation treten mit der Außenwelt, Kontaktfreude, bedingungsloses Annehmen, fließende Manifestation – Wünsche gehen in Erfüllung, Fülle – »alles fließt«, geistige Klarheit, Inspiration, Regeneration, Unterscheidungsvermögen, Wachstumsbereitschaft.

Organe/Organsysteme: Bronchien und Lunge, Kehlkopf, Kiefer, Luftröhre, Stimmbänder, Speiseröhre, Stoffwechsel, Ohren, Nacken und Hals.

Nerven: Plexus cervicalis. Drüsen: Schilddrüse.

Bei gestörtem Kehlchakra können Bronchitis, Schilddrüsenerkrankungen mit Hypothyreose oder Hyperthyreose, Schling- und Schluckbeschwerden, Tinnitus, Mittelohrentzündungen, allgemein Ohrerkrankungen und Stottern auftreten.

**Heilsteine Kehlchakra:** Chalcedon (Sonne, Kommunikation), Azurit-Malachit (Mond, bildhafter Austausch), Chalkopyrit (Merkur, Wortwitz, Informationsaustausch), Chrysokoll (Venus, Ausgeglichenheit, Eloquenz), Koralle rot (Mars, Selbstausdruck), Scheelit (Saturn, Formalismus, Ordnungssinn), Fluorit blau (Uranus, Freidenker), Gips Marienglas (Neptun, Abschweifung), Piemontit (Pluto, Wortgewalt), Ägirin (AC, Verbindung), Onyx (MC, Bedeutung).

## Nasenchakra

Lage: in der Schädelmitte, unter der Nasenspitze.

Schwingungsfarbe: klar. Element: Luft. Sinn: Geruchssinn, Gefahrensinn, Wahrheitssinn, Instinkt, stammesgeschichtliche Rudimente.

Erfahrungsebene: nüchterne Beobachtung, Unbeeinflussbarkeit, bei sich bleiben; achtsam sein, was stimmig ist und zusammenpasst; wissen was gesund ist und was schadet, wissen was zu tun ist, am richtigen Platz zur richtigen Zeit sein, Wahrheit ermitteln, Fehler aufspüren und einschätzen.

Das Nasenchakra ist ein wichtiger Fokus bei der Vipassana-Meditation (buddhistische Achtsamkeitsmeditation). Der Geruchssinn ist der älteste Sinn, er ist direkt mit dem Stammhirn verbunden; die Geruchswahrnehmung wird nicht durch den Verstand verfälscht und beeinflusst den Hormonhaushalt sehr stark.

Organe/Organsysteme: Stammhirn, Hormonhaushalt, Schilddrüsen, Nasennebenhöhlen.

Bei gestörtem Nasenchakra können Ungewissheit, Irritation, Verunsicherung, Täuschung, Verweigerung, Ablenkung, Fehleinschätzung, Voreingenommenheit, Erfolglosigkeit, Unbeteiligtsein, Ablehnung, überreiztes Flucht-Angriff-Verhalten und Beschwerden der oberen Atemwege, Allergien, Unverträglichkeiten, Überforderung des Immunsystems und der Regulationsfähigkeit sowie Schilddrüsenerkrankungen auftreten.

**Heilsteine Nasenchakra:** Verkieseltes Holz (Sonne, Selbstverständlichkeit), Girasol-Opal (Mond, Instinkt), Falkenauge (Merkur, Auffassungsgabe), Aktinolithquarz (Venus, Gelegenheiten), Sterndiopsid (Mars, Reaktionsvermögen), Turmalin Schörl (Saturn, Überprüfung), Astrophyllith (Uranus, Überraschung), Phenakit (Neptun, Ungewissheit), Zirkon (Pluto, Unabdingbarkeit), Dolomit (AC, Fügung), Bergkristall Herkimer (MC, Gewissheit).

## Stirnchakra: Ajna

Lage: in der Mitte der Stirn, oberhalb der Nasenwurzel, zwischen den Augenbrauen.

Tonschwingung: B = 448 Hz nach Dass, Venus = 221,23 Hz nach Cousto. Schwingungsfarbe: indigo. Element: innerer Klang. Sinne: Hellhören, Hellsehen, Hellriechen, Hellschmecken, Hellfühlen. Homöopathie: Argentum D60 Meridiane: Dreifacher Erwärmer, Kreislauf, Leber, Galle.

Erfahrungsebene: geistiges Bewusstsein, sich als Geist in einem Körper empfinden, individualisiertes Bewusstsein, Yin/Yang-Bewusstsein, sich als Frau bzw. Mann empfinden, die Rolle im Leben erkennen, hinter die sichtbaren Dinge des Lebens blicken, Spiritualität, ganzheitliches erkennen, übersinnliches Wahrnehmen.

Organ/Organsysteme: Kleinhirn, Gesicht, Augen, Nase, Nebenhöhlen und Stirnhöhle, Ohren.

Nerven: Plexus carotis. Drüse: Hypophyse, Hypothalamus, Thalamus.

Bei gestörtem Stirnchakra können Augenerkrankungen, Nebenhöhlenerkrankungen, Osteoporose, Morbus Cushing, Epilepsie, Großwuchs/Kleinwuchs, Erkrankungen/Dysfunktionen der Hypophyse, Psychosen, Wechseljahrsbeschwerden beim Mann/Frau auftreten.

**Heilsteine Stirnchakra:** Smaragd (Sonne, Orientierung), Labradorit weiß (Mond, Intuition), Kyanit (Merkur, Durchblick), Jade (Venus, Imagination), Beryll Heliodor (Mars, Ausrichtung), Diamant (Saturn, Strategie), Cavansit (Uranus, Erkenntnis), Spektrolith (Neptun, Vision), Rauchquarz (Pluto, Obsession), Beryll Goshenit (AC, Religio), Coelestin (MC, Identität).

## Kronen- oder Scheitelchakra: Sahasrara

Lage: auf dem Scheitelpunkt des Kopfes.

Tonschwingung: H = 480 Hz, Platonisches Weltenjahr = 172,06 Hz. Schwingungsfarbe: lila, auch farblos und weiß. Element: inneres Licht. Sinn: Einfühlung. Homöopathie: Platinum D60 Meridiane: alle 12 Meridiane.

Erfahrungsebene: physischer Vater, universelles Bewusstsein, Führungs- und Intuitionsquelle; Bewusstsein von Einheit, Seelenebene, Spiritualität, Gottesbewusstsein, Richtung im Leben, Autorität, Konzentration.

Organe/Organsysteme: Großhirn, zentrales Nervensystem, beeinflusst das Wachstum und die Geschlechtsreife, Zirbeldrüse.

Bei gestörtem Scheitelchakra können Morbus Parkinson, Bluthochdruck, Geisteskrankheiten und Migräne sowie Gehirntumore jeglicher Art, sklerotische Prozesse im Gehirn, Gehirnhautentzündung, Morbus Alzheimer auftreten.

Heilsteine Kronenchakra: Topas (Sonne, Lebenstraum), Apophyllith (Mond, Traum), Azurit (Merkur, Vielfalt), Dioptas (Venus, Fülle), Apatit blau (Mars, Entschluss, Absicht), Saphir blau (Saturn, Lebenskonzept), Rutilquarz (Uranus, Inspiration), Labradorit (Neptun, Phantasie), Sugilith (Pluto, Macht), Moldavit (AC, Wahlfreiheit), Amethyst (MC, Selbstbestimmung).

# Astrologie und Edelsteine

Aus der Astrologie haben sich unterschiedliche steinheilkundliche Ansätze entwickelt, die – sofern ernsthaft – über die diversen astrologischen Schulen und deren unterschiedliche Interpretationsmethoden ableitbar sind.

Schon in den ältesten Kulturen Mesopotamiens und Ägyptens wurden Beziehungen auf analoger Ebene zwischen den Gestirnen und Steinen hergestellt. Dem Gesetz der Analogie folgend, existiert eine tiefe innere Beziehung zwischen allen Bereichen des Weltalls. Diese Beziehung wurde jedoch erst spät in ptolemäischer Zeit in Alexandria niedergeschrieben und ist als »Tabula Smaragdina« oder »Hermetisches Gesetz« bekannt: Wie oben so unten und wie innen so außen.

Leider herrscht nunmehr zwischen den verschiedenen astrologischen bzw. Steinzuordnungen eine starke Verwirrung, da kaum eines der bekannten Systeme mit einem anderen übereinstimmt. Die diversen noch erhaltenen Aufzeichnungen beziehen sich auf oft nicht nachvollziehbare Vorlagen und Systeme, wenn auch die analogen Ableitungen über die Farbe der Edelsteine noch die meisten Übereinstimmungen zeigen. Schriften von Galen, Abu Sina, Cornelius Agrippa von Nettesheim, Basilius Valentinus, Paracelsus, Oswald Crollius, Athanasius Kirchner sowie Steiner müssten erst einer weiteren Prüfung unterzogen werden, um diese sinnvoll anzuwenden.

Die Aussagen Rudolf Steiners sind von Siegfried Heinz-Jürgen Ahlborn, Walter Cloos und Siegfried Benesch eigenständig weitergeführt worden.

Für eine astrologische Übereinstimmung wird daher meist nur auf die Farbsymbolik zurückgegriffen, die dann analog zu den Planeten oder den von ihnen beherrschten Zodiakzeichen gesetzt werden.

Der Anthroposoph Benesch ordnete die zwölf Steine des Brustschilds des Hohepriesters in der Folge ihrer Nennung sowie auch die in der Apokalypse genannten zwölf Steine des Fundamentes des Himmlischen Jerusalems in christlicher Tradition den Tierkreiszeichen zu. Tatsächlich gehen die meisten heutigen Tierkreiszuordnungen auf Beneschs Buch »Die Apokalypse« zurück. Dies ist eine fragwürdige Praxis, da nicht mehr nachvollziehbar ist, auf welche Steine sich ursprünglich die Namen bezogen. Zum anderen ist nicht vorauszusetzen, dass die Nennung in der Reihenfolge Widder, Stier, Zwillinge usw. erfolgte.

Eine weit verbreitete und häufig abgeschriebene Zuordnung zu den zwölf Tierkreiszeichen der indianischen Astrologie findet sich bei Sun Bear und Wabun (1989). Sie ist nachvollziehbar – zweifelhaft ist allerdings, ob es sich hierbei tatsächlich um eine überlieferte Tradition handelt.

Wenig bekannt ist der Astrologe Braunger, der in verschiedenen Schriften eigenständige Steinzuordnungen zu den zehn Planeten und zwölf Tierkreiszeichen entwickelte. Tiefgründig ist das Werk Ahlhorns (1996), der mit den Mitteln der Imagination die Steine des Tierkreises nach Rudolph Steiner mit der Entwicklung der zwölf Sinne kosmologisch in Beziehung setzt.

Die grundsätzliche Problematik von Edelsteinzuordnungen zeigt sich bei Sharamon/Baginski (1989). Berücksichtigt werden nur die zwölf Tierkreiszeichen sowie fünfunddreißig Steine, wobei jedem Stein bis zu sechs Tierkreiszeichen zugeordnet werden und jedes Tierkreiszeichen bis zu zehn Steine zugeteilt bekommt. So scheint jeder Stein für fast jedes Sternzeichen geeignet.

Den bislang besten Lösungsansatz verfolgte Barbara Newerla, im Team mit Anja und Michael Gienger, die 1994 ein mittlerweile zum Standard avanciertes Plakat veröffentlichten, gefolgt von einem zum Klassiker gewordenen Buch »Sterne und Steine«. Der in Vergessenheit geratenen kabbalistischen Dekaden-Astrologie folgend, unterteilten sie jedes Sternzeichen in drei bestimmten Planeten unterstehende Dekaden und ordneten diesen je einen Stein zu, insgesamt also 36 Steine. (Eine Dekade umfasst einen 10-Grad-Abschnitt.) Trotz einiger fragwürdiger Zuordnungen war damit der Anfang gemacht und erstmals eine einfache Grundlage für astrologisches Arbeiten gegeben. Dieses spezielle Dekadensystem berücksichtigt aufgrund seiner Herkunft aus der jüdisch-christlichen Hermetik weder Herrschaft, Erhöhung noch Fall eines Planeten im Tierkreiszeichen und stellt damit die Tierkreisqualität unvollständig dar.

## Dekaden-Herrscher

In der mittelalterlichen Dekaden-Astrologie werden die zwölf Tierkreiszeichen in jeweils drei Dekaden zu zehn Grad, was etwa zehn Tagen entspricht, unterteilt. Die 1. Dekade Widder untersteht dem Mars, die 2. der Sonne, die 3. der Venus; die 1. Dekade Stier dem Merkur usw. bis zur 3. Dekade Fische, welche wiederum dem Mars untersteht. Setzt man aber diese Reihe fort, müsste im Folgejahr die 1. Dekade Widder der Sonne unterstehen, wodurch sich alle Dekaden-Planeten um eine Position verschieben. Nur alle sieben Jahre beginnt die 1. Widder-Dekade am 21. März, also mit Mars. Dies ist der Beginn eines Mars-Jahres, wie es zum Beispiel seit dem 21. März 2009 läuft. Daraus ergibt sich die Notwendigkeit weiterer vier mal sechsunddreißig Zuordnungen, wobei die bestehende fast vollständig überarbeitet werden müsste, da die Zuordnungspriorität uneinheitlich gehandhabt wurde, so wird mal der Planetenqualität, mal dem Tierkreiszeichen die höhere Gewichtung gegeben. Gleichwohl bietet Newerlas Zuordnung eine gute Beschreibung der Zeitqualität im Jahreslauf.

Der Ansatz der Dekaden-Astrologie gründet auf der hebräischen Geheimlehre der Kabbala. Basierend auf dem faszinierenden und vielschichtigen Symbol des Lebensbaumes (der so genannte Sephirot-Baum), welcher auch dem Tarot zugrunde liegt, entstand im Mittelalter ein eigenständiges astrologisches System. In der Abfolge des »Zündenden Blitzes« sind den Zentren, den Sephirot, Planetensphären zugeordnet, wodurch die Reihe Saturn, Jupiter, Mars, Sonne, Venus, Merkur, Mond gebildet wird.

Dr. Hauschka, der Begründer der Arzneifirma Wala, belegte in seinem Werk »Substanzlehre«, dass diese Reihe

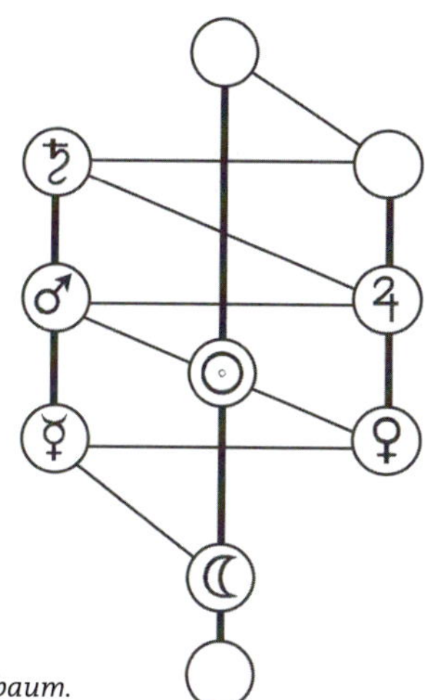
*Der Lebensbaum.*

im Verhältnis zur elektrischen Leitfähigkeit der traditionell zugeordneten Metalle steht. Saturn zeigt analog dem Blei die geringste Leitfähigkeit sowie der Mond analog dem Silber die beste Leitfähigkeit (das merkurische Quecksilber nimmt eine gewisse Sonderstellung ein) usw. Diese Reihe entspricht auch den Vorstellungen des alexandrinischen Astronomen Hipparch, welche im dreizehnbändigen Hauptwerk »Almagest« von Ptolemäus (ca. 70–161 n. Chr.) überliefert sind.

Demnach befinden sich die Umlaufbahnen und Einflusssphären in konzentrischen Ringen um die Erde als Mittelpunkt (geozentrisches Weltbild) angeordnet. Diese Abfolge der Planeten findet sich im kabbalistischen Lebensbaum, den kosmologischen Entwicklungsstadien der Erde im Weltbild der Theosophie und der Anthroposophie, bei Franz Bardon und den magischen Orden des 20. Jahrhunderts.

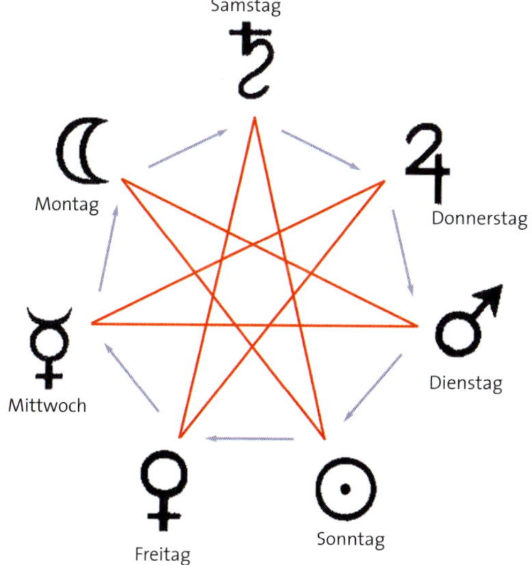

*Der Siebenstern.*

Diese sieben »klassischen Planeten« entsprechen den Wochentagen; sie kommen in die entsprechende Reihenfolge, wenn sie in einen Siebenstern eingetragen werden.

## Edelstein-Zuordnungen nach Newerla

Der hier aufgeführte Zeitrahmen kann im Einzelfall abweichen. Der erste angegebene Stein entspricht nach Newerla, der eventuell zweite nach von Holst, dem Sternzeichen, also der Sonne im jeweiligen Zeichen. Der Herrscher ist jener Planet, welcher die Eigenschaften des Zeichens prägt; der gegebenenfalls in Klammer gesetzte Planet entspricht der traditionellen Zuordnung, der durch den neu entdeckten Planeten ersetzt wurde. Der nachgenannte Stein verkörpert die Qualität des Planeten im Zeichen laut von Holst. Anschließend erscheinen die Dekaden-Herrscher mit Newerlas Steinzuordnungen. Die wichtigsten Eigenschaften des Sternzeichens sowie des analog entsprechenden Hauses werden folgend angegeben.

**Widder: ca. 21.3. – 20.4.**
Jaspis rot (nach Newerla), Spinell rot (nach von Holst). Herrscher: Mars, Tigereisen (nach von Holst).
1. Dekade, Mars: Feueropal (nach Newerla).
2. Dekade, Sonne: Rubin.
3. Dekade, Venus: Rhodochrosit

Eigenschaften: drängend, aktiv, aggressiv, impulsiv, direkt. Aszendent/1. Haus: sichtbare Sache an sich, Veranlagung, Durchsetzung, Raumeroberung.

**Stier: 21.4. – 20.5.**
Aventurin. Herrscher: Venus, Rosenquarz.
1. Dekade, Merkur: Chrysokoll.
2. Dekade, Mond: Aventurin.
3. Dekade, Saturn: Rauchquarz.

Eigenschaften: sammelnd, festigend, beständig, ordnend, sesshaft, genussliebend, sichernd, konservativ. 2. Haus: Art der Zusammensetzung, Substanz, Bestand, Prestige, Absicherung des Raumes, Selbstorganisation, Zugehörigkeit, Werte.

**Zwillinge: 21.5. – 21.6.**
Chalcedon blau. Herrscher: Merkur, Disthen.
1. Dekade, Jupiter: Turmalin.
2. Dekade, Mars: Chalcedon.
3. Dekade, Sonne: Moos-Achat.

Eigenschaften: differenzierend, intellektuell, neugierig, sachlich, kommunikativ. 3. Haus: Funktion der Sache, Werkzeug, Raumerschließung, direkte Umwelt, vermitteln und zeigen, Technik, Geschwister.

**Krebs: 22.6. – 22.7.**
Rosenquarz, Bernstein. Herrscher: Mond, Perle.
1. Dekade, Venus: Rosenquarz.
2. Dekade, Merkur: Labradorit.
3. Dekade, Mond: Mondstein.

Eigenschaften: weiblich, nachgiebig, empfindsam, gefühlsbetont, introvertiert, chaotisch. Immum Coeli/4. Haus: Inhalt, Potenzial, das Weibliche, Nährboden, Heimat, Familie, Häuslichkeit, Identifizierung, Fruchtbarkeit.

**Löwe: 23.7. – 23.8.**
Tigerauge, Rubin. Herrscher: Sonne, Rubin.
1. Dekade, Saturn: Chrysoberyll.

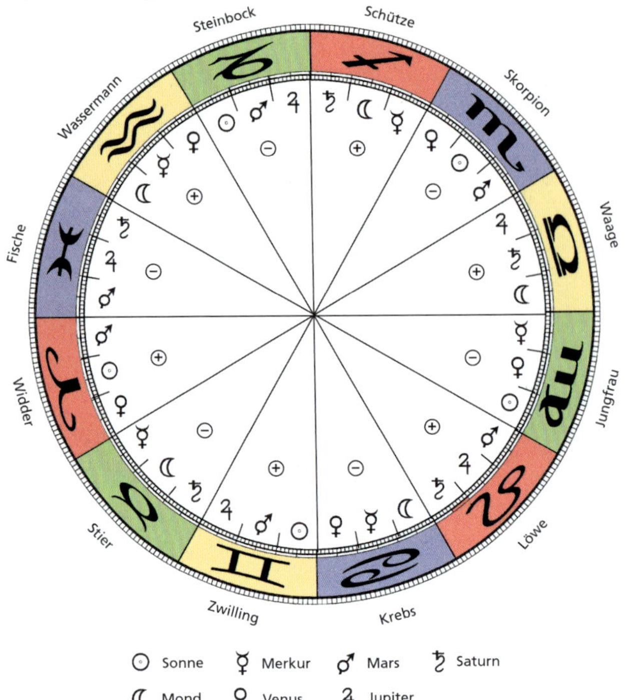


*Die Dekadenherrscher gemäss der Kabbala.*

2. Dekade, Jupiter: Imperial-Topas.
3. Dekade, Mars: Citrin.

Eigenschaften: sich im Mittelpunkt fühlen, risikobereit, verschwendend, selbstdarstellend, kreativ, spielerisch, freudig. 5. Haus: Frucht, Fülle, Lebensausdruck, Sexualität, Erziehung, Ich-Gefühl, Lebendigkeit.

**Jungfrau: 24.8. – 23.9.**

Amethyst, Chrysokoll. Herrscher: Merkur, Azurit.

1. Dekade, Sonne: Heliotrop.
2. Dekade, Venus: Chrysopras.
3. Dekade, Merkur: Amethyst.

Eigenschaften: wachsam, sichernd, bewusst, sparsam, nützlich, konform, rational, bewerten, berechnen. 6. Haus: Arbeit, Hygiene, Gesundheit, Anpassungsfähigkeit, Dienstbarkeit, Sozialisierung.

**Waage: 24.9. – 23.10.**

Nephrit, Zoisit. Herrscher: Venus, Dioptas.

1. Dekade, Mond: Serpentin.
2. Dekade, Saturn: Smaragd.
3. Dekade, Jupiter: Jade.

Eigenschaften: friedlich, diplomatisch, fair, neutral, gerecht, denkend, ausgleichend, oberflächlich, harmoniesüchtig, defensiv. Deszendent/7. Haus: Ergänzung, Gegenüber, Du, Begegnung, Partnerschaft, Verträge, Gedanken, Weltbild.

**Skorpion: 24.10. – 22.11.**

Obsidian, Granat rot. Herrscher: Pluto, Sugilit (Mars, Thulit).

1. Dekade, Mars: Pyrop.
2. Dekade, Sonne: Obsidian.
3. Dekade, Venus: Malachit.

Eigenschaften: kontrollierend, manipulierend, geheim, tiefgründig, dogmatisch, treu, hingebend, leidenschaftlich. 8. Haus: Anziehung, Leitbilder, fixe Vorstellungen, Verpflichtungen, Prinzip, Arterhaltung, Ahnen, Erbschaften, Krisen, Macht.

**Schütze: 23.11. – 21.12.**

Lapislazuli (nach Newerla), Aquamarin (nach von Holst). Herrscher: Jupiter, Topas.

1. Dekade, Merkur: Lapislazuli.
2. Dekade, Mond: Sodalith.
3. Dekade, Saturn: Saphir.

Eigenschaften: einsichtig, idealistisch, positiv, expansiv, philosophisch, strebsam, tolerant, begeistert. 9. Haus: höhere Vernunft, Sinnfindung, Geist, Bildung, Einsichtsfähigkeit, große Reisen, Gesellschaft, Wachstum.

**Steinbock: 22.12. – 20.1.**

Bergkristall (nach Newerla), Diamant (nach von Holst). Herrscher: Saturn, Schörl.

1. Dekade, Jupiter: Bergkristall.
2. Dekade, Mars: Diamant.
3. Dekade, Sonne: Onyx.

Eigenschaften: klar, objektiv, wesentlich, überwindend, konsequent, dauerhaft, zuverlässig, ethisch, gesetzlich. Medium Coeli/10. Haus: Bestimmung, Beruf, Disziplin, Respekt, Staat, Recht, höchster Maßstab, Gewissen, Anerkennung, Autorität, Bedeutung, Tradition.

**Wassermann: 21.1. – 20.2.**

Fluorit, Turmalin blau. Herrscher: Uranus, Moldavit (Saturn, Schalenblende).

1. Dekade, Venus: Opal.
2. Dekade, Merkur: Fluorit.
3. Dekade, Mond: Apophyllit.

Eigenschaften: individuell, offen, freizügig, originell, überheblich, freundlich, ungebunden, unlogisch. 11. Haus: Einzigartigkeit, Freundschaft, Gleichgesinnte, Seelenverwandte, Humor, Sonderbares, Aufhebung des Subjektiven.

**Fische: 21.2. – 21.3.**

Achat, Apophyllit. Herrscher: Neptun, Spektrolit (Jupiter, Larimar).

1. Dekade, Saturn: Aquamarin.
2. Dekade, Jupiter: Moldavit.
3. Dekade, Mars: Kunzit.

Eigenschaften: realitätsflüchtend, entgrenzt, erlöst, begnadet, selbstaufgebend, vertrauend, aufopfernd, ungewiss, leidend. 12. Haus: Zuflucht, Hoffnung, Abgeschiedenheit, Isolation, Fremdbestimmung, Täuschung, Minderheiten, Möglichkeiten, Transzendenz, Auflösung.

## Der Mondschild

Wolfgang Maier zeigt in seinem Buch »Der Mondschild«, dass jeder Tag eine eigene Gefühlsqualität besitzt. Unter anderem beschreibt er, wie sich Projekte in Einklang mit der Grundstimmung des Mondtages und mit Hilfe von Steinen erfolgreich realisieren lassen. Der Mondschild bezieht sich auf den synodischen Mondumlauf, also auf das Verhältnis von Sonne und Mond zueinander, welches sich in dem immerwährenden Rhythmus des Zu- und Abnehmens zeigt. Die Position des Mondes im Tierkreiszeichen (siderischer Umlauf) spielt also bei diesem System eine nur untergeordnete Rolle. Der synodische Umlauf gliedert die Zeit, beginnend mit dem Neumond, in vier

Phasen zu je sieben Teilen, die annähernd einem Tag entsprechen. Diese sieben Tage unterstehen den Planeten in der Abfolge der Dekaden-Astrologie und bringen unter dem Vorzeichen der Mondphase folgende Qualitäten hervor, welche mit entsprechenden Steinen unterstützt werden können (Zuordnungen nach von Holst und Maier):

Neumond = Konjunktion (0-Grad-Winkel) Sonne/Mond: erschaffen, vorbereiten, planen, entwickeln.
1. Tag, Sonne: eine Idee entsteht, Da-Sein, Realisierungspotenzial. Bernstein, Opal, Rubellit.
2. Tag, Mond: Gefühl für die Idee entsteht, Fantasie. Saphir-Quarz, Mondstein, Girasol.
3. Tag, Mars: Entschluss zur Tat, vorbereitende Handlungen. Kunzit, Biotit, Mookait.
4. Tag, Merkur: gemeinsames Planen, Verbindungen herstellen. Orthoklas, Chalkopyrit.
5. Tag, Jupiter: Ziele setzen, Übersicht und Freiräume schaffen. Bytownit, Fluorit, Sodalith.
6. Tag, Venus: ausschmücken, beleben, sich an die Bedürfnisse anpassen. Labradorit, Malachit, Pink-Opal.
7. Tag, Saturn: konkretisieren, eingrenzen, prüfen der Pläne. Angelit, Chrysoberyll.

Zunehmender Halbmond = Quadrat (90-Grad-Winkel) Sonne/Mond: Tat, Verwirklichung, werden, wachsen, erweitern, realisieren.
1. Tag, Sonne: Lebensfreude, Verwirklichung, erste Umsetzung. Spinell, Gold, Feueropal.
2. Tag, Mond: Gefühlen vertrauen, Launen. Sonnenstein, Silber.
3. Tag, Mars: Tatkraft, Durchsetzung, Handlungsfähigkeit. Citrin, Jaspis, Hämatit.
4. Tag, Merkur: Gemeinsamkeit, Ratschläge, Verhandlungen, Anregungen. Chalcedon, Tigerauge.
5. Tag, Jupiter: Vergrößerung, Erweiterung, fortführen, gedeihen. Koralle blau, Calcit, Apatit.
6. Tag, Venus: ausgleichen, verschönern. Rosenquarz, Chrysopras.
7. Tag, Saturn: fertigstellen, Qualitätskontrolle, Überprüfung, Ende des Wachstums. Saphir, Onyx.

Vollmond = Opposition (180-Grad-Winkel) Sonne/Mond: betrachten, Frucht, Reife, Ergebnis.
1. Tag, Sonne: vollständige Konkretisierung, Selbsterkenntnis, Zufriedenheit. Rubin, Pyrit-Sonne.
2. Tag, Mond: emotionale Erfüllung. Perle, Dioptas.
3. Tag, Mars: Konsequenzen ziehen, Konflikte austragen, Korrekturen durchführen, trennen. Tigereisen, Pyrit, Sugilith.
4. Tag, Merkur: Analyse, Feinabstimmung, Diskussion. Disthen, Aktinolit, Azurit.
5. Tag, Jupiter: aus Erfahrung lernen, inneres Wachstum, Wissen, Sinn, Verständnis erweitern, Reife, Sinnfindung. Topas, Purpurit.
6. Tag, Venus: Ausgleich, Genuss, Freude, Schönheit, Gerechtigkeit. Smaragd, Chrysokoll.
7. Tag, Saturn: bilanzieren, bewerten, aufräumen, auf das Wesentliche zurückführen. Diamant, Turmalin-Quarz, Zirkon.

Abnehmender Halbmond = Quadrat (90-Grad-Winkel) Sonne/Mond: loslassen, beenden, abwenden, auflösen.
1. Tag, Sonne: Umsatz, Wandlung, Verkauf, Regeneration, die Mitte wiederfinden. Grossular, Zoisit, Verdelit.
2. Tag, Mond: verzeihen, ablösen von inneren Bilder, Mitgefühl, Trauer, Frieden finden. Jadeit, Prasem, Apophyllit.

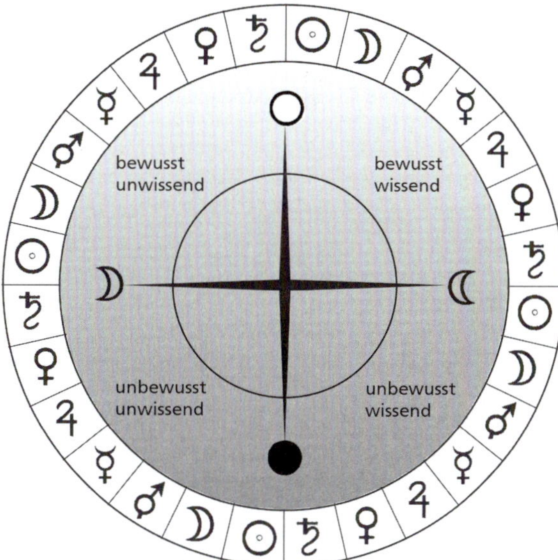

*Der Mondschild.*

3. Tag, Mars: aufräumen, Schuld begleichen. Sardonyx, Charoit, Halit.
4. Tag, Merkur: umfassendes Verständnis, Ehrlichkeit, Klärung. Dumortierit, Vesuvian, Chiastolit.
5. Tag, Jupiter: Sinn des Lebens, Vergeistigung, Spiritualität. Lapislazuli, Indigolit, Peridot.
6. Tag, Venus: innere Harmonie finden, Verzicht, Bedürfnisse neutralisieren. Serpentin, Antimonit, Covellin.
7. Tag, Saturn: Vollendung, Rückschau, abschließen des Vergangenen, bewahren des Zukünftigen. Coelestin, Schörl.

Besonderen Nutzen hat dieses System für die Einschätzung von günstigen Zeitpunkten, Umsetzung von Ideen und alle zyklischen Abläufe im täglichen Leben. Die Beobachtung des eigenen Lebens bezüglich der vier Mondphasen von Neumond bis Neumond kann außerordentlich lohnenswert sein. Für die je sieben Mondviertel rechnet man anfangs mit einem Tag, oder man bedient sich der exakten Tabelle im Anhang des Buches »Der Mondschild«.

Es ist auch möglich, das Geburtshoroskop nach diesem Gesichtspunkt zu untersuchen. Dazu wird eine durchsichtige Scheibe mit einer Einteilung von achtundzwanzig Segmenten benötigt, die Neumondstellung der Scheibe wird am Mond des Horoskops orientiert. Nun lässt sich ablesen, in welchem Viertel und durch welchen tagbeherrschenden Planeten die Planeten des Geburtshoroskops geprägt werden.

## Astrologische Zuordnungen nach Braunger

Der Astrologe Braunger ordnete dreißig Mineralien verschiedenen astrologischen Aspekten zu. Für die therapeutische Wirkung war ihm »nicht so sehr die chemische Zusammensetzung oder Härte eines Steines als das in ihm enthaltene bzw. von ihm ausgestrahlte Lichtspektrum maßgebend. Dieses Spektrum zeigt den jeweils dominierenden Planeten und als feinen unterschwelligen, den Farbton modulierenden Schimmer, die nächst einflussstärkeren Planeten an« (Braunger 1988).

Er ordnete den zehn Planeten folgende Farben zu:

Mond: milchig weiß, silbrig; Merkur: unklar, hellbraun, stumpfes Neutralgrün; Venus: hellblau; Mars: hellrot, mitunter schwarz; Jupiter: goldbraun; Saturn: schwarz oder kristallklar; Uranus: dunkelblau; Neptun: grün; Pluto: dunkelrot; Isis: gold. Im Kapitel »Heilsteine in alphabetischer Reihenfolge« werden alle dreißig Steinzuordnungen Braungers mit der Aspektierung beschrieben; hier seien fünf Steine als Beipiel aufgeführt:

| | |
|---|---|
| Jade | Neptun mit Mondaspekt |
| Koralle rot | Mars, mit Mond- oder Venusaspekt |
| Mondstein | Mond mit Venusaspekt |
| Rhodochrosit | Venus mit Marsaspekt |
| Turmalin rot (Rubellit) | Saturn mit Plutoaspekt |

Braunger bezieht in seine astrologische Betrachtung noch den 1946 von dem Astronomen Savon berechneten transplutonischen Planet Isis mit ein, dem er die Metalle Arsen und Zink zuordnet sowie dessen Aspekten elf Steine. Sehr wenige Astrologen verwenden jedoch diesen »Planeten« in ihrer Interpretation.

## Planeten-Zuordnungen der Metalle und Steine

Nahezu vollständige Übereinstimmung in den diversen Aufzeichnungen zeigt sich bei den Metallen – was natürlich nicht bedeutet, dass nun Steine unbedingt diese Metalle enthalten müssen, um dem entsprechenden Planeten zugeordnet zu werden. Lediglich die vedische Zuordnung weicht hier ab; eine Erklärung könnte sein, dass diese altindische Überlieferung einer Zeit entstammt, in welcher die Metalle noch nicht verarbeitet werden konnten. Dadurch steht das harte Eisen nicht für Mars, sondern für Saturn. Dem Mars wird das Kupfer zugeordnet, da Waffen aus Kupfer geschmiedet wurden.

Sonne: die Metallzuordnung ist Gold, Sonnen-Steine sind: siehe »Edelstein-Zuordnungen nach Newerla«, S. 101f., beim Sternzeichen.

Mond: die Metallzuordnung ist Silber; Mond-Steine sind zum Beispiel Mondstein, Perle, Iolith.

Merkur: die Metallzuordnung ist Quecksilber; Merkur-Steine sind zum Beispiel Disthen, Azurit.

Venus: die Metallzuordnung ist Kupfer; Venus-Steine sind zum Beispiel Rosenquarz, Chrysopras, Covellin.

Mars: die Metallzuordnung ist Eisen; Mars-Steine sind zum Beispiel Tigereisen, Thulit, Sardonyx.

Jupiter: die Metallzuordnung ist Zinn; Jupiter-Steine sind zum Beispiel Larimar, Topas, Smaragd.

Saturn: die Metallzuordnung ist Blei; Saturn-Steine sind zum Beispiel Rauchquarz, Schörl, Biotit.

Uranus: die Metallzuordnung ist Zink; Uranus-Steine sind zum Beispiel Rutil-Quarz, Cavansit, Kassiterit.

Neptun: die Metallzuordnungen sind Antimon, Wismut; Neptun-Steine sind zum Beispiel Halit, Labradorit, Apophyllit.

Pluto: die Metallzuordnungen sind Uran, Germanium; Pluto-Steine sind zum Beispiel Sugilith, Strontianit, Glaukophan.

## Der Ring-Stein

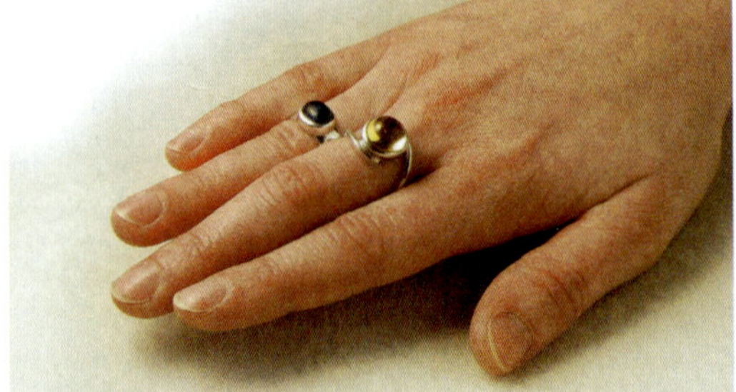

*Individuelle Heilstein-Ringe.*

Aus der Verbindung der klassischen Astrologie mit der Chiromantie entstanden Zuordnungen zu Steinen, Planeten und Eigenschaften.

Ringe symbolisieren Einigkeit, Schutz und Verbindung. Durch das Tragen eines bestimmten Ringes an einem bestimmten Finger soll die Kraft der Steine auf die jeweils zugeordneten Lebensbereiche wirken. Jeder Finger entspricht einem der sieben alten Planeten, die den klassischen Tierkreis regieren.

Daumen: Mars – Energie, zupackende Kraft und Handlungsfähigkeit.

Zeigefinger: Jupiter – Sinn, Weisheit und persönliche Erweiterung.

Mittelfinger: Saturn – Abgrenzung, Konzentrationsfähigkeit und Selbstkontrolle.

Ringfinger: Sonne – Lebenskraft und Wunscherfüllung.

Kleiner Finger: Merkur – Intelligenz, Interesse an Kommunikation und Austausch.

## Edelstein-Astrologie nach Walter von Holst

Eine Edelstein-Astrologie, welche dem westlichen Astrologen brauchbares Werkzeug an die Hand gibt, benötigt Zuordnungen zu den Planeten im Zeichen. Sie kann, zumal Steine Qualitäten ausdrücken und sich nicht auf Schauplätze und Lebensgebiete beziehen, nur Analogien zu Tierkreiszeichen und keine zu den Häusern geben.

In der Edelstein-Astrologie nach von Holst wird erstmals zwischen Sonne und Aszendent im gleichen Zeichen unterschieden, auch der Medium Coeli (Himmelsmitte, Zwölf-Uhr-Punkt) wird berücksichtigt, so dass neun mal zwölf Steine zugeordnet sind. Im Lauf der Zeit werden präzise Zuordnungen zu den transsaturnischen Planeten möglich sein; derzeit fehlen hierzu vor allem astrologische Erfahrungen. So ergeben sich mit den zehn Planeten, Aszendenten und Medium Coeli für jeden Menschen zwölf Steine, die durch sein Geburtshoroskop bestimmt sind.

Es genügt auch nicht, einen Stein zu finden, der beispielsweise die Qualität eines Mars in Steinbock verkörpert. Als Heilstein muss er bereits den heilenden Ausgleich in sich tragen: Mars in Steinbock entspricht Onyx. Doch Onyx verstärkt die unbarmherzige prinzipiengetreue Härte dieser Marsposition, ist also lediglich geeignet, deren Ausdruck zu verstärken. Ein geeigneter Horoskopstein ist hingegen der Sardonyx. Er bringt die Atmosphäre des Mars in Steinbock ebenso zum Ausdruck, harmonisiert jedoch gleichzeitig deren Schattenseiten, indem er Verbissenheit und Starrheit transformiert, freundlich, tolerant und aufnahmebereit für andere Standpunkte macht. Körperlich regeneriert er speziell die Kniegelenke, ein bekannter Schwachpunkt dieser Marsposition. Allein mit seiner Erscheinung macht der Horoskopstein die energetische Qualität seiner Planetenstellung anschaulich und erleichtert so dem Laien den Zugang zur Astrologie.

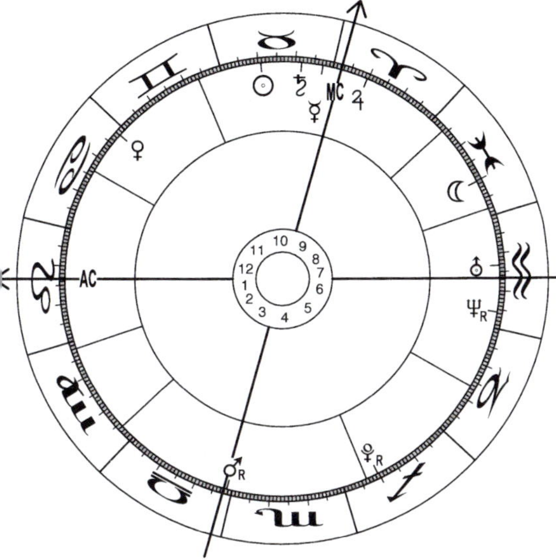


*Geburtshoroskop für den 10. 5. 1999, 11:55 Uhr, Stuttgart.*

In der Verwendung als Hosentaschenstein hilft der individuelle Horoskopstein, die Eigenschaften des Planeten hervorzubringen und positiv zu verwirklichen. Werden die Schattenseiten des Planeten ausagiert bzw. der Planet als disharmonisch erlebt, weist der Stein den Weg, die Schwächen positiv zu transformieren. Jemand mit Mars in Steinbock reagiert freilich anders auf Sardonyx als eine neutrale Testperson. Es kommt durchaus vor, dass ein Stein des Geburtshoroskops völlig abgelehnt wird, wenn der entsprechende Planet ausschließlich negativ aspektiert ist. Ein ausschließlich harmonisch aspektierter Stein wird hingegen als sehr vertraut und dadurch als unauffällig empfunden.

Wird einfach ein Geschenk benötigt, liegt man mit dem Stein fürs Sternzeichen, also für die Sonne immer richtig. Für die therapeutische Arbeit ergeben sich jedoch völlig neue Möglichkeiten, da mit etwas Erfahrung jede chronische Erkrankung sowie Krankheitsveranlagungen aus der Horoskopgrafik abgelesen werden können. So ist durchaus ein schneller und rationaler Zugriff auf den seelischen Hintergrund möglich. Die analogen Steine geben das Instrumentarium an die Hand; sie können nach den üblichen Methoden der Steinheilkunde angewendet werden.

Die Horoskopsteine bieten einen alternativen Zugang, wenn die üblichen Steine gegen eine Erkrankung keine Wirkung zeigen. Mit Steinkreisen, welche aus den individuellen zwölf Steinen unter Berücksichtigung der Anordnung im Horoskop gelegt werden (zum Beispiel beim Astrodrama, als Mandala, Schutzkreis oder zur Meditation), eröffnen sich weitere Anwendungsmöglichkeiten. Die analogen Steine helfen, die alles erklärende Intellektualität der Astrologie wirksam zu überwinden; sie stellen darüber hinaus, auch ohne astrologische Grundkenntnisse, einen persönlichen Weg zur Steinheilkunde dar.

## Tarot und Steine

Der Golden-Dawn-Orden gab ein Tarot-Kartendeck heraus, welches – wie das Rider Waite Tarot – auf der Planetenzuordnung der Dekaden-Astrologie basiert. Dabei werden die Zahlkarten, außer den Assen, den 36 Dekaden des Tierkreises zugeordnet. Beispiel: Mars in Widder: 2 Stäbe; Sonne in Widder: 3 Stäbe; Venus in Widder: 4 Stäbe; Merkur in Stier: 5 Münzen; Jupiter in Zwillinge: 8 Schwerter; Venus in Krebs: 2 Kelche usw. bis Mars in Fische: 10 Kelche.

Die Asse sind übergeordnete Elementevorsteher: As der Stäbe = Element Feuer, astrologisch Widder, Löwe, Schütze. As der Münzen = Element Erde, astrologisch Stier, Jungfrau, Steinbock. As der Schwerter = Element Luft, astrologisch Zwilling, Waage, Wassermann. As der Kelche = Element Wasser, astrologisch Krebs, Skorpion, Fische.

Die von Helmut Hofmann entwickelte Steinzuordnung zum Tarot lässt kabbalistische Aspekte außer Acht. Erst eine starke Eingrenzung der vielschichtigen Bedeutungsebenen des Tarot erlaubt stimmige Analogien zu einzelnen Steinen.

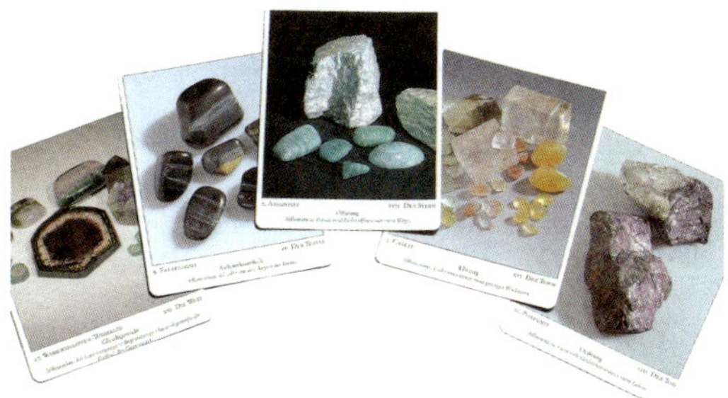

*Steinkarten von Hofmann.*

Folgende Zuordnung zur Großen Arkana, den zweiundzwanzig Trumpfkarten des Tarots, wurden von Antje und Helmut Hoffmann veröffentlicht. Der zweitgenannte Stein ist eine abweichende Zuordnung Walter von Holsts. Die Zuordnungen des Kartendecks vom Uraniaverlag (Autor unbekannt) sind an vielen Stellen direkt an Hoffmann angelehnt. In diesem Kartenset finden sich auch Zuordnungen zu der Kleinen Arkana, die bei den jeweiligen Steinen in diesem Buch angeführt werden.

Grundsätzlich ist eine Zuordnung zu diesen komplexen Symbolkarten nicht unproblematisch. Der konkrete Nutzen ist, nach einer ersten psychischen »Standortbestimmung« sogleich auf den entsprechenden Stein zurückgreifen zu können – zur Konkretisierung der Kartenaussage oder als harmonisierender Ausgleich.

| Tarotkarte der Großen Arkana | | Hofmann 1988, in »Die Botschaft der Edelsteine« | Hofmann 1993, in »Gesundheit und Kraft durch Edelsteine« | von Holst |
|---|---|---|---|---|
| 0 | Der Narr | Peridot | Alexandrit | Opal |
| 1 | Der Magier | Bergkristall | Turmalin blau | Bergkristall |
| 2 | Die Hohepriesterin | Aventurin | Kyanit | Perle |
| 3 | Die Herrscherin | Türkis | Chrysokoll »Gem Silica« | Smaragd |
| 4 | Der Herrscher | Jaspis rot | Jaspis rot | Rubin |
| 5 | Der Hohepriester | Diamant | Bergkristall »HerkimerDiamant« | Lapislazuli |
| 6 | Die Liebenden | Rubin | Zoisit mit Rubin | Malachit |
| 7 | Der Wagen | Sugilith | Richterit »Sugilith blau« | Aquamarin |
| 8 | Die Gerechtigkeit | Granat | Turmalinquarz | Jadeit |
| 9 | Der Eremit | Lapislazuli | Dumortierit | Rauchquarz |
| 10 | Das Rad des Schicksals | Rauchquarz | Moldavit | Strontianit |
| 11 | Die Kraft | Onyx | Tigereisen | Granat |
| 12 | Der Gehängte | Aquamarin | Larimar | Apophyllit |
| 13 | Der Tod | Amethyst | Purpurit | Zirkon |
| 14 | Die Mäßigkeit | Rosenquarz | Turmalin rot | Topas |
| 15 | Der Teufel | Schneeflocken-Obsidian | Falkenauge | Pyrit |
| 16 | Der Turm | Karneol | Calcit | Diamant |
| 17 | Der Stern | Smaragd | Amazonit | Sonnenstein |
| 18 | Der Mond | Mondstein | Labradorit | Mondstein |
| 19 | Die Sonne | Rutil-Quarz | Sonnenstein | Bernstein |
| 20 | Das Gericht | Jade | Ametrin | Halit |
| 21 | Die Welt | Kunzit | Turmalin Wassermelone | Turmalin |

## Steinheilkundekarten

Die von der Schweizer Edelsteintherapeutin und Buchautorin Ursula Dombrowsky und Michael Gienger entwickelten Steinheilkundekarten sind nach den Kriterien der mineralogischen Steinheilkunde aufgebaut und unterstehen dadurch eindeutigen Richtlinien. Somit entfällt das Problem vieldeutiger Aussagen, das sich durch die ungenaue Entsprechung von Mineralien und Tarot ergibt. Mit solchen Kartensätzen lässt sich ebenso divinatorisch (von lat. divinare, »weissagen«) arbeiten. Die 25 Karten kombinieren die acht Kristallstrukturen mit den drei Entstehungsprinzipien, eine Zusatzkarte kann als Joker genutzt werden. Dies gibt, auch durch die Texte auf der Rückseite, einen Hinweis auf zugrundeliegende Muster und biografische Situationen und grenzt die Auswahl an Heilsteinen ein. Im beratenden Bereich kann dieses Orakelsystem vielseitig und kreativ eingesetzt werden.

# Umwelteinflüsse

## Geopathologie und Reizstrahlung

Geopathologie ist die Bezeichnung für Erkrankungen, die durch sogenannte Erdstrahlen ausgelöst werden. Diese »Strahlung« ist messtechnisch nicht erfassbar, jedoch reagieren biologische Organismen deutlich auf diese Felder. Bei Bäumen macht es sich etwa durch Drehwuchs bemerkbar. Hunde und Pferde sind Strahlenmeider, Katzen Strahlensucher. Die Wünschelrute oder das Pendel des Strahlenfühligen macht die subtile Muskelreaktion sichtbar erfahrbar. Überall auf der Erdoberfläche liegen diese »Strahlungen« vor und werden über Wasseradern, Brüche, Erdverformungen, Hohlräume oder Erzlager verstärkt oder umgeleitet.

Diese »Strahlungen« bilden die so genannten geopathologischen Reizzonen, die über die gesamte Erdoberfläche verteilt mehr oder weniger gitterförmig verlaufen. Diese Netze werden nach deren Entdecker Hartmann und Curry auch Hartmann-Netz und Curry-Netz genannt.

## Strahlenbelastung

Höchst bedenklich ist die allgegenwärtige Strahlenbelastung durch gepulste Hochfrequenzen, wie sie durch die Mobilfunk-Sendemasten, aber auch durch handelsübliche DECT-Mobiltelefone ausgestrahlt werden. Gegen hochfrequente Strahlung von außen helfen die leitfähigen Abschirmtapeten der Marburger Tapetenfabrik und spezielle abschirmende Textilien; bei Mobiltelefonen hilft im Prinzip nur der Wechsel zu schnurgebundenen Geräten bzw. ein Gespräch mit den Nachbarn. Schnurlose Geräte des »veralteten« CT1plus-Standards senden ohne Pulsung und auch nur, wenn tatsächlich telefoniert wird. Steine können in begrenztem Umfang die biologische Verträglichkeit verbessern und die Regenerations- und Kompensationsfähigkeit der Organe stärken. Bei technischen Störquellen wie Sicherungskasten, Steckdosen, Monitor, Fernseher, Trafos helfen – direkt angebracht – Tektit, Schörl oder Halit-Kristall. Rosenquarz verbessert das Raumklima und das gefühlsmäßige Wohlbefinden. Bei nicht lokalen Störungen wie Sendemasten, DECT-Mobiltelefone, Handy oder Radarstrahlung bewirkt das Tragen von Bernstein, Tektit oder Halit-Kristall rasche Verbesserung des Befindens. Allerdings sollte der Elektrosmog-Sensible zur Entlastung seines Organismus auf guten Schlaf achten, auf synthetische Kleidung zumindest auf der Haut verzichten, regelmäßig energetische Ausgleichsübungen wie Tai Chi vornehmen und mit Unterstützung durch Homöopathie und Steine eine Amalgamausleitung und Schwermetallentgiftung durchführen. Die wichtigsten Entgifter sind Chrysopras, Peridot und Smaragd. Im Zusammenhang mit Amalgam- oder Quecksilberbelastung sollte auch ein rein energetischer Einsatz des innerlich eingenommen hochgiftigen Realgar in Betracht gezogen werden. Als physiologisch wirksame Mittel sind kolloidales Silber und das Zeolithmineral Klinoptilolith in feinstzermahlener Form zu nennen. Im Zusammenhang mit einer Schwermetallausleitung müssen die beiden Grundprinzipien der Steinheilkunde, der energetische Ansatz und der biochemisch-biophysikalische Ansatz, Hand in Hand arbeiten.

## Radiästhesie

Radiästhesie ist eine Bezeichnung für »Strahlenfühligkeit«, bei der sensible Menschen Intensität, Qualität und Richtung von Erdstrahlen, kosmischer oder technisch erzeugter Strahlung spüren oder messen können. Diese radiästhetischen Messungen (auch Mutungen genannt) mit Pendel, Rute oder Lecherantenne sind nach wie vor wissenschaftlich nicht anerkannt, ebenso wie immer noch die Beeinflussung durch geologische Verwerfungen, Wasseradern und Gitternetzlinien geleugnet wird.

Im Unterschied dazu nimmt der baubiologische Messtechniker mittels hochsensibler und kostspieliger elektronischer Messgeräte, etwa von Gigahertz-Solutions, Untersuchungen vor, um das objektive Vorhandensein bestimmter Störeinflüsse, zum Beispiel magnetische oder elektrische Felder, hochfrequente Strahlung oder Körperspannung, nachzuweisen sowie deren Verhältnis zu den gesetzlichen Grenzwerten der VDE-Norm auszumachen. Der Radiästhet hat dagegen die Möglichkeit, die subjektive Belastung des Einzelnen festzustellen: Der eine Organismus reagiert empfindlich auf Hochfrequenzen, der andere auf magnetische Abweichungen usw. Mit radiästhetischen Methoden lässt sich der Erfolg alternativer entlastender Maßnahmen, wie beispielsweise der Einsatz von Steinen, kontrollieren.

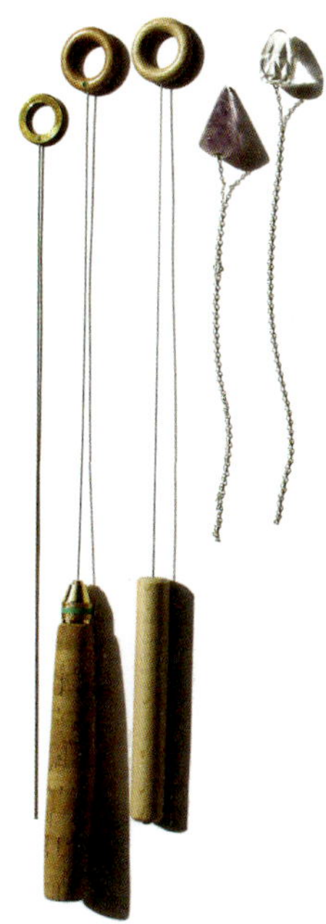

*Einhandruten und Kristall-Pendel.*

Die subtilen muskulären Impulse, die sich automatisch als sympathische Hin-Bewegung oder antipathische Weg-Bewegung einstellen, können mit Hilfe eines Pendels oder einer Rute sichtbar gemacht werden, da die feinsten Bewegungen sich auf die Instrumente übertragen und durch deren Ausschlag vergrößert dargestellt werden. Die von Hartmann und Curry entdeckten globalen Gitternetze können ausschließlich mit Hilfe radiästhetischer Methoden festgestellt und exakt lokalisiert werden.

Nach der Neutrinostrahlungstheorie von Prof. Konstantin Meyl sind Erdstrahlen das Resultat der allgegenwärtigen, überlichtschnellen und masselosen Neutrinostrahlung, die von dem Planeten abgebremst, umgelenkt und modifiziert werden. Geologische Phänomene wie Brüche, Erdverformungen, Erzadern, Grundwasserverläufe, Hohlräume oder Wasseradern absorbieren die Neutrinostrahlung, abhängig von deren Geschwindigkeit in unterschiedlicher Weise. Geomantische Phänomene wie Tempel, Kirchen, Kraftplätze, Steinkreise, Gitternetzlinien usw. stellen nutzbare Austrittspunkte dieser Energie dar – im Spannungsfeld zwischen Kosmos und Erde.

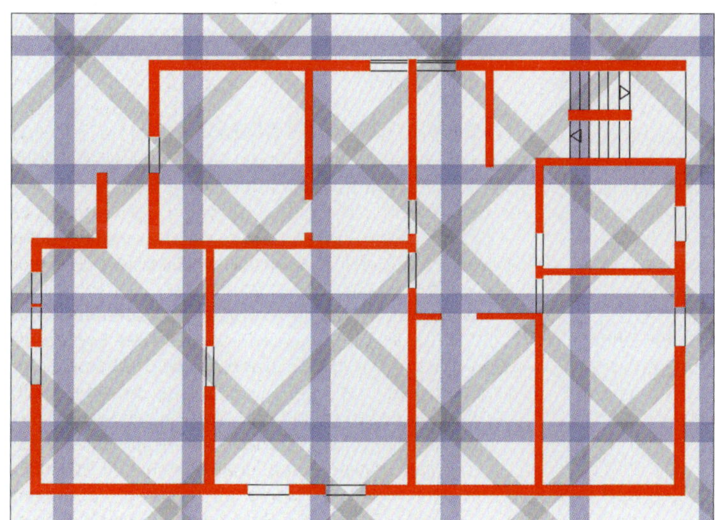

*Wohnung mit Globalgitternetz und Curry-Netz.*

Wo sich diese durch geologische Phänomene veränderten »Strahlungen« (= Störfelder) kreuzen, wird die geopathologische »Negativstrahlung« besonders intensiviert. In diesen intensivierten Zonen ist mit einem verstärkten Einfluss auf das Allgemeinbefinden von Mensch und Tier zu rechnen.

Ein längerer Aufenthalt auf einem Störfeld führt für die meisten Menschen zwangsläufig zu Beschwerden, da dieses Störfeld zu energetischen Blockaden in den Steuerungssystemen des Körpers führt.

Das Globalgitternetz läuft in der Hauptrichtung Nord-Süd und Ost-West und zieht wie die Breiten- und Längengrade über den gesamten Globus. Der Aufenthalt im Streifen des Globalgitternetzes ist nicht schädlich, seine Kreuzungspunkte erhöhen die Intensität der Abstrahlung und sollten zum längeren Aufenthalt gemieden werden.

Das Curry-Netz verläuft im 45-Grad-Winkel zum Globalgitternetz. Der Aufenthalt im Streifen des Curry-Netzes ist kurzfristig nicht schädlich, löst jedoch langfristig Probleme aus. Seine Kreuzungspunkte erhöhen die Intensität der Abstrahlung jedoch erheblich und sollten zum längeren Aufenthalt unbedingt gemieden werden.

Unterirdische Wasserverläufe haben auf Lebewesen die stärkste negative Beeinflussung, insbesondere wenn sich technische Störstrahlen darauf »einklinken«. Längere direkte Aufenthalte sollten vermieden werden.

Die von diesen Feldern ausgehenden geopathologischen Belastungen können von verschiedenen Steinen positiv (aber auch negativ) beeinflusst werden, zum Beispiel: Turmalin-Quarz, schwarzer Turmalin, Halit-Kristall, Tektit, Bernstein und Rosenquarz, wobei Letzterer stark überschätzt wird. Diese werden bei linienförmigen natürlichen Störquellen wie etwa Wasseradern an den Eintritts- und Austrittspunkten der Wohnung platziert.

# Feng Shui

Feng Shui (aus dem Chinesischen, wörtlich übersetzt: »Wind« und »Wasser«) ist eine Lehre, die sich mit der Harmonisierung des Energieflusses in Räumen beschäftigt. Von zentraler Bedeutung sind hier die bewusste Auswahl des Wohnortes bzw. Lebensraumes und wie durch deren gezielte Gestaltung Gesundheit und Ausgeglichenheit in Einklang mit der Natur erzeugt werden können. Im traditionellen Feng Shui, welches tief im religiösen und gesellschaftlichen Bewusstsein verankert ist, nehmen Symbole, Rituale und mantische (wahrsagerische) Methoden einen hohen Stellenwert ein.

Das heute in China praktizierte Feng Shui bezieht sich in der Regel auf Literatur, welche kaum älter als 200 Jahre alt sein dürfte, denn jede Epoche hatte ihre eigenen Erfahrungen, Symbole, Lebensregeln und damit ein spezifisches Feng Shui. Das heute populäre Drei-Türen-Ba-Gua wurde beispielsweise von Lin Yun in den 70er Jahren des 20. Jahrhunderts unter tibetischen und volkstümlichen Einflüssen entwickelt.

In China entstanden und entwickelten sich völlig unabhängig voneinander in der bergigen Landschaft von Kiangsi und Anhui die intuitiv ausgerichtete Formschule (LiXingPai, »Form regulierende Schule«) und in der flachen Landschaft der Provinzen Fukien und Chekiang die analytische Richtung- oder Kompassschule (LiQiPai, »Struktur-Chi-Schule«). Die Formschule untersuchte topographische Merkmale der Umgebung, die Kompassschule berücksichtigt die fünf Wandlungsphasen, die acht Trigramme, Richtungsaspekte sowie die Astrologie.

## Chi und Sha-Chi

Chi ist nach chinesischer Auffassung die universelle Lebensenergie, die alles durchdringt und aus der alles Seiende entspringt. Chi sollte gleichmäßig fließen, in ihrer Geschwindigkeit der Funktion des Raumes angemessen. Die unbefangene Aufmerksamkeit folgt dem Chi – dadurch erhält man Aufschluss über Blockaden, Energieverlust, zu intensive oder fehlende Energie. Workflow und Ergonomie sind westliche Zugänge, die häufig zu vergleichbaren Einschätzungen führen.

Sha-Chi, was so viel wie »verborgene Pfeile« bedeutet, besteht aus Yang-geprägtem und Yin-geprägtem Sha-Chi und wird durch schädliche Energiepfeile, welche Energieansammlungen zerstreuen, charakterisiert. Zunächst führt Sha-Chi zu Aggression und Disharmonie; die mittelfristige Konsequenz ist Energieverlust und Schwächung.

Hervorspringende Ecken und Kanten, wie sie viele moderne Glasbauten prägen, ziehen die Energie aus dem Gebäudeinneren nach draußen, was sich kaum günstig auf die Konzentration der im betreffenden Gebäude arbeitenden Menschen auswirken kann; und draußen fühlt man sich von der Spitze angegriffen.

## Steine im Feng Shui

Alle Feng-Shui-Maßnahmen, welche sich der Steine bedienen, beruhen darauf, dass der Stein Informationen in den Raum aussendet, die als Qualität den Räumlichkeiten, besonders deren Nutzern gefehlt haben – mit dem Ergebnis, dass das Raumklima nunmehr den Bewohnern eine optimale Unterstützung bietet. Folgende analoge Steine stärken das Chi auf ihre Weise und bringen dessen Qualität zum Vorschein. Im Kapitel »Heilsteine in alphabetischer Reihenfolge« sind bei vielen Mineralien differenzierte Feng-Shui-Zuordnungen angegeben.

## Die fünf Elemente

In der chinesischen Tradition existiert zwar auch eine Vier-Elemente-Lehre, doch hat sich die Fünf-Elemente-Lehre durchgesetzt. Jedes Element wird durch bestimmte Farben, Formen, Bewegungsmuster und Emotionen ausgedrückt, wodurch jede Erscheinung der Welt, aber auch jeder Mensch bestimmten Elementen zugeordnet werden kann. Ebenso zu den Jahreszeiten und den Himmelsrichtungen bestehen Verbindungen.

## Die Wandlungsphasen

Der Schöpfungszyklus oder Ernährungszyklus zeigt, welches Element das nachfolgende hervorbringt, fördert und ernährt.

Das Holz nährt das Feuer, das Feuer hinterlässt fruchtbare Erde, Erde gebiert das Metall, Metall trägt das Wasser, Wasser ernährt das Holz.

Ist ein Element zu schwach, besteht nicht nur die Möglichkeit, es mit den zugeordneten Steinen anzuregen; mittelfristig empfiehlt es sich, durch Stärkung des vorangehenden, also schöpfenden Elements die Versorgung des zu schwachen Elements sicherzustellen. Um das Element Holz zu stärken, kann also ein Stein des Elements Holz herangezogen werden oder durch einen Stein des Elements Wasser die Ernährungsgrundlage verbessert werden. Liegt hingegen ein Überschuss vor, lässt sich gezielt der Verbrauch erhöhen, indem das nachfolgende Ele-

| Element | Meridian | Sinn | Geschmack | Emotion | Jahreszeit | Himmelsrichtung | Farbe | Form | Prinzip und Heilstein |
|---|---|---|---|---|---|---|---|---|---|
| Holz | Leber, Gallenblase | Auge | sauer | Zorn | Frühling | Osten | grün | senkrecht | Wachstum, Kreativität Ungeduld, Kraft, Neubeginn, Optimismus Mut Smaragd, grüner Turmalin, Malachit, Peridot, Aktinolith, Epidot |
| Feuer | Herz, Dünndarm | Zunge | bitter | Freude | Sommer | Süden | rot, orange, rosa | dreieckig spitz, aufstrebend | Dynamik, Wärme, Inspiration, Leidenschaft, Enthusiasmus, Überzeugungskraft Sonnenstein, Spinell, Realgar, Rhodochrosit, Rubin, Karneol |
| Erde | Milz, Magen | Mund | süß | Grübeln Sorgen | Mitte | Übergang zwischen den Jahreszeiten | gelb, braun, beige, sand | quadratisch im Rechteck liegend zentripetal rotierend | stabilisierend, sichernd unterstützend, Konkretisierung Beharrlichkeit Zuverlässigkeit Dolomit, Mookait, Gelber Jaspis, Schwefel, Ammonit, Gelber Karneol, Sarder |
| Metall | Lunge, Dickdarm | Nase | scharf | Traurigkeit | Herbst | Westen | weiß, silber, grau | kugelförmig | verdichtetes Zusammenziehen Konzentration, Strenge, Sammlung, Genauigkeit, Disziplin Analcim, Bergkristall, Hämatit, Howlit, Perle, Silber, Diamant |
| Wasser | Niere, Harnblase | Ohr | salzig | Angst | Winter | Norden | schwarz blau | geschwungene unregelmäßige oder eingeschnittene horizontale Formen | absinkende, herabfließend, Ruhe, Rückzug, fließende Veränderung, in die Tiefe gehen, Verständigung Chalcedon, Lapislazuli, Sardonyx, Larimar, Labradorit, Ägirin, Halit |

*Die fünf Elemente.*

ment gestärkt wird. So wird das zu aktive Element sanft reguliert, verbraucht und kanalisiert.

Der Kontroll- oder Zerstörungszyklus zeigt, welche Einflüsse zu stark oder zerstörerisch sein können bzw. was geschieht, wenn Kontrolle fehlt.

Holz kontrolliert Erde: Wenn Holz zu stark ist, wird Erde ausgelaugt; wenn zu wenig Holzenergie vorhanden ist, wird Erde zu träge. Feuer kontrolliert Metall: Wenn Feuer zu intensiv ist, verliert Metall seine Gestalt und schmilzt; ist das Feuer zu schwach, verschließt sich Metall. Erde kontrolliert Wasser: Überwiegt Erde, wird das Wasser ausgetrocknet; ist zu wenig Erdenergie vorhanden, entzieht sich das Wasser und sinkt in die Tiefe. Metall kontrolliert Holz: Wenn Metall zu stark ist, werden die Wachstumskräfte unterdrückt; ist Metall zu schwach, wird Holz grenzenlos wuchern. Wasser kontrolliert Feuer: Ist Wasser übermächtig, löscht es das Feuer; ist es zu schwach, fehlt dem Feuer innerer Halt und Ruhe, und es wird sich vorzeitig verzehren.

Zur Harmonisierung besteht die Möglichkeit, das dazwischenliegende Element deutlich zu stärken. Im Falle des Kontrollzyklus Wasser – Feuer würde das bedeuten, das Element Holz als Vermittler einzuschalten. Es gibt manche Steine, welche beide Elemente, zum Beispiel Wasser und Feuer, zum Ausdruck bringen; sie wirken bei solchen Konstellationen als harmonisierender Katalysator.

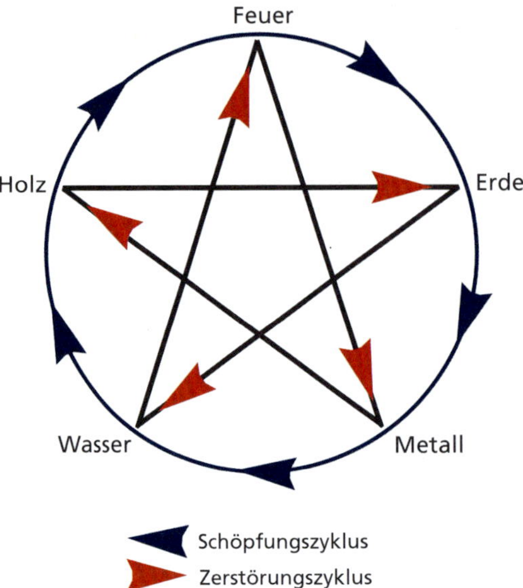


*Der Schöpfungszyklus und der Zerstörungszyklus der Elemente.*

## Die vier mythischen Tiere

Die mythischen Gestalten Roter Phönix, Grüner Drache, Weißer Tiger, Schwarze Schildkröte symbolisieren die vier Seiten, die das Zentrum umgeben. Gemäß den Prinzipien des Feng Shui werden sie in Bezug auf einen selbst, auf das Haus, den Garten, die umgebende Landschaft und vieles mehr mitberücksichtigt. Die eigene Position – als Zentrum definiert – wird manchmal auch als zusammengerollte, wachsame gelbe Schlange dargestellt, die vor sich nach vorne fliegend den Phönix, hinter sich als Schutz die Schildkröte, links hoch auf einer Wolke ruhend den Drachen und rechts zum Angriff geduckt von einem Tiger umgeben ist. Die eigene Position im Raum sollte stets unter dem Aspekt der vier Tiere überprüft werden. Um das richtige Maß zwischen Freiheit und Sicherheit zu erfahren. ist darauf zu achten, dass die Gestalt dem gewünschten Tier entspricht und bezüglich der Größe im Verhältnis zu dem Ort steht, wo sie platziert wird.

**Roter Phönix, sich aufschwingend:** in Blickrichtung nach vorne. Der Raum sollte weit, inspirierend, frei und offen; keinesfalls verstellt sein.

Prinzip: Begeisterung, Inspiration, Weite, Freiheit, Freiraum.

Das Zukünftige, Süden, Feuer.

Leichtere Steine, freie lebendige Formen. Sonnenstein, Feueropal, Kunzit, Rhodochrosit.

**Schwarze Schildkröte, ruhend:** Rückseite. Der Platz im Rücken sollte nicht zu groß, sondern abgeschlossen und etwas erhöht sein und insgesamt Sicherheit bieten.

Prinzip: Rückendeckung, Solidität, Festigkeit, Stabilität, Schutz.

Das Vergangene, Norden, Wasser.

Massige kompakte Steine. Obsidian, Granat (Melanit), Augit.

**Grüner Drache, in der Wolke schwebend:** linke Seite. Der Raum zur Linken schützt durch erhöhte Strukturen. Eine erhöhte Position verschafft Überblick und weise vorausschauende Einschätzung.

Prinzip: Weisheit, Verstand, Überblick, Klarheit, Stabilität.

Schildhand, Osten, Holz.

Große Steine, voluminöse Formen. Aventurin, Fuchsit, Nephrit, Olivin, Serpentin, Türkis.

**Weißer Tiger, flach geduckt, geduldig, sprungbereit:** rechte Seite. Der Raum auf der rechten Seite benötigt flache, geduckte Strukturen; so verfügt man über Spannkraft, um sich jederzeit angemessen verteidigen zu können.

Prinzip: Stärke, Überlebenswille, Aggression.

Schwerthand, Westen, Metall.

Kleine Steine, Kristalle. Antimonit, Schnee-Quarz, Bergkristall, Strontianit, Herkimer-Diamant.

In ein westliches Bild gefasst, kann man sich einen gewappneten Ritter vorstellen, der vor sich das freie Feld und seinen Gegner hat, im Rücken durch seine Burg abgeschirmt ist. Links ist er von dem leichten Schild gedeckt, rechts hält er das scharfe, schwere Schwert niedrig, bereit es zu heben. So hat er optimale Handlungsfreiheit.

Dieses Prinzip ist elementar und kann in der Anordnung der Möbel am Arbeitsplatz ebenso angewandt werden wie bei der Wahl des Sitzplatzes im Restaurant oder in der Straßenbahn: Am wohlsten fühlt man sich, wenn man mit der rechten Hand zum Gang und in Fahrtrichtung sitzt.

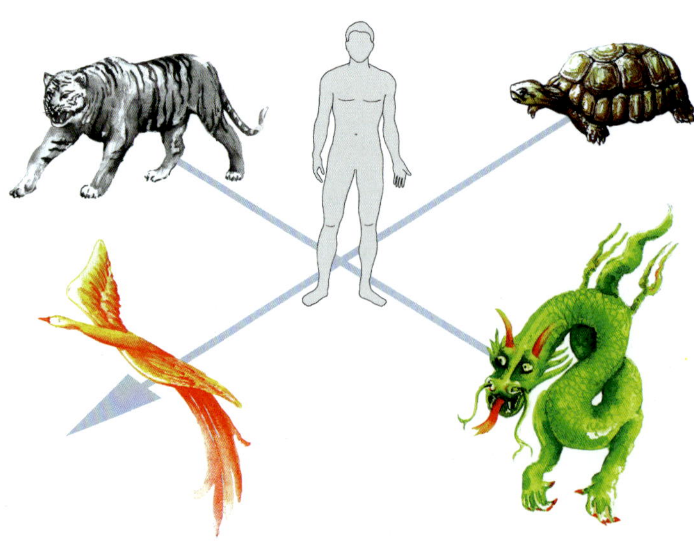

*Die vier Tiere.*

## Die acht Ba-Gua-Bereiche und ihre Steine

Das Ba Gua – sozusagen die Energielandkarte eines Raumes – basiert auf den acht Trigrammen (= heilige Zeichen) des I Ging. Es beschreibt neun Felder, welche jeden geschlossenen Raum gliedern. Diese werden im jahrtausendealten Kompass-Ba-Gua nach den Himmelsrichtungen eingeteilt; nach dem neuen, praktikablen Drei-Türen-Ba-Gua der Schwarzhut-Sekte stellt jene Raumseite mit der Eingangstüre die Ausgangsbasis für Analysen dar. Dadurch befindet sich stets die Eingangstür entweder in den Feldern »Wissen«, »Karriere« oder »Hilfreiche Freunde«.

Das Kompass-Ba-Gua betrachtet mehr den Zustrom von Chi von außen und ist stärker auf den Kosmos, die Umwelt und die Qualität der Himmelsrichtung bezogen; es eignet sich hervorragend für freistehende Häuser, Wohnungen mit weitem Blick, Gärten und Kultplätze sowie für den Arbeitsplatz, wenn Umweltkontakt von Bedeutung ist.

Das Drei-Türen-Ba-Gua analysiert den inneren Chi-Fluss und den persönlichen Zugang, der sich durch die jeweilige Eingangstüre ergibt. Es kann aber auch auf den Standort des Schreibtisches oder Bettes angewandt werden; innerhalb einer Gemeinschaft hilft es, Harmonie herzustellen. Gestalterische bauliche Strukturen sind wichtiger als die zugrundeliegende, geistige Qualität der Himmelsrichtung; daher wird diese Methode der Formschule zugerechnet. Beide Systeme sind, wie auf der Abbildung ersichtlich, in Übereinstimmung, wenn sich der Eingang im Norden befindet. Das Drei-Türen-Ba-Gua beschreibt und beeinflusst lediglich die Lebensbereiche, das Kompass-Ba-Gua darüber hinaus auch die gesundheitlichen Aspekte.

Treten an Organen Funktionsschwächen auf, ist das – gemäß der Kompassschule – ein Hinweis auf eine Störung im entsprechenden Ba-Gua. Organische Beeinträchtigungen können einerseits direkt auf körperlicher Ebene angesprochen werden, entweder mit einem im Folgenden angegebenen Heilstein oder einem Stein des entsprechend nährenden Elements. (Auch ist es ratsam, die intuitiv ausgewählten Steine im Kapitel »Heilsteine in alphabetischer Reihenfolge« nachzuschlagen und sich dort noch umfassender zu informieren.) Andererseits ist es äußerst wichtig, die Ursache der Störung, welche im Raum schwingt, zu beheben; zu diesem Zweck sind Steine wertvolle Helfer. Gebohrte Steine und Pi-Scheiben lassen sich leicht an entsprechender Stelle aufhängen, schöne Kristalle verdienen einen eigenen Platz.

| Südosten<br>**Reichtum**<br>**4**<br>*schwaches Holz* | **Ruhm**<br>**9**<br>*Feuer* | Südwesten<br>**Reichtum**<br>**2**<br>*starke Erde* |
|---|---|---|
| Osten<br>**Familie**<br>**3**<br>*starkes Holz* | **Tai Chi**<br>**5**<br>*Erde* | Westen<br>**Kinder**<br>**7**<br>*kleines Metall* |
| Nordosten<br>**Wissen**<br>**8**<br>*kleine Erde* | **Norden**<br>**Karriere**<br>**1**<br>*Wasser* | Nordwesten<br>**Hilfreiche Freunde**<br>**6**<br>*starkes Metall* |

*Darstellung des Magischen Zahlen-Quadrates »Lo Shu« und der Zuordnung der fünf Elemente zu den acht Ba-Gua-Bereichen und dem Zentrum »Tai Chi«.*

Die analoge Beziehung zum jeweiligen Ba-Gua-Bereich entsteht aufgrund der spezifischen Thematik und Wirkkraft der Steine sowie durch die energetische Verwandtschaft auf farblicher Ebene. Es sind nur Steine angegeben, welche hauptsächlich die energetische Qualität des Ba-Gua-Bereiches ausdrücken, Mischformen werden weitgehend vermieden.

Zur Berechnung des Kompass-Ba-Gua: Man ergänzt auf dem maßstabgetreuen Plan die Grundlinien zu einem Rechteck und verbindet die Ecken mit zwei diagonalen Linien, deren Schnittpunkt dann den Mittelpunkt ergibt. Mit einem Winkelmesser oder Kompass trägt man schließlich unten aufgeführte Grade ein.

Zur Berechnung des Drei-Türen-Ba-Gua: Wie oben wird der Grundriss zum Rechteck ergänzt; die langen und kurzen Grundlinien werden dann in drei gleich große Teile geteilt und durch Linien verbunden, so dass neun Felder entstehen.

**Beruf und Karriere: Norden, 337,5–22,5 Grad.**
Hauptzeit: 22.30 – 1.30 Uhr. Lo Shu Zahl 1. Element Wasser. Prinzip: Beruf, Talente, Möglichkeiten, seinen Platz finden, stete Wandlung, Anpassung an die Erfordernisse, Lebensreise.
Körperlich: Urogenitalsystem, Körpersäfte, Sexualorgane, Ohren, Knochen.
Analoges Kristallsystem: hexagonal; ➔ Ägirin, Anhydrit, Aquamarin, Blauer Chalcedon, Cordierit, Covellin, Dumortierit, Flourit, Halit, Indigolith, Labradorit, Lapislazuli, Larimar, Lepidolith, Melanit, Obsidian, Blauer Topas und Sodalith.

**Wissen und Achtsamkeit: Nord-Ost, 22,5–67,5 Grad.**
Hauptzeit: 1.30 – 4.30 Uhr. Lo Shu Zahl 8. Element kleine Erde. Prinzip: Weisheit, Achtsamkeit, Spiritualität, Konfrontationsvermögen, Erfahrung, Verinnerlichung, Selbsterkenntnis.
Körperlich: oberer Rücken, Nacken, Schultern, Arme, Hände, männliche Geschlechtsorgane, chronische Müdigkeit.
Kristallsystem: monoklin; ➔ Amethyst, Bernstein, Charoit, Chiastolith, Chrysoberyll, Citrin, Disthen, Brauner und Gelber Jaspis, Gelber Karneol, Mookait, Rhyolith, Sugilith, Tigerauge, Zirkon.

**Familie und Gesundheit: Osten, 67,5–112,5 Grad.**
Hauptzeit: 4.30 – 7.30 Uhr. Lo Shu Zahl 3. Element starkes Holz. Prinzip: Gesundheit, Herkunft, Ursprung, Ahnen, Konstitution, Neubeginn, Kräfte sammeln, Zukunftsorientierung.
Körperlich: Leber, Gallenblase, unterer Rücken, Unterschenkel und Füße, Sehnen, sympathisches Nervensystem, Sprachorgane.

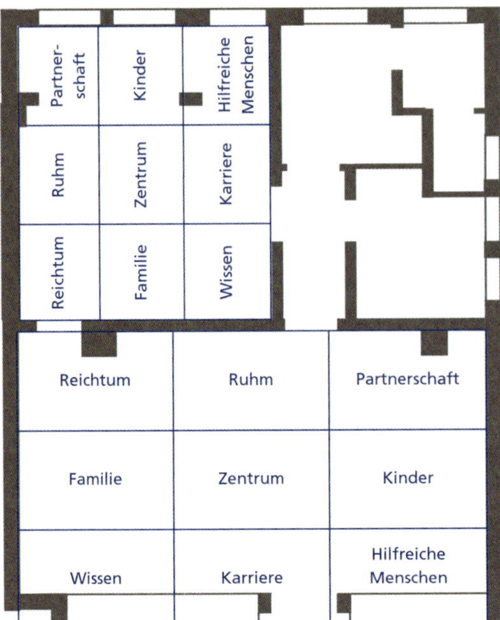


*Das Drei-Türen-Ba-Gua wird bei Grundrissen mit stärkerem Innenbezug, z.B. bei Privatwohnungen angewandt. Die Grundseiten werden zum Rechteck ergänzt und in drei Drittel geteilt.*

Kristallsystem: amorph; ➔ Amazonit, Aventurin, Azurit-Malachit, Bernstein, Chrysokoll, Chrysopal, Heliotrop, Fuchsit, Grossular, Jadeit, Magnesit, Malachit, Nephrit, Prasem, Prasiolith, Prehnit, Peridot, Smaragd, Serpentin, Sphärolithischer Chalcedon, Türkis, Variscit, Versteinertes Holz, Zoisit.

**Fülle und Reichtum: Süd-Ost, 112,5–157,5 Grad.**
Hauptzeit: 7.30 – 10.30 Uhr. Lo Shu Zahl 4. Element schwaches Holz. Prinzip: Fülle, Vermehrung, Beharrlichkeit im Wachstum, Ausdehnung, Kreativität.
Körperlich: Knie, Oberschenkel, Gesäß, Atemwege, Geruchssinn, Peristaltik und Darm.
Kristallsystem: rhombisch; ➔ Apatit, Apophyllit grün, Aventurin, Azurit-Malachit, Kupfer-Chalcedon, Chalkopyrit, Chrysopal, Chrysopras, Dioptas, Epidot, Heliotrop, Hiddenit, Jadeit, Koralle rot, ➔ Malachit, Nephrit, ➔ Prasem, Peridot, Serpentin, Smaragd, Turmalin grün, Türkis, Variszit. Judy Hall ordnet diesem Ba-Gua »Fülle und Reichtum« ➔ Citrin, Dendrit-Achat, Falkenauge, Imperial-Topas, Karneol, Peridot, Gelber Saphir, Tigerauge und Topas zu.

**Ruhm und Anerkennung: Süden, 157,5–202,5 Grad.**
Hauptzeit: 10.30 – 13.30 Uhr. Lo Shu Zahl 9. Element Feuer. Prinzip: Anerkennung, Erfolg, im Mittelpunkt stehen, Erfüllung, Selbstachtung, Genuss, Selbständigkeit, Verantwortung.
Körperlich: Herz, Kreislauf, Augen, Zunge, Entzündungen, Hitzezustände.
Kristallsystem: triklin; Bernstein, Roter Chalcedon, Erdbeer-Quarz, Eisenkiesel, Feueropal, Granat rot, Gold, Jaspis rot, ➔ Karneol, Rubin, ➔ Rosenquarz, ➔ Rhodochrosit, ➔Rhodonit, Sonnenstein, Thulit.

**Beziehung und Partnerschaft: Süd-West, 202,5–247,5 Grad.**
Hauptzeit: 13.30 – 16.30 Uhr. Lo Shu Zahl 2. Element starke Erde. Prinzip: Beziehungen, Ehe, Verbindung, Fürsorge, sich einlassen, Austausch.
Körperlich: weibliche Sexualorgane, Haut, Bindehaut, Milz, Magen, Pankreas.
Kristallsystem: trigonal; Aragonit, Bernstein, Biotit-Linse, Calcit, Rosa Chalcedon, ➔ Citrin, Chrysopras, Dolomit, Erdbeer-Quarz, Feueropal, Jaspis, ➔ Karneol, Kunzit, Kupfer, Moqui Marbles, ➔ Mookait, Pop-Rocks, ➔ Rhodochrosit, Rhodonit, Rosenquarz, Septarie, Serpentin, Sonnenstein, Tigerauge.

**Kinder und Kreativität: Westen, 247,5–292,5 Grad.**
Hauptzeit: 16.30 – 19.30 Uhr. Lo Shu Zahl 7. Element kleines Metall. Prinzip: Kreativität, Hobbys, spielerische Leichtigkeit, Projekte, Produkte, Manifestation.
Körperlich: Zähne, Mund, Sprache, Zunge, Dickdarm, Fortpflanzung und Fruchtbarkeit, Brustraum, Becken.
Kristallsystem: kubisch; ➔ Bornit, Weißer Calcit, Charoit, Citrin, Chalkopyrit, Diamant, Gold, Hämatit, Jaspis, Weiße Koralle, Kupfer, Mookait, Pyrit, Pietersit, Rauchquarz, Silber, Schnee-Quarz, Tigereisen, Katzenaugen-Turmalin, Edelopal, Schalenblende, Zuckerdolomit.

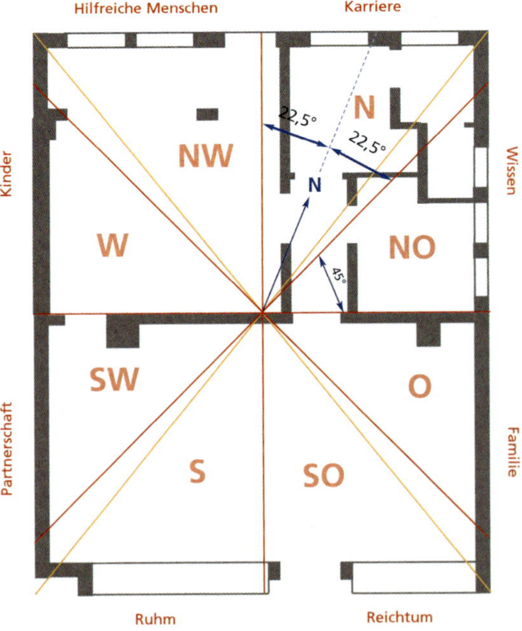


*Das Kompass-Ba-Gua wird bei Grundrissen mit starkem Umweltbezug angewandt. Man ergänzt den Grundriss zum Rechteck, zieht die Diagonalen, um den Mittelpunkt zu finden, trägt den exakten Norden ein und teilt den Grundriss in acht Sektoren ein.*

**Hilfreiche Menschen: Nord-West, 292,5–337,5 Grad.**
Hauptzeit: 19.30 – 22.30 Uhr. Lo Shu Zahl 6. Element starkes Metall. Prinzip: Freunde, Mentoren, Lehrer, Auftraggeber, Kunden, Unterstützung geben und erhalten, Führung, vorausschauende Planung.
Körperlich: Lunge, Knochen, Kopf, Gehirn, Wirbelsäule, zentrales Nervensystem.
Kristallsystem: tetragonal; ➔ Bergkristall, Chalkopyrit, Covellin, Goshenit, Diamant, Gold, Granat, Hämatit, Kupfer, Pietersit, Pyrit, Rauchquarz, Schnee-Quarz, Silber, Strontianit, Tigereisen, Vesuvian.

**Zentrum (auch Tai Chi genannt).**
**Lo Shu Zahl 5. Element Erde.**
Die Autoren ordnen hier keinen Stein zu, zumal auch im Feng Shui die Mitte des Raumes frei gehalten werden sollte und für die Vielfalt der Möglichkeiten, Sammlung und Regeneration steht.

## Fehlbereiche und deren Steinkorrektur

Die einzelnen Ba-Gua-Bereiche können durch eine entsprechende Steinsetzung aktiviert oder gestärkt werden. Des Weiteren können so genannte Fehlbereiche, je nach Position der Steine, ausgeglichen bzw. ergänzt werden.

Ein Fehlbereich im Ba-Gua einer Wohnung entsteht, wenn der Wohnungsschnitt nicht rechteckig ist, sondern Unregelmäßigkeiten wie beispielsweise Einbuchtungen aufweist; zumeist sind es L- oder U-förmige Bauten. Man spricht von einem Fehlbereich, wenn die unregelmäßige Fläche mehr als fünfzig Prozent der Gesamtlänge des Grundrisses einnimmt; beträgt die Abweichung weniger als fünfzig Prozent, ist dies eine hilfreiche Erweiterung, zum Beispiel ein Erker, Balkon usw. Fehlbereiche stellen Chi-Mangelsituationen dar, welche in der Regel mit Steinen des betroffenen Ba-Gua-Bereiches gestärkt werden müssen. Hilfreiche Erweiterungen bieten zusätzliche vorteilhafte Energiepotenziale. Die im Feng Shui verwendeten Steine dürfen, zumal sie die Aufmerksamkeit und damit das Chi im Raum lenken sollen, keinesfalls zu klein sein. Bei Quarzen sind Kristalle ab einem Kilo sinnvoll, wenn der Informationsgehalt stimmt. Mineralien, die mit wenigen Zentimetern Größe bereits relativ groß sind, wie zum Beispiel Dioptas oder Smaragd, sollten durch eine geeignete Präsentation etwas exponiert werden. Je größer der Stein, desto achtsamer muss er aufgestellt werden; oftmals sind Anpassungen nach ein bis zwei Tagen notwendig. Besondere Beachtung verlangt schließlich die gegenüberliegende Ecke. Es ist darauf zu achten, dass keine zu extremen Energieunterschiede entstehen, sonst wird möglicherweise unbeabsichtigt menschliches Bewusstsein zu einseitig beeinflusst.

Aufgrund der vielfältigen Möglichkeiten, Steine gemäß den Feng-Shui-Prinzipien zu platzieren, ist es leider nicht möglich, allzu konkrete Empfehlungen zu geben. Die Wahl des Steines ist zunächst von großer Bedeutung. Die bereits vorgestellten Zuordnungen mögen die Entscheidung zwar erleichtern, doch kein System der

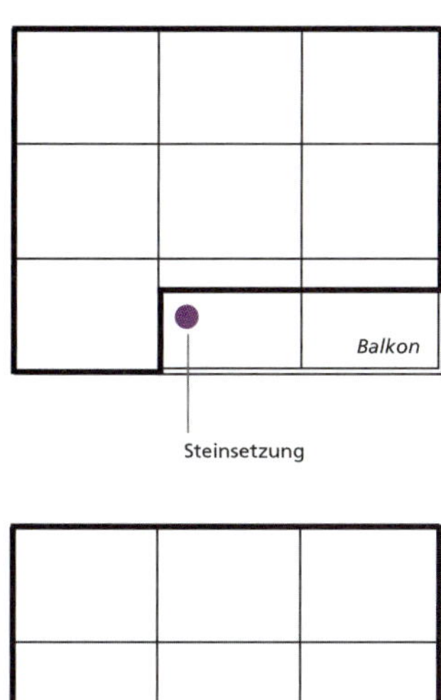


*Fehlbereich mit Korrektur-Steinsetzung.*

Welt ist in der Lage, den exakten Standort in jedem Fall von vornherein zu bestimmen. Steine, zumindest ab einer gewissen Qualität oder Größe, ordnen und organisieren den Raum ebenso stark wie es Tische, Türen, Fenster und Himmelsrichtungen tun. Insofern gilt es, seinem Gefühl zu folgen und über Tage hinweg die Phänomene des Lebens wachsam zu beobachten, um den derzeit optimalen Platz für einen besonderen Stein zu finden. Oft kommt es vor, dass ältere Steine ihren Stammplatz freimachen müssen, damit eine neue, höhere Harmonie gefunden werden kann.

# Methoden, den »richtigen« Stein zu finden

## Mineralogische Steinheilkunde

In der Mineralogischen Steinheilkunde werden verschiedene mineralogische Systeme analog zu körperlich-seelischen Systemen des Menschen gesetzt.

## Edelsteinberatung

In der Beratungssituation sollte zunächst das zentrale Anliegen ermittelt werden. Handelt es sich um gesundheitliche Probleme, ist es ratsam, folgende Aspekte zu erörtern, um ein möglichst vollständiges Bild der Situation zu erhalten.

Welcher Art sind die Krankheitserscheinungen? Wodurch und wann treten diese auf? Wie haben diese

Symptome begonnen? Was war zu jener Zeit aktuell im Leben? Inwiefern beeinträchtigen die Beschwerden das Leben? Wie könnte das Leben ohne die Beschwerden aussehen?

Diese Fragen genügen in der Regel, um eine sinnvolle Steinempfehlung zu ermöglichen und die gesamte Situation angemessen einzuschätzen. Der im Anhang aufgeführte »Therapeutische Index« kann Hinweise auf erprobte Steine liefern, wenn im Vorfeld geklärt wurde, wofür genau ein Stein gefunden werden muss.

Die Intention des Beraters kann schlicht eine Empfehlung sein; er wird versuchen, mit einem einzigen Mineral möglichst viele Symptombereiche abzudecken. Klagt ein Patient zum Beispiel über morgendliche Müdigkeit, Unverträglichkeiten, Schwermut und langsame Auffassungsgabe, könnte Citrin jener Stein sein, der diese Beschwerden lindert. Bei leichteren Symptomen kann das Trinken von Citrinwasser den entscheidenden Wendepunkt bringen. Der Vorteil ist die gute Überprüfbarkeit der Resultate.

Eine andere Intention kann sein, die Beschwerden gründlicher auszuräumen und gezielter auf die einzelnen Probleme einzugehen. Dies wird vor allem notwendig sein, wenn bei Personen die Regulationsfähigkeit des Organismus bereits stark herabgesetzt ist und viele ausgeprägte Beschwerdebilder nebeneinander bestehen.

Durch die räumliche und zeitliche Asymmetrie in der Anwendung können Überlagerungseffekte, Verwirrung und Überbeanspruchung vermieden werden. Wenn es gelingt, die Funktionen der Steine etwas abzugrenzen, lassen sich die Erfolge recht gut zuordnen und kontrollieren. Sowohl in der Beratung als auch bei der Eigenbehandlung ist viel Unterscheidungsvermögen und Kreativität gefragt, da körperliche Belastungen, seelische Prozesse und mentale Herausforderungen meist gleichzeitig auftreten.

## Intuitive Methoden

Die intuitive Steinwahl ist sicherlich die populärste »Methode«: Man geht davon aus, dass jeder Mensch, der sich entspannt einer Gruppe von Steinen nähert, intuitiv den für sich »richtigen« Stein aussucht. Diese Vorgehensweise bietet dem Anfänger rasche Erfolgserlebnisse. Am einfachsten ist es, den Blick über eine möglichst große Auswahl Steine schweifen zu lassen und spontan zuzugreifen – somit kann die Entscheidung einer tiefen seelischen Ebene entspringen. Der anschließende Vergleich mit der Stein-Charakterisierung hier zeigt zumeist, dass die intuitive Wahl stimmig ist und auf Resonanz stößt. Auch wenn der intuitiv gewählte Stein für die entsprechende Beschwerde noch nicht explizit beschrieben wurde, lohnt es sich immer, diesen auszuprobieren in der »Enzyklopädie«.

Es gibt weitere Methoden, kraft Intuition seinen aktuellen Stein zu finden:

Man schließt die Augen und lässt die Hand mit etwas Abstand über die Steine gleiten. Sobald die Hand Wärme oder eine gewisse Anziehung verspürt, senkt man diese und greift einen Stein.

Ein Heilstein kann ebenso über ein Stichwort gewählt werden; dazu nennt der Therapeut – notfalls unter Zuhilfenahme eines Buches – für die Beschwerden relevante Heilwirkungen oder Charakteristika, welche sich auf einen bestimmten Stein beziehen. Fühlt sich der Patient von einem bestimmten Prinzip angesprochen, meldet er sich und erhält den zugeordneten Stein. Dieses Verfahren stellt nach Gienger eine Möglichkeit dar, den so genannten Verstandesstein zu finden.

Die Steinwahl kann auch völlig dem Zufall überlassen werden; hierzu gibt es mehrere Möglichkeiten:

Bei der Gruppenarbeit werden die Steine (möglichst verdeckt) den Sitzplätzen zugeordnet, und die Teilnehmer setzen sich, wo eben Platz ist. Oder der Therapeut ordnet gedanklich den Fächern seiner Setzkästen Zahlen zu und lässt den Patient eine Zahl nennen, die auf das entsprechende Fach mit Steinen verweist.

Ebenso können Karten (zum Beispiel von Hofmann) gezogen oder ein Buch kann aufgeschlagen werden. Es muss eben – wie auch immer – ein Zufall konstruiert werden, um den Verstand des Klienten, am besten auch den des Therapeuten, zu umgehen. Auf diese Weise erhält man den so genannten Geiststein nach Dow bzw. den Kosmosstein nach Graf.

## Das Lebensschild

Michael Gienger fügt diese Herangehensweisen zu einer Methode zusammen, die er als Lebensschild bezeichnet.

Dabei wird der Seelenstein visuell nach Gefallen gewählt, er sollte in der folgenden Zeit täglich meditativ betrachtet werden, um Gefühle, Stimmungen, Bedürfnislagen und Emotionen bewusst zu machen und zu klären. Innere Bilder können auftauchen, die sich heilsam auf das Seelenleben auswirken oder ein neues Lebensmotiv anklingen lassen.

Der Körperstein wird bei geschlossenen Augen mit der Hand energetisch erspürt und in der Folgezeit bei Bedarf auf den Körper gelegt. Aufgabe des Körpersteins ist es, die Wiederherstellung der biologischen Regulationsfähigkeit zu unterstützen und die Wahrnehmung des Körpers und seiner Bedürfnisse zu verbessern. Zudem hilft er, die Anforderungen des Alltags zu bewältigen.

Der Verstandesstein wird nach einem Stichwort gewählt; seine mineralogischen und therapeutischen Wirkungen sollten gründlich recherchiert und studiert, aber ebenso in Bezug zur eigenen Person erforscht werden. Die Fähigkeit des Wachbewusstseins, zwischen Ähnlichem sachlich zu unterscheiden und folgerichtige Beschlüsse zu fassen, wird verbessert. Der Verstandesstein hilft mit der Aufmerksamkeit in der Gegenwart zu bleiben, Daten sinnvoll und kreativ zu verknüpfen, um dadurch gemäß dem eigenen Wertesystem aktuelle Probleme zu lösen.

Die Auswahl des Geiststeins wird dem Zufall überlassen; mit ihm darf spielerisch umgegangen werden; man kann ihn auch etwa vier Wochen bei sich tragen. Der Geiststein ist weder zu sehen noch zu spüren, noch existiert irgendein Hinweis auf ihn – dennoch »passt« er. Denn für den Geist gibt es keinen Zufall. Der Geiststein hilft, das Leben als ein freiwillig ergriffenes Spiel zu betrachten, und er gibt dem Leben eine Richtung.

Es ist zu empfehlen, neben der Anwendung eines intuitiv gewählten Steins auch etwas über den Stein unter Berücksichtigung der mineralogischen Steinheilkunde nachzulesen, um das Mineral globaler zu erfassen.

## Spüren der Lebensenergie

Energetische Phänomene im Körper können nur beschränkt gemessen werden, besser ist deren Erspürung. Durch Anleitung und Üben kann jeder Mensch die Energie, den Energiefluss oder ein Energiezentrum erspüren.

Wichtige energetische Systeme, die in der Steinheilkunde mitberücksichtigt werden, sind, wie bereits erwähnt, die Akupunkturpunkte, die Meridianbahnen, die Chakren und die Aura.

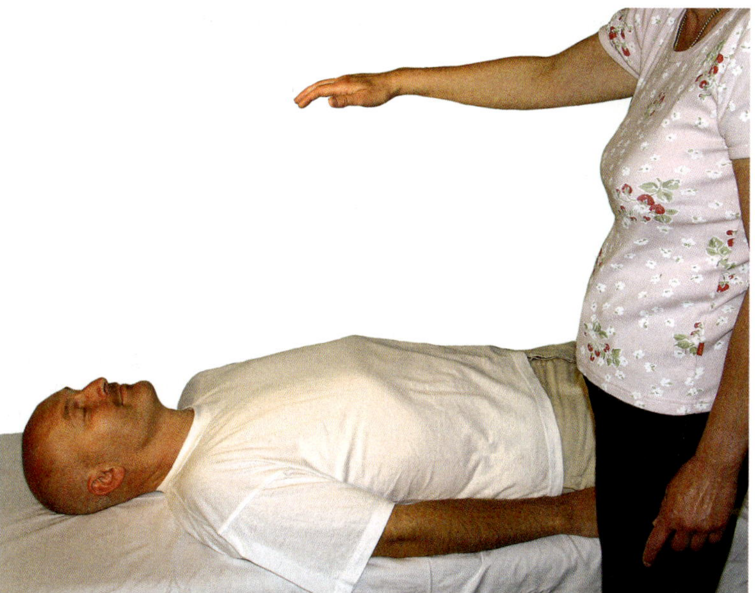

*Spüren der Lebensenergie.*

Da die Lebensenergie eines Menschen in der Körperhaltung, im Gang, im Klang der Stimme, in der Leuchtkraft der Augen und letztlich in allem, was seine Ausstrahlung ausmacht, Ausdruck findet und somit von jedermann mehr oder minder bewusst eingeschätzt wird, ist jede Differenzierungsmöglichkeit von großem Interesse.

## Spüren durch Berühren

Beim Berühren eines anderen Menschen entsteht ein intimer Bezug, der eine spontane Informationsübertragung ermöglicht. Dieser Vorgang wird oft sehr bewusst erlebt, normalerweise reagiert jeder darauf – und sei es durch Rückzug!

Verschiedenste Therapieformen nutzen diesen Mechanismus mit unterschiedlicher Intention; während einer Reiki-Sitzung wird beispielsweise durch das Auflegen der Hände die so genannte universelle Lebensenergie auf den Klienten übertragen. Ebenso ist es möglich, den lokalen Energiezustand festzustellen. Die Berührung sollte von Herzen kommen und dennoch sachlich und neutral sein. Lediglich der Informationsgehalt der Energie wird »abgelesen«, keinesfalls wird Energie aufgenommen! Fehlt dieser Beschluss, entstehen beim Heiler gesundheitliche Probleme.

Als Behandlungsmethode leitet sich aus den obigen Grundfertigkeiten eine meditative Abfragetechnik ab. Selbst klar und neutral, erspürt man mit auf die heilungsbedürftige Körperpartie aufgelegter Hand die energetische Situation. Man registriert alle aufsteigenden Gedanken, Bilder, Assoziationen, wobei nach einem ersten Eindruck durch mentale Fragestellungen gezielt Erkenntnisse gewonnen werden: Wo liegt das Problem? Wie sähe die gesunde Funktion aus? Seit wann besteht die beschwerliche Situation? Gibt es einen möglichen Krankheitsgewinn? Was braucht oder fehlt jenem Persönlichkeitsanteil des Klienten, der gesund sein will? Welcher Stein hilft jetzt? Bei der letzten Frage kann ein Name oder auch ein Eindrucksbild auftauchen. Hat man schließlich den Stein gefunden, welcher dem Bild entspricht, legt man ihn gezielt auf die entsprechende Körperpartie. Wer möchte, kann mit dem Klienten in Dialog treten. Der weitere Verlauf und das Ende der Sitzung sind, den Bedürfnissen des Klienten folgend, stets verschieden.

## Achtsame Berührung von Steinen

Zu einem neuen Stein lässt sich durch Berührung ein guter Kontakt herstellen. Einen Trommelstein umschließt man dazu mit der Hand; ein großer Kristall von mehreren Kilo sollte vor der Berührung um Erlaubnis gefragt werden. Oft ist der Energie- und Informationsaustausch stark, so dass sich gewisse Steine verblüffend schnell in der Hand erwärmen – andere Steine wiederum bleiben kalt. Eine starke Resonanz auf den Stein kann positiv bewertet werden. Weitere spontane Gefühlsempfindungen werden beobachtet: Kribbeln, Ziehen, Pulsieren in den Fingern, in der Hand oder im Arm.

Es hängt ausschließlich von der achtsamen Wahrnehmungsfähigkeit des eigenen Körpers ab, ob und welche Einflüsse registriert werden. Tatsächlich finden binnen Minuten eine ganze Reihe von Veränderungen im gesamten Organismus statt. Angenehme oder unangenehme Gefühle können sich in den Organen bemerkbar machen; der Puls, die Körperspannung, die Körperhaltung, aber auch die Stimmungslage können sich verändern.

Diese Einflüsse sind ein erster Vorgeschmack auf eine Langzeitwirkung, sie sind reversibel und verschwinden beim Weglegen des Steines. Auf diese Weise wurde von

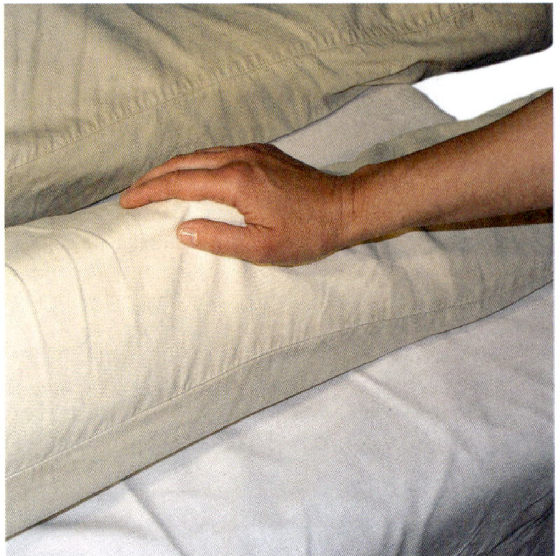

*Spüren am Knie.*

den Autoren die Schulterpartie als Wirkort des Ägirin ermittelt, was zur Entdeckung und Bestätigung seiner phänomenalen Heilwirkungen bei Rückenproblemen führte.

## Assoziation und empirisches Wissen

Häufig wird das Verfahren der Assoziation genutzt, einen passenden Stein zu finden, obwohl dies einiges an persönlicher Erfahrung voraussetzt. Assoziation bedeutet, eine gedankliche Verbindung zwischen zwei Dingen herzustellen; sie beruht auf erinnerten Ähnlichkeiten der Erscheinung, des Ausdrucks, der Empfindung, der Situation und vieler anderer Gegebenheiten. Assoziationen sind immer dabei, wenn man ohne bestimmte Methode vorgeht, sie beeinflussen aber auch die Entscheidung, wenn bereits eine Vorauswahl besteht. Assoziationen laufen weitgehend vorbewusst ab, dabei vergleicht das Gedächtnis blitzschnell eine aktuelle Situation mit einer früheren.

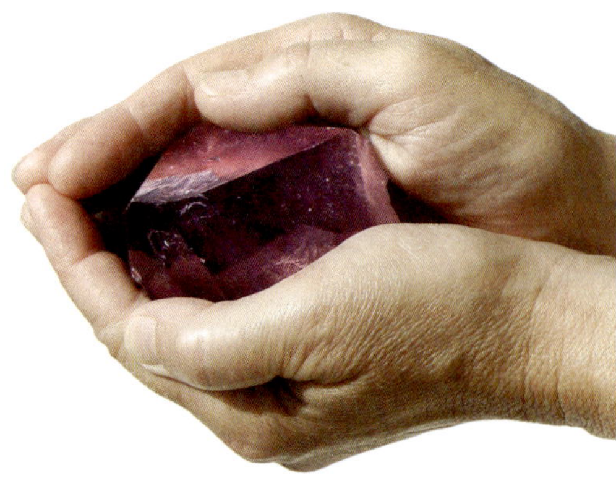

*Spürende Berührung am Heilstein.*

Dieser Vorgang lässt sich bewusst machen, so dass die Gedankenverbindung rational nachvollziehbar wird. Dadurch kann man sich selbst und seinem Verstand gut auf die Schliche kommen. Je klarer die Wahrnehmung ist, je bewusster die Assoziation abläuft oder reflektiert werden kann, desto zuverlässiger ist das Resultat.

Ein weiterer zu berücksichtigender Aspekt ist die Erfahrung. Nur ein großer Erfahrungsschatz bietet Differenzierungsmöglichkeiten, so dass empirisches Wissen durch die Assoziation nicht nur spontan, sondern auch präzise verfügbar wird. Da sich die Assoziation auf Erfahrenes oder Vorgestelltes, das heißt auch auf Gelesenes oder Gehörtes bezieht, fließt der subjektive Faktor immer mit ein. Gerade der eigene subjektive Anteil sollte von jedem Therapeuten kultiviert werden – er ist es, der überzeugt und Menschen anzieht. Assoziation ist als alleinige Methode ungeeignet und für Anfänger etwas heikel, sie sollten sich die ersten Jahre stärker auf ihre Intuition verlassen.

## Tradition und Rezept

Die traditionelle Anwendung der Steinheilkunde spielt weltweit immer noch die größte Rolle. In vielen Kulturen werden heute noch Steine pragmatisch, nach Rezept und Anleitung, zur Linderung von Beschwerden und zur psychischen Beeinflussung eingesetzt. Dieser Anwendungsbereich geht meist auf eine jahrhunderte-, oft auch jahrtausendealte Tradition zurück, die häufig nur mündlich weitergegeben wurde.

Aus dieser traditionellen Anwendung heraus entstanden schon sehr früh die Rezeptbücher der Steinheilkunde, deren Rezepte auch heute noch in viele »moderne« Steinheilkundebücher eingehen.

## Mantische Methoden: Orakel

Für alle Orakelsysteme gilt, dass ein »Zufalls«-Faktor auf Begrenzungen trifft, an welchen sich Tendenzen im Energiefluss ausdrücken. Die Art der Begrenzung und deren innere Logik entscheidet über die Aussagemöglichkeiten eines Orakelsystems, was bedeutet, dass man je nach Fragestellung ein anderes Orakelsystem benötigt bzw. dass man die Frage so stellen muss, dass sie sinnvoll beantwortet werden kann.

Ob in einem Zufall ein Wink des Himmels gesehen wird, ein geistiges Prinzip im Sinne eines Naturgesetzes Ausdruck findet oder ob es die vorbewusste Intelligenz des Körpers ist, welche die Hand steuert und die Wahl trifft, liegt im Ermessen des Anwenders. Solange Betroffenheit da ist, liegt in einem resonanten Feld eine Analogie zwischen der seelischen Disposition und dem herbeigeführten Zufall vor.

Das einfache Steinorakel stellt die blinde Wahl eines Steines dar – aus dem Steinsortiment oder auch aus einem Steinbuch. Die gestellte Frage bezieht sich auf die Energiequalität. Ja/Nein-Fragen sind nicht möglich!

Beispiele:
Mit welcher Verfassung/Einstellung sollte ich ...?
Wie ist das Befinden von ...?
Was ist die Absicht von ...?
Was kommt heraus, wenn ...?

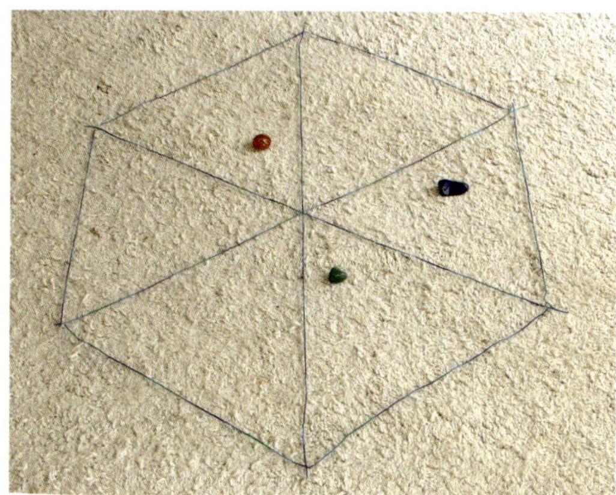

*Wurforakel auf dem Fußboden.*

Wurforakel sind komplexer, da als Bezugssystem der Raum hinzukommt. Als Untergrund empfiehlt sich Teppich, worauf ein Feld definiert wird, das in der Regel kreisförmig oder quadratisch ist. Die Anzahl der Steine und Würfe sowie deren Bedeutung nach den Anforderungen durch die Fragestellung muss exakt festgelegt werden. Das Feld kann nach einem einschlägigen Deutungssystem, wie dem Ba Gua, den Himmelsrichtungen oder den Tierkreiszeichen bzw. Häusern eingeteilt werden.

Für den Wurf steht man im Osten, mit dem Rücken zum Feld, besinnt sich auf die Frage und wirft mit linker Hand über die rechte Schulter in das Feld. Ob der Wurf wiederholt werden darf, wenn das Feld verfehlt wird, ist zuvor zu entscheiden. Die Deutung erfolgt hauptsächlich vom Westen aus, doch sollten die Aspekte aller Himmelsrichtungen berücksichtigt werden.

## Heilstein-Kartensets

Heilstein-Kartensets sind Kartendecks oder Kartenzusammenstellungen, auf denen Heilsteine abgebildet sind. Weitere Informationen wie mineralogische Daten oder Steinheilkunde-Anwendungen, aber auch astrologische oder andere Bezüge können auf den Karten vorhanden sein.

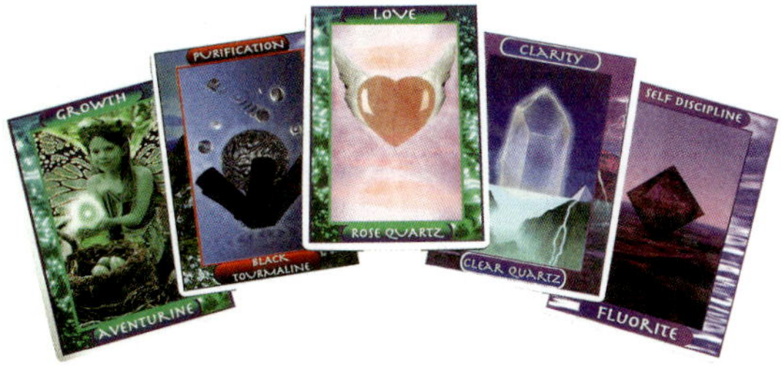


*Heilstein-Kartenset.*

# Praktische Anwendungen

## Mineralogische Steinheilkunde

Setzt man die Mineralogische Steinheilkunde zur Mittelfindung ein, sollten im Gespräch Prioritäten und weitere Kernthemen ermittelt werden. Was ist vorrangig, auffällig, dringend?

Folgende Liste hilft die Funktionen gegeneinander abzugrenzen – diesmal aus Perspektive der Anwendung, also vom Klienten ausgehend:

Persönlichkeitsstruktur, innere und äußere Ordnung, Probleme, welche lange andauern, weisen auf das Kristallsystem hin.

Soziale Bindung, Kontaktverhalten, Absicht und Tun weisen auf die chemischen Klassen hin.

Talente, Eigenschaften, Fähigkeiten, Ideen und Impulse weisen auf die Mineralstoffe hin.

Stimmungen, Gefühle, Emotionen und Ausgeglichenheit weisen auf die Mineralfarbe hin.

Biografisches, Persönlichkeitsentwicklung, Umweltbedingungen, Herkunft, Prägung, Kindheit und Reife weisen auf die Mineralentstehung hin.

Erscheinungsbild und Körpertyp weisen auf Tracht und Habitus hin.

Durchsetzungsfähigkeit weist auf die relative Härte hin.

Authentizität, Einfachheit und Komplexität weisen auf die Strichfarbe hin.

Unterordnung unter ein Prinzip, Individualismus und Einordnung in die Masse weisen auf die Spaltbarkeit und den Bruch hin.

Empfindlichkeit und Beeinflussbarkeit weisen auf die Säureresistenz hin.

Leidenschaft, Triebe und Begeisterung weisen auf die Hitzeresistenz hin.

Chakrabeeinflussung weist auf die Flammenfärbung hin.

In der Mineralogischen Steinheilkunde finden Mineralien oder Steine fast ausschließlich äußerlich am Körper Anwendung. Relativ selten sind Zubereitungen dieser Mineralien, die innerlich verabreicht werden.

## Methoden nach Peter Mandel

Peter Mandel entwickelte anhand der Auswertung unzähliger Kirlian-Fotografien ein vielschichtiges und vollständiges System von Punkten auf der Körperoberfläche, welche mit organischen, energetischen und psychischen Funktionen verknüpft sind. Ursprung seiner mittlerweile über 200 Systeme umfassenden Esogetischen Medizin ist seine Mitte der 70er Jahre des vergangenen Jahrhunders entwickelte Energetische Terminalpunkt-Diagnostik, bei der die elektrischen Entladungen an den Meridian-Endpunkten der Finger und Zehen mittels Kirlianfotografie erfasst und bezüglich ihrer Oberflächenladungsdichte gewertet werden.

## Esogetische Rosenquarz-Therapie

Ein weiteres Ergebnis der Forschungen ist die Esogetische Rosenquarz-Therapie. Dabei werden mit einer hellen, quarzhaltigen Rosenquarzkugel bestimmte Punkte berührt, worauf Ahnungen, Einsichten, Bilder und Symbole unabhängig vom vordergründigen Krankheitsgeschehen aus der Seele aufsteigen und zur Lösung des Konfliktes beitragen. Neue innere Ressourcen können erschlossen werden und das Leben um eine weitere, vom Herzen geprägte Dimension bereichern.

### Die kleine Rosenquarz-Sequenz

Berührung: Schmerzzentrum, Stirnmitte, Worum geht es, was ist blockiert? Hier im Schmerzzentrum befindet sich das Informationsreservoir aller zellulären Belange des Körpers. Von hier aus werden Erinnerungsimpulse an den Körper weitergegeben.

Berührung: Thymusdrüse, Mitte des Brustbeines, was sagt das Innere, „Implizite" dazu? Die Thymusdrüse steht für das Durchatmen, das Aufrichtigsein, das Geradestehen und aktiviert das Gefühl der inneren Freiheit.

Berührung: Nabel, das weibliche Prinzip, das Bauchhirn und die Intuition wirken lassen, sich einlassen auf den Konflikt, loslassen innerhalb des Konflikts.

Schambein, was will hier leben, was will sich verwirklichen? Die innerern Bilder werden in die richtige Reihenfolge gebracht, das Leben geordnet.

### Die Kopf-Sequenz

Berührung: Stirnmitte, Schmerzzentrum, siehe oben.

Berührung: Generalpunkt der Psyche, hinter dem höchsten Punkt des Schädels, genau gegenüber des Haaransatzes. Melancholiezentrum, Hauptquerfalte des Nackens. Die Berührung hilft innerlich still zu werden, auf die Intuition und den Bauch zu hören, und Melancholie auszugleichen.

Berührung: über dem linken Ohr für den Lateralitätsausgleich, so dass beide Gehirnhemisphären miteinander kommunizieren.

Berührung: über dem rechten Ohr für den Lateralitätsausgleich, Schritte 4. und 5. so oft wiederholen, bis Körperempfindungen und Bilder sich angeglichen haben.

Berührung: Zentral-Kanal, höchster Punkt des Schädels. Dies verbessert die Verbindung zum Licht und zum göttlichen Prinzip.

Berührung: auf Schädeldecke links hinten in der Verlängerung der Pupille, harmonisiert die Beta-Wellen, welche dem Wach- und Stress-Rhythmus entsprechen.

Berührung: auf Schädeldecke rechts vorne in der Verlängerung der Pupille, harmonisiert die Delta-Wellen, welche mit dem Tiefschlaf-Rhythmus und der körperlichen Regeneration zusammenhängen.

Berührung: auf Schädeldecke rechts hinten in der Verlängerung der Pupille, harmonisiert die Alpha-Wellen, die für das Augenschließen und die Entspannung stehen.

Berührung: auf Schädeldecke links vorne in der Verlängerung der Pupille, harmonisiert die Theta-Wellen für das Träumen und die Gehirnregeneration. Jede Krankheit geht einher mit einer Veränderung der Gehirnrhythmik, diese wird hier gegenseitig ausgeglichen.

Berührung: Brustmitte, Höhe 4. Rippenzwischenraum.

# Massagetechniken

Die Edelstein-Massage kombiniert energetische und physiologische Wirkungen. Die energetischen Effekte werden durch die subtilen Lichtemissionen des Heilsteins im Stoffwechsel ausgelöst, die physiologische Wirkung entsteht durch die Dehnung des Gewebes und durch die Anregung der Körperflüssigkeiten, die durch die Wahl der geeigneten Massagetechniken und des passenden Steins erheblich verstärkt werden. Dazu kommt die zwischenmenschliche Ebene, die mit Nähe und Anteilnahme, Vertrauen und Berührung für Heilung und Wohlbefinden essenziell ist. Die Edelstein-Massage stellt einen seit Jahren zunehmenden Trend in vielen etablierten Berufssparten dar; sie wird bei der Kosmetikerin, beim Friseur, in Sportzentren, im Rahmen von Wellnessangeboten und natürlich in der Physiotherapie eingesetzt.

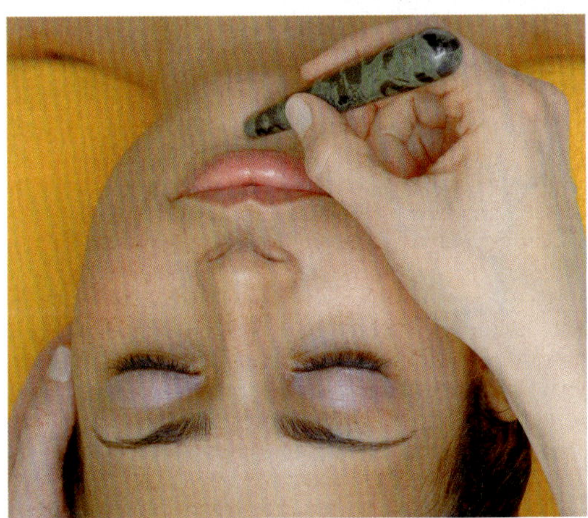

*Reflexzonenmassage mit Kabamba-Massagegriffel.*

Massiert werden kann mit allen Steinen, die groß genug sind, damit man sie sicher halten kann, die unzerbrechlich sind und nicht kratzen. Auf Seite 138f. sind Mineralien aufgeführt, die nicht zusammen mit ätherische Öle enthaltenden Massageölen verwendet werden dürfen. Die meisten dieser Mineralien entsprechen allerdings ohnehin nicht den oben genannten Kriterien und sind im Heilsteinhandel kaum zu finden. Stark schwitzende Personen sollten außerdem mit Malachit vorsichtig sein. Es gibt speziell für die Massage entwickelte Verarbeitungsformen, etwa die Massagegriffel von Ewald Kliegel, polierte Kristallstäbe oder größere Seifensteine. Sehr gut eignen sich Edelsteinkugeln, die dem Druck durch die Rollbewegung ausweichen.

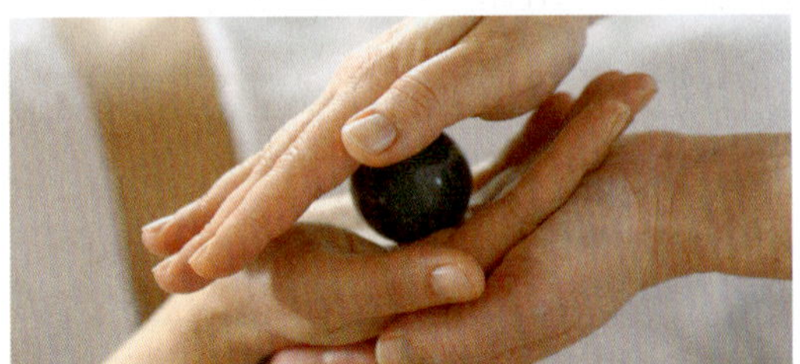

*Jadekugel*

### Aurum Manus

Die Aurum-Manus-Massage wurde von Ricky Welch, einem begnadeten Masseur und medizinischen Bademeister, entwickelt und durch Einflüsse verschiedener Heilsteinpraktiker weiter verfeinert. Die Aurum Manus®-Massage, mittlerweile eine Marke von Primavera, wurde 2001 in einer Studie der Uniklinik Heidelberg und des Krankenhauses Schwetzingen bei Tinnitus, Migräne und Burnout-Syndrom klinisch getestet und als erfolgreich bestätigt. Sie kombiniert eine Chakrenbehandlung mittels erwärmter und kalter Edelsteinkugeln, Meridianbehandlung, klassische Massagegriffe und die Anwendung von Massageölen.

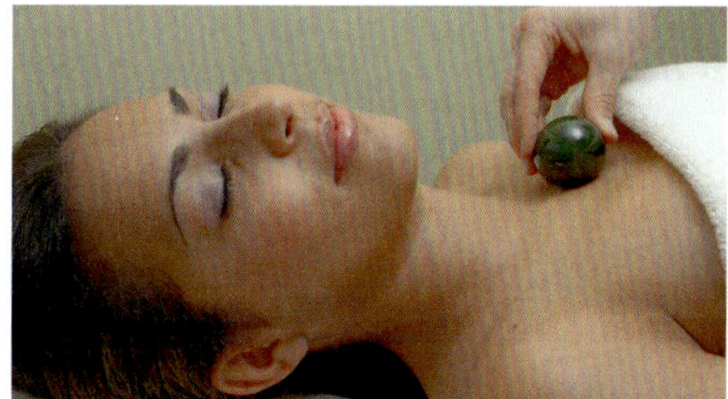

*Die Aurum Manus Massage mit Nephritkugel.*

Die zunehmende Popularität der Methode führte zu Entwicklungen wie dem Joya-Massageroller von Ulrich Metz, ein elliptoides hölzernes Handstück, in dem eine exakt kalibierte Steinkugel gleichmäßig laufen kann, ohne herhauszufallen. Mittels Saugnapf kann die Kugel zur Reinigung oder zum Auswechseln entnommen werden. Durch die Breite des Handstücks wird die leicht herausragende Massagekugel deutlich weniger tief in das Gewebe gedrückt. Das Handstück schafft zudem auch eine gewisse Distanz zwischen Anwender und Massiertem, was in vielen Situationen angemessener ist als die Intimität einer manuellen Massage.

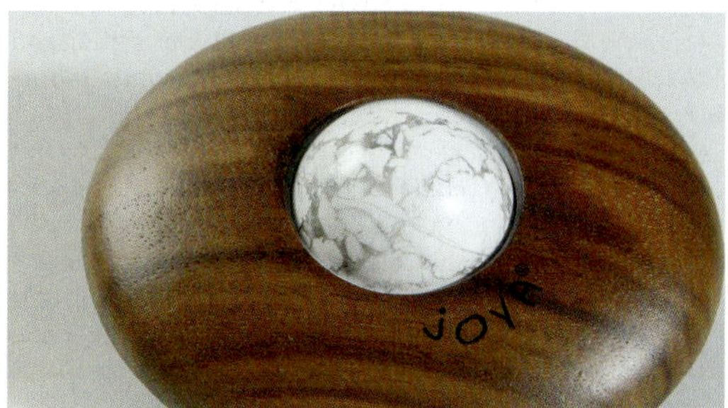


*Massageroller Joya Classic mit Magnesitkugel.*

Stärker auf den professionellen Anwender ausgerichtet ist der Joya Mini, bei dem die Kugel in einer kleinen Holzdose mit integriertem Auswerfer läuft. Da die Kugeln kalibriert, also genormt sind, können die gleichen wie beim Classic eingesetzt werden. Da die Kugel wesentlich tiefer in das Gewebe gedrückt wird und damit an weniger zugänglichen Stellen wie am Nacken und im Gesicht massiert werden kann, sind bei der Anwendung gewisse Grundkenntnisse der Massage und Einfühlungsvermögen erforderlich. Dabei kann sowohl mit sehr leichten Streichungen als auch im Binde- und Muskelgewebe mit etwas mehr Druck gearbeitet werden.

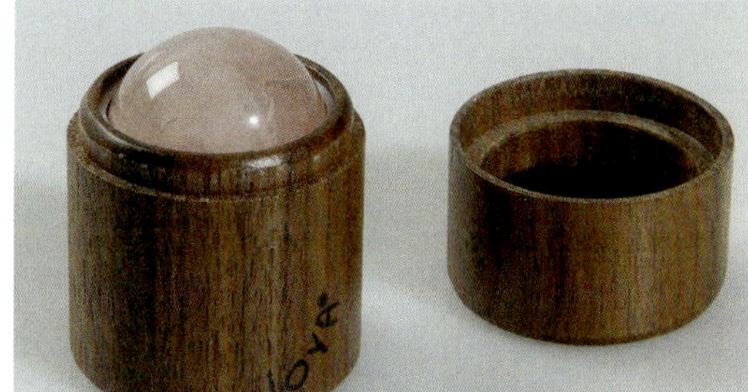


*Massageroller Joya-Mini für den mobilen Einsatz.*

Der Massagehandschuh wurde für Masseure entwickelt, die den Vorteil der guten Laufeigenschaften der Kugel und langer Striche mit direkterem Kontakt durch die Hand und manueller Massage kombinieren wollen. Das Gewebe des Handschuhs ist waschbar, mit einem Klettverschluss versehen und umschließt nur die Mittelhand, so dass bei der manuellen Massage eine annähernd normale Beweglichkeit gegeben ist. Die Kugel läuft in einem offenen Lager, kann also schnell entfernt werden, aber auch herausfallen.

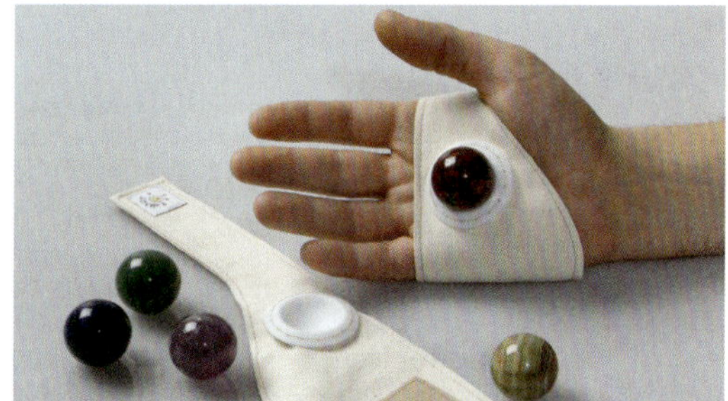

*Der Handschuh ermöglich schnelle Wechsel der Kugeln und Arbeiten mit den Fingern.*

Im Joya-Stift finden kleine 15-mm-Kugeln Verwendung, die mit dem integrierten Auswerfer gewechselt werden können. Mit dem Stift sind sehr präzise Bewegungen möglich, was ihn für den Einsatz im Gesicht oder auf den Meridianen prädestiniert.

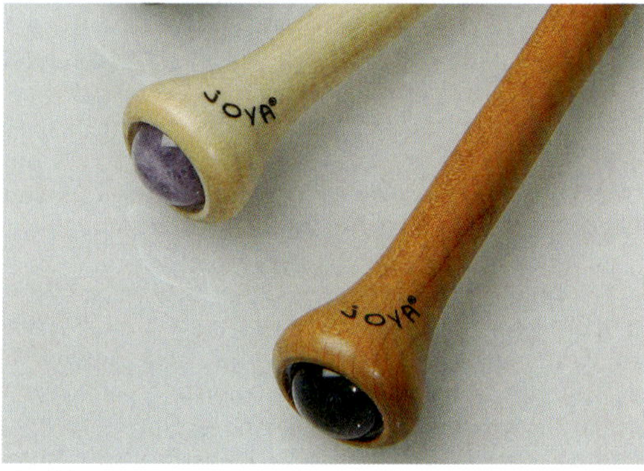


*Ideal für Meridian-Behandlungen.*

In einem Stövchen können die Kugeln auf 35°C erwärmt werden, was einen zusätzlichen entspannenden Effekt hat, aber auch bewirkt, dass die Steine schneller Energie vom Klienten aufnehmen und früher gereinigt werden müssen.

In der Regel werden Kugelmassagen auf der Haut ohne Massageöl ausgeführt, damit eine tiefere Wirkung erzielt wird. Dank dem Abrollen ist die Gleitwirkung des Öls auch nicht mehr nötig.

In der Massagepraxis ist die Verwendung eines Joya-Massagegeräts aus Mineralwerkstoff sinnvoll, da diese mit heißem Wasser, Seife, Desinfektionsmittel oder Alkohol gereinigt werden können.

## Anwendung der Massagegriffel

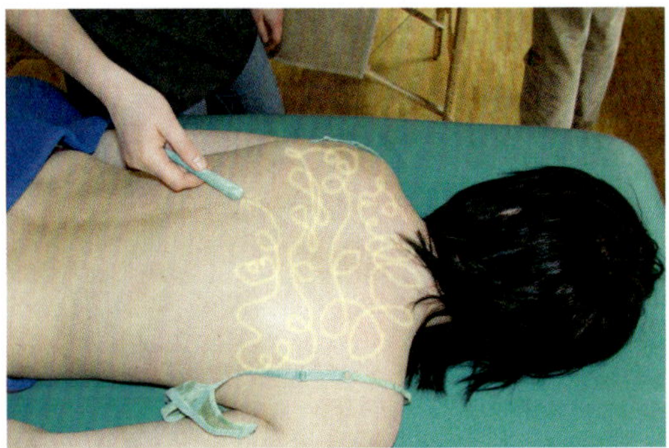

*Der Fluss der Lebensenergie wird durch die sanfte Massage der Vitalaura angeregt.*

**Vitalkörpermassage**

Die Vitalkörpermassage ist eine besonders angenehme Massage, welche den Vitalkörper, also die den Körper umschließende wenige Zentimeter dicke Auraschicht anregt, harmonisiert, stärkt und kleine Energieblockaden auflöst. Der Klient liegt auf dem Bauch, die Anwendung wird auf der bloßen Haut durchgeführt. Der Griffel wird, wie ein Stück Tafelkreide gehalten, mit der stumpfen Seite auf dem Rücken zart aufgesetzt, und dann werden mit wechselnden Drehrichtungen und ganz dem Fluss folgend, ohne abzusetzen und nur mit dem Eigengewicht des Griffels Schlaufen, Kringel und Achten gezeichnet. Dabei fängt der Behandelnde am Haarwirbel am Hinterkopf an, es folgen Hals, Schulter, Rücken, Po sowie nacheinander die Beine bis zu den Fußsohlen und Zehen. Hier kann die Anwendung falls gewünscht beendet werden, was im Rahmen häuslicher Anwendung häufig sinnvoll ist, wenn der Klient eingeschlafen ist. Indikationen für diese Behandlung können sein: Schlafstörungen, nervöse Übererregbarkeit, negativer Stress, fehlende Erdung.

Ansonsten dreht der Klient sich auf den Rücken. Nun geht es mit der dünnen Seite des Griffels über Fußrücken, Beine, Becken unter Aussparung der Genitalregion, Bauch, Brust, Arme und Handfläche bis zu den Fingerspitzen. Dann werden die Handflächen nach unten gekehrt und von den Fingerspitzen zu den Schultern, Hals, Schädeldecke, Schläfen behandelt. Weitere angenehme Gegenden für die Vitalkörpermassage im Gesicht sind Kiefergelenke, Kinn und Mund, Wangen und Augenpartie. Der Endpunkt ist zwischen den Augenbrauen, wo der Griffel für eine Viertel Minute still aufgesetzt werden kann. Erfahrung in dieser schönen, intuitiv und einfach anzuwendenden Massage ist eine notwendige Voraussetzung für die Chakrenmassage.

Für Griffel besonders geeignete Heilsteine: → Rosenquarz (belebt das Gewebe, die Seele nimmt den Körper an), → Serpentin (tiefe Entspannung, Vertrauen in den Körper).

**Chakrabehandlung mit dem Edelstein-Massagegriffel**

Voraussetzung für diese Behandlung ist Erfahrung mit der zuvor beschriebenen Vitalkörpermassage. Diese entspannende Chakrabehandlung mit dem Edelstein-Massagegriffel öffnet und aktiviert die Energiezentren. Durch die Ausdehnung der Chakren verbinden sich diese energetisch in harmonischer Weise, was dazu beiträgt, dass die durch die Chakren gesteuerten Persönlichkeitsanteile integriert und in Einklang gebracht werden. Je nach Verfassung des Klienten kann mehr oder weniger Zeit für einzelne Chakren aufgewendet werden. Die ausgleichende, in ihrer Wirkung lang anhaltende Behandlung sollte nur durchgeführt werden, wenn der Behandelnde bereit ist, seiner Sensibilität zu vertrauen und sich mit »liebevoller Neutralität« auf den Empfangenden einzulassen. Ein angenehmes Ambiente ist für den Erfolg unerlässlich. Die Heilsitzung kann auch auf leichter, farblich neutraler Kleidung durchgeführt werden. Eine Wolldecke sollte bereitliegen, sie kann nach und nach weiter hochgezogen werden.

Ausgangspunkte für die Aktivierung sind folgende 12 Energiezentren:

Wurzelchakra: Schambein; Nabelchakra: zwei Fingerbreit unter dem Bauchnabel; Solarplexus-Chakra: Sonnengeflecht; Nebenchakra Leber: auf dem Rippenbogen rechts unterhalb des Sonnengeflechts; Nebenchakra Milz: auf dem Rippenbogen links unterhalb des Sonnengeflechts; Herzchakra: Brustbein auf Herzhöhe; Thymuschakra: Brustbein auf Höhe der Thymusdrüse; Halschakra: Kehlkopf; Nasenchakra: zwischen Oberlippe und Nase; Stirnchakra: »drittes Auge« zwischen den Augenbrauen; Scheitelchakra: Fontanelle.

Zur Vorgehensweise im Einzelnen:

Der Massierende kreist mit zwei Fingern drei- bis viermal, ohne die Haut zu berühren, über dem jeweiligen Chakra. Nach kurzem Innehalten kann in Gegenrichtung gedreht werden, um zu spüren, welche Drehrichtung vorliegt. Im Zweifelsfall kann der Klient gefragt werden, was ihm angenehmer ist. Das stumpfe Ende des Edelstein-Massagegriffels liegt auf dem Körper; ohne Druck beginnt man entsprechend der ermittelten Drehrichtung mit kleinen Kreisen, die langsam immer größer und weiter werden dürfen. Mit zunehmendem Radius kann der Hautkontakt des Griffels zum Hauch einer Berührung verringert werden. Schließlich wird die Bewegung nur noch in der Luft bzw. in der Aura vollzogen, wenn die gezeichnete Bahn über den Körper hinaus verläuft.

Als Anhaltspunkt: Das Wurzelchakra weitet man bis unterhalb der Knie und oberhalb des Herzens aus, das

Herzchakra öffnet man bis unter das Becken und über das Haupt usw. Schließlich lässt man die Spiralen wieder enger werden und führt den Griffel wieder bis zum Mittelpunkt zurück, wo er ruhend aufliegt. Wichtig ist, dass die Drehbewegung ohne jegliches Absetzen erfolgt. Zwei Drittel der Zeit dient zum Öffnen, ein Drittel der Zeit zur Sammlung der Energie. Nach diesem werden alle Chakren bis zum Scheitelchakra behandelt: Drehrichtung des Chakras erspüren, mit dem Edelstein-Massagegriffel das Chakra weiten und wieder konzentrieren. Nach der Behandlung des Scheitelchakras dreht sich der Empfangende auf den Bauch. Nun werden die Chakren vom Rücken her behandelt, beginnend mit dem Stirnchakra am Hinterkopf, auf Höhe der Stirn. Der Klient darf nach Sitzungsende warm zugedeckt liegen bleiben und in aller Ruhe nachspüren.

Besonders geeignete Edelstein-Massagegriffel: Bergkristall oder Magnesit (gibt neutrale Energie, stärkt), Rosenquarz (stärkt das Herz), Serpentin (gibt Frieden und Schutz). Gründliches Erspüren, Überprüfen und ein gewisses Repertoire sind notwendig, um für jedes Chakra mit unterschiedlichen Griffeln zu arbeiten.

**Chakrabehandlung mit Kristallen**

Mit Hilfe von Kristallen lässt sich die Chakrenenergie aktivieren oder sedieren. Diese Beeinflussung kann durch Auflegen des Steins auf die Haut direkt über dem entsprechenden Chakra oder durch Ferneinwirkung aus etwa 5–40 cm Distanz senkrecht über dem Chakra geschehen. Die Vorstellung der Chakren als ausgedehnte Raumkörper erklärt, dass sie im Umkreis von etwa 1 Meter angesprochen werden können. Bei der Ferneinwirkung wird mit der rechten Hand einige Zentimeter vom Chakra entfernt die Kristallspitze Richtung Chakra gehalten. Mit geschlossenen Augen werden der Stein und das Chakra visualisiert; dabei stellt man sich sehr präzise den Energieaustausch zwischen der Steinspitze und dem Chakra vor. Währenddessen lässt man den Stein langsam, dem Energiefluss des Chakras folgend, um das Zentrum des Chakras kreisen. Chakren haben eine Drehrichtung, die sich zeitweise auch ändern kann. Choa Kok Sui hat mehrere Kristallbehandlungen für die Chakren gelehrt und veröffentlicht (siehe Choa Kok Sui, Pranaheilen mit Kristallen).

## Das Auflegen von Heilsteinen

Das Auflegen von Heilsteinen bedeutet, dass der Stein direkt auf eine bestimmte Körperstelle gelegt wird. Diese Vorgehensweise ist therapeutisch oft sehr sinnvoll, zumal der Stein auf Schmerzstellen oder andere direkt zu beeinflussende Körperstellen gelegt werden kann und sogleich seine Wirkung zeigt.

Das Auflegen kann auch dann sinnvoll sein, wenn der Heilstein sehr empfindlich ist, wie etwa Cavansit, Okenit oder Pyrit-Sonne oder problematisch in der Handhabung, wie beispielsweise Antimonit, Realgar oder Zirkon.

### Allgemeine Hinweise

Der Klient sollte genug getrunken, aber auch etwas gegessen haben, denn der Körper braucht zur Umsetzung der Impulse Energie. Er sollte genügend Zeit einplanen und vor der Behandlung noch einmal auf die Toilette gehen.

Der Klient sollte entspannt liegen können, mit Kissen und Keilen angenehm gelagert und mit einer Decke zugedeckt werden, um nicht auszukühlen. Für die Edelstein-Therapie sind farblich neutrale Textilien günstig, Steine können auch auf die Kleidung aufgelegt werden.

Die Rahmenbedingungen sollten angenehm sein, das heißt kein blendendes Licht, störende Geräusche von außen, genügend freien Raum oberhalb des Kopfes und unterhalb der Füße, 1,5 m Abstand zu Steckdosen oder Elektrogeräten sowie günstiges Feng Shui.

Der richtige Stein an der richtigen Körperstelle widersetzt sich sogar der Schwerkraft und bleibt nach einer kurzen Zeit des Andrückens haften. Dieses überraschende Phänomen lässt sich durch eine erhöhte lokale Stoffwechselreaktion mit geringster Schweißbildung erklären. Wenn nach einer halben Stunde der Stein plötzlich herunterfällt, ist das ein sicheres Anzeichen dafür, dass er dort nicht mehr benötigt wird.

### Vorgehensweise bei der Edelstein-Behandlung

Der Klient liegt auf einer nicht zu hohen Liege. Der Therapeut erspürt auffällige energetische Unterschiede, indem er seine Hand in etwa 50 cm Abstand von den Füßen bis zum Kopf über den Körper des Klienten führt und dabei den Körper sozusagen abscannt; dabei achtet er darauf, den Körper in seiner gesamten Breite zu erfassen. Ist die größte Schwachstelle ausgemacht, kann diese differenzierter erspürt werden. Empfindungen können ein Hitze- oder Wärmegefühl, das Gefühl von Druck oder Pulsation, Kribbeln oder Kälte sein. Diese Empfindungen sind Gradienten auf der Skala der Energiedichte. Über die signifikanten Empfindungen sollte er sich mit dem Klienten austauschen. Mit der Absicht, nur jene Steine aus dem Gesamtsortiment zu erspüren, welche der Empfindung deutlich entsprechen, lässt der Therapeut nun die Hand im selben Abstand, den er zum Körper des Klienten eingenommen hatte, über die Steine gleiten. Selten werden mehr als drei Steine geortet. Diese vergleicht der Therapeut erneut mit den ersten vier Empfindungen. Jenen Stein, welcher sich hierzu am ähnlichsten anfühlt, legt er auf die entsprechende Stelle auf. Im Laufe der nächsten Minuten neutralisiert sich die energetisch auffällige Stelle. Meist kann der Stein liegen bleiben, während weitere Durchgänge folgen, in welchen der jeweils nächst intensive Energieunterschied ausgeglichen wird. Aufgrund der hohen Genauigkeit des Verfahrens werden selten mehr als sechs Durchgänge bzw. Steine benötigt, bis eine deutliche Verbesserung des Befindens eintritt.

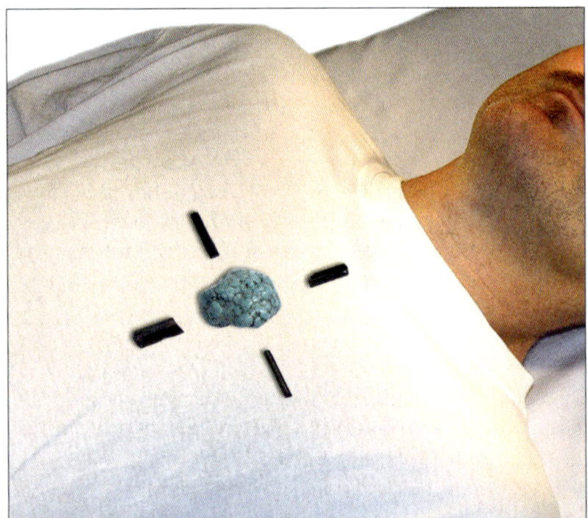

*Der Thymus-Stern: ein sternstrahliges Auslegen von Verdelith-Stäbchen mit zentralem Türkis-Cabochon.*

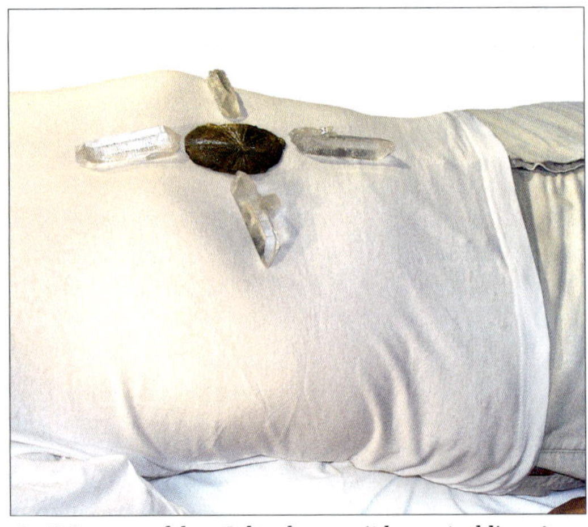

*Pyrit-Sonne auf dem Solarplexus mit kreuzstrahliger Auslegung von Bergkristall-Doppelender.*

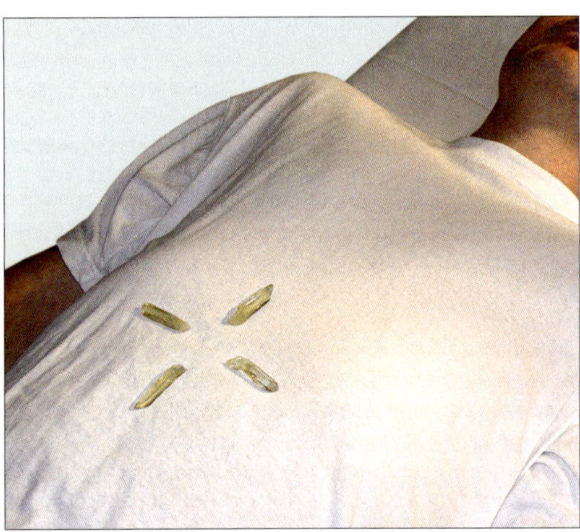

*Der Solarplexus-Stern: ein kreuzstrahliges Auslegen von Citrin-Kristallen.*

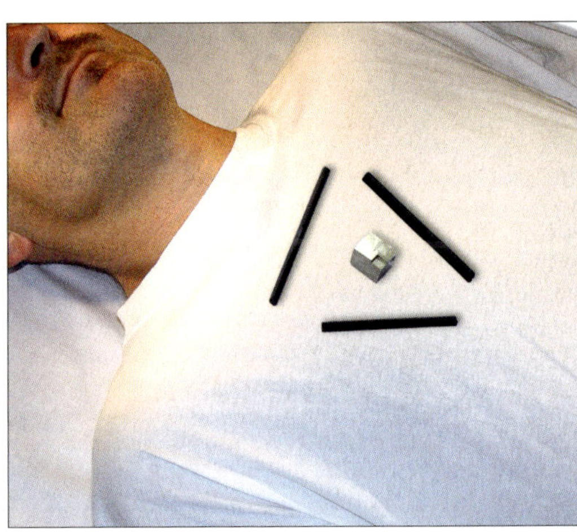

*Dreieck aus Verdelith-Stäben mit zentralem Pyrit-Würfel.*

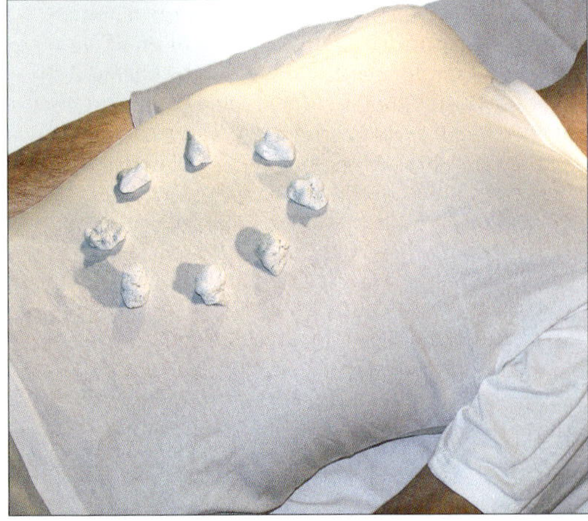

*Oval aus Trommelsteinen.*

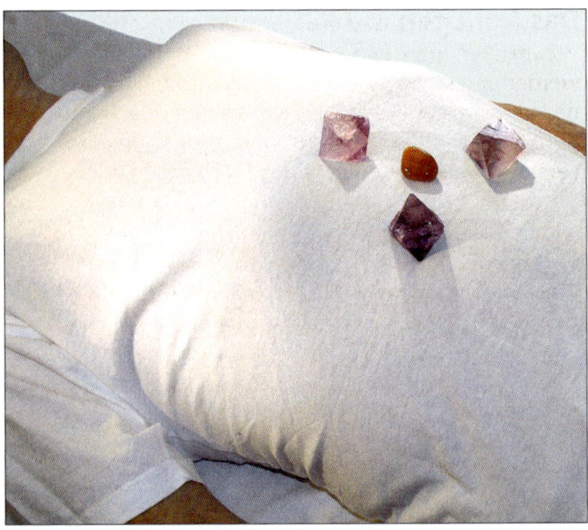

*Fluorit-Oktaeder in sternstrahliger Auslegung mit zentralem Karneol-Cabochon.*

## Das Auflegen nach Legemustern

Die Legemuster von Heilsteinen folgen einer gewissen Ordnung oder Steinkombinationen, die sich als therapeutisch sinnvoll erwiesen haben. Dabei werden entweder Steine in einem bestimmten Muster auf die Haut oder außerhalb des Körpers in den Aurabereich gelegt.

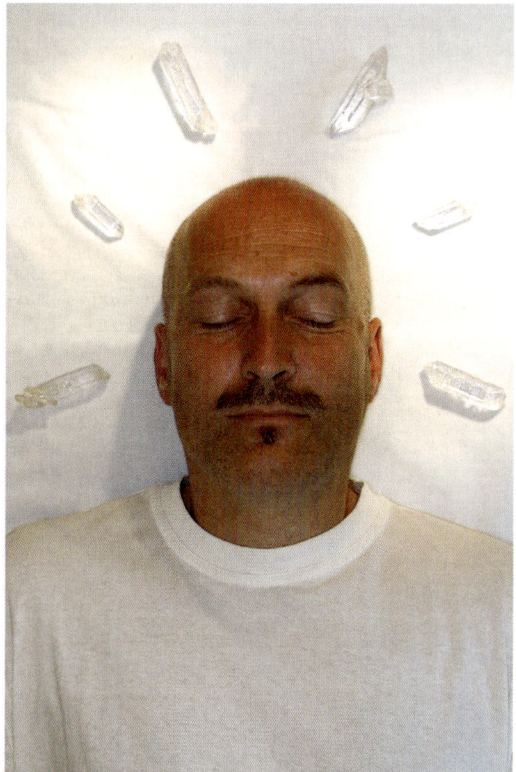

*Der Kopf-Stern: ein sternstrahliges Auslegen von Bergkristallen, kranzförmig um den Kopf mit der Kristallspitze zum Kopf hin.*

## Das Auflegen auf Reflexzonenpunkte

Zum Auflegen von Steinen auf Akupunkturpunkte werden meist abgerundete Kristalle oder Trommelsteine, selten auch Cabochons verwendet. Nach den Akupunkturregeln können damit Energien angehalten oder verstärkt zum Fließen gebracht werden.

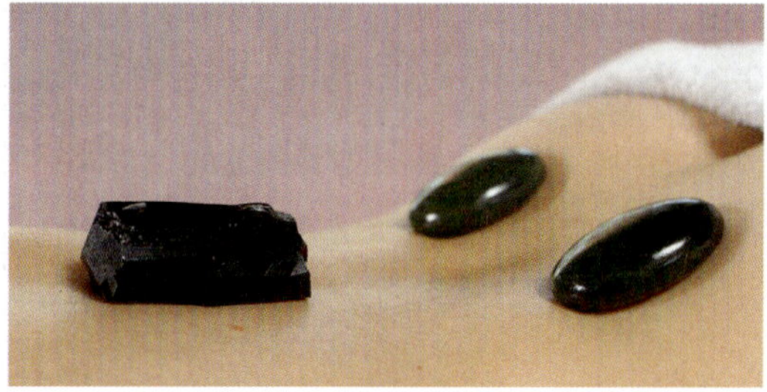

*Turmalinbalance, Auflagemethode der Heilsteinmassage-Pionierin Monika Grundmann.*

## KristallBalance

Die KristallBalance (nach Walter von Holst) ist eine im Jahr 1999 entwickelte, gänzlich eigenständige Methode, Bergkristalle aufzulegen. Erfrischend, klärend, zentrierend, erdend und kräftigend, kann die KristallBalance bei allen Erscheinungen energetischer Unausgewogenheit angewandt werden. Bei präziser Durchführung wird das Zusammenspiel aller Organsysteme optimiert. Die Bergkristall-Trommelsteine sollten möglichst klar und von unterschiedlicher Größe sein; es werden zehn bis zwanzig Stück benötigt.

Der Klient liegt so bequem wie ihm möglich auf dem Rücken. Die Behandlung wird nach einem bestimmten Kriterium durchgeführt, welches eine spezielle Betrachtungsweise verlangt und Einfühlung, genaues Beobachten und präzises Arbeiten schult.

Der Therapeut stellt sich vor, der Klient liege in einem flüssigen Medium (Salzwasser), welches für starken Auftrieb sorgt. Es erscheint nun, als ob Bereiche des Körpers aus dem Wasser herausragten und andere unter der Wasserlinie lägen – eine Vorstellung, die meist vom Klienten geteilt und körperlich intensiv nachempfunden wird.

Auf jene Stelle, welche sich am weitesten aus dem Wasser erhebt (höchster Hochpunkt), wird ein Stein gelegt, wodurch dieser Bereich etwas mehr ins Wasser gedrückt wird, während nun eine andere Zone etwas mehr auftaucht. Steine können nur auf »trockene« Stellen gelegt werden. Verändert ein aufgelegter Stein nicht die Balance, wurde der eigentliche Hochpunkt übersehen. Bereits eine kleine Drehung eines Steines kann eine große Veränderung des Befindens beim Klienten bewirken. Wenn alle Steine optimal platziert sind, kommt die Empfindung, die Sonne trockne und durchwärme den Körper. Da eine fehlerhafte Ausübung und Missverständnisse sofort zu abweichenden Resultaten führen, selbst wenn diese als »angenehm« empfunden werden, wird die KristallBalance ausschließlich von Walter und Andrea von Holst unterrichtet.

## GuaSha mit Heilsteinen

In der Traditionellen Chinesischen Medizin spielt die Massage mit GuaSha-Schabern aus sehr dünnem und elastischem Horn eine große Rolle, um großflächig die Durchblutung der Haut anzuregen und Energiefluss zu stimulieren. Aus gängigen Sorten wie Rosenquarz, Grünquarz oder als »Jade« deklariertem Serpentin werden handliche »GuaSha«-Schaber im Handel beworben, die sich professionell für die Dehnung der Faszien wie auch von Laien zur Entspannung vielseitig einsetzen lassen. Zur physiologischen Wirkung der Massage addieren sich die energetischen Effekte der Steinsorte.

## Farbstein-Auflegung

Nach ein bis zwei Behandlungen mit der KristallBalance für den energetischen Ausgleich, zur Stabilisierung und zur Erdung ist die Farbstein-Auflegung besonders geeignet, tiefer liegende Muster und Krankheitsursachen aufzugreifen und auf energetischer Ebene zu beheben.

Die Methode wird mit Trommelsteinen unterschiedlicher Sorten durchgeführt, je mehr Sorten zur Verfügung stehen, desto besser. Heilung ist das Ergebnis möglichst

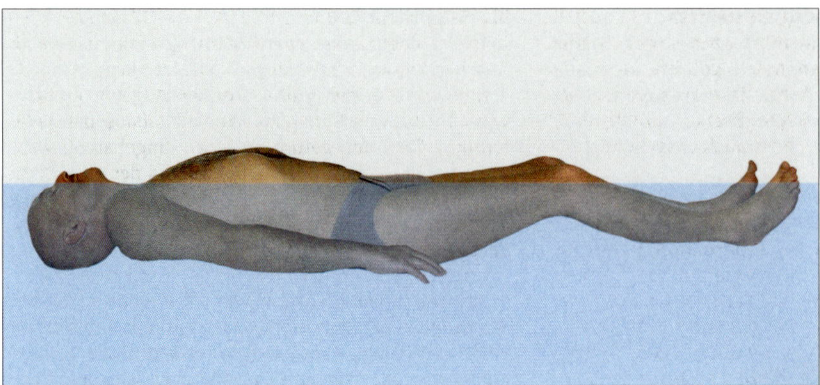

*KristallBalance, Zustand vorher.*

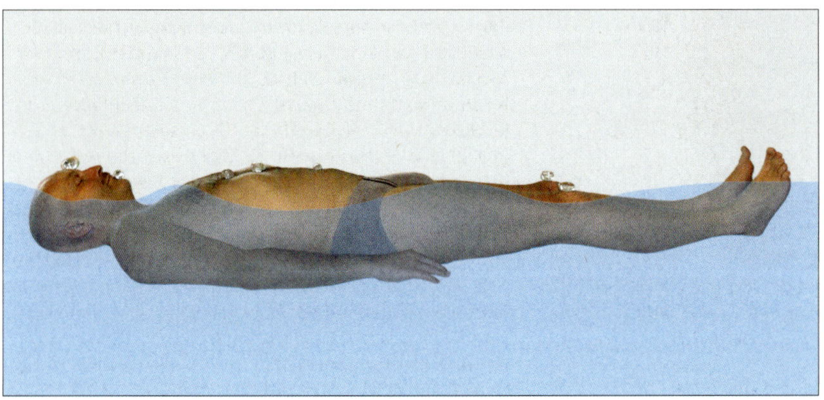

*KristallBalance, Zustand im Verlauf des Ausbalancierens mit Bergkristall-Trommelsteinen.*

großer Übereinstimmung zwischen dem auffälligen Energiemuster und dem gewählten Stein. Dadurch dass nur Steine zur Anwendung kommen können, die wie der Schlüssel zum Schloss passen, kann sich deren Heilungspotential stark entfalten; so ist die Farbstein-Auflegung wohl das wirkungsvollste Instrument der Steinheilkunde. Die Farbstein-Auflegung wirkt sehr gezielt auf das Beschwerdebild ein und kann im akuten Zustand große Erleichterung bringen, bei chronischen Prozessen kann sie eine Umstimmung herbeiführen.

Der Einstieg in die Methode fällt nach Erfahrungen mit der KristallBalance leichter. Eine sinnvolle Vereinfachung ist, den Klienten eine intuitive Vorauswahl von etwa 8 Steinen für diese Sitzung treffen zu lassen. Zu diesen Steinen hat er jedenfalls Vertrauen und Affinität, sie werden ihn nicht überfordern, darüber hinaus wird der Klient stärker in die Behandlung eingebunden. Der erfahrene Therapeut muss sich auf diese Auswahl keinesfalls beschränken, er darf auf das gesamte Sortiment zurückgreifen, wenn die vorausgewählten Steine nicht weit genug führen.

Der Klient liegt in der Regel auf dem Rücken. Zunächst erspürt der Therapeut wie im Kapitel Berührungsfreies Spüren beschrieben im Abstand von etwa einem Meter die Ausdehnung des Energiefeldes über die gesamte Länge des Körpers und darüber hinaus. Ohne sie auf dem Energiefeld lasten zu lassen, was Wärme- und Druckempfindungen auslösen kann, lässt der Therapeut sie wenige Zentimeter oberhalb dieser Auragrenze gleiten, um Unterschiede in der Empfindung nach den oben beschriebenen Kriterien Kribbeln, Kälte, Druck, Pulsieren und Wärme zu erspüren. Das auffälligste Gefühl vergleicht er in Ruhe mit den Empfindungen der vorausgewählten Steine oder dem Sortiment. Der sich am ähnlichsten anfühlende Stein wird auf die Stelle, über der die auffällige Empfindung festgestellt wurde, aufgelegt. Die Empfindungen löschen sich gegenseitig aus, der Körper erhält ein Feedback und organisiert seinen Energiehaushalt besser.

Durch Nachfragen beim Klienten kann überprüft werden, ob der Stein tatsächlich als angenehm empfunden wird. Wenn die Anpassungsvorgänge geringer werden, lässt der Therapeut wieder die Hand über die Aura gleiten und wiederholt die oben beschriebenen Schritte so oft, bis sich die Aura ohne auffällige Stellen gleichmäßig warm anfühlt, oder bei einem wohligen Befinden des Klienten keine weitere Verbesserung in dieser Sitzung zu erwarten ist. Eine deutliche Kräftigung und Ausdehnung des Energiefeldes oder der Aura, oft auf den doppelten Umfang, ist bei einer erfolgreichen Behandlung als Nebeneffekt zu erwarten. Die eingesetzten Steine lassen weitere Schlüsse über den Klienten und seine Beschwerde zu. Da die Wahl des aufgelegten Steines aufgrund der Ähnlichkeit der Energie und nicht nach Organ-Zuordnungen und therapeutischen Indizes getroffen wird, erreicht der Stein sowohl die körperliche als auch die zugrundeliegende seelisch/geistige Ebene, harmonisiert also gleichermaßen Symptome als auch Ursachen.

## Reinigungsbehandlung mit Amethyst

Eine mit wenig Aufwand durchführbare Anwendung ist die Reinigungsbehandlung mit einem Amethyst-Drusenstück. Sie kann mit Gewinn täglich vor dem Zubettgehen wechselseitig durchgeführt werden, um Körper und Seele zu entlasten. Sie wird mit einem handflächengroßen Amethyst-Drusenstück durchgeführt, wie es zur Reinigung der Heilsteine zum Grundsortiment gehört.

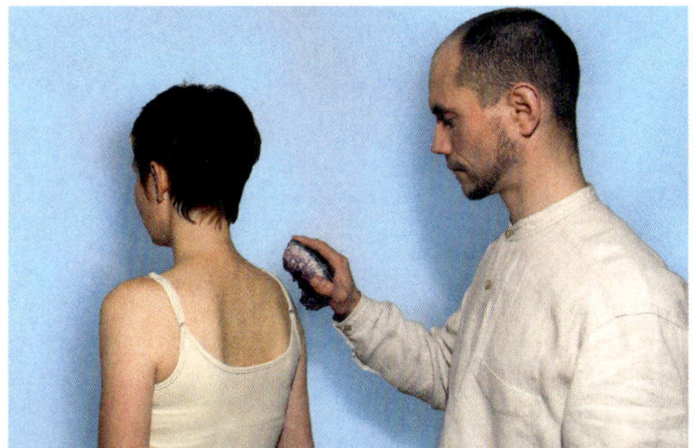

*Ausstreichen mit dem Amethyst-Drusenstück.*

Die Behandlung basiert auf dem Prinzip, dass Steine, insbesondere Kristalle, die induktiv durch das menschliche Energiefeld bewegt werden, eine wesentlich intensivere Wirkung haben als statische Steine. Durch die Bewegung kann Belastung aus der Vitalaura herausgestrichen werden. Michael Gienger beschrieb das Ausstreichen bereits als Anwendung bei Kopfschmerz, Walter von Holst erweiterte die Technik zu einem modularen Verfahren, das noch vor dem Beratungsgespräch durchgeführt werden kann. Es ist angezeigt bei Abgeschlagenheit, Erkältungsneigung, Verspannungen, Alpträumen, Verwirrung, psychischen Belastungen und Entscheidungsunfähigkeit sowie allen typischen Indikationen des Amethysts. Nach einer solchen Reinigungsbehandlung spricht der Klient auf alle weiteren Maßnahmen wesentlich besser an.

Das Verfahren kann auch im Liegen durchgeführt werden, wird hier aber im Stehen beschrieben. Das Drusenstück wird ohne oder nur mit minimaler Berührung des Körpers bewegt. Die Stoppunkte sind wichtig. An diesen Stellen können einzelne Sequenzen wiederholt werden.

1. Der Klient lässt den Blick auf dem Amethyst-Drusenstück ruhen, das in einer Armlänge Abstand auf Augenhöhe still gehalten wird. Dann wird das Stück langsam und gleichmäßig bis auf 4 cm an die Stirn herangeführt und zur Klärung der Augen für einen ruhigen Atemzug still gehalten. Dann wird das Stück über die Stirn, den Scheitel und den Hinterkopf geführt und am Nacken für zwei ruhige Atemzüge still gehalten. Dann über die Wirbelsäule bis zum Steiß hinuntergeführt und dort angehalten. Dann das eine Bein entlang bis zum Boden geführt und dort zum Abladen die Kristallfäche nach unten einen Atemzug lang aufgesetzt. Anschließend Wiederholung am anderen Bein.
2. Erneut mit der Position vor den Augen beginnend wird das Stück die Stirn hinauf, horizontal über die Schläfen und die Ohren geführt und dort angehalten. Dann über den Hals, die Arme, die Hände und der Hosennaht entlang langsam bis zum Boden hinabgeführt und einen Atemzug lang aufgesetzt. Dasselbe wird auf der anderen Körperseite wiederholt.
3. Bei heftigen Kopfschmerzen sollte mit einer Massage der Waden und Füße begonnen werden, wobei an wechselnden Stellen stets senkrecht Druck ausgeübt wird, um Kratzen und Kitzeln zu vermeiden. Das Drusenstück muss anschließend gründlich mit Seife unter fließendem Wasser gereinigt oder durch ein anderes ersetzt werden, bevor mit dem ersten Schritt fortgefahren wird.
4. Bei hartnäckigen Beschwerden, auch bei festsitzenden Fremdenergien, kann mit zwei vergleichbar großen Amethyst-Drusenstücken gearbeitet werden. Diese werden einander zugewandt auf gleicher Höhe vor und hinter dem Körper still gehalten, bis das Gefühl einer Verbindung beider Stücke da ist. Dann werden die Stücke gleichzeitig hinuntergeführt, wobei sie die Belastung aus dem Energiesystem des Körpers herauslösen und mitführen sollen. Die Ladung wird vom Rumpf zwischen den Beinen zum Boden hinunter abgeleitet.

## Reiki und Heilsteine

Reiki bedeutet auf Japanisch so viel wie universelle Lebenskraft und bezeichnet eine Energie, die jedem zur Verfügung steht. Diese Lebensenergie wird in der 2500 Jahre alten, Reiki genannten Heilkunst zu Heilzwecken genutzt. Erst im 19. Jahrhundert hat Dr. Mikao Usui (1865–1929), Leiter einer christlichen Universität in Kyoto, dieses Heilsystem wiederentdeckt. Reiki wird in vier Einweihungsgraden von einem Meister an seine Schüler weitergegeben.

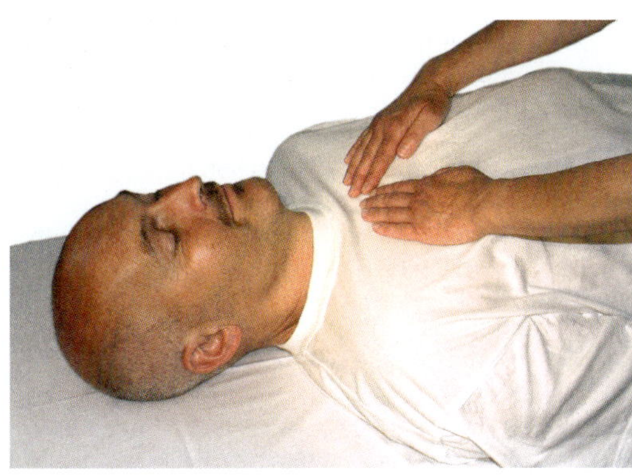

*Reikibehandlung.*

Normalerweise wird bei Reiki die Lebenskraft durch Handauflegen übertragen; ab dem zweiten Grad kann sie auch mit Hilfe eines imaginierten Symbols zur Fernheilung eingesetzt werden. Obwohl bereits Usui die Reiki-Energie mit vielen Naturheilverfahren kombinierte, wird gewöhnlich – außer bestimmten Symbolen – kein anderes Hilfsmittel verwendet. In den letzten zwanzig Jahren jedoch wurden von vielen Reiki-Meistern Bergkristalle und andere Steine dazu genutzt, die Reiki-Sitzungen zu intensivieren. In Deutschland finden sich die ersten Heilsteinbeschreibungen in Reiki-Büchern etwa Anfang der 1990er Jahre.

Der Vorteil des Einsatzes von Steinen in einer Reiki-Sitzung ist, dass die harmonische, aber unspezifische Reiki-Energie durch die gerichtete und tiefgreifende Wirkungsweise der Steine ergänzt wird. Meist werden zum Ausklang einer Behandlung Heilsteine aufgelegt, manchmal kommen sie bereits während der Behandlung zum Einsatz. Das Wiederaufladen der Kristalle kann, wenn es dem Wunsch des Steines entspricht, mit Reiki-Energie geschehen.

### Aufkleben von Steinen

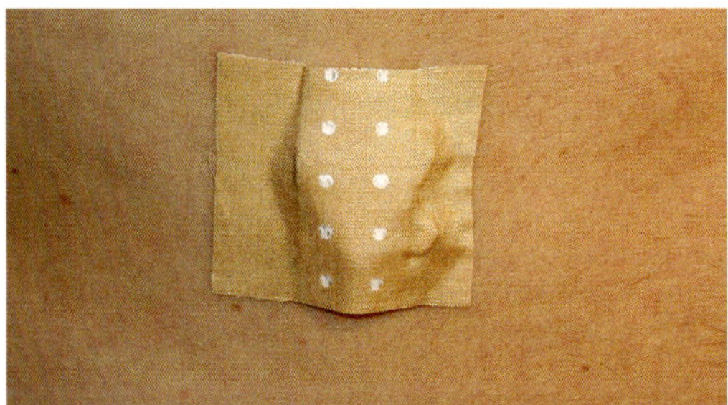

*Aufkleben eines Steines mit Pflaster.*

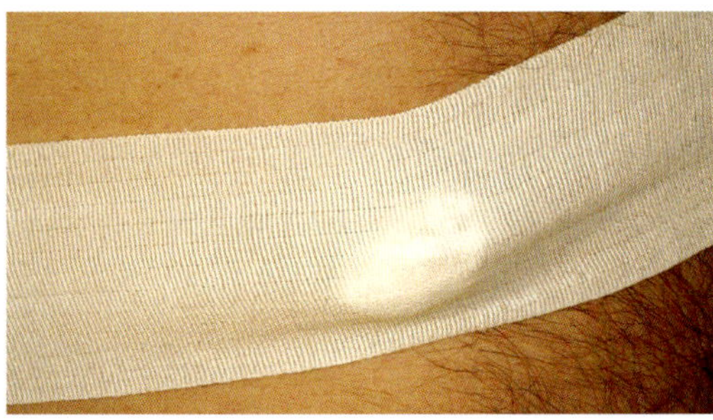

*Befestigen eines Steines mit elastischer Binde.*

Die einfachste Fixierung, die auch einen ganzen Tag hält, ist das Aufkleben eines Steines mit Hilfe eines hautverträglichen Pflasters oder die Fixierung mit Hilfe von Klebebändern oder Bandagen.

## Das Tragen von Heilsteinen

Tragen von Heilsteinen bedeutet, dass der Stein direkt am Körper mit sich geführt wird. Wichtig beim Tragen eines Heilsteines ist der direkte Körperkontakt, dabei ist die Form des Steines weniger wichtig. Der Stein kann mit einem Lederband als gebohrter Trommel- bzw. Rohstein, verarbeitet als Bi-Scheibe (Donut) sowie als Anhänger oder Kugelkette verwendet werden. Eine Bi-Scheibe kann auch an einer Aufhängung an einer Silberkette getragen werden. Es ist darauf zu achten, dass der Stein Zugang zur Haut hat und nicht durch eine Metallplatte abgeschirmt ist.

Frauen können auch flache Trommelsteine oder Cabochon im BH und dadurch direkt auf der Haut tragen. Für alle Steine, die auf das hormonelle System oder gar die Milchbildung wirken, ist das Steintragen im BH besonders sinnvoll, wobei BHs ohne Metallbügel aus energetischen Gründen vorzuziehen sind.

### Das Tragen in der Hosentasche

Da alle Steine einen Wirkungsradius von mehreren Zentimetern bis einige Dezimeter haben und die Kleidung durchdringen, können Steine auch im Kleidungsbereich, etwa in der Hosentasche, Hemdtasche oder Rocktasche getragen werden.

Das Mitführen in der Hosentasche kann noch als direktes Tragen gezählt werden, zumal der Stein immer wieder unbewusst in die Hand genommen wird.

Das Tragen in der Hemdtasche ist vor allem für diejenigen Steine sinnvoll, die das Herz oder die Organe im Brustraum ansprechen sollen, wie etwa Heliotrop bei Herzrhythmusstörungen.

Schwieriger abzuschätzen ist hingegen die Wirkung beim Tragen in der Manteltasche. Starke Kristalle, wie etwa die Kristallquarze Amethyst, Bergkristall, Citrin und Rauchquarz, wirken immer noch durch diese dicken Kleidungsstücke, schwächer wirkende, derbe Steine wie etwa Steatit zeigen dagegen kaum noch eine Wirkung. Leider gibt es bis heute noch nicht genügend gesicherte Beobachtungen, welche Steine in diese Kategorie fallen.

### Das Tragen als Kette, Anhänger oder Medizinbeutel

Die Länge einer Heilsteinkette ist auf deren Anwendungsbereich abzustimmen. Da Ketten meist sichtbar sind, auch wenn sie direkt auf der Haut getragen werden, haben sie eine Funktion im zwischenmenschlichen Bereich. Jedenfalls sollten sie auch ästhetischen Gesichtspunkten genügen und ebenso bei preisgünstigen Sorten gut verarbeitet und gefällig sein. Eine Kette beeinflusst den Bereich der Wirbelsäule samt Rückenmark und je nach deren Länge das Kehlkopfchakra mit dem Halsbereich, das Herzchakra mit dem Brustbereich oder das Solarplexus-Chakra mit dem Bauchbereich. Heilsteinanhänger wirken im Gegensatz zur Kette noch spezifischer und lokaler, meist in der direkten Umgebung des Anhängers. Medizinbeutel sind vor allem aus der indianischen Tradition bekannt; hier finden sich in dem Leder- oder Stoffbeutel persönliche kleine Gegenstände der Kraft. In der Steinheilkunde müssen manchmal Steine in Beuteln umgehängt werden; entweder liegen die Steine nicht gebohrt vor, oder sie sind zum Aufkleben zu empfindlich oder verursachen möglicherweise Hautreizungen. Nur wenige Mineralien sind so empfindlich, dass sie bei Druck auseinanderbrechen; sinnvollerweise werden sie von vornherein im Beutel getragen. Das Tragen von Kugeln, wie es manche amerikanische Heiler, etwa Michael und Ginny Katz, empfehlen, ist entweder in der Hosentasche oder in einem Beutel möglich. Das Verkratzen eines Steines, der in der Tasche zusammen mit anderen Gegenständen getragen wird, kann in einen Beutel vermieden werden.

## Das Amulett

Amulette sind symbolische Gegenstände, die als Anhänger getragen werden und durch ihre magische Wirkung ihre Kraft entfalten. Seit Urzeiten werden sie angefertigt und als Schmuckstück verwendet; bereits in der Altsteinzeit sind sie als Grabbeigaben zu finden. Der Begriff Amulett ist nur schwer vom Talisman oder Fetisch abzugrenzen. Amulette werden hauptsächlich unter magischen Gesichtspunkten verwendet. In China werden Karpfenamulette in Form eines traditionellen Vorhängeschlosses aus Kaiserlicher Schatzjade (Xiou Yan Yu) oder aus der Alten Magischen Jade (Lao Yu) am Gürtel getragen. Es gibt auch Hals- und Wandamulette aus unterschiedlichen Jade-Arten, welche nach dem Tod des Vorbesitzers energetisch gereinigt und anschließend für den neuen Träger nochmals geweiht werden müssen, um ihre volle Schutzwirkung entfalten zu können. Solche Jaden aus der Xia- bis Han-Dynastie sind zirka 2000 bis 5000 Jahre alt und durch die vielmalige Weihung unvergleichlich stark. Bereits vor 3000 Jahren wurde für eine He-Shi-Bi-Scheibe, ein Halsamulett mit dem Symbol des Alten Himmels aus grauer Lao-Jade, sechs Truhen Gold bezahlt.

**Traditionelle Bedeutung beliebter Amulettsteine**

Achat: vermittelt Geborgenheit und Schutz.
Amethyst: schützt vor Unbewusstheit und Trunkenheit.
Aquamarin: schützt vor Geistern der Dunkelheit.
Bergkristall: schützt durch Stärkung der eigenen Intuition und Klarheit.
Heliotrop: macht Mut, schützt vor Betrug.
Jadeit: schützt vor Negativität, auch bei Kinderkrankheiten.
Jaspis: schützt vor Tierbissen.
Karneol: schützt vor der Macht des Bösen.
Mondstein: schützt vor Gefahren auf Reisen.
Peridot: schützt vor den Geistern der Dunkelheit.
Schörl: schützt vor magischen Angriffen.
Smaragd: schützt vor magischen Angriffen.
Türkis: schützt auf Reisen, macht Pferde trittsicher.

## Das Tragen von Steinschmuck

Das Tragen von Steinschmuck ist die edelste Art der Edelsteintherapie, da viele Ebenen des Menschseins berührt werden. Schmuck sagt etwas über das Selbstwertgefühl des Trägers aus, darüber, wie sich jemand selbst sieht und wie er gerne gesehen werden möchte. Insofern Schmuck mit Anerkennung zu tun hat, hilft er, den Platz in der Gemeinschaft zu finden und zwischenmenschliche Beziehungsgefüge zu definieren. Zweifelsohne sind Schmuckgeschenke eine liebevolle Geste der Wertschätzung und Zuneigung. In der modernen Steinheilkunde hat Schmuck noch nicht den Stellenwert erreicht, der seinem Potenzial gerecht wird. In anderen Kulturen, wie der chinesischen, aber ebenso in unseren Breitengraden bis ins späte Mittelalter reichend, hatte Schmuck auch eine religiöse und kultische Bedeutungsebene. Gesegneter Schmuck wurde noch im letzten Jahrhundert in katholischen Gegenden von den Soldaten an der Front getragen, um vor Schaden zu bewahren und um die Verbindung mit der Familie zu

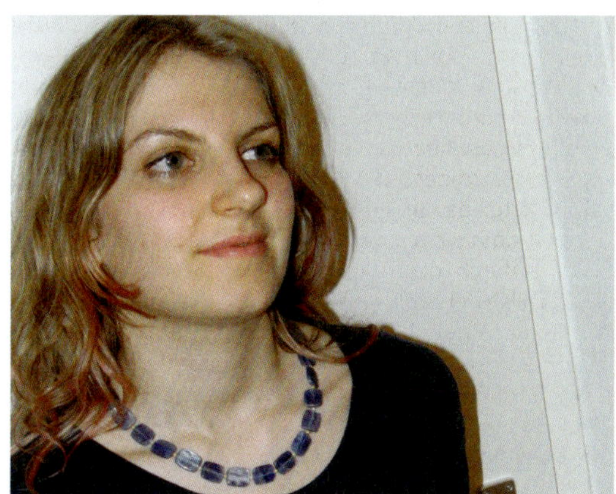

*Ketten wirken intensiv und ganzheitlich.*

Hause aufrechtzuhalten. Das Tragen von Schmuck, sei es als Zeichen einer besonderen Würde, aus modischen Gründen oder bewusst zu Heilzwecken wirkt sich immer auf das Energiefeld des Körpers aus. Das metallische Fassungsmaterial hat dazu eine eigene Wirkung, die verstärkend oder abschwächend eingesetzt werden kann.

Das Tragen von Steinen in Form einer Kette, eines gebohrten Steines oder einer Bi-Scheibe, wenn diese direkt auf der Haut liegen, kann ihre Wirkung oft noch verstärken. Sind die Steine jedoch durch eine Metallplatte von der Haut abgeschirmt, ist ihre Wirkung vermindert. Aus diesem Grunde haben langfristig auch nur Ringe eine beeinflussende Kraft, bei denen der Stein lediglich durch die Ringfassung gehalten wird und nicht auf einer Platte liegt. Werden Heilsteine über einen längeren Zeitraum ohne Reinigung und Neuaufladung als Schmuck getragen, kann davon ausgegangen werden, dass ihre Heilkraft zunehmend nachlässt.

## Power-Band, Tikra und Gebetsketten

Die traditionelle Tikra entwickelte sich aus der brahmanischen Mala und wurde von den buddhistischen Mönchen als Schutz getragen, weswegen sie Buddha selbst ablehnte. Kurz nach Buddhas Tod jedoch wurden die traditionellen Gebetsbänder auch zum persönlichen Schutz wieder genutzt.

Buddha-Power-Bänder oder Tikras kamen stark in Mode, als bekennende Buddhisten wie Richard Gere und Madonna reich behangen mit Armbändchen aus Halbedelsteinen und Glas in Frauenzeitschriften abgebildet wurden. Die Mode sicherte vielen Edelsteinläden das Überleben, brachte aber der Steinheilkunde-Bewegung kaum Nachwuchs. Die Nachfrage war so groß, dass am Höhepunkt der Mode keine echten Bergkristallbänder zu bekommen waren, sondern nur noch Glasimitate angeboten wurden. Beim Tragen der Bänder ist daher auf Echtheit sehr zu achten wie auch auf eine optisch und somit energetisch harmonische Kombination der Steinsorten – und manchmal ist etwas weniger mehr.

Bereits Hildegard von Bingen empfiehlt Chalcedon-Armbänder. Der Heilpraktiker Ewald Kliegel empfiehlt die Massage am Handgelenk, in dem das Power-Band umschlossen und hin und her gedreht wird. Damit werden der Darm und der Lendenwirbelbereich angeregt und harmonisiert. Der Heilpraktiker Werner Kühni testete mit Erfolg die Power-Bänder zur Anregung der Meridiane, da sechs Meridiane über das Handgelenk laufen und so durch die Bänder aktiviert werden.

## Äußere Anwendung von Heilsteinen und Elixieren

Neben dem Tragen, Auflegen und Aufstellen von Steinen können diese auch ins Badewasser oder in Cremes eingelegt werden, um ihre Wirkung mit Hilfe dieser Trägermittel zu entfalten. Heilsteinwasser und -elixiere sind zwar in erster Linie zur inneren Einnahme gedacht, können jedoch auch wie eine Heilpflanzentinktur zum äußerlichen Auftragen oder als Badezusatz verwendet werden.

### Auftragen von Elixieren

Elixiere (auch Wasser und Essenzen) können pur oder verdünnt auf die Haut aufgetragen werden.

Anwendungen: allergische und atrophische Hauterkrankungen, Akne, Besenreiser, Insektenstiche, Verbrennungen, Quetschungen, Schocks.

### Umschläge und Wickel

Edelsteinelixiere eignen sich auch gut für Umschläge und Wickel. 2–3 Tropfen des Elixiers werden in 100 ml Wasser eingerührt; ein sauberes Baumwolltuch wird damit getränkt und auf die betroffene Stelle gelegt.

Anwendungen: stumpfe Verletzungen (Quetschungen, Verrenkungen), Krampfadern.

### Light-of-Nature spagyrische Systempflege mit Edelsteinen

Durch Zusammenarbeit mit Alchemisten der Neuzeit entstand eine ganz neue, sensibel abgestimmte Kosmetiklinie: Die spagyrisch-alchemistisch verarbeiteten Edelsteine und dazu passenden Pflanzen wurden harmonisch zu einer außergewöhnlichen Reihe von sieben Gesichts-

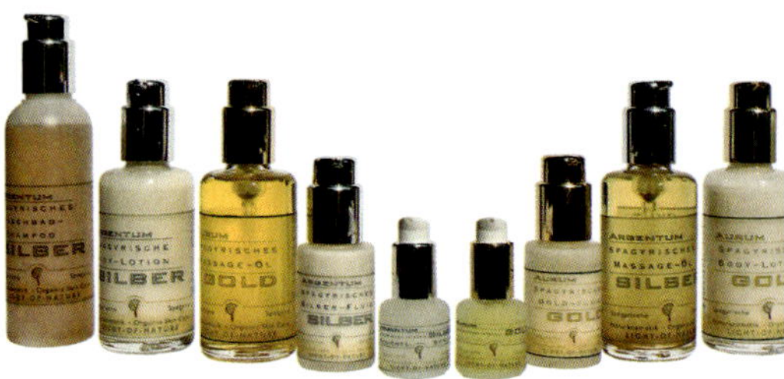

*Alchemisch-spagyrisch aufbereitete Edelsteinkosmetik von Light of Nature.*

| Perle | Smaragd | Rosenquarz | Rubin | Granat | Saphir | Bergkristall |
|---|---|---|---|---|---|---|
| Gibt Klarheit, entspannt den Geist, regt den Flüssigkeitshaushalt an. | Reinigt die Gefühle, gibt Klarheit, transformiert Ideen und Visionen. | Öffnet, unterstützt Schönheit und Kreativität. Rose und Schafgarbe | Vertreibt Melancholie, stärkt Herz und Gemüt, gibt Mut und Willenskraft. | Baut Energien auf, hilft das Ego zu zügeln und Illusionen loszulassen. | Reinigt und erneuert den Geist, gibt innere Freude und Licht. | Schafft Klarheit, Reinheit und Licht, hält und überträgt Energie. |
| Pfingstrose | Lavendel | Rose | Johanniskraut | Löwenzahn | Salbei | Schachtelhalm |
| Osmanthus | Lavendel | Venus | Weihrauch | Thymian | Neroli | Zypresse |
| Mond | Merkur | Empfindliche und sensible Haut | Sonne | Mars | Jupiter | Saturn |
| Trockene bis normale Haut | Mischhaut bis fettige Haut, bei leichter Akne | Der harmonische, zu Schönheit und Ausgeglichenheit neigende Typ. | Reife Haut | Junge, leicht zu Akne neigende Haut | Normale und reife Haut | Normale bis fettige Haut |
| Das weiblich empfangende Prinzip, Geborgenheit und Mütterlichkeit ausstrahlender Typ. »Mein Leben ist Fühlen, und ich sehe meine Welt im Spiegel der Zärtlichkeit. Meine Haut ist zart und anschmiegsam.« | Der strebende, kommunikative, analytische Typ. »Mein Leben ist Neugier und Mitteilung, und ich betrachte meine Welt, um sie zu ordnen. Meine Haut ist Duft und Pflege.« | »Sehnsucht nach Liebe und Sinnlichkeit ist mein Leben, und ich gestalte meine Welt in Harmonie. Meine Haut ist Erotik und Verführung.« | Das männlich-schöpferische Prinzip. Der vitale, tolerante und Selbstvertrauen ausstrahlende Typ. »Ich bin mein Leben und meine Freude, und ich betrachte meine Welt als eine Bühne. Meine Haut ist sonnig und vital.« | Der mutige, kräftig-dynamische Typ, der weiß, was er will. »Wille und Entscheidung ist mein Leben, und mit Kraft erobere ich meine Welt. Meine Haut ist wild und romantisch.« | Der sich ausdehnende, nach Wachstum strebende und Richtung gebende Typ. »Verständigung und Güte sind mein Leben, und Erfolg begleitet mich in meiner Welt. Meine Haut ist ausdrucksvoll und schön.« | Entwickelte Persönlichkeit, der zuverläßige und geduldige Typ. »Erfahrung und Überlegenheit sind mein Leben, und ungebunden erlebe ich meine Welt. Meine Haut ist Berührung und Geheimnis.« |

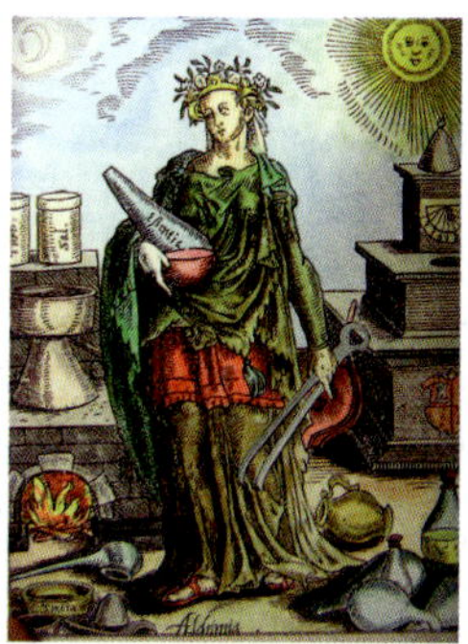

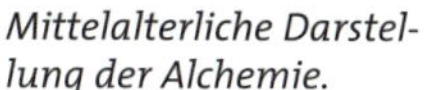

*Mittelalterliche Darstellung der Alchemie.*

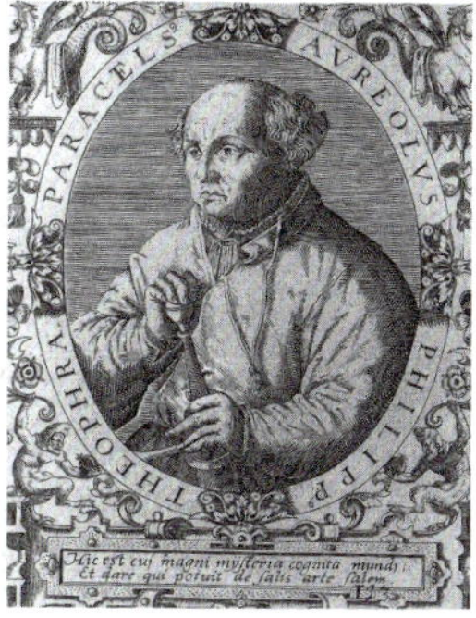

*Paracelsus prägte die Alchemie bis in die Gegenwart.*

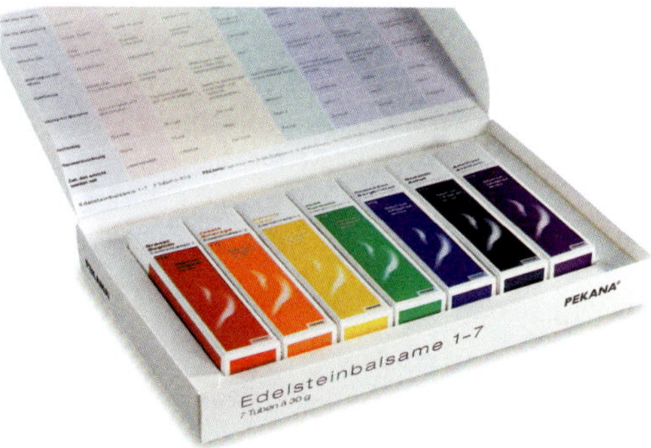


*Die Edelsteinbalsame nach Elisabeth Müller von PEKANA.*

cremes, Hautölen und Lotionen zusammgeführt und den sieben Planeten zugeordnet. Es dauert zwei Monate, bis alle Kräfte aus Kräutern, Blüten, Edelmetallen und Edelsteinen befreit und in die Pflegeprodukte eingebracht sind. Grundlage des aufwendigen und komplizierten Verfahrens ist die Spagyrik (griech. speo = trennen, ageiro = verbinden), ein Teil der Alchemie, der sich seit Jahrtausenden mit den Pflanzenkräften beschäftigt. Durch mehrere Trennungs- und Wiedervereinigungsprozesse entstehen Essenzen aus Pflanzen und Edelsteinen, die wesentlich wirksamer sind als einfache Pflanzenauszüge, wie sie in den meisten natürlichen Körperpflegemitteln enthalten sind.

## Pekana-Edelsteinbalsame

Diese Edelsteinbalsame wurden von der Apothekerin Elisabeth Müller entwickelt. Sie enthalten durch abgestimmte ätherische Öle eine sehr subtile Duftnote sowie bestimmte äußerst feine Edelsteinpulver (Partikelgröße von 40 µm, wodurch die Kristallstruktur nicht zerstört wird). Dabei kommt dem einen Bestandteil vorrangig eine aktivierende und öffnende, dem anderen eher eine modulierende ausgleichende Aufgabe zu.

Verwendet werden können die Balsame zur Hautpflege, zur Unterstützung der Chakrenarbeit, der Reflexzonentherapie, Ostheopathie, Kinesiologie und Energiearbeit. Die sieben Balsame korrespondieren mit Planetenqualitäten sowie Chakren und können auch zur Einstimmung auf die Qualität der Wochentage verwendet werden.

## CairnTara-Cremes

Diese Cremes wurden von Franca Bauer entwickelt und werden von ihr zusammen mit Hans-Peter Lindenmann von der Maienfelser Naturkosmetik-Manufaktur in Hand-

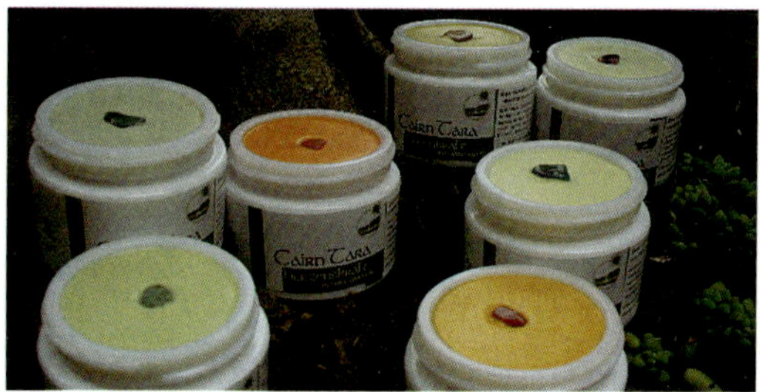


*Die Cairn-Tara-Edelsteincremes von Franca Bauer.*

| 1 Dunkelrot | 2 Orange | 3 Gelb | 4 Grün | 5 Mittelblau | 6 Dunkelblau | 7 Violett |
|---|---|---|---|---|---|---|
| Wurzelchakra | Nabelchakra | Solarplexus-Chakra | Herzchakra | Halschakra | Stirnchakra | Scheitelchakra |
| Sonne | Mond | Mars | Merkur | Jupiter | Venus | Saturn |
| Granat, Sugilith | Jaspis, Smaragd | Karneol, Onyx | Jade, Turmalin | Chalcedon, Bergkristall | Sodalith, Achat | Amethyst, Aventurin |
| Rose, Speik-Lavendel | Rosmarin, Zedernholz | Bergamotte, Zypresse | Sandelholz, Rosenholz | Pfefferminz, Salbei | Kamille blau, Orangenschale | Lavendel, Zypresse |
| Wirbelsäule, Fortpflanzungsorgane | Unterleib, Rücken, Gelenke | Magen, Milz, Leber, Galle, Pankreas | Herz | Vorderer Hals- und Kopfbereich | Stirnmitte, Nierengegend | Nacken, seitlicher Halsbereich, Haut |
| Lebensenergie, Standfestigkeit und Aufrichtigkeit | Offenheit, Traurigkeit auflösen, Geduld erlangen | Harmonie, seelische Verletzungen besänftigen | Freude, Herzensfrieden und innere Weisheit finden | Vertrauen, Kommunikation erleichtern und Klarheit schaffen | Klarheit, Blockierungen lösen und zur Ruhe kommen | Reinigung, Scheitelchakra öffnen und Schutz geben |

| | Lebenskraft | Herzenskraft | Luftkraft | Wasserkraft | Erdenkraft | Feuerkraft |
|---|---|---|---|---|---|---|
| | Aventurin, Chrysokoll, Ozean-Achat | Rosa Turmalin (Rubellit), Rhodonit, rosa Chalcedon, Pink Opal | Aquamarin, Amethyst, Rutil-Quarz | Blauer Turmalin (Indigolith), Nephrit, Apatit | Gelber Jaspis, Opalith, Gagat | Karneol, Feuer-Achat, Rhodochrosit |
| | *reinigend-erholsam;* Grünkraft, Tatkraft, Wachstum, Entwicklung, Entschlusskraft, Ideenreichtum, Tatendrang, Vitalität | *herzerfrischend-lebendig;* Herzenswärme, Herzlichkeit, Herzensgüte, Sensibilisierung, Geborgenheit, Vertrauen, Mitgefühl, Begegnung | *weitend-klärend;* Freiheit, Kontakt, Berührung, Austausch, die Welt berühren und von der Welt berührt werden | *verbindend-bewegend;* Lebensfluss, Reinigung, Lebensenergie, Gleichgewicht, Lebensgestaltung, sinnvolles Einteilen der eigenen Kräfte, Sammeln und Loslassen | *nährend-versorgend;* Ausdauer, Formkraft, Erdung, Stabilität, Zufriedenheit, Sorglosigkeit, sonniges Gemüt, Erfüllung, Durchhaltevermögen | *aufsteigend-wärmend;* Lebenswärme, Lebensfreude, Lebenslust, Lebenswille, das innere Feuer weckend, belebend und erwärmend |
| Basisöle | Sonnenblumenöl* und Traubenkernöl | Mandelöl* mit Rosengesamtextrakt (Hagebutte) | Hanföl | Sesamöl* | Avocadoöl* | Olivenöl* und Sanddornfruchtfleischöl* |
| Kräuterextrakte | Berberitzenfrüchte*, Löwenzahn | Lindenblüten, Weißdornblüten | Holunderblüte, Spitzwegerich | Mädesüß (Wiesenkönigin)*, Weide, Goldrute | Schafgarbe* | |
| Ätherische Öle | Zypresse*, Tulsi (heiliges Basilikum), Mandarine*, Bergbohnenkraut | Ho-Blätter, Rosenholz, Rosengeranium*, Mairose | Rosenthymian, Weißtanne, Waldkiefer, Fichte | Goldrute, Koriander*, Lemongrass* | Fenchel-süß*, Nussgras (Nagar mustaka), Vetiver, Nardenwurzel, Schafgarbe | Johanniskraut* Orange*, Ingwer, schwarzer Pfeffer |

* = aus kontrolliert biologischem Anbau.

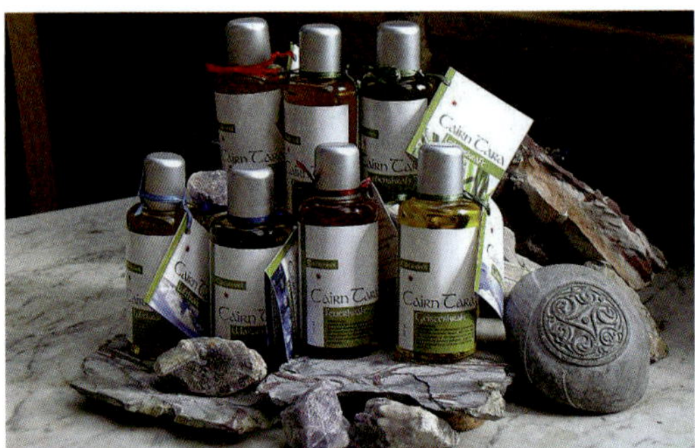

*Die Öl-Pflegeserie von Cairn-Tara.*

arbeit hergestellt. Dadurch ist es möglich, die Pflanzenbestandteile zu den energetisch günstigsten Zeiten zu ernten, wobei viele Ingredienzien aus eigener Sammlung und Destillation stammen. Die Basisöle sind von kontrolliert biologischer Qualität. Die verwendeten Edelsteine werden auch unter Berücksichtigung der Organuhr durch Klang und Räucherung aktiviert. Die ebenso aufwendig wie behutsam hergestellte Pflegeserie eignet sich ebenso zur Schönheitspflege wie zur Erreichung eines ausgewogenen Energiehaushalts. Daneben gibt es eine Pflegeserie mit Körperölen.

## Farfalla

Die Kosmetikerin und bekannte Buchautorin Monika Grundmann entwickelte für den Schweizer Hersteller von natürlichen Pflegeprodukten Farfalla eine Serie von Edelstein-Körperölen, die aufgrund ihrer Feinheit ebenso im Gesicht verwendet werden können. Die Wirkkraft ausgesuchter Edelsteine wird sorgfältig in Feuchtigkeit spendendes und nährendes Jojobaöl eingebunden und mit naturreinen ätherischen Ölen abgerundet. Jede Flasche enthält einen kleinen Trommelstein. Die Öle lassen sich, erwärmt oder bei Zimmertemperatur, erfolgreich in der Massage einsetzen.

Bei der Edelsteinmassage wählt man als Massagestein eine Sorte, die in dem Öl wirksam ist, ansonsten sollte Ziel der Massage, Massagetechnik, Massagestein und Massageöl aufeinander abgestimmt sein.

Von Monika Grundmann gibt es bei Farfalla auch eine Turmalinserie zur Narbenentstörung.

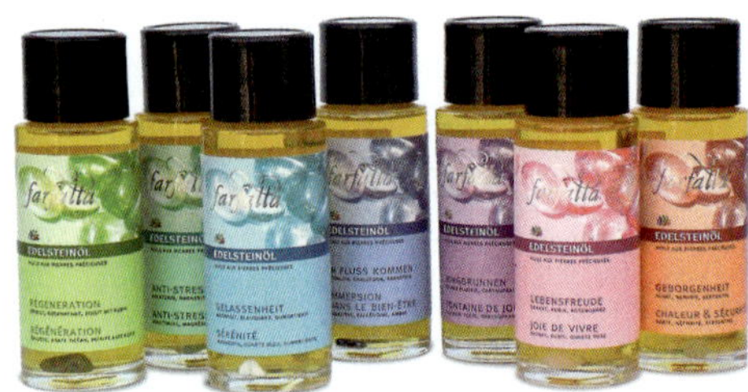

*Massage- und Körperöle von Farfalla.*

| Geborgenheit | Lebensfreude | Jungbrunnen | In Fluss kommen | Gelassenheit | Antistress | Regeneration |
|---|---|---|---|---|---|---|
| Weißer Achat, Nephrit, Serpentin | Granat, Rubin, Rosenquarz | Grüner Fluorit, Chrysopras, Peridot | Sodalith, Blauer Chalcedon, Bernstein | Blauquarz, Dumortierit, Magnesit | Aventurin, Magnesit, Rauchquarz | Epidot, Sphärolithischer Chalcedon, Rubin-Zoisit |
| Vanille*, Sandelholz, Benzoe (Siam) | Rose, Sandelholz, Rosengeranie, Bergamotte* | Wacholderbeere*, Fenchel*, Zitrone* | Weißtanne*, Rosmarin*, Palmarosa* | Lavendel*, Neroli, Rosenholz, Mandarine*, Kamille* | Orange*, Rosenholz*, Lavendel*, Ylang-Ylang* | Ravintsara*, Myrte*, Litsea cubeba* |
| Stärkt das Selbstvertrauen und schenkt Schutz und Geborgenheit. | Für liebevolle Massagen, für mutige, sinnliche und freudige Lebensgestaltung, allen Widrigkeiten zum Trotz. | Unterstützt Reinigungsprozesse und hilft, sich von Frust, Sorgen und negativer Einstellung zu entledigen. Man fühlt sich wieder vital und wohl. | Bringt Energie zum Fließen und löst Blockaden auf, macht leicht und beweglich und offen für Kontakte. | Verhilft zu tiefer Entspannung und rastlosen Gemütern zu Abstand und innerer Ruhe nach anstrengenden Tagen. | Hilft, den unausweichlichen Alltagsstress mit Ruhe und Stärke zu meistern und steigert die Belastbarkeit. | Stärkt die Regeneration und macht leistungsfähig. Gut einsetzbar, um Krisen zu überwinden und freudig das Leben zu meistern. |

* = aus kontrolliert biologischem Anbau.

## Steinkreis dorsa fit

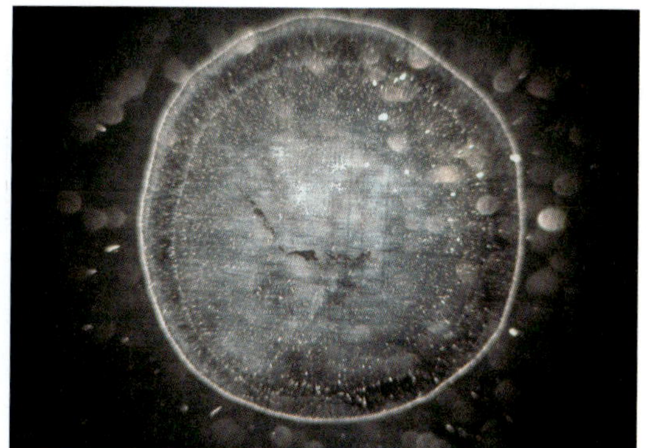

*Steinkreis dorsa fit im Auftropfversuch nach Kübler.*

Walter von Holst hat auf der Basis der Erfahrung mit der steinheilkundlichen Behandlung von Schmerzen und Bewegungseinschränkungen sowie im Sport ein Körperspray entwickelt, das innerhalb von Minuten deutliche Linderung schafft. Zum Einsatz kommen die Essenz von sechs Edelsteinen, Klangfrequenzen und zur emotionalen Stabilisierung zwei Pflanzentinkturen; Trägersubstanz ist levitiertes Wasser, die Konservierung erfolgt über reinsten Wodka. Das Steinkreis dorsa fit wird direkt auf den schmerzhaften Bereich aufgesprüht. Ein Halit-Kristall kann die Auflösung von Energiestaus zusätzlich beschleunigen, wenn er dabei für 5 Sekunden auf die Stelle gehalten wird. Das Spray kann sowohl bei Verspannungen, Nerven- und Gelenkschmerzen wie auch bei Kopfschmerzen und Verletzungen eingesetzt werden. Es verbessert die Funktion des gesamten Bewegungsapparats, auch indem es Belastungen auf ätherischer Ebene auflöst. Deshalb ist die ergänzende Verwendung über dem Haupt und in der Aura sinnvoll. Es kann auch oral verabreicht werden.

## Steinkreis SchutzSpray

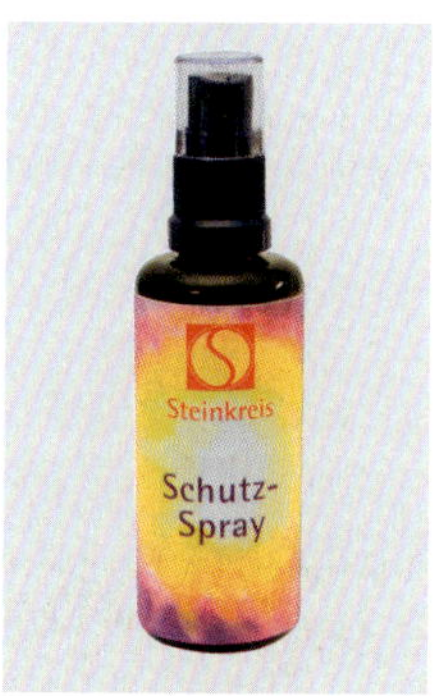


*Steinkreis SchutzSpray*

Das Steinkreis SchutzSpray wird in der Regel als Auraspray über das Haupt und in das Energiefeld gesprüht. Zudem kann man damit blockierte Bereiche des Körpers benetzen oder es als Raumspray auf energetisch belastete Gegenstände, zum Beispiel auf verwendete Heilsteine auftragen. Das vielseitige Spray wird mit Hilfe eines dynamisierenden resonanten Verfahrens hergestellt, welches die geistigen Wirkkräfte von fünf Heilsteinen freisetzt. Der geschichtete Aufbau ermöglicht es, dass genau jene Inhaltskomponente zum Tragen kommt, die momentan benötigt wird. Daher kann von Anwendung zu Anwendung je nach Situation das Steinkreis SchutzSpray sehr unterschiedlich erlebt werden: Abgrenzend und schützend, durchwärmend, entspannend, Konzentration steigernd, extravertierend und öffnend. Es soll die Verbindung zum höheren Selbst wiederherstellen und beitragen, unter allen Bedingungen die Integrität der Persönlichkeit zu wahren.

## Cremes und Salben

Am einfachsten lässt sich eine Heilsteincreme wie folgt herstellen:

Zuerst wird ein Kristall oder Trommelstein wenige Minuten in Alkohol gelegt. Anschließend werden die Steine in eine chemiefreie Creme gegeben; sie lagern dort bis zum Verbrauch der Creme.

Edelsteinelixiere können ebenso als Zusatz für Cremes oder Salben verwendet werden, indem 2–3 Tropfen des Elixiers einfach mit der Creme vermischt werden.

Anwendungen: Hauterkrankungen, Akne, blaue Flecken, Hautjucken, Insektenstiche, Ödeme und rheumatische Schmerzen.

Bei oberflächlichen Verletzungen sollte diese Creme nicht verwendet werden, da es hierfür geeignetere Heilmittel gibt, beispielsweise die hochwertige, nach spagyrischen und alchemistischen Methoden hergestellte Cremeserie von Light of Nature, welche auf die sieben Hauptplaneten abgestimmt ist (siehe vorne).

### Bäder

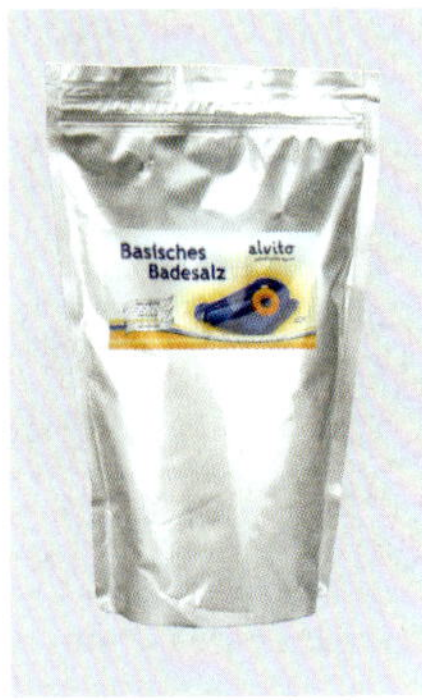


*Der alkalische pH-Wert des Salz-Bades wirkt starkt entsäuernd.*

Edelsteinelixiere können auch als Zusatz für ein Heilbad verwendet werden. 6–10 Tropfen des Elixiers werden in die mit Wasser halbvoll gefüllte Badewanne gegeben. Anstelle des Elixiers können in das warme Badewasser auch mehrere Kristalle oder Rohsteine, aber auch Trommelsteine gelegt werden. In der Schulmedizin finden Schwefelbäder und Salzbäder Verwendung.

Anwendungen: Hauterkrankungen, großflächige Ekzeme, zur Lösung psychischer Blockaden.

## Innere Anwendung von Heilsteinen und Elixieren

Die innere Anwendung von Heilsteinen wurde im Laufe der Geschichte in verschiedenen Kulturen und zu sehr unterschiedlichen Zeiten entwickelt. Durch die Zubereitung der Heilsteine kann deren Wirkung dem menschlichen Organismus zugänglich gemacht, weiter verstärkt oder spezifiziert werden.

### Einspeicheln von Steinen

Die Schwingung von Steinen überträgt sich außerordentlich schnell auf Organismus und Psyche, wenn das Mineral in den Mund genommen wird. Allerdings ist die Methode nur bei ungiftigen Steinen ratsam, welche eine homogene feste Oberfläche besitzen wie beispielsweise die Quarze. Bei Verletzungen kann unter Umständen der durch den Stein »informierte« Speichel aufgetragen werden. Durch die Nähe zum Gehirn setzt die bewusstseinsrelevante Wirkung rasch ein. Vorsicht vor Verschlucken! Nicht bei Hustenkrämpfen einsetzen; die Person muss bei Bewusstsein sein. Weiter eignet sich die Methode bei Problemen mit Zähnen, Hals, Nase und Ohren sowie als Testverfahren.

### Kristalle zur Wasserverbesserung

Die Notwendigkeit, Wasser energetisch aufzuwerten entsteht durch den Pumpdruck der Überlandleitungen, welcher Wassermoleküle zu kilometerlangen Clustern zusammenpresst. Stoffliche Verunreinigungen wie Schwermetalle, Bakterien, polare Pestizide und Medikamentenrückstände kommen hinzu sowie die Ausstrahlung dieser Stoffe, die im Wasser quasi als homöopathische Information mit gespeichert ist. Durch diese und weitere Einflüsse verliert das Wasser seine natürliche ausschwemmende Reinigungskraft sowie die Aufnahmebereitschaft und die Anpassungsfähigkeit an den Organismus, die Fähigkeit, spielerisch zwischen quasikristallinen Zuständen und völlig amorphen Zuständen im flüssigen Aggregatszustand hin und her zu wechseln.

Durch die weit vorangeschrittene Privatisierung, bei welcher in Deutschland, aber auch weltweit, durch das Cross Boarder Leasing Trink- und Abwasserleitungen ganzer Städte an amerikanische Investoren geleast werden, ist auch die existenziellste Grundversorgung Wirtschaftsinteressen unterstellt. Mangelhafte Wartung und nachlässige Qualitätskontrollen wirken sich negativ auf die Qualität des Wassers aus.

Grundsätzlich gilt bezüglich Leitungswasser: Erst filtern, dann vitalisieren. Schadstoffbefreites Wasser lässt sich viel leichter durch Gedankenkraft, Kristalle oder mit einem der zahllosen Energetisierungsapparate auf der Informationsebene neu prägen. Auf Dauer halten die Autoren das Arbeiten mit Steinen jedoch für sinnvoller als den Einsatz von Vitalisierungsgeräten. Deren energetische Intensität ist meist außerordentlich hoch, oft im Bereich fünfstelliger Bovis-Einheiten. Das ist zwar ein Werbeargument, der Effekt ist jedoch, dass der Organismus völlig übersteuert wird, was das Regulationssystem unflexibel macht. Kurzfristig mag der Frequenzenmix für ein Familienmitglied passend sein, langfristig wird aber die biologische Anpassungsleistung und die persönliche Entwicklungsmöglichkeit vermindert. Steine sind nicht nur in der Anschaffung günstiger, sondern auch schöner und durch Auswechseln kurzfristig an die Bedürfnisse des Körpers anzupassen.

Eine Behandlung des Wassers sollte drei Schritte umfassen: Zunächst die Filtration, um stoffliche Belastungen zu entfernen, dann im Idealfall eine Löschung, alternativ eine Überprägung der Schadstoffinformationen, und schließlich die Vitalisierung mit gesundheitsfördernden Informationen.

### Zeolithe zur Wasseraufbereitung

Zeolithe können alle drei Schritte der Wasseraufbereitung vollziehen und werden für die chemische Reinigung in großem Umfang industriell eingesetzt. Diese Mineraliengruppe nimmt innerhalb der Mineralogie wie auch in der Steinheilkunde eine Sonderstellung ein, da sie physiologische wie energetische Prozesse gleichermaßen beeinflussen. Zeolithe gehören zur Gruppe der wasserhaltigen Gerüstsilikate mit austauschbaren Kationen. Liegt ein Stein im Wasser, können sich seine Kationen (z.B. Kalzium) gegen andere im Wasser befindliche Kationen (wie Natrium) austauschen, wourch die Härte reduziert wird. Zusätzlich binden Zeolithe Anionen (z.B. Nitrat), wodurch eine entgiftende und reinigende Wirkung eintritt, oft werden auch Gerüche reduziert. Durch die offene kristalline Struktur treten Zeolithe sehr intensiv mit dem Wasser in Austausch und Verbindung, so dass nicht nur Gifte gebunden, sondern auch belastende Informationen neutralisiert werden und umgekehrt die spezifischen Informationen des oder der verwendeten Zeolithe vom Wasser aufgenommen werden. Zeolithe sind nur bedingt zu reinigen, sie müssen nach gewisser Zeit, wenn sie unansehnlich geworden sind, ersetzt werden. (Siehe auch → Zeolithe.)

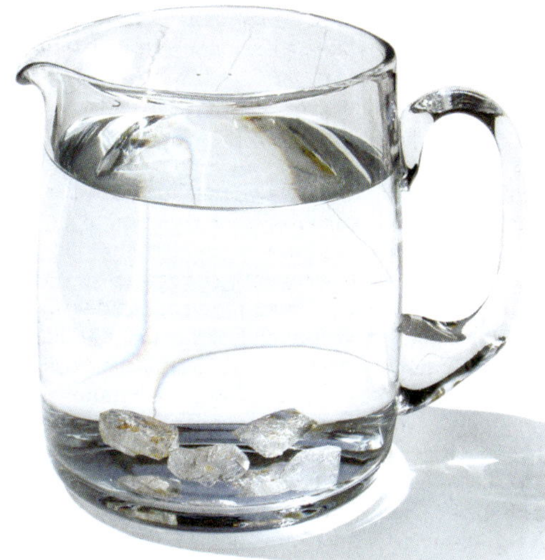

*Einlegen von Bergkristallen in eine Wasserkanne.*

## 1. Schritt: Filtration

Im Privathaushalt ist eine gründliche Filtrierung, zum Beispiel mittels Umkehrosmose oder Carbonit-Filter, zwecks Minimierung von Schwermetallen, Rückständen von Pestiziden und Medikamenten, ein Akt der Vernunft und macht unabhängig von Flaschenwasser, das eine schlechte Ökobilanz aufweist und im Fall von Plastikflaschen mit Absonderungen, im Fall von Glasflaschen mit Reinigungsrückständen belastet sein kann. Umkehrosmose filtert ohne auf das Wasser wirkenden Druck extrem fein und sicher und ist in Anschaffung, Installation und Wartung kostenintensiver. Probleme mit Kalk werden beseitigt, durch die vollständige Entnahme der Mineralstoffe ist das gewonnene Trinkwasser im sauren pH-Bereich. Die günstigste Carbonit-Filterpatrone, NFP Premium, besteht aus der gepressten Kohle von Kokosnussschalen mit einer Feinheit von 0,45 Mikrometer, was gelöste Mineralstoffe im Wasser belässt, aber bakterielle Belastungen sicher eindämmt, Schwermetalle, Chlor und Medikamentenrückstände bis zur Nachweisbarkeitsgrenze dem Wasser entzieht. Der Auftischfilter SanUno ist in Minuten einsatzbereit und amortisiert sich schnell, schafft jedoch bei starker Kalkbelastung keine Abhilfe.

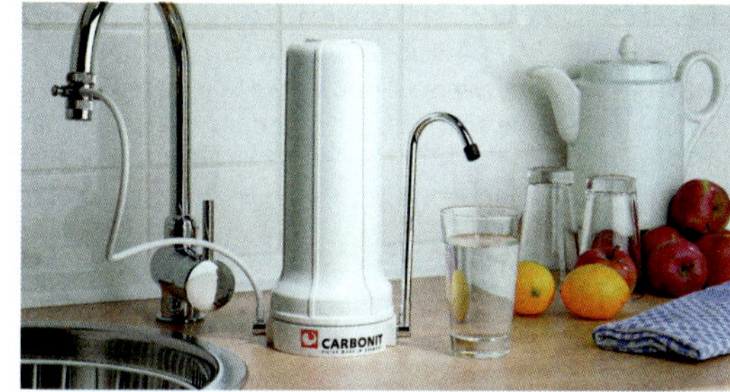


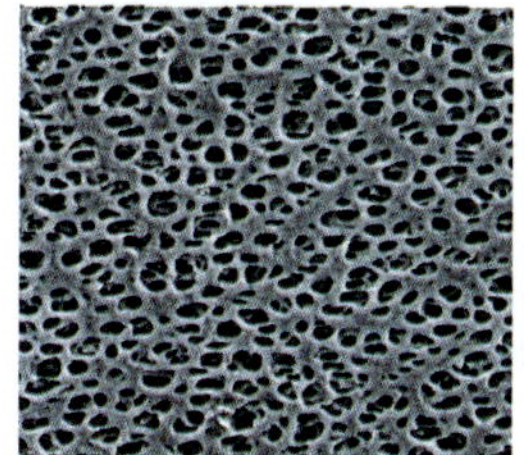

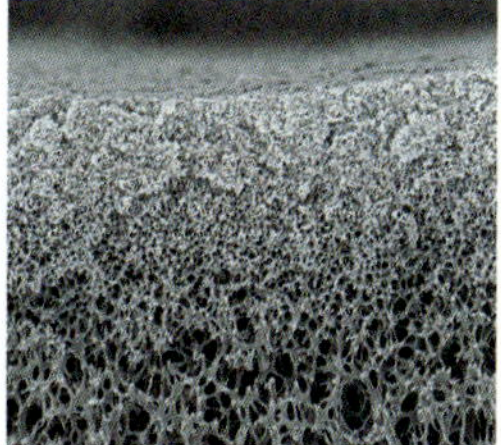

*Auftischfilter und Filterquerschnitt des Puro-Filtereinsatzes mit 0,15 μm*

Schüttel- oder Kannenfilter dienen lediglich der Geschmacksverbesserung und sind nicht geeignet, Schadstoffe aus dem Wasser zu entfernen. Zugesetzte Kohlensäure verursacht saure pH-Werte und bewirkt, dass die erforderliche Trinkmenge nicht so leicht erreicht wird, da man nicht so viel auf einmal davon trinken kann. Grundsätzlich hinterlässt jede Filtermethode im Wasser auf Informationsebene Spuren, die im nächsten Schritt, der Informationslöschung, gelöst werden. Bei Untertischfiltern von Carbonit sowie bei manchen Umkehrosmosegeräten besteht die Möglichkeit eines vorgeschalteten Gehäuses, das mit Amethyst-Rohsteinen befüllt wird. Wie Gienger und Goebel herausfanden, wird dadurch verhindert, dass das Wasser vom Filtrationsprozess Informationen aufnimmt. Die Amethyste sollten jedoch monatlich gründlichst gereinigt und aufgeladen werden.

## 2. Schritt: Löschung der Fremdinformation

Zur Wiederherstellung der ursprünglichen Wasserqualität gehört die Befreiung des Wassers von aufgenommenen Fremdinformationen, entweder durch Verwirbelung, wodurch die Wasserstoffbrücken geöffnet werden, oder durch Überprägung, die aber möglicherweise nicht lange anhält.

### Wasserwirbler

Das »Wasserwirbler« genannte, von Ralph Rössner entwickelte Gerät der Firma Imton kann zur Löschung vorhandener Schadstoffinformationen des gefilterten Wassers mit Edelsteininformationen dienen. Es besteht aus zwei aus schwermetallfreiem Glas mundgeblasenen eiförmigen Gefäßen, die nach dem Befüllen der einen Kugel verbunden werden. Wie eine Sanduhr wird das Ganze gedreht, und in Schwung versetzt, wodurch das Wasser stark verwirbelt wird. Das Wasser wird im oberen Teil durch Sogkräfte und starke »Reibung« der Cluster beschleunigt, im unteren Teil durch Fliehkräfte geweitet.

Die innere Oberfläche vergrößert sich nach mehrmaligem Verwirbeln erheblich. Man spricht von kolloidalem oder levitiertem Wasser, da die Schwerkraft auf die kleinen Molekülstrukturen schwächer einwirkt. Die störende Fremdinformation, die die Geschichte des Wassers vom Abwasserkanal ins Klärwerk, durch das Leitungsnetz bis zum Wasserkrug beinhaltet, ist in den Wasserclustern, komplexen Strukturen aus Wassermolekülen, gespeichert, und wird durch mehrfaches Verwirbeln wieder gelöscht. Dieses informationsneutrale Wasser ist außerordentlich gut prägbar, auch von astrologischen Zeitqualitäten, und sollte nur in neutraler oder meditativer Verfassung hergestellt werden. Es ist bestens für die Zubereitung von Edelsteinwasser geeignet. Neu sind Wasserwirbler mit aufgebrachtem Goldring an der Engstelle sowie Violettglas- und Kobaltglaskolben.

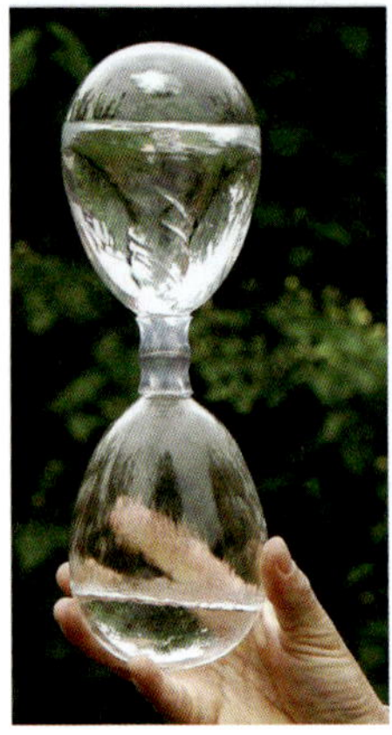

*Wasserwirbler von Imton.*

Von Hachenay stammt das Patent für das Gerät LevaQuell, das von einem leistungsfähigen Motor angetrieben mittels zweier gegenläufiger Rotoren das Wasser in starke Bewegung versetzt. Dadurch werden die Cluster aufgelöst und die Oberfläche des Wassers erheblich vergrößert, so dass hier von Ultrakolloidation gesprochen wird. Das Gerät ist in der Anschaffung teuer und setzt gefiltertes Wasser voraus, stellt jedoch informationsneutrales Wasser zur Verfügung.

## 3. Schritt: Vitalisierung und Informierung des Wassers

Zur Löschung der Schadstoffinformationen und Vitalisierung des Wassers bieten Steine verschiedene Möglichkeiten.

Grundsätzlich ist die Ausstrahlung der Steine an den Kanten und Spitzen am größten; die Wärmeleitfähigkeit ist beim Kristall zur Spitze hin 1,8-mal so stark wie an den Seiten. Energie wird weitgehend über die Flächen aufgenommen, in Maßen über die Kanten abgegeben und hauptsächlich über die Spitze abgestrahlt. Daher eignen sich zur Wasseraktivierung Kristalle am besten, dann Rohsteine und schließlich Trommelsteine, zumal Trommelsteine in der Regel zur Verbesserung des Glanzes mit farblosen Wachsen behandelt werden.

### Verwirbeln mit einem Bergkristall

Am stärksten, aber auch am aufwendigsten ist die Belebung durch Umrühren mit einem Bergkristall. Der Kristall sollte zur Spitze hin klar und nicht zu kurz sein, damit er gut festgehalten werden kann. Man rührt das Wasser damit so schnell wie möglich um, erst rechtsdrehend, dann links-, dann wieder rechtsdrehend, so dass sich jeweils ein Wirbel bildet. Der Kristall kann zusätzlich pro-

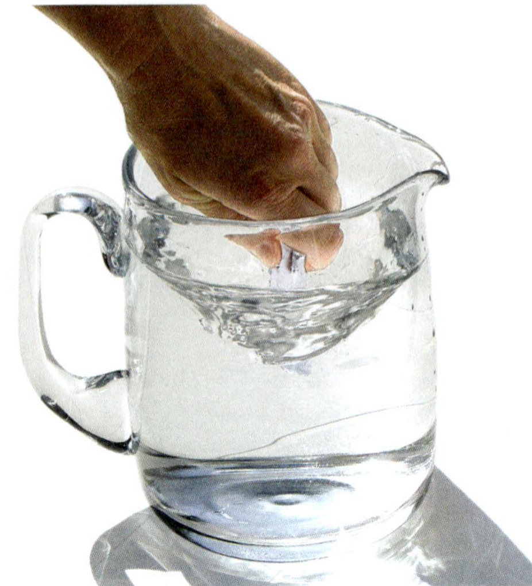

*Verwirbeln von Wasser durch kräftiges Umrühren mit Bergkristall-Stäben.*

grammiert werden; gemütserhellend wirkt das Wasser, wenn die Rhythmisierung im Sonnenlicht vorgenommen wurde. Auf diese Weise werden die wichtigsten Prinzipien der Wasserbelebung (Gedankenkraft, trigonale Kristallstruktur, Clusterauflösung, Rhythmisierung und Levitation durch Verwirbelung) sinnvoll kombiniert.

### Einstrahlen von Steininformation

Die Einstrahlmethode macht sich die Strahlkraft und Neutralität des Bergkristalls zunutze. Diese intensiv und sehr schnell wirkende Technik ist bei Steinen anzuwenden, die nicht direkt ins Wasser eingelegt werden sollten wie Trommelsteine und lösliche Mineralien. Dabei ruht der zu übertragende Stein dicht an der Basis des Kristalls, der mit seiner Spitze auf das Wasser weist. Von Joya gibt es hierzu auch fertige formschöne Ständer in verschiedenen Ausführungen.

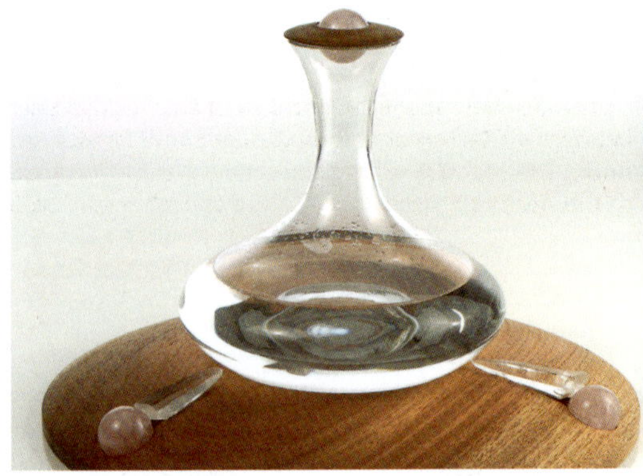

*Edle Wasservitalisierung von Joya.*

Der amerikanische Physiker und Chemiker Marcel Vogel entwickelte in den 1970er Jahren den Vogel-Cut, einen von dem kabbalistischen Lebensbaum abgeleiteten speziellen Schliff, dank dem Bergkristalle Informationen

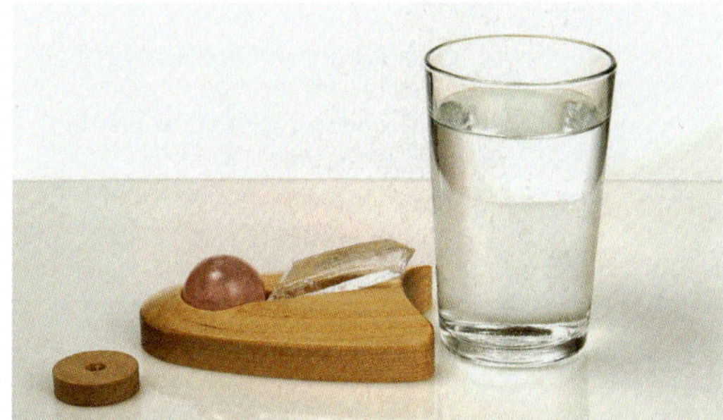

*Flexible Wasservitalisierungslösung von Joya.*

optimal auf Wasser und andere Flüssigkeiten übertragen können, wobei nachweislich deren molekulare Struktur sowie physikalische und chemische Eigenschaften verändert werden können.

In der Versuchsanordnung läuft Wasser durch ein spiralförmiges Stahlrohr, das um einen mental programmierten Vogel-Cut-Kristall herumgeführt ist. Das Ergebnis ist eine verringerte Oberflächenspannung, eine erhöhte elektrische Leitfähigkeit, eine Veränderung des pH-Werts um drei Einheiten, eine Erniedrigung des Gefrierpunkts bis auf –30 Grad sowie weitere Effekte.

Vogel erklärt die besondere Beziehung zwischen Bergkristallen und Wasser mit der Ähnlichkeit des zwischenmolekularen Bindungswinkels von 104,5 Grad bei Wasser mit dem Zwischengitterwinkel von 52 Grad bei Bergkristall; dadurch könne die geometrische Gitterstruktur des Kristalls fast ohne Energieeinsatz Frequenzmuster auf Wasser übertragen.

### Reagenzglas-Methode

Die Reagenzglas-Methode geschieht ohne direkten Kontakt des Steines mit dem Wasser. Dadurch eignen sich für dieses Verfahren auch Sorten, bei denen Unsicherheiten bestehen, die mit Muttergestein behaftet oder besonders zerbrechlich sind. Die Einwirkzeit ist länger als bei dem direkten Einlegen in Wasser; möglicherweise spielt auch die Qualität des Glases eine nicht unbedeutende Rolle für Bekömmlichkeit und Geschmack.

### VitaJuwel

Das oben beschriebene Prinzip macht sich Ewald Eisen bei dem vielfach prämierten VitaJuwel-Wasserstab zunutze: Die enthaltene Steinmischung prägt permanent das in der mundgeblasenen schwermetallfreien Phiole

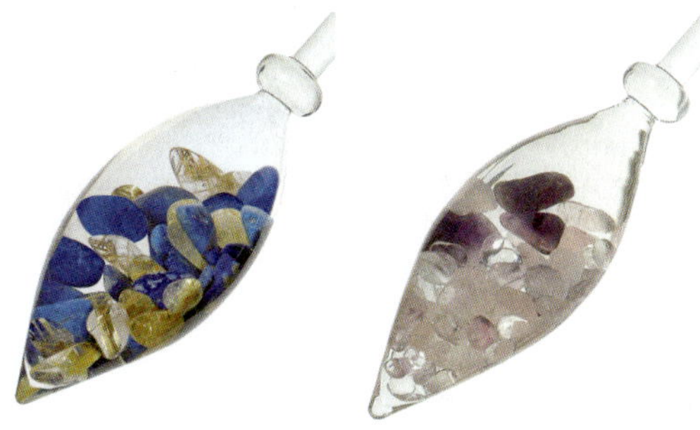

*Inspirations- und Wellness-Grundmischung von VitaJuwel.*

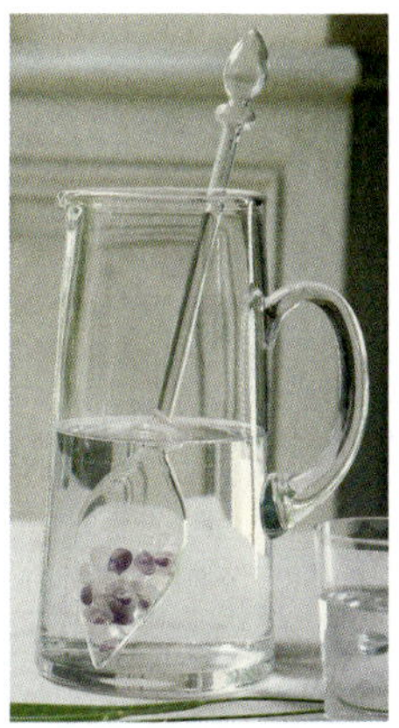

*Edel und ästhetisch: Vital Juwel Wasserstäbe.*

enthaltene destillierte Wasser, welches dann in eine Karaffe oder einen Krug gleicher Glasqualität gestellt wird, um das Trinkwasser zu informieren und aufzuladen. Da es sich um ein geschlossenes System handelt, ist die Hygiene gewährleistet. Der VitaJuwel sollte jede Woche von Hand abgespült und nicht der prallen Sonne ausgesetzt werden. Dieses Verfahren zeigt, dass die Informationsübertragung zwischen gleichartigen Medien leichter vonstatten geht als zwischen unterschiedlichen.

Folgende VitaJuwel-Steinkombinationen sind erhältlich:

Wellness-Grundmischung: Amethyst, Bergkristall, Rosenquarz
Wassergenuss: Sodalith, Bergkristall
Fit und schlank: Roter Jaspis, Magnesit, Bergkristall
Fünf Elemente: Amethyst, Chalcedon, Sphärolithischer Chalcedon, Versteinertes Holz, Rosenquarz
Innere Reinheit: Aquamarin, Bergkristall
In Fluss kommen: Milch-Opal, Chalcedon, Moosachat
Regeneration: Smaragd, Berkristall
Geistige Klarheit: Rohdiamant, Bergkristall
Hautpflege: Rosenquarz, Amethyst, Aventurin
Feuer der Sinnlichkeit: Granat, Bergkristall
Sunny Morning: Calcit orange, Bergkristall
Inspiration: Lapislazuli, Rutil-Quarz

### VitaJuwel Philia

Der Anhänger Philia ist eine Entwicklung von Sita Andrea und Walter von Holst, welcher die Vorzüge in Wasser eingelegter Edelsteine innovativ für den Schmuckbereich nutzt. Die durch die sanfte Form der Energieübertragung hervorragende Verträglichkeit sowie der lebendige und elegante Gesamteindruck machen VitaJuwel Philia zu einem persönlichen Begleiter zwischen Therapie und Lifestyle. Er ist in den Sorten Amethyst, Peridot und Granat dauerhaft und in weiteren Sorten in limitierten Auflagen verfügbar.

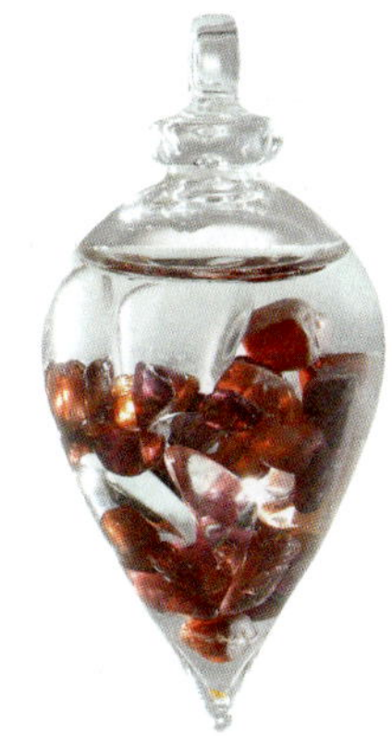

### Vitalisierung nach Hildegard von Bingen

Nach Hildegard von Bingen wird eine Druse über einen Kochtopf gehängt, in dem reines Wasser gekocht wird. Das Wasser schlägt sich schließlich an den Kristallen nieder und tropft wieder in den Topf zurück. Zuletzt wird die Druse kurz in das noch heiße Wasser gelegt. Diese Anwendung nutzt die Offenheit des heißen Wassers für Prägungen; die Erwärmung regt jedoch auch den Stein zu stärkerer Ausstrahlung an. Auf diese Weise hergestelltes Wasser ist ebenso zur äußeren Anwendung geeignet.

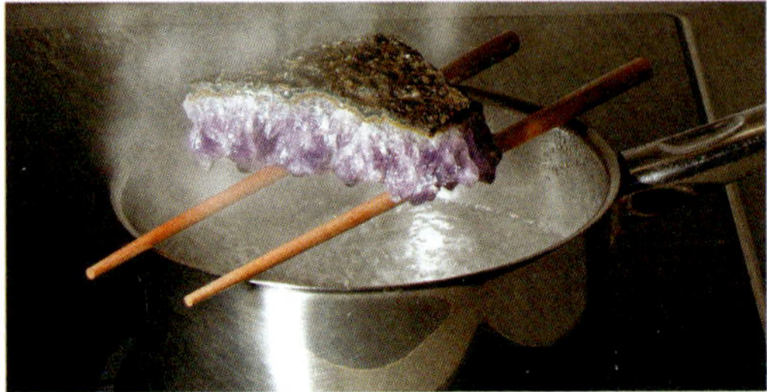

*Bedampfungsmethode nach Hildegard.*

### Direktes Einlegen

Die einfachste Methode der Wasserbelebung ist das direkte Einlegen der Steine in einen Glaskrug. Kunststoffbehältnisse wirken sich negativ auf die Informationsqualität des Wassers aus. Zur Vitalisierung können alternativ mehrere kleine oder ein etwa faustgroßer Bergkristall-Doppelender in das Wasser gelegt werden. Bergkristall wirkt unspezifisch erfrischend. Unspezifisch, aber nicht erfrischend wirken wahllose Mixturen von Steinen.

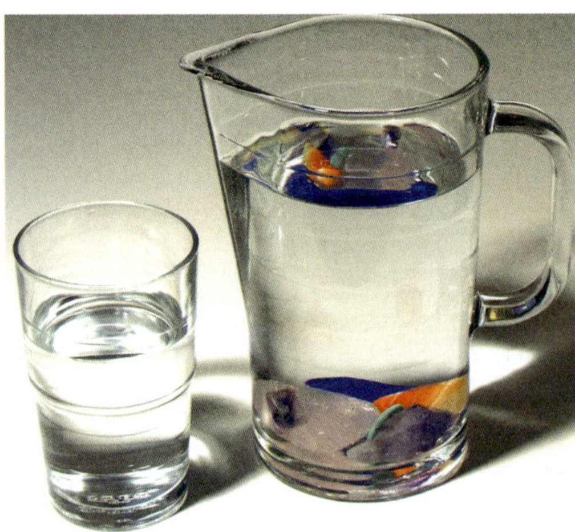

*Beliebige Mixturen sind ungünstig.*

Um zu verhindern, dass von Rohsteinen abgelöste Splitter in das Trinkglas gelangen, sollte das Wasser vor dem Genuss abgesiebt werden. Von Kristallen und speziell für die Wasserzubereitung nur grob angetrommelten Rohsteinen kann bei normaler Handhabung nichts abbröckeln.

Für die Intensität der Wirkung des Wassers ist die Qualität, aber auch über die Menge der darin eingelegten Steine entscheidend. Dabei sollte mit einer geringeren Menge begonnen und diese bei Bedarf gesteigert werden.

Bei der Verwendung von Mischungen ist das wichtigste Kriterium die enge mineralogische Verwandtschaft der verwendeten Sorten; dadurch ist für energetische Homogenität gesorgt, die Mischung wirkt wesentlich harmonischer. Es sollten auch möglichst viele Eigenschaften der verwendeten Steine übereinstimmen, denn zur Wirkung kommt meist der kleinste gemeinsame Nenner. Ein einfaches Mittel zur Überprüfung ist der angenehme Geschmack des Wassers: Was harmonisch zusammenwirkt, schmeckt auch so.

### Therapiestein-Wasser

Therapiestein-Wasser sind wässrige Lösungen, in die zur inneren Anwendung im Rahmen einer therapeutischen Empfehlung Mineralien eingelegt werden. Nicht die Vitalisierung des Wassers steht im Vordergrund, sondern das gezielte Einwirken auf Stoffwechselvorgänge im Körper, das heißt, es unterscheidet sich nicht in der Herstellung, sondern in der Intention.

Der menschliche Körper besteht zu rund 70 Prozent aus Wasser; die im Organismus vorhandenen Mineralstoffe werden von den verwendeten Heilsteinen angesprochen und gehen dann in resonante Schwingung. Auf Wasser übertragen, liegt die Heilinformation des Steins in optimal verfügbarer Form vor.

Der verordnete Therapiestein wird in ein Glas reines Wasser gelegt und dieses über den Tag verteilt schluckweise getrunken, bis auf einen kleinen, den Stein gerade noch bedeckenden Rest. Abends füllt man dann Wasser nach und verfährt so etwa eine Woche lang. Da der Stein über den gesamten Zeitraum im Glas verbleibt, nimmt die Konzentration innerhalb dieser Woche ständig zu. Nach spätestens einer Woche wird der Stein abgewaschen, desinfiziert und wieder neu aufgeladen, und man beginnt mit der Anwendung wieder von vorne. So wird der Gewöhnungseffekt vermieden und der Stoffwechsel optimal aktiviert. Diese Methode ist die erste Wahl, wenn es darum geht, den gesamten Organismus anzusprechen, beispielsweise die Verdauung oder den Bewegungsapparat. (Siehe hierzu auch den Abschnitt Heilsteinessenzen und -elixiere.)

Obwohl Steine in der Therapie häufig gezielt in Form von Heilsteinwasser verordnet werden, sollten sie jedoch, wie etwa auch Kräutertees, nicht gewohnheitsmäßig konsumiert werden. Neben der Reinigung aus hygienischen Gründen ist eine energetische Reinigung nur selten notwendig, doch empfiehlt es sich, wenn es die Sorte erlaubt, die Steine regelmäßig aufzuladen, am besten in der Morgensonne.

Grundsätzlich sind Kristall-Quarze für fast jeden Menschen geeignet, insbesondere Amethyst, Bergkristall, Citrin, Eisenkiesel und Rauchquarz, aber auch Rutil- und Turmalin-Quarz, die bevorzugt zur Wasservitalisierung eingesetzt werden. Derbe und mikrokristalline Quarze wie Achat, Aventurin, Baum-Achat, Blau-Quarz, Chalcedon, Chrysopras, Heliotrop, Jaspis, Karneol, Mookait, Moos-Achat, Prasem, Rosenquarz und Sardonyx können ergänzend herangezogen werden.

### Heilsteinessenzen und -elixiere

Im Unterschied zu Heilsteinwasser haben Heilsteinessenzen und Heilsteinelixiere eine höhere Konzentration und Wirkungsintensität; sie werden daher zu Heilzwecken angewendet und tröpfchenweise verabreicht, was oft eine schnellere und tiefgreifendere Wirkung hat als andere Anwendungen der Heilsteine. Dadurch dass die Schwingung in einem wässrigen Medium vorliegt, ist sie dem menschlichen Organismus wesentlich näher als der starre Stein und kann von diesem rascher übersetzt und weitertransportiert werden. Im Vergleich zum Heilstein für sich allein lässt das Element Wasser etwas andere Eigenschaften des Minerals hervortreten, zudem ist oft eine größere Flexibilität zu beobachten, das heißt, das Regulationssystem kann den Einfluss besser an die Bedürfnisse angleichen, so dass die Stärke und der Wirkort des gleichen Elixiers je nach Gegebenheit deutlich variiert.

Edelstein- oder Heilsteinessenzen können selbst hergestellt oder besser über den Handel bezogen werden. Die 16 Oh-Shinnah-Elixiere, die in einer siebentägigen Zeremonie hergestellt werden, vermögen die energetische Botschaft der Steine dauerhaft aufrechtzuerhalten. Die Konservierung der Tinkturen geschieht zum Teil durch Zugabe von Alkohol.

Amandus Korse von de Groene Tourmaline begann 1981 mit der Herstellung von Essenzen (siehe auch sein Buch »Edelstein-Essenzen. Anleitung zur Therapie mit Edelstein-Elixieren«). Für seine 97 Essenzen legt er die Steine 3 bis 4 Monate, manche sogar über Jahre in 35-prozentigen Kornbranntwein ein, der aufgrund seines hohen Wassergehalts die Schwingung gut aufnehmen kann.

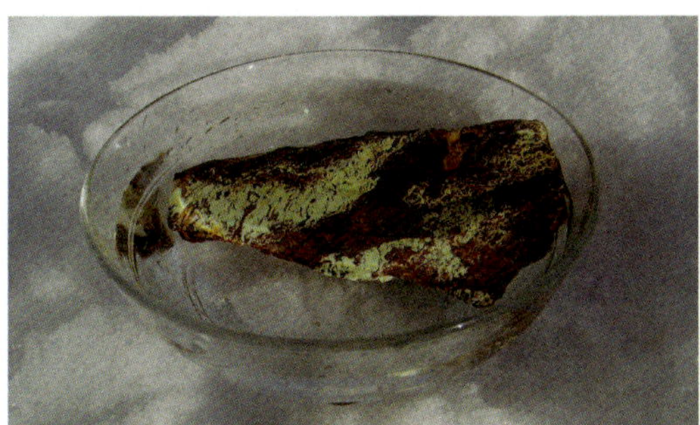

*Besonnung gemäß dem Verfahren nach Edward Bach.*

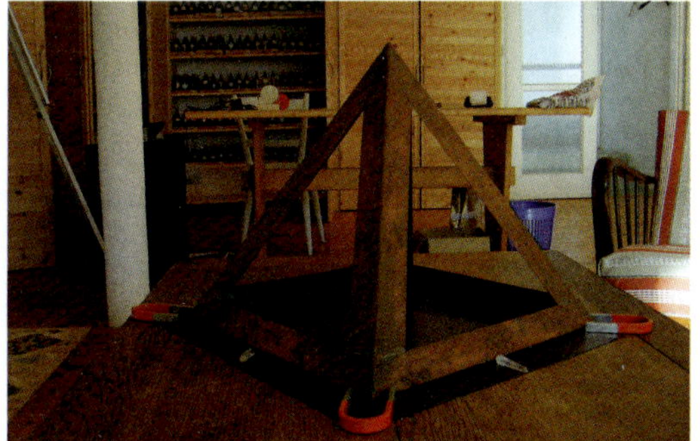

*Vitalisierung unter der Pyramide bei United Nature.*

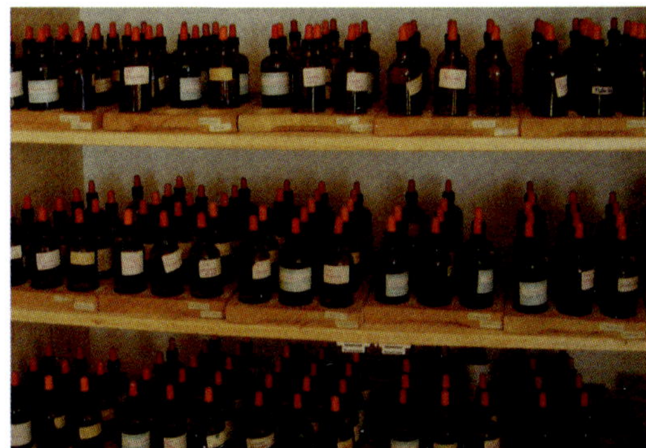

*Lagerung der United Nature-Vorratsflaschen.*

Bereits Gurudas hatte 1985 in seinem Buch »Heilung durch die Schwingung der Edelsteinelixiere« 144 Steine und deren Aufbereitung zu Elixieren beschrieben.

Die Edelsteinelixiere von United Nature von Firos Holtermann ten Hove werden laufend um neue Mineralien erweitert, so dass dieses Sortiment heute weitgehend vollständig ist. Im Wesentlichen werden die Elixiere nach dem Bachblütenverfahren hergestellt: Rohsteine werden in einer Schale levitierten Allgäuer Quellwassers 2 Stunden intensiv besonnt, dann gemäß Gurudas unter anderem mit Pyramidenenergie weiter aufgeladen und mit Branntwein konserviert.

Ebenfalls nach dem Bachblütenprinzip stellt Rolphe Alcide Grimaitre seit Anfang der 1980er Jahre Elixiere her. In seinem 2006 veröffentlichten Erfahrungsbericht bestätigte er, dass ein Steinelixier das Wesen eines Steines anders ausdrückt als der Stein direkt.

Auch die Maikönig-Essenzen von Volker Görner werden mit Quellwasser nach dem Bachblütenverfahren hergestellt. Das derzeit verfügbare Sortiment von 70 Steinsorten wird laufend erweitert.

Für die Myron-Essenzen entwickelte Werner Kühni ein aufwendiges mehrphasiges Verfahren, das 60 Tage in Anspruch nimmt; die wichtigsten Merkmale sind: Besonnung, Verschüttelung, Aufladung unter der Pyramide und Rhythmisierung nach anthroposophischer Vorschrift. Derzeit sind 20 Myron-Essenzen erhältlich.

Helga Schmied-Neukomm aus Zürich hat mittlerweile Elixiere von 30 Steinsorten im Angebot. Die Elixiere werden an den energiereichsten Tagen des Jahres an einem Kraftort mit Quellwasser und unter Zugabe von etwas Fruchtalkohol herstellt. Diese Elixiere haben einen sehr hohen Energiewert von rund 80000 bis 90000 Bovis-Einheiten.

Neben den Edelsteinelixieren werden von den anthroposophischen Firmen Wala und Weleda die auf Anregung von Rudolf Steiner hergestellten anthroposophischen Edelsteinverdünnungen angeboten. Diese werden nach anthroposophischer Vorschrift rhythmisiert und sind in Verdünnungen zwischen D6 und D20 in Apotheken erhältlich.

## Riskante Mineralien

Ein Mineral kann grundsätzlich giftig, das heißt toxikologisch bedenklich sein, wenn Stoffe im Mineral vorliegen, die eine toxische Reaktion auslösen können. Dies ist jedoch immer von der eingenommenen Menge abhängig.

So können wasser- und salzsäurelösliche Oxide, Sulfide, Sulfate, Chloride, Fluoride und Karbonate der Schwermetalle, ebenso generell alle wasser- oder salzsäurelösliche Arsenate, Borate, Chromate, Vanadate, Wolframate und alle Uranyle sowie alle wasser- oder salzsäurelösliche Blei-, Chrom-, Kalium-, Kupfer- Lithium, Nickel-, Quecksilber- und Silberverbindungen bei innerer Einnahme schwere Schäden auslösen. Ebenso trifft dies auf salzsäurelösliche Bromide, Bromate, Jodite, Jodate und Cyanate zu. Mineralien dieser Zusammensetzung sind im deutschen Heilsteinhandel nicht erhältlich, werden jedoch in der amerikanischen Literatur beschrieben.

Neben diesen giftigen Mineralien beziehen sich die im Folgenden aufgeführten Warnungen auf Mineralien, die in der Regel bei einer normalen Heilsteinanwendung unter toxikologischen Gesichtspunkten unbedenklich sind, da sie von der Salzsäure im Magen nicht gelöst werden können, wohl aber Entgiftungsreaktionen zu erwarten sind. Sie enthalten toxische Kationen (selten Anionen wie etwa Cyanat), die bei Silikaten fest in das Kristallgitter eingebaut sind, aber in anderen Bindungsformen löslich sein könnten.

Zur folgenden Auflistung:

»*Kein direkter Wasserkontakt*« bedeutet, dass diese Steine sicherheitshalber nicht direkt in den Wasserkrug gelegt werden sollten, da sich bei bröseliger Konsistenz Metalle wie Arsen, Blei, Chrom, Kobalt, Kupfer, Nickel, Quecksilber oder verunreinigtes Silber lösen und in geringer Menge in das Wasser übergehen können. Die Informationen dieser Mineralien sollten daher besser mit der Reagenzglas-Methode oder mittels eines Bergkristalls auf das Wasser übertragen werden.

»*Kein direkter Hautkontakt*« oder »allergisch« bedeutet, dass die Mineralien besser nicht direkt auf die bloße verschwitzte Haut aufgelegt werden sollten. Durch die Reaktion mit dem sauren Schweiß kann es zu allergischen oder giftigen Hautreaktionen kommen. Ebenso besteht die Gefahr einer allergischen Sensibilisierung. Oft liegt diese Allergisierung jedoch nicht in den chemischen Grundkomponenten, sondern an den Verunreinigungen durch Spuren etwa von Nickel. Statt direkter Auflage des Steins kann eine Papier- oder Stoffunterlage verwendet werden. Auf trockener Haut aufgelegt sind die Steine unproblematisch; sie dürfen jedoch nicht gemeinsam mit Massageölen, welche ätherische Öle enthalten, verwendet werden. Mit Ausnahme von Malachit und Zitronen-Chrysopras ist die Massage mit diesen Steinen aus mehreren Gründen nicht sinnvoll.

In Kombination mit der Anwendung von ätherischen Ölen (z.B. bei Massagen) kann die Barrierewirkung der Haut durch die Vektorfunktion des Öls überwunden und damit Giftstoffe, auch Schwermetalle, in den Körper eingeschleust werden. Daher dürfen etwa Schalenblende und die unten aufgeführten allergieauslösenden oder chronisch giftige Steine nicht zusammen mit Massageölen eingesetzt werden, die mehr als 2 Prozent ätherisches Öl enthalten.

»*Giftig*« bedeutet, dass sich durch die Salzsäure des Magens sehr rasch toxische Stoffe aus dem Mineral lösen und in die Blutbahn gelangen können.

»*Chronisch giftig*« bedeutet, dass die Stoffe sehr langsam freigesetzt werden, sich aber im Körper anreichern und bei langer Exposition zu den Krankheitserscheinungen einer chronischen Vergiftung führen können.

»*Übelkeitauslösend*« bedeutet, dass in der kurzen Zeit bis zur Ausscheidung nur sehr geringe Mengen des bedenklichen oder toxischen Stoffes durch die Magensäure herausgelöst werden können.

»*Allergisch*« bedeutet, dass einzelne Inhaltsstoffe des Minerals (das auch als Mindermengenanteil vorliegen kann) zu einer Kontaktallergie führen kann, z.B. Chrom, Kadmium oder Nickel.

Ein selten zu beobachtendes Phänomen ist die Auslösung von Herzrhythmusstörungen bei Personen mit vorgeschädigtem Herz nach dem Auflegen von Steinen mit einem hohen Anteil an Kupferverbindungen, wie Azurit, Malachit, Chalkanthit, Chrysokoll oder bei Kaliumsalzen, wie Hanksit und Sylvin.

**Anglesit** (Blei-Sulfat), kaum wasserlöslich. Kein direkter Wasser- und Hautkontakt.

**Alunit** (Alaun; Kalium-Aluminium-Sulfat), wasserlöslich. Übelkeitauslösend, kein direkter Wasser- und Hautkontakt.

**Antimonit** (Antimon-Sulfid), wasserunlöslich, salzsäurelöslich. Allergisch, kein direkter Wasser- und Hautkontakt.

**Arsenopyrit** (Arsen-Eisen-Sulfid), salzsäurelöslich. Kein direkter Wasser- und Hautkontakt.

**Atacamit** (Kupfer-Hydroxi-Chlorid), salzsäurelöslich. Kein direkter Wasser- und Hautkontakt.

**Auripigment** (Arsen-Sulfid), wasserunlöslich, salzsäurelöslich. Giftig, kein direkter Wasser- und Hautkontakt.

**Azurit** (Kupfer-Karbonat), wasserunlöslich, salzsäurelöslich. Übelkeitauslösend, kein direkter Wasserkontakt.

**Azurit-Malachit** (Kupfer-Karbonat), salzsäurelöslich. Übelkeitauslösend, kein direkter Wasserkontakt.

**Azurit-Pseudomalachit,** (Kupfer-Karbonat-Phosphat). Kein direkter Wasserkontakt.

**Bornit** (Kupfer-Eisen-Sulfid), wasserunlöslich, salzsäurelöslich. Kein Hautkontakt.

**Bunsenit** (Nickel-Oxid). Allergisch, kein direkter Wasser- und Hautkontakt.

**Cerussit** (Blei-Karbonat), wasserunlöslich. Kein direkter Wasser- und Hautkontakt.

**Chalkanthit** (Kupfer-Sulfat), wasserlöslich. Giftig, kein direkter Wasser- und Hautkontakt.

**Cinnabarit** (Zinnober; Quecksilber-Sulfid), salzsäurelöslich. Giftig, kein direkter Wasser- und Hautkontakt; Vorsicht auch vor Dämpfen bei feinkörnigem Material.

**Covellin** (Kupfer-Sulfid), wasserunlöslich, salzsäurelöslich. Leicht giftig, kein direkter Hautkontakt.

**Cuprit** (Kupfer-Oxid). Allergisch, kein direkter Wasserkontakt.

**Durangit** (fluorhaltiges Arsenat), salzsäurelöslich. Kein direkter Wasser- und Hautkontakt.

**Eisen-Nickel-Meteorit** Allergisch, kein direkter Wasserkontakt.

**Erythrin** (Kupfer-Arsenat), wasserunlöslich. Kein direkter Wasser- und Hautkontakt.

**Fiedlerit** (Blei-Chlorid). Mittelgiftig, kein direkter Wasser- und Hautkontakt.

**Fluorit,** Varietät Stinkspat (Calcium-Fluorid), wasserunlöslich, salzsäurelöslich. Kein direkter Wasserkontakt.

Hanksit (Kalium-Karbonat-Sulfat), wasser- und salzsäurelöslich. Giftig, kein direkter Wasser- und Hautkontakt.

**Galenit** (silberhaltiges Bleisulfid) sehr schwach wasserlöslich. Allergisch, kein direkter Wasser- und Hautkontakt.

**Greenockit** (Cadmium-Sulfid). Allergisch, kein direkter Wasser- und Hautkontakt.

**Halit** (Steinsalz), wasserlöslich. Übelkeitauslösend.

**Jamesonit** (Blei-Antimon-Sulfid), wasserunlöslich. Chronisch giftig, kein direkter Wasser- und Hautkontakt.

**Kalomel** (Quecksilber-Chlorid), schwach wasserlöslich. Giftig, kein direkter Wasser- und Hautkontakt.

**Krokoit** (Blei-Chromat), schwach wasserlöslich. Giftig, chronisch giftig, kein direkter Wasser- und Hautkontakt.

**Lopezit** (Kalium-Chromat), wasserlöslich. Giftig, kein direkter Wasser- und Hautkontakt, nicht berühren!

**Malachit** (Kupfer-Karbonat), salzsäurelöslich. Chronisch giftig, übelkeitauslösend, bei bröseligen Aggregaten kein direkter Wasserkontakt, keinen Schleifstaub einatmen, Hautreaktionen bei länger andauerndem Kontakt möglich.

**Millerit** (Nickel-Sulfid). (Allergisch), kein direkter Wasser- und Hautkontakt.

**Minium** (Blei-Oxid), schwach salzsäurelöslich. Chronisch giftig, kein direkter Wasser- und Hautkontakt.

**Nickelin** (Nickel-Arsenid). Allergisch, kein direkter Wasser- und Hautkontakt.

**Olivenit** (Kupfer-Arsenat), wasserunlöslich. Allergisch, kein direkter Wasser- und Hautkontakt.

**Proustit** (arsenhaltiges Silber-Sulfid). Allergisch, kein direkter Wasser- und Hautkontakt.

**Pyromorphit** (Blei-Phosphat). Chronisch giftig, kein direkter Wasser- und Hautkontakt.

**Rauenthalit** (Calcium-Arsenat). Chronisch giftig, kein direkter Wasser- und Hautkontakt.

**Realgar** (Arsen-Sulfid). Chronisch giftig, kein direkter Wasser- und Hautkontakt, nicht der Sonne aussetzen, zersetzt sich zu Pararealgar.

**Senarmontit** (Antimon-Oxid), wasserunlöslich. Chronisch giftig, kein direkter Wasser- und Hautkontakt.

**Skorodit** (Eisen-Arsenat). Allergisch, chronisch giftig, kein direkter Wasser- und Hautkontakt.

**Spherocobaltit** (Kobalt-Karbonat). Allergisch, chronisch giftig, kein direkter Wasser- und Hautkontakt, nicht berühren!

**Sylvin** (Kalium-Chlorid), wasserlöslich. Giftig.

Tetraedrit (Kupfer-Antimon-Sulfid), salzsäurelöslich. Chronisch giftig, kein direkter Wasser- und Hautkontakt.

**Valentinit** (Antimon-Oxid). Chronisch giftig, kein direkter Wasser- und Hautkontakt.

**Vanadinit** (Blei-Vanadat), salzsäureunlöslich. Chronisch giftig, kein direkter Wasserkontakt.

**Villiaumit** (Natrium-Fluorid), wasserlöslich. Hochgiftig.

**Wolframit** (Magnesium-Eisen-Wolframat), salzsäureunlöslich. Allergisch, kein direkter Wasser- und Hautkontakt.

**Wulfenit** (Blei-Molybdat); wasserunlöslich. Chronisch giftig, kein direkter Wasserkontakt.

**Zitronen-Chrysopras** (Nickel-Magnesit). Möglicherweise allergisch, kein direkter Wasser- und Hautkontakt.

Folgende Steine nehmen bei Einlagerung in Wasser (durch Auflösung oder chemische Zersetzung) Schaden, ohne im eigentlichen Sinn gesundheitsschädlich zu sein: Gips (Selenit, Marienglas, Alabaster), Halit (Steinsalz), Markasit, Sylvianit und Ulexit.

## Anthroposophische Zubereitungen

Anthroposophische Edelsteinverdünnungen sind je nach Anwendung als Pulver, Tabletten, Dilutionen, Augentropfen oder Injektionspräparate erhältlich. Es werden etwa sechzig Mineralien in der anthroposophischen Medizin verwendet.

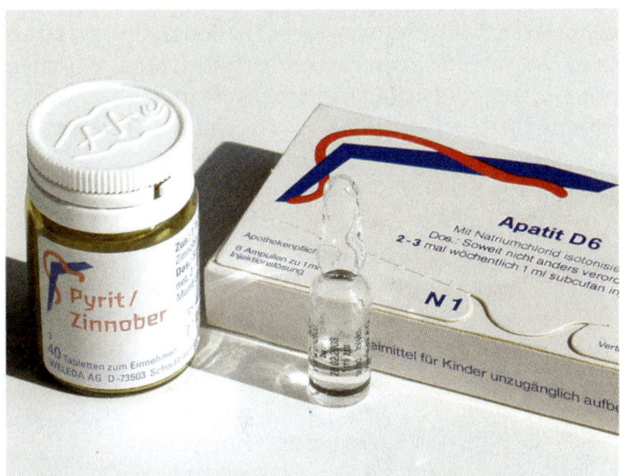


*Anthroposophische Medikamente aus Mineralien.*

Die anthroposophische Zubereitung ist jedoch sehr speziell; die medizinische Wirkung kommt erst durch das Verfahren der »rhythmischen Potenzierung« zustande, welches unter tageszeitlichen und astrologischen Aspekten geschieht. Bei der Beschreibung der »Heilsteine in alphabetischer Reihenfolge« werden die entsprechenden anthroposophischen Indikationen der Heilsteine angegeben.

## Homöopathische Zubereitungen

In der Homöopathie wurden in den letzten zweihundert Jahren verschiedene Mineralien auf deren medizinische Verwendbarkeit geprüft, wobei sich nur wenige Mineralien als sinnvolle homöopathische Mineralmittel erwiesen, etwa wird Silicea aus → Bergkristall hergestellt, Calciumsulfuricum aus → Gips, Bariumsulfuricum aus → Baryt und Calciumfluoricum aus → Fluorit; dazu weden in der Homöopathie noch Aurum metallicum aus → Gold, Cuprum metallicum aus → Kupfer und Argentum metallicum aus → Silber hergestellt.

Die homöopathische Wirkung kommt erst durch die spezielle Zubereitungsform, die so genannte Potenzierung zustande. Bei der Potenzierung werden die Minera-

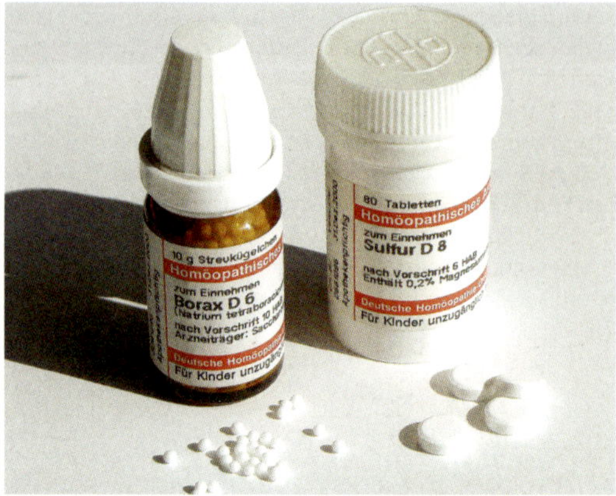


*Homöopathische Medikamente aus Mineralien.*

lien gepulvert und mit Milchzucker im Verhältnis 1:10 über eine Stunde verrieben.

So entsteht die Ursubstanz, eine D1. Jede weitere Potenzierungsstufe erfolgt dann weiter durch eine Verreibung im Verhältnis 1:10, so dass etwa eine D6 1:1 000 000 verdünnt ist und mindestens sechs Stunden verrieben wurde. Die genaue Herstellungsvorschrift ist im »Homöopathischen Arzneibuch« festgelegt.

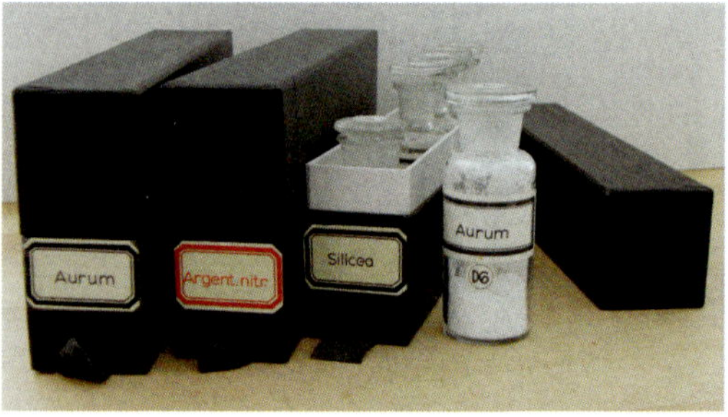


*Homöopathische Medikamente: historische Verpackungen.*

Bei der Beschreibung der »Heilsteine in alphabetischer Reihenfolge« werden die entsprechenden homöopathischen Indikationen der Heilsteine angegeben.

### Schüsslersalze

Die anfänglich aus der Homöopathie abgeleiteten und nach den Vorschriften des Homöopathischen Arzneibuches wie ein Mineral potenzierten 12 Funktionsmittel nach Dr. Schüssler sind bestimmte Salze, die in den biochemischen Abläufen des Körpers eine zentrale Rolle spielen. Dr. Schüssler untersuchte die Asche Verstorbener und stellte zwischen der Krankheit und dem ungewöhnlichen Mangel an bestimmten Mineralsalzen bezeichnende Beziehungen fest.

Die Biochemie nach Dr. Schüssler geht davon aus, daß der Organismus Defizite von lebenswichtigen Salzen kompensiert, indem er zunächst die Depots leert, also sich bei Haaren, Haut und Zähnen bedient, es dann aber zwingend zu Mangelsituationen bei weiteren Salzen kommt. In umgekehrter Reihenfolge müssen dann die Defizite gefüllt werden, bis eine vollständige Regeneration erzielt wurde. Die Schüssler-Salze regen die Resorption der entsprechenden Mineralien aus der Nahrung an, so dass die Einnahme größerer Mengen Tabletten in aller Regel unnötig ist.

Ein Beispiel dieses Prinzips sind die drei biochemischen Fiebermittel: Bei Fieber holt sich der Körper Eisen aus dem Blut, dies kann man durch Gaben von Ferrum phosphoricum. D12 unterstützen. Bekommt er nicht genug Eisen, werden in den Schleimhäuten Giftstoffe durch Kaliumchlorid gebunden und ausgeschieden, was durch Gaben von Kalium chloratum D6 unterstützt wird. Ist auch dieser Stoff dem Organismus nicht mehr verfügbar, muß sich der Körper gründlich reinigen und den Bedarf an schwefelsaurem Kalium wird aus den Oberhautzellen decken. Abschuppungsvorgänge signalisieren, daß der Mangel schon eine Weile besteht, baldige Abhilfe schafft Kalium sulfuricum D6. Im Bereich der Steinheilkunde entsprechen die biochemischen Salze Calcium fluoricum dem → Fluorit, Natrium muriaticum dem → Halit und Silicea dem → Bergkristall. Im Kapitel Energiekreislauf der Meridiane (S. 90ff) findet sich eine geprüfte Zuordnung der Schüssler-Salze zu den 12 Meridianen. Das bedeutet in der Praxis, dass von dem erkannten Mangel eines Salzes auf eine Fehlfunktion des analogen Meridianes geschlossen werden kann – und umgekehrt.

## Anwendungsmöglichkeiten mit Halit-Kristallen

Hier ist grundsätzlich zwischen physiologisch wirksamen Sole-Anwendungen und energetischen Methoden zu unterscheiden. Salz wird in der Medizin und in der Körperpflege vielseitig eingesetzt. Energetische Anwendungen setzen eine sehr hohe Qualität im Sinne der Reinheit und vor allem der Vitalität voraus; unsere Erfahrungen beziehen sich bislang ausschließlich auf Halit-Kristalle von FairTrade aus Pakistan.

### Physiologische Sole-Anwendungen

#### Baden

Sole-Bäder binden Wasser und helfen so bei trockener Haut. Sie mindern Juckreiz, entschlacken und nähren die Haut mit Mineralstoffen. Für ein Vollbad mit zirka 100 l wird ein oranger Salzbrocken von 1 kg benötigt. Günstiger sind basische Bäder mit einem Zusatz von Natriumhydrogencarbonat, z.B. von Alvito oder Jentschura.

#### Auftragen

Eine glatte und geschmeidige Haut erhält man sich durch die kosmetische Verwendung von Halit-Kristall-Sole. Nach dem Waschen verstreicht man konzentrierte Sole auf der noch feuchten Haut, anschließend nur abtupfen.

#### Zahnpflege

Wie bei den alten Ägyptern kann gemahlenes Salz zum Zähneputzen und konzentrierte Sole zum Gurgeln eingesetzt werden; dies beugt Entzündungen und Bakterienbildung vor. Fertig aus der Tube gibt es eine Sole-Zahncreme von Weleda.

**Nasenspülung**
Bei Erkältungskrankheiten empfehlen sich Nasenspülungen; dazu wird lauwarme, auf 1 Prozent verdünnte Halit-Kristall-Sole aus einem Glas oder aus der hohlen Hand in die Nase gezogen.

**Inhalation**
Zur Reinigung der Atemwege und zur Erkältungsvorbeugung kann Sole inhaliert werden. Dazu wird 10 g Halit-Kristall in 1 l Wasser aufgelöst und erhitzt und anschließend mit einem Handtuch über dem Kopf der Dampf inhaliert.

**Trinken**
Ein beliebtes Mittel zur Entschlackung des Körpers sind Sole-Trinkkuren. Dazu trinkt man morgens nüchtern 1 Glas Wasser, in dem 1 Teelöffel konzentrierte Halit-Kristall-Sole aufgelöst wurde, und nimmt über den Tag verteilt 2 bis 3 Liter reines Wasser zu sich.

**Warme oder kalte Kompressen**
Salz ist ein hervorragender Temperaturspeicher und unterstützt die Gesundheit durch viele wohltuende, regulierende Eigenschaften. Ein Säckchen mit einer Mischung von feuchtigkeitsabsorbierendem Reis und Salz kann für Kompressen je nach Bedarf entweder im Eisschrank gekühlt oder im Backofen erhitzt werden.

## Energetische Methoden

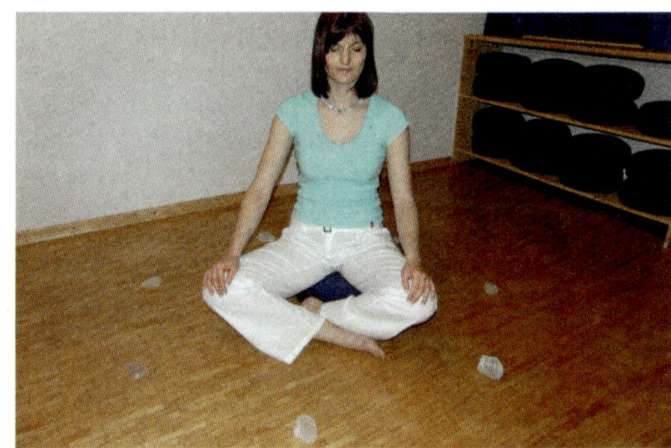

*Aufenthalt im Halit-Steinkreis zur Klärung.*

**Schutzkreise**
Bei Schlafstörungen oder einem Gefühl der Unsicherheit legt man aus zirka acht Halit-Kristallen einen Schutzkreis ums Bett. Salz schenkt sichere Geborgenheit und innere Ruhe, es lässt Belastungen abgleiten und hält den geistigen Raum frei.

**Mitführen**
Wie Heilsteine können auch Halit-Kristalle zur ganzheitlichen Harmonisierung in der Hosentasche mitgeführt werden. Sensible Menschen spüren die lichtvolle und reine Energie, fühlen sich geschützt, ausgeglichen, offen und neutral. Zur Stabilisierung des Kreislaufs kann man an einem Halit-Kristall lecken; bei Verwirrung oder psychischer Belastung mit dem Kristall kurz über die Stirn streichen.

*Auflegen*
Bei Schmerzen, Verspannungen und Energieblockaden kann ein Halit-Kristall etwa 8 Sekunden auf die heißeste Stelle aufgelegt werden, damit die Energie sich gleichmäßig im ganzen Körper verteilt. Dann erneut nach der heißesten Stelle suchen und falls nötig dort nochmals für etwa 4 Sekunden auflegen. Bei zu langem Auflegen des Halit-Kristalls tritt ein stark kühlender Effekt ein, der mit körperlicher Bewegung wieder ausgeglichen werden kann.

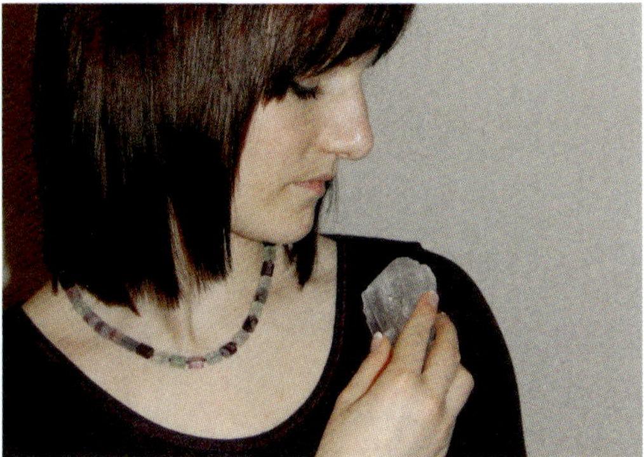

*Halit zur Kühlung und zum Energieausgleich.*

**Meditation**
Gönnen Sie sich zehn Minuten Pause, setzen Sie sich entspannt hin und spüren Sie in sich hinein. Wie fühlen Sie sich? Umschließen Sie einen schönen Halit-Kristall mit Ihren Händen und lassen Sie ihn auf sich wirken. Schließen Sie die Augen, oder lassen Sie den Blick auf dem Kristall ruhen, ohne ihn zu fixieren.

**Kompensation von Elektrosmog**
Auf Störquellen wie Sicherungskasten einen Halit-Kristall legen.

# Steine im Ayurveda

## Ayurveda-Steinzubereitungen

Das in Indien verwendete Verfahren, Edelsteine einem alchimistischen Prozess zu unterwerfen und diese dann innerlich einzunehmen, verändert die Steine derart, dass ihre ursprüngliche Struktur nicht mehr ersichtlich ist. Diese alchimistisch veränderten Steine können jedoch auch nicht mit deren Indikationen auf »unsere« Heilsteine übertragen werden. Alchimistisch veränderter Rubin kann bei akuten Infektionserkrankungen eingesetzt werden, »unser« Rubin dagegen nicht. Ayurveda-Mineralzubereitungen sind in Europa noch sehr selten, und auch die Literatur darüber ist sehr dünn gesät.

## Bhasmas, Edelsteinasche

Im Ayurveda werden Edelsteine in einem komplizierten Verfahren verbrannt und in Pulverform angewandt, um so eine verabreichbare Medizin herzustellen. Es werden sieben verschiedene Bhasmas hergestellt; diese werden meist als Einzelmittel verwendet, obwohl sie auch in verschiedenen Mischungen benutzt werden können.

Zur Herstellung der Bhasmas werden nur qualitativ hochwertige, klare und kräftig gefärbte Edelsteine verwendet, zum Beispiel Rubin-Bhasma, Perlen-Bhasma, Korallen-Bhasma, Smaragd-Bhasma, Mondstein-Bhasma, Diamant-Bhasma und Saphir-Bhasma.

## Anwendungen im Raum

Die Anwendung von Heilsteinen im Raum beinhaltet das Aufstellen oder Legen von Steinen im Zimmer, in einer Wohnung, im Garten und als große Monolithen in der Landschaft.

### Steinkreise und Lithopunktur

Steinkreise, wie sie vor 6000 Jahren bei Carnac/Bretagne und zirka 1840 v.Chr. in Stonehenge/Südengland errichtet wurden, dienten mehreren Aufgaben. Es konnten zahlreiche und erstaunlich komplizierte astronomische Beobachtungen und Berechnungen vorgenommen werden, sogar Sonnen- und Mondfinsternisse taggenau vorhergesagt und Kalender erstellt werden, wie der britische Astroarchäologe Alexander Thom nachweisen konnte. Die Megalithkultur erstreckt sich von Südskandinavien über ganz Europa, bis nach Senegal und Gambia in Afrika, sowie Syrien und Palästina, Indien und Japan in Asien und umfasst Abertausende Menhire (bretonisch für Steinsäule).

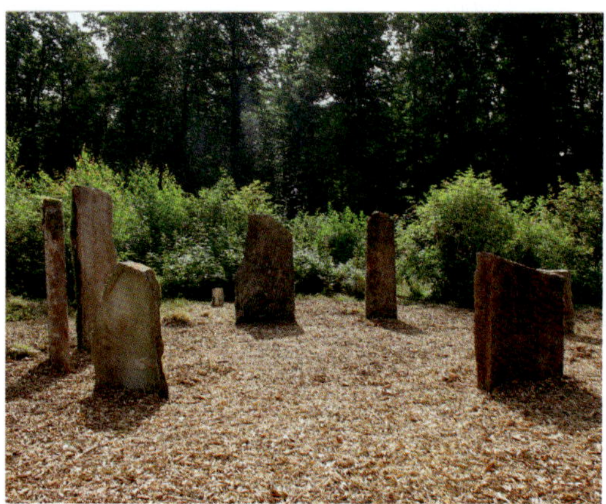

*Neu errichteter Steinkreis bei Steytrisch, Tieffenbach, Elsass. Initiiert von www.Cairn-Elen.net*

Der Gehirnforscher Günther Haffelder wies bei bretonischen Steinkreisen deutliche Veränderungen auf Hirnströme und Bewusstsein. Marko Pogačnik, Land-Art- und Konzeptkünstler, graviert inspirierende mandalaartige Muster in Felsblöcke, die er in seiner Erdheilungsarbeit an bestimmten Akupunkturpunkten einer Landschaft aufstellt. Steinkreise können aus großen Felsbrocken, aber auch aus Trommelsteinen bestehen. Sie ordnen und intensivieren die Energie im Inneren und grenzen Einflüsse von außen ab. Beim Legen eines Kreises für sich selbst ist dessen Ausdehnung auf die eigene Aura abzustimmen. Ist der Kreis zu eng, wird die Aura viele Meter in die Höhe gedrückt, der Puls erhöht sich, die Energie steigt zu Kopf. Entlastend wirkt es, sich auf den Boden zu setzen oder den Radius auszudehnen. Werden die Steine zu rasch und zu weit nach außen geschoben, sackt die Aura zusammen, der Blutdruck sinkt und Kälteempfindungen stellen sich ein.

Man entzieht sich diesen Effekten, indem man willentlich den Steinkreis ignoriert und mittels seiner Absicht die Ausdehnung der eigenen Aura steuert. Die Wirkung der Himmelsrichtungen lassen sich sowohl im Liegen als auch im Stehen erfahren.

Steinkreise eignen sich hervorragend zur Meditation; sie stärken und schützen die Aura bei jeder geistigen Arbeit. Steinkreise aus Bergkristall und quarzhaltigem Gestein sind universell einsetzbar, andere Sorten wirken entsprechend ihren besonderen Eigenschaften.

### Erdenhüter-Kristalle und Monolithe

Erdenhüter-Kristalle wurden erstmals 1986 von Katrin Raphaell in ihrem Buch »Wissende Kristalle« beschrieben. Es sind ungewöhnlich große Kristall-Quarze, die sich ihrer Funktion bewusst sind und hohen geistigen Wesen als Körper dienen.

Sie sollen die Erinnerung an den Entwicklungsplan der Erde wiedererwecken, das Wissen um Aufgabe und Herkunft und gespeicherte Heilungskräfte freisetzen und in Zeiten gewaltiger Umwälzungen der Erde und den Menschen zur Seite stehen.

Man kann mit Erdenhüter-Kristallen und großen Kristallen bewusst in telepathischen Kontakt treten, mit ihnen meditieren und sie für Fernheilungen von Menschen, Institutionen und Landschaften einsetzen. Viele große Kristalle lassen sich zum Beispiel durch Gesang und Visualisation »aufwecken« und aktivieren. Zudem helfen sie, durch Aufbau eines fördernden und motivierenden Feldes, durch Ausrichtung der Aufmerksamkeit und durch günstige Zufälle, geistig-seelische Entwicklungen zu beschleunigen.

Eine Steinsetzung mit acht Bergkristallen vom Gewicht zwischen 300 kg und 2,5 t und einem mächtigen Rosenquarz mit 2,5 t in der Mitte wurde im Zentrum Vogelhof auf der Schwäbischen Alb, von welchem in den 1920er Jahren die Wandervogel-Bewegung ihren Anfang nahm, von Wolfgang Hahl errichtet.

Der Kreis ist exakt nach den Himmelsrichtungen ausgerichtet, der Mittelpunkt liegt 1 m neben dem Schnittpunkt von fünf weitreichenden Drachenlinien (= Kraftlinien). Mit drei aufeinanderfolgenden Ritualen mit zirka vierzig Teilnehmern wurde der Steinkreis am 16. Mai 2003, am Tag einer Mondfinsternis und am höchsten buddhistischen und hinduistischen Feiertag des Jahres, des Mai-Vollmondes, initialisiert. Zu den Aufgaben dieses Steinkreises gehören Erdheilung, Bewahrung des Friedens und Kompensation der Strahlung von HAARP (Projekt des US-Militärs, welches durch Erhitzung der Ionosphäre unter anderem menschliches Bewusstsein beeinflussen kann).

### Großkristalle und Drusen

Großkristalle und große Drusen haben im Prinzip die gleiche Wirkung wie ihre kleineren Geschwister, durch deren Größe bedingt sind sie allerdings von massiv verstärkter Wirkung – bei einem höheren Alter und vermut-

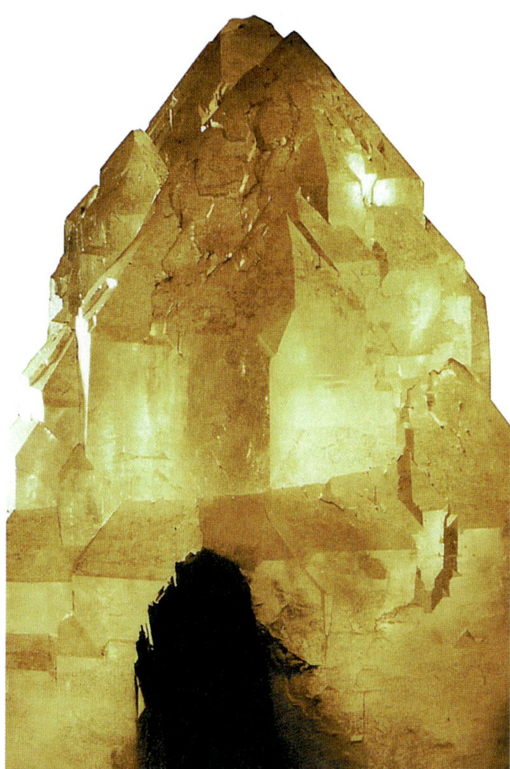
Citrin-Kristall, 22 kg schwer, mit Schörl-Kristall.

lich mehr Bewusstsein über sich und seine Aufgabe. Ein 10 g schwerer Bergkristall kann natürlich nie die Wirkung eines 1 m hohen, mehrere 100 kg schweren Kristalls haben.

## Kontemplative Anwendung

Meditation mit Heilsteinen ist eine alte Technik, bei der die spirituelle Wirkung der Steine voll zur Entfaltung kommt.

Was ist Kontemplation? – Konzentriert beschauliches Nachdenken, das ganzheitliche Erfassen, die geistige Schau der Welt als höchste Stufe der geistigen Anstrengung.

Die theologische Kontemplation des Abendlandes wurde im 3. Jahrhundert von den Kirchenvätern geprägt und ist bis heute im katholischen Bereich noch vorherrschend. Die zwölf Steine des »Brustschilds der Hohenpriester«, der »heiligen Stadt« nach der Offenbarung sind: Amethyst, Beryll, Chalcedon, Chrysolith, Chrysopras, Hyazinth, Jaspis, Karneol, Saphir, Sardonyx, Smaragd, Topas.

Die magische Kontemplation wurde vor allem durch die Magischen Orden in Frankreich, Deutschland und England des 19. und frühen 20. Jahrhunderts geprägt, insbesondere durch die Ansichten von Aleister Crowley, Elifas Levi, Bulwer Lytton. Sie verwendeten Edelsteine hauptsächlich in der rituellen und zeremoniellen Magie.

Die spirituelle Kontemplation durch Alice Anne Baily, Helena Petrovna Blavatsky, Charles W. Leadbeater und Rudolf Steiner prägte vor allem die theosophische und anthroposophische Richtung.

Die esoterische Kontemplation wurde zuerst durch die Hippie-Bewegung und durch bewusstseinserweiternde Drogen, indianischen Schamanismus und Channeling beeinflusst. Die Heilsteinanwendung in den USA ist hauptsächlich davon geprägt – mit den Hauptvertretern Jane-Ann Dow, Judy Hall, Melody, Raphael und Richardson.

## Meditation mit Heilsteinen

Meditation mit Heilsteinen ist eine alte Technik, welche die spirituelle Wirkung der Steine voll zur Entfaltung kommen lässt.
Allgemein hilft eine Meditation mit Heilsteinen, sich entspannt auf das Hier und Jetzt zu konzentrieren,
in die eigene Mitte zu kommen und die eigene Energie als Kraftquelle zu nutzen.

Steine können eine starke Wirkung auf die Psyche oder die spirituelle Entwicklung eines Menschen haben; je intensiver die beteiligte psychische Kraft am Prozess ist, desto stärker kann auch die spezifische Wirkung des Steines sein. Da die Meditation für sich alleine schon eine Kraftquelle ist, steigert sie natürlich die Steinwirkung besonders.

## Steinmeditation

Man wählt einen ruhigen Ort und platziert den zur Meditation verwendeten Stein so, dass die Aufmerksamkeit ohne Schwierigkeiten auf den Stein gerichtet werden kann.

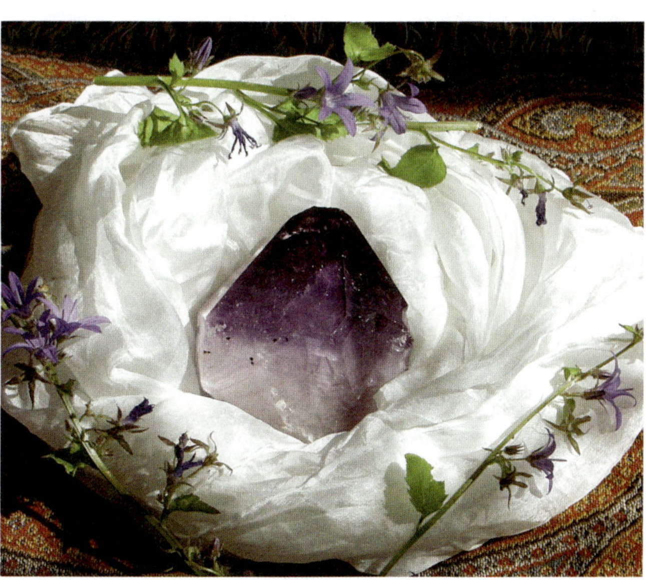
Meditation mit Heilsteinen ist eine alte Technik, welche die spirituelle Wirkung der Steine voll zur Entfaltung kommen lässt.

## Gruppenmeditation mit Kristallen oder Steinen

Gruppenmeditationen können mit Hilfe von Steinen oder Kristallen verstärkt werden. Am besten eignet sich eine Meditation im Kreis, in dessen Zentrum ein großer Rohstein oder Kristall ruht. Je größer der Stein, desto stärker ist die gruppenverbindende energetische Wirkung.

Eine machtvolle Wirkung hat ein um eine Gruppe aufgestellter Steinkreis, welcher im Normalfall immer aus großen Rohsteinen besteht.

## Programmierte Kristalle

Eine Sonderform meditativer Anwendung ist die Kristallprogrammierung. Gerade bei spezifischen Anwendungen von Heilsteinen mit Reiki oder anderen geistigen Heilmethoden kann es sinnvoll sein, mit programmierten Kristallen zu arbeiten.

Dem Kristall wird durch Meditation oder einer Visualisierung ein Kraftfeld induziert, wodurch sich die Wirkkraft des Kristalls verstärkt. Meist werden Kristalle der Kristall-Quarz-Gruppe verwendet. Besonders geeignet sind hierfür Amethyst, Bergkristall, Citrin, Prasiolith und Rauchquarz.

## Aufstellen von Heilsteinen in Räumen

Die Verwendung von Steinen zur Verbesserung des energetischen Raumklimas wurde bereits in der Steinheilkunde der alten Völker praktiziert. Erst seit wenigen Jahren rücken diese alte Praktiken hier im Westen wieder mehr ins Bewusstsein – dank Feng Shui. Im Feng Shui werden Steine nicht nur als ästhetische Accessoires verwendet, sondern gezielt eingesetzt, um das energetische Raumklima mit Chi zu verbessern (siehe hierzu auch Kapitel »Feng Shui« S. 108ff).

## Das Kristallmandala

Ein Mandala ist ein universelles heiliges Muster mit sich wiederholenden Elementen, das insbesondere im Buddhismus und Hinduismus die Götterwelt und den Kosmos versinnbildlicht. Auf sanfte Weise bündelt ein aus Kristallen gelegtes Mandala den Geist, beruhigt die Gedanken und verändert das Bewusstsein. Es hat die Eigenschaft, Energie in den Raum zu ziehen, zu organisieren und zu halten.

## Steinmandalas

Steinmandalas dienen dazu, bestimmte Energiequalitäten im Raum zu manifestieren und zu halten. Sie basieren auf geometrischen Mustern, welche meist aus zahlreichen Steinen, auch der gleichen Sorte, bestehen. Dementsprechend können sie mehrere Meter Durchmesser haben. Beim intuitiven Legen eines Mandalas durch mehrere Personen entwickelt das Mandala eine eigene Dynamik und lässt die Teilnehmer zum Kanal einer umfassenden Einheit werden. Intuitive Übereinstimmung der Teilnehmer und vielfältige Phänomene treten auf, wenn sich wie von alleine Chaos zu Ordnung fügt. Das Mandala lädt sich mit der Zeit auf und kann eine große Ausstrahlung entwickeln.

## Steinsetzungen

Unabhängig von der symbolischen Wirkung der Steine im Feng Shui wirken Steine rein durch ihre Gegenwart. Ein gut ausgesuchter und sinnvoll gesetzter Stein besitzt eine Eigenwirkung, die auf den Körper, die Psyche oder das Sozialverhalten der Menschen der Umgebung ausstrahlt.

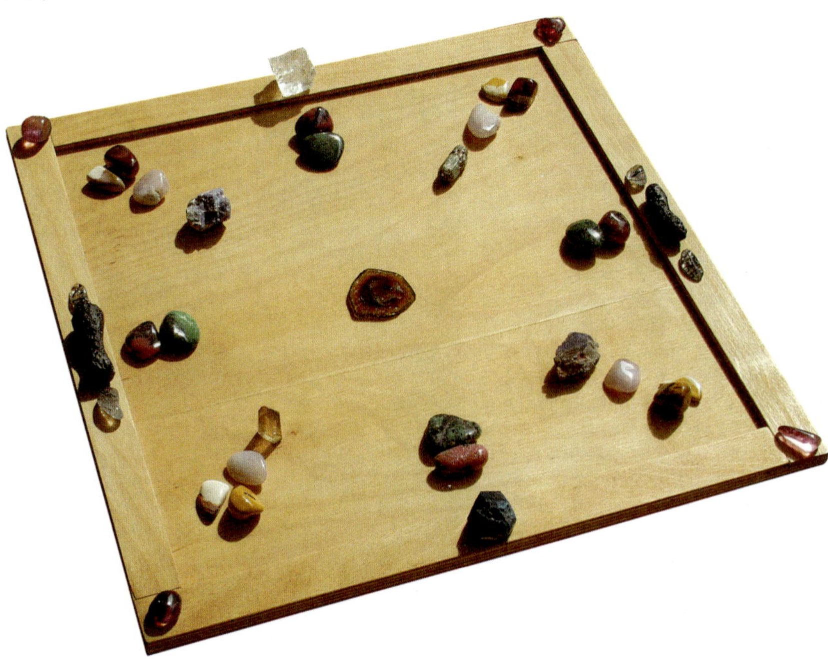

*Das Steinmandala kann als Kreis, als Spirale oder als netzartige Steinlegung gestaltet werden.*

# Steine im therapeutischen Kontext

## Edelstein-Szenario

Beim Edelstein-Szenario stellt der Klient Trommelsteine und Kristalle auf einer zuvor eingegrenzten Fläche auf. Er ist frei in der Wahl der Sorten; die Anzahl der platzierten Steine liegt in seinem Ermessen, ebenso deren Anordnung. Das Szenario ist erst fertig, wenn er sich völlig damit identifizieren kann und nichts mehr verbessern möchte.

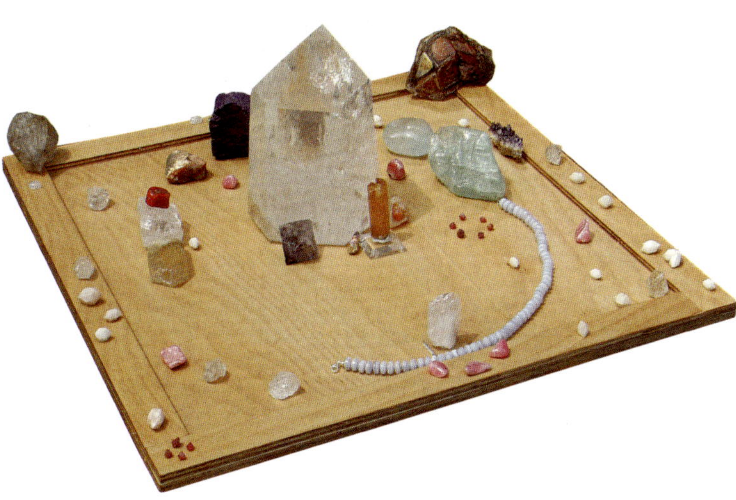

*Edelstein-Szenario zur Umsetzung einer Geschäftsidee.*

Die Stellungen der Steine werden nun in der therapeutischen Sitzung gemeinsam gedeutet und hinterfragt; sukzessive wird herausgearbeitet, welcher Stein für welche Person, Eigenschaft oder Energie steht und wie deren Verhältnisse untereinander geartet sind. Erstaunlich ist, wie zielsicher Menschen, die noch nie mit Heilsteinen zu tun hatten, in der Charakterisierung der Steine zutreffende Bezüge zur gegenwärtigen Thematik herstellen können. Ob bewusst angestrebt oder absichtslos, stets drückt sich die aktuelle persönliche Situation in dieser Struktur aus. Selbst wenn nur äußere Umstände und Positionen abstrahiert dargestellt werden, spiegelt sich die persönliche Sichtweise des Steine-Stellers.

Die Arbeit mit dem Edelstein-Szenario ermöglicht es dem Klienten, seinen Gebundenheiten und Verstrickungen objektiver gegenüberzutreten. Er hat die Chance, die Situation aus einem neuen Blickwinkel heraus zu betrachten mit dem Ergebnis, dass er nun freier und bewusster entscheiden kann. Nach dem Auflösen des Szenarios besteht die Möglichkeit, den wichtigsten Stein für einige Zeit bei sich zu tragen und sich dadurch mit der klärenden Energie des Szenarios zu verbinden.

## Steine in der Gesprächstherapie

In der amerikanischen Steinheilkunde eroberten Steine bald ihren Haupteinsatzbereich in der psychologischen und spirituellen Beratungspraxis, was natürlich zu etwas abweichenden Gesichtspunkten zur europäischen, naturwissenschaftlich orientierten Steinheilkunde führte.

Bei der Arbeit mit traumatisierten Menschen sind Obsidian und Rhodonit vor Sugilith, Lapislazuli und Tansanit die wichtigsten Heilsteine. Bei traumatischen Erlebnissen wurden die aufgenommenen Eindrücke im Astralkörper einander völlig gleichgesetzt, was nicht nur die Rückruffähigkeit des Gedächtnisses stark reduziert, sondern Unzusammenhängendes aufeinander bezieht, zum Beispiel beim Sturz aufs Pflaster: Nasses kaltes Kopfsteinpflaster bedeutet Kopfschmerz bedeutet Knieschmerz bedeutet dumpfes Bewusstsein bedeutet Straßengeräusche bedeutet besorgte Stimmen usw. Diese Gleichsetzung wird wieder aktiviert mit dem nächsten Kopfschmerz, ob dieser nun wieder durch einen Sturz ausgelöst wurde oder nicht; auch die Knieschmerzen und der getrübte Bewusstseinszustand tauchen erneut gleichzeitig auf. Es kann sein, dass sogar der Anblick nassen Kopfsteinpflasters augenblicklich Kopfschmerz auslöst.

Diese Traumata beeinflussen die Funktion der Chakren negativ. Sie können durch mehrfaches Erzählen unter Berücksichtigung eines womöglich früheren Beginnes oder ähnlicher früherer Geschehnisse bearbeitet und bewusst gemacht werden, wodurch sie ihre Schmerzhaftigkeit verlieren und die angestaute blockierte Lebensenergie wieder frei fließen kann.

Zur Unterstützung der Gesprächstherapie eignen sich Mineralien hervorragend, zumal sie unverfänglich, zum Beispiel als Talking Stick (Redestab), eingesetzt werden können.

Zu empfehlen sind:

Chalcedon – freie Kommunikation, klärende Gespräche, Verständnis.

Chrysopras – freier Selbstausdruck über sehr schmerzhafte Themen.

Lapislazuli – Tabubereiche ehrlich ansprechen, Ernsthaftigkeit.

Sodalith – das Gute sehen, das positive verbindende Ziel ins Auge fassen.

Fluorit – Auflösen von mentalen Mustern, Offenheit, Entwickeln authentischer Strukturen.

Malachit – Kontakt mit tiefgründenden Gefühlen, hilft Verdrängtes hervorzubringen, beleuchtet psychische Krankheitshintergründe.

Pyrit – sich klar werden, was einen nervt.

Amethyst – macht ernsthaft und ehrlich, gegen Spielchen.

Die genannten Steine können bei entsprechender Größe im Raum aufgestellt werden oder als Trommelstein in der schwierigen Situation in die Hand genommen werden. In größerer Runde bewähren sich Handschmeichler, die dem Sujet entsprechen und welche als Talking Stick, zum Zeichen, wer gerade das Wort hat, weitergegeben werden.

## Traum und Traumgeschehen

Träume können einen Einblick in verdrängtes Unbewusstes bieten; der Einfluss der Steine auf Träume oder das Traumgeschehen zeigt nach einiger Zeit auch eine Veränderung im psychischen Verhalten.

Amethyst zum Beispiel stimuliert entscheidend das Traumgeschehen, wobei die jeweilige Farbintensität der Träume auf die Stärke dieses Einflusses hinweist. Die stärkste Beeinflussung des Traumgeschehens wird durch die fast schwarze Variation des Amethysts aus Haiderabad ausgelöst, wobei noch nicht gesichert ist, ob diese Reaktion auf den Eisengehalt des Amethysts zurückzuführen ist.

Die Traumsymbolik, wie sie in verschiedenen Traumdeutungsbüchern den Steinen zugeordnet wird, konnte bisher in sehr seltenen Fällen bestätigt werden. Interessanterweise träumen sehr wenige Menschen überhaupt von Edelsteinen oder gar Mineralien.

Luzides Träumen ist ein bewusstes oder absichtlich herbeigeführtes Träumen. Das bedeutet, unmittelbar zu wissen, dass man gerade träumt, und durch entsprechende Übung mehr und mehr fähig zu werden, das Traumgeschehen selbst mitzubestimmen. Dadurch verbessert sich der Zugang zum Unterbewusstsein, verdrängte psychische Energien können nutzbar gemacht und ins Tagesbewusstsein integriert werden. Das luzide Träumen ist eine sinnvolle Möglichkeit, in psychische Prozesse einzugreifen und Problemlösungen zu erspüren. Kristalle helfen dabei, das luzide Träumen zu erlernen. Eine gute Voraussetzung ist, auf abendliches Fernsehen zu verzichten und ab 21 Uhr nichts mehr zu essen. Als vorbereitende Reinigung empfiehlt sich das Ausstreichen des Kopfs und des Oberkörpers mit einem Amethyst-Drusenstück. Der Traumstein wird unter das Kopfkissen gelegt oder beim Einschlafen in der Hand gehalten.

Folgende Steine erleichtern die Erinnerung an Träume und intensivieren das Traumerleben: Amethyst, Bergkristall, Charoit, Rhodochrosit, Mondstein, Malachit, Labradorit.

Gegen Alpträume helfen Citrin, Chrysopras, Jadeit und Serpentin.

## Edelsteine und Klangtherapie

Die von dem Mathematiker Hans Cousto berechneten Urtöne können zur Unterstützung der Kristalltherapie herangezogen werden. In Übereinstimmung mit der so genannten Verdi-Stimmung, welche den physiologischen Registerwechsel der männlichen und der weiblichen Singstimme berücksichtigt, mit den drei Maßen des alten Ägyptens sowie astronomischen Gegebenheiten entwickelte Cousto das Wissen um die orphischen

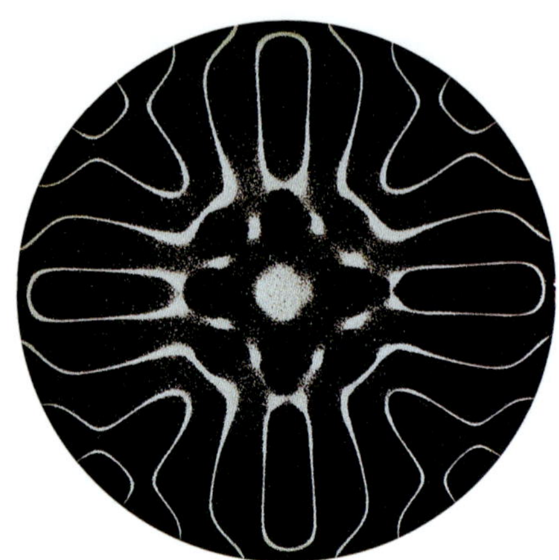

*Chladnische Klangfigur: Aufgestreuter Sand ordnet sich geometrisch an, wenn die Metallplatte in bestimmten Frequenzen schwingt.*

Urtöne, die in vielen Hochkulturen bekannt waren, weiter. Lyndon LaRouche bewies, wie die Verdi-Stimmung der klassischen Musik, ausgehend von a = 432 Hertz statt heute 444 Hertz, vollständig mit harmonikalen Verhältnissen des Sonnensystems, dem Goldenen Schnitt und der menschlichen Stimme übereinstimmt. Bereits Johannes Kepler errechnete in seiner Weltharmonik anhand der Intervallverhältnisse der Winkelgeschwindigkeiten in Sonnennähe und Sonnenferne »Die Gesänge der Planeten«.

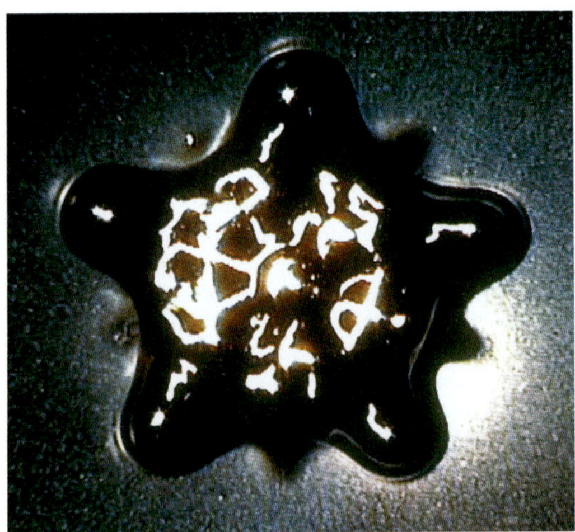

*Rhythmisch schwingender Quecksilbertropfen.*

Mit auf diese Frequenzen geeichten Stimmgabeln, dem Frequenzgenerator »Orpheus« oder anderen, für den therapeutischen Einsatz konzipierten Geräten lassen sich Kristall-Quarze mit den Urtönen beschwingen. Einzelne Klänge weisen auch einen besonderen Bezug zu bestimmten Chakren auf.

Die ersten von Christian Appelt (Sirius-Institut) erarbeiteten Erfahrungen zeigen, dass Bergkristall in der

| Ton | Tonfrequenz (in Hertz) | Farbfrequenz und Chakra nach Cousto | Taktfrequenz Tempo in beats per minute (bpm) | |
|---|---|---|---|---|
| Mittlerer Sonnentag, Tageston, Erdrotation | 194,18 Hz = G | Orangerot Muladhara (Damm, Perinäum) | 91,0 bpm | Dynamisierend, vitalisierend, energieaufbauend, stärkend (medizinisch: tonisierend). Beschleunigt die Zellregeneration; wirkt auf den Körper. |
| Jahreston, Umlauf der Erde um die Sonne | 136,10 Hz = Cis | Türkis Anahata, (Herzchakra, 5. Rückenwirbel) | 127,6 bpm | Entspannend, beruhigend, lockernd, ausgleichend, entkrampfend; wirkt auf die Seele; Stimmung des Mantra-Klanges OM. |
| Platonisches Jahr, die 48. Oktave der Erdachsenpräzession | 172,06 Hz = F | Rotviolett Sahasrara (zentraler Punkt am Scheitel des Kopfes) | 80,6 bpm | Fördert das Heitere und Klare im Geist, fördert die kosmische Einheit auf höchster Ebene und wirkt geistig verklärend; antidepressiv. |
| Sonnenton, Gravitationslänge | 126,22 Hz = H/C | Gelbgrün/Grün Manipura (Solarplexus, Sonnengeflecht) | 118,3 bpm | Fördert das Gefühl für die eigene Mitte, für das Magische und Transzendentale. Der Sonnenton ist in Fachkreisen umstritten. |
| Synodischer Mond, mittlere Periode von einem Neumond bis zum nächsten Neumond | 210,42 Hz = Gis | Orange, Svadisthana, Nabelchakra, 3. Steißbeinwirbel | 98,6 bpm | Stimuliert die sexuelle Energie; reguliert Periodenstörungen, allgemein bei Störungen im Drüsen- und Lymphsystem. |
| Merkur, Umlaufzeit beträgt etwa 88 Tage, 30. Oktave | 141,27 Hz = Cis | Blaugrün Vishudda (Kehlkopf, Halswirbel) | 66,2 bpm<br>132,4 bpm | Fördert das Sprachzentrum und das kommunikativ-intellektuelle Prinzip. |
| Venus, Umlaufzeit von etwa 225 Tagen, 32. Oktave | 221,23 Hz = A | Gelborange Ajna (Drittes Auge) | 103,7 bpm | Fördert die höhere Liebesenergie und das Harmoniebestreben. |
| Mars, Umlaufzeit von knapp zwei Jahren, 33. Oktave | 144,72 Hz = D | Blau | 67,8 bpm<br>135,6 bpm | Fördert die Willenskraft und die zielgerichtete Energie. Mars ist das Symbol des Männlichen. |
| Jupiter, Umlaufzeit von knapp 12 Jahren, 36. Oktave | 183,58 Hz = Fis | Purpurrot | 86,05 bpm<br>172,1 bpm | Fördert Großzügigkeit und Größe. |
| Saturn, Umlaufzeit von knapp 30 Jahren, 37. Oktave | 147,85 Hz = D | Blau | 69,3 bpm<br>138,6 bpm | Fördert das Konzentrationsvermögen und den Bewusstwerdungsprozess. Gilt als kosmischer Kontrolleur. |
| Uranus, Umlaufzeit von ca. 84 Jahren, 39. Oktave | 207,36 Hz = Gis | Orange | 97,2 bpm | Fördert die Überraschungs- und Erneuerungskraft.<br>Archaisch und erotisch. |
| Neptun | 211,44 Hz = Gis | Orange | 99,1 bpm | Fördert die Intuition, das Unbewusste und steigert die Traumwelt. |
| Pluto, Umlaufzeit von knapp 250 Jahren, 40. Oktave | 140,25 Hz = Cis | Blaugrün | 65,7 bpm<br>131,4 bpm | Fördert das magisch- gruppendynamische Prinzip und soll für die Integration in bestimmte Gesellschaftsstrukturen verantwortlich sein. |

*Der Schweizer Mathematiker Hans Cousto fand Grundharmonien unseres Sonnensystems, welche er in therapeutisch verwendbare Töne sowie in Bereiche sichtbaren Lichts hochoktavierte, indem er die Frequenz mehrfach verdoppelte.*

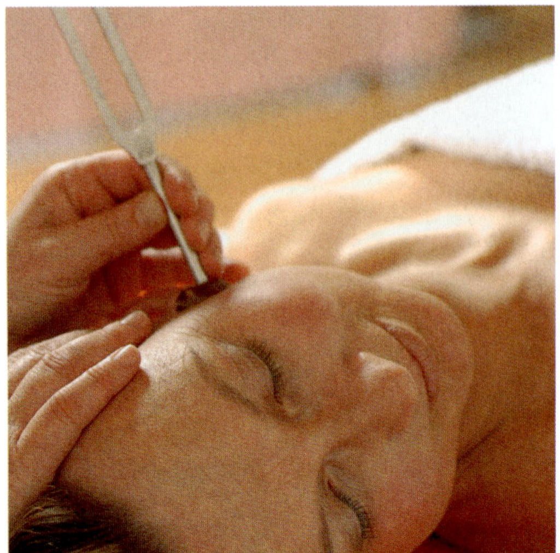

*Kieferentspannung mit Stimmgabel auf Rauchquarz nach Grundmann.*

Regel jede Frequenz aufnehmen kann, Citrin besonders mit dem Sonnenton, Rosenquarz mit dem Erdenjahr, Amethyst mit dem Platonischen Jahrton und Rutil-Quarz mit dem Synodischen Mondton harmoniert.

## Kombinierte Anwendungen

Kombinierte therapeutische Anwendungen werden in der Medizin als Polypragmasie bezeichnet. Oft ist es sinnvoll, verschiedene Methoden zu kombinieren, um einerseits mit der einen Methode einen schnellen Ersterfolg, andererseits mit einer zweiten einen langfristigen Erfolg zu sichern. Die Kombination von Therapien mit unterschiedlichen Ansatzpunkten und Wirkorten entlastet nicht zuletzt den Organismus.

Polypragmasie wird aber auch dann verwendet, wenn therapeutisch im Dunkeln getappt wird und gleichzeitig verschiedene Ansätze versucht werden, um wenigstens mit einem schnell zu Erfolg zu gelangen.

### Ergänzende Bachblüten

Wie im Buch von Miesala-Sellin und Gienger »Steine und Blüte« dargestellt, können die 38 Bachblüten eindeutig 38 Heilsteinen zugeordnet werden, indem die Kristallsysteme mit den großen Themenkomplexen der Bachblüten schlüssig in Beziehung gebracht werden konnten.

Walter Häge und Verona Novak beschreiben ein anderes System, in dem die Bachblüten ohne Berücksichtigung der Kristallstrukturen nach den Thesen des amerikanischen Psychiaters Riemann den Angst-Komplexen der Angst-Grundformen zugeordnet werden.

Eine weitere Bachblüten-Zuordnung existiert von Lucy und Walter Beeler, die für die Autoren bislang jedoch nicht nachvollziehbar ist.

**Ordnung und Sicherheit: kubisch**

Crab Apple (Holzapfel): Reinigung, Reinlichkeitswahn, Sauberkeits- und Ordnungsfanatiker. Zugeordnete Steine: Fluorit (nach Miesala-Sellin), Amethyst (nach Häge).

Honeysuckle (Geißblättrige Heckenkirsche): Vergangenheit loslassen, Vergangenheitsorientierung, Ablehnung der Realität. Zugeordnete Steine: Schalenblende (nach Miesala-Sellin), Roter Jaspis (nach Häge); Lapislazuli, Malachit, Pyrit (nach Novak).

Oak (Eiche): die Krise meistern, starke seelische und körperliche Überlastung. Zugeordnete Steine: Granat (nach Miesala-Sellin), Karneol (nach Häge).

Vine (Weinrebe): Herrschaft, Machtmensch. Zugeordnete Steine: Lapislazuli (nach Miesala-Sellin), Tigerauge (nach Häge), Rubin, Turmalin.

**Orientierung und Ziele: hexagonal**

Elm (Ulme): vorübergehende Erschöpfung, Mutlosigkeit. Zugeordnete Steine: Beryll (nach Miesala-Sellin), Brekzien-Jaspis, Fluorit (nach Novak), Chrysopras (nach Häge).

Hornbeam (Hainbuche): Erschöpfung, Kraftlosigkeit, Antriebsmangel. Zugeordnete Steine: Sugilith (nach Miesala-Sellin), Dumortierit (nach Häge); Chrysopras, Granat, Landschafts-Jaspis, Onyx (nach Novak).

Impatiens (Drüsentragendes Springkraut): der Weg ist das Ziel, ungeduldig, gereizt, leistungsfähig. Zugeordnete Steine: Aquamarin (nach Miesala-Sellin), Magnetit (nach Novak), Onyx (nach Häge).

Olive (Olivenbaum): Lebenskraft, körperliche Erschöpfungszustände, Depression. Zugeordnete Steine: Apatit (nach Miesala-Sellin), Citrin, Epidot, Hämatit, Rhodochrosit, Rhodonit (nach Novak), Rosenquarz (nach Häge).

Pine (Kiefer): Selbstannahme, Unzufriedenheit, Erfolgszwang, Schuldgefühle. Zugeordnete Steine: Covellin (nach Miesala-Sellin), Calcit (nach Novak), Bergkristall (nach Häge).

Vervain (Eisenkraut): Rücksicht und Toleranz, Tatendrang, große innere Spannung. Zugeordnete Steine: Morganit (nach Miesala-Sellin), Jadeit (nach Novak), Azurit (nach Häge).

**Einfach und wahr: trigonal**

Agrimony (Odermennig): Konfliktfähigkeit, Fassade der Fröhlichkeit um sich aufbauen. Zugeordnete Steine: Amethyst (nach Miesala-Sellin), Paua-Muschel (nach Häge), Aventurin, Chalcedon (nach Novak).

Beech (Buche): Wohlwollen, Überheblichkeit, Vorurteile. Zugeordnete Steine: Indigolith (nach Miesala-Sellin), Regenbogenfluorit (nach Häge); Aquamarin, Kunzit, Smaragd (nach Novak).

Holly (Stechpalme): Vertrauen, Misstrauen, argwöhnisch, mangelndes Grundvertrauen. Zugeordnete Steine: Chrysopras (nach Miesala-Sellin), Aventurin (nach Häge); Apatit, Diamant, Falkenauge, Karneol, Mahagoni-Obsidian, Moos-Achat (nach Novak).

Rock Water (Quellwasser): Fluss des Lebens, idealistische Weltsicht. Zugeordnete Steine: Bergkristall (nach Miesala-Sellin), Bernstein (nach Novak), Citrin (nach Häge).

White Chestnut (Weiße Kastanie): in der Ruhe liegt die Kraft; quälende, immer wiederkehrende Gedanken. Zugeordnete Steine: Saphir (nach Miesala-Sellin), Bronzit (nach Häge); Azurit, Saphir (nach Novak).

**Offenheit: tetragonal**

Cherry Plum (Kirschpflaume): Kontrolle loslassen, Angst vor Kontrollverlust. Zugeordnete Steine: Apophyllit (nach Miesala-Sellin), Amazonit (nach Novak), Lapislazuli (nach Häge).

Chestnut Bud (Rosskastanienknospe): aus Erfahrung wird man klug; das Wiederholen von alten Fehlern. Zugeordnete Steine: Chalkopyrit (nach Miesala-Sellin); Achat, Amethyst, Ametrin, Azurit, Labradorit (nach Novak); Mahagoni-Obsidian (nach Häge)

Mustard (Ackersenf): Offenheit, plötzliche Depression, Verzweiflung. Zugeordnete Steine: Vesuvian (nach Miesala-Sellin), Rhodonit (nach Häge), Magnesit (nach Novak).

Sweet Chestnut (Esskastanie): aus tiefer Not heraus, Lebenskatastrophe, tiefe Depression. Zugeordnete Steine: Zirkon (nach Miesala-Sellin), Apachenträne (nach Häge).

**Gemeinschaft und Selbstverwirklichung: rhombisch**

Centaury (Tausendgüldenkraut): das eigene Leben leben, innere Unsicherheit. Zugeordnete Steine: Prehnit (nach Miesala-Sellin), Bernstein (nach Häge).

Chicory (Wegwarte): Liebe frei von Bedingungen, hinter der Liebe versteckte Herrschsucht. Zugeordnete Steine: Danburit (nach Miesala-Sellin); Blau-Topas, Gold-Topas (nach Novak), Karneol-Achat (nach Häge).

Heather (Heidekraut): Nähe und Gemeinschaft, Egozentriker, Hypochonder mit der Suche nach Bestätigung. Zugeordnete Steine: Topas (nach Miesala-Sellin), Aquamarin (nach Häge), Mookait (nach Novak).

Walnut (Walnuss): Selbstverwirklichung, Lebenskrise, Umbruch, Veränderung. Zugeordnete Steine: Peridot (nach Miesala-Sellin); Chrysokoll, Zoisit (nach Novak); Landschafts-Jaspis (nach Häge).

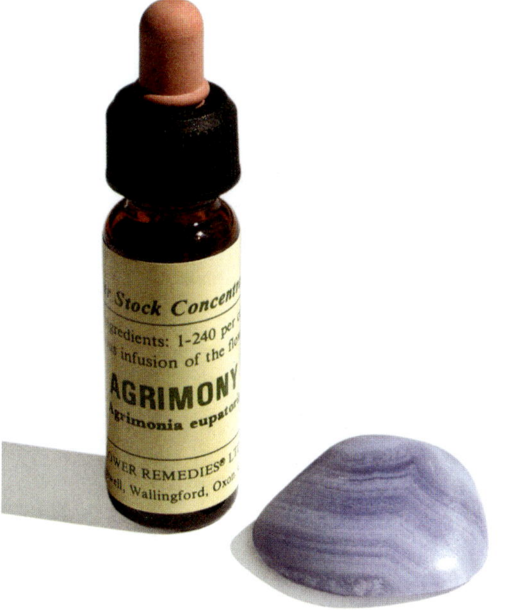


*Agrimony und Chalcedon ergänzen und verstärken sich.*

**Ewiger Wandel: monoklin**

Cerato (Bleiwurz): dem Impuls folgen, mangelndes Selbstvertrauen. Zugeordnete Steine: Azurit (nach Miesala-Sellin), Rauchquarz (nach Häge).

Gentian (Bitterer Enzian): Optimismus, Lebenszweifel, Entmutigung. Zugeordnete Steine: Goldorthoklas (nach Miesala-Sellin), Rutil-Quarz (nach Novak), Baum-Achat (nach Häge).

Mimulus (Gefleckte Gauklerblume): Ängste überwinden, Ängstlichkeit, große Besorgnis. Zugeordnete Steine: Malachit (nach Miesala-Sellin), Howlith (nach Novak), Hämatit (nach Häge).

Scleranthus (einjähriger Knäuel): Entscheidungsschwierigkeiten, Unentschlossenheit, Unsicherheit. Zugeordnete Steine: Chrysokoll (nach Miesala-Sellin), Friedens-Achat (nach Häge), Tigerauge (nach Novak).

Water Violet (Sumpfwasserfeder): Kontakt und Abgrenzung, Distanz zum Mitmenschen, Einsamkeit. Zugeordnete Steine: Kunzit (nach Miesala-Sellin), Rubellit (nach Häge).

Wild Oat (Waldtrespe, Hafergras): Sinn des Lebens, mangelnde Zielrichtung, Unzufriedenheit. Zugeordnete Steine: Lavendel-Jade (nach Miesala-Sellin), Granat (nach Häge); Dumortierit, Opal (nach Novak).

**Über den Horizont hinaus: triklin**

Aspen (Zitterpappel): die hellen Sinne, tiefe irrationale Angst. Zugeordnete Steine: Larimar (nach Miesala-Sellin), Schörl (nach Häge).

Larch (Lärche): Frechheit siegt, Mutlosigkeit, Versagensängste. Zugeordnete Steine: Sonnenstein (nach Miesala-Sellin); Bergkristall; Charoit, Leopard-Jaspis, Obsidian, Rosenquarz, Sodalith (nach Novak); Schneeflocken-Obsidian (nach Häge).

Star of Bethlehem (Goldiger Milchstern): Verletzung und Heilung, körperlicher oder seelischer Schock. Zugeordnete Steine: Rhodonit (nach Miesala-Sellin), Tigerauge (nach Häge).

Willow (Weide): Schicksal, Verbitterung, fehlende Lebensfreude. Zugeordnete Steine: Türkis (nach Miesala-Sellin), Amethyst (nach Häge), Rauchquarz (nach Novak).

**Freiheit: amorph**

Clematis (Waldrebe): präsent sein, Flucht in die Abwesenheit. Zugeordnete Steine: Moldavit (nach Miesala-Sellin), Sardonyx (nach Häge).

Gorse (Stechginster): wo die Nacht am tiefsten ist, Hoffnungslosigkeit, totale Resignation. Zugeordnete Steine: Gagat (nach Miesala-Sellin), Milch-Quarz (nach Häge); Beryll, Mondstein, Türkis (nach Novak).

Red Chestnut (Rote Kastanie): Sorglosigkeit, Helfersyndrom, Einsamkeit. Zugeordnete Steine: Bernstein (nach Miesala-Sellin); Heliotrop, Sugilith, Tigereisen, Versteinertes Holz (nach Novak); Rhodochrosit (nach Häge).

Rock Rose (Gemeines Sonnenröschen): Mut und Zuversicht, akute Notsituation, lähmender Schock. Zugeordnete Steine: Obsidian (nach Miesala-Sellin), Heliotrop (nach Häge).

Wild Rose (Heckenrose): Lebensfreude, Resignation, fehlende Lebensfreude, Lähmung. Zugeordnete Steine: Edelopal (nach Miesala-Sellin), Cyanit (nach Häge).

## Verstärkende ätherische Öle

Die Heilsteinanwendung kann mit ätherischen Ölen verstärkt werden. Die Erfahrungen der Aromatherapie in der klinischen Medizin und der Aromapflege mit der Kombination von Heilsteinen haben in den letzten Jahren einige sinnvolle Ergänzungen herausgearbeitet, und diese Erfahrungen wurde mehrfach bestätigt.

Mit den folgenden vier Kombinationen haben die Autoren bisher außergewöhnlich gute Erfahrungen gemacht. Diese Kombinationsanwendung ist der reinen Heilsteinanwendung weit überlegen.

Lavendelöl – Bergkristall: verbessert die entzündungshemmende, kühlende und schmerzlindernde Wirkung bei Hautentzündungen und Sonnenbrand.

Muskatellersalbeiöl – Chrysopal: verbessert die euphorisierende Wirkung bei allen depressiven Verstimmungen.

Rosmarinöl – Ägirin: verstärkt die schmerzlindernde Wirkung bei Rückenschmerzen.

Pfefferminzöl – Fluorit: verstärkt die schmerzlindernde und abschwellende Wirkung bei Quetschungen und Blutergüssen.

# Formenvielfalt und Anwendung

**Rohsteine** werden in erster Linie als Kraftquellen der Umgebung oder für einen Steinkreis aufgestellt. Sie schützen, entladen oder energetisieren Räume, Arbeits- oder Schlafplätze und Geräte. Sie sind durch ihre Größe und Ausprägung ebenfalls als ideale Meditationsobjekte oder Objekte zur kontemplativen Betrachtung geeignet.

**Kristalle** werden in erster Linie zum Auflegen auf den Körper oder zur Massage des Körpers verwendet.

Gruppen, Geoden und Drusen werden in erster Linie wie Rohsteine, jedoch mit weit gezielterer Richtung als Kraftquellen der Umgebung oder für einen Steinkreis aufgestellt. Sie schützen, entladen oder energetisieren Räume, Arbeits- oder Schlafplätze und Geräte.

**Scheiben** und **Querschnitte** werden in erster Linie zum Aufhängen an Fenster oder in Räumen oder zum Auflegen auf Körper verwendet.

**Trommelsteine** oder **Barocksteine** sind rundpolierte Steine, die in großen Schleiftrommeln verarbeitet wurden. Dadurch reiben sich die Steine beim Übereinandergleiten durch ein zugesetztes Schleifmittel allmählich gegenseitig glatt. In diesem Verfahren wird der natürliche Vorgang des Abrollens nachgeahmt, durch den kantige Steine in Bächen und Flüssen allmählich zu Kieseln werden. Aufgrund der abgerundeten Form besitzen Trommelsteine eine harmonische, fließende Qualität und sind optimal körperverträglich.

**Daumen-** und **Seifensteine** sind geschliffene seifengroße Steine mit und ohne Daumenkerbung, die gerne zur Massage verwendet werden.

**Kristallstäbe** sind Instrumente, welche die ausstrahlende Energie von Kristall-Quarzen, meist Bergkristallen, bündeln und um ein Vielfaches verstärken. Ein Kristallstab in seiner einfachsten Form ist ein Holzstab mit einem an der Spitze befestigten Kristall; die weiterentwickelte Form ist eine hohle Kupferröhre, in die ein Bergkristall an einem Rohrende eingefasst ist; dabei geht der Hohlraum des Kupferrohres mit dem Kristall in Resonanz, die Schwingung wird vom Kristall wieder aufgenommen und extrem verstärkt, von Disharmonien befreit zur Spitze hin abgegeben – in gewisser Weise erhält der eingebaute Bergkristall die Charakteristik eines Laserkristalls.

Damit der Kristall so effektiv wie möglich arbeiten kann, muss die benötigte Länge des Kupferrohres für

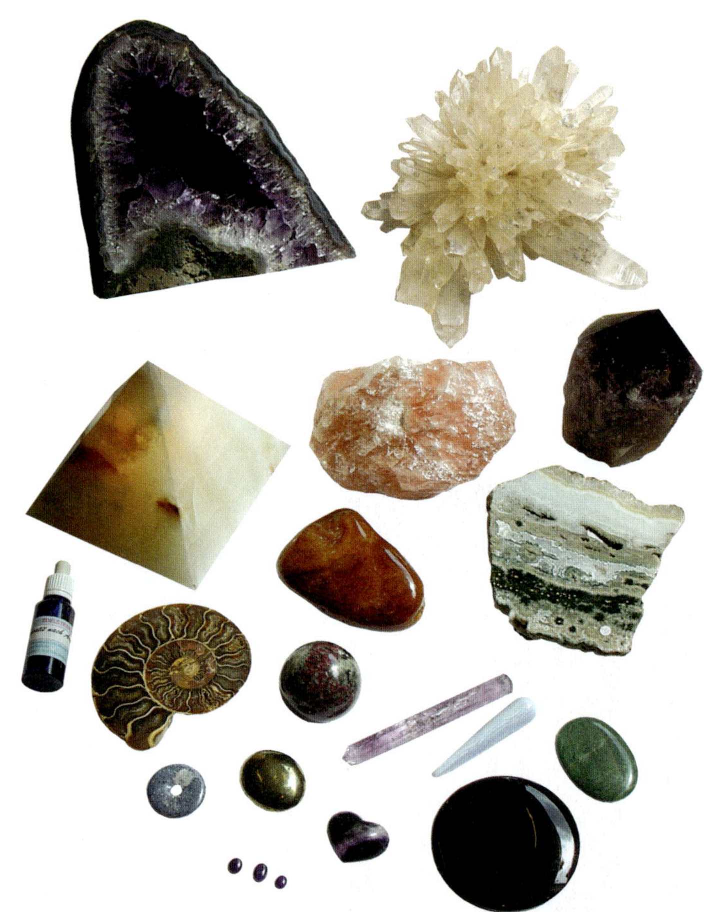

*Verschiedene Formen, in denen Steine angewendet werden.*

den spezifischen Kristall auf den Millimeter genau festgestellt und entsprechend abgelängt werden. Kristallstäbe dienen der Energetisierung und Reinigung von Räumen, sie werden in Ritualen eingesetzt oder senkrecht aufgestellt. Meditativ in der Energie- und Auraarbeit eingesetzt, putzen sie das Chakrensystem durch, verstärken den senkrechten Energiefluss und helfen Geist, Seele und Körper stärker miteinander in Einklang zu bringen. Kristallstäbe können helfen, Wünsche und Gebete zu senden, sie wirken auf ihrer speziellen Wellenlänge jedoch auch als Antenne. **Anhänger** und **gebohrte Steine** werden über dem Brustbereich hängend zwischen dem Solarplexus-Chakra und Kehlkopfchakra getragen. Steinanhänger sollten nicht mit einer Metallplatte auf der Rückseite abgeschirmt sein und können auf der Kleidung, aber auch direkt auf der Haut getragen werden.

**Ketten** sind geeignet, den Brust- und Halsbereich mit der Schilddrüse besonders anzuregen. Sie wirken letztlich wie ein kleiner Steinkreis und bringen die Wirkung der jeweiligen Steinsorte sehr klar zum Ausdruck. Aufgrund der aufreizenden Energie und solange man sich einem entsprechenden Modediktat nicht unterwerfen will, sollte bei harten Steinsorten wie Quarzen auf Splitterketten verzichtet werden. Die Verwendung als Schmuck bringt allerdings immer ein Element der Selbstdarstellung, der Imagepflege und der sozialen Orientierung mit sich; Ketten dürfen daher durchaus eine gewisse Geschmackssicherheit und Angemessenheit demonstrieren. Besonders zu empfehlen sind Kugel- und Buttonketten und für jene, die es noch intensiver mögen, Ketten mit facettierten Perlen.

**Bi- oder Pi-Scheiben** oder **Donuts** sind runde Scheiben mit einem zentralen großen Loch; sie haben in China je nach Epoche eine andere Bedeutung und kultische Funktion. Sie wurden zum Beispiel als Schutz über der Kleidung getragen oder, um der Seele den Austritt zu erleichtern, Sterbenden in den Mund gelegt. Bi-Scheiben haben aufgrund ihrer zeitlos harmonischen Wirkung in den letzten 15 Jahren jede Mode überdauert.

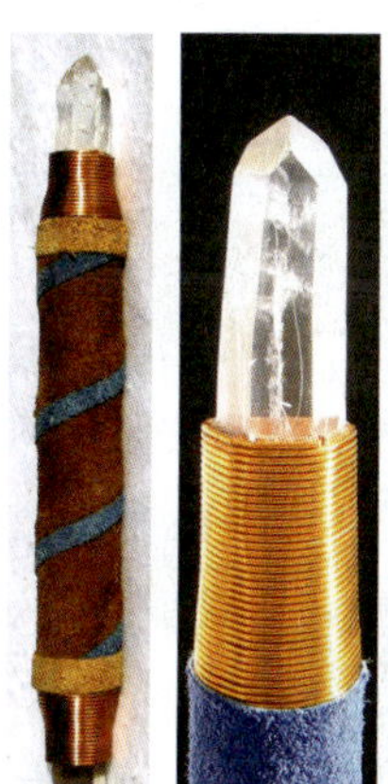
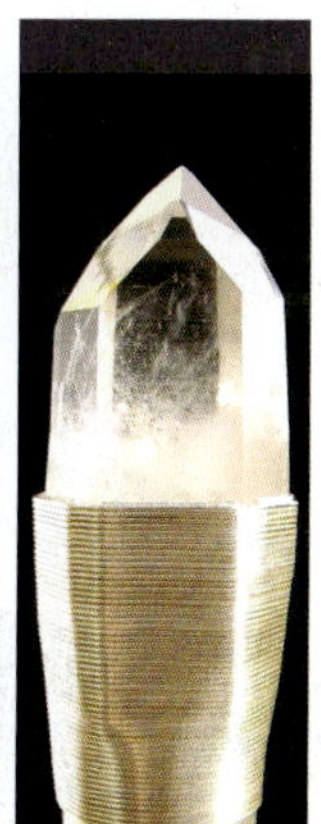
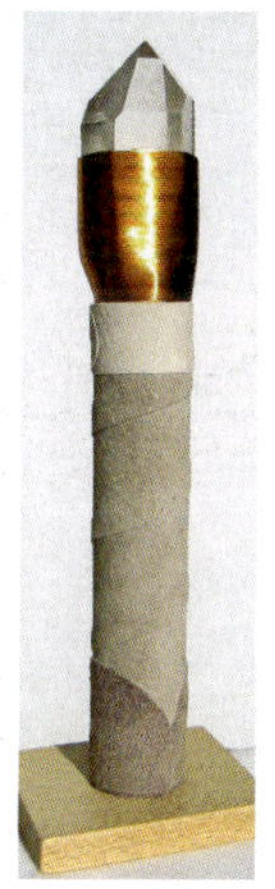

*Verschiedene Kristall-Stäbe.*

**Cabochons** sind runde oder ovale, kugelig geschliffene Schmucksteine. Sie spiegeln den Kreis und die Ellipse wieder. Dadurch wirken sie sanft und harmonisch, liegen gut auf der Haut auf, können problemlos in Büstenhalterkörbchen gesteckt werden und werden als angenehm empfunden.

**Facettierte Steine** sind kantig geschliffene Steine in unterschiedlicher Variation. Sie verkörpern die Signatureigenschaft der jeweiligen Grundform und bringen diese sehr intensiv zum Ausdruck. Facettierte Steine werden als anregend empfunden.

**Kugeln** werden sehr selten auf den Körper gelegt, meist zur kontemplativen und meditativen Betrachtung verwendet und als beruhigend empfunden. Das US-amerikanische Channelingmedium Michael Katz empfiehlt ausschließlich die Verwendung von energetisch besonders geprägten Kugeln und Kugelketten.

**Pyramiden** werden selten direkt auf den Körper aufgesetzt, meist zur kontemplativen und meditativen Betrachtung verwendet. Auf den Körper aufgesetzte Pyramiden werden als aktivierend empfunden, am stärksten bei Pyramiden mit dem idealen Winkel der Cheopspyramide von 58 Grad.

Obelisken werden ausschließlich zur kontemplativen und meditativen Betrachtung verwendet.

## Grundlagen und Forschung

### Forschungsprojekt Steinheilkunde

Weltweit einzigartig in Konzeption und Größe, trägt das vom Steinheilkunde e.V. Stuttgart koordinierte Forschungsprojekt Steinheilkunde SHK seit 1996 maßgeblich dazu bei, der Steinheilkunde als Ganzes eine seriöse, fundierte Basis zu schaffen. Im Rahmen dieses Forschungsprojekts wird im Schnitt von jeweils 80 Personen der gleiche Stein bei relativ freier Wahl der Methode, meist durch Tragen am Körper, während insgesamt 4 Wochen sowie einer steinfreien Zeit von einer Woche getestet und die dabei beobachteten Phänomene festgehalten. Ziel ist, von interessanten Steinsorten objektive »Wirkungsbilder« und wiederholbare Anwendungen zu entwickeln.

Den dem Stein zugrunde liegenden Gesetzmäßigkeiten nähert sich der einzelne Teilnehmer auf subjektive, erlebnisbetonte Weise. Durch gemeinsame Besprechung in der Forschungsgruppe und schließlich durch die zentrale Zusammenführung der gesammelten Fragebögen mit dem überregionalen Vergleich der Ergebnisse lassen sich jedoch Aussagen quantifizieren und statistisch auswerten. Die Teilnahme an diesem Projekt setzt weder Vorerfahrungen in Edelsteintherapie noch die Mitgliedschaft im Steinheilkunde e.V. voraus, man sollte aber bereit sein, sich im Testzeitraum genauer zu beobachten und nach der Testzeit einen achtseitigen Fragebogen gewissenhaft auszufüllen.

Mit diesem Verfahren werden Heilsteine derzeit in mehr als 70 Gruppen von 5 bis 25 TeilnehmerInnen getestet. Den einzelnen Gruppen stehen dazu pro Jahr bis zu 8 verschiedene Mineralien und Gesteine zur Verfügung. Nach Eingang der Forschungsberichte erfolgt eine halbjährliche Gesamtauswertung durch den Steinheilkunde e.V. Welcher Stein aktuell und in Zukunft getestet wird, ist dabei nur sehr wenigen Personen bekannt; der Teststein wird seit dem 4. Quartal 2003 in ein weißes Baumwollsäckchen eingenäht ausgehändigt. Aufgrund der großen Zahl von Testpersonen ist es möglich, im gleichen Zeitraum mehrere Steinsorten im einfachen Blindtest zu testen. Für die Teilnehmer gibt es eine telefonische Hotline.

## Hirnforschung

Friedrich Pelz, der Edelsteinschleifer, Klang-, Stimm-, und Frequenztherapeut, Neurobiologe und Direktor einer Reha-Klinik war, setzte in seiner Arbeit Dunkelfeld-

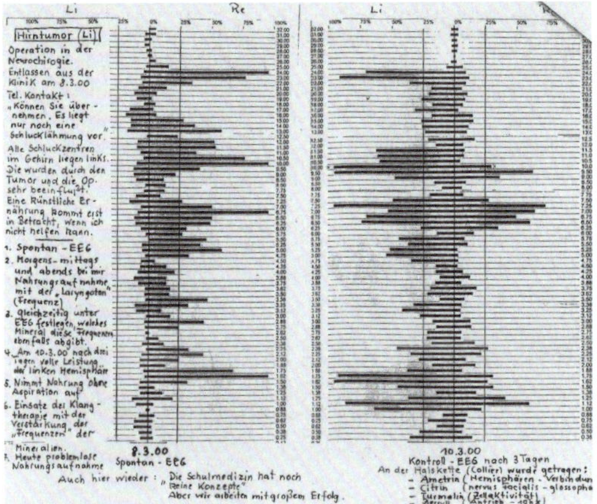


*EEG bei Schlucklähmung nach Hirntumor und OP. Linke Hirnhälfte stark eingeschränkt. 3 Tage lang wurden 4 Heilsteine getragen. Die Hemisphären sind ausgewogen, Nahrungsaufnahme möglich.*

mikroskopie, Bioresonanztechnik von Rayonex sowie Hirnstrommessungen ein, um die Wirkung von Steinen zu kontrollieren. Dabei bezieht er sich auf die Grundlagenforschung von Max Born zur Dynamik der Kristallgitter. Ausgehend vom Elektroenzephalogramm (EEG), in dem sichtbar wird, welche Frequenzbereiche extrem ausgeprägt, welche weitgehend fehlen und wie ausgewogen die Hemisphären synchronisiert sind, suchte er den Stein, der in seinem Kristallgitter die fehlenden Frequenzen aufweist, und gab ihn als Anhänger oder Kette dem betreffenden Patienten mit. Manchmal genügten 4 Wochen, bis das Gehirn die entsprechenden Frequenzen gespeichert hatte und das Mineral als Stütze nicht mehr benötigte. In über 3000 EEG-Messungen erfasste F. Pelz die Wirkung der Mineralien auf die Gehirnströme, wobei er Störungen durch versteckte Allergien, Medikamentenbelastungen, Umweltgifte, Geopathologie und schlechte baubiologische Bedingungen berücksichtigte.

## Resonante C4-Verreibung

Die Heilpraktikerin Edith Dörre erforscht seit 1991 die homöopathischen Heilwirkungen der Edelsteine, meist in intensiven Gruppenprozessen und unter Einbeziehung der von ihr entwickelten Märchen, Traum- und

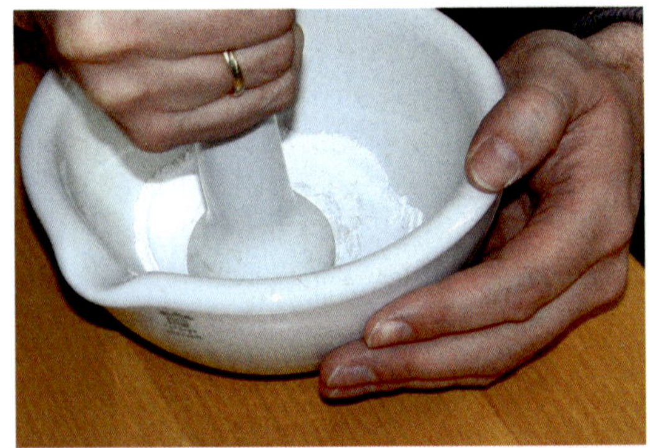

*Verreibung in Milchzucker.*

Symboltherapie. Von der visionären Bildgewalt der Offenbarung des Johannes, des rätselhaften dritten Teils der Bibel, fasziniert, befasste sie sich mit der darin geschilderten Stadt des Himmlischen Jerusalem, die auf 12 Fundamenten aus Edelsteinen ruht. Zwar ist heute nicht sicher, welche Steine genau gemeint waren, doch zeigte sich Edith Dörre bei der homöopathischen Arzneimittelprüfung deutlich ein Entwicklungsweg, den diese Steine auch in ihrer Abfolge vorgaben. Sie verrieb die gefundenen Mineralien von Hand nicht nur bis zur Potenz C3, sondern Witold Ehrler und Jürgen Becker folgend bis zur C4. Dabei wird pro C-Stufe je 1 Teil der Ausgangssubstanz (bzw. der letzten C-Stufe) in einem Porzellanmörser mit 99 Teilen Milchzucker in rhythmischen Intervallen verrieben, wodurch sich das Wesen des Naturstoffs aufschließt und ein unmittelbarer Zugang zu der Heilkraft entstehen kann. Diese sogenannte Verreibungsresonanz bezeichnet heute die fundamentale Erfahrungsgrundlage der C4-Homöopathie. Die Heilerin Sita Andrea verrieb über 25 teils noch völlig unerforschte Heilsteine, um in tiefgreifender Selbsterfahrung das Wesen des Steines zu entschlüsseln. Dabei tauchen körperliche und psychische Symptome auf, die vom hochpotenzierten Präparat gelöst werden können. Die im Verreibeprozess gewonnenen Aufschlüsse werden laufend systematisiert.

## Auftropfversuche

Die Berliner Künstlerin Ruth Kübler wandte sich seit 1988 ganz der Dunkelfeldmikroskopie zu, die ihr mittels einer von ihr entwickelten Auftropfmethode erlaubte, faszinierendste Strukturen in Wassertropfen sichtbar zu machen. Das Verfahren zählt damit zu den bildschaffenden Methoden, vergleichbar mit den bei Wala eingesetzten Steigbildern oder der wiederholbaren wissenschaftlichen Kristallanalyse des Hagalis-Instituts von Andreas Schulz. Bei den Auftropfversuchen werden auf einem nach Norden ausgerichteten gläsernen Objektträger aus einer sterilen Einwegspritze in drei Reihen 18 bis 24 Tröpfchen abgesetzt. Das Wasser kann Leitungswasser, Quellwasser, eine homöopathische Potenzierung oder ein Steinelixier sein. Dabei verändern sich charakteristische Merkmale im Vergleich zum neutralen Referenzwasser erheblich, wenn das Wasser stofflichen, emotionalen oder energetischen Einflüssen ausgesetzt

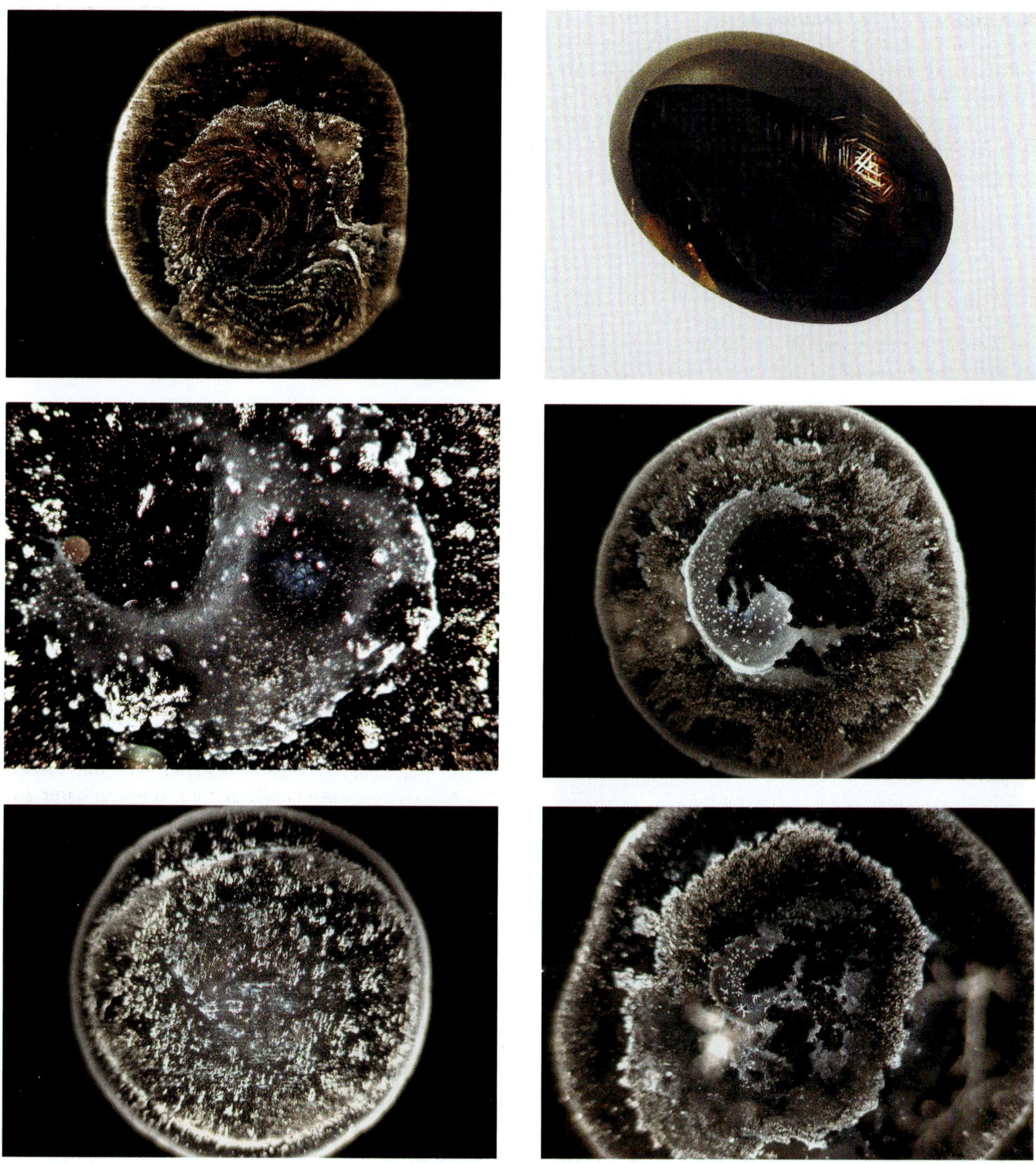

*Das Referenzwasser zum Vergleich, der darin eingelegte Stern-Diopsid, getrocknete Tropfen nach 5, 10, 20 und 60 Minuten.*

wird. In zahlreichen Ausstellungen und Vorträgen machte sie die Methode bekannt.

Prof. Dr. Bernd Kröplin von der Universität Vaihingen richtete für Auftropfversuche eine eigene Abteilung ein, deren Forschungen sich weniger auf die Bildaussage konzentrierte als auf die zugrundeliegenden systemischen Gesetzmäßigkeiten; er und seine Mitarbeiterin Minnie Hein stellten stärker die auftropfende Person, ihre Verfassung und ihre Beziehung zur Testsubstanz in den Mittelpunkt.

## Methoden der Kontrolle

Es ist wichtig, ein Verfahren zu beherrschen, um einen ausgesuchten Heilstein auf dessen »Richtigkeit« hin zu kontrollieren oder den Stein unter vielen erst herauszufinden. Denn kein analytisches oder empirisches Verfahren kann zu 100% Gewissheit über die Wahl eines Steines vermitteln, dies bleibt dem Gefühl und dem Energiefluss vorbehalten. Die einfachsten Kontrollmethoden sind der kinesiologische Muskeltest, die Befragung mit der Einhandrute oder dem Pendel, welche die Intuition und die Affinität zu einem Stein absichern können. Jede dieser Methoden lässt sich leicht erlernen und ist ohne Aufwand durchführbar.

## Kinesiologischer Muskeltest

Der kinesiologische Muskeltest ist eine Methode, mit Hilfe von Muskelreaktionen die Verträglichkeit oder Richtigkeit eines ausgesuchten Mittels zu überprüfen. Der Muskeltonus ist die Bereitschaft eines Muskels, eine gewünschte Kraft zu entfalten. Ob ein gesetzter Reiz, zum Beispiel ein auf die Brust gehaltener Stein, eine stärkende oder schwächende Wirkung hat, wird an dem steigenden oder sinkenden Muskeltonus sichtbar.

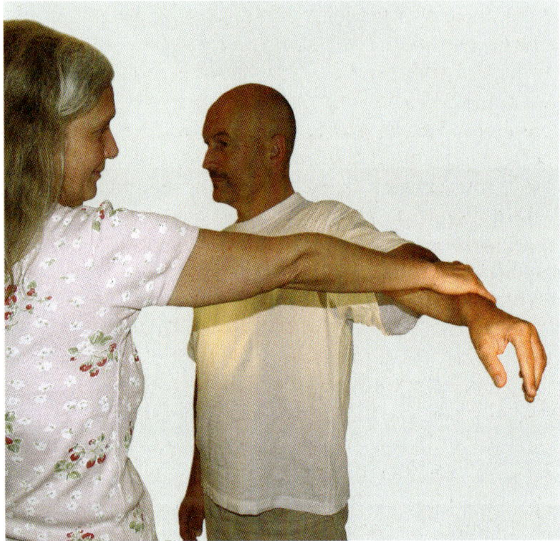

*Der kinesiologische Muskeltest.*

Der kinesiologische Muskeltest wird zum Beispiel dazu genutzt, Funktionsstörungen von Körperregionen zu lokalisieren, aber auch um verschiedene Substanzen auf drei unterschiedlichen Ebenen (der Strukturebene, der Stoffwechselebene und der Emotionalebene) auf Belastung zu testen und die jeweilige therapeutische Maßnahme zu kontrollieren. In der Kinesiologie sind bestimmte Muskelgruppen bestimmten Meridianen zugeordnet, anhand deren Tonus oder Schmerzhaftigkeit der Zustand des Meridians beurteilt werden kann. Der bekannteste Test hingegen ist der Test am Arm. Dabei wird der waagerecht nach vorne gestreckte Arm des Klienten auf Höhe des Handgelenkes nach unten gedrückt. Die zweite Hand kann auf das kranke Organ oder eine zu neutralisierende Störquelle gelegt werden, was den Tonus verschlechtert. Der passende Stein dazu in die zweite Hand gegeben gleicht den Tonus wieder bis zum Normalzustand aus.

## Pulstest

Der Pulstest oder RAC (Reflex Auriculo Cardial) benötigt etwas Übung, ist dann aber sehr zuverlässig. Entwickelt wurde er vom französischen Mediziner Paul Nogier. In entspannter Verfassung erspürt der Tester mit den Fingern den Puls am Handgelenk des Klienten. Zur Kalibrierung, das heißt zur Abstimmung der Körpersignale wird zunächst ein »Ja« ermittelt. Die Aufforderung, an die Lieblingsspeise zu denken, sollte eine charakteristische momentane Pulsveränderung hervorrufen, die der Therapeut in den folgenden Testungen als ein Ja wiedererkennen sollte. Das »Nein«-Signal erhält er durch die Aufforderung an den Klienten, an eine wenig geliebte Speise zu denken. Themen, die allzu emotionsgeladen sind, können durch eine starke Abwehr- oder Angriffsspannung ein falsches »Ja« ergeben. Das Verfahren eignet sich besonders, um die Verträglichkeit eines Mittels, zum Beispiel eines Heilsteins, für Körper und Seele festzustellen, das zu diesem Zweck auf den Bauch gelegt wird. Allerdings sollten nicht mehr als etwa fünf Steine auf einmal getestet werden; eine sinnvolle Vorauswahl tut daher not. Die deutlichste Ja-Reaktion erhält man bei dem am stärksten benötigten Stein.

## Radiästhetische Tests

Radiästhesie bedeutet übersetzt soviel wie das Spüren von Strahlen, wie zum Beispiel Erdstrahlen. Die »Strahlen« oder neutraler ausgedrückt Wellenlängen werden vom Körper als subtilste Reize empfangen. Dabei ist vorstellbar, dass die Nervenbahnen des Gehirns als Antennen fungieren. Das unwillkürliche Nervensystem reagiert auf Reize mit einem instinktiven subtilen Muskelreflex, einer Bewegung »hin zu« oder »weg von«. Dieser Reflex wird stärker mit zunehmender Konzentration auf das Objekt und deutlich sichtbar, wenn man einen mitschwingenden Gegenstand, einen frei hängenden, austarierten Körper, in der Hand hält. Jeder Tester, der »sein Pendel befragt«, sollte sich bewusst sein, dass dieses weder vernunftbegabt noch Ausdruck eines höheren Willens ist, sondern nur archaische unbewusste Reflexe sichtbar macht. Diese sind wertvoll, da der Körper in Gesundheitsfragen in der Regel kompetenter ist als der bewusste Verstand.

Zum Austesten sind Pendel aus Amethyst oder Bergkristall empfehlenswert. Das Pendel wird entspannt zwischen Daumen, Zeige- und Mittelfinger gehalten; der Fragesteller sollte reichlich Wasser getrunken haben, ausreichend Schlaf und Erholung gehabt haben und auf einem energetisch störungsfreien Platz stehen. Er muss bezüglich der zu testenden Frage zumindest für die Dauer des Tests neutral sein. Wichtig ist, dass man sich über die Art der Frage im Klaren ist und die Frage so stellt, dass sie zu beantworten ist. Grob kann zwischen drei Arten der Pendelbefragung unterschieden werden:

**Ja/Nein-Frage:** Die Gedanken »Ja, gut, förderlich, wahr, richtig, gesund« sollten Ausschläge nach vorne und zurück bewirken bzw. alternativ einen rechtsdrehenden Kreis erzeugen. Die Gedanken »Nein, schlecht, abträglich, unwahr, falsch, ungesund« sollten eine Pendelbewegung von rechts nach links, alternativ einen linksdrehenden Kreis verursachen. Man kann sein Unterbewusstsein auf diese Pendelreaktionen programmieren; es kommt letztlich jedoch nur darauf an, dass der Tester sich im Klaren ist, was bei ihm welcher Ausschlag bedeutet. Anfänger sollten Fragestellungen vermeiden, bei denen eine Ja-Anzeige gleichbedeutend mit einer Ungesund-Anzeige ist.

**Beziehungstest** oder **Resonanztest:** Das Pendel wird zwischen zwei Gegenstände gehalten. Schwingt es vom einen zum anderen hin und her, ist eine verbindende Gemeinsamkeit gegeben. Stoßen die beiden Objekte sich ab und besteht keine Anziehung, pendelt es trennend entlang der Grenzlinie. Der Beziehungstest kann auch zwischen einem Gegenstand und sich selbst durchgeführt werden, indem das Objekt auf etwas Distanz gehalten oder vor sich hingestellt wird. Wichtig ist, klar zu definieren, auf welcher Ebene die Gemeinsamkeit sein soll. Beispiel: Bei der Austestung zwischen Bergkristall und Glas könnte der im Glas enthaltene Quarz zu einer falschen Resonanz führen. Das Frage natürlich oder künstlich hingegen führt zu klaren Verhältnissen.

**Pendelcharts:** Hier sind wie auf einem Tachometer Begriffe zu einem Themengebiet oder Gradienten einer Messeinheit angeordnet. Bei der Frage wird das Pendel

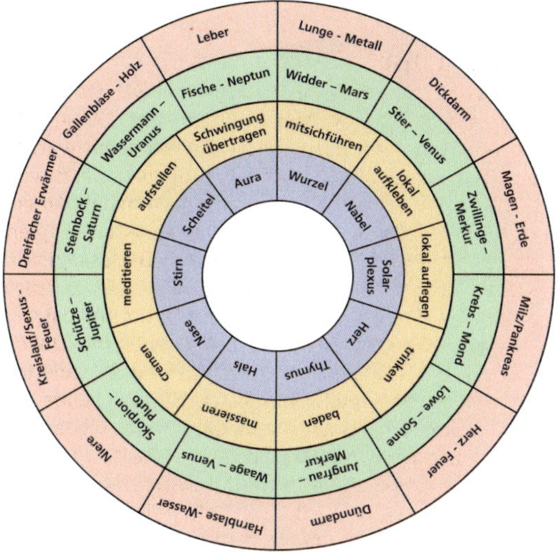


*Pendelchart zur Auswahl von Heilstein-Anwendungen.*

über den neutralen Punkt gehalten, der Ausschlag zeigt in Richtung des gesuchten Wertes, einem Feld mit einem Wort. Solche Charts kann man sich leicht mit Zirkel und Lineal selbst erstellen; sinnvoll ist es, zusätzlich Felder mit den Aussagen »falsches Chart«, »indifferent«, »unzulässige Frage«, nicht testfähig« einzurichten.

## Schwingungsbild

Jeder Gegenstand und jeder Ort hat ein charakteristisches Schwingungsbild. Das Pendel wird locker senkrecht über dem Stein gehalten und der Ausschlag über einige Minuten hinweg ohne Bewertung beobachtet. Die Dynamik, der Rhythmus und charakteristische Verläufe und Muster des Ausschlages veranschaulichen die Energie des Minerals, wodurch Aussagen über das Temperament des Steines gemacht werden können. Ein geringer, sanft verlaufender Ausschlag mit kreisförmigen Bewegungen vermittelt einen ganz anderen Eindruck als ein weiter, gerader Ausschlag mit vielen Richtungsveränderungen. Die Weite des des Ausschlages weist auf den Energiegehalt hin, kreisförmige Auslenkung kann als yin-betont, weiblich, gerade Auslenkungen als yang-betont, männlich aufgefasst werden. Wie rasch der Stein auf den Körper zu wirken beginnt, lässt sich abschätzen, wie lange es dauert, bis sich das typische Schwingungsbild eingestellt hat. Aus der Beobachtung lassen sich viele weitere Kriterien entwickeln, welche den Einfluss auf das menschliche Energiesystem beschreiben. Das Schwingungsbild kann zur Differenzierung schwer zu unterscheidender Steine wie Aquamarin und Topas herangezogen werden.

## Die energetische Drehrichtung

Häufig wird nach der Drehrichtung eines Gegenstandes gefragt, wobei das Pendel oberhalb des Mittelpunktes des Objekts gehalten wird. Vor Beginn des Pendelvorgangs muss klar sein, ob das charakteristische Schwingungsbild (siehe oben) beobachtet werden soll, oder die energetische Polung, die sich in einer Rechts- oder Linksdrehung ausdrückt. Bezüglich des körperlichen Aspektes der Lebensenergie bedeutet Rechtsdrehung lebensförderlichen Aufbau, Wiederherstellung, Wachstum, die Linksdrehung hingegen Abbau, Auflösung von Bockaden, aber auch Zersetzung und Entropie, während im geistigen Bereich die Rechtsdrehung Bejahung, Verdichtung, Konzentration, Inkarnation und Tat, die Linksdrehung hingegen Verneinung, Ausweitung, Zerstreuung, Exkarnation und Erkenntnis bedeutet. Lebensmittel sollten z.B. stets energetisch rechtsdrehend sein. Da Kristallquarze, also Bergkristall, Rauchquarz, Citrin und Amethyst im Gegensatz zu den allermeisten Mineralien durch den molekularen Aufbau mit einer spiralförmig gewundenen Kette aus Silikat-Tetraedern bereits im Wuchs eine Drehrichtung aufweisen, sollte in der Fragestellung diese physikalische Drehrichtung sicherheitshalber gesondert abgefragt werden. Die Drehrichtung des Wuchses entspricht der Konstitution des Kristalls, die energetische Drehrichtung kann auch erworben sein, da gerade Bergkristall ausserordentlich lernfähig ist. Ob bei einem Kristall nun energetische Rechts- oder Linksdrehung vorzuziehen ist, entscheidet die Anwendung, bzw. kann diese sich durch die Anwendung auch anpassen.

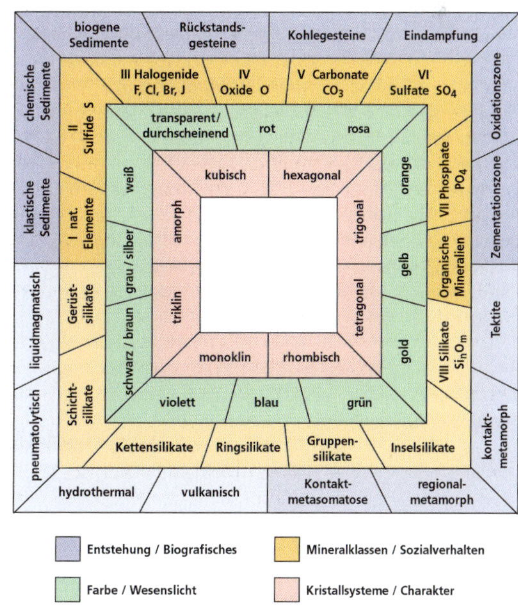


*Pendelchart zur Heilsteinauswahl.*

Eine weitere, abzugrenzende Fragestellung ist die Ja/Nein-Frage (siehe unten) die sich viele Anwender durch die Drehrichtung beantworten lassen. In diesem Fall wird Ja meist durch eine Rechtsdrehung angezeigt.

## Die Arbeit mit der Einhandrute

Die Einhandrute oder Universalrute stellt die in der Handhabung einfachste Wünschelrute dar. Sie besteht aus einem Holzgriff, einem speziellen Stahldraht (bei hochwertigen Modellen vergoldet und kugelgelagert) und einem Ende, das meist aus einem Ring oder einer Kugel besteht. Die Einhandrute erlaubt Ja/Nein-Fragen, Beziehungstests sowie weitere Fragetechniken und lässt sich aufgrund ihres Ausschlagverhaltens im Gelände und bei Wohnungsbegehungen einsetzen. Die Spannung des Drahts ermöglicht deutlich schnellere Richtungswechsel und präzisere Ausschläge als bei einem schwingenden Pendel und wird daher in der professionellen Anwendung in der Regel vorgezogen. Bei langen Abfragelisten oder einer größeren Auswahl an Mitteln stößt man mit dem Pendel oder mit Muskeltests schnell an Grenzen.

Krankheit, verstanden als ein gestörtes Gleichgewicht im Energiesystem des Körpers oder dessen Blockierung durch eine mangelhafte Energieversorgung, bedarf einer genauen Einschätzung bezüglich der Lokalisierung und Intensität einer Störung; dazu dienen die sogenannten Körblerschen Vektoren, die nur mittels der Einhandrute erfasst werden können. Dr. Erich Körbler, ein Pionier der Radiästhesie und Energiemedizin, unterschied 9 Vektoren, welche die Gradienten einer Störung durch die Drehrichtung und Ausschlagbewegung der Einhandrute anzeigen. Dies ermöglicht, bei der Feststellung gestörter Körperbereiche und Meridiane klare Prioritäten zu setzen. Denn häufig stellt sich die Frage, welche Beschwerde als Erstes angegangen werden muss. Der am stärksten gestörte Bereich ist nicht immer der, der durch Missbefinden auffällt; dennoch sollte dieser zuerst behandelt werden, denn seine Verbesserung optimiert den Energiefluss auch der weniger geschwächten Bereiche. Die Interaktion der Energiekreisläufe ist in der Traditionellen Chinesischen Medizin sehr gut ersichtlich und dient auch in der Individuellen Therapie als Bezugssystem.

Die Körblerschen Vektoren erleichtern das Auffinden des tiefgreifendsten Heilsteins oder Heilmittels, seine Anwendungsdauer und Platzierung erheblich. Die Nachkontrolle zeigt, um welchen Gradient der Bereich nun verbessert werden konnte. Diese Methode findet bei Heilpraktikern, auch als Modul der Individuellen Therapie, immer stärkeren Anklang, da sie zahlreiche Schwierigkeiten der Praxis löst und präzise Verordnungen ermöglicht. Mit dem Verfahren der Individuellen Therapie liegt ein Metasystem vor, das ein körperverträgliches und effizientes Vorgehen ermöglicht (siehe dazu auch Strebel/Gienger, Die Individuelle Therapie, AT Verlag, Baden).

## Grifflängentechnik und Lecherantenne

Bei den bisher beschriebenen radiästhetischen Verfahren war die mentale Ausrichtung, also die jeweilige Fragestellung (bis auf die Testung der Eigenschwingung) entscheidend für den resultierenden Ausschlag; im Allgemeinen spricht man hier von mentalem Pendeln. Unter physikalischem Pendeln versteht man das Messen beziehungsweise Muten von Eigenfrequenzen des Messobjekts durch Einschränkung der Resonanzfähigkeit des Messinstruments. Bei der sogenannten Grifflängentechnik ist die V-förmig gebogene, beidhändig gehaltene Wünschelrute an bestimmten Stellen markiert. Durch das Halten an diesen Stellen verändert sich jeweils die Wellenlänge der Rute, wodurch Resonanz nur noch zu dieser einen Wellenlänge besteht, zum Beispiel der Wellenlänge von Wasserläufen oder Verwerfungen.

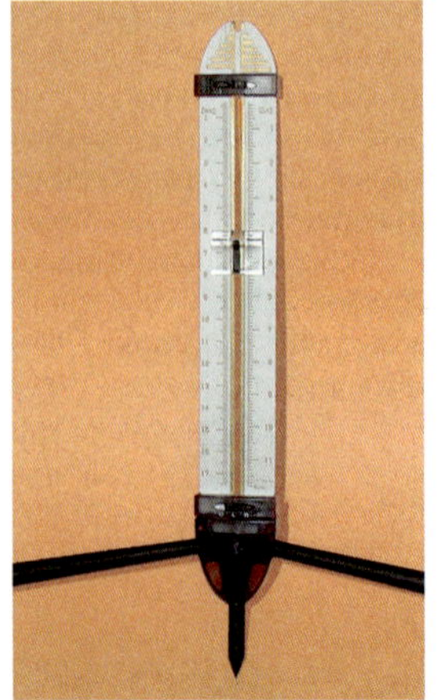

*Lecherantenne.*

Die von dem Physiker Reinhard Schneider entwickelte und nach dem österreichischen Physiker Ernst Lecher (1856–1926) benannte Lecherantenne oder die von Hartmut Lüdeling konzipierte H3-Antenne besitzt einen geeichten Schieberegler, der hochpräzise die Wellenlänge, den sogenannten Lecherwert, LW, einstellt, so dass nur dann ein Ausschlag erfolgt, wenn ein Gegenstand mit der eingestellten Frequenz angepeilt wird. Das physikalische Prinzip, zunächst von Dobler in die Radiästhesie eingeführt, beruht auf einem Parallelleiter-System, das bereits von Heinrich Hertz zur Bestimmung der Länge elektromagnetischer Wellen benutzte wurde. Den Lecherwerten wurden im Laufe von vierzig Jahren bestimmte analoge Bedeutungen zugeordnet. Gegenstände können verschiedene Frequenzen haben; so zeigt Rosenquarz unter anderem bei einer Frequenz an, die für Wachheit steht. Kein Wunder, dass Rosenquarz nur bei massiven und chronischen Schlafstörungen hilft. Chalcedon zeigt bei einem Lecherwert an, der als Wellenlänge des freien Ausdrucks bekannt ist und auch der Wellenlänge von Mikrophonen entspricht.

An aufwendigeren Zweihandruten sind oft Spitzen zum Peilen oder Clips zum Befestigen von Ampullen angebracht. Die Rute schlägt dann nur bei Objekten aus, die in Resonanz zur enthaltenen Probe stehen. Gibt man etwa einen reinen Silberdraht in die Ampulle, schlägt die Rute nur noch bei silberhaltigen Mineralien aus.

Die Handhabung der Einhandrute lässt sich einschließlich der erforderlichen, der Kinesiologie entlehnten Vortests sowie der Körblerschen Vektoren in wenigen Tagen erlernen; zur sicheren Handhabung der Lecherantenne bedarf es jedoch deutlich mehr Unterweisung und sehr viel Praxis.

## Hirnstrommessungen

Zur Kontrolle der Wirkung von Steinen auf der Basis von Hirnstrommessungen, wie sie von Friedrich Pelz entwickelt wurde, siehe Seite 152.

## MORA- und VEGA-Testgeräte

Aufbauend auf der Elektroakupunktur (nach Voll) verstärken viele Geräte natürliche feinstoffliche Felder. Mit Bioresonanz-, MORA-, VEGA- oder Holopathie-Geräten können nach bestimmten Parametern patienteneigene Werte gemessen und mit Änderungen verglichen werden, die sich durch den Kontakt mit Lebensmitteln, Medikamenten oder Heilsteinen ergeben. Die Verbindung mit dem Gerät wird über Elektroden in der Hand oder über die Meridianendpunkte an Fingern und Zehen hergestellt; die Prüfsubstanz wird direkt oder indirekt in der Hand gehalten.

Der Informationsgehalt der Prüfsubstanz wirkt auf die Testperson und verursacht subtile, aber messbare Änderungen in ihrem feinstofflichen Energiehaushalt. Die als elektromagnetische, informationstragende Schwingung aufgefasste Körperenergie wird meist als Skalenwert dargestellt, um die bioenergetische Qualität eines Mittels ebenso wie die individuelle Verträglichkeit vor Beginn der Behandlung einzuschätzen. Auch zur Verlaufskontrolle während der Therapie werden die Geräte eingesetzt. Manche Geräte sind auch in der Lage, Schwingungen als Heilimpulse über Distanz hinweg an den Patienten zu senden oder zum Beispiel auf Wasser oder Globuli zu übertragen.

## AuraMed-Gerät

(Biopulsator-Reflexograph)

Das AuraMed-Gerät misst nicht energetische Felder, bei welchen der Therapeut einen nicht unerheblichen Einfluss auf das Testergebnis hat, sondern rein physikalisch den elektrischen Hautwiderstand der Testperson. Dazu legt die Testperson ihre Handfläche mit den Fingern fest auf ein Feld mit Kontaktnoppen. Ein Computerprogramm berechnet aus der Leitfähigkeit an den definierten Punkten mit sehr hoher Zuverlässigkeit die vitale Versorgung der inneren Organe und des Bewegungsapparats und zeigt Über- und Unterfunktionen auf dem Monitor an. Die Ergebnisse lassen weitere Rückschlüsse auf organische Hintergründe eines Krankheitsgeschehens zu und können mit entsprechendem Hintergrundwissen zur Unterstützung einer Diagnose dienen. Da die Messung in Echtzeit abläuft, zeigt sie die Reaktion auf Heilsteine, die auf den Handrücken gelegt werden, sofort durch signifikante Änderungen der Parameter an. So kann aus einer begrenzten Auswahl an Steinen der Stein mit dem günstigsten Einfluss ermittelt werden.

## Sehtest

Bei Problemen mit den Augen, dem Gehirn, der Leber, bei Lese-/Rechtschreibschwäche und vielen Schulproblemen, die mit der Synchronisation der Gehirnhemisphären zu tun haben, ist die Überprüfung der Sehkraft naheliegend. Der Sehtest ist eine leicht durchführbare Methode: Eine einfache Sehtafel mit von Zeile zu Zeile kleiner werdenden Buchstaben ist aus einer bestimmten Entfernung abzulesen, wobei nicht nur Fehlerfreiheit, sondern auch der Sprachfluss und das Befinden geprüft werden sollten. Auch sollte auf die Qualität des Mediums Luft geachtet werden, also ob die Sicht neblig zu sein scheint oder klarer wird, wobei dies ein energetisches Phänomen ist. Tatsächlich kann ein gut passender Stein helfen, ein bis zwei Zeilen mehr zu entziffern. Zur Stärkung der Augenmuskulatur empfiehlt sich zusätzlich zur Anwendung des Steins ein solides Augentraining und kinesiologische Übungen (zum Beispiel Überkreuzbewegungen) zur Verbesserung der Kohärenz der Gehirnhemisphären. Erfolgreiche Steine beim Sehtest sind: Kyanit, Chiastolith, Diamant, Halit, Ametrin sowie weiter auch Aquamarin und Bergkristall.

## Auralesen

Die sogenannte Aurafotografie arbeitet mit dem elektrischen Hautwiderstand an mehreren Punkten der Hand. Beim Auslösen der Kamera werden mittels einer computergestützten Umrechnung farbige Lichter im Gehäuse aktiviert, die auf dem Foto in bestimmten Segmenten um das Haupt herum als auraartige Farbtönungen erscheinen. Diese Simulation entspricht den tatsächlich wahrnehmbaren Aurafarben des ganzen Körpers recht gut. Aufgrund der Lokalisierung und Farbqualität kann die Befindlichkeit gedeutet werden.

Auralesen im klassischen Sinne umfasst als Begriff alles, was in der Aura, dem Energiefeld eines Klienten wahrgenommen und interpretiert werden kann. Dazu sind die Raumgestalt und Ausdehnung der einzelnen energetischen Schichten, insbesondere deren abgrenzende Hüllen, die auftretenden Farben und deren Reinheit, die Chakren, bildhafte Eindrücke von anhaftenden Erinnerungen sowie Besetzungen durch sogenannte Fremdenergien zu rechnen. Sich einzulassen auf die Aura eines Klienten heißt bereit zu sein, sein Wesen und seine Begrenzungen zu erfahren. Diese Art der Arbeit ist sehr intuitiv und kaum als Messmethode zu charakterisieren. Dennoch ist ein gewisses Maß an Aurasichtigkeit von großem Vorteil für die Verlaufskontrolle während einer energetischen Behandlung.

Die Wahrnehmung kann über das tatsächliche Sehen gewisser Bereiche der Aura erfolgen, doch auch Imagination, Fantasie, Gefühl und Empfindung erlauben einen guten Zugang. Je mehr Sinne zur Verfügung stehen und synästhetisch verknüpft werden, desto vorteilhafter. Die Methode nach der Therapeutin Wiwi Raupach erlaubt ein eher analytisches Vorgehen.

Ein Augenmerk liegt darauf herauszufinden, welche energetische Qualität dem Klienten zu einer positiven Ausgewogenheit fehlt und welcher Stein diese benötigte Schwingung liefert. Der »richtige« Stein kann als Bild vor dem inneren Auge auftauchen oder aufleuchten, wenn man den Blick über die zur Verfügung stehenden Heilsteine schweifen lässt. Kommt schließlich der Stein mit der Aura des Klienten in Kontakt, lassen sich Veränderungen beobachten und der Erfolg kontrollieren. Wichtig ist, die Atmosphäre im Raum zu beachten. Klarheit und offene Gelöstheit sind sehr positive Indikatoren.

Steine zum Üben der Aurasichtigkeit: Labradorit, Mondstein, Obsidian, Chrysoberyll, Apophyllit, Halit.

Verbesserung der energetischen Schichten: Achat – Stabilität; Jadeit – Harmonie, Schutz; Turmalin – Integration und Abstimmung aller Wesensanteile und Energieschichten; Topas – Ausdehnung, Weite.

Verbesserung der Farben und Reinheit: Amethyst – Reinigung, Klarheit, Transformation; Bergkristall – Stärkung und Durchlichtung des Vorhandenen; Rubin – Intensivierung bei blassen oder gebrochenen Tönen, Extraversion.

Bei bildhaften Eindrücken: Apophyllit – Loslassen; Rhodonit – Verzeihen; Dumortierit – Vorurteilslosigkeit; Lapislazuli – Erkenntnis.

Bei Besetzungen, Fremdenergien, Negativität: Amethyst – Reinigung; Salz – Befreiung; Obsidian – Auflösen von Schocks, Pflege.

# Pflege der Heilsteine

Das Pflegen von Heilsteinen ist in der Steinheilkunde von wesentlicher Bedeutung; hierdurch unterscheidet sich ein Heilstein von einem Mineral.

## Säubern der Rohsteine

Selbst gesammelte und vor allem auf Mineralienbörsen gekaufte Rohsteine, besonders kristalline Mineralien, müssen erst gesäubert werden, um den Stein von Fremdmineralien und Einlagerungen zu befreien. Je reiner das Mineral ist, desto klarer tritt die Wirkung zu Tage.

Dazu eignet sich in erster Linie fließendes Wasser. Oft muss das Mineral aber auch erst längere Zeit in Wasser mit Reinigungsmittel eingelegt und dann gebürstet werden. Lösen sich die Fremdsubstanzen dadurch nicht vom Mineral, kann es notwendig sein, mit einer Säure, meist Essigsäure oder Salzsäure (zum Beispiel Calcit von Quarz) diese zu lösen. Eisenhaltige, oft rostfarbene Auflagen müssen unter Umständen mit Oxalsäure abgelöst werden. Am Ende des mechanischen und wenn notwendig chemischen Reinigungsprozesses wird das Mineral nochmals mit destilliertem Wasser abgewaschen.

## Reinigung der Heilsteine

Wenig Übereinstimmung – sowohl bei Autoren als auch bei Therapeuten – herrscht bei der energetischen Reinigung von Heilsteinen. Ein wirklich rundum überzeugendes System kann daher an dieser Stelle noch nicht präsentiert werden, obwohl es große Fortschritte und neue Erkenntnisse gibt.

Bei der Anwendung von Heilsteinen fällt nach einiger Zeit auf, dass die Steine entweder wirkungslos werden, ihre Wirkung verändern oder sich sogar unangenehm anfühlen. Manchmal kommt es dabei auch vor, dass der Stein sich optisch verändert, verloren geht, fast wie von alleine herunterfällt oder gar zerspringt. Das liegt daran, dass Steine an den Menschen nicht nur Informationen abgeben, sondern von ihm auch aufnehmen.

Weil der menschliche Körper durch seinen hohen Wasseranteil Informationen aufnehmen und speichern kann, und eine hohe Anpassungsfähigkeit besitzt, kann er sich von der Ausstrahlung der Mineralien stark prägen lassen, während umgekehrt die Angleichung des Heilsteins an den Mensch relativ gering ist. Der Körpermasse von 70 Kilogramm stehen nur 70 Gramm Stein gegenüber. Die Erwärmung und statische Aufladung durch die Reibung beim Tragen kann der kleine Heilstein schlechter ableiten. Dazu kommen geistige Belastungen, die sich beim Menschen gelöst haben und nun am Stein haften. Durch ihre feste und hoch geometrische Substanz fehlt ihrem Kristallgitter die Möglichkeit anders als durch Farbveränderungen und Spannungsrisse auf die aufgenommene Energie zu reagieren.

Man kann unterscheiden zwischen Störungen auf der Energieebene des Steines und der Informationsebene. Auf der Energieebene findet quasi eine Aufladung durch elektrostatische Energie statt, insbesondere bei Hautkontakt und vermehrter Reibung. Extreme Beispiele sind Bernstein oder Turmalin. Weiter verliert der Stein an Frische und Spannkraft; es ist, als wäre er erschöpft. Auf der Informationsebene werden Erfahrungen und Eindrücke abgespeichert. So kommt es, dass bei intensiven Heilungsprozessen oder zu lange andauernder Nutzung die aufgenommene »Krankheitsinformation« die »Heilinformation« des Steines überlagern kann und ein für gewöhnlich entspannender, Toleranz fördernder Stein wie Aventurin schließlich seinen Träger aggressiv und reizbar macht.

Sehr sorgfältig ist daher auch mit den besten Speichern, Bergkristallen, umzugehen, welche einerseits durch ihre Lernfähigkeit ähnlich dem spezifischen Immunsystem ihre Wirksamkeit steigern können, andererseits aber auch von störenden Bildinhalten befreit werden müssen.

## Reinigen der Energieebene

Heilsteine, die therapeutisch eingesetzt wurden, sollten nach jeder Anwendung zunächst von aufgenommener elektrischer Ladung befreit werden. Die Aufladung mit frischer Energie erfolgt jedoch erst nach der Reinigung auf der Informationsebene, damit nicht die falschen Informationen zur Wirkung kommen.

### Schritt 1 Standardvariante: Ableiten mit fließendem Wasser und Reinigen mit Seife

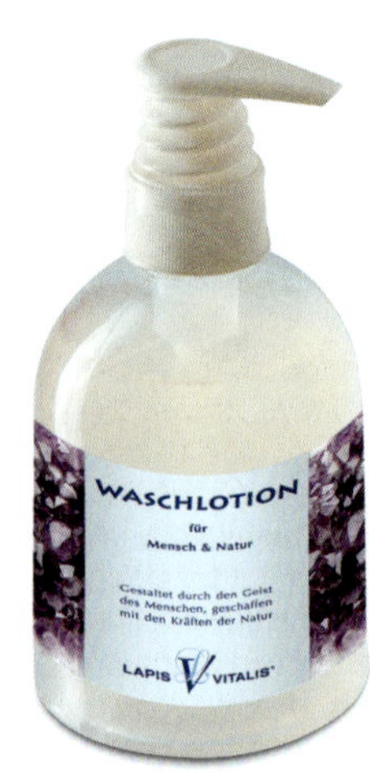


*Die Waschlotion von Lapis Vitalis*

Diese Behandlung ist nicht anwendbar auf Mineralien mit poröser und empfindlicher Oberfläche sowie auf Seidenfaden aufgezogene Ketten; diese können im Eisfach erfrischt werden.

Der erste Schritt der Regeneration eines Steins ist das Ableiten oberflächlicher Ladungen, analog der elektrostatischen Aufladung, durch eine kühle Dusche unter dem Wasserhahn für etwa 30 Sekunden; dabei seift man den Stein ein und rubbelt ihn dann wenn nötig mit einem dafür reservierten Küchenbürstchen und anschließend mit den Fingern ab. Dabei zieht die basische Seife die vom Charakter her sauren emotionalen Ladungen an, die über die feinen Ablagerungen von Schweiß und fettigen Fingerabdrücken an dem Stein anhaften. Die innere Haltung bei dieser meditativen und achtsamen Behandlung ist die des Ausatmens.

Eine hochwirksame Waschlotion zur Reinigung der Steine und der Hände wurde von Monika Grundmann entwickelt und von Light of Nature hergestellt. Die Lotion enthält außer milder Seife spagyrisch aufbereiteten Weihrauch und Amethyst und bewirkt eine tiefgreifende Befreiung bereits während des ersten Reinigungsschritts.

Die Power Essenz von Steinkreis kann zur Vorreinigung eingesetzt werden und nach der Behandlung über die benutzten Heilsteine gesprüht werden, um geistige und energetische Anhaftungen aufzulösen.

### Schritt 1 Alternative: Entladung im Eisfach

Eine wenig gebräuchliche, und etwas umstrittene Methode ist die Entladung im Eisfach. Hier wird der Stein oder die Kette, eventuell auf einer Unterlage oder in einer geschlossenen Tüte, für zwei Stunden ins Gefrierfach gelegt. Durch das Zusammenziehen des Kristallgitters wird sozusagen die Ladung herausgedrängt, der Stein fühlt sich anschließend sehr erfrischt an; er muss jedoch noch auf der Informationsebene gereinigt und aufgeladen werden. Beispiele: Apophyllit, Schalenblende, Honigblende.

## Reinigen der Informationsebene

Die aufgenommenen Informationen bleiben auch nach dem statischen Entladen im Stein gespeichert. Sie würden ohne weitere Reinigung bei der nächsten Behandlung wieder aktiv werden. Außerdem ist zu beachten, dass der Stein durch Abbau, Transport, Verarbeitung belastende Erfahrungen gesammelt haben kann und dass viele Menschen ihn schon mit unterschiedlichsten Bewertungen in der Hand hielten. Um diese Information zu löschen, muss der Stein einer energetischen Reinigung unterzogen werden. Dabei bestehen verschiedene Möglichkeiten:

### Schritt 2 Standardvariante: Mentale Reinigung durch das Bild der violetten Flamme

Die erste Anwendung lässt sich durch die konzentrierte Vorstellung einer gleißend violetten Flamme, welche die vom Heilstein aufgenommenen bildhaften Inhalte reinigt und läutert, noch erheblich verstärken. Die violette Flamme kann jede andere Methode darin unterstützen, negative und verbrauchte Energien aufzulösen und die aufgenommenen Bildinformationen zu transformieren. Die Imagination der reinigenden Wirkung kann durch Anblasen des Steins verstärkt werden. Die heilende Qualität der violetten Flamme ist eng mit Amethyst verwandt. Die mentale Befreiung greift umso tiefer, je stärker die Absicht und Konzentration ist.

### Schritt 2 Alternative: Direkte Befreiung der Anhaftungen

Ein weiterer Aspekt ist die Wahrnehmung der geistigen Ladung. In dem Maß, wie diese erkannt wird, kann sie sich auflösen. Die für diese innovative Methode grundlegende Betrachtungsweise ist, dass Ideen, Gedanken, Emotionen und bildhafte Eindrücke beseelt sind und meist unbeabsichtigt durch ein Postulat von einem selbst oder jemand anderem geschaffen werden. Sie bilden so etwas wie eine geistige Masse und trüben die Ausstrahlung des Steins oder anderer Gegenstände. Mit Entschiedenheit spricht man sie als geschaffene Gedankenformen an und richtet die Absicht auf sie: »Kehre zurück zum Moment deiner Erschaffung!« Oder: »Sei frei!« Dies wiederholt man, bis man vor dem inneren Auge den Eindruck hat, dass sie in winzigsten Lichtblitzen verschwinden oder auseinanderstieben und restlos befreit sind.

### Schritt 3 Variante 1: Reinigen mit Amethyst

Um eine »Krankheitsinformation« zu löschen, kann der verwendete Stein anschließend in eine Amethystdruse oder auf ein Amethystdrusenstück gelegt werden. Amethyst steht für Verarbeitung und Wahrhaftigkeit. Je dunkler der Amethyst, desto tiefer greift seine reinigende Wirkung; am stärksten wirken die seltenen schwarzen Hayderabad-Amethyste aus Indien. Durch das fein verteilte Eisen und die Energiekonzentration an den vielen Kristallspitzen besitzt Amethyst eine intensive Ausstrahlung, die auf andere Steine den Effekt einer feinen Massage mit Tiefenwirkung hat: Die aufgenommenen Informationen werden verarbeitet und aus dem Stein befreit.

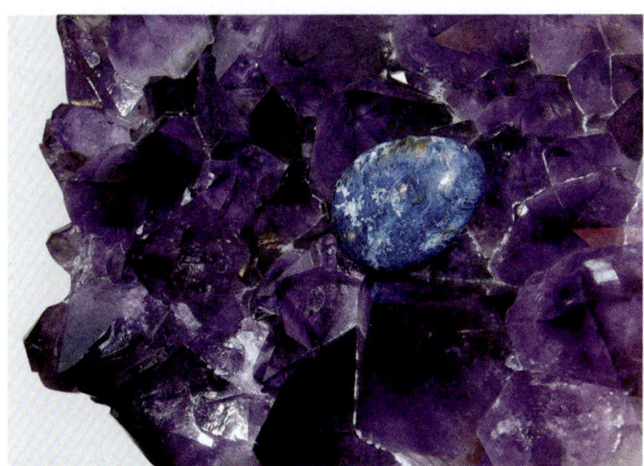

*Reinigen auf Amethyst.*

Als Faustregel gilt: Die energetische Reinigung in einer Druse dauert etwa viermal länger als eine einfache Anwendung, jedoch maximal acht Stunden. Der Heilstein kann tagelang darin liegen bleiben, wird dann aber auch nicht mehr energetisch gereinigt. Die Reinigung auf einem Drusenstück ist jedoch nicht so intensiv wie in einer Druse, da die Strahlung nur aus einer Richtung einwirkt. Drusen und Drusenstücke sollten gelegentlich abgestaubt werden, Drusenstücke können wie oben in Schritt 1 beschrieben mit Wasser und Seifenschaum gespült und gereinigt werden. Sie sollten nicht direktem Sonnenlicht ausgesetzt werden, da ihre Farbe verblassen kann.

### Schritt 3 Variante 2: Entladen mit Hämatit-Ministeinchen

Der Entladungsprozess mit Amethyst beruht vor allem auf dem im Amethyst enthaltenen Eisen. Oft ist es sinnvoller, Heilsteine mit Eisenerz zu entladen. Eisen stärkt das Konfrontationsvermögen und entzieht negativen Bildern die Kraft, sie werden neutralisiert. Beispiel: Hämatit, Goethit, Limonit, Pyrit, Siderit und insbesondere Magnetit. Magnetit ist durch seine kubische Kristallstruktur noch besser in der Lage, anhaftende geistige Strukturen zu entladen und durch seinen Magnetismus eine neue Ordnung im Energiefeld des Steines zu etablieren.

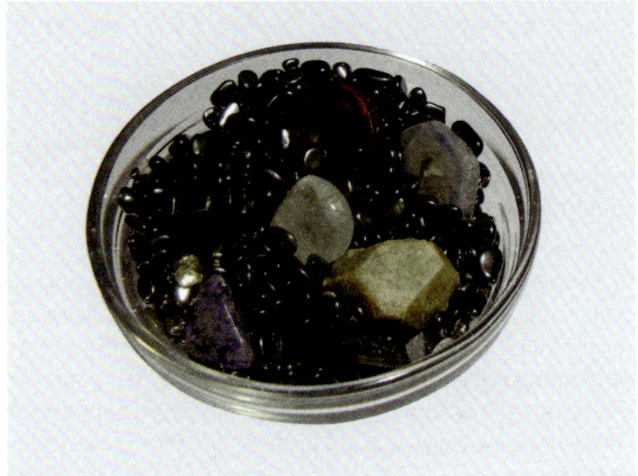

*Entladen in Hämatit-Trommelsteinchen.*

Dabei wird der Stein oder die Kette direkt auf einen Hämatit-Rohstein oder auf bzw. in Hämatit-Ministeinchen gelegt. Nach etwa zwanzig Minuten ist der auf- oder eingelegte Stein energetisch entladen.

Konsequenterweise bedeutet dies aber auch, dass Hämatit nicht mit anderen Steinen zusammengebracht werden darf, da er diese Steine ebenfalls entlädt. Dies trifft auch auf Tikras oder Ketten zu. Die Hämatite können zu ihrer Entladung durchgeschüttelt und der UV-reichen Mittagssonne ausgesetzt werden.

## Aufladen der Steine (Energieebene)

Da die Wirkungsintensität der Heilsteine in Zusammenhang mit der aufgenommenen Energie steht, sollten gereinigte und entladene Steine vor einer Steinbehandlung durch Energie wieder aufgeladen werden.

### Schritt 4 Variante 1: Aufladen mit Bergkristall oder Achat

Anstelle von Sonnenenergie können Steine mit Bergkristall, anstelle von Mondenergie mit Achat aufgeladen werden. Sonnenlichtverträgliche Steine legt man am besten auf eine Bergkristall-Gruppe mit vielen Spitzen oder als kostengünstigere Alternative auf Bergkristall-Minitrommelsteinchen. Es genügt, wenn die entladenen Heilsteine mehrere Stunden daraufgelegt werden. Zum Aufladen eines Mondlicht liebenden Steins verwendet man am besten eine Achatdruse, welche die von ihm aufgenommene Energie an andere Steine abgibt. Für eine sehr sanfte Aufladung legt man den zuvor gereinigten Heilstein für mehrere Stunden in die Achatdruse.

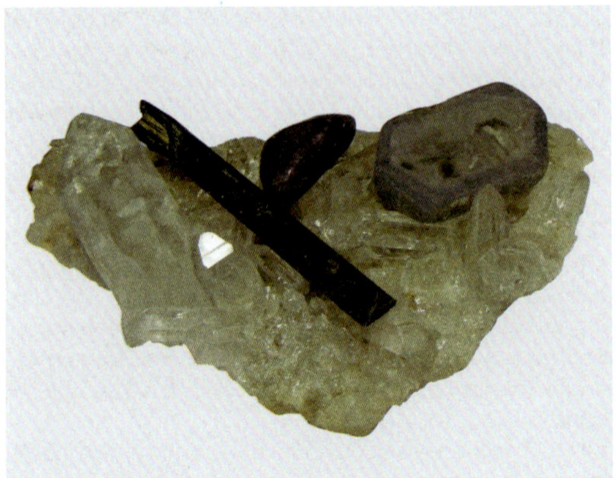

*Aufladen im Bergkristall.*

Steine, die keine direkte Sonneneinstrahlung vertragen, aber aus bestimmten Gründen eine intensivere Aufladung benötigen, als dies durch Mondlicht möglich ist, können mit Hilfe einer gereinigten und durch Sonnenlicht aufgeladenen Bergkristallgruppe aufgeladen werden; diese gibt auch im Schatten stehend ihre Energie an die Steine ab.

Steine mit einer Härte über 7 können erfahrungsgemäß mit Bergkristall nicht mehr aufgeladen werden. Dies sind: Beryll, Beryllonit, Smaragd, Topas, Rubin, Saphir, Diamant. Diese Steine lädt man am besten direkt mit Sonnenstrahlen auf.

### Schritt 4 Variante 2: Aufladen mit Sonnen- oder Mondlicht

Die klassische Form der Aufladung der Steine erfolgt mit Lichtenergie, vor allem Sonnenlicht oder, wenn notwendig und sinnvoll, Mondlicht. Die aufgenommene Lichtenergie intensiviert die Wirkung der Steine und steht direkt mit deren Wirksamkeit in Beziehung. Dabei hat die Sonne am Vormittag die am stärksten aufbauende Wirkung; die durch ihren hohen UV-Anteil auslaugende Mittagssonne sollte jedenfalls vermieden werden. Die aufladende Wirkung kann verstärkt werden, indem der Stein in eine Bergkristallgruppe gelegt dem Sonnenlicht ausgesetzt wird.

#### Steine mit Sonnen- und Mond-Zuordnung

**Mond:** Achat, Amethyst, Azurit-Malachit, Blau-Quarz, Bornit, Brasilianit, Chalcedon, Charoit, Chrysopras, Cinnabarit, Cordierit, Feuer-Achat, Feueropal, Gips, Hiddenit, Jadeit, Karneol, Kunzit, Labradorit, Lapislazuli, Lepidolith, Malachit, Mondstein, Nephrit, Onyx, Opal, Perle, Petalit, Prasem, Realgar, Rhodochrosit, Rosenquarz, Schalenblende, Sugilith.

**Sonne:** Amazonit, Ametrin, Analcim, Apatit, Apophyllit, Aquamarin, Aventurin, Azurit, Bergkristall, Bernstein, Beryll, Blau-Quarz, Calcit, Chalkopyrit, Chiastolith, Chrysoberyll, Citrin, Coelestin, Diamant, Kyanit, Dioptas, Dolomit, Dumortierit, Eisenkiesel, Falkenauge, Flint, Fluorit, Granat, Hämatit, Howlith, Jaspis, Krokoit, Kupfer, Magnesit, Magnetit, Milchquarz, Morganit, Obsidian, Porphyrit, Prasem, Pyrit, Rauchquarz, Rhodonit, Rubin, Rutil-Quarz, Saphir, Sarder, Sardonyx, Schörl, Schwefel, Serpentin, Sonnenstein, Sphalerit, Spinell, Staurolith, Tigerauge, Tigereisen, Topas, Türkis, Turmalin, Ulexit, Variscit, Verkieseltes Holz, Zoisit.

### Schritt 5
### Imagination (Energie- und Informationsebene)

Mit Hilfe der Vorstellungskraft lässt sich sowohl auf der Energie- als auch auf der Informationsebene arbeiten.

Zur Unterstützung der Aufladung nach der Reinigung kann der Stein mittels der Vorstellungskraft mit einer sanften, erfrischenden Energiedusche aus kristallklarem, in allen Farben opalisierendem Licht vitalisiert werden. Die Aufladung ist abgeschlossen, wenn man das Gefühl hat, der Stein sei leichter, lichter als zuvor und quelle über vor vitaler Energie. Auch diese Imagination lässt sich in vielen Varianten auf sich selbst anwenden.

Ein weiteres Element ist die innere Haltung zu den Steinen und zur Arbeit mit ihnen. Es ist nicht selten, dass ein Stein, besonders solche unterhalb der Härte 6 und vor allem Steine mit den offeneren Kristallsystemen rhombisch, monoklin, triklin und amorph, sich für eine Heilung hingeben und aufopfern. Es steht dem Anwender frei, sich während der Reinigung eines Steins im Stillen auch beim Mineralreich zu bedanken.

## Weitere Reinigungsmethoden

### Reinigung mit Salz (Informationsebene)

Die »Krankheitsinformation« kann auch durch Meer- oder Steinsalz gelöscht werden. Dazu legt man den Heilstein auf eine Glasunterlage und diese wiederum in eine mit Meer- oder Steinsalz gefüllte Glasschale. Der Heilstein sollte dabei nicht mit dem Salz in Kontakt kommen. Salz kann die energetische Reinigung jedoch nicht so intensiv und schnell durchführen wie eisenhaltiges Material, etwa Hämatit, Limonit oder eine Amethystdruse. Eine gewisse Alternative stellt noch das Auflegen auf eine Salzlampe oder einen entsprechend großen Halit-Kristall dar, weil hier der direkte Kontakt nicht so groß ist und durch die Naturbelassenheit die auflösenden Kräfte des Salzes, also der Chloridanteil, bei weitem nicht so aggressiv zur Wirkung kommen.

Das in manchen Büchern empfohlene Einlegen von Mineralien in grobes Salz ist nach Erfahrung der Autoren die schlechteste Methode überhaupt, Steine zu reinigen. Nicht nur dass viele Steine chemisch und damit auch optisch geschädigt werden; der direkte Kontakt mit grobem Salz zerstört zudem nach kurzer Zeit das elektromagnetische Feld der Mineralien. Die beim letzten Trommel- und Schleifvorgang benutzte Politur kann zerstört werden und der Stein damit seinen Glanz und seine Farbe verlieren; schlimmer jedoch noch ist die chemische Zerstörung von Opal, der durch Wasserentzug sich in eine Silikatmasse verwandelt, nicht jedoch in einen Chalcedon. Die amorphe Struktur des Opals würde in dieser Silikatmasse ebenfalls amorph bleiben.

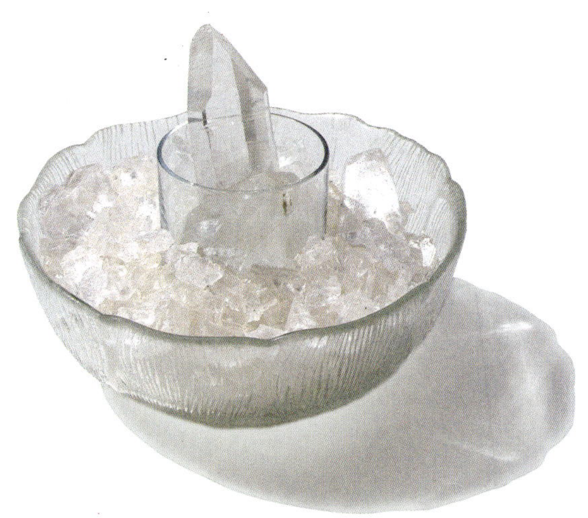

*Die Salzreinigung. Der Stein muss vor direktem Salzkontakt geschützt werden.*

In den USA ist dazu eine andere Methode der Salzreinigung verbreitet, die von der Heilerin Oh Shinnah eingeführt wurde. Dazu werden in einem Gefäß Wasser mit einer Prise Meersalz vermengt jede Nacht die Heilsteine, auch der als Heilstein getragene Schmuck gelegt.

Bei neu angekauften Heilsteinen wird häufig das Einlegen in Salzwasser empfohlen, um die gesamte Programmierung des Steines aufzuheben. Diese Methode der Salzreinigung ist nur bei Quarzen und härteren Mineralien sinnvoll, wenn auch nicht notwendig. Viele Mineralien, wie etwa Eisenmineralien (Limonit), Buntmetallkarbonate (Malachit), Sulfide (Pyrit) oder wasserhaltige Mineralien (Opal) vertragen diese Behandlung jedoch nicht und können dabei zerstört werden. Auch verträgt bei Ketten der Faden kein Wasser. Bei großen Kristall-Quarzen hingegen ist das meditative Abwaschen mit Halit-Sole ein mächtiges Mittel zur Klärung des Steines und sehr empfehlenswert. Anschliessend können weitere Reinigungs- und Aufladeschritte nötig sein.

### Reinigung mit Weihrauch (Energie- und Informationsebene)

Reinigen der Mineralien oder Heilsteine durch eine Räucherung mit Weihrauch oder Kräutern erweist sich als nicht sonderlich sinnvoll. Für bestimmte esoterische oder magische Anwendungen der Steine im Feinstoffkörperbereich kann diese Räucherung sinnvoll sein, in der Analytischen Steinheilkunde jedoch ist sie untergeordnet.

### Entladen und Regenerieren in der Erde (Energieebene)

Vom Eingraben eines Steines in die Gartenerde oder in den Blumentopf ist man heute vollständig abgekommen. Es gibt keinen sinnvollen Grund, diese »Erdung« zur Entladung oder Energetisierung durchzuführen, außer der Stein hat ausgedient und man verspürt den Impuls, ihn der Natur zurückzugeben.

Einige Steine vertragen diese Entladungsmethode nicht, da die in der Kulturerde vorhandene Humussäure diese angreifen, zum Beispiel Malachit. Ihre Oberfläche wird chemisch zerstört, und der Stein wird matt und grau. Durch Eingraben in feuchten oder nassen, reinen Quarzsand jedoch ist diese »Erdung« möglich.

### Blitzreinigung mit einer Flamme (Energie- und Informationsebene)

Für Notfälle, wenn der Stein sofort wieder zur Verfügung stehen muss (auch nur dann), eignet sich die Flammenreinigung. Hierbei wird der Stein mehrmals zügig durch die Flamme, zum Beispiel eines Feuerzeugs, gezogen, wodurch das Mineral die aufgenommenen Ladungen und Bilder freigibt. So vorhanden kann der Stein nach jedem Durchziehen in Wasser getaucht werden, welches dann nicht mehr getrunken werden sollte. Die Kombination mit einer imaginativen Technik ist sinnvoll. Der Stein sollte sich baldmöglichst regenerieren dürfen.

### Regenerieren am Baum (Energieebene)

Einen subtilen Reinigungs- und einen starken Regenerations- und Aufladungseffekt ist durch Bäume zu erzielen. Hierzu wird der Stein für einige Tage so dicht als möglich an dem Stamm befestigt. Die aufsteigende Energie durchstreicht den Stein, der Tau nimmt verbrauchte Energie auf und erfrischt den Stein.

### Entladen durch Aufklopfen (Energieebene)

Leichtes Aufklopfen löst oberflächliche Energieanhaftungen ab und entlädt statische Aufladungen. Es hat allerdings keinen regenerierenden Effekt, bewirkt jedoch eine gewisse Öffnung, neue Energie oder Informationen aufnehmen zu können.

# Gesundheitsratgeber

Im Laufe der letzten fünfzehn Jahre ist es gelungen, den einzelnen Heilsteinen eine spezifische Wirkung auf Organe, anatomische Lokalisation, Funktionskreis, Sinne und Hormonsysteme zuzuordnen, mit einer Genauigkeit, die über anfängliche reine Farbzuordnungen der Heilsteine hinausgeht. Die folgenden Listen sind die zurzeit am besten gesicherten Einteilungen der »organotropen Wirkung« der Heilsteine mit ihrer Zuordnung.

Die Listen sollen die Arbeit mit Heilsteinen erleichtern, im professionellen Bereich ebenso wie zur Selbsthilfe; sie sollen aber auch Mut machen, im gegebenen Fall einfach einen Stein mit hinzuzuziehen als Ergänzung zu ärztlichen Therapien. Die Listen stellen eine sinnvolle Vorauswahl dar, in welcher die wichtigsten und sichersten Mineralien aufgeführt werden. Viele andere Steine können ebenfalls für den genannten Begriff unterstützend wirken; dies ist nach Einschätzung der Autoren aber zu unspezifisch oder noch nicht ausreichend bestätigt.

Das Wissen über Steine ist stark im Wachsen begriffen. So ist zu erwarten und zu hoffen, dass heute wenig gebräuchliche Steine in Zukunft mit ihrer speziellen Heilkraft populär werden. Zum Gebrauch solcher Listen ist allerdings anzumerken, dass sie oft gar zu verführerisch sind, scheint es doch einfach, den richtigen Stein einfach abzulesen. Ratsam ist es vielmehr, bei den genannten Steinen dann nachzulesen, um dessen Charakter vollständiger zu erfassen und womöglich weitere Erkenntnisse über den Hintergrund der Beschwerde zu erlangen. Die Begriffe, denen Heilsteine zugeordnet sind, wurden sehr bewusst gewählt, daher wird ein Treffer um so wahrscheinlicher, je genauer Sie wissen, nach welchen Eigenschaften Sie suchen und welche Ursachen die Beschwerde hat. Man kann mehrere relevante Begriffe vergleichen, um dann mehrfach genannte Steine einzusetzen. Bei allergischem Asthma beispielsweise sollte sowohl unter Allergien als auch unter Asthma gesucht werden. Die hier genannten Steine wurden von folgenden besonders empfehlenswerten Autoren entnommen: Jane Ann Dow, Michael Gienger; Sonja Heider; Amandus Korse, Melody, Flora Peschek-Böhmer, Helga Pöttinger, Kevin Ryerson (Gurudas), Sofia Sienko. Viele Therapeuten haben im Laufe der letzten Jahre diese Erfahrungen überprüft. Recherchen im Internet und den Foren über Heilsteine ergänzten die Untersuchungen.

## Grundsortiment der Hausapotheke

Das Grundsortiment stellt die wichtigsten Heilsteine dar, die zur Erstversorgung notwendig sind. Das Grundsortiment (Grundausstattung) kann auch als Hausapotheke bezeichnet werden. Folgende Autoren stellen in ihren Büchern ein Grundsortiment zusammen.

**Gienger, Michael:** 44 Steine: Achat, Amethyst, Apatit, Apophyllit, Aquamarin, Aragonit gebändert, Aventurin,

Bergkristall, Bernstein, Biotit-Linse, Chalcedon, Chrysopras, Dumortierit, Edelopal, Epidot, Fluorit, Gagat, Hämatit, Heliotrop, Indigolith, Kunzit, Lapislazuli, Lavendel-Jade, Magnesit, Malachit, Mondstein, Moosachat, Nephrit, Peridot, Prasem, Pyrit-Sonne, Pyrop, Rauchobsidian, Rauchquarz, Rhodochrosit, Rhodonit, Sardonyx, Schneeflocken-Obsidian, Schörl, Smaragd, Sugilith, Topas, Türkis und Zoisit.

**Sonnenberg, Petra:** 36 Steine: Achat, Amethyst, Aquamarin, Aventurin, Bergkristall, Bernstein, Chalcedon, Chrysopras, Citrin, Diamant, Granat, Hämatit, Heliotrop, Jadeit, Jaspis, Karneol, Koralle, Lapislazuli, Malachit, Mondstein, Obsidian, Onyx, Opal, Peridot, Perle, Rhodochrosit, Rosenquarz, Rubellit, Rubin, Saphir, Smaragd, Sodalith, Tigerauge, Topas, Türkis, Zirkon.

**Peschek-Böhmer, Flora:** 21 Steine: Achat, Aquamarin, Bergkristall, Bernstein, Beryll, Chrysoberyll, Falkenauge, Granat, Hämatit, Heliotrop, Jade, Jaspis braun und rotbraun, Karneol, Koralle, Pyrit, Rosenquarz, Speckstein, Tigerauge, Topas und Türkis.

**Storm-Kull, Zora:** 20 Steine: Achat, Amethyst, Aquamarin, Aventurin, Bergkristall, Bernstein, Chalcedon, Granat, Hämatit, Jade, Jaspis, Karneol, Lapislazuli, Malachit, Mondstein, Onyx, Pyrit, Rhodonit, Rosenquarz und Türkis.

**Von Rohr, Ursula:** 18 Steine: Achat, Amethyst, Aquamarin, Bergkristall, Chalcedon, Diamant, Gold, Granat, Jade, Kupfer, Lapislazuli, Malachit, Mondstein, Obsidian, Perle, Rosenquarz, Silber und Türkis.

**Scholz, Barbara:** 12 Steine: Achat, Aventurin, Chalcedon, Fluorit, Hämatit, Jade, roter Jaspis, Onyx, Rosenquarz, Sodalith, Tigerauge und Türkis.

**Kühni, Werner/von Holst, Walter:** 13 Steine:

**Amethyst**, Drusenstück ab Handtellergröße, zur Klärung des Energiefeldes, zum Ausstreichen, Aufstellen und zur Reinigung gebrauchter Mineralien.

**Halit-Kristalle,** zur Herstellung von Sole für innerliche und äußerliche Körperpflege, zum Schutz des Raumes von energetischen Störungen, für Stabilität und Offenheit.

**Silber** als kolloidales Silber, zum Schutz der Gesundheit, bei Entzündungen, bakteriellen, viralen, toxischen Belastungen, zur Innerlichen und äußerlichen Anwendung.

**Bergkristall** als Kristall, ab 8 cm Länge, für die Bewusstseinsentwicklung, zur Stärkung des Charakters, für viele energetische Behandlungen, zur Wasserbelebung.

**Chalcedon** als blau gebänderter Trommelstein oder Rosette, für Kommunikation, Verständnis, Lymphfluss, Entspannung und Öffnung der Sinne.

**Obsidian** zur Behebung von Schocks.

**Rhodonit** als Elixier, gehört als Erste-Hilfe-Maßnahme bei körperlichen Verletzungen und beeinträchtigtem Bewusstsein in jede Handtasche und ins Handschuhfach des Autos.

**Granat** in Rot oder ein anderer Energiestein wie Rubin oder Spinell zur Vitalisierung.

**Ägirin** oder Schörl (Schwarzer Turmalin) als Schutzstein bzw. zum Ableiten überschüssiger Energien, gegen Schmerzen.

**Sphärolithischer Chalcedon** (Ozean-Achat) oder Heliotrop als Scheibe oder nicht zu kleiner Handschmeichler zur Immunstimulation, für Gesundheit und Leistungsfähigkeit.

**Bernstein,** eventuell als Kette für Rückzug, Geborgenheit und Erholung.

Malachit gegen Frauenbeschwerden, zur Klärung der Gefühle und bei allen psychosomatischen Beschwerden.

**Aquamarin** (siehe Beryll) gegen Allergien, Fehlsichtigkeit, zur Regulation der Schilddrüse sowie zur Ausrichtung auf wichtige Lebensziele.

## Häufig gestellte Fragen zur Steinheilkunde

**Was ist der Unterschied zwischen analytischer Steinheilkunde und mineralogischer Steinheilkunde**

Die analytische Steinheilkunde begann Mitte der 1980er Jahre mit der Entdeckung der Kristallsysteme und Strukturtypen. Der von Gienger geprägte Begriff umfasst alle analytischen Verfahren der Mittelfindung wie auch der Anwendung, wie Edelstein-Astrologie, Einsatz der Organ-Uhr und weitere rational ermittelte Zuordnungen. Die mineralogische Steinheilkunde bezeichnet ausschließlich die konsequent aus der Mineralogie abgeleitete Heilkunde (siehe dazu das erste Kapitel des Buches).

**Ist jeder Stein ein Heilstein?**

Mineralien haben genau definierbare Wirkungsweisen, die theoretisch in bestimmten Fällen heilsam sein könnten. Insofern mag es für jedes Mineral eine besondere Situation geben, wo es genau der optimale Stein ist. Der Begriff Heilstein beinhaltet, dass es sich um ein natürliches, in seinen mineralogischen Eigenschaften bekanntes und wiederholbar als heilkräftig wirkendes Mineral handelt. Die bereits bekannten Wirkungen sind gesichert und gemäß den Möglichkeiten der mineralogischen Steinheilkunde ableitbar, potenzielle Risiken müssen durch Beachtung der Regeln der Anwendung vermeidbar sein. Viele Mineralien, gerade aus der amerikanischen Steinheilkunde, könnten zum Heilstein werden, wenn sie im Handel gebräuchlicher wären und allgemein mehr damit experimentiert werden würde.

**Wie wird ein Stein zum Gesundheitsstein?**

In der Anthroposophischen Medizin wie auch in der Traditionellen Chinesischen Medizin herrscht die Auffassung vor, dass erst durch die Weihe eines Priesters beziehungsweise durch eine rhythmisierende Aufbereitung ein Mittel zum Heilmittel wird. Gienger und von Holst sind der Meinung, dass der Mensch diese Würde durch seine Aufmerksamkeit und seine Gegenwart verleiht. Bevor ein Kristall zur Heilung verwendet werden kann, muss er eine Weile die Atmosphäre und Wertschätzung von Menschen in sich aufgenommen haben und an Menschen gewöhnt werden. So erklärt sich auch der Einfluss des Handelswegs auf die Zugänglichkeit eines Steines. Selten gibt es auch große Kristalle, die sich ihrer selbst, ihrer Fähigkeiten und Aufgabe seit ihrer Bergung bewusst sind und nicht erweckt werden müssen.

## Zur Ermittlung des Heilsteins

**Wie finde ich den richtigen Stein?**
Intuitiv: Welcher Stein »lacht mich an«, nach welchem Stein ist es mir heute?
Energetisch: Durch Muskeltests, durch Pendeln oder Austesten mit der Einhandrute.
Empirisch: Auf eigener oder fremder bewährter Erfahrung basierend.
Analytisch: Aufgrund der Analyse der Situation und einer bestimmten Zuordnungssystematik, wie z.B. der mineralogischen Steinheilkunde, der Edelstein-Astrologie, der Organ-Uhr.

**Muss ein Stein in der Hand warm werden?**
Ein Stein, der in der Hand schnell warm wird, hat eine hohe Aktualität und Übereinstimmung mit dem Anwender und wird daher meist gut vertragen. Dies heißt nicht, dass die anderen Steine nicht auch helfen könnten, nur braucht es bei diesen eine längere Gewöhnungsphase. Auf längere Sicht Fortschritt bringen oft Steine, die in der Hand nicht warm wurden.

**Kann man einen Stein für eine andere Person aussuchen?**
Nach den Regeln der analytischen und der mineralogischen Steinheilkunde kann ein Stein für eine Fremdperson herausgesucht werden, wenn genügend über diese Person bekannt ist. Der intuitive Weg ist nur sehr beschränkt möglich, da die Reaktion der Fremdperson auf den Stein nicht direkt beobachtet werden kann.
Es gibt auch Situationen (in der Kinesiologie als Störung des Psychomeridians bekannt), in denen es einem (ausser mit energetischen Tests) unmöglich ist, für sich selbst den richtigen Stein zu finden; das kann dann nur ein Aussenstehender.

**Wann braucht es einen Therapiestein?**
Die Unterscheidung zwischen Gesundheitsstein und Therapiestein ist in der Beratungspraxis elementar. So wird man im Allgemeinen zunächst versuchen, mit populären, gut verträglichen und gesicherten Gesundheitssteinen möglichst viel zu erreichen, und erst wenn man damit nicht mehr weiterkommt, zu zunehmend spezifischer wirkenden und seltener eingesetzten Therapiesteinen greifen, die womöglich nur dann gut verträglich sind, wenn man sie wirklich braucht; dies ist etwa bei den exotischeren Entgiftungssteinen wie Realgar der Fall.

**Wie wirkt ein Stein, der irrtümlich, aufgrund einer Verwechslung eingekauft wurde?**
Es kann irritierend sein, wenn man eine bestimmte Wirkung erwartet und in die auftretenden Phänomene hineininterpretiert, tatsächlich aber eine andere Wirkung eintritt. Manchmal stellt sich heraus, dass eine rein intellektuelle oder oberflächliche Entscheidung für eine Steinsorte vom Unterbewusstsein korrigiert wurde und der verwechselte Stein die stimmigere Alternative ist.

**Können Steine negative Energien in einem auslösen?**
Es gibt Steine, die bisher verborgene Emotionen und Gefühlsmuster zum Vorschein bringen können. Ohne ehrlichen Umgang mit seinen Stimmungen und ohne Bewusstmachung der Gefühle ist keine Persönlichkeitsentwicklung möglich.
Eine gründliche Reinigung verhindert das Kumulieren aufgenommener Negativität im Stein.

**Wie ist der Einfluss synthetischer Materialien auf den Körper?**
Jeder Stein, überhaupt jedes Material hat seine spezifische Wirkung und seinen speziellen Informationsgehalt, selbst Kunststoffe besitzen eine Lichtausstrahlung, die mit etwas Übung als grelle Neontönung wahrgenommen werden kann, wie sie beim gesunden Menschen selten zu finden ist; deshalb haben künstliche Materialien selten einen energetisch positiven Effekt. Natürliche Mineralien setzen sich aufgrund ihrer Beständigkeit und Homogenität in Stoff und kristallinem Aufbau gegenüber organischen Materialien durch. Noch stärker ist allerdings die Wirkung nanobeschichteter Objekte, bei welchen aufgrund der extremen Einheitlichkeit des Kristallgitters mit erheblichen unkontrollierbaren Einflüssen auf das biologische Regulationsvermögen gerechnet werden muss.

## Zur therapeutischen Praxis

**Ist die Steinheilkunde eine Symptom- oder eine Ursachenbehandlung?**
Je nach Art der Anwendung kann die Steinheilkunde eine symptomorientierte oder ursachenorientierte Methode sein. Symptomorientiert ist sie, wenn die Heilsteine nach bewährten Indikationen gewählt und eingesetzt werden. Ursachenorientiert ist sie, wenn nach eingehender Anamnese die Steine nach den Erkenntnissen der analytischen oder mineralogischen Steinheilkunde gesucht und nach einer speziell für den Krankheitsfall notwendigen Anwendungstechnik eingesetzt werden. Da Steine aber gleichzeitig gemäß dem Analogieprinzip körperliche und seelische Aspekte ansprechen, berührt auch eine rein an Symptomen orientierte Behandlung ursächliche Ebenen. Bei der Mittelwahl durch energetische Verfahren oder durch konstitutionsgerechte Therapiesteine erreicht man stets beide Ebenen.

**Welche Steine wählt man für welche Wirkung?**
Die wichtigsten Heilsteine haben meist auch eine allgemeine Wirkung, eine spezielle Wirkung wird meist mit weniger gängigen Steinen erreicht. Erfahrungsgemäß kann gesagt werden: Je drastischer eine Erkrankung, desto spezifischer und seltener und weniger verfügbar ist der entsprechende Heilstein, was sich auch im Preis niederschlägt.

**Mit welchen Therapien ist Steinheilkunde nicht kombinierbar?**
Steinheilkunde lässt sich mit allen alternativen Therapien bestens kombinieren. In der Naturheilpraxis wird die sinnvolle Kombination von energetisch wirksamer Edelsteinverwendung und physiologisch wirksamer Anwendung bereits genutzt (z.B. Edelstein-Auflagen, die über Lichtquanten und andere subtile energetische

Übertragungsmechanismen wirken). Salzsole, kolloidales Silber, Heilerde bzw. Zeolithpulver wiederum sind über den Verdauungstrakt physiologisch wirksam und medizinisch begründbar.
Während der Repertorisierung, also Mittelfindung in der klassischen Homöopathie sollte man keine Heilsteine bei sich tragen, um die Symptome nicht zu verschleiern. Ist das homöopathische Mittel gefunden, können Steine wieder ergänzend herangezogen werden. Bei einer schulmedizinischen Behandlung zeichnet sich ab, dass ein durch chemisch-pharmazeutische Medikamente belasteter Organismus weniger stark auf Steine anspricht. Der Einsatz entgiftender Steine stellt dann oft eine Überforderung des Körpers dar, so bleiben in diesem Fall oft nur allgemein stärkende Steine und emotional aufbauende Gesundheitssteine übrig.

**Wie lange soll man einen Stein bei sich tragen?**
Das hängt von der Zielsetzung ab. Wenn man einen Stein in seiner ganzheitlichen Wirkung kennen lernen will, sollte man ihn während 4 Wochen, bei Bedarf mit Unterbrechungen, vorrangig tagsüber tragen und anschließend 1 Woche ablegen. Dieser bewährte Modus wurde auch für das Forschungsprojekt SHK des Steinheilkunde e.V. festgelegt.
In der therapeutischen Anwendung mit akuter Symptomatik trägt man den Stein etwas länger, als die Beschwerden bestehen. Zur Stärkung und Regeneration eines Organs braucht der Stein eine Einwirkzeit von 2 bis 8 Wochen.

**Wie schnell sprechen Steine an?**
Das wird etwas unterschiedlich wahrgenommen, doch erfasst das Forschungsprojekt SHK sowohl Wirkungseinsatz wie Nachwirkung eines Steins. Feueropal und Rhodochrosit sprechen innerhalb von Stunden an, doch meist sind es einige Tage, bis die Wirkung beim unspezifischen Tragen eines zu testenden Steins als Anhänger einsetzt. Als Erstes wird die Farbe spürbar, dann die Wirkung der chemischen Bestandteile, als Letztes nach 1 bis 2 Wochen die Kristallstruktur.

**Wie viele Heilsteine darf man gleichzeitig tragen?**
Weniger ist mehr, denn ein Zuviel an Steinen könnte die Adaptions- und Regulationsfähigkeit des Körpers strapazieren und den Organismus überfordern. Vor allem wenn die Steine nicht präzise gewählt sind, weiß der Körper bald nicht mehr, welche Impulse er umsetzen soll. Grundsätzlich trägt man Steine, um seine Freiheit und Selbstbestimmung zu erhöhen, und akzeptiert dafür eine Einschränkung, eine innere Ausrichtung: die des gewählten Steins. Ein Zuviel an Steinen bewirkt Fremdbestimmung, die Wirkungen lassen sich nicht mehr auseinanderhalten.

**Warum soll man viel trinken, wenn man Heilsteine verwendet?**
Damit der Körper die Chance hat, die Steuerbefehle eines Therapiesteins umzusetzen, muss er sehr gut mit Wasser versorgt sein. Wasser schwemmt nicht nur Giftstoffe aus, sondern ist die Grundlage aller Lebensprozesse. Daher sollte meist zum normalen Tagesbedarf ein halber Liter zusätzlich von hochwertigem Wasser getrunken werden.

**Kann man seinen Stein Tag und Nacht bei sich haben?**
Es ist besser, sich zu entscheiden, ob man ihn nun nachts mit ins Bett nimmt oder ihn tagsüber trägt. Normalerweise sollte der Stein nur tagsüber getragen werden, um nachts von den vielen Einflüssen, die auf einen eingewirkt haben, Abstand zu gewinnen. Zudem lässt sich die Wirkung des Steins tagsüber besser kontrollieren, Lebenseinstellung und Bewusstsein sind besser zu beeinflussen. Dazu kommt, dass der Trainingseffekt größer ist, wenn man den Stein für 6 bis 8 Stunden absetzt. Anhänger an einem Leder- oder anderen Band sind aus Sicherheitsgründen nachts abzulegen. Gründe, die dafür sprechen, einen Stein mit ins Bett zu nehmen, können Schlafstörungen, schlechte Träume, zu beeinflussende Organe oder partnerschaftlicher Natur sein.

**Was ist das Prinzip der asymmetrischen Anwendung?**
Ist es wie so oft nicht möglich, mit einem einzigen Stein alle Symptome abzudecken, sollte das Prinzip der asymmetrischen Anwendung berücksichtigt werden. Dieses verhindert, dass die eingesetzten Steine sich nicht gegenseitig beeinträchtigen. Weiter wird vermieden, dass das Regulationssystem einseitig, zum Beispiel durch gleichzeitiges Tragen verschiedener Steine in der Tasche, überfordert wird. Asymmetrische Anwendung bedeutet einen bezüglich der Zeit, des Raumes oder des Wirkprinzips versetzten Einsatz (siehe dazu auch Kühni/von Holst, »Gesund durch Heilsteine und Öle«).
- Berücksichtigung der Zeit in Rhythmen oder Entwicklungsschritten: Trennung der eingesetzten Steine gemäß des Tätigkeitsbereichs, z.B. Stein A bei der Arbeit, steinfrei, Stein B zum Schlafen. Oder Trennung als Abfolge, z.B. Stein A, dann Wechsel nach einigen Tagen oder Wochen zu Stein B.
- Berücksichtigung des Raums: Stein A (für eine gezielte Organbeeinflussung) wird direkt auf die schmerzhafte Stelle geklebt; Stein B (für Selbstwert und Image) wird als Schmuck zur Schau getragen; Stein C (für das Immunsystem) wird als Elixier aufbereitet; Stein D (für die Lebensziele) wird als größerer Stein unter Feng-Shui-Gesichtspunkten gut sichtbar im Raum platziert.
- Berücksichtigung des Wirkprinzips: Stein A wird als Heilsteinwasser eingesetzt, Stein B unterstützt die Meditation, Stein C wird als Nahrungsergänzung oder Kosmetik aufbereitet innerlich oder äußerlich angewendet, wie z.B. Salz-Sole, Heilerde, Zeolith, Klinoptilolith, Kieselsäure-Gel, Kolloidales Silber.

**Was ist der Unterschied zwischen Energetik und Physiologie?**
Da beim Auflegen eines Steins zwar eine Wirkung gesetzt wird, aber keine Stoffe übertragen werden, handelt es sich um ein energetisches Phänomen. Beim Trinken oder Auftragen von kolloidalem Silber hingegen werden sehr wohl Stoffe vom Körper aufgenommen, die Wirkung ist eine physiologische. Idealerweise sollten energetische und physiologische Maßnahmen abgestimmt kombiniert werden (siehe dazu die Therapieratschläge in Kühni/von Holst, »Gesund durch Heilsteine und Öle«).

**Helfen Heilsteine auch, wenn der Träger die Steinheilkunde ablehnt?**
Eine starke Überzeugung, dass ein Stein keinen Einfluss auf einen selbst ausübt, kann mächtiger als die Kraft des Steins sein und eine Regulationsstarre verursachen. Ansonsten wirken Heilsteine auch bei Menschen, die eigentlich nicht »an Steine glauben«, aber zumindest wieder gesund werden möchten. Womöglich ist das Unterbewusstsein bzw. die Körperintelligenz offen für Steine, obwohl der Verstand sie ablehnt. Der Glaube an die Heilwirkung eines beliebigen Mittels ist eine enorme Unterstützung des Genesungsprozesses, jedoch keine Vorraussetzung.

**Für wen kommen Heilsteine grundsätzlich nicht in Frage?**
Wenn man berücksichtigt, dass Steine nicht zwingend am Körper getragen werden müssen, sondern zum Beispiel auch innerlich in Form von Elixieren oder zur Vitalisierung des Trinkwassers eingelegt, als Cremes, Badezusatz oder als wirksames Raumobjekt eingesetzt werden können, kann grundsätzlich für jeden eine passende Form der Anwendung gefunden werden. Wer sich nicht auf eine Behandlung mit Edelstein-Auflagen einlassen mag, ist vielleicht offen für eine Massage, die ja auch bekleidet durchgeführt werden kann. Entscheidend ist oft das Verhältnis zum Heilstein-Anwender.

**Gibt es Glückssteine, was sind Therapiesteine?**
Glücksstein ist ein veralteter und mit Aberglauben zusammenhängender Begriff, der aber letztlich auf Steine verweist, die eine positive und aufbauende Wirkung haben, die lebenstüchtig und zufrieden machen. Man könnte sie auch Gesundheitssteine nennen. Sie sind im Verhältnis zum Anwender als eher unspezifisch einzustufen.
Ein Therapiestein hingegen ist gezielt zur Behebung einer bestimmten Schwäche oder Krankheit gedacht, er wurde mit großem Bedacht ausgesucht und wird bis zur Lösung der Problematik in genau definierter Weise eingesetzt. Der Umgang mit diesem Stein bringt körperliche, emotionale und unter Umständen lebenspraktische Veränderungen mit sich, auf die der Nutzer sich einlassen können muss.

**Was ist beim Verschenken von Steinen zu beachten?**
Zunächst muss der Stein von der Größe und vom Preis her der Situation angemessen sein. Dann ist zu berücksichtigen, wie gut der Beschenkte sich bereits mit Steinen auskennt. Kennt die Person sich wenig aus, wählt man dekorative, nicht allzu kleine Steine. Ist bereits eine Sammlung an Steinen vorhanden, braucht es einen kundigen Verkäufer, der besondere, attraktive Stücke vorlegen kann. Um Raritäten zu verschenken, sollte man die Wünsche des Sammlers sehr gut kennen. Es kann den Beschenkten verunsichern, wenn er den Wert eines Minerals nicht einschätzen kann.

**Was ist beim Verschenken von therapeutischen Steinen zu beachten?**
Ein Geschenk sollte unverfänglich sein und Freude machen. Daher sollte ein Mineral gewählt werden, das schön ist, aufbauend, stärkend und positiv wirkt und in die Kategorie »Glücksstein« fällt, die auf die meisten Quarze zutrifft. Und natürlich sollte der Stein zu dem Beschenkten passen und diesem zeigen, dass man sich bei dem Geschenk etwas gedacht hat. Allerdings sollte man sich auch nicht zu viel dabei denken, will man nicht, dass sich der Beschenkte belehrt oder gar manipuliert fühlt.
Therapiesteine dienen mit ihren Eigenschaften einem ganz bestimmten Zweck, sie sind daher oft auch nicht im herkömmlichen Sinn schön. Ein solcher Stein ist als Geschenk eher ungeeignet, da er dem Beschenkten unterstellt, ein Problem zu haben. Mit einem zum Sternzeichen oder Aszendenten passenden Stein liegt man meist sehr gut.

**Welche Rolle spielt der Vorbesitzer eines Steins?**
Ein Mineral wird auf verschiedenen Ebenen geprägt: auf energetischer Ebene durch belastende Anhaftungen und auf geistiger Ebene als Lernerfahrung und Zugewinn an Fähigkeiten. Eine vererbte Steinsammlung oder vererbter Schmuck enthält häufig Altlasten energetischer Art. Doch auch die Kette der Händler bis zurück zur Mine prägt den Stein. Von unseriösen Händlern sollte man daher keine Steine erwerben, von unsympathischen Menschen keinen Schmuck übernehmen.

**Kann man seinen Heilstein zum Heilen an andere verleihen?**
Wird der Heilstein vor einem neuen Einsatz vollständig gereinigt und wieder regeneriert, ist dies prinzipiell möglich. Der gleiche Reinigungsprozess wird wiederholt, wenn man den Stein zurückbekommt. Dennoch sollte man Heilsteine als etwas sehr Persönliches behandeln und genau nachspüren, wem man ihn leihen möchte und ob es stimmig ist, ihn hinterher wieder zurückzunehmen.

**Wo soll man einen Stein am Körper tragen?**
Im Allgemeinen sind Anhänger empfehlenswert; es gibt aber auch Sorten, die am Hals oder auf Brusthöhe als zu heftig empfunden werden und dann besser in der Hosentasche getragen werden. An dieser Stelle wirkt ein Stein auf das Wurzelchakra, von wo aus die Energie auf den ganzen Körper verteilt wird und die heilsame Information dorthin gelangt, wo sie gebraucht wird. Für eine ganzheitliche Wirkung genügt meistens das Tragen in der Hosentasche. Wenn man einen Therapiestein für ganz bestimmte körperliche Beschwerden braucht, zum Beispiel Halsweh, sollte man ihn nach Möglichkeit genau an der betreffenden Stelle tragen, in diesem Fall am besten halsnah als Kette. Mit Heftpflaster kann man chemisch unempfindliche Steine, wie zum Beispiel alle Quarze, lokal auf Organhöhe aufkleben.

**Wie wichtig ist der Hautkontakt?**
Für körperliche Wirkungen ist Hautkontakt empfehlenswert, jedoch meist nicht zwingend. Eine Baumwollschicht vermag die Schwingung des Steines eigentlich immer zu durchdringen. An die Eigenschwingung der Textilien ist der Körper gewohnt, daher setzt sich energetisch der durch den Stein bewirkte Unterschied durch. Je geistiger die Wirkung, desto größer darf der Abstand zur

Haut sein. Im Feng Shui prägt man ganze Räume mit der Qualität einiger Steine.

**Wann wirkt ein Stein körperlich, wann seelisch?**
Ob ein Stein mehr im körperlichen oder im seelischen Bereich zur Wirkung kommt, liegt auch an der Platzierung. Wenn ein Stein nicht in der Hosentasche getragen wird, wo er unspezifisch wirkt, sondern auf Höhe des bedürftigen Organs mit Pflaster aufgeklebt wird, entfaltet er vorrangig dort seine Wirkung und Stimmungsbild sowie seelische Eigenschaften des Steines machen sich weniger oder gar nicht bemerkbar. Der Stein füllt zunächst mit seiner Energie die vordringlichen Defizite auf, ob emotionaler oder körperlicher Art. Ist seine Hauptaufgabe erfüllt, kommen seine weiteren Wirkungen zum Tragen. Je ausgeglichener und gesünder jemand ist, umso vielschichtiger und feiner kann er den Stein kennen lernen, je dringender der Stein benötigt wird, umso intensiver und punktueller verläuft die Begegnung.

## Bearbeitung und Beschaffenheit

**Wie edel muss ein Heilstein sein?**
Die Absorptionswirkung, die bei Schmerzen und zum Schutz benötigt wird, ist bei billigeren Qualitäten, also Steinen, die mehr Fremdstoffe enthalten, stärker gegeben. Bei heftigen Zahnschmerzen genügt ein möglichst großer Sugilith, der statt des begehrten Violett viel Schwarz enthalten darf. Auch wirkt trüber Rutil-Quarz stärker schleimlösend als reine und teurere Qualitäten. Für subtilere biochemische Vorgänge wie auch für seelisch-geistige Wirkungen sollte jedoch ein Heilstein besserer Qualität gewählt werden. Die Qualität ist hoch, wenn Transparenz, Farbintensität und Gestaltung das Typische des Minerals zum Ausdruck bringen.

**Was wirkt besser, roh oder geschliffen?**
Zum Bei-sich-Tragen und Auflegen sind Trommelsteine Rohsteinen unbedingt vorzuziehen. Beim Auflegen sind Kristalle wesentlich anspruchsvoller und erfordern sehr viel mehr Fingerspitzengefühl, weil sie stärker und zielgerichteter wirken. Zum direkten Einlegen in Trinkwasser wiederum sind Kristalle und Rohsteine besser geeignet.

**Was ist der Unterschied zwischen den verschiedenen Verarbeitungsformen?**
Rohsteine sind, wie der Name und der Tastsinn verraten, ursprünglich, grob und in ihrer Erscheinung (Muttergestein, Bruchkanten) vom Zufall abhängig. Der Schleifvorgang ersetzt, analog zur Lebenserfahrung, das natürliche Abrollen im Flussbett. Bei der handwerklich anspruchsvollen Trommelbearbeitung werden ohne großen Materialverlust die Kanten geglättet, und die Eigenfarbe kommt zur Geltung. Der Rohstein entspricht einem »groben Klotz«, der Trommelstein dem angenehmen Mitmensch, der Kristall einem Naturgenie, der facettierte Edelstein der elitären Elite.

**Kann Schmuck ebenso heilsam wirken?**
In entsprechender Größe als Kette getragen sicher, als Ohrstecker kaum, da dann der Stein in den meisten Fällen zu klein ist; hier dürfte die Stimulation des Akupunkturpunkts den größeren Wirkungsanteil haben. Da man sich mittels Schmuck präsentiert, hat er auch eine soziale Funktion und imagebildende Wirkung auf die Mitmenschen. Interessant ist, dass Schmuck nicht nur eine Eigenschaft behauptet (die im Übrigens intuitiv immer verstanden wird), sondern diese tatsächlich beim Träger hervorruft.

**Stört Metall die Wirkung des Steins?**
Edelmetalle wie Silber und Gold können dem Schmuckstein einen Rahmen geben, sie müssen allerdings ästhetisch und energetisch zum Stein und auch zum Träger passen. Prinzipiell gilt: Wird ein Stein in Metall gefasst und liegt das Metall als Trennschicht zwischen Stein und Haut, überwiegt die Wirkung des Metalls. Wenn ein Heilstein als Schmuck getragen wird, sollte er so groß wie möglich sein und möglichst viel Fläche bieten.

**Was ist von Magnetverschlüssen an Ketten zu halten?**
Die hohe Gaußstärke der Magneten sollte nicht über die Kapsel des Verschlusses wirksam werden; dies kann durch magnetisch reagierende eiserne Gegenstände überprüft werden. Da das natürliche Erdmagnetfeld einen großen Einfluss auf das Immunsystem hat und Magnetismus auch medizinisch eingesetzt wird, sollte von unbedachtem Dauergebrauch, gerade an einer sensiblen Stelle wie dem Genick, abgeraten werden.

**Was ist besser, Ketten auf Seidenfaden oder auf Metallfaden aufgezogen?**
Metallfäden sollten plastikummantelt sein, damit die Fäden nicht oxidieren und brüchig werden sowie aus energetischen Gründen, da sonst ein unangenehmes Engegefühl entstehen kann. Solche Ketten können mit Wasser und etwas Seife gereinigt werden, und die Kette kann nur am Verschluss kaputt gehen. Seidenfäden gibt es in vielen, zu den Steinen passenden Farben. Solche Ketten sollten aus Gründen der Abnutzung alle 2 bis 3 Jahre neu aufgezogen werden.

**Schadet Trommeln und Bearbeiten den Steinen?**
Das Bearbeiten macht das Wesen und die Schönheit des Rohmaterials erst sichtbar. Daher kann es, analog auf die menschliche Ebene übertragen, mit einer Erfahrung verglichen werden, die der Erziehung entspricht. Im Entstehungsprozess machen die Steine ganz andere Erfahrungen durch: Die einwirkenden Temperaturen und der lastende Druck sind teilweise extrem; im Vergleich dazu ist das Schleifen, Schneiden, Trommeln und Bohren harmlos. Die Bohrung sollte mit Bedacht gesetzt sein. Wenn der Stein nach wie vor schön aussieht und sich gut anfasst, stimmt es auch energetisch. Problematischer kann im Zusammenhang mit Sprengungen das sogenannte Bergungstrauma sein. Es ist in jedem Fall sinnvoll, einen Stein, den man gerade gekauft hat, energetisch zu reinigen – so wie man auch neue Kleider vor dem Tragen zuerst wäscht.

**Spielt die Größe des Steins für die Wirkung eine Rolle?**
Theoretisch spielt die Größe keine große Rolle, da kein Stoffaustausch, sondern ein Informationsaustausch

stattfindet. Wichtiger ist die Qualität: Lieber klein und rein als groß und unbestimmbar. Je mehr jedoch die erwünschte Wirkung auf den Körper abzielt, desto mehr empfiehlt sich ein größerer Stein. Heliotrop und Magnesit sind Beispiele für Steine, die ruhig etwas größer sein dürfen. Die Edelsteintherapie zeichnet sich im Gegensatz zu vielen anderen Informationstherapien durch ihre Sinnlichkeit aus. Da man es mit wunderschöner Materie, Masse und Gewicht zu tun hat, ist es passend, auch etwas Größeres, deutlich Fühlbares in der Hand zu haben. Der Stein sollte auch zum Körpertyp des Anwenders passen, nach dem Motto: zierliche Steine für zierliche Leute. In der therapeutischen Anwendung kann die Größe eines Heilsteins im Einzelfall eine Rolle spielen. Soll ein Stein zum Beispiel Selbstbewusstsein vermitteln und/oder eine geschäftliche Expansion unterstützen, sollte er auch eine angemessene Größe haben. Je größer ein Heilstein, desto ausdauernder kann er wirken, ohne gereinigt und aufgeladen zu werden.

## Lagerung und Pflege

**Wie oft muss man einen Stein reinigen?**
Der Gedanke ans Reinigen ist ein erster Hinweis, dass es dafür Zeit wird. Wenn sich die Wirkung bereits umkehrt, ist es dafür reichlich spät. Die Notwendigkeit einer Reinigung zeigt sich an durch: fehlender Glanz, der Stein wirkt farblos/grau, beim Berühren wie von »dichten Luftschichten« umgeben, er vermittelt das Gefühl, er sei schmutzig oder eine Empfindung erhöhten Gewichts, Abstoßungsphänomene (Abneigung, vergessen, fallenlassen, verlieren). Wirkungsumkehr, Verlust und Zerstörung des Steins sind die Resultate unterbliebener Reinigung, Entladung und/oder Wiederaufladung.

**Wie sollten Heilsteine aufbewahrt werden?**
Steine sollten normalerweise vorzugsweise offen und hell gelagert werden, um ihre natürliche Schönheit ausstrahlen und Licht reflektieren zu können. Direktes Sonnenlicht ist jedoch nur für sonnenverträgliche Steine geeignet; viele Steine verblassen im Sonnenlicht, so etwa Amethyst, Kunzit, Lapislazuli, Malachit, und werden damit auch geschädigt wie Opal. Viele Steine ziehen durch ihre Ladung den Staub der Umgebung an und sollten deshalb regelmäßig von Staub befreit werden. Eine gut verschließbare Vitrine kann das Einstauben reduzieren. Da viele Steine jedoch auch durch Austrocknung Schaden nehmen können, sollten sie ab und zu mit einem feuchten Tuch abgerieben werden.

**Gibt es Steine, die nicht zusammenpassen?**
Es gibt viele Steine die nicht miteinander harmonieren; solche Kombinationen vermeidet man normalerweise intuitiv. Vom energetischen Standpunkt aus betrachtet, ist es von größter Wichtigkeit, dass die Steine zusammen ein harmonisches Bild erzeugen. Wenn es nicht ästhetisch wirkt, stimmt auch die Energieausstrahlung nicht. Beim Präsentieren oder Lagern in einer Vitrine oder auf dem Regalbord gelten die gleichen Grundregeln wie beim Legen eines Mandalas. Entsteht ein eher chaotischer Eindruck, hat dies eine sehr schlechte Wirkung auf das Feng Shui des Raumes. Grundsätzlich sollten im Schlafzimmer so wenig Steine wie möglich aufbewahrt und eingesetzt werden.

**Können verschiedene Heilsteine zusammen in einem Korb aufbewahrt werden?**
Im Prinzip können die Steine in einem Korb oder in einer dekorativen Schale aufbewahrt werden, vorausgesetzt es sind keine Eisenerze, wie Hämatit, Limonit, Markasit, Meteoreisen, Pyrit und Siderit, dabei. Grundsätzlich sollten sie eine ästhetische Gesamtwirkung im Wohnraum haben, ordentlich und aufgeräumt wirken. Daher ist auch ein Setzkasten eine gute Möglichkeit zur Aufbewahrung.

## Handel

**Wie kommt der Preisunterschied verschiedener Steinsorten zustande?**
Der Preis eines Steins ist abhängig von seiner Gängigkeit beziehungsweise Seltenheit, vom Aufwand bei der Bearbeitung, der Stabilität und dadurch dem Risiko einer Beschädigung bei der Bearbeitung sowie von politischen Einflussfaktoren auf den Handelspreis.

**Sind gängige Heilsteine teuer?**
Da eine hohe Nachfrage bei entsprechender Verfügbarkeit mit einem großen Angebot beantwortet wird und diese Steine dann in großen Mengen bearbeitet und gehandelt werden sowie ihre Lagerzeit gering ist, sind gängige Heilsteine in der Regel nicht teuer.

**Gibt es teure Heilsteine auch in einer preisgünstigeren Version?**
Ja, doch interessanterweise sehen sie dann recht enttäuschend und unscheinbar aus, wie etwa Smaragd und Larimar, während preisgünstige Sorten schon bei Steinen für einige Euro sehr ansprechend wirken können.

**Warum sind Quarze für viele Krankheiten, andere Heilsteine jedoch nur für spezielle Erkrankungen einsetzbar?**
Dies hängt vermutlich mit dem hohen Siliziumanteil im menschlichen Körper zusammen. Stoffe, die im Körper relativ hohe Gewichtsanteile darstellen, werden auch in der Therapie häufiger eingesetzt. Und umgekehrt gilt dann: Seltene Erkrankungen benötigen Therapiesteine aus seltenen Mineralstoffen.

**Sind alle beschriebenen Heilsteine im Handel erhältlich?**
Alle wichtigen Heilsteine gehören zu den gängigen Sorten und sind im Normalfall im gut sortierten Heilsteinhandel immer verfügbar.
Die Verfügbarkeit eines Steins oder Minerals unterliegt je nach dem Zustand der vorhandenen Minen, der Neuerschließung von Fundstellen, aber auch der politischen Verhältnisse und der Mode großen Schwankungen. Dabei können seltene Steine größerer Beliebtheit oft besser verfügbar sein als häufiger vorkommende, jedoch weniger bekannte und nachgefragte Steine. Durch den weltweiten Handel mit Mineralien, zunehmend auch mit China, Pakistan, Ostasien sowie Australien, Madagaskar,

der GUS, Sambia und Namibia, und die Zunahme regionaler und überregionaler Mineralienbörsen stehen heute mehr Mineralien zur Verfügung als je zuvor. So ist heute in gut sortierten Heilsteinläden fast jedes Mineral zu bekommen, das im deutschsprachigen Raum in den verschiedenen Büchern zur Steinheilkunde (Gienger: Lexikon, Heider, Schaufelberger-Landherr, Gurudas, Pöttinger, Peschek-Böhmer, Geoffrey Keyte, Dow) beschrieben ist. Allerdings sind 580 der 700 von Melody beschriebenen Steine sowie die 430 Steine in Michael Giengers Buch »Heilsteine von A bis Z« in nur sehr wenigen spezialisierten Heilsteinläden erhältlich. Weitere 120 Mineralien werden von der Arbeitsgruppe »Lavandinum« in Stockheim geprüft und, wenn sie als Heilstein sinnvoll einsetzbar sind, bereitgestellt.
Im Einzelnen gilt:
– Die meistverwendeten, zur Quarzgruppe gehörenden Heilsteine sind *in ausreichender Menge lieferbar,* wobei bei einigen Sonderformen kurzfristig Lieferengpässe auftreten können, zum Beispiel bei Amethyst und Bergkristall.
– *Gering verfügbar* sind Angelit, Astrophyllit, Augit, Charoit, Chiastolith, Citrin, Danburit, Diopsid, Eisenkiesel, Eklogit, Epidot, Feueropal, Nebel-Quarz.
– *Selten verfügbar* sind Ametrin, Andradit, Anthophyllit, Azurit-Malachit, Brasilianit, Bustamit, Cavansit, Chloromelanit, Chromdiopsid, Chromgrossular, Chrysoberyll, Cinnabarit, Zinnober-Opal, Cordierit, Covellin, Diaspor, Dioptas, Eudialyt, Faden-Quarz, Fuchsit-Disthen, Galaxit, Gaspeit, Girasol-Opal, Goethit-Quarz, Gold, Gold-Quarz, Heliodor, Hemimorphit, Hessonit, Hiddenit, Honigblende, Howlith, Hydrogrossular, Hypersten, Imperial-Topas, Indigolith, Kassiterit, Kupferchalcedon, Lavendel-Jade, Melanit, Mondolith, Morganit, Natrolith, Nickelin, Nickel-Quarz, Ophicalcit, Petalit, Phlogopit, Prasem, Porzellanit, Purpurit, Pyrit-Achat, Pyrophyllit, Rhodolith, Siderit, Silber-Obsidian, Skapolith, Smithsonit, Spessartin, Sphen, Spinell, Sugilith, Sugilit-Richterit, Titanit, Vanadinit, Wollastonit, Wulfenit, Zitronen-Chrysopras.
– *Raritäten,* also seltene oder nur zu bestimmten Gelegenheiten verfügbare Heilsteine oder solche, deren bekannte Fundstätten bereits erschöpft oder geschlossen sind, sind zum Beispiel Azurit-Pseudomalachit, Biotit-Linse, Bixbit, Kyanit grün, Eilatstein, Fluorit-Opal, Gem Silica, Goldberyll, Goshenit, Hermanover Kugel, Jamesonit-Quarz, Lazulith, Moqui-Marbels, Nuumit, Pallasit, Paraiba-Turmalin, Pop Rocks, Prasiolith, Pyrit-Sonne, Richterit, Rosaquarz, Quarz-Gwindel, Schwarz-Opal, Tansanit, Tsavorit, Tugtupit, Uvarowit, Vivianit, Wardit.

## Erklärungsansätze

**Gibt es physikalische Erklärungsansätze für die Wirkung der Heilsteine?**
Die Wirkung erfolgt über eine zunächst unsichtbare Lichtausstrahlung des Heilsteins. Die Körperzellen tauschen Informationen und Befehle nicht nur durch Botenstoffe und elektrische Vorgänge aus, sondern – viel wichtiger – auch durch Lichtausstrahlung, sogenannte Biophotonen. Auch Steine strahlen, was man mit der Kirlianfotografie nachweisen kann. Auf diese Art kann ein Stein über die Haut auf unseren Organismus einwirken. Bereits 1923 entdeckte der Moskauer Professor Alexander Gurwitsch eine Strahlung, die er auf Zellteilungsvorgänge zurückführte und mitogenetische Strahlung nannte. Internationale Anerkennung fand der an der Universität Marburg lehrende Biophysiker Fritz-Albert Popp der die Biophotonen quantenphysikalisch messbar machte und sie unter vielen Gesichtspunkten erforschte. Er konnte die Korrelationen dieser universell und permanent kontinuierlich auftretenden extrem schwachen Lichtemission lebender Organismen mit fundamentalen biologischen und physiologischen Funktionen nachweisen. Das von Bernhard Ruth, einem Schüler Popps, 1975 konstruierte Emissionsphotometer erfasst mit Hilfe eines Lichtverstärkers im Photomultiplier noch Licht von $10^{-17}$ Watt, was der Leuchtkraft eines Glühwürmchens in 10 Kilometer Entfernung entspricht. Die Forschungen Popps stellen eine wichtige theoretische Grundlage für die Regulations- und Informationsmedizin dar.

**Warum strahlen und schwingen gerade Kristalle und Mineralien?**
Der Grund dafür liegt in der relativen Homogenität des Materials, also in dem kristallinen Aufbau und der reinen stofflichen Zusammensetzung, begründet. Wird der Stein erwärmt, etwa durch eine Massage oder auch nur durch das Auflegen auf den Körper, erfährt das Kristallgitter eine zusätzliche Anregung, wodurch die Abstrahlung subtil intensiviert wird.

**Wie lässt sich die Wirkung dieser Strahlung im Körper erklären?**
Die Intensität der hochfrequenten Abstrahlung von Mineralien ist zwar äußerst gering, sie liegt aber auf einer Wellenlänge, die für biologische Organismen sehr wichtig ist und durch Gleichmaß und Dauer der Einwirkung milieuprägenden Einfluss hat.
Die Ausstrahlung der Steine beruht auf der Energie, die sie durch Licht und Wärme aufgenommen haben, beinhaltet aber ein ganzes »Informationspaket«, das kontinuierlich ausgesendet wird – einem Computerprogramm vergleichbar, das alle Daten zur Entstehung des Steines, der Kristallstruktur, der chemischen Bindung, der enthaltenen Mineralstoffe, zu besonderen elektrischen und physikalischen Eigenschaften, Farbe und Farbentstehung, Härte, Dichte usw. sowie von außen aufgenommene fremde Frequenzen enthält. Diese Daten treten in Resonanz mit biologischen, aber auch psychischen und sozialen Eigenschaften des Menschen und stimulieren diese.

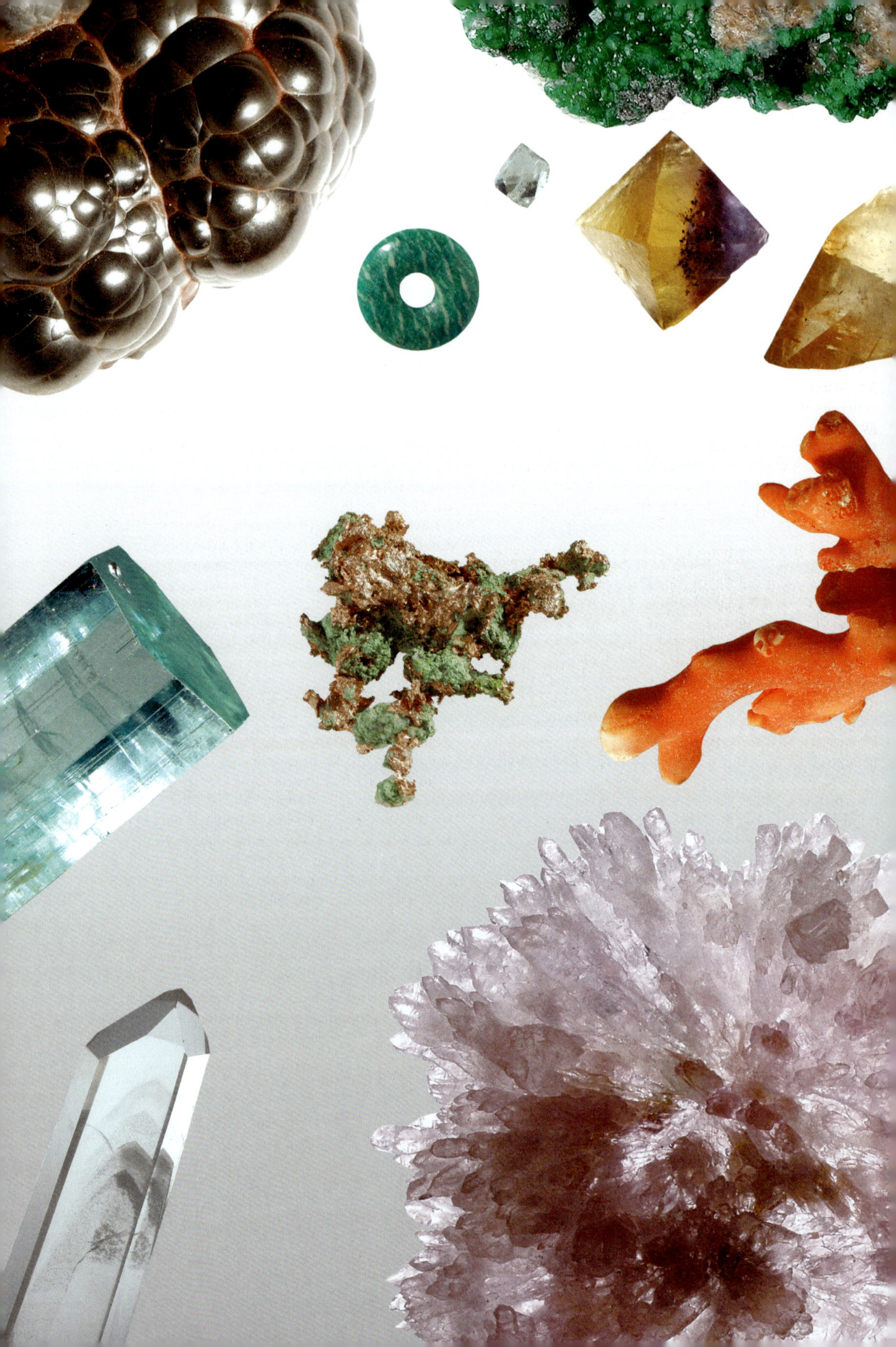

# Die Heilsteine in alphabetischer Reihenfolge

Bevor sich Ende des 18. Jahrhunderts die Mineralogie zur Wissenschaft entwickelte und damit eine einheitliche Nomenklatur der Namen notwendig wurde, existierten oft viele unterschiedliche Namen für ein und dasselbe Mineral, oder es gab lediglich einen Namen für verschiedenartige Mineralien. Das lag einerseits daran, dass verschiedene Farb- und Trachtvarietäten eines Minerals für eigenständige Mineralien gehalten wurden, die erst durch die neu entstandenen Untersuchungsmethoden genauer differenziert werden konnten; andererseits erteilten die diversen Berufsgruppen, die mit der Verarbeitung der Steine zu tun hatten, entsprechend ihrem Blickwinkel Namen für die Mineralien.

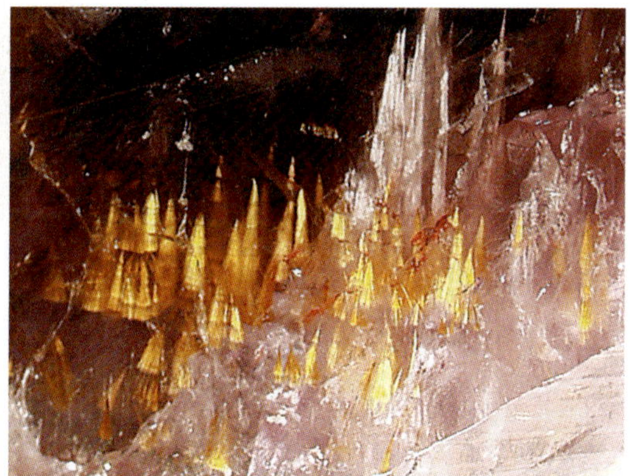

*Goethit, benannt nach Johann Wolfgang von Goethe.*

So nutzte die traditionelle Steinheilkunde bis ins frühe 19. Jahrhundert medizinische und alchemistische Beobachtungsmethoden sowie historische, astrologische und mythologische Überlieferungen. Im Volksmund, Bergbau bzw. Handel verwendete man für ein und dasselbe Mineral die jeweils bevorzugte Bezeichnung – und die Schleifer und Juweliere hatten wiederum eigene Begriffe.

Noch komplizierter wurde es mit dem Fortschritt der Mineralogie, da viele Forscher weltweit die gleichen Mineralien beschrieben und unterschiedlich benannten, bis sich endlich in der Wissenschaft ein Name durchsetzte. Weitere Gründe, die zu Kreativität in der Namensgebung führ(t)en, sind marktabhängige Gesetzmäßigkeiten. Manche hochwertige Steine lassen sich einfach mit wohlklingenderen Namen besser verkaufen, wie zum Beispiel der Blaue Zoisit, der im Englischen klanglich stark an Suizid erinnert und schließlich von dem Kunsthandwerker Tiffany in Tansanit umbenannt wurde. Auch die Esoterik lebt von positiven Assoziationen. So gab die Steinheilkundeexpertin Katrina Raphaell dem Sugilit den neuen Namen Lord Luvulit, da sie es als »stimmiger« empfand. Zusätzlich entstehen vielsagende Synonyme wie New-Age-Stein oder Atlantisstein.

Die Namen der Mineralien entstammen keinem einheitlichen System: Sie wurden der Bergmannssprache (Fahlerz) oder dem Volksmund entlehnt; sie sind Kunstschöpfungen (YAG) oder benannt nach einer Person (Alexandrit, Goethit), nach dem Fundort (Aragonit), nach einer mythologischen Gestalt (Ägirin), nach dem Chemismus (Argentit) oder nach den physikalischen Eigenschaften (Disthen = zweifache Härte). Zumal Mineralnamen auf verschiedene Sprachräume zurückgehen, ist ihre Schreibweise nicht immer einheitlich. In Anlehnung an die Analytische Steinheilkunde wurde in diesem Kapitel vor metamorph und metasomatisch das Attribut »tertiär« gesetzt, das in der Mieralogie nicht verwendet wird.

Die Zuordnung historischer Benennungen ist sehr ungewiss. So ist heute kaum zu sagen, welche Mineralien im Brustschild der hebräischen Hohepriester verwendet wurden oder welches die zwölf Grundsteine des Himmlischen Jerusalems aus der Apokalypse des Johannes waren. Die Schriften der antiken Autoren und damit auch die Mineralnamen blieben erhalten, während die Steine verschwanden und die gerühmten Namen auf neue oder andere Mineralien übertragen wurden. So bezeichnete der in der Apokalypse erwähnte Chalcedon vermutlich einen roten, später einen grauen Stein, und erst zur Zeit Hildegards war damit die hellblaue Quarzvarietät gemeint (siehe auch Hans Lüschen, »Die Namen der Steine«).

## Abalone (Paua-Muschel)

**Name:** von span. abulon, Perlmutt wegen Perlenmutter, da Perlen in Muscheln gebildet werden.

**Synonyme:** Irismuschel, Perlmutt, Paua-Muschel, Paua-Shell, Power-Muschel, Seeohr, Seeopal.

**Mineralogie:** Die auf der Innenseite bunte Muschelschale wird durch Kalkabsonderung der Meerohrschnecke Haliotics gigantea aus der Gattung der Seeohren mit etwa hundert Spezien gebildet. Sie besteht aus Aragonit und Calcit, verdichtet durch Hornsubstanz.

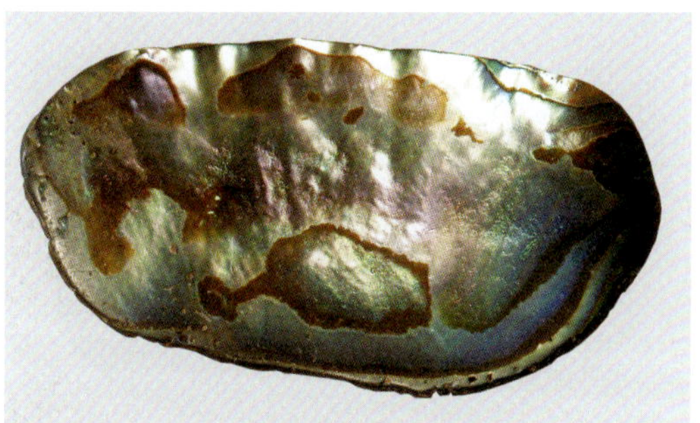

*Abalone-Schale.*

**Mineralklasse:** Karbonat, der organische Materialanteil beträgt maximal 4,5%; **Formel:** $CaCO_3$.

**Kristallsystem:** rhombisch; **Erscheinungsbild:** häufig über handflächengroße silbrig-weiß und bunt schillernde Schalen; **Mohshärte:** 3–4; **Dichte:** 2,60–2,78; **Spaltbar-**

**keit:** keine; **Bruch:** uneben; **Transparenz:** undurchsichtig, selten kantendurchscheinend; **Farbe:** Farbspiel durch Lichtbeugung an den schindelförmig aufgebauten Aragonitschichten und an Zwischenschichten von Conchyn, blaugrün bis bronzefarbig schillernd; **Glanz:** typisch perlmuttartig; **Strichfarbe:** weiß.

**Vorkommen:** **Perlmutt allgemein:** in gemäßigten und tropischen Ozeanen vor China, Japan, Mexiko, Myanmar, Peru, Polynesien, Südafrika, Persischer Golf, Sri Lanka; **Paua-Muscheln:** Neuseeland.

**Verwechslung:** keine.

**Fälschungen:** werden als See-Opal oft grün oder blau eingefärbt. Kunststoffüberzüge, Dubletten kommen vor.

**Im Handel** als polierte Schale oder abgerundetes Scheibchen, oft als Anhänger erhältlich.

**Wirkung der Ionen:** Calcium (Aufbau, Schutz, Stabilität).

**Organwirkung:** Haut, Herz.

**Körperlich:** stärkt das Muskelgewebe, besonders des Herzens; gut bei degenerativen Wirbelsäulenbeschwerden; regt die Enzyme zur Produktion von Karotin an (nach Gurudas); harmonisiert die Aktivität der Thymusdrüse; (nach Gurudas); lindert bei vergrößerten Mandeln; schützt gereizte und entzündete Haut und Schleimhaut, lindert Juckreiz (nach Gienger); verbessert Rückfettung und Sonnentoleranz der Haut (nach Kühni/von Holst); reduziert Entzündungen der Sinnesorgane (nach Gienger); wirkt auf die für Unterkiefer, Kiefergelenke, Zähne, Rachenraum zuständigen Nerven (nach Pelz).

**Seelisch:** bringt den Ätherkörper in Einklang (nach Gurudas); bringt Frohsinn und Schutz für sensible Gemüter; gut bei innerer und sozialer Unsicherheit; nimmt die Angst vor erneuter Enttäuschung, harmonisiert körperliches und geistiges Wachstum (nach Gienger); hilft zarte und empfindsame Seiten bei sich selbst anzunehmen und bei anderen zu achten; hilft das Lachen wieder zu lernen (nach Trendelkamp). Fördert die seelische Entwicklung und das Selbständigerwerden im richtigen Tempo bei Kindern (nach Kühni/von Holst).

**Anwendung:** Abalone wird als Heilstein eher selten verwendet, ist aber als Schmuckstein beliebt. Wird aufgelegt, in der Tasche oder als Schmuck getragen, als Steinkreis gelegt und als Essenz eingenommen oder als Heilsteinwasser getrunken.

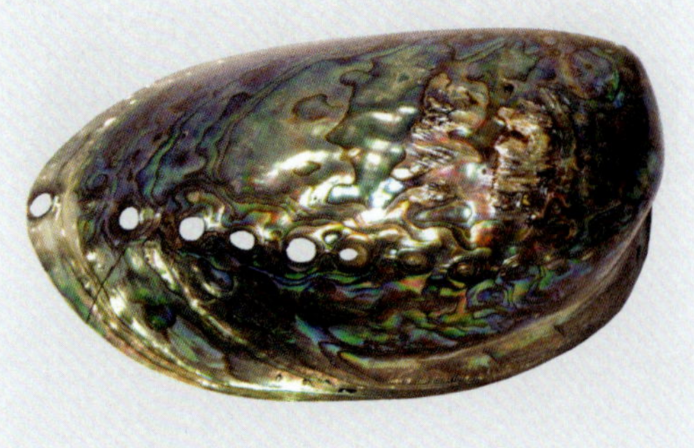

*Paua-Muschel geschliffen.*

**In der klassischen Heilsteinliteratur:** Plinius. **Moderne Autoren:** Gurudas, Gienger, Melody, Kühni/von Holst, Pelz, Sperling, Trendelkamp.

**Homöopathische Verwendung:** Calcium carbonicum (Muschelkalk) bei körperlichen Entwicklungsdefiziten und großer Schüchternheit.

**Astrologische Zuordnung:** Merkur in Krebs (nach von Holst).

**Feng-Shui-Zuordnung:** Ernährungszyklus Element Metall – Element Wasser (nach von Holst).

**Chakra:** Herzchakra (nach Gurudas).

**Meditations-Zuordnung:** Kindlichkeit.

**Pflege:** Abalone kann gut mit Salzwasser abgewaschen und energetisch gereinigt werden.

# Achat

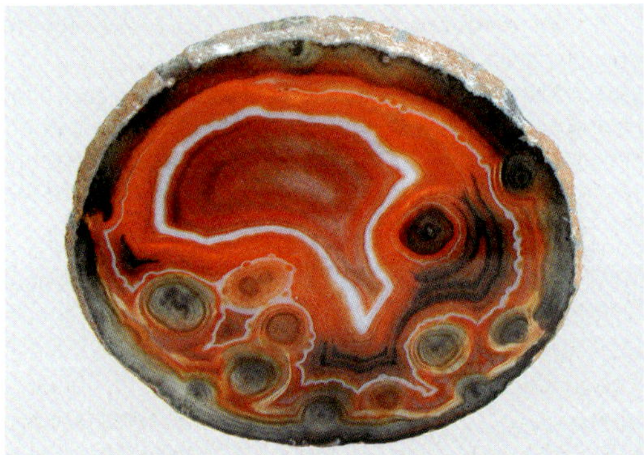

*Achat mit Gehirnsignatur.*

**Name:** nach dem sizilianischen Fluss Achates, in dessen Tal er jedoch nicht zu finden ist. Der heutige Achates entspricht nicht dem antiken Fluss (dieser könnte eher der Carabi oder der Cannitello sein, welche beide Achat-Fundstellen bieten). Eng.: Agate.

**Synonyme:** Achates, Achat, Agat, Agatin, Agatstein, Agtstein, Echites.

**Mineralogie:** Achate sind feinfaserige, mikrokristalline Quarze aus der Chalcedon-Familie. Sie entstehen primärhydrothermal bei Temperaturen von 100 bis 200°C, in vulkanischen Gebieten in blasenartigen Hohlräumen erkaltenden Lavagesteins. Beim allmählichen Erstarren und Austrocknen der Kieselsäure lagert sich eine Quarzschicht nach der anderen ab, was zu vielfältigen Zeichnungen und Mustern führt. Sie weisen eine extreme Varietätenbreite auf, charakteristisch jedoch sind die farblich oder strukturell deutlich voneinander abgesetzten Bänderungen. Diese einzelnen Bänderungsschichten können aus Chalcedon, Kristallquarzen, Jaspis oder amorphem Opal bestehen. Zwischen den meist mikrokristallinen Quarzkristallen oder Schichten eingelagert finden sich auch weitere Mineralien wie Hämatit ($Fe_2O_3$), Limonit (FeOOH), Goethit (FeOOH), Chlorit $[(Fe,Mg,Mn)_6 |[OH]_8|(Al,S)_4O_{10})]$, Calcit ($CaCO_3$).

**Mineralklasse:** Quarzmineral der Chalcedon-Gruppe und der IV. Mineralklasse, der Oxide; **Formel:** $SiO_2$ + Al,Ca,Cr,Fe,Mg,Mn,Na,Ni; die verschiedenen Färbungen des Achats entstehen meist durch Eisenverbindungen.

**Kristallsystem:** trigonal; **Erscheinungsbild:** bildet mikrokristalline Kristalle, die jedoch einzeln nicht mit dem bloßen Auge zu erkennen sind; **Mohshärte:** 6,5–7; **Dichte:**

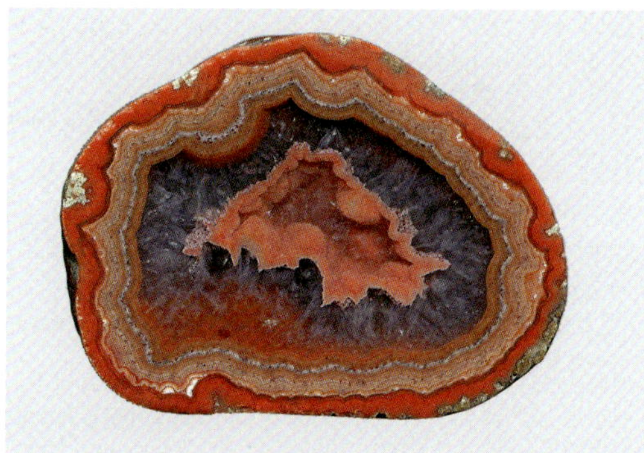

*Achat mit Gebärmuttersignatur.*

2,6–2,65; **Spaltbarkeit:** keine; **Bruch:** muschelig, uneben; **Transparenz:** durchscheinend, selten undurchsichtig; **Farbe:** braun, sandfarben, gelb, grau, hellblau, grünlich, rot, orange oder schwarz; alle Farbkombinationen aus den oben genannten Farben sind möglich, mit verschieden gestreifter Bänderungen und Mustern; **Glanz:** wachsartig; **Strichfarbe:** weiß.

**Varietäten:** **Aprikosen-Achat:** rosa bis aprikosenfarbiger, leicht gestreifter Achat; **Augen-Achat:** mit konzentrischen Ringen, an Augen erinnernd; **Band-Achat:** mit gleichförmig schaliger Bänderung; **Bunt-Achat:** durch unterschiedliche Eisenverbindungen mehrfarbig; **Dendrit-Achat:** mit verzweigten Mangan-Dendrit; **Festungs-Achat:** mit zackiger, an Festungsgrundrisse erinnernder Zeichnung; **Feuer-Achat:** mit Lagen von bunt, meist rot schillerndem Edel-Opal; **Flammen-Achat:** Geoden mit flammen- bis wellenähnlich gezeichnetem Rand; **Fleisch-Achat:** rot bis fleischfarben; **Friedens-Achat:** weiß, leicht gebändert aus Südafrika; **Korallen-Achat:** mit korallenähnlicher Zeichnung; **Crazy-Lace-Achat:** Achat mit bizarrer Zeichnung aus Mexiko; **Landschafts-Achat:** mit an Landschaftsbilder erinnernder Zeichnung; **Paraiba-Achat:** Achate in drei- oder vieleckigen Hohlräumen; **Röhren-Achat:** mit röhrenartigen Einschlüssen; **Schicht-Achat:** mit lagigen Bildungen; **Schlangen-Achat:** mit schlangenhautähnlicher Oberflächenstruktur; **Stern-Achat:** Achatfüllung in rissigen Rhyolith- oder Quarzporphyrknollen (siehe Amulettstein); **Trümmer-Achat:** aus Achatbruchstücken, die durch neue Achatbildung verkittet sind; **Turitella-Achat:** mit fossilen Bestandteilen der Turitella-Schnecke; **Uruguay-Achat:** mit geraden, ebenen Bändern im unteren Segment, oft mit Amethyst durchsetzt; **Wasser-Achat (Emhydro):** mit natürlich eingeschlossenem Wasser; **Wolken-Achat:** mit wolkenähnlichen blauweißen, trüben Partien.

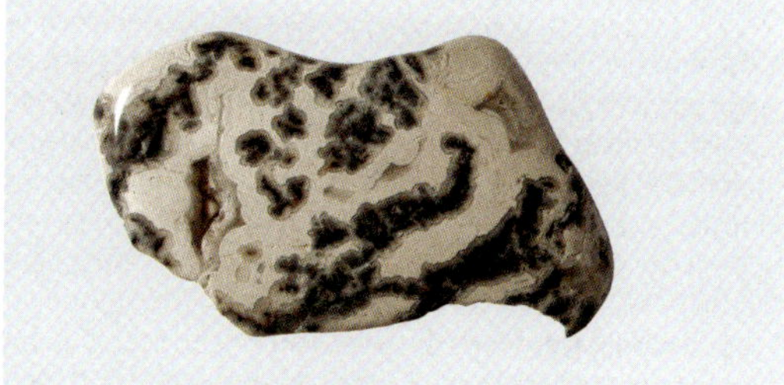

*Dendriten-Achat-Trommelstein.*

**Vorkommen:** Äthiopien, Armenien, Australien (Agate Creek, Queensland), BRD (Idar-Oberstein, Schwarzwald, Sachsen), Brasilien (Rio Grande do Sul), Botswana, Bulgarien, China (Mongolei), GUS (Ural), Indien (Ratnapur, Kathiawar), Island, Italien (Fassatal), Jemen, Kasachstan, Madagaskar, Mongolei, Marokko, Mexiko (Chihuahua), Mongolei, Namibia, Tschechien (Kozakov), Uruguay, USA (Idaho, Oregon).

**Verwechslung:** kann mit gebändertem Flint oder Hornstein, gebändertem Jaspis oder gebändertem Rhyolith (Aztekenstein, Dr.-Liesegang-Stein) verwechselt werden. Da zwischen all diesen Steinen fließende, natürliche Übergänge bestehen, ist eine systematische Einordnung schwierig.

**Fälschungen:** häufig, jedoch leicht erkennbar. Achate sind aufgrund ihrer Porosität durch Kochen in Farblösungen leicht färbbar und werden magentarot, apfelgrün, dunkelgrün, kobaltblau, tiefschwarz, lila und pink oder violett gefärbt. Das **Färben** von Achaten ist ein traditionelles Handwerk in Idar-Oberstein, daher die Normalität und nach den CIBJO-Regeln nicht deklarationspflichtig. Durchs Mikroskop ist die Farbe in den Spalten zu sehen; grelle Farbtöne wie Rosa oder Violett sind mit bloßem Auge als künstliche Veränderung zu erkennen. Bezeichnungen wie etwa Grün-Achat, Rot-Achat und Schwarz-Achat geben einen Hinweis auf eine künstliche Färbung. Aufgrund der in der Regel toxischen Farbpigmente sowie aus grundsätzlichen Überlegungen eignen sich gefärbte Mineralien nicht für den Einsatz am Körper.

Zur Farbverbesserung wird Achat **gebrannt,** was zur Intensivierung einer natürlichen Rottönung führt, **paraffiniert** und **geölt,** seltener auch **oberflächenlackiert.** Viel öfter jedoch wird Achat als Karneol-, Onyx-, Sarder- oder Sardonyximitation, auch grün gefärbt als Smaragdimitation angeboten. Von Hand gemalte »Dendriten« in Dendriten-Achaten sind bekannt.

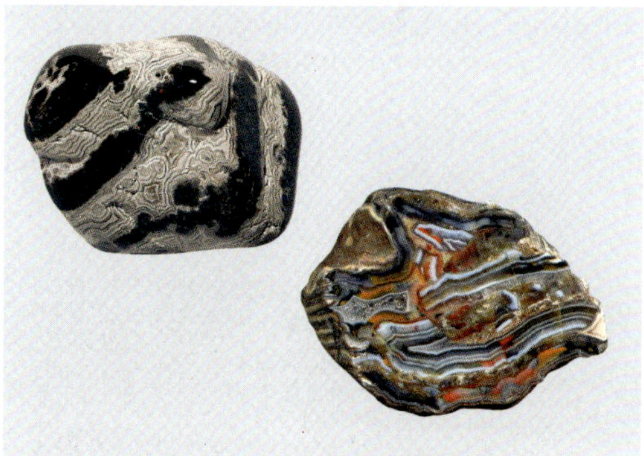

*Lace-Achat und Trümmer-Achat, Trommelsteine.*

**Im Handel** ist Achat als Rohstein, Geode oder Druse, Trommelstein, Anhänger, Bi-Scheibe, Kugelkette, Buddha-Tikra, Scheibe (oft mit zentraler Bergkristallfüllung oder Signaturzeichen), geschliffen als Kugel oder andere Kunstgegenstände sowie als Essenz und Elixier erhältlich.

**Organwirkung:** Auge, Bindegewebe, Blut, Gebärmutter, Gehirn, Genitalien, Haut, Lymphe, Magen, Milz, Nerven, Netzhaut, Nieren, Tränenkanal. Je nach Farbe und Si-gnaturzeichen kann die Wirkung sehr unterschiedlich sein (siehe einzelne Achat-Varietäten).

**Körperlich: allgemein:** wirkt gemäß der Signaturenlehre vorrangig auf das Organ bzw. jene Erkrankung, denen er der Wahrnehmung des Anwenders nach zu ähneln scheint bzw. an die er erinnert. Stärkt und regeneriert Bindegewebe und alle aus mehreren Gewebeschichten bestehenden Organe, insbesondere Hohlorgane. **Augen-Achat:** hilft bei Augenerkrankungen, Augenermüdung, besonders bei trockenen, brennenden Augen; angezeigt bei Bindehautentzündung, Netzhautreizungen, drohender Netzhautablösung; gegen Gerstenkorn sowie grünen Star; schützt die Gefäßwände, stärkt Prostata und Blase (nach Gienger). **Aprikosen-Achat:** fiebersenkend durch Schweißbildung; bessert kalte Extremitäten. **Band-Achat (Schicht-Achat):** gegen Krampfadern; verbessert Elastizität der Gefäßwände; kräftigt die Peristaltik; mildert Asthmaanfälle; bessert Gleichgewichtsstörungen; stärkt Bänder und Sehnen; langfristig bei Haltungsschwächen unterstützend. **Baum-Achat:** siehe dort. **Blauer Achat:** siehe Chalcedon. **Botswana-Achat:** lindert Kopfhautjucken (nach Pelz), Hautausschläge, regeneriert angegriffene Haut; gegen Störungen des zentralen Nervensystems; verbessert die Nährstoffversorgung im Gewebe durch Diffusion, bessert Bindegewebsschwäche (nach Kühni/von Holst). Schützt vor Röntgenstrahlung, bei Lungenschäden durch Rauchvergiftung (nach Gurudas). **Bunter Achat:** beschleunigt Abheilungsvorgänge; verbessert die Sekretion der Drüsen. **Crazy Lace:** bei Juckreiz; regt Gewebestoffwechsel an; verbessert die Nährstoffversorgung der Hautschichten (nach Kühni/von Holst), fördert Gewebeentgiftung; sehr gut bei Infektionen, Insektenstichen, Krampfadern und Hämorrhoiden (nach Gienger). **Dendriten-Achat:** bei Haut-, Schleimhaut-, Lungen-, und Dickdarmbeschwerden; fördert die Entschlackung (nach Gienger) und Versorgung des Gewebes (nach von Holst); bessert Bindegewebsschwäche. **Festungs-Achat:** lindert Blasenentzündung; bei Inkontinenz und Harnverhalten; harmonisiert die Prostata; entgiftend bei Insektenstichen. **Feuer-Achat:** bessert epileptische Anfälle, hilft bei chronischer Darmentzündung, bei Verstopfung, Durchfall und Blähungen (nach Gienger); beschleunigt den Zellstoffwechsel, die Zellerneuerung und das Zellgedächtnis, regt das endokrine System an (nach Gurudas); hilft bei allgemeinen Hautkrankheiten (nach Pelz). **Flammen-Achat:** bei Grippe; gegen Gebärmutterentzündung; bei Hauterscheinungen wie Schrunden, Narben und Dehnungsstreifen; **Korallen-Achat:** fördert die Regeneration, wirkt belebend, regt die Zellaktivität an. **Achat, rot, Fleisch-Achat:** hilft bei Pilzbefall der Schleimhäute (nach Pelz); bei Rheuma; mildert Allergien und Appetitlosigkeit; kräftigt Blutgefäße; wirkt bei Durchblutungsstörungen und kalten Fingern; stärkt Magen und Darm. **Schlangenhaut-Achat:** bei atrophischen Hautstörungen; stärkt Gehirn und Stoffwechsel; aktiviert Lymphfluss; baut Verschleimung ab (nach Gienger); verbessert trockene Augen und Schleimhäute; unterstützt das Abhusten und mildert die Reizbarkeit bei allergischem Asthma. **Stern-Achat:** bei Leberstauung; **Trümmer-Achat:** gegen Wetterfühligkeit nach Knochenbrüchen, insbesondere Splitterbrüchen. **Uruguay-Achat:** gegen Gelenkschwellungen; reinigt auch tiefe Gewebeschichten; bei Unverträglichkeiten, interessant bei Divertikeln; unterstützt Entschlackungskuren (nach Kühni/von Holst). **Wasser-Achat (Enhydro):** ist der beste Schwangerschaftsschutzstein (traditionell); schützt alle Hohlorgane; reguliert Wasser- und Hormonhaushalt (nach Gienger). **Weißer Achat (Friedens-Achat):** stabilisiert und beruhigt die Schleimhäute; gegen Heuschnupfen; schützt die Netzhaut; lindert Hormonstörungen; guter Schwangerschaftsschutzstein. **Wolken-Achat:** bei Nierenentzündung und Nierensteinen; bei Ödemen; verbessert den Lymphfluss.

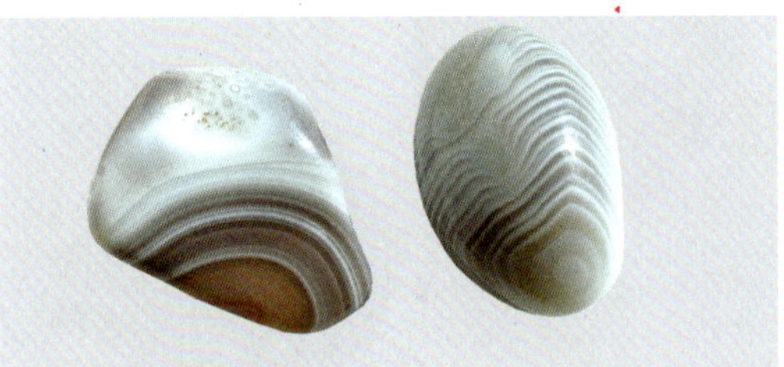

*Botswana-Achat-Trommelsteine.*

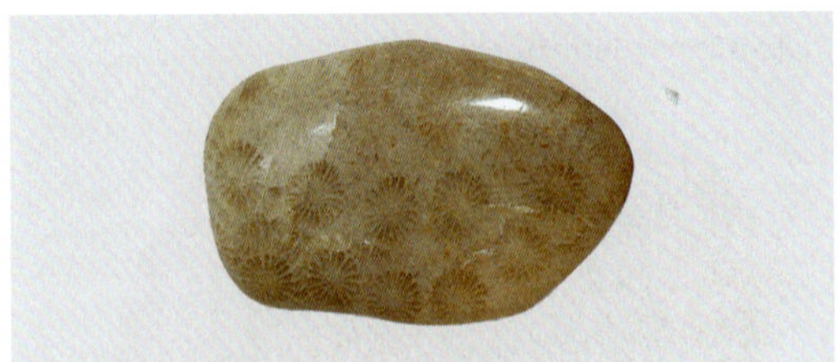

*Korallen-Achat »Petoskeystein«, verkieselte Koralle.*

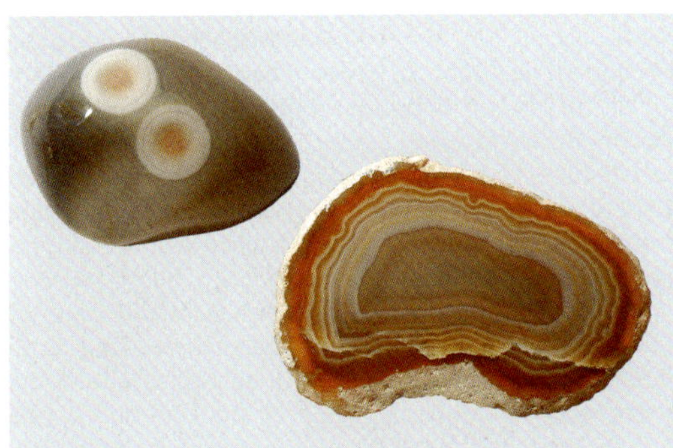

*Achat mit Augensignatur, Trommelstein,*
*Band-Achat mit Hohlorgan-Signatur, Scheibe.*

**Seelisch: allgemein:** stärkt Selbstvertrauen und zerstreut Zweifel; fördert Rückzug, um sich auf Wesentliches zu besinnen, und Verinnerlichung, hilft Ablenkungen zu ignorieren; regt Bilderwelt und Fantasie an, fördert aber gleichermaßen den Realitätssinn und die Suche nach einfachen Problemlösungen (nach von Holst). Stärkt den Tastsinn (nach Rudolf Steiner). **Augen-Achat:** hilft die eigene Mitte zu finden und die wahren eigenen Prioritäten zu erkennen; verbessert die Abgrenzung und hilft Ablenkung zu vermeiden; schließt mit der Zeit Löcher in der Aura (nach Kühni/von Holst); bei Alpträumen; hilft standfest den Dingen ins Auge zu schauen (nach Gienger). **Band-Achat, Schicht-Achat:** verbessert den solidarischen Gemeinschaftssinn innerhalb ei-

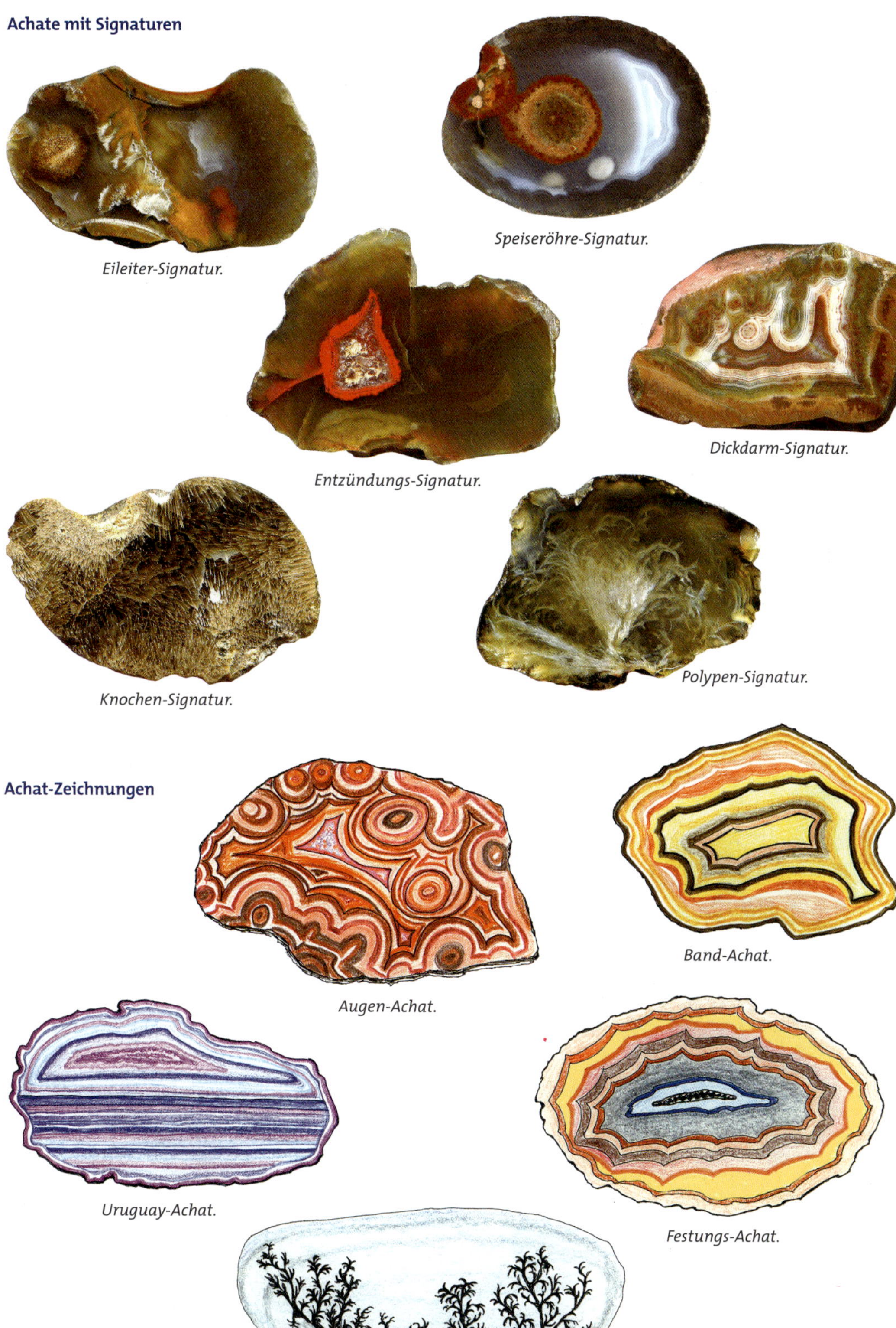

## Achate mit Signaturen

*Eileiter-Signatur.*

*Speiseröhre-Signatur.*

*Entzündungs-Signatur.*

*Dickdarm-Signatur.*

*Knochen-Signatur.*

*Polypen-Signatur.*

## Achat-Zeichnungen

*Augen-Achat.*

*Band-Achat.*

*Uruguay-Achat.*

*Festungs-Achat.*

*Dendriten-Achat.*

ner Interessensgruppe; hilft bei Arbeitsteilung seinen Teil gut zu machen; ordnet das Traumgeschehen (nach von Holst). **Baum-Achat:** siehe dort. **Blauer Achat:** siehe Chalcedon. **Botswana-Achat:** verhilft zu größerer Wahrnehmungsfähigkeit; verbessert die Kreativität und unterstützt den Gefühlsausdruck trotz Hemmungen, ohne sich zu sehr zu öffnen (nach von Holst); balanciert den Emotionalkörper aus, lindert Lethargie (nach Gurudas). **Bunt-Achat:** mildert seelische Schmerzen; verbessert die Integration von Erfahrungen; weckt persönliches Interesse an der Umwelt. **Crazy Lace:** fördert wache Teilnahme am Geschehen; bringt Bewegung in das Gedankenleben; hilft Gewohnheiten zu verändern (nach Gienger). **Dendriten-Achat:** hilft mit Kompromissen zu leben; lehrt, aus der Not eine Tugend zu machen und Gelegenheiten für sich zu nutzen (nach Kühni/von Holst); hilft Grenzverletzungen zu verarbeiten und gibt Kraft, um Unangenehmes zu konfrontieren (nach Gienger). **Festungs-Achat:** vermittelt Schutz und Geborgenheit; löst innere Spannungen; macht stabiler gegen äußere Einwirkungen; fördert das logisch-rationale Denken, die analytische Fähigkeit und die Genauigkeit; hilft pragmatische Lösungen zu finden und vermeidet Ablenkung. **Feuer-Achat:** vermittelt eine positive Einstellung zum eigenen Körper, hilft Sexualität zu genießen; macht unbeschwert, fröhlich, optimistisch und gibt Mut zum ersten Schritt (nach Gienger); verbindet Sexual- und Herzchakra; verbessert das Unterscheidungsvermögen (nach Gurudas). **Flammen-Achat:** begeistert für Neues; hilft Verletzungen zu verarbeiten. **Rosa Achat, Aprikosen-Achat:** regt an, das Naheliegende anzupacken; hilft Dinge mit den Augen des Herzens zu betrachten. **Roter Achat,** Fleisch-Achat: lässt kopflastige Menschen einen körperlichen Blickpunkt einnehmen und sich im Leib zuhause fühlen; macht bodenständig und tüchtig (nach Kühni/von Host). **Schlangenhaut-Achat:** hilft vernünftig zu bleiben; bei Klärungsbedarf, wenn die Gefühle zu

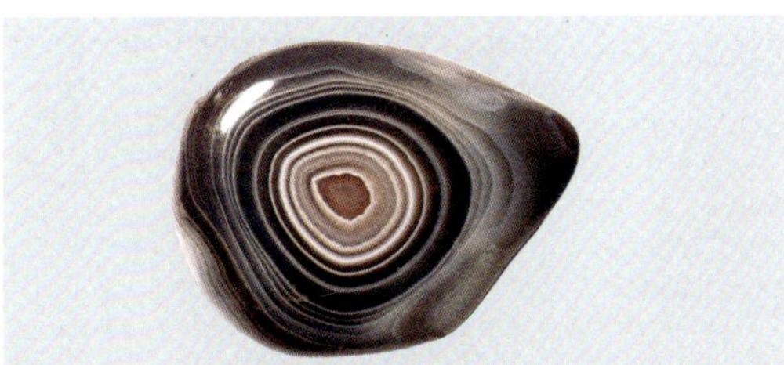

*Botswana-Achat mit Haut- und Bindegewebe-Signatur.*

intensiv sind. **Stern-Achat:** siehe Amulettstein. **Trümmer-Achat:** verbessert die Integration verwirrender Lebensereignisse; hilft mit den Gegebenheiten zurechtzukommen und zu improvisieren; macht tolerant und kreativ (nach Kühni/von Host). **Turitella-Achat:** vermindert Stress und Verbitterung; vermittelt ein Bewusstsein für genetische Entwicklungslinien auf Zellebene (nach Kühni/von Host). **Uruguay-Achat:** reinigt die Gefühle und hilft Gefühlsverletzungen bewusst zu machen; fördert die Aussprache; bringt das persönliche Wertesystem zu Bewusstsein und fördert entsprechende Handlungsentscheidungen (nach Kühni/von Holst). **Wasser-Achat (Enhydro):** ermöglicht stille Freude, Heiterkeit und stärkt das Urvertrauen. **Weißer Achat, Friedens-Achat:** vermittelt Schutz und Geborgenheit; wirkt gegen Aggressionen und fördert innere Ruhe und Besonnenheit; bewirkt ein ruhiges und beschauliches Betrachten des Lebens und die bewusste Verarbeitung der Lebenserfahrung mit geistiger Reife, innerer Stabilität und Realitätssinn. **Wolken-Achat:** vermittelt Leichtigkeit und hilft Interessensbereiche auszudehnen.

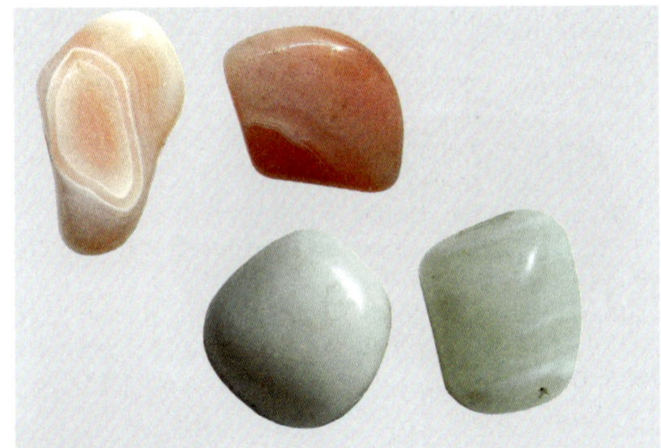

*Oben: Rosa Aprikosen-Achat, unten: weißer Friedensachat, Trommelsteine.*

**Anwendung:** Achat wird direkt längere Zeit als Bi-Scheibe, Kugelkette, Buddha-Tikra am Handgelenk oder Trommelstein in der Hosentasche getragen; als Scheibe auf die Haut gelegt; als Achatwasser, -elixier oder -essenz getrunken; als Achat-Rohstein, Scheibe und Geoden sowie Wasser-Achat zur meditativen Betrachtung aufgestellt; als Rohstein zur Steinkreismeditation verwendet.

Es empfiehlt sich, die Auflagezeit der Organuhr anzupassen, wenn Achate mit Signaturzeichnungen verwendet werden.

**In der klassischen Heilsteinliteratur** ist Achat bei Plinius, Celsius, Dioscurides, Avicena, Hildegard von Bingen, Marbod von Rennes, Adam Lonicer und Paracelsus beschrieben. **Stein der Bibel:** 2. Moses 28. **Moderne Autoren:** Ahlborn, Beeler, Bind-Klinger, Börner, Boschnik, Braunger, Brusius, Chocron, Cloos, Dow, Duda, Franzen, Gienger, Graf, Guhr, Gurudas, Heider, Hofmann, Huber, Johari, Klinger-Ratz, Kluge, Korse, Kühni/von Holst, Labacher, Laroche, Lopes, Lorenzo, Maier, Markham, Mastny, Melody, Menrow, Musil, Novak, Paulin, Pelz, Peschek-Böhmer, Pöttinger, Ray, Richardson, von Rohr, Scharner, Schaufelberger-Landherr, Schelhas, Scholz, Schreiber, Schwarz, Sharamon, Siebenthal, Sienko (Feuer-Achat), Sonnenberg, Sperling, Staab, Storm-Kull, Thölken, Vorreiter, von Wechmar, Weltler, Werner.

Achat ist ein gut getesteter Heilstein.

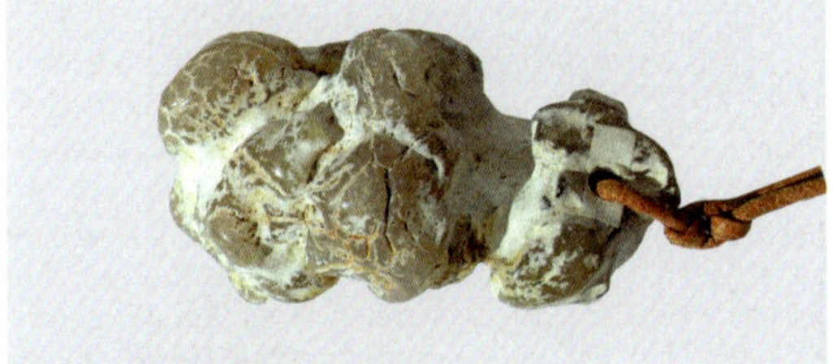

*Schlangenhaut-Achat-Anhänger.*

**Astrologische Zuordnung: Blut-Achat:** Widder, Stier, Skorpion; **Botswana-Achat:** Skorpion, Aszendent Krebs ;

**Feuer-Achat:** Mond in Widder; **Wasser-Achat** (Enhydro): Mond in Krebs; Bube der Kelche (alle nach von Holst).

**Tarot-Zuordnung:** Königin der Münzen (nach Hofmann) Bube der Kelche (nach von Holst).

**Chakra-Zuordnung:** Basischakra: rot; Solarplexus-Chakra: braun, blau; Kehlkopfchakra: blau.

**Meditations-Zuordnung:** Heimat, Kraft, Zutrauen.

**Feng-Shui-Zuordnung:** Schildkröten-Aspekt, Ernährungszyklus Element Metall – Element Wasser.

**Pflege:** Achat einmal wöchentlich unter fließendem Wasser reinigen, mit Hämatit-Ministeinchen entladen und zum Aufladen über Nacht in Vollmondlicht legen.

# Adamin

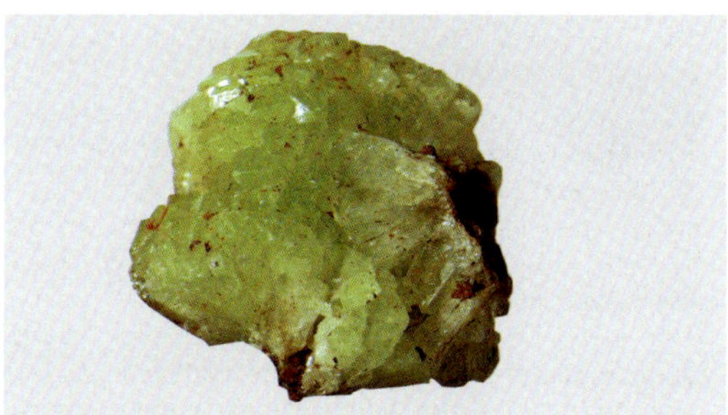

*Adamin-Kristall.*

**Name:** benannt von C. Friedel 1866, nach dem französischen Mineralogen Gilbert J. Adam (1795–1881), der das Mineral untersuchen ließ. Engl.: Adamite.

**Synonyme:** Zinkarsenat.

**Mineralogie:** Adamin entsteht sekundär als Verwitterungsprodukt in der Oxidationszone von Blei-Zink-Lagerstätten. Dabei wird Arsensäure durch die Verwitterung von Arsenverbindungen freigesetzt, welche sich mit den zinksulfid- und zinkoxidhaltigen Erzen verbindet.

**Mineralklasse:** Zinkmineral der Halbmetall-Gruppe und der VII. Mineralklasse, der Arsenate; **Formel:** $Zn_2[(OH)AsO_4]$ + Cu,Co,Fe,Mg; farbgebende Metalle sind Kupfer (grün, Cuproadamin), Kobalt (rosa bis violett Kobaltadamin) oder Eisen (gelb).

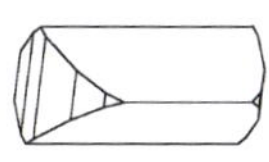

**Kristallsystem:** rhombisch; **Erscheinungsbild:** bildet nur selten kleine säulige, prismatische bis nadelige, dipyramidale oder tafelige, oft flächenreiche Kristalle, welche verzwillingt sein können, sowie kleinkörnige, knollige, traubig, krustige, nierige radialstrahlige Aggregate, meist in Drusen aufgewachsen; **Mohshärte:** 3,5; **Dichte:** 4,32–4,48; **Spaltbarkeit:** gut; **Bruch:** halbmuschelig bis uneben; **Transparenz:** schwach durchsichtig bis durchscheinend; **Farbe:** farblos, weiß, leuchtend gelbgrün, grün, blau, violett bis rosa, bisweilen zonar gefärbt; **Glanz:** lebhaft glasartig; **Strichfarbe:** weiß; leicht schmelzbar unter Arsengeruch; leicht löslich in verdünnten Säuren; **Lumineszenz:** manchmal grünweiß, zitronengelb unter UV.

**Varietäten:** Aluminium-Adamin: bis 6 % Aluminiumoxid, blau; Cobalto-Adamin: bis 5 % Kobaltoxid, rosa bis violett; Cupro-Adamin: bis 23 % Kupferoxid, grün.

**Vorkommen:** selten: BRD (Lahr/Schwarzwald), Chile (Chanarcillo), China, Frankreich (Cap Geronne), Griechenland (Lavrion), Mexiko (Durango), Namibia (Tsumeb), Österreich (Rädelgraben), USA (Utah).

**Verwechslung:** Die Kristallform ist charakteristisch; Adamin und Cupro-Adamin können mit Legrandit, Libethenit, Olivenit, Skorodit, Stellerit verwechselt werden; **Unterscheidung:** Dichte, Farbe, mineralogisch-gemmologisch, chemisch.

**Fälschungen:** sind nicht bekannt, jedoch Farbintensivierungen durch Bestrahlung.

**Im Handel** ist Adamin als Einzelkristall oder kristalline Sammlerstufe, meist in Matrix erhältlich.

**Wirkung der Ionen:** Arsen (aktivierend, Intensivierung), Zink (Sinneswahrnehmung, Regeneration, Ruhe).

**Organwirkung:** Herz, Hormondrüsen, Kehlkopf, Lunge.

**Körperlich:** verbessert die Lungendurchblutung; aktiviert endokrine Drüsen (nach Melody); wirkt regenerierend auf Haut und Schleimhäute; schärft die Sinne, vor allem das Farbempfinden; beschleunigt die Rekonvaleszenz nach schweren Erkrankungen (nach Sperling); schärft die Wahrnehmungssinne: Augen, Geschmack, Ohren, Tastsinn (nach Kühni).

**Seelisch:** sorgt für innere Kraft bei emotionalen Problemen; hilft eigene Gefühle zu äußern; fördert den Mut, Unbekanntes – auch neue Gedanken und Ideen – zu wagen (nach Melody); hilft das Krankheitserlebnis zu verarbeiten (nach Sperling); verbindet den Verstand mit dem Gefühl und verleiht in Herzensdingen Stabilität (nach Melody); verbessert die Verbindung zur geistigen Welt und schenkt tiefe Visualisationskraft (nach Kühni).

**Anwendung:** Adamin wird als Kristall direkt auf die Haut über das Basischakra oder Stirnchakra gelegt; als Kristallgruppe zur meditativen Versenkung oder als Steinkreis aufgestellt.

**In der klassischen Heilsteinliteratur** ist Adamin nicht beschrieben. **Moderne Autoren:** Gienger, Kühni/von Holst, Melody, Paulin, Sienko, Sperling.

Adamin ist ein selten verwendeter, aber geprüfter Heilstein.

**Astrologische Zuordnung:** Krebs (nach Melody), Uranus in Krebs (nach von Holst).

**Chakra-Zuordnung:** Sakral- und Herzchakra.

**Meditations-Zuordnung:** Regeneration und Stärke.

**Pflege:** Adamin einmal wöchentlich unter fließendem Wasser reinigen, mit Hämatit-Ministeinchen entladen und zum Aufladen zwei Stunden in die Morgensonne legen.

**Vorsicht:** Adamin ist **giftig.**

# Adular

**Name:** benannt von Pini 1783, nach dem Berg Adula in Österreich. Engl.: Adular.

**Mineralogie:** Adular bildet sich primär in natriumhaltigen Pegmatiten; hydrothermal in Gängen und alpinoiden Klüften.

**Mineralklasse:** kaliumhaltiges Aluminiummineral der Mikroklin-Familie und der VIII. Mineralklasse, der Alumo-Gerüst-Silikate; **Formel:** $K[AlSi_3O_8]$ + Na; Varietät des Orthoklas (siehe Feldspat).

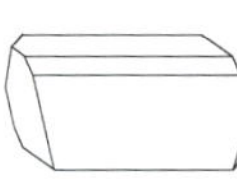

**Kristallsystem:** monoklin; **Erscheinungsbild:** kristallisiert schlank-prismatisch sowie als radialstrahlige oder körnige Aggregate; **Mohshärte:** 6–6,5; **Dichte:** 2,53–2,56; **Spaltbarkeit:** gut; **Bruch:** muschelig; **Transparenz:** durchsichtig bis durchscheinend; **Farbe:** milchweiß, grau, gelblich, aprikosenfarben, rosa, grünlich, bläulich; **Glanz:** stark glasartig; **Strichfarbe:** weiß; **Lumineszenz:** manchmal grünweiß, zitronengelb unter UV.

**Varietät:** Valencianit (nach dem mexikanischen Grubenfundort): milchig trüb.

**Vorkommen:** Frankreich (Val d'Isere), Mexiko (Valenciana), Österreich (Habachtal, Zillertal), Rumänien (Carnic), Schweiz (St. Gotthard), Sri Lanka.

**Verwechslung:** bildet typische Kristalle, kann jedoch mit Calcit und Quarz verwechselt werden; **Unterscheidung:** Härte, Spaltbarkeit.

**Wirkung der Ionen:** Aluminium (entsäuernd, Nüchternheit), Kalium (nervenstärkend, Intuition, innerer Frieden).

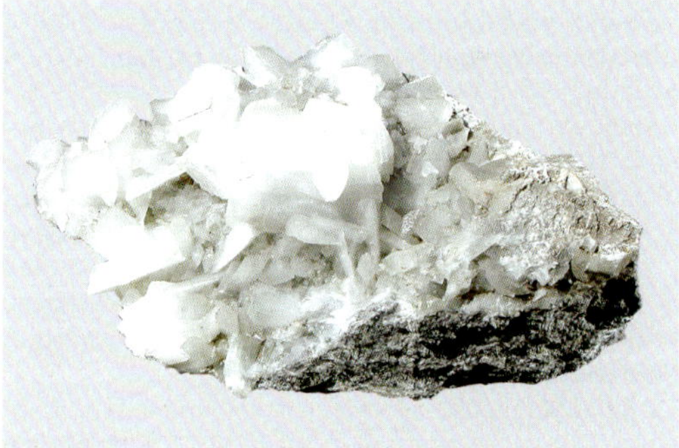

*Adular-Stufe.*

**Organwirkung:** vegetatives Nervensystem, Herz.

**Körperlich:** wird zur Behandlung von Schneeblindheit eingesetzt; lockert die Muskulatur, beruhigt bei Nervosität (nach Melody); macht reaktionsschnell und wach (nach Kühni).

**Seelisch:** fördert Hingabe an ein Ziel, eine Sache oder einen Menschen; verstärkt die praktische Seite unseres Charakters hilft den geeigneten Arbeitsplatz zu finden (nach Melody); hilft sich im Leben führen zu lassen, ohne selbst Verantwortung abzugeben; macht sensible und sensitive Menschen lebenstüchtig; hilft sich für eine Aufgabe zu öffnen und sich ihr zu widmen (nach von Holst); steigert die Lebensfreude, hebt die Stimmung, wirkt antidepressiv und macht optimistisch (nach Gienger); löst Beklemmungsgefühle, mindert Unruhe und erleichtert das Einschlafen; verfeinert die Wahrnehmung der Sinne und hilft ein gutes Gespür für die richtige Handlung zum richtigen Zeitpunkt zu entwickeln (nach Gienger).

**Anwendung:** Adular wird als Kristall auf den Körper gelegt oder in der Tasche getragen, als Kristallgruppe zur meditativen Betrachtung oder als Steinkreis aufgestellt.

**In der klassischen Heilsteinliteratur** ist Adular nicht beschrieben. **Moderne Autoren:** Kühni/von Holst, Melody, Paulin.

Adular ist ein selten verwendeter Heilstein.

**Astrologische Zuordnung:** Krebs (nach Melody). Mond in Jungfrau (nach von Holst).

**Chakra-Zuordnung:** Herzchakra.

**Pflege:** Adular einmal wöchentlich unter fließendem Wasser reinigen, mit Hämatit-Ministeinchen entladen und zum Aufladen in eine Bergkristallgruppe oder in die Morgensonne legen.

# Ägirin

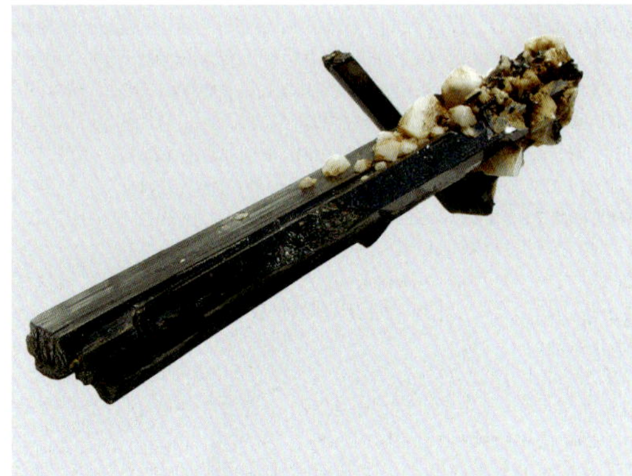

*Ägirin-Kristall mit Albit.*

**Name:** benannt von Berzelius 1835, nach dem nordischen Riesen Aegir, dem Gott des Meeres; von griech. *akme*, »Spitze«. Engl.: Aegirine, franz.: Aegyrine.

**Synonyme:** Aegirin, Aigirin, Akmit.

**Mineralogie:** Ägirin bildet sich fast ausschließlich magmatisch in natriumreichen Alkaligraniten und deren Pegmatiten; selten kontaktmetasomatisch bei hohen Temperaturen als Reaktionsprodukt alkalischer Magmen mit Nebengesteinen.

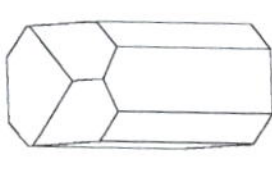

**Mineralklasse:** eisenhaltiges Klinopyroxen-Mineral der Diopsid-Augit-Gruppe und der VIII. Mineralklasse, der Ketten-Silikate; **Formel:** $NaFe_3 + [Si_2O_6]$ mit Ca, Al, Mn, Ti, V, Zr und Ce oft nur in Spuren.

**Kristallsystem:** monoklin; **Erscheinungsbild:** bildet häufig tafelige oder langprismatische eingewachsene Kristalle, oft Zwillingskristalle; sowie radialstrahlige, faserige und körnige Aggregate; **Mohshärte:** 6–6,5; **Dichte:** 3,43–3,6; **Spaltbarkeit:** gut und vollkommen; **Bruch:** uneben; **Transparenz:** undurchsichtig oder schwach durchscheinend; **Farbe:** dunkelgrün bis grünschwarz, auch rotbraun oder braunschwarz; **Glanz:** glasig, fettig, harzig; **Strichfarbe:** wenig charakteristisch: gelbgrau, bräunlich bis dunkelgrün; **Flammenfärbung:** gelb; löslich: schwach in Säuren; **Magnetismus:** schwach.

**Varietäten: Ägirin-Augit:** bis zu 9 % Manganoxid und 20 % Calciumoxid; **Blanfordit:** bis 4,7 % Manganoxid; **Kosmochlor:** bis zu 0,4 % Kaliumoxid und Chrom; **Dalmatinerstein** (schwarze Anteile sind Ägirin).

**Vorkommen:** selten: BRD (Eifel), Grönland, Großbritannien, Guinea, GUS (Kola), Italien (Isola Pantelleria, San Pietro/Sardinien); Kanada, Kenia, Nigeria, Norwegen (Langesundfjord), Portugal, Rumänien (Ditro), Schweden (Älvdalen), USA (Arkansas).

**Handelsware:** hauptsächlich Malawi, GUS (Kola, Sibirien); **Dalmatinerstein:** Mexiko.

**Verwechslung:** kann mit Aktinolith, Arfvedsonit, Hornblende und Schörl sowie anderen Pyroxenen und Amphibolen (Hornblende) verwechselt werden; **Unterscheidung:** chemisch, Flammenfärbung.

**Fälschungen:** sind nicht bekannt.

**Im Handel** ist Ägirin als Einzelkristall oder eingewachsene Kristallgruppe erhältlich.

**Wirkung der Ionen:** Eisen (belebend, spezifische Immunabwehr, Stärke), Natrium (kreislaufstärkend, Strukturierung, Selbstständigkeit).

**Organwirkung:** Nerven, Sehnen, Knochen.

**Körperlich:** bessert Immunstörungen; wird bei Nerven- und Muskelschmerzen, insbesondere bei Rückenschmerzen der Lendenwirbelsäule und der Schultern eingesetzt; sorgt für schnelle Linderung bei Verspannungen, kann Fersensporn zurückbilden (nach von Holst); wird zur Entstörung von Narben, auch Operationsnarben eingesetzt; verbessert die Koordination und gibt alltäglichen Bewegungsabläufen neue Leichtigkeit und Natürlichkeit (nach Kühni/von Holst).

**Ägirin-Augit:** wirksam bei Magen-Darm-Krämpfen, jedoch nicht bei Rückenschmerzen (nach von Holst).

**Dalmatinerstein** (siehe dort).

**Seelisch:** unterstützt die Selbstakzeptanz; gibt die Stärke, sich selbst treu zu sein und sich vom Gruppenzwang zu befreien; kann blockierte Gefühle lösen sowie eigene Einstellungen und Vorstellungen überprüfen und akzeptieren helfen (nach Melody); hilft Gefühle und Gedanken auseinanderzuhalten, um sie auf höherem Bewusstseinsniveau wieder zu verbinden, kann bei Mobbing eingesetzt werden (nach Kühni), unterstützt die Arbeit am eigenen Charakter, macht geduldig, wenn man sich zu streng beurteilt; bringt erstarrte Gefühle ins Fließen und verbessert so die persönliche Integrität (nach von Holst).

**Ägrin-Augit:** hilft mit Enttäuschung, heruntergeschlucktem Zorn und Erniedrigungen umzugehen; stärkt Konzentration und Ausdauer, wirkt Oberflächlichkeit entgegen (nach von Holst.

**Energetisch:** stärkt die Abwehr gegen das Absaugen der Körperenergie von außen.

**Anwendung:** Ägirin wird als Kristall auf die Haut gelegt bzw. aufgeklebt oder in der Hosentasche getragen, zur Massage oder Steinkreislegung verwendet und als Essenz eingenommen.

**In der klassischen Heilsteinliteratur** ist Ägirin nicht beschrieben. **Moderne Autoren:** Gienger, Kühni/von Holst, Melody, Paulin.

Ägirin ist ein leider selten verwendeter, aber geprüfter Heilstein.

**Astrologische Zuordnung:** Fische (nach Melody), Saturn im Skorpion (nach von Holst).

**Feng-Shui-Zuordnung:** Element Wasser, Ba-Gua-Bereich Karriere.

**Chakra-Zuordnung:** Halschakra (nach von Holst/Gienger), Herzchakra (nach Paulin).

**Pflege:** Ägirin einmal wöchentlich unter fließendem Wasser reinigen, mit Hämatit-Ministeinchen entladen und zum Aufladen auf eine Bergkristallgruppe oder in die Morgensonne legen.

# Aktinolith

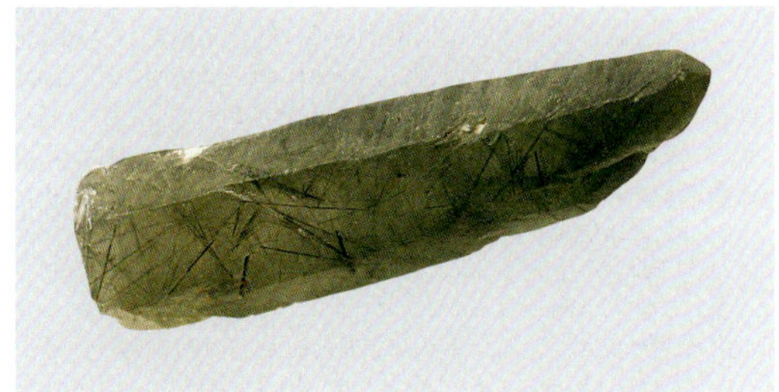

*Aktinolith-Quarz.*

**Name:** benannt von Kirwan 1794, nach griech. *aktis*, »Strahl«, lithos, »Stein«; der Name ist aufgrund der strahligen Aggregate gebräuchlich. Engl.: und franz. Actinolite.

**Synonyme:** Aktinolith-Asbest, Amianth, Grünstrahlstein, Kupfferit, Kymatin, Silbeloit, Strahlschörl, Strahlstein, Taphilit.

**Mineralogie:** Aktinolith entsteht tertiär-kontaktmetamorph in basischen Magmen, regionalmetamorph bei der Bildung vieler Glimmerschiefer, Grünschiefer und Serpentinschiefer, aber auch in Eklogiten, kontaktmetasomatisch in umgewandelten Kalksteinen und auf hydrothermal alpinoiden Klüften.

**Mineralklasse:** basisches, fluorhaltiges Magnesium-Eisen-Calcium-Mineral der Amphibol-Gruppe (zu der auch Hornblende und Anthophyllit zählen) und der VIII. Mineralklasse, der Ketten-Silikate; **Formel:** $Ca_2(Mg,Fe)_5\ (OH,F)_4\ (Si_4O_{11})_2$; sowie in wechselnden Mengen Na, Al, F und Cl; farbgebendes Metall ist das Eisen.

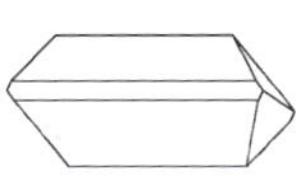

**Kristallsystem:** monoklin; **Erscheinungsbild:** bildet langprismatische, faserige Kristalle oder kurzfaserige, die sich bei parallelem Wachstum zu strahligen Aggregaten bündeln, meist in Muttergestein eingebettet; auch wirrstrahlige, freistehende, verfilzte, sehr kompakte Aggregate; **Mohshärte:** 5,5–6; **Dichte:** 2,9–3,4; **Spaltbarkeit:** gut bis vollkommen; **Bruch:** splittrig, uneben; **Transparenz:** durchsichtig bis undurchsichtig. **Farbe:** graugrün, grasgrün oder smaragdgrün bis dunkelgrün; **Glanz:** glasartig; **Strichfarbe:** weiß.

**Varietäten: Amianth:** aufgewachsene, freistehende, haarähnliche, geschwungene Fasern; **Byssolith:** haarähnliche, geschwungene Fasern; **Kymantin:** feinfaserig; **Nephrit:** dicht verfilzte, kompakte Aggregate aus reinem Aktinolith; **Smaragdit:** kurze grasgrüne, kompakte Aggregate; **Strahlstein:** lange, dunkelgrüne Fasern.

Aktinolithnadeln in Bergkristall werden als **Aktinolith-Quarz** bezeichnet; frühere und noch heute in der Esoterik zu findende Bezeichnung: **Thetis-Haar** (die feinen Aktinolithnadeln erinnern an das grüne Haar der griechischen Meeresgöttin Thetis). **Beschreibung:** klare bis milchig-trübe Quarzkristalle mit Einschlüssen von grünen Aktinolithnadeln oder -fasern.

**Prasemquarz** ist ein Aktinolith-Quarz, der den gesamten Kristall mit dichten, verfilzten Einschlüssen füllt.

**Weitere bekannte Vertreter** der Amphibol-Gruppe sind: Galaxyit (siehe Labradorit), **Glaukophan** (siehe dort), **Hornblende** (siehe dort).

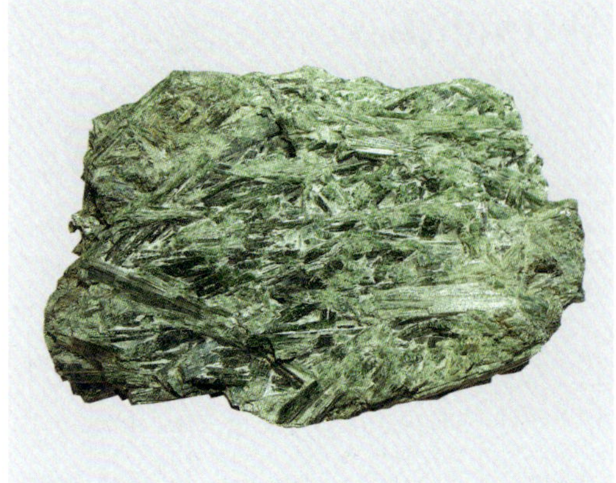

*Aktinolith-Stufe*

**Vorkommen:** Australien, Brasilien, Bulgarien, China (Kuen-Lun-Gebirge), BRD (Ehningen), Italien (Val Malenco), Kanada, Korsika, Madagaskar, Norwegen, Österreich (Zillertal), Polen (Slaski), Schweiz (Saastal), Schottland, Tansania, Tschechien (Sobotin), Uganda.

**Verwechslung:** Aktinolith kann mit Augit, Enstatit, Disthen, Diopsid, Tremolit und Turmalin verwechselt werden; Nephrit kann mit Jadeit und Serpentin verwechselt werden; **Unterscheidung:** sicher nur mineralogisch-gemmologisch.

**Fälschungen:** nur beim Nephrit sind Fälschungen durch Serpentin bekannt.

**Im Handel** sind die Aktinolith-Varietäten Smaragdit und Nephrit als Trommelstein und facettiert; Smaragdit als Rohstein und Aktinolith als Einzelkristall und Kristallgruppe, oft eingewachsen; Amiant und Byssolith als faseriges Aggregat erhältlich.

**Wirkung der Ionen:** Calcium (Spannkraft, Entwicklungsförderung), Eisen (Ausdauer, Antrieb, Kraft), Magnesium (krampflösend, Belastbarkeit, Positivität).

**Organwirkung:** Leber, Niere.

**Körperlich:** regt die Funktion der Leber- und Nierentätigkeit an (nach Gienger); wirkt anregend auf Stoffwechsel, Entgiftung und Ausscheidung; hilft die Bedürfnisse des Körpers bezüglich des Essens und der Bewegung besser zu erfüllen (nach von Holst). **Aktinolith-Quarz** regt Funktion von Leber und Niere an, fördert Entgiftung und Ausscheidung (nach Gienger), fördert alle Regenerationsprozesse. **Smaragdit** wirkt oft gegen Übelkeit und hilft Erbrechen auszulösen (nach von Holst).

**Seelisch:** wirksam bei Ängsten und Entscheidungsschwierigkeiten; bringt eigene Fähigkeiten ins Bewusstsein; unterstützt das Selbstwertgefühl (nach Peschek-Böhmer) und die Selbstachtung; ermöglicht innere Ausgeglichenheit, stärkt die Geduld und das Gespür für den richtigen Zeitpunkt (nach Gienger); erleichtert Kurskorrekturen im Leben; fördert die Bewusstheit und das Verständnis, für Abweichungen vom eigentlichen Ziel; stellt die Verbindung zum inneren Kind wieder her, macht instinktsicher im Handeln (nach von Holst); erleichtert Entscheidungen und die Festlegung von Prioritäten (nach Gienger); unterstützt bei geistiger Neuorientierung, erleichtert die Definition neuer Ziele sowie deren konsequente Umsetzung; verbessert das Konfrontationsvermögen, erleichtert es unangenehme Herausforderungen anzunehmen (nach von Holst). **Aktinolith-Quarz** hilft frühere Fehler, Irrtümer und Missverständnisse zu erkennen und daraus zu lernen (nach Gienger); hilft den gefundenen Kurs zu stabilisieren; verbessert den Umgang mit dem Faktor Zeit (nach Gienger).

**Anwendung:** **Aktinolith** und **Aktinolith-Quarz** wird als Anhänger über dem Herzchakra getragen; als Kristall mit einem hautverträglichen Pflaster direkt auf die betroffene Körperstelle (insbesondere im Bereich der Nieren) geklebt; als Trommelstein in der Hosentasche getragen; als Aktinolithwasser getrunken, als Essenz tropfenweise eingenommen und als Kristallgruppe zur Meditation aufgestellt.

**In der klassischen Heilsteinliteratur** ist Aktinolith nicht beschrieben. **Moderne Autoren:** Gienger, Heider, Kühni/von Holst, Melody, Paulin, Peschek-Böhmer.

Aktinolith ist ein gut geprüfter Heilstein.

**Astrologische Zuordnung:** Stier; Skorpion (nach Melody); Merkur im dritten Quadrant (nach Maier).

**Feng-Shui-Zuordnung:** Element Holz.

**Chakra-Zuordnung:** Herzchakra (nach Paulin), Nasenchakra (nach von Holst/Gienger).

**Meditations-Zuordnung:** Geradlinigkeit, Selbstachtung, Zielsetzung.

**Pflege:** Aktinolith einmal wöchentlich unter fließendem Wasser reinigen, mit Hämatit-Ministeinchen entladen und zum Aufladen auf eine Bergkristallgruppe oder in die Morgensonne legen.

# Alabaster

siehe Gips

# Albit

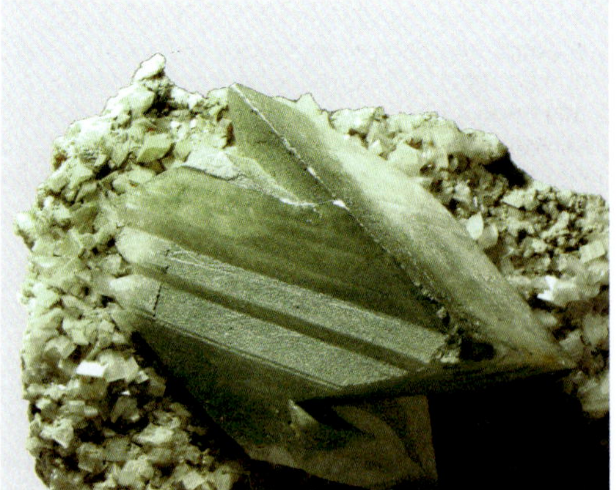

*Albit-Kristall, gezüchtet.*

**Name:** benannt von Gahn 1815, nach lat. *albus,* »weiß«. Engl. und franz.: Albite.

**Synonyme:** Adinol, Albiklas, Analbit, Hyposklerit, Kanadischer Mondstein, Kieselspat, Natronfeldspat, Olafit, Peristerit, Tetartin, Zygadit.

**Mineralogie:** Albit entsteht magmatisch in sauren bis basischen Tiefengesteinen und deren Pegmatiten; große Kristalle sind jedoch ausschließlich hydrothermaler Bildung; kontaktmetamorph und regionalmetamorph als Neubildung sowie als unscheinbare Kristalle auch sedimentär und durch chemische Umsetzung im Sediment. Albite bilden sich bei tiefgradiger Metamorphose aller plagioklashaltigen Gesteine. Schöne Kristalle bilden sich metamorph-hydrothermal in alpinen Klüften.

**Mineralklasse:** Albit: ein Aluminiummineral der Gruppe der Natronfeldspäte, das Endglied der Plagioklas-Reihe und der VIII. Mineralklasse, der Alumo-Gerüst-Silikate; **Formel:** Albit: $Na[AlSi_3O_8]$.

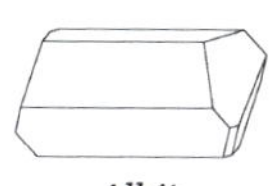

*Albit*

**Kristallsystem:** jeweils triklin; **Erscheinungsbild:** Albit bildet meist aufgewachsene, kurzsäulige, dick- und dünntafelige, auch prismatische, blättrig verwachsene, oft verzwillingte Kristalle oder in Hohlräumen Kristallrasen und -stöcke; **Mohshärte:** 6–6,5; **Dichte:** 2,6–2,8; **Spaltbarkeit:** vollkommen; Bruch: muschelig, uneben; **Transparenz:** durchsichtig, durchscheinend bis milchig trüb; **Farbe:** meist weiß, auch farblos, grau, selten grünlich, bläulich, braun oder rötlich; Glanz: glas- bis perlenartig; **Strichfarbe:** weiß.

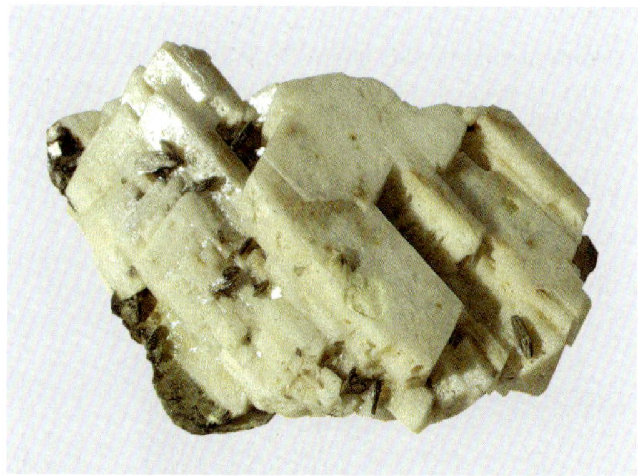

*Albit-Stufe*

**Varietäten:** Clevlandit und Periklin.

**Vorkommen:** weltweit: Brasilien, BRD, England, Frankreich (Montblanc), Italien (Aostatal), Japan, Kanada (Quebec), Kenia, Österreich (Tirol), Pakistan, Polen, Tschechien, USA (Colorado).

**Verwechslung:** mit Andesin, Orthoklas und Periklin; **Unterscheidung:** mineralogisch-gemmologisch, Paragenesemineralien.

**Fälschungen:** Farbaufbesserungen des seltenen Schmucksteins werden durchgeführt; ansonsten sind keine Fälschungen bekannt.

**Im Handel** sind Albit und Andesin als aufgewachsene oder isolierte Einzelkristalle oder Kristallstufen erhältlich.

**Wirkung der Ionen:** Aluminium (Säure-Basen-Ausgleich, angstlösend), Natrium (Ordnung, Stabilität, Strukturierung).

**Organwirkung:** Augen, Blut, Lunge, Nerven, Thymus.

**Körperlich:** hilft bei Gehstörungen; wird bei Augenbeschwerden verwendet und kann Blockaden im arteriellen Blutstrom beheben; wirkt entsäuernd; kräftigt Lungen,

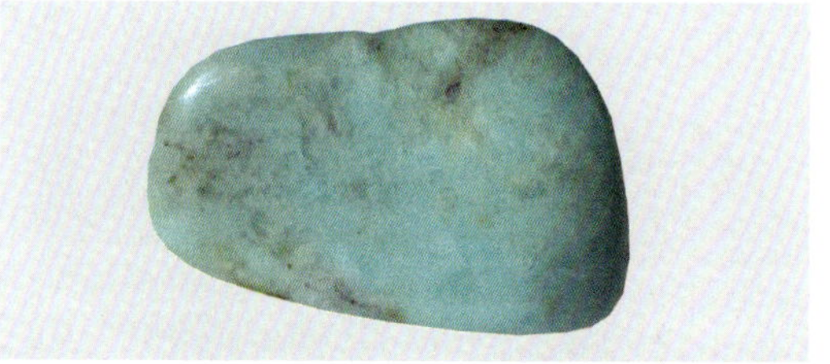

*Albit-Trommelstein.*

Milz und Thymusdrüsen, reaktiviert das Immunsystem (nach Gurudas).

**Seelisch:** reduziert die Angst vor dem Unbekannten; verstärkt den Willen zur Zusammenarbeit; unterstützt persönliche Freiheit durch Veränderung; vermittelt Entschlossenheit und Selbstvertrauen (nach Melody); lindert Trauer (nach Gurudas).

**Energetisch:** weckt die Energie des Stirnchakras und befähigt, diese Erfahrung in Worte umzusetzen.

**Anwendung:** Albit wird als Kristall direkt auf den Körper gelegt, als Trommelstein getragen, als große Kristallgruppe (in Matrix) zur kontemplativen Betrachtung oder als Steinkreis aufgestellt.

**In der klassischen Heilsteinliteratur** ist Albit nicht beschrieben. **Moderne Autoren:** Kühni/von Holst, Melody, Gurudas, Keyte.

Albit ist ein selten verwendeter Heilstein.

**Astrologische Zuordnung:** Wassermann.

**Pflege:** Albit einmal wöchentlich unter fließendem Wasser reinigen, mit Hämatit-Ministeinchen entladen und zum Aufladen auf eine Bergkristallgruppe oder in die Morgensonne legen.

# Alexandrit

siehe Chrysoberyll

# Almandin

siehe Granat

# Alunit

**Name:** benannt nach lat. *alumen*, »Alaun« (aufgrund dessen zusammenziehenden Geschmacks). Englisch: Alunite. Franz.: Alun de roche.

**Synonyme:** Alaun, Alaunspat, Alaunstein, Calafatit, Galafatit, Kali-Alaun, Löwigit und Newtonit.

**Mineralogie:** Alunit bildet sich metasomatisch an feldspat- und aluminiumreichen, meist vulkanischen Gesteinen unter dem Einfluss von schwefel- oder schwefelsäurehaltigem Oberflächenwasser oder entsprechenden hydrothermalen Lösungen; sekundär in aluminiumreichen Sedimenten und an Austrittspunkten heißer Quellen in vulkanischen Gebieten.

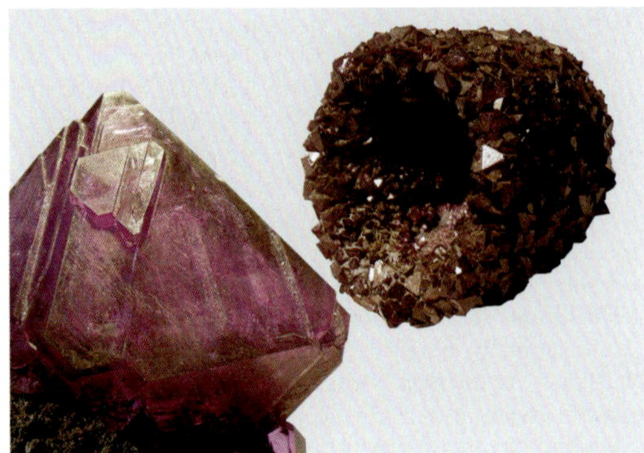

*Alunit-Kristall, gezüchtet.*

**Mineralklasse:** basisches Kalium-Aluminium-Mineral der VII. Mineralklasse, der Sulfate; **Formel:** $KAl_3[(OH)_6/(SO_4)_2]$ + Na,Fe + SE; farbgebendes Metall ist Eisen.

**Kristallsystem:** trigonal; **Erscheinungsbild:** bildet kleine pseudokubische Kristalle sowie feintraubige, erdige oder faserige Aggregate, meist als unregelmäßige Adern im Gestein; **Mohshärte:** 3,5–4; **Dichte:** 2,65–2,92; **Spaltbarkeit:** vollkommen; **Transparenz:** durchscheinend bis undurchsichtig; **Farbe:** farblos, weiß, grau, blass rötlich, gelblich; **Glanz:** glasartig; **Strichfarbe:** weiß; **löslich:** in Kalilauge, heißem Wasser und heißer Schwefelsäure, jedoch nicht in Salzsäure; **Geschmack:** zusammenziehend, salzig, unangenehm.

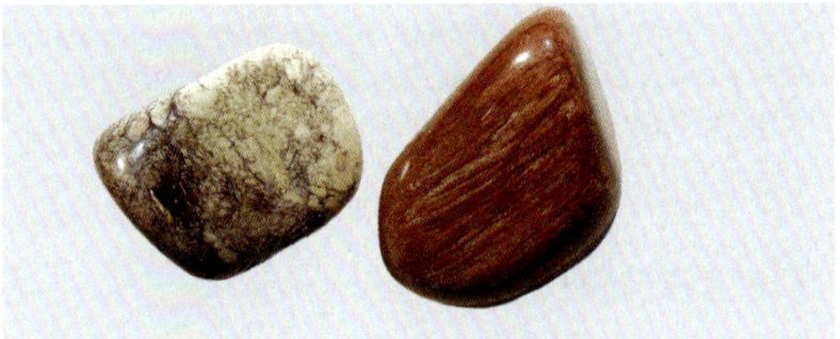

*Alunit-Trommelsteine.*

**Vorkommen:** Australien, Bolivien, Frankreich (Elsass), Griechenland, GUS (Zaklik/Aserbeidschan), Italien (Toskana), Rumänien, Spanien, Tschechien, Ungarn (Parad), USA (Arizona, Colorado, Nevada, Utah).

**Verwechslung:** kann mit Aluminit, Anhydrit, Calcit, Dolomit, Gips, Halit, Kali-Alaun und Magnesit und Sylvin, verwechselt werden; **Unterscheidung:** Dichte, Härte, Löslichkeit, Geschmack.

**Fälschungen:** sind nicht bekannt.

**Im Handel** ist Alunit als derber Rohstein und Deokristall erhältlich.

**Wirkung der Ionen:** Aluminium (Haut, säurebindend), Eisen (wundheilend), Kalium (beruhigend, nervenstärkend), Natrium (Ordnung, Selbständigkeit).

**Organwirkung:** Haut.

**Körperlich:** stillt schwach blutende Wunden, z.B. von der Rasur, lindert Ekzeme und nässende Hautausschläge sowie chronische, festsitzende Entzündungen (nach Gienger); bessert Magenbeschwerden durch Übersäuerung (nach Kühni).

**Seelisch:** gegen Ängste, Beklemmung, Aussichtslosigkeit und Schuldgefühle (nach Gienger).

**Anwendung:** Alunit wird als Kristall direkt auf die entsprechenden Körperstellen gelegt.

**In der klassischen Heilsteinliteratur** ist Alunit nicht beschrieben. Im Altertum und Mittelalter wurde Alunit zur Blutstillung und bei Geschwüren aufgelegt sowie zur Vorbeugung gegen Gürtelrose in einem Stoffsäckchen getragen. **Moderne Autoren:** Gienger, Heider, Kühni/von Holst, Paulin.

Alunit ist ein selten verwendeter Heilstein.

**Anthroposophische Verwendung:** als Dilution in D3–15.

**Homöopathische Verwendung:** Alumen: bei Magen- und Darmkrämpfen mit Übelkeit; bei Darmkatarrh mit Blutungen aus dem Darm, blutenden Hämorrhoiden, chronischer Bronchitis; Neigung zu Trockenheit der Schleimhäute.

**Pflege:** Alunit einmal wöchentlich in Halit entladen und zum Aufladen in die Morgensonne legen. Alunit ist wasserlöslich und wird deshalb nicht unter Wasser gereinigt.

**Hinweis:** Zur Herstellung der Alunit-Essenz gibt es Sondervorschriften. Sie kann auf dem üblichen Weg nicht hergestellt werden.

# Amazonit

**Name:** benannt von Breithaupt 1847; nach Alexander von Humboldts »Stein vom Amazonas« – aus dem Land der Amazonen. Amazonit wurde von Indianern am Rio Negro gegen Schlangenbisse und Schmerzen getragen. Engl. und franz.: Amazonite.

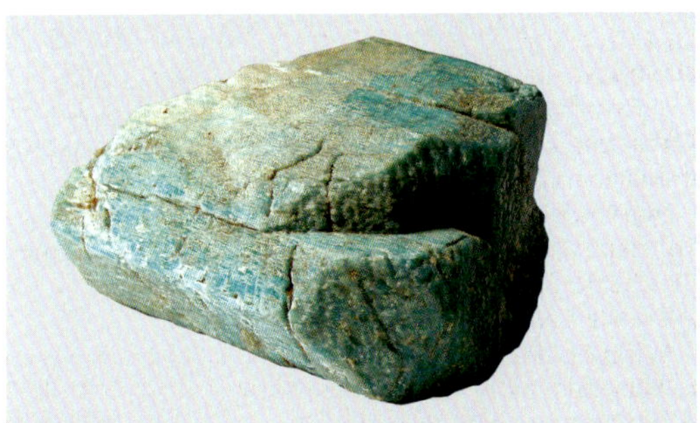

*Amazonit-Kristall.*

**Synonyme:** Amazonasstein, Amazonenstein, grüner Feldspat, Krimspat.

**Mineralogie:** Amazonit ist die grüne bleihaltige Variante des Mikroklin, er bildet sich liquidmagmatisch in Pegmatiten; und darauffolgend hydrothermal in Pegmatitdrusen; selten hydrothermal in Klüften als große Kristalle; metamorph bei der Bildung kristalliner Schiefer als derbe Massen.

**Mineralklasse:** kupferhaltiges Kalium-Aluminium-Mineral der Kali-Feldspat-Gruppe und der VIII. Mineralklasse, der Alumo-Gerüst-Silikate; **Formel:** $K[AlSi_3O_8]$ + Cu,Na,Pb+$Fe^{3+}$, Rb; farbgebende Metalle sind Kupfer und eingelagerte Bleiatome im Kristallgitter. Weißfleckige Einlagerungen bestehen aus Albit.

**Kristallsystem:** triklin; **Erscheinungsbild:** bildet primär und sekundär häufig große säulige bis kurzprismatische, tafelige Kristalle oder derbe Massen ohne sichtbare Kristalle; oft mit charakteristischer weißer Streifung (durch Entmischung von Albit); **Mohshärte:** 6–6,5; **Dichte:** 2,56–2,62; **Spaltbarkeit:** vollkommen, **Bruch:** uneben; **Transparenz:** undurchsichtig; **Farbe:** dunkel- bis hellgrün, fast farblos oder blass blaugrün bis intensiv türkis, oft charakteristisch gestreift; **Glanz:** glasartig, fettig, parallel zu den Spaltebenen auch seidig; **Strichfarbe:** weiß; **Lumineszenz:** graugrün.

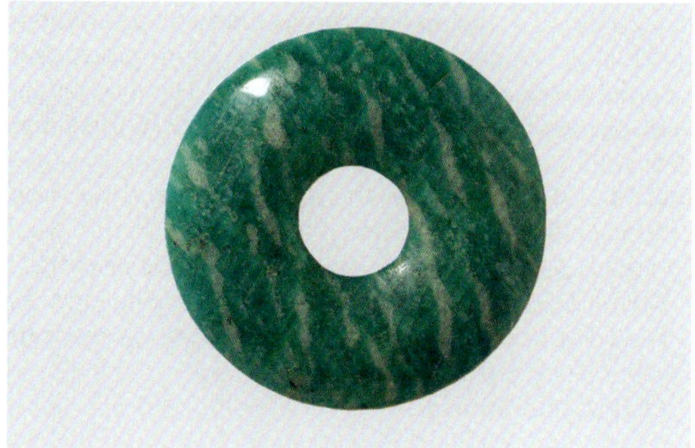

*Amazonit-Bi-Scheibe.*

**Vorkommen:** Äthiopien, Australien; Brasilien (Minas Gerais), BRD (Sachsen), GUS (Oblast, Kola, Karelien, Miast), Indien, Kanada (Renfrew), Kenia, Madagaskar, Mocambique, Norwegen, Namibia, Österreich (Packalm), Schweden, Tansania, Ukraine, USA (Colorado, Virginia), Zimbabwe. **Handelsware:** aus Brasilien, GUS, Madagaskar und USA.

**Verwechslung:** kann mit Jadeit, Nephrit, Saphir und Türkis verwechselt werden; **Unterscheidung:** Dichte, Bruch; chemisch.

**Fälschungen:** sind nicht bekannt; es werden jedoch Farbintensivierungen durch Bestrahlung, Öl- und Wachsimprägnierungen durchgeführt.

**Im Handel** ist Amazonit als derber, teils angeschliffener Rohstein, Kristall, Kristallgruppe, Trommelstein, Anhänger, Bi-Scheibe, Splitter- und Kugelkette, Buddha-Tikra, Kugel, Pyramide, Cabochon und facettiert erhältlich.

**Wirkung der Ionen:** Aluminium (Stabilität), Kalium (Intuition, Lebensfreude), Kupfer (Ausgeglichenheit), Natrium (Gelassenheit), Blei (Blockaden).

**Organwirkung:** Bandscheiben, Gebärmutter, Gehirn, Geruchssinn, Haut, Herzreizleitung, Hypophyse, Knochen, Knorpel, Leber, Muskulatur, Nerven, Ohren, Schilddrüse, Sehnen.

**Körperlich:** reguliert Stoffwechselstörungen über die Leber, wirkt entspannend und krampflösend bei Geburtsschmerzen, Krämpfen, Menstruationsbeschwerden (nach Gienger); fördert das Nachgeben des Beckenbodens und die Öffnung des Muttermunds bei schwierigen Geburten (nach Gurudas); mildert Herzrhythmusstörungen durch Kummer; kann Verspannungen, Muskelschmerzen und Nackenschmerzen lösen; stärkt die Nerven bei Nervosität und Gehirnerkrankungen; stimmt Hypophyse und Thymusdrüse aufeinander ab (nach Korse), verbessert die Rekonvaleszenz bei schweren Erkrankungen und Erschöpfungszuständen; gleicht Kaliummangel aus und wird gegen Osteoporose eingesetzt; bei Verstauchungen und Prellungen abschwellend und kühlend, wohltuend bei Sonnenbrand (nach von Holst); schenkt tiefen, erquickenden Schlaf (nach Forschungsprojekt SHK).

**Seelisch:** gegen innere Unruhe, löst durch Trauer und Kummer verursachte Blockaden, gleicht extreme Stimmungsschwankungen aus (nach Gienger); wirkt positiv bei depressiver Verstimmung, verstärkt die Kontrolle über das eigene Leben, mindert Widersprüche und Konflikte durch Verbesserung der Intuition und der Harmonisierung des Verstands; ermutigt zur Selbstbestimmung (nach Forschungsprojekt SHK); hilft zurückgehaltene Empfindungen bewusst zu machen und zu integrieren, fördert das Einfühlungsvermögen, hilft sich mit dem Dasein zu identifizieren (nach von Holst); verstärkt die Gedankenform und bringt Äther- und Mentalleib in Einklang (nach Gurudas).

**Energetisch:** schirmt die Aura ab und stabilisiert den Ätherkörper, der tiefer in das biologische Geschehen einwirken kann (nach Gurudas).

**Anwendung:** Amazonit wird als Scheibe unter das Kopfkissen gelegt; als Kristall oder Trommelstein direkt auf der betroffenen Körperstelle fixieren oder auf Herzchakra oder das Solarplexus-Chakra gelegt; als Trommelstein in der Hand halten, sobald Eröffnungswehen beginnen; als Halskette, Anhänger, Bi-Scheibe oder Tikra über längere Zeit tragen; als Amazonitwasser trinken bzw. Amazonit-Essenz tropfenweise einnehmen; als große Amazonit-Kristalle zur Meditation oder kontemplativen Betrachtung oder als Steinkreis aufstellen.

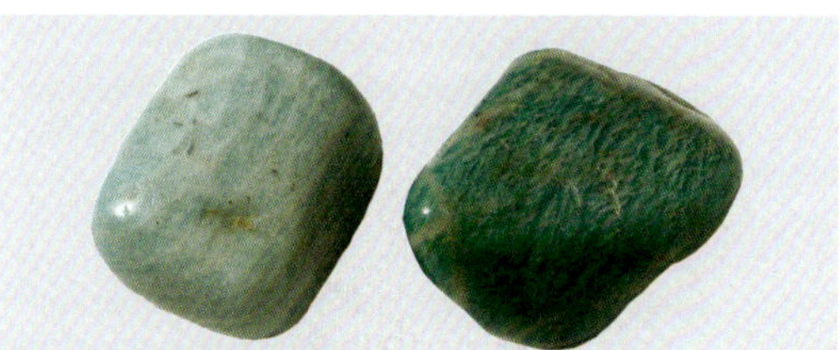

*Amazonit-Trommelsteine.*

**In der klassischen Heilsteinliteratur** ist Amazonit von Plinius als »zmaragdus« beschrieben. **Moderne Autoren:** Beeler, Bind-Klinger, Cloose, Dow, Gienger, Gurudas, Heider, Keyte, Korse, Korte, Lopes, Lorenzo, Kühni/von Holst, Maier, Markham, Melody, Musil, Novak, Peschek-Böhmer, Pöttinger, Ray, von Rohr, Schaufelberger-Landherr, Scharner, Schelhas, Scholz, Schreiber, Sharamon, Sienko, Sperling, Storm-Kull, Weltler.

Amazonit ist ein gut geprüfter viel verwendeter Heilstein; geprüft 1998 vom Forschungsprojekt SHK.

**Astrologische Zuordnung:** Krebs; Jungfrau (nach Melody); Wassermann; Uranus (nach Maier), Venus in Wassermann (nach von Holst).

**Tarot-Zuordnung:** Drei der Schwerter (nach Hofmann).

**Chakra-Zuordnung:** aktiviert das Herzchakra (grün) (nach Paulin) und Kehlkopfchakra (blau).

**Meditations-Zuordnung:** Gelassenheit, Ruhe.

**Magischer Ersatzstein:** Aventurin und grüner Türkis.

**Feng-Shui-Zuordnung:** Element Wasser, Ba-Gua-Bereich Ehe/Partnerschaft und Familie.

**Pflege:** Amazonit einmal wöchentlich unter fließendem Wasser reinigen, mit Hämatit-Ministeinchen entladen und zum Aufladen in die Morgensonne legen.

# Amblygonit

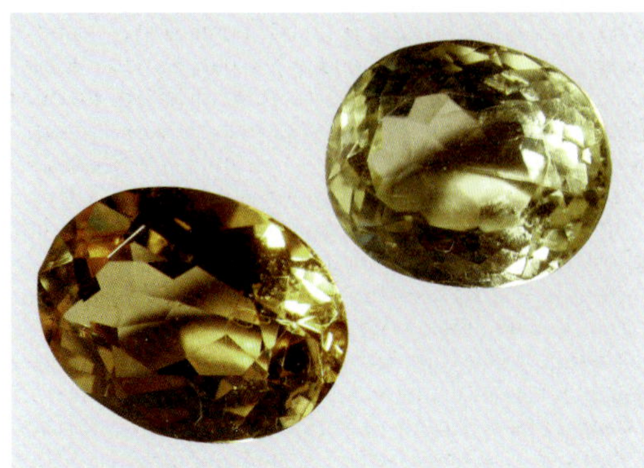

*Amblygonite, facettiert.*

**Name:** benannt von Breithaupt 1817, nach griech. *amblys*, »stumpf«, *gonia*, »Winkel«. Engl. und franz.: Amblygonite.

**Synonyme:** sind nicht bekannt.

**Mineralogie:** Amblygonit entsteht primär-pegmatitisch in lithium- und phosphathaltigen Granit-Pegmatiten.

**Mineralklasse:** Aluminiummineral der Amblygonit-Pharmakosiderit-Gruppe und der VII. Mineralklasse, der Phosphate; **Formel:** $(Li,Na)Al[(F,OH)|PO_4]$.

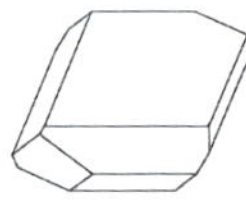

**Kristallsystem:** triklin; **Kristallform:** bildet dipyramidal verzerrte Kristalle oder derbe, körnige und spätige Aggregate; **Mohshärte:** 5,5–6 **Dichte:** 2,96–3,15; **Spaltbarkeit:** gut bis vollkommen; **Bruch:** uneben, halbmuschelig; **Transparenz:** durchsichtig bis durchscheinend; **Farbe:** farblos, weiß mit grünlicher oder gelblicher Tönung, auch blau, grün, hellviolett, zartlila und zartrosa; **Glanz:** glasartig, auf Spaltflächen perlmuttartig; **Strichfarbe:** weiß; **Lumineszenz:** manchmal orange und bläulich.

**Vorkommen:** selten: Australien, Brasilien (Minas Geras), BRD (Sachsen), Frankreich, Finnland, GUS (Kasachstan), Kenia, Myanmar, Namibia, Schweden, Spanien (Estramadura), USA (Colorado).

**Verwechslung:** kann mit Albit, Brasilianit, Citrin, Heliodor und Skapolith verwechselt werden; **Unterscheidung:** Härte, Dichte, optisch, mineralogisch-gemmologisch.

**Fälschungen:** Glasimitationen sind bekannt.

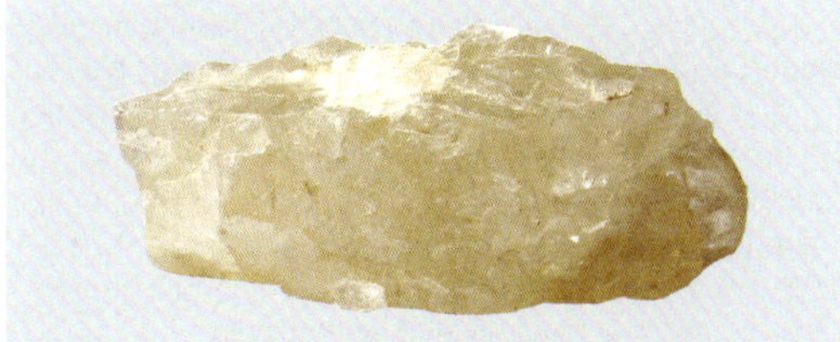

*Amblygonit-Kristall, Brasilien.*

**Im Handel** ist Amblygonit als Kristall, Kristallstufe in Matrix, facettiert oder als Cabochon erhältlich.

**Wirkung der Ionen:** Aluminium (Nüchternheit), Lithium (Heiterkeit), Natrium (Ordnung, Strukturierung), Phosphor (Energie).

**Organwirkung:** Enzyme, Gehirn.

**Körperlich:** wird zur Verbesserung der Sehkraft, bei Gehstörungen und genetisch bedingten Störungen eingesetzt (nach Melody).

**Seelisch:** wirkt beruhigend; fördert das Verständnis, wenn eine Beziehung zu Ende geht, und kann helfen, das Unangenehme dabei zu ertragen; löst gegensätzliche Emotionen und konfliktreiche Gefühle; unterstützt Künstler (nach Melody).

**Anwendung:** Amblygonit wird als Kristall direkt auf den Körper, als Cabochon für je eine halbe Stunde auf das geschlossene Auge gelegt; wird als Kristall zur Meditation oder als Steinkreis aufgestellt.

**In der klassischen Heilsteinliteratur** ist Amblygonit nicht beschrieben. **Moderne Autoren:** Kühni/von Holst, Melody, Paulin. Amblygonit wurde 2009 von der Forschungsgruppe SHK getestet.

Amblygonit ist ein selten verwendeter Heilstein.

**Astrologische Zuordnung:** Stier (nach Melody).

**Feng-Shui-Zuordnung:** schafft ein ausgewogenes und stabiles Energiefeld in öffentlichen Räumen.

**Chakra-Zuordnung:** Herzchakra (grün), Kehlkopfchakra (bläulich) und Scheitelchakra (violett).

**Meditations-Zuordnung:** Gelassenheit, Heiterkeit.

**Pflege:** Amblygonit einmal wöchentlich unter fließendem Wasser reinigen, mit Hämatit-Ministeinchen energetisch entladen und zum Aufladen auf eine Bergkristallgruppe oder in die Morgensonne legen.

**Hinweis:** Im Smithsonian Institut Washington wird ein gelber, facettierter Stein von 62,5 Karat aus Brasilien gezeigt.

# Amethyst

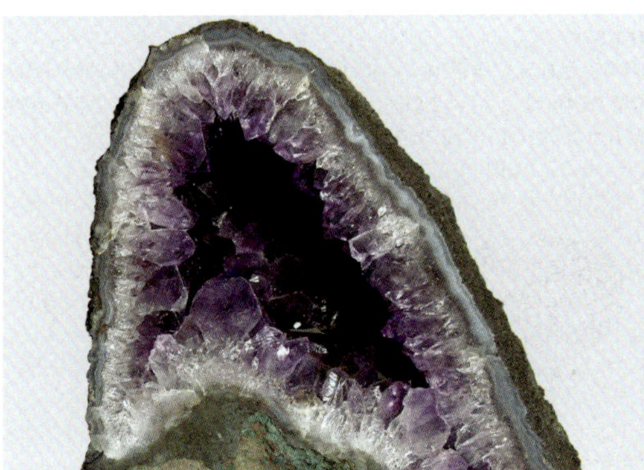

*Amethyst-Drusen.*

**Name:** benannt griech. *amethystos*, »nicht trunken«, da er nach altgriechischer Auffassung vor Trunkenheit bewahrt. Engl. und franz.: Amethyste.

**Synonyme:** gibt es keine. Ergänzende Zuordnungen wie Amethyst-Quarz (als stark getrübter Amethyst), Checron-Amethyst (als gebänderte Amethyst-Quarz-Mischung) usw. bezeichnen Sonderformen; Handelsnamen von Amethyst nach deren Herkunft wie Kap-Amethyst oder Maraha-Amethyst und schwarze Amethyste sind keine Synonyme, sondern Varietäten. **Mineralogie:** Amethyst entsteht primär-hydrothermal, bei Temperaturen zwischen 100 °C und 250 °C aus schwach eisenhaltigen Kieselsäurelösungen; als Kristalle in vulkanischen Gebieten in blasenartigen Hohlräumen erkaltenden Lavagesteins, selten auch in Klüften und Ganggesteinen. Zur Färbung müssen außerdem ionisierende Strahlen aus dem Umgebungsgestein vorhanden sein, die durch Erhitzen oder starkes Sonnenlicht rückgängig gemacht werden können. Deshalb bleichen viele Amethyste in der Sonne aus.

**Mineralklasse:** violette Varietät der Kristall-Quarze und der IV. Mineralklasse, der Oxide; **Formel:** $SiO_2$ + (Al,Fe,Ca,Mg,Li,Na); farbgebendes Metall ist das vierwertige Eisen.

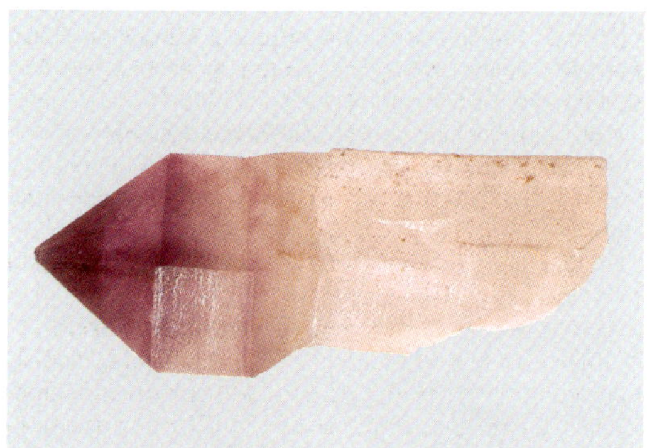

*Amethyst-Einzelkristall.*

**Kristallsystem:** trigonal; **Erscheinungsbild:** bildet Kristalle, die nur selten Prismen zeigen, mit spitzer (männlicher) oder spatenförmiger (weiblicher) Spitze; normalerweise sitzen die Kristallspitzen auf zahnähnlichen »Wurzeln« und bilden so Kristall-Rasen; **Mohshärte:** 7; **Dichte:** 2,63–2,65; **Spaltbarkeit:** unvollkommen; **Bruch:** muschelig, sehr spröde; **Transparenz:** durchsichtig, durchscheinend bis undurchsichtig; **Farbe:** von sehr hell- bis dunkelviolett, selten mit Purpureinschlag und fast schwarz; **Glanz:** glasartig; **Strichfarbe:** weiß.

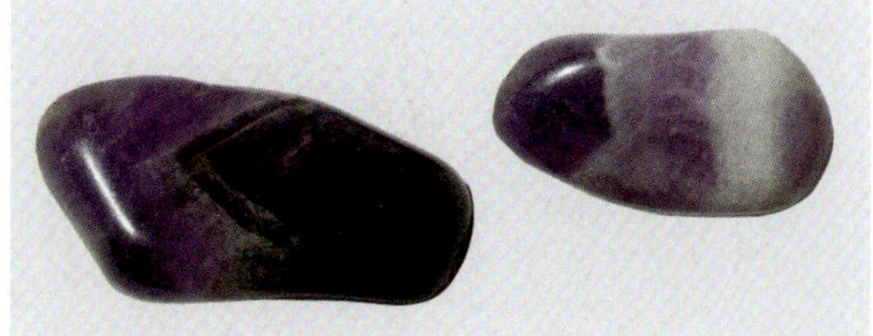

*Chevron-Amethyst-Trommelsteine.*

**Varietäten: Chevron-Amethyst:** undurchsichtiger Amethyst mit weißen Quarzbändern oder Streifen; **Enhydro-Amethyst:** mit eingeschlossenem Urwasser; **Flieder-Amethyst:** hellfliederfarbener Amethyst aus Sambia; **Kap-Amethyst:** heller Amethyst aus Namibia; **Maraba-Amethyst:** klarer Amethyst aus Brasilien; **Nadel-Amethyst:** langnadelige, helle Amethystgruppen aus Mexiko; **Sambia-Amethyst:** hell- bis mittelviolette großkristalline Amethyste bis zu 80 cm hoch; **Schwarzer** (tintiger) **Amethyst:** stark eisenhaltiger, fast schwarz erscheinender Amethyst mit Sprossenwachstum aus Indien, oft nur noch an den Kanten violett durchscheinend; **Zepter-Amethyst:** zepterartig aufgewachsene Amethysthaube auf einem Kristall.

**Vorkommen:** Australien, Brasilien (Rio Grande do Sul), BRD, Frankreich (Auvergne), GUS (Beresowsk, Jekaterinburg, Ural), Indien (Haiderabad), Japan, Kanada (Elbow Lake, Ontario), Madagaskar, Marokko, Mexiko, Namibia (Plattveld), Rumänien (Carvic), Sambia, Slowakei (Banska Stiavnika), Sri Lanka, Südkorea, Tansania; Tschechien (Bochovice), Uruguay, USA (Pennsylvania), Zimbabwe.

**Verwechslung:** kann mit Fluorit, geschliffen mit Iolith, Kunzit, Skapolith und Spinell verwechselt werden; **Unterscheidung:** kristallografisch, Härte, bei geschliffenen Steinen nur mineralogisch-gemmologisch.

**Fälschungen:** vom Rohstein gibt es keine; Farbintensivierungen durch Gamma- und Röntgenbestrahlung, die praktisch nicht nachweisbar sind, werden durchgeführt. Billige indische Amethystketten sind häufig mit violettem Wachs gefärbt und geölt. Amethyst wird oft bei Temperaturen von 375 °C gebrannt und als Citrin (hellbraun) angeboten – bei 470 °C hellgelb, über 550 °C dunkelbraungelb – bzw. als Prasiolith (grün) angepriesen; **Unterscheidung:** Dichte, Härte, Mikroskopie, mineralogisch-gemmologisch, Infrarotanalyse.

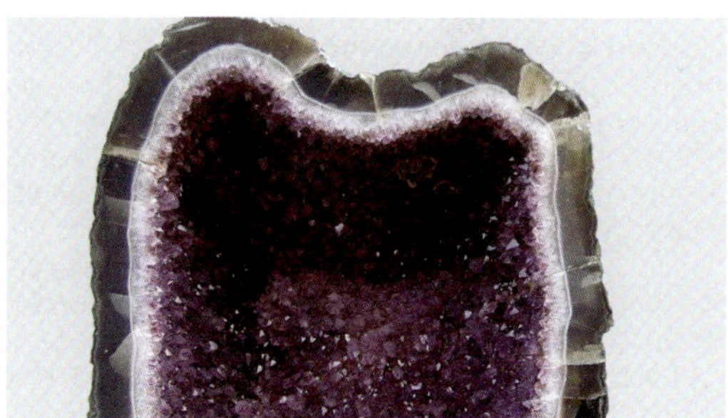

*Amethyst-Druse mit Achat Mantel, Brasilien*

**Im Handel** ist Amethyst als offene Druse oder deren Bruchstücke, Einzelkristall (Sambia-Amethyst), Kristallgruppe (Nadel-Amethyst); als derbe Aggregate (Sambia-Amethyst); als Trommelstein, Anhänger, Bi-Scheibe, Splitter- oder Kugelkette, Buddha-Tikra, Kugel, Pyramide, Cabochon und facettiert erhältlich. Amethyst-Edelsteinessenzen: von KATMA und Amandus Korse, United Nature und Lavandinum.

**Wirkung der Ionen:** Eisen (Auseinandersetzung, Konfrontationsvermögen).

**Körperlich:** hemmt Entzündungen (Ellenbogen-, Knie- oder Kehlkopfentzündung), senkt Fieber; reinigt die Haut bei Akne, Ekzemen, Ausschlägen, Hautflecken, Schuppenflechte und Warzen; hilfreich bei druckempfindlichen, tränenden Augen; Alkohol- und Tablettensucht, Bindegewebsschwäche, Blutergüssen; hilft bei Erkrankungen der Atemwege und der Lunge, verstärkt das Abhusten (nach Gienger); wirkt auf den Gesichtsnerv (Nervus facialis), verbessert die Mundmotorik (nach Pelz); reguliert die Darmflora, fördert die Eisenresorption und die Wasserrückresorption; wirksam bei Gicht; hilfreich insbesondere bei nervösen Verdauungsbeschwerden (nach Gienger); lindert Schmerzen bei Gallensteinen, verhindert aber nicht Koliken; bessert den Knochenaufbau bei (Knochenerweichung und Wucherung); mildert Menstruationsbeschwerden und Hitzewallungen, stressbedingten Verspannungen; wird bei Immunstörungen eingesetzt, vertreibt Parasiten, lindert Entzugserscheinungen des Rauchens (nach Korse). Grundsätzlich: Je dunkler, desto intensiver die reinigende Wirkung und desto besser ist er gegen Schmerzen, z.B. Ischias-, Schulter-, Spannungskopfschmerzen.

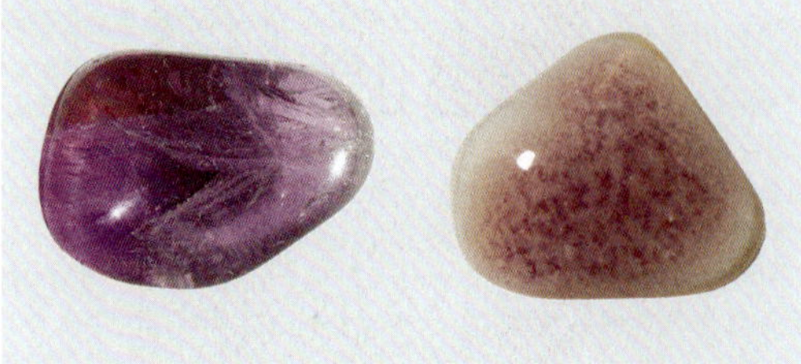

*Amethyst, Trommelstein und Verwachsung von Amethyst mit Chalcedon, Trommelstein.*

**Seelisch allgemein:** hilft bei Kummer und Trauer, hilft bei Liebeskummer Bilanz zu ziehen; unterstützt die Bewältigung von Verlusten; wirkt beruhigend und nervlich entspannend, mildert Angstzustände und Prüfungsängste; fördert einen ruhigen Schlaf, unterstützt das Traumerleben und beschert hellsichtige Träume, hilft bewusste und rationale Entscheidungen zu treffen und bestimmt zu handeln; stärkt den analytischen Verstand; verbessert Konzentrations- und Lernschwäche (nach Korse); ermutigt zur Überwindung von Suchtverhalten und inkonsequentem Verhalten; macht für Spirituelles aufgeschlossen; fördert die Erkenntnis der Realität des Geistes; stärkt den Gerechtigkeitssinn. Lässt entschlossen zu seiner Verantwortung stehen; hilft Verstrickung in Scham und Schuldgefühle zu überwinden; erleichtert Übergänge und seelische Transformation; hilft sich von Autoritäten zu lösen (nach Dörre); macht Fremdbestimmung sichtbar und vermittelt nüchternen freien Willen (nach von Holst); unterstützt im Prozess der Wandlung des Zornes in lebensbejahende Liebe; löst alle alten Bindungen außer der Liebe des Herzens (nach Dörre). **Heller Amethyst** wirkt beruhigend und nervlich entspannend, mildert Angstzustände und Prüfungsangst; fördert einen ruhigen Schlaf, unterstützt das Traumerleben und beschert hellsichtige Träume; durch bewusste Lebensführung tagsüber muss im Traum weniger verarbeitet werden. **Dunkler Amethyst** mildert schwere Albträume und hilft rätselhafte Träume zu verstehen; forciert im Wachbewusstsein Inspiration und Intuition.

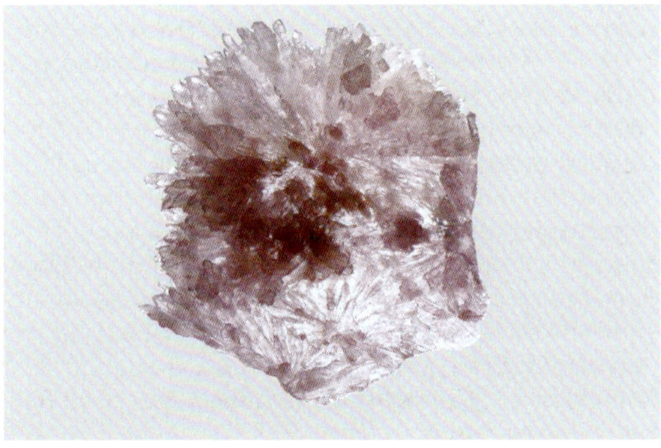

*Amethyst-Rose.*

**Schutzstein** gegen Erd- und Wasserstrahlungen. Verhindert das Übernehmen von unbewussten Mustern und Energien anderer Menschen; hilft als Therapeut achtsam bei der Sache zu sein und dennoch neutral zu bleiben.

**Anwendung:** Amethyst wird als Kristallgruppe auf die betroffenen Stellen gelegt; als Kette oder Anhänger getragen; als Cabochon aufgelegt; als Trommelstein in der Hosentasche mitgeführt; als Buddha-Tikra am Handgelenk getragen; als Amethystessenz getrunken, als Kristall in Creme eingelegt; als Amethystdrusen, Amethyst-Einzelkristall, polierte Amethystspitzen oder Obelisk zur meditativen Betrachtung aufgestellt. Eine Amethystdruse kann so stark strahlen, dass sie einen ganzen Raum beeinflusst. Amethystigel symbolisieren Ehrlichkeit und stärken den Charakter. Drusenstücke können zum Ausstreichen von Energien, insbesondere bei Infekten, lokalen Schmerzen und Kopfweh eingesetzt werden. In Amethystdrusen oder auf handtellergroße Drusenstücke können andere Mineralien zur Reinigung gelegt werden. Amethyst gehört mit seiner klärenden Wirkung zu den unverzichtbaren Heilsteinen.

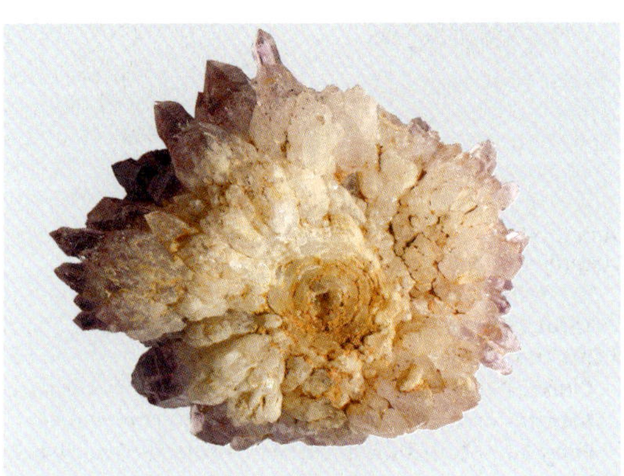

*Amethyst-Blume.*

**In der klassischen Heilsteinliteratur** ist Amethyst bei Plinius, Celsius, Dioscurides, Avicena, Hildegard von Bingen, Marbot von Rennes, Konrad von Megenberg, Otto Conrad, Paracelsus, Agrippa von Nettesheim, Camillus Leonardus beschrieben. **Moderne Autoren:** Ahlborn, Beeler, Bind-Klinger, Bourgault, Braunger, Brusius, Chocron, Cloose, Dörre, Dow, Franzen, Gienger, Graf, Guhr, Heider, Hofmann, Huber, Johari, Klinger-Raatz, Keyte, Korse, Korte, Labacher, Laroche, Lopes, Lorenzo, Kühni/von Holst, Maier, Markham, Mastny, Melody, Menrow, Musil, Novak, Paulin, Pelz, Peschek-Böhmer, Pöttinger, Raphaell, Ray, Richardson, von Rohr, Scharner, Schaufelberger-Landherr, Scholz, Schreiber, Schwarz, Sharamon, Siebenthal, Sienko, Sonnenberg, Sperling, Staab, Storm-Kull, Thölken, Vorreiter, von Wechmar, Weltler, Werner. Das Forschungsprojekt SHK testete Amethyst 2004.

Amethyst ist einer der wichtigsten und populärsten Heilsteine.

**Getestet durch Resonanzenergie-Messverfahren:** Knochen, Gelenke, Verdauungssystem, Haut, Muskeln, Herz, Genitalien, Nervensystem; Hals, Epilepsie.

**Homöopathische Leitmotive:** Der Froschkönig oder der eiserne Heinrich (Brüder Grimm); Die Nebel von Avalon

(Zimmer-Bradley); Legende vom vierten König; Jesus und die Händler im Tempel; Von der Raupe zum Schmetterling; Sucht; Verlust; Transformation; Schuld; Angst; Autorität; Befreiung des Herzens (nach Dörre).

**Anthroposophische Verwendung:** Ampullen zur subkutanen Injektion in D12, D15 und D20, als Pulver in D6 und D10.

**Ergänzende Bachblüte:** Agrimony.

**Astrologische Zuordnung:** Widder; Fische, Jungfrau, Wassermann, Steinbock (nach Melody); Mond im vierten Quadrant (nach Maier), Wassermann (nach Ahlborn), Jungfrau dritte Dekade (nach Newerla).

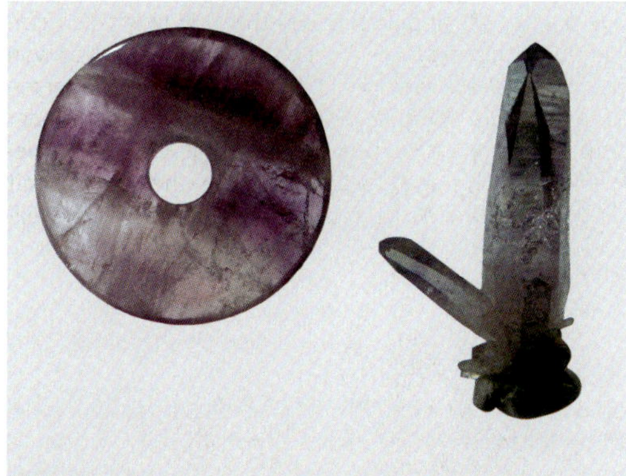

*Amethyst, Bi-Scheibe Brasilien und Vera Cruz – Amethyst Nadelkristall, Mexiko.*

**Tarot-Zuordnung:** Zehn der Münzen; Der Tod (nach Hofmann).

**Chakra-Zuordnung:** Scheitelchakra und Ätherkörper.

**Meditations-Zuordnung:** Licht und Weisheit.

**Feng-Shui-Zuordnung:** Element Feuer, Ba-Gua-Bereich Wissen.

**Pflege:** Amethyst einmal wöchentlich unter fließendem Wasser reinigen, mit Halit-Kristallen entladen und zum Aufladen über Nacht in Vollmondlicht legen.

**Hinweis:** Brasilianische Drusen in der Größe von 10 x 5 x 2 m und über 70 t Gewicht sind bekannt. Amethyst-Einzelkristalle aus Sambia sind bis zu 80 cm hoch.

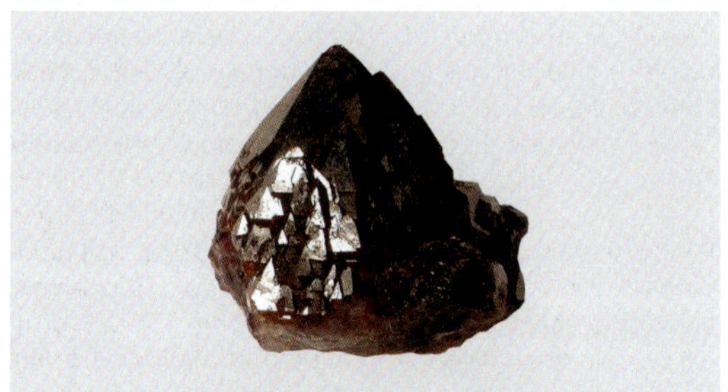

*Amethyst schwarz, tintig mit Sprossenwachstum.*

# Ametrin

Ametrin

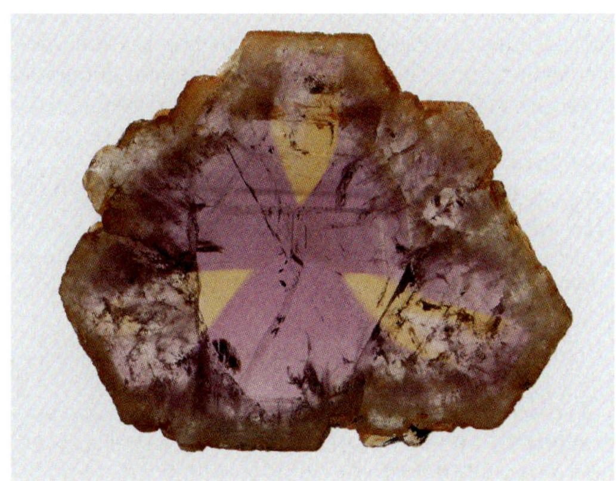

*Ametrin-Scheibe.*

**Name:** bekannt seit 1972; nach der zonaren Zusammensetzung aus Amethyst und Citrin. Engl: Golden amethyst, franz.: Amétrine.

**Synonym:** Trystin.

**Mineralogie:** Ametrin entsteht primär-hydrothermal aus schwach eisenhaltigen Kieselsäurelösungen magmatischen Ursprungs in vulkanischen Gebieten. Die Färbung entsteht durch Einbau von Eisen auf Gitter- und Zwischengitterplätzen, das durch radioaktive Bestrahlung des Umgebungsgesteins farbverändert wird.

**Mineralklasse:** violettgelbe, zonargefärbte Varietät der Kristall-Quarze und der IV. Mineralklasse, der Oxide; **Formel:** $SiO_2$ + Al,Fe; Mg,Li,Na; farbgebendes Metall ist das Eisen.

**Kristallsystem:** trigonal; **Erscheinungsbild:** bildet bis zu 20 cm große, meist zerfurchte, sprossenartige Kristalle; **Mohshärte:** 7; **Dichte:** 2,63–2,65; **Spaltbarkeit:** keine; **Bruch:** muschelig, sehr spröde; **Transparenz:** durchsichtig bis undurchsichtig; **Farbe:** in der Regel intensiv hell- bis dunkelviolett mit golden durchscheinenden Einsprengseln in klar abgegrenzten Farbzonen; **Glanz:** glasartig.

**Vorkommen:** Brasilien (Rio Grande do Sul), Bolivien (Santa Cruz), Madagaskar, Sambia (Mumbwa).

**Verwechslung:** unverarbeitet kann Ametrin nicht verwechselt werden.

**Fälschungen:** Ametrin wird oft einer Farbintensivierung durch Bestrahlung unterworfen; auch partielles Brennen von Amethyst bis zum Farbumschlag ins braungelb mit anschließender Bestrahlung wird durchgeführt bzw. Bedampfen der Oberfläche eines geschliffenen Amethysts mit hauchdünnen Metallschichten; oder Bearbeitung des Citrins mit Metalldämpfen oder Bestrahlung von synthetischem, eisenhaltigem Quarz bzw. synthetischem Citrin. Nachweis: polarisiertes Licht; Bestrahlungen sind nicht nachweisbar.

**Im Handel** ist Ametrin als derber Rohstein, Kristall oder Kristallgruppe, manchmal als Doppelender, Trommelstein, Kugelkette, Cabochon, Obelisk und Massagestein oder facettiert erhältlich.

**Wirkung der Ionen:** Aluminium (Nüchternheit, Klarheit, Distanz), Eisen (Kraft, Auseinandersetzung, Konfrontationsvermögen).

**Organwirkung:** Augen, Gehirn, Nerven, Darm.

**Körperlich:** fördert die Tätigkeit des vegetativen Nervensystems; wird bei Antriebsschwäche sowie Nervosität eingesetzt; regt die Gehirntätigkeit an; vermindert Schwerhörigkeit und Augenbeschwerden; Augenbeschwerden (nach Gienger); balanciert die rechte und die linke Gehirnhemisphäre aus, hilft gegen verzerrte akustische Wahrnehmung wie auch gegen Tinnitus (nach Pelz); beeinflusst innere Organe sowie die Reinigung und Regeneration des Bindegewebes und des Zellstoffwechsels; kann die Versorgung des Körpers mit Sauerstoff unterstützen (nach Gienger); stärkt und aktiviert die Milz, verbessert die Verträglichkeit von Lebensmitteln (nach Kühni); erleichtert die Genesung nach schweren Erkrankungen, beugt Erkältungskrankheiten vor (nach von Holst).

**Seelisch:** wirkt gegen depressive Verstimmung, fördert Optimismus und Lebensfreude, bringt Harmonie und inneres Wohlbefinden; hilft im Alltag alle Anforderungen zu bewältigen und dabei offen, wach und entspannt zu bleiben; bringt eine außerordentliche Kreativität mit großer Tatkraft hervor; verbessert die Kontrolle über das eigene Leben; verleiht Charisma und stärkt die Führungsqualitäten der Persönlichkeit (nach von Holst); stärkt Konzentration, Intuition und Gedächtnis, wirkt zentrierend (nach Kühni), verbindet die Gelassenheit, Ruhe und Wachheit des Amethysts mit der Aktivität und Dynamik des Citrins und hilft so, scheinbare Gegensätze zu verbinden.

**Anwendung:** Ametrin wird als Anhänger oder Kugelkette direkt auf der Haut getragen; als Trommelstein oder Kristall auf das Solarplexus-Chakra gelegt; als Ametrinwasser getrunken; als Kristall zur meditativen Betrachtung und Kontemplation (spirituell und mental) verwendet.

**In der klassischen Heilsteinliteratur** ist Ametrin nicht beschrieben. **Moderne Autoren:** Beeler, Dow, Gienger, Heider, Hofmann, Lopes, , Kühni/von Holst, Mastny, Melody, Musil, Novak, Paulin, Pelz, Peschek-Böhmer, Pöttinger, von Rohr, Schaufelberger-Landherr, Sienko, Sperling.

Ametrin ist ein gut geprüfter Heilstein.

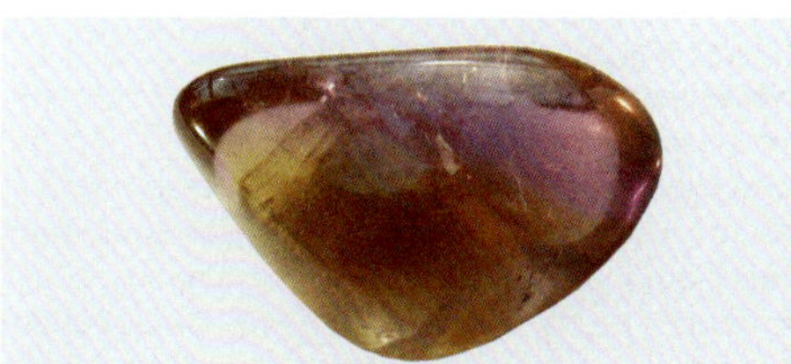

*Ametrin-Trommelstein.*

**Astrologische Zuordnung:** Löwe; Waage (nach Melody), Mars-Merkur-Aspekte (nach von Holst), Mars im dritten Quadrant (nach Maier).

**Tarot-Zuordnung:** Gericht.

**Chakra-Zuordnung:** Solarplexus-Chakra (nach Beeler); harmonisiert Scheitel-, Stirn- und Solarplexus-Chakra.

**Meditations-Zuordnung:** Transformation, Freiheit.

**Feng-Shui-Zuordnung:** Element Feuer.

**Pflege:** Ametrin einmal wöchentlich unter fließendem Wasser reinigen, mit Halit-Kristallen energetisch entladen und zum Aufladen in die Morgensonne legen.

# Ammolith (Korit)

**Name** ausschließlich für die perlmuttfarbenen schillernden Schalen der Placenticeras-Ammoniten verwendet. Sie stammen aus fossilen Ammoniten, deren Aragonitsubstanz der Perlmuttschicht erhalten blieb.

**Synonym:** Calcentin, Koryt, Korit, pfauenschweifiger Helmintholith, Muschelmarmor.

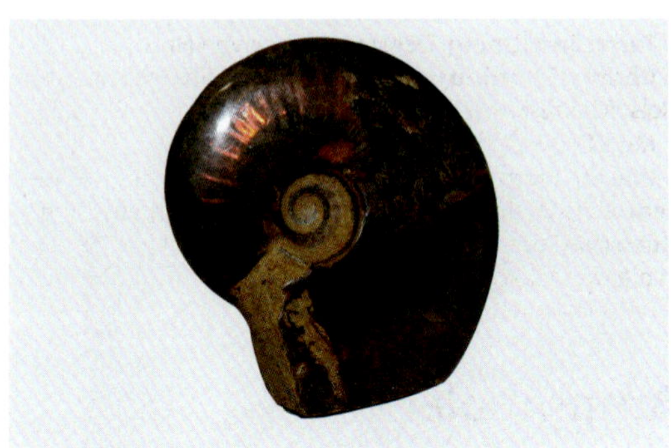

*Ammolith.*

**Mineralogie:** Aragonit. **Formel:** $Ca(CO_3)$.

**Kristallsystem:** rhombisch. **Erscheinungsbild:** buntschillernde gewundene Gehäuse; **Mohshärte:** 3,5–4; **Dichte:** 2,75–2,82; **Transparenz:** undurchsichtig; **Spaltbarkeit:** keine; **Bruch:** muschelig; **Farbe:** bunt-schillernd in allen Farben des Regenbogens; **Glanz:** perluttartig; **Strichfarbe:** weiß.

**Vorkommen:** GUS, Kanada (Alberta), Madagaskar, USA (Süd-Dakota).

**Fälschungen:** oft als Dublette oder Triplette, mit schwarzgefärbter Achatunterlage und einer Deckschicht aus Kunstharz.

**Wirkung der Ionen:** Calcium (Anregung, Aufbau, Spannkraft).

**Organwirkung:** Herz.

**Körperlich:** harmonisiert und stabilisiert den Herzrhythmus; regt den Zellstoffwechsel an (nach Gienger); fördert gesundes Wachstum; lindert Nervosität und Hautstörungen; reduziert Sensibilität auf Strahlenbelastungen (nach Kühni/von Holst).

**Seelisch:** weckt den Schönheitssinn, vermittelt Würde, Pracht und Verlockung; lenkt die Aufmerksamkeit auf das Geheimnisvolle (nach Gienger); inspiriert Künstler, Oberflächen vollendet zu gestalten; hilft Sinnsuchern, sowohl

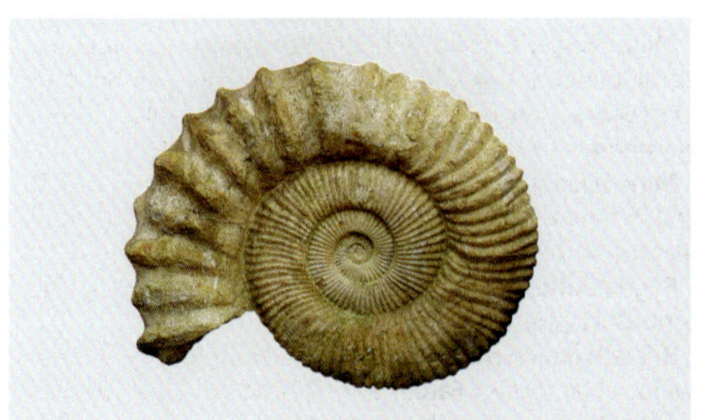

*Ammonit.*

Begriff als auch Idee, Form als auch Inhalt wertzuschätzen; hilft eine gefundene Wahrheit nicht für die letzte zu halten, lehrt Erkenntnis und Wissen als Entwicklungsprozess zu erfahren; lässt eine andere Wirklichkeit hinter dem Alltag durchschimmern (nach von Holst).

**In der klassischen Heilsteinliteratur** ist Ammolith nicht beschrieben. **Moderne Autoren:** Gienger, Melody.

**Astrologische Zuordnung:** Neptun in Skorpion (nach von Holst).

**Tarot-Zuordnung:** Der Mond (nach von Holst).

**Chakra-Zuordnung:** Herzchakra (nach Kühni, von Holst/Gienger).

**Meditations-Zuordnung:** Entfaltung.

**Pflege:** Ammolith einmal wöchentlich unter fließendem Wasser reinigen, mit Halit-Kristallen energetisch entladen und zum Aufladen auf eine Bergkristallgruppe oder in die Morgensonne legen.

# Amphibole

Diese Gruppe von Ring-Silikat-Mineralien zeichnet sich durch ihre vielfälltige isomorphe Mischreihe aus. Sie entstehen primär magmatisch oder hydrothermal, aber auch durch Metamorphose, immer jedoch unter Anwesenheit von Wasser. Es sind gesteinsbildende Mineralien in Eruptivgesteinen oder Metamorphiten.

Der wichtigste Vertreter der Amphibole ist **Hornblende.**

Aenigmatit, **Aktinolith** (siehe dort), Amianth, Anorphorit, **Anthophyllit** (siehe dort), Arfedsonit, Bababudanit, Barkevikit, Barroisit, Bergamaskit, Calciumedenit, Chiklit, Crossit, Cummingtonit, Dannemorit, Dashkessanit, Eckermannit, Edenit, Femaghastingsit, Ferroaktinolith, Ferroedenit, Ferrogedrit, Ferroglaukophan, Ferrohastingsit, Fluotaramit, Gedrit, **Glaukophan** (siehe dort), Grammatit, Grunerit, Hexagonit, Holmquisit, **Hornblende** (siehe dort), Kaersutit, Karinthin, Katophorit, Klinoholmquisit, Kokscharowit, Krokydolith, Magnesio-Katophorit, Magnesio-Riebeckit, Miyashiroit, **Nephrit** (siehe dort), **Nuummit** (siehe dort), Ossanit, Oxyhornblende, Pargasit, Philipstadit, Rhodusit, Rhonit. **Richterit** (siehe dort), Riebeckit, **Smaragdit** (siehe Aktinolith), Sunduisit, Taramit, Tirodit, **Tremolith** (siehe dort), Uralit, Valleit und Winchit.

# Amphibolit

**Mineralogie:** ein basisches, metamorphes Gestein aus Hornblende (ein Amphibol) und Plagioklas, das bei 5–10 kbar Druck und bei 500–700°C in einer Regionalmetamorphose entstand.

**Mineralklasse:** Plagioklas ist ein Calcium-Natrium-Feldspat, Hornblende ein Alkali-Calcium-Eisen-Aluminium-Silikat.

**Begleitminerale** können Biotit, Diopsid, Granat, Ilmenit, Korund, Magnetit oder Titanit sein.

**Kristallsystem:** monoklin (dunkler Amphibol) und triklin (weißer Plagioklas); **Farbe:** weiß bis hellgrau mit dunkelgrünen, braunen bis schwarzen Flecken.

**Vorkommen:** Italien, Indien (Himalaya).

# Amulettstein

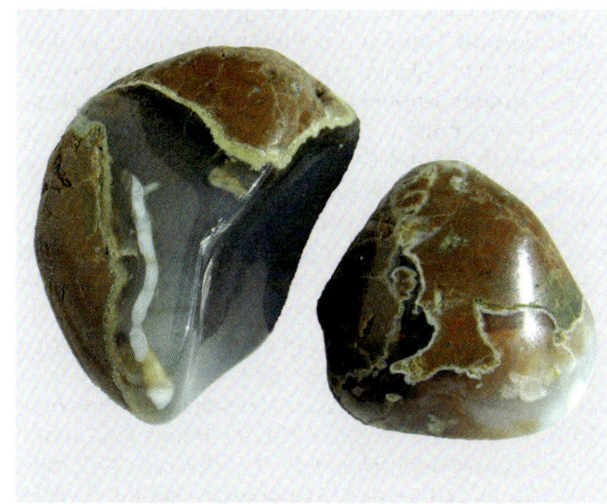

*Amulettstein-Trommelsteine.*

Australischer Amulettstein ist ein »neuer« Name für sternförmige Achate in Rhyolithknollen. Der Name wurde für australische Thundereggs kreiert, denen der kommerziell wirksame Mythos angedichtet wurde, ein heiliger Stein des Uluru der Aborigines zu sein. Die reale Fundstelle Agate Creek ist jedoch 2500 km vom Ayers Rock entfernt. Engl.: Thunderegg.

**Synonyme:** Donnerei, Egidienstein, Schneekopfkugel, Stern-Achat, Sternstein, Thunderegg.

**Mineralogie:** Amulettstein entsteht primär in Rhyolith oder anderen quarzreichen Vulkaniten, wenn Lava schnell erkaltet. Die rasche Schrumpfung führt zur Bildung von Knollen mit sternförmigen Hohlräumen. Dringen später hydrothermale Kieselsäurelösungen ein, bilden sich Hohlraumfüllungen aus Achat, Amethyst, Bergkristall, Chalcedon, Karneol oder Jaspis, seltener aus Calcit.

**Mineralklasse:** Die Rhyolithknolle ist ein feldspat- und quarzreiches Vulkangestein, die Hohlraumfüllung besteht überwiegend aus Quarzen und zählt somit zur IV. Mineralklasse, den Oxiden; selten Calcitfüllung; **Formel:** $SiO_2$ + Fe; farbgebendes Metall ist das Eisen.

**Kristallsystem:** trigonal; **Erscheinungsbild:** bildet bis zu 20 cm große Kugeln; **Mohshärte:** 7; **Dichte:** 2,5; **Spaltbarkeit:** keine; **Bruch:** muschelig (Quarz) bzw. uneben (Rhyolith); **Transparenz:** undurchsichtig; **Farbe:** äußerlich unscheinbar grau, grün oder braun mit heller Verwitterungskruste; die zackige Quarzfüllung kann in fast allen Farben vorkommen: rot, braun, orange, gelb, grün, hellblau oder klar, sie ist oft gebändert oder bunt gemustert; trommelpoliert treten die spitzen Enden der Füllung an die Oberfläche und bilden dort charakteristische Linien; **Glanz:** matt, poliert: wachsartig; **Strichfarbe:** weiß.

**Vorkommen:** Australien (Agate Creek, Doon Doon Creek), **auch:** Mexiko, Polen (Nowy Kosciol), USA; deutsche Entsprechung sind Stern-Achate aus St. Egidien.

**Verwechslung:** kann nur mit Septarien verwechselt werden. Verwechslung mit anderen Achaten sind kaum möglich; **Unterscheidung:** exakte optische Prüfung.

**Fälschungen:** Viele der australischen Amulettsteine sind Stern-Achate verschiedener Fundstätten; selten werden auch Septarien als australische Amulettsteine verkauft.

**Im Handel** ist australischer Amulettstein (oder Stern-Achat) selten als Rohsteinknolle, meist als Trommelstein, als polierte Halbkugel oder Scheibe erhältlich.

**Wirkung der Ionen:** Eisen (Intensivierung), Silizium (Stabilität, Präsenz).

**Organwirkung:** zentrales und vegetatives Nervensystem, innere Organe.

**Körperlich:** verhindert allergische Überreaktion und hilft bei Bronchialasthma (nach Pelz); stabilisiert die körperliche Konstitution; fördert das Immunsystem und den Hormonhaushalt; regt die Lebertätigkeit an; aktiviert die Gehirn- und Nerventätigkeit; wirkt positiv auf das Rückenmark, schenkt tiefen und erholsamen Schlaf (nach Gienger) Kann innerhalb weniger Wochen tiefe Erholung bewirken (nach Forschungsprojekt SHK).

**Seelisch:** stabilisiert die psychische Konstitution; ermutigt kreativ mit seinen Wünschen, Gefühlen, inneren Bildern und den intensiveren Träumen zu arbeiten; hilft die eigenen Bedürfnisse wahrzunehmen, insbesondere nach Ruhe und Zuwendung (nach Gienger); macht – abhängig von seiner Signatur (Höhlungen, Quarzfenster) – introvertiert oder neugierig; wirkt erdend; hilft Wünsche und innere Bilder heranreifen zu lassen, Stress und Alltagsanforderungen fernzuhalten, bis der richtige Zeitpunkt zum Handeln gekommen ist (nach von Holst).

**Anwendung:** Amulettstein (Stern-Achat) wird als Trommelstein über einen längeren Zeitraum in der Hosentasche getragen oder meditativ in der Hand gehalten. Seine Wirkungsrichtung bezüglich Introversion und Extraversion hängt stark von der Signatur des einzelnen Steins ab.

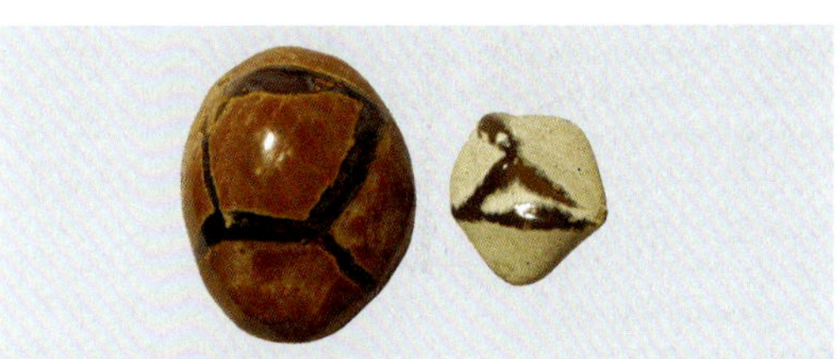

*Verschiedene Amulettsteine.*

**In der klassischen Heilsteinliteratur** ist Amulettstein nicht beschrieben. **Moderne Autoren:** Gienger, Kühni/von Holst, Melody, Pelz.

In die Wirkung des Amulettsteins wurde aus kommerziellem Interesse zu viel hineininterpretiert; er wurde 1997 vom Forschungspojekt SHK getestet und ist ein gut geprüfter Heilstein.

**Astrologische Zuordnung:** Skorpion (nach Melody), Aszendent Krebs (nach von Holst).

**Feng-Shui-Zuordnung:** Schöpfungszyklus Element Erde – Element Metall.

**Chakra-Zuordnung:** Sakralchakra.

**Meditations-Zuordnung:** Innenwelt/Außenwelt.

**Pflege:** Amulettstein einmal wöchentlich unter fließendem Wasser reinigen, mit Hämatit-Ministeinchen entladen und zum Aufladen in die Morgensonne legen.

# Analcim

**Name:** benannt von Haüy 1801, nach griech. ***analkis***, »schwach, kraftlos«, da das Mineral unter dem Einfluss elektrischer Spannungen sich nur schwach auflädt. Engl.: Analcime.

**Synonyme:** Analcidit, Analzim, Cubicit, Cuboit, Eudnophit, Euthalit, Euthallit.

**Mineralogie:** : entsteht primär in kieselsäurearmen Vulkaniten und in Hohlräumen von Plutoniten, wenn diese $SiO_2$-untersättigt sind, meist jedoch als hydrothermale Bildung; sekundär als Neubildung in Tongesteinen oder als Umwandlungsprodukt von Nephelin und Sodalith. Ist oft mit anderen Zeolithen (Heulandit, Laumontit, Natrolith) vergesellschaftet. Als Heilstein haben nur hydrothermal gebildete Kristalle Bedeutung.

**Mineralklasse:** wasserhaltiges Natrium-Aluminium-Mineral der Familie der Feldspatoide, der Gruppe der Zeolithe und der VIII. Mineralklasse, der Gerüst-Silikate; **Formel:** $NaAlSi_2O_6 \times H_2O$ + (K,Ca,Mg).

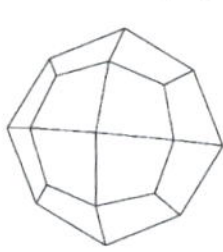

**Kristallsystem:** kubisch; **Erscheinungsbild:** bildet hexakisoktaedrische, ikositetraedrische auch hexaedrische, selten prismatisch verzerrte, meist auf- und eingewachsene Kristalle, häufiger jedoch derbe, dichte, körnige, krustige Aggregate; **Mohshärte:** 5,5; **Dichte:** 2,2–2,3; **Spaltbarkeit:** kaum wahrnehmbar; **Bruch:** muschelig, uneben und spröde; **Transparenz:** durchsichtig bis durchscheinend, auch undurchsichtig; **Farbe:** farblos, silbrig-weiß, grau, auch rosa, pink oder leicht gelb; Katzenaugeneffekt kann vorkommen; **Glanz:** glasartig; **Strichfarbe:** weiß.

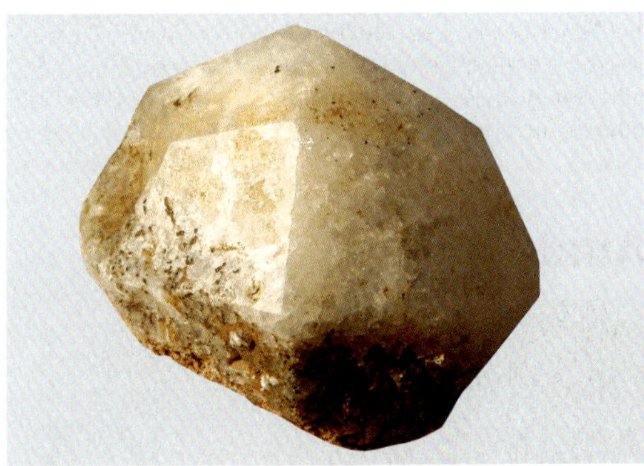

*Analcim-Kristall.*

**Vorkommen:** in jungvulkanischen, kieselsäurearmen basaltischen und phonolithischen Gesteinen. BRD (Harz, St. Andreasberg), Dänemark (Färöer), Großbritannien: (Dumbarton/Schottland), GUS, Irland, Island, Italien (Fassatal/Trentino), Kanada, Norwegen, Österreich (Tirol), Schottland (Dumbarton), Südafrika, Sizilien (Catania), Tschechien (Böhmen), USA (Patterson/New Jersey).

**Verwechslung:** kann als Cabochon mit Leucit, Morganit, Petalit und Rosenquarz verwechselt werden; **Unterscheidung:** optische Untersuchung, Dichte, mineralogisch-gemmologisch.

**Fälschungen:** sind bisher noch nicht bekannt.

**Im Handel** ist Analcim als Kristall, Kristallstufe, Kugelkette und facettiert, selten als Cabochon mit Katzenaugeneffekt erhältlich.

**Wirkung der Ionen:** Aluminium (Realitätssinn, Veränderung), Natrium (Ausdauer, Bewahrung), Wasser (Lebendigkeit).

**Organwirkung:** Bauchspeicheldrüse, Blase, Gehirn.

**Körperlich:** verbessert Einschlafstörungen; lindert den halbseitigen migräneartigen Kopfschmerz (nach Sienko); wird bei Pankreasstörungen, auch bei Diabetes eingesetzt; verbessert die Harnausscheidung und wird gegen Muskelatrophie eingesetzt (nach Melody); lindert Hautausschläge und Juckreiz (nach von Holst).

**Seelisch:** hilft Kummer sanft aufzuarbeiten und zu bewältigen; stärkt Ausdauer, Selbstliebe und Durchhaltevermögen; fördert geistige Klarheit und hilft sich selbst zu strukturieren; bewahrt Individualität und Kreativität; bringt Harmonie in Gruppenaktivitäten und verbessert deren Zusammenarbeit, da man leichter die Verschiedenartigkeit der Gesichtspunkte respektieren kann (nach Melody); vergrößert den geistigen Raum und schützt das Energiefeld (nach von Holst).

**Anwendung:** Analcim wird als Kristall direkt auf die Haut gelegt; als Kette oder Anhänger längere Zeit über dem Herzchakra getragen; als Rohkristall zur Kontemplation und Meditation aufgestellt.

**In der klassischen Heilsteinliteratur** ist Analcim nicht beschrieben. **Moderne Autoren:** Gienger, Kühni/von Holst, Melody, Sienko, Sperling.

Analcim ist ein selten verwendeter Heilstein.

**Astrologische Zuordnung:** Krebs (nach Melody), Jupiter in Krebs (nach von Holst).

**Chakra-Zuordnung:** Herzchakra (nach Sienko).

**Meditations-Zuordnung:** Feuer und Zärtlichkeit.

**Pflege:** Analcim einmal wöchentlich unter fließendem Wasser reinigen, mit Hämatit-Ministeinchen entladen und zum Aufladen über Nacht auf eine Bergkristallgruppe oder in die Morgensonne legen.

# Anatas

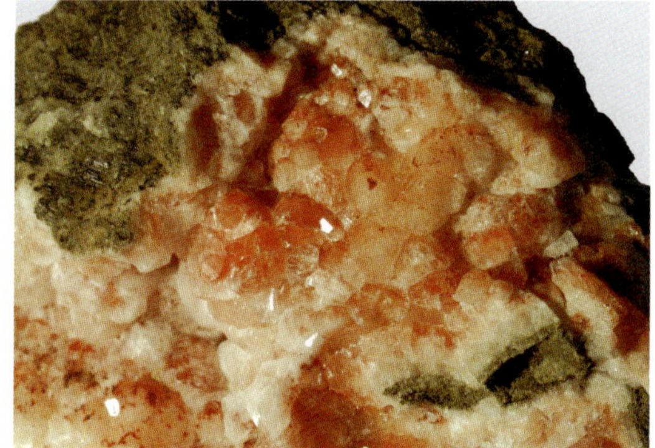

*Anatas-Stufe.*

**Name:** benannt nach griech. *anatasis*, »Emporstreckung«, nach dessen Streckung nach der C-Achse. Engl. und franz.: Anatase.

**Synonyme:** Dauphinit, Oktaedrit.

**Mineralogie:** Anatas entsteht primär auf Klüften und in Hohlräumen vulkanischer Gesteine; sekundär-sedimentär als Bestandteil des Leukoxens in Sandsteinen und anderen Sedimenten; auf alpinoiden Klüften.

**Mineralklasse:** Titanmineral der IV. Mineralklasse, der Oxide; **Formel:** $TiO_2$ + Fe; kann bis zu 60 % Titan enthalten.

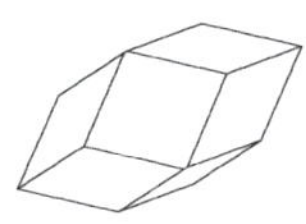

**Kristallsystem:** tetragonal; **Erscheinungsbild:** kristallisiert in gut ausgebildeten, häufig in Gestalt perfekter spitz-dipyramidaler tafeliger oder säuliger, oft flächenreicher aufgewachsener Kristalle, selten abgerundete, körnige Aggregate; **Mohshärte:** 5,5–6; **Dichte:** 3,8–4; **Spaltbarkeit:** vollkommen; **Bruch:** muschelig; **Transparenz:** durchscheinend bis durchsichtig; **Farbe:** farblos, grau, rot, honiggelb, braun, grün, indigo- bis saphirblau oder schwarz; **Glanz:** diamantartig oder metallic; **Strichfarbe:** weißlich bis gelb.

**Vorkommen:** selten: Brasilien (Minas Gerais), BRD (Fichtelgebirge), Frankreich, Italien (Bergezetto), Norwegen (Gudbrandsdalen), Österreich, Schweiz (Bintal, Gotthard), Südafrika, USA (North Carolina).

**Verwechslung:** kann durch seine stets gut ausgebildeten Kristalle kaum verwechselt werden, sonst allenfalls mit Magnetit oder Hämatit. **Unterscheidung:** gemmologisch.

**Fälschungen:** sind nicht bekannt.

**Im Handel** ist Anatas als Einzelkristall, Kristallstufe in Matrix und facettiert erhältlich.

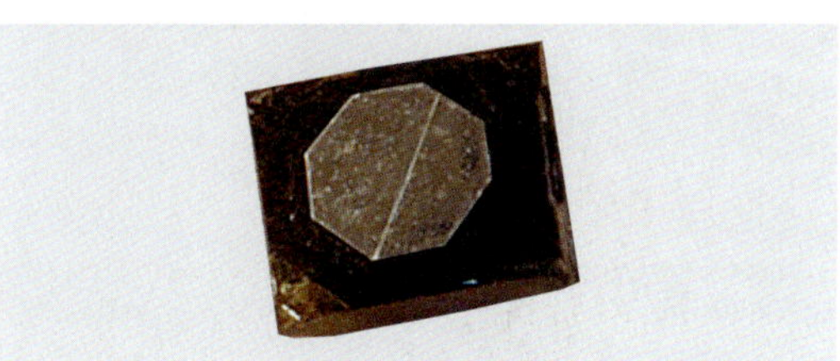

*Anatas, facettiert.*

**Wirkung der Ionen:** Titan (Befreiung, innere Größe, Regeneration), Eisen (Antrieb, Ausdauer, Konfrontationsvermögen).

**Organwirkung:** Augen.

**Körperlich:** wird gegen allergische Reaktionen und Arzneimittelüberempfindlichkeit eingesetzt; fördert die Aufnahme von Vitamin A, Calcium und Magnesium.

**Seelisch:** hilft Widerstände gegen Veränderungen zu überwinden; lässt die Vergangenheit und Zukunft neutral betrachten und vergrößert damit die Entscheidungsfähigkeit; erweitert den Horizont und lässt einem mehr Verant-

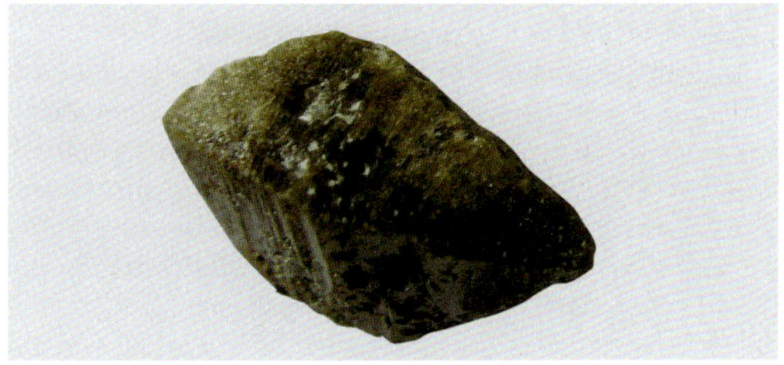

*Anatas-Kristall.*

wortung übernehmen; inspiriert, das innewohnende Potenzial stärker und freier zu leben und Ängstlichkeit zu überwinden (nach Melody).

**Anwendung:** Anatas wird als Kristall direkt auf die Haut gelegt bzw. als Kette oder Anhänger längere Zeit getragen.

**In der klassischen Heilsteinliteratur** ist Anatas nicht beschrieben. **Moderner Autor:** Kühni/von Holst, Melody, Paulin.

Anatas ist ein sehr selten verwendeter Heilstein.

**Astrologische Zuordnung:** Skorpion (nach Melody).

**Chakra-Zuordnung:** Herzchakra (grün).

**Pflege:** Anatas einmal wöchentlich unter fließendem Wasser reinigen, mit Hämatit-Ministeinchen entladen und zum Aufladen in die Morgensonne legen.

# Andalusit

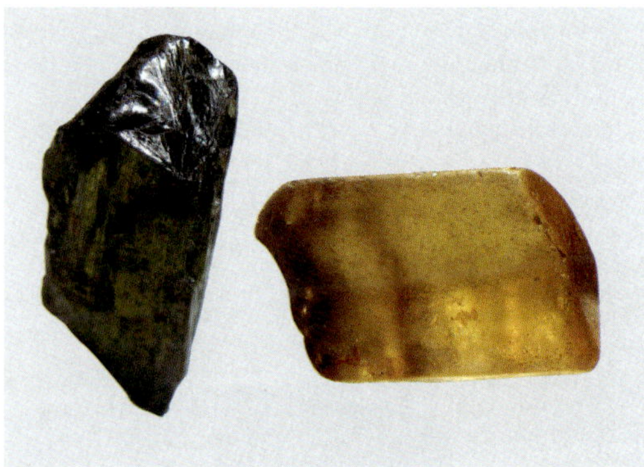

*Andalusit-Kristall.*

**Name:** benannt von Delametherie 1798, nach der spanischen Provinz Andalusien, wo das Mineral zum ersten Mal gefunden wurde. Engl.: Andalusite; franz: Andalousite.

**Synonyme:** Chizeuilit, Hohlspat, Micaphilit, Stanzait.
**Mineralogie:** Andalusit entsteht primär-liquidmagmatisch aus aluminiumreichem Magma und deren Pegmatiten in der letzten Phase; regionalmetamorph bei der Bildung von Gneisen und Glimmerschiefer oder kontaktmetamorph, wenn aufsteigendes Magma in sedimentäre, kalkarme Tonschiefer eindringt.

**Mineralklasse:** Aluminiummineral, der Andalusit-Sillimanit-Gruppe und der VIII. Mineralklasse, der Alumino-Insel-Silikate;

**Formel:** $Al_2[OlSiO_4)]$ + Ca,Cr,Fe,Ga,K,Mg,Mn,Ti; farbgebende Metalle sind Mangan (rot) oder Eisen (grün); Chrom verleiht ihm seinen Pleochroismus.

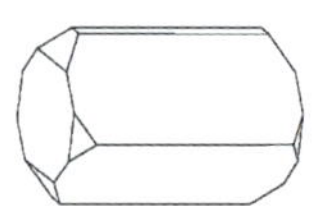

**Kristallsystem:** rhombisch; **Erscheinungsbild:** bildet selten größere rhombische, prismatische, dicksäulige Kristalle mit fast rechteckigem Querschnitt oder tertiär in schiefrigen Muttergestein eingewachsene körnige, derbe, strahlige und halmige Aggregate; **Mohshärte:** 6–7,5; **Dichte:** 3,12–3,18; **Spaltbarkeit:** unvollkommen; **Bruch:** spröde; **Transparenz:** durchsichtig bis durchscheinend und undurchsichtig; **Farbe:** farblosgrau, weiß, rotgrau, gelbgrün, grün, bräunlich rot, selten violett, fleischrot oder intensiv grün; **Glanz:** glasartig; manchmal besitzt Andalusit einen ausgeprägten rotgrünen Pleochroismus – der Kristall sieht von unterschiedlichen Blickwinkeln gelb, rot oder grün aus; **Lumineszenz:** grün, gelbgrün; **Strichfarbe:** weiß.

**Varietäten: grüner Andalusit:** zeigt einen starken grünrötlichen Pleochrosimus, **Chiastolith:** mit eingeschlossenem schwarzem Kohlepigment und charakteristischer Kreuzzeichnung; **Gosseletit:** eisen-manganreich; **Viridin:** grün mit Beimengungen von Mangan und Eisen; **Mangan-Andalusit:** mit Mangan-Trioxid.

**Vorkommen:** Andalusit häufig: Australien, Belgien, Brasilien (Minas Gerais), GUS (Ural), Indien, Kanada (Quebec), Madagaskar, Österreich (Steiermark, Tirol), Peru, Spanien, Sri Lanka, Südafrika, Tschechien, USA (Connecticut, Kalifornien, Maine). Viridin selten: BRD (Hessen), Schweden (Ultevis), USA.

**Verwechslung:** kann facettiert mit Aktinolith, Alexandrit, Augit, Chrysoberyll, Citrin, Disthen, Feldspat, Hornblende, Rubellit, Sinhalit und Verdelith verwechselt werden; **Unterscheidung:** Härte, Dichte, mineralogisch-gemmologisch, chemisch.

**Fälschungen:** kann durch Brennen von der olivgrünen in die rötliche Varietät umgewandelt oder durch gefärbtes Glas imitiert werden.

**Im Handel** ist Andalusit als Kristall und geschliffen in Edelsteinqualität mit Facetten- oder Treppenschliff erhältlich.

**Wirkung der Ionen:** Aluminium (entsäuernd, Realitätssinn), Mangan (schmerzlindernd), Silizium (Präsenz), Titan (angstlösend, Größe).

**Organwirkung:** Haut, Muskeln.

**Körperlich:** fördert die Entsäuerung des Körpers; hilft bei Magen- und Darmbeschwerden; stärkt bei Schwächezuständen (nach Gienger); wird bei Störungen aufgrund mangelnder Sauerstoffzufuhr sowie zur Erholung, wenn man »aus der Bahn geworfen« wurde, eingesetzt (nach Melody); bessert Durchschlafstörungen und soll bei Muskellähmungen helfen.

**Seelisch:** lässt die verschiedenen Seiten des Charakters erkennen und akzeptieren; hilft die eigene Identität zu entdecken und zu verwirklichen; ermöglicht, groß und ritterlich zu denken und dabei maßvoll und realistisch zu bleiben (nach Melody); erleichtert, die vielen Möglichkeiten unseres Wesens zu erkennen und zu leben; verleiht Charisma (nach Gienger); ermutigt, das Leben in allen Aspekten positiv zu gestalten und das Schöne darin zu entdecken; fördert Selbständigkeit und Eigenverantwortung, hilft mit Abhängigkeiten besser umzugehen (nach von Holst).

**Anwendung:** Andalusit wird als Kette oder Anhänger direkt auf der Haut getragen oder als Kristall auf die Haut gelegt. Kristalle mit Pleochroismus dienen der Meditation.

**In der klassischen Heilsteinliteratur** ist Andalusit nicht beschrieben. **Moderne Autoren:** Braunger, Gienger, Heider, Kühni/von Holst, Melody, Musil, Paulin, Peschek-Böhmer, Sperling.

Andalusit ist ein selten verwendeter Heilstein.

**Astrologische Zuordnung:** Jungfrau (nach Melody), Medium Coeli in Löwe (nach von Holst).

**Chakra-Zuordnung:** Solarplexus-Chakra (nach von Holst/Gienger).

**Meditations-Zuordnung:** Vielfalt, Vorbildlichkeit.

**Pflege:** Andalusit einmal wöchentlich unter fließendem Wasser reinigen, mit Hämatit-Ministeinchen entladen und zum Aufladen in die Morgensonne legen.

**Hinweis:** Andalusit-Kristalle können bis zu 20 g schwer werden; im Smithsonian-Institut wird ein geschliffener brauner Andalusit von 28,3 Karat gezeigt.

# Andesin

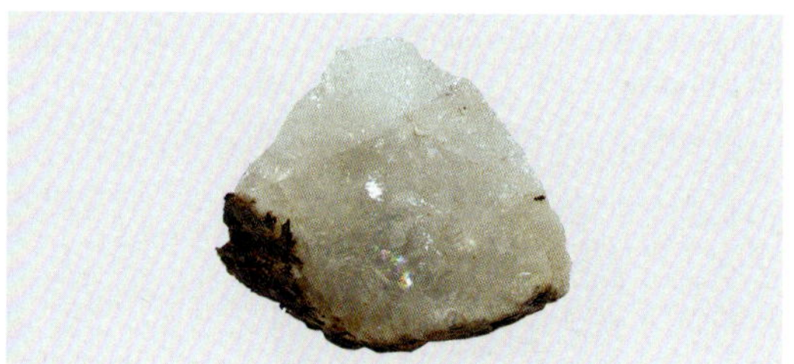

*Andesin.*

**Name:** Benannt nach dem Vorkommen in Andesitgesteinen der Anden.

**Synonym:** Pseudo-Albit. Engl.: Andesine.

**Mineralogie:** entsteht primär magmatisch in sauren bis basischen Tiefengesteinen und deren Pegmatiten; als Neubildung in kontaktmetamorphen Gesteinen. **Begleitmineralien:** Albit, Periklin.

**Mineralklasse:** Andesin ist ein Feldspat-Misch-Mineral der Gruppe der Plagioklase und der VIII. Mineralklasse, der Gerüst-Silikate; er setzt sich zu 50–70% aus Albit und zu 30–50% aus Anorthit zusammen; **Formel:** (Na,Ca)[(Si,Al)$_4$O$_8$] sowie Ba, Sr, K, Fe und Mg in Spuren.

**Kristallsystem:** triklin; **Erscheinungsform:** Andesin bildet tafelige Kristalle sowie im Gestein eingewachsen spätige Aggregate; **Mohshärte:** 6–6,5; **Dichte:** 2,66–2.69; **Spaltbarkeit:** gut; **Bruch:** uneben; Farbe: weiß, grau bis gelb; **Glanz:** glasartig.

**Vorkommen:** Grönland, Japan, Norwegen, USA (Kalifornien).

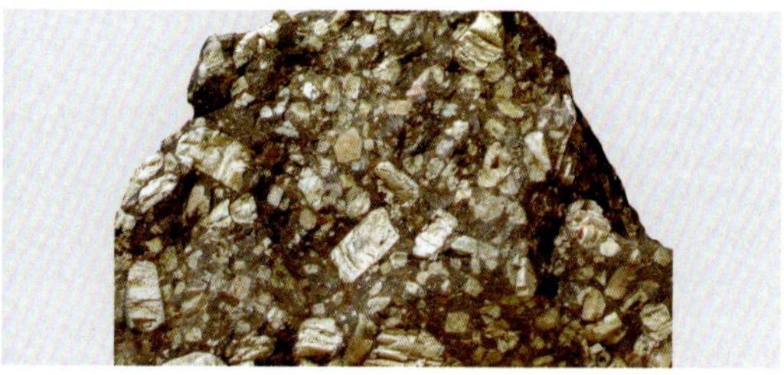

*Andesin, Rohstein*

**Verwechslung:** kann mit Anorthit verwechselt werden. **Unterscheidung:** gemmologisch.

**Fälschungen** von Andesin sind nicht bekannt.

**Im Handel** ist Andesin als Kristallstufe meist in Matrix erhältlich.

**Wirkung der Ionen:** Aluminium (Realitätssinn), Calcium (Stabilität), Natrium (Gelassenheit).

**Organbeziehung:** Blut.

**Körperlich:** schreckt chaotisches und störendes Wachstum ab; wird zur Behandlung hoher Cholesterinwerte im Blut eingesetzt (nach Melody).

**Seelisch:** fördert klare Gedanken und neutrales, emotionsfreies Argumentieren; verbessert die Übertragung von Informationen und liebevollen Botschaften (nach Melody); unterstützt dabei, sich weniger in die Ecke drängen oder abwerten zu lassen (nach von Holst).

**Anwendung:** Andesin wirkt am besten durch direktes Auflegen auf den Körper.

**In der klassischen Heilsteinliteratur** ist Andesin nicht beschrieben. **Moderne Autoren:** Kühni/von Holst, Melody.

Andesin ist ein selten verwendeter Heilstein.

**Astrologische Zuordnung:** Löwe (nach Melody), Merkur in Fische (nach von Holst).

**Chakra-Zuordnung:** Solarplexus-Chakra.

**Pflege:** Andesin einmal wöchentlich unter fließendem Wasser reinigen und mit Hämatit-Ministeinchen entladen. Zum Wiederaufladen für 1–2 Stunden in die Morgensonne legen.

# Anglesit

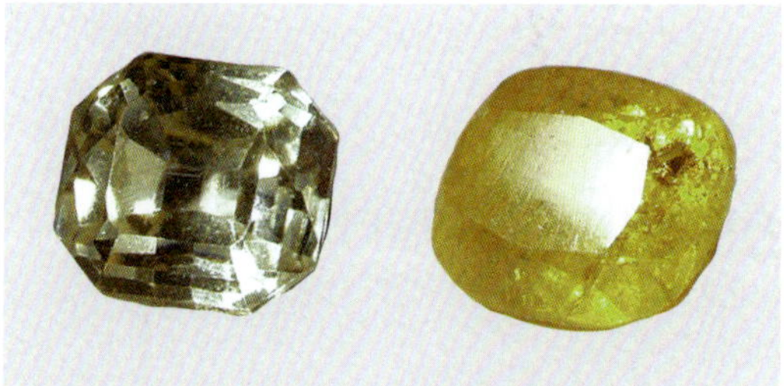

*Anglesit, facettierte Steine.*

**Name:** benannt von Beudant 1832, nach dem ersten Fundort der Insel Anglesey. Engl. und franz.: Anglesite.

**Synonyme:** Bleivitriol, Vitriolbleierz oder Vitriolbleispat.

**Mineralogie:** Anglesit entsteht sekundär-hydrothermal in der Oxidationszone von Blei-Zink-Lagerstätten; und in antiken Bleischlacken.

**Mineralklasse:** Bleimineral der VI. Mineralklasse, der Sulfate; **Formel:** $PbSO_4$+Ba; es kann bis zu 64 % Bleioxid enthalten.

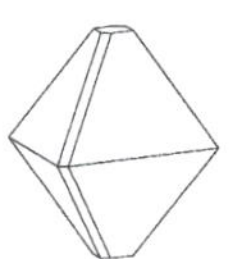

**Kristallsystem:** rhombisch; **Erscheinungsbild:** bildet kleine, dünn- und dicktafelige, säulige, nadelige dipyramidale, bisweilen flächenreiche Kristalle sowie derbe, körnige, nierige und stalaktitische Aggregate; **Mohshärte:** 2,5–3; **Dichte:** 6,38; **Spaltbarkeit:** unvollkommen; **Bruch:** muschelig; **Transparenz:** durchsichtig bis durchscheinend; **Farbe:** farblos, weiß, gelb über blassgrün bis blau; **Glanz:** diamant- oder fettartig; **Strichfarbe:** weiß.

**Vorkommen:** selten: BRD (Stolberg/Harz; Badenweiler und Schapbach/Schwarzwald), GUS (Beresovsk/Ural), Italien (Monte Poni/Sardinien), Marokko, Mexiko, Namibia (Tsumeb), Österreich (Kärnten), Spanien (Linares), Tunesien.

**Verwechslung:** kann mit Baryt, Cerussit, Phosgenit und Scheelit verwechselt werden; **Unterscheidung:** Dichte, Härte, Strichfarbe.

**Fälschungen:** sind nicht bekannt.

**Im Handel** ist Anglesit als derber Rohstein, idiomorpher Kristall und selten geschliffen oder facettiert als Schmuckstein mit hohem Brechungsindex erhältlich.

**Wirkung der Ionen:** Blei (Blockaden, Selbstbeherrschung), Barium (Energiemangel).

**Organwirkung:** Arterien, Nerven.

**Körperlich:** bei nervösen Störungen zur Anregung von Durchblutung und Nervenimpulsübertragung (nach Melody); wirkt Verlangsamung und Kontrollverlust entgegen, sollte bei Demenz und Parkinson getestet werden (nach Kühni/von Holst).

**Seelisch:** hilft aktiv Träume in die Realität umzusetzen; wird oft beim Channeling verwendet; hilft sich aus Unterdrückung und aussichtslosen Situationen zu befreien.

**Anwendung:** Anglesit wird als Kristall direkt auf die Haut gelegt oder als Anhänger getragen.

**In der klassischen Heilsteinliteratur** ist Anglesit nicht beschrieben. **Moderner Autor:** Kühni/von Holst, Melody.

Anglesit ist ein sehr selten verwendeter Heilstein.

**Astrologische Zuordnung:** Fische (nach Melody), Saturn in Fische (nach von Holst).

**Chakra-Zuordnung:** Kehlkopfchakra (blau).

**Pflege:** Anglesit einmal wöchentlich unter fließendem Wasser reinigen, mit Halit-Kristallen energetisch entladen und zum Aufladen in die Morgensonne legen.

# Anhydrit (Angelit)

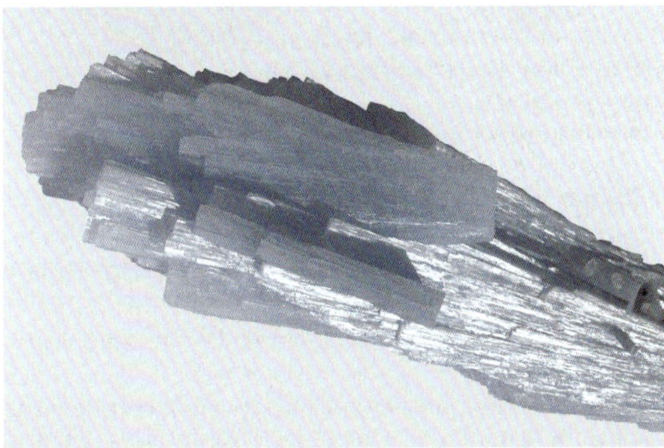

*»Angelit«-Kristall, an Flügel erinnernd.*

**Name:** benannt 1801, nach griech. *anhydros* »wasserfrei«, da es sich um einen wasserfreien Gips handelt. Engl. und franz.: Anhydrite.

**Synonyme:** Angelit, Bardiglionit, Gekrösestein, Klarskait, Leuchtstein, Muriacit, Seidenspat, Würfelanhydrit, Würfelgips, Würfelspat.

**Mineralogie:** Anhydrit entsteht selten hydrothermal in Pegmatiten, in Klüften und Gängen vulkanischer Gesteine, als Kristalle; sekundär durch das Eindampfen von Salzseen bei höheren Temperaturen und besonders hohem Salzgehalt als feinkörnige Aggregate und durch Entwässerung von Gips unter Gesteinsdruck als massives Mineral.

**Mineralogie:** Calciummineral der Anhydrit-Gips-Gruppe und der VI. Mineralklasse, der Sulfate. **Formel:** $CaSO_4$ + Sr,Ba; farbgebendes Metall ist ist Eisen (meist als Hämatitschüppchen, wenn rötlich).

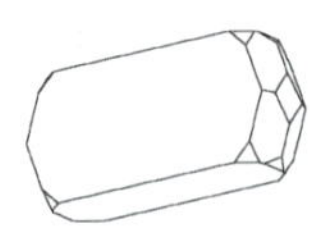

**Kristallsystem:** rhombisch; **Erscheinungsbild:** bildet meist dicktafelige, prismatische, pseudotetragonale, kurzsäulige, dicknadelige oder fast würfelige Kristalle, meist aber spätige, derbe, feinkörnig-dichte, stängelige oder faserigstrahlige Aggregate; **Mohshärte:** 3–3,5; **Dichte:** 2,9–3,0; **Spaltbarkeit:** vollkommen; **Bruch:** splitterig, uneben; **Transparenz:** durchscheinend bis durchsichtig; **Farbe:** farblos, weiß, grau, rötlich oder bläulich; seine Farben sind hell und pastellig und können durch Lichteinwirkung weiter ausbleichen; **Glanz:** glas- bis perlmuttartig; **Strichfarbe:** weiß.

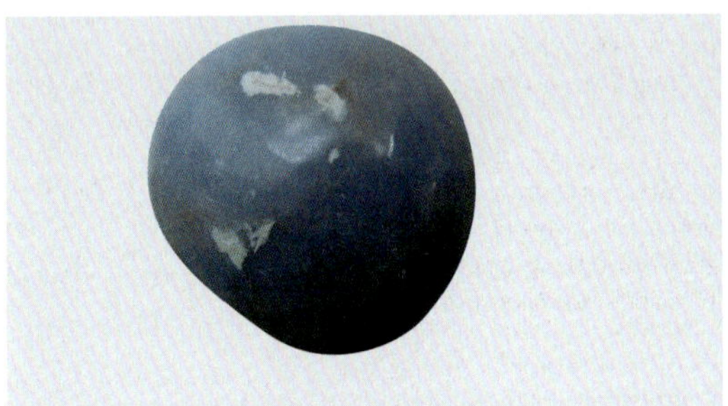

*Anhydrit-Trommelstein.*

**Vorkommen:** hydrothermal: Brasilien, BRD (Berchtesgaden, Nordheim, Strassfurt), Chile, GUS, Indien, Japan, Mexiko; Myanmar, Österreich (Bleiberg/Kärnten, Bad Hall), Schweiz (Waadt) sekundär: GUS, Italien (Simplon), Japan, Mexiko, Polen.

**Verwechslung:** kann mit Aragonit, Baryt, Calcit, Gips und Kryolith verwechselt werden; **Unterscheidung:** Härte, mineralogisch-gemmologisch, chemisch.

**Fälschungen:** Es werden Farbintensivierungen durch Bestrahlung von farblos und grau nach himmelblau durchgeführt, die nicht nachweisbar sind.

**Im Handel** ist Anhydrit als derber Rohstein, Kristallstufe, Trommelstein und Pyramide, selten facettiert als Schmuckstein erhältlich.

**Wirkung der Ionen:** Calcium (Selbstvertrauen, Stabilität), Strontium (Erleichterung, Zuversicht).

**Organwirkung:** Eierstöcke, Niere.

**Körperlich:** zur Anregung der Nierenfunktion und des Wasserhaushaltes; zur Ausscheidung von Bindegewebsschlacken und Wassereinlagerungen im Gewebe; bei akuten Vergiftungen wasserlöslicher Stoffe (nach Gienger); verbessert die sensorische Wahrnehmung, lindert Halsentzündung, Infektionskrankheiten (nach Melody).

**Seelisch:** vermindert die eigene Unsicherheit; wirkt stabilisierend bei großen psychischen Belastungen, lindert Sorgen und fruchtloses Grübeln, befreit fixierte Aufmerksamkeit; mildert schizophrene Schübe; bremst nach einigen Wochen Tragen aber auch geistige Entwicklungen (nach Gienger); verbessert die allgemeine Kommunikationsfähigkeit und die Telepathie (nach Melody); hilft auf den Boden zu kommen, wenn die »Energie nur im Kopf« ist (nach von Holst).

**Anwendung:** Anhydrit wird als Anhänger direkt auf der Haut getragen (nicht über einen ununterbrochenen Zeitraum von mehr als drei Wochen, vor allem nicht von Kindern); wird als strahliger Kristall zur meditativen Betrachtung aufgestellt.

**Kristall:** verleiht der Seele Flügel, inspiriert zu weitsichtigen Problemlösungen; hilft bei Überangepasstheit seinen eigenen Weg zu finden (nach von Holst).

**Trommelstein:** zentriert, verstärkt die innere Sammlung und ist bei ADSH und starker Nervosität ein wichtiges Mittel gegen Überreizung; hilft beiden Parteien gegen Überbesorgtheit (nach Kühni/von Holst).

**In der klassischen Heilsteinliteratur** ist Anhydrit nicht beschrieben. **Moderne Autoren:** Dow, Gienger, Gurudas, Heider, Keyte, Kühni/von Holst, Melody Paulin.

Anhydrit ist ein selten verwendeter Heilstein.

**Astrologische Zuordnung:** Krebs, Fische, Skorpion (nach Melody); Saturn in Krebs (nach von Holst).

**Feng-Shui-Zuordnung:** entstresst den Ba-Gua-Bereich Karriere.

**Chakra-Zuordnung:** Kehlkopfchakra.

**Pflege:** Anhydrit einmal wöchentlich unter fließendem Wasser reinigen, mit Hämatit-Ministeinchen entladen und zum Aufladen auf ein Amethyststück eine Bergkristallgruppe oder in die Morgensonne legen.

## Anthophyllit und Nuummit

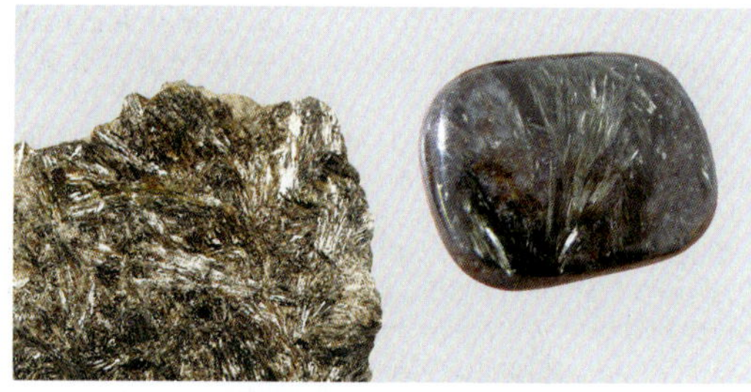

*Anthophyllit Rohstein und flacher Trommelstein.*

**Name:** von lat. anthophyllum, »Nelke«, wegen seiner braunen an die Früchte der Gewürznelke erinnernden Farbe. Engl.: Anthophyllite.

**Synonym:** Anthogrammit, Antholith, Bidalonit, Kupferit, Strelit.

**Mineralogie:** Anthophyllit-Staurolith-Fels, verwandt mit Nuummit und Hermanover Kugel, Anthophyllit ist gesteinsbildend ausschließlich metasomatisch in der Kontaktzone aus calciumarmem, magnesiumhaltigem, olivinreichem Gestein (Gneis, Serpentinit), bei meist niedrigem Druck und mittlerer bis hoher Temperatur. Nuummit gehört bei einem Alter von 3,5 Milliarden Jahren zu den ältesten Gesteinen der Erde.

**Mineralklasse:** basisches, magnesiumhaltiges Eisenmineral der Amphibolgruppe und der VIII. Mineralklasse der Ketten-Silikate. Formel: $(Mg,Fe^{2+})Si_8O_{22}(OH)_2 + Fe^{3+}$,Al, Ti,Ca,Mn,Na.F.

**Kristallsystem:** rhombisch; **Erscheinungsform:** Anthophyllit bildet tafelige bis gestreckte, prismatische, dipyramidale Kristalle oder wirre, breitstengelige, nadelige, faserige, zapfenförmige und strahlige auch radial-strahlige oder asbestartige Aggregate und körnige Massen; **Mohshärte:** 5–5,5; **Dichte:** 2,80–3,50; **Spaltbarkeit:** sehr gut (vollkommen); **Bruch:** uneben bis muschelig; **Transparenz:** durchscheinend bis durchsichtig; **Farbe:** Anthophyllit kann gelblich, orange, grau, grün und gelblich-braun bis nelkenbraun auftreten; Nuummit weist bei brauner Körperfarbe labradorisierende Farblamellen mit gelben, rötlichen und bläulichen Lichtbrechungen auf; **Glanz:** glasartig, seidig mit perlmuttartigigem Farbspiel; **Strichfarbe:** schwarz.

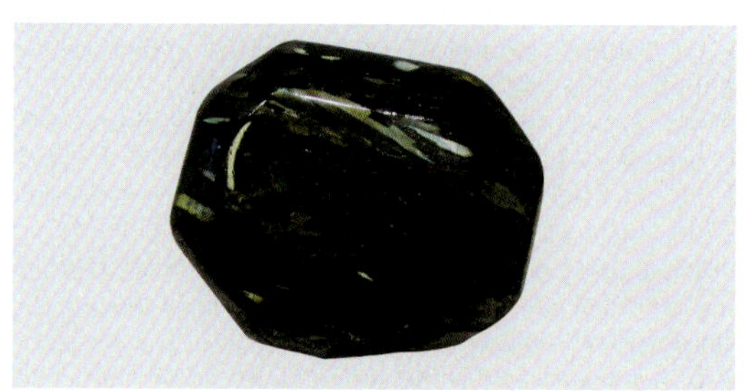

*Nuummit-Trommelstein.*

**Varietät:** Nuummit.

**Vorkommen:** selten: Australien, Bolivien, BRD (Bayern/Bodenmais), GUS, Italien, Japan, Kanada (Quebec), Norwegen (Grönland), Schweden, Schweiz, Tschechien (Hermanov), USA, Südafrika.

**Begleitmineralien:** Biotit, Bronzit, Chlorit, Cordierit, Enstatit, Quarz.

**Verwechslung:** Kann mit Chrysotil, Cummingtonit, Bronzit, seltener mit Aktinolith und Hornblende verwechselt werden. **Unterscheidung:** Härte, Dichte, mineralogisch, chemisch.

**Fälschungen** sind nicht bekannt.

**Im Handel** ist Anthophyllit als Rohstein, selten als Hermanover Kugel und als Trommelstein erhältlich.

**Wirkung der Ionen:** Eisen (Kraft), Kalium (Beruhigung), Magnesium (Selbstvertrauen), Natrium (Ordnung).

**Organwirkung:** Nerven, Ohren.

**Körperlich:** **Anthophyllit** entlastet die Nerven bei großem Stress, schützt die Nieren, wirkt auf die Ohren (nach Gienger); verbessert nach Lärmbelastung das Hörvermögen (nach von Holst); kräftigt das Haupthaar (nach Kühni).

**Nuummit:** hilft auch bei Ein- und Durchschlafschwierigkeiten Erholung zu finden (nach von Holst); stärkt Nerven, Nieren und Ohren (nach Gienger).

**Seelisch:** **Anthophyllit** hilft mit großem äußeren Druck umzugehen, hilft sich selbst bei Bedarf mehr Druck zu machen oder diesen abzubauen (nach Gienger); gibt Spannkraft, Willenskraft und eine gewisse Zähigkeit; steigert das Vertrauen in das eigene Potenzial (nach Kühni/von Holst); hebt das Selbstwertgefühl und die Wertschätzung eigener Leistungen; hilft den eigenen Interessen Raum zu schaffen und diesen zu wahren (nach Gienger).

**Nuummit:** verleiht eine geheimnisvolle und attraktive Ausstrahlung; hilft seine Marktnische zu finden, das Besondere zu erkennen und zu schätzen; erleichtert es einem, angemessene Honorierung und Anerkennung einzufordern (nach von Holst); hilft eingegangene Verpflichtungen zu erfüllen; steht für Ehe und Respekt (nach Gienger); ist bei trockenen Verwaltungsaufgaben keine Unterstützung (nach von Holst).

**Anwendung:** **Anthophyllit** wird als Trommelstein direkt auf den Körper aufgelegt oder zur Massage verwendet, als Heilsteinwasser getrunken, als Essenz tropfenweise eingenommen. **Nuummit** wird für besseren Schlaf mit ins Bett genommen.

**In der klassischen Heilsteinliteratur** ist Anthophyllit nicht beschrieben. **Moderne Autoren:** Gienger, Heider, Kühni/von Holst, Melody.

Anthophyllit ist ein selten verwendeter Heilstein.

**Astrologische Zuordnung:** Anthophyllit: Pluto in Steinbock (nach von Holst); Nuummit: Neptun in Steinbock (nach von Holst).

**Pflege:** Anthophyllit und Nuummit einmal wöchentlich unter fließendem Wasser reinigen und mit Hämatit-Ministeinchen entladen. Zum Wiederaufladen für 1–2 Stunden in die Morgensonne legen.

# Antigorit

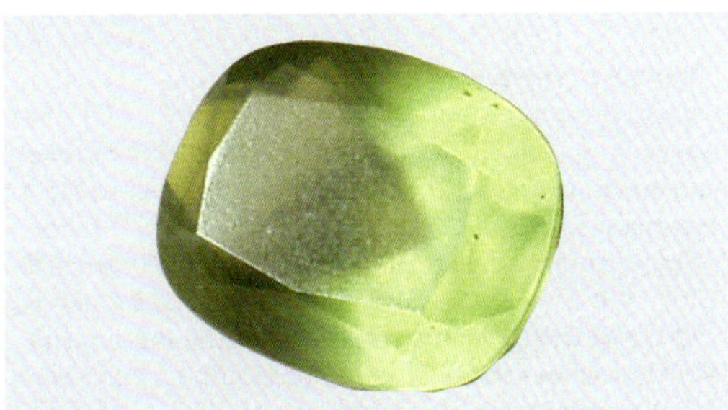

*Antigorit, facettiert.*

**Name:** benannt von Schweizer 1840, nach dem Fundort Val Antigorio. Engl.: Antigorite.

**Synonyme:** Blätterserpentin, Bowenit, Hampenit, Marmolit, Pikrolith, Septeantigorit, Tangiwait, Uraljade, Zermattit.

**Mineralogie:** Antigorit entsteht regionalmetamorph in ultrabasischen Gesteinen, auch autohydrothermal sowie metasomatisch in Kalk und Dolomit.

**Mineralklasse:** Serpentin-Varietät, ein basisches Magnesiummineral der VIII. Mineralklasse, der Schicht-Silikate; **Formel:** $Mg,Fe^{2+}]_3Si_2O_5(OH)_4]$.

**Kristallsystem:** monoklin; **Erscheinungsbild:** bildet mikrokristalline tafelige Kristalle oder dichte, schuppige, oder blättrige Aggregate; **Mohshärte:** 3–4; **Dichte:** 2,5–2,7; **Spaltbarkeit:** vollkommen; **Bruch:** muschelig oder splitterig; **Transparenz:** durchscheinend bis undurchscheinend; **Farbe:** weiß, gelbgrün, apfelgrün, grau, bläulich, braun und schwarz; **Glanz:** glasig, fettig; **Strichfarbe:** grünweiß.

**Vorkommen:** oft: Afghanistan, China (Hunan), Finnland, Italien (Vitipeno/Südtirol), Kanada (Quebec), Kaschmir, Korea, Neuseeland, Norwegen, Österreich, Schweiz (Val Antogorio), Simbabwe.

**Verwechslung:** kann mit Californit, Chlorit, Epidot, Jadeit, Nephrit, Olivin, Prehnit, Talk verwechselt werden; **Unterscheidung:** Härte, mikroskopisch.

**Fälschungen:** sind nicht bekannt.

**Im Handel** ist Antigorit als faserige Aggregate, die Variation Bowenit gelegentlich als Kugel, polierte Platte, Cabochon und selten facettiert erhältlich.

**Wirkung der Ionen:** Magnesium (krampflösend).

**Organwirkung:** Hämoglobin, Herz, Lunge, Thymus.

**Körperlich:** hilft Giftstoffe aus dem Bindegewebe zu entfernen; mindert Übererregbarkeit, steigert die Belastbarkeit der Haut gegen Umwelteinflüsse (nach Kühni/von Host).

**Seelisch:** löst negative Emotionen auf, unterstützt das Erinnerungsvermögen und erleichtert das langsame Integrieren von neu erworbenem Wissen (nach von Holst); regt die Intuition an (nach Melody); gibt Vertrauen, dass Veränderungen sich zum Positiven entwickeln; hilft beim Verarbeiten von Trennungen (nach Kühni), mit sich selbst besser zurechtzukommen und sich nach außen abzugrenzen.

**Anwendung:** Antigorit wird als Aggregat, Bowenit als Platte oder Cabochon direkt auf den Körper gelegt.

**In der klassischen Heilsteinliteratur** ist Antigorit und Bowenit nicht beschrieben. **Moderner Autor:** Kühni/von Holst, Melody.

Antigorit ist ein selten verwendeter Heilstein.

**Astrologische Zuordnung:** Waage; Steinbock (nach Melody).

**Chakra-Zuordnung:** Herzchakra.

**Pflege:** Antigorit einmal wöchentlich unter fließendem Wasser reinigen, mit Hämatit-Ministeinchen entladen und zur energetischen Aufladung auf eine Bergkristallgruppe oder in die Morgensonne legen.

# Antimonit

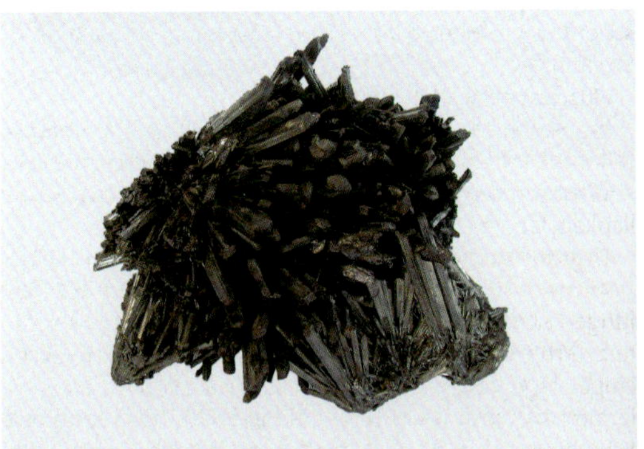

*Antimonit-Stufe, Rumänien.*

**Name:** benannt nach griech. ***anthemoin,*** »Blume, blühen«, analog den »blühend« aussehenden Aggregaten. Engl.: Antimonite, franz.: Antimoine.

**Synonyme:** Antimonglanz, Grauspießglanz, Schwefel-Antimon, Spießglanz, Spießglaserz, Stibnit.

**Mineralogie:** Antimonit entsteht hochhydrothermal in Gold-Quarz-Gängen, niederhydrothermal in Antimon-Quarz-Gängen, in subvulkanischen Gold-Silber-Lagerstätten; metasomatisch in Erzgängen durch Verdrängung.

**Mineralklasse:** Antimonmineral der II. Mineralklasse, der Sulfide; **Formel:** $Sb_2S_3$ + Fe,Cu,Pb,Zn + (Co,Ag,Au,Pd); es kann bis zu 71 % Antimon enthalten.

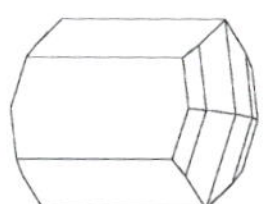

**Kristallsystem:** rhombisch; **Erscheinungsbild:** bildet rhombische, aufgewachsene, langprismatische, flächenreiche, vertikal gefurchte Kristalle, manchmal gekrümmt, stängelig, spießig oder nadelig, bisweilen wellig, geknickt, gebogen und um die Längsachse gedreht und vertikal tief zerfurcht mit pyramidalen Endflächen; meist jedoch derbe, dichte, selten körnige oder filzige, oft radialstrahlige Aggregate; **Mohshärte:** 2; **Dichte:** 4,6–4,65; **Spaltbarkeit:** je nach Richtung ausgezeichnet oder unvollkommen; **Bruch:** muschelig, splitterig, biegsam; **Transparenz:** undurchsichtig, dicht; **Farbe:** bleigrau, stahlgrau bis zinngrau oder schwarz; durch Oxidation entstehen mitunter bunte Anlauffarben; **Glanz:** metallisch, matt; **Strichfarbe:** dunkelbleigrau.

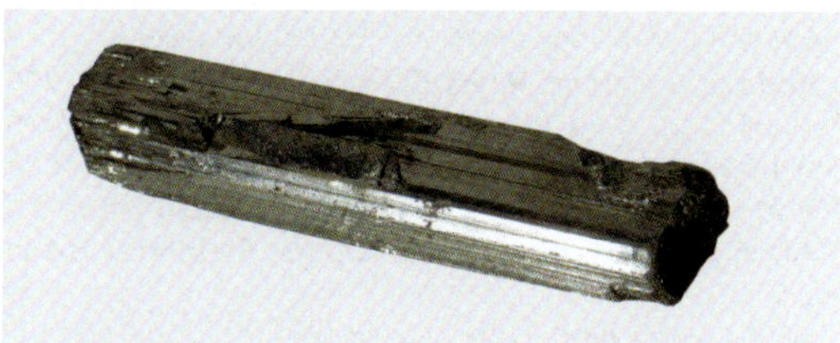

*Antimonitkristall, China.*

**Vorkommen:** häufig: Algerien (Djebel Haminate), Bolivien, BRD (Oberböhmdorf/Vogtland, Wolfsberg/Harz, Westfalen), China (Hunan), Frankreich (Auvergne), Indonesien (Borneo), Japan (Shikoku), Mexiko, Österreich (Schlaining), Rumänien (Baia Sprie), Südafrika, Tschechien (Bohutin).

**Verwechslung:** kann mit Berthierit, Bismuthinit, Galenit, Manganit und Pyrolusit verwechselt werden. **Unterscheidung:** Dichte, Härte, mineralogisch-gemmologisch, Strichfarbe.

**Fälschungen:** sind nicht bekannt.

**Im Handel** ist Antimonit als schöner langer Einzelkristall, nadelige Kristallstufe und derbe Aggregate erhältlich.

**Wirkung der Ionen:** Antimon (Haut, Verdauung, Sachlichkeit, Ideale).

**Organwirkung:** Haut, Thymus, Verdauungstrakt.

**Körperlich:** fördert die Wundheilung; lindert Schwellungen und schuppende, rissige Haut, Ekzeme und Juckreiz, verbessert das Zahnfleisch (nach Gienger); stärkt brüchige Nägel und kräftigt das Haar, baut Chrom-Nickel-Allergien ab (nach Sienko) und fördert die Ausleitung von Schwermetallen (nach Kühni); reguliert die Verdauung; lindert Magenbeschwerden, insbesondere Übelkeit und Erbrechen; erleichtert die Alkoholentwöhnung (nach Gienger); fördert Giftausscheidung, verbessert das körperliche Durchhaltevermögen; reduziert Schwellungen und senkt Fieber (nach Melody); wird traditionell gegen übermäßiges sexuelles Verlangen eingesetzt.

**Seelisch:** hilft bei Anstrengungen und verleiht Durchhaltevermögen, hilft jedoch auch, sich besser abzugrenzen, wenn man zu viel Einsatz bringt und sich regelmässig verausgabt; hilft zwanghaftes Denken, Perfektionismus und unausgesprochene Erwartungen zu überwinden um selbständiger und glücklicher zu werden (nach Sienko); ermöglicht bei Süchten die Begierden und Emotionen zu kontrollieren (nach Gienger), fördert das Loslassen schwieriger Gefühle und den Verzicht auf Ersatzhandlungen; vermittelt das Gefühl von Freiheit und Unabhängigkeit; unterstützt sachliches, rationales Denken und lässt einschränkende Vorstellungen überwinden, begünstigt Formästhetik, Schöpferkraft und Kreativität (nach von Holst).

**Anwendung:** Antimonit wird als Kristall direkt auf den Körper gelegt oder als nadelige Kristallstufen zur meditativen Betrachtung aufgestellt.

**In der klassischen Heilsteinliteratur** wurde Antimonit bei Erkrankungen der Geschlechtsorgane, des Halses und der Augen verwendet. **Moderne Autoren:** Gienger, Kühni/von Holst, Melody, Paulin, Peschek-Böhmer, Sienko.

Antimonit ist ein zu Unrecht noch selten verwendeter Heilstein.

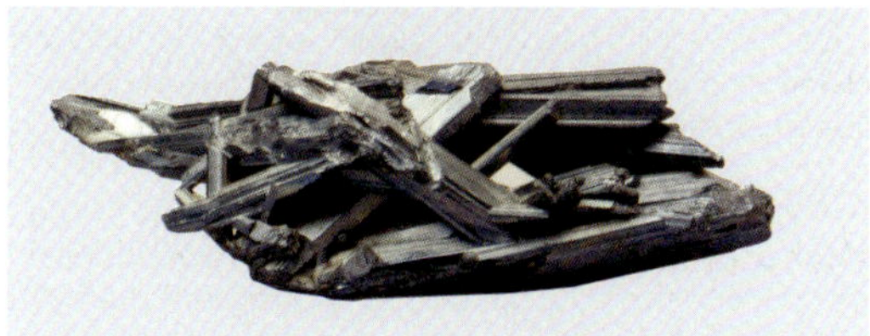

*Antimonit-Kristallgruppe, Japan.*

**Anthroposophische Verwendung:** Antimonitampullen zur subkutanen Injektion in D6 und D8 zur inneren Durchgestaltung des Organismus bei Gleichgewichtsstörungen der Auf- und Abbauprozesse, zum Beispiel Verdauungsstörungen mit Meteorismus, ulzerierende Entzündungen im Verdauungstrakt, Ulcus cruris, Ekzeme, entzündlich degenerative Nervenerkrankungen, Störungen der seelischen Geschlossenheit.

**Homöopathische Verwendung:** Antimonium crudum: bei Bindehaut- und Hornhautkatarrh, chronischem Nasenkatarrh, chronischem Nasennebenhöhlenkatarrh; Keuchhusten; Cholera nostra; Hämorrhoiden; Hepatorenales Syndrom; Muskelschmerz, Hexenschuss; Störung des Nagelwachstums.

**Astrologische Zuordnung:** Wassermann (nach Melody); Saturnaspekte; Neptun in Wassermann (nach von Holst).

**Feng-Shui-Zuordnung:** Kontrollzyklus Element Metall – Element Holz.

**Chakra-Zuordnung:** Wurzelchakra, Stirnchakra.

**Meditations-Zuordnung:** Abgrenzung.

**Pflege:** Antimonit einmal wöchentlich unter fließendem Wasser reinigen und zum Aufladen auf eine Bergkristallgruppe oder in die Morgensonne legen.

**Hinweis:** Der größte Antimonit-Kristall wurde in Japan gefunden und ist etwa 60 cm lang und 7 kg schwer.

# Apachengold

siehe Chalkopyrit

# Apachentränen

siehe Obsidian

# Apatit

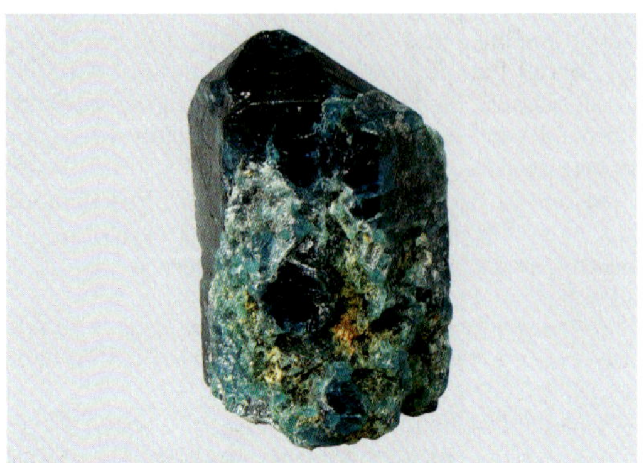

*Apatit-Kristall.*

**Name:** erstmals exakt bestimmt und benannt von A. G. Werner 1786, nach griech. *apatao*, »täuschen«, da Apatit aufgrund seiner »täuschenden Ähnlichkeit« oft mit anderen Mineralien verwechselt wurde. Engl. und franz.: Apatite.

**Synonyme:** (zum Teil für Varietäten) Abukumalit, Augustit, Belovit, Britolith, Dahlit, Davisonit, Dehrnit, Dennisonit, Ellestadit, Epiphosphorit, Francolith, Kollophan, Lewistonit, Mangualdit, Morochit, Moroxit, Nauruit, Phosphorit, Podolith, Quercyit, Spargelstein, Sombrerit, Staffelit und Wilkeit. Apatara ist der Handelsname für die Pseudomorphose Apatit nach Aragonit.

**Mineralogie:** Apatit entsteht primär-liquidmagmatisch als Gemengeteil in Graniten, Dioriten und deren Pegmatiten, primär-pneumatolytisch bei der Bildung von Skaren in Drusen-Hohlräumen von Vulkaniten, in intramagmatischen Lagerstätten und hydrothermalen Gängen, mit zum Teil großen Kristallen; sedimentär in Gesteinen aus Phosphor biologischer Herkunft in Form abgerollter Körner, so genannten Phosphoritknollen; auf alpinoiden Klüften; sehr selten angereichert in Edelsteinseifen-Lagerstätten; tertiär in fast allen Metamorphiten, angereichter meist in metamorphen Magnetit-Lagerstätten und Marmoren.

**Mineralklasse:** meist fluorreiches Calciummineral der VII. Mineralklasse, der Phosphate; **Formel:** $Ca_5$ (F,Cl,OH) $(PO_4)_3$ + Mg,Mn,Si,Sr + V+ SE.

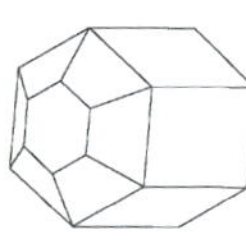

**Kristallsystem:** hexagonal; **Erscheinungsbild:** bildet meist kurz- oder langsäulige, sechs- bis zwölfeckige prismatische Kristalle, mit stumpfen Endflächen oder Doppelpyramiden, parallel zur Basis; häufiger als derbe körnige Aggregate. **Mohshärte:** 5; **Dichte:** 3,11–3,35; **Spaltbarkeit:** unvollkommen bis vollkommen, je nach Spaltebene; **Bruch:** muschelig, uneben; **Transparenz:** durchsichtig bis undurchsichtig; **Farbe:** farblos, braun, hell- bis dunkelblau, blauviolett, auch weiß, gelb, gelbrosa, rötlich und grün; **Glanz:** fettig oder glasartig; **Strichfarbe:** weiß; **Lumineszenz:** gelb, gelbrosa, rosa, hellgrün und weiß.

**Varietäten:** **Alestadtit:** calciumhaltig; **Belovit:** strontiumhaltig und selten erdmetallhaltig; **Chlor-Apatit:** chlorhaltig bis 4 % Chlor; **Fluor-Apatit:** fluorhaltig bis 6 % Fluor; **Mangualdit:** manganhaltig bis 7,5 % Manganoxid; **Wilkeit:** siliziumhaltig; **Uran-Apatit:** uranhaltig bis 4 % Uranoxid. **Apatara:** Handelsbezeichnung für eine Pseudomorphose; Apatit nach Aragonit.

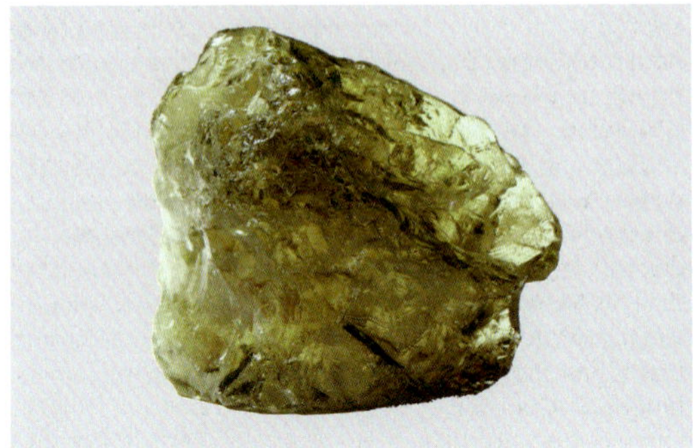

*Chlor-Apatit-Rohstein.*

**Vorkommen:** oft: Australien, Bolivien, Brasilien, BRD (Odenwald, Erzgebirge), Frankreich, GUS (Kola), Indien, Kanada (Quebec), Kenia, Madagaskar, Mexiko (Durango), Moçambique, Myanmar (Magok), Norwegen, Österreich (Sulzbachtal, Zillertal), Pakistan (Nasart), Portugal, Schweden, Schweiz (Gotthard), Spanien, Sri Lanka, Südafrika, Tansania, Tschechien, USA (Maine).

**Verwechslung:** kann geschliffen je nach Farbe mit Amethyst, Aquamarin, Beryll, Calcit, Cordierit, Fluorit, Goshenit, Heliodor, Milarit, Mimetesit, Peridot, Phenakit, Pyromorphit, Rauchquarz, Saphir, Topas, Turmalin verwechselt werden; Unterscheidung: Härte, Dichte, optisch, mineralogisch-gemmologisch, Strichfarbe.

**Fälschungen:** wird zur Farbaufbesserung wärmebehandelt oder radioaktiv bestrahlt; synthetischer Apatit oder Glas ist als Imitation im Handel, ebenso unterlegte Dubletten; Apatit wird dagegen oft als Imitat für Beryll, Saphir und Topas verwendet.

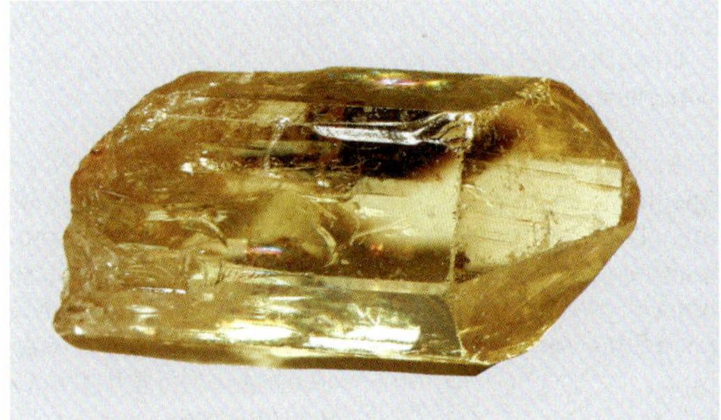

*Apatit-Kristall.*

**Im Handel** ist Apatit als derber Rohstein, Trommelstein, Anhänger, Kugel, Kugelkette, Einzelkristall und dekorative Kristallgruppe, Cabochon sowie facettiert mit Treppenschliff erhältlich; Fluor-Apatit ist als Kristall und facettiert erhältlich.

**Wirkung der Ionen:** Calcium (Knochen, Stabilität, Spannkraft), Magnesium (beruhigend, innere Größe), Phosphor (Energie).

**Organwirkung:** Fermente, Hypophyse, Knochen, Knorpel, Lymphdrüsen, Muskeln, Nebenschilddrüse, Nerven, Zähne.

**Körperlich: allgemein:** festigt die Zahnsubstanz, beeinflusst Kallusbildung und Knochenwachstum, fördert die Neubildung von Knochen und Knorpel; hilft bei Rachitis, Arthrose, Osteoporose; mildert verspannungsbedingte Kopf und Schulterschmerzen; wirkt im Laufe weniger Monate tonisierend, aufbauend, fördert die körperliche Kräftigung und beschleunigt die Entwicklung des gesamten Körperbaus und der Motorik bis nach der Pubertät; wirkt vitalisierend und tonisierend. **Blau:** verbessert Bindegewebsschwäche; senkt Fieberzustände langsam; senkt den Blutdruck; beruhigt die Haut, baut Schwellun-gen bei Quetschungen ab. **Gelb:** beeinflusst die Kallusbildung, fördert die Neubildung von Knochen und Knorpel, wirkungsvoll bei Arthrose; mobilisiert Energiereserven und hilft bei Erschöpfungszuständen; baut bei Quetschungen Schwellungen ab. **Grün:** lindert Gelenkbeschwerden, Gicht und Ischiasschmerzen; mildert juckende Hautausschläge; mildert verspannungsbedingte Kopf- und Schulterschmerzen; fördert Knorpel-, Knochen- und Zahnbildung. **Rot:** stärkt das Muskelsystem und die Muskelleistung; lindert Gelenkbeschwerden; mobilisiert Energiereserven und hilft rasch bei Erschöpfungszuständen. **Fluor-Apatit:** stärkt die Zahnsubstanz (grau).

**Apatara** wirkt am besten bei Brüchen und Verwachsungen und begünstigt den Aufbau von Knorpel, Bandscheiben und Knochenhaut, hilft auch bei Überbein; lindert Schmerzen des Bewegungsapparats und Wachstumsschmerzen; wirkt stark entsäuernd (nach von Holst).

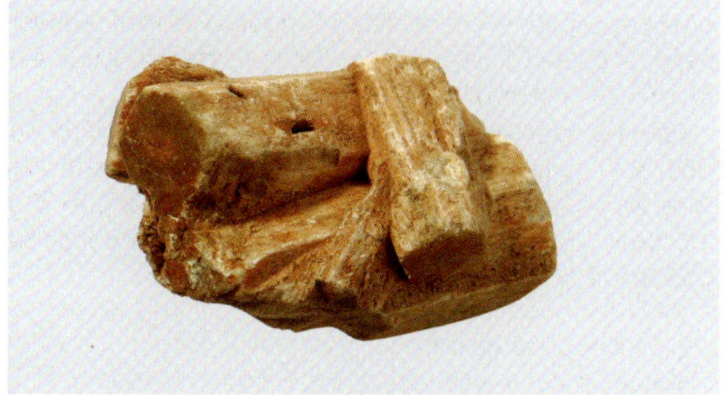

*»Apatara«, Pseudomorphose von Apatit nach Aragonit.*

**Seelisch: allgemein** motiviert und erfrischt bei Lethargie; hilft Lustlosigkeit und geistige Trägheit zu überwinden. **Blau:** hilft bei Antriebslosigkeit nach starker Verausgabung; stärkt das Selbstbewusstsein und verbessert den wirkungsvollen sprachlichen Ausdruck, wodurch sich Sprachprobleme vermindern. **Gelb:** erleichtert bei Ärger und Kummer; gleicht Enttäuschung und Stimmungsschwankungen aus; motiviert und erfrischt bei Lethargie. **Grün:** klärt den Geist und bringt Offenheit in die Gedankenwelt; belebt und hilft bei Antriebslosigkeit. **Rot:** verbessert Konzentrationsschwäche und übermäßige Nervenanspannung; gibt Motivation und Antrieb zu einer sinnvollen, abwechslungsreichen Gestaltung des Lebens; fördert Kreativität, Kontaktfreudigkeit und die Bereitschaft zur Kommunikation.

**Schutzstein:** erhöht die biologische Toleranz gegenüber Erd- und Wasserstrahlung.

**Anwendung:** Apatit wird als Rohstein, Kristall oder Cabochon direkt auf die betroffene Körperstelle gelegt; als Halskette über längere Zeit getragen; als Trommelstein in

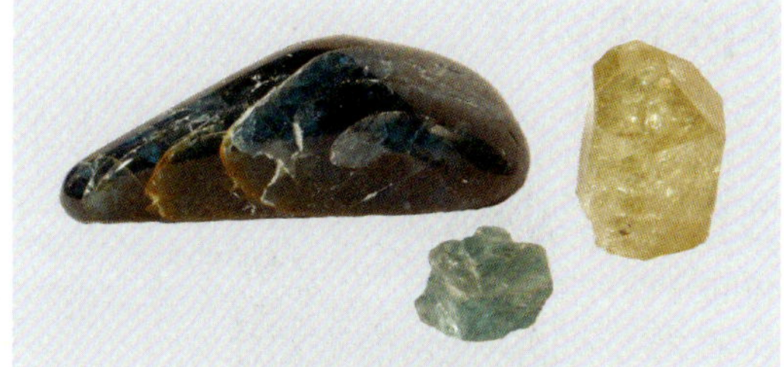

*Apatit-Trommelstein und gerundete Kristalle.*

der Hosentasche mitgeführt; als Apatitwasser getrunken und als Essenz tropfenweise eingenommen, als Steinkreis mit 6–9 Kristallen um den Körper gelegt.

**In der klassischen Heilsteinliteratur** ist Apatit wegen seiner Verwechslungsmöglichkeit nicht sicher nachvollziehbar beschrieben. **Moderne Autoren:** Beeler, Braunger, Dow, Gienger, Gurudas, Heider, Hoffmann, Keyte, Kühni/von Holst, Lopes, Maier, Melody, Musil, Novak, Paulin, Peschek-Böhmer, Pöttinger, von Rohr, Schaufelberger-Landherr, Schelhas, Schreiber, Sperling.

Apatit ist ein gut geprüfter Heilstein.

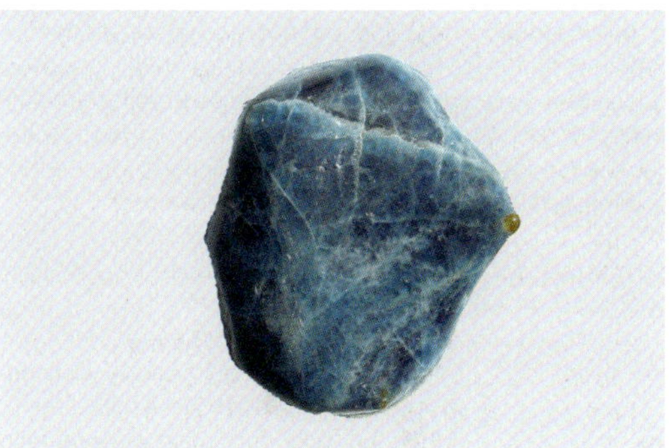

*Apatit-Trommelstein.*

**Anthroposophische Verwendung:** Apatitampullen in D6 zur subkutanen Injektion zur Anregung des Kalkstoffwechsels bei Knochen- und Zahnmineralisationsstörungen.

**Homöopathische Anwendung:** Calcium phosphoricum in D6: bei Kalkmangelerscheinungen, Stoffwechselstörungen, nervöser Erschöpfung, Erregbarkeit und Überempfindlichkeit, Wachstumsstörungen, Lymphdrüsenschwellungen.

**Ergänzende Bachblüte:** Olive (nach Miesala-Sellin)

**Astrologische Zuordnung:** Zwillinge (nach Melody), Schütze (nach Peschek-Böhmer), Jupiter im zweiten Quadrant (nach Maier).

**Feng-Shui-Zuordnung:** Element Holz, Ba-Gua-Bereich Reichtum.

**Chakra-Zuordnung:** Solarplexus-Chakra (gelb), Herzchakra (grün), Scheitelchakra (blau).

**Meditations-Zuordnung:** Regeneration.

**Pflege: Apatit** einmal wöchentlich unter fließendem Wasser reinigen, mit Hämatit-Ministeinchen entladen und zum Aufladen auf eine Bergkristallgruppe oder in die Morgensonne legen.

**Hinweis:** Der größte geschliffene gelbgrün-transparente Apatit-Kristall aus Kenia wiegt 147 Karat.

# Apophyllit

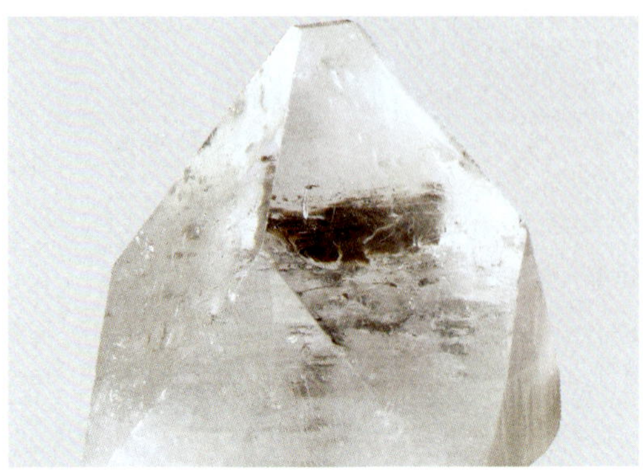

*Apophyllit-Kristall.*

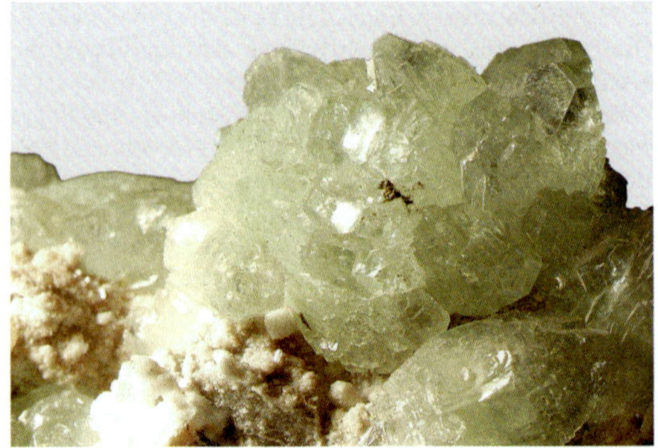

*Apophyllit-Stufe, Indien.*

**Name:** benannt von R. J. Haüy, nach griech. *apo*, »ab«, und *phyllon*, »Blatt, sich schälen«, da sich bei seiner Erhitzung Blättchen ablösen. Engl. und franz.: Apophyllite.

**Synonyme:** Albin, Brünnichit, Fischaugenstein, Ichthyophthalm, Leukozyklit, Oxhaverit, Tesselith und Xylochlor.

**Mineralogie:** Apophyllit entsteht magmatisch-hydrothermal aus dünnflüssigen, fluorhaltigen Kieselsäurelösungen in Blasenhohlräumen des Basalts oder ähnlichen vulkanischen Gesteinen, seltener in Magnetit-Erz-Gängen; sekundär auf alpinoiden Zerrklüften.

**Mineralklasse:** wasserhaltiges und Kalium-Calcium-Mineral der VIII. Mineralklasse, der Schicht-Silikate; gehört zur Gruppe der Zeolithe, wobei er nur eingeschränkt Ionen austauschen kann; **Formel:** $KCa_4\ [(OH,F)/(Si_4O_{10})_2] \times 8\ H_2O$ + Na,V. K kann durch Na ersetzt sein.

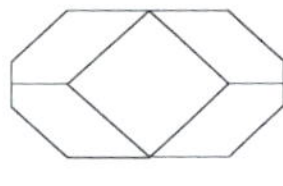

**Kristallsystem:** tetragonal; **Erscheinungsbild:** bildet tafelige, säulige, rechteckige Kristalle mit rechteckigen, vierflächigen Spitzen oder quadratischen Endflächen; oft als gut ausgebildete doppelendige Kristalle oder Kristallgruppen zu Grüppchen verwachsen; Kristalle mit typischen, vertikalen Streifen sowie blättrige, derbe oder dichte, porzellanartige, schalige, körnige Aggregate; **Mohshärte:** 4,4–5; **Dichte:** 2,30–2,50; **Spaltbarkeit:** ausgezeichnet; **Transparenz:** durchsichtig bis durchscheinend; **Farbe:** wasserklar, farblos, auch schwach gelb, hellgrün bis smaragdgrünlich, bläulich, weiß oder rosa; **Glanz:** glas- oder perlmuttartig; **Strichfarbe:** weiß; **Lumineszenz:** manchmal gelb, grünweiß oder blaugrün in Langwelle.

**Vorkommen:** selten: Australien (Broken Hill), Brasilien (Rio Grande do Sul), BRD (Sasbach), Indien (Poona), Italien (Südtirol), Mexiko, Norwegen, Schweden (Kongsberg), USA (Paterson/New Jersey, Dallas/Oregon).

**Verwechslung:** kann kaum verwechselt werden, nur auf den ersten Blick mit Bergkristall; Unterscheidung: Kristallform; Bergkristallspitzen sind nie exakt pyramidal.

**Fälschungen:** farbloser Apophyllit wird durch Bestrahlung intensiv grün gefärbt, was nicht nachweisbar ist.

**Im Handel** ist Apophyllit als Kristall, als Kristallstufe oft vergesellschaftet mit Zeoliten, Kristallspitze, Trommelstein, Kugel, Cabochon und selten facettiert erhältlich.

**Wirkung der Ionen:** Calcium (Aufbau, Knochen, Spannkraft), Kalium (Energie, Intuition, nervenstärkend), Wasser (Lebendigkeit)

**Organwirkung:** Atemwege, Haut, Nerven, Schleimhaut.

**Körperlich: allgemein:** neben Rutilquarz der wichtigste Stein bei Asthma. Mildert nervöse und allergische Haut-, Schleimhaut- und Atemwegserkrankungen (nach Gienger); stimuliert den für die Augenbewegung wichtigen Nervus trochlearis (nach Pelz). **Blau:** senkt den Blutdruck, lindert Spannungen, regt den Wasserhaushalt an. **Grün:** mildert akute Asthmaanfälle, reduziert die Anfallshäufigkeit; erhöht zu niedrigen Blutdruck; unterstützt die Regeneration von Haut und Schleimhäuten; kann unterstützend bei Osteoporose eingesetzt werden. **Silbrig-pyramidenförmig:** lässt Spannung und Erregung ableiten, löscht zellulär gespeicherten Stress.

**Seelisch:** wichtigster Stein, um loszulassen, und bei Beklemmungen; hilft starke Belastungen besser zu ertragen; wirkt befreiend bei innerem Druck und Ängsten; fördert den Ausdruck unterdrückter Gefühle; lässt schlechtes Gewissen, Sorgen und Unsicherheit überwinden; hilft sich verantwortungsbewusst von lästigen oder aufgezwungenen Pflichten zu lösen (nach Kühni/von Holst); ermutigt Gedankenmuster und Verhaftungen, auch Masken loszulassen und sich aufrichtig so zu zeigen, wie man ist; bessert die Inspiration und Imagination; bringt Integrität, Gelassenheit und Ruhe.

**Anwendung:** Apophyllit wird als Anhänger getragen; als Kristall (grün) auf die Haut über dem Herzchakra aufgelegt; als Kristallgruppe zur kontemplativen oder medi-

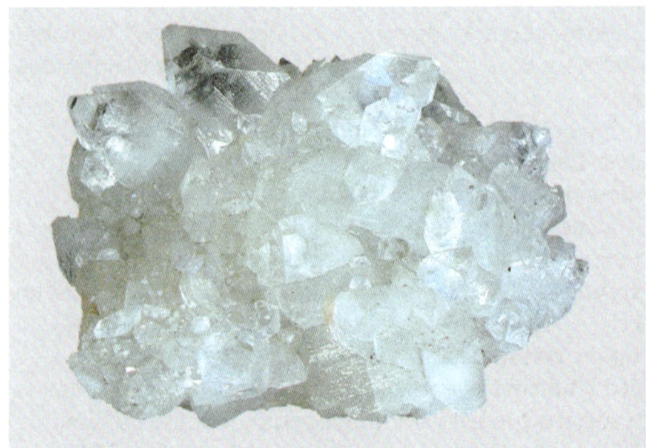

*Apophyllit-Stufe.*

tativen Betrachtung aufgestellt; als Apophyllitwasser getrunken, als Elixier tropfenweise eingenommen und als Kristallgruppe zur Meditation aufgestellt.

**In der klassischen Heilsteinliteratur** ist Apophyllit nicht beschrieben. **Moderne Autoren:** Gienger, Graf, Heider, Kühni/von Holst, Maier, Melody, Paulin, Pelz, Pöttinger, Sienko, Sperling.

Apophyllit ist ein gut geprüfter Heilstein.

**Ergänzende Bachblüte:** Cherry Plum (nach Miesala-Sellin).

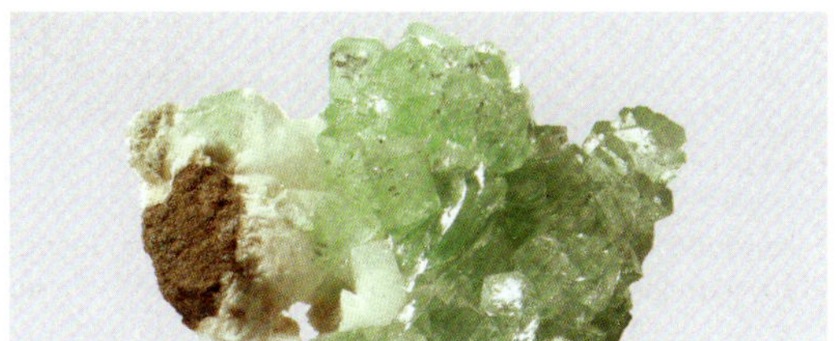

*Apophyllit-Stufe.*

**Astrologische Zuordnung:** Waage, Zwillinge (nach Melody); Jupiter im vierten Quadrant (nach Maier), Sonne in Fische (nach von Holst).

**Tarot-Zuordnung:** Der Gehängte (nach von Holst).

**Chakra-Zuordnung:** Scheitelchakra (nach Gienger/von Holst).

**Meditations-Zuordnung:** Loslassen, Zuversicht.

**Feng-Shui-Zuordnung:** Element Wasser, Zerstörungszyklus Element Wasser – Element Luft; wird in jenen Ba-Gua-Bereich gestellt, in welchem widerstreitende oder unklare Ansichten und drückende Pflichten den Erfolg blockieren.

**Pflege:** **Apophyllit** einmal wöchentlich unter fließendem Wasser reinigen, mit Hämatit-Ministeinchen entladen und zum Aufladen in die Morgensonne legen.

# Aquamarin

siehe Beryll

# Aragonit

**Name:** benannt von A. G. Werner 1788, nach der Fundstelle am Rio Aragon in Aragonien. Engl. und franz.: Aragonite.

**Synonyme:** Aphrit, Aragonspat, Atlasspat (faserig), Conchit, Eisenblüte, Faseraragon, Oserskit, Pelagosit, Perlspat, Rindenstein, Sprudelstein, Stängelkalk.

**Mineralogie:** Aragonit entsteht hydrothermal bei hohem Druck aus kalkhaltigen Lösungen magmatischen Ursprungs auf Klüften und Hohlräumen im Basalt und ähnlichen vulkanischen Gesteinen; hydrothermal aus kalkhaltigem Wasser durch sehr schnelle Kristallisation, in der Oxidationszone von Erz-Lagerstätten, als Quellsinter an warmen Quellen mit Temperaturen über 29 oC, bei der Diagenese in Gipsen und Tonen, in Kalkschalen vieler Lebewesen sowie durch anorganische Ausfällung von Kalk aus flachen warmen Gewässern; metamorph gesteinsbildend in Kalken.

**Pseudomorphose:** Calcit nach Aragonit, Kupfer nach Aragonit, Aragonit nach Gips.

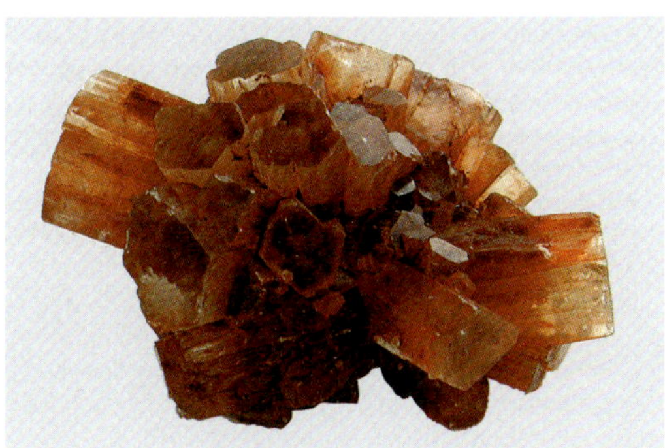

*Braune Aragonit-Igel-Stufe, Marokko.*

**Mineralklasse:** Calciummineral der Calcit-Dolomit-Aragonit-Familie und der V. Mineralklasse, der Karbonate mit charakterischen Spurenelementen; **Formel:** $CaCO_3$ + Ba,Pb,Sr,Zn; farbgebende Metalle sind Eisen als Hämatit (gelb bis braun), Mangan (rosa bis grau), Blei, Strontium und Zink (weiß).

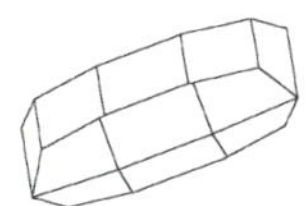

**Kristallsystem:** rhombisch; **Erscheinungsbild:** bildet vielfältige dicktafelige Kristalle, pseudohexagonale Säulen sowie radialstrahlige, stalaktitische, dendritisch verästelte, korallenartige, oolithische konzentrisch-schalige Aggregate; typisch sind weiße Wolken aus Nadelspat, oder körnig-krustig gebänderte, schaumige oder pulvrige Massen; **Mohshärte:** 3,5–4; **Dichte:** 2,93–2,95; **Spaltbarkeit:** unvollkommen; **Bruch:** muschelig, spröde; **Transparenz:** durchsichtig, durchscheinend bis undurchsichtig; **Farbe:** farblos, weiß, grau, gelblich, rosa, hellgrün bis rotbraun, violett und braun; **Glanz:** glasig; **Strichfarbe:** weiß; **Flammenfärbung:** rot.

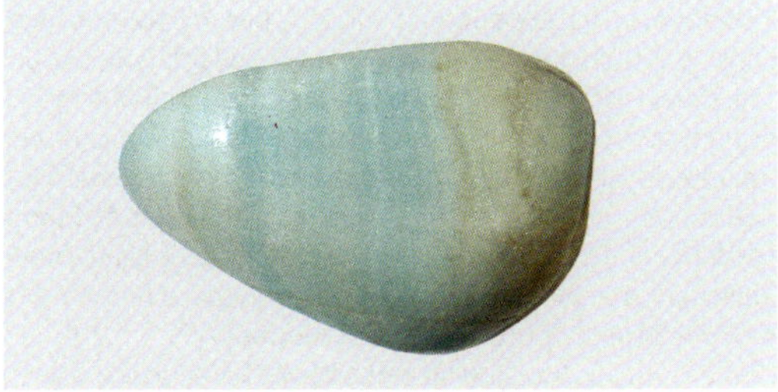

*Blauer Aragonit, Anschliff.*

**Varietäten:** **Erbsenstein:** kugelig; **Iglit:** pseudohexagonale Säulen; **Mangano-Aragonit:** rosa; **Nadelspat:** nadelig; **Sprudelstein:** krustiger Sinter.

**Sonderform:** Aragonit-Calcit (sog. Onyx-Marmor).

**Chemische Varietäten:** **Alstonit:** Barium-Aragonit, **Emmonit:** Calcium-Strontianit, **Tarnowitzit:** Blei-Aragonit, **Zeiringit:** Kupfer-Aragonit, und **Nickolsonit:** Zink-Aragonit.

**Vorkommen:** häufig: BRD (Sasbach/Kaiserstuhl), Griechenland (Lavrion), Großbritannien (Cumberland), Italien

(Girgenti), Marokko (Touissit), Mexiko (Chihuahua), Namibia (Tsumeb), Österreich (Erzberg/Steiermark, Hüttenberg/Kärnten), Pakistan, Peru, Polen (Tarnowitz), Spanien (Molina de Aragon), Slowakei (Podrecany), Tschechien (Karlsbad), Türkei, USA (New Mexiko).

**Verwechslung:** kann mit Baryt, Calcit, Cerrusit, Coelestin, Dolomit, Magnesit, Natrolith, Strontianit und anderen Karbonaten verwechselt werden; **Unterscheidung:** Härte, Dichte, Spaltbarkeit, Löslichkeit in verdünnter Säure; chemisch durch die Meigensche Probe.

**Fälschungen:** sind nicht bekannt; Aragonit wird jedoch oft fälschlich als Calcit, gelber Chalcedon, gelbe Jade, farbiger Marmor, Marmoronyx oder Onyx verkauft.

**Im Handel** ist Aragonit als Einzelkristall oder Kristallgruppe, Trommelstein, flache polierte Plättchen, Anhänger, Bi-Scheibe, Cabochon (braun- und gelbgestreift), Ei, Kugel, Obelisk, Pyramide, kunstgewerbliche Tierform und selten facettiert (transparent) erhältlich.

**Wirkung der Ionen:** Calcium (Stabilität, Entwicklung, Gedächtnis, Knochen).

**Organwirkung:** Bandscheiben, Knochen, Muskeln, Stoffwechsel.

**Körperlich:** **allgemein:** mobilisiert die Gelenke und fördert allgemein die Beweglichkeit, hilft bei degenerativem

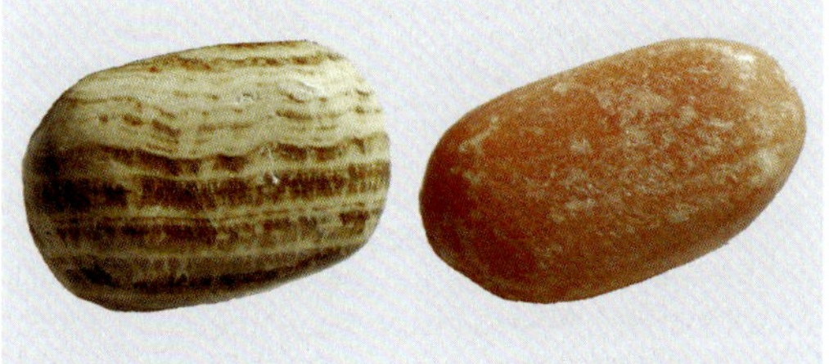

*Aragonit-Trommelsteine.*

Rheuma; regeneriert die Bandscheiben; reguliert den Calciumstoffwechsel; reduziert Entzündungen der Haut (nach Pelz); stärkt das Immunsystem (nach Gienger). **Blau:** mobilisiert die Gelenke und fördert allgemein die Beweglichkeit, lindert arthritische Schmerzen, kühlt, reduziert Entzündungsneigung und Juckreiz. **Braun:** fördert den Knochenaufbau sowie Aufbau und Elastizität der Bandscheiben; regt die Muskeltätigkeit an, wirkt auf Zähne; bei degenerativem Rheuma verwendet; unterstützend bei unspezifischen Verdauungsbeschwerden. **Rot:** wirkt auf Zahnfleisch; verbessert die Motorik, mobilisiert die Gelenke. **Weiß:** lindert nervöses Zittern, unterstützt den Muskelaufbau, wirkt Knochenentkalkung entgegen, regeneriert die Bandscheiben und regt die Verdauung an.

**Seelisch:** **allgemein:** hilft bei Überforderung sich realistische Etappenziele zu setzen und Erfolge besser zu würdigen; verhilft zu psychischer und mentaler Stabilität. **Blau:** weist im Denken und Handeln neue Wege und hilft sich für unkonventionelle Möglichkeiten zu öffnen, ohne Sicherheitsaspekte zu missachten. **Braun:** hilft konzentriert an einer Sache zu bleiben; beruhigt allgemein das Gemüt; schützt vor Albträumen; fördert bei ADS das Lernen und Verständnis durch eigene Anschauung zu begreifen und hilft keine Lernstufe zu überspringen (nach von Holst). **Rot:** vermittelt zwischen Voreiligkeit und Trägheit, fördert kontinuierlichen Fortschritt, hilft Überforderung, Sprunghaf-

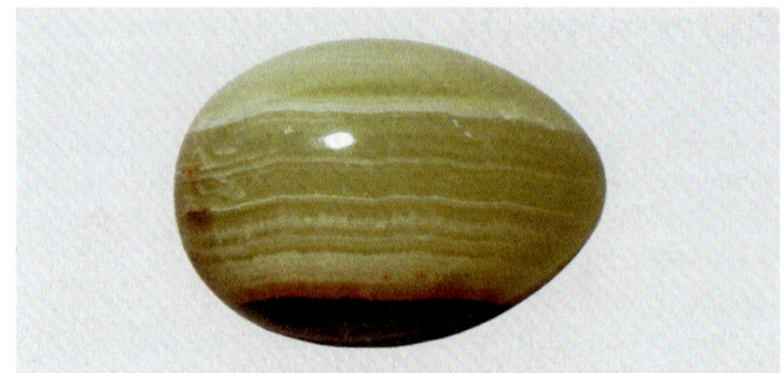

*Aragonit-Calcit als Ei, sogenannter Onyx-Marmor.*

tigkeit und nachlassendes Interesse zu vermeiden. **Weiß:** fördert Unvoreingenommenheit und Offenheit, fördert die Konzentration, reduziert innere Unruhe und Empfindlichkeit.

**Aragonit-Calcit** (sogenannter **Onyx-Marmor**).

**Körperlich:** hilft bei Beschwerden von Magen, Darm, Bandscheiben, Sehnen, Gelenken und Meniskus, indem er Knorpelsubstanz regeneriert und allgemein Beweglichkeit und Spannkraft fördert; erhöht die Belastbarkeit der Bänder auf anstrengenden Wanderungen; festigt langfristig die Knochen (nach Kühni/von Holst).

**Seelisch:** wirkt beruhigend bei Stress, ansonsten sanft anregend; vermittelt ein gutes Körpergefühl und verbessert die Koordination.

**Anwendung:** **Aragonit** wird als Kette oder Anhänger auf der Haut getragen; als Scheibe oder Cabochon direkt auf die betroffene Stelle gelegt oder geklebt; als Tikra am Handgelenk getragen; als Trommelstein in der Hosentasche getragen; als Aragonit-Wasser getrunken und als igelförmige Kristallgruppe zur Meditation aufgestellt.

**Aragonit-Calcit** wird als Trommelstein getragen und als Rohstein oder geschrittene Form zur Meditation aufgestellt.

**In der klassischen Heilsteinliteratur** ist Aragonit nicht beschrieben. **Moderne Autoren:** Gienger, Heider, Kühni/von Holst, Maier, Melody, Paulin, Pelz, Peschek-Böhmer, Pöttinger, Schaufelberger-Landherr, Sperling.

Aragonit ist ein gut geprüfter Heilstein.

**Anthroposophische Verwendung:** als Trituration in D3–10.

**Astrologische Zuordnung:** Steinbock (nach Melody), Merkur im Stier (nach von Holst), Venus im zweiten Quadrant (nach Maier).

**Tarot-Zuordnung:** Die Hohepriesterin (nach Hofmann).

**Chakra-Zuordnung:** Nabelchakra (nach von Holst/Gienger).

**Meditations-Zuordnung:** Wandlungsfähigkeit.

**Feng-Shui-Zuordnung:** Zerstörungszyklus Element Holz – Element Erde.

**Pflege:** **Aragonit** einmal wöchentlich unter fließendem Wasser reinigen, mit Hämatit-Ministeinchen entladen und zum Aufladen auf eine Bergkristallgruppe oder in die Morgensonne legen.

**Hinweis:** Kristalle bis zu 30 cm finden sich bei Podrecany/Slowakei.

# Astrophyllit

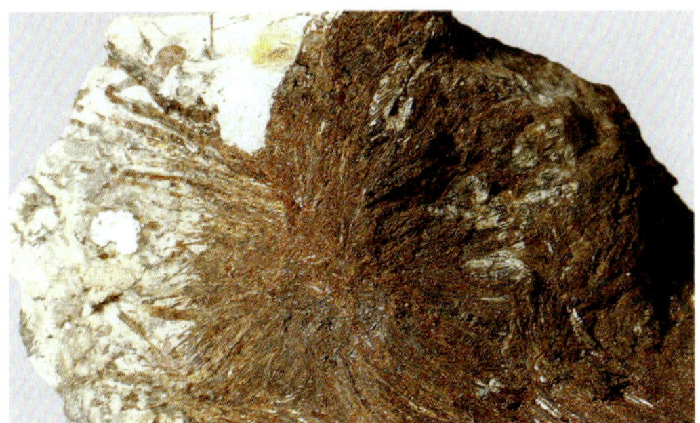

*Astrophyllit-Rohstein.*

**Name:** von griech. *asteron*, »Stern«, und *phyllon* »Blatt«; bezieht sich auf die sonnenstrahlartigen Aggregate und die blättrige, glimmerartige Spaltbarkeit des Minerals. Engl.: Astrophyllite.

**Synonym:** gibt es nicht.

**Mineralogie:** Astrophyllit entsteht primär-liquidmagmatisch in Alkali-Graniten, Syenit-Pegmatiten oder hydrothermal in Gängen.

**Mineralklasse:** basisches Eisen-Mangan-Mineral der VIII. Mineralklasse, einer Gruppe zwischen Ketten- und Schicht-Silikaten; **Formel:** $(K_2,Na_2, Ca)(Fe,Mn)_4(Ti,Zr)[OH/Si_2O_7]$ kann bis zu 3 % Zirkon enthalten. **Mitglieder dieser Gruppe sind,** je nach angereicherter-ten Spurenelementen: **Zirkophyllit** (Zr), **Niobophyllit** (Nb), **Kupletskit** (Mn), **Cäsium-Kupletskit** (Cs).

**Kristallsystem:** triklin; **Erscheinungsbild:** bildet selten sechsseitig-tafelige bis gestreckte Einkristalle, meist blättrige, wirre, zapfenförmige, sternförmige oder radialstrahlige Aggregate; **Mohshärte:** 3–3,5; **Dichte:** 3,3; **Spaltbarkeit:** vollkommen; **Transparenz:** durchsichtig bis durchscheinend; **Farbe:** bronzebraun, goldgelb oder orange; **Glanz:** glasartig, manchmal mit perlmuttartigem Farbschimmer; **Strichfarbe:** weiß bis gelbbraun.

**Vorkommen:** selten: GUS, Guinea, Italien (Äolische Inseln), Kanada, Norwegen, Grönland, USA. Im Handel sind fast ausschließlich Steine aus GUS (Kola-Halbinsel).

**Verwechslung:** kann mit Glimmer, zum Beispiel Biotit, Muskovit und Phlogopit verwechselt werden; **Unterscheidung:** Härte, Dichte, mineralogisch, chemisch.

**Fälschungen:** sind nicht bekannt.

**Im Handel** ist Astrophyllit als aufgewachsene Mineralstufe, Trommelstein und Anhänger erhältlich.

**Wirkung der Ionen:** Calcium (Stabilität), Eisen (Antrieb, Ausdauer), Kalium (Intuition, Zufriedenheit), Mangan (Herzlichkeit), Natrium (Gelassenheit, Ordnung), Titan (angstlösend).

**Organwirkung:** Darm.

**Körperlich:** regt Verdauung und Wasserresorption im Dickdarm sowie den Stoffwechsel an; lindert Wechseljahrsbeschwerden; kann unregelmäßige oder verschobene Regelblutungen regulieren (nach Forschungsprojekt SHK); sollte besser nicht während der Schwangerschaft getragen werden.

**Seelisch:** führt zu lebhaften und intensiven Träumen bei leichtem, unruhigem Schlaf; kann zur Induzierung luzider Träume verwendet werden (nach Kühni); hilft eigene Bedürfnisse wahrzunehmen und zu leben; wirkt leicht antidepressiv, indem er in eine gelassene und gedankenverlorene bis heitere Stimmung versetzt, die bewusstes Nachdenken erschwert; fördert aber spontane Geistesblitze und aktive Handlungsimpulse (nach Forschungsprojekt SHK); hilft Sorgen loszulassen und sich angenehmen Dingen zuzuwenden (nach von Holst); fördert Inspiration, Integrität, macht kontaktfähig und offen; unterstützt, Unerledigtes aufzuarbeiten (nach Gienger).

**Anwendung:** Astrophyllit lässt sich gut mit dynamischen Steinen kombinieren (nach von Holst); wird als Rohstein direkt auf die Haut, nicht jedoch über dem Herzen aufgelegt; als Anhänger getragen; als Trommelstein in der Hosentasche mitgeführt; als Rohstein zu kontemplativen Betrachtungen aufgestellt. Astrophyllit kann gut mit anderen Steinen kombiniert werden. **Während der Schwangerschaft ist von Astrophyllit abzuraten.**

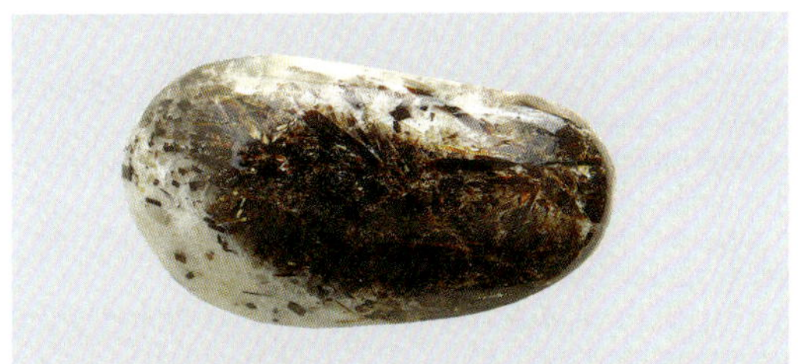

*Astrophyllit-Trommelstein.*

**In der klassischen Heilsteinliteratur** ist Astrophyllit nicht beschrieben. **Moderne Autoren:** Gienger, Heider, Kühni/von Holst, Melody.

Astrophyllit ist ein selten verwendeter Heilstein, jedoch vom Forschungsprojekt SHK 1996 getestet.

**Astrologische Zuordnung:** Skorpion (nach Melody), Neptun-Merkur-Aspekte (nach von Holst).

**Chakra-Zuordnung:** Nasenchakra (nach von Holst/Gienger).

**Pflege:** **Astrophyllit** einmal wöchentlich unter fließendem Wasser reinigen, mit Hämatit-Ministeinchen entladen und zum Aufladen auf eine Bergkristallgruppe oder in die Morgensonne legen.

# Atacamit

**Name:** benannt von Johann F. Blumenbach (1752–1849), nach seinem Vorkommen in der Atacamawüste in Chile. Engl. und franz.: Atacamite.

**Synonyme:** Atakamit, Chlorkupfererz, Chlorochalcit, Halochalcit, Kupferhornerz, Kupfersand, Remolinit und Salzkupfererz.

**Mineralogie:** Atacamit entsteht sekundär in der Oxidationszone von Kupfersulfidmineralien im Trockenklima oder unter dem Einfluss von Salzlösungen, seltener primär als Abscheidung von Gas- und Wasserdampfaustritten in vulkanischem Umfeld. Atacamit wandelt sich langsam in Malachit oder Chrysokoll um.

**Mineralklasse:** basisches Kupfermineral der III. Mineralklasse, der Halogenide; **Formel:** $Cu_2(OH)_3Cl$.

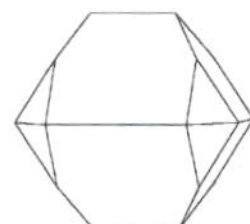

**Kristallsystem:** rhombisch; **Erscheinungsbild:** bildet meist dünne, nadelige, haarige, mit in vertikaler Richtung gestreiften prismatischen, dipyramidalen und stengeligen Kristallen; oder dichte, körnige oder pulvrige, auch blättrige, nadelige oder strahlige, lamellenartige Aggregate, sehr häufig in feinkristallinen Massen; **Mohshärte:** 3–3,5; **Dichte:** 3,8; **Spaltbarkeit:** vollkommen; **Transparenz:** durchscheinend; **Farbe:** grün bis satt schwarzgrün; **Fluoreszenz:** keine; **Glanz:** glasig oder fettig; Atacamit ist **leicht schmelzbar**, mit zunächst blauer, dann grüner **Flammenfärbung**; **Strichfarbe:** apfelgrün; **löslich** in Salzsäure.

**Vorkommen:** Australien (Wallaroo), Bolivien, Chile (Atacamawüste), Italien (Ätna), Mexiko, Namibia, Peru und USA (Kalifornien).

**Verwechslung:** kann mit Brochantit, Chrysokoll, Dioptas und Malachit verwechselt werden; **Unterscheidung:** Härte, Dichte, chemisch.

**Fälschungen:** sind nicht bekannt.

**Im Handel** ist Atacamit als Kristallstufe, meist in Matrix und als Elixier erhältlich.

**Wirkung der Ionen:** Kupfer (Ausgeglichenheit, krampflösend).

**Organwirkung:** Dünndarm, Genitalien, parasympathisches Nervensystem, Schilddrüse.

**Körperlich:** regt die Geweberegeneration an; verbessert die Aufnahme der Vitamine A, D und E sowie von Silizium im Dünndarm; lindert Geschlechtskrankheiten und Herpes (nach Gurudas).

**Seelisch:** bewirkt Offenheit für neue Gesichtspunkte; hilft sich aus festgefahrenen Gefühlsmustern und Bindungen zu lösen, nicht nachtragend zu sein und sich Gutes zu gönnen (nach von Holst).

**Anwendung:** Atacamit wird als Kristallstufe direkt auf die Haut gelegt oder als Atacamitelixier eingenommen.

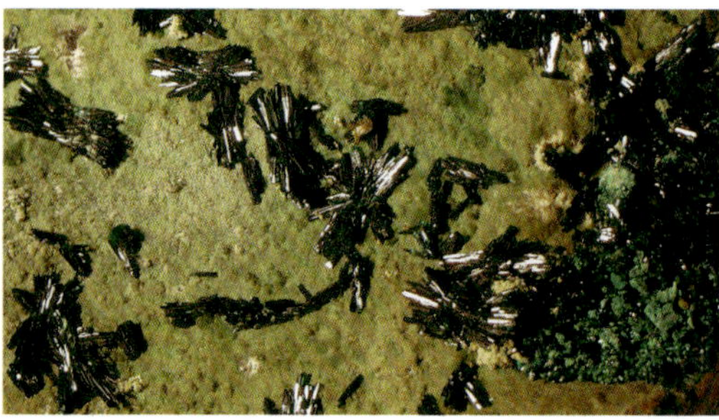

*Atacamit-Kristalle.*

**In der klassischen Heilsteinliteratur** ist Atacamit nicht beschrieben. **Moderne Autoren:** Gienger, Gurudas, Keyte, Kühni/von Holst, Paulin.

Atacamit ist ein sehr selten verwendeter Heilstein.

**Astrologische Zuordnung:** Venus in Fische (nach von Holst).

**Chakra-Zuordnung:** Herzchakra.

**Pflege:** **Atacamit** einmal wöchentlich unter fließendem Wasser reinigen, mit Hämatit-Ministeinchen entladen und zum Aufladen auf eine Bergkristallgruppe oder in die Morgensonne legen.

**Vorsicht:** Atacamit ist als Kupfer-Chlorid giftig.

# Augit

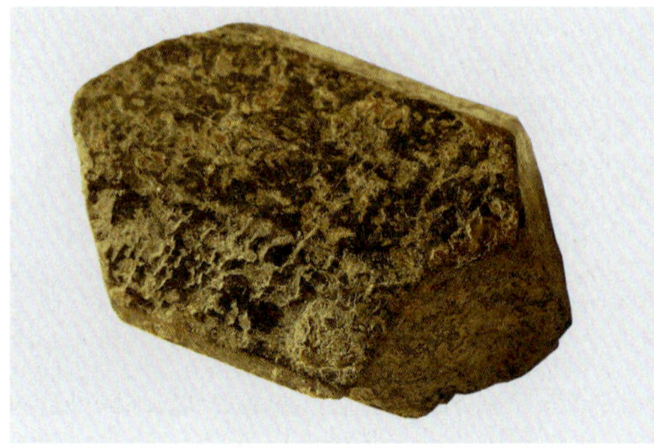

*Augit-Kristall.*

**Name:** benannt 1792 von Abraham G. Werner, nach einem bei Plinius dem Älteren erwähnten ***augitis*** (griech.), »Auge, Glanz«. Augit ist allerdings nicht mit dem von Plinius beschriebenen Mineral identisch. Engl. und franz.: Augite.

**Synonyme:** Basaltin, Polylith, Violalit.

**Mineralogie:** Augit entsteht primär-magmatisch in basischen magmatischen Gesteinen wie Gabbro, Diorit und Syenit sowie in Vulkaniten wie Tuff, Basalt, Melaporphyr und Diabas sowie in Plutoniten wie Phonolith sowie in hochgradig metamorphen Granuliten.

**Mineralklasse:** Calcium-Magnesium-Aluminium-Mineral der Gruppe der Pyroxene und der Diopsid-Hedenbergit-Reihe, in der VIII. Mineralklasse, der Alumo-Ketten-Silikate; **Formel:** $(Ca,Mg,Fe,Ti,Al)\ (Si,Al)_2\ O_6{+}Na,Mn,Cr,V$.

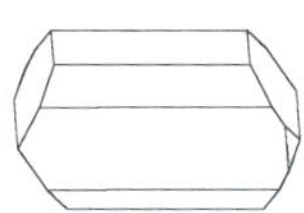

**Kristallsystem:** monoklin; **Erscheinungsbild:** bildet (nur in Vulkaniten) kurzprismatische, schlanke oder dicktafelige, seltener isometrische Kristalle von nahezu quadratischen bzw. achteckigem Umriss, meist jedoch derbe körnige Aggregate; **Mohshärte:** 5,5–6; **Dichte:** 3,2–3,6; **Spaltbarkeit:** gut bis unvollkommen; **Bruch:** muschelig, uneben, spröde; **Transparenz:** undurchsichtig bis kantendurchscheinend; **Farbe:** purpur, schwarz, seltener dunkelgrün oder braun, mit graugrünen Streifen; **Glanz:** glas- bis harzartig; **Strichfarbe:** weiß.

**Varietäten:** grünschwarzer bis braunschwarzer **Ägirin-Augit, Ferro-Augit,** blassgrüner bis smaragdgrüner **Omphacit,** graugrüner bis brauner **Titan-Augit.**

**Vorkommen:** weitverbreitet: BRD (Eifel, Böhmen), Frankreich (Auvergne), GUS (Ural), Italien (Stromboli), Norwegen, Tschechien, USA.

**Verwechslung:** kann mit Ägirin, Amphibole, Diopsid, Hedenbergit, Hornblende und Turmalin verwechselt werden; **Unterscheidung:** Härte, mineralogisch-gemmologisch, optisch. Von schwarzem Diopsid nur kristallchemisch zu unterscheiden.

**Fälschungen:** sind nicht bekannt.

**Im Handel** ist Augit als Kristall oder Kristallgruppe meist in Matrix, selten als Einzelkristall erhältlich und als Elixier.

**Wirkung der Ionen:** Aluminium (entsäuernd, Nüchternheit), Calcium (Selbstvertrauen, Wachstum), Eisen

(Antrieb, Kraft, wundheilend), Magnesium (Belastbarkeit, entspannend) und Titan (Größe, Regeneration).

**Organwirkung:** Hypophyse, Knochen.

**Körperlich:** regt den Calciumstoffwechsel bei Calciummangelerscheinungen an, fördert die Gehirnentwicklung; schmerzlindernd bei Rücken- und Bandscheibenschmerzen, speziell durch Stauchung oder Kompression (nach Kühni/von Holst); hilft bei Verdauungsbeschwerden und bei körperlichen Beschwerden aufgrund seelischem Druck (nach Gienger).

**Seelisch:** wird bei unklaren Angstzuständen eingesetzt; fördert das geistige Wachstum und erleichtert schmerzhafte Veränderungen im Leben; wirkt gegen das Gefühl der Ausweglosigkeit und Enge; hilft gegen Unterdrückung von außen und stärkt allgemein die Widerstandskraft (nach Kühni/von Holst); hilft sich aktiv gegen Unterdrückung und Mobbing zu wehren, Druck und Belastung abzubauen (nach Gienger).

**Anwendung:** Augit wird als Kristall auf die Haut gelegt oder aufgeklebt; als Augitelixier eingenommen.

**In der klassischen Heilsteinliteratur** ist Augit nicht beschrieben. **Moderne Autoren:** Franzen, Gienger, Kühni/von Holst, Melody, Paulin.

Augit ist ein selten verwendeter Heilstein.

**Astrologische Zuordnung:** Steinbock (nach Melody), Saturn in Krebs (nach von Holst).

**Chakra-Zuordnung:** Basischakra (schwarz), Herzchakra (grün).

**Pflege:** **Augit** einmal wöchentlich unter fließendem Wasser reinigen, mit Hämatit-Ministeinchen entladen und zum Aufladen in die Morgensonne legen.

# Aurichalcit

**Name:** von Böttiger 1839 beschrieben, von griech. *oreichalkos* für »Bergkupfer« abgeleitet.

**Synonyme:** Buratit, Kupferzinkblüte, Messingblüte, Messingit, Orichalcit, Risseit.

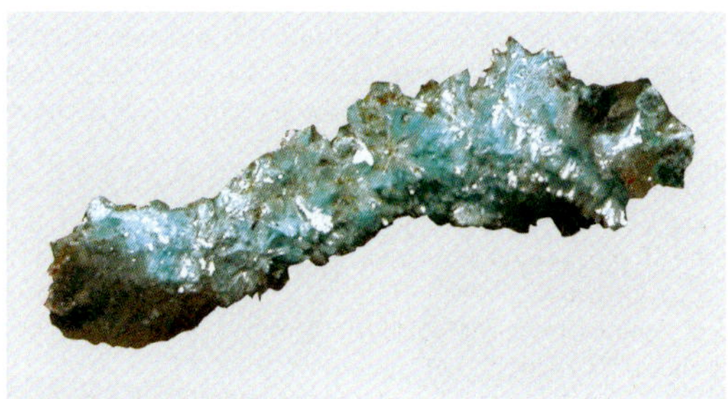

*Aurichalcit-Stufe.*

**Mineralogie:** Aurichalcit entsteht sekundär in der Oxidationszone von Kupfer- und Zinklagerstätten, vor allem in trockenen Klimazonen.

**Mineralklasse:** Zink-Kupfer-Mineral der Klasse der wasserfreien Karbonate; **Formel:** $(Zn,Cu)_5[(OH)_6|(CO_3)_2]$.

**Kristallsystem:** monoklin; **Erscheinungsbild:** kleine, oft nadelförmige Kristalle, im Grundgestein eingewachsen oder Krusten. **Mohshärte:** 1–2; Dichte: 3,64–3,9; **Spaltbarkeit:** vollkommen; **Bruch:** blättrig; **Transparenz:** durchscheinend; **Farbe:** blau, blaugrün, blassblau: **Glanz:** glasartig; **Strichfarbe:** weiß bis blassblau.

**Vorkommen:** Frankreich, Griechenland, GUS (Altai), Italien, Mexiko (Durango), Namibia, USA (Arizona).

**Verwechslung:** Rosasit; **Unterscheidung:** mineralogisch.

**Fälschungen:** sind nicht bekannt.

**Im Handel** ist Aurichalcit als Kristallrasen auf Matrix erhältlich.

**Wirkung der Ionen:** Zink (Hormonsystem, Regeneration), Kupfer (krampflösend).

**Organwirkung:** Thalamus, Leber.

**Körperlich:** wirkt auf übergeordnete Drüsen wie Zirbeldrüse, Thalamus und Hypothalamus; gleicht Kreislaufstörungen, vor allem bei hohem Blutdruck aus; lindert Hautprobleme und ermöglicht die Regeneration der Gewebe, löst Verspannungen der Muskulatur, entsäuert das Gewebe bei Muskelkater; interessant bei Refluxstörungen; (nach Kühni/von Holst).

**Seelisch:** lindert Ängste, gibt Zuversicht und innere Ruhe; hilft aus sich verändernden Gegebenheiten das Beste zu machen; bringt die eigene Innen- und Außenwelt wieder in Harmonie; hilft sich zurückzunehmen und fördert das Taktgefühl; für Menschen, die gelegentlich über das Ziel hinausschießen (nach Kühni/von Holst).

**Anwendung:** wird als Kristallgruppe mit Matrix auf die Haut aufgelegt.

**In der klassischen Heilsteinliteratur** ist Aurichalcit nicht beschrieben. **Moderne Autoren:** Gienger, Heider, Kühni, Paulin.

Aurichalcit ist ein selten verwendeter Heilstein.

**Pflege:** Auricalcit einmal wöchentlich unter fließendem Wasser reinigen, mit Hämatit-Ministeinchen entladen und zum Aufladen in die Morgensonne legen.

# Auripigment

**Name:** von lat. *aurum,* »Gold« und *pigmentum,* »Farbe«. Beschrieben von Plinius, Agricola 1546.

**Synonym:** Rauschgelb, gelbe Arsenblende, Orpigment. Engl. und franz.: Orpiment.

**Mineralogie:** Auripigment entsteht primär niederhydrothermal in Gängen, aus heißen Quellen und als Sublimate von Fumarolen und subvulkanischen Lagerstätten in Tonen und Mergel sowie sekundär als Alterationsprodukt von Arsenmineralien.

**Mineralklasse:** Auripigment ist ein Arsen-Mineral der II. Mineralklasse, der Sulfide; **Formel:** $As_2S_3$ + Hg,Ge; Auripigment ist in der Regel chemisch rein und kann bis zu 61% Arsen enthalten.

**Kristallsystem:** monoklin; **Kristallform:** Auripigment bildet kurze prismatische, tafelige Kristalle mit unebenen Flächen, oft mit Zwillingsverwachsung, oder faserige, blättrige, feinschichtige Aggregate in erdigen und staubförmigen Massen; **Mohshärte:** 1,5–2; Dichte: 3,48; **Spaltbarkeit:** vollkommen; **Bruch:** muschelig; **Transparenz:** in Blättchen, durchsichtig; **Farbe:** zitronengelb, goldgelb, orangegelb bis braun; **Glanz:** fettig, auf Spaltflächen perlmutt- oder diamantartig; **Strichfarbe:** licht-gelb.

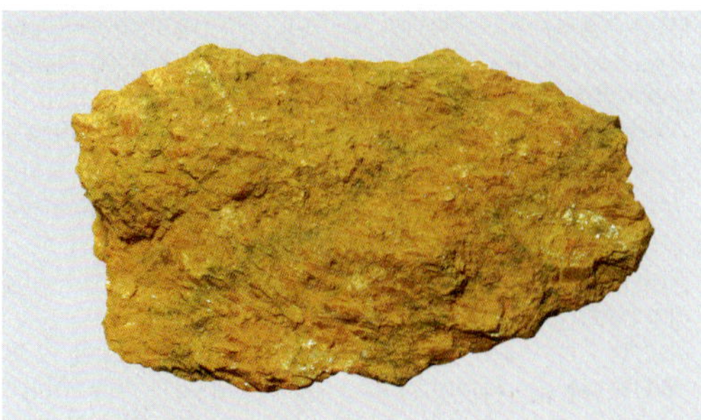

*Auripigment-Rohstein.*

**Vorkommen:** selten: China (Hunan), Frankreich, GUS (Kaukasus, Peru (Huancavelica), Schweiz (Lengenbach/Wallis), USA (Nevada, Utah), Türkei.

**Verwechslung:** Auripigment ist eigentlich unverwechselbar, gelbe Krusten können jedoch mit Realgar, kristallinem Schwefel und Greenockit verwechselt werden; **Unterscheidung:** mineralogisch.

**Fälschungen** von Auripigment sind nicht bekannt. Leicht schmelzbar, mit knoblauchartigem Geruch, nicht fluoreszierend.

**Im Handel** ist Auripigment als kristalline Sammlerstufe oder als derbes Mineral erhältlich.

**Wirkung der Ionen:** Arsen (aktivierend).

**Organbeziehung:** Haut.

**Körperlich:** kann den Cholesterinspiegel im Blut senken und zur Auflösung von Wucherungen beitragen.

**Seelisch:** regt den Verstand an und unterstützt das logische Denken; aktiviert die Auffassungsgabe und verbessert die logische Analyse.

**Anwendung:** Auripigment sollte wegen seiner Empfindlichkeit und hohen Giftigkeit nur unter therapeutischer Kontrolle und zur kontemplativen Betrachtung verwendet werden.

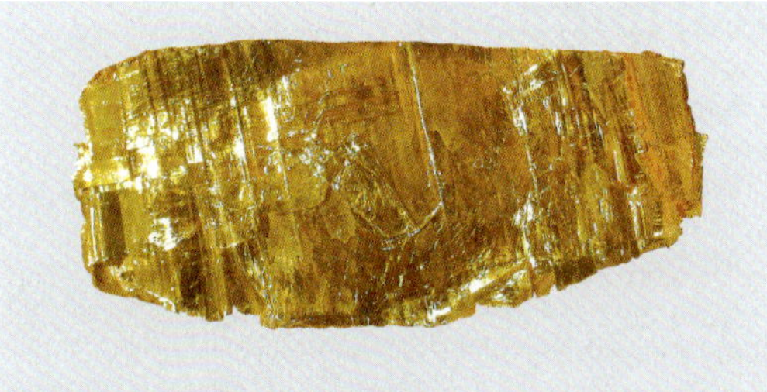

*Auripigment, dünne Platte, China.*

In der **klassischen Heilsteinliteratur** ist Auripigment nicht beschrieben. **Moderne Autoren:** Kühni/von Holst, Melody, Paulin.

Auripigment ist als Heilstein zu unrecht sehr selten verwendet.

**Astrologische Zuordnung:** Steinbock.

**Chakra-Zuordnung:** Sakralchakra.

**Pflege:** Auripigment sollte einmal wöchentlich über Nacht in den Kühlschrank gelegt und anschließend mit Hämatit-Ministeinchen energetisch entladen werden. Um es wieder aufzuladen, für etwa 1 Stunde in die frühe Morgensonne legen.

**Vorsicht:** Auripigment ist **hochgiftig.**

Es kann in Kristallen bis 60 cm Größe und 30 kg Gewicht vorkommen.

# Aventurin-Quarz

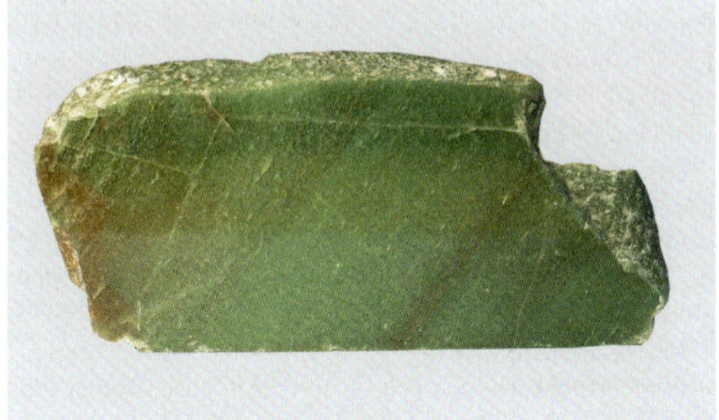

*Aventurin-Rohstein, grün.*

**Name:** von ital. *per a ventura*, »aufs Geratewohl, willkürlich«. Engl. und franz.: Aventurine.

**Synonyme:** Avanturin, Chrysoquarz, Tibetstein, Venturin; Eosit Goldstein und Leonit stehen für orangefarbenen, Grün-Quarz für dunkelgrünen Aventurin.

**Blauer Aventurin:** Saphirquarz, Richterit-Quarz, Krokydolith-Quarz, Dumortierit-Quarz.

Irreführende Handelsnamen sind Indien-Jade oder indischer Smaragd; blauer Aventurin ist Blau-Quarz.

**Mineralogie:** Aventurin-Quarz entsteht primär-pegmatitisch durch Einlagerung von Hämatit- und Glimmerschüppchen in reine magmatische Kieselsäure; sekundär, wenn Glimmer Kieselsäurelösungen durchdringen und in den entstehenden Quarz eingebettet werden; regionalmetamorph in kristallinen Schiefern durch Vermengung von Glimmer, Hämatit und Quarz.

**Blau:** ein metamporph gebildetes Gestein aus feinkörnigem, dichtem Quarzgefüge, in welches blauer Dumortierit, Richterit, Riebeckit eingebaut wurde. **Grün:** ein metamorph gebildetes Gestein aus feinkörnigem, dichtem Quarzgefüge, in welches grüner Fuchsit-Glimmer eingebaut wurde; eigentlich Chromglimmer-Quarzit.

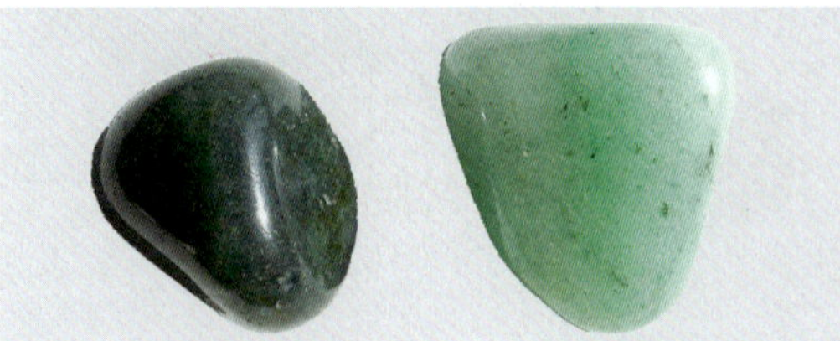

*Aventurin-Trommelsteine, grün.*

**Mineralklasse:** : derbe Varietät der Quarz-Gruppe und der IV. Mineralklasse, der Oxide; **Formel:** $SiO_2$ + $KAl_2[(OH,F)_2/AlSi_3O_{10}]$+Cr (Fuchsit); farbgebendes Metall ist Chrom. Die Färbung entsteht durch Einlagerungen von Chromglimmer (grün), durch Muskovit und Biotit (gelblich), durch Hämatit und Lepidokrokit (orange bis rot); Riebeckit (Krokydolith), Richterit oder Dumortierit (blau).

**Kristallsystem: Quarz:** trigonal; **Riebeckit** und **Richterit:** monoklin, **Dumortierit:** rhombisch, **Fuchsit:** monoklin. **Erscheinungsbild:** alle Aventurine bilden keine Kristalle, sondern große, derbe Massen; **Mohshärte:** 6,5–7; **Dichte:** 2,64–2,69; **Spaltbarkeit:** keine; **Bruch:** uneben; **Transparenz:** durchscheinend bis undurchsichtig; **Farbe:** variiert je nach Einschluss grün, gelblich bis rot, blau oder schwarz; charakteristisch ist das Schimmern der eingeschlossenen Glimmerplättchen, das aber in der blauen Varietät fehlt. Graugrüner Aventurin-Quarz ohne Glitzern sollte korrekter als Grün-Quarz bezeichnet werden; Glanz: alle Aventurine sind fettig, glas- bis pechartig. Aventurisierung: grün.

**Farbvarietät mit chemischer Färbung:** grünlich: $KAl_2[(OH)_2AlSi_3O_{10}]$ + Cr; rötlich: $Fe_2O_3$ + Mg,Ti oder FeOOH.

**Vorkommen: blau:** Brasilien (Minas Gerais), Indien, China (Tibet), GUS, Indien, Italien (Westalpen) Madagaskar, Simbabwe, Spanien.

**Verwechslung: Blauer** Aventurin kann mit Dumorterit, **grüner** Aventurin kann mit Grün-Quarz, Jadetit und Prasem, **orangefarbiger** Aventurin kann mit Eosit, Glasfluss oder Sonnenstein verwechselt werden; **Unterscheidung:** Transparenz, Härte, mineralogisch-gemmologisch.

**Fälschungen:** Grüner Aventurin wird zur Farbintensivierung gefärbt; orangefarbiger wird manchmal durch Glasfluss imitiert; Blauer Aventurin ist ein irreführender Name für Blau-Quarz, der seine Farbe zum Beispiel durch Dumortierit-Einschlüsse erhält.

**Im Handel** sind grüner, oranger, roter und schwarzer Aventurin als derber Rohstein, auch einseitig geschnitten und anpoliert, als Trommelstein, Bi-Scheibe, Anhänger, Ei, Kugel, Obelisk, Pyramide, Kette, Cabochon und als Trinkstein, geschnitten als kunstgewerbliche Tierform erhältlich.

**Wirkung der Ionen:** Aluminium (Haut, Nüchternheit), Chrom (Inspiration, Kreativität), Eisen (Antrieb, Ausdauer), Kalium (empfindsam, Ruhe), Magnesium (entspannend, großzügig), Titan (aufmunternd, befreiend).

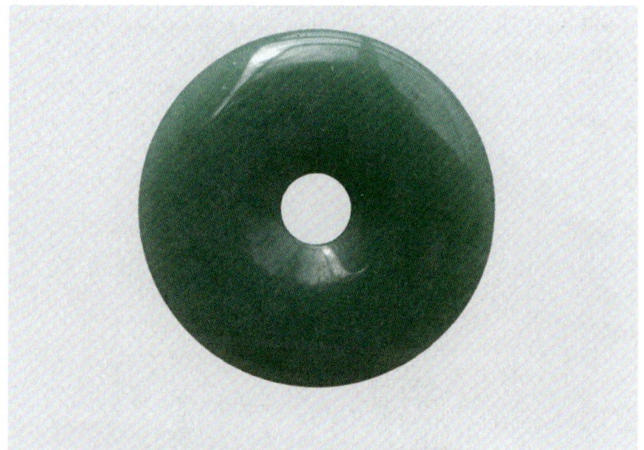

*Aventurin-Bi-Scheibe, grün.*

**Organwirkung:** Bindegewebe, Haut, Herz, Lunge, Muskulatur; Nebennieren und Urogenitalbereich (nach Melody).

**Körperlich: Blau:** kühlend, fiebersenkend; lindert krampfartige Schmerzen, auch der Eingeweide und chronische Verspannungen (nach Gienger); verbessert die Beweglichkeit der Arme, besonders bei Energieblockaden in Elle oder Speiche (nach Pelz); gut bei Halsentzündung; beruhigt das vegetative Nervensystem (nach Kühni). **Gelb bis orange:** fördert die Blutbildung, durchblutet, erwärmt und belebt gefühllose Körperstellen, stärkt Leber und Sinne (nach Gienger). **Grün:** entzündungswidrig, reizlindernd; sanft entgiftend; wird bei vielen Hautirritationen, Akne, Allergien, nässenden Ausschlägen, Schuppenflechte und Schuppen eingesetzt; hilft bei Sonnenbrand und Sonnenstich, Brandblasen, bei niedrigem Blutdruck, Halsentzündung; fördert die Entgiftung des Gewebes und stärkt das Bindegewebe; mildert Asthmaanfälle; lindert Schmerzen, Rückenschmerzen; regt den Fettstoffwechsel und damit den Fettabbau an; senkt den Cholesterinspiegel und mindert das Einlagern von Cholesterin in die Gefäßwände und beugt Herzinfarkt vor; baut Nierensteine langsam ab; bessert Potenzstörungen. **Rot:** regt Kreis-lauf, Durchblutung, Nerven und Sinneswahrnehmung an und steigert die Potenz (nach Gienger).

**Seelisch: allgemein:** mindert Furchtsamkeit und soziale Ängste, besonders die im ersten Lebensjahrsiebt erworbenen (nach Gurudas); verbessert innere Unsicherheit durch konkrete Auseinandersetzung mit der Realität; führt zu innerem Gleichgewicht; hilft sich und andere gut zu versorgen und eine Existenz aufzubauen; lehrt die Liebe zum Leben und zur Natur (nach von Holst); wirkt als Verstärker der Gedankenform (nach Gurudas). **Blau:** hilft notwendige Vorhaben in Ruhe, jedoch konsequent anzugehen (nach Gienger). **Gelb-orange:** fördert eine heitere, gelöste Stimmung; inspiriert dazu, die eigenen Träume zu verwirklichen, fördert eine entspannte gelassene Wachheit (nach Gienger). **Grün:** hilft bei Erröten, Gereiztheit, Nervosität, fördert Entspannung, Geduld, Gelassenheit, Regeneration und Erholung, mildert pessimistische Einstellung, Ruhelosigkeit, Unlust (nach Ginger); ermöglicht ausgewogene, vitale Ruhe der Emotionen (nach Korse); regt dazu an, die eigenen Träume zu verwirklichen; verbessert die Entscheidungen durch Beachten des Bauchgefühls; fördert Führungsqualitäten durch bodenständige Verlässlichkeit sowie Kompetenz durch Erfahrung; ermöglicht durch eigenen nüchternen Standpunkt größere Toleranz und Akzeptanz gegenüber anderen Meinungen; lehrt die Liebe zum Leben und zur Natur (nach von Holst). **Rot:** mildert pessimistische Einstellung, bringt Ideen, Begeisterung, Klugheit und Entschlossenheit; vermittelt Stärke, Selbstgewissheit und innere Sicherheit; fördert das pragmatische, besonnene Verfolgen eigener Ziele bis zum Erfolg.

**Anwendung:** Aventurin wird direkt als Bi-Scheibe, Kugelkette und Buddha-Tikra getragen; als Scheibe auf die betroffenen Körperstellen gelegt; als Aventurinwasser oder Aventurinessenz getrunken; als Rohstein im Halbkreis um den Kopf oder zu meditativen Sitzungen im Kreis aufgestellt.

**In der klassischen Heilsteinliteratur** ist Aventurin nicht beschrieben. **Moderne Autoren:** Ahlborn, Beeler, Bind-Klinger, Börner, Braunger, Brusius, Chocron, Dow, Franzen, Gienger, Guhr, Gurudas, Heider, Hofmann, Huber, Katz, Keyte, Korse, Kühni/von Holst, Labacher, Laroche, Lopes, Lorenzo, Maier, Markham, Mastny, Melody, Menrow, Musil, Novak, Paulin, Pelz, Peschek-Böhmer, Pöttinger, Raphaell, Ray, von Rohr, Scharner, Schaufelberger-Landherr, Scholz, Sharamon, Sienko, Sonnenberg, Sperling, Staab, Storm-Kull, Thölken, von Wechmar, Weltler, Werner.

**Grüner Aventurin** ist ein gut geprüfter, **blauer** und **roter Aventurin** sind schlecht geprüfte Heilsteine.

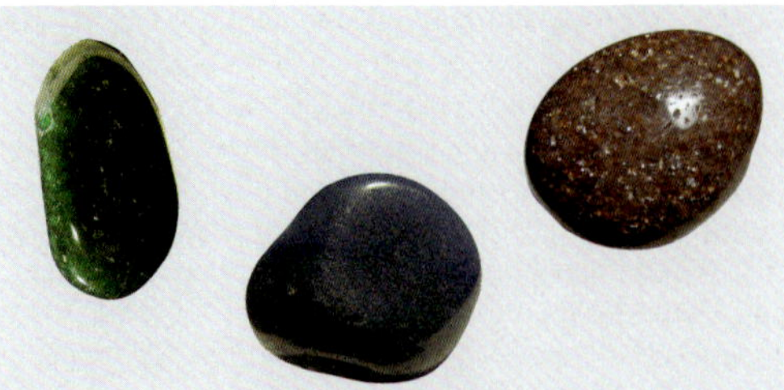

*Aventurin-Trommelsteine, grün, blau und rot.*

**Astrologische Zuordnung:** Widder, Stier, Krebs (nach Melody); zweite Dekade Stier (nach Newerla), Sonne im Stier (nach von Holst), Mond im dritten Quadrant (nach Maier), Erde (nach Ahlborn).

**Tarot-Zuordnung:** Sechs der Münzen (nach von Holst), Die Herscherrin (nach Hofmann).

**Chakra-Zuordnung:** Nabelchakra (rötlich), Herzchakra (grün) und Ätherkörper.

**Feng-Shui-Zuordnung:** mäßigt Ungeduld beim Element Holz, Ba-Gua-Bereich Familie.

**Meditations-Zuordnung:** Befreiung, Vitalisierung.

**Magischer Ersatzstein:** Amazonit.

**Pflege:** **Aventurin** einmal wöchentlich unter fließendem Wasser reinigen, mit Hämatit-Ministeinchen entladen und zum Aufladen auf eine Bergkristallgruppe oder in die Morgensonne legen.

# Axinit

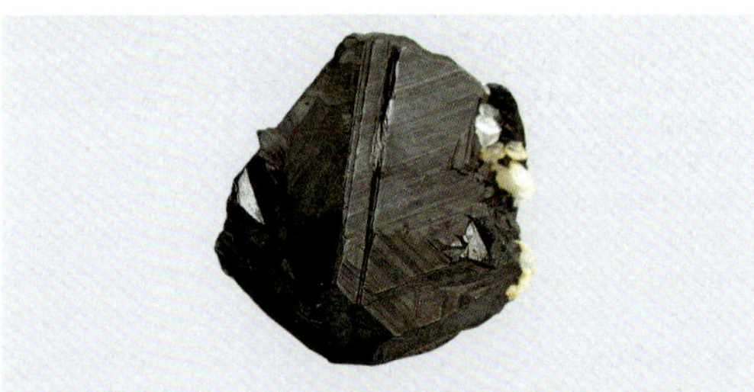

*Axinit-Kristall.*

**Name:** benannt von R. J. Haüy 1799, nach griech. *axe*, »Beil«, entsprechend seiner Form, den auffälligen, axtförmigen scharfen Kanten. Engl. und franz.: Axinite.

**Synonyme:** Afterschörl, Glasstein, Glasschörl, Thumit, Thummerstein, Thuner Stein, Thurnit, Yanolith (violett).

**Mineralogie:** Axinit entsteht primär-pneumatolytisch in miarolithischen Drusen in Graniten und Hohlräumen in Pegmatiten; auf alpinoiden Zerrklüften (schön ausgebildete Kristalle); hauptsächlich jedoch metasomatosisch an Kontakt-Aureolen von Kalksilikat-Hornfelsengesteinen, in Gangtrümmern in Diabas oder Grünschiefern; in intermediären bis basischen Metamorphiten als niedrig-hydrothermale Bildung.

**Mineralklasse:** Wasserhaltiges Calcium-Magnesium-Eisen-Aluminium-Bor-Mineral der VIII. Mineralklasse, der Ring-Silikate; **Formel:** $Ca_2(Fe,Mg,Mn)Al_2[BO_3|(OH)|Si_4O_{12}]$ + Ti,K,Na, Sn,V.

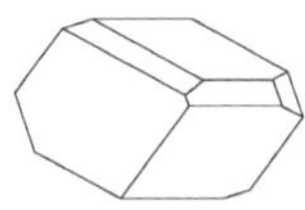

**Kristallsystem:** triklin; **Erscheinungsbild:** bildet tafelige, keilförmige, flächenreiche, oft gestreifte, scharfkantige aufgewachsene bis mehrere Zentimeter lange Kristalle oder derbe, spätige, schalige, stengelige, blättrige oder dichte, körnige Aggregate; **Mohshärte:** 6,5–7; **Dichte:** 3,26–3,36; **Spaltbarkeit:** gut, vollkommen; **Bruch:** uneben, splittrig, spröde; **Transparenz:** durchsichtig bis durchscheinend; **Farbe:** farblos weiß, grau, gelb bis ins bräunliche, zimtfarben rosa bis violett, manchmal mit deutlichem Pleochroismus von braun nach lila; **Glanz:** glasartig; **Strichfarbe:** weiß.

**Varietäten:** **Ferro-Axinit:** triklin, dunkel-, gelb-, grau- bis violettbraun, grüner Überzug; **Magnesio-Axinit:** rhombisch, farblos, weiß, braun, gelb-braun, grün-grau, eisenarm, magnesiumreich; **Mangano-Axinit:** triklin, farblos, braun, gelb, rot, blass violett, manganreich; **Tinzenit:** gelb bis orange.

**Vorkommen:** häufig: Australien, Brasilien (Brumado/Bahia [bis zu 20cm]), BRD (St. Andreasberg/Harz, Falkenstein, Schwarzenberg, Treseburg, Sachsen, Radauthal), Frankreich (Le Bourg d'Olisans), Großbritannien (Botallak/Cornwall), GUS (Pamir, Puiva/Ural), Italien (Baveno/Oberitalien), Japan, Kanada (Yukon), Mexiko, (Baja California), Norwegen (Kongsberg), Österreich (Rauriser Tal, Saalfelden), Schweiz (Schächental/Uri), Spanien, Sri Lanka, Tansania, USA (Babbit/Minnesota, Franklin, New Jersey).

**Verwechslung:** seltene Trommelsteine können mit Andalusit, Babingtonit, Dravit, Titanit, Vesuvianit und Zoisit verwechselt werden; **Unterscheidung:** Härte, Dichte, mineralogisch, mikroskopisch.

**Fälschungen:** sind nicht bekannt.

**Im Handel** ist Axinit als Einzelkristall, Kristallstufe und selten facettiert erhältlich.

**Wirkung der Ionen:** Aluminium (Realitätssinn, Veränderung), Bor (Trägheit und Irrationalität), Calcium (Knochen, Spannkraft, klärt Verwirrung), Eisen (Willenskraft und Antrieb), Magnesium (Belastbarkeit und Vertrauen), Mangan (Verständnis).

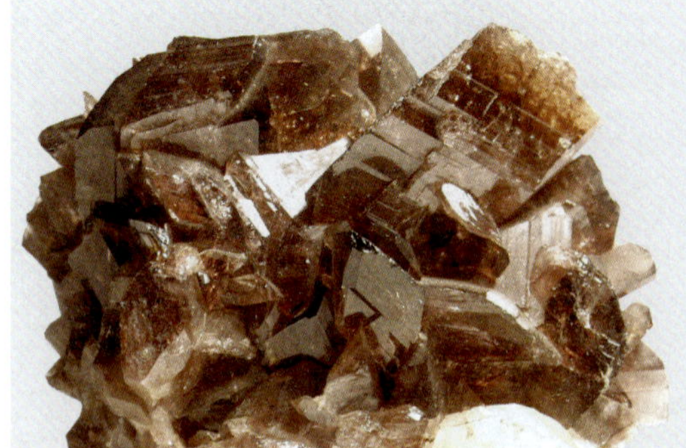

*Axinit-Stufe.*

**Organwirkung:** Muskulatur, Nebennieren.

**Körperlich:** wird bei Bewegungsstörungen und Knochenbrüchen eingesetzt; bessert chronische Verstopfungen und Magen-Darm-Störungen.

**Seelisch:** mindert Schuldgefühle; löst schrittweise Furchtsamkeit und scheue Zurückhaltung, erleichtert die

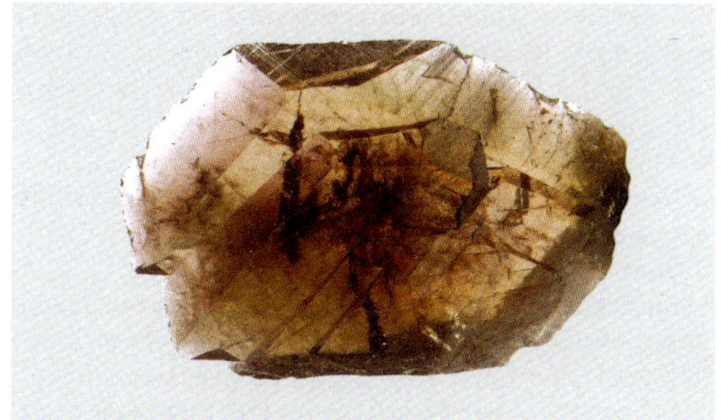

*Durchscheinender Axinit-Kristall.*

Auseinandersetzung und Bewältigung der Angst; Schockerlebnisse können noch einmal reaktiviert und bewusst abgearbeitet werden (nach Sienko).

**Anwendung:** Axinit wird als Kristall direkt auf den Körper gelegt; als Kristall in Matrix oder Kristallgruppe zur kontemplativen Betrachtung verwendet.

**In der klassischen Heilsteinliteratur** ist Axinit nicht beschrieben. **Moderne Autoren:** Börner, Kühni/von Holst, Melody, Paulin, Sienko.

Axinit ist ein selten verwendeter Heilstein.

**Astrologische Zuordnung:** Widder (nach Melody), Neptunaspekt (nach Sienko).

**Chakra-Zuordnung:** Herzchakra (rosa).

**Pflege:** Axinit einmal wöchentlich unter fließendem Wasser reinigen, mit Hämatit-Ministeinchen entladen und zum Aufladen auf eine Bergkristallgruppe oder in die Morgensonne legen.

**Hinweis:** Axinit-Kristalle in alpinoiden Klüften können über 20 cm groß werden.

# Azurit

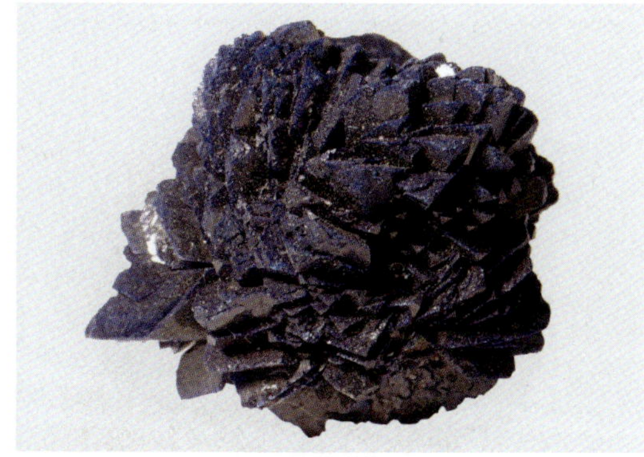

*Azurit-Rose.*

**Name:** benannt von dem französischen Mineralogen Beudant 1824, nach pers. *Lazhward*, »blaue Farbe«. Engl. und franz.: Azurite.

**Synonyme:** Armenit, Bergblau, Blauer Malachit, Chessylith, Kopparlasur, Kupferblau, Kupferlapis, Kupferlasur, Lasur, Lasurmalachit.

**Mineralogie:** Azurit entsteht sekundär durch Einwirkung von sauerstoff- und kohlensäurehaltigem Grund- und Sickerwasser auf kupferhaltiges, meist sulfidisches Gestein in der Oxidationszone von Kupfer-Lagerstätten, wobei Kupfersulfid zu Azurit oder Malachit wird.

**Mineralklasse:** basisches Kupfermineral der V. Mineralklasse, der Karbonate; **Formel:** $Cu_3[(OH)_2/(CO_3)_2]$, farbgebendes Metall ist das Kupfer; Azurit kann sich durch Wasseraufnahme (im Laufe von Jahrhunderten) in Malachit umwandeln.

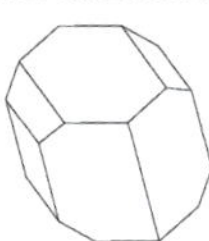

**Kristallsystem:** monoklin; **Erscheinungsbild:** bildet manchmal kleine dicktafelige, kurzsäulige, prismatische bis rhomboedrische Kristalle, die oft rosettenförmige Aggregate bilden; meist jedoch derbe, dichte oder erdige sowie strahlige, nierige, traubige Aggregate, oft typische kleine Kügelchen, auch Imprägnationen, Anflüge oder Überzüge; **Mohshärte:** 3,5–4; **Dichte:** 3,7–3,8; **Spaltbarkeit:** vollkommen bzw. deutlich nach zwei Richtungen; **Bruch:** muschelig, spröde, erdig; **Transparenz:** selten durchsichtig, meist kantendurchscheinend bis undurchsichtig; **Farbe:** hell- bis dunkelblau, bei Kristallen kann die Farbe tiefblau, fast schwarz sein; **Glanz:** glasartig; **Flammenfärbung:** grün; **Strichfarbe:** blau.

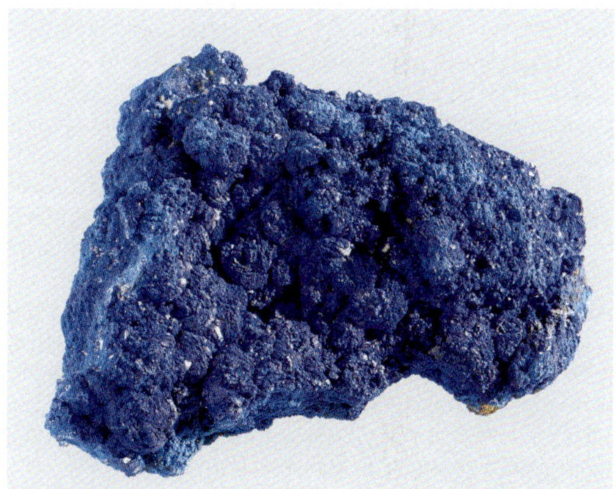

*Azurit-Stufe.*

**Vorkommen:** Argentinien (Patagonien), Australien (Adelaide), Chile, Frankreich (Chessy), Griechenland, Großbritannien, GUS (Nizne Tagil), Italien, Marokko, Mexiko, Namibia (Tsumeb), USA (Bisbee/Arizona, New Mexico).

**Verwechslung:** kann mit Dumortierit, Hauyn, Lapislazuli, Lasurit, Lazulith, Linarit, Sodalith und Vivianit verwechselt werden; **Unterscheidung:** Dichte, Härte, mineralogisch-gemmologisch, Strichfarbe.

**Fälschungen:** Außer den oben genannten Verwechslungen sind Fälschungen nicht bekannt.

**Im Handel** ist Azurit als derber Rohstein, kleine Kristallstufen, selten als Einkristall, Kugelkristallgruppe, Trommelstein, Anhänger, Cabochon und sehr selten facettiert erhältlich.

**Wirkung der Ionen:** Kupfer (Ausgleich, Fantasie, Gefühlsausdruck, krampflösend).

**Organwirkung:** Epiphyse, Knochen, Leber, Milz, Nerven.

**Körperlich:** wirkt regenerierend bei Gelenkentzündungen; stabilisiert den Blutdruck, wirkt galle- und leberanregend (nach Gienger) und dadurch entgiftend; mildert Gallenkoliken und löst kleine Gallensteine auf; stimuliert die

Schilddrüse (nach Gurudas) und fördert so das körperliche Wachstum; regt Gehirn- und Nervenaktivität an; verbessert das Reaktionsvermögen und die Wahrnehmungsfähigkeit der Sinne; bessert Wechseljahrsbeschwerden.

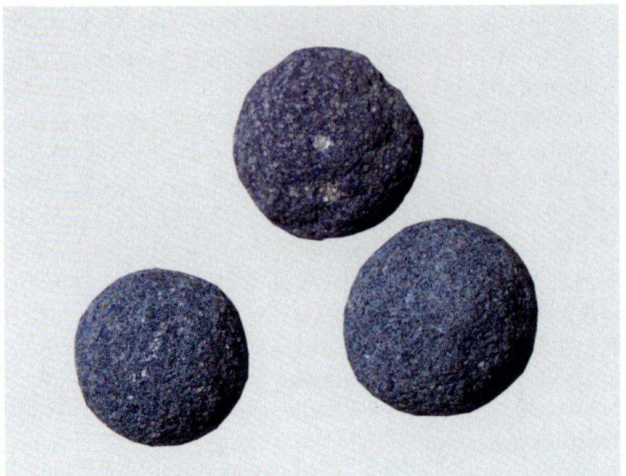

*Azurit-Kugeln, Arizona.*

**Seelisch:** vertieft die Konzentration, den Schlaf und intensiviert die Träume; wird bei geringem Selbstbewusstsein sowie zur Entspannung eingesetzt; macht kritisch und offenbart unsinnige und überflüssige Gedankenmuster; löst Denkschleifen auf; erleichtert Entscheidungsprozesse; fördert die Visualisierungskraft und das Sehen intuitiver Bilder sowie das Erfassen von Realitäten mit Hilfe der Intuition (nach Gienger); verstärkt kreative Fähigkeiten; verbessert das Selbstvertrauen; kann an alte Wunden aus früheren Leben erinnern und Prägungen der Vergangenheit lösen; mildert Wutausbrüche; verstärkt mediale Fähigkeiten (nach Gurudas); fördert die spirituelle Entwicklung, genaues Wahrnehmen und Erkennen der Gegebenheiten, gründliche rationale Reflexion, hilft Emotionen sachlich, ohne Wertung zu betrachten und so zu vernünftigen Entscheidungen zu kommen (nach von Holst).

**Energetisch:** unterstützend beim Lösen von Energieblockaden.

**Anwendung:** : Azurit wird als Anhänger am Körper getragen, als Trommelstein direkt auf die Stirn gelegt, als Azurit-Essenz eingenommen; die Herstellung von Azuritwasser darf nicht durch direktes Einlegen des Steins in Wasser erfolgen.

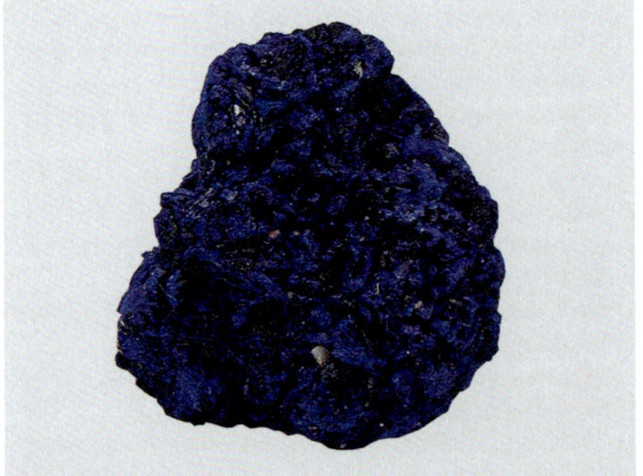

*Azurit-Stufe.*

**In der klassischen Heilsteinliteratur** ist Azurit nicht beschrieben. **Moderne Autoren:** Bind-Klinger, Chocron, Dow, Franzen, Gienger, Graf, Gurudas, Heider, Hofmann, Huber, Keyte, Kühni/von Holst, Lopes, Lorenzo, Markham, Mastny, Melody, Musil, Novak, Paulin, Pöttinger, Raphaell, Richardson, von Rohr, Schaufelberger-Landherr, Scholz, Schwarz, Sienko, von Wechmar, Weltler.

Azurit ist ein gut geprüfter Heilstein.

**Ergänzende Bachblüte:** Cerato (nach Miesala-Sellin).

**Astrologische Zuordnung:** Schütze (nach Melody); Steinbock; Merkur in der Jungfrau (nach von Holst), Uranusaspektierung; Merkur im dritten Quadrant (nach Maier).

**Feng-Shui-Zuordnung:** Ernährungszyklus Element Metall – Element Wasser.

**Chakra-Zuordnung:** Stirn- und Scheitelchakra.

**Meditations-Zuordnung:** Lebensfreude.

**Pflege:** Azurit einmal wöchentlich unter fließendem Wasser reinigen, mit Hämatit-Ministeinchen entladen und zum Aufladen in die Morgensonne legen.

# Azurit-Malachit

**Name:** Azurit-Malachit ist ein moderner Handelsname für ein natürlich verwachsenes Gemenge aus Malachit und Azurit. Engl.: Azure-malachite, franz.: azurite-malachite.

**Synonyme:** Lapis-Malachit, Royal Gem Azurit.

**Mineralogie:** Azurit-Malachit entsteht sekundär durch die Einwirkung von sauerstoff- und kohlensäurehaltigem Grund- und Sickerwasser auf kupferhaltiges Gestein mit einem bestimmtem Karbonatgehalt des Wassers, oder als Übergangsform von Azurit in Malachit durch Wasseraufnahme.

**Mineralklasse:** basisches, wasserhaltiges Kupfermineral der V. Mineralklasse, der Karbonate; **Formel:** $Cu_3[(OH)_2/(CO_3)_2] + Cu_2[(OH)_2/CO_3] + H_2O + (Ca,Fe)$, farbgebendes Metall ist das Kupfer.

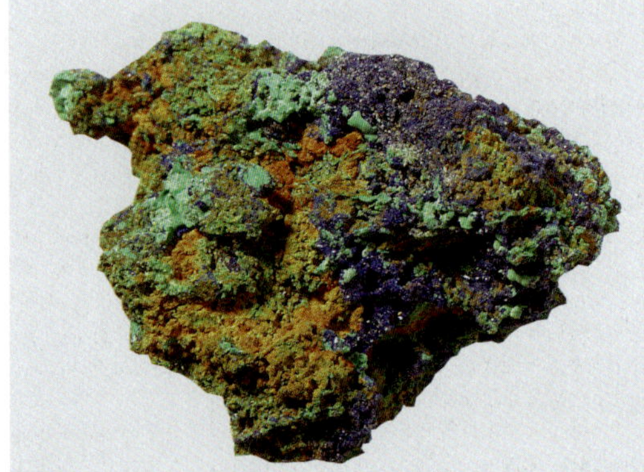

*Azurit-Malachit-Rohstein.*

**Kristallsystem:** monoklin; **Erscheinungsbild:** bildet in der Regel dichte, knollige oder glasköpfige Aggregate; **Mohshärte:** 3,5–4; **Dichte:** 3,8–3,9; **Spaltbarkeit:** unvollkommen; **Bruch:** erdig; **Transparenz:** undurchsichtig; **Farbe:** hat deutlich voneinander abgesetzte grüne und azurblau marmorierte Farbschichten, welche schalig gebändert, wirr durchdrungen oder filigran ineinander verwachsen sein können; **Glanz:** glas- bis seidenartig; **Strichfarbe:** hellgrün oder hellbraun.

**Varietät:** Eilatstein, ein kompaktes Gemenge aus **Azurit-Malachit-Chrysokoll.**

**Vorkommen:** selten: Australien, Chile, Dominikanische Republik, Kongo, Marokko, Mexiko, Namibia, Peru, USA (Arizona, Morenci, Kalifornien).

**Verwechslung:** kann nur mit Chrysokoll verwechselt werden. **Unterscheidung:** mineralogisch.

**Fälschungen:** häufig sind so genannte Rekonstruktionen aus Azurit-Malachit-Staub mit Kunststoff stabilisiert und durch unförmige fleckige, grünblaue Massen erkennbar. Fast alle im Handel vorrätigen Schmuckstücke sind solche Imitationen und als Heilsteine wertlos. Zusätzlich wird Azurit-Malachit paraffiniert und geölt, um einen stärkeren Glanz vorzutäuschen. **Unterscheidung:** mikroskopisch.

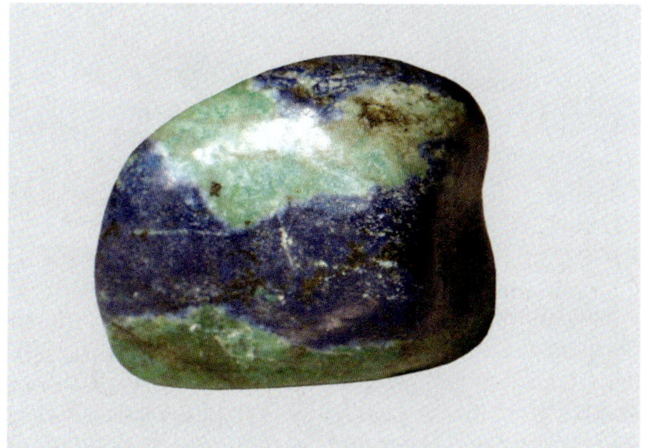

*Azurit-Malachit-Trommelstein.*

**Im Handel** ist echter Azurit-Malachit als derber Rohstein, selten als Trommelstein und Anhänger oder Cabochon erhältlich. Er ist fast immer stabilisiert.

**Wirkung der Ionen:** Kupfer (Ausgleich, Fantasie, Gefühlsausdruck, Hormoneinfluss).

**Organwirkung:** Bindegewebe, Leber.

**Körperlich:** zur Anregung des Immunsystems und Auflösung disharmonischen Zellwachstums; kann das Wachstum von Geschwüren und Tumoren umkehren, auch durch Bewusstmachung des zugrunde liegenden Konfliktes; wirkt leberanregend und entgiftend sowie krampflösend auf die Eingeweidemuskulatur; bei vielen Frauenbeschwerden und sexuellen Erkrankungen sinnvoll einsetzbar; wirkt auf die Leber, die Galleproduktion und die Thymusdrüse; hilft bei Magersucht, Muskeldystrophie, Leberzirrhose und vererbten Tuberkulosemiasmen (nach Gurudas).

**Seelisch:** hilft Schmerz und Unglücklichsein zu überwinden sowie unterdrückte Emotionen freizulassen; bringt Verstand (Azurit) und Gefühl (Malachit) in Harmonie – insbesondere in Zuständen innerer Zerrissenheit –, sodass sich innere Konflikte lösen können; leistet bei Rückführungen aller Art Hilfestellung; fördert das Interesse an Umwelt und Mitmenschen, macht aufgeschlossen und hilfsbereit; löst emotionale Blockaden bei hartnäckigen Erkrankungen; hilft über den eigenen Schatten zu springen, um ehrlich und direkt anzusprechen, was man lange zurückgehalten hat (nach Gienger); hilft bei zwanghaften Essgewohnheiten, Zappeligkeit und mangelnder Selbstbeherrschung (nach Gurudas).

**Anwendung:** Azurit-Malachit wird als Rohstein auf die Haut gelegt, als gebohrter Stein oder Anhänger getragen; als Trommelstein in der Tasche mitgeführt; als Azurit-Malachit-Essenz innerlich eingenommen; als Rohstein zur kontemplativen Betrachtung aufgestellt.

**In der klassischen Heilsteinliteratur** ist Azurit-Malachit nicht beschrieben. **Moderne Autoren:** Beeler, Bind-Klinger, Gienger, Gurudas, Heider, Kühni/von Holst, Maier, Mastny, Melody, Paulin, Sperling.

Azurit-Malachit ist ein geprüfter Heilstein.

**Astrologische Zuordnung:** Schütze, Steinbock (nach Melody); Merkur-Venus-Aspekte (nach von Holst), Venus im zweiten Quadrant (nach Maier).

**Chakra-Zuordnung:** Halschakra (nach von Holst/Gienger).

**Feng-Shui-Zuordnung:** Ba-Gua-Bereich Familie.

**Meditations-Zuordnung:** Zusammengehörigkeit.

**Pflege:** Azurit-Malachit einmal wöchentlich unter fließendem Wasser reinigen, mit Hämatit-Ministeinchen entladen und zum Aufladen in die Morgensonne legen.

# Baryt

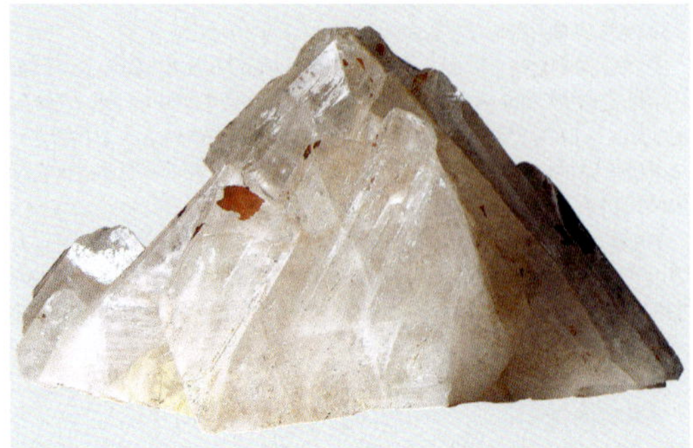

*Baryt-Kristall.*

**Name:** benannt von Karsten 1800, nach griech. ***barys***, »schwer, Schwerspat«, wovon später Barium abgeleitet wurde. Engl.: Barite, franz.: Barytine.

**Synonyme:** Aehrenstein, Allomorphit, Baroselenit, Bologneser Leuchtstein, Bologneser Spat, Hepatit, Kalkschwerspat, Kammspat, Säulenschwerspat, Schoharit, Schwerspat, Stangenspat, Tafelspat, Tungspat, Wolnyn.

**Mineralogie:** Baryt bildet sich primär-hydrothermal in Ganglagerstätten, alleine oder als Begleitmineral mit Fluorit oder sulfidischen Mineralien, meist in Paragenese mit Galenit, Hämatit, Markasit, Pyrit und Zinnober; selten primär-liquidmagmatisch oder pegmatisch; sekundär-hydrothermal-marinsedimentär, sedimentär bei der Bildung von Sandstein als Knollen (Barytrosen) oder metamorph-hydrothermal als Kluftfüllungen oder als Versteinerungsmittel von fossilen Baumstämmen.

**Mineralklasse:** Bariummineral der VI. Mineralklasse, der Sulfate. **Formel:** $Ba[SO_4]$ + Ca,Pb,Sr + Al,Hg,Cd,Fe,Ra, Th); farbgebendes Metall ist Eisen, auch tonige und organische Substanzen beeinflussen die Farbe, ebenso radioaktive Strahlung der Umgebung (blau, gelb).

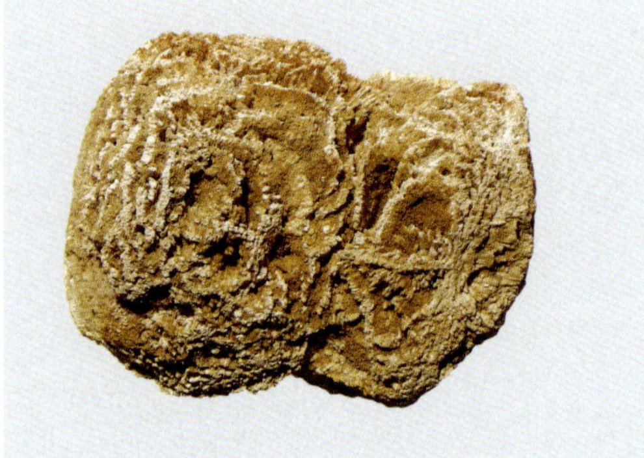

*Barytrose, Deutschland (Butzbach).*

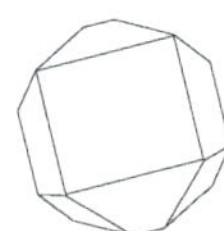

**Kristallsystem:** rhombisch; **Erscheinungsbild:** bildet große, dick- oder dünntafelige, säulige rhombisch-dipyramidale Kristalle sowie grobblättrige, fächer-, bündel- oder rosettenartige auch körnige, spätige, faserige, dichte auch gelegentlich schalige, stalaktitische oder pulvrige und kugeligschalige Aggregate; **Mohshärte:** 3–3,5; **Dichte:** 4,48; **Spaltbarkeit:** vollkommen, spröde; **Transparenz:** durchsichtig bis undurchsichtig; **Farbe:** farblos, braun, gelb, grünlich, auch rot, grau und bläulich, selten schwärzlich; **Glanz:** glas- oder perlmuttartig; **Strichfarbe:** weiß; **Flammenfärbung:** gelbgrün; **unlöslich** in Salzsäure.

**Chemische Varietäten** entstehen durch den Einbau von Fremdmetallen als Mischkristalle: **Calcio-Baryt:** $(Ba,Ca)(SO_4)$; **Angleso-Baryt, Hokutolith:** $(Ba,Pb)(SO_4)$; **Radio-Baryt:** $(Ba,U)(SO_4)$; **Baryto-Coelestin** und **Strontio-Baryt:** $(Sr,Ba)(SO_4)$.

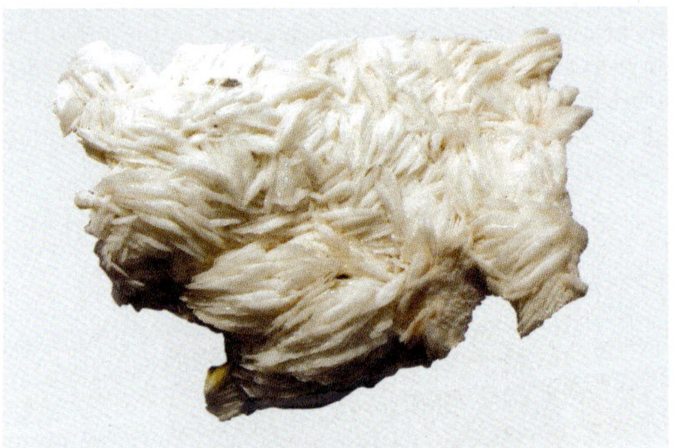

*Baryt-Stufe.*

**Vorkommen:** häufig: Algerien, BRD (Oberpfalz, Lauterberg/Harz, Oberwolfach/Schwarzwald), Frankreich (Flaviac), Großbritannien (Alston Moor/Cumberland), GUS (Kutaisi), Indien, Italien (Sardinien), Kanada, Mexiko, Rumänien, Tschechien (Pfribram), USA (Colorado, Missouri).

**Verwechslung:** kann mit Amblygonit, Anhydrit, Aragonit, Calcit, Coelestin, Feldspat und Gips verwechselt werden; **Unterscheidung:** Härte, Dichte, chemisch, Strichfarbe, Flammenfärbung, röntgenologisch, mineralogisch.

**Fälschungen:** sind nicht bekannt. Baryt ist ein häufiges, günstiges und durch seine hohe Dichte »normalerweise« leicht zu erkennendes Mineral.

**Im Handel** ist Baryt als derber Rohstein, Barytrose, Einzelkristall, Kristallstufen, Trommelstein und selten facettiert erhältlich.

**Wirkung der Ionen:** Barium (Unterdrückung, Energiemangel).

**Organwirkung:** Darm, Gehirn, Hals, Haut, Zirbeldrüse.

**Körperlich:** schützt vor allen Arten radioaktiver, ultravioletter und elektromagnetischer Strahlung (nach Peschek-Böhmer); mildert Bauchschmerzen, Schluckbeschwerden und Halsentzündungen mit geschwollenen Mandeln (nach Gienger); schützt und regeneriert die entzündete Haut auch bei Verbrennungen und Sonnenbrand (nach Kühni/von Holst); wird gegen Lymphknotenschwellungen im Ohrbereich eingesetzt; hilft Giftstoffe aus dem Körper auszuscheiden; erwärmt Hände und Füße bei übermäßiger Kälteempfindlichkeit; verbessert die Körperhaltung (nach Gienger); löst Ablagerungen im Gehirn auf (nach Heider).

**Seelisch:** fördert die Entwicklung zurückgebliebener Kinder (nach S. Hahnemann), erleichtert bei Kummer und der Bewältigung von Krisensituationen; hilft Zwangsvorstellungen zu beseitigen; stärkt das Gedächtnis und die Vitalität auch im Alter; fördert Selbstvertrauen, Motivation und Unabhängigkeit, wobei Schüchternheit abgebaut wird (nach Gienger).

**Energetisch:** schirmt Erd- und Wasserstrahlung sowie Radar ab; wird industriell zur Isolation in der Hochspannungstechnik sowie zur Absorption von Alpha- und Gamma-Strahlung im äußeren Mantel der Kernkraftwerke und in der Medizinaltechnik als Kontrastmittel bei der Röntgenbestrahlung eingesetzt. Aufgrund der grünen Flammenfärbung wird Baryt auch in Leuchtraketen verwendet.

**Anwendung:** Baryt wird als Kristallgruppe, Einzelkristall aufgelegt, als Kette oder Anhänger direkt auf der Haut, als Trommelstein in der Hosentasche getragen; als Baryt-Essenz eingenommen; als Kristallplatte in der Wohnung platziert, als große Kristallstufe zur kontemplativen Betrachtung oder Meditation aufgestellt; als Steinkreis gestellt, als Steinszenario gesetzt.

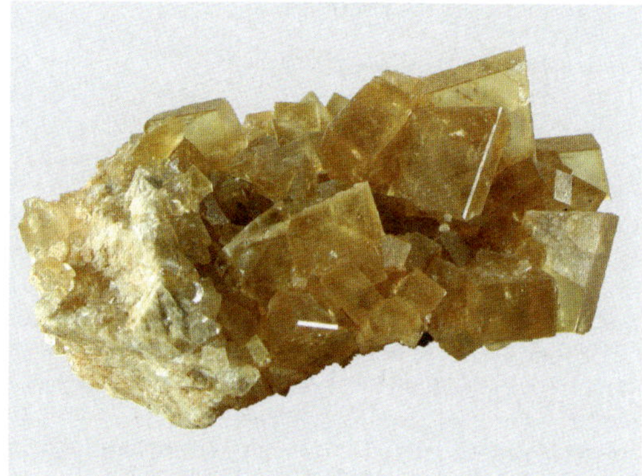

*Baryt-Stufe.*

**In der klassischen Heilsteinliteratur** ist Baryt nicht beschrieben. **Moderne Autoren:** Gienger, Heider, Kühni/von Holst Melody, Paulin, Peschek-Böhmer, Sperling.

Baryt ist ein getesteter Heilstein.

**Homöopathische Verwendung:** Barium carbonicum: bei mangelnder geistiger und körperlicher Entwicklung der Kinder; Zerebralsklerose; Folge von Schlaganfall; Mittelohrentzündung; chronischer Schnupfen; Reizleitungsstörung, Herzblock; Mandelentzündung; Prostata-Adenom; Lipome.

**Astrologische Zuordnung:** Wassermann (nach Melody), Spannungsaspekte auf Saturn (nach von Holst).

**Chakra-Zuordnung:** Nebenchakra Füße.

**Meditations-Zuordnung:** Glaube an das Glück.

**Pflege:** Baryt einmal wöchentlich unter fließendem Wasser reinigen, mit Hämatit-Ministeinchen entladen und zum Aufladen auf eine Bergkristallgruppe oder in die Morgensonne legen.

**Hinweis:** Die größte Baryt-Kristalldruse wurde in Drifton/England gefunden und wog über 45 kg.

# Basalt und Gabbro

**Name:** **Basalt** von hebr. *barzel* (weil hart wie Eisen) oder lat. basaltes, das wiederum auf griech. *basanítis [líthos]*, »Prüfstein« bzw. *básanos*, »Grabstichel-Stein« zurückgeht und möglicherweise ägyptischen Ursprungs ist. Allgemeine Einführung des Begriffs durch Agricola im 16. Jahrhundert, der den Begriff von Plinius d. Ä. übernahm. **Gabbro**, im 18. Jahrhundert nach der gleichnamigen Ortschaft in der Toskana benannt, galt als Name für sämtliche dunklen Steine aus dieser Gegend, die als Baustein verwendet werden konnten.

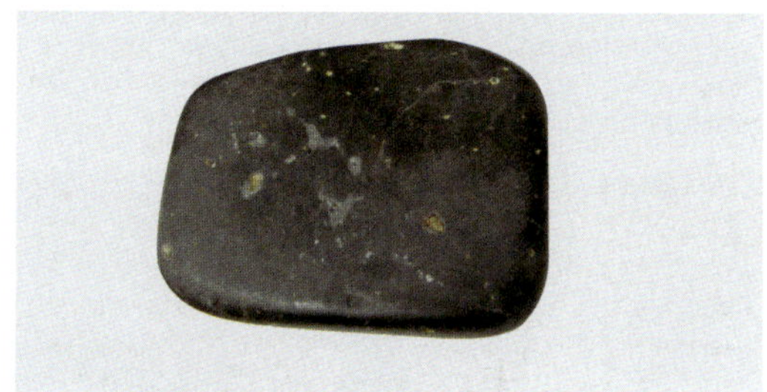

*Basalt-Massagestein.*

**Mineralogie:** »primäre«, magmatische, basische Ergussgesteine von identischer chemischer Zusammensetzung von Eisen-Magnesium-Silikaten mit Calciumfeldspaten, wobei **Basalt** an der Erdoberfläche schneller abkühlt, als das in der Tiefe entstehende **Gabbro**. Dadurch bilden sich im Gabbro erkennbare kristalline Gefüge von triklinem Plagioklas (Andesin, Labradorit oder Bytownit) und monoklinen Pyroxene (Augit). **Basalt** und **Gabbro** enthalten dieselben Mineralien, der Unterschied liegt nur in den Grössenverhältnissen. Je nach geologischen Verhältnissen treten folgende Nebengemengeteile auf: orthorhombischer Olivin, trigonaler Ilmenit, orthorhombischer Pyroxen (Bronzit oder Hypersthen) und monokline Hornblende. Als **Diabas** und **Melaphyr** werden geologisch alte Basalte bezeichnet.

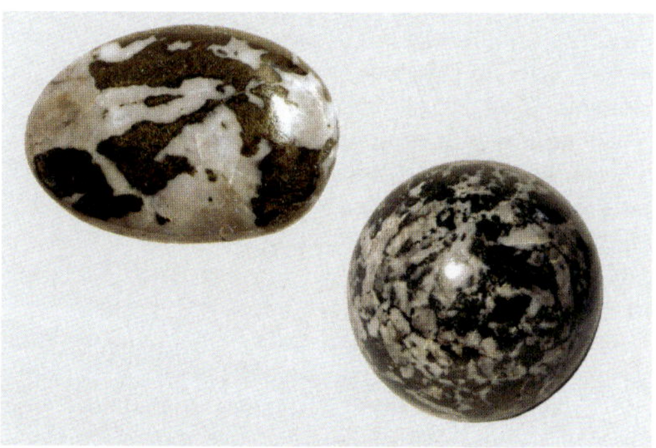

*Gabbro-Seifenstein und Kugel.*

**Erscheinungsbild:** **Basalt:** feinkörnige, massige Aggregate, gröbere erkennbare Einsprengsel sind selten, können jedoch vorkommen; nicht selten mehreckige meterlange sechseckige Basaltsäulen, die sich senkrecht zur Abkühlungsfläche bilden. **Gabbro:** grobkörniges Gefüge ohne Regelhaftigkeit in der Mineralanordnung. **Spaltbarkeit:** beide gut; **Transparenz:** beide undurchsichtig; **Farbe:** **Basalt:** meist homogen dunkel-, schwarzgrau, blaugrau. **Gabbro:** tief dunkelgrau bis blaugrün. **Glanz:** matt, polierbar.

**Varietäten** werden nach Mineralbestand (Klassifikation) bezeichnet: **Basalt-Varietäten:** Feldspatbasalt, Nephelinbasalt, Olivinbasalt und Tholeitbasalt. **Gabbro-Varietäten:** Analcimgabbro, Hornblendegabbro, Nephelingabbro, Olivingabbro und Quarzgabbro.

**Vorkommen:** weltweit: große Flußbasalte in: Brasilien (Rio Grande del Sul), GUS (Sibirien), Indien (Dekkan), USA (Nordwesten). **Basalt:** BRD (Hessen/Volgelsberg, Rhön), Indien, Nordirland (Giants' Causeway). Gabbro: BRD (Harz), Indien (Andhra Pradesh), Südafrika (Rustenburg).

**Verwechslung:** **Gabbro** kann mit Graniten, **Basalt** mit Obsidian und schwarzem Kalk verwechselt werden. **Unterscheidung:** Dichte, chemisch.

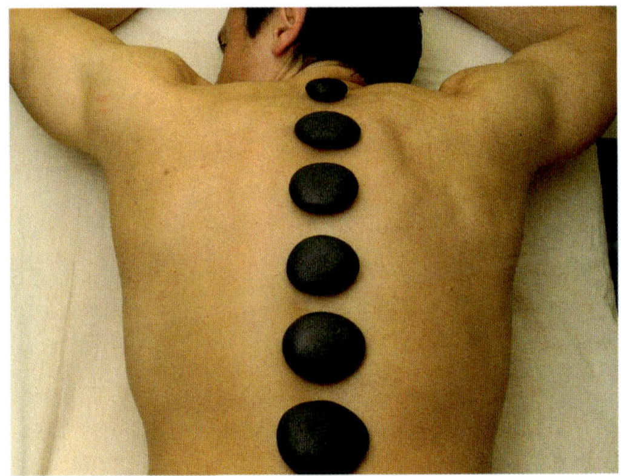

*Hot Stone-Massage mit Basalt.*

**Fälschungen:** Basalt wird durch gefärbte Gesteine unterschiedlicher Herkunft imitiert. Solches Material sollte auch aufgrund der möglichen Löslichkeit des Farbstoffs nicht für Massagen eingesetzt werden.

**Organwirkung:** Muskulatur.

**Körperlich:** **Basalt:** belebt und vitalisiert, durchwärmt kühle Glieder; stoffwechselaktivierend; entspannt Unterleibsorgane; gibt lang anhaltende Kraft und Leistungsfähigkeit. **Gabbro:** regeneriert und baut auf, gut bei Frühjahrsmüdigkeit und körperlicher Anstrengung.

**Seelisch:** **Basalt** vermittelt Lebensmut; verstärkt kreative Impulse,gibt ein gutes Körpergefühl und erdet; hilft dabei seine Wurzeln wiederzuentdecken und zu leben (nach Kühni/von Holst). **Gabbro** stärkt den Durchhaltewillen, motiviert, in die Gänge zu kommen; unterstützt dabei, seinen eigenen Weg zu gehen (nach Kühni/von Holst).

**Anwendung:** flache, große und kleine Basalt-Trommelsteine werden in der Fire-and-Ice-Massage (gemeinsam mit kühlen Marmor-Trommelsteinen) oder in der Hot-Stone-Massage erwärmt und auf den Körper aufgelegt.

**Astrologische Zuordnung:** Gabbro: Mars in Stier; Basalt: Pluto in Schütze

**Chakra-Zuordnung:** beide Wurzelchakra.

**Feng-Shui-Zuordnung:** Basalt harmonisiert Zerstörungszyklus Element Wasser – Element Feuer.

**Hinweis:** Große Zeolith-Kristalldrusen werden immer in Basalt gefunden.

# Baum-Achat

**Name:** benannt aufgrund seiner grünen, pflanzenähnlichen Einschlüsse im Weißen Quarz – denn er ist kein Achat, sondern ein derber Quarz.

**Synonyme:** Baumquarz, Baumstein, Dendriten-Chalcedon.

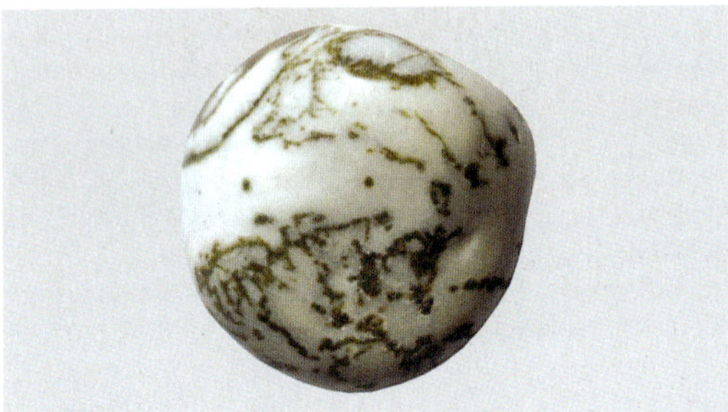

*Baum-Achat-Trommelstein.*

**Mineralogie:** Baum-Achat entsteht primär-pegmatitisch als typischer Weißer Quarz, in den beim Abkühlen entstehende Risse später Magnesium-Aluminium-Silikate aus hydrothermalen Lösungen eindringen und die darin spaltenfüllend typisch grün auskristallisieren. Die grünen Einschlüsse sind Chlorite.

**Mineralklasse:** derbes Quarzmineral der IV. Mineralklasse, der Oxide. **Formel:** $SiO_2$+Fe,Al,Mn; farbgebendes Metall ist Eisen. Chlorite sind Schichtsilikate: Vereinfachte Formel: $(Mg,Fe,Al)_{12}(Si,Al)_8O_{20}(OH)_{16}$.

**Kristallsystem:** trigonal; der eingeschlossene Chlorit monoklin; **Erscheinungsbild:** bildet keine sichtbaren Kristalle, sondern derbe, körnige oder dichte Aggregate; **Mohshärte:** 7; **Dichte:** 2,65; **Spaltbarkeit:** keine; **Bruch:** muschelig, uneben; **Transparenz:** dicht bis durchscheinend. **Farbe:** transparent bis weiß mit grünen »moosartigen« Einschlüssen; **Glanz:** fett- bis glasartig; **Strichfarbe:** weiß.

**Vorkommen:** Australien, Indien.

**Verwechslung:** kann mit Dendrit-Calciten, Dendriten-Chalcedon und Moos-Achat verwechselt werden; Unterscheidung: Härte, mikroskopisch, mineralogisch-gemmologisch.

**Fälschungen:** sind nicht bekannt.

**Im Handel** ist Baum-Achat als derber Rohstein, Trommelstein, Anhänger, Bi-Scheibe und Buddha-Tikra erhältlich.

**Wirkung der Ionen:** Silizium (Bewusstheit, Stabilität); Eisen (Ausdauer, Forscherdrang).

**Organwirkung:** Lymphe, Nervensystem, Nieren, Thymus, weiße Blutkörperchen.

**Körperlich:** stärkt die unspezifische Immunabwehr und wird bei häufiger Infektanfälligkeit und Erkältungskrankheiten eingesetzt; sorgt für Vitalität und Widerstandsfähigkeit und stabilisiert damit die Gesundheit (nach Gienger); unterstützt die Filterwirkung der Nephronen (nach Kühni/von Holst).

**Seelisch:** stärkt Ausdauer, Beharrlichkeit und Mut; hilft Schwierigkeiten als Herausforderung zu betrachten und zu meistern; fördert den Drang zu forschen (Signatur); vermittelt als Grundstimmung (derber

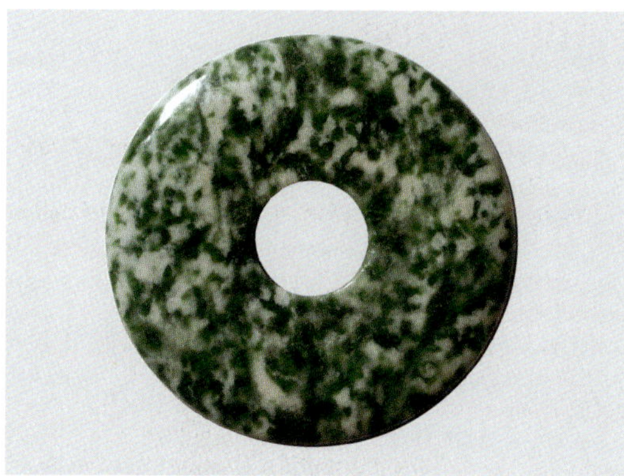

*Baum-Achat-Bi-Scheibe.*

Quarz) innere Ruhe, Gelassenheit und Unanfechtbarkeit (nach Gienger); vergegenwärtigt die eigenen Stärken und verleiht so immer mehr Sicherheit, Stabilität und Standfestigkeit; verbessert die Anpassungsfähigkeit, mit veränderten Situationen zurechtzukommen (nach Kühni/von Holst).

**Anwendung:** Baum-Achat wird als Kette, Bi-Scheibe oder Anhänger auf der Haut im Bereich der Thymusdrüse getragen; als Trommelstein in der Tasche mitgeführt. Er kann seine Wirkung nicht kurzfristig entwickeln.

**In der klassischen Heilsteinliteratur** ist Baum-Achat nicht beschrieben. **Moderne Autoren:** Gienger, Kühni/von Holst, Peschek-Böhmer, Ray.

Baum-Achat ist ein gut geprüfter Heilstein.

**Astrologische Zuordnung:** Steinbock (nach Peschek-Böhmer), Mars-Mond-Aspekte (nach von Holst).

**Chakra-Zuordnung:** Herzchakra (nach Peschek-Böhmer).

**Pflege:** Baum-Achat einmal wöchentlich unter fließendem Wasser reinigen, mit Hämatit-Ministeinchen entladen und zum Aufladen auf eine Bergkristallgruppe oder in die Morgensonne legen.

# Benitoit

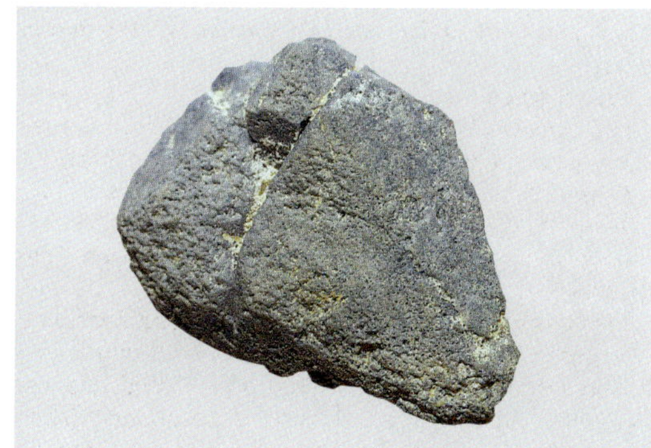

*Benitoit-Rohstein.*

**Name:** benannt von Louderback 1907, nach dem Fundort in San Benito/USA. Engl. und franz.: Benitoite.

**Synonym:** Himmelstein.

**Mineralogie:** Benitoit entsteht aus hydrothermalen Lösungen metamorphen Ursprungs, zusammen mit Neptunit in kleinen Natrolithgängen des Glaukophanschiefers von San Benito/Kalifornien, selten primär im Syenit.

**Mineralklasse:** Barium-Titan-Mineral der VIII. Mineralklasse, der Ring-Silikate; **Formel:** $BaTiSi_3O_9$+Al,Fe,K,Mn, Na.

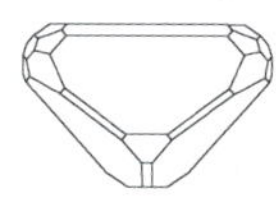

**Kristallsystem:** trigonal; **Erscheinungsbild:** bildet dipyramidale, in Natrolith eingewachsene Kristalle mit dreieckigem Querschnitt, oder körnige Aggregate; **Mohshärte:** 6–6,5; **Dichte:** 3,6–3,7; **Spaltbarkeit:** unvollkommen; **Bruch:** muschelig, spröde; **Transparenz:** durchscheinend bis undurchsichtig; **Farbe:** hell- oder dunkelblau, manchmal mit violetter Schattierung und selten farblos, teils klar, teils trübe und fleckig; **Strichfarbe:** weiß; **Glanz:** stark glasartig.

**Vorkommen:** sehr selten: USA (San Benito, Kalifornien, Arkansas) sowie Australien, Japan.

**Verwechslung:** kann mit Neptunit, Saphir und Spinell verwechselt werden; **Unterscheidung:** Härte, mineralogisch; Strichfarbe: weiß; Lumineszenz blau in KW.

**Fälschungen:** durch Hitzebehandlung kann rosafarbener Benitoit hergestellt werden; es wird auch Neptunit als Benitoit angeboten.

**Im Handel** ist Benitoit als Einzelkristall, Kristallstufe auf Natrolith oder Neptunit sowie facettiert erhältlich.

**Wirkung der Ionen:** Barium (Energiemangel, Unterdrückung, Langsamkeit), Titan (Stärke, Selbstbestimmung, geistige Weite).

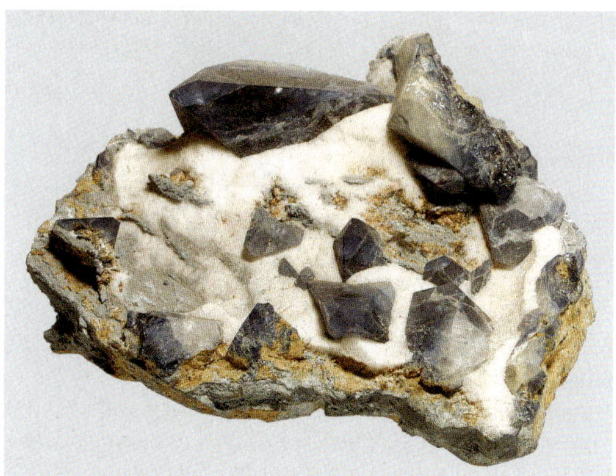

*Benitoit-Stufe.*

**Organwirkung:** Blut, Hypophyse, Venen.

**Körperlich:** stimuliert die Hypophyse; steigert die Bewegung und Aktivität; wird bei Erkrankungen des Blutes, Blutverlust und zur Stärkung der Venen eingesetzt; beschleunigt Heilungsprozesse (nach Melody).

**Seelisch:** vermittelt höhere Bewusstseinszustände; richtet die Aktivitäten des Höheren Selbst aus, weckt Visionen, Intuition und hellseherische Fähigkeiten, besonders in Verbindung mit Neptunit (nach Gurudas); ermöglicht das Erkennen geistiger Krankheitsursachen; fördert die Selbstannahme, die Akzeptanz der eigenen Schwächen und dadurch deren Überwindung; hilft stets zur rechten Zeit am rechten Platz zu sein und im Einklang mit der inneren Führung zu leben und sich zu entwickeln; erleichtert den Verzicht auf Ablenkungen und Umwege (nach von Holst).

**Anwendung:** Benitoit wird als Kristallgruppe auf die Haut oder auf die Stirn gelegt; als Kristall in der Hosentasche getragen; als Elixier eingenommen.

**In der klassischen Heilsteinliteratur** ist Benitoit nicht beschrieben. **Moderne Autoren:** Gienger, Gurudas, Kühni/von Holst, Melody, Paulin.

Benitoit ist ein selten verwendeter Heilstein.

**Astrologische Zuordnung:** Jungfrau (nach Melody), Medium Coeli in Fische (nach von Holst).

**Chakra-Zuordnung:** Stirnchakra.

**Pflege:** Benitoit einmal wöchentlich unter fließendem Wasser reinigen, mit Hämatit-Ministeinchen entladen und zum Aufladen auf eine Bergkristallgruppe oder in die Morgensonne legen.

**Hinweis:** Der bisher größte klare facettierte Kristall hat ein Gewicht von nur 7 Karat.

# Bergkristall

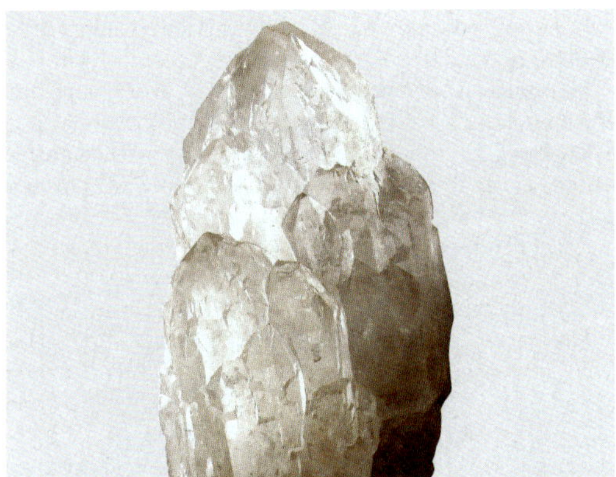

*Bergkristall, Kathedralenwuchs.*

**Name:** historischer Name, von griech. ***krystallos***, »Eis«, da man ihn für so tiefgefrorenes Eis hielt, das nicht mehr aufzutauen ist. Engl.: Crystal, franz.: Quartz.

**Synonyme:** Bergeis, Kristall, Strahl, Wassertropfen-Quarz.

**Handelsnamen:** Je nach Lokalisation wird bei klaren »diamantartigen« Bergkristallen die Lokalisation vor den Begriff Diamant gestellt: zum Beispiel Alaska-, Arkansas-, Böhmischer-, Bornholm-, Deutscher-, Irischer-, Isle-of-Wight-, Lake-Georg-, Marmaroscher-, Mexikanischer-, Mutzschener-, Pseudo-, Quebec-, Schaumburger-, Schweizer-, Stolberger-, Tasmanischer-, Tolfa-, Ungarischer-, Vellum-, Zabeltitzer-Diamant. Auch Pseudotopas, Rheinkiesel (Bergkristall-Flussgeröll).

**Mineralogie:** Bergkristall entsteht primär-hydrothermal aus einer reinen Kieselsäurelösung, die nahezu frei ist von Fremdbeimengungen, in der Regel in Gängen, auf Drusen und Klüften. Klare Kristalle können sich aber nur dann bilden, wenn alle Wachstumsbedingungen wie Druck, Temperatur, Kieselsäuregehalt der Lösung über einen langen Zeitraum konstant bleiben; sekundär in Sedimenten auch authigen gebildet in Kalken und Sandsteinen; auf alpinoiden Klüften; metamorph durch Rekristallisation und Neubildung in Schieferungen.

**Mineralklasse:** fast reiner Kristall-Quarz der IV. Mineralklasse, der Oxide. Heilkundlich kann Bergkristall auch als Gerüst-Silikat angesehen werden, als letztes Glied in der Folge abnehmender Fremdstoffe und zunehmend komplexer Strukturen von Insel-, Gruppen-, Ketten-, Ring-, Schicht- und Gerüst-Silikaten. Bei Bergkristall verbindet sich schließlich die Kieselsäure nur noch mit sich selbst und bildet riesige dreidimensionale Strukturen, fast ungestört von Fremdmetallen. **Formel:** $SiO_2$ + (Na, K,Cl,S,O).

**Kristallsystem:** trigonal; **Erscheinungsbild:** bildet sichtbare Kristalle mit sechsseitigen Prismen, die in der Regel charakteristische Querstreifen zeigen. Aufgrund verschiedener Wachstumsbedingungen bildet Bergkristall unterschiedliche Kristallformen aus; **Mohshärte:** 7; **Dichte:** 2,65; **Spaltbarkeit:** keine bzw. unvollkommen parallel zur Rhomboederfläche; **Bruch:** muschelig; **Transparenz:** durchsichtig; **Farbe:** in der Regel klar, mit nur wenigen Trübungen und Einschlüssen; **Glanz:** glasig; **Strichfarbe:** weiß; **Lumineszenz** manchmal gelb, cremefarben, orange, grünlich.

**Vorkommen:** Algerien, Äthiopien, Brasilien (Minas Gerais), BRD, China (Tibet), Ecuador, Frankreich, GUS, Indien, Madagaskar, Mexiko, Myanmar, Namibia, Nepal, Peru, Rumänien, Schweiz, Spanien, Tansania, USA (Arkansas).

**Verwechslung:** kann in unklarer Kristallisation mit Aragonit, Apatit, Apophyllit, Baryt, Beryll, Calcit, Halit, geschliffen mit Beryll oder Glas, vor allem Bleikristall verwechselt werden. **Unterscheidung:** Härte, Dichte, mineralogisch-gemmologisch, Infrarotuntersuchung, polarisiertes Licht, chemisch, Löslichkeit.

**Fälschungen:** wird mit Glas, meist Bleikristallglas imitiert; synthetisch hergestellte Quarze werden zu Bergkristall geschliffen; Bezeichnungen wie »rekonstruierter Bergkristall« und Schmelzquarz beziehen sich immer auf Glasimitationen.

**Im Handel** ist Bergkristall als Einzelkristall (oft als Doppelender), Kristallgruppen, Bergkristalldruse, Trommelstein, angeschliffener Bach-getrommelter Stein, Anhänger, Bi-Scheibe, Kugel, Pyramide, Cabochon, facettiert und als kunstgewerbliche Figur in fast jeder Form erhältlich. Bergkristall-Edelsteinessenzen von KATMA, Amandus Korse, Lavandinum und United Nature.

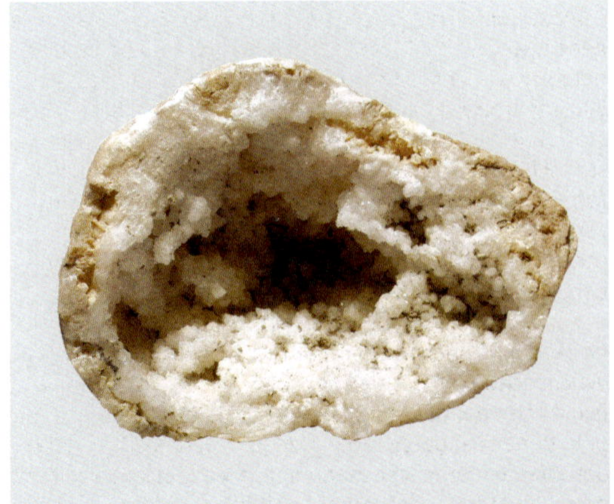

*Quarzdruse.*

**Wirkung der Ionen:** Silizium (Bewusstheit, Stabilität).

**Organwirkung:** Augen, Haut, Nerven.

**Körperlich:** verbessert die Abwehrkraft; wirksam bei allergischen Hauterkrankungen, Juckreiz und Neurodermitis, welker Haut sowie bei kleinen Schürfungen; kühlt bei Brandblasen, Verbrennungen und Sonnenbrand; Stärkung der Sehkraft; hilfreich bei Augengeschwüren, Bindegewebsschwäche, Darmreizung; verbessert die Durchblutung bei Arteriosklerose und der Herzkranzgefäße; bei Eiterungen, Gallensteinen, Schmerzzuständen nach Gürtelrose, Kopfschmerzen, Ohrenschmerzen; lindert Menstruationsbeschwerden und Hitzewallungen; bessert Rückenschmerzen, Schleimbeutelentzündungen und Nackenverspannungen; empfehlenswert bei Magenschmerzen und Verdauungsbeschwerden, Harnblasenbeschwerden und Prostataleiden; bei Knochenerweichung, Kreislaufbeschwerden, Mundschleimhautentzündung; wird zur Narbenentstörung eingesetzt; wirksam bei Übersäuerung, Krampfadern und Venenentzündungen sowie bei Zahnfleischreizung.

**Seelisch:** fördert klare Wahrnehmung und Selbsterkenntnis; angezeigt bei Süchten und Ersatzhandlungen bzw. Handeln wider besseren Wissens; ermutigt zu Vernunft und Objektivität; erleichtert das Lernen und Verstehen, die Aufnahme von Wissen und Daten, ebenso das Abrufen und Erinnern; hilft sinnvolle Verknüpfungen zu erstellen und nicht Zusammengehörendes zu trennen und dadurch auch traumatische Erinnerungen aufzulösen; fördert Realitätssinn, Nüchternheit und Klarheit; lässt den eigenen Standpunkt finden und bewahren; wirkt gegen Überempfindlichkeit, Selbstmitleid, Schwäche, Albträume, Verdunkelung des Gemüts, Zerstreutheit, Schreckhaftigkeit und Reizbarkeit.

**Analogie:** Wie Silizium die Erdkruste mitbildet, indem Kieselsäure zur Erdoberfläche hin quantitativ stark zunimmt, schützt, stützt und ummantelt Kieselsäure den ganzen Menschen, gerade in der Haar-, Haut- und Nagelbildung. Bergkristall wirkt stets ordnend, durchlichtend und stärkend. Auch im Pflanzenwachstum bildet Kieselsäure die Gerüstsubstanz. Von Rudolph Steiner stammt die Betrachtung, Bergkristall stehe, als Sinnesorgan für höhere Wesenheiten, zum Organismus Erde wie die Augäpfel zur Hirnschale (nach Cloos).

### Drehungsebenen der Bergkristalle

Jedes Siliziumatom ist von vier Sauerstoffatomen umgeben, so dass ein Tetraeder gebildet wird. Durch die Vernetzung wird jedes Sauerstoffatom zum Eckpunkt zweier Siliziumatome. Wegen der Bindungswinkel des Sauerstoffs entsteht eine Drehung in der Kette der Tetraeder, die sich schraubenförmig von der Kristallbasis zur Spitze hin fortsetzt, ähnlich den DNS-Strängen. Bei einer Drehrichtung von der Basis zur Spitze im Uhrzeigersinn spricht man von rechtsdrehend, bei einer Drehrichtung gegen den Uhrzeigersinn von linksdrehend.

**Analogie:** Die Silikat-Ketten jedes Bergkristalls sind entweder links- oder rechtsherum spiralförmig gedreht. Die Wuchsrichtung setzt sich dabei energetisch fort und kann leicht mit dem über den senkrecht stehenden Bergkristall gehaltenen Pendel sichtbar gemacht werden. Die Prägung des Steines kann durch anhaltenden Einsatz verstärkt oder überlagert werden, das heißt, der Gebrauch konditioniert die Fähigkeiten des Kristalls mit der Zeit stärker als

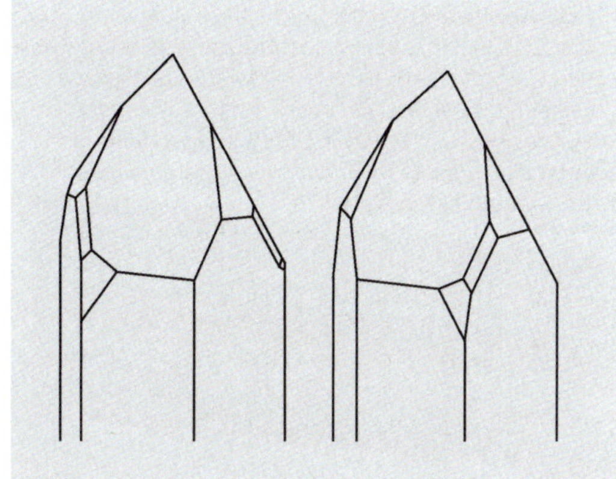

*Links: Rechtsdrehender Kristall. Rechts: Linksdrehender Kristall.*

seine Wuchsform. Die vielzitierte Meinung, linksdrehend wäre schädlich, rechtsdrehend gesund, ist eine oberflächliche Vereinfachung.

**Linksdrehende Kristalle** zeigen äußerlich manchmal eine Sekundarfläche rechts an der größeren Spitzenfläche und werden daher morphologisch Rechtsquarze genannt.

**Energetisch linksdrehende Kristalle:** (morphologisch rechtsdrehend) lösen Energieverdichtungen, Blockaden, Verhaftungen, fixe Ideen und Ängste; bringen Erkenntnis und sind gut bei Schmerzen und Fieber, um den geistigen Krankheitshintergrund zu klären.

**Rechtsdrehende Kristalle** zeigen äußerlich manchmal eine Sekundarfläche links an der größeren Spitzenfläche und werden daher morphologisch Linksquarze genannt.

**Energetisch rechtsdrehende Kristalle:** (morphologisch linksdrehend) wirken aufbauend und verdichtend; helfen sich auf Ziele auszurichten, Absichten zu realisieren und Ergebnisse zu programmieren und sind gut bei Energiemangel, kalten und tauben Körperstellen, Lähmungen und Stoffwechselunterfunktionen.

### Kristallisierungsformen des Bergkristalls

Durch den Einfluss der amerikanischen Esoterik wurden im Laufe der letzten dreißig Jahre den verschiedenen Bergkristallformen diverse körperliche und spirituelle Eigenschaften zugeschrieben. Aus Verständnisgründen wird hier nur auf die mineralogische Sonderform eingegangen.

**Blattkristalle** sind flache, relativ klare Flächenkristalle (auch Linsenkristall). **Analogie:** gut zum Auflegen, zum Beispiel nach einer Reflexzonenmassage.

**Dauphine Habitus** sind Kristalle mit einer besonders großen Pyramidenfläche. **Analogie:** eignet sich, um Energie aufzunehmen, Wissen zu speichern und zur Meditation.

**Doppelender** sind Kristalle, die an beiden Seiten des Prismas Spitzen ausbilden; diese Spitzen können durchaus verschiedenen Habitus ausweisen und unterschiedlicher Qualität sein. **Analogie:** gewährleisten einen ausgewogenen Energieaustausch und eignen sich zur Narbenentstörung und Synchronisierung der Gehirnhemisphären; gewährleisten bei durchgehendem Wachstum einen völlig freien Energiefluss.

**Elestial** siehe Skelettquarze.

**Fadenquarze** sind wachstumsgestörte Quarze, die durch tektonische Scherbewegungen auseinandergezogen wurden und mit leichter Versetzung weiterwuchsen, wobei die »Nahtstellen« an einer weißlichen Struktur erkennbar sind. **Analogie:** Einzigartigkeit des Schicksals; hilft Zerreißproben zu meistern; heilt Rückenschmerzen; lindert Nervenbeschwerden.

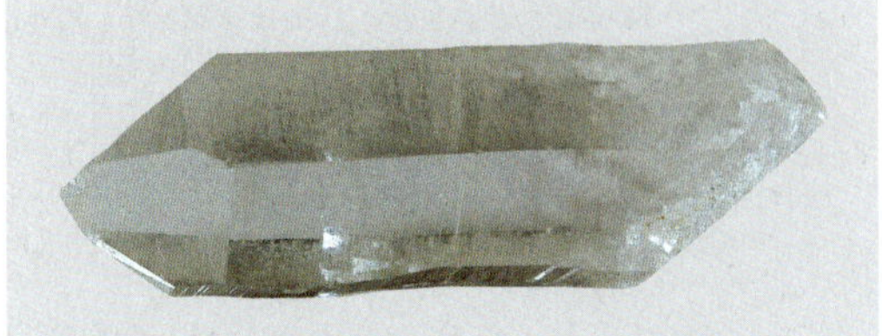

*Bergkristall-Doppelender.*

**Fensterkristalle** sind Kristalle mit großer, exakt rautenförmiger Sekundärfläche. **Analogie:** Das Fenster ist das Schlüsselloch zur Seele des Kristalls.

**Flashstone** bezeichnet Bergkristalle, die bei Gewitter auf dem Boden liegend vom Blitz getroffen wurden und sichtbare Blitzspuren tragen: **Analogie:** speichert diese Schockwirkung; führt zu plötzlichen Einsichten und zu intensiver Präsenz in der Gegenwart (nach Forschungsprojekt SHK).

**Geätzte Kristalle** sind durch untersättigte Lösungen angelöste Kristalle, oft mit abgerundeten Ecken oder Kanten. **Analogie:** Genügsamkeit, Friedfertigkeit.

**Gebogene (oder gekrümmte) Kristalle** sind durch tektonische Beeinflussung während des Wachstums deformierte Kristalle. **Analogie:** Anpassungsfähigkeit hilft eigene Mitte zu finden, wenn man ein entfremdetes Leben leben musste (nach von Holst).

**Gipfelkristalle**, auch **Verheilte Kristalle** oder **Harmoniekristalle** genannt, sind abgebrochene Kristalle, an deren Bruchflächen neue Kristallspitzen gewachsen sind. Im Idealfall bildet sich ein Doppelender aus. **Analogie:** Überlebenswille; die Kunst, aus der Not eine Tugend zu machen.

**Gwindel** sind Kristalle, die um ihre Nebenachse gedreht sind. **Analogie:** hilft Künstlern, die persönliche Logik in ihrem Werk zu entwickeln.

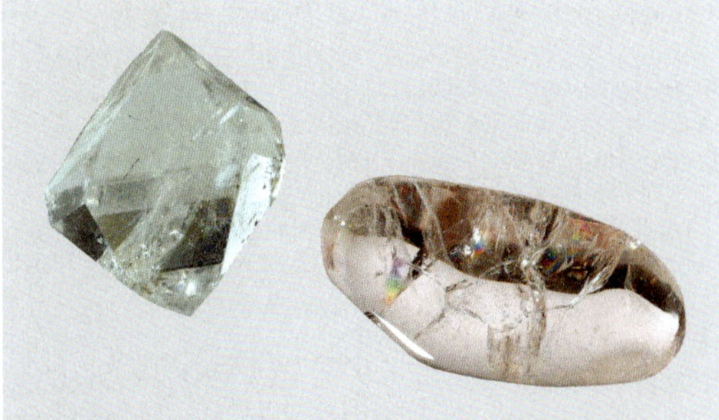

*Herkimer-»Diamant«, Kristall und Bergkristall-Trommelstein mit Regenbogen.*

**Herkimerkristalle** sind kleine, ganz klare Doppelender-Kristalle, fast ohne Prisma, aus Herkim, USA. **Analogie:** Entschiedenheit, Präsenz, Stärke, Konzentration, Dinge exakt auf den Punkt bringen.

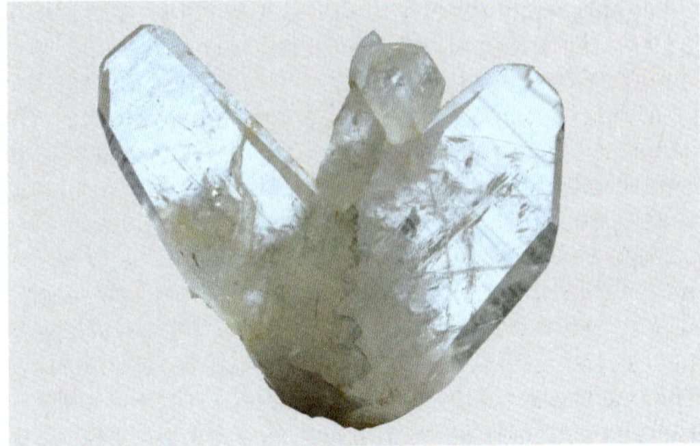

*Japaner-Zwillinge.*

**Japaner-Zwillinge** sind Durchwachsungszwillingskristalle mit rechtwinklig gekreuzten Achsen. **Analogie:** Charakterfestigkeit; hilft mit innerem Zwiespalt konstruktiv umzugehen.

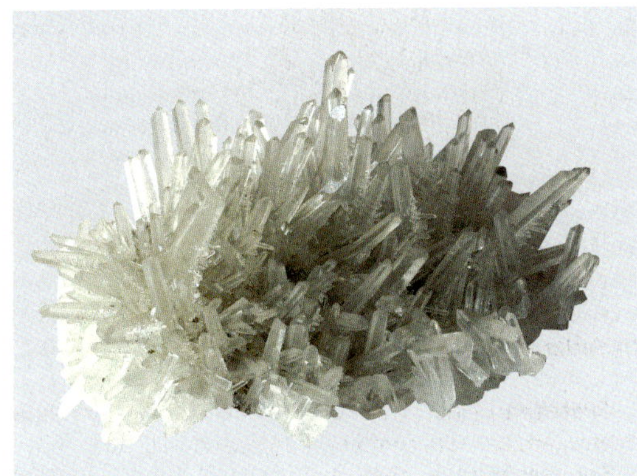

*Nadelkristalle.*

**Muzo-Habitus** (sogenannte Laserkristalle) sind konisch verlaufende Kristalle mit einer meist relativ kleinen Spitze im Vergleich zum Prisma. **Analogie:** Fokussierung, folgerichtiges Handeln.

**Nadelkristalle** sind langprismatische, nadelige Kristalle. **Analogie:** eignet sich zur feinen Lenkung der Energieströme und damit zur Narbenentstörung; Verbesserung von Feinmotorik und Präzision.

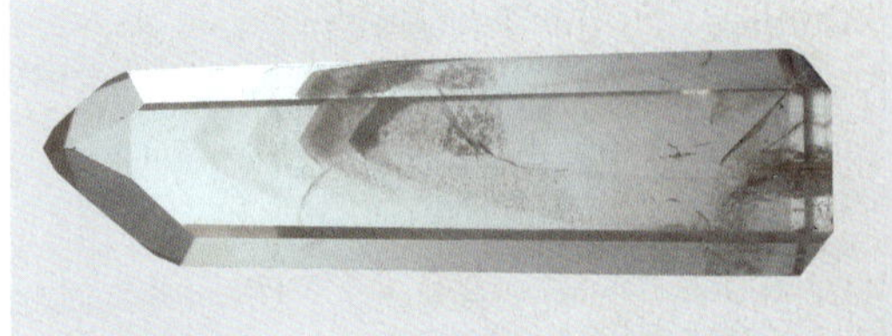

*Phantomkristall.*

**Phantomkristalle** sind Kristalle, die in ihrem Inneren ehemalige Wachstumsformen des Kristalls aus seiner Frühzeit erkennen lassen. **Analogie:** eignet sich dazu, Entwicklungsgrenzen zu überwinden und inneres wie äußeres Wachstum, Entwicklung und Fortschritt trotz Widerständen und Mangelsituationen zu erreichen.

**Regenbogenkristalle** sind Kristalle, in denen durch eine Bruchstelle im Licht ein Regenbogen sichtbar wird. **Analogie:** Charme, Freude, Unschuld.

**Schwimmer** sind Kristalle, die nicht in die Höhe gewachsen sind, sondern durch schwimmendes Wachstum rund herum mit Kristallflächen belegt sind. **Analogie:** Vielseitigkeit, Gestaltungskraft, Freiheit und Vollendung.

**Skelettkristalle**, auch **Fenster-Quarze** und **Elestiale** genannt, sind Kristalle, bei denen die Kanten schneller wuchsen als die Flächen. Sie weisen dadurch Vertiefungen in den Seiten sowie eine Vielzahl von Facetten und kleinen Spitzflächen auf. **Analogie:** vermitteln zwischen geistigen Hierarchien und den der Leiblichkeit zugrunde liegenden Strukturen und Bildekräften; helfen bei der Bewusstmachung grundsätzlicher Fragen der Exisenz.

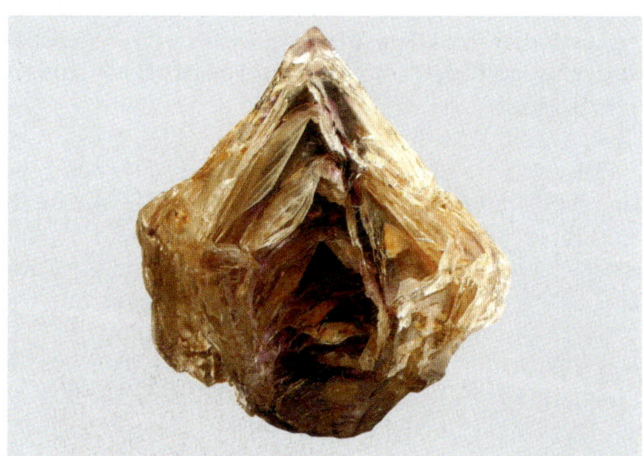

*Skelettkristall mit Amethystkern und Wassereinschlüssen.*

**Spatelform** sind Kristalle, mit einer Kante statt einer Spitze. **Analogie:** nimmt Energieüberschüsse auf.

**Sprossenkristalle**, auch **Artischockenkristalle** genannt, sind Kristalle, deren Außenfläche durch Baufehler mit kleinen Kristallen in gleicher Wachstumsrichtung (wie Artischocken) überwachsen sind. **Analogie:** Lebensfülle, Kreativität, aufbauende Kraft; helfen mit geringen materiellen Mitteln viel Energie zu mobilisieren und Großes zu bewirken.

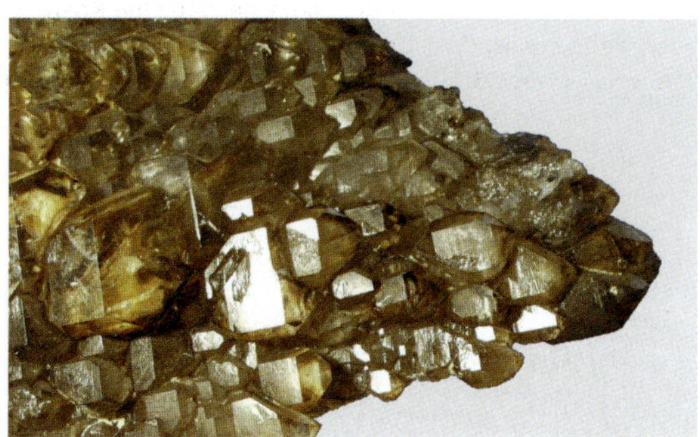

*Artischockenkristalle.*

**Tabularkristalle**, auch **Tafelkristalle** genannt, sind Kristalle mit einem in einer Raumrichtung extrem verzerrten und verbreiterten Prisma. Im Prinzip handelt es sich dabei um parallel verwachsene Viellinge, wie zum Beispiel die Faden-Quarze. **Analogie:** Gemeinschaftlichkeit, Stärkung des weiblichen Prinzips.

**Verheilte Kristalle** sind Kristalle, die nach dem Abbrechen in einer natürlichen Kieselsäurelösung weiterwuchsen. Im Idealfall bildet sich ein Doppelender aus. **Analogie:** helfen schwere Krisen zu überwinden, Narben ausheilen zu lassen und fördern die Selbstheilungskräfte; immenser Überlebenswille; die Kunst, aus der Not eine Tugend zu machen.

**Wachstumsgestörte Kristalle** (siehe Fadenquarze) sind Kristalle, die während des Wachstums durch tektonische Einflüsse oder Änderung der Wachstumsflüssigkeit in ihrem Wachstum gestört wurden. **Analogie:** gibt Kraft in Zeiten der Veränderung; hilft Zerrissenheit zu ertragen.

**Zepterkristalle** sind zepterförmig aufsitzende Kristallspitzen auf dünneren Kristallen. **Analogie:** Stärkung des männlichen Prinzips, Potenz und Phallussymbol.

**Zwillingskristalle** sind verwachsene Kristalle gleicher Art und Bildung, die als Kontaktzwillinge mit parallelen Hauptachsen oder als Japaner-Zwillinge mit gekreuzten oder geneigten Achsen vorkommen. **Analogie:** Partnerschaft, Unterstützung und Treue.

Da der Umfang der esoterischen Erkenntnisse dieses Buch sprengen würde, wird auf die weiterführende Literatur von Jane Ann Dow, Judy Hall und Melody hingewiesen.

**Anwendung:** Bergkristall wird als Kristall direkt auf die Haut, auf die betroffene Körperstelle gelegt; als Splitter- oder Kugelkette, gebohrter oder gefasster Kristall, Bi-Scheibe oder Buddha-Tikra am Körper getragen; als Cabochon oder flacher Trommelstein auf die geschlossenen Augen gelegt; als Kristall oder Trommelstein in der Hosentasche mitgeführt; als Bergkristallwasser getrunken; als Kristall oder Kristallstufe zur Meditation, kontemplativen Betrachtung oder zur Energetisierung von Räumen aufgestellt. Bergkristall lässt sich gut mit anderen Steinen gemeinsam anwenden und verstärkt meist deren Wirkung. Als Erdenhüter-Kristall ist er über größte Entfernungen geistig und energetisch wirksam (nach Hahl).

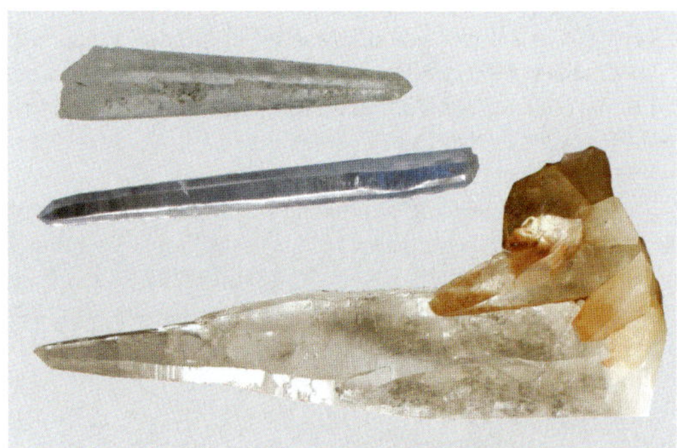

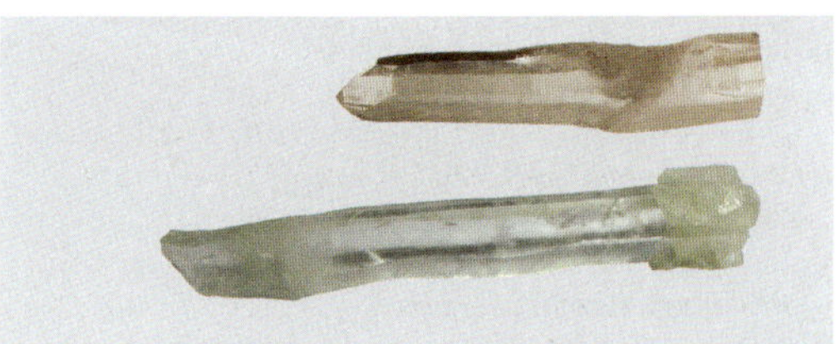

*Drei Laserkristalle und zwei »Harmoniequarze« (mehrfach gebrochener und verheilter Bergkristall).*

**Phantom-Quarz:** Wenn Bergkristalle Wachstumspausen einlegen, lagern sich mitunter Fremdstoffe in beachtlicher Größe auf den Kristallflächen ab. Wächst der Kristall dann zu einem späteren Zeitpunkt weiter, bleibt der Wachstumsabschnitt (Phantome) im später gebildeten Kristall sichtbar. **Analogie:** Entwicklungsschritte werden sichtbar, Auseinandersetzung mit der eigenen Geschichte.

### Einschlüsse mit Einschlussfarbe

**Asbest-Einschluss:** grün, gelb oder orange; **Analogie:** erleichtert den Wechsel der Gehirnfrequenz von Alpha über Beta nach Delta; verbessert das Traumerleben und die Erinnerung an das Geträumte; regt die Kommunikation an; überwindet das Gefühl des Ärgers und der Frustration; verschärft die geistige Wahrnehmung und geradlinige Rationalität; wird bei Behandlungen des Gefäß-, Nerven- und Skelettsystems sowie der Venen eingesetzt; fördert die Blutgerinnung und wirkt Komplikationen bei unzureichender Wärmeleitung im Körper entgegen.

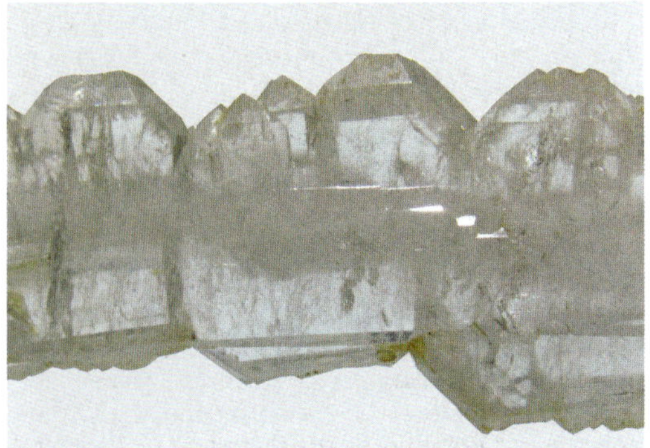

*Fadenquarz, Pakistan.*

**Hilutit** (Handelsbezeichnung): Quarz mit eingelagertem Pyrop, Goethit, manchmal auch Zirkon. **Analogie:** hilft sich zu erden, viel Energie zu mobilisieren und diese auszurichten, um Energieblockaden und Hindernisse im Leben auszuräumen sowie große Arbeitsbelastungen zu bewältigen; bessert Durchblutung, stärkt den Kreislauf (nach Forschungsprojekt SHK).

**Cuprit-Einschluss:** rot; **Analogie:** ermöglicht, die inneren Bindungen mit der äußeren Welt zu erkennen, die spirituelle Verbindung zwischen dem Selbst und dem Universum zu verstehen; wird bei Behandlungen von Blasen- und Nierenerkrankungen eingesetzt.

**Chlorit-Einschluss:** grün; **Analogie:** thematisiert Vergänglichkeit.

**Hämatit-Einschluss:** gelb, rot und braun; verleiht Ausdauer, Lebendigkeit, Entscheidungskraft und Kreativität (siehe Eisenkiesel).

**Kohlenstoff-Einschluss:** schwarz.

**Limonit-Einschluss:** gelb, rot und braun; **Analogie:** erdige Kraft, Körperlichkeit.

**Rutil-Einschluss:** rot, gold; fördert Gelassenheit, Intuition und Selbstvertrauen. (siehe Rutilquarz).

**Schneeball-Einschluss:** weiß.

**Weitere Einschlüsse:** theoretisch könnte jedes Mineral in Bergkristall eingeschlossen sein, wenn es vor dem Bergkristall entstanden ist.

**Organische Stoffe** (Erdölanteile) können in Klüften metamorpher Sedimente oder hydrothermal unter 180 °C eingeschlossen werden.

**Wasser-Einschlüsse** sind Reste der einstigen hydrothermalen Lösung, aus der der Kristall auskristallisierte, und können bis zu mehrere Kubikzentimeter Wasser enthalten. **Analogie:** verzaubert den Kristall, schenkt Heiterkeit und Staunen.

**Salz-Einschlüsse** entstehen, wenn salzhaltiges Wasser in die hydrothermale Lösung eindringt und die Salze zuerst auskristallisieren; bekannt sind Einschlüsse mit Halit (Namibia), Calcit (Namibia), Sylvin.

**Gase und Edelgas-Einschlüsse** entstehen, wenn die Gase in der hydrothermalen Lösung entgasen und dann durch Kristallwachstum eingeschlossen werden. Bekannt sind Einschlüsse mit Stickstoff, Wasserstoff, Kohlenmonoxid, Argon und Helium. **Analogie:** Eingeschlossene Fremdstoffe in Bergkristall sind ungeheuer faszinierend und machen sehr begehrte Sammlerstücke aus. Sie symbolisieren Genialität, Inspiration und Geheimnis.

**Pseudomorphose:** Ist unter Wahrung der äußeren Form eines vorherigen Minerals der Materialinhalt verändert, so spricht man von einer Pseudomorphose; das heißt, ein Mineral – hier Bergkristall – tritt in der Kristallform eines anderen auf. Bergkristall kommt als Pseudomorphose nach: Anhydrit, Apatit, Aragonit, Augit, Baryt, Bournonit, Calcit, Cerussit, Disthen, Epidot, Feldspat, Fluorit, Galenit, Gips, Halit, Hämatit, Heulandit, Korund, Markasit, Olivin, Pyrit, Scheelit, Siderit, Smithsonit, Sphalerit, Wolframit und Wulfenit vor.

**In der klassischen Heilsteinliteratur** ist Bergkristall bei Celsius, Galen, Avicena, Ibn al Beithar, Hildegard von Bingen, Marbod von Rennes beschrieben. **Moderne Autoren:** Ahlborn, Beeler, Bind-Klinger, Bourgault, Braunger, Brusius, Chocron, Dow, Duda, Franzen, Gienger, Graf, Guhr, Heider, Hofmann, Huber, Katz, Keyte, Kluge, Korse, Korte, Kühni/von Holst, Labacher, Laroche, Lopes, Lorenzo, Maier, Mastny, Melody, Menrow, Musil, Novak, Paulin, Peschek-Böhmer, Pöttinger, Ray, Richardson, von Rohr, Scharner, Schaufelberger-Landherr, Schelhas, Scholz, Schreiber, Schwarz, Sharamon, Siebenthal, Sienko, Sonnenberg, Sperling, Staab, Storm-Kull, Thölken, Vorreiter, von Wechmar, Weltler, Werner, Zehfuß.

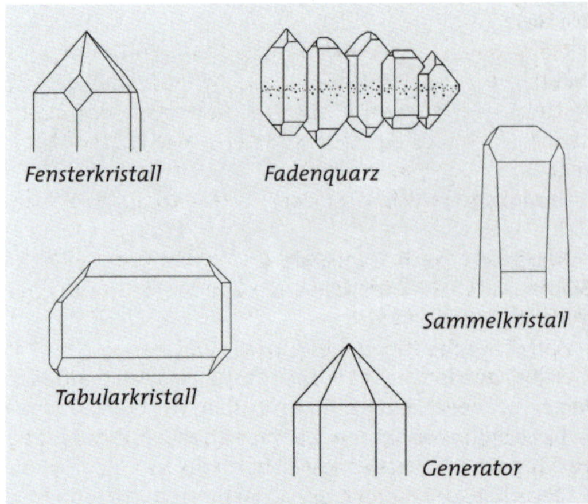


*Wichtige Kristallformen des Bergkristalls.*

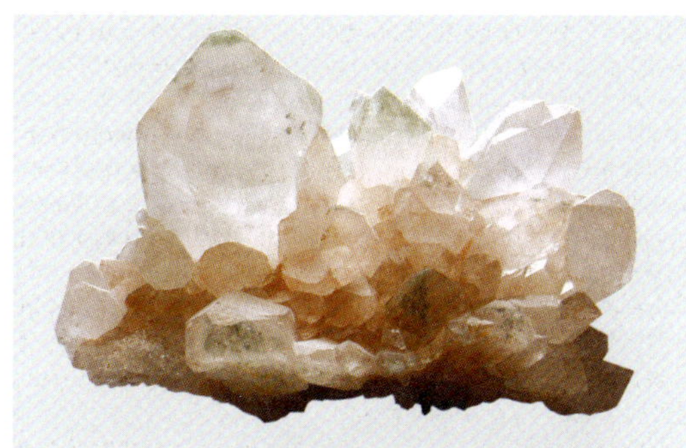
*Bergkristall mit Chloritphantom.*

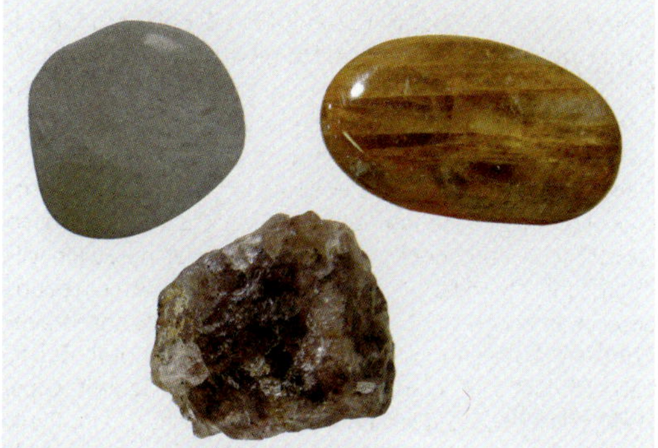
*Einschlüsse in Bergkristall: Schwefel, Limonit sowie beim »Hilulit«: Goethit, Pyrop und Zirkon.*

Bergkristall ist ein traditioneller, gut geprüfter vielseitigst verwendbarer und unverzichtbarer Heilstein. 2003 wurde Brasilianischer Bergkristall einmal mit und einmal ohne Blitzspuren (sogenannter Flashstone) vom Forschungs-projekt SHK getestet, 2008 wurde Hilutit (siehe vorne) geprüft.

**Kombination mit Aromatherapie:** Bei allen schweren peripheren Schmerzen wie Ischialgie, Neuralgie, Phantomschmerz, Tendovaginitis **Nelkenöl** mit Bergkristall in die Haut einreiben; dies wirkt innerhalb weniger Minuten schmerzlösend. **Lavendelöl** mit Bergkristall auf der verbrannten Haut verteilt lindert Sonnenbrand fast augenblicklich.

**Homöopathische Verwendung:** Silicea in D6–D12: bei Neuralgien und Neuritiden, Epilepsie, Gerstenkörnern, Mittelohrvereiterung, Bronchitis, Paradontose, Nierensteinkoliken, Rachitis, Lymphdrüsenschwellungen, Ekzemen und Furunkeln.

**Ergänzende Bachblüte:** Rock Water (nach Miesala-Sellin).

**Biochemie nach Schüssler:** Als Funktionsmittel Nr. 11 Silicea D6 wirkt es tiefgreifend – kontinuierlich und längerfristig einnehmen!

**Astrologische Zuordnung:** Löwe, Jungfrau; Merkur im vierten Quadrant (nach Maier), Aszendent Steinbock (nach von Holst), Schütze (nach Ahlborn).

**Tarot-Zuordnung:** Der Magier (nach Hofmann/von Holst), As der Schwerter (nach Hofmann).

**Chakra-Zuordnung:** Kronenchakra.

**Meditations-Zuordnung:** Klarheit, Liebe zum Leben.

**Feng-Shui-Zuordnung:** Ba-Gua-Bereiche Wissen und Zentraler Bereich.

**Pflege:** Bergkristall einmal wöchentlich unter fließendem Wasser reinigen und zum Aufladen in die Sonne legen.

**Hinweis:** Im Jahre 1757 wurde ein Bergkristall-Vorkommen im Fieschertal (Schweiz) ausgebeutet, das riesige Einzelkristalle mit 25 bis 700 kg Einzelgewicht enthielt; im Smithsonian-Institut wird eine wasserklare Bergkristallkugel von 32,7 cm und 40,5 kg Gewicht gezeigt, geschliffen aus einem Kristall aus Myanmar.

Ein wasserklarer, 77 cm langer und 60 kg schwerer Bergkristall wurde 1997 in der Pegmatitmine Sao Jose da Safira geborgen – Alter: zwei Milliarden Jahre.

# Bernstein und Kopal

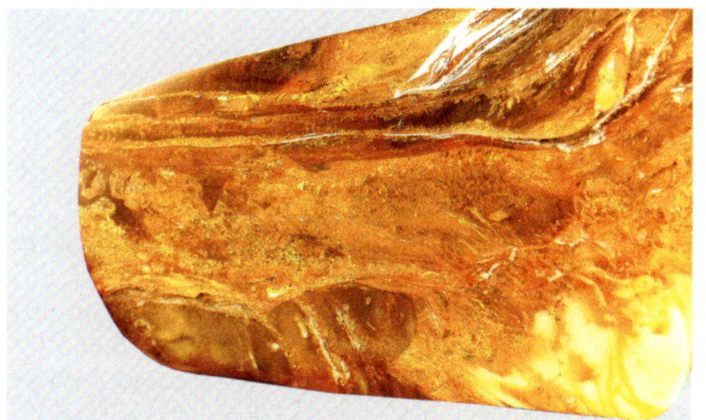
*Bernstein faustgroß, poliert.*

**Name:** aus dem Niederdeutschen ***bernen***, »brennen«; wegen der guten Brennbarkeit. Engl.: Amber, franz.: Ambre.

Bernstein mit Einschlüssen, vor allem Insekten, wird Inklusen-Bernstein oder schlicht Inkluse genannt.

**Synonyme:** Agstein, Amber, Augstein, Baltisches Gold, Chrysoelektrum, Electrum, Elektron, Gentner, Glaesum, Glessit, Karuba, Ligurius, Luchsstein, Lyngurion, Lynkurer, Meerstein. Merre-kiri, Muntenit, Pechopal, Sacal, Sacrium, Saftstein, See-Bernstein, Seestein, Strohräuber, Succenit, Succinum, Waschamber, Weisklar. Amber ist jedoch im Handel auch die Bezeichnung für jüngere fossile Harze und sollte deshalb nicht verwendet werden.

**Mineralogie:** Bernstein entsteht sekundär aus einem fossilen, mindestens zwei bis fünf Millionen Jahre alten Baumharz verschiedener Nadelhölzer des oberen Perm (vor 225–190 Mio. Jahren), Jura (vor 190–136 Mio. Jahren), der unteren Kreide (vor 136–100 Mio. Jahren), des Eozän (vor 54–38 Mio. Jahren), Oligozän (vor 30 bis 20 Millionen Jahren) oder Miozän (vor 26 bis 7 Millionen Jahren), meist in Braunkohle-Lagerstätten. Während der Sedimentation durch den Druck darüber liegender Gesteinsschichten entwässerte das Harz, wobei die Kohlenwasserstoffe entweder oxidierten oder polymerisierten. So entwickelte sich allmählich der feste, jedoch leichte Bernstein.

**Mineralklasse:** zählt zu den organischen Stoffen und gehört keiner Mineralienklasse an; **Formel:** $C_{10}H_{16}O + H_2S$; ein Gemisch verschiedenster Alkohole, Aldehyde, Ester, Isoprene und Terpenoide mit Spuren von Schwefel-Wasserstoff ($H_2S$), bestehend aus 78 % Kohlenstoff, 10 % Wasserstoff und 11 % Sauerstoff. Bernstein wird heute chemisch klassifiziert in **Retinit** oder **Succinit**, je nachdem, ob Succinsäure darin enthalten ist oder nicht.

**Form:** amorph und bildet Knollen, Körner und Gerölle, selten auch Tropfenform; **Mohshärte:** 2–2,5; **Dichte:** 1,05–1,09; **Spaltbarkeit:** keine; **Bruch:** muschelig, spröde; **Transparenz:** 20 % des natürlichen Bernsteins ist klar, teilweise durchsichtig, der Rest ist undurchsichtig; **Farbe:** honiggelb, braun, selten rot, auch elfenbeinfarben, weiß, schwarz oder mit leichtem Blau- oder Grünstich, sehr selten blaue Lichtbrechung (Dominikanische Republik); viele Einschlüsse bleiben in ihm konserviert; so finden sich Gas- und Wasserbläschen, Rindenstücke, Ästchen und Pflanzensamen, Insekten oder kleinere Tiere im Stein; **Glanz:** wachsartig; **Schmelztemperatur:** 300–375 °C (Kopal um 200 °C); Erweichung ab 150 °C.

**Vorkommen** mit Altersangaben in Millionen Jahre: Borneo, BRD (Bitterfeld, Ostseeküste, selten Nordseeküste), Bulgarien, China (50), Dominikanische Republik (30–25), Frankreich (Durtal, 100); Indien, Indonesien (20); Italien (Sizilien, 20), Japan (100), Jordanien (120), Kanada (70–95), Libanon (130), Litauen (50–40), Madagaskar, Mexiko (53–25), Myanmar (50), Neuseeland (60–20); Nigeria (60); Österreich (Golling, 231–225), Ostpreußen (Samlandküste), Polen (Ostseeküste), Rumänien, Schweiz (55); Spanien, Ungarn, USA (124–70).

**Kopal:** Kolumbien, Madagaskar (von dort stammt kein Bernstein).

**Verwechslung:** kann durch sein Gewicht mit anderen Mineralien nicht verwechselt werden; Verwechslungen sind nur mit **Kopal** (Quartär, bis zu zwei Millionen Jahre alt) und **Amber** (Jahrzehnte alt) möglich.

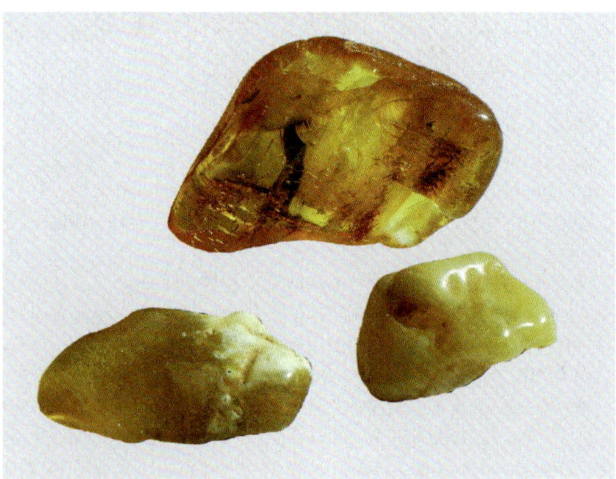

*Bernstein-Trommelsteine.*

**Fälschungen:** Bernstein ist meist behandelt oder gefälscht, echter unbehandelter Bernstein ist selten; Bernsteinstaub und -splitter werden durch Erhitzen auf 250 °C geschmolzen (Polybern) bzw. als »Echt-Bernstein«, »Pressbernstein« oder »Ambroid« aus Bernsteinstaub unter hydraulischem Druck gepresst. »Echt-Bernstein extra« zeigt dabei die visuell von Naturbernstein kaum noch zu unterscheidende Qualität; Naturbernstein wird oft »geklärt« (Trübungen werden durch »Klar«-Kochen in Leinsamenöl beseitigt, denn nur 5 % des Naturbernsteins ist klar) oder »geblitzt« (erhitzt, so dass Gasbläschen platzen und so genannte Sprenghöfe, Flakes oder Flitterchen sich bilden). Bernstein wird durch »antikisieren« im Sandbad eines elektrischen Ofens mehrere Stunden bei 100 °C gebräunt; die Farbe wird durch Kunststoffüberzüge verändert, Folien werden unter den gefassten Stein angebracht. Imitationen existieren aus Kopal, in Kunststoff eingeschmolzenem Bernstein sowie als verschiedene Kunstharze, Kunststoffe oder Glas; **Unterscheidung:** Härte, Dichte, mineralogisch-gemmologisch, Aceton-Probe.

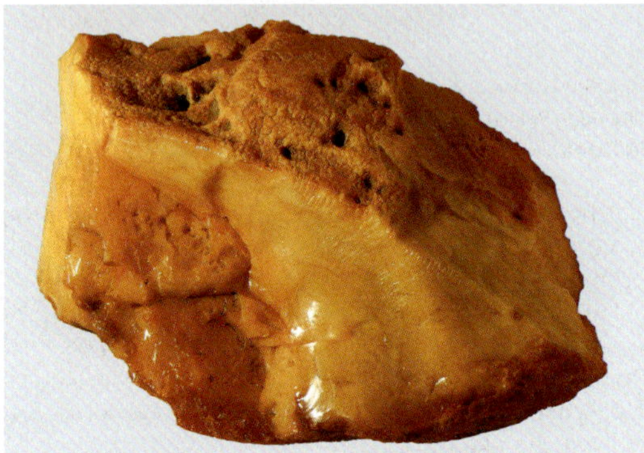

*Bernstein-Rohstein.*

**Im Handel** ist Bernstein als derber Rohstein, Bi-Scheibe (»Wikinger-Geld«), Anhänger, Trommelstein, Kugel- und Splitterkette, Buddha-Tikra, Cabochon und facettiert sowie als kunstgewerbliche Schnitzerei erhältlich.

**Organwirkung:** Bronchien, Galle, Haut, Leber, Knorpel, Magen, Milz, Nieren, Zahnfleisch.

**Körperlich:** bessert stoffwechselbedingte Hauterkrankungen: Wunden, schuppige, juckende Haut, Schuppenflechte, Allergien, Asthma und Keuchhusten; bessert Entzündungen der Schleimhäute, hilft bei Reizungen und Erkrankungen im Mund und Rachenraum und fördert die Wundheilung; erleichtert das Zahnen von Kleinkindern, einschließlich aller Nebenwirkungen: bewirkt größere Elastizität des Kiefers, reduziert Schmerz, wirkt leicht betäubend und fiebersenkend, bessert die Gemütslage (nach Gienger/Kühni/von Holst); verbessert den Knorpelaufbau bei Arthrose; wirkt leicht schmerzmildernd bei Bandscheiben- und Rückenschmerzen sowie Ischialgie; bessert niedrigen Blutdruck und kalte Füße oder Hände; fiebersenkend bei grippalen Infekten; regeneriert das Leberparenchym; hilft bei Blasenreizung (nach Keyte), bewirkt bei chronischen Magenkrämpfen und Durchfall eine beschwerdefreie Zeit (nach Forschungsprojekt SHK); bessert Gallenleiden, Magenbeschwerden und Magersucht; erleichtert Menstruationsbeschwerden und Hitzewallungen; lindert bei Grippe mit hohem Fieber und starken Kopfschmerzen, tritt dem Verfall im Körper entgegen und erhält die Vitalität (nach Korse); reduziert Verspannungen und Schmerzen des Bewegungsapparats (nach Forschungsprojekt SHK); baut gemeinsam mit Citrin die Erreger der Coxarthrose ab und verbessert so die Beweglichkeit der Gelenke (nach Pelz). Bernstein ist der Wohlfühl- und Gesundheitsstein schlechthin (nach von Holst).

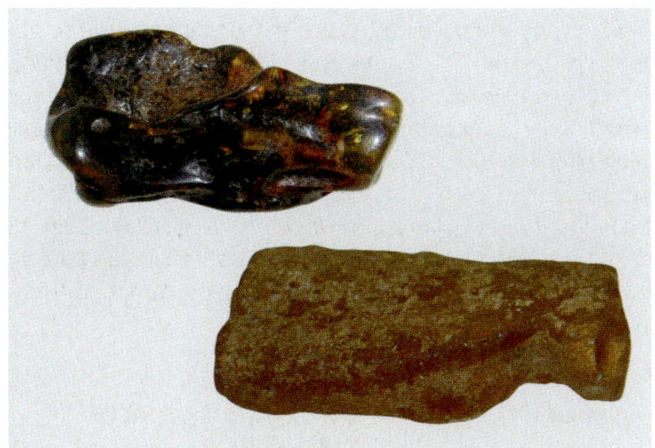

*Dunkler Bernstein, Trommelstein, Litauen und Kopal, Rohstein, Kolumbien.*

**Schwarz:** verbessert den Knorpelaufbau bei Arthrose; wirkt schmerzmildernd bei Bandscheiben- und Rückenschmerzen, Ischialgie (nach von Holst/Kühni).

**Kopal:** schleimlösend; durchblutungsfördernd; stoffwechselanregend; fördert die Funktion von Niere und Blase; stärkt Magen und Haut, bessert die Sonnenverträglichkeit, mindert Schmerzempfindlichkeit (nach Forschungsprojekt SHK).

**Seelisch:** hellt das Gemüt auf, vermittelt Lebenswärme, Fröhlichkeit und Sorglosigkeit und wirkt gegen Depressionen, Entscheidungsangst, mangelndes Selbstbewusstsein, Stottern, traurige Verstimmung, übertrieben starke Neigung zum Weinen; macht selbstbewusst; baut Widerstände ab; fördert die Kreativität; macht aufgeschlossen und spontan, gleichzeitig bodenständig und traditionsbewusst; schenkt Glauben an die eigene Gesundheit, die eigene Kraft zur Lebensbewältigung, macht ruhig, positiv und extrovertiert (nach Korse); hebt die Stimmung, auch durch Entladung angestauter Emotionen; schafft Harmonie und Wohlgefühl (nach Forschungsprojekt SHK); vermittelt das Lebensgefühl einer glücklichen Kindheit (nach von Holst).

**Kopal:** verbessert den Schlaf; bringt Sorglosigkeit, Heiterkeit, Unbeschwertheit; vermittelt das Gefühl großer Verbundenheit mit der Natur und weckt den Wunsch, frei zu sein; lässt das Leben gelassen nehmen, wie es kommt (nach Forschungsprojekt SHK); kann bei Schlafmangel zu beschwipstem und kindischem Verhalten führen, wie Bernstein, aber etwas unreif (nach von Holst).

**Anwendung:** Bernstein wird als Kette, Anhänger, Bi-Scheibe oder Buddha-Tikra getragen; als Trommelstein oder gerundeter Rohstein in der Hosentasche mitgeführt; als Cabochon aufgelegt, als Rohstein gelutscht; als Bernsteinessenz morgens auf nüchternen Magen getrunken; als großer Rohstein zur kontemplativen Betrachtung oder Meditation aufgestellt. Bernstein wurde stets in weiblicher Linie weitervererbt und bewahrt durch seine Aufnahmefähigkeit weibliches Wissen.

**In der klassischen Heilsteinliteratur** ist Bernstein bei Plinius, Celsius, Dioscurides, Avicena, Ibn al Beithar, Hildegard von Bingen beschrieben. **Moderne Autoren:** Ahlborn, Beeler, Bind-Klinger, Botheroyd, Bourgault, Braunger, Brusius, Chocron, Cloos, Duda, Gienger, Graf, Guhr, Gurudas, Heider, Hofmann, Huber, Keyte, Korse, Kühni/von Holst, Labacher, Laroche, Lopes, Lorenzo, Maier, Markham, Mastny, Melody, Menrow, Musil, Novak, Paulin, Pelz, Peschek-Böhmer, Pöttinger, Raphaell, Ray, Scharner, Schelhas, Scholz, Schwarz, Sharamon, Sienko, Sperling, Storm-Kull, Thölken, von Wechmar, Weltler, Zehfuß.

Bernstein und Kopal wurden 2003 vom Forschungsprojekt SHK getestet, Bernstein ist ein beliebter und unverzichtbarer, gut geprüfter Heilstein.

**Anthroposophische Verwendung:** Succinum-Ampullen zur subkutanen Injektion in D15 bei Depressionen und Angstkomplexen, bei chronischen Stoffwechselleiden wie Diabetes, Autoimmunerkrankungen, Glaukom, neurologischen Irritationen der Haut.

**Homöopathische Verwendung:** Succinum in D12: bei chronischen Stoffwechselleiden.

**Ergänzende Bachblüte:** Red Chestnut.

**Astrologische Zuordnung:** **Bernstein:** Zwillinge, Löwe, Jungfrau (nach Peschek-Böhmer); Löwe, Wassermann (nach Melody); Sonne im vierten Quadrant (nach Maier), Sonne im Krebs (nach von Holst), Sonne (nach Ahlborn). **Kopal:** Aszendent Krebs (nach von Holst).

**Tarot-Zuordnung:** **Bernstein:** König der Münzen (nach Hofmann). Die Sonne (nach von Holst).

**Chakra-Zuordnung:** Solarplexus-Chakra (nach Peschek-Böhmer), Solarplexus-Leber-Chakra (nach von Holst/Gienger).

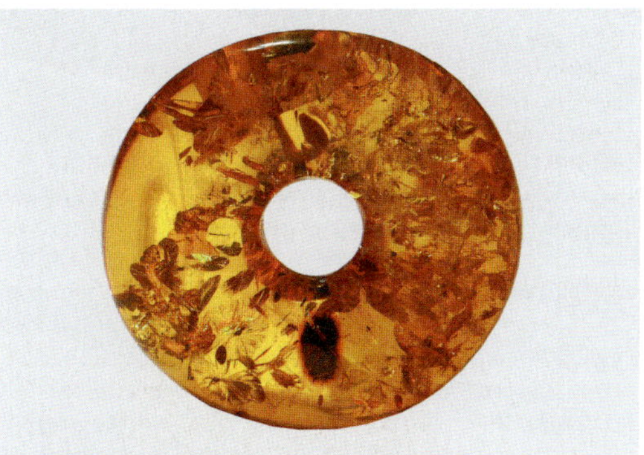

*Sogenannte Echt-Bernstein-Bi-Scheibe (Rekonstruktion).*

**Meditations-Zuordnung:** Lebensfreude.

**Feng-Shui-Zuordnung:** harmonisiert das Element Erde, Ba-Gua-Bereich Familie, Ruhm und Partnerschaft.

**Pflege:** Bernstein einmal wöchentlich unter fließendem Wasser reinigen und zum Aufladen in die Morgensonne legen. Reinigung: Bernstein ist schwieriger zu reinigen als normale Mineralien, da aufgrund seiner Entstehung Emotional- und Mentalebene zusammenfallen (nach Dei). Möglich ist Abwaschen unter fließendem Wasser, Auflegen auf Salz, ausgiebiges Sonnen und mentale Reinigung.

**Vorsicht:** Bernstein ist sehr weich und säureempfindlich, er sollte deshalb nie mit Cremes, Reinigungsmittel oder Parfüms zusammenkommen.

**Hinweis:** Das größte bisher aus dem Meer gefischte Exemplar wog 10,5 kg.

# Beryll

**Name:** Die Begriffe ***vaidurya*** (sanskr.) und ***veruliyam*** (prakr.) beziehen sich auf das Chrysoberyll-Katzenauge, aus dem sich ***beryllos*** (griech.), ***beryllus*** (lat.) als Beryll entwickelte; Sonderformen: ***aqua marin*** (lat., »Wasser des Meeres«), ***helidor*** (griech., »Geschenk der Sonne«); das Mittelhochdeutsche ***barille*** ist der Stammbegriff für Brille. Engl.: Beryl.

**Synonyme:** außer den Varietäten gibt es keine Synonyme.

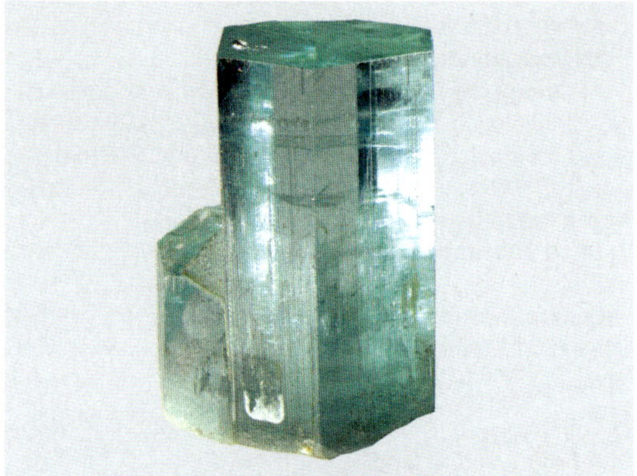

*Aquamarin-Kristall.*

**Mineralogie:** Beryll entsteht primär-magmatisch als späte Bildung bei der Restkristallisation sauren berylliumhaltigen Magmas, häufig eingewachsen in Granitpegmatiten als sehr große Kristalle oder aufgewachsen auf Drusen von Pegmatiten (Aquamarin), Klüften und hydrothermalen Calcitgängen in Zinn-Wolfram-Lagerstätten, oft werden berylliumhaltige Mineralien durch hydrothermale Lösungen in Aquamarin umkristallisiert; sekundär angereichert in Edelsteinseifen-Lagerstätten, die durch Verwitterung primärer Lagerstätten entstehen; regionalmetamorph in Schiefern, insbesondere Glimmerschiefern (Smaragd).

**Mineralklasse:** mineralstoffreiche Beryllium-Aluminium-Mineralien der VIII. Mineralklasse, der Ring-Silikate;

**Formel:** $Be_3Al_2(Si_6O_{18})$ + K,Li,Fe,Mn + Ca,Cs,Mg,Na,Rb + (Cr,Cu,Ni,U,V); farbgebendes Metall ist Eisen: zweiwertig mit grünlicher, dreiwertig mit bläulicher Farbe.

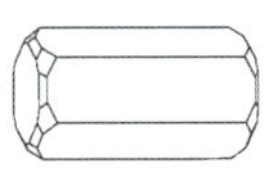

**Kristallsystem:** hexagonal; **Erscheinungsbild:** bildet sechseckige langgestreckte bis nadelige Prismen mit meist einer Endfläche, nur selten bildet sich eine stumpfe Spitze; typisch sind oftmals vertikale Streifen auf der Prismenfläche oder körnige, derbe und radialstrahlige Aggregate; **Mohshärte:** 7,5–8; **Dichte:** 2,65–2,75; **Spaltbarkeit:** unvollkommen; **Bruch:** muschelig, uneben; **Transparenz:** durchsichtig bis undurchscheinend; **Farbe:** verschiedene Farbvariationen, außer weiß und schwarz; siehe nachfolgende Aufzählung; **Glanz:** glasartig; bei Cabochon tritt selten Asterismus oder Katzenaugeneffekt auf, matt; **Strichfarbe:** weiß.

**Farbvarietäten: Aquamarin:** meergrün bis meerblau; Eisen, $Fe^{2+}$ bläulich, $Fe^{3+}$ gelblich-grün (Energie); **Bixbit:** rot,

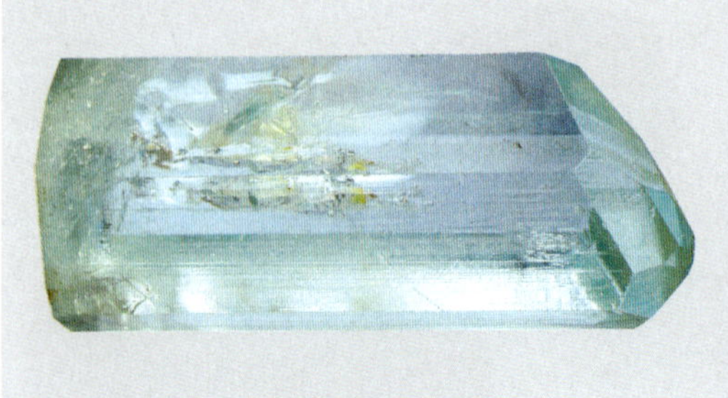

*Aquamarin-Kristall mit seltener, ausgeprägter Spitze.*

Mangan, Cäsium,Titan; **Davidsonit:** gelb bis grün-gelb; Stickstoff; **Gold-Beryll:** goldgelb; Eisen ($Fe^{2+}$ $Fe^{3+}$gelblich-grün), Uran; **Goshenit:** farblos bis weiß; keine Fremdstoffe (Neutralität); **Heliodor:** gelb- bis blaugrün; Eisen $Fe^{3+}$,$Fe^{2+}$, (Energie), Uran; **Morganit:** rosenrot; Mangan (Empfindsamkeit), Lithium (Hingabe, Vertrauen), Eisen; **Smaragd:** smaragdgrün; Chrom (Reichtum, Begeisterung); **Vanadium-Beryll:** tannengrün; Vanadium (Gefühlsausdruck); **Worobjewit:** rosa bis rot; Cäsium, Lithium (Erinnerung, Vertrauen).

**Seltene Varietät: Bazzit:** scandiumhaltig.

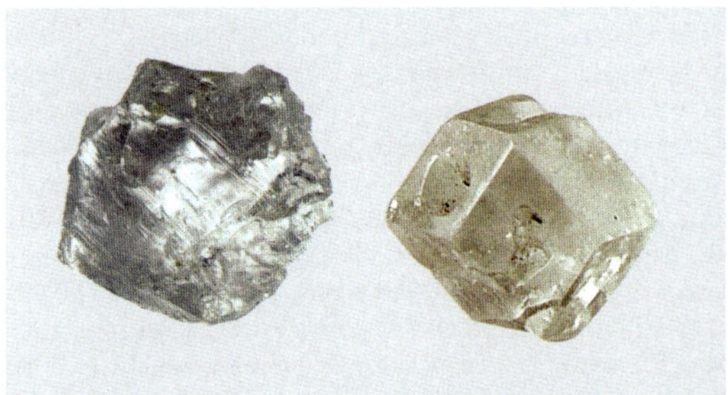

*Links: Goshenit-Rohstein, rechts: Goshenit-Kristall.*

**Vorkommen: Aquamarin:** Afghanistan, Brasilien, China, GUS, Indien, Italien, Kenia, Madagaskar, Malawi, Namibia, Nigeria, Pakistan, Sambia, Simbabwe, Tansania, Südafrika; **Goldberyll:** Brasilien, Tadschikistan; **Morganit:** USA (Kalifornien); **Bixbit:** USA (Utah)

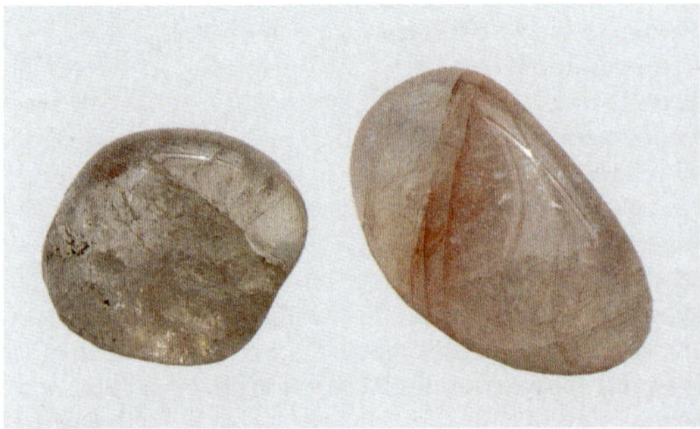

*Goshenit-Trommelsteine.*

**Verwechslung:** kann als Kristall je nach Farbe mit Apatit, Bergkristall, Disthen, Fluorid, Hiddenit, Jade, Kunzit, Nephrit, Orthoklas, Spinell, Topas, Turmalin und Zirkon verwechselt werden; **Unterscheidung:** Härte, Dichte, optisch, mineralogisch, mikroskopisch und chemisch.

**Fälschungen:** sind relativ häufig, meist als Dubletten, aber auch Synthesen (rosafarbener Beryllit, Smaragd), oder Fremdsynthesen (synth. Spinell, Quarz); Imitationen mit farbigem Glas; Aquamarin und Smaragd werden oft durch Bestrahlen (Alpha- und Röntgenstrahlen), durch Brennen auf 400 °C wird farbloser, grüner oder gelbgrüner Beryll saphirblau. Nachweis oft nicht möglich. Saphirblaue echte Aquamarine müssen »kochfest« sein, das heißt, sie dürfen ihre Farbe nicht verlieren, wenn sie fünf Minuten in kochendes Wasser gelegt werden. Aquamarinketten werden oft eingefärbt und geölt.

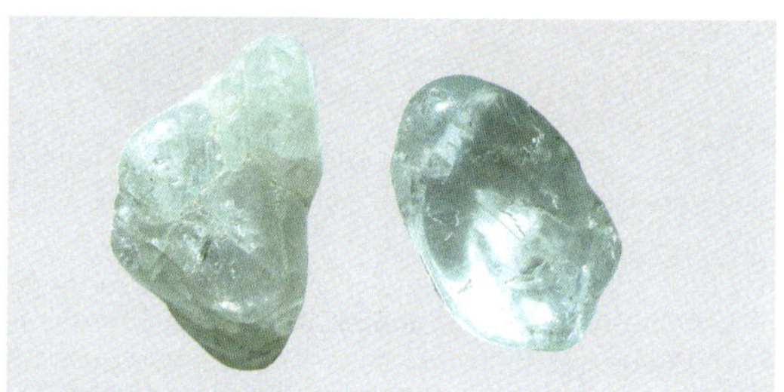

*Aquamarin-Trommelsteine.*

**Im Handel** ist Beryll als derber Rohstein, Einzelkristall, Kristallstufe, Trommelstein, Splitter- und Kugelkette, Bi-Scheibe, Anhänger, Cabochon und selten facettiert erhältlich. Aquamarin-Edelsteinessenzen: von KATMA und Amandus Korse.

**Wirkung der Ionen:** Beryllium (Disziplin, Weitblick, Zielstrebigkeit), Aluminium (angstlösend, Haut, Realitätssinn); Eisen (Antrieb, Begeisterung, Selbstvertrauen).

**Organwirkung:** **Aquamarin:** Arterien, Auge, Haut, Schilddrüse, Schleimhäute, Thymus; **Bixbit:** Bauchspeicheldrüse, Lunge, Milz; **Gold-Beryll:** Gehirn, Nerven, Zahnfleisch; **Goshenit:** Beinmuskulatur, Herz, Leber; **Heliodor:** Herz, vegetatives Nervensystem, Nieren; **Morganit:** Nieren.

**Körperlich:** Beryll verbessert die Durchlässigkeit arterieller Verschlüsse und Herzkranzgefäßverengungen; mildert Brandblasen; bessert Darmentzündungen, Darmgeschwüre und Magenschmerzen; **Aquamarin** baut Lymphknotenschwellungen und Ödeme ab; kühlt und lindert Beschwerden nach Sonnenbrand; lindert überschießende Immunreaktionen wie bei Autoimmunerkrankungen und allergischen Reaktionen; bessert Asthma und Heuschnupfen, auch hilfreich bei Hautirritationen und Sonnenbrand; reguliert das Immunsystem und ist sinnvoll bei Immunschwäche einsetzbar; bessert tränende Augen und Augenermüdung nach anstrengender Tätigkeit; stärkt die Sehkraft gegen eine Verschlechterung der Kurz- oder Weitsichtigkeit (nach Korse/Gienger), auch durch nachhaltige Kräftigung der Augenmuskulatur (nach von Holst); wirkt auf Kehlkopf; kann bei Heiserkeit, Stimmermüdung und allen Stimmstörungen eingesetzt werden; wirkt auf Gesichtsnerven; harmonisiert das Limbische System, wirkt auf die Epiphyse und alle Drüsen (nach Pelz); wirkt auf Schilddrüse und Leber, regt die weißen Blutkörperchen und die Funktion der Milz an; mindert Nierenödeme durch Stärkung der Nieren (nach Gurudas); harmonisiert Schwankungen im Hormonhaushalt (nach Kühni).

**Gold-Beryll, Heliodor** werden bei Erkältung und Grippe, Heiserkeit, Herzschmerzen, Kehlkopfentzündung, Kopfschmerzen und Mittelohrentzündung eingesetzt; **Goshenit** stärkt das vegetative Nervensystem; verbessert die Sehkraft bei Kurz- und Weitsichtigkeit; ist unterstützend bei grauem Star; mobilisiert die Abwehrkräfte; **Vanadium-Beryll** wirkt entgiftend und leberanregend; **Grüner Aquamarin** bessert Nierenbeschwerden; mindert übermäßiges Schwitzen; hilft bei Zahnfleischentzündung; erleichtert Menstruationsbeschwerden.

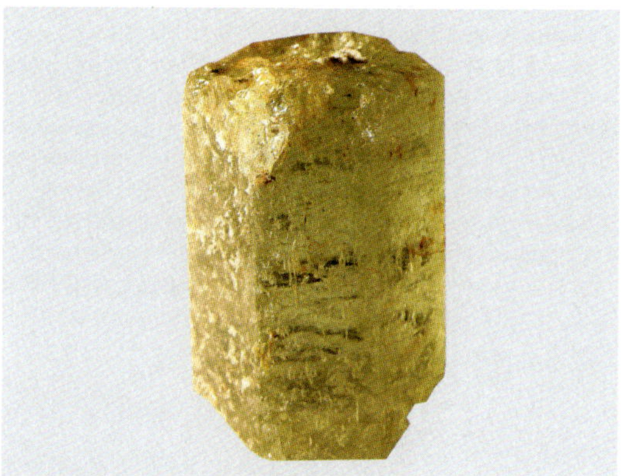

*Heliodor-Kristall.*

**Seelisch:** **allgemein:** macht dynamisch, ehrgeizig, fördert das Organisationstalent und verhilft zu Effizienz und Klarheit; bessert Antriebslosigkeit, fehlende Orientierung und Motivation; hilft sich ein großes Ziel zu setzen und es konsequent und effizient anzustreben; fördert Sorgfalt, Engagement, Systematik, Sicherheitsbewusstsein und gleichzeitig Flexibilität im Vorgehen, macht umsichtig und weitblickend.

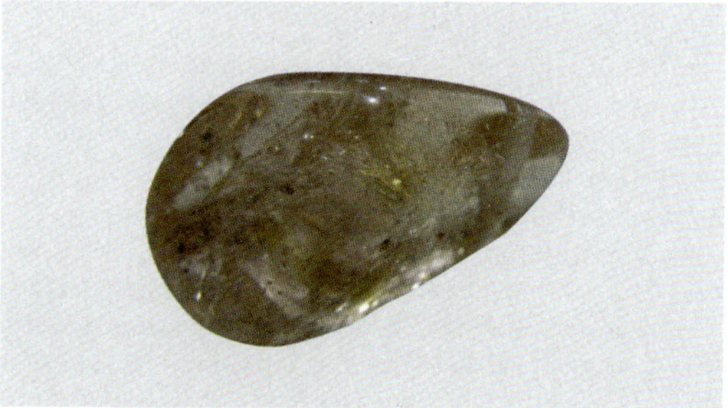

*Morganit-Trommelstein.*

**Aquamarin** bessert Antriebslosigkeit, fehlende Orientierung und Motivation; hilft sich ein großes Ziel zu setzen und es konsequent und effizient anzustreben; macht sorgfältig, engagiert, im Vorgehen systematisch und sicherheitsbewusst; fördert gleichzeitig Flexibilität, macht vielseitig und weitblickend; ermutigt, Ordnung zu schaffen und offene Zyklen zu schließen; hilft beide Gehirnhälften gleichzeitig anzuregen und repräsentiert klares ganzheitliches, auf die Realität ausgerichtetes Denken; fördert Ausdauer und Durchhaltevermögen, um begonnene Projekte zu Ende zu führen; (nach Gienger), und zwar bis zu einem zufriedenstellenden Ergebnis (nach von Holst); wird gegen Ängste (nach Gurudas), Depressionen und Stimmungsschwankungen, Nervosität, Reizbarkeit sowie Selbstzweifel eingesetzt; bringt Leichtigkeit, Gelassenheit, Voraussicht und Weitblick; macht damit dynamisch, effizient und zielstrebig (nach Gienger); hilft neue Wege und Möglichkeiten zu erkennen, wenn man festgefahren ist, ohne das ursprüngliche Ziel zu vergessen; führt zu technischer Lösung von Konflikten, statt sie emotional zu diskutieren (nach von Holst); hilft bei Unfähigkeit sich auszudrücken (nach Gurudas). **Goshenit** fördert Offenheit, Kreativität und Originalität, stabilisiert zwischenmenschliche Beziehungen; vermittelt innere Zufriedenheit (nach von Holst); **Morganit** lindert Stress und deren Folgeerscheinung; lässt abgelehnte, unterdrückte und abgewertete Gefühle bewusst werden und hilft zur Liebe und zum eigenen Wesenskern zurückzufinden; **Gold-Beryll** lindern Gereiztheit, Heimweh, Nervosität und emotionale Ausbrüche durch Überlastung; **Bixbit** macht sehr dynamisch; **Heliodor** harmonisiert das Gefühlsleben. **Alle Berylle** machen dynamisch, ehrgeizig, fördern das Organisationstalent und verhelfen zu Effizienz und Klarheit.

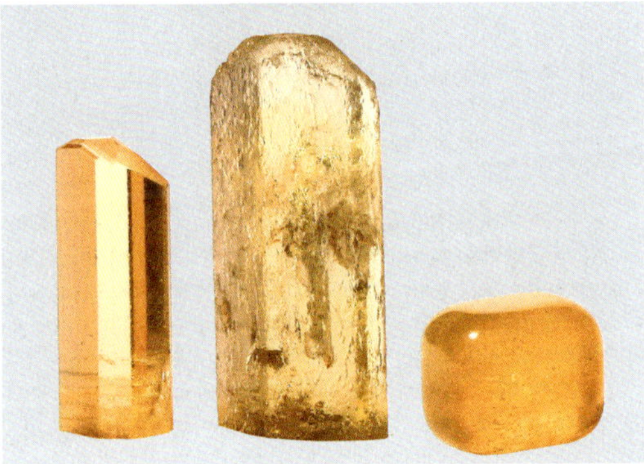

*Gold-Berylle.*

**Anwendung:** Berylle werden als Kristall nahe oder direkt auf die betroffene Körperstelle gelegt; Aquamarin/Gold-Beryll/Goshenit werden als Kristall direkt auf das geschlossene Auge gelegt; Aquamarin wird als Kette in Schilddrüsenhöhe getragen; Beryll/Morganit werden als Anhänger ständig tagsüber am Körper in Brusthöhe getragen; Aquamarin/Morganit werden als Trommelstein bzw. Kristall in der Hosentasche mitgeführt; Aquamarin/Gold-Beryll werden als Beryllwasser täglich getrunken (ein Glas); Aquamarin und Beryll werden als Rohkristall zur kontemplativen Betrachtung und zur Meditation aufgestellt.

**In der klassischen Heilsteinliteratur** ist Beryll, einschließlich Aquamarin, bei Celsius, Plinius, Dioscurides, Joseph von Scythopolis, Hildegard von Bingen, Konrad von Megenberg und Marbod von Rennes beschrieben. **Moderne Autoren:** (Beryll, einschließlich **Aquamarin**): Ahlborn, Beeler, Bind-Klinger, Braunger, Brusius, Chocron, Cloose, Dörre, Dow, Franzen, Gienger, Graf, Guhr, Gurudas, Hall, Heider, Hofmann, Huber, Johari, Keyte, Korse, Kühni/von Holst, Labacher, Laroche, Lorenzo, Maier, Markham, Melody, Musil, Novak, Paulin, Pelz, Peschek-Böhmer, Pöttinger, Ray, Richardson, Schaufelberger-Landherr, Schelhas, Scholz, Schreiber, Sharamon, Sienko, Sperling, Thölken, Trendelkamp, von Wechmar, Weltl.

**Homöopathische Leitmotive: Aquamarin:** Der Eisenhans und Der Eisenofen (Brüder Grimm); Dionysos und Apollon; Mars und Venus; Mannbarkeit; Der Schmied, Der Ritter. Entscheidung; Klarheit; Aufrichtekraft; Zivilcourage; Weg und Ziel; Durchsetzung; Bestimmung und Liebe; Mut und Gnade (nach Dörre).

**Ergänzende Bachblüten:** Aquamarin: Impatiens; Beryll: Elm (nach Häge), Gorse (nach Novak).

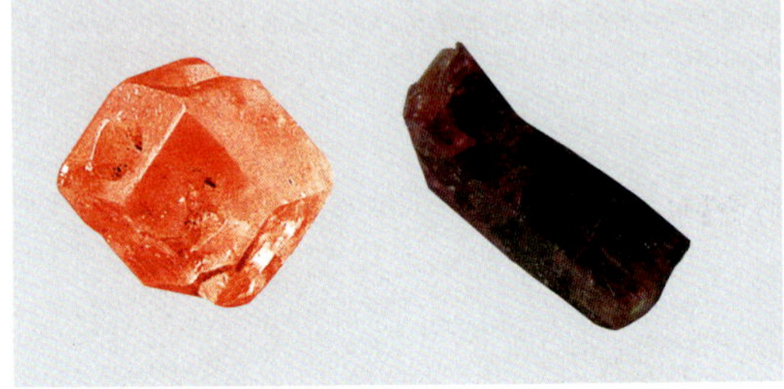

*Bixbit-Kristalle.*

**Astrologische Zuordnungen: Aquamarin:** Zwillinge, Fisch, Widder (nach Melody), Jupiter im zweiten Quadrant (nach Maier), Sonne in Schütze (nach von Holst); blaues Spektrum des Himmelsäquators (nach Ahlborn), **Beryll:** Venus-, Mars- und Uranusaspekte (nach Sienko); **Bixbit:** Stier, Widder (nach Melody); **Davidsonit:** Löwe; **Gold-Beryll:** Löwe (nach Melody); **Goshenit:** Waage (nach Melody), Aszendent Schütze (nach von Holst); **Heliodor:** Löwe (nach Melody); **Morganit:** Waage (nach Melody), Sonne im dritten Quadrant (nach Maier), Venus in Schütze (nach von Holst); **Vanadium-Beryll:** Stier, Zwillinge, Widder; **Worobjewit:** Stier.

**Feng-Shui-Zuordnung:** Aquamarin: Ernährungszyklus Element Wasser – Element Holz, Ba-Gua-Bereich Karriere.

**Chakra-Zuordnung: Goshenit, Heliodor:** Stirnchakra (nach von Holst/Gienger), **Aquamarin:** Thymuschakra (nach von Holst/Gienger); **Morganit, Vanadium-Beryll:** Herzchakra; **Gold-Beryll, Davidsonit:** Solarplexus-Chakra; **Bixbit, Worobjewit:** Wurzelchakra.

**Tarot-Zuordnung: Aquamarin:** Der Gehängte (nach Hofmann). Der Wagen (nach von Holst).

**Meditations-Zuordnung: Aquamarin:** Aufrichtigkeit, Heiterkeit; **Bixbit:** Kraft; **Davidsonit:** Freude; **Gold-Beryll:** Lebendigkeit; **Goshenit:** Andacht; **Heliodor:** Weisheit; **Morganit:** tätige Liebe; **Vanadium-Beryll:** Vitalität; **Worobjewit:** Stärke.

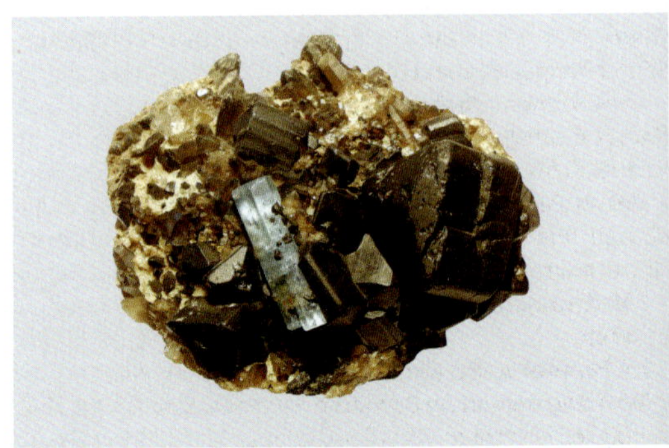

*Aquamarin mit schwarzem Turmalin.*

**Pflege:** Beryll einmal wöchentlich unter fließendem Wasser reinigen und zum Aufladen in die Morgensonne legen.

**Hinweis:** Der größte je gefundene Beryll mit 18 m Länge und einem Gewicht von etwa 400 t stammt aus Madagaskar. Ein riesiger Aquamarinkristall von 61 kg wurde in Belo Horizonte/Brasilien und 1910 von 110,5 kg in Maranbaya gefunden; aus Letzterem wurden zirka 100 000 Karat feinstes Facettenmaterial geschliffen. Das Naturhistorische Museum von New York besitzt einen geschliffenen Aquamarin von 4438 Karat.

# Beryllonit

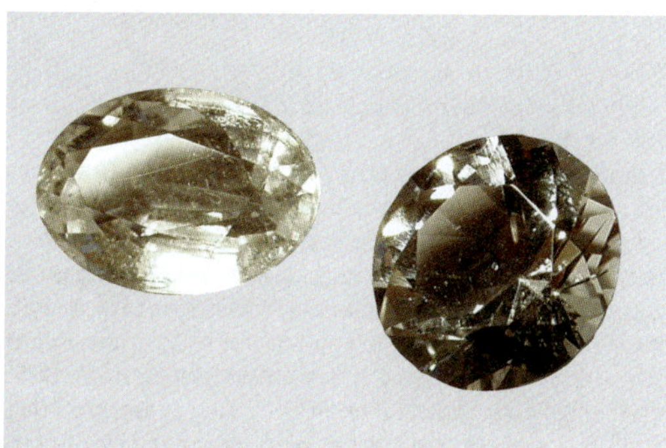

*Beryllonite, facettiert.*

**Name:** entdeckt von Andrews 1886 und von Dana 1888 beschrieben, benannt nach seinem Beryllgehalt. Engl.: Beryllonite.

**Synonym:** kein Synonym bekannt.

**Mineralogie:** Beryllonit entsteht primär in Drusen von Granit- und Alkalipegmatiten.

**Mineralklasse:** Natrium-Beryllium-Mineral der VII. Mineralklasse, der Phosphate; **Formel:** $NaBe[PO_4]$ + Ca,K,Li, Al,Fe.

**Kristallsystem:** monoklin; **Erscheinungsbild:** bildet kurzprismatische, dick- bis dünntafelige, flächenreiche Kristalle, zuweilen Zwillinge, pseudohexagonale Drillinge, eingewachsen in Drusen, auch derbe oder kugelige, radialstrahlige, faserige, körnige Aggregate; **Mohshärte:** 5,5–6; **Dichte:** 2,7–2,85; **Spaltbarkeit:** vollkommen; **Bruch:** muschelig, spröde; **Transparenz:** durchsichtig bis durchscheinend; **Farbe:** farblos, weiß bis gelblich; **Strichfarbe:** weiß; **Glanz:** glas- bis perlmuttartig; **Flammenfarbe:** tiefgelb; in Säuren langsam, aber völlig löslich.

**Vorkommen:** Afghanistan (Kunar/Laghman), Brasilien (Minas Gerais), Finnland (Viitaniemi), Kanada (Mont Saint-Hilaire), Schweden (Norrö), Simbabwe, USA (Newry/Maine).

**Verwechslung:** Beryllonit kann mit Apatit, Beryll, Herderit und Phenakit verwechselt werden; **Unterscheidung:** Härte, mikroskopisch.

**Fälschungen:** Imitationen von Beryllonit aus Glas sind bekannt.

**Im Handel** ist Beryllonit als Kristallstufe erhältlich.

**Wirkung der Ionen:** Beryllium (Disziplin, Sammlung, Zielstrebigkeit), Natrium (Kreislauf, Ordnung, Stabilität), Phosphor (Energie).

**Organwirkung:** Hormonsystem, Unterleib.

**Körperlich:** gegen Ermüdungserscheinungen und Beschwerden der Fortpflanzungsorgane (nach Melody); lindert Hoden- und Eierstockbeschwerden (nach Gurudas).

**Seelisch:** hilft Einsicht in Ursachen von Krankheiten zu gewinnen, die inneren Zusammenhänge und die Ordnung erkennen, wenn Handlungen anderer unverständlich sind; hilft die Vaterbeziehung zu klären und Ängste, bei denen es um persönlichen Ausdruck geht, zu überwinden (nach Gurudas).

**Anwendung:** Beryllonit wird als Kristall direkt auf den Körper gelegt.

**In der klassischen Heilsteinliteratur** ist Beryllonit nicht beschrieben. **Moderne Autoren:** Kühni/von Holst, Melody, Gurudas.

Beryllonit ist ein sehr selten verwendeter Heilstein.

**Astrologische Zuordnung:** Widder (nach Melody).

**Chakra-Zuordnung:** Herzchakra.

**Pflege:** Beryllonit einmal wöchentlich unter fließendem Wasser reinigen, mit Hämatit-Ministeinchen entladen und zum Aufladen in die Morgensonne legen.

# Biotit, Muskovit, Phlogopit Hermanover Kugel

Biotit ist mineralogisch eine Gruppe von Kalium-Magnesium-Eisensilkaten, wie Phlogopit, Annit, Eastonit und Siderophyllit der Glimmergruppe. In ihr werden die Mineralien Muskovit, Phengit, Glaukonit, Seladonit, Biotit, Phlogopit, Hydromuskovit, Stilpnomelan, Ekmanit, Ganophyllit, Margarit, Bityit, Xanthophyllit, Lepidomelan und Annit zusammengefasst.

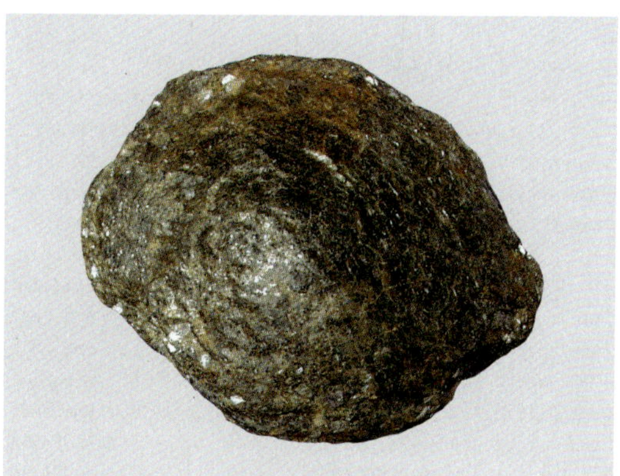

*Biotit-Linse.*

**Name:** Biotit benannt von Hausmann 1847, nach dem französischen Physiker J. B. Biot. Muskovit benannt von Dana 1850 als »Moskauer Glas«, da die sibirischen hellen Glimmer aus dem Ural früher über Moskau exportiert wurden. Glaukonit benannt von Keferstein 1828 nach dessen vorherrschender Farbe von griech. *glaukos*, bläulich. Margarit benannt von Fuchs 1823 nach dessen Aussehen von griech. *margarites*, Perle. Engl. und franz.: Biotite.

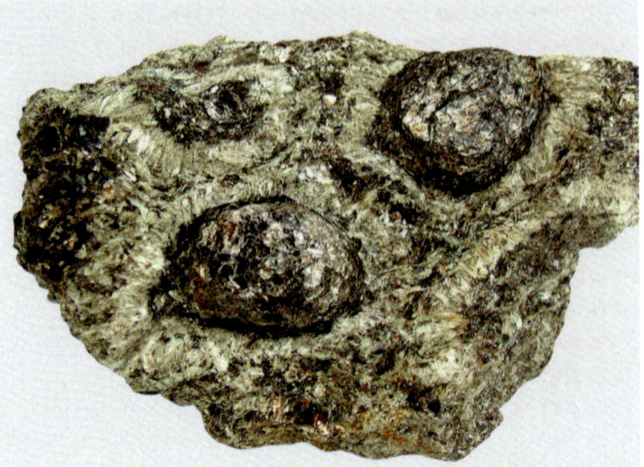

*Biotit-Linsen in Matrix, Portugal.*

**Synonyme:** Biotit: Bauerit, Eisenglimmer, Euchlorit, Heterophyllit, Hexagonalglimmer, Katzengold, Magnesia-Eisenglimmer, Odinit, Rhastolith, Splinterglas, Stragold, Talkglimmer und Voigit. Für Biotit-Linsen: portugiesisch *Pedra parideira* »Gebärende Steine«. Muskovit: Adamsit, Amphilogit, Antonit, Batchelorit, Didymit, Kaliglimmer, Katzensilber, Lapis specularis, Leukophyllit, Onkophyllit, Oosit, Pyknophyllit, Russisches Glas, Russischer Stein, Schernikhit, Serikolith, Serizit, Sermikit, Spiegelstein, Talcit und Weißer Glimmer. Hermanover Kugel: Glimmerkugel.

**Mineralogie:** Biotit, Muskovit und Phlogopit bildet sich primär-liquidmagmatiten in Diorit, Granit, Syenit, und Porphyr; Phlogopit auch in Kimberlit. Kristalle bilden sich nur in aluminiumhaltigen Pegmatitgängen saurer Gesteine; Biotit niedrigradig regionalmetamorph als Glimmeraggregate von Granit zu Gneis als Biotit-Linsen; durch die unterschiedliche Ausdehnung des Biotit und umgebenden Granits bei wechselnden Temperaturen entwickeln die Biotit-Linsen ihre Sprengkraft und sprengen den sie umgebenden 300 Millionen Jahre alten Granit; Biotit, Muskovit und Phlogopit regional- und kontaktmetamorph gesteinsbildend in Gneis und Glimmerschiefer, Phlogopit auch in Dolomitmarmor; Muskovit auch pneumatolytisch durch Umwandlung anderer Silikate, wenn Granite durch aggressive magmatische Gase zersetzt werden.

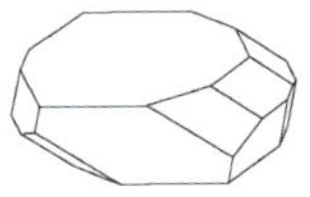

**Mineralklasse:** Kalium-Magnesium/Eisen-Alumo-Schicht-Silikate, der Muskovit-Biotit-Illit-Gruppe und der VIII. Mineralklasse, der Schicht-Silikate; **Formel:** $K(Mg,Fe)_3\ [(OH,F)_2|AlSi_3O_{10}]$ + Ba,Cs,Li,Mg,Mn,Na,Sr,Ti. **Biotit-Linsen** bestehen aus Biotit, Muskovit, Feldspat und Quarz. **Hermanover Kugeln** sind Mischmineralien aus Phlogopit, einem eisenfreien Magnesia-Glimmer der Biotit-Reihe und Anthophyllit: $(Mg,Fe)_7[OH/Si_4O_{11}]_2$

**Kristallsystem:** monoklin; **Erscheinungbild:** **Biotit** bildet ein- oder aufgewachsene tafelige, säulige oder pseudo-hexagonale Kristalle sowie blättrige, schuppige, dichtkörnige Aggregate; die metamorphen Biotit-Linsen sind gewölbt mit flach verlaufendem Rand und weisen spiralförmige Wachstumsstrukturen auf; **Muskovit** bildet meist tafelige Platten mit pseudohexagonalem Habitus oder dichte, großblättrige, schuppige Aggregate; **Phlogopit** bildet meist große, prismatische Kristalle mit pseudohexagonaler Begrenzung; **Hermanover Kugel** bildet aus tafeligen-blättrigen Kristallen ein kugelig-schuppiges Aggregat, das von radialfaserig ausgebildetem **Anthophyllit** umhüllt ist;

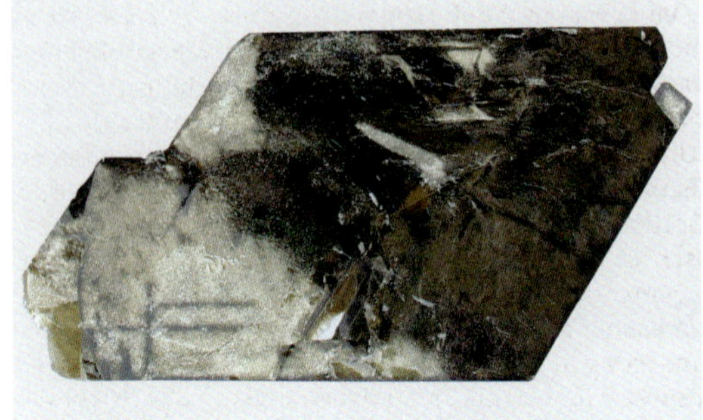

*Phlogopit als blätteriges Aggregat.*

**Mohshärte:** 2,5–3; **Dichte:** 2,7–3,3; **Spaltbarkeit:** ausgezeichnet, elastisch biegsame Spaltplättchen; das Material ist extrem zäh und lässt sich fast nicht bohren oder aufsägen; **Bruch:** blättrig, elastisch biegsam; **Transparenz:** undurchsichtig bis durchscheinend; **Farbe:** **Biotit** ist dunkelbraun bis schwarz, rötlich und dunkelgrün, dabei silber glänzend, selten auch goldbraun; **Muskovit** ist farblos, manchmal glasklar, öfter weiß oder silbrig glänzend, auch gelblich, rötlich und grünlich; **Hermanover Kugel:** Die ungeöffnete Kugel ist dunkelbraun und glimmerartig glänzend; aufgeschlagen zeigt sich ein kupferfarbener Kern und eine asbestartig-faserige Hülle; **Glanz:** glasartig, auf Spaltflächen auch metallic oder perlmuttartig; **Strichfarbe:** weiß; **unlöslich** in Säuren.

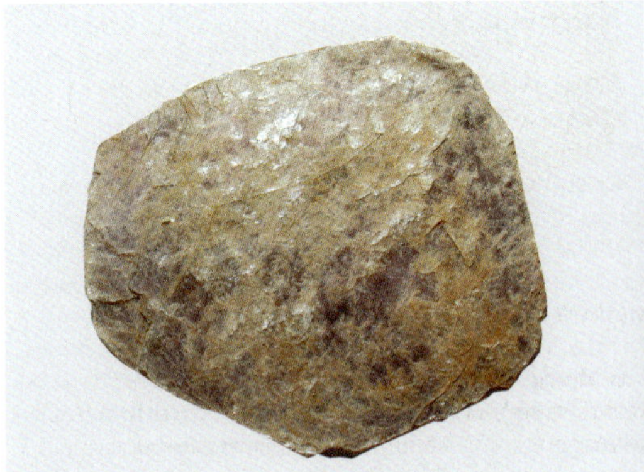

*Muskovit-Platte.*

**Varietäten Biotit:** **Annit:** eisenreich; **Manganophyllit:** manganreich; **Monrepit** und **Lepidomelan:** eisenreich; **Rubellan:** eisenhaltig; **Siderophyllit:** magnesiumfrei.

**Phlogopit-Varietät:** **Hermanover Kugel,** benannt nach dem einzigen Fundort bei Hermanov in Böhmen, wo diese Anthophyllit-Kugeln gefunden werden.

**Hermanover Kugeln** entstehen kontaktmetamorph mit magnesiumhaltigem Karbonatgestein. Unter Einwirkung pneumatolytischer fluor- und silikathaltiger Dämpfe entsteht dabei zunächst Phlogopit, der sich erst bei rückläufiger Metamorphose und sinkendem Fluorid- und Calciumangebot durch metasomatischen Stoffaustausch mit einer Anthophyllit-Schale überzieht

**Muskovit: Alurgit:** mattrot; **Fuchsit:** grün glänzend; **Sericit:** seidig glänzend, feinschuppig.

**Vorkommen: Biotit:** weltweit: Australien, Brasilien, GUS, Indien, Italien (Vesuv), Kanada, Norwegen (Evje), Südafrika; **Biotit-Linse:** Nordportugal. **Muskovit:** sehr häufig: Australien, Brasilien, BRD (Schwarzeck/Bayrischer Wald), GUS (Ural), Indien (Inikurti/Bihar), Kanada (Ontario), Norwegen (Bamble), Österreich (Zillertal), Schweden, Schweiz (St. Gotthard), Simbabwe, Tansania, USA; **Hermanover Kugel:** Tschechien/Böhmen (Hermanov).

**Verwechslung:** Biotit, Muskovit und Phlogopit können untereinander und mit anderen Glimmern wie Lepidolith und Paragonit verwechselt werden; bei Biotit-Linsen sind Verwechslungen mit Hermanover Kugeln möglich; Unterscheidung: sicher nur mineralogisch, röntgenologisch und chemisch.

**Fälschungen:** von Biotit, Muskovit und Phlogopit sind nicht bekannt. Paragenesemontagen jedoch sind auf Börsen immr wieder anzutreffen. Farbverbesserungen werden mit Bestrahlung durchgeführt.

**Im Handel** ist Biotit als plattige Schichtungen, selten getrommelt oder geschliffen; Biotit-Linse als Rohstück, geschliffen und als gebohrter Anhänger; Muskovit als schuppiges oder plattiges Rohmineral, die Hermanover Kugel nur noch sehr selten als geschlossene oder aufgebrochene Kugelaggregate erhältlich.

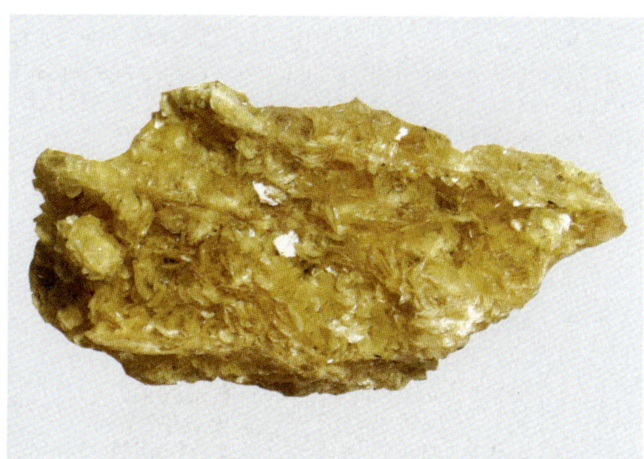

*Muskovit-Stufe.*

**Wirkung der Ionen:** Aluminium (entsäuernd, Haut, Realitätssinn), Eisen (Antrieb, Ausdauer, Konfrontationsvermögen, Kraft), Kalium (Ausgeglichenheit, beruhigend, Energie, Nervenstärke, Zufriedenheit), Magnesium (Belastbarkeit, Entspannung, Selbstannahme, Positivität).

**Organwirkung: Biotit:** Gebärmutter, Beckenboden; Hermanover Kugel: Haut; Muskovit: Leber.

**Körperlich: Biotit:** regt den Stoffwechsel an (nach Peschek-Böhmer); gegen Arterienverkalkung; bessert Gelenkentzündungen, Gicht, Ischiasbeschwerden und rheumatische Schmerzen (nach Peschek-Böhmer); lindert die Übersäuerung des Magens und entsäuert das Gewebe; löst Verkrampfungen (nach Peschek-Böhmer); wirkt abführend und entgiftend durch Anregung der Gallensekretion (nach Melody) über den Darm, bessert Blähungen und Verstopfung; regeneriert die Atemwege und Bronchien; führt zu ruhigem, tiefem und erholsamem Schlaf. **Biotit-Linse:** löst Wehentätigkeit aus, beschleunigt den Geburtsvorgang und mindert Geburtsschmerzen durch Entspannung des Beckenbodens (nach Gienger). **Muskovit:** lindert vegetative Störungen, Zittern, Nervosität und Herzbeschwerden (nach Gienger); bei Magen-, Gallen- und Nierenbeschwerden (nach Gienger); **Hermanover Kugeln** gegen atrophische, schuppige Hautstörungen; helfen bei Übelkeit, wirken zentrierend, lösen chronisch verspannte Muskulatur und kräftigen das Gewebe (nach von Holst); **Phlogopit** hilft gegen Übelkeit, insbesondere beim Autofahren und bei Jetlag (nach von Holst).

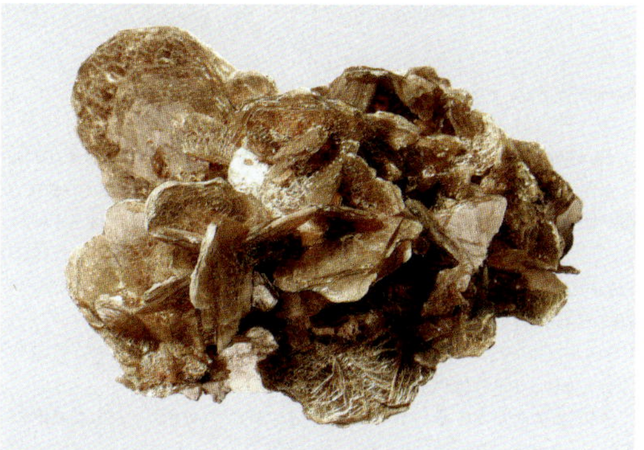

*Muskovit-Rose.*

**Seelisch: Biotit:** bessert Depressionen, Melancholie, Mutlosigkeit und Pessimismus; schützt vor äußeren Einflüssen, hilft sich von Fremdbestimmungen und Ansprüchen anderer zu befreien; stärkt die Fähigkeit, klare Entscheidungen zu treffen, und motiviert, Ideen in die Tat umzusetzen (nach Gienger). **Biotit-Linse:** innere Bilder sind leichter zu visualisieren; regt die individuelle Selbstverwirklichung an; lässt Anpassung und Flexibilität zu; stärkt den Mut, passiven Widerstand und zivilen Ungehorsam sowie die Fähigkeit, sich abzugrenzen. **Muskovit:** hilft auch bei überwältigenden Problemen, bei Provokationen, Intrigen oder offenen Angriffen innerlich ruhig und entspannt zu bleiben (nach Gienger); überwindet Zweifel, Ungewissheiten und hilft sich optimistisch auf die Zukunft auszurichten; tröstet bei Kummer und unterstützt das klare Formulieren der Gedanken (nach Melody); **Hermanover Kugeln** zeigen die positiven Seiten seiner Selbst auf und helfen Selbstzweifel, Negativität und Grübelei zu überwinden und spielerisch enorme Lebenskräfte freizusetzen (nach Sienko); vermitteln eine positive Lebenshaltung (nach Gienger); stärken und schützen die Aura (nach von Holst); **Phlogopit** macht geduldig, hilft sich bescheiden zurückzunehmen und dennoch präsent zu sein (nach von Holst).

**Anwendung:** Biotit wird als gebohrter Rohstein direkt am Körper getragen, als Biotit-Scheibe unter das Kopfkissen gelegt; bei Verdauungsbeschwerden als Biotit-Essenz vor dem Essen getrunken; Biotit-Linsen werden zum Auslösen der Wehen – aber erst dann! – auf das Schambein gelegt. In Nordportugal werden Linsen auf das Fensterbrett oder den Rahmen der Haustüre gestellt, um Fremdenergien abzuschirmen. Muskovit wird als Schichtkristall direkt auf die Haut gelegt; als Rohsteinstufe zur Meditation und als Schutzstein aufgestellt.

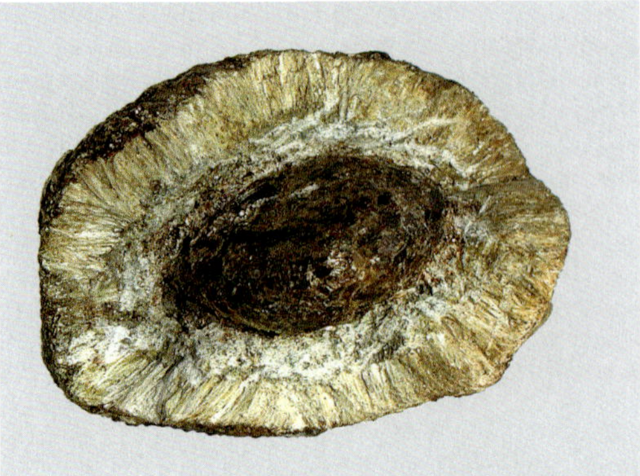

*Hermanover Kugel (Biotit, gemeiner Phlogopit).*

**In der klassischen Heilsteinliteratur** ist Biotit, Hermanover Kugel, Muskovit und Phlogopit nicht beschrieben. **Moderne Autoren: Biotit:** Gienger, Heider, Kühni/von Holst, Maier, Melody, Scholz, Sienko; **Muskovit:** Gienger, Heider, Kühni/von Holst, Melody; **Hermanover Kugel:** Gienger, Kühni/von Holst, Paulin, Sienko.

Biotit ist ein gut geprüfter, Muskovit ist ein selten verwendeter Heilstein.

**Astrologische Zuordnung: Biotit:** Skorpion (nach Melody), Saturn (nach von Holst), Mars im ersten Quadrant (nach Maier); Hermanover Kugel: Skorpion. Muskovit: Löwe (nach Melody).

**Feng-Shui-Zuordnung: Biotit** und **Hermanover Kugeln** können als Schutz und Segen auf das Fensterbrett gelegt werden; Ernährungszyklus Element Erde – Element Metall.

**Chakra-Zuordnung: Biotit:** Solarplexus-Chakra; Hermanover Kugel: Basischakra; **Muskovit:** Nabelchakra; Herzchakra (nach Melody).

**Pflege:** alle Glimmer einmal wöchentlich unter fließendem Wasser reinigen, mit Hämatit-Ministeinchen entladen und zum Aufladen auf eine Bergkristallgruppe oder in die Morgensonne legen.

**Hinweis:** Die größten Biotit-Kristalle mit einer gesamten Oberfläche von über 7 $m^2$ wurden in Evje/Norwegen gefunden. Aus Indien stammen bis zu 5 $m^2$ große, blättrige Muskovit-Kristalle, bis zu 85 t schwer.

# Blau-Quarz

**Name:** Sammelname für eine Gruppe von Quarzen, die durch verschiedene Einschlüsse blau gefärbt sind. Die häufigsten Blau-Quarze sind Turmalin-Quarz, Krokydolith-Quarz und Dumortierit-Quarz. Differenziert trifft der Name Blau-Quarz nur auf Quarze zu, deren Färbung durch den Tyndall-Effekt an faserigen, mikroskopisch feinen Rutil- oder Turmalin-Einschlüssen entsteht; der Blaueffekt wird durch 200000 Turmalinfasern pro $cm^3$ erzeugt. Durch sichtbare Turmalinnadeln oder Krokydolithfasern blau gefärbte Quarze werden als Saphirquarz (siehe dort) bezeichnet. Engl.: Blue Quartz.

**Synonyme:** Lasur-Quarz; für Saphirquarz mit Krokydolith auch Blauer Aventurin; für Saphirquarz mit Turmalin auch Aqualith und Raiomin.

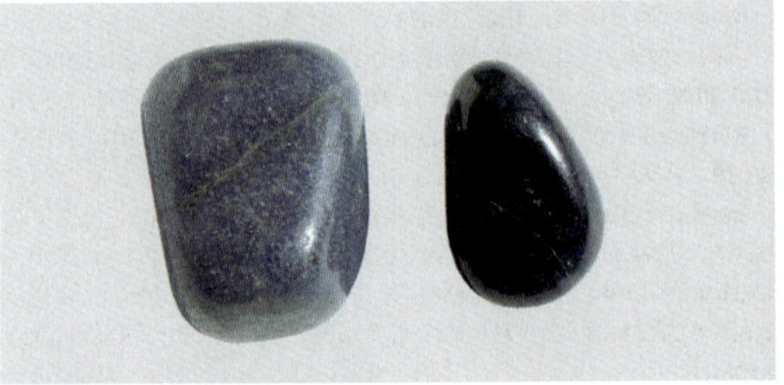

*Blau-Quarz-Trommelsteine.*

**Mineralogie:** Blau-Quarze entstehen primär-hydrothermal, dabei werden feine faserige Mineralien im Quarz eingebettet. Saphirquarze entstehen vorwiegend primär-pegmatitisch, selten -hydrothermal mit grobkristallinen Einschlüssen. In Pegmatiten entsteht dabei derber Quarz, in hydrothermalen Gängen auch Kristall-Quarz.

**Mineralklasse:** derbes Quarzmineral der IV. Mineralklasse, der Oxide; **Formel:** $SiO_2$ (Quarz) + $Na_2(Fe,Mg_3)Fe_2(Si_8O_2)(OH)_2$ (Krokyolith)+ Na $(Li,Fe,Al)_3Al_6[(OH,F)_4(BO_3)_2SiO_{18}]$ (Turmalin).

**Kristallsystem:** trigonal; **Erscheinungsbild: Blauquarz** bildet sichtbare Kristalle, **Saphirquarz** bildet meist derbe körnige Massen, selten nur Kristalle; **Mohshärte** 6,5–7; **Dichte:** 2,65; **Spaltbarkeit:** keine; **Bruch:** muschelig; **Transparenz: Blauquarz:** undurchsichtig, kantendurchscheinend bis durchscheinend, **Saphirquarz:** undurchsichtig. **Farbe:** hellblau; **Strichfarbe:** weiß; **Glanz:** glasartig.

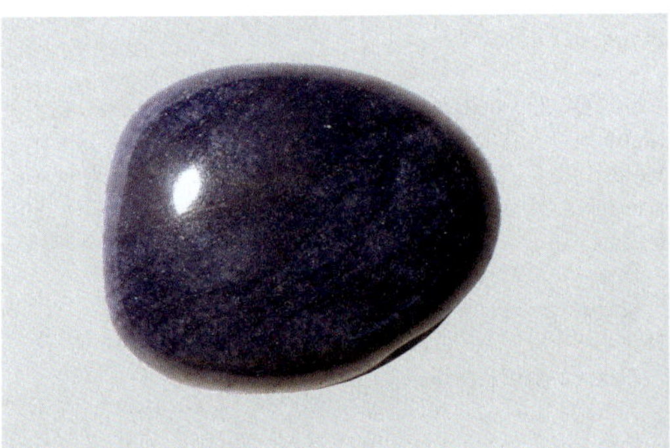

*Blauquarz, Aventurin blau, Trommelstein.*

**Vorkommen:** Blau-Quarz: Kolumbien, Madagaskar, USA (Virginia).

**Verwechslung:** Verwechslungen von Blau-Quarz und Saphirquarz untereinander und Verwechslungen mit Dumortierit-Quarz und blauem Syenit sind möglich; **Unterscheidung:** nur mineralogisch-gemmologisch.

**Fälschungen:** sind durch Färben von Achat oder Chalcedon bekannt.

**Im Handel** ist turmalinhaltiger Blau-Quarz als kristallines Mineral, Trommelstein, Kugel und Bi-Scheibe erhältlich; der im Handel angebotene Blau-Quarz ist meist Dumortierit-Quarz oder Krokydolith-Quarz.

**Wirkung der Ionen:** bei Färbung durch Rutil: Titan (angstlösend, Regeneration) oder bei Färbung durch Turmalin: Aluminium (Realitätssinn), Bor (Kontrolle), Lithium (stimmungsaufhellend), Natrium (Gelassenheit, Selbstständigkeit).

**Organwirkung:** Bronchien, Haut, Lunge.

**Körperlich:** lindert Hautreaktionen auf Stress; beruhigt die Nerven; reduziert Entzündungsneigung; wird gegen Fieberzustände, Bronchial- und Lungenerkrankungen eingesetzt; lindert Schmerzen und chronische Verspannung.

**Seelisch:** wirkt Ärger, Stress und Wut entgegen; gleicht Stimmungsschwankungen aus; vermittelt Naturverbundenheit, Gemütsruhe und Gemütlichkeit; fördert das Lernen durch Zuhören und durch Einfühlung (nach von Holst).

**Anwendung:** Blauquarz wird als Trommelstein direkt auf die betroffene Körperstelle gelegt; als Kette oder Bi-Scheibe am Körper getragen; zur Schmerzlinderung wird die entsprechende Körperstelle mit einem Trommelstein sanft massiert; als Blauquarz-Wasser getrunken.

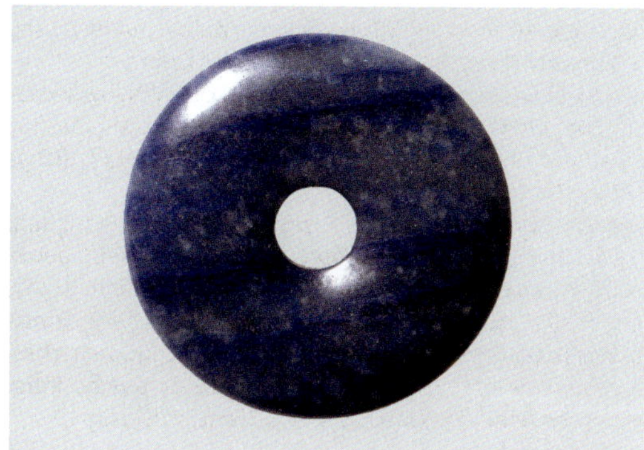

*Blauquarz-Bi-Scheibe.*

**In der klassischen Heilsteinliteratur** ist Blau-Quarz nicht beschrieben. **Moderne Autoren:** Ahlborn, Gienger, Heider, Keyte, Kühni/von Holst, Melody, Sperling; auf welche Art sich dieser Blau-Quarz bezieht, ist jedoch oft nicht feststellbar.

Blau-Quarz ist ein selten verwendeter Heilstein.

**Astrologische Zuordnung:** Mond im Stier (nach von Holst), Fische (nach Ahlborn).

**Chakra-Zuordnung:** Kehlkopfchakra.

**Meditations-Zuordnung:** Erkenntnis unserer Gefühle.

**Pflege:** Blauquarz einmal wöchentlich unter fließendem Wasser reinigen, mit Hämatit-Ministeinchen entladen und zum Aufladen auf eine Bergkristallgruppe oder in die Morgensonne legen.

# Boji's

siehe Pop Rocks

# Borax

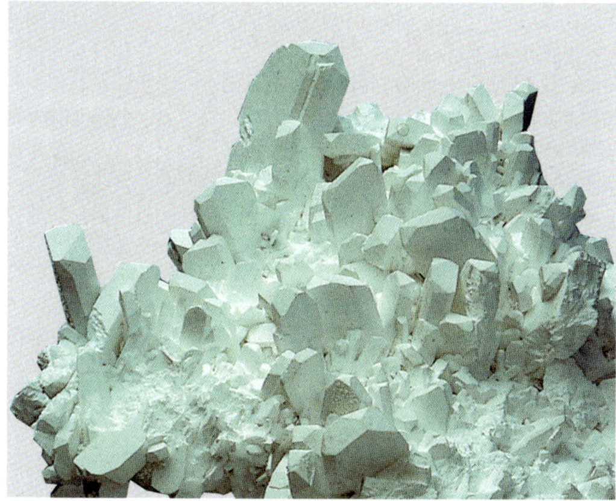

*Borax.*

**Name:** benannt von Wall 1848, nach pers. ***burah*** »weiß«, nach dessen weißer Farbe. Engl. und franz.: Borax.

**Synonyme:** borsaures Natron, Reh, Sedativsalz, Tinkal, Zala.

**Mineralogie:** Borax entsteht sekundär-sedimentär durch Ausfällung im Bodenschlamm so genannter Boraxseen, gewöhnlich in Begleitung von Steinsalz und Soda; seltener als Boden-Ausblühung aus borathaltigem Wasserdampf in Wüstengebieten oder als Abscheidung heißer boraxhaltiger Quellen.

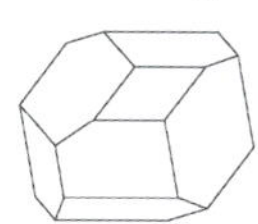

**Mineralklasse:** wasserhaltiges Natriummineral der V. Mineralklasse, der Borate; **Formel:** $Na_2B_4O_7 \times 10\ H_2O$ + Ca,Cl, $CO_3$,S,$SO_4$.

**Kristallsystem:** monoklin; **Erscheinungsbild:** bildet kurzprismatische, dicksäulige, auch tafelige Kristalle sowie derbe, körnige, fasrige, erdige oder mehlige Aggregate, als Kruste; **Mohshärte:** 2–2,5; **Dichte:** 1,7–1,8; **Spaltbarkeit:** vollkommen; **Bruch:** muschelig, spröd; **Transparenz:** durchsichtig bis undurchsichtig; **Farbe:** farblos, weiß, gelblich, selten bläulich oder grünlich, meist mit weißen Umwandlungskrusten; **Glanz:** an Bruchstellen glas- und harzartig; **Strichfarbe:** weiß; **Besonderheit:** Borax ist leicht in Wasser löslich, wasseranziehend und besitzt einen süßlich salzigen Geschmack.

**Vorkommen:** selten: Ägypten, Argentinien, Chile (Atacamawüste), Indien (Kaschmir), Iran, Libyen, Tibet, Türkei, USA (Boirax Lake/Kalifornien, Nevada).

**Verwechslung:** kann mit Aragonit, Colemanit, Sassolin, Kernit und Trona verwechselt werden; **Unterscheidung:** Härte, Wasserlöslichkeit, Geschmack.

**Fälschungen:** sind bisher nicht bekannt.

**Im Handel** ist Borax als Kristallstufe erhältlich.

**Wirkung der Ionen:** Bor (angstlösend, Kontrolle), Natrium (Bewahrung, Ordnung).

**Organwirkung:** Haut, Schleimhäute.

**Körperlich:** wird bei Schuppenflechte und gegen fettige Haut eingesetzt, mildert Hustenreiz.

**Seelisch:** bessert die Empfindlichkeit gegen plötzliche Geräusche und die Angst vor Abwärtsbewegungen und Flugangst; allgemein gegen Ängste und Panikanflüge; bessert die Selbstbeherrschung und Kontrolle über das eigene Leben (Gienger, nach Scholten).

**Anwendung:** Borax wird als Kristallstufe kurz auf die Haut gelegt, oft mit einer Papier-Zwischenlage; meist als homöopathisches Mittel verabreicht oder als Deokristall verwendet.

**In der klassischen Heilsteinliteratur** ist Borax bei Avicena und Paracelsus beschrieben. **Moderne Autoren:** Gienger, Heider, Kühni/von Holst, Paulin.

Borax ist ein selten verwendeter Heilstein.

**Homöopathische Verwendung:** Borax in D3–D6: bei Ekzemen der Kopfhaut, Bindehaut- und Lidrand-Entzündung, Gastroenteritis, Harnwegs-Prostatahypertrophie, Entzündung mit zittriger Schwäche und Flugkrankheit.

In der **arabischen Alchemie** wird Borax als »Transmutations-« und »Lösungsmittel« für Metalle verwendet.

**Astrologische Zuordnung:** Saturn in Fische (nach von Holst).

**Pflege:** Borax einmal wöchentlich über Nacht im Eisfach, eingepackt in Plastik, kältereinigen; zum Aufladen in die Morgensonne legen.

# Bornit

**Name:** benannt von Werner 1791, Haidiger 1845, nach dem österreichischen Mineralogen Ignatius von Born. Engl. und franz.: Bornite.

**Synonyme:** Braunkupfer-Erz, Buntkupfer, Buntkupfer-Kies, Buntkupfer-Erz, Chalkomiclin, Kupferglas, Kupfer-Lazul, Kupferlazur, Kupferlazur-Erz, Kupferleber-Erz, Leberschlag, Pfauenerz, Poikilit, Poikilopyrit und Purpurkupfer.

**Mineralogie:** Bornit entsteht primär-magmatisch in intramagmatischen Lagerstätten und Pegmatiten als Gemengeteil magmatischer Sulfid-Lagerstätten und hydrothermaler Erzgänge und in alpinoiden Klüften; sekundär marin-sedimentär in Sulfid-Lagerstätten, selten in der Zementationszone von Kupfer-Lagerstätten; als Neubildung in metamorphen Sulfid-Lagerstätten euxinischer Schiefer.

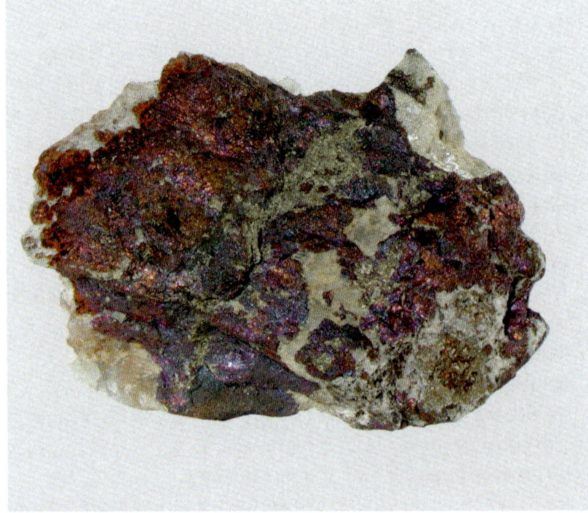

*Bornit-Rohstein.*

**Mineralklasse:** eisenhaltiges Kupfermineral der II. Mineralklasse, der Sulfide; **Formel:** $Cu_5FeS_4$+Ag,Bi, Hg,In,Pb; Bornit kann bis zu 64 % Kupfer enthalten.

**Kristallsystem:** rhombisch, pseudokubisch; **Erscheinungsbild:** bildet selten gut ausgeprägte würflige, rhombendodekaedrische oder oktaedrische Kristalle mit gekrümmten Flächen, meist nur kompakte, knollige, plattige, körnige, derbe oder krustige Massen; **Mohshärte:** 3; **Dichte:** 4,9–5,4; **Spaltbarkeit:** unvollkommen; **Bruch:** muschelig bis uneben; **Transparenz:** undurchsichtig; **Farbe:** an frischer Bruchstelle kupferrot, rötlich oder braun, läuft jedoch durch Oxidation bunt mit purpurner Patina an; **Glanz:** metallic; **Strichfarbe:** grauschwarz.

**Varietäten:** Erubescit, Phillipsin.

**Vorkommen:** Australien (Mt. Lyell), Bolivien, BRD (Siegerland, Kupferberg/Sachsen), Chile (Tamaya), England (Redruth/Cornwall), Kanada (Redruth), Marokko (Bou Skour), Mexiko (San Marcos), Namibia (Tsumeb), Österreich (Osttirol), Polen, USA (Butte/Montana), Schweden (Norberg), Südafrika (Transvaal), Türkei (Guleman), Zaire (Likasi).

**Verwechslung:** kann mit Chalkopyrit, Covellin, Germanit, Nickelin, Pentlandit, Pyrrhotin und Umangit verwechselt werden; Buntkupfer-Kies kann (!) Bornit oder Chalkopyrit sein und wird oft »unwissentlich« falsch deklariert; **Unterscheidung:** Härte, Dichte, chemisch, oft nur mineralogisch-gemmologisch, röntgenologisch.

**Fälschungen:** gibt es nicht.

**Im Handel** ist Bornit als Rohstein oder Kristallstufe, selten als Trommelstein erhältlich.

**Wirkung der Ionen:** Eisen (Kraft, Mut, wundheilend), Kupfer (entkrampfend, harmonisierend), Schwefel (Energie, enzymaktivierend).

**Organwirkung:** Blut, Hormonhaushalt, Muskeln, Uterus.

**Körperlich:** aktiviert die Sexualhormone; wird bei Menstruationsbeschwerden eingesetzt; wirkt krampflösend; entsäuert den Stoffwechsel der Zelle und des Bindegewebes; harmonisiert das Wachstum; gleicht den Mineralstoffhaushalt aus; wirkt fiebersenkend und baut Schwellungen ab (nach Melody); verbessert die Eisen- und Kaliumaufnahme im Blut.

**Seelisch:** stärkt Lebensmut und Vertrauen; bessert depressive Verstimmung; hilft auch verzagten Menschen, ihr Leben zu meistern (nach Sperling) und mehr Lebensfreude und Erfüllung zu erfahren.

**Anwendung:** Bornit wird als gefasster Anhänger getragen; als Rohstein auf die betroffene Körperstelle gelegt; als Trommelstein in der Hosentasche mitgeführt; die entsprechende Körperstelle, zum Beispiel Unterleib, wird mit einem Trommelstein sanft massiert; Bornit wird als Rohstein zur Meditation aufgestellt.

**In der klassischen Heilsteinliteratur** ist Bornit nicht beschrieben. **Moderne Autoren:** Gienger, Heider, Kühni/(von Holst, Melody, Paulin, Pöttinger, Sperling.

Bornit ist ein gut geprüfter Heilstein.

**Astrologische Zuordnung:** Krebs (nach Melody), Venus in Wassermann (nach von Holst).

**Feng-Shui-Zuordnung:** Ba-Gua-Bereich Kinder.

**Pflege:** Bornit einmal wöchentlich kurz unter fließendem Wasser reinigen, mit Halit-Kristallen energetisch entladen und zum Aufladen in eine helle Amethystdruse oder in Vollmondlicht legen.

**Hinweis:** Bis zu 8 cm große Kristalle wurden in Tirol gefunden.

# Brasilianit

**Name:** benannt von E. P. Henderson 1945, nach dem Herkunftsland Brasilien. Engl. und franz.: Brasilianite.

**Synonym:** Grün-Quarz.

**Mineralogie:** Brasilianit entsteht primär-liquidmagmatisch in phosphatreichen Pegmatiten, wenn bei der Restkristallisation des Magmas noch genügend Natrium vorhanden ist, und hydrothermal in Granitpegmatiten.

**Mineralklasse:** wasserfreies, basisches Natrium-Aluminium-Mineral der VII. Mineralklasse, der Phosphate; **Formel:** $NaAl_3[(OH)_4|PO_4]_2$+Ca,K, Cl, Fe,Ti. Farbgebend für die gelbe Tönung sind Spuren von Eisen.

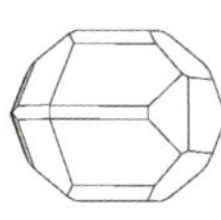

**Kristallsystem:** monoklin; **Erscheinungsbild:** bildet kurzprismatische oder dipyramidale, flächenreiche, bis zu 12 cm lange Kristalle, seltener derbe, körnige, kugelige und radialfaserige Aggregate; **Mohshärte:** 5,5; **Dichte:** 2,94–2,98; **Spaltbarkeit:** vollkommen; **Transparenz:** durchsichtig bis durchscheinend; **Farbe:** farblos, blassgelb bis gelbgrün; **Glanz:** glasartig; **Strichfarbe:** weiß.

**Vorkommen:** selten: Brasilien (Minas Gerais, Paraiba), Kanada, Madagaskar, Österreich, Ruanda, Tschechien, USA (Maine).

**Verwechslung:** kann mit Albit, Augelith, Amblygonit, Apatit, Beryll, Chrysoberyll, Heliodor und Topas verwechselt werden; **Unterscheidung:** Härte, Dichte, mineralogisch-gemmologisch, optisch.

**Fälschungen:** Imitationen aus Glas und Quarz sind bekannt; zur Farbaufbesserung wird Brasilianit mit Alpha- oder Röntgenstrahlen bestrahlt.

**Im Handel** ist Brasilianit als Rohkristall, Cabochon und facettiert erhältlich.

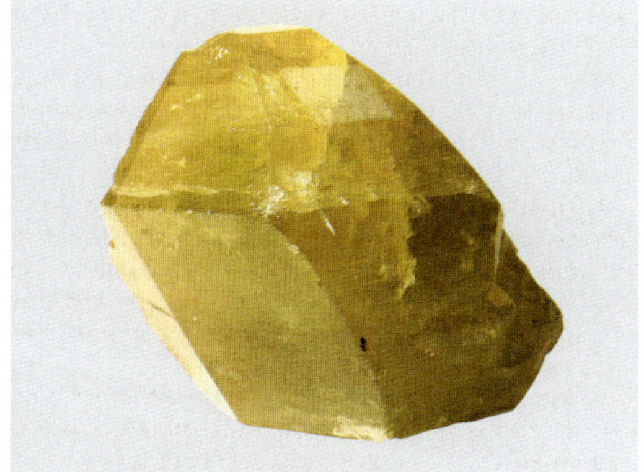

*Brasilianit-Kristall.*

**Wirkung der Ionen:** Aluminium (entsäuernd, Nüchternheit, Präsenz), Natrium (blutdrucksteigernd, Gelassenheit), Phosphor (Energie, Enzyme).

**Organwirkung:** Hypophyse.

**Körperlich:** kann heilend und lindernd auf Leiden des Gehirns und des Rückenmarks wirken (nach Peschek-Böhmer); mildert regelmäßig wiederkehrende Schmerzen, vor allem Menstruationsbeschwerden (nach Sienko); beeinflusst die Körpertemperatur; ist hilfreich bei Einschlafschwierigkeiten und Schlaflosigkeit.

**Seelisch:** bessert mentale Erschöpfungszustände; setzt Energiereserven frei; hilft bei Albträumen, das Traumerlebnis zu verarbeiten (nach Sienko); frischt das Erinnerungsvermögen auf; hilft die eigene Lebensabsicht zu erkennen (nach Sperling).

**Energetisch:** regt Akupunktur-Meridiane an, löst blockierte Stellen und bringt angestaute Energien wieder zum Fließen.

**Anwendung:** Brasilianit wird als Kristall oder Cabochon direkt auf die Haut gelegt; als Kristall mit der Spitze vor die betroffene Stelle gehalten; als Trommelstein in der Tasche mitgeführt, als Kristallwasser getrunken.

**In der klassischen Heilsteinliteratur** ist Brasilianit nicht beschrieben. **Moderne Autoren:** Gienger, Kühni/von Holst, Melody, Paulin, Peschek-Böhmer, Sienko, Sperling.

Brasilianit ist wegen seines hohen Preises ein relativ selten verwendeter Heilstein.

**Astrologische Zuordnung:** Steinbock (nach Melody); Löwe; Neptun in Schütze (nach von Holst).

**Chakra-Zuordnung:** Solarplexus-Chakra (nach von Holst/Gienger).

**Meditations-Zuordnung:** Kraft.

**Pflege:** Brasilianit einmal wöchentlich unter fließendem Wasser reinigen, mit Hämatit-Ministeinchen entladen und zum Aufladen auf eine Bergkristallgruppe oder in die Morgensonne legen.

# Bronzit

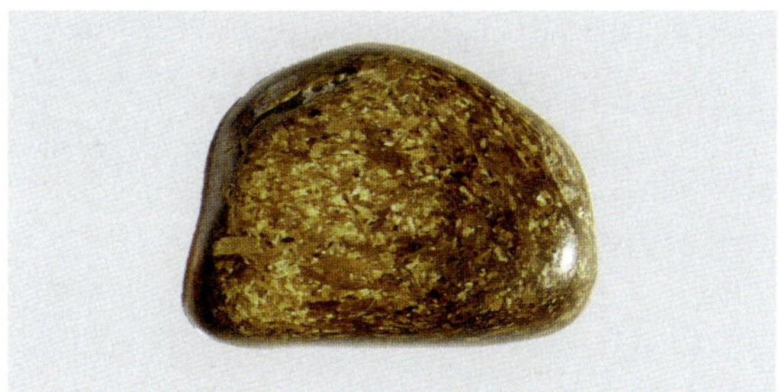

*Bronzit-Trommelstein.*

**Name:** benannt von Karsten 1807, nach der charakteristischen glitzernden Bronzefarbe seiner glänzenden Spaltflächen. Engl.: Broncite, franz.: Bronzite.

**Synonyme:** Phaestin, Schillerspat.

**Mineralogie:** Bronzit entsteht primär-liquidmagmatisch massig-gesteinsbildend in Peridotit und Gabbro-Pegmatiten oder vulkanisch aus magnesiumreichem Magma als Gemengeteil in Porphyriten und Andesiten, kommt auch in Steinmeteoriten vor; selten regionalmetamorph in Pyroxen-Granuliten und Eklogiten, kontaktmetamorph in Pyroxen-Hornfelsen.

Bronzit kann sich durch hydrothermale Lösungen in Serpentin umwandeln (Bastit) und durch Verwitterung in specksteinartigen Steatit.

**Mineralklasse:** Magnesium-Eisen-Mineral der VIII. Mineralklasse, der Ketten-Silikate und der Enstatit-Ferrosilit-Reihe der Gruppe der Pyroxene. **Formel:** $(Mg,Fe)_2(Si_2O_6)$+Al, Ca,Mn,Ni,Ti; enthält bis zu 17,2 % Eisenoxid; bei geringem Eisengehalt spricht man von Enstatit, bei höherem von Hypersthen.

**Kristallsystem:** rhombisch; **Erscheinungsbild:** bildet nur kurzsäulige, prismatische, selten gut ausgebildete Kristalle (meist aus Meteoriten), meist jedoch derbe, spätige faserige, zerknitterte oder körnige Aggregate, oft von orientiert eingelagerten Augit-Kristallen durchwachsen; **Mohshärte:** 5,5. **Dichte:** 3,20–3,40; **Spaltbarkeit:** unvollkommen; **Bruch:** uneben, blättrig, faserig und spröde; **Transparenz:** durchscheinend bis undurchsichtig; **Farbe:** auf Spaltflächen messinggelb oder bronzefarbig schillernd, selten grünlich; er erscheint oft gefleckt und gemustert; **Glanz:** Aggregate oft seidenartig, metallisch; Kristalle glasartig; **Strichfarbe:** bräunlich weiß.

**Varietäten: Enstatit** und **Hypersthen.**

**Vorkommen:** häufig: **metamorph:** Australien, Brasilien, BRD (Bad Harburg/Harz), China, GUS, Indien, Madagaskar, Norwegen (Bamle), Österreich (Kraubath/Steiermark), Schweden, Schweiz, Tansania, **magmatisch:** Südafrika (Bushveld/Transvaal), USA.

**Verwechslung:** kann mit Amphibole, Bastit, Enstatit und Hypersthen verwechselt werden; **Unterscheidung:** Härte, mineralogisch-gemmologisch, röntgenologisch.

**Fälschungen:** Farbintensivierungen durch Bestrahlung sind bekannt.

**Im Handel** ist Bronzit als Rohstein, Trommelstein und Anhänger erhältlich.

**Wirkung der Ionen:** Eisen (Ausdauer, Initiative, immunstärkend), Magnesium (entspannend, Belastbarkeit).

**Organwirkung:** Haut, Nerven.

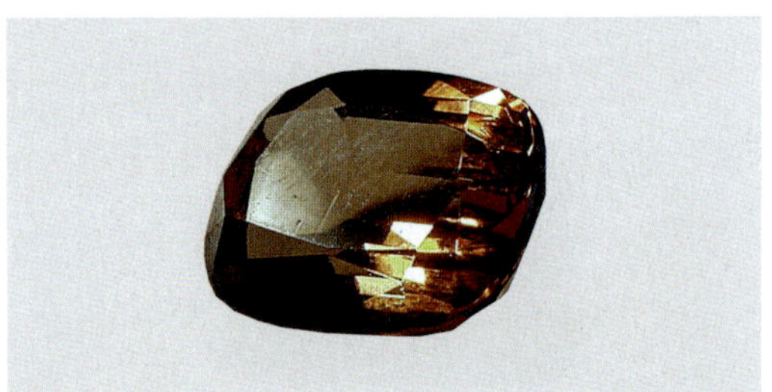

*Bronzit, facettiert.*

**Körperlich:** mindert frühzeitige Alterserscheinungen; bessert trockene Haut; lindert Atemnot bei Bronchitis; mindert Schmerzen bei Gürtelrose, Hexenschuss, Ischialgie; in Kombination mit Apatit fördert er die Festigkeit spröder Knochen; stärkt die Nerven; fördert den Magnesiumstoffwechsel; wirkt gegen Magnesiummangelerscheinungen wie Muskelkrämpfe und Muskelverhärtung (nach Gienger); gleicht den Säurehaushalt aus; verbessert die Aufnahme und Verfügbarkeit von Eisen; unterstützt den Körper in seinen zyklischen Abläufen (nach Melody); hilft daher bei Jetlag und Problemen durch die Zeitumstellung (nach von Holst).

**Seelisch:** mildert seelische Verletzungen, die irgendwann einmal zugefügt wurden; regt an und belebt, hilft jedoch die innere Ruhe zu bewahren; daher bei Dauerstress (nach Häge) und außergewöhnlichen Belastungen eine wirkungsvolle Hilfe; bietet Erholung und Regeneration während anstrengender Lebensphasen, zum Beispiel als Eltern (nach Gienger); Stein der Höflichkeit; unterstützt gerechte und vorurteilslose Wertungen (nach Melody); hilft gegen Apathie; schützt vor depressiver Verstimmung (nach Peschek-Böhmer), angezeigt bei Hoffnungslosigkeit, Nervosität, Ruhelosigkeit, Stress, Trauer, innerer Unruhe, Unzufriedenheit; vermittelt stabile Sicherheit und Zuverlässigkeit, lässt dem Altbekanntem freudvolle und interessante Aspekte abgewinnen (nach von Holst).

**Anwendung:** Bronzit wird als Anhänger getragen; als Trommelstein in der Hosentasche mitgeführt; als Bronzitwasser getrunken; als Rohstein zur Meditation aufgestellt.

**In der klassischen Heilsteinliteratur** ist Bronzit nicht beschrieben. **Moderne Autoren:** Gienger, Häge, Heider, Kühni/von Holst, Maier, Melody, Paulin, Peschek-Böhmer, Scholz.

Bronzit ist ein geprüfter, wenig verwendeter Heilstein.

**Ergänzende Bachblüte:** White Chestnut (nach Häge).

**Astrologische Zuordnung:** Löwe (nach Melody), Venus im zweiten Quadrant (nach Maier), Saturn im Stier (nach von Holst).

**Chakra-Zuordnung:** Nabelchakra (nach von Holst/Gienger).

**Pflege:** Bronzit einmal wöchentlich unter fließendem Wasser reinigen, mit Hämatit-Ministeinchen entladen und zum Aufladen auf eine Bergkristallgruppe oder in die Morgensonne legen.

# Bustamit

siehe Wollastonit

# Cacoxenit

siehe Goethit-Quarz

# Calcit

**Name:** benannt von Haidinger 1845, nach griech. *Chalix*, »kleiner Stein«, und lat. *calx*, »Kalk«. Engl. und franz.: Calcite.

**Synonyme:** aufgrund seines Formenreichtums unzählige Synonyme: Alm, Androdamas, Atlasspat (faserig), Blätterspat (blättrig), Doppelspat (mit Doppelbrechung), Glendonit, Islandspat, Kalksinter (gebänderte Quellablagerung), Kalkspat, Kanonenspat (säulig), Meiselspat, Montmilch (pulvrig), Nadelspat (nadelig), Papierspat (großblättrig), Patagosit, Perlmutterspat, Rautenspat (rautenförmig), Reichit, Schieferspat (dünnblättrig), Seekreide, Seidenspat (seidig glänzend, faserig), Spat, Spatrose (rosettanartig), Spindelspat (spindelförmig), Tropfstein (stalaktitisch), Stengelspat (stengelig), Wasserstein, Würfelspat (würfelförmig), Zweckenspat (reißzweckenförmig). Ebenso viele Handelsnamen: Citronen-Calcit, Honig-Calcit, Kobalt-Calcit, Mangano-Calcit, Orangen-Calcit, Riverstone; irreführende Bezeichnungen sind: Kalifornischer Onyx, Mexikanischer Onyx, Onyx-Marmor, Türkischer Onyx, Grün-Jade.

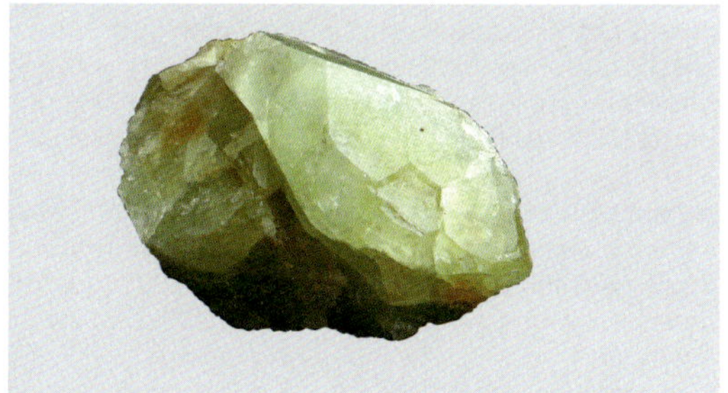

*Calcit-Kristall.*

**Mineralogie:** Calcit entsteht primär-magmatisch gesteinsbildend in Karbonatiten, hydrothermal in Gesteinshohlräumen, auf Klüften, Erzgängen und Drusen sowie als Ausscheidung in Hohlräumen an heißen vulkanischen Gängen; hauptsächlich sekundär bei der Bildung chemischer (Stalaktiten und Stalagmiten) oder biogener Kalksteine (gebirgsbildend), als Bestandteil der Skelette von Lebewesen; metamorph in Kalksilikat-Gestein und Marmoren.

**Mineralklasse:** Calciummineral der Calcit-Dolomit-Aragonit-Familie und der Calcit-Gruppe der V. Mineralklasse, der Karbonate. **Formel:** $CaCO_3$+ Ba,Co,Fe,Mn,Pb,Sr,Zn,Cu; farbgebend sind **Eisen:** gelb, rot bis braun; **Mangan:** rosa, grau bis schwarz, **Kupfer:** grün und **Kobalt:** violett.

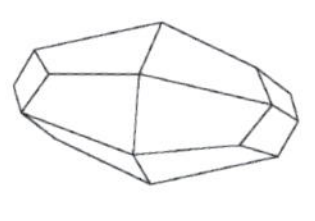

**Kristallsystem:** trigonal; **Erscheinungsbild:** bildet stets aufgewachsene Kristalle in fast unendlicher Formenvielfalt wie faserig, blättrig, als Rhomboeder, gebänderte Quellablagerung, säulenförmig; erzeugt dichte bis erdige, pulvrige, nadelige, großblättrige, dünnblättrige, rosettenartige, spindelförmige, stalaktitische, stengelige, würfelförmige, reißzweckförmige Aggregate; Calcit ist das vielgestaltigste Mineral; **Mohshärte:** 3; **Dichte:** 2,7; **Spaltbarkeit:** ausgezeichnet; **Transparenz:** durchsichtig bis undurchscheinend; **Farbe:** farblos, weiß, grau, gelb, orange, rot, grün, braun und blau, selten schwarz, auch gebändert; **Glanz:** häufig glasartig, selten fettig und manchmal matt; **Strichfarbe:** weiß; **Flammenfärbung:** rot; **löslich** in verdünnter Salzsäure unter Aufschäumen.

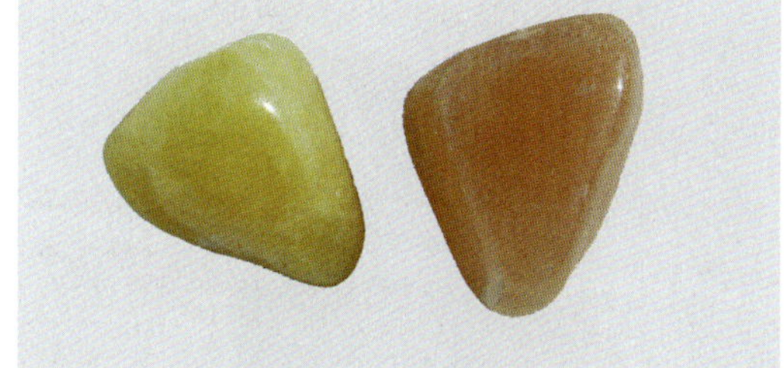

*Calcit-Trommelsteine, blau, gelb und rot.*

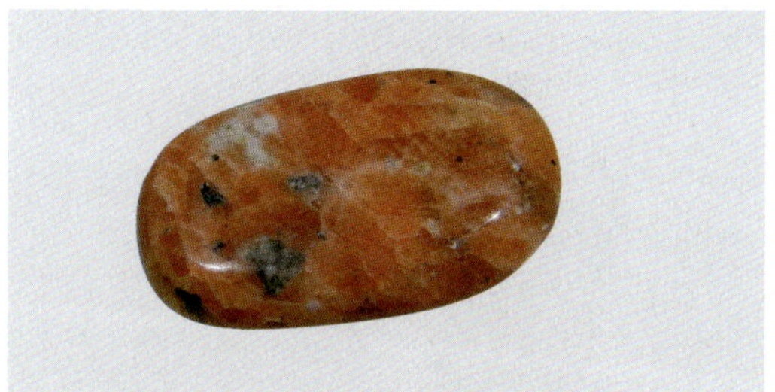

*Orangefarbener Calcit, Madagaskar.*

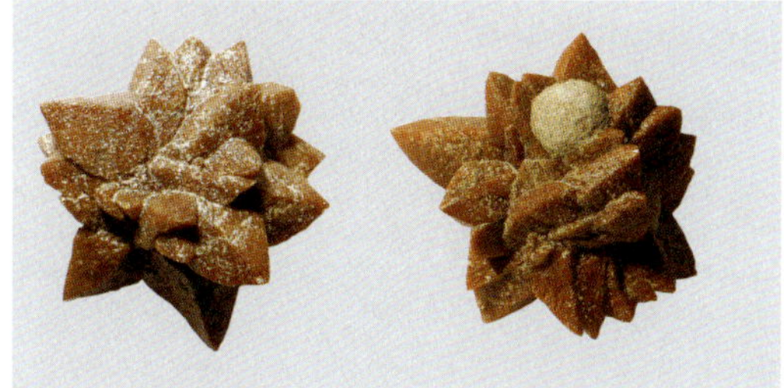

*Glendonit-Aggregate.*

**Glendonit** ist ein verdrängungspseudomorphierter Calcit, vermutlich nach Ikait. **Formel:** $CaCO_3$+6 $H_2O$.

**Erscheinungsbild: Glendonit** bildet typischerweise die pyramidenförmigen, manchmal rosetten- oder igelartig verwachsenen Kristalle und Kristallgebilde von Ikait nach.

**Farbe:** weiß (Kalifornien) bis orangebraun (Russland) und im russischen Material oft von einer graubraunen Konkretion umgeben. **Glanz:** stumpf.

**Vorkommen:** Grönland (Ikka-Fjord), GUS (Karelien), Japan (Hokkaido), Kanada (Bay of Fundy); USA (Kalifornien).

**Vorkommen:** sehr häufig und weltweit: Belgien, Brasilien, BRD (Bräunsdorf, Freiberg, St. Andreasberg), China, Italien (Val di Fassa), Island (Helgustatir) Kroatien, Mexiko (Chihuahua), Rumänien (Kaprik), Slowenien, Tschechien (Banska Stiavnica, Karlsbad), USA (Joplin). **Lieferländer für besonders schöne Kristalle:** Brasilien, China, Mexiko, USA.

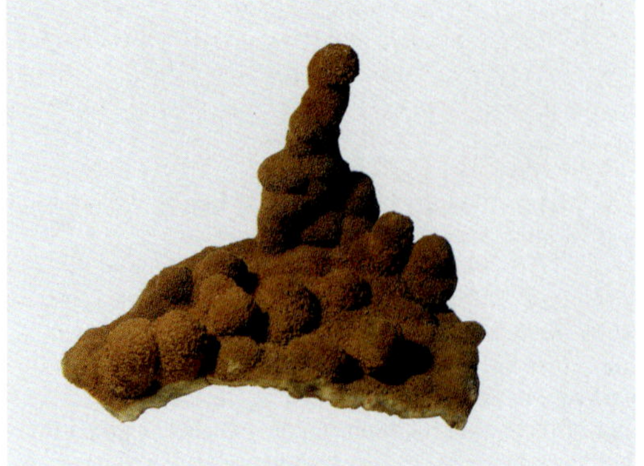

*Calcit-Aggregat, limonitisiert, Mexiko.*

**Verwechslung: Calcit** kann mit Aragonit, Baryt, Dolomit, Magnesit, Quarz und Strontianit verwechselt werden; **Unterscheidung:** Dichte, Härte, chemisch, mineralogisch-gemmologisch, Spaltbarkeit, Flammenfärbung, Paragenese-Mineralien. **Glendonit** (zumindest der russische) ist eigentlich unverwechselbar.

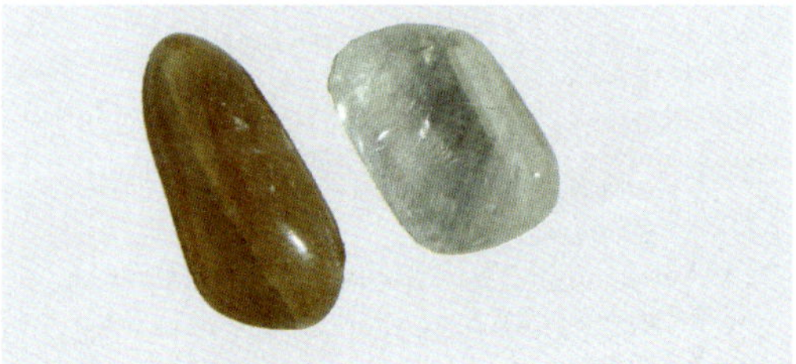

*Calcit-Trommelsteine.*

**Fälschungen:** existieren durch Färbung wie türkis, rot, gelb, grün oder violett; seltener sind Fälschungen bekannt durch Bestrahlung: gelb, blau, lila; Calcit wird durch Salzsäure geätzt, wodurch glatte Oberflächen entstehen, die zudem durch Paraffinieren verborgen werden. Nachweis: mikroskopisch.

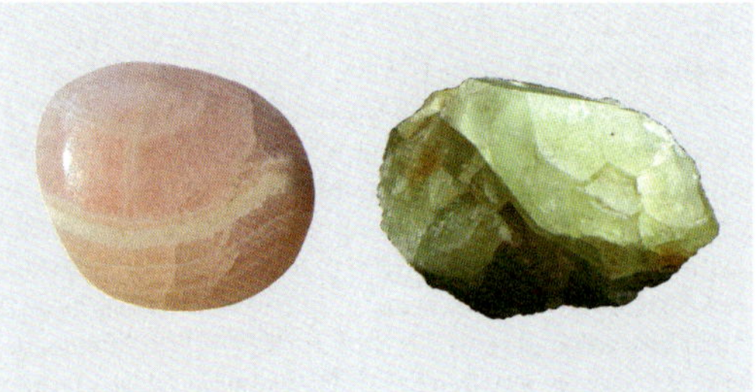

*Mangano-Calcit-Trommelstein, grüner Calcit, derber Rohstein.*

**Im Handel** ist Calcit als gesäuerter und ungesäuerter derber Rohstein (blau, gelb, grün, orange), Kristall, Kristallstufe (weiß, schwarz) und als Aggregate in hundertfältiger Form, als Trommelstein (blau, gelb, grün, orange, rot, weiß), Scheibe (orange) und Bi-Scheibe (gelb), als Kugel (orange, grün, blau), als Anhänger, Tikra, Cabochon, geschnittene Kunstformen und präsentative Großmineralstufe (jede Farbstufe von klar, weiß bis schwarz) erhältlich.

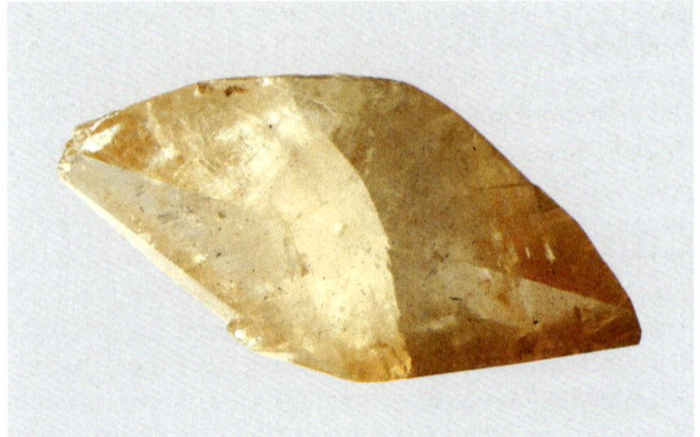

*Calcit-Doppelender.*

**Wirkung der Ionen:** Calcium (Aufbau, Entwicklung, Knochen, Spannkraft, Wachstum).

**Organwirkung:** Bindegewebe, Herzreizleitungssystem, Knochen, Muskeln.

**Körperlich: allgemein:** regt den Calciumstoffwechsel an, baut langsam, aber stetig Lebensenergie und jugendliche Kraft auf, stärkt Wachstum und beschleunigt die körperliche und geistige Entwicklung, fördert die Blutgerinnung und die Heilung von Haut, Gewebe und Knochen, herzstärkend (nach Gienger). **Blau:** lindert Magenschmerzen, juckende Hautbeschwerden; hilfreich bei Knochengeschwülsten und Wirbelsäulenschmerzen. **Grün:** lindert Unterleibskrämpfe; bessert Schweißausbrüche; normalisiert den Herzrhythmus bei Herzrhythmusstörungen; Gesichtslähmungen; Nierenerkrankungen; Verstopfung. **Braun:** bessert Brechreiz und Übelkeit; kräftigt die Bindehaut; wirkt auf Verdauung und Peristaltik; vorbeugend gegen krampfartige Beschwerden von Magen und Darm. **Orange:** wirkt stoffwechselanregend; fördert bei Kindern die Aufnahme von Calcium; wirkt immunstärkend und wachstumsfördernd bei Kindern; regt die Blutgerinnung an und erhöht niedri-gen Blutdruck; fördert Heilung von Gewebe und Knochen; bei Verstopfung (in Kombination mit Grünem Calcit sowie Bernstein); **Weiß:** wird bei brüchigen Nägeln eingesetzt; bessert Karies und Empfindungen an den Zähnen. **Mangano-Calcit:** stabilisierend bei Beschwerden mit Rhythmus, Reizleitung, Kontraktion und Muskulatur des Herzens (nach Kühni/von Holst); beeinflusst Herz, Kreislauf und Blutdruck; wirkt leistungssteigernd (nach Forschungsprojekt SHK); sanft schmerzlindernd bei Bandscheibenbeschwerden, Meniskusschmerzen, Muskelkater, Steifigkeit und Muskelerschlaffung (nach Kühni/von Holst). **Glendonit:** verbessert die Immunlage; bei viralen Infekten; verbessert die Viskosität des Blutes und beeinfusst die Blutgerinnung (nach Kühni/von Holst).

**Seelisch: allgemein:** hilft positiv gestimmt das Leben anzupacken; wirkt recht unauffällig; verbessert die praktische Organisation des Lebens; vergrößert den Lebensradius; verhilft zu glücklichen Fügungen und Begegnungen; hebt die Selbstverantwortung (nach von Holst). **Blau:** mildert Albträume und Angstschweiß; verbessert das Unterscheidungsvermögen; beschleunigt die körperliche, seelische und geistige Entwicklung. **Gelb:** fördert das Vermögen, zu planen und Ideen in die Tat umzusetzen. **Grün:** gibt Selbstvertrauen, Stabilität und Standhaftigkeit; verbessert die Wahrnehmung und den ehrlichen Umgang mit seinen Gefühlen; verbessert die Kommunikation von Empfindungen, wenn sie im Alltag zu kurz kommen (nach von Holst).

**Orange:** bessert mangelhaftes Erinnerungsvermögen, Erschöpfung, Hoffnungslosigkeit, Lebensunlust, Pessimismus, schlechtes Reaktionsvermögen, mangelndes Selbstbewusstsein, mangelnde Tatkraft. **Mangano-Calcit:** für die Feinabstimmung des Gleichgewichts aller Lebensfaktoren; erhöht die Kreativität. Glendonit: ermöglicht Wandlung und optimale Reaktion auf Veränderungen; gibt Lebensleichtigkeit; verbessert sanft das Abgrenzungsverhalten; hilft mit seiner Energie bei sich zu bleiben (nach von Holst).

**Anwendung:** **Calcit** wird als Anhänger, Bi-Scheibe oder Kette direkt am Körper getragen; als gesäuerter Rohstein, Trommelstein oder Cabochon direkt auf die Haut gelegt; als Scheibe unter das Kopfkissen gelegt; als Orangen-Calcit-Essenz eingerieben; als Orangen-Calcit-Wasser getrunken oder als Calcitessenz morgens nüchtern tropfenweise eingenommen, als große Kristallstufe zur Kontemplation oder Meditation aufgestellt. **Glendonit** kann in der Hosentasche mitgeführt oder meditativ betrachtet werden.

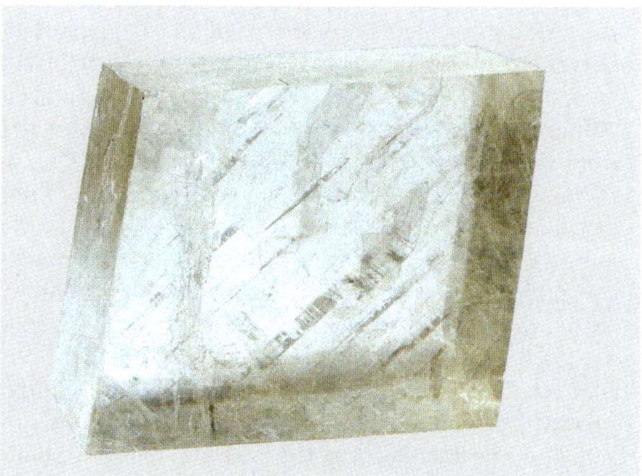

*Calcit-Kristall, Spalt-Rhomboeder.*

**In der klassischen Heilsteinliteratur** ist Calcit (Hildegard von Bingen beschreibt den gebrannten Kalk) und Glendonit nicht beschrieben. **Moderne Autoren:** Beeler, Bind-Klinger, Dow, Franzen, Gienger, Graf, Gurudas, Heider, Hofmann, Huber, Keyte, Korse, Kühni/von Holst, Lopes, Maier, Melody, Novak, Paulin, Peschek-Böhmer, Pöttinger, Raphaell, von Rohr, Schaufelberger-Landherr, Schelhas, Scholz, Schreiber, Siebenthal, Sienko, Sperling, Storm-Kull, Trendelkamp, Weltler.

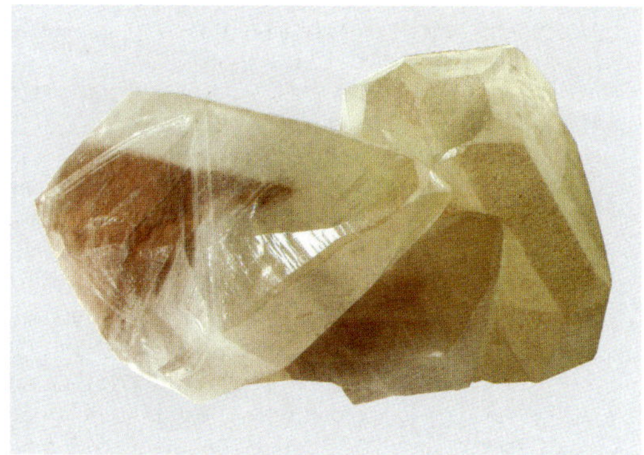

*Calcit-Kristalle mit Phantomen.*

Calcit ist in einigen Variationen ein gut geprüfter Heilstein. Mangano-Calcit wurde 2007 vom Forschungsprojekt SHK getestet. Glendonit wurde bislang nicht beschrieben, und es liegen nur wenige Einzelerfahrungen vor (Kühni).

**Homöopathische Verwendung:** Calcium carbonicum (allerdings rhombischer Muschelkalk): bei körperlichen Entwicklungsdefiziten (siehe unter Abalone).

**Biochemisches Salz nach Schüssler:** Calcium carbonicum, Ergänzungsmittel 22: fördert Muskelanspannung und -entspannung, reguliert den Calciumstoffwechsel, fördert die Abheilung von Haut- und Schleimhauterkrankungen, stärkt die Zellmembranen.

**Anthroposophische Verwendung:** als Calx jurassica in Trituration D3–D12.

**Astrologische Zuordnung:** Krebs (nach Melody), Jupiter im Stier (nach von Holst), Jupiter im zweiten Quadrant (nach Maier).

**Tarot-Zuordnung:** Der Turm (nach Hofmann); Ritter der Münzen (nach von Holst).

**Chakra-Zuordnung:** Basischakra (schwarz), Sakralchakra (orange), Halschakra (blau), Herzchakra (grün, rosa), Solarplexus-Chakra (honigfarbig).

**Feng-Shui-Zuordnung:** Element Erde, mäßigt das Element Wasser; bringt Harmonie, Organisation und sanftes Wachstum in alle Räume und Elemente.

**Pflege:** Calcit einmal wöchentlich unter fließendem Wasser reinigen, mit Hämatit-Ministeinchen entladen und zum Aufladen auf eine Bergkristallgruppe oder in die Morgensonne legen.

**Hinweis:** Die größten Calcitkristalle stammen aus Island: Die drei Exemplare wogen 254, 280 und 214 t; es sind über 100 verschiedene Kristallformen und 1000 Kristallkombinationen bekannt.

# Cavansit

**Name:** benannt von Staples 1973, nach seiner chemischen Zusammensetzung **Ca**lcium-**Van**adium-**Si**likat. Engl. und franz.: Cavansite.

**Synonym:** Pentagonit.

**Mineralogie:** Cavansit entsteht primär-hydrothermal auf Spalten in zeolithhaltigem Basalt-Tuff. Heiße, zirkulierende Flüssigkeiten lösen zunächst feinverteiltes Vanadium aus dem umliegenden Vulkangestein heraus und reichern es in Spalten und kleinen Hohlräumen an; dadurch kann sich Cavansit bilden.

**Mineralklasse:** wasserhaltiges Calcium-Vanadium-Mineral der Cavansit-Gruppe und der VIII. Mineralklasse, der Schicht-Silikate; **Formel:** $Ca[VO/Si_4O_{10}] \times 4H_2O$; farbgebendes Metall ist das als Vanadiumion vorliegende Vanadium.

**Kristallsystem:** rhombisch; **Erscheinungsbild:** bildet kleine prismatische bis nadelige Kristalle, die oft zu faserigen, rosettenartigen und radialstrahligen Aggregaten verwachsen sind; **Mohshärte:** 3–4; **Dichte:** 2,31; **Spaltbarkeit:** gut; **Transparenz:** durchsichtig bis durchscheinend; **Farbe:** intensiv himmelblau bis grünlich blau; **Glanz:** Kristalle sind lebhaft glasartig; Aggregate sind matt oder seidenartig; **Strichfarbe:** weiß bis grünlich blau.

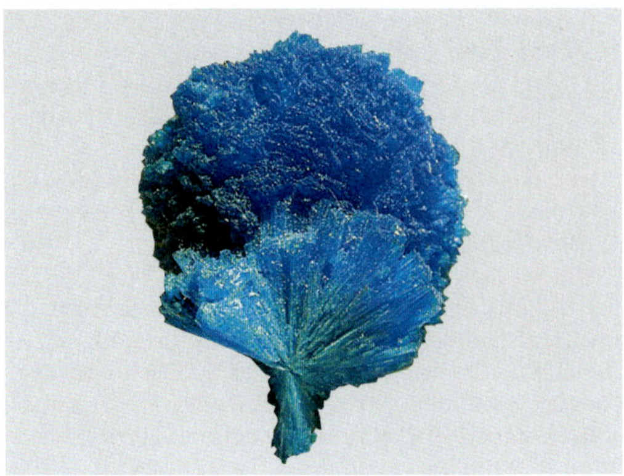

*Cavansit-Kristall.*

**Vorkommen:** selten: Brasilien (Rio Grande del Sul), Indien (Maharashtra), Neuseeland, USA (Oregon). Fast die gesamte Handelsware kommt aus Indien.

**Verwechslung:** kann mit Aurichalcit, Azurit, Chalkanthit und Rosasit verwechselt werden; **Unterscheidung:** Härte, Dichte, Löslichkeit, Paragenesemineralien.

**Fälschungen:** sind nicht bekannt.

**Im Handel** ist Cavansit kristalliner Rohstein, meist als Sammlerstufe erhältlich.

**Wirkung der Ionen:** Calcium (Gedächtnis, Antrieb, Entwicklung); Vanadium (entzündungshemmend, Gefühlsausdruck, Positivität), Wasser (Lebendigkeit).

**Organwirkung:** Muskeln, Niere, Blase, Ohren, Mundhöhle.

**Körperlich:** erweist sich als entzündungshemmend; regt die Entgiftung an; verbessert die Blutqualität, kann die Endorphinausschüttung auslösen (nach Melody); wirkt schmerzlindernd und entstressend im gesamten Kopfbereich (nach Sienko), bester Stein gegen Tinnitus und Ohrensausen; unterstützt die Funktion von Blase und Nieren (nach von Holst); stärkt die Sehkraft, spendet Lebensenergie, lässt sich als Kaffee-Ersatz verwenden, macht wach und verbessert das Körpergefühl (nach Forschungsprojekt SHK).

**Seelisch:** befreit von überalterten Einstellungen und macht die Gedanken frei und unvoreingenommen für neue Perspektiven und Sichtweisen (nach Sienko); fördert die Selbstwahrnehmung, ohne sich von anderen ablenken zu lassen; stärkt die Intuition, Erkenntnisfähigkeit, Motivation und vermittelt Zufriedenheit mit sich selbst und dem Erreichten; bringt wachen, klaren Verstand, fördert die Konzentration und das logische Denken und lässt kreative Lösungen finden; ist ungeeignet für Routinearbeiten; bringt Spontaneität und emotionale Offenheit bei hohem Konfrontationsvermögen; baut Ängste und Hemmungen ab (Forschungsprojekt SHK); vermindert Reizbarkeit und Destruktivität (nach Sienko).

**Anwendung:** Cavansit wird direkt als Kristallgrüppchen auf die Stirn oder Haut gelegt; als gefasster Anhänger längere Zeit am Körper getragen.

**In der klassischen Heilsteinliteratur** ist Cavansit nicht beschrieben. **Moderne Autoren:** Gienger, Kühni/von Holst, Melody, Paulin, Sienko; wurde 2000 im Rahmen des Forschungsprojekts SHK getestet.

Cavansit ist ein selten verwendeter Heilstein.

**Astrologische Zuordnung:** Wassermann (nach Melody), Aszendent Wassermann (nach von Holst).

**Chakra-Zuordnung:** Stirnchakra (nach von Holst/Gienger).

**Pflege:** Cavansit einmal wöchentlich über Nacht im Kühlfach reinigen, mit Hämatit-Ministeinchen energetisch entladen und zum Aufladen auf eine Bergkristallgruppe legen. Cavansit ist sehr bruchempfindlich.

# Cerussit

**Name:** benannt von Haidinger 1845, nach lat. *cerussa*, »Bleiweiß«. Engl. und franz.: Cerussite.

**Synonyme:** Akrusit, Bleikarbonat, Bleischwärze, Bleispat, Bleiweiß, Weißbleierz.

**Mineralogie:** Cerussit entsteht sekundär-hydrothermal in der Oxidationszone sulfidhaltiger Blei-Zink-Lagerstätten, und in ariden Konzentrations-Lagerstätten als Imprägnation in Sandsteinen. **Begleitmineralien:** Baryt, Fluorit, Galenit, Linarit, Malachit, Pyromorphit, Smithsonit und Wulfenit.

**Mineralklasse:** Bleimineral der V. Mineralklasse, der Karbonate und der Aragonit-Gruppe; **Formel:** $PbCO_3$+Ca, Ba,Sn,Cu,Sr; kann bis zu 77% Blei enthalten; Chrom färbt gelb, Kupfer grünlich.

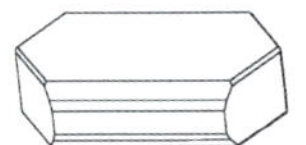

**Kristallsystem:** rhombisch; **Erscheinungsbild:** bildet aufgewachsene, prismatische, tafelige, pyramidale, säulige, nadelige bis spießige Kristalle, häufig als Zwillinge, oder dichte, feinkörnige, büschelige, gerüstartige, stern- oder wabenförmige, aber auch pulverige Aggregate; **Mohshärte:** 3–3,5; **Dichte:** 6,4–6,6; **Spaltbarkeit:** unvollkommen; **Bruch:** muschelig; **Transparenz:** durchsichtig bis durchscheinend; **Farbe:** weiß, farblos, gelb, grau, braun oder vereinzelt auch schwarz; **Glanz:** diamant-, fett- oder glasartig; **Strichfarbe:** reinweiß bis beigeweiß, auch grau, gelb oder grünlich; **löslich:** in Salpetersäure unter Aufbrausen.

**Vorkommen:** häufig: Australien (Queensland), BRD (Johanngeorgenstadt/Erzgebirge, Bad Ems/Siegerland), GUS (Kasachstan), Italien (Monte Poni/Sardinien), Marokko, Namibia (Tsumeb, schöne, große Kristalle), Österreich (Bleiberg/Kärnten), Polen, Sambia, Tasmanien, USA (Arizona, Colorado).

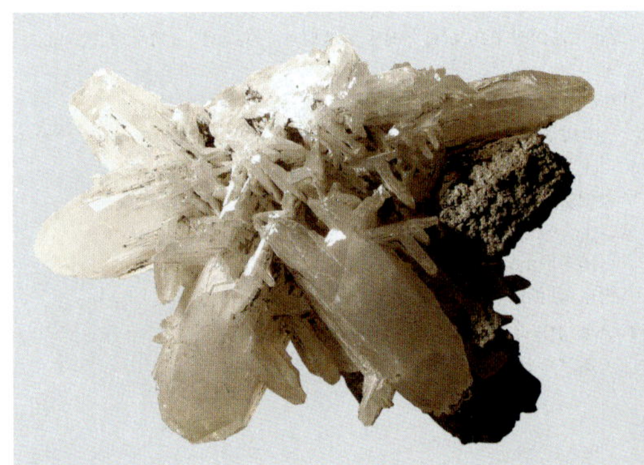

*Cerussit-Stufe.*

**Verwechslung:** derber Cerussit kann mit Anglesit, Baryt, Coelestin, Phosgenit, Scheelit und Witherit verwechselt werden; **Unterscheidung:** Härte, Dichte, mineralogisch, chemisch.

**Fälschungen:** sind bisher nicht bekannt.

**Im Handel** ist Cerussit als Einzelkristall und Kristallstufe erhältlich.

**Wirkung der Ionen:** Blei (Bedrückung, Halluzinationen, Selbstbeherrschung).

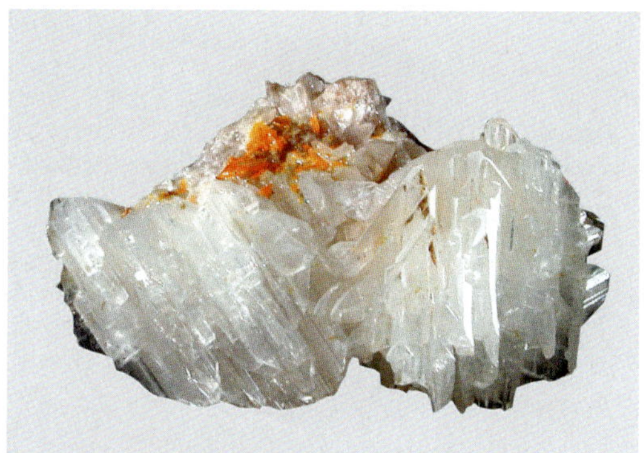

*Cerussit-Stufe.*

**Organwirkung:** Bindegewebe, Knochenstruktur, Nervensystem.

**Körperlich:** wird zur Behandlung von Schlaflosigkeit und Störungen der Bewegungsabläufe eingesetzt; gegen Verhärtungstendenzen im Körper.

**Seelisch:** verkörpert Reife und die Erfahrung alter Seelen hilft die Lasten leichter zu tragen; ermutigt, den Körper und das Leben anzunehmen, wenn Sehnsucht nach der Ewigkeit groß ist, und lässt Krankheitsursachen besser verstehen (nach Sienko); hilft sich leichter an neue Situationen anzupassen und entsprechend zu verhalten; macht das Prinzip Verantwortung verständlich; fördert Gelassenheit; verleiht die Stärke, mit schwierigen Situationen fertig zu werden; löst Spannungen und Ängste, bringt Aufmunterung und neuen Mut (nach Melody).

**Anwendung:** Cerussit wird als Kristall direkt auf die Haut gelegt oder zur Meditation aufgestellt.

**Anthroposophische Verwendung:** bei Struktur- und Gestaltveränderungen des Skeletts, insbesondere bei Knochenumbau infolge maligner Grunderkrankungen oder bei allgemeiner sowie umschriebener Demineralisation, zum Beispiel Knochenmetastasen, Osteoporose und -malazie.

**In der klassischen Heilsteinliteratur** ist Cerussit nicht beschrieben. **Moderne Autoren:** Melody, Kühni/von Holst, Paulin, Sienko.

Cerussit ist ein selten verwendeter Heilstein.

**Astrologische Zuordnung:** Jungfrau (nach Melody), Saturn in Skorpion (nach von Holst).

**Pflege:** Cerussit einmal wöchentlich unter fließendem Wasser reinigen, und zum Aufladen in die Morgensonne oder auf eine Bergkristallgruppe legen.

# Chabasit

siehe Zeolithe

# Chalcedon

**Name:** benannt nach der griechischen Stadt Kalchedon in Kleinasien. In der Antike wurde unter diesem Stein stets ein rotes Mineral beschrieben; erst Albertus Magnus könnte den heutigen Chalcedon unter diesem Namen verwendet haben. Engl.: Chalcedony, franz. Calcédoine.

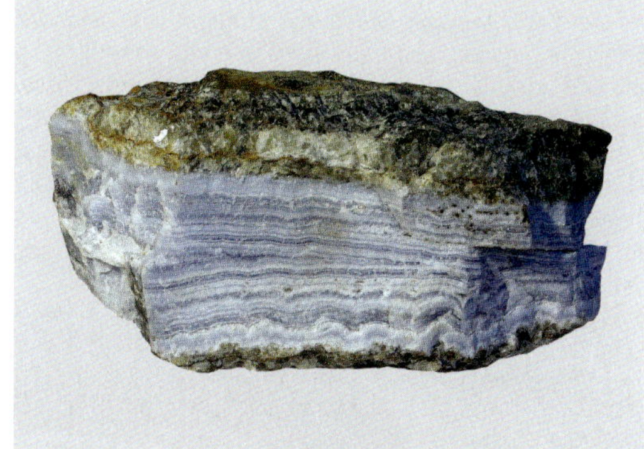

*Chalcedon-Rohstein, blau gebändert.*

**Synonyme: blau:** Beekit, Jasponyx, Jenzschit, Kalzedon, Katzedonier, Lutecin, Pseudoquarzin, Quarzin, Saphirin, Schwalbenstein, Staarstein und Zoesit; **gebändert:** Chalcedon-Achat; **rot:** Blut-Chalcedon, Blut-Jaspis, Blut-Achat, Fleisch-Achat; **blutrot** (durch Zinnobereinlagerung): Myrickit; **rosa:** Mangankiesel, Rosen-Chalcedon; **grün:** Plasma, Prasma, Morolit; schwarze Dendriten: Dendrachat, Dentritquarz, Makhastein, Mückenstein, Mondulit; grau: Massik.

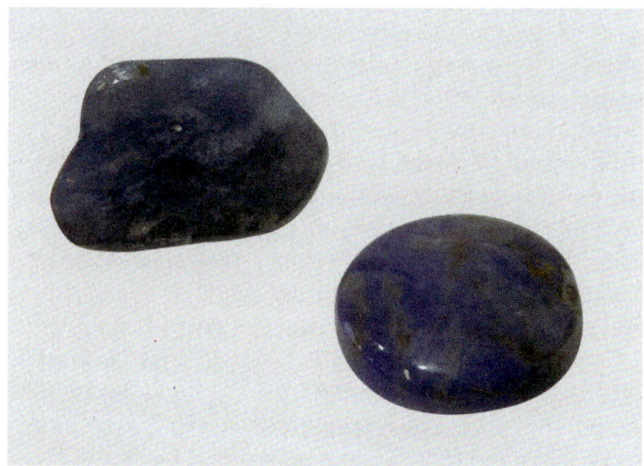

*Chalcedon blau ungebändert, Lavendel-Chalcedon.*

**Mineralogie:** Chalcedon entsteht niederhydrothermal aus wässerigen Kieselsäurelösungen magmatischen Ursprungs bei Temperaturen unter 100 °C, wodurch sich das Mineral nicht durch Abkühlung, sondern durch eine allmähliche Austrocknung bildet. Sekundär durch Verwitterung freigesetzt oder durch den Verfall organischen Materials gebildet, entsteht zunächst ein immer stärker eindickendes zähfließendes Kieselsäuregel, dann Opal, Cristobalit und schließlich mikrokristalliner Quarz. Die größte Bedeutung für den Handel haben Chalcedone aus magmatischen Zonen, wo er als Adern oder Knollen in Basalten, Rhyolithen und Tuffen auftritt.

Chalcedon ist ein mineralogischer Überbegriff und umfasst im weitesten Sinne die reinen faserigen mikrokristallinen Quarze: **Achat:** meist gebändert, **Baum-Achat, Blauer Chalcedon, Chrysopras:** apfelgrün, **Heliotrop:** dunkelgrün mit roten Einsprengungen, **Karneol:** rötlich, **Moosachat, Onyx:** schwarz-weiß gebändert, **Plasma:** lauchgrün, **Sarder:** hell- bis dunkelbraun und **Sardonyx.**

**Mineralklasse:** Bis vor kurzem wurde Chalcedon als kryptokristalline Variation von Quarz bezeichnet. Calcedon ist eine Mischung aus Quarz und Moganit (ein Oxid, der Moganit-Gruppe), beide aus der Kieselsäure-Familie. Ein Mineral der Chalcedon-Familie und der IV. Mineralklasse, der Oxide; **Formel:** $SiO_2$ + (Fe,Cu,Ni). Der reine Blaue Chalcedon erhält seine Farbe nur durch einen Lichtbrechungseffekt an feinsten Lamellenstrukturen, den so genannten Tyndall-Effekt; er enthält keinerlei Fremdstoffe.

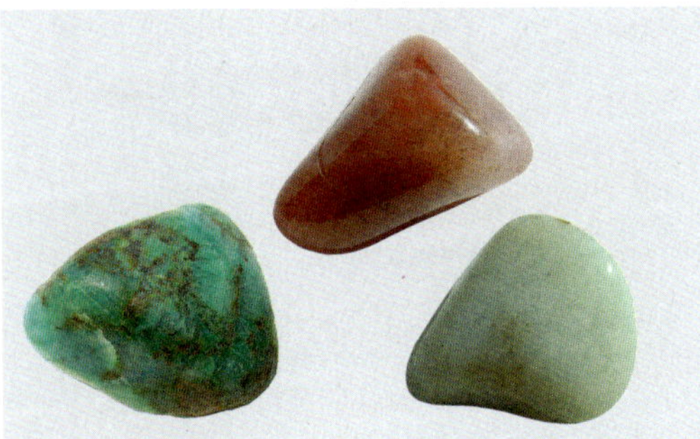

*Kupfer-Chalcedon, roter Chalcedon und Chrom-Chalcedon.*

**Kristallsystem:** trigonal; **Erscheinungsbild:** bildet keine sichtbaren Kristalle, sondern meist Hohlraum-, Spalten- oder Gangfüllungen im Gestein, auch als körnig-poröse, nierig-traubige, glaskopfige oder stalagtitische Aggregate, oft lagig gebänderte Strukturen (sogenannter Chalcedon-Achat); mitunter radialstrahlig sowie »Chalcedon-Rosetten«, körnige Aggregate, die an Organe und andere Signaturen erinnern; **Mohshärte:** 6,5–7; **Spaltbarkeit:** keine; **Bruch:** muschelig; **Transparenz:** durchscheinend bis undurchsichtig; **Farbe:** blau, rosa, grau, gelb und rot, teilweise gebändert; **Glanz:** matt bis fettig; **Strichfarbe:** weiß.

**Varietäten: Blauer Chalcedon:** hellblau, transparent, meist gebändert; **Chrom-Chalcedon:** durch Chrom grün gefärbt, transparent, manchmal gebändert; **Dendriten-Chalcedon:** mit baum-/moosähnlichen schwarzen Einschlüssen; **Kupfer-Chalcedon:** durch Kupfer blaugrün gefärbt, selten mit metallischen rotbraunen Kupferpunkten; **Nickel-Chalcedon:** durch Nickel grün gefärbt; **Plasma** oder **Prasma:** durch Eisensilikat dunkelgrün gefärbt; **Rosa Chalcedon:** durch Mangan rosa gefärbt; **Roter Chalcedon:** durch Eisen rot gefärbt. **Opal-Chalcedon:** Gemenge von Opal und Chalcedon, sehr selten transparent-farblos unter der Bezeichnung **Girasol**, meist grünlich, bläulich, weißlich gemischt; **Mondolith** ist Eisenkiesel auf Chalcedon (siehe unter Eisenkiesel).

**Vorkommen: Blauer Chalcedon:** Australien, Indonesien, Madagaskar, Namibia, Türkei, USA; **Dendriten-Chalcedon:** Brasilien, Türkei, USA; **Gelber Chalcedon:** China, Indien; **Grüner Chalcedon:** Indien; **Plasma:** Brasilien; **Chrom-Chalcedon:** Namibia, Südafrika, Türkei; **Kupfer-Chalcedon:** Türkei; **Rosa Chalcedon:** Namibia, Südafrika, Türkei; **Roter Chalcedon:** GUS, Indien, USA (Idaho, Oregon, Utah); **Weißer Chalcedon:** Marokko (Mibladen). Dazu Australien, BRD, Mosambik, Uruguay.

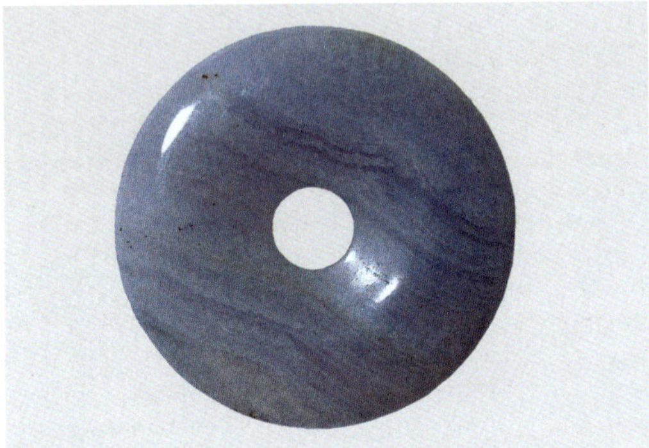

*Gebänderte Chalcedon-Bi-Scheibe.*

**Verwechslung:** kann mit Smithsonit verwechselt werden; **Unterscheidung:** mineralogisch.

**Fälschungen:** Blauer Chalcedon wird durch blau gefärbten Achat imitiert; häufig wird Gelber Aragonit als Gelber Chalcedon angeboten. Nachweis: Härte und chemisch, da Aragonit in verdünnter Salzsäure aufschäumt.

**Im Handel** ist Chalcedon als derber Rohstein, Drusenfüllung, Rosette, Stalaktit, Trommelstein, Anhänger, Bi-Scheibe, Cabochon und facettiert sowie als Kugel, Ei, Pyramide, Obelisk und Kamee erhältlich.

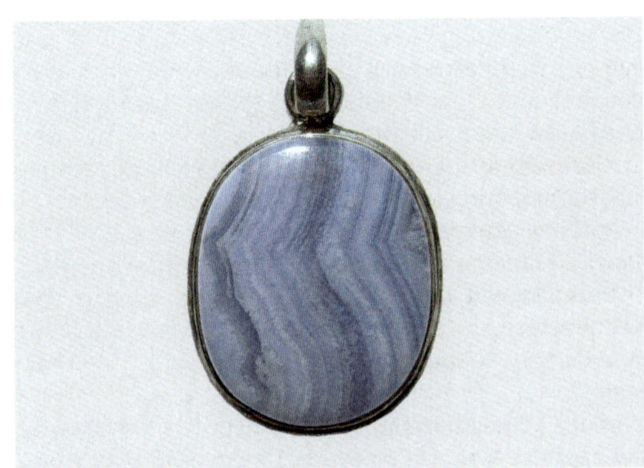

*Chalcedon-Anhänger.*

**Organwirkung:** Bronchien, Lymphe, Hals, Schilddrüse, Bauchspeicheldrüse.

**Körperlich: Blauer Chalcedon (allgemein):** kühlend, fiebersenkend; erleichtert das Wasserlassen bei Harnverhalten; hilft dem Gewebe – bei Blasen an den Füßen – Flüssigkeit wieder aufzunehmen; hilft ebenso bei Blutergüssen, Ödemen und Wasseransammlungen, zum Beispiel in der Schwangerschaft; regt den Lymphfluss an und wirkt gegen Lymphdrüsenschwellungen; fördert die Sekretion innerer Drüsen; hilft bei Schilddrüsenunterfunktion; lässt allergische Reaktionen schneller abklingen, lindert Juckreiz der Haut, angenehm bei Insektenstichen, Brandwunden und Sonnenbrand; beugt Arterienverkalkung vor; entspannt die Augen; verbessert die Atmung, befreit bei Engegefühlen in der Brust, lindert Wetterfühligkeit; **Blauer Chalcedon (gebändert):** hilft bei Nebenhöhlenentzündung, grippalen Infekten mit Gliederschmerzen, lindert Probleme mit den Stimmbändern wie erste Knötchenbildungen wirkt spannungslösend und kühlend auf gereizte oder entzündete Sehnen und Bänder (nach von Holst); **Blauer Chalcedon (ungebändert):** mildert Diabetes im Frühstadium; fördert die Milchbildung und wirkt allgemein harmonisierend bei Wechseljahrsbeschwerden wie Hitzewallungen, Schwindel und nervöser Reizbarkeit. **Weißlicher Chalcedon:** wirkt am besten milchbildend bei stillenden Müttern, beugt Entzündungen der Brust vor und stärkt die Nerven (nach Gienger); Blaue **Chalcedon-Rosetten:** gemäß ihrer Signatur: bei Magenkrämpfen, Ohrenschmerzen, Tinnitus (nach von Holst), eiternden Wunden, Erkältungen, Heiserkeit, fiebersenkend; bei Erschöpfungszuständen, Gallensteinen; entzündungshemmend bei Gelenkentzündungen der Arme und Sehnenscheidenentzündung; **Rosa Chalcedon-Rosetten:** geeig-

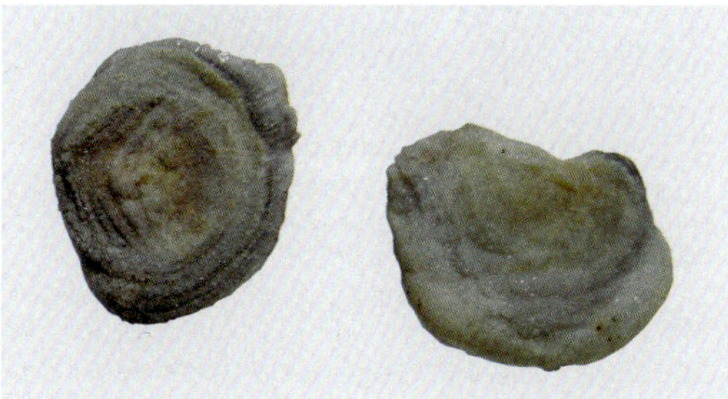

*Chalcedon Rosetten, blau.*

net bei krampfartigen Herzbeschwerden und Herzneurosen (nach Gienger); gemäß ihrer Signatur hilfreich bei Erkrankungen der Schleimhäute sowie der weiblichen Geschlechtsorgane; **Chrom-Chalcedon:** steigert das körperliche Wohlbefinden und verbessert das allgemeine Körpergefühl; hebt den Erholungswert des Schlafes; hilft mit dem Rauchen aufzuhören; macht alte körperliche Schwachstellen deutlich; regt die Ausscheidung der Nieren an (nach Forschungsprojekt SHK); bei Immunschwäche; bessert die Durchblutung kalter Füße und Hände; allgemein stark entzündungshemmend, auch bei Kehlkopf- und Lungenentzündung; bei Knochenbrüchen, Krampfadern, Lebensmittelallergien (nach Gienger). **Dendriten-Chalcedon:** bessert die Folgen des Rauchens; angezeigt bei Schlafstörungen, Schleimhautentzündung, Schnupfen, übermäßigem Schwitzen, Stottern, Warzen; erleichtert Wechseljahrsbeschwerden; **Plasma:** fördert das Regenerationsvermögen des Körpers; verbessert die Blutbildung; fördert die Eisenresorption. **Rosa Chalcedon:** bessert Herzbeschwerden und Herzneurosen; interessant bei Divertikeln; bei verschiedenen wiederkehrenden Vaginalbeschwerden. **Roter Chalcedon:** hemmt die Nährstoffaufnahme im Darm und mindert Hungergefühle deutlich; lindert Husten; regt die Blutbildung an, fördert die

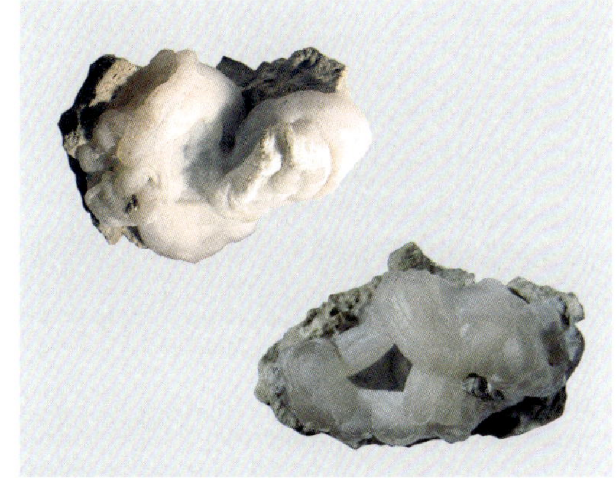

*Rosa Chalcedon-Rosetten, organische Signatur.*

Blutgerinnung und erhöht den Blutdruck; verbessert die Motorik, beschleunigt die Reaktionsgeschwindigkeit. **Opal-Chalcedon:** löst Lymphknotenschwellungen, Verspannungen der Muskulatur, verhärtetes Gewebe, entspannt bei nervöser Unruhe (nach von Holst).

**Seelisch:** **Blauer Chalcedon:** lässt die Seele Ruhe finden, um frei und offen zu sein für Begegnungen (nach von Holst), vermindert Aggressivität und Gereiztheit; repräsentiert beide Aspekte der Kommunikation: Die Fähigkeit hinzuhören und zu verstehen sowie die Fähigkeit, sich verständlich mitzuteilen; stärkt die Redekunst, die Kommunikationsfähigkeit und den Selbstausdruck wird bei Wortfindungsstörungen und Stottern eingesetzt (nach Hildegard von Bingen); gibt verständliche und sinnvolle Träume; hilft, wenn tags getragen, nachts beim Einschlafen (nach von Holst). **Chrom-Chalcedon:** mildert Kummer und Verdruss; fördert positive Lebenseinstellung, bringt Begeisterung, Leichtigkeit und Ideenfülle; hilft Zusammenhänge im Leben zu erkennen und ein größeres Verstehen zu entwickeln; fördert Herzlichkeit und Freundschaft; ist eine beglückende Erfahrung (nach Forschungsprojekt SHK). **Dendriten-Chalcedon:** ermöglicht unbewusste Gewohnheiten zu überwinden. **Kupfer-Chalcedon:** fördert die Verarbeitung innerer Bilder und den Sinn für Ästhetik; Plasma: beruhigt bei Aggressivität und Gereiztheit, stärkt die Belastbarkeit und mindert Schüchternheit. **Rosa Chalcedon:** gibt Herzlichkeit, Hilfsbereitschaft, Vertrauen und muntert auf bei Lustlosigkeit. **Roter Chalcedon:** bessert Konzentrationsschwäche; fördert Flexibilität, Schnelligkeit, Kraft und Beharrlichkeit; hilft bewusster mit sich, seinem Körper und Gefühlen umzugehen und sich auf allen Ebenen bewusster zu ernähren; gibt emotionale Direktheit und hilft spontan seine Energie zu bündeln und entschlossen – auch aggressiv – einzusetzen (nach von Holst). **Opal-Chalcedon:** vermittelt ein Gefühl von Freiheit, macht ungezwungen und gelöst, hilft bei Unzufriedenheit und Nörgelei zugrunde liegende Sehnsüchte und Bedürfnisse zu erkennen und zu erfüllen; befreit das innere Kind (nach von Holst).

**Anwendung:** Chalcedon wird als Kugelkette, Anhänger und gebohrter Trommelstein am Hals getragen; als Trommelstein in der Hosentasche mitgeführt; als Cabochon aufgelegt, als Chalcedonwasser getrunken; als Rohstein zur Meditation aufgestellt.

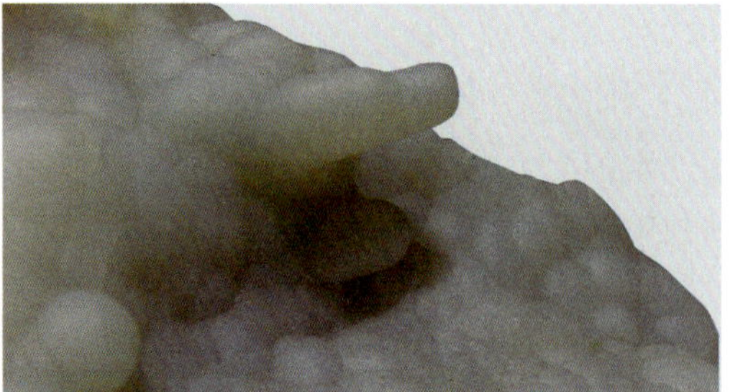

*Rosa Chalcedon-Druse mit Divertikel-Signatur.*

**Nennung in der Bibel:** Offenbarung 21,19.

**In der klassischen Heilsteinliteratur** ist Chalcedon bei Dioscurides, Hildegard von Bingen, Constantinus Africanus, Marbod von Rennes, von Megenberg, Wolfram von Eschenbach, Albertus Magnus beschrieben. **Moderne Autoren:** Ahlborn, Beeler, Bind-Klinger, Dörre, Franzen, Gienger, Graf, Guhr, Gurudas, Heider, Hofmann, Huber, Keyte, Korse, Kühni/von Holst, Labacher, Laroche, Lorenzo, Maier, Markham, Melody, Musil, Novak, Paulin, Peschek-Böhmer, Pöttinger, Raphaell, Ray, Richardson, Scholz, Schwarz, Sienko, Sperling, Storm-Kull, Thölken, Trendelkamp, von Wechmar, Weltler. Chrom-Chalcedon wurde 2002 vom Forschungsprojekt SHK getestet.

Blauer Chalcedon ist ein unverzichtbarer Heilstein.

**Anthroposophische Verwendung:** Chalcedon-Ampullen zur subkutanen Injektion in D15 bei Lungenleiden.

**Homöopathisches Leitmotiv:** Blauer Chalcedon: Geburt, Inneres Kind, Nähren und Stillen; Wort-Lüge-Schweigen; Orientierungslosigkeit und alte Muster auf dem Weg zum Unbekannten; Kehrtwende; Struktur und Spontanität; Hellfühlen.

**Astrologische Zuordnung:** Sonne in Zwillinge (blau), Mond in der Waage (rosa) (nach von Holst); Skorpion (nach Ahlborn).

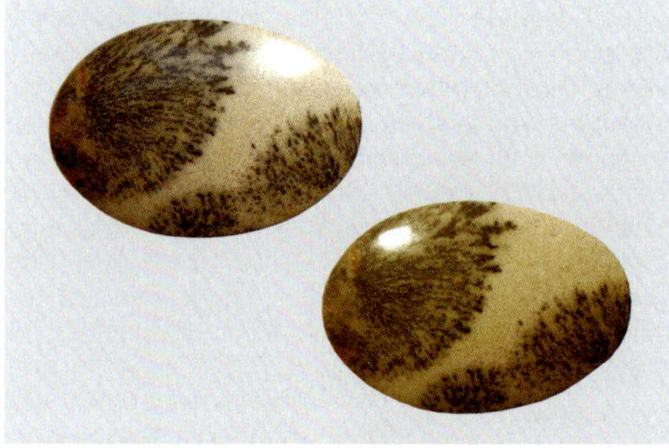

*Dendriten-Chalcedon.*

**Ergänzende Bachblüte:** Agrimony (nach Novak).

**Verstärkende Aromatherapie:** Fenchelöl zur Anregung der Michbildung stillender Mütter.

**Tarot-Zuordnung:** Neun der Kelche (nach Hofmann). As der Schwerter (nach von Holst).

**Chakra-Zuordnung:** Halschakra (nach von Holst/Gienger), Herzchakra (grün, rosa), Kehlkopfchakra (blau).

**Feng-Shui-Zuordnung:** Element Wasser, Ba-Gua-Bereich Wissen.

**Meditations-Zuordnung:** Kommunikation, Gelassenheit.

**Märchen-Zuordnung nach Dörre:** Rotkäppchen und Der Wolf und die Sieben Geißlein (Brüder Grimm); der Fenriswolf, Midgardschlange und Widar (Edda); die Geburtsgeschichten Jesu.

**Pflege:** Chalcedon einmal wöchentlich unter fließendem Wasser reinigen, mit Hämatit-Ministeinchen entladen und zum Aufladen in Mondlicht oder auf eine Amethystgruppe legen.

# Chalkanthit

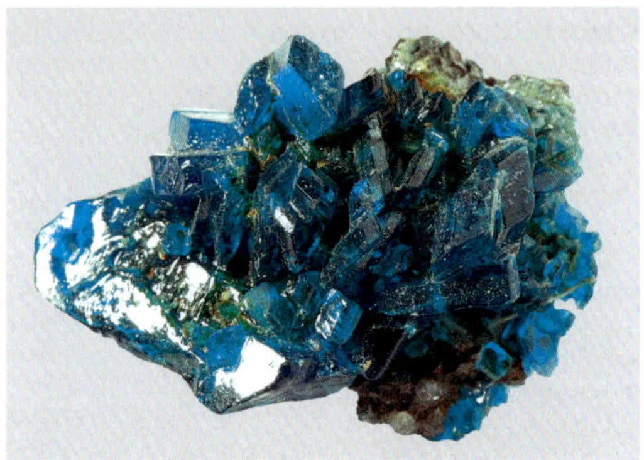

*Chalkanthit-Stufe.*

**Name:** benannt von Kobell 1858, nach griech. *chalkos*, »Kupfer«, und *anthos*, »Blüte«.

**Synonyme:** Bergkupfer-Wasser, Blaukupfer-Wasser, Blaustein, Cyanosit, Kupfer-Chalcanthit, Kupfervitriol, Kupferwasser und Vitriol. Engl.: Chalkanthite.

**Mineralogie:** Chalkanthit entsteht sekundär in der Oxidations- oder Zementationszone sulfidischer Kupfer-Lagerstätten durch Sulfatbildung unter Einwirkung von Wasser und Luftsauerstoff; aus schwefelsäurehaltigen Grubenwässern kupferreicher Buntmetall-Bergwerke durch Reaktion der Schwefelsäure mit kupferhaltigem Erz und als Sublimat kupferhaltiger vulkanischer Dämpfe. Chalkanthit nimmt aus der Luft Wasser auf und kann dieses je nach Bedingungen wieder abgeben.

**Mineralklasse:** wasserhaltiges Kupfermineral der VI. Mineralklasse, der Sulfate und der Pentahydrit-Gruppe;

**Formel:** $CuSO_4 \times 5\ H_2O + Ca,Fe,Mg,Co$.

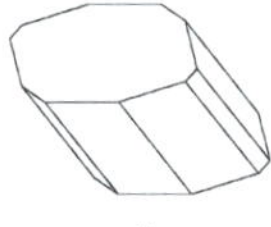

**Kristallsystem:** triklin, **Erscheinungsbild:** bildet selten prismatische kleine Kristalle, meist jedoch dichte, faserige, stalaktitische oder nierig-schalige Aggregate oder Ausblühungen und krustige Überzüge; **Mohshärte:** 2,5; **Dichte:** 2,2–2,3; **Spaltbarkeit:** unvollkommen; **Bruch:** uneben, **Transparenz:** durchscheinend; **Farbe:** grünblau bis blau; **Glanz:** glasig; **Flammenfärbung:** grün; **Strichfarbe:** blau.

**Vorkommen:** selten: BRD, Chile (Chuquicamata), Großbritannien, GUS, Spanien, Tschechien, USA.

**Verwechslung:** kann mit Azurit, Linarit und Lirokonit verwechselt werden; **Unterscheidung:** Wasserlöslichkeit, Geschmack, mineralogisch.

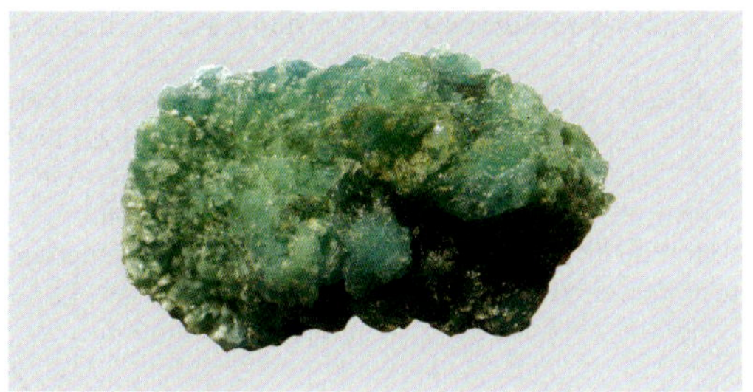

*Chalkanthit-Stufe.*

**Fälschungen:** werden künstlich durch Auskristallisation von Kupfersulfat aus wässriger Lösung gewonnen und oft auf einer »Pseudo«-Matrix auskristallisiert.

**Im Handel** ist Chalkanthit als Kristallstufe, manchmal auf Matrix erhältlich.

**Wirkung der Ionen:** Kupfer (krampflösend), Wasser (Lebendigkeit).

**Organwirkung:** glatte Muskulatur, Gebärmutter.

**Körperlich:** mildert Krampfzustände (nach Kühni); lindert Leiden der Geschlechtsorgane (nach Melody).

**Seelisch:** hilft Gefühle der Verlassenheit und Einschränkung aufzulösen und Entscheidungen zu treffen.

**Anwendung:** Chalkanthit wird als Kristall kurzfristig auf die Haut gelegt; als Kristallgruppe zur kontemplativen Betrachtung aufgestellt.

**Homöopathische Verwendung:** Krämpfe der Muskulatur, nächtlicher Krampfhusten; Innere Unruhe, Unsicherheit; alle Schwächen zu leugnen, sie nicht zeigen zu können, sich wegen der Schwächen wertlos, schwach oder diesbezüglich »falsch« zu fühlen.

**Alchemistische Verwendung:** als Transmutationsmittel im alchemistischen Lösungsprozess.

**In der klassischen Heilsteinliteratur** ist Chalkanthit nicht beschrieben. **Moderne Autoren:** Gienger, Kühni/von Holst, Melody.

Chalkanthit ist ein relativ selten verwendeter Heilstein.

**Astrologische Zuordnung:** Wassermann (nach Melody).

**Chakra-Zuordnung:** Stirnchakra.

**Pflege:** Chalkanthit einmal wöchentlich über Nacht im Eisfach kältereinigen, mit Hämatit-Ministeinchen entladen und zum Aufladen in die Morgensonne oder auf eine Bergkristallgruppe legen.

**Vorsicht:** Chalkanthit ist durch seine Wasserlöslichkeit giftig! Außerhalb der Reichweite von Kleinkindern aufbewahren!

# Chalkopyrit

**Name:** benannt von Henckel 1725, nach den französischen Mineralogen Beudant; abgeleitet nach griech. *chalkos*, »Kupfer«, und *pyr*, »Feuer«, dessen chemischer Zusammensetzung: Kupfer-Pyrit. Engl. und franz.: Chalcopyrite.

**Synonyme:** Apachengold, Blaustein, Buntkupfer, Geelkies, Gelbkupfererz, Homichlin, Koribronce, Kupfereisenerz, Kupfereisenkies, Kupferkies, Kupferphyllit, Nierenkies und Towanit.

**Mineralogie:** Chalkopyrit entsteht primär-liquidmagmatisch; -pegmatitisch und -pneumatolytisch vor

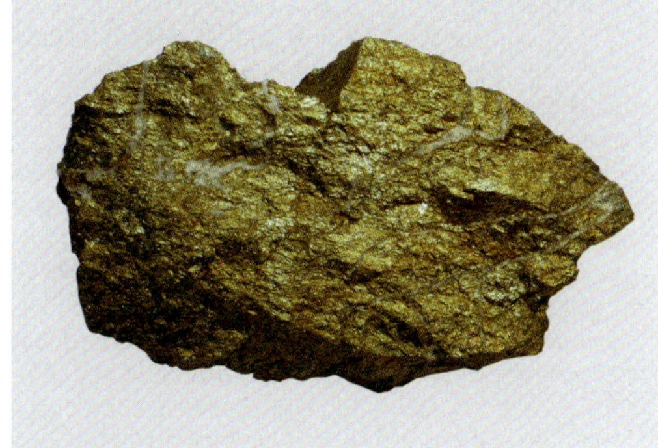

*Chalkopyrit-Rohstein.*

allem hydrothermal auf Erzgängen; sedimentär bei der Bildung toniger und kohliger Sedimente aus Schwefelwasserstoff; metamorph und kontaktmetasomatisch im Umfeld von Vulkanen. Bei der Metamorphose bleibt Chalkopyrit nicht erhalten, sondern rekristallisiert sehr rasch, mit Veränderung des Gehalts an Spurenelementen. Bei der Verwitterung geht es in Brauneisenstein und andere Kupferverbindungen wie Azurit, Chalkanthit oder Malachit über.

**Mineralklasse:** Kupfer-Eisen-Mineral der II. Mineralklasse, der Sulfide und der Chalkopyrit-Gruppe. **Formel:** $CuFeS_2$+(Ag,Au); kann bis zu 35 % Kupfer enthalten. **Begleitmineralien:** meist Baryt, Galenit, Pyrit und Pyrrhotin.

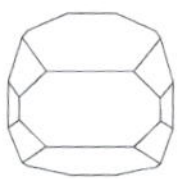

**Kristallsystem:** tetragonal; **Erscheinungsbild:** bildet selten pseudotetraedrische Kristalle, oft mit streifiger Oberfläche und als Kristallzwillinge; tritt jedoch meist als derbe, massige, nierige, traubenförmige bis feinkörnige Aggregate auf; **Mohshärte:** 3,5–4; **Dichte:** 4,1–4,3; **Spaltbarkeit:** unvollkommen; **Bruch:** uneben, muschelig; **Transparenz:** undurchsichtig; **Farbe:** frisch messinggelb mit leichtem Grünstich, oft mit bunten Anlauffarben wie schillernd blau, grün, gelb und violett; **Glanz:** metallisch; **Strichfarbe:** grünlich schwarz; **löslich** in Salpetersäure; **Flammenfärbung:** grün.

**Vorkommen:** weltweit: Brasilien, BRD (Freiberg/Erzgebirge, Rammelsberg/Harz, Bodenmais/Bayrischer Wald), Chile, China, Frankreich (Savoyen), GUS, Japan, Kanada, Mexiko, Peru, Rumänien, Simbabwe, Spanien (Rio Tinto), USA ( Pennsylvania).

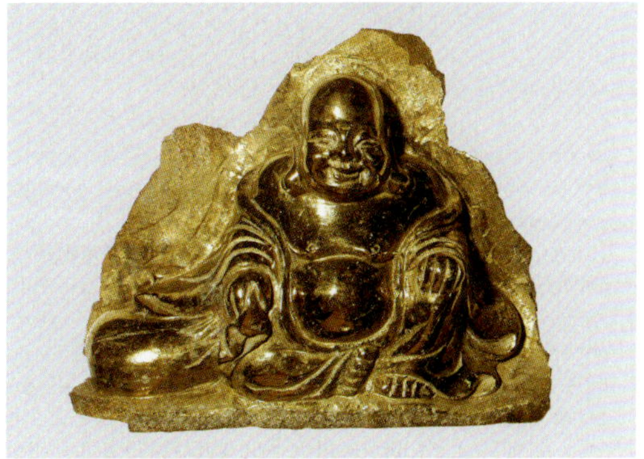

*Chalkopyrit-Buddha zur Meditation.*

**Verwechslung:** kann mit Bornit, Gold, Markasit, Pyrit und Pyrrhotin verwechselt werden; **Unterscheidung:** Dichte, Härte, Farbe, mikroskopisch, gemmologisch.

**Fälschungen:** sind nicht bekannt; bunt angelaufener Chalkopyrit wird oft fälschlich als Bornit angeboten.

**Im Handel** ist Chalkopyrit als derber Rohstein, Kristallstufe, Trommelstein Kuglel und Bi-Scheibe erhältlich.

**Wirkung der Ionen:** Eisen (Antrieb, Kraft), Kupfer (Ausgeglichenheit, Gefühlsausdruck), Schwefel (entgiftend).

**Organwirkung:** Haut, Darm, Leber, Niere.

**Körperlich:** regt körperliche Reinigungsprozesse über den Darm an; fördert die Giftausscheidung; wirkt einer Übersäuerung entgegen, kann als Erstverschlimmerung für kurze Zeit Benommenheit und leichte Übelkeit auslösen (nach Gienger); bei Lungenkrankheiten und zum Schutz vor ansteckenden Infektionskrankheiten; hemmt die Wucherung von Zellen und das Wachstum von Tumoren; soll die gesunde Zellbildung fördern und den Haarwuchs anregen (nach Melody).

**Seelisch:** bringt neue Ideen und unkonventionelle Ansichten zu Tage; ist mit der Fähigkeit der Zusammenschau ausgestattet, verhilft zu kreativen Problemlösungen durch völlig unvoreingenommenes Denken und Beobachten; lässt Dinge von einer unpersönlichen Warte aus wahrnehmen (nach von Holst); hilft aus Fehlern zu lernen (nach Gienger); regt Neugier und Forschungsgeist an; weckt die Experimentierfreude; hilft größere Zusammenhänge zu erkennen und systematisches Denken zu entwickeln; wirkt antidepressiv und psychisch aufhellend; hilft sich selbst und andere zu durchschauen und den eigenen Vorteil misslicher Lebensumstände und Krankheiten zu erkennen; hilft Entscheidungen und neue Strategien konsequenter umzusetzen, fördert die Offenheit im sozialen Umgang (nach von Holst).

**Anwendung:** Chalkopyrit wird als Anhänger oder Bi-Scheibe getragen; als Trommelstein in der Hosentasche mitgeführt; als Rohstein zur kontemplativen Betrachtung oder Meditation aufgestellt.

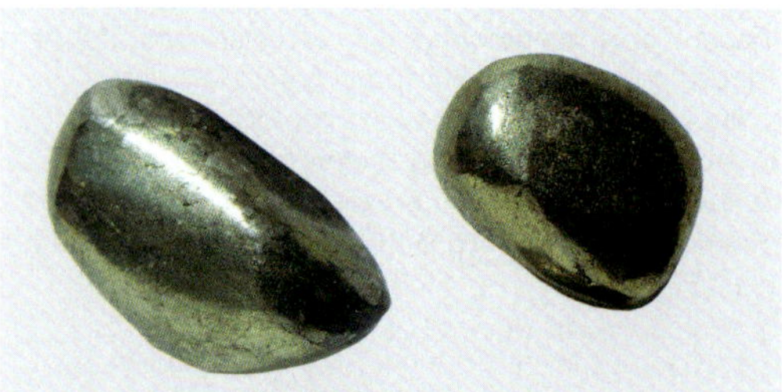

*Chalkopyrit-Trommelsteine.*

**In der klassischen Heilsteinliteratur** ist Chalkopyrit nicht beschrieben. **Moderne Autoren:** Gienger, Heider, Keyte, Kühni/von Holst, Melody, Paulin.

Chalkopyrit ist ein relativ selten verwendeter Heilstein.

**Anthroposophische Verwendung:** als Trituration in D6–D8.

**Ergänzende Bachblüte:** Chestnut But (nach Miesala-Sellin).

**Astrologische Zuordnung:** Steinbock (nach Melody), Merkur in Wassermann (nach von Holst), Merkur im ersten Quadrant (nach Maier).

**Chakra-Zuordnung:** Hals-Chakra (nach von Holst/Gienger).

**Pflege:** Chalkopyrit einmal wöchentlich über Nacht im Eisfach kältereinigen und zum Aufladen mehrere Stunden in die Sonne oder auf eine Bergkristallgruppe legen.

**Hinweis:** Chalkopyrit wird langfristig durch Wasser zersetzt und sollte nicht zu lange mit Wasser in Berührung kommen.

# Charoit

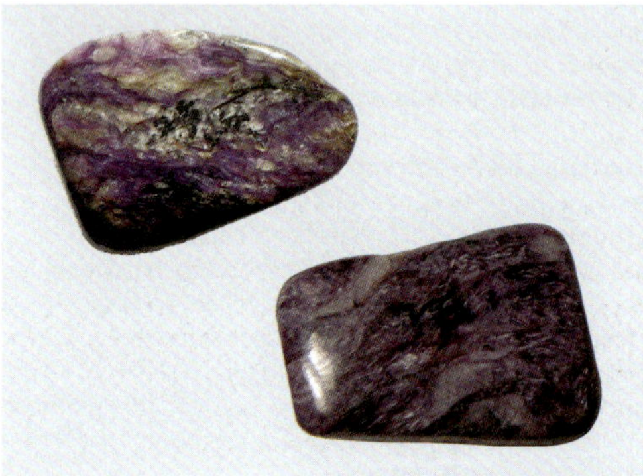

*Charoit-Trommelsteine.*

**Name:** Charoit bzw. korrekter Charoitit ist benannt nach dem Fundort am ostsibirischen Fluss Charo im Murungebirge in Jakutien (korrekterweise eigentlich Tscharoit, denn der Fluss Tscharo wird mit dem russischen Buchstaben Tsch geschrieben) oder wahrscheinlicher nach russ. chary, »reizvoll«, nach seiner Maserung. Engl. und franz.: Charoite.

**Synonym:** Tschaurit.

**Mineralogie:** Charoit entsteht metasomatisch in der Kontaktzone zwischen Kalk und einem metamorphen alkali- und erdalkalireichen Nephelinsyenit, bei etwa 200°C. Das im Handel angebotene Gestein besteht aus Charoit, Ägirin, Mikroklin, Tinaksit und anderen seltenen Mineralien.

**Mineralklasse:** komplexes, wasserhaltiges Alkali-Erdalkali-Mineral der VIII. Mineralklasse, der Schicht-Silikate; **Formel:** $(Ca,Na)_5(K,Sr,Ba)_8\,[(OH,F)_2Si_4O_{10}]xH_2O + Fe,Mn$.

**Kristallsystem:** monoklin; **Erscheinungsbild:** bildet faserige oder dichte, polierfähige Aggregate; **Mohshärte:** 5–6; **Dichte:** 2,50–2,82; **Spaltbarkeit:** vollkommen; **Bruch:** uneben, muschelförmig; **Transparenz:** durchscheinend bis undurchsichtig. **Farbe:** grau, braun, purpur bis violett und golden durchscheinend, mit fließend faserigem Aussehen, mit grünen, kupferfarbenen oder schwarzen Einschlüssen; **Glanz:** wechselnd glas- und seidenartig; poliert ähnlich Emailglasuren; **Strichfarbe:** blass-purpur.

**Vorkommen:** Chile, GUS (Ostsibirien).

**Verwechslung:** kann mit Lepidolith und Sugilith verwechselt werden; **Unterscheidung:** Härte, Spaltbarkeit, mineralogisch-gemmologisch.

**Fälschungen:** sind bisher nicht bekannt, sind aber wegen dessen hohen Preis zu erwarten.

**Im Handel** ist Charoit als Rohstein, Trommelstein, Anhänger, Bi-Scheibe, Cabochon und facettiert erhältlich.

**Wirkung der Ionen:** Barium (Energiemangel), Calcium (Selbstvertrauen, Stabilität), Kalium (beruhigend, nervenstärkend), Natrium (kreislaufanregend), Strontium (Erleichterung), Wasser (Lebendigkeit).

**Organwirkung:** Nerven.

**Körperlich:** fördert einen basischen Stoffwechsel trotz Stress und Ärger (nach Sienko); löst Krämpfe und Schmerzen; beruhigt die Nerven und mildert vegetative Störungen; stärkt das Immunsystem (nach Gienger) gibt körperliche Kraft, Entschlossenheit, Ausdauer und befähigt, extreme physische und nervliche Herausforderungen gut durchzustehen; wird zur Stärkung der Belastbarkeit unterstützend zur konventionellen Krebsbehandlung eingesetzt.

**Seelisch:** fördert ruhigen, erholsamen Schlaf mit intensiven, kreativen Träumen; hilft besonnen, aber ohne Zögern wichtige Entscheidungen zu treffen und gibt Mut zu einem Neubeginn; hilft bei Überforderung oder bei zu großen Veränderungen Schritt für Schritt Ordnung zu schaffen; vermittelt Entschlossenheit, Mut und Tatkraft (nach Gienger); löst Fremdbestimmungen, sowie reale und eingebildete Zwänge; löst Angststrukturen auf, besonders die Angst vor der Angst, auch indem er zugrunde liegende Einstellungen, Verhaltensmuster und Denkgewohnheiten mutig zu hinterfragen hilft; fördert innere Sammlung und stärkt die Konzentrationsfähigkeit, hilft die eigenen Schattenseiten sowie anhaftende Besetzungen zu konfrontieren (nach Raphaell); zeigt auf, was man sofort tun kann und hilft Schritt für Schritt aus Überwältigung, Überforderung und Verwirrung heraus; ein idealer Stein für ungewisse Zeiten und Phasen des Übergangs (nach von Holst); nimmt den Druck aus aussichtslos erscheinenden Situationen, besänftigt hochgepeitschte Gefühle bei Schocks, Stress und Herzeleid, macht als moralische Stütze entschlossen, ruhig und souverän (nach Sienko).

**Anwendung:** Charoit wird als Kette, Bi-Scheibe oder Anhänger längere Zeit auf der Haut getragen; als Trommelstein in der Hosentasche mitgeführt; als Cabochon auf die Haut gelegt; als Rohstein zur Meditation oder Kontemplation aufgestellt und zum Aufenthalt in einem Charoit-Steinkreis verwendet.

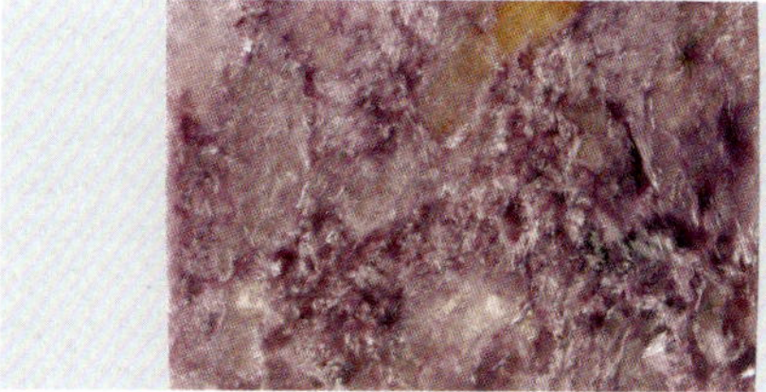

*Charoit-Platte.*

**In der klassischen Heilsteinliteratur** ist Charoit nicht beschrieben. **Moderne Autoren:** Beeler, Gienger, Heider, Keyte, Kühni/von Holst, Maier, Melody, Musil, Novak, Paulin, Peschek-Böhmer, Pöttinger, Raphaell.

Charoit ist ein gut geprüfter Heilstein.

**Ergänzende Bachblüte:** Larch (nach Novak), Chestnut Bud.

**Astrologische Zuordnung:** Schütze, Skorpion (nach Melody); Aszendent Skorpion (nach von Holst); Mars im zweiten Quadrant (nach Maier).

**Tarot-Zuordnung:** Fünf der Kelche (nach Hofmann) Sieben der Stäbe (nach von Holst).

**Chakra-Zuordnung:** Stirnchakra (nach Peschek-Böhmer), Thymuschakra (nach von Holst/Gienger).

**Feng-Shui-Zuordnung:** Element Wasser, Ba-Gua-Bereich Karriere und Wissen.

**Meditations-Zuordnung:** Urkraft.

**Pflege:** Charoit einmal wöchentlich unter fließendem Wasser reinigen, mit Hämatit-Ministeinchen entladen und zum Aufladen auf eine Bergkristallgruppe oder in die Morgensonne legen.

# Chiastolith

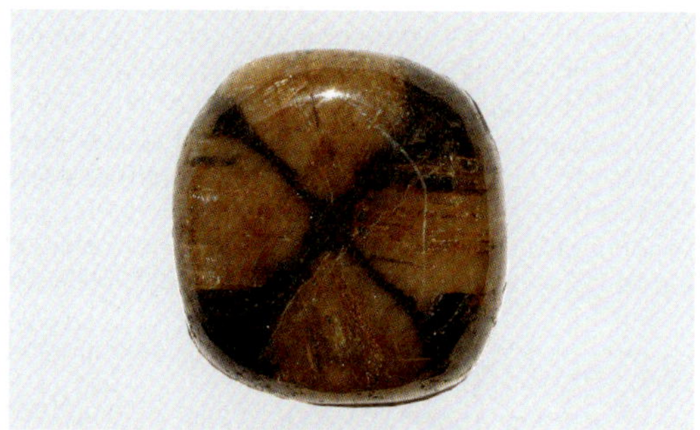

*Chiastolith-Trommelstein.*

**Name:** benannt und differenziert von dem deutschen Dietrich Karsten 1800, nach griech. *chiastos*, »das mit einem X beginnt«, und *lithos*, »Stein« – Kreuzstein, nach dessen Aussehen. Engl. und franz.: Chiastolite.

**Synonyme:** Creutzstein, Crucilith, Crucit, Hohlspat, Hohlstein, Kreuzstein, Howdenith, Maltesit, Maranit und Stealith.

**Mineralogie:** Chiastolith entsteht kontaktmetamorph, wenn aufsteigende Magma in sedimentären, kohligen Tonschiefer eindringt. Durch die Erhitzung des Gesteins bildet sich aus dem Aluminium des Tons und der Kieselsäure das Aluminium-Silikat Chiastolith. An den Kristallkanten lagert sich Kohlenstoff an, der dann im weiteren Wachstum ins Kristallgitter in Form eines Kreuzes eingeschlossen wird.

**Mineralklasse:** Chiastolith ist eine Variante des Andalusits (siehe dort) mit gekreuzten Einschlüssen aus Kohlenstoff. Ein Aluminiummineral der Andalusit-Gruppe und der VIII. Mineralklasse, der Insel-Silikate; **Formel:** $Al_2[O/SiO_4] + C,Cr,Fe,Ga,Mn,Ti$.

**Kristallsystem:** rhombisch; **Kristallform:** bildet dicksäulige Kristalle mit fast rechteckigem Querschnitt. An der Endfläche des Kristalls zeigt sich ein schwarzes Kreuz auf hellem Grund. **Mohshärte:** 5–5,5; **Dichte:** 3,1; **Spaltbarkeit:** unvollkommen; **Transparenz:** durchscheinend bis undurchsichtig; **Farbe:** weiß, grau, gelblich bis braun, mit einem kohligen Einschluss in Form eines diagonalen Kreuzes; **Glanz:** glas- oder pechartig, auch matt; **Strichfarbe:** weiß.

**Vorkommen:** Algerien (Bona), Australien (Mount Howden), Chile, China, Frankreich (Pyrenäen), GUS (Sibirien), Spanien (Santiago di Compostela).

**Verwechslung:** kann mit keinem anderen Mineral verwechselt werden.

**Fälschungen:** sind nicht bekannt.

**Im Handel** ist Chiastolith als Rohstein, Anschliff, Trommelstein oder geschliffener Stein erhältlich.

**Wirkung der Ionen:** Aluminium (entsäuernd, Realitätssinn), Silizium (Stabilität).

**Organwirkung:** Bindegewebe.

**Körperlich:** lindert Übersäuerung und deren Folge im Bindegewebe, entlastet bei Gicht und Rheuma (nach Gienger); hilft bei Erschöpfung, Schwächezuständen und vorübergehenden Lähmungserscheinungen (nach Gienger); kräftigt Bänder; verbessert die Hand-Auge-Koordination; lindert Hautreizungen; baut psychosomatische Reaktionen auf Stressbelastung ab (nach von Holst); wirkt auf Epiphyse, Kleinhirn, cerebrales Sprach- und Bewegungszentrum; harmonisiert das vegetative Nerven-system; wirkt den Symptomen von Parkinson entgegen; bessert Rheuma, Arthritis, Arm-Schulter-Syndrom und Ischias; schützt Haut und Darmschleimhaut (nach Pelz);

**Seelisch:** hilft die eigene Identität und Lebensaufgabe konsequent zu entdecken und zu verwirklichen; fördert Nüchternheit und Realitätssinn, Beobachtungsgabe und folgerichtiges Denken; verbessert die Kohärenz der Gehirnhemisphären und mindert Hyperaktivität und nervöse Störungen durch Sammlung (nach von Holst); beruhigt bei Ängsten, auch Angstneurosen; verbessert die Artikulationsfähigkeit; steigert das Erinnerungsvermögen (nach Pelz); verbessert Wortfindungsstörungen sowie die Artikulation; erleichtert den Zugang zu Poesie (nach von Holst); hilft Versagensängste und Schuldkomplexe aufzulösen; lässt Illusionen schwinden und gibt der Vernunft die Kontrolle über unbewusste Reaktionen (nach Gienger).

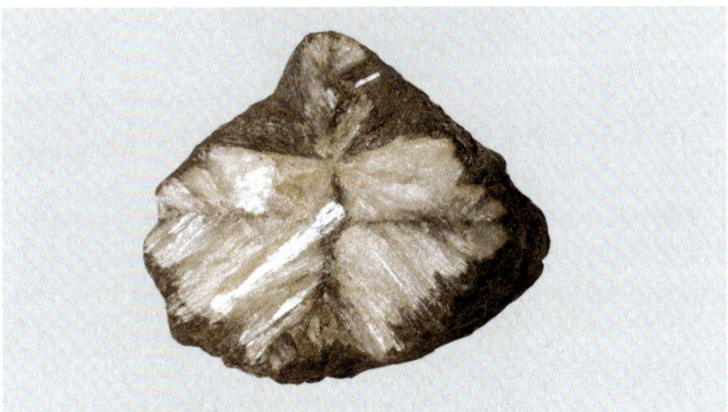

*Chiastolith-Säulenschnitt.*

**Anwendung:** Chiastolith wird als Rohkristall direkt auf die Haut gelegt; als Kette oder Anhänger getragen; als Trommelstein in der Hosentasche mitgeführt; als säulenartiger Rohkristall zur kontemplativen Betrachtung am Arbeitsplatz oder zur Meditation eingesetzt.

**In der klassischen Heilsteinliteratur** ist Chiastolith nicht beschrieben. **Moderne Autoren:** Gienger, Heider, Kühni/von Holst, Melody, Paulin, Pelz, Sienko.

Chiastolith ist ein gut geprüfter Heilstein.

**Astrologische Zuordnung:** Waage (nach Melody), Merkur in Steinbock (nach von Holst), Merkur im ersten Quadrant (nach Maier).

**Chakra-Zuordnung:** Basischakra (nach Heider), Thymuschakra (nach von Holst/Gienger).

**Feng-Shui-Zuordnung:** harmonisiert den Ernährungszyklus Element Erde – Element Metall.

**Pflege:** Chiastolith einmal wöchentlich unter fließendem Wasser reinigen, mit Hämatit-Ministeinchen entladen und zum Aufladen in die Morgensonne oder auf eine Bergkristallgruppe legen.

# Chlorite

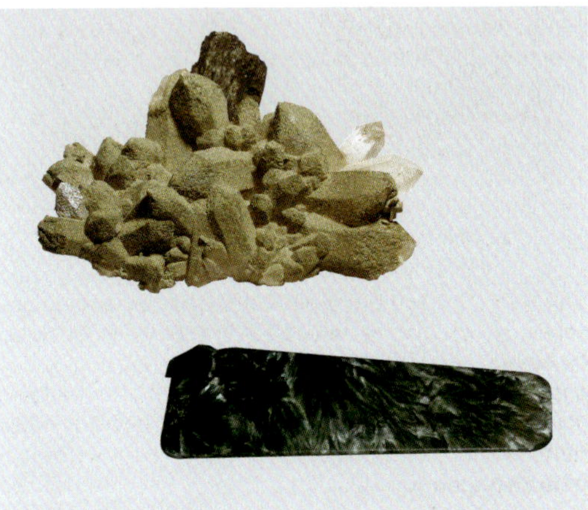

*Antigorit, Klinochlor.*

**Name:** Abgeleitet von griech. *chloros*, »grün«, ihrer vorherrschenden Farbe.

**Mineralogie:** Chlorite entstehen primär hydrothermal, sedimentär und metamorph.

**Mineralklasse:** Chlorite sind eine Mineralgruppe, die aus Talkschichten, einem Magnesium-Silikat der VIII. Mineralklasse, der Schicht-Silikate, mit zwischengelagerten Magnesium-Eisenhydroxid-Oktaederschichten der Mineralklasse der Oxide bestehen. In den meisten Chloriten ist Mg teilweise durch $Fe^{2+}$, $Fe^{3+}$ und Al ersetzt. Außerdem ersetzt Al teilweise Si. Es besteht ein breites Spektrum von Mischkristall-Zusammensetzungen. Aus praktischen Erwägungen werden die meisten Chlorite als einziges Mineral gesehen.

**Borocookeit:** hellrosa, gelblich; **Chamosit:** monoklin, grünlich-dunkelgrau bis schwarz; Diabantit: weiß; Daphnit; weiß, rosa; **Delessit:** eisenhaltig, grau- bis olivgrün; **Gonyerit:** bläulich-schwarz, hellgrün; **Jenkinsit:** braun: **Kämmererit:** rot-violette Klinochlor-Varietät; **Klinochlor:** bläulichgrün bis blaß-olivgrün, gelb, weiß mit rosa Färbung; **Nimit:** gelbgrün; **Pennin:** olivgrün, weiße Klinochlor-Varietät; **Pennantit:** orange, rot, rötlichbraun; **Thuringit:** eisenhaltig, olivgrün bis dunkelgrüne Chamosit-Varietät.

Chlorite sind meist als Einschlüsse oder Bezüge auf Quarz, Danburit, Topas, Calcit und andere Mineralien bekannt. Diese Einschlüsse sind sehr stark grün, trotz der kleinen Mengen, die sie umfassen.

**Kristallsystem:** monoklin; **Kristallform:** Chlorit bildet dick- bis dünntafelige, säulige oder tonnenförmige Kristalle sowie körnige, blättrige, schuppige, kurzfaserige, erdige, derbe, nierige und sandförmige Aggregate; **Mohshärte:** 2–2,5; **Dichte:** 2,6–3,3; **Spaltbarkeit:** nach der Basis vollkommen; **Bruch:** blättrig; **Transparenz:** in dünnen Blättchen durchsichtig, sonst durchscheinend; **Farbe:** Chlorit kann flaschengrün bis grünschwarz, selten rosa, lavendel, violett oder silberweiß vorkommen; **Glanz:** glasartig, matt oder Perlglanz; **Strichfarbe:** grünlich-weiß, blassgrün bis braun.

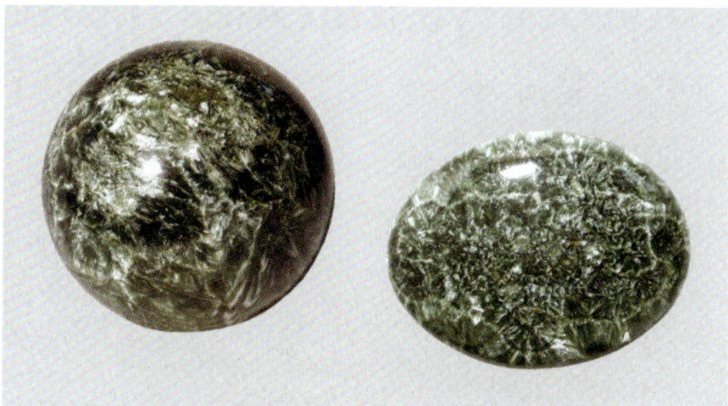

*Klinochlor-Kugel und Cabochon.*

**Vorkommen:** weit verbreitet: GUS (Nazjamsker-Pik, Südural), Italien (Alatal, Piemont), Österreich (Zillertal), Schweiz (Zermatt/Wallis).

**Verwechslung:** Chlorite können mit Glaukonit und Glimmer verwechselt werden; **Unterscheidung:** mineralogisch.

**Fälschungen** von Chloriten sind nicht bekannt.

**Im Handel** sind verschiedene Chlorite, z.B. Klinochlorit, als Sammlerstufe auf Mineralienbörsen erhältlich.

**Wirkung der Ionen:** Eisen, Magnesium.

**Organbeziehung:** Haut.

**Körperlich:** kann die Aufnahmefähigkeit von Vitamin A und E, Calcium, Eisen und Magnesium erhöhen; kann Giftstoffe aus dem Körper ausscheiden helfen. **Klinochlor:** bringt allgemeines körperliches Wohlgefühl; steigert langsam die Leistungsfähigkeit; verbessert das Körpergefühl; kann unruhigen Schlaf verursachen (nach Forschungsprojekt SHK). **Kämmererit:** gegen Schmerzen und Steifheit des Muskelgewebes und der Gelenke; behebt Unfruchtbarkeit des Mannes; gut bei bakteriellen Infektionen der Geschlechtsorgane (nach Melody).

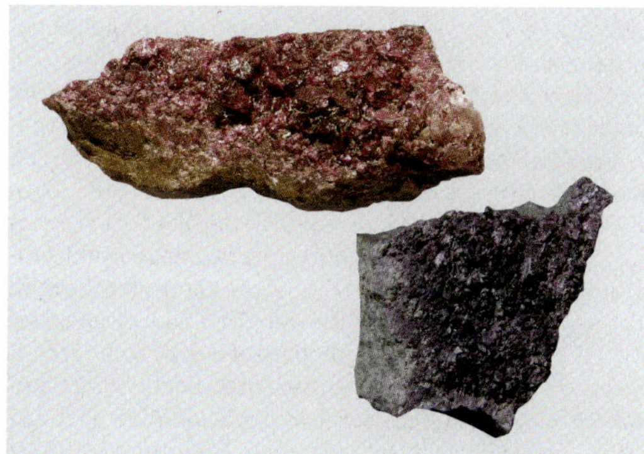

*Kämmererit auf Matrix.*

**Seelisch:** **Klinochlor:** vermittelt ein angenehmes und positives Lebensgefühl; macht ausgeglichen, belastbar, stabil und innerlich ruhig; erleichtert das Fassen von Beschlüssen; beschleunigt das Denken; hilft anders mit Ablenkungen umzugehen; unterstützt das direkte Konfrontieren und Auflösen von Konflikten (nach Forschungsprojekt SHK); fördert die Entwicklung konstruktiver Kompromisse und kreativer Lösungen (nach Gienger). **Kämmererit:** bringt Flexibilität in die eigenen Glaubensstrukturen; hilft eigene Überzeugungen aus einem anderen Blickwinkel zu betrachten (nach Melody).

**Anwendung:** Chlorite wirken am besten durch direktes Tragen auf der Haut.

**In der klassischen Heilsteinliteratur** ist der Chlorit unbekannt. **Moderne Autoren:** Melody. Klinochlor wurde 2006 vom Forschungsprojekt SHK getestet.

Chlorite sind noch selten verwendete Heilsteine.

**Astrologische Zuordnung:** **Klinochlor:** Uranus-Venus-Aspekte (nach von Holst).

**Chakra-Zuordnung:** Herzchakra.

**Pflege:** Chlorite sollten einmal wöchentlich unter fließendem Wasser gereinigt, mit Hämatit-Ministeinchen entladen und für 1–2 Stunden in der Morgensonne wieder aufgeladen werden.

# Chlorit-Quarz

siehe Bergkristall

# Chloromelanit (Mawsitsit)

*Chloromelanit-Platte.*

**Name:** benannt nach griech. *chloros*, »grün«, und *melas*, »schwarz«: grünschwarzer Stein. Englisch: Chloromelanite.

**Synonym:** Chlormelanit.

**Mineralogie:** Chloromelanit entsteht regionalmetamorph von Peridotit zu Serpentinit während der Gebirgsbildung.

**Mineralklasse:** Mineral der Pyroxen-Gruppe und der VIII. Mineralklasse, der Ketten-Silikate; Mischkristall der Klinopyroxene. Diopsid, Jadeit und Ägirin im Mengenverhältnis: 1 : 1 : 1. **Formel:** (Ca,Na) (Fe,Mg,Al) $[Si_2O_6]$ + Cr,Ti; farbgebendes Metall ist das Chrom. Zusätzlich im Chloromelanit enthalten sind Kosmochlor ($NaCrSi_2O_6$), Chromit ($FeCr_2O_4$) und Amphibol.

**Kristallsystem:** monoklin; **Erscheinungsbild:** bildet keine Kristalle, sondern verfilzte, feinkörnig-faserige Aggregate;

**Mohshärte:** 6–6,5; **Dichte:** 3,4; **Spaltbarkeit:** gut; **Transparenz:** undurchsichtig bis durchsichtig; **Farbe:** grünschwarz gefleckt; **Glanz:** fettig bis glasartig; **Strichfarbe:** weiß.

**Vorkommen:** Myanmar.

**Verwechslung:** kann mit Grossular, Jadeit, Nephrit, Serpentin und Vesuvianit verwechselt werden; **Unterscheidung:** mineralogisch-gemmologisch.

**Fälschungen:** sind nicht bekannt.

**Im Handel** ist Chloromelanit als Trommelstein, Anschliff und Cabochon erhältlich.

**Wirkung der Ionen:** Aluminium (entsäuernd, Realitätssinn), Eisen (Ausdauer, Kraft), Magnesium (Belastbarkeit), Natrium (Ordnung).

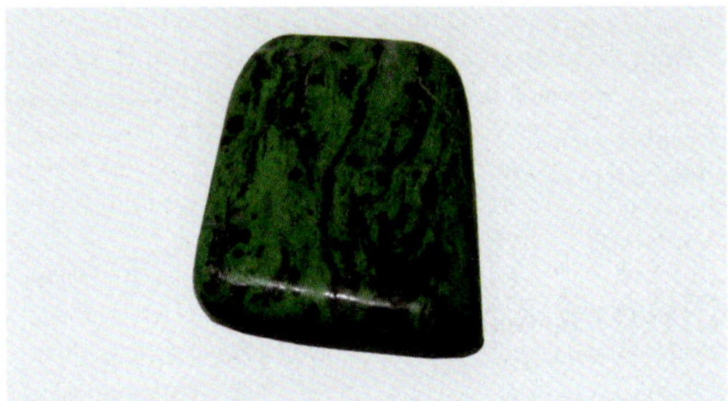

*Chloromelanit-Trommelstein.*

**Organwirkung:** Niere.

**Körperlich:** fördert wirkungsvoll die Nierenfunktion und gleicht den Säure-Basen-, Mineralstoff- und Wasserhaushalt aus; stabilisiert die Gesundheit, gibt Vitalität und Kraft, lindert Schmerzen und wirkt nervenstärkend (nach Gienger).

**Seelisch:** fördert Lebensfreude und Hoffnung, stärkt das Gottvertrauen (nach Gienger); nimmt die Zweifel; stärkt die Gewissheit, durch das Leben sinnerfüllt geführt zu werden; spendet Kraft und schenkt inneren Frieden (nach Sperling); wird in Zeiten emotionaler Veränderung und Unsicherheit eingesetzt, um Niedergeschlagenheit zu überwinden, wieder neue Kontakte zu knüpfen und sich für positive Ziele zu engagieren (nach von Holst); fördert Wohlbefinden, auch durch Akzeptanz des Schicksals (nach Gienger).

**Anwendung:** Chloromelanit wird als derber Rohstein oder Trommelstein direkt auf die Haut gelegt; als Scheibe oder Cabochon auf dem Hautgebiet über den Nieren aufgeklebt; als Trommelstein in der Hosentasche mitgeführt; als Rohstein auf den Schreibtisch oder zur Meditation aufgestellt.

**In der klassischen Heilsteinliteratur** ist Chloromelanit unbekannt; er wurde allerdings unter dem Begriff Jade mitgeführt; **Moderne Autoren:** Gienger, Kühni/von Holst, Sperling.

Chloromelanit ist ein selten verwendeter Heilstein.

**Astrologische Zuordnung:** Venus in Wassermann (nach von Holst).

**Chakra-Zuordnung:** Herzchakra.

**Pflege:** Chloromelanit einmal wöchentlich unter fließendem Wasser reinigen, mit Hämatit-Ministeinchen entladen und zum Aufladen auf eine Bergkristallgruppe oder in Vollmondlicht legen.

# Chrysanthemenstein

siehe Coelestin

# Chrysoberyll und Alexandrit

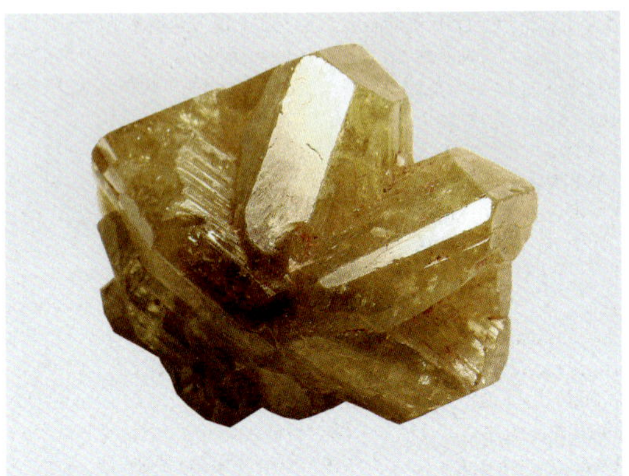

*Chrysoberyll-Kristall.*

**Name:** benannt von A.G. Werner 1789, nach griech. *chrysos*, »Gold«, wegen dessen gelber Färbung. In der Antike stand der Name für den goldfarbenen Beryll. Engl.: Chrysoberyl und Alexandrite.

**Synonyme:** Cymophan, Gymophan, Katzenauge, Kymophan. Gebräuchliche Handelsnamen sind: Brasil-Chrysolith, Indisches oder Ceylonesisches Katzenauge. Da vor allem Chrysoberyll aus Sri Lanka den Katzenaugeneffekt zeigt, hat sich eingebürgert, dass Katzenauge ohne Zusatz sich immer auf den Chrysoberyll bezieht.

**Mineralogie: Chrysoberyll** entsteht primär als späte Bildung aus aluminiumreichem Magma in Granitpegmatiten, wenn bei der Restkristallisation genügend Beryllium im Magma angereichert ist; angereichert aufgrund seiner Härte in Edelsteinseifen-Lagerstätten; kontaktmetamorph bei der Bildung von Glimmerschiefer. **Alexandrit** entsteht metamorph in chromhaltigem Basalten oder Peridotiten, zusammen mit Smaragd in der Kontaktzone zwischen aluminium- und berylliumhaltigen Pegmatiten; angereichert in Edelsteinseifen-Lagerstätten.

**Mineralklasse:** Aluminium-Beryllium-Mineral der IV. Mineralklasse, der Oxide. **Formel:** $Al_2BeO_4$+Cr,Fe,Ti. Alexandrit ist chromhaltig.

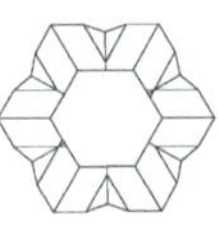

**Kristallsystem:** rhombisch; **Erscheinungsbild:** bildet meist orthorhombische, dipyramidale Formen, in dicktafeligen bis flachprismatischen, meist verzwillingten oder verdrillingten Kristallen, deren Kristalle sich im Winkel von 60 Grad schneiden mit typischer V-förmiger Streifung; **Mohshärte:** 8,5; **Dichte:** 3,65–3,85; **Spaltbarkeit:** unvollkommen, nach der Basis erkennbar; **Bruch:** muschelig; **Transparenz:** durchsichtig; **Farbe:** goldgelb, grüngelb bis bräunlich; häufig ist der Katzenaugeneffekt, extrem selten ist der Asterismus; **Glanz:** glasartig; **Strichfarbe:** weiß; nicht fluoreszierend.

**Varietäten: Alexandrit:** mit max. 0,4 % Chromtrioxid; Farbe: zeigt einen interessanten Farbwechsel: im Sonnenlicht betrachtet erscheint Alexandrit grün, im Kunstlicht rot, rotviolett; **Kymophan:** ein Chrysoberyll-Katzenauge weist bei Cabochon-Schliff einen faszinierenden Lichtlauf (Chatoyance) auf.

**Vorkommen:** Australien (Anakie), Brasilien (Bahia, Minas Gerais/Minas Novas), Finnland (Ulrisborg), Ghana, GUS (Ural), Indien (Chennai), Italien (Piona), Kanada, Madagaskar (Ambatosoratra, Tsarasakro), Myanmar (Magok), Norwegen, Rhodesien, Schweden (Kolsva), Schweiz, Simbabwe (Fort Victoria), Sri Lanka (Ratnapura), Südafrika, Tansania (Manjarasee), USA (Colorado/Drew Hill, Connecticut/Haddam), Zaire.

**Verwechslung:** Chrysoberyll kann mit Andalusit, Brasilianit, Gelbem Saphir, Skapolith, Topas und Zirkon; Chrysoberyll-Katzenauge kann mit Apatit-, Quarz- und Turmalin-Katzenauge verwechselt werden; Alexandrit kann geschliffen mit Andalusit oder Granat verwechselt werden; der Kristall ist durch den Farbwechsel unverwechselbar. **Unterscheidung:** mineralogisch-gemmologisch.

**Fälschungen:** Der teure Chrysoberyll und Alexandrit wird häufig gefälscht; Farbverbesserungen durch Bestrahlung werden durchgeführt, geschliffene Steine werden durch synthetischen Korund oder Spinell imitiert; Chrysoberyll-Katzenauge wird durch faseriges Borsilikatglas oder Dubletten aus Topas und Ulexit vorgetäuscht; Alexandrit-Doubletten aus Glas und Granat vorgetäuscht.

**Im Handel** ist Chrysoberyll als Kristall, Anhänger, selten als kleiner Trommelstein, Cabochon oder facettiert erhältlich; Chrysoberyll-Katzenauge nur als Cabochon; Alexandrit als Rohkristall, Anhänger, Cabochon und facettiert erhältlich. Die Preisklasse kann je nach Qualität im sehr gehobenen Bereich liegen.

**Wirkung der Ionen:** Aluminium (entsäuernd, Gefühlsausdruck, Realitätssinn), Beryllium (Disziplin, Weitblick, Zielstrebigkeit), Chrom (blutbildend, Kreativität, psychisch entlastend).

**Organwirkung:** Chrysoberyll: Auge, Leber; Alexandrit: Bauchspeicheldrüse, Hoden, Leber, Milz, Nervensystem.

**Körperlich: Chrysoberyll:** wurde zur Behandlung von Hormonstörungen, zum Adrenalin- und Cortisonausgleich und zur Regelung des Cholesterinspiegels eingesetzt (nach Melody). **Gelb:** wird bei Arterienverkalkung und arteriellen Gefäßerkrankungen verwendet; bessert Asthmaanfälle; schärft die Sehkraft (nach Peschek-Böhmer und Korse); wirkt gegen Schielen und alle Arten von Augenentzündungen gegen Überanstrengung und Gerstenkorn; bessert Darmerkrankungen; regt die Selbstheilungskräfte des Körpers an; lindert Magengeschwüre; wirkt entzündungshemmend bei Mandel- und Rachenentzündung; angezeigt bei Unterleibsbeschwerden; stärkt die Entgiftungsprozesse der Leber; wird bei Drüsenschwellungen eingesetzt eingesetzt (nach Gienger); hilft bei Parkinson; wirkt intensiv aktivierend auf das Gehirn; gut für Haut, bei Asthma und gegen Infekte (nach Pelz). **Kymophan:** hilft bei Herzrhythmusstörungen; erfrischt die Augen, stärkt die Sehkraft (nach von Holst); gegen Kopfschmerz; stärkt die Nerven (nach Melody). **Alexandrit:** reguliert die Blutbildung, reinigt und festigt die Blutgefäße; bessert entzündliche Erkrankungen der Bauchspeicheldrüse und hartnäckige Entzündungen aller Art (nach Gurudas); fördert die Entgiftung und Regeneration der Leber (nach Gienger); lindert Magengeschwüre und Magenübersäuerung (nach Peschek-Böhmer); verbessert die Eiweißaufnahme und die Regeneration des Bindegewebes; stärkt die Selbstheilungskräfte (nach Melody).

**Seelisch: Chrysoberyll:** macht klar und weitsichtig; stärkt Aufrichtigkeit, Selbstdisziplin und Selbstbeherrschung; fördert damit eine sichere Autorität mit Verantwortungsgefühl, Wissen, Organisationstalent und strategischem Denken (nach Gienger); hilft Konzentration, Intuition und Logik harmonisch zu vereinen, um Situationen richtig einzuschätzen und wirksam zu handeln (nach von Holst); ); fördert verborgene Talente zutage und aktiviert mediale Fähigkeiten; lindert Angstzustände und befreit von Albträumen (nach Korse); wirkt beruhigend bei Ängsten und Beklemmungen; unterstützend bei Hoffnungslosigkeit, fehlendem Selbstvertrauen, Pessimismus und Traurigkeit; hilft bei psychischer Überanstrengung und Verspannung, sich selbst oder die Situation mit Abstand zu betrachten; fördert bei Erkrankungen den Willen, wieder gesund zu werden, verhindert Kontrollverlust und Nervenzusammenbruch (nach von Holst). **Kymophan:** lehrt Weisheit; lässt bei allem Wissen die Kraft der Liebe hochschätzen; erleichtert die Verbindung mit dem Höheren Selbst (nach von Holst); zieht Glück an und bewahrt vor Unglück;

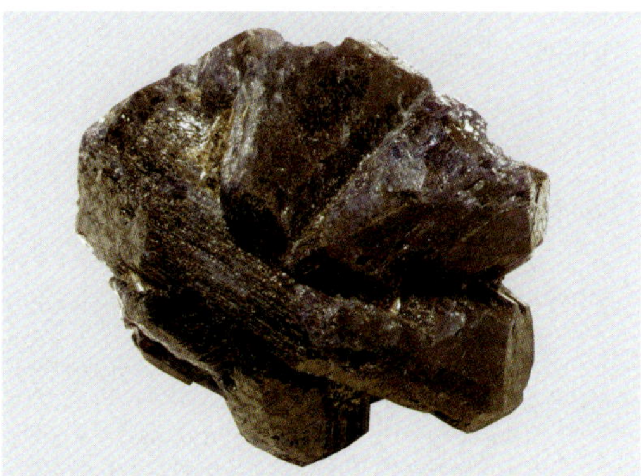

*Alexandrit-Kristall.*

**Alexandrit:** hilft die eigene Mitte zu finden, um die Vernetzung der gesamten Natur zu spüren; bewirkt ein heiteres und freudvolles Gemüt (nach Gurudas); mildert Ärger und Gereiztheit und bewirkt ein heiteres Gemüt; lässt in Krisensituationen die Fassung bewahren; bringt bei Traurigkeit Farbe ins Leben; steigert die geistige Flexibilität, die eigene Kreativität (nach Gienger); hilft alle Aspekte einer Situation zu verstehen und zu handhaben (nach von Holst) und weckt wieder neue Ideen; vergrößert die Wahrnehmungsfähigkeit; erweitert die Fantasie (nach Gienger) und lässt dadurch Träume und Gefühle besser hervortreten; fördert die Entwicklung der Selbstachtung und der Willensstärke und der persönlichen Ausstrahlung; unterstützt Neuanfänge im Leben (nach Kühni).

**Anwendung:** Chrysoberyll und Alexandrit wird als Kristall auf die Haut gelegt; mit Chrysoberyllwasser werden die Augen gespült oder Wattepads, mit Chrysoberyllwasser getränkt, werden auf die Augenlider gelegt; Chryso-beryll wird als Cabochon wenige Minuten auf die Haut gelegt; als Chrysoberyllwasser getrunken; als Kristall ein paar Minuten in die Hand genommen oder kontemplativ betrachtet.

**In der klassischen Heilsteinliteratur** sind Chrysoberyll (C) und Alexandrit (A) nicht beschrieben. **Moderne Autoren:** (A = Alexandrit, C = Chrysoberyll): Ahlborn (A), Beeler (A, C), Börner (C), Braunger (A); Cloose (C), Duda (A), Gienger (A, C), Heider (A, C), Johari (C), Keyte (A), Korse (C), Lopes (A), Lorenzo (C), Kühni/von Holst (A, C), Melody (A, C), Paulin (A, C), Pelz (C), Peschek-Böhmer (A, C), Pöttinger (A, C), Richardson (C), Schaufelberger-Landherr (C), Schelhas (C), Scholz (A), Sienko (A, Chrysoberyll-Katzenauge), Sperling (A, C), Weltler (A, C).

Aufgrund ihres hohen Preises sind Chrysoberyll und Alexandrit selten verwendete Heilsteine.

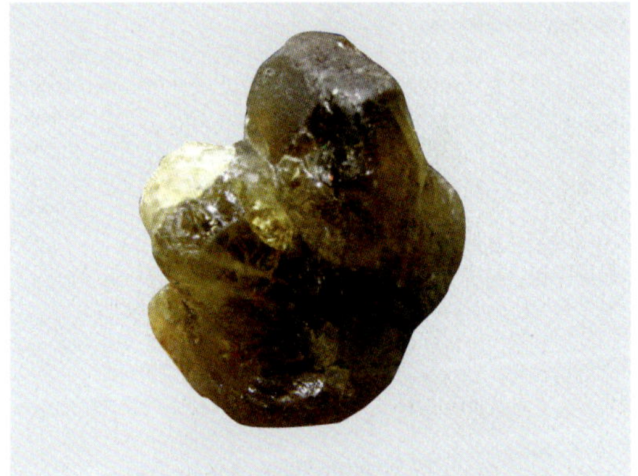

*Chrysoberyll als derber Kristall, Originalgrösse.*

**Ergänzende Bachblüte:** Holly.

**Astrologische Zuordnung: Chrysoberyll:** aufsteigender Mondknoten, Rahu (vedisch), Löwe (nach Melody), Medium Coeli in Steinbock (nach von Holst), Saturn im ersten Quadrant (nach Maier), Kymophan: Venus; **Alexandrit:** Zwillinge; Skorpion (nach Melody); Saturn im ersten Quadrant (nach Maier), Uranus-Merkur-Aspekte (nach von Holst), Orion (nach Ahlborn).

**Tarot-Zuordnung: Chrysoberyll:** Fünf der Stäbe; Zwei der Stäbe (nach von Holst); **Alexandrit:** Rad des Schicksals (Hofmann).

**Chakra-Zuordnung:** Thymuschakra (nach von Holst/ Gienger

**Feng-Shui-Zuordnung:** Element Erde, Ba-Gua-Bereich Wissen.

**Meditations-Zuordnung: Chrysoberyll:** Kompromisslosigkeit; **Alexandrit:** Lebensfreude.

**Magischer Ersatzstein:** Tigerauge.

**Pflege:** Nach jeder Behandlung unter fließendem Wasser reinigen, entladen und zum Aufladen in die Morgensonne legen.

**Hinweis:** Im Ferseman-Museum Moskau befindet sich eine Druse mit 5,38 kg Alexandrit, der größte Kristall ist 6 x 3 cm; das Smithsonian-Institut besitzt einen geschliffenen Alexandrit von 66 Karat.

# Chrysokoll

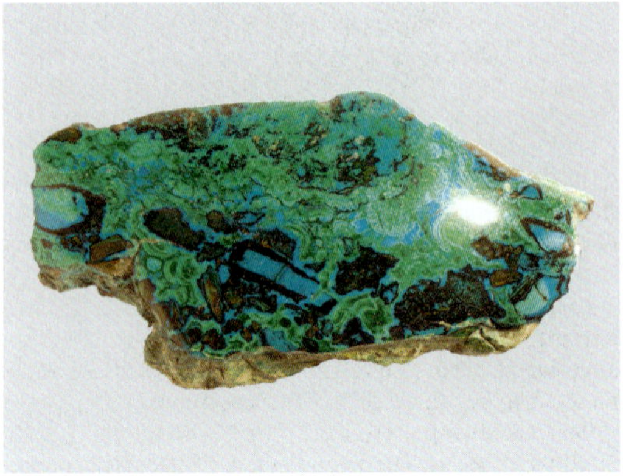

*Chrysokoll-Anflug.*

**Name:** benannt von Brochant de Villers 1808, nach griech. *chrysos*, »Gold«, und *kolla*, »Leim«, nach seiner Verwendung als Goldleim beim Granulieren. Engl.: Chrysocolla, franz.: Chrysocolle.

**Synonyme:** Atlas-Erz, Berggrün, Chalkostaktit, Dillenburgit, Grünere, Grünspan, Katangit, Kieselkupfer, Kiesel-Malachit, Kupfergrün, Kupfer-Hydrophan, Liparit, Llanca, Malachit-Kiesel, Resanit, Spanischgrün und Traversoit. Verwachsungen von Chrysokoll mit Azurit wird Kupferblau, mit Kaolinit Pilarit, mit derbem Quarz Chrysokoll-Quarz oder Stellarit, mit Chalcedon Chrysokoll-Chalcedon genannt.

**Mineralogie:** Chrysokoll entsteht sekundär durch Einwirkung von kieselsäurehaltigem Grund- und Sickerwasser auf kupferhaltiges Gestein in der Oxidationszone von Kupfer-Lagerstätten trocken-heißer Klimata.

**Mineralklasse:** wasserhaltiges Kupfermineral der Bismutoferrit-Gruppe und der VIII. Mineralklasse, der Ring-Silikate mit variierendem Wassergehalt; **Formel:** $(Cu,Al)_2 H_2Si_2O_5(OH)_4 \times n\ H_2O$ + Fe,P; farbgebendes Metall ist Kupfer (idiochromatisch).

**Kristallsystem:** rhombisch; **Kristallform:** bildet nur selten nadelige Kristalle, in der Regel derbe, knollige, glasköpfige oder stalaktitische Aggregate; **Mohshärte:** 2,5–4; **Dichte:** 2,0–2,3; **Spaltbarkeit:** keine; **Bruch:** uneben; **Transparenz:** durchscheinend bis undurchsichtig; **Farbe:** blaugrün bis türkis, selten blau, braun bis schwarz; **Glanz:** glas- und wachsartig; **Strichfarbe:** hellgrünlich-hellblau.

Reines Chrysokoll ist weich und zerbrechlich und eignet sich deshalb nicht für Schmuckanwendungen. Chrysokoll bildet oft mit Chalcedon-Quarz Achate, wobei der Quarz Polierbarkeit und Beständigkeit verleiht. Chrysokoll-Drusen sind Steine, die aus einem Chrysokoll-Achat mit einer Kruste aus kleinen Quarzkristallen besteht.

**Varietät:** Eine Verwachsung von rhombischem Chrysokoll mit triklinem Türkis, monoklinem Azurit, Malachit und Pseudomalachit wird nach dem Fundort Eilat (Israel) als **Eilatstein** bezeichnet. Je nach Anteil erscheint er blau, blaugrün oder grün, meist in Farbkombinationen.

**Gem Silica** (engl.: Gemmy Chrysocolla) ist eine Verwachsung von kristallin erscheinendem Chrysokoll mit Bergkristall oder Quarz.

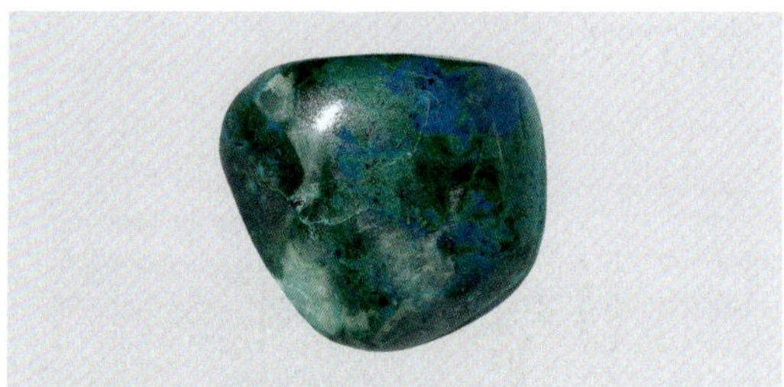

*Chrysokoll-Trommelstein.*

**Vorkommen:** BRD (Schneeberg), Chile, Großbritannien (Lizzard), GUS (Ural), Israel (Eilat), Italien (Elba), Kongo, Mexiko, Namibia, Peru, Sambia, Südafrika, Ungarn, USA (Arizona, Kalifornien, Nevada), Zaire (Katanga).

**Verwechslung: Chrysokoll** kann mit Hemimorphit, Smithsonit, Variscit und Türkis verwechselt werden; **Unterscheidung:** mineralogisch-gemmologisch. **Eilatstein** kann mit peruanischem Chrysokoll verwechselt werden, der oft als Eliatstein angeboten wird.

**Fälschung:** ist als gepresster und mit Kunstharz oder anderen Kunststoffen stabilisierter Stein im Handel; es gibt auch Imitationen von Chrysokoll durch gefärbten Chalcedon.

**Im Handel** ist Chrysokoll als Rohstein, Trommelstein, Anhänger, Bi-Scheibe, Kugel, Ei und Kugelkette erhältlich. Chrysokoll-Edelsteinessenzen: von KATMA, Amandus Korse, Lavandinum und United Nature.

**Wirkung der Ionen:** Kupfer (Ausgeglichenheit, krampflösend), Wasser (Lebendigkeit).

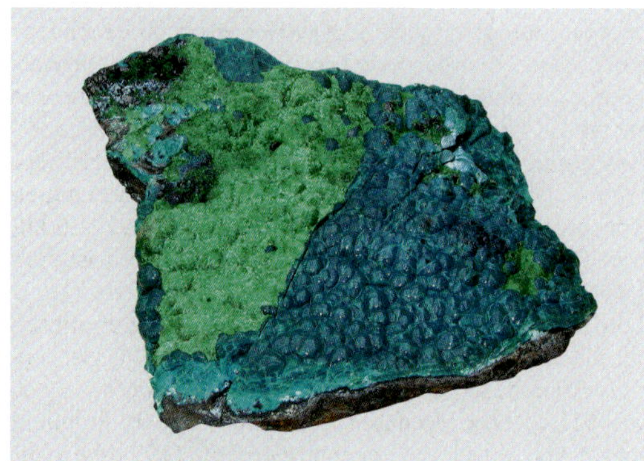

*Chrysokoll-Malachit-Rohstein.*

**Organwirkung:** Darm, Galle, Haare, Haut, Herzrhythmus, Leber.

**Körperlich:** wirkt entkrampfend bei Menstruationsbeschwerden; blutdrucksenkend bei erhöhtem Blutdruck; beschleunigt die Heilung von Brandwunden; wirkt kühlend und entzündungshemmend sowie fiebersenkend bei Infektionen der oberen Atemwege (nach Gienger); beruhigt überreizte Nerven, auch bei Nervenzerrüttung und Stress (nach Korse); bessert den Knochenaufbau und das Wachstum bei Kleinkindern (nach Peschek-Böhmer); harmonisiert das Sonnengeflecht, fördert die Nährstoffresorption, beruhigt Magen und Darmtrakt, stimuliert die Entgiftung (nach Korse); kräftigt Lungen, Schilddrüse und Steißbein, regt die Hämoglobinproduktion an und lässt Miasmen der Tuberkulose zurückgehen (nach Gurudas).

**Seelisch:** hilft trotz intensiver Gefühlswahrnehmung einen klaren Kopf zu bewahren; wirkt psychisch ausgleichend, hilft emotionale Verstrickungen zu lösen (nach Gienger); nimmt Angst- und Schuldgefühle, bringt die Gefühle ins Gleichgewicht und hilft das Maß zwischen Annehmen und Geben, Festhalten und Loslassen zu finden (nach Korse); hilft »kopfigen« oder selbstkritischen Menschen Empfindungen und Gefühlen Raum zu geben; hilft emotionalen und aufgebrachten Menschen, sich nüchtern zu beobachten, ohne die Gemütsregungen abzuwerten, hilft gegen Gereiztheit und Nervosität; schafft Ausgleich zwischen Rücksichtnahme und eigenen Bedürfnissen und verbessert die Anpassungsfähigkeit, so dass Veränderungen im Umfeld vorteilhaft genutzt werden können (nach von Holst).

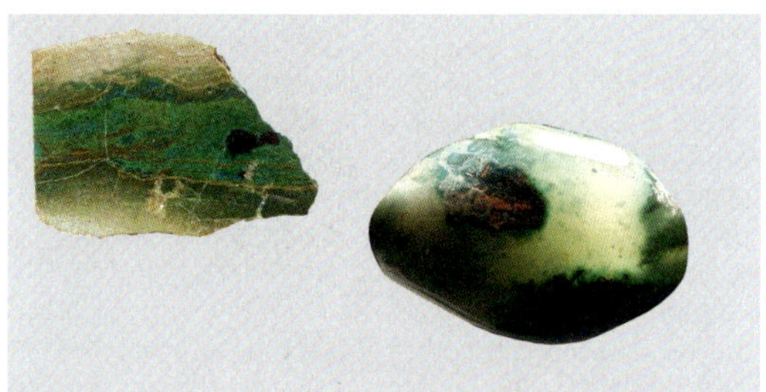

*Gem-Silika-Platte und Gem-Silika-Trommelstein.*

**Anwendung:** Chrysokoll wird als Rohstein direkt auf die betroffene Körperstelle gelegt; als Anhänger oder Bi-Scheibe getragen; als Trommelstein in der Hosentasche mitgeführt; als Rohstein zur kontemplativen Betrachtung aufgestellt.

**In der klassischen Heilsteinliteratur** ist Chrysokoll nicht beschrieben. Moderne Autoren: Beeler, Bind-Klinger, Börner, Braunger, Brusius, Chocron, Cloose, Dow, Franzen, Gienger, Graf, Gurudas, Heider, Huber, Keyte, Korse, Kühni/von Holst, Lorenzo, Maier, Markham, Mastny, Melody, Miesala-Sellin, Musil, Novak, Paulin, Peschek-Böhmer, Pöttinger, Raphaell, Schelhas, Sharamon, Sperling, Trendelkamp, Wechmar, Weltler.

Chrysokoll ist ein gut geprüfter Heilstein.

**Ergänzende Bachblüte:** Scleranthus (nach Miesala-Sellin), Walnut (nach Novak).

**Astrologische Zuordnung:** Sonne in der Jungfrau (nach von Holst); Neptun-Venusaspekt, Venus im dritten Quadrant (nach Maier); Neptun mit Jupiter- oder Plutoaspekt (nach Braunger).

**Tarot-Zuordnung:** Zwei der Münzen (nach Hofmann); Neun der Münzen (nach von Holst).

**Chakra-Zuordnung:** Halschakra (nach von Holst/Gienger).

**Feng-Shui-Zuordnung:** harmonisiert und klärt Verstrickung im Ba-Gua-Bereich Familie.

**Meditations-Zuordnung:** Frieden, Ordnung.

**Magischer Ersatzstein:** Türkis.

**Pflege: Chrysokoll** einmal wöchentlich unter fließendem Wasser reinigen, mit Hämatit-Ministeinchen entladen und zum aufladen in Vollmondlicht oder auf eine Bergkristallgruppe legen.

# Chrysopras

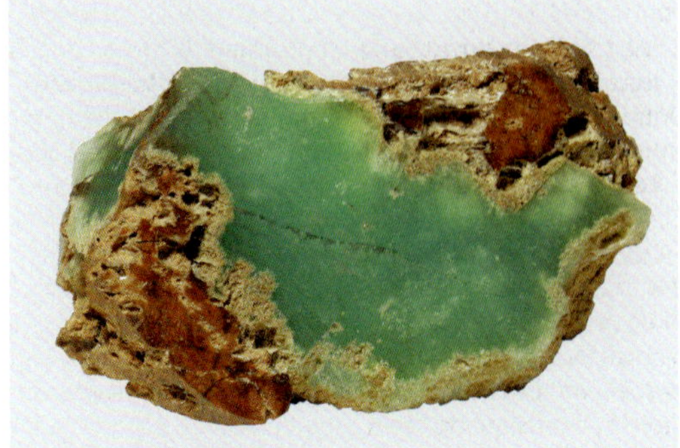

*Chrysopras-Rohstein in Matrix.*

**Name:** historischer Name, benannt nach griech. ***chrysos***, »Gold«, und ***prasos***, »Lauch«, nach dessen hellgrüner Farbe – wobei Chrysopras für viele hellgrüne Steine verwendet wurde. Erst seit dem 18. Jahrhundert ist die Namenszuordnung eindeutig. Engl. und franz.: Chrysoprase.

**Synonyme:** Goldlauch; als Handelsname auch Südpazifik-Jade.

**Mineralogie:** Chrysopras entsteht sekundär in der Oxidationszone von Nickel-Lagerstätten, verwitterten Peridotiten oder Serpentin, wenn eindringende kieselsäurehaltige Sickerwasser sich mit dem Nickel verbinden. Die Kieselsäure wird durch Zerfallsprozesse aus dem Boden oder Gestein freigesetzt; oder aus chromhaltigen, in Serpentiniten durch Ausfällung von Kieselsäure übersättigten Lösungen.

**Mineralklasse:** nickelhaltiges Mineral der Chalcedon-Familie und der IV. Mineralklasse, der Oxide; **Formel:** $SiO_2$+ Ni,$H_2O$; farbgebendes Metall ist Nickel. Spuren von nickelhaltigem Talk (Kerolith) färben das Mineral apfelgrün.

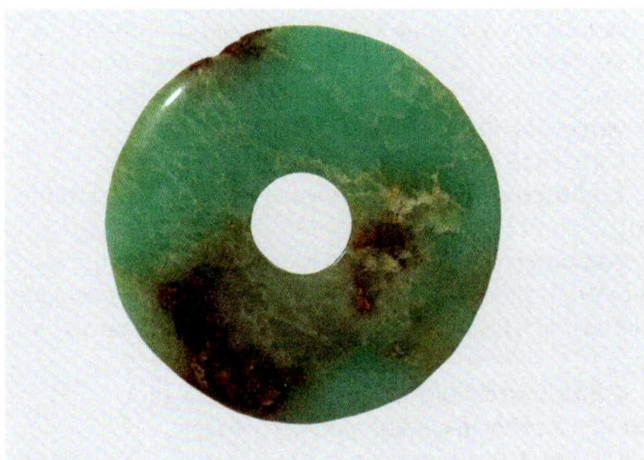

*Chrysopras-Bi-Scheibe.*

**Kristallsystem:** trigonal; **Erscheinungsbild:** bildet nur mikroskopisch kleine Fasern; Aggregate: dicht, teils mit großen Poren durchsetzte Knollen und Spaltenfüllungen; **Mohshärte:** 6,5–7; **Dichte:** 2,58–2,64; **Spaltbarkeit:** keine; **Bruch:** muschelig; **Transparenz:** durchscheinend, selten klar; **Farbe:** intensiv apfelgrün, häufig blassgrün, gelbgrün mit braunen Flecken; **Glanz:** wachsartig; **Strichfarbe:** weiß.

**Vorkommen:** selten: Australien (Marlborough), Brasilien (Goyaz), BRD (St. Egidien), GUS (Redwinks), Indien, Namibia, Polen (Wiry), Simbabwe, Südafrika, Tansania, USA (Arizona, Kalifornien, Oregon).

**Verwechslung:** kann mit Chrom-Chalcedon, Gaspeit, Jadeit, Prehnit, Smithsonit oder Variscit verwechselt werden; **Unterscheidung:** Härte, mineralogisch-gemmologisch.

**Fälschungen:** existieren durch grün gefärbten Achat oder Chalcedon.

**Im Handel** ist Chrysopras als Rohstein, Trommelstein, Anhänger, Bi-Scheibe, Cabochon und Kugelkette erhältlich; sehr gute Qualität kann kostspielig sein und wird in Karat berechnet.

**Wirkung der Ionen:** Nickel (entgiftend, Geborgenheit, Kreativität).

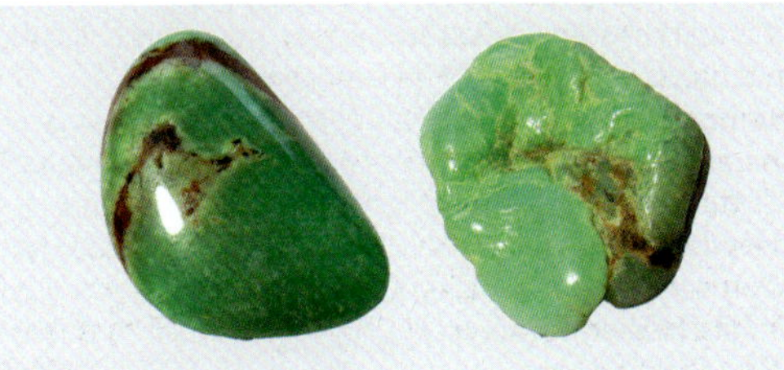

*Chrysopras-Trommelsteine.*

**Organwirkung:** Bindegewebe, Eierstöcke, Haut, Niere, Prostata.

**Körperlich:** regt die Entgiftung und Ausscheidung aus dem Bindegewebe und über die Nieren an – selbst von Schwermetallen und schwer löslichen Stoffen; reduziert Ödeme und geschwollene Beine; bessert Krampfadern und Venenentzündung; angezeigt bei Bronchitis, Halsentzündung und Schnupfen; führt zur Linderung verschiedener Hauterscheinungen: Hautallergien, Lebensmittelallergien, Medikamentenallergien, Neurodermitis und Warzen, sollte auch bei Pilzinfektionen der Haut versucht werden; lindert Schmerzen bei Gicht, Ischialgie; wird bei Lebererkrankungen und Magengeschwüren eingesetzt; fördert die Fruchtbarkeit der Frau, wirkt krampflösend bei Menstruationsbeschwerden, lindert Hitzewallungen; wirkt blutdrucksenkend (nach Forschungsprojekt SHK); in Verbindung mit Bergkristall hilft Chrysopras gut bei Herz- und Kreislaufbeschwerden und Schwindel; kann durch entgiftende und entschlackende Wirkung die Voraussetzungen zur Gewichtsreduktion schaffen (nach Kühni/von Holst); kann als Erstverschlimmerung u.a. Schlafstörungen, Albträume und Durchfall verursachen; bewirkt oft eine schmerzfreie und verkürzte Menses (nach Forschungsprojekt SHK).

**Seelisch:** stoppt ständig wiederkehrende Albträume; hilft ängstlichen Kindern nachts durchzuschlafen, stärkt das Selbstvertrauen und das Urvertrauen; fördert Unabhängigkeit von äußerer Zuwendung und hilft Unselbständigkeit zu überwinden; lindert Anspannung, Hoffnungslosigkeit, innere Unruhe; lässt bei Unzufriedenheit einen Ausgleich finden, verweist auf das Gute, Schöne und Gesunde im Leben und stärkt Güte, Mitgefühl, Achtsamkeit und künstlerisches Empfinden (nach Gienger/Korse/Kühni); bringt Gefühle wie Ängste, Gereiztheit, Hass, Eifersucht und Liebeskummer ebenso zum Vorschein wie Zärtlichkeit und Sorglosigkeit; bringt sehr viel Bewegung in die Gefühlswelt und verbessert insgesamt das Allgemeinbefinden; fördert Achtsamkeit sich selbst und anderen gegenüber (nach Forschungsprojekt SHK); hilft sich in andere Menschen hineinzuversetzen, ihr Potenzial zu erkennen und ihnen mit Weitblick zu helfen; lässt aus vielen Details und aus vielen Zusammenhängen ein Ganzes entstehen; ermöglicht, den nächsten konkreten Schritt zu tun und sich vor lauter Wissen nicht selbst zu blockieren (nach Dörre).

**Anwendung:** Chrysopras gehört mit Smaragd und Peridot zu den wichtigsten Entgiftungssteinen; er wird als Scheibe oder Cabochon direkt auf die betroffene Körperstelle gelegt; als Bi-Scheibe oder Kugelkette getragen; als Trommelstein in der Hosentasche mitgeführt; als Chrysopraswasser morgens oder Chrysoprasessenz tagsüber eingenommen; als Rohstein zur Meditation, kontemplativen Betrachtung und als Steinkreis aufgestellt.

**Nennung in der Bibel:** Offenbarung 21,20.

**In der klassischen Heilsteinliteratur** ist Chrysopras bei Hildegard von Bingen und Arnoldus Saxo beschrieben. **Moderne Autoren:** Ahlborn, Beeler, Bind-Klinger, Braunger, Brusius, Chocron, Dörre, Dow, Franzen, Gienger, Graf, Gurudas, Heider, Hofmann, Huber, Keyte, Korse, Kühni/von Holst, Labacher, Lopes, Lorenzo, Maier, Markham, Melody, Menrow, Miesala-Sellin, Musil, Novak, Paulin, Peschek-Böhmer, Pöttinger, Ray, Richardson, von Rohr, Scharner, Schaufelberger-Landherr, Schelhas, Scholz, Schreiber, Schwarz, Siebenthal, Sienko, Staab, Storm-Kull, Trendelkamp, von Wechmar, Weltler. Chrysopras wurde 2002 vom Forschungsprojekt SHK getestet.

Chrysopras ist ein häufig verwendeter und gut geprüfter Heilstein.

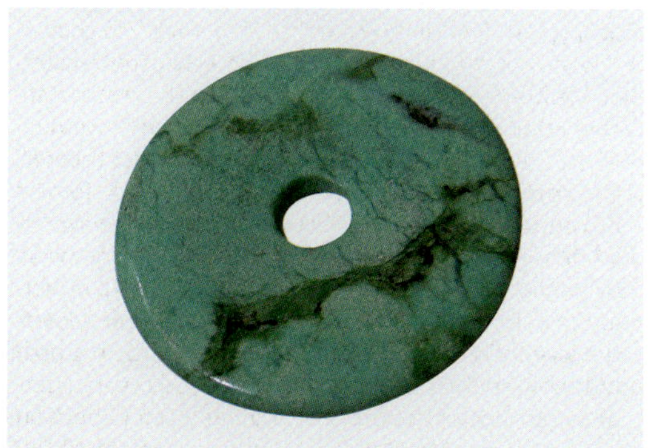

*Chrysopras-Bi-Scheibe.*

**Anthroposophische Verwendung:** Chrysopras-Ampullen zur subkutanen Injektion in D15.

**Homöopathisches Leitmotiv:** der in sich geeinte Mensch; Verbundenheit mit allem und alles an seinem stimmigen Platz; gegenseitige Erlösung zweier Pole; in Frieden mit allem sein; einen Zyklus abrunden; das Urbild erkennen; alles hilft zusammen (nach Dörre).

**Ergänzende Bachblüte:** Holly (nach Miesala-Sellin), Elm (nach Häge), Hornbeam (nach Novak).

**Astrologische Zuordnung:** Waage (nach Melody), Krebs (nach Peschek-Böhmer), Venus im Krebs (nach von Holst), Jupiter im dritten Quadrant (nach Maier).

**Tarot-Zuordnung:** Neun der Kelche (nach Hofmann), Sechs der Kelche (nach von Holst).

**Chakra-Zuordnung:** Solarplexus-Leber-Chakra (nach von Holst/Gienger).

**Meditations-Zuordnung:** Erneuerung, Ruhe.

**Märchen-Zuordnung nach Dörre:** Das Meerhäschen und Die Kristallkugel (Brüder Grimm); Speisung der Fünftausend; Die Tafelrunde; Die Zwölf Tierkreiszeichen.

**Feng-Shui-Zuordnung:** Ba-Gua-Bereich Partnerschaft, Element Wasser.

**Pflege:** Chrysopras einmal wöchentlich unter fließendem Wasser reinigen, mit Hämatit-Ministeinchen entladen und zum Aufladen auf eine Bergkristallgruppe oder in Mondlicht legen. Chrysopras bleicht durch Austrocknung aus, nimmt jedoch die dunklere Farbe wieder an, wenn der Stein in Wasser gelegt wird.

# Chrysotil

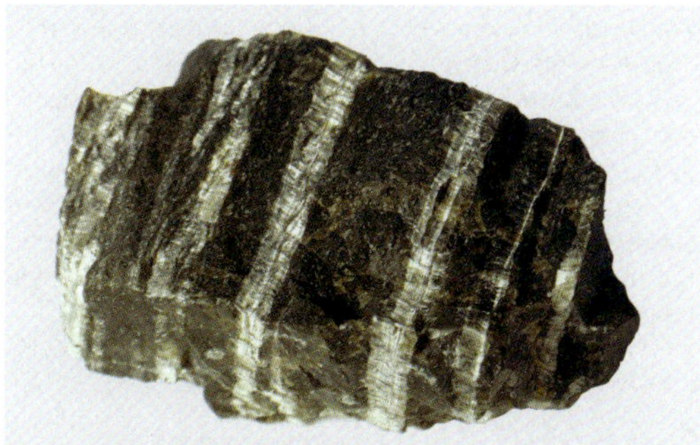

*Chrysotil-Rohstein.*

**Name:** benannt von Kobell 1834, nach griech. *chrysos*, »Gold«, und *tilos*, »Faser«, analog seinem faserigen Aussehen. Engl.: Chrysotile.

**Synonyme:** Baltimorit, Bostonit, Chrysotilasbest, Chrysotit, Faserserpentin, Karystiolith, Pikrosmin, Williamsit, Zermattit.

**Mineralogie:** Chrysotil entsteht primär-hydrothermal bei reichlichem Wasserzutritt; metamorph aus ultrabasischen Magnesium-Silikaten wie Amphibole, Olivin und Pyroxene.

**Mineralklasse:** basisches Magnesiummineral der Gruppe der Faserserpentine und der VIII. Mineralklasse, der Schicht-Silikate; **Formel:** $Mg_3[(OH)_4|Si_2O_5] + Al,Cr,Fe,Mn,Ni$.

**Kristallsystem:** monoklin; **Erscheinungsbild:** bildet faserige und schiefrige Aggregate; **Mohshärte:** 3–4; **Dichte:** 2,5–2,6; **Spaltbarkeit:** gut, zu Fasern spaltbar; **Bruch:** uneben; **Transparenz:** undurchsichtig bis durchscheinend; **Farbe:** graublau, grün, gelb und rot; **Glanz:** fettig bis seidig; **Strichfarbe:** weiß; **Lumineszenz:** cremefarben in LW.

**Vorkommen:** häufig: GUS, Kanada (Quebec), Schweiz, Simbabwe.

**Verwechslung:** kann mit Adigeit, Karachait, Kolskit, Maufit, Nermalith und Tremolit verwechselt werden; **Unterscheidung:** Härte, Säurelöslichkeit, Lumineszenz, mineralogisch.

**Fälschungen:** sind nicht bekannt.

**Im Handel** ist Chrysotil als faserige Stufe erhältlich.

**Wirkung der Ionen:** Magnesium (Belastbarkeit, krampflösend).

**Organwirkung:** Muskulatur.

**Körperlich:** kräftigt die Muskulatur; wird zur Behandlung von Venen- und Arterienbeschwerden, für die Haut (bei Abschürfungen und Entzündungen) und bei Lungenbeschwerden angewendet (nach Melody); wirkt rasch entspannend; bei chronischer Muskelverhärtung; kräftigt das Bindegewebe; verbessert die Wirkung von Rolfing-Massage (nach von Holst).

**Seelisch:** hilft die Kontrolle über andere Menschen oder Dinge loszulassen oder Kontrolle auf respektvolle Art aufrechtzuerhalten (nach Melody); schützt kurzfristig die Gefühlswelt, gibt Rückhalt und Selbstvertrauen.

**Anwendung:** Chrysotil wird als Kristall auf die Haut gelegt; als faseriges Aggregat zur kontemplativen Betrachtung aufgestellt.

**In der klassischen Heilsteinliteratur** ist Chrysotil nicht beschrieben. **Moderner Autor:** Kühni/von Holst, Melody (Williamsit).

Chrysotil ist ein selten verwendeter Heilstein.

**Chakra-Zuordnung:** Herzchakra.

**Astrologische Zuordnung:** Stier (nach Melody), Zwillinge und Schütze.

**Pflege:** Chrysotil einmal wöchentlich unter fließendem Wasser reinigen, mit Hämatit-Ministeinchen entladen und zum Aufladen in die Morgensonne oder auf eine Bergkristallgruppe legen.

# Cinnabarit (Zinnober)

**Name:** historischer Name, benannt nach dem Altpersischen *kinnavari*, einem roten afrikanischen Baumharz. Engl.: Cinnabar, franz.: Cinabre.

**Synonyme:** Drachenblut, Halbkugelerz, Korallenerz, Lebererz, Llimpi, Merkur-Blende, Peritome Rubin-Blende, Quecksilber-Blende, Quecksilbererz, Rubinblende, Schwefel-Quecksilber, Sinopis, Strahlerz, Vermillon und Zinnober.

**Mineralogie:** Cinnabarit entsteht magmatisch hydrothermal aus Lösungen vulkanischen Ursprungs bei Temperaturen unter 100 °C, im vulkanischen Umfeld als Sublimat warmer Quellen und Einlagerungen in Brekzien und porösen Tuff- und Sedimentgesteinen; untergeordnet sekundär als Verwitterungsprodukt in seifigen Sulfid-Lagerstätten.

**Mineralklasse:** Quecksilbermineral der Cinnabarit-Gruppe und der II. Mineralklasse, der Sulfide; **Formel:** HgS + As,Ca;Fe,Mg,Si,Sb; Quecksilbergehalt bis zu 86,2 %, HgS-Gehalt oft über 99%.

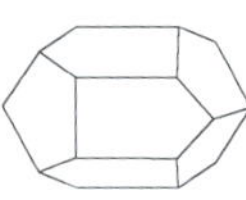

**Kristallsystem:** trigonal; **Erscheinungsbild:** bildet nur selten kleine, aufgewachsene würflige, oktaedrische oder pentagondodekaedrische kurzsäulige, pyramidale oder dicktafelige Kristalle und charakteristische Durchkreuzungszwillinge, meist jedoch derbe, körnige, pulverig-erdige, krustige oder knollige Aggregate; **Mohshärte:** 2–2,5; **Dichte:** 8,1; **Spaltbarkeit:** vollkommen; **Bruch:** uneben, splittrig; **Transparenz:** halbdurchsichtig (Kristalle) bis undurchsichtig (Aggregate), in dünnen Schichten durchscheinend oder durchsichtig; **Farbe:** als Kristall intensiv rot, als Aggregat auch scharlachrot, braunrot, schwarz bis bläulich metallisch; **Glanz:** diamantartig; **Strichfarbe:** rot; **Besonderheit:** verdampft beim Erhitzen auf 580 °C unter Abscheidung von Quecksilbertropfen; **unlöslich** in Säuren; nicht fluoreszierend.

**Varietäten: Metacinnabarit** ist eine seltene schwarze Varietät; **Ziegelit** ein Zinnober-Dolomit-Gemenge.

**Vorkommen:** Algerien, BRD (Moschellandberg/Pfalz), China, Hunan, GUS (Ferghana), Italien (Monte Amiata/Toskana), Mexiko, Peru, Spanien (Almaden), USA (Kalifornien, Texas).

**Verwechslung:** kann mit Cuprit, Erythrin, Galkhait, Krokoit, Proustit und Realgar verwechselt werden; **Unterscheidung:** Härte, Dichte, Strichfarbe.

**Fälschungen:** sind nicht bekannt.

**Im Handel** ist Cinnabarit als Kristall, Kristallgruppe oder derber Rohstein erhältlich. Die Cinnabarit-Heilsteinessenz wird nach einer speziellen Vorschrift hergestellt.

**Wirkung der Ionen:** Quecksilber (abschwellend), Schwefel (entgiftend, Schleimhaut).

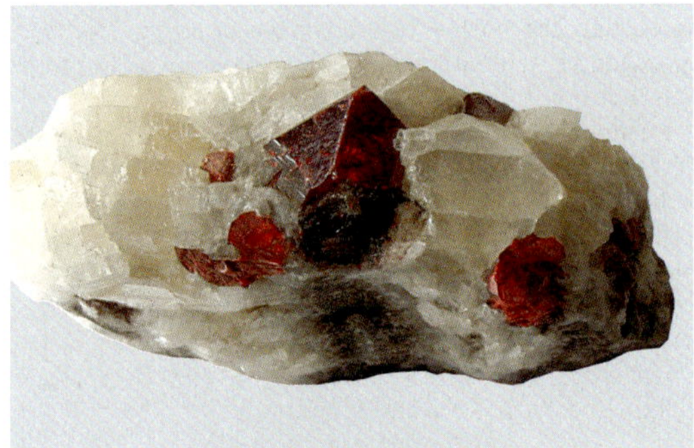

*Cinnabarit-Kristalle auf Matrix.*

**Organwirkung:** Blut, Nerven.

**Körperlich: Cinnabarit** fördert Entgiftungsprozesse über den Verdauungstrakt (speziell Quecksilber); wird bei geschwollenen und verhärteten Drüsen und bei Schleimhautentzündungen eingesetzt; bessert Zahnfleischentzündungen; aktiviert die Bildung weißer Blutkörperchen und baut damit das Immunsystem auf.

**Zinnober-Opal:** entgiftet intensiv vor allem bei Amalgam- und Schwermetall-Belastungen; oft mit starken Erstverschlimmerungen; bessert Angina und andere Entzündungen im Mundbereich (nach Gienger und Kühni)

**Seelisch: Cinnabarit** wirkt antidepressiv, bessert Konzentrationsstörungen, macht aufnahmebereit und lernfähig; fördert schnelles Denken, Kommunikation und das Fokussieren des Willens; wirkt gegen Nervosität, Unruhe und Zittern; regt Würde und Lebenskraft an.

**Zinnober-Opal:** löst alte Denk- und Verhaltensmuster; macht etwas subjektiv; hilft völlig neue Gedanken zu erfassen; hilft Ungewohntes anzunehmen ohne Widerstände aufzubauen; fördert die Begeisterungsfähigkeit; hilft sich von Worten nicht blenden zu lassen; gibt ein Gespür für Authentizität und Substanz; hilft geistigen Impulsen zu folgen (nach von Holst).

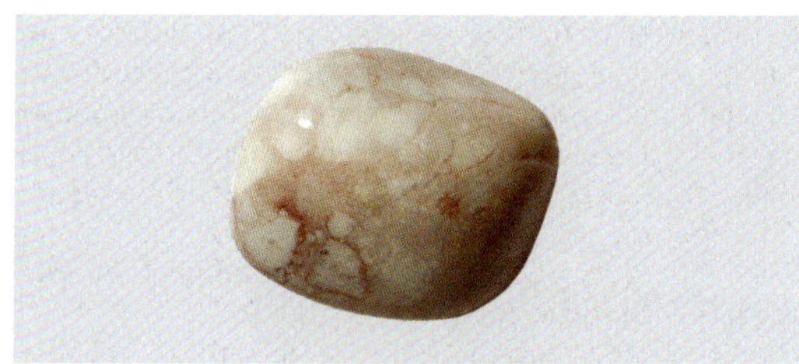

*Zinnober Opal-Trommelstein.*

**Energetisch:** bringt Energiezentren ins Gleichgewicht.

**Anwendung:** Cinnabarit wird als Kristallgruppe unter Verwendung einer Unterlage auf die Haut aufgelegt oder als Rohstein aufgestellt. Keinesfalls direkt in Wasser einlegen!

**In der klassischen Heilsteinliteratur** ist Cinnabarit nicht beschrieben. **Moderne Autoren:** Gienger, Heider, Kühni/von Holst, Melody, Paulin, Peschek-Böhmer, Pöttinger, Richardson.

Cinnabarit ist ein selten verwendeter Heilstein.

**Anthroposophische Verwendung:** als Zinnober zur Harmonisierung und Stabilisierung der Wechselwirkung zwischen Atmung und Zirkulation, zum Beispiel bei katarrhalischen bis eitrigen, auch chronisch-rezidivierenden granulomatösen Entzündungsprozessen der Luftwege in D4–D30.

**Homöopathische Verwendung:** Cinnabaris, meist in D12: bei akuten und chronischen Katarrh der Nasennebenhöhlen sowie bei Iritis und Keratitis.

**Alchemistische Verwendung:** wichtiges Transmutationsmineral für den Quecksilberprozess.

**Im Feng Shui** wird Cinnabarit zur Einweihung von Gebäuden verwendet.

**Astrologische Zuordnung:** Löwe (Melody), Merkur im Widder (nach von Holst).

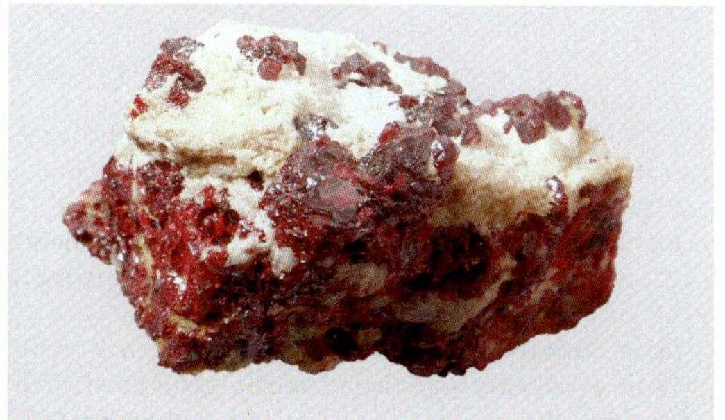

*Cinnabarit-Stufe.*

**Chakra-Zuordnung:** Basischakra (nach Peschek-Böhmer) Zinober-Opal: Wurzelchakra (nach von Holst/Gienger).

**Pflege:** Cinnabarit einmal wöchentlich im Eisfach kältereinigen, mit Hämatit-Ministeinchen energetisch entladen und zum Aufladen zwei Stunden in Mondlicht legen.

**Hinweis:** verträgt nicht lange ohne Zersetzung direkte Sonnenbestrahlung.

**Vorsicht:** Cinnabarit ist **giftig.** Unbedingt außerhalb der Reichweite von Kleinkindern und lichtgeschützt aufbewahren.

# Citrin



**Name:** benannt nach lat. *citrus*, »Zitrone«, nach der vorherrschenden zitronengelben Farbe. Der Name Citrin wurde zunächst für viele gelbe Steine verwendet und erst 1546 von Agricola ausschließlich dem gelbgefärbten Quarz zugeordnet. Engl. und franz.: Citrine.

**Synonyme:** Apricosin, Apricotin, Kojotenstein, Zitrin. Verschiedene Handelsnamen bezeichnen Citrin als Lokal-Topas: Bahia-Topas, Böhmischer Topas, Colorado Topas, Gold-Topas, Indischer Topas, Madeira Topas, Palmira-Topas, Pseudo-Topas, Quarz-Topas, Rio Grande Topas, Salamanca-Topas, Schottischer Topas, Serra-Topas, Spanischer Topas, Topas-Safranit, Topas-Quarz und Uruguay-Topas.

**Mineralogie:** Citrin entsteht primär-hydrothermal in Pegmatiten, durch den Einfluss einer schwachen radioaktiven Strahlung, die in Spuren enthaltenes Aluminium ionisiert und es dadurch zum zitronengelben bis rauchiggelben Farbzentrum macht, oder durch die Einlagerung von dreiwertigem Eisen bei Temperaturen über 300 °C, was zu goldgelber Tönung führt.

**Mineralklasse:** gelbe grobkristalline Quarz-Varietät der IV. Mineralklasse, der Oxide; **Formel:** $SiO_2$+(Al,Fe, Ca,Mg,Li,Na); farbgebendes Metall ist Aluminium oder Eisen.

**Kristallsystem:** trigonal; **Erscheinungsbild:** bildet wie Bergkristall prismatische Kristalle mit der charakteristischen Querstreifung der Prismenflächen, selten auch derbe Stücke mit muscheligem Bruch; **Mohshärte:** 6,5–7; **Dichte:** 2,63–2,65; **Spaltbarkeit:** keine; **Bruch:** muschelig; **Transparenz:** durchscheinend bis durchsichtig; **Farbe:** hell zitronengelb bis goldgelb, auch bräunliche Töne; **Glanz:** glasartig.

**Vorkommen:** selten: Brasilien (Bahia, Goyaz, Minas Gerais), Frankreich, Großbritannien, GUS (Mursinka), Madagaskar, Sambia, Spanien (Cordoba), USA (Pikes Peak/Colorado).

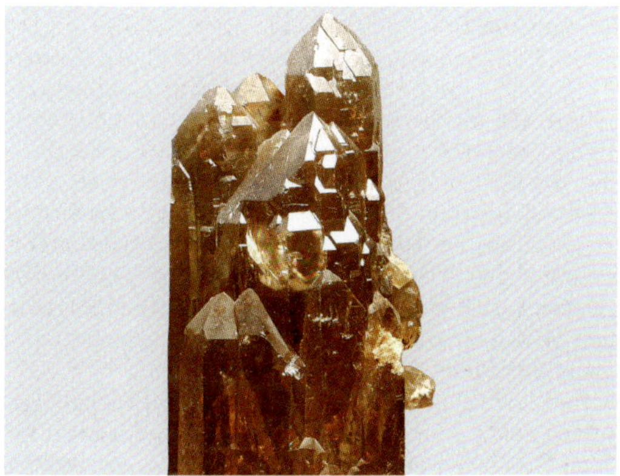

*Citrin, Kathedralenwuchs.*

**Verwechslung:** kann mit Beryll, Goldorthoklas, Saphir, gelbem Skapolith, Spinell, Topas und Turmalin verwechselt werden; **Unterscheidung:** Härte, Dichte, Spaltbarkeit, mineralogisch-gemmologisch.

**Fälschungen:** gibt es häufig; Fälschungen werden durch Brennen von Amethyst bei etwa 300 °C oder Bestrahlen mit anschließendem Brennen von Bergkristall hergestellt; weiter existieren Synthesen aus gelbem Glas und Dubletten aus zwei Bergkristallhälften mit gelber Kittschicht.

**Im Handel** ist Citrin als Rohstein, Einzelkristall, Kristallgruppe, Trommelstein, Bi-Scheibe, Splitter- und Kugelkette sowie als Kugel und Obelisk erhältlich. Citrin-Edelsteinessenzen: von KATMA, Amandus Korse Lavandinum und United Nature.

**Organwirkung:** Arterien, Bauchspeicheldrüse, Immunsystem, Nervensystem, Schilddrüse.

**Körperlich:** fördert die Funktion der Bauchspeicheldrüse und kann bei Diabetes im Anfangsstadium eingesetzt werden; bessert Durchblutungsstörungen und Raucherbein; entzündungshemmend bei Gebärmutterentzündung, Hautentzündungen, Arthritis und Gelenkentzündungen; bessert trockene Haut; wirkt durchblutungsfördernd und damit erwärmend bei Kälteempfindlichkeit; hilfreich bei Krampfadern, Lebererkrankungen, Menstruationsbeschwerden, Potenzschwäche; verbessert den Zustand bei Wetterfühligkeit; stärkt die Nerven und bessert mangelnde Konzentrationsfähigkeit (nach Gienger/Korse/Kühni); stärkt das Immunsystem und die Leistungsfähigkeit; fördert das Wachstum von Haaren und Nägeln; kann den Blutdruck senken (nach Forschungsprojekt SHK).

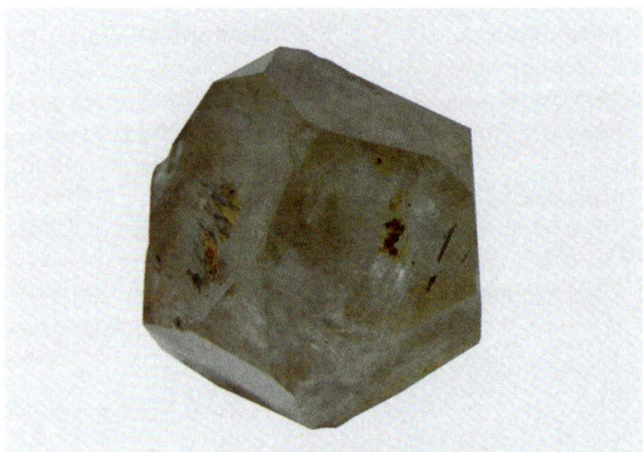

*Eisen-Citrin mit natürlicher Dow-Spitze.*

**Seelisch:** macht extrovertiert, aktiv und dynamisch; stärkt Motivation und aktiviert die Kreativität; mildert depressive Verstimmungen; stärkt Selbstbewusstsein; hellt die Stimmung auf, mildert Prüfungsangst und fördert die innere Ruhe; befreit von negativen Gedanken, Trübsal, Überempfindlichkeit und Unentschlossenheit; lindert Stimmungsschwankungen, gibt Selbstvertrauen und neuen Lebensmut; gibt die Gewissheit, dass alles gut wird (nach Forschungsprojekt SHK/Gienger/Kühni); hilft kraftvoll und selbstbewusst ganz im Leben zu stehen, mit klarem Verstand zu leiten und zu motivieren. Ein wichtiger Stein für schwere Zeiten (nach Hahl).

**Anwendung:** Citrin wird als Anhänger oder Kette direkt am Körper getragen; als Kristall oder Cabochon auf die betroffene Stelle gelegt; als Trommelstein in der Tasche mitgeführt; als Citrin-Amethyst-Wasser täglich in die Kopfhaut einmassiert; als Kristallgruppe zur Meditation aufgestellt.

**In der klassischen Heilsteinliteratur** ist Citrin bei Plinius beschrieben. Moderne Autoren: Ahlborn, Beeler, Bind-Klinger, Bourgault, Braunger, Chocron, Cloose, Dow, Franzen, Gienger, Graf, Guhr, Hahl, Hall, Heider, Huber, Keyte, Korse, Kühni/von Holst, Lorenzo, Maier, Mastny, Melody, Novak, Paulin, Peschek-Böhmer, Pöttinger, Raphaell, Ray, Richardson, Scholz, Sienko, Sperling, Storm-Kull, Vorreiter, von Wechmar. 2004 im Rahmen des Forschungsprojekts SHK getestet.

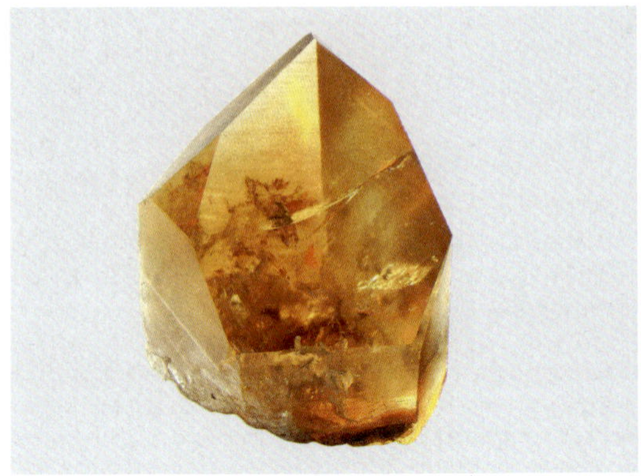

*Citrin-Kristall.*

Citrin ist ein gut geprüfter und wichtiger Heilstein.

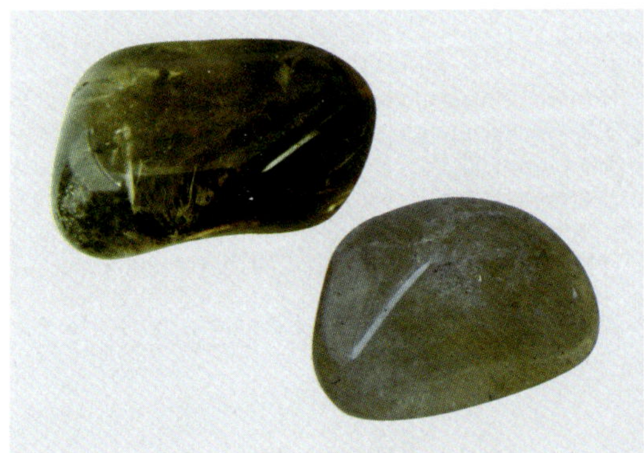

*Citrin-Trommelsteine: durch Eisen goldgelb durch Aluminium rauchig.*

**Ergänzende Bachblüte:** Olive (nach Novak).

**Astrologische Zuordnung:** Mars im dritten Quadrant (nach Maier), Mars in Jungfrau (nach von Holst), Jupiter (nach Ahlborn).

**Tarot-Zuordnung:** Sieben der Stäbe.

**Chakra-Zuordnung:** Solarplexus-Chakra (nach von Holst/Gienger).

**Feng-Shui-Zuordnung:** Ernährungszyklus Element Feuer – Element Erde; stärkt und durchlichtet jeden Bereich.

**Meditations-Zuordnung:** Zuversicht.

**Magischer Ersatzstein:** Topas.

**Pflege:** Citrin einmal wöchentlich unter fließendem Wasser reinigen und zum Aufladen in eine Achatdruse oder in die Morgensonne legen.

# Coelestin und Chrysanthemenstein

**Name:** benannt von A. G. Werner 1798, nach lat. *coelestis*, »himmlisch«, wegen dessen häufig bläulicher Farbe. Engl. und franz.: Celestine, Celestite (nach Melody).

**Synonyme:** Apotom, Celestit, Celestin, Schützit, Schwefelsaurer Strontian, Faseriger Schwerspat, Sizilianit und Zölestin.

**Mineralogie:** **Coelestin** bildet sich primär-hydrothermal in Gängen und Blasenhohlräumen vulkanischer Gesteine; sekundär aus sulfathaltigen Lösungen als Kristalle in Hohlraumfüllung oder knollige Bildung in Gips-, Kalk- oder Tonsedimenten. **Chrysanthemenstein:** in strontiumreichem Kalkschlamm, der in flachen, sauerstoffarmen Meeresarmen abgelagert wurde, rosettenförmig gewachsener Coelestin, der sich danach zu einem Gestein verfestigte. Stellenweise hat eine spätere Umwandlung von Coelestin zu Calcit oder Strontianit stattgefunden.

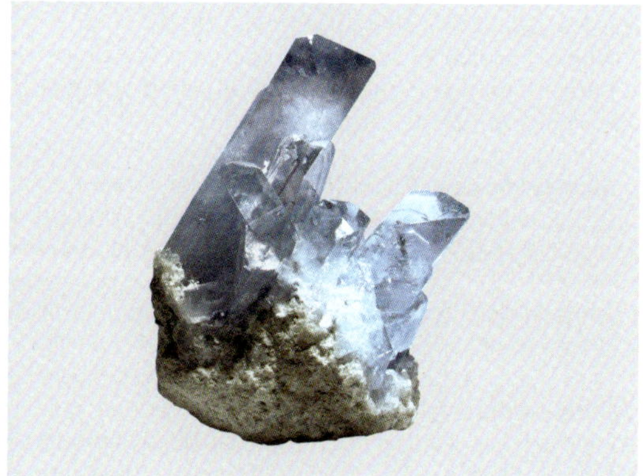

*Coelestin-Stufe.*

**Mineralklasse:** Strontiummineral der Baryt-Gruppe und der VI. Mineralklasse, der Sulfate; **Formel:** $SrSO_4$ + Ba,Ca; Coelestin kann bis zu 47% Strontium enthalten.

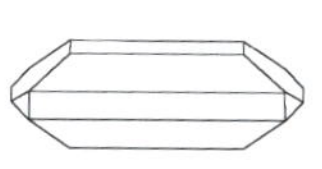

**Kristallsystem:** **Coelestin:** rhombisch, Matrix trigonal; **Erscheinungsbild:** **Coelestin** bildet rhombische Kristalle von dicktafeligem bis prismatischem Habitus, oft als Gruppe oder Druse auftretend; auch derbe, dichte, plattige, knollige, nierige, spätige, faserige, feinkörnige und stengelige Aggregate, meist als Knollen auftretend; **Mohshärte:** 3–3,5; **Dichte:** 3,9–4,0; **Spaltbarkeit:** vollkommen, spröde; **Transparenz:** wasserklar durchsichtig bis durchscheinend; **Farbe:** farblos, weiß, gelblich bis hellblau, selten rötlich oder grün; **Glanz:** glasig bis fettig; **Strichfarbe:** weiß; **Flammenfärbung:** rot; **löslich:** nur in konzentrierter Schwefelsäure.

**Chrysanthemenstein:** weiße, rosetten- oder blütenartig gewachsene Kristalle (chrysanthemenblütenähnliche Zeichnung) aus Coelestin auf schwarzer Kalkschiefer-Matrix.

**Vorkommen:** selten: Marokko, Madagaskar, Österreich, Tunesien, USA. **Chrysanthemenstein:** China (Hubei, Hunan), Japan, USA.

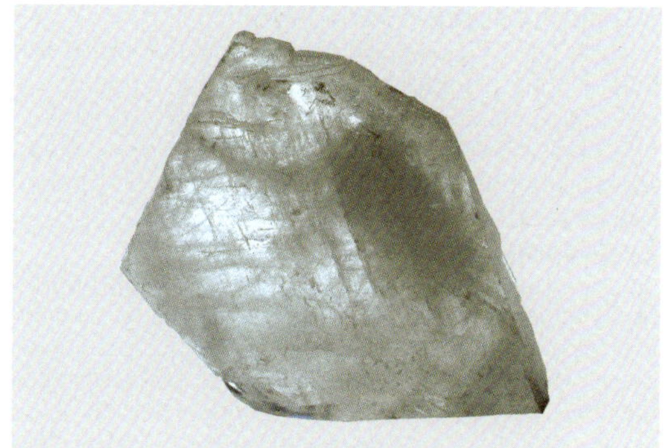

*Flacher Coelestin-Kristall.*

**Verwechslung:** kann mit Anhydrit, Baryt, Calcit und Gips verwechselt werden; **Unterscheidung:** Härte, Dichte, Flammenfärbung, chemisch; **Coelestindrusen** aus Madagaskar sind unverwechselbar. Ebenso ist **Chrysanthemenstein** unverwechselbar.

**Fälschungen:** sind nicht bekannt. Oft wird jedoch Angelit als Coelestin angeboten. **Chrysanthemenstein**-Handstücke aus der Provinz Hunan werden oft mit weißer Farbe, vor allem an den Kristallenden, nachgebessert.

**Im Handel** ist **Coelestin** als Kristall oder Kristallstufe, meist in Drusen, als Trommelstein und Anhänger erhältlich, **Chrysanthemenstein** als Massagestein und zu dekorativen Zwecken bearbeitet.

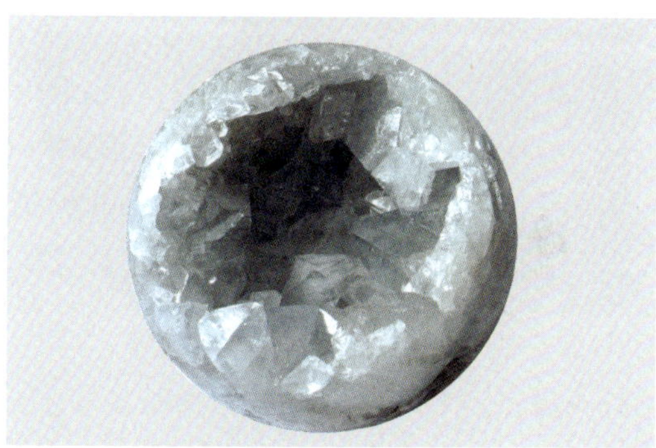

*Coelestin-Kristallgruppe.*

**Wirkung der Ionen:** Strontium (Erleichterung, Zuversicht).

**Organwirkung:** Nerven, Gehirn.

**Körperlich:** **Coelestin:** bessert Asthmaanfälle; löst Verhärtungen der Muskulatur (nach von Holst) und unterstützt die Rekonvaleszenz; erhöht niedrigen Blutdruck; stärkt den Knochenaufbau und die Muskulatur, löst aber auch Verhärtungen in Gewebe und Knochen auf; bessert chronische Muskelverspannungen und macht die Muskulatur geschmeidig; unterstützt die Wundheilung (nach Peschek-Böhmer) und beschleunigt die Gewebebildung nach Operationen; wird bei Durchschlafstörungen eingesetzt; gibt Kraft bei Erschöpfungen und normalisiert die Monatsblutung (nach Peschek-Böhmer). **Chrysanthemenstein:** wirkt beruhigend und stärkend auf das Nervensystem (nach Gienger); hilft gegen Wucherungen (nach Melody).

**Seelisch: Coelestin** macht optimistisch und zuversichtlich; gibt Schwung und Tatkraft und wirkt dadurch antidepressiv; bringt Struktur ins Leben; hilft eine innere Stabilität der Gefühle zu gewinnen; wird eingesetzt bei dem Gefühl, trotz permanenter Anstrengung nichts ausrichten zu können; erleichtert, Verantwortung zu übernehmen und sich schweren Aufgaben zu stellen (nach von Holst); wird zur Kräftigung bei hypnotischen Rückführungen verwendet; fördert geistiges Wachstum und Entwicklung der Spiritualität (nach Kühni); eröffnet den Zugang zu innerem Frieden und erwartungsfreiem Gewahrsein, lässt daraus neue innere Stärke, Sicherheit erwachsen, hilft Prüfungen und Wechselfälle des Lebens zu bewältigen und daraus zu lernen, hilft geistige Eindrücke in Worte zu fassen und nachwirken zu lassen (nach Raphaell). **Chrysanthemenstein** wirkt aktivierend, kann aber auch zurückhaltend bzw. eher abwartend machen und eine gründliche Reflexion jedes einzelnen Arbeitsschritts fördern (nach Gienger); gibt Zuversicht und Vertrauen, auch wenn es zunächst ungünstig aussieht (nach von Holst); mindert Bigotterie und Selbstherrlichkeit; vermittelt eine ruhige und gelassene Wesensart; bringt Vertrauen, Respekt allem Sein gegenüber und Charakterstärke (nach Melody).

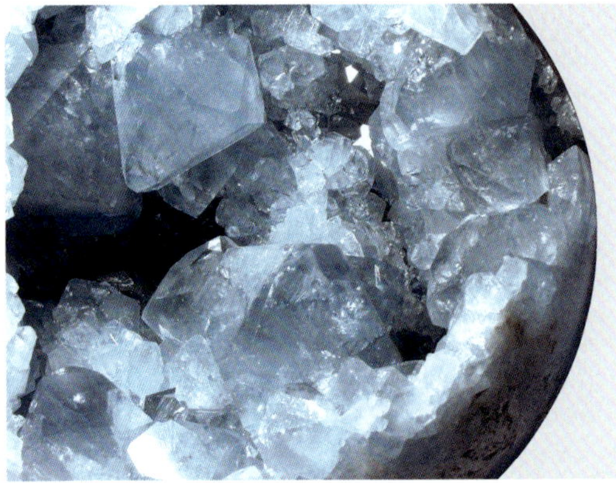

*Coelestin-Druse.*

**Anwendung:** Coelestin wird als Anhänger oder Kette direkt auf der Haut getragen; als Kristall auf den Körper gelegt; als Trommelstein in der Tasche mitgeführt; als Coelestindrusen zur kontemplativen Betrachtung und Meditation aufgestellt.

**In der klassischen Heilsteinliteratur** ist Coelestin nicht beschrieben. **Moderne Autoren:** Braunger, Dow, Franzen, Gienger, Graf, Heider, Keyte, Kühni/von Holst, Melody, Paulin, Peschek-Böhmer, Pöttinger, Raphaell, Schaufelberger-Landherr, Sienko, Weltler.

Coelestin ist ein gut geprüfter Heilstein.

**Astrologische Zuordnung:** Steinbock (nach Peschek-Böhmer), Zwillinge (nach Melody), Isis, Saturn in Fische (nach von Holst).

**Tarot-Zuordnung:** Acht der Kelche.

**Chakra-Zuordnung:** Stirnchakra (nach von Holst/Gienger), Kehlkopfchakra (nach Peschek-Böhmer).

**Feng-Shui-Zuordnung:** Schöpfungszyklus Element Metall – Element Wasser; kann als Druse oder Kristallgruppe in jedem problematischen Ba-Gua-Bereich platziert werden.

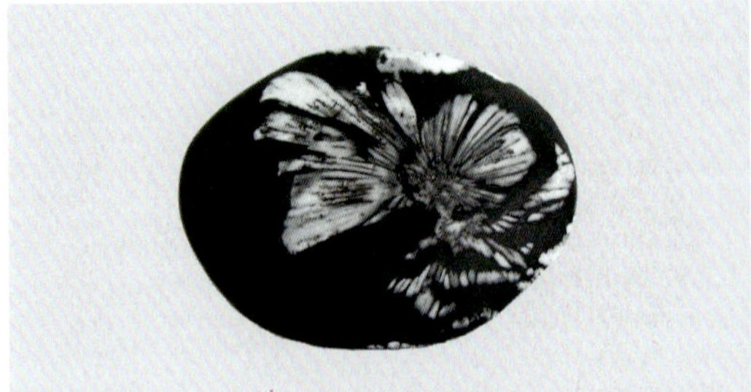

*Chrysanthemenstein, Coelestin in Kalkmatrix, Trommelstein.*

**Pflege:** Coelestin einmal wöchentlich unter fließendem Wasser reinigen, mit Hämatit-Ministeinchen entladen und zum Aufladen in die Morgensonne oder auf eine Bergkristallgruppe legen.

# Cordierit (Iolith)

**Name:** benannt von Lukas 1813, nach dem französischen Geologen Antoine Cordier (1777–1861). Iolith von griech. *ion*, »Veilchen«, wegen seiner Farbe. Engl. und franz.: Cordierite; Iolithe.

**Synonyme:** Cerasit, Dichroit (griech. »*Diachroia* – zweifarbig«), Iolith, Katzensaphir, spanischer Lazulith, Luchssaphir, Luchsstein, Luxsaphir, Peliom, Steinheilit und irreführend Wassersaphir, da es kein Korund ist.

**Mineralogie:** Cordierit entsteht primär-magmatisch in Graniten (kontaminierten Noriten), Pegmatiten und Vulkaniten aus eingeschmolzenen Metamorphiten, die das Ausschmelzen des Gesteins überstehen; angereichert in Edelsteinseifen-Lagerstätten; kontaktmetamorph in magnesium- und aluminiumreichen Sedimenten, regionalmetamorph in Amphiboliten und kontaktmetamorph in Gneisen.

**Mineralklasse:** Magnesium/Eisen-Aluminium-Mineral der Cordierit-Gruppe und der VIII. Mineralklasse, der Alumo-Ring-Silikate; **Formel:** $(Mg,Fe)_2Al_3[AlSi_5O_{18}]+Mn,Na,Zr$.

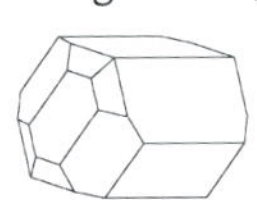

**Kristallsystem:** rhombisch; **Erscheinungsbild:** bildet selten undeutlich kurzprismatische, durch Zwillingsbildung auch pseudohexagonal erscheinend, meist eingewachsene Kristalle, häufig als dichte oder körnige Aggregate; **Mohshärte:** 6,5–7; **Dichte:** 2,6–2,65; **Transparenz:** durchsichtig bis undurchsichtig; **Spaltbarkeit:** unvollkommen; **Bruch:** uneben, halbmuschelig, spröde; **Farbe:** bei guten Qualitäten Pleochroismus: je nach Blickwinkel oder Lichteinfall grau, grün- bis gelblich, bräunlich oder bläulich bis violett; im Cabochonschliff tritt auch der Katzenaugeneffekt auf; **Glanz:** glasartig bis fettig; **Strichfarbe:** weiß.

**Varietät: Eisen-Cordierit** mit über 10 % Eisengehalt; **Iolith-Sonnenstein**, als Trommelstein erhältlich, enthält durch Hämatiteinlagerungen Stellen aus Sonnenstein.

**Vorkommen:** Brasilien, BRD (Bodenmais/Bayern) China, Finnland, GUS (Murzinka, Ural), Indien, Japan, Madagaskar, Myanmar, Norwegen (Kragerö), Schweden (Falun), Spanien (Cabo de Gata), Sri Lanka, Tansania.

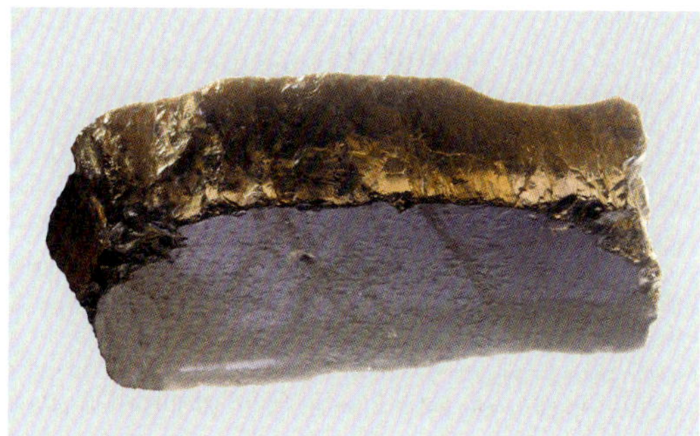

*Cordierit-Kristall mit perfektem violett-gelbem Pleochroismus.*

**Verwechslung:** kann mit Nephellin, facettiert mit Saphir, Amethyst und Tansanit verwechselt werden; **Unterscheidung:** Härte, mineralogisch-gemmologisch, Lichtbrechung.

**Fälschungen:** sind bisher nur als Glasimitate bekannt.

**Im Handel** ist Cordierit als Rohstein, Trommelstein, Anhänger, Bi-Scheibe, Cabochon, facettiert oder als Kette erhältlich.

**Wirkung der Ionen:** Aluminium (Nüchternheit), Eisen (Ausdauer, kreislaufanregend), Magnesium (Belastbarkeit, krampflösend), Silicium (Klarheit).

**Organwirkung:** Atemwege, Hypophyse, Kreislauf.

**Körperlich: Cordierit** stabilisiert den Kreislauf und senkt den Blutdruck (nach Gienger); verbessert die Durchblutung und hilft so bei Taubheitsgefühl der Extremitäten; steigert die Leistungsfähigkeit des Körpers, schwächt Asthmaanfälle ab; entspannt und beruhigt die Nerven; erhöht die Toleranz gegenüber Schmerzen, wirkt krampflösend; kann zur Vorbeugung und Besserung von Leberschäden, zum Abbau von Fettdepots und bei der Entgiftung des Körpers eingesetzt werden (nach Melody); **Iolith-Sonnenstein** stabilisiert den Kreislauf und wirkt bei Schwächeanfällen anregend und belebend (nach Gienger).

**Seelisch: Cordierit** verleiht zähe Ausdauer und Durchhaltevermögen, auch bei widrigen Umständen; hilft unangenehme Situationen durchzustehen und zu meistern (nach Gienger); erleichtert es, bei Routinearbeiten gefühlsmäßig bei der Sache zu bleiben und Widerwillen zu überwinden, führt zur geistigen Entspannung; erleichtert das Umschalten zwischen nüchternem Verstand und Vergnügen (nach von Holst); stärkt das Verantwortungs- und Pflichtgefühl, macht selbstsicher in allen Situationen (nach Gienger). **Iolith-Sonnenstein** macht zuversichtlich und hilft aus jeder Situation das Beste zu machen (nach Gienger); hilft, sich am Guten und Schönen oder auch grundlos zu freuen; erhellt das ernüchterte Gemüt bei großer Selbstkritik; unterstützt die Lösung von Schuldzuweisungen und Rechtfertigungen (nach von Holst).

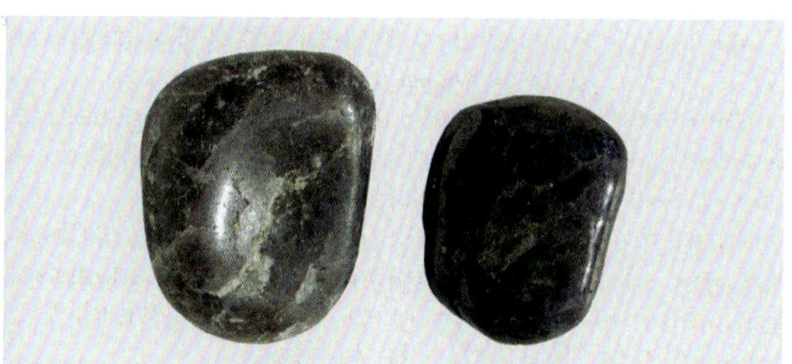

*Cordierit-Trommelsteine.*

**Energetisch:** regt den Energiefluss in den Meridianen an.

**Anwendung:** Cordierit wird als Anhänger oder Kette direkt auf der Haut getragen; als Kristall oder Cabochon auf die Haut gelegt; als Trommelstein in der Hosentasche mitgeführt; als Rohstein zur Meditation aufgestellt.

**In der klassischen Heilsteinliteratur** ist Cordierit nicht beschrieben. **Moderne Autoren:** Gienger, Heider, Kühni/von Holst, Maier, Melody, Paulin, Peschek-Böhmer, Pöttinger, Schaufelberger-Landherr, Schelhas, Sienko, Sperling.

Cordierit ist ein gut geprüfter Heilstein.

**Astrologische Zuordnung: Cordierit:** Mond in der Jungfrau (nach von Holst), Mars im zweiten Quadrant (nach Maier). **Cordierit-Sonnenstein:** bei verletzten Mondstellungen bewährt (nach von Holst).

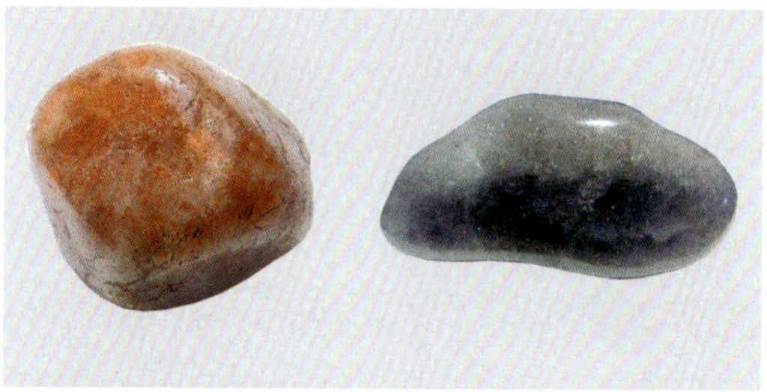

*Iolith-Sonnenstein, Trommelsteine.*

**Chakra-Zuordnung:** Kehlkopfchakra.

**Tarot-Zuordnung:** Acht der Münzen (nach von Holst).

**Feng-Shui-Zuordnung:** Element Wasser, Ba-Gua-Bereich Karriere.

**Pflege:** Cordierit einmal wöchentlich unter fließendem Wasser waschen, mit Hämatit-Ministeinchen entladen und zum Aufladen über Nacht auf eine Bergkristallgruppe oder in Mondlicht legen.

# Covellin

**Name:** benannt von dem französischen Mineralogen Beudant 1832, nach dem italienischen Mineralogen Covelli.

**Synonyme:** Kupferindig, Schwefelkupfer. Engl. und franz.: Covellite.

**Mineralogie:** Covellin bildet sich selten primär als Sublimationsprodukt vulkanischer Gase, zum Beispiel in den Fumarolen des Vesuvs; hydrothermal bei oberflächennaher Verwitterung an der Grenze zwischen Oxidations- und Zementationszone sulfidhaltiger Kupfer-Arsen-Lagerstätten; sedimentär in euxinischen Sedimenten; in ariden Konzentrations-Lagerstätten; in Nachbarschaft organischer Reste.

**Mineralklasse:** kupferhaltiges Mineral der Covellin-Gruppe und der II. Mineralklasse, der Sulfide; **Formel:** CuS + Fe(Ag,Pb,Se); kann bis zu 66 % Kupfer enthalten.

**Kristallsystem:** hexagonal, **Erscheinungsbild:** bildet selten kleine dünntafelige, blättchenartige, zumeist jedoch rosettenartig oder parallel miteinander verwachsene Kristalle, meist kommt es jedoch in derben bis körnigen, feinblättrigen Aggregaten vor oder als pulvriger oder häutchenartiger Überzug; **Mohshärte:** 1,5–2,5; **Dichte:** 4,68–4,7; **Spaltbarkeit:** ausgezeichnet; **Bruch:** muschelig; **Transparenz:** undurchsichtig; **Farbe:** trocken, indigoblau bis blauschwarz; mit Wasser befeuchtet: violett; mit Öl benetzt: rot; **Glanz:** matt bis pechartig, auch halbmetallisch; **Strichfarbe:** grau bis schwarz; **Pulver:** dunkelblau; **besondere Eigenschaft:** Bei Benetzung mit Wasser wird die Farbe violett, nach Trocknung zeigt Covellin wieder die ursprüngliche blauschwarze Farbe.

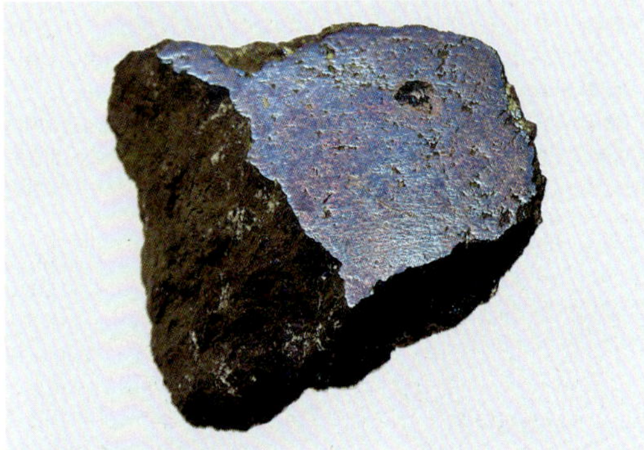

*Covellin-Anschliff.*

**Vorkommen:** häufig: BRD (Oberwolfach/Schwarzwald, Hagendorf/Oberpfalz), Bolivien, Chile, Italien, Neuseeland, Österreich, Rumänien (Baita), Serbien (Bor), USA (Alaska, Butte/Montana). **Hauptlieferland:** Peru.

**Verwechslung:** kann mit blau angelaufenem Bornit, Chalkopyrit, Chalkosin, Digenit und Gjurleit verwechselt werden; **Unterscheidung:** Härte, Spaltbarkeit; das Farbverhalten mit Wasser ist absolut typisch.

**Fälschungen:** sind selten; treten meist als »Imitationen« durch blau angelaufenes Chalkopyrit auf.

**Im Handel** ist Covellin als Rohstein, Kristallstufe, Trommelstein, Kugel und Anhänger erhältlich.

**Wirkung der Ionen:** Kupfer (Ausgeglichenheit, Fantasie), Eisen (Ausdauer), Schwefel (entgiftend).

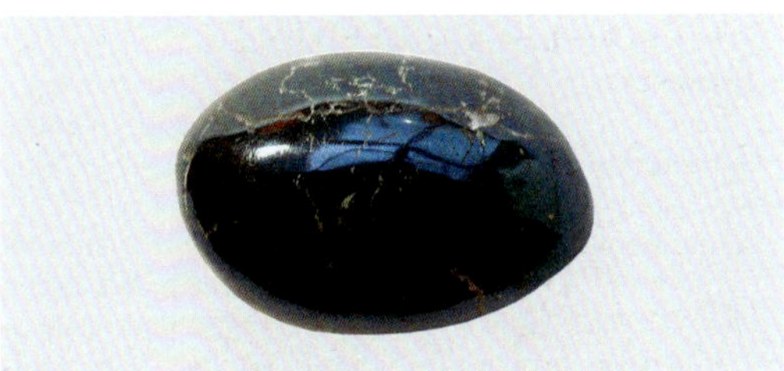

*Covellin-Trommelstein.*

**Organwirkung:** Haut, Uterus.

**Körperlich:** stärkt die Verdauung und regt die Magensäure an und wird zur Unterstützung gegen Magersucht eingesetzt; schafft ein ausgewogenes, positives Verhältnis zur Sexualität, zum eigenen Körper und zum Thema Essen; verbessert die Beweglichkeit und den Tonus; entgiftet das Bindegewebe und die tieferen Hautschichten (nach Gienger); fördert harmonisches Zellwachstum; wird zur Unterstützung von Krebstherapien mitverwendet; lindert Hals-, Nasen und Ohrenbeschwerden (nach Melody).

**Seelisch:** fördert Selbsterkenntnis sowie Liebe zum Schönen und Vollkommenen; ermöglicht, sich selbst so anzunehmen und zu lieben, wie man ist, macht zugänglich für Komplimente und Lob (nach Miesala-Sellin); verhilft zu einer positiven Lebenshaltung und lindert Niedergeschlagenheit, reduziert Eitelkeit und Verletzlichkeit (nach Melody), macht falschen Ehrgeiz, Überheblichkeit, Besserwisserei und Abwehrhaltungen überflüssig und ermöglicht schmerzfreie Veränderungen (nach Gienger); mildert Härte gegen sich und andere, hilft, wenn Prinzipienstrenge und kategorische Urteile Lebendigkeit und Freude einschränken (nach von Holst).

**Anwendung:** Covellin wird als Kette oder Anhänger längere Zeit direkt auf der Haut getragen; als Trommelstein in der Hosentasche mitgeführt; als Rohstein zur kontemplativen Betrachtung aufgestellt.

**In der klassischen Heilsteinliteratur** ist Covellin nicht beschrieben. **Moderne Autoren:** Gienger, Heider, Kühni/von Holst, Maier, Melody, Miesala-Sellin, Paulin, Sperling.

Covellin ist ein selten verwendeter Heilstein.

**Ergänzende Bachblüte:** Pine (nach Miesala-Sellin).

**Astrologische Zuordnung:** Schütze (nach Melody), Venus in Steinbock (nach von Holst).

**Chakra-Zuordnung:** Stirnchakra.

**Feng-Shui-Zuordnung:** Ernährungszyklus Element Metall – Element Wasser, Ba-Gua-Bereich Karriere.

**Pflege:** Covellin einmal wöchentlich unter fließendem Wasser reinigen, mit Hämatit-Ministeinchen entladen und in Vollmondlicht oder in eine Amethystdruse legen.

# Creedit

**Name:** benannt von Wells 1916, nach dem Fundort Creede quadrangle. Engl. und franz.: Creedite.

**Synonym:** Beljankit.

**Mineralogie:** Creedit entsteht primär-hydrothermal durch die Einwirkung fluoridhaltiger Lösungen auf sulfidhaltige Silber- und Zinn-Lagerstätten. Dabei werden durch Einwirkung des Fluors reaktionsfähige Elemente wie Aluminium und Calcium freigesetzt, die sich mit Hydroxiden und den durch Oxidation der Sulfide entstehenden Sulfaten verbinden.

**Mineralklasse:** wasserhaltiges Calcium-Aluminium-Mineral der Creedit-Gruppe und der III. Mineralklasse, der Halogenide; **Formel:** $Ca_3Al_2\,[F_8(OH)_2(SO_4)] \times 2\,H_2O$+Fe,Sr,SE.

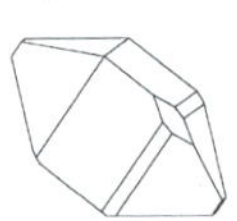

**Kristallsystem:** monoklin; **Erscheinungsbild:** bildet kleine prismatische bis nadelige, bis zu wenige Zentimeter große Kristalle, oft zu rosettenartigen Grüppchen, Gangfüllungen und kleinen Drusen verwachsen oder als warzenartige, strahlige und radialstrahlige Aggregate; **Mohshärte:** 4; **Dichte:** 2,71; **Spaltbarkeit:** vollkommen; **Bruch:** uneben; **Transparenz:** durchscheinend bis durchsichtig; **Farbe:** farblos, weiß, rosa bis fliederfarben, orange; **Glanz:** glasig; **Strichfarbe:** weiß; **Flammenfärbung:** grün.

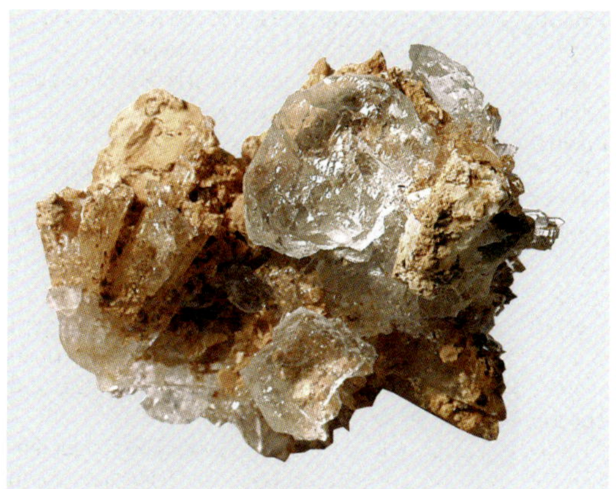

*Creedit-Stufe.*

**Vorkommen:** sehr selten: Bolivien, Griechenland, Kasachstan, Mexiko, USA.

**Verwechslung:** kann mit Scheelit verwechselt werden; **Unterscheidung:** Dichte, mineralogisch.

**Fälschungen:** sind nicht bekannt.

**Im Handel** ist Creedit als Einzelkristall und Kristallstufe erhältlich; der Stein ist extrem selten und daher teuer.

**Wirkung der Ionen:** Aluminium (entsäuernd, Nüchternheit), Calcium (Aufbau, Entwicklung), Fluor (Stabilität), Wasser (Lebendigkeit, Offenheit).

**Organwirkung:** Herz, Leber.

**Körperlich:** fördert die Zellteilung (nach Gurudas) und das Gewebewachstum; kann bei Knochenbrüchen und Muskelzerrungen eingesetzt werden (nach Melody); verbessert die Aufnahmefähigkeit für Vitamine A, B und E; hilft die Leberentgiftung zu unterstützen (nach Gurudas).

**Seelisch:** fördert geistige und spirituelle Stabilität, bringt kontrolliertes Wachstum und Inspiration (nach Kühni); hilft sich als freies geistiges Wesen zu verstehen und hellsichtige Fähigkeiten zu entwickeln; verbessert den Selbstausdruck und harmonisiert männliche und weibliche Eigenschaften (nach Gurudas); verbessert beim Channeln die Klarheit beim Verbalisieren (nach Melody) und hilft die richtigen Worte zu finden; erleichtert zu verstehen, was jemand eigentlich sagen möchte (nach von Holst).

**Energetisch:** verbindet Scheitelchakra und Kehlchakra.

**Anwendung:** Creedit wird als Kristall direkt auf die Haut gelegt.

**In der klassischen Heilsteinliteratur** ist Creedit nicht beschrieben. **Moderne Autoren:** Gienger, Gurudas, Heider, Kühni/von Holst, Melody, Paulin.

Creedit wird selten als Heilstein verwendet.

**Astrologische Zuordnung:** Jungfrau nach (Melody), Waage, Venusaspekte; Uranusaspekte (nach von Holst).

**Chakra-Zuordnung:** Solarplexus-Chakra (nach Heider), Herzchakra.

**Pflege:** Creedit einmal wöchentlich unter fließendem Wasser reinigen, mit Hämatit-Ministeinchen entladen und zum Aufladen in die Morgensonne oder auf eine Amethystgruppe legen.

# Cuprit

**Name:** benannt von Haidinger 1845, nach lat. *cuprum*, »Kupfer«, entsprechend seinem Metallanteil. Engl. und franz.: Cuprite.

**Synonyme:** Braunkupfer, Chalkotrichit, Hydrocuprit, Kupferblüte, Kupfererz, Kupfergewächs, schwarzes Kupferglas, Kupfer-Lebererz, Kupferoxydul, Kupferrot, Kupfer-Ziegelerz, Lebererz, Leberkupfererz, Leber-Schlag, Lecherz, Rotkupfer, Rotkupfererz, Rotkupferglanz und Rotkupferglas.

**Mineralogie:** Cuprit entsteht sekundär im Grenzbereich der Oxidations- und Zementationszone von Kupfererz-Lagerstätten durch die Reaktion von Sickerwasser und Sauerstoff auf Kupfersulfide.

**Mineralklasse:** Kupfermineral der Cuprit-Gruppe und der Mineralklasse, der Oxide; **Formel:** $Cu_2O + Fe,V$; kann bis zu 88 % Kupfer enthalten. Cuprit ist normalerweise sehr rein.

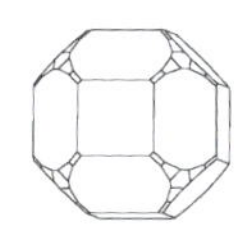

**Kristallsystem:** kubisch; **Erscheinungsbild:** bildet oktaedrische, rhomben-dodekaedrische oder würfelige Kristalle, auch Berührungszwillinge, meist jedoch strahlige, faserige und wirre Aggregate sowie derbe, erdige, pulvrige und körnige Massen; **Mohshärte:** 3,5–4; **Dichte:** 5,85–6,15; **Spaltbarkeit:** undeutlich; **Bruch:** uneben bis muschelig; **Transparenz:** in Splittern durchscheinend; **Farbe:** intensiv rot bis schwärzlich und bleigrau, gelegentlich mit grüner Verwitterungspatina; **Glanz:** metallisch, im Bruch diamantartig; **Strichfarbe:** braunrot; **Flammenfärbung:** grün; Cuprit ist leicht schmelzbar und nicht fluoreszierend.

**Vorkommen:** Australien, Bolivien, Chile, Frankreich (Chessy), GUS (Nizne Tagil/Ural), Namibia (Tsumeb), Peru, Spanien, Südafrika, Ungarn (Rudabanya), USA (Arizona).

**Verwechslung:** kann mit Cinnabarit, Hämatit, Proustit und Pyrargyt verwechselt werden; **Unterscheidung:** Härte, Dichte, gemmologisch, Paragenesemineralien.

**Fälschungen:** sind bisher nicht bekannt, aber oft sind in Steinen nur geringe, färbende Anteile Cuprit enthalten.

**Im Handel** ist Cuprit als derber Rohstein, Kristall, Cabochon oder facettierte Sammlerrarität bis zu 300 Karat erhältlich.

**Wirkung der Ionen:** Kupfer (Gefühlsausdruck, Harmonie, Ästhetik).

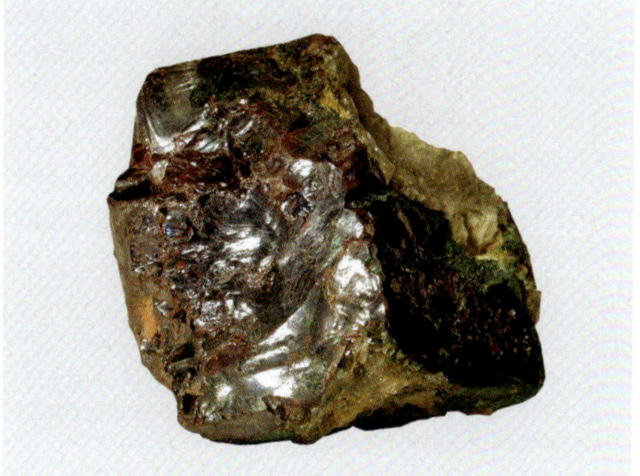

*Cuprit-Rohstein.*

**Organwirkung:** Blut, Gebärmutter, Herz, Muskulatur.

**Körperlich:** verbessert das allgemeine Wohlbefinden, in Kombination mit Chrysokoll auch krampfhafte Menstruations- und Wechseljahrsbeschwerden, bewirkt einen Energieschub in erkrankten oder erschlafften Körperbereichen, wirkt immunstärkend; fördert die Blutbildung und die Sauerstoffversorgung der Zellen, stärkt die Lunge von Rauchern, stärkt die Vitalität von Aids- und Krebspatienten (nach Raphaell); verbessert die Resorption von Kupfer, Gold, Zink, Vitamin B und C; lindert Herzflattern und andere Herzbeschwerden, regt das Muskelgewebe auf Zellebene an und regeneriert es (nach Gurudas); kann bei Wasserverhaltung, Blasen- und Nierenbeschwerden und bei Störungen der Geschlechtsorgane eingesetzt werden (nach Melody).

**Seelisch:** fördert innere Ruhe, hilft, Erlebnisse und Gefühle besser zu verstehen und einzuordnen; lindert Aggression durch Herzenskraft, lässt besonders bei schweren Krankheiten mehr Verantwortung für sein Leben ergreifen und notwendige Veränderungen in der Einstellung und Lebensführung vollziehen, hilft, Schuldgefühle und das Gefühl der Unwürdigkeit in Selbstachtung, Mut und Vergebung zu verwandeln (nach Raphaell); öffnet insbesondere Männern das Herz und hilft, Schwierigkeiten mit der eigenen Männlichkeit zu überwinden; ruft alte Erinnerungen hervor und hilft, wiederkehrende Probleme zu erkennen; verbessert die Beziehung zu den Eltern, besonders zum Vater, wenn frühere Belastungen zugrunde liegen (nach Gurudas); vertreibt Sorgen über Dinge, die nicht zu ändern sind; zieht überlebensnotwendige Dinge an (nach Melody).

**Anwendung:** Cuprit wird als derber Rohstein oder Kristall direkt auf die Haut gelegt.

**In der klassischen Heilsteinliteratur** ist Cuprit nicht beschrieben. **Moderne Autoren:** Gienger, Gurudas, Hall, Heider, Kühni/von Holst, Melody, Paulin, Raphaell, Sperling.

Cuprit ist ein selten verwendeter Heilstein.

**Anthroposophische Verwendung:** als Trituration oder Ampulle zur Harmonisierung des Zusammenwirkens von Ich- und Empfindungsorganisation, vor allem im Stoffwechsel-, aber auch Bewegungssystem, zum Beispiel Hyperthyreose, motorische Störungen im Magen-Darm-Trakt, Spasmen der glatten und quergestreiften Muskulatur (in D2–D30 bzw. D6–D8).

**Astrologische Zuordnung:** Stier, Jungfrau, Steinbock (nach Melody); Venus-Pluto-Aspekte (nach von Holst).

**Chakra-Zuordnung:** Basischakra; Herzchakra (nach Gurudas) aufgrund der Flammenfärbung.

**Pflege:** Cuprit einmal wöchentlich unter fließendem Wasser reinigen, mit Hämatit-Ministeinchen entladen und zum Aufladen auf eine Bergkristallgruppe oder über Nacht in Vollmondlicht legen.

# Dalmatinerstein

**Name:** Eingeführter Marktname, wegen seiner an das Fell des Dalmatinerhundes erinnernden Musterung.

**Synonyme:** Dalmatiner-Jaspis.

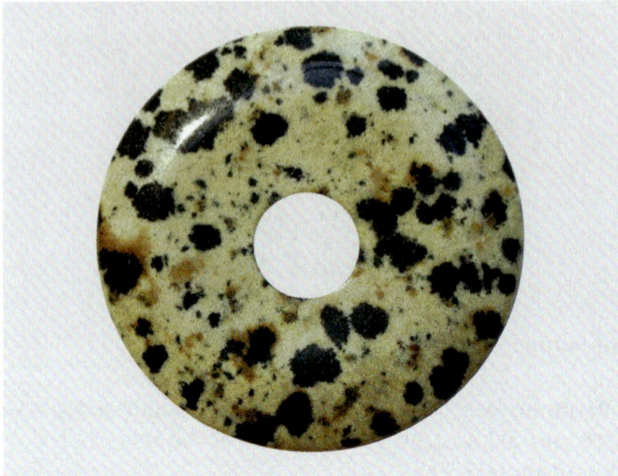

*Damatinerstein-Bi-Scheibe*

**Mineralogie:** Aplit, feinkörniger Pegmatit aus einer Restschmelze quarzreichen, granitisch-syenitischen eisenreichen Magmas, so dass Ägirin auskristallisieren kann. Im Dalmatinerstein sind Quarz ($SiO_2$), Kalifeldspat ($KAlSi_3O_8$) und Ägirin ($NaFeSi_2O_6$) enthalten, auch geringe Mengen von Glimmern (Biotit und Muskovit), Hämatit ($Fe_2O_3$) und Ilmenit ($FeTiO_3$).

**Kristallsystem:** trikliner Kalifeldspat, trigonaler Quarz, monokliner Ägirin; **Erscheinungsbild:** derber Rohstein ohne Kristallbildung, mit schwarzen millimetergroßen mehr oder weniger gleichmäßig verteilten Punkten; **Mohshärte:** 6–7; **Dichte:** 2,7–2,9; **Spaltbarkeit:** keine; **Transparenz:** undurchsichtig; **Farbe:** schwarze, punktartige Sprengsel aus Ägirin (siehe dort) in heller Matrix; **Strichfarbe:** weiß bis blaugrau.

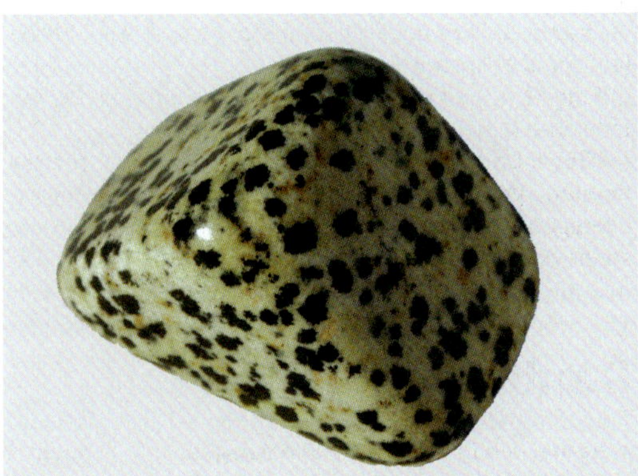

*Dalmatinerstein-Trommelstein.*

**Verwechslung:** kann mit hellen Graniten verwechselt werden.

**Körperlich:** wirkt anregend auf das Nervensystem; beschleunigt Reflexe, Reaktionen, Rekonvaleszenz und Energieaufbau (nach Gienger); verbessert den Schlaf und stärkt die Nerven; wirkt auf Kopfschmerzen; löst Verspan-

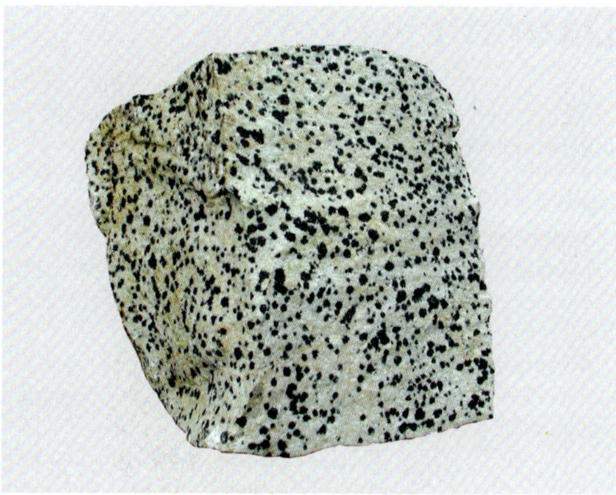

*Dalmatinerstein-Rohstein.*

nungen im Verdauungstrakt und im Bewegungsapparat; wirkt auf Schmerzen im Nacken und Rücken (nach Forschungsprojekt SHK).

**Seelisch:** macht zurückhaltend bzw. eher abwartend und fördert eine gründliche Reflexion jedes einzelnen Arbeitsschritts (nach Gienger); unterstützt bei besonnener und tatkräftiger Umsetzung (nach Trendelkamp); fördert Selbstbesinnung und Rückzug, die zur Klärung und zur Zielsetzung genutzt werden, gibt das Gefühl von Freiheit und fördert die Selbstbestimmung; sanft wirkender Heilstein, der auch in den Träumen Klärung bewirkt (nach Forschungsprojekt SHK).

**Anwendung:** Dalmatinerstein wird hauptsächlich als Trommelstein getragen.

**In der klassischen Heilsteinliteratur** ist der Dalmatinerstein nicht beschrieben. **Moderne Autoren:** Gienger; Kühni/von Holst, Melody, Trendelkamp. Wurde 2005 vom Forschungsprojekt SHK getestet.

Dalmatinerstein wird selten als Heilstein verwendet.

**Astrologische Zuordnung:** Mars in Fische (nach von Holst).

**Chakra-Zuordnung:** Herzchakra: pink (nach Haider) (aufgrund der Flammenfärbung).

**Feng-Shui-Zuordnung:** besänftigt zu dominantes Metallelement.

**Pflege:** Dalmatinerstein einmal wöchentlich unter fließendem Wasser reinigen, mit Hämatit-Ministeinchen eneregetisch entladen und zum Aufladen in die Morgensonne oder auf eine Bergkristallgruppe legen.

# Danburit

**Name:** benannt von dem Mineralogen Upham Shepard 1839, nach dem Fundort bei Danbury in Connecticut/USA.

**Synonyme:** keine Synonyme bekannt. Engl. und franz.: Danburite.

**Mineralogie:** Danburit entsteht primär-pegmatitisch oder -hydrothermal in Erzgängen; sekundär in marinen Salz-Lagerstätten, mitunter in geringen Mengen in Steinsalz, Anhydrit und Gips; auf alpinoiden Klüften; metamorph in Dolomit-Marmoren; kontaktmetasomatisch in skarnähnlichen Erz-Lagerstätten.

**Mineralklasse:** Calcium-Bor-Mineral der Danburit-Gruppe, der Datolith-Gruppe und der VIII. Mineralklasse, der Boro-Gerüst-Silikate; **Formel:** $Ca[B_2Si_2O_8]$ + Al,Fe,Mg,Mn.

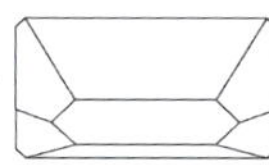

**Kristallsystem:** rhombisch; **Erscheinungsbild:** bildet rhombische bis zu 30 cm große Kristalle mit längs gestreiften Prismen und keilförmig zugespitzten Endflächen, auch fächerförmige und derbe bis körnige Aggregate; **Mohshärte:** 7–7,5; **Dichte:** 2,97–3,02; **Spaltbarkeit:** unvollkommen; **Bruch:** uneben bis muschelig; **Transparenz:** durchsichtig bis durchscheinend; **Farbe:** farblos, weingelb, blassrosa, grünlich oder dunkelbraun; **Glanz:** fettig, glasartig; **Strichfarbe:** weiß; **Flammenfärbung:** grün.

**Vorkommen:** **primär:** Brasilien, Madagaskar; **sekundär:** USA (Utah); **kontaktmetamorph:** GUS (Dalnegorsk), Japan (Kyushu Island), Mexiko (Charcas, La Huerta), Myanmar (Magok), Schweiz (Uri), USA (Danbury).

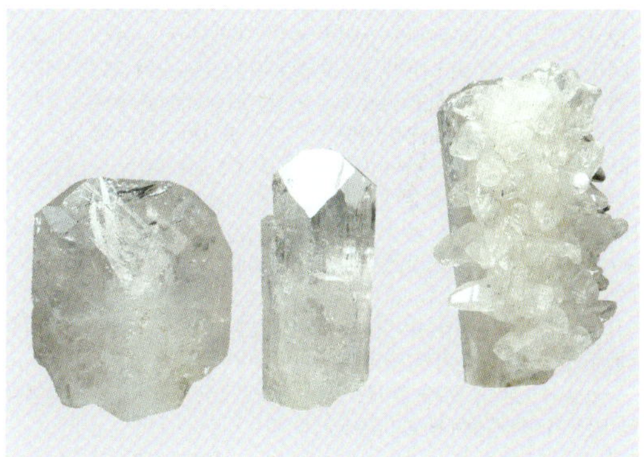

*Danburit-Kristalle.*

**Verwechslung:** kann mit Apatit, Citrin und Topas verwechselt werden; **Unterscheidung:** Härte, Dichte, Begleitmineralien, mineralogisch-gemmologisch.

**Fälschungen:** sind bekannt; farblose Kristalle erhalten durch Bestrahlung eine rosa bis honigbraune Farbe.

**Im Handel** ist Danburit als Kristall, Kristallstufe, Trommelstein und facettiert erhältlich.

**Wirkung der Ionen:** Bor (angstlösend, Trägheit), Calcium (Selbstvertrauen, Stabilität), Silizium (Stabilität, Klarheit).

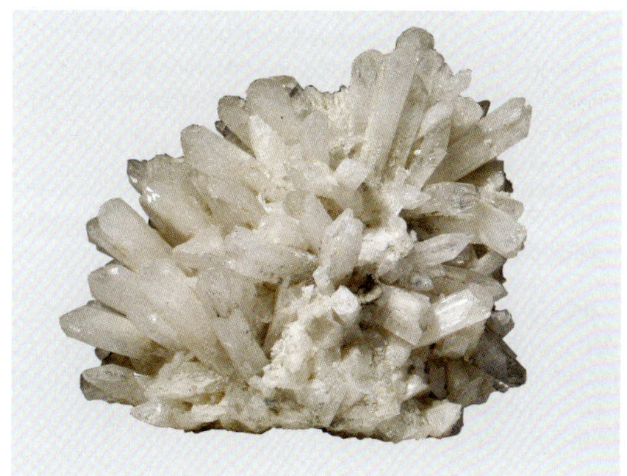

*Danburit-Stufe.*

**Organwirkung:** Leber, Gallenblase, Muskulatur.

**Körperlich:** wichtiger Heilstein für das Herz und die Nerven (nach von Holst); wirkt allgemein belebend; fördert die Ausschwemmung von Giftstoffen; ermöglicht mageren Menschen, Gewicht zuzunehmen (nach Melody); hilft die Muskulatur zu entspannen; lindert viele Herzprobleme wie Beklemmung, Herzneurosen und bessert viele psychosomatische Erkrankungen und vegetative Dystonie, lindert Tinnitus (nach Gienger).

**Seelisch:** lässt erkennen, wo bedingungslos geliebt und wo Liebe aufgezwungen wird; erleichtert das Loslassen von besitzergreifendem und einengendem Verhalten; fördert Selbstlosigkeit, Einfühlungsvermögen und Toleranz (nach Miesala-Sellin); hilft in Notsituationen durchzuhalten; ermöglicht, gut mit anderen Menschen auszukommen; regt geistig an und aktiviert Interesse; fördert Gedankenauswertung, gedankliche Neufassungen und inhaltliche Neubewertungen (nach Sienko); hilft schmerzliche Verluste abzuhaken und sich neu dem Leben zuzuwenden (nach von Holst); wirkt allgemein belebend, erfrischend und ermutigend (nach Sperling); hilft subtile Dinge angemessen zu kommunizieren; verbessert die Verbindung zum Höheren Selbst und zum Herzen (nach von Holst).

**Energetisch:** seine frische Energie stärkt und belebt; reicht weit über den Kristallkörper hinaus und dringt in die Aura ein.

**Anwendung:** Danburit wird als Kristall direkt auf die Haut gelegt, als Trommelstein in der Tasche mitgeführt; als Kristall zur Energiearbeit über die Aura des Körpers gestrichen oder zur Meditation verwendet.

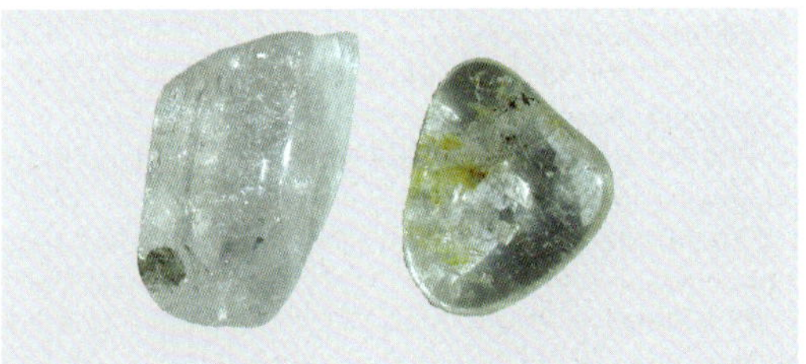

*Danburit-Trommelsteine.*

**In der klassischen Heilsteinliteratur** ist Danburit nicht beschrieben. **Moderne Autoren:** Gienger, Hall, Heider, Kühni/von Holst, Melody, Musil, Paulin, Sienko, Sperling.

Danburit ist ein noch wenig verwendeter Heilstein.

**Ergänzende Bachblüte:** Chicory (nach Miesala-Sellin).

**Astrologische Zuordnung:** Löwe (nach Melody), Merkur in Fische (nach von Holst).

**Chakra-Zuordnung:** Herzchakra (nach von Holst/Gienger).

**Feng-Shui-Zuordnung:** belebt die Ba-Gua-Bereiche Partnerschaft und Wissen.

**Pflege:** Danburit einmal wöchentlich unter fließendem Wasser reinigen, mit Hämatit-Ministeinchen energetisch entladen und zum Aufladen in die Morgensonne oder auf eine Bergkristallgruppe legen.

# Datolith

**Name:** benannt von Esmark 1806, nach griech. *dateomai*, »absondern, teilen«, und *lithos*, »Stein«, wegen dessen kernigen Absonderungen derber Abarten. Engl.: Datolite.

**Synonym:** Botryolith.

**Mineralogie:** Datolith entsteht primär-hydrothermal in basischen Magmatiten; als Mandelfüllung in Andesiten, Basalten und Melaphyren und auf Klüften.

**Mineralklasse:** Bormineral der Datolith-Gruppe und der VIII. Mineralklasse, der Insel-Silikate; **Formel:** $CaB[OH|SiO_4]$ + Na,K,Mg,Mn,Al,Fe.

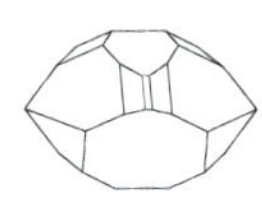

**Kristallsystem:** monoklin; **Erscheinungsbild:** bildet kurzprismatische, dicktafelige, flächenreiche, gewöhnlich aufgewachsene Kristalle oder derbe, körnige, faserige und krustige Aggregate; **Mohshärte:** 5–5,5; **Dichte:** 2,9–3,0; **Spaltbarkeit:** keine; **Bruch:** muschelig; **Transparenz:** durchsichtig bis durchscheinend; **Farbe:** farblos, weiß, gelb, grünlich und selten grau, violett oder rötlich; **Glanz:** glasartig; **Flammenfärbung:** grün.

**Vorkommen:** Brasilien, BRD (Haslach/Schwarzwald), Myanmar, GUS (Ural), Japan, Madagaskar, Mexiko, Norwegen (Arendal), Schweiz, USA (Michigan).

**Verwechslung:** kann mit Apophyllit, Danburit und Prehnit verwechselt werden; **Unterscheidung:** mineralogisch-gemmologisch, Flammenfärbung.

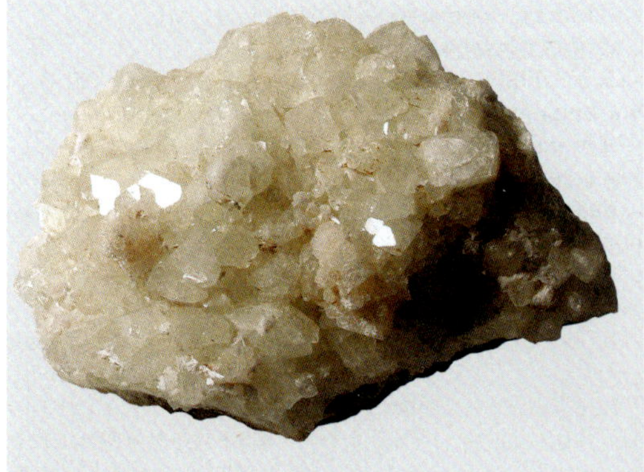

*Datolith-Stufe.*

**Fälschungen:** sind nicht bekannt.

**Im Handel** ist Datolith als Rohstein, Kristall, Kristallgruppe oder geschnittene Mandel erhältlich.

**Wirkung der Ionen:** Bor (angstlösend, Trägheit), Calcium (Selbstvertrauen, Wachstum), Silizium (Haut).

**Organwirkung:** Bauchspeicheldrüse.

**Körperlich:** verbessert die Motorik; wird zur Behandlung von Diabetes und Vermeidung der Unterzuckerung eingesetzt (nach Melody).

**Seelisch:** verbessert allgemein das Gedächtnis, insbesondere die Erinnerungsfähigkeit an Einzelheiten des Erlebten; hilft, Entscheidungen zu treffen; vermindert Kontrollzwang; richtet die Aufmerksamkeit auf die Gefühle; bringt einem geliebte und geschätzte Personen näher;

vermittelt Respekt und erhöht die soziale Position (nach Melody).

**Anwendung:** Datolith wird als Kristall direkt auf die Haut gelegt oder als Datolith-Wasser getrunken.

**In der klassischen Heilsteinliteratur** ist Datolith nicht beschrieben. **Moderne Autoren:** Kühni/von Holst, Melody.

Datolith ist ein selten verwendeter Heilstein.

**Astrologische Zuordnung:** Widder (nach Melody).

**Chakra-Zuordnung:** Herzchakra (grün; aufgrund der Flammenfärbung), Scheitelchakra (violett).

**Pflege:** Datolith einmal wöchentlich unter fließendem Wasser reinigen, mit Hämatit-Ministeinchen energtisch-entladen und zum Aufladen auf eine Bergkristallgruppe oder in die Morgensonne legen.

# Diamant

**Name:** benannt nach griech. *adamas*, »unüberwindbar«, was auf seine enorme Härte hinweist. Engl.: Diamond, franz.: Diamant.

**Synonyme:** Adamant, Adamas, Anachites, Diamas, Iras, Itam.

**Mineralogie:** Diamant findet sich angereichert durch seine Stabilität in Edelsteinseifen und Sandsteinen; er entsteht primär oder metamorph in den ultrabasischen Tiefengesteinen Kimberlit, Leucit-Lamproiten, Peridotit und Eklogit in Tiefen bis zu 570 Kilometer. Damit ist er der am tiefsten im Erdinneren entstandene Edelstein. Dort verwandelt sich hexagonaler Graphit in einer Metamorphose zu Diamant, wenn ein Schwellenwert von 2000 °C und 40 000 Atmosphären Druck überschritten wird; er findet sich in primären Schlotfüllungen (Kimberliten) früherer Vulkane, die vor etwa 100 Millionen Jahren ausbrachen.

**Mineralklasse:** reiner Kohlenstoff und zählt zur I. Mineralklasse, den natürlichen Elementen; **Formel:** C, kann Al,Ca,Cr,Fe,Mg,Mn;Ni,Si,Sr oderTi in Spuren enthalten. Färbung kann durch Stickstoff (gelb, braun, orange, grün) oder Bor (grau und blau) entstehen.

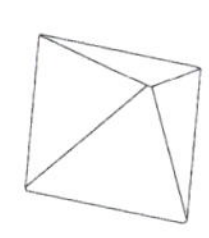

**Kristallsystem:** kubisch; **Erscheinungsbild:** bildet kleine, würfelige oder oktaedrische, rhombendodekaedrische oder hexakisoktaedrische Kristalle, meist mit gerundeten Flächen; meist jedoch ist die Kristallform unkenntlich; Diamant ist bis zu einer Größe von 2 mm nicht selten, mit steigender Größe steigt aber die Seltenheit. **Mohshärte:** 10; **Dichte:** 3,52; **Spaltbarkeit:** vollkommen; **Bruch:** muschelig; **Transparenz:** durchsichtig bis durchscheinend; **Farbe:** farblos klar bis gelblich, grünlich, bläulich, rötlich und schwarz; **Glanz:** glasig, diamantartig; **Schmelzpunkt:** 3816 °C.

**Farbstufungen des Diamants: Jager:** feines blauweiß; **River:** blauweiß; **Top Wesselton:** feines weiß; **Wesselton:** weiß; **Top Crystal:** sehr, sehr leicht gelblich; **Crystal:** sehr leicht gelblich; **Very Light Brown:** sehr leicht braun; **Light Yellow:** hellgelb; **Light Brown:** hellbraun, und **Yellow:** gelb.

**Abstufungen der Industrie-Diamanten:** Ballas: kugelförmige, undurchsichtige Aggregate; Carbonado: polykristalline, meist poröse Aggregate; Bort: dunkle, undurchsichtige Körner.

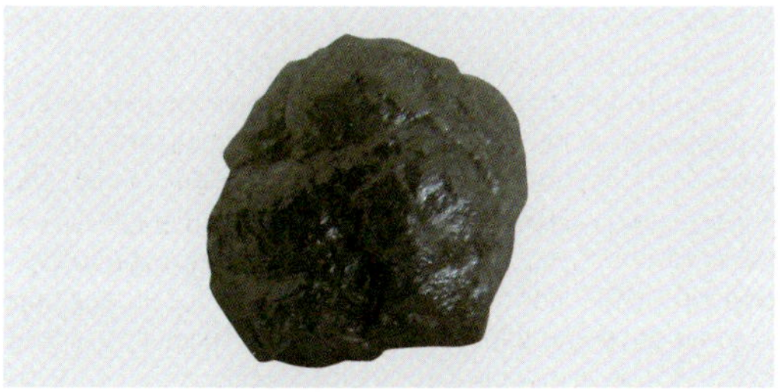

*Silbrig schimmernder Diamant, 4,7 ct.*

**Die häufigsten Einschlüsse** in Diamant sind: Chromit, Granate, Graphit, Klinopyroxen, Olivin und Sulfide; seltener sind Einschlüsse mit Coesit, Biotit, Enstatit, Ilmenit, Kyanit, Magnetit, und Phlogopit.

Durch Positiv-Ionen kann Diamant auch intensiv gefärbt sein: Stickstoff färbt gelb und grün, Aluminium grau, Eisen und Bor blau und Mangan rosa.

**Vorkommen:** Angola, Australien, Botswana, Brasilien, Ghana, GUS (Ural), Indien, Kanada, Kasachstan, Kongo, Kenia, Namibia, Nigeria, Sierra Leone, Sibirien, Südafrika (Kimberley), Tansania, Venezuela, Zaire.

**Verwechslung:** Verwechslungen mit Bergkristall und Zirkon sind möglich; **Unterscheidung:** Härte, bei geschliffenen Steinen nur gemmologisch.

**Fälschungen:** gibt es viele; Imitationen aus synthetischem Rutil, Yttriumaluminat (YAG), Gadolnium-Gallium-Granat (GGG), Zirkonia (Zirkonoxid), Strontium-Titanit (Fabulit) und Strass (Bleiglas); aus Graphit wird Diamant synthetisiert; Farbveränderungen durch Bestrahlung und Brennen sind bekannt; Beschichtung und Dubletten werden durchgeführt.

**Im Handel** ist Diamant als Rohkristall (teils in einer Matrix aus Kimberlit) und facettierter Schmuckstein erhältlich; facettierte und lupenreine Diamanten gehören zur extrem hohen Preisklasse; 1 Karat = 0,2 Gramm River, hochfeinstes Weiß im Brillantschliff kann etwa 15000 Euro kosten. Durch die Sammelwut eines potenten Händlers (»Crazy Eddy« Elzas, Belgien) erzielen Farbdiamanten mittlerweile ebenfalls fantastische Preise.

Die Diamantgewinnung ist bis heute geprägt von Gewalt, Unterdrückung und rücksichtsloser Ausbeutung von Mensch und Natur, der Diamantenhandel von Machtkonzentration und künstlicher Verknappung. Dem ehemaligen Monopolisten DeBeers ist es nicht gelungen, das eigene Image bezüglich akzeptablerer Praktiken wesentlich zu verbessern.

**Organwirkung:** Gehirn, Hormondrüsen, Nervensystem, Sinnesorgane.

**Körperlich:** entgiftet und hilft bereits entstandene Ablagerungen in den Gefäßen wieder aufzulösen; bei Arteriosklerose; senkt erhöhten Cholesterinspiegel und gleicht den Stoffwechsel aus; verbessert die Nervenregeneration nach Schlaganfall; bei Gleichgewichtsstörungen; schmerzlindernd bei Gicht, Gliederschmerzen, Hexenschuss, Ischialgie, Knie- und Meniskusschmerzen (nach Gienger/Korse/Kühni); stärkt die Sehkraft (nach Pelz) und wirkt gegen Hornhautentzündung; wirksam bei Kopfschmerzen, Muskelverkrampfungen, brüchigen Nägeln; hilft bei Blasenschwäche und Prostataerkrankungen, Schilddrüsenunterfunktion, Schlafstörungen, Wirbelsäulenbeschwerden,

Zahnfleischentzündung, Zysten. **Gelb:** kann Schockzustände lösen (nach Sienko).

**Seelisch:** hilft bei Antriebslosigkeit und Energiemangel; unterstützend bei Eifersucht, Erinnerungsschwäche, Erschöpfung; fördert die Bewusstheit, den Willen und die Konzentration (nach Gienger); mildert Mutlosigkeit und Willenlosigkeit; bei seelischen Krisen; lindert Angstzustände und hilft, Trauer besser zu verarbeiten; unterstützt die Klarheit unserer Gedankenwelt; steigert das Selbstwertgefühl (nach Novak); vermittelt Unvoreingenommenheit, Charakterstärke, Treue, Verantwortungsbewusstsein und Selbstvertrauen; hilft, Krisen zu bewältigen und die Ursache von Problemen zu durchschauen und konsequent zu lösen (nach Gienger); wirkt von der höheren geistigen Ebene aus auf den stofflichen Körper, fördert die Verbindung zwischen Leib und Seele und schützt die gesamte menschliche Aura (nach Korse); inspiriert Kreativität, Vorstellungskraft und den Sinn für Neuerungen (nach Melody); macht Menschen mit hartem Charakter noch unbeugsamer (nach Korse); nichts für Frauen, da er Wünsche unmäßig verstärkt (vedisch nach Johari). **Schwarz:** macht radikal, wild entschlossen und stur bei dauerndem Tragen (nach Sienko).

**Energetisch:** in Gold gefasst wirkt er energiekonservierend (nach Sienko).

**Anwendung:** Diamant wird als Rohdiamant oder Kristall in den Mund genommen, auf die Stirn gelegt oder mit Pflaster auf die Haut geklebt; in Gold oder Silber frei gefasst getragen; als Diamant-Heilsteinwasser getrunken oder als VitaJuwel zur Informierung des Trinkwassers verwendet.

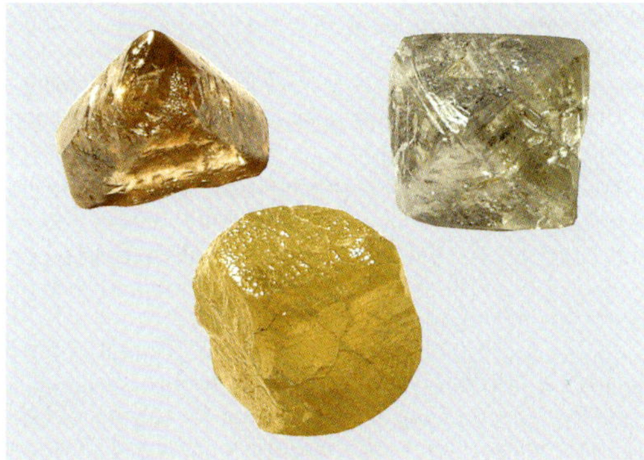

*Diamant-Kristalle.*

**In der klassischen Heilsteinliteratur** ist Diamant bei Aristoteles, Dioscorides, Hildegard von Bingen, Albertus Magnus beschrieben. **Moderne Autoren:** Ahlborn, Beeler, Bind-Klinger, Braunger, Brusius, Chocron, Franzen, Gienger, Graf, Guhr, Gurudas, Heider, Hofmann, Johari, Keyte, Korse, Korte, Kühni/von Holst, Labacher, Laroche, Lopes, Lorenzo, Maier, Markham, Melody, Musil, Novak, Paulin, Pelz, Peschek-Böhmer, Pöttinger, Ray, Richardson, von Rohr, Schelhas, Scholz, Schwarz, Sharamon, Sienko, Sperling, Thölken, von Wechmar, Weltler, Werner.

Diamant ist ein geprüfter, aber wegen seines hohen Preises selten verwendeter Heilstein.

**Anthroposophische Verwendung:** als Dilution und Ampulle in D10–D30 (in Deutschland von Wala und Weleda nicht mehr hergestellt).

**Ergänzende Bachblüte:** Holly (nach Novak).

**Astrologische Zuordnung:** Venus (vedisch) Löwe (nach Novak); Sonne in Steinbock (nach von Holst); Venus im vierten Quadrant (nach Maier); Sirius (nach Ahlborn); Venus (vedisch).

**Chakra-Zuordnung:** Stirnchakra (nach von Holst/Gienger).

**Feng-Shui-Zuordnung:** Verkörpert die konzentrierende und kontrollierende Qualität des Elements Metall.

**Meditations-Zuordnung:** Loslassen und Kontrolle.

**Pflege:** Diamant benötigt keine spezielle Pflege. Nach dem Reinigen unter fließendem Wasser in Samt einschlagen. Diamant kann nicht mit Bergkristall aufgeladen werden, da Diamant mehr Energie als der Bergkristall bündelt.

**Hinweis:** Die Geschichte des Diamantabbaus und -handels ist geprägt von Kartellbildung, Machtmissbrauch und Sklaverei. Der größte Rohdiamant war der 1905 in Transvaal gefundene 3106 Karat schwere Cullinan. Seit 1993 stieg die Weltproduktion auf über 120 Millionen Karat. Geschätzte Weltproduktion seit Beginn der geschichtlichen Überlieferung: etwa 350 Tonnen.

# Diaspor

**Name:** benannt von Haüy 1801, nach griech. ***diaspeirein***, »verstreuen«, aufgrund seiner Eigenschaft, in der Flamme aufzublättern und zu zerfallen. Engl. und franz.: Diaspore.

**Synonym:** Tanatarit, Kayserit, Empholit, Aluminahydrat, von denen keines gebräuchlich ist. Türkischer Diaspor von Edelsteinqualität wird als Zultanit oder Sultanitvermarktet.

**Mineralogie:** Diaspor entsteht sekundär, wenn aluminiumreiche Silikate unter tropischen Bedingungen verwittern und anschließend unter Gesteinsdruck verfestigen, kontaktmetamorph oder regionalmetamorph in aluminiumreichem Gestein, vorwiegend in Bauxiten oder kristallinen Schiefern.

**Mineralklasse:** basisches Aluminiummineral der Diaspor-Gruppe und der IV. Mineralklasse, der Oxide; **Formel:** AlO(OH) bzw. $AlHO_2$ + Fe,Mn,Cr,Ga. Die Metalle Eisen und Chrom sind für die Farbe verantwortlich.

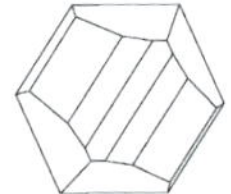

**Kristallsystem:** rhombisch; **Erscheinungsbild:** bildet tafelige, kleine Kristalle, häufig als knieförmige Zwillinge, meist derbe, blättrige, stenglige oder strahlige, auch stalagtitische Aggregate; **Mohshärte:** 6,5–7; **Dichte:** 3,3–3,5; **Transparenz:** durchsichtig bis durchscheinend; **Spaltbarkeit:** vollkommen; **Bruch:** muschelig; **Farbe:** farblos, weiß, grau, gelb bis bräunlich und grünlich bis blau; zeigt selten Pleochroismus von violett nach schwach gelb; **Glanz:** glasartig.

**Vorkommen:** häufig: Griechenland (Naxos), GUS (Ural), Norwegen (Langesundsfjord), Österreich (Greiner), USA (Massachusetts).

**Verwechslung:** Kristalle können mit Apatit, Chloritoid, Hellglimmer, Hydrargillit, Spodumen, derber Diaspor kann mit allerlei Mineralien verwechselt werden; **Unterscheidung:** mineralogisch-gemmologisch.

**Fälschungen:** sind nicht bekannt.

**Im Handel** ist Diaspor als kleine tafelige Kristalle, meist auf Matrix erhältlich.

**Wirkung der Ionen:** Aluminium (Entsäuerung, Nüchternheit, Realitätssinn).

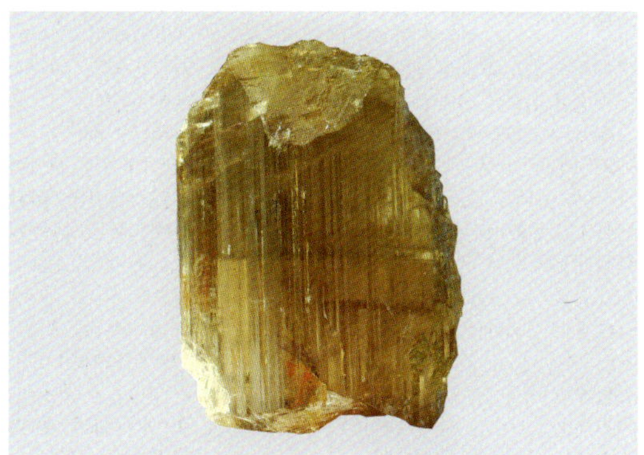

*Diaspor-Kristall.*

**Organwirkung:** Haut.

**Körperlich:** bessert atrophische Hauterkrankungen und Altershaut; hilft dem Körper, den richtigen Säurehaushalt zu bewahren (nach Melody); lindert Beschwerden durch Übersäuerung; unterstützt die Verdauung; beugt vor allem periodisch erscheinenden Kopfschmerzen vor (nach Sienko); wirkt schnell und sicher bei Sodbrennen, Übelkeit nach dem Essen, stärkt den Magen, beruhigt bei Nervosität, Ängsten und Schuldgefühlen ohne erkennbaren Grund (nach Gienger); verlangsamt die Wundheilung; könnte günstig auf Schuppenflechte wirken; verhilft zu einem regelmäßigeren Schlafrhythmus (nach Forschungsprojekt SHK).

**Seelisch:** beruhigt bei starker nervlicher Beanspruchung (nach Sienko); löst Abgrenzungsprobleme; kann Träume lebhafter machen und die Erinnerung an sie verbessern; hilft gegen Grübelei, schenkt Durchblick und macht den Kopf klar (nach Sienko); macht kontaktfreudig; vermittelt Disziplin, Durchhaltevermögen, Konfliktbereitschaft und Kreativität (nach Forschungsprojekt SHK); motiviert durch die Aktivierung ursprünglicher Ziele und Vorsätze, hilft, sich zu hinterfragen, und unterstützt daraufhin die Neuorganisation des Lebens und der zwischenmenschlichen Beziehungen (nach Gienger); hilft ganz in der Realität verwurzelt zu sein; hilft Berge von Arbeit mit großer Gelassenheit zu erledigen und auf Ablenkungen zu verzichten; ist ein Problemlösungsstein, der hilft, Dinge direkt anzugehen und zu klären; macht kontaktfreudig auf hohem Niveau (nach Forschungsprojekt SHK).

**Anwendung:** Diaspor wird als Kristall direkt auf die Haut gelegt; als Diasporwasser getrunken.

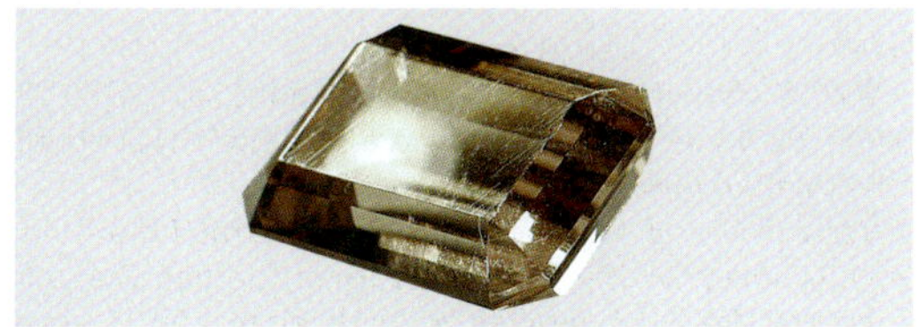

*Diaspor, facettiert.*

**In der klassischen Heilsteinliteratur** ist Diaspor nicht beschrieben. **Moderne Autoren:** Kühni/von Holst, Melody, Paulin, Sienko. Diaspor wurde 1999 im Rahmen des Forschungsprojekts SHK getestet.

**Anthroposophische Verwendung:** als Trituration in D3–D8.

**Astrologische Zuordnung:** Löwe, Waage, Fische (nach Melody); Merkur (nach Sienko), Medium Coeli in Krebs (nach von Holst).

**Chakra-Zuordnung:** Nabelchakra (nach von Holst/Gienger).

**Pflege:** Diaspor einmal wöchentlich unter fließendem Wasser reinigen, und zum Aufladen in eine Amethystdruse oder in Mondlicht legen.

# Diopsid

**Name:** benannt von D'Andrada 1806, nach griech. ***dis***, »doppelt«, und ***opsis***, »Anblick, Gestalt«, entsprechend der Kristallform, die zwei verschiedene Seiten zeigt. Engl. und franz.: Diopside.

**Synonyme:** Alalith, Bistagit, Canaanit, Malokolith, Mussit, Porrizin, Proteit und Protheit.

**Mineralogie:** Diopsid entsteht selten primär-magmatisch als Gemengeteil basischer Tiefengesteine und hydrothermal durch Kristallisation aus wässrigen Lösungen in Hohlräumen und Gängen; auf alpinoiden Klüften; kontaktmetamorph in magnesium- und kalkreichen Sedimenten zu Marmor oder Skarn; regionalmetamorph bei der Bildung von kristallinen Schiefern und in Stein-Meteoriten.

**Mineralklasse:** Calcium-Magnesium-Mineral der Gruppe der Pyroxene, der VIII. Mineralklasse, der Ketten-Silikate; **Formel:** $CaMg(Si_2O_6)$ +Cr,F,Fe,Al,Mn,V,Zn. Farbgebendes Metall ist Chrom (intensiv grün), Eisen (fahl-grün, schwarzgrün bis schwarz).

**Kristallsystem:** monoklin; **Erscheinungsbild:** bildet kurzsäulige, auch tafelige, ein- oder aufgewachsene Kristalle, meist derbe, körnige, breitstenglige, faserige und radialstrahlige Aggregate; **Mohshärte:** 5–6,5; **Dichte:** 3,27–3,31; **Spaltbarkeit:** in einer Richtung deutlich, sonst unvollkommen; **Transparenz:** durchsichtig bis undurchsichtig; **Farbe:** farblos, weiß, hell bis dunkelgrün, gelb, grau bis schwarz; Asterismus und Chatoyance kommen vor; **Glanz:** glasartig; **Strichfarbe:** weiß.

**Varietäten: Black Star:** schwarz, mit kreuzförmigem Asterismus; **Chrom-Diopsid:** transluzent, tiefgrün, chromhaltig; **Eudiopsid:** magnesiumhaltig; **Fassait:** aluminiumhaltig; **Johannsenit:** manganhaltig; **Lawrowit:** grün, chrom-vanadium-haltig; **Omphazit:** natrium- und aluminiumhaltig; **Salit:** eisenhaltig; **Trachyaugit:** natriumhaltig; **Violan:** manganhaltige Mischung mit Jadeit, violettblau.

**Diopsid-Augit-Mischkristalle** sind weit verbreitet.

**Vorkommen:** Australien, Brasilien, China (Kunlungebirge), Finnland (Outokumpu), GUS (Ural), Indien, Iran, Italien (Piemont), Japan, Kanada (Brompton Lake), Madagaskar, Myanmar, Namibia, Österreich (Zillertal), Pakistan (Khapalu), Schweden, Sri Lanka, Südafrika, Taiwan (Hualien), USA.

**Verwechslung:** kann mit Apatit, Augit, Hiddenit, Peridot, Smaragd und Vesuvian verwechselt werden; **Unterscheidung:** Härte, Dichte, Spaltbarkeit, mineralogisch-gemmologisch.

**Fälschungen:** sind nicht bekannt. Black Star wird jedoch oft fälschlicherweise als Schwarzer Eudialyt oder Stern-Saphir angeboten.

**Im Handel** ist Diopsid als Rohstein, Trommelstein, Cabochon und facettiert als Schmuckstein erhältlich.

**Wirkung der Ionen:** Calcium (Stabilität, Wachstum), Magnesium (entspannend, krampflösend); Chrom (entsäuernd, Ideenreichtum), Silizium (Stabilität).

**Organwirkung:** Niere, Gleichgewichtssinn.

**Körperlich:** **Grün:** bessert körperliche Erschöpfung (nach Melody); regt Herz, Lunge und Nieren an (nach Gurudas) und harmonisiert alle Gleichgewichtssysteme im Körper: den Säure/Basen-, Wasser-, Mineralstoff- und Hormonhaushalt, stärkt die Muskulatur und die Nerven, wodurch die Reaktionsbereitschaft erhöht wird (nach Gienger); vermindert Muskelkrämpfe und Seitenstiche (nach Melody), wirkt auf Drüsenfunktionen, besonders die Keimdrüsen (nach Kühni); fördert die Regeneration des Leberparenchyms, aktiviert die Leberfunktionen und die Gallensekretion; verjüngt und regt gründliche Regeneration an; entgiftet innere Organe; regt den Zellstoffwechsel an (nach von Holst); wird bei Blasen- und Nierenerkrankungen eingesetzt; bessert Vitamin-C-Mangel und Zahnfleischbluten; beeinflusst die Aufnahme von Vitamin K, Phosphor und Proteinen (nach Gurudas); **Black Star:** stärkt die Nerven; gut für das Gehirn; vorbeugend gegen Knochenerkrankungen (nach von Holst).

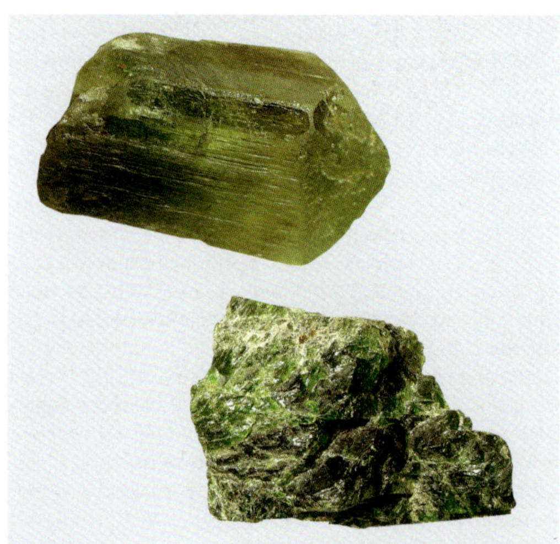

*Diopsid-Kristall und Chrom-Diopsid Rohstein.*

**Seelisch:** bringt die Erkenntnis, dass alles geistige Ursachen hat (nach Gienger); bringt Erkenntnisse über Zusammenhänge mit früheren Leben (nach von Holst); bessert Apathie und depressive Verstimmungen; hilft beim Abschalten von Problemen und fördert so die Erholung (nach Heider); gegen Lebensunlust, wird bei starker emotionaler Unausgeglichenheit und Stimmungsschwankungen aufgrund von Fehlschlägen oder negativer Erlebnisse angewendet, hilft nach seelischen Schmerzen und Verletzungen zu verzeihen (nach Gienger); fördert Lebenskraft und Vitalität; stärkt den Heilungswunsch und die Sehnsucht nach Vollkommenheit; lässt eine starke Herzensdynamik entstehen; hilft auf Gruppenzwang nicht einzusteigen, bestätigt darin, den eigenen Bedürfnissen zu folgen und neue Kontakte zu knüpfen; fördert auf Basis von Einsicht und Freiwilligkeit Gemeinschaftsprojekte (nach von Holst); wirkt sehr ähnlich wie Enstatit und kann mit diesem ausgetauscht werden (nach Gurudas); schwarz: kann das mathematische und analytische Verständnis anregen; lindert Stolz und erleichtert, um weinen zu können (nach Melody); hilft bei Hemmungen über den eigenen Schatten zu springen und sich etwas zu trauen (nach von Holst).

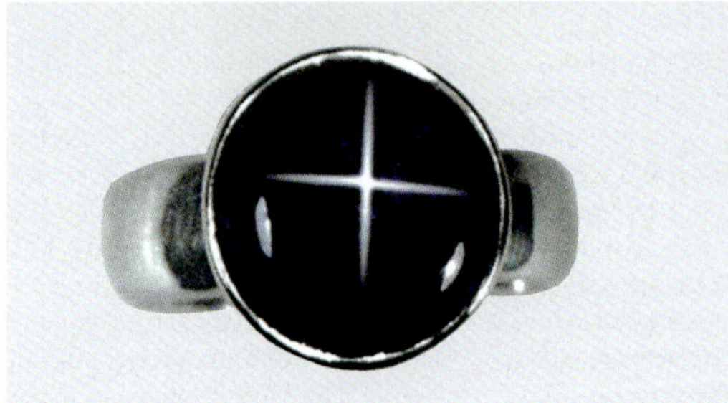

*BlackStar, Diopsid mit Asterismus, Ring.*

**Energetisch:** sorgt für eine ausgeglichene Energieverteilung im gesamten Organismus (nach Gienger).

**Anwendung:** Diopsid wird als Anhänger getragen; als Kristallgruppe auf die betroffene Körperstelle (Nieren-, Scheitel-, Stirn-, Nackenbereich) gelegt; als Diopsidwasser täglich morgens getrunken.

**In der klassischen Heilsteinliteratur** ist Diopsid nicht beschrieben. **Moderne Autoren:** Braunger, Gienger, Gurudas, Heider, Kühni/von Holst, Melody, Paulin, Peschek-Böhmer, Schelhas, Scholz, Sperling.

Diopsid ist ein selten verwendeter Heilstein.

**Astrologische Zuordnung:** Jungfrau (nach Melody); **Chrom-Diopsid:** Pluto in der Waage (nach von Holst); Black Star: Venus in Steinbock (nach von Holst).

**Chakra-Zuordnung:** Chrom-Diopsid: Solarplexus-Milz-Chakra (nach von Holst/Gienger); Diopsid mit Stern: Nasenchakra (nach von Holst/Gienger).

**Pflege:** Diopsid einmal wöchentlich unter fließendem Wasser reinigen, und zum Aufladen in die Morgensonne oder auf eine Bergkristallgruppe legen. Diopsid verträgt die starke Mittagssonne!

# Dioptas

**Name:** benannt von dem französischen Mineralogen Hauy 1806, nach griech. ***diopteia***, »Hindurchsicht«, da Dioptas zu den wenigen Kupfermineralien zählt, die optische Einblicke in ihren inneren Aufbau gewähren. Engl. und franz.: Dioptase.

**Synonyme:** Achivit, Kieselkupfersmaragd, Kirgisit, Kupfer-Smaragd, Smaragd-Malachit und Smaragdo-Chalcit.

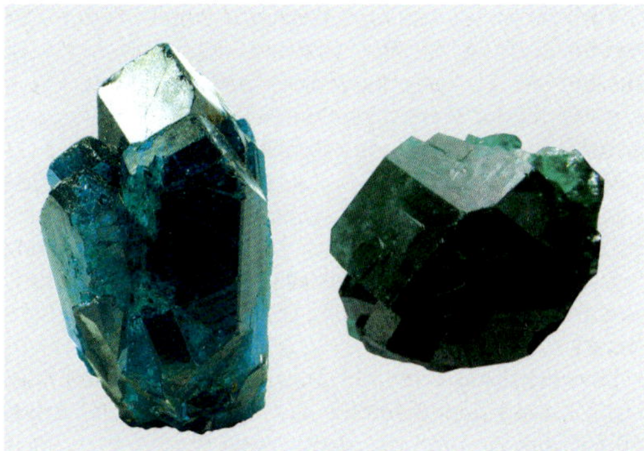

*Seltener Dioptas-Einzelkristall und Dioptas-Kristall-Anhänger.*

Als Handelsname wird Dioptas unter Kongo-Smaragd und Skythischer Smaragd geführt.

**Mineralogie:** Dioptas entsteht sekundär in der Oxidationszone von Kupfer-Lagerstätten durch Einwirkung kieselsäurehaltigen Sickerwassers auf kupferhaltiges Gestein; vor allem in wärmeren Klimazonen, in denen während des Kristallisationsvorgangs mehr Wasser entweicht, so dass anstelle von Chrysokoll der wasserärmere Dioptas entsteht; gelegentlich auch angereichert in Edelsteinseifen-Lagerstätten.

**Mineralklasse:** wasserhaltiges Kupfermineral der Dioptas-Gruppe und der VIII. Mineralklasse, der Ring-Silikate; **Formel:** $Cu_6(Si_6O_{18}) + 6\ H_2O + Zn$; farbgebendes Metall ist das Kupfer; Dioptas ist frei von Spurenelementen und enthält bis zu 40 % Kupfer.

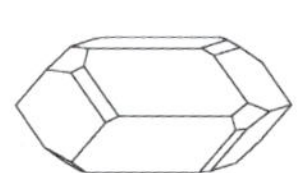

**Kristallsystem:** trigonal; **Erscheinungsbild:** bildet isometrische bis kurzprismatische, gedrungene bis mehrere Zentimeter große Kristalle, oft zu Grüppchen oder Kristallrasen verwachsen; selten derbe, massige oder kristalline Aggregate; **Mohshärte:** 5; **Dichte:** 3,28–3,35; **Spaltbarkeit:** vollkommen; **Bruch:** muschelig, spröde; **Transparenz:** durchsichtig, manchmal durchscheinend; **Farbe:** smaragdgrün; **Glanz:** glasartig; **Strichfarbe:** blassgrün bis grünlich blau.

**Vorkommen:** selten: Chile (Copiapo/Atacama), GUS (Altyn Tjube/Kasachstan), Namibia (Guchab), Peru, USA (Tiger/Arizona), Zaire (Reneville/Katanga).

**Verwechslung:** kann mit Atacamit, kristallinem Malachit und Smaragd verwechselt werden; **Unterscheidung:** Härte, Dichte, mineralogisch-gemmologisch.

**Fälschungen:** sind von Dioptas-Kristallen nicht bekannt; geschliffen wird Dioptas mit grünem Glas imitiert.

**Im Handel** ist Dioptas als Einzelkristall, Kristallstufe, Cabochon und facettiert erhältlich.

**Wirkung der Ionen:** Kupfer (Ästhetik, Ausgeglichenheit, Fantasie, Hormoneinfluss), Silizium (Haut), Wasser (Lebendigkeit).

**Organwirkung:** Augen, Herz, Leber, Nieren.

**Körperlich:** entzündungshemmend und kühlend bei Bindehautentzündung und Blasenentzündung; wird regenerierend bei körperlicher Erschöpfung, zur Beschleunigung von Heilungsvorgängen und zur Anregung der Selbstheilungskräfte eingesetzt; angezeigt bei Gleichgewichtsstörungen mit Schwindel (nach Melody); beruhigt und kräftigt das Herz; stärkt die Sehkraft, hilft bei Kniebeschwerden und Meniskusriss (nach Strebel); hilft Knorpelsubstanz der Bandscheiben wieder aufzubauen; regeneriert die Leber und regt den Gallenfluss an; mildert Krämpfe und chronische Kopfschmerzen, auch Migräne; hilft bei Nierenerkrankungen; ist bei Gelenksentzündungen hilfreich (nach Gienger).

**Seelisch:** heilt die Wunden vergangener Liebe und den Schmerz über das Gefühl der Getrenntheit vom eigenen Selbst, vermittelt Erfüllung, bedingungslose Liebe, Mitgefühl und Trost, heilt seelische Verletzungen, Verlust, Kummer und Enttäuschung, löst Schutzmechanismen für die Gefühlswelt auf (nach Raphaell); bessert Apathie, depressive Verstimmungen, Lebensunlust und Unausgeglichenheit; fördert Genesungswunsch, Ideenreichtum und Kreativität; regt die Fantasie und Gehirntätigkeit an (nach Gienger); hilft bei der realistischen Umsetzung der Träume oder der visualisierten Tagtraumbilder; lässt empfinden, wie reich, erfüllt und glücklich man eigentlich ist, und hilft, sich dem Schönen zu widmen und dafür die Sinne zu öffnen (nach von Holst).

**Anwendung:** Dioptas wird als Anhänger getragen; als Kristall auf die betroffene Körperstelle bzw. das Herzchakra gelegt; als Dioptas-Essenz tropfenweise eingenommen oder als Dioptaswasser täglich morgens nüchtern getrunken und in die Augen getropft; als Kristallstufe zur Meditation aufgestellt.

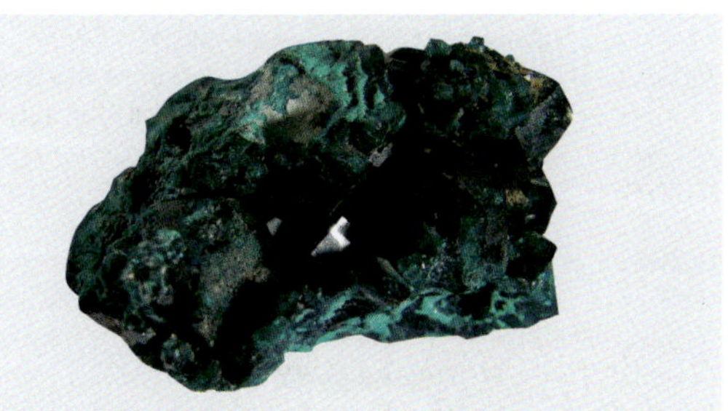

*Dioptas-Aggregat.*

**In der klassischen Heilsteinliteratur** ist Dioptas nicht beschrieben. **Moderne Autoren:** Braunger, Chocron, Cloose, Dow, Gienger, Graf, Hall, Heider, Keyte, Kühne/von Holst, Lopes, Lorenzo, Melody, Paulin, Peschek-Böhmer, Pöttinger, Raphaell, Sienko, Sperling, Weltler.

Dioptas ist ein gut geprüfter Heilstein.

**Anthroposophische Verwendung:** als Dioptas-Augentropfen zur Harmonisierung des Zusammenwirkens von Ich- und Empfindungsorganisation am Auge, zum Beispiel bei chronisch-entzündlichen und degenerativen Augenerkrankungen (in D8).

**Astrologische Zuordnung:** Schütze, Skorpion (nach Melody); Venus in der Waage (nach von Holst), Jupiter im ersten Quadrant (nach Maier).

**Chakra-Zuordnung:** Scheitelchakra (nach von Holst/Gienger).

**Feng-Shui-Zuordnung:** sollte als größeres Grüppchen auf das Geld oder die Kasse gelegt werden; Ba-Gua-Bereich Reichtum.

**Pflege:** Dioptas einmal wöchentlich über Nacht im Eisfach kältereinigen und auf Amethyst legen, zum Aufladen kurze Zeit in die Sonne oder auf eine Bergkristallgruppe legen; Dioptas verträgt die starke Mittagssonne!

# Disthen

siehe Kyanit

# Dolomit

**Name:** benannt von Saussure 1796, nach dem französischen Mineralogen D. de Dolomieu.

**Synonyme:** Bitterkalk, Bitterspat, Braunkalk, Braunspat, Kalktalkspat, Perlspat, Rauchtalk, Rautenspat, Rhombenspat und Urkalk. Engl.: Dolomite.

**Mineralogie:** Dolomit entsteht in geringerem Maße primär-hydrothermal auf Erz- und Mineralgängen; hauptsächlich sekundär durch chemische oder biogene Sedimentation oder hydrothermal durch die Einwirkung magnesiumhaltiger Lösungen auf Kalkstein, wobei etwa 50% des Calciums durch Magnesium ersetzt werden und metasomatisch, metamorph durch Überprägung von Dolomitsedimenten oder metamoph-hydrothermal in alpinen Klüften.

**Pseudomorphosen nach:** Apatit.

**Mineralklasse:** Mineral der Calcit-Dolomit-Aragonit-Familie, der Dolomit-Gruppe und der V. Mineralklasse, der Karbonate; **Formel:** $CaMg(CO_3)_2$ + Fe,Mn,Pb,Zn.

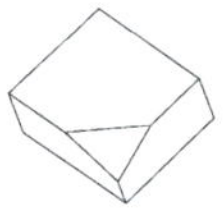

**Kristallsystem:** trigonal; **Erscheinungsbild:** bildet Rhomboeder, deren Kristallflächen sattelförmig gekrümmt sind, oder grob- oder feinkörnige Aggregate; **Mohshärte:** 3,5–4; **Dichte:** 2,85–2,95; **Spaltbarkeit:** vollkommen; **Transparenz:** wasserhell durchsichtig bis undurchsichtig; **Farbe:** farblos, weißgrau bis bräunlich, grünlich auch rostrot; **Glanz:** glasartig; **Strichfarbe:** weiß; löslich in heißer Säure unter Aufschäumen; **Lumineszenz:** orange, gelb, weiß, hellgrün.

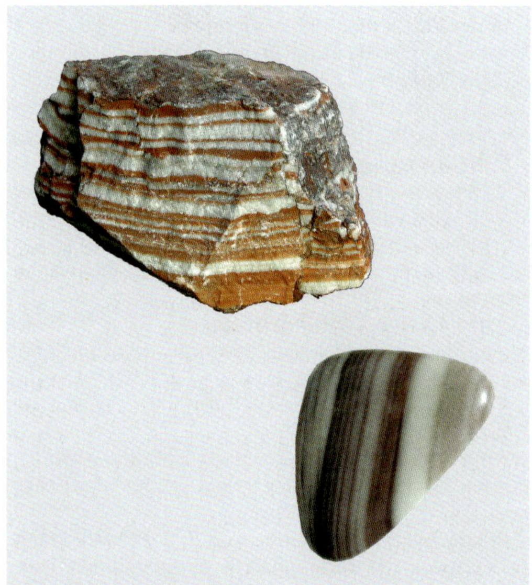

*Dolomit, rot-weiß gebändert, Rohstein und Trommelstein.*

**Varietäten:** **Eosit:** orange; **Greinerit:** manganhaltig; **Gurhofit:** feinkörnig; **Lucullan:** schwarz; **Tharandtit:** eisenhaltig, schwarz; **Zuckerdolomit:** weiß, feinkörnig.

Nach dessen chemischem Einbau auch: Eisen-Dolomit, Kobalt-Dolomit, Mangan-Dolomit und Nickel-Dolomit.

**Vorkommen:** sehr häufig: Brasilien (Bahia), BRD (Freiberg), China (Hebei, Hunan), Großbritannien, Italien (Aosta, Emilia), Kroatien, Mexiko (Guanajuato), Österreich (Sunk), Schweiz (Lengenbach/Wallis), Pakistan (Baltistan), Spanien (Andalusien, Aragon), USA (Illinois, Missouri, Vermont).

**Verwechslung:** kann mit Ankerit, Aragonit, Calcit, Chabasit, Magnesit und Siderit verwechselt werden; **Unterscheidung:** Dichte, chemisch, mineralogisch-gemmologisch, Flammenfärbung.

**Fälschungen:** sind derzeit nicht bekannt.

**Im Handel** ist Dolomit als Rohstein, Kristall, Trommelstein, Bi-Scheibe, Obelisk und Kugel; farblose Varietäten sind auch als Cabochon und facettiert erhältlich.

**Wirkung der Ionen:** Calcium (Knochen, Schutz, Selbstvertrauen), Magnesium (Belastbarkeit, Säure-Basen-Ausgleich, entspannend, krampflösend).

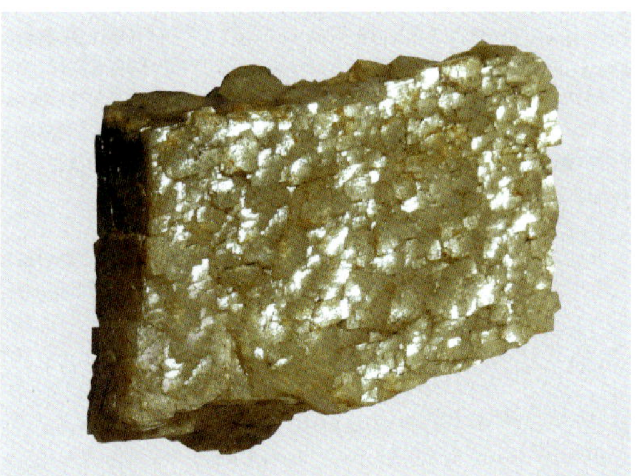

*Dolomit-Kristall.*

**Organwirkung:** Bauchspeicheldrüse, Knochen, Muskeln, Nebennieren.

**Körperlich:** hilft überschüssige Säuren zu neutralisieren und beruhigt dadurch Sodbrennen und Magenbeschwerden; wirkt entspannend und krampflösend auf die willkürliche Muskulatur und mildert dadurch Muskelkater; baut Blutzellen, Haut, Knochen und Muskulatur auf; bessert atrophische Hauterkrankungen (nach Gienger); hilft besonders bei Hauterkrankungen der Füße, die sich aus einer Fußpilzbelastung entwickelt haben (nach Pelz); schützt vor Sprödigkeit und weicht verhärtetes Narbengewebe auf; kann Lungen und Zellen besser mit Sauerstoff versorgen und erhöht dadurch die Vitalität; stabilisiert Herz und Kreislauf; löst Ablagerungen in Gefäßen, die sich durch Verhärtungen bemerkbar machen; bringt Stoffwechselfunktionen, auch der Bauchspeicheldrüse, ins Gleichgewicht (nach Gienger).

**Seelisch:** hilft Ziele leichter und spielerischer zu erreichen und gestellte Aufgaben mit Elan zu verwirklichen; wirkt ausgleichend auf das Gemüt und lässt akute Versagensangst überwinden; erweist sich bei der Neigung zu extremen Gefühlsausbrüchen als stabilisierend; fördert die Selbstverwirklichung auf bodenständige Weise (nach Gienger).

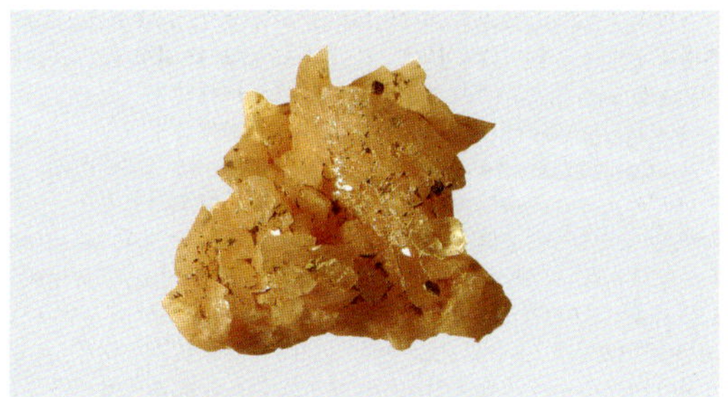

*Dolomit, orange, Kristallstufe.*

**Anwendung:** Dolomit wird als Kette, Anhänger oder Bi-Scheibe direkt auf der Haut getragen; als Trommelstein auf die Haut gelegt; als Dolomitwasser oder Dolomitessenz morgens nüchtern getrunken; als Rohstein im Steinkreis oder zur meditativen Betrachtung aufgestellt. Fein gemahlenes Dolomitpulver (Firma Dolpe) kann als ausgewogene Nahrungsergänzung eingenommen werden, wodurch der Dolomit auf biochemischer Ebene wirkt.

**In der klassischen Heilsteinliteratur** ist Dolomit nicht beschrieben. **Moderne Autoren:** Gienger, Heider, Keyte, Kühni/von Holst, Maier, Melody, Paulin, Pelz, Peschek-Böhmer, Sienko.

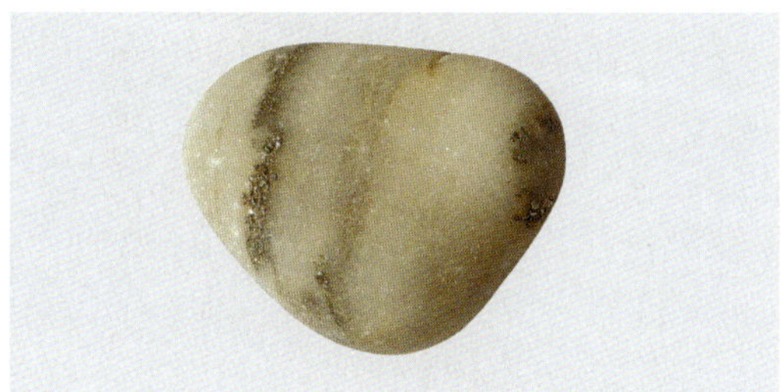

*Dolomit, weiss, Zuckerdolomit, Trommelstein.*

Dolomit ist ein selten verwendeter Heilstein.

**Astrologische Zuordnung:** Widder (nach Melody), Stier; Aszendent Stier (nach von Holst), Mond im dritten Quadrant (nach Maier).

**Chakra-Zuordnung:** Nasenchakra (nach von Holst/Gienger).

**Feng-Shui-Zuordnung:** Als Rohstein entstresst er jeden Ba-Gua-Bereich.

**Pflege:** Dolomit vierzehntäglich unter fließendem Wasser reinigen, mit Hämatit-Ministeinchen entladen und zum Aufladen auf eine Bergkristallgruppe oder in die Morgensonne legen.

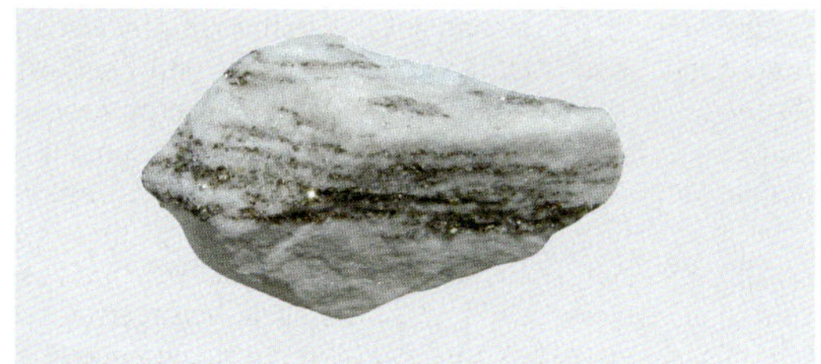

*Weißer Dolomit mit Pyriteinlagerung, Zuckerdolomit-Rohstein.*

# Dumortierit

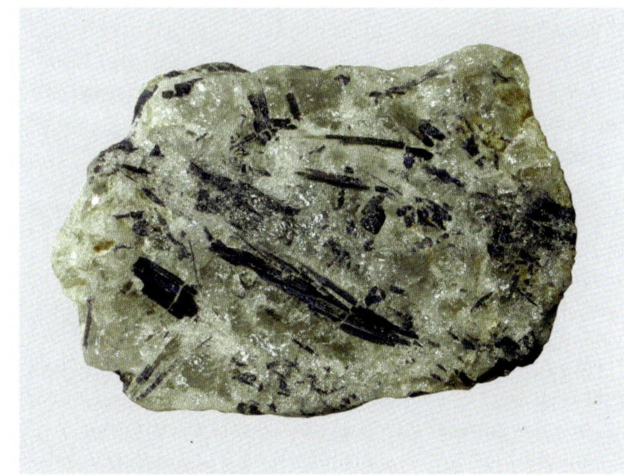

*Dumortierit in Matrix.*

**Name:** benannt von dem französischen Geologen Gonnard 1881, nach dem französischen Paläontologen M. E. Dumortier. Engl.: Dumortierite.

**Synonyme:** existieren nicht.

**Mineralogie:** Dumortierit entsteht überwiegend primär-liquidmagmatisch bei der Restkristallisation aus kieselsäurereichen, borsäurehaltigen magmatischen Pegmatiten, wenn genügend Borsäure angereichert ist, oder durch pneumatolytische Einwirkung von Borsäuredämpfen auf Aluminium-Silikate; selten kontaktmetamorph im vulkanischen Umfeld oder in regionalmetamorphen Umwandlungsprozessen.

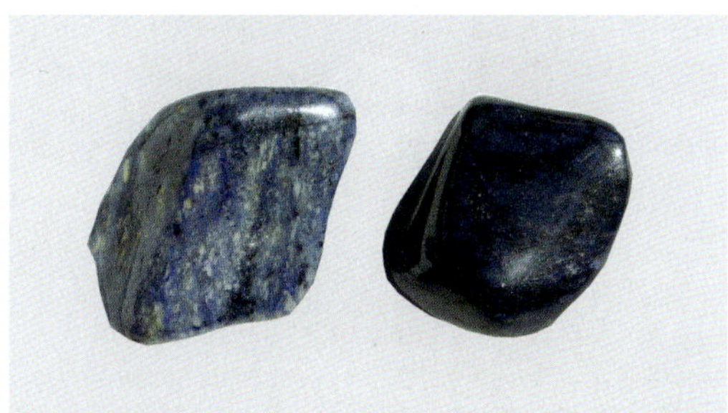

*Dumortierit-Trommelsteine.*

**Mineralklasse:** Aluminium-Bor-Mineral der Dumortierit-Gruppe und der VIII. Mineralklasse, der Insel-Silikate; **Formel:** $(Al,Fe^{3+})_7[O_3|BO_3|(SiO_4)_3]+Mn,Ti$; farbgebende Metalle sind Eisen mit grünen bis blauen oder Mangan mit rötlichen bis grauen Farbtönen.

**Kristallsystem:** rhombisch; **Erscheinungsbild:** bildet nur selten prismatische oder nadelige Kristalle, meist tritt er in Form massiger, feinfaseriger, radialstrahliger, büscheliger Aggregate auf; **Mohshärte:** 7–8; **Dichte:** 3,26–3,41; **Spaltbarkeit:** gut; **Bruch:** muschelig; **Transparenz:** undurchsichtig bis durchscheinend; **Farbe:** schwärzlich blau, violettblau, blau, grau, grün und braun bis rotbraun, pink mit meist unregelmäßigen Flecken; **Glanz:** matt oder seidig; **Strichfarbe:** weiß bis bläulich weiß.

**Varietät: Dumortierit-Quarz,** ein von Dumortierit durchsetzter derber blauer Quarz.

**Vorkommen:** Brasilien, Frankreich (Lyon), GUS (Ural), Kanada, Madagaskar, Mosambik, Namibia, Polen, Sri Lanka, Südafrika, USA (Arizona, Nevada, Yuma).

**Verwechslung:** kann als Kristall mit Disthen und Turmalin; geschliffen mit Azurit, Blau-Quarz, Lapislazuli, Lazulith und Sodalith verwechselt werden; **Unterscheidung:** Härte, Dichte, mineralogisch-gemmologisch.

**Fälschungen:** sind nicht bekannt.

**Im Handel** ist Dumortierit als Rohstein, Trommelstein, Kugel, Kette, Anhänger, Bi-Scheibe, Cabochon oder facettiert erhältlich.

**Wirkung der Ionen:** Aluminium (Gefühl, Realitätssinn), Eisen (Ausdauer, Kraft), Bor (angstlösend, Trägheit).

**Organwirkung:** Bronchien, Hals, Schilddrüse.

**Körperlich:** bessert Magenbeschwerden, Erbrechen, Durchfall, Koliken und Übelkeit (nach Peschek-Böhmer); lindert Hautreizungen und Hautentzündungen, auch bei Sonnenbrand und Strahlung; wirkt fiebersenkend; erleichtert Kopfschmerzen, Krampfadern; wirkt vorbeugend bei epileptischen Anfällen (nach Gienger); angenehm bei Computermaus-Hand und Karpaltunnelsyndrom (nach von Holst); hilft bei Erkrankungen der Nerven und bei Neuralgien; bessert Ödeme der Beine; mildert Schilddrüsenüberfunktion; bessert den Verstauchungsschmerz; wird erfolgreich zur Unterstützung von Suchttherapien und zur Raucherentwöhnung eingesetzt (nach Gienger); wirkt blutdrucksenkend und einschlaffördernd.

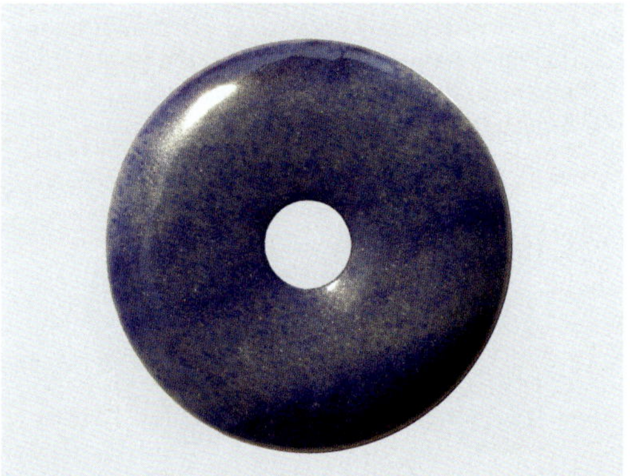

*Dumortierit-Bi-Scheibe.*

**Seelisch:** entspannt und beruhigt; hilft bei leichten Ängsten und innerer Unruhe; bessert Konzentrationsschwäche und Wahrnehmungsstörungen, Paranoia, Ängste, Zwanghaftigkeit, Depressionen und Mutlosigkeit; verändert das Verhalten bei Stress; hilft als sogenannter Take-it-easy-Stein das Leben leichter zu nehmen (nach Gienger); ermöglicht es, einen gelassenen Abstand zu den alltäglichen Dingen herzustellen (nach Sienko); hilft, zu hohe Erwartungen und Ansprüche an seine Mitmenschen abzubauen, vertrauensvoll das Gute in ihnen zu sehen, Freundschaften aufzubauen und zu bewahren; macht das Leben in Wohngemeinschaften aller Art erträglich und angenehm (nach von Holst).

**Anwendung:** Dumortierit wird als Rohstein auf die Stirn gelegt; als Anhänger über längere Zeit am Körper getragen; als Trommelstein in der Hosentasche mitgeführt; als Scheibe oder Cabochon mehrmals täglich auf die betroffene Stelle gelegt; als Griffel oder Massagestab zur Reflexmassage eingesetzt; als Dumortierit-Wasser oder -essenz getrunken; als Rohstein zur meditativen oder kontemplativen Betrachtung und für Steinkreise aufgestellt.

**In der klassischen Heilsteinliteratur** ist Dumortierit nicht beschrieben. **Moderne Autoren:** Beeler, Gienger, Heider, Hofmann, Kühni/von Holst, Lopes, Maier, Melody, Musil, Novak, Paulin, Peschek-Böhmer, Schaufelberger-Landherr, Scholz, Sienko, Sperling, Trendelkamp.

Dumortierit ist ein gut geprüfter Heilstein.

**Astrologische Zuordnung:** Merkur in Waage (nach von Holst), Mond im vierten Quadrant (nach Maier).

**Chakra-Zuordnung:** Nabelchakra (nach von Holst/Gienger)

**Feng-Shui-Zuordnung:** Element Wasser, Ba-Gua-Bereich Karriere.

**Meditations-Zuordnung:** Besonnenheit.

**Pflege:** Dumortierit einmal wöchentlich unter fließendem Wasser reinigen, mit Hämatit-Ministeinchen entladen und zum Aufladen auf eine Bergkristallgruppe oder in die Morgensonne legen.

# Eilatstein

siehe Chrysokoll

# Eisenkiesel (Hämatitquarz)

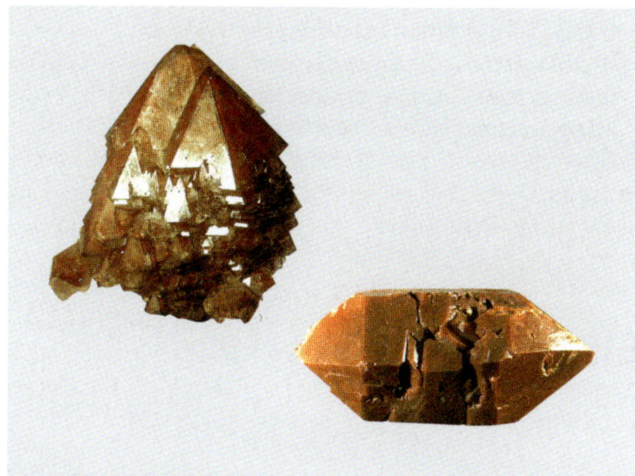

*Eisenkiesel-Kristall, Sprossenwachstum, Doppelender.*

**Name:** Eisenkiesel sind durch eingeschlossene Eisenoxide rot gefärbte (meist doppelendige) Bergkristalle. Der Name ist auf das farbgebende Eisen und den Begriff Kiesel für Quarz zurückzuführen.

**Synonym:** Hämatitquarz.

**Mineralogie:** Eisenkiesel entstehen selten primär-hydrothermal in Erzgängen, meist sekundär als »authigene Quarze« in Meeresablagerungen. Dabei zirkulieren im Sediment salzige, basische Flüssigkeiten, die bei zunehmendem Druck und Temperatur Kieselsäure auflösen und an anderer Stelle wieder auskristallisieren und dabei Eisenhydroxide (wie Hämatit, Goethit, Lepidokrokit) einschließen.

**Mineralklasse:** Kristallquarz der IV. Mineralklasse, der Oxide; **Formel:** $SiO_2 + Fe_2O_3/FeOOH$.

**Kristallsystem:** trigonal; **Erscheinungsbild:** bildet pseudohexagonale doppelendige Kristalle, die wie Bergkristalle wachsen; **Mohshärte:** 7; **Dichte:** 2,63–2,65; **Spaltbarkeit:** keine; **Bruch:** muschelig; **Transparenz:** durchscheinend bis undurchscheinend; **Farbe:** rot, braun und selten gelb; **Glanz:** glasig; **Strichfarbe:** weiß.

**Vorkommen:** Brasilien, Madagaskar, Marokko, Spanien.

**Verwechslung:** ist als Kristall unverwechselbar; kann geschliffen mit Jaspis verwechselt werden; **Unterscheidung:** mineralogisch-gemmologisch.

**Fälschungen:** sind nicht bekannt.

**Im Handel** ist Eisenkiesel als Einzelkristall, Kristallgruppe und Trommelstein erhältlich. Derber Eisenkiesel mit wenig Eisen wird Hämatoid genannt.

**Varietät: Hämatitquarz,** ein klarer Bergkristall, oder Quarz mit eingeschlossenen bunt glitzernden Hämatit- oder Goethitschüppchen. **Mondolith,** ein Eisenkiesel auf Chalcedon aus Marokko.

**Wirkung der Ionen:** Eisen (Ausdauer, Kraft), Silizium (Haut, Stabilität).

**Organwirkung:** Arterien, Herz.

**Körperlich: Eisenkiesel** wirkt erwärmend, durchblutungsfördernd und kreislaufanregend; stärkt das Immunsystem; regt die Funktion der Nebennierenrinde an; verbessert die Regeneration von Narbengewebe, stärkt Blutgefäße und Muskulatur (nach Gienger). **Hämatitquarz** verbessert die Sauerstoffversorgung des Blutes, die Beweglichkeit der Gewebe und die Schnellkraft der Muskulatur; ruft das Bewegungsbedürfnis des Körpers wach; verbessert Grob- und Feinmotorik (nach von Holst). **Mondolith** regt Stoffwechsel, Durchblutung und Kreislauf stark an; beeinflusst damit auch die Menses; stärkt die Abwehrbereitschaft des Immunsystems (nach Forschungsprojekt SHK).

**Seelisch: Eisenkiesel** ermutigt, die eigene Kraft besonnen und nachhaltig einzusetzen; stärkt den Durchhaltewillen; hilft beschlossene Vorhaben energisch zu verfolgen und zu realisieren; fördert Begeisterung, Mut, Entschlossenheit, Kreativität und Fantasie; behebt Potenzprobleme aufgrund allgemeiner Schwäche oder Erschöpfung (nach Gienger). **Hämatitquarz** verbessert das handwerkliche Geschick und das Verständnis für Technik; hilft bei Konflikten im Zusammenleben sachliche Lösungen für die unterschiedlichen Bedürfnisse zu finden; unterstützt in Diskussionen die Argumentation, gibt dem Denken Schärfe; hilft viele Seiten einer Sache wahrzunehmen und zu hinterfragen; verlängert die Aufmerksamkeitsspanne; hilft sich emotional und mental nicht aus dem Konzept bringen zu lassen (nach von Holst). **Mondolith** erleichtert einerseits das Setzen von Prioritäten. Inspiriert andererseits dazu, hundert Dinge auf einmal tun zu wollen; steigert das Vermögen, Konflikte anzugehen (nach Forschungsprojekt SHK).

**Energetisch:** regt den Energiefluss der Meridiane im ganzen Körper an.

**Anwendung:** Eisenkiesel wird als Kristall direkt auf die Haut gelegt; als Anhänger längere Zeit getragen; als Kristallgruppe zur Meditation aufgestellt.

**In der klassischen Heilsteinliteratur** ist Eisenkiesel nicht beschrieben. **Moderne Autoren:** Gienger, Heider, Kühni/von Holst, Melody, Sienko.

**Eisenkiesel** ist ein gut geprüfter Heilstein. **Mondolith** ist ein sehr seltener Heilstein, er wurde 2002 im Rahmen des Forschungsprojekts SHK getestet.

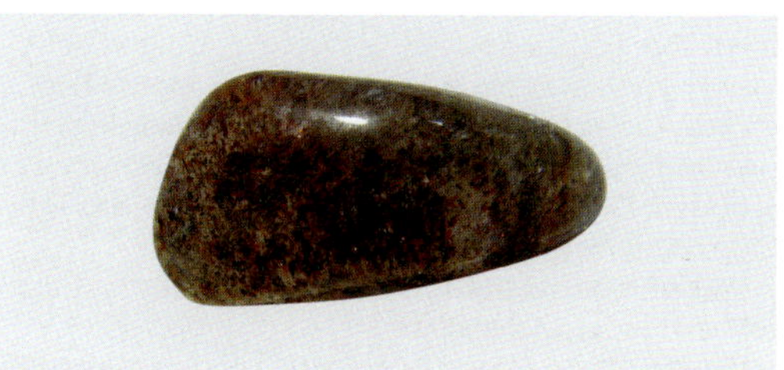

*Hämatitquarz Trommelstein.*

**Chakra-Zuordnung:** Basischakra.

**Feng-Shui-Zuordnung:** Element Feuer, Ba-Gua-Bereich Ruhm.

**Pflege:** Eisenkiesel einmal wöchentlich unter fließendem Wasser, eventuell mit Salzwasser, reinigen, auf dunklem Amethyst entladen und zum Aufladen in die Sonne legen.

# Eklogit

**Name:** von griech. *ekloge,* »Auswahl«, oder *elektos,* »erlesen, farbig«, sich auf das oft bunte Erscheinungsbild des Gesteins beziehend.

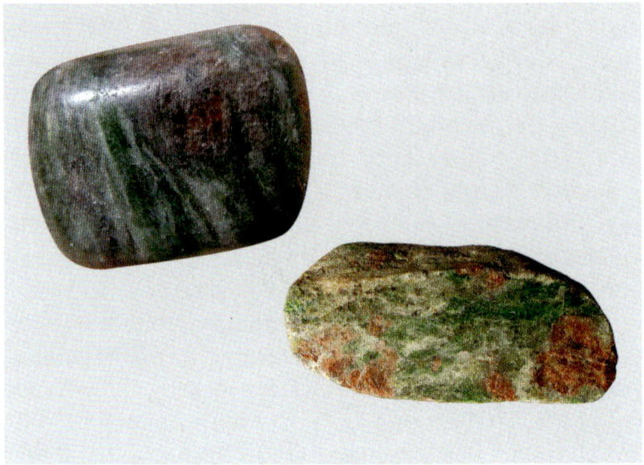

*Eklogit mit Fuchsit-Granat-Einschlüssen.*

**Mineralogie:** metamorphes Gestein, dessen Zusammensetzung in etwa der des Basalts (oder Gabbros) entspricht und bei stark druckbetonter Metamorphose von über 15 Kilobar und über 500°C in ein Gemenge von Omphazit und Granat umgewandelt wurde.

**Mineralklasse: Omphazit,** ein Mischkristall zwischen Diopsid und Jadeit, gehört zur Gruppe der Pyroxene; Formel: $(Na, Ca)(Mg, Fe, Al)((Si, Al)_2O_6)$ + Cr,Ti,K; farbgebendes Metall für die manchmal intensiven Grüntöne ist Chrom. **Granat:** als Pyrop, Almandin und Grossular; **Formel:** $(Mg, Fe, Ca)_3Al_2Si_3O_{12}$ + Mn,Cr,Ti; farbgebendes Metall ist Chrom mit intensiven Rottönen. **Nebengemengeteile:** Glaukophan, Zoisit, Quarz, Disthen, Phengit, Lawsonit, Pyrit, Rutil, Titanit, unter besonderen Umständen auch Diamant. Je nach Anteil der Nebengemengeteile spricht man dann von Glaukophan-Eklogiten, Disthen-Eklogiten usw. Kennzeichnend ist das Fehlen von Feldspäten.

**Kristallsystem:** monoklin (grüner Omphazit), kubisch (oranger, rosa oder roter Granat); **Erscheinungsbild:** meist körniges, sehr dichtes Gefüge mit Korngrößen von wenigen Millimetern bis zu 1 Zentimeter. **Mohshärte:** 7; **Dichte:** 3,20–3,62; **Spaltbarkeit:** schlecht; **Bruch:** splittrig; **Transparenz:** undurchsichtig; **Farbe:** grün-rot gesprenkelt. Durch weitere Gemengeteile kann das Farbbild sehr unterschiedlich sein.

**Vorkommen:** weltweit: GUS (Ural), Norwegen, Österreich, Tansania, USA (Kalifornien).

**Verwechslung:** Eklogit ist kaum zu verwechseln.

**Fälschungen** sind keine bekannt.

**Im Handel** ist Eklogit als geschliffener Trommel- und Seifenstein erhältlich.

**Organwirkung:** Immunsystem, Thymus.

**Körperlich: Eklogit-Fuchsit-Granat** beschleunigt die Rekonvaleszenz; bewirkt unspezifische Regeneration; aktiviert die Selbstheilungskräfte bei schweren, lang andauernden Erkrankungen (nach Gienger).

**Seelisch:** stärkt den Überlebenswillen; hilft sich in allen Lebenslagen zu behaupten und Druck zu ertragen (nach von Holst); unterstützt darin, sich von pessimistischen Mustern und fixen fatalistischen Ideen zu lösen; hilft Chancen zu ergreifen (nach Gienger).

**Anwendung:** Als Anhänger über der Thymusdrüse tragen, als Seifenstein mitführen oder auf die betroffene Stelle mit Hautkontakt auflegen.

**In der klassischen Heilsteinliteratur** ist Eklogit nicht bekannt. **Moderne Autoren:** Gienger, Melody.

Eklogit ist ein selten verwendeter Heilstein.

**Astrologische Zuordnung:** Pluto

**Chakra-Zuordnung:** Thymuschakra

**Pflege:** Eklogit einmal wöchentlich unter fließendem Wasser reinigen, mit Hämatit-Ministeinchen entladen und zum Aufladen auf eine Bergkristallgruppe oder in die Morgensonne legen.

# Elbait

siehe Turmalin

# Eldarit

siehe Kabamba

# Enstatit

**Name:** benannt von dem Schweizer Mineralogen Adolf Kenngott 1855, nach griech. *enstates,* »Gegner«, nach seiner schweren Schmelzbarkeit vor dem Lötrohr. Engl.: Enstatite.

**Synonyme:** Chladnit, Protobastit, Sanidin, Shepardit, Victorit.

**Mineralogie:** Enstatit entsteht primär-liquidmagmatisch aus magnesiumreichem, ultrabasischem Magma in Peridotit, Gabbro und Norit, seltener in Diorit, oder durch vulkanische Bildung in Basalt und Andresit; seltener kontaktmetasomatisch, kontaktmetamorph oder regionalmetamorph im Marmoren und in Steinmeteoren.

**Mineralklasse:** Magnesiummineral, ein Pyroxen der Enstatit-Hypersthen-Gruppe und der VIII. Mineralklasse, der Ketten- und Band-Silikate; **Formel:** $Mg_2[Si_2O_6]$ + Al,Cr,Ti,Fe,Mn,Ni.

**Kristallsystem:** rhombisch; **Erscheinungsbild:** bildet kurzprismatische und kurztafelige Kristalle oder derbe, spätige, körnige Aggregate; **Mohshärte:** 5,5–6; **Dichte:** 3,26–3,28; **Spaltbarkeit:** unvollkommen; **Bruch:** muschelig; **Transparenz:** durchsichtig bis undurchsichtig; **Farbe:** grauweiß, grün, gelblich oder bräunlich grün, selten farblos; **Glanz:** glasartig; durch orientiert eingelagerte Ilmenitnadeln entsteht oder Diopsid-Augit im Cabochonschliff oft Asterismus oder Chatoyieren; **Strichfarbe:** weiß.

**Vorkommen:** BRD (Harz), Grönland (Nuuk), GUS (Kaukasus, Ural), Kolumbien, Madagaskar (Tulear), Mexiko, Serbien, Österreich (Steiermark), Spanien (Pyrenäen), Tansania, USA (Kalifornien).

**Verwechslung:** kann mit Andalusit, Bronzit, Diopsid, Gehlenit, Hypersthen, Kornerupin und Zoisit verwechselt werden; **Unterscheidung:** Härte, Dichte, mineralogisch-gemmologisch.

**Fälschungen:** sind bisher noch nicht bekannt.

**Im Handel** ist Enstatit als Kristall, Cabochon und facettiert erhältlich.

**Wirkung der Ionen:** Magnesium (Belastbarkeit, krampflösend), Silizium (Stabilität).

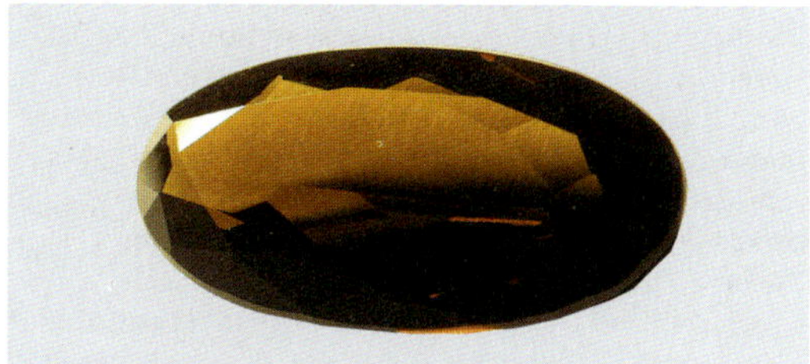

*Enstatit, facettiert.*

**Organwirkung:** Herz, Lunge, Nieren.

**Körperlich:** hilft den Säurehaushalt des Körpers auszugleichen; kann die Aufnahmefähigkeit von Eisen anregen (nach Melody); hält Gewebe und Gefäße elastisch; regt Lunge und Herz an und verbessert dadurch die Atmung; löst Verhärtungen des Hautgewebes, stärkt Herz, Lunge und Nieren, lindert Tbc und Leukämie (nach Gurudas).

**Seelisch:** gibt ein Gefühl für das Wesentliche, für Gott und unseren Platz im Leben, allerdings ohne dieses Wissen bewusst zu machen; ermöglicht so Freiheit und innere Ruhe (nach Sperling); steigert das Selbstvertrauen bei Unsicherheit, fördert die Entschlossenheit (nach Melody); entstresst Wettbewerbssituationen, wirkt zentrierend und hilft ein liebevolles Naturell auszubilden (nach Gurudas); hilft Konflikte leichter zu lösen.

**Anwendung:** Enstatit wird als Kristall direkt auf die Haut gelegt.

**In der klassischen Heilsteinliteratur** ist Enstatit nicht beschrieben. **Moderne Autoren:** Gienger, Gurudas, Kühni/von Holst, Melody, Paulin, Sperling.

Enstatit ist ein selten verwendeter Heilstein.

**Astrologische Zuordnung:** Widder (nach Melody).

**Chakra-Zuordnung:** Herzchakra.

**Pflege:** Enstatit einmal wöchentlich unter fließendem Wasser reinigen, mit Hämatit-Ministeinchen entladen und zum Aufladen in die Morgensonne oder auf eine Bergkristallgruppe legen.

# Epidot und Unakit

**Name: Epidot:** benannt von Haüy 1801, nach griech. *epidosis*, »Zunahme«; **Unakit:** benannt nach dem Fundort in North-Carolina. Engl.: Epidote, Unakite.

**Synonyme:** Acanthicon, Achmatit, Arendalit, Beustit, Delphinit, Escherit, Oisanit, Pistacit, Puschfinit, Rosstrevorit, Scorza und Thallit. Feine Epidotnadeln in klarem Quarz werden **Haarstein** oder Epidot-Quarz genannt; ein australisches Epidot-Quarz-Gemenge wird als **Nundorit,** ein schwarz-weiß geflecktes Epidot-Quarz-Feldspat-Gemenge wird als Schneeflocken-Epidot bzw. rosagrün gefleckt als **Unakit** (oft auch Blumen-Jaspis) bezeichnet.

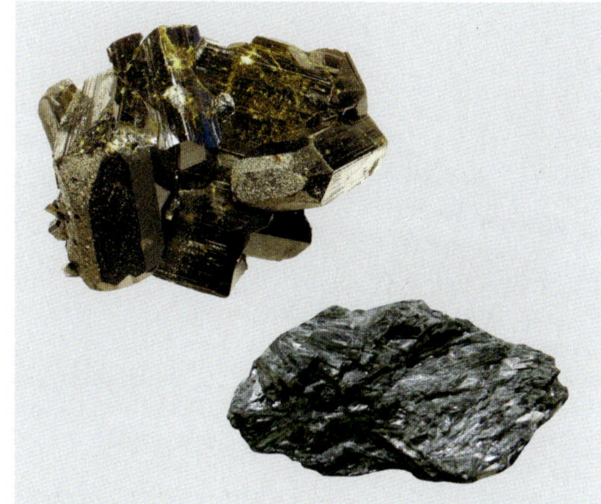

*Epidot-Stufe.*

**Mineralogie:** Epidot entsteht primär in Hohlräumen vulkanischer Gesteine, indem in Magmatiten bereits gebildete Feldspäte, Amphibole und Pyroxene durch die Einwirkung der heißen magmatischen Flüssigkeit noch einmal chemisch verändert werden; meist kontaktmetamorph oder regionalmetamorph, wenn das umgewandelte Gestein basisch und calcium- und aluminiumreich ist, sowie metamorph hydrothermal in alpinen Zerrklüften.

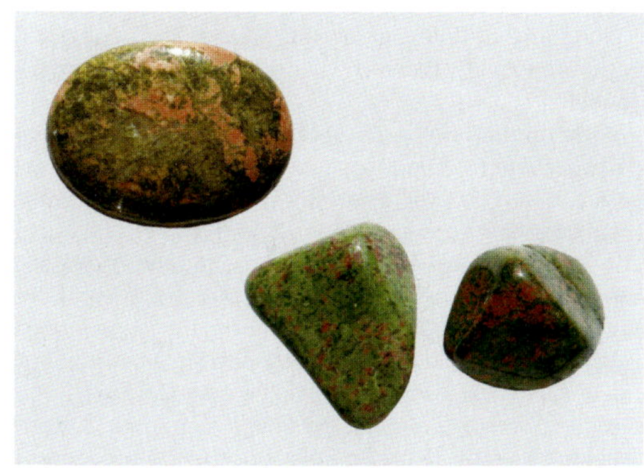

*Unakit, durch Epidot verkittetes Feldspat- und Quarz-Gemenge.*

**Mineralklasse:** basisches Calcium-Alumninium-Mineral der Epidot-Zoisit-Gruppe, der VIII. Mineralklasse, der Gruppen-Silikate; **Formel:** $Ca_2(Fe,Al)\ Al_2[O/OH/SiO_4/Si_2O_7]$ + Ce,Nd + Cr,K,Mg, Mn,Na,Sr.

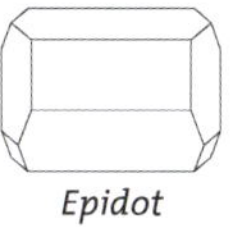

*Epidot*

**Kristallsystem:** monoklin; **Erscheinungsbild:** bildet oft flächenreiche, langgestreckte, prismatische bis nadelige Kristalle mit längs gestreiften Seitenflächen, häufig Zwillinge oder derbe, strahlige, spätige, dichte Aggregate; **Mohshärte:** 6–7; **Dichte:** 3,35–3,5; **Spaltbarkeit:** vollkommen; **Bruch:** muschelig, splittrig; **Transparenz:** durchsichtig bis undurchscheinend; **Farbe:** meist dunkel- oder blaugrün, pistaziengrün, selten gelb, braun, grau oder schwarzbraun; **Glanz:** lebhaft glasartig; **Strichfarbe:** grau; **Lumineszenz:** selten schwach dunkelrot.

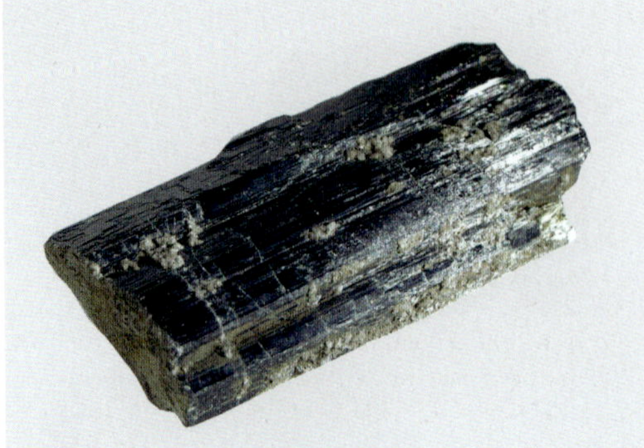

*Epidot-Kristall.*

**Epidot-Varietäten:** **Hancockit:** bleihaltig; **Klinozoisit:** eisenarm, grün bis grünbraun; **Mukhinit:** vanadiumhaltig, grün; **Orthit:** selten erdhaltig, schwarz; **Piemontit:** manganhaltig, undurchsichtig, braunrot, kirschrot, durchscheinend; **Pistazit:** eisenreich, mikrokristallin, pistaziengrün; **Puschkinit:** lithiumhaltig, grün, rot, gelb; **Tawmawit:** (Chrom-Epidot) chrom$^{3+}$haltig, hellgrün bis hellgelb; **Withamit:** manganhaltig, rosa bis rot, durchscheinend.

**Unakit**: Mineralgemenge von Feldspat und Quarz, durch Epidot verkittet.

**Epidotquarz:** in Bergkristall eingeschlossene Epidot-Kristalle.

**Nundorit:** Gestein aus Epidot, Quarz und Andalusit, grün, braunbeige, schwarz; durchsichtig bis durch-scheinend.

**Vorkommen:** weltweit: **Epidot-Kristalle:** BRD (Erbendorf), Frankreich (Dauphine), GUS (Ural), Kanada, Madagaskar, Myanmar (Tawmaw-Mines), Norwegen, Österreich (Zillertal), Schweiz, Pakistan, Peru, USA; Schneeflocken-Epidot: Mexiko; **Unakit:** Brasilien, China, Finnland, Madagaskar, Namibia, Norwegen, Simbabwe, Südafrika; **Nundorit:** Australien.

**Verwechslung:** Als Kristall kann Epidot mit Amphibol, Augit, Aktinolith, Turmalin, Vesuvian und Klinozoisit verwechselt werden. Unakit ist unverwechselbar. **Unterscheidung:** Härte, Dichte, mineralogisch, Lumineszenz.

**Fälschungen:** sind nicht bekannt; oft jedoch wird ein epidothaltiger Feldspat, der Unakit, als Epidot bezeichnet und verkauft.

**Im Handel** ist **Epidot** als Kristall, Kristallgruppe, Anhänger, Kette, Trommelstein oder facettiert; **Unakit** als derber Rohstein, Anschliff, Trommelstein, Bi-Scheibe, Kugel, Ei, Pyramide und Cabochon; **Nundorit** als Tommelstein und Cabochon erhältlich.

**Wirkung der Ionen:** Aluminium (entsäuernd), Calcium (Selbstvertrauen, Stabilität), Eisen (Antrieb, Kraft), Silizium (Stabilität).

**Organwirkung:** Augen, Galle, Leber, Schilddrüse.

**Körperlich:** **Epidot** fördert Leistungsfähigkeit; beschleunigt die Regeneration nach schweren Erkrankungen; wirkt stärkend und aufbauend; stabilisiert das Immunsystem; regt die Lebertätigkeit an und fördert die Fettverdauung. **Unakit** stärkt das Immunsystem und unterstützt die Heilungsprozesse; bessert die Anfälligkeit gegen Asthma; wirkt entspannend und entkrampfend; beschleunigt die Rekonvaleszenz.

**Seelisch:** **Epidot** verstärkt die Wahrnehmung; stärkt geistige und seelische Regeneration. **Unakit** erhöht die Belastbarkeit; hilft sich zum Beispiel nach Krankenhausaufenthalten oder nach der Entbindung nicht zu schnell wieder zu belasten; stärkt alle Wesensbereiche; lindert Kummer und Selbstmitleid.

**Anwendung:** **Epidot** wird als Kristall direkt auf die Haut gelegt oder geklebt. **Unakit** wird längere Zeit als Kette, Anhänger oder Bi-Scheibe getragen; als Trommelstein in der Hosentasche mitgeführt; als Rohstein zur Meditation aufgestellt. **Nundorit** wird als Trommelstein in der Tasche getragen oder als Cabochon aufgelegt.

**In der klassischen Heilsteinliteratur** sind Epidot und Unakit nicht beschrieben. **Moderne Autoren:** **Epidot:** Gienger, Hall, Heider, Kühni/von Holst, Maier, Melody, Musil, Novak, Paulin, Sienko, Sperling, Weltler. **Unakit:** Beeler, Bind-Klinger, Gienger, Graf, Hall, Keyte, Melody, Paulin, Pöttinger, Trendelkamp. **Nundorit:** Melody; Schaufelberger-Landherr.

Epidot und Unakit sind inzwischen gut geprüfte Heilsteine, obwohl **Nundorit** noch relativ unbekannt ist.

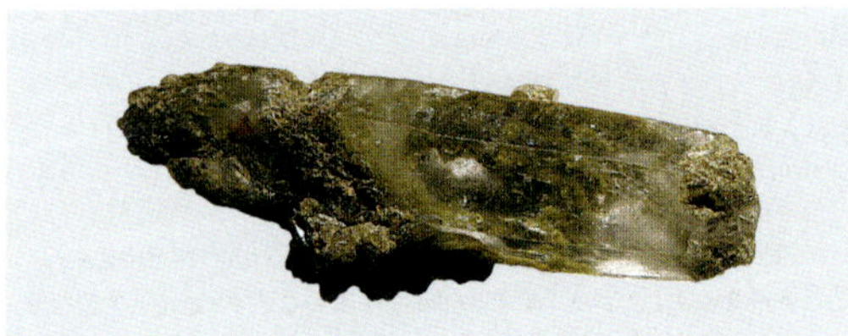

*Epidot-Quarz.*

**Astrologische Zuordnung:** **Epidot:** Zwillinge (nach Melody); **Unakit:** Merkur in Skorpion (nach von Holst), Sonne im vierten Quadrant (nach Maier).

**Chakra-Zuordnung:** Herzchakra.

**Pflege:** **Epidot** und **Unakit** einmal wöchentlich unter fließendem Wasser reinigen, mit Hämatit-Ministeinchen entladen und zum Aufladen zwei Stunden in die Morgensonne oder auf eine Bergkristallgruppe legen.

# Erdbeerquarz

**Name:** Handelsbezeichnung für blassrosafarbenen undurchsichtigen Quarz; Engl.: Strawberry Quartz.

**Synonym:** Strawberry-Quarz; Englisch: Strawberry Quartz.

**Mineralogie:** Erdbeerquarz entsteht primär-magmatisch bei hohen Temperaturen aus saurem, kieselsäurereichem Magma, vor allem in Pegmatiten.

**Mineralklasse:** derber Quarz, auch Kristall-Quarz der IV. Mineralklasse, der Oxide; **Formel:** $SiO_2$ + Fe,Mn,Ti; farbgebendes Metall ist Mangan.

**Kristallsystem:** trigonal; **Erscheinungsbild:** bildet keinerlei erkennbare Kristalle aus, sondern tritt als derbes, grobkörniges Aggregat auf; **Mohshärte:** 7; **Dichte:** 2,65; **Spaltbarkeit:** keine; **Bruch:** muschelig, uneben; **Transparenz:** durchscheinend bis undurchsichtig; **Farbe:** variiert von farblos-grau bis blassrosa; selten rot, oft mit dunklen Rissfüllungen; **Glanz:** fettig bis glasartig.

**Vorkommen:** Südafrika.

**Verwechslung:** kann mit Jaspis, Rosa Chalcedon, Rhodonit, Rosenquarz und Thulit verwechselt werden, wenn diese Steine von schlechter Qualität sind; **Unterscheidung:** Dichte, Spaltbarkeit, mineralogisch-gemmologisch.

**Fälschungen:** sind nicht bekannt.

**Im Handel** ist Erdbeerquarz als derber Rohstein, Kristallstufe, Bi-Scheibe und Trommelstein sowie als Heilsteinessenz erhältlich.

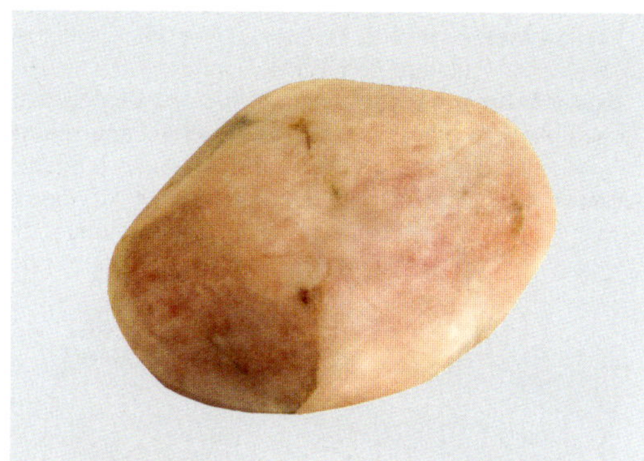

*Erdbeerquarz-Trommelstein.*

**Organwirkung:** Herz.

**Körperlich:** beruhigend bei nervösen Herzbeschwerden; löst Beklemmungen im Herz- und Brustbereich; stabilisiert und reguliert den Kreislauf bei Schwächezuständen (nach Gienger); stärkt das Immunsystem (nach Heider) bei häufiger Infektanfälligkeit; verbessert das subjektive Körpergefühl und macht die vitalen Bedürfnisse des Körpers bewusst.

**Seelisch:** hilft sich und seine Entwicklung von einer höheren Warte aus zu betrachten, die eigenen Fehler anzuschauen und sich so anzunehmen, wie man ist. Macht durch die Erfahrung von innerer Größe herzlich und offen, aber auch bescheiden und demütig (nach von Holst); hilft sich nicht ganz so wichtig zu nehmen und auch mal über sich selbst zu lachen (nach Gienger); stabilisiert eine depressive Grundhaltung bei Liebeskummer; dämpft nervöse Erregungen (nach Haider).

**Anwendung:** Erdbeerquarz wird als Anhänger oder Bi-Scheibe über dem Brust- oder Herzbereich getragen, als Trommelstein in der Hosentasche mitgeführt; als Kristallgruppe zur Meditation aufgestellt.

**In der klassischen Heilsteinliteratur** ist Erdbeerquarz nicht beschrieben. **Moderne Autoren:** Gienger, Heider, Kühni/von Holst, Melody. Erdbeerquarz ist in Europa ein selten verwendeter Heilstein.

**Astrologische Zuordnung:** Waage (nach Heider), Venus.

**Chakra-Zuordnung:** Herzchakra.

**Pflege:** Erdbeerquarz alle zwei Wochen unter fließendem Wasser reinigen, mit Hämatit-Ministeinchen energetisch entladen und zum Aufladen in die Morgensonne legen.

# Erythrin

**Name:** benannt von François Sulpice Beudant 1832, nach griech. *erythros*, »rot«, wegen der roten Farbe des Minerals.

**Synonyme:** Kobalt-Beschlag, Kobalt-Blüte, Kobalt-Glimmer, Rhodoial, Rhodoise und Rhodoit. Engl.: Erythrite, franz. Erythrine.

**Mineralogie:** Erythrin entsteht sekundär in der Oxidationszone arsenhaltiger Kobalt-Nickel-Lagerstätten durch Verwitterung primärer Kobaltarsenide.

**Mineralklasse:** wasserhaltiges Kobaltmineral der Vivianit-Gruppe und der IV. Mineralklasse, der Arsenate; **Formel:** $Co_3(AsO_4)_2 \times 8\,H_2O$ + Ca,Fe,Mg,Ni,Zn,P.

**Kristallsystem:** monoklin; **Erscheinungsbild:** bildet prismatische bis gestreckt-nadelige, selten tafelige Kristalle, die büschelförmig angeordnet sind, oder stengelige, kugelige und niedrige Aggregate mit rauher Oberfläche, auch erdige und krustige Massen; **Mohshärte:** 1,5–2,5; **Dichte:** 3,0–3,2; **Spaltbarkeit:** vollkommen; **Bruch:** uneben; **Transparenz:** durchsichtig bis durchscheinend; **Farbe:** dunkelrosa bis pfirsichblütenrot, Pleochroismus möglich; **Glanz:** glasig bis diamantartig, auch fettig; **Strichfarbe:** blassrosa; **Pulver:** lavendelblau, (durch Wasserverlust). **Begleitmineralien:** Cobaltit, Skutterudit, Symplesit, Roselit, Scorodit, Pharmakosiderit, Adamit, Morenosit, Retgersit, Malachit.

**Vorkommen:** Australien, Aserbeidschan, BRD (Sachsen), Frankreich (Allemond), Großbritannien, Iran (Talmessi), Kanada (Cobalt), Marokko (Bou Azzer), Mexiko (Alamos/Sonora), Spanien, Tschechien (Jachymov), USA (Churchill/Nevada).

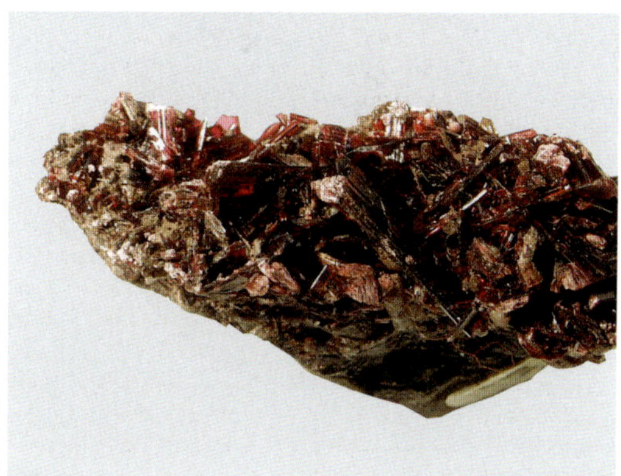

*Erythrin-Stufe.*

**Verwechslung:** kann mit Bieberit, Roselith, Sphärokobaltit und Kirchheimerit verwechselt werden; **Unterscheidung:** Härte, Dichte, mineralogisch-gemmologisch, Paragenesemineralien.

**Fälschungen:** sind nicht bekannt.

**Im Handel** ist Erythrin als Kristallstufe, gewachsen auf Matrix, Cabochon und Trommelstein erhältlich. Erythrin wird dabei fast immer mit Begleitmineralien angeboten.

**Wirkung der Ionen:** Arsen (Intensivierung), Kobalt (blutbildend), Wasser (emotionale Offenheit).

**Organwirkung:** Blut, Haut, Knochenmark.

**Körperlich:** lindert atrophische Hauterkrankungen; kann Erkrankungen des Knochenmarks und der roten Blutkörperchen verbessern; verstärkt den Energiestrom zwischen den Chakren (nach Melody).

**Seelisch:** gibt größere Offenheit; hilft verschiedene Perspektiven einzunehmen, um Dinge zu ergründen und interessante Erfahrungen zu machen, weckt den Wissensdurst und fördert den Gedankenaustausch (nach Melody).

**Anwendung:** Erythrin wird als gewachsene Kristallstufe direkt oder besser mit Papierunterlage auf die Haut aufgelegt. Für die Herstellung der Essenz gibt es Sondervorschriften.

**In der klassischen Heilsteinliteratur** ist Erythrin nicht beschrieben. **Moderne Autoren:** Gienger, Kühni/von Holst, Melody, Paulin.

Erythrin ist ein selten verwendeter Heilstein.

**Astrologische Zuordnung:** Stier, Jungfrau, Steinbock (nach Melody).

**Chakra-Zuordnung:** Basischakra.

**Pflege:** Erythrin einmal wöchentlich, mit Hämatit-Ministeinchen oder Halit-Kristallen energetisch entladen und zum Aufladen in die frühe Morgensonne oder auf eine Bergkristallgruppe legen. Erythrin verträgt keine Mittagssonne, er verfärbt sich dabei lavendelblau.

**Vorsicht:** Erythrin ist durch seinen Kobalt- und Arsengehalt **giftig.** Von Kleinkindern fernhalten.

# Eudialyt

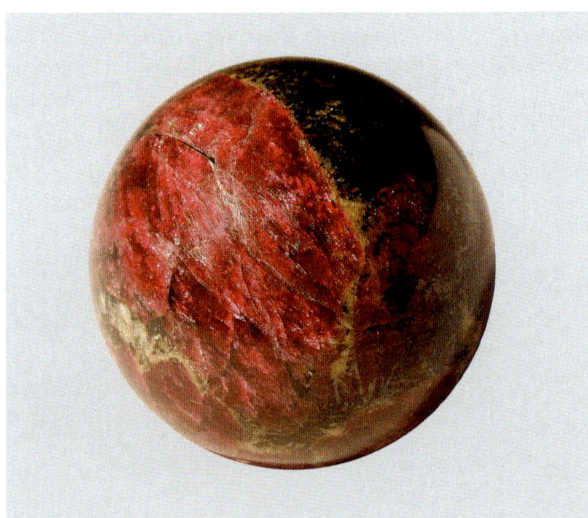

*Eudialyt-Kugel.*

**Name:** benannt von Stromeyer 1819, nach griech. *eu*, »gut«, und *dialytos*, »zersetzbar«, nach dessen schneller Auflösung in Säuren. Engl.: Eudialyte.

**Synonym:** Almandinspat, Nephelin-Cyenit.

**Mineralogie:** Eudialyt entsteht primär-liquidmagmatisch; in intermediären Plutoniten wie Syenit, Nephelinsyeniten oder entsprechenden Ganggesteinen wie Alkalipegmatiten, selten in alkalischen Vulkaniten.

**Mineralklasse:** basisches alkalireiches Zirkonmineral der Eudialith-Gruppe und der VIII. Mineralklasse, der Ring-Silikate; **Formel:** $Na_3(Ca,Fe)_3Zr[(OH,Cl)/(Si_3O_9)_2]$ + Ce,K,La, Mn,Nb,Y.

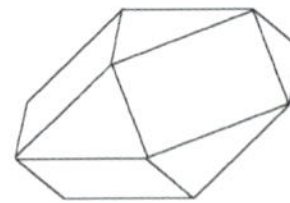

**Kristallsystem:** trigonal; **Erscheinungsbild:** bildet große, eingewachsene, dicktafelige, plattige oder rhomboedrische, selten prismatische Kristalle, oder derbe, körnige Aggregate und dichte, gangförmige Massen; **Mohshärte:** 5–5,5; **Dichte:** 2,84–3,1; **Spaltbarkeit:** keine bis unvollkommen; **Bruch:** muschelig, uneben; **Transparenz:** durchscheinend; **Farbe:** rosa, himbeerrot, hellgelb, braun bis violett; **Glanz:** glasartig oder matt; **Strichfarbe:** weiß.

**Vorkommen:** Brasilien, Bolivien, Finnland, Grönland, GUS (Kola), Kanada (Mt. St. Hilaire), Norwegen, Schweden.

**Verwechslung:** kann manchmal mit Granat und derbem Rubin verwechselt werden; **Unterscheidung:** Härte, mineralogisch.

**Fälschungen:** sind keine bekannt.

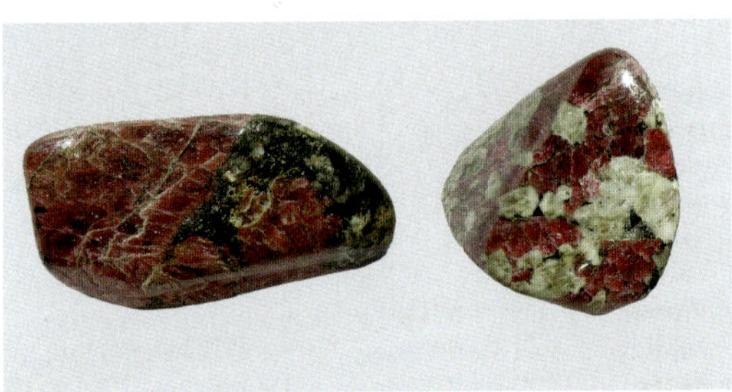

*Eudialyt-Trommelsteine.*

**Im Handel** ist Eudialyt als derber Rohstein, Anschliff, Kristall und Trommelstein erhältlich; Trommelsteine sind meist Gemenge von Eudialyt und Amphibol (schwarz) oder Nephelin (weiß).

**Wirkung der Ionen:** Calcium (Stabilität, Wachstum), Eisen (Antrieb), Mangan (Herzlichkeit), Natrium (Selbständigkeit), Zirkon.

**Organwirkung:** Nerven.

**Körperlich:** bei chronischen Schmerzzuständen, baut nach Zusammenbrüchen und Verausgabung neue Kräfte auf, stärkt die Leistungsbereitschaft, verbessert das Reaktionsvermögen, ruft Instinkte wie den Sinn für Gefahr wach; stärkt den biologischen Überlebenswillen (nach von Holst).

**Seelisch:** konfrontiert mit bestehenden Selbstzweifeln, Ängsten und alten Fehlentscheidungen; verstärkt emotionales Verhalten, besonders Aggression und Freude; hilft aktiv Veränderungen einzuleiten und Widerstände zu überwinden; beschleunigt Entscheidungen und hilft diese kompromisslos und zügig umzusetzen; befreit von sexuellen Zwängen; intensiviert das Träumen (nach Forschungsprojekt SHK). Intensiviert das sinnliche wie geistige Erleben nach dem Motto: Ganz oder gar nicht!; beschleunigt Entwicklungen und eröffnet tief wurzelnde Kraftquellen (nach von Holst); hilft zu verzeihen, um sich von Gefühlen wie Zorn, Schuld, Sichverschliessen, Sorge und Eifersucht zu befreien (nach Melody).

**Energetisch:** regt den Dreifacher-Erwärmer-Meridian an; hilft Energien zu aktivieren.

**Anwendung:** Eudialyt wird als Kristall kurze Zeit direkt auf die Haut gelegt; als Trommelstein in der Hosentasche mitgeführt oder in einem Stoffbeutel am Hals getragen. Unbedingt für ausreichend Bewegung sorgen und konstruktive Handlungsimpulse alsbald umsetzen, da sonst der Energiestau unangenehm wird.

**In der klassischen Heilsteinliteratur** ist Eudialyt nicht beschrieben. **Moderner Autor:** Gienger, Kühni/von Holst, Melody. Eudialyt ist ein Heilstein, der erst durch das Forschungsprojekt SHK 1996 in Deutschland bekannt wurde.

**Astrologische Zuordnung:** Mars im Skorpion (nach von Holst).

**Chakra-Zuordnung:** Wurzelchakra.

**Pflege:** Eudialyt einmal wöchentlich unter fließendem Wasser reinigen, mit Hämatit-Ministeinchen energetisch entladen und zum Aufladen in die frühe Morgensonne oder in eine Amethystdruse legen.

# Euklas

**Name:** benannt von Haüy 1799, nach griech. *eu*, »gut«, und *klasis*, »Bruch«, aufgrund der ausgezeichneten Spaltbarkeit des Minerals. Engl. und franz.: Euclase.

**Synonyme:** gibt es keine.

**Mineralogie:** Euklas entsteht primär-hydrothermal in Drusen-Hohlräumen von Pegmatiten von Gneis; metamorph hydrothermal auf alpinoiden Zerrklüften.

**Mineralklasse:** Aluminiummineral der Euklas-Gruppe und der VIII. Mineralklasse, der Insel-Silikate; **Formel:** $AlBe[OH/SiO_4]$ + Fe,Zn,F; farbgebendes Metall ist das Eisen.

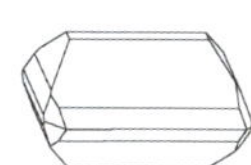

**Kristallsystem:** monoklin; **Erscheinungsbild:** bildet flächenreiche, ausschließlich prismatische, meist aufgewachsene Kristalle mit vertikal gestreiften Prismenflächen; **Mohshärte:** 7,5; **Dichte:** 2,9–3,1; **Spaltbarkeit:** ausgezeichnet; **Bruch:** muschelig; **Transparenz:** durchsichtig bis durchscheinend; **Farbe:** farblos, meergrün und hellblau bis tiefblau; **Glanz:** lebhaft glasartig; **Strichfarbe:** weiß.

**Vorkommen:** selten: Brasilien (Boa Vista), BRD (Epprechtstein), GUS (Sanarkafluss/Ural), Indien, Madagaskar, Österreich, Schweiz, Simbabwe, Tansania, Zaire.

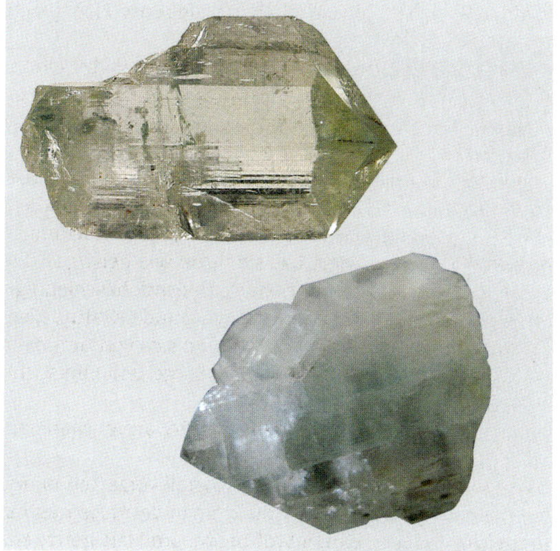

*Euklas-Kristall.*

**Verwechslung:** kann mit Albit und Quarz, geschliffen mit Aquamarin, Hiddenit und Saphir verwechselt werden; **Unterscheidung:** mineralogisch-gemmologisch, Härte.

**Fälschungen:** sind nicht bekannt.

**Im Handel** ist Euklas als Kristall, Trommelstein und selten facettiert erhältlich.

**Wirkung der Ionen:** Aluminium (entsäuernd), Beryllium (Disziplin).

**Organwirkung:** Muskeln.

**Körperlich:** erweitert die Blutgefäße, bessert die Blutzirkulation; wirkt entzündungshemmend und lässt Schwellungen abklingen; mildert arthritische Schmerzen und Muskelverspannungen; wirkt krampflösend (nach Melody).

**Seelisch:** hilft Frieden zu schließen durch die Einsicht, dass das Leben gerecht ist und einen letztlich nur mit den Folgen seines Tuns konfrontiert (nach Sperling); bewahrt davor alte Fehler zu wiederholen, weckt Freude und Stolz über gelungene Vorhaben und unterstützt einen, sein Bestes zu geben; hilft, sich geistig nur an der Vollkommenheit auszurichten (nach Melody); macht wach, klar, offen und vielseitig (nach von Holst).

**Anwendung:** Euklas wird als Kristall direkt auf die Haut gelegt.

**In der klassischen Heilsteinliteratur** ist Euklas nicht beschrieben.

**Moderne Autoren:** Gienger, Heider, Kühni/von Holst, Melody, Paulin, Raphaell, Sperling.

Euklas ist ein selten verwendeter Heilstein.

**Astrologische Zuordnung:** Jungfrau, Schütze (nach Melody).

**Chakra-Zuordnung:** Wurzelchakra (nach Heider), Stirnchakra.

**Pflege:** Euklas einmal wöchentlich unter fließendem Wasser reinigen, mit Hämatit-Ministeinchen energetisch entladen und zum Aufladen auf eine Bergkristallgruppe oder in die Morgensonne legen.

# Falkenauge

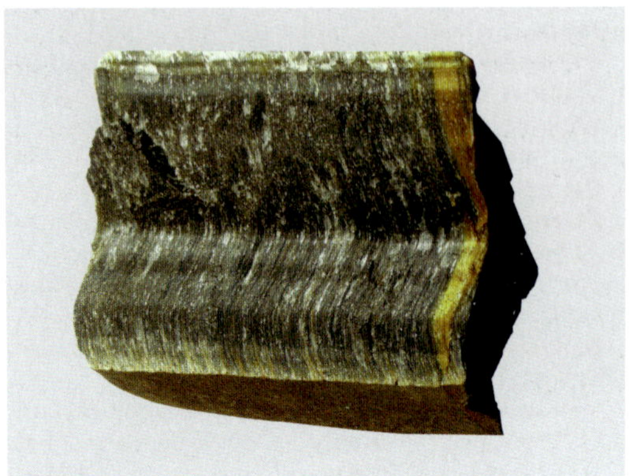

*Falkenauge-Rohstein.*

**Name:** benannt nach dem wogenden Lichtschimmer, der durch die faserige Struktur entsteht und an ein Vogelauge erinnert.

**Synonyme:** Katzenaugen-Quarz, Pseudokrokydolith und Schillerquarz.

**Mineralogie:** Falkenauge entsteht primär-hydrothermal durch pseudomorphe Verkieselung unverwitterter Krokydolithfasern, einem eisenreichen Asbestmineral, das sich als Spaltenfüllung in geschichteten Eisenerz-Lagerstätten bildet. Durch spätere Oxidation kann er sich nach und nach in Tigerauge umwandeln.

**Mineralklasse:** zählt zur Quarz-Gruppe und der IV. Mineralklasse, der Oxide. Das im Quarz eingeschlossene Krokydolith ist ein Ketten-Silikat; **Formel:** $SiO_2 + Na(Mg,Fe,Al)_5(OH/Si_4O_{11})_2$.

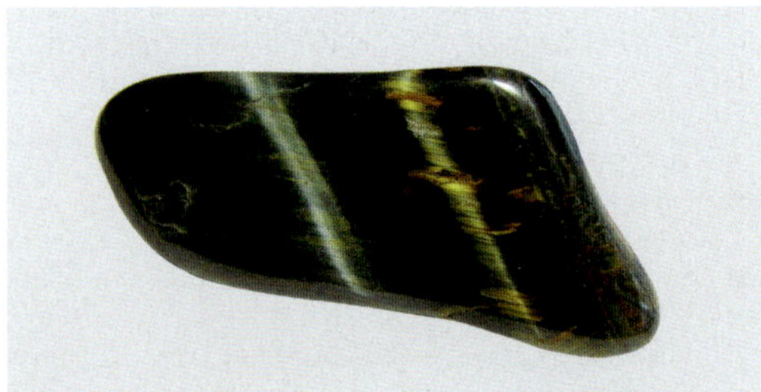

*Falkenauge-Trommelstein.*

**Kristallsystem:** trigonal; **Erscheinungsbild:** kristallisiert als Quarz trigonal, die enthaltenen Krokydolithfasern monoklin. Als Spaltenfüllung entstehen keine Kristalle; **Mohshärte:** 7; **Dichte:** 2,64–2,72; **Spaltbarkeit:** keine; **Bruch:** faserig; **Transparenz:** dicht, undurchsichtig; **Farbe:** blauschwarz bis blaugrün mit schillernden Flächen, an den Bruchstellen seidig glänzend; **Strichfarbe:** bleigrau.

**Vorkommen:** selten: Australien, Mexiko, Myanmar, Österreich, Sri Lanka, Südafrika.

**Verwechslung:** ist nur mit Tigerauge möglich.

**Fälschungen:** sind nicht bekannt.

**Im Handel** ist Falkenauge selten als Rohstein, meist als Trommelstein, Anhänger, Bi-Scheibe, Kugelkette, Cabochon und plastischer Schliff erhältlich.

**Wirkung der Ionen:** Magnesium (krampflösend), Natrium (innere Sicherheit).

**Organwirkung:** Augen, Muskulatur.

**Körperlich:** mildert hormonelle Überfunktion und Nervosität; stärkt und erhält die Sehkraft; beruhigt überanstrengte, übermüdete und gereizte Augen; lindert Nervenschmerzen und mildert Kopfschmerz und Migräne; löst asthmatische Beschwerden (nach Korse).

**Seelisch:** hilft zur psychischen Stabilisierung, bei Entscheidungsschwierigkeiten und Stimmungsschwankungen; führt zu größerem Selbstvertrauen; verbessert die Intuition außerordentlich; verleiht intellektuelle Schärfe; schützt die Gefühlssphäre, indem mental Störeinflüsse schnell erkannt werden, wie zum Beispiel Mobbing (nach von Holst); hilft in Prüfungen, die durch Nervosität und Lampenfieber gefährdet sind (nach von Holst); macht verborgene Charakterzüge, vergessene Gefühle und Erfahrungen bewusst und zugänglich (nach Korse).

**Energetisch:** hemmt den Energiefluss im Körper.

**Anwendung:** Falkenauge wird als Trommelstein nicht länger als eine Woche in der Hosentasche getragen.

**In der klassischen Heilsteinliteratur** ist Falkenauge nicht beschrieben. **Moderne Autoren:** Beeler, Bind-Klinger, Dow, Gienger, Graf, Heider, Huber, Korse, Kühni/von Holst, Lorenzo, Markham, Musil, Peschek-Böhmer, Pöttinger, Raphaell, Schaufelberger-Landherr, Schreiber, Sienko, Sperling, Trendelkamp, Weltler.

Falkenauge ist ein gut geprüfter Heilstein.

**Astrologische Zuordnung:** Wassermann (nach Heider), Merkur im dritten Quadrant (nach Maier), Uranus in Luftzeichen (nach von Holst).

**Feng-Shui-Zuordnung:** Ba-Gua-Bereich Wissen, Element Metall.

**Chakra-Zuordnung:** Nasenchakra (nach von Holst/Gienger).

**Meditations-Zuordnung:** Überblick.

**Pflege:** Falkenauge alle zwei Wochen unter fließendem Wasser reinigen, mit Hämatit-Ministeinchen entladen und zum Aufladen in die Morgensonne oder auf eine Bergkristallgruppe legen.

# Feldspat

**Name:** benannt 1750; »Spat«: aufgrund seiner guten Spaltbarkeit; der Zusatz »Feld«, weil er auf jedem Feld zu finden ist; allerdings könnte er auch aufgrund der gesteinsbildenden Eigenschaft von »Fels« hergeleitet werden. Englisch: Feldspar. **Orthoklas:** benannt von Breithaupt 1823, nach griech. *ortho klas*, »rechtwinklig Spaltender«; im weitesten Sinn alle rechtwinklig spaltenden Feldspäte, im engeren Sinne nur der monokline Kalifeldspat. Englisch: Orthoclase. **Adular** (siehe dort): benannt von Pini 1783, nach dem Berg Adula in Österreich. Engl.: Adular.

**Synonyme: Feldspat allgemein:** Buntfeldspat; **Adular:** Valencianit; **Albit:** Adinol, Albiklas, Analbit, Hyposklerit, Kanadischer Mondstein, Kieselspat, Olafit, Peristerit, Tetartin, Zygadit; **Andesin:** Pseudoalbit; **Anorthit:** Barsowit, Beffanit, Biotin, Calciklas, Cyclopit, Lindsayit, Linseit, Sundvikit, Thjorsauit; **Anorthoklas:** Parorthoklas, Soda-Mikroklin; **Mikroklin:** Amazonit; **Oligoklas:** Natronspodumen, Peristerit,

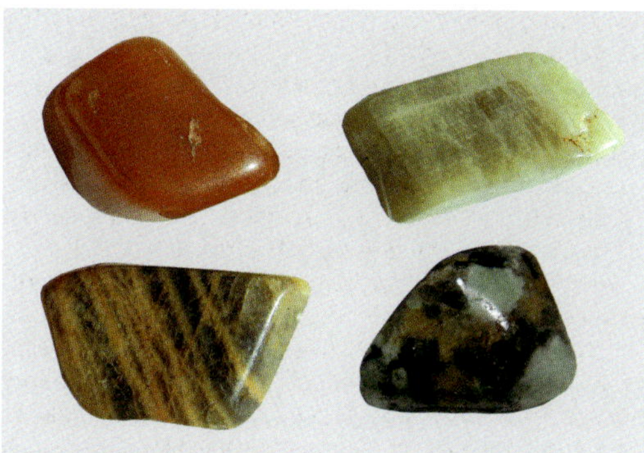
*Feldspat-Trommelsteine.*

Rhombenfeldspat, Sodaspodumen, Unitomer Feldspat; **Orthoklas:** Adular, Angyllit, Cottait, Felsit, Nekronit, Orthose, Pegmatolith; **Sanidin:** Eisspat, Orthoklas-Feldspat, Rhyakolith, Thyakolith.

**Feldspäte in Edelsteinqualität sind:** Amazonit, Goldorthoklas, Labradorit, Mondstein, Orthoklas und Sonnenstein (siehe dort).

**Mineralogie:** Feldspat entsteht primär-liquidmagmatisch als Bestandteil fast aller Magmatite, große Kristalle sind jedoch pegmatisch oder hydrothermal. Feldspat ist nicht verwitterungsresistent und wird daher nur selten in Sedimenten gefunden.

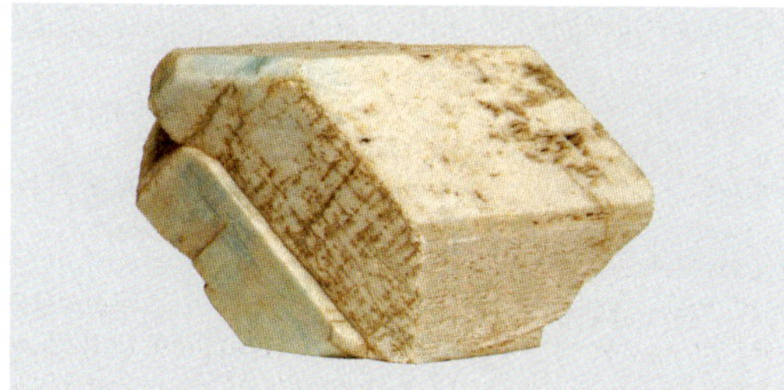
*Mikroklin-Kristall.*

**Mineralklasse:** Feldspäte allgemein sind wasserfreie Alkali-Erdalkali-Alumo-Silikate der VIII. Mineralklasse, der Gerüst-Silikate. Nach ihren Bestandteilen werden Feldspäte in **Kalifeldspat** $KAlSi_3O_8$, **Natronfeldspat** $NaAlSi_3O_8$ und **Kalkfeldspat** $CaAl_2Si_2O_8$ unterschieden; mit den beiden Endgliedern **Orthoklas** als Kalifeldspat und **Albit** als Natronfeldspat. Nur die Orthoklasvarietät **Adular** enthält kein Natrium (100 % Orthoklas). **Sanidin** enthält bis zu 63 % Natrium (37–100 % Orthoklas, 0–63 % Albit).

Die Kristalle entstehen oberhalb von 600 °C und entmischen sich (Perthitisierung), falls die Abkühlung zu langsam erfolgte, wodurch feinste Lamellen entstehen, die für den wogenden Lichtschein bei Mondstein und Goldorthoklas verantwortlich sind.

Die Natrium-Calcium-Feldspäte bilden bei allen Entstehungstemperaturen stabile homogene, stets trikline Mineralien, die so genannten **Plagioklase.** Das Mischungsverhältnis von Natrium zu Calcium verläuft von Albit über Oligoklas (Sonnenstein), Andesin, Labradorit, Bytownit zu Anorthit. Eine Mischung von Kali- und Calcium-Feldspat tritt nicht auf.

**Kristallsystem:** monoklin (**Orthoklas:** Adular, Mondstein, Sanidin) oder triklin (**Mikroklin:** Amazonit; Plagioklas: Albit, Oligoklas, Andesin, Labradorit, Bytownit, Anorthit); **Erscheinungsformen:** Feldspat bildet tafelige, selten dicksäulige Kristalle oder massige, spätige Aggregate; **Mohshärte:** 6–6,5; **Dichte:** 2,56–2,62; **Spaltbarkeit:** vollkommen; **Bruch:** uneben; **Transparenz:** durchsichtig bis durchscheinend; **Farbe:** farblos, weiß, grau, rosa, gelb, braun oder bläulich; **Glanz:** glasig; **Strichfarbe:** weiß.

**Varietäten:** **Adular:** ft glasklar, bei tiefer Temperatur auskristallisiert; **Goldorthoklas:** goldgelb; **Mikroklin:** unter 500 °C auskristallisiert; **Sanidin:** klar, rasch abgekühlt; **Valencianit** (nach dem mexikanischen Grubenfundort): milchig trüb. **Unakit** ist eigentlich mehr zu den Feldspäten zu zählen, als der weniger vorhandene, eingeschlossene Epidot.

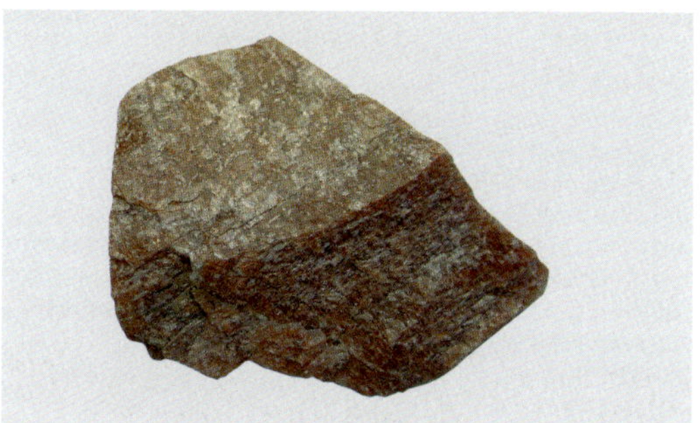
*Feldspat-Rohstein.*

**Vorkommen:** England, Frankreich, Italien, Japan, Kanada, Kenia, Tschechien, USA. Feldspäte sind die häufigsten gesteinsbildenden Mineralien; sie bilden 60 % der Erdkruste. Othoklas: Australien, Brasilien, BRD (Ostbayern, Fichtelgebirge), Frankreich (Val d'Isere), Indien, Madagaskar, Mexiko (Valenciana), Myanmar, Österreich (Habachtal, Zillertal, Tauern), Rumänien (Carnic), Schweden, Schweiz (St. Gotthard, Tessin), Sri Lanka, Tansania, USA.

**Verwechslung:** schwierig ist die Abgrenzung der Feldspäte untereinander. Orthoklas kann mit Chalcedon; Gold-Orthoklas mit Beryll, Citrin, Topas und Turmalin verwechselt werden; **Unterscheidung:** Härte, Spaltbarkeit, mineralogisch-gemmologisch.

**Fälschungen:** Bei Feldspat ist Farbaufbesserung durch Bestrahlung bekannt. Imitationen für Goldorthoklas sind aus gebranntem Amethyst und Glas im Handel.

**Im Handel** sind **Adular, Albit, Andesin** und **Sanidin** als Kristall, Kristallstufen und Trommelstein; **Amazonit** als Kristall, Kristallstufe, derber Rohstein, Trommelstein, Anhänger, Kugelkette, Bi-Scheibe und Cabochon; Gold-**Orthoklas** als Kristall; Mondstein, Sonnenstein, **Bytownit** und **Labradorit** als derbe Rohsteine, Trommelsteine, Anhänger, Kugelkette, Bi-Scheiben und Cabochon erhältlich.

**Wirkung der Ionen:** Aluminium (entsäuernd, beruhigend, Selbstausdruck), Kalium (Herz, Zirbeldrüse, Wahrnehmung), Natrium (Wasserhaushalt, Strukturbildung), Calcium (Substanzbildung, Gedächtnis, Antrieb).

**Organwirkung:** Herz, Sinne, Nerven.

**Körperlich:** **Feldspat allgemein** fördert die Beweglichkeit der Muskeln, hält das Bindegewebe flexibel; lindert Hauterkrankungen; harmonisiert den Säure-Basen-Haus-

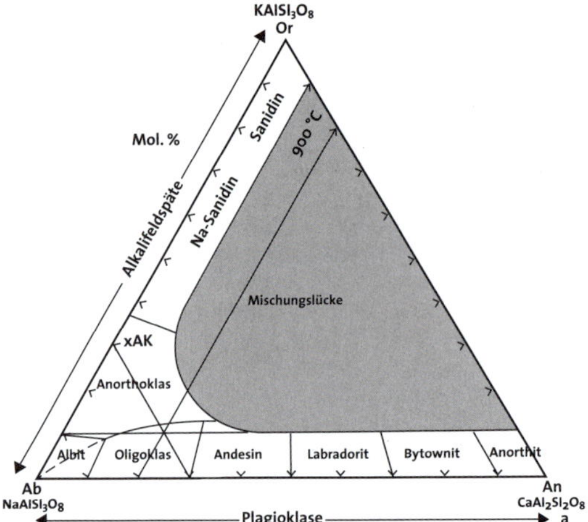


*Feldspäte bilden eine Gruppe von drei Endgliedern, deren Verhältnisse durch diese Abbildung veranschaulicht werden. An den Ecken liegen die Endglieder. Alle Mischkristallzusammensetzungen befinden sich an einem bestimmten Punkt innerhalb des Dreiecks. Die Mischkristalle zwischen dem Natrium-Feldspat Albit und dem Calcium-Feldspat Anorthit stellen sich an der Basis des Dreiecks dar. Solche Mischkristalle werden je nach ihrer Zusammensetzung mit eigenen Namen belegt: 0–10% = Albit; 10–30% = Oligoklas; 30–50% Andesin; 50–70% Labradorit; 70–90% Bytownit; 90–100% = Anorthit.*

halt, stärkt das Herz (nach Gienger). **Buntfeldspäte:** unterstützen Regeneration und Erholung, entlasten Atmung und Herz, lösen stressbedingte Verkrampfung im Bauchraum und Tremor (nach Sienko); sanft lindernd bei Beschwerden von Milz, Magen, Bauchspeicheldrüse, Darm und Galle (nach Gienger); **Orthoklas:** verbessert Reizleitung von Muskeln und Nerven, entspannt Herz und Muskulatur; unterstützt die Zirbeldrüse und harmonisiert so die Hormonproduktion; verbessert die altersbedingte Sehschwäche; wird zur Behandlung von Schneeblindheit eingesetzt; lockert die Muskulatur, beruhigt bei Nervosität; macht reaktionsschnell und wach (nach Melody); hilft bei Herzbeschwerden und Beklemmungen in der Brust, lindert Magenbeschwerden (nach Gienger); kräftigt die Knochen und wird bei Wirbelsäulen- und Zahnschäden verwendet (nach Melody); beugt altersbedingten Organveränderungen vor; schützt die Haut vor dem Austrocknen (nach Kühni); **Plagioklase:** heben leicht den Blutdruck durch Anregung des Kreislaufs; gegen Schwindelgefühle; regulieren Nieren und Wasserhaushalt; fördern den Zellstoffwechsel.

**Seelisch:** **Feldspäte** filtern als Gerüst-Silikate die Wahrnehmung und helfen bewusstseinserweiternd eine persönliche Weltsicht zu entwickeln sowie neue Betrachtungsweisen und eine vertiefte Selbstwahrnehmung; bauen ein gesundes Selbstwertgefühl auf; **Buntfeldspäte:** verleihen Leichtigkeit im Leben; lindern Sorgen und lenken den Blick auf erfreuliche und einfache Dinge (nach von Holst); Arbeiten gehen besser von der Hand, Stress und Prüfungsangst werden gemindert (nach Sienko); machen wissbegierig und helfen neue Sichtweisen einzunehmen (nach Gienger). **Orthoklas:** (Adular, Mondstein, Paradoxit), Versagensängste, Empfindlichkeiten und Opferhaltung

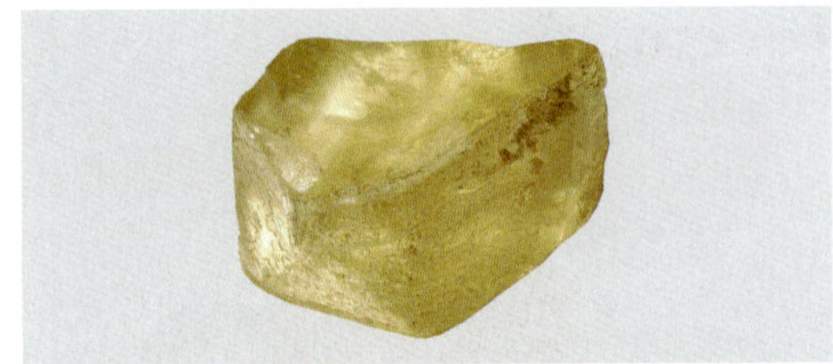

*Orthoklas.*

können zugunsten einer verlässlichen inneren Ordnung überwunden werden (nach Gienger); gibt eine optimistische Grundeinstellung; unterstützt Autosuggestion und positives Denken; hilft gegen intellektuelle Pedanterie; richtet die Aufmerksamkeit auf Gesinnung, Anstand und das gesamtgesellschaftliche Wohl (nach von Holst). **Plagioklase** (Anorthit-Serie: Oligoklas, Andesin, Labradorit, Bytonit): helfen sich leichter zu entscheiden und auf Ziele festzulegen; stärken die Persönlichkeitsentwicklung; überwinden Verwirrung und Emotionalität; **Goldorthoklas:** hilft, andauerndes Misstrauen zu überwinden (nach Gienger); hilft sich geistig am Allgemeinwohl sowie überpersönlichen Werten auszurichten, womit Selbstbezogenheit und Nützlichkeitsdenken überwunden werden können (nach von Holst).

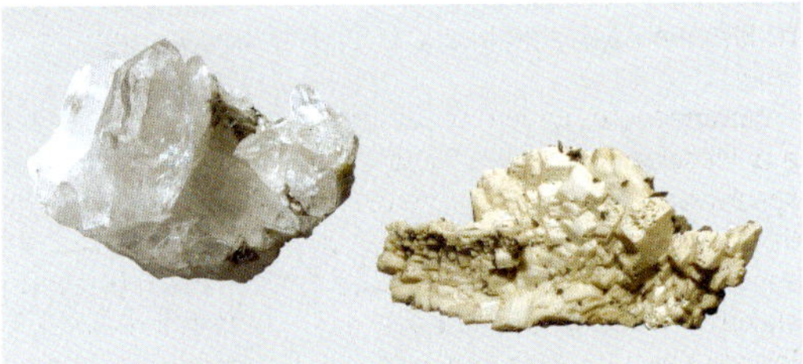

*Adular, Mikroklin*

**Anwendung:** Feldspat wird als Kette oder Anhänger längere Zeit mit direktem Hautkontakt getragen. Siehe auch unter Adular, Albit, Andesin, Amazonit, Bytonit, Labradorit, Mondstein, Orthoklas und Sonnenstein.

**In der klassischen Heilsteinliteratur** ist Feldspat nicht beschrieben. **Moderne Autoren:** Gienger, Heider, Kühni/ von Holst, Melody, Miesala-Sellin, Paulin, Schelhas, Sperling.

Feldspäte sind wenig beachtet, als Edelfeldspäte doch oft verwendete Heilsteine.

**Anthroposophische Verwendung:** als Trituration in D3–D15.

**Ergänzende Bachblüte:** Goldorthoklas: Gentian (nach Miesala-Sellin).

**Astrologische Zuordnung:** **Buntfeldspat:** Merkur in Krebs (nach von Holst), weitere Zuordnungen siehe bei den jeweiligen Steinen; **Goldorthoklas:** Krebs (nach Melody), Merkur in Schütze (nach von Holst). **Adular:** Jupiter in Fische (nach von Holst).

**Chakra-Zuordnung:** Herzchakra.

**Pflege:** alle Feldspäte alle zwei Wochen unter fließendem Wasser reinigen, mit Hämatit-Ministeinchen entladen und zum Aufladen in die frühe Morgensonne, jedoch nicht in die pralle Sonne legen.

# Feueropal

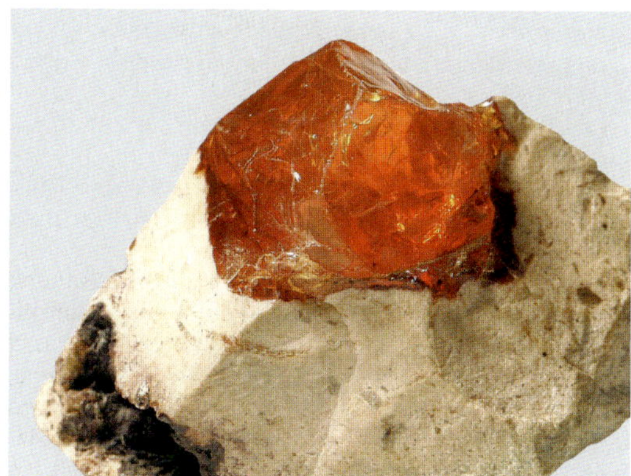

*Feueropal auf Matrix.*

**Name:** Feueropal trägt seinen Namen aufgrund seiner feurigen orangeroten Farbe; Opal von altindisch *upala*, »Edelstein«. Engl.: Fire Opal, franz.: Opale de Feu.

**Synonyme:** Lechoopal, Simaostein, Zeasit. Gebräuchliche Namen sind Irisopal für farblosen oder bräunlichen Feueropal mit einfarbigem Schiller; Opalo de fuego für Feueropal mit Farbenspiel; Simar-Opal für braunstichigen türkischen Feueropal und Vidrio für Feueropal ohne Farbspiel.

**Mineralogie:** Feueropal entsteht primär-hydrothermal aus kieselsäurehaltigen Flüssigkeiten magmatischen Ursprungs, die in vulkanischem Gestein wie Andesiten, Phyolithen und Trachyten zirkulieren unter Aufnahme von Eisenoxid. In kleineren Blasenhohlräumen bilden diese Flüssigkeiten dann durch allmähliches Austrocknen eine kolloidale Kieselsäurelösung, dann ein amorphes gallertartiges Kieselgel und schließlich den immer noch wasserhaltigen Feueropal.

**Mineralklasse:** »Quasi-amorphes« wasserhaltiges Kieselgel der Opal-Gruppe und der IV. Mineralklasse, der Oxide mit eingelagertem Eisenoxid und bis zu 20 % Wasser.

**Kristallsystem:** amorph; **Erscheinungsbild:** bildet keine Kristalle, sondern derbe Aggregate; **Mohshärte:** 5,5–6; **Dichte:** bis zu 2,0; **Spaltbarkeit:** keine; **Bruch:** muschelig; **Transparenz:** meist milchig trüb bis klar durchsichtig; **Farbe:** farblos, gelb, orange bis dunkelrot; selten auch hellgrün; **Glanz:** glas- bis wachsartig.

**Vorkommen:** Australien, Brasilien, Guatemala, Kasachstan, Mexiko (Zimapan), USA (Oregon), Slowakei, Türkei, Ukraine.

**Verwechslung:** kann mit Feuer-Achat und Karneol verwechselt werden; **Unterscheidung:** Dichte, mikroskopisch.

**Fälschungen:** Glasimitationen sind im Handel.

**Im Handel** ist der Feueropal als derber Rohstein in Matrix, Trommelstein, Anhänger, Cabochon oder facettiert erhältlich.

**Wirkung der Ionen:** Eisen (Initiative, Direktheit, Vitalität).

**Organwirkung:** Hypophyse, Milz, Schilddrüse.

**Körperlich:** fördert die Durchblutung bei Kreislauferkrankungen und bei Schwindelanfällen (nach Forschungsprojekt SHK); verbessert Gleichgewichtsstörungen und Schwindelgefühle (nach Pelz); durchwärmt den Organismus; regt die Adrenalinproduktion der Nebenniere an; hilft gegen Energiemangel, Müdigkeit, Erschöpfung und leichte depressive Verstimmungen (nach Forschungsprojekt SHK); wirkt auf die Milz, die Nieren, den Darm und das Herz; regt die Durchblutung der Geschlechtsorgane an; reguliert den Hormonfluss; hilft bei Frigidität und Potenzproblemen; steigert das Lustempfinden (nach Gienger).

**Seelisch:** ermöglicht dem Impuls des Augenblicks zu folgen; macht reaktionsschnell; hilft instinktiv richtig zu handeln; erhöht die Begeisterungsfähigkeit und lässt sowohl körperlich als auch mental größere Freiheit und Beweglichkeit entstehen; stärkt das Vertrauen in das Leben und in sich selbst, hilft jedoch auch das Gegenüber als Individuum zu respektieren und fördert die Kreativität, solange man dabei nicht stillsitzen muss (nach von Holst); befreit unterdrückte Emotionen; macht offen und direkt; hilft seine Wünsche zu leben; bringt Sonne ins Leben und hilft bei Antriebsschwäche und Freudlosigkeit; fördert die Freude an der Sexualität (nach Gienger).

**Anwendung:** Feueropal wirkt intensiv und schnell und wird als Rohstein nicht mehr als zweimal täglich einige Minuten direkt auf die Haut gelegt; als Trommelstein in die Hand genommen oder in der Tasche mitgeführt; als Trommelstein zum Ausstreichen von Energiebahnen verwendet oder zur stimulierenden Massage verwendet; als Rohstein zur Meditation aufgestellt. Lösen sich Energiestaus nicht rasch auf sollte Feueropal abgelegt werden.

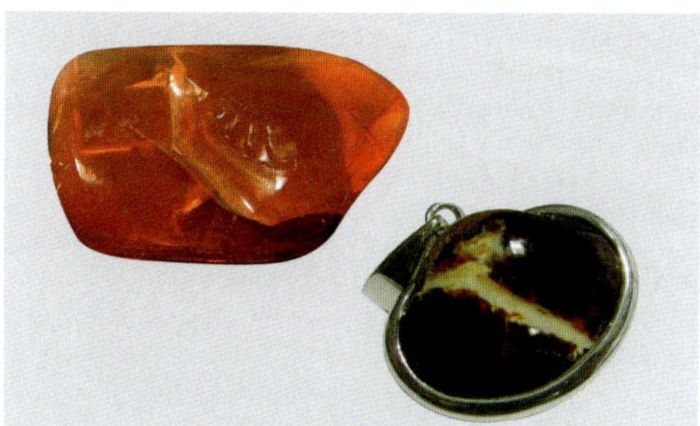

*Feueropal.*

**In der klassischen Heilsteinliteratur** ist Feueropal nicht beschrieben. **Moderne Autoren:** Beeler, Chocron, Gienger, Heider, Korse, Kühni/von Holst, Maier, Mastny, Melody, Paulin, Peschek-Böhmer, Pöttinger, Ray, Schaufelberger-Landherr, Schelhas, Scholz, Sperling, Weltler.

Feueropal ist ein geprüfter Heilstein.

**Astrologische Zuordnung:** Widder (nach Peschek-Böhmer); Schütze, Löwe, Waage, Krebs (Melody); Mond im Widder (von Holst); Sonne im ersten Quadrant (nach Maier).

**Tarot-Zuordnung:** Zwei der Stäbe.

**Chakra-Zuordnung:** Wurzelchakra (nach von Holst/ Gienger).

**Meditations-Zuordnung:** Im-Fluss-Sein.

**Feng-Shui-Zuordnung:** Element Feuer; harmonisiert den Zerstörungszyklus Element Wasser – Element Feuer; im Ba-Gua-Bereich Partnerschaft nur für 1–2 Tage platzieren.

**Pflege:** Feueropal wöchentlich unter fließendem Wasser reinigen, mit Hämatit-Ministeinchen entladen und zum Aufladen in eine helle Amethystdruse – jedoch nicht in die Sonne – legen.

**Wichtig:** Feueropal sollte in einem Glas mit Wasser aufbewahrt werden; nicht in die Sonne legen, auch nicht mit Salz reinigen, da ihm dabei Kraft entzogen wird und er chemisch Kristallwasser verliert.

# Flint (Feuerstein) und Hornstein

**Name:** Flint: von germ., für »Splitter«; Hornstein bezieht sich auf den Wachsglanz, der an Tierhörner erinnert. Engl.: Thunderstone. Englisch: Flint: Silex; Hornstein: Chert.

**Synonyme: Flint:** Büchsenstein, Feuerstein, Finz, Mozarkit, Pflinz, Silex und Wurststein; **Hornstein:** Chert, Keratit, Kornit, Zinopel.

**Mineralogie:** Flint und Hornstein sind Gesteine. Sie entstehen sekundär in Sedimenten aus in Gestein zirkulierenden kieselsäurehaltigen Flüssigkeiten. Durch Wasserverlust zu zähem Gel eingedickt, entsteht Opal und schließlich Quarz. Flint und Hornstein bilden Knollen- oder Schichten und verdrängen das ursprüngliche Gestein.

**Mineralklasse:** Flint und Hornstein bestehen aus einer engen Verwachsung aus mikrokristallinem Opal und Quarz, Mineralien der Quarz-Gruppe und der VI. Mineralklasse, der Oxide; sowie aus Bitumen, Phosphor und Eisenoxihydroxiden, die für die Färbungen verantwortlich sind.

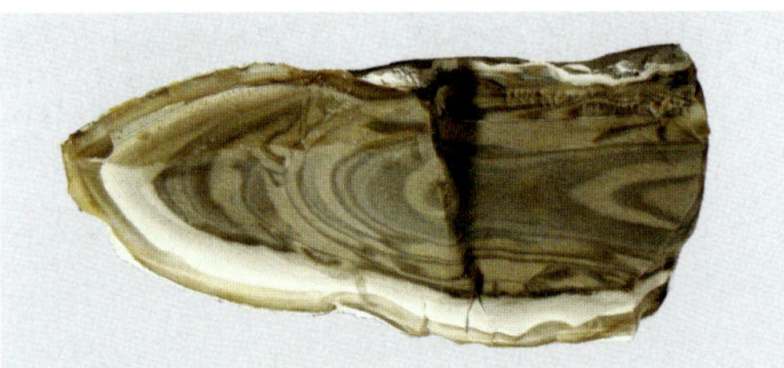

*Flint-Rohstein, Polen.*

**Formel:** $SiO_2 + C, Al, Ca, Fe, OH, CO_3PO_4$.

**Kristallsystem:** hauptsächlich trigonaler Quarz und amorpher Opal; **Erscheinungsbild:** Flint und Hornstein bilden keine Kristalle, sondern faserige bis feinkörnige, knolliggrunde oder derbe bis feinkörnige unregelmäßige Aggregate; **Mohshärte:** 6,5–7; **Dichte:** 2,5–2,7; **Spaltbarkeit:** keine; **Bruch:** muschelig; **Transparenz:** durchscheinend bis undurchsichtig; **Farbe:** Flint kann grau, grauweiß, bläulich, rauchbraun bis braunschwarz auftreten; Hornstein oft bunt und gebändert mit beigen, grauen, gelblichen, braunen oder roten Tönen; **Glanz:** wachsartig; **Strichfarbe:** weiß.

**Vorkommen:** weltweit; **Flint:** Ägypten, Australien, Brasilien, BRD (Rügen), England (Dover, Kent), GUS, Kanada, Mexiko, Neuseeland, Polen, USA. **Hornstein:** BRD (Fränkischer Jura), Großbritannien (Kent) Kanada.

**Verwechslung:** Flint und Hornstein sind untereinander schwer zu unterscheiden; dazu besteht eine Verwechslung (und fließende Übergänge in der Natur) mit Achat, Jaspis, Chalcedon und verkieseltem Rhyolith; **Unterscheidung:** Jaspis ist nie durchscheinend; die Bänderung bei Achat ist scharf abgegrenzt; Achat und Chalcedon zeigen Glasglanz; Jaspis ist roh leicht unterscheidbar, poliert zeigt er Fett- oder Glasglanz.

**Fälschungen:** von Flint und Hornstein sind nicht bekannt.

**Im Handel** ist Flint als Rohsteinknolle, Trommelstein und Scheibe (oder als Pfeilspitzen) erhältlich, Hornstein hauptsächlich als Kristall.

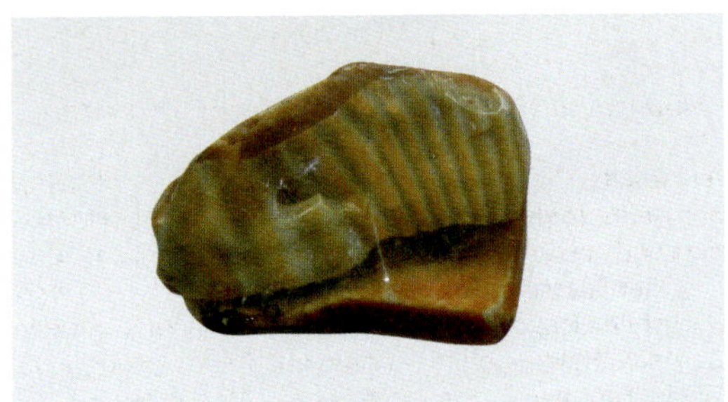

*Hornstein-Trommelstein, Nordsee.*

**Organwirkung:** Bindegewebe, Schleimhäute.

**Körperlich:** beide Steine kräftigen und entgiften das Bindegewebe; regenerieren und reinigen die Schleimhäute (nach Gienger); regen den Blutkreislauf an; mindern Reizung bei großer Empfindlichkeit und häufigen allergischen Reaktionen; bei Gingivitis und Parodontose einen Versuch wert; regenerieren die Atemwege und die Lunge; helfen gegen trockene und rissige Haut; zu starke Hornhautbildung und Überbein (bei Knollensignatur) werden gemildert; regulieren die Darmflora des Dickdarms (nach Gienger); regen die Nierenausscheidung und den Lymphfluss an; fördern Regeneration des Gewebes und verbessern die Nährstoffresorption. **Flint:** bessert Verstopfung, Durchfall, verbessert die Elastizität der Haut. **Hornstein:** reinigt das Bindegewebe, lindert Allergien und entgiftet. **Flint:** bessert Verstopfung, Durchfall, verbessert die Elastizität der Haut (nach Gienger); lässt Unfallverletzungen schneller heilen; reduziert die Kälte- und Schmerzempfindlichkeit; reinigt den Körper; gibt viel Kraft, Tendenz zu »überpowern«; steigert das Schlafbedürfnis; regt die Sinnlichkeit an (nach Forschungsprojekt SHK); aktiviert die Nebennieren; reduziert Hitzewallungen in den Wechseljahren (nach Pelz).

**Seelisch:** ermöglichen einen inneren Standpunkt; helfen das Wesentliche wahrzunehmen; verbessern das Einfühlungsvermögen und Verständnis, helfen aber auch, der Einsicht Taten folgen zu lassen; stärken das Selbstvertrauen; fördern Kreativität, Selbstausdruck und Selbstsicherheit (nach von Holst); helfen, sich von Ängsten und Sorgen nicht herunterziehen zu lassen, und bessern in der Folge auch Albträume, Ein- und Durchschlafstörungen (nach Sienko); wirken ausgleichend auf heftige Gefühlsregungen (nach Gienger). **Flint:** hilft besser hinzuhören, gibt Gelassenheit (nach Gienger); beschleunigt das Denken, verbessert aber nicht das Gedächtnis; starker und treuer Begleiter in der Krise, aber nicht bei schweren Depressionen; hilft schmerzhafte Wahrheit gelassen zu ertragen; bricht

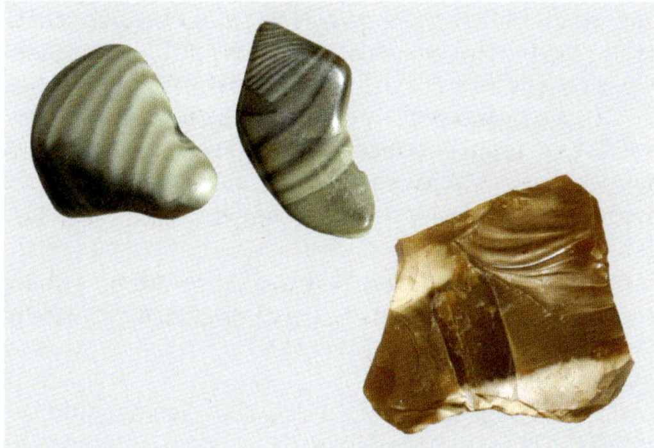

*Flint-Trommelsteine, Polen; Hornstein, Rohstein, Frankreich.*

verkapselte Gefühle auf (nach Forschungsprojekt SHK). **Hornstein:** fördert die Kreativität, hilft Dinge unkompliziert und anstrengungsfrei zu erledigen (nach Gienger).

**In der klassischen Heilsteinliteratur** sind Flint und Hornstein nicht beschrieben. **Moderne Autoren:** Gienger, Gurudas, Heider, Johari, Kühni/von Holst, Melody, Pelz, Sienko. Flint wurde 2002 vom Forschungsprojekt SHK getestet;

Flint ist ein selten, Hornstein ein noch seltener verwendeter Heilstein.

**Anmerkung:** bearbeitete Feuersteine gehören zu den ältesten Werkzeugen der Menschheit. Der typische muschelige Bruch macht sie zu scharfen Ritz- und Schabinstrumenten.

**Magische Anwendung:** als Bannstein bei magischen Operationen; mit natürlichem Loch als sog. Fraisenstein mit Verwünschung in des Nachbars Feld geworfen.

**Astrologische Zuordnung:** Skorpion (nach Melody), Mond in Skorpion (nach von Holst).

**Meditations-Zuordnung:** magischer Schutz.

**Feng-Shui-Zuordnung:** Element Wasser; nicht unbedingt im Schlafzimmer, jedoch im Ba-Gua-Bereich Partnerschaft paarweise aufstellen.

**Pflege:** Flint und Hornstein beide wöchentlich unter fließendem Wasser reinigen, mit Hämatit-Ministeinchen entladen und zum Aufladen in die frühe Morgensonne oder auf eine Bergkristallgruppe legen. Flint und Hornstein vertragen (trotz ihres Opalanteils) gut die Sonnenstrahlen.

# Fluorit

**Name:** wurde bereits 1529 von Agricola als »Fluores« bezeichnet; benannt 1797 von Napione, nach lat. *fluere*, »fließen«, wegen der Verwendung als Flussmittel bei der Erzverhüttung. Engl.: Fluorite, franz.: Fluorine.

**Synonyme:** Androdamant, Antozonit (Stinkspat), Apothekerspat, Blätterspat, Chemischer Spat, Chlorophan, Flusserde, Flusssaurer Kalk, Flussspat, Glasspat, Honigspat, Hüttenspat, Keramikspat, Kole, Linsenspat, Lithoslazuli, Murrastein, Murrhina, Ochsenauge, Pseudonocerin, Pyrophan, Pyrosmaragd, Ratofkit, Rhomboidal-Spat, Säurespat, Smaragdfluss, Wolfssalz und Würfelspat.

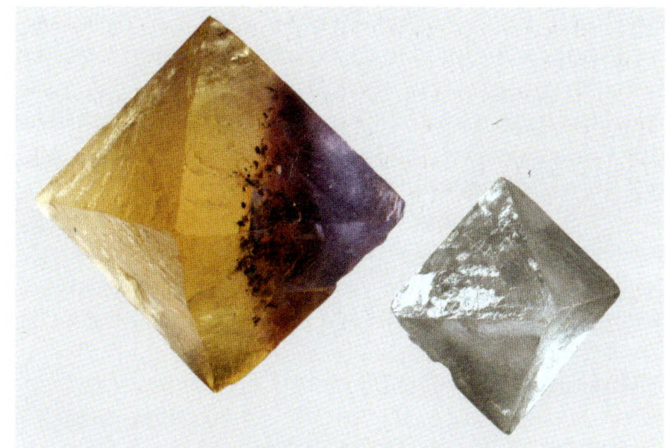

*Fluorit-Oktaeder-Kristall, China.*

**Mineralogie:** Fluorit entsteht primär-pneumatolytisch und -hydrothermal bei höheren Konzentrationen von Fluorwasserstoff in Magma als Gemengeteil von Plutoniten und in Drusen von Pegmatiten; sekundär in chemischen Sedimenten; metamorph.

**Mineralklasse:** Calciummineral der Fluorit-Kryolith-Gruppe und der III. Mineralklasse, der Halogenide; **Formel:** $CaF_2$ + (Ce,Cl)(Fe,Sr,Y). Für das seltene Rosa ist stets Vanadium verantwortlich. Die seltenen farbwechselnden Fluorite enthalten Cer und Yttrium.

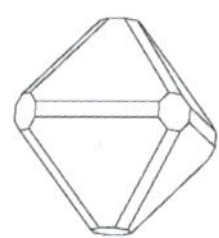

**Kristallsystem:** kubisch; **Erscheinungsbild:** bildet vor allem gute, würflige und hexakisoktaedrische oder dodekaedrische Kristalle, charakteristisch sind Zwillinge aus zwei Würfeln nach der Oktaederfläche, aber auch kompakte, körnige bis spätige, zonar ausgebildete Massen; **Mohshärte:** 4; **Dichte:** 3,18; **Spaltbarkeit:** vollkommen, spröde; **Transparenz:** durchsichtig, durchscheinend bis undurchsichtig; **Farbe:** farblos-durchsichtig, weiß, gelb, violett, grün, blau bis schwarz und regenbogenfarben, oft in mehreren Farben zonar gefärbt; **Glanz:** glasartig; **Flammenfärbung:** ziegelrot. Viele Fluorite fluoreszieren oder phosphoreszieren unter Infrarot oder UV-Licht; auch kann eine Thermolumineszenz beim Erhitzen auftreten.

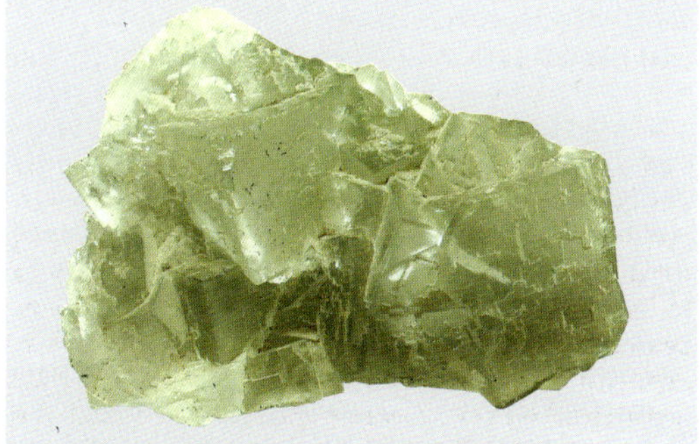

*Fluorit-Stufe, China.*

**Fluorit-Varietäten: Antozonit** (Honigspat, Stinkspat): ein dunkelvioletter bis schwarzer Fluorit, der beim Anschlagen einen stechenden Ozongeruch verbreitet, verursacht durch radioaktive Strahlung die im Kristallgitter $CaF_2$ in metallisches Calcium und Fluorgas aufspaltet.

**Cer-Fluorit:** ein Cerhaltiger Fluorit $(Ca,Ce)F_2$; Ochsenauge, die Bezeichnung für eine besondere Wachstumsform; **Rosafluorit:** oktaedrische, rosafarben. **Yttrocerit:** blau, rötlicher Fluorit, bei dem Spuren von Yttrium oder Cer anstelle des Calcium eingebaut sind. **Yttrofluorit:** grauer Fluorit mit teilweiser Ersetzung von Yttrium anstelle von Calcium. **Fluorit-Opal** oder **opalisierter Fluorit**, ein Gemenge von Fluorit (kubisch) mit Opal (amorph), opak bis durchscheinend, in vielen Farben vorkommend, häufig in violett, sekundäre Bildung. **Chalcedon-Fluorit,** ein Gemenge von Chalcedon und Fluorit.

**Vorkommen:** weltweit: Argentinien (Catamarca), Australien (Queensland), Bolivien (Chochabamba), Brasilien (Bahia), BRD, Bulgarien (Plovdiv Oblast), China (Henan, Hubei, Hunan, Zhejiang, mit 25% der Weltreserve), BRD, Großbritannien, GUS (Ural), Indien, Kirgistan (Chonashu), Madagaskar, Marokko, Mexiko (Chihuahua), Mongolei, Myanmar, Namibia, Norwegen, Spanien (Berbes), Sri Lanka, USA.

**Verwechslung:** Als Rohstein kann Fluorit mit Apatit, Halit und Calcit, geschliffen mit Amethyst, Kunzit, Morganit und Smaragd verwechselt werden. **Unterscheidung:** Härte, Dichte, mineralogisch, schwer schmelzbar.

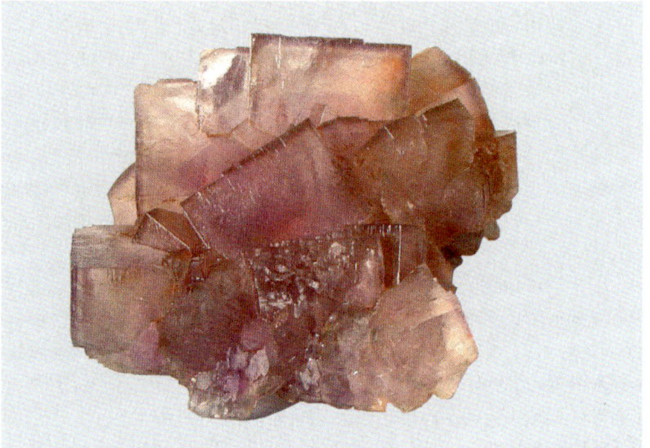

*Fluorit-Stufe, China.*

**Fälschungen:** Farbloser Fluorit wird oft zur Farberzeugung bestrahlt, zur Farbaufhellung hitzebehandelt oder zur Stabilisierung mit Kunstharz imprägniert. **Nachweis:** mineralogisch-gemmologisch.

**Im Handel** ist Fluorit als derbe Stufe (Regenbogenfluoride aus Argentinien und China), Kristallstufe, Einzelkristall (oft Oktaeder), Trommelstein, Scheibe, Bi-Scheibe (meist Regenbogenfluorid), Kette, Anhänger, Kugel, Pyramide, Obelisk, Cabochon und facettiert erhältlich.

**Wirkung der Ionen:** Calcium (Festigkeit, Flexibilität), Fluor (Knochen, Gelenke, Schleimhäute).

**Organwirkung:** Bindegewebe, Gelenke, Großhirnrinde, Haut, Knochen, Nervensystem, Zähne.

**Körperlich:** regeneriert und heilt Schleimhaut, Haut, Haare, Nägel, Zähne und das Bindegewebe; korrigiert Verhärtung wie auch Erschlaffung; unterstützt einen guten Tonus in der Körperhaltung sowie eine flexible Spannung (nach von Holst); mildert Asthma und Allergien, besonders wenn diese einen psychischen Hintergrund haben; bessert Entzündungen, vor allem der Gelenke, zum Beispiel Arthritis, Arthrose; stärkt das zentrale Nervensystem und die Großhirnrinde (nach Gienger); verbessert Gleichgewichtsstörungen und Schwindelgefühle (nach Pelz); unterstützt Flüssigkeitsausleitungen, entschlackt und entgiftet; entwickelt einen elastischen und kräftigen Körperbau; beugt Rachitis vor und wird gegen Osteoporose eingesetzt; regt den Stoffwechsel an (nach Novak); verbessert das Knochenwachstum nach Knochenbrüchen; besitzt gestaltbildend formende und abschließende Kräfte, aber auch auflösende, wodurch Verwachsungen vermieden werden können (nach Korse); **Fluorit-Opal:** lindert viele allergische Erscheinungen, insbesondere der Schleimhäute, sowie Hustenreiz; hilft bei vielen Hautbeschwerden, klärt und ernährt die Haut und strafft das Bindegewebe (nach von Holst), löst Lymphstau (nach Gienger).

**Seelisch: allgemein:** befreit den Geist von Konditionierungen; hilft mental Strukturen zu erfassen und Wissen zu organisieren; fördert Intuition; hilft sich von Überkommenem und Lebensfeindlichem zu lösen; **blau:** steigert das Auffassungsvermögen und die Intuition; macht wach, interessiert und präsent; hilft Zwangs- und Nützlichkeitsdenken, Empfindlichkeit, angstbesetzte Vorsicht und Humorlosigkeit zu überwinden (nach Kühni); **violett:** löst einengende Lebensmuster auf; erleichtert die Befreiung von Fremdeinflüssen, Abhängigkeiten und Süchten, indem überkommene Denk- und Verhaltensstrukturen zerstört werden; schafft geistige Freiräume für sinnvolle und allgemein förderliche Ordnungen, in welchen – trotz Freiwilligkeit – Verantwortung übernommen wird (nach Korse); stärkt die Konzentration; hilft beim Lernen große Mengen an Wissen aufzunehmen und mit Überblick zu verwalten; hilft Konzeptionen zu erfassen, sich nicht in Details zu verlieren und den Realitätsbezug zu bewahren (nach von Holst); erleichtert Neuanfänge im Leben (Regenbogen). **Fluorit-Opal:** hilft dogmatischen Menschen, weniger zu beurteilen und sich offener auf das Leben einzulassen, reduziert Anstrengung, Kontrollzwang und Härte; macht kreativ, wach und interessiert, verbessert das emotionale Gedächtnis (nach von Holst).

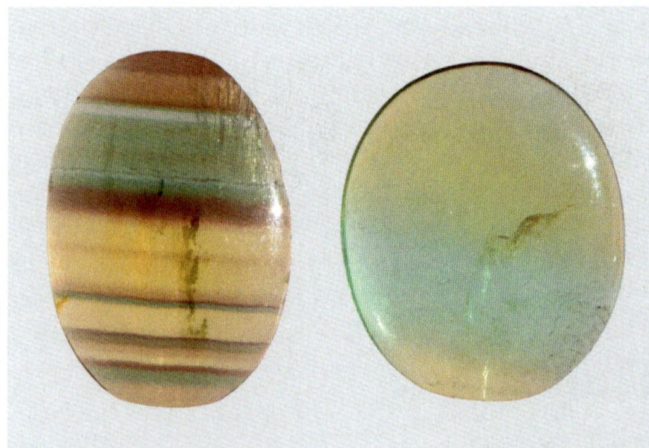

*Fluorit-Cabochons, Mexiko.*

**Anwendung:** Fluorit wird längere Zeit als Kette, gebohrter Trommelstein oder Anhänger direkt auf der Haut getragen; als Trommelstein in der Tasche mitgeführt; als Fluoritessenz eingenommen; als dekorativer Stein gut sichtbar am Arbeitsplatz zur kontemplativen Betrachtung aufgestellt. Oktaeder sind zu aggressiv, um am Körper getragen zu werden.

**In der klassischen Heilsteinliteratur** ist Fluorit nicht beschrieben. **Moderne Autoren:** Beeler, Bind-Klinger,

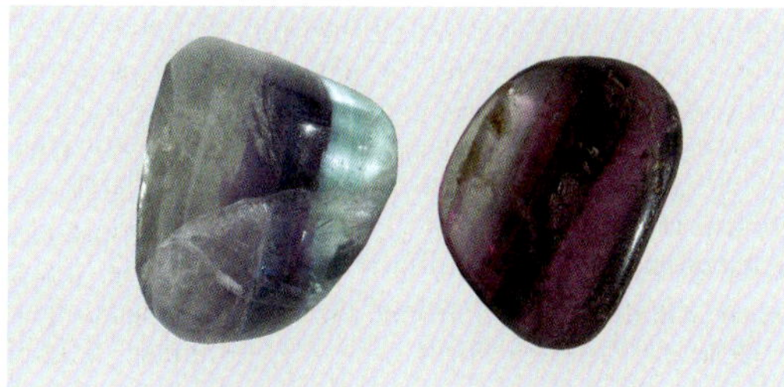

*Fluorit-Trommelsteine, China.*

Chocron, Cloos, Dow, Franzen, Gienger, Graf, Gurudas, Häge, Hall, Heider, Hofmann, Huber, Keyte, Korse, Kühni/von Holst, Labacher, Lorenzo, Melody, Miesella-Sellin, Musil, Paulin, Pelz, Peschek-Böhmer, Pöttinger, Raphaell, Richardson, von Rohr, Scharamon, Scharner, Schaufelberger-Landherr, Sienko, Sperling, Trendelkamp, Weltler.

Fluorit ist ein gut geprüfter Heilstein.

**Anthroposophische Verwendung:** als Dilution zur Konstitutionstherapie; insbesondere bei Kindern im Vorschulalter mit mangelnder Formkraft und Festigkeit der Gewebe, Zahnbildungsstörungen, Neigung zu Zahnschmelzdefekten, allgemeiner Bindegewebsschwäche, Skelettstrukturstörungen (in D8–D30).

**Homöopathische Verwendung:** **Calcium fluoratum:** bei Konzentrationsstörungen, chronischer Nasennebenhöhlenentzündung, Schilddrüsenüberfunktion, Krampfadern, Zahnschmelzdefekt, Magenschleimhautentzündung, Pankreasstörungen, Sonnendermatitis, brüchigen Nägel.

**Biochemisches Salz:** **Calcium fluoratum:** Schüsslersalz Nr. 1. Festigt den Zahnschmelz und Knochen, unterstützt die Osteoporosebehandlung, kräftigt Bänder und Sehnen.

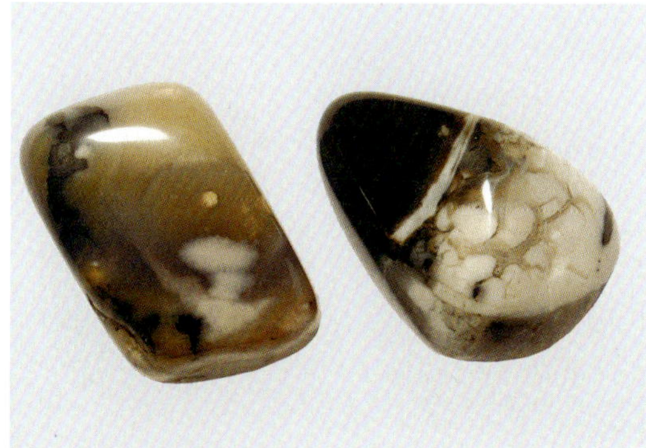

*Fluorit-Opal, USA.*

**Ergänzende Bachblüte:** Crab Apple, Elm (nach Novak).

**Astrologische Zuordnung:** Fische (violett; nach Melody), Wassermann (hellblau; nach Heider), Jupiter in Wassermann (nach von Holst). Er hat je nach Form und Farbe auch Saturn- und Uranus-Qualitäten.

**Tarot-Zuordnung:** Sechs der Schwerter.

**Chakra-Zuordnung:** Halschakra (blau; nach von Holst/Gienger), Solarplexus-Chakra (gelb), Herzchakra (grün, Regenbogen), Kehlkopfchakra (hellblau), Kronenchakra (violett, purpur; nach Novak).

**Feng-Shui-Zuordnung:** Ernährungszyklus Element Metall – Element Wasser. Aufzustellen, wo erstarrte Strukturen ins Fließen gebracht werden sollen. Oktaeder wirken sehr intensiv, daher nicht körpernah einsetzen. Kleinere Grüppchen hinter der Tastatur erleichtern die Computerarbeit.

**Pflege:** Fluorit einmal wöchentlich unter fließendem Wasser reinigen, mit Hämatit-Ministeinchen entladen und zum Aufladen in eine Amethystgruppe oder in die frühe Morgensonne legen.

**Wichtig:** Fluorit nicht zu lange in die Sonne legen, da ihm dabei seine Kraft entzogen wird.

# Fuchsit

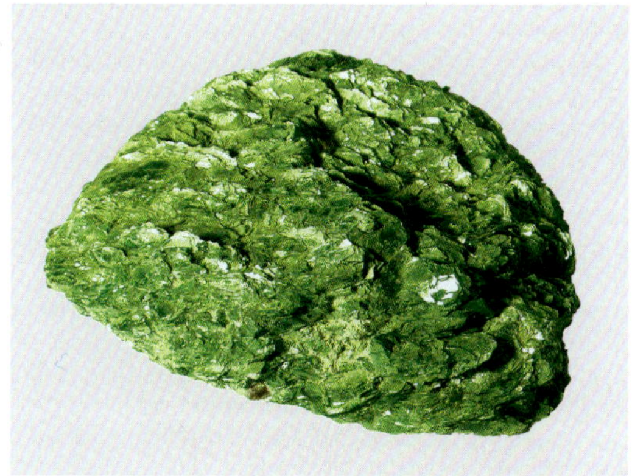

*Fuchsit-Rohstein.*

**Name:** benannt nach dem deutschen Mineralogen Johann von Fuchs (1774–1856). Engl. und franz. Fuchsite.

**Synonyme:** Chromglimmer, Chrom-Muskovit, Grüner Glimmer.

**Mineralogie:** Fuchsit entsteht liquidmagmatisch als Gemengeteil von Pegmatiten; pneumatolytisch durch Umwandlung anderer Silikat-Mineralien in Andesiten; metamorph in olivinhaltigen Gesteinen zu Glimmerschiefern, Quarziten und Serpentiniten.

**Mineralklasse:** eine Varietät des Muskovits, zählt zur Mineralgruppe der Glimmer und der Muskovit-Gruppe der VIII. Mineralklasse, der Schicht-Silikate; **Formel:** $K(Al,Cr)_2 [(OH,F)_2/AlSi_3O_{10}] + Na,Mg + Cr,Fe,Mn,Ti,V$; farbgebendes Metall ist das Chrom.

**Kristallsystem:** monoklin; **Erscheinungsbild:** bildet meist dichte, feinschuppige bis grobblättrige Massen; **Mohshärte:** 2–3; **Dichte:** 2,8–2,9; **Spaltbarkeit:** ausgezeichnet; **Transparenz:** durchsichtig bis undurchsichtig; **Farbe:** intensiv grün und stark glitzernd; **Glanz:** glasig; **Strichfarbe:** weiß.

**Varietät: Grüner Aventurin:** wird durch Fuchsitglimmer gefärbt; **Verdit:** eine Serpentin-Fuchsit-Verwachsung.

**Vorkommen:** Brasilien, GUS (Ural), Indien, Österreich (Schwarzenstein), Schweiz (Lengenbach), Simbabwe.

**Verwechslung:** kann mit anderen Glimmern wie Biotit, Lepidolith und Muskovit verwechselt werden.

**Fälschungen:** keine bekannt.

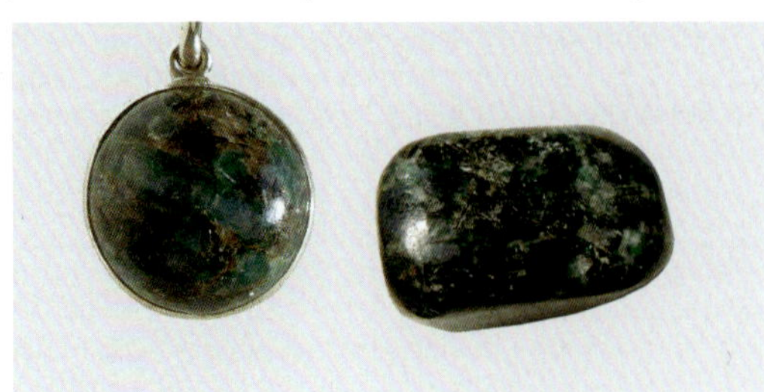

*Fuchsit-Anhänger.*

**Im Handel** ist Fuchsit meist als Rohstein, oft als prächtige große Stufe und als Trommelstein erhältlich.

**Wirkung der Ionen:** Aluminium (Nüchternheit, Achtsamkeit), Chrom (Druckentlastung, Ideenreichtum), Kalium (Zufriedenheit, Selbstwertgefühl).

**Organwirkung:** Nerven, Herz, Niere.

**Körperlich:** hilft bei Schuppenflechte, juckenden oder schuppenden Hautkrankheiten, bei vielen allergischen Erscheinungen; steigert die Abwehrkräfte des Immunsystems; fördert die Entgiftung; wirkt stark reizlindernd und entzündungshemmend bei Sinusitis; kann vorbeugend, aber auch nach einem Sonnenbad oder Sonnenstich zur besseren Verträglichkeit eingesetzt werden; reduziert Strahlenbelastungen erheblich; wirkt entgiftend und entsäuernd auf den Stoffwechsel (nach Gienger); beruhigt überreizte Nerven, wenn das Vegetative, Rhythmische im Organismus aus dem Takt gekommen ist (nach von Holst); wirkt wohltuend auf das Herz und regt die Nieren an. **Verdit:** fördert Entschlackung und Ausscheidung; entsäuert; löst chronisch verspannte Muskelatur.

**Seelisch:** hält geistig beweglich, bringt neue Ideen und hilft mit diesen vertraut zu werden; ermöglicht die Dinge von einer anderen Warte aus und mit etwas Abstand zu betrachten; erleichtert das Fällen von Entscheidungen, zumal er auch die eigene Motivation klärt; hilft als Schutzstein, sich abzugrenzen, ohne »zuzumachen« oder sich ganz zurückzuziehen; macht kompromissbereit und nachgiebig im positiven Sinn; hilft Stress, Druck und hohe Anforderungen zu ertragen, ohne daran zu zerbrechen (nach Gienger); viele Belastungen lässt er einfach ableiten. **Verdit:** gelassene, wertungsfreie Beobachtung; hilft sich schneller zu arrangieren; fördert Selbständigkeit und Eigenverantwortung.

**Anwendung:** Fuchsit wird als Rohstein und Trommelstein direkt auf die Haut gelegt; bei strahlenbelasteter Haut als Wasser aufgesprüht und kann zum Beispiel durch Einlegen mit Aloe Vera kombiniert werden.

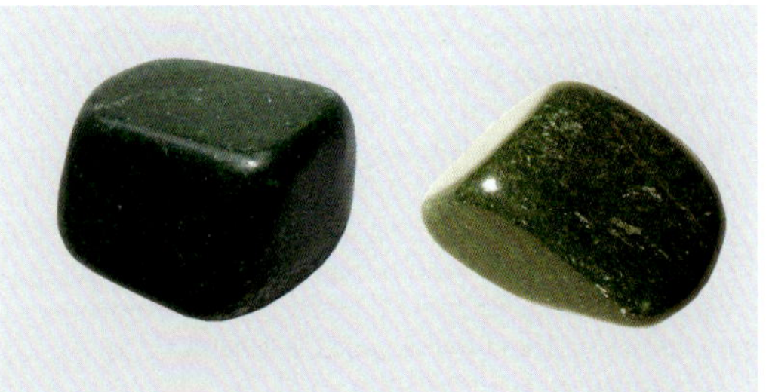

*Verdit, ein Fuchsit-Serpentin-Tongestein, Trommelsteine.*

**In der klassischen Heilsteinliteratur** ist Fuchsit nicht beschrieben. **Moderne Autoren:** Gienger, Heider, Kühni/von Holst, Melody, Paulin, Sienko.

Fuchsit ist immer noch ein selten verwendeter Heilstein, auch wenn er inzwischen leichter erhältlich ist.

**Chakra-Zuordnung:** Herzchakra.

**Astrologische Zuordnung:** Wassermann (nach Melody), Mond in Wassermann (nach von Holst).

**Feng-Shui-Zuordnung:** Ernährungszyklus Element Wasser – Element Holz, Ba-Gua-Bereich Familie.

**Pflege:** Fuchsit einmal wöchentlich unter fließendem Wasser reinigen, mit Hämatit-Ministeinchen entladen und zum Aufladen auf eine Bergkristallgruppe oder in die Morgensonne legen. Fuchsit verträgt eine lange und intensive Sonnenbestrahlung.

# Fulgurit

siehe Naturgläser

# Gabbro

siehe Basalt

# Gagat (Jett)

**Name:** benannt nach dem Fluss Gages in Kleinasien. Engl.: Jet.

**Synonyme:** Jett, Schwarzer Amber, Schwarzer Bernstein.

**Mineralogie:** Gagat entsteht sekundär bei der Inkohlung von Holz in Sumpfgebieten des Trias, und zwar wenn die dabei entstehende Braunkohle mit Bitumen durchsetzt wird.

**Mineralklasse:** gehört als organisches Produkt keiner Mineralklasse an und zählt zu den Kohlegesteinen.

**Kristallsystem:** amorph; **Erscheinungsbild:** bildet derbe, kompakte bis spröde Massen, mit holzkohleartiger Struktur bei Rohstücken; **Mohshärte:** 2,5–4; **Dichte:** 1,3–1,38; **Spaltbarkeit:** keine; **Bruch;** muschelig; **Transparenz:** undurchsichtig; **Farbe:** schwarz; **Glanz:** fettig, samtartig, wachsartig oder harzig; **Strichfarbe:** schwarz.

**Eigenschaft:** lädt sich durch Reiben elektrostatisch auf.

**Vorkommen:** Dominikanische Republik, Frankreich, Großbritannien (Yorkshire), GUS, Rumänien.

**Verwechslung:** kann mit anderen Kohlegesteinen verwechselt werden, wie Shungit, Kännelkohle oder Anthrazit; **Unterscheidung:** mineralogisch-gemmologisch; Verwechslungen mit Flint, Obsidian, Onyx und Schörl sind wegen der niedrigen Dichte des Gagats eigentlich nicht möglich. Der seltene Shungit aus Karelien weist einen muscheligen Bruch und Glasglanz auf.

**Fälschungen:** Gagat wird oft durch Kunststoff- und Hartgummi-Imitate gefälscht.

**Im Handel** ist Gagat als Rohstein, Trommelstein und Cabochon erhältlich.

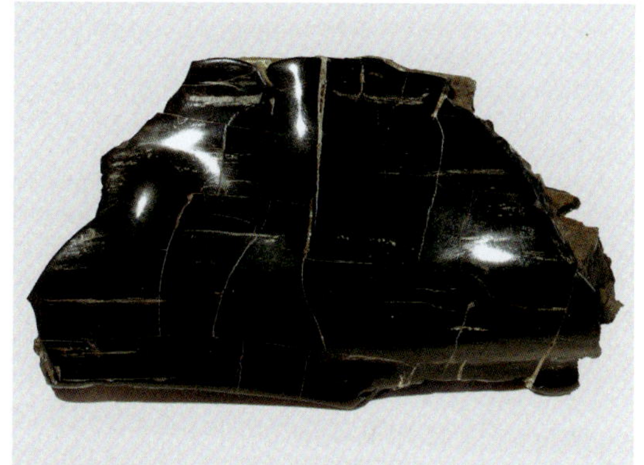

*Gagat-Rohstein.*

**Organwirkung:** Magen, Mundraum.

**Körperlich:** lindert entzündliches Zahnfleisch, lindert Mundgeruch und unterstützt die Lösung von Kieferverspannungen und Zähneknirschen; erleichtert ähnlich Bernstein das Zahnen; hilft bei wiederaufkommenden Ekzemen, auch bei Pilzbefall (nach Korse); ist allgemein reizmindernd; wohltuend bei Durchfall und Darmbeschwerden; schmerzmildernd bei Kopf,- und Magenschmerzen; leicht fiebersenkend; wirkt entzündungshemmend bei Arthritis; gibt körperliche Beweglichkeit und Leichtigkeit, absorbiert Spannungen, verbessert Gelenke und Rückgratbewegungen (nach Gienger); lindert Katarrh und hilft bei Bronchialasthma (nach Pelz).

**Seelisch:** heilt sanft Depressionen, Kummer, Trauer, manisch-depressive Psychosen und setzt innerlichem Absterben ein Ende (nach Korse); erweist sich als eine gute Unterstützung bei der Trauerarbeit (nach Gienger), hilft über Verluste hinwegzukommen; gegen Melancholie, Stimmungsschwankungen, instabile psychische Zustände, da er die Selbstwahrnehmung verbessert, Negativität absorbiert und Leichtigkeit gibt; bringt eine ausgeglichene Innerlichkeit, so dass man sich zuversichtlich der Welt wieder zuwenden möchte (nach von Holst); stärkt Charakter durch Einsicht und Standfestigkeit und hilft, wenn nur gejammert, aber nichts getan wird (nach Gienger).

**Anwendung:** Gagat wird als Anhänger längere Zeit oder als Trommelstein in der Hosentasche getragen.

**In der klassischen Heilsteinliteratur** ist Gagat bei Plinius beschrieben. **Moderne Autoren:** Cloose, Gienger, Gurudas, Heider, Keyte, Korse, Kühni/von Holst, Markham, Melody, Musil, Pelz, Pöttinger, Schaufelberger-Landherr, Sperling, Weltler.

Gagat ist ein gut geprüfter Heilstein.

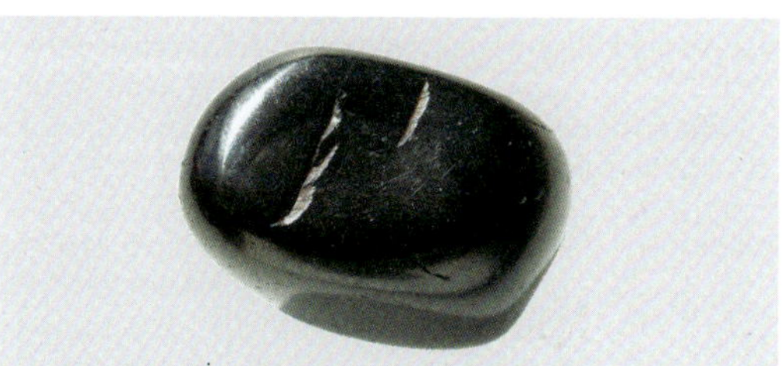

*Gagat-Trommelstein.*

**Ergänzende Bachblüte:** Gorse.

**Astrologische Zuordnung:** Steinbock (nach Melody), Saturn in der Waage (nach von Holst).

**Chakra-Zuordnung:** Basischakra.

**Feng-Shui-Zuordnung:** Element Wasser.

**Magischer Ersatzstein:** Obsidian.

**Pflege:** Gagat einmal wöchentlich unter fließendem Wasser reinigen, mit Hämatit-Ministeinchen entladen und zum Aufladen in die Morgensonne legen. Starke Sonnenbestrahlung stört die Wirkung des Gagats.

# Galaxyit

siehe Labradorit

# Galenit

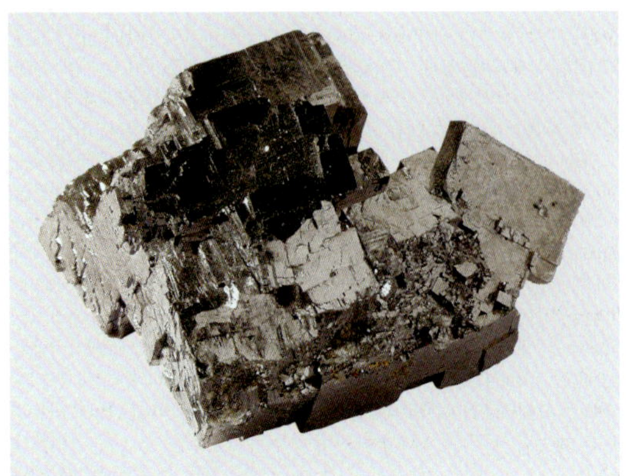

*Galenit-Stufe.*

**Name:** benannt von Franz von Kobell 1853, nach lat. *galena*, »Bleierz«. Engl.: Galena, franz.: Galenite.

**Synonyme:** Blaubleierz, Bleiglanz, Bleischleif, Boleslavit, Johnstonit, Knotenerz, Kokardenerz, Liga, Plumbago, Quirogit, Ringelerz, Röhrenerz, Schwefelblei, Stengelerz und Würfelerz.

**Mineralogie:** Galenit entsteht primär-pegmatitisch, -magmatisch-pneumatolytisch in Sulfid-Lagerstätten, häufiger hydrothermal in Erzgängen; sedimentär in marinen Ablagerungen; metamorph in überprägten Erzkörpern und metasomatisch in Lagerstätten in Karbonaten.

**Mineralklasse:** silberhaltiges Mineral der Galenit-Reihe der II. Mineralklasse, der Sulfide; **Formel:** PbS + Ag,As,Bi,Cu, Fe,Sb,Se,Te,Zn.

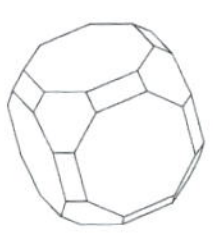

**Kristallsystem:** kubisch; **Erscheinungsbild:** bildet Kristalle in allen kubischen Formen, vor allem Würfel, Oktaeder und Rhombendodekaeder oder Kubooktaeder; häufig mit verzerrtem Habitus, gekrümmten Flächen und gerundeten Ecken und Kanten, auch Kristallskelette sowie derbe, dichte, massige, fibröse, dendritische, seltener traubig-nierige oder grob- bis feinkörnige Aggregate; **Mohshärte:** 2–2,5; **Dichte:** 7,2–7,6; **Spaltbarkeit:** ausgezeichnet; **Bruch:** halbmuschelig; **Transparenz:** undurchsichtig; **Farbe:** bleigrau, gelegentlich angelaufen; **Glanz:** metallic; **Strichfarbe:** grauschwarz.

**Vorkommen:** Australien (Broken Hill), BRD (Bad Grund/Harz, Maubach/Eifel), Grönland (Ivigtut), GUS (Acisaj), Kroatien, Österreich (Bleiberg/Kärnten), Polen (Gorny Slask), Serbien (Trepca), Spanien (Linares), Tschechien (Pribram), USA.

**Verwechslung:** kann mit derbem Antimonit, Sphalerit oder Ullmannit verwechselt werden. **Unterscheidung:** Härte, Dichte, mineralogisch-gemmologisch.

**Fälschungen:** sind nicht bekannt.

**Im Handel** ist Galenit als derber Rohstein, Kristall, prächtige Sammlerstufe, Ei und Kugel erhältlich.

**Wirkung der Ionen:** Blei (Blockadenlösung, bei Aussichtslosigkeit, Vergiftungen), Silber (Kühlung).

**Organwirkung:** Großhirn, Haut, Lunge, Milz, Nervensystem, Schilddrüse.

**Körperlich:** regt die Ausscheidung von Schwermetall, insbesondere von Blei an; Schilddrüsen und Lungen werden gestärkt; regt das parasympathische Nervensystem an; wirkt kräftigend auf Lunge und Schilddrüse und unterstützt die Behandlung von Blutvergiftungen (nach Gurudas); wirkt absterbenden, sklerotischen und austrocknenden Prozessen entgegen; hemmt Entzündungen; verbessert die Aufnahme von Selen und Zink in den Körper; verbessert die venöse Durchblutung; hilft bei Unbeweglichkeit.

**Seelisch:** verbessert Gestaltungskraft, Selbstkontrolle, Körperbeherrschung und Pflichtbewusstsein; lindert Existenzängste; hilft bei Druckgefühlen und schweren Belastungen; lindert das Gefühl der Aussichtslosigkeit und Schwere; hilft Leere zu ertragen; vermittelt ruhigen Ernst, hilft jedoch über Melancholie, Nostalgie und Grübelei hinauszuwachsen; wirkt ernüchternd bei Wahnvorstellungen (nach Gienger).

**Anwendung:** Galenit wird als Kristall oder Kristallstufe direkt auf die Haut gelegt; als Trommelstein in der Tasche mitgeführt; als Kugel oder Kristallstufe zur Meditation oder kontemplativen Betrachtung aufgestellt.

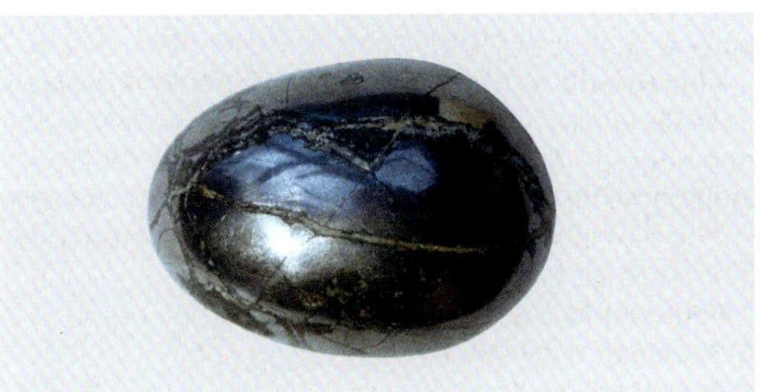

*Galenit-Ei.*

**In der klassischen Heilsteinliteratur** ist Galenit von Plinius beschrieben. **Moderne Autoren:** Gienger, Gurudas, Keyte, Kühni/von Holst, Maier, Melody, Paulin, Richardson.

Galenit ist ein wenig verwendeter Heilstein.

**Anthroposophische Verwendung:** als Ampullen zur subkutanen Injektion in D10–D20.

**Astrologische Zuordnung:** Steinbock (nach Melody), Saturn in Steinbock (nach von Holst), Saturn im vierten Quadrant (nach Maier).

**Feng-Shui-Zuordnung:** Element Metall. Eine sinnvolle Verwendung im Feng-Shui-Bereich muss allerdings erst noch gefunden werden.

**Pflege:** Galenit einmal wöchentlich unter fließendem Wasser reinigen, mit Hämatit-Ministeinchen entladen und zum Aufladen auf eine Bergkristallgruppe oder in die Morgensonne legen.

# Gaspeit und Zitronenchrysopras

**Name:** benannt von Kohls 1966, nach dem Fundort auf der Gaspe-Halbinsel. Engl.: Gaspeit.

**Synonyme:** Zitronenchrysopras: Nickelmagnesit.
Gaspeit nicht bekannt.

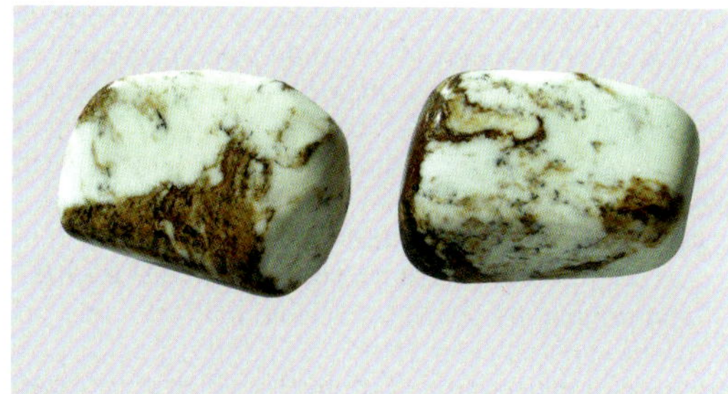

*Zitronenchrysopras-Trommelsteine.*

**Mineralogie:** Gaspeit entsteht sekundär bei der Verwitterung von nickel- und magnesiumhaltigen Gesteinen. Zitronenchrysopras bezeichnet etwas irreführend ein Gemenge von Gaspeit und Magnesit mit farblosem Chalcedon.

**Mineralklasse:** Mineral der Calcit-Gruppe und der V. Mineralklasse, der Karbonate; **Formel:** $(Ni,Mg,Fe)CO_3$; Gaspeit bildet eine Mischkristallreihe mit Magnesit ($MgCO_3$); so lange der Nickelgehalt größer ist als der Magnesiumgehalt, wird das Mineral Gaspeit genannt. »Zitronenchrysopras« enthält zusätzlich $SiO_2$.

**Kristallsystem:** trigonal; **Escheinungsbild:** bildet keine Kristalle, sondern feinkörnig-dichte Massen oder nierige und kugelige Aggregate; **Mohshärte:** 4,5–5; **Dichte:** 3,7; **Spaltbarkeit:** gut; **Bruch:** uneben; **Transparenz:** undurchsichtig; **Farbe:** gelbgrün und blass- bis dunkelgrün; **Glanz:** matt oder glasglänzend.

**Vorkommen:** Australien (Kalgoorlie), BRD (Vogelsberg), Griechenland (Lavrion), Kanada, Ungarn, USA.

**Verwechslung:** kann mit Chrysopras und Serpentin verwechselt werden; **Unterscheidung:** Härte, Dichte, mineralogisch-gemmologisch.

**Fälschungen:** sind nicht bekannt.

**Im Handel** ist Gaspeit selten als derber Rohstein, meist nur als Bestandteil des Zitronenchrysopras als Rohstein, Trommelstein, Bi-Scheibe, Kugelkette und Massagegriffel, selten als derbe Anhäufung rein erhältlich. Der meiste Zitronenchrysopras entspricht vom Gaspeit-Magnesit-Verhältnis eher »Zitronen-Magnesit«. Dies ist bezüglich der Wirkungen zu berücksichtigen.

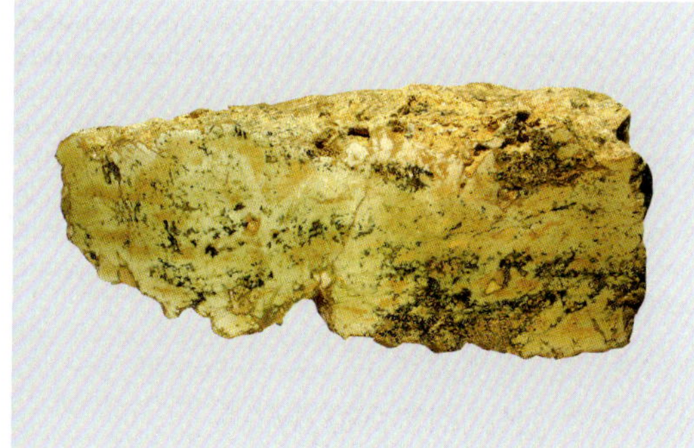

*Gaspeit-Rohstein.*

**Organwirkung:** vegetatives Nervensystem.

**Körperlich:** **Gaspeit:** hilft das Nervenkostüm zu sanieren; wirkt kräftigend, entspannend; entsäuert das Gewebe; forciert die Entgiftung und Reinigung des Gewebes (nach von Holst); bringt Erholung nach langen Krankheitsphasen, hilft bei Muskelkater (Gienger). **Zitronenchrysopras:** hilfreich bei Übersäuerung und Entschlackung des Bindegewebes bei Entgiftungskuren; bei Muskelkater und Folgen von Überbeanspruchung; erfrischend bei Müdigkeit; reinigt und entlastet das Herz (nach Gienger).

**Seelisch:** **Gaspeit:** lehrt ohne Übermut sich auf positive Weise zu vergnügen; hilft Lethargie, Muffeligkeit und Resignation in Offenheit und gelassenen Optimismus zu verwandeln (nach von Holst); lässt Erschöpfung, Trauer, Mutlosigkeit und Einsamkeit überwinden, macht gewitzt, fördert Selbstkritik, hilft eigene und fremde Spielchen zu durchschauen (nach Gienger); verstärkt Reinlichkeit und fördert Gesundheitsbewusstsein (nach von Holst). **Zitronenchrysopras:** entstresst und entspannt; hilft das Leben ein wenig leichter zu nehmen; lässt positives Vergnügen und Abwechslung genießen; hilft Einsamkeit und Hemmungen überwinden (nach Gienger).

**Anwendung:** **Gaspeit** wird als Rohstein mittels einer Unterlage direkt auf den Körper gelegt; **Zitronenchrysopras** als Bi-Scheibe getragen; als Trommelstein in der Hosentasche mitgeführt; als Griffel zur Massage benutzt; als Rohstein zur Meditation aufgestellt.

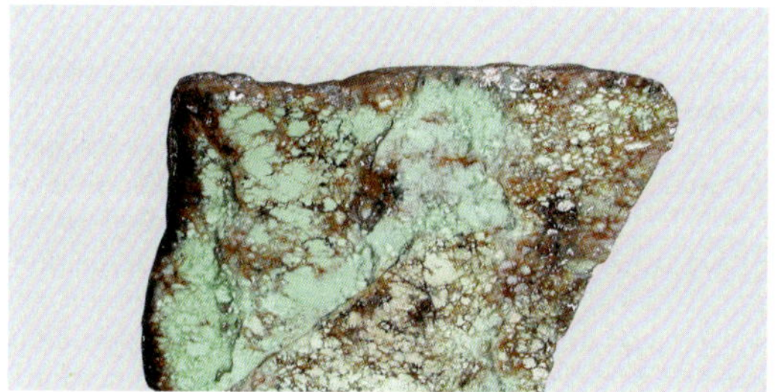

*Gaspeit-Rohstein.*

**In der klassischen Heilsteinliteratur** ist Gaspeit nicht beschrieben. **Moderne Autoren:** Gienger, Kühni/von Holst, Sperling.

Reiner Gaspeit ist ein selten verwendeter, Zitronenchrysopras ein häufiger verwendeter Heilstein.

**Astrologische Zuordnung:** Venus in Jungfrau (nach von Holst).

**Feng-Shui-Zuordnung:** mäßigt das Element Holz.

**Chakra-Zuordnung:** Herzchakra.

**Pflege:** Gaspeit einmal wöchentlich unter fließendem Wasser reinigen, mit Hämatit-Ministeinchen entladen und zum Aufladen auf eine Bergkristallgruppe oder in die Morgensonne legen.

# Gips

**Name:** historische Bezeichnung mit unklarer Bedeutung, von griech. *gypos*, lat. *gypsum*, von Theophrastus 315 v. Chr. belegt. Engl.: Gypsum und franz. Gypse.

**Synonyme:** Alabaster, Alabaster-Linse, Atlasspat, Frauenes, Gipserde, Gipsguhr, Gipsspat, Gipsstein, Glitzerspat, Marienglas, Satinspat, Specularit, Seidenspat, Selenit, Spiegelstein und Satinspat.

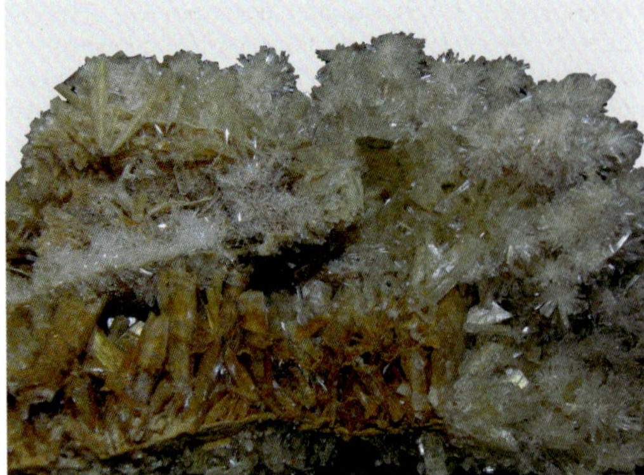

*Ausschnitt einer vielfältig geschichteten Selenit-Stufe.*

**Mineralogie:** Gips entsteht sekundär durch Eindampfen von Salzseen (metamorph in Italien) oder Binnenmeeren (Perm und Trias in Deutschland), und es bilden sich feinkörnige Gesteinsmassen häufig durch Wasseraufnahme von Anhydrit; auch in der Oxidationszone kalkhaltiger Gesteine, wenn durch Verwitterung Schwefelsäure freigesetzt wird, die sich mit dem Calcium verbindet und an vulkanischen Gasaustritten.

**Mineralklasse:** wasserhaltiges Calciummineral der Anhydrit-Gips-Gruppe und der VI. Mineralklasse, der Sulfate. **Formel:** $CaSO_4 \times 2H_2O$.

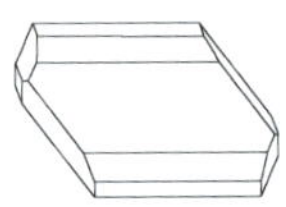

**Kristallsystem:** monoklin; **Erscheinungsbild:** kann metergroße, prismatoische (Selenit), tafelige (Marienglas), säulige, nadelige oder schlangenförmig gewundene Kristalle bilden. Gips kommt auch in körnigen, derben, dichten (Alabaster), erdigen (Gipserde), schuppigen blättrigen, rosettenartigen (Gipsrose), faserigen (Fasergips), linsenförmige (Alabaster-Linsen) und strahligen (Selenit-Nadeln) Aggregaten vor, oder als Ausblühung; **Mohshärte:** 1,5–2; **Dichte:** 2,3–2,33; **Spaltbarkeit:** ausgezeichnet; **Bruch:** muschelig bis faserig; **Transparenz:** als Kristalle durchsichtig, als dichte Aggregate durchscheinend bis undurchsichtig; **Farbe:** wasserklar bis weiß, grau, rötlich oder bräunlich; **Glanz:** glasartig; **Strichfarbe:** weiß; **löslich:** nicht löslich in Säuren.

**Varietäten:** **Alabaster** (durchscheinend), **Engelberger Alabaster-Linse** (grau bis apricot, Leonberg bei Stuttgart), **Angelit** (hellblau), **Fasergips** (faserig), **Marienglas** (scheibenförmig, glasklar) und **Selenit** (weiß, durchscheinend) und **Sandrose** hellbraune Gips-Sand-Kristallisationen.

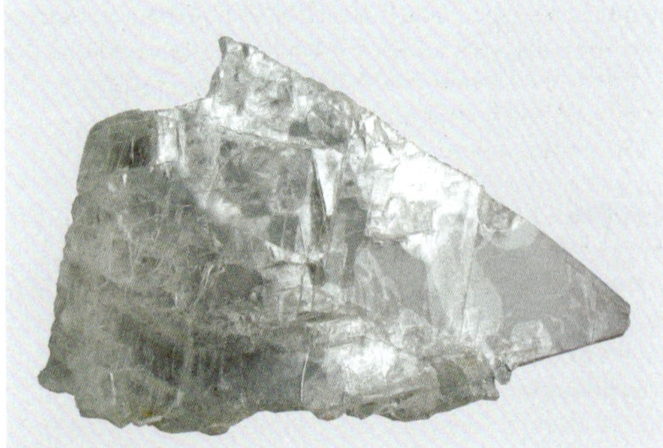

*Marienglas.*

**Vorkommen:** Algerien, BRD (Braunschweig, Mainz, Wiesloch), Frankreich (Meudon/Île de France), Italien (Sizilien), Marokko, Mexiko (Sonorawüste), Österreich (Hall/Tirol), Polen, Tschechien (Banska Stiavnica).

**Verwechslung:** kann mit Anhydrit, Brucit, Calcit, Kaolinit und Kryolith; Alabaster mit Marmor verwechselt werden.

**Fälschungen:** Für Fasergips, Selenit und Marienglas als Rohsteine gibt es keine Fälschungen, Alabaster wird jedoch manchmal gefärbt. Sandrosen erhalten durch Erhitzung weiß abgesetzte Ränder.

**Im Handel** sind Alabaster, Gips und Fasergips als derber Rohstein, Gips als kristalline Gruppe; Alabaster und Selenit als Trommelstein, geschliffen als Kugel, Ei oder Obelisk erhältlich. Meist weißer, aber auch apricotfarbener Fasergips ist von innen beleuchtet als Selenitleuchte erhältlich. Weiter sind Gips-Sonderformen wie klares tafeliges Marienglas, rosettige Sandrosen oder säuliges Selenit auf Börsen erhältlich, selten dagegen Engelberger Alabaster-Linsen.

**Wirkung der Ionen:** Calcium (Stabilität, Flexibilität, Entwicklung).

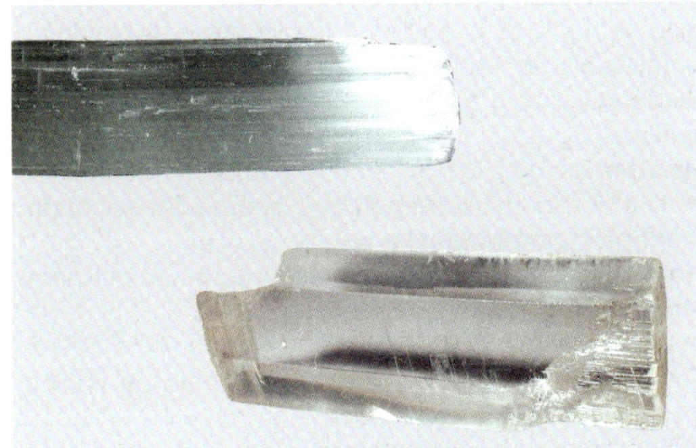

*Selenit-Kristalle.*

**Organwirkung:** Bindegewebe.

**Körperlich:** **allgemein:** beschert tiefen und erholsamen Schlaf; verbessert das Körpergefühl; erneuert, festigt und verbessert die Elastizität des Gewebes, der Muskulatur und der Knochen, verjüngt Prostata, Hoden und Gebärmutter (nach Gurudas); beruhigt die Nerven bei Stress; wirkt schmerzlindernd und entkrampfend; festigt das Gewebe, kann auf Dauer die Muskulatur verhärten (nach Gienger); kann hormonelle Schwankungen lindern. **Sandrosen** entkrampfen und nehmen den Schmerz bei schmerzhaften chronischen Verspannungen, zum Beispiel des Rückens (nach von Holst). Aufgrund der mittelfristig muskelschwächenden Wirkung sollten Brüche geschient und nicht in Gips gelegt werden. **Selenit:** hilft bei feinmotorischen Störungen; bei Störungen der Hand-Auge-Koordination; stimuliert das Bewegungszentrum im Gehirn, aktiviert das Kleinhirn; verbessert die Beweglichkeit der Gelenke, besonders im Schulter-Arm-Bereich (nach Pelz).

**Seelisch:** **allgemein:** vermittelt übersensiblen Menschen Stabilität (nach Gienger); lindert Angst vor Sexualität besonders bei Männern, hilft Spannungen loszulassen (nach Gurudas). **Alabaster:** lenkt die Aufmerksamkeit auf die eigene Innenwelt, wodurch Eindrücke der Außenwelt deutlich abgedämpft werden und es gelingt, sich ganz auf

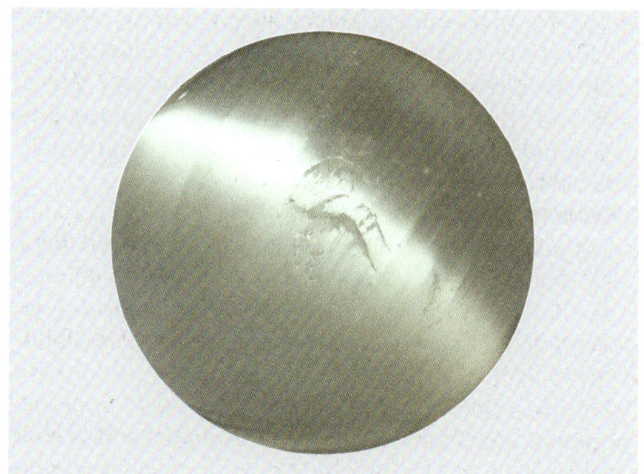

*Selenit-Kugel.*

wesentliche Aufgaben zu besinnen; macht zufrieden, entspannt und heiter, auf Stress reagiert man mit Gelassenheit. Die Notwendigkeit, effizient mit Lebensenergie umgehen zu müssen, führt zur Konfrontation mit alten Denk- und Verhaltensmustern, die aufgearbeitet werden können (nach von Holst); dämpft die Einflüsse der Umwelt, so dass man sich mit den eigenen Themen auseinandersetzen kann; senkt die Kontaktbereitschaft; gibt das Gefühl in Watte gepackt zu sein; hilft sich Zeit für sich selbst und seine Anliegen zu nehmen, sich Ruhe zu gönnen; intensiviert das Traumerleben (nach Forschungsprojekt SHK). **Selenit:** hilft schnell, wenn Energie im Kopf gestaut ist, wenn man »nicht mehr runter kommt« (nach von Holst) und bei starkem Stress; gegen Hyperaktivität, Reizüberflutung und hysterische Erscheinungen (nach Gienger); bringt unbeherrschte Gefühlsausbrüche und Launen unter ruhige Kontrolle, hilft die Identifikation und Abhängigkeit von Emotionen zu lösen und sich dem spirituellen Fühlen zu öffnen; erhöht die Frequenz der Materie und setzt die Frequenz des Lichtes her-ab, um eine dauerhafte Verbindung zum höheren Selbst zu ermöglichen und schafft so dem geklärten Geist ein behagliches Zuhause im Leib; kann zur Gedankenübertragung, Astralprojektion und zur Sterbebegleitung verwendet werden (nach Raphaell). **Marienglas:** bringt Ernüchterung, Neutralität, Schutz durch Unbeeinflussbarkeit; vermittelt eine feine Empfindung von Reinheit und Unschuld; vermittelt einen Zugang zum Inneren Kind und zu kindlicher Religiosität (nach von Holst). **Wüstenrose** (Sandrose): fördert die spielerische Kreativität; hilft seinen persönlichen Ausdruck zu finden; verbessert die Anpassungsfähigkeit im Sozialen; gibt sensiblen Menschen Halt und Sicherheit; lässt heftige Gefühle und Überempfindlichkeit austrocknen (nach Trendelkamp).

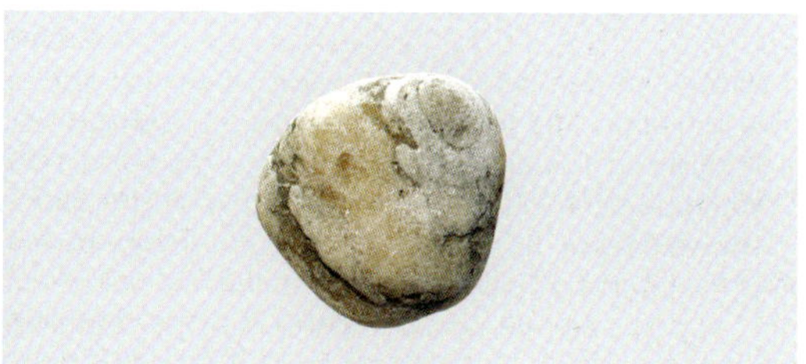

*Engelberger Alabaster-Linse.*

**Energetisch:** hemmt energetische Prozesse. Schutzstein gegen Erd- und Wasserstrahlungen.

**Anwendung:** Gips und Alabaster-Linsen werden als Trommelstein direkt auf den Körper gelegt; Alabaster und Selenit werden als Trommelstein getragen; Marienglas wird als große Platte, Sandrosen und Selenit-Stäbe als Rohstein auf den Schreibtisch gestellt; Selenit-Leuchten wirken elegant und dekorativ im Raum.

**In der klassischen Heilsteinliteratur** ist Gips, auch in seinen Sonderformen, nicht beschrieben. **Moderne Autoren:** Dow, Gienger, Gurudas, Hall, Heider, Kühni/von Holst, Melody, Paulin, Pelz, Raphaell (Selenit), Peschek-Böhmer, Sienko Trendelkamp. Alabasterlinsen aus Engelberg bei Leonberg wurden 1999 vom Forschungsprojekt SHK untersucht. Gips ist ein gut geprüfter Heilstein.

**Homöopathische Verwendung:** **Calcium sulfuricum** in D2–D12: bei Mittelohrvereiterung, Mandelabszessen, Empyem, Lungentuberkulose, eitrigen Hautausschlägen, Milchschorf, krustigen Ekzemen, Lupus vulgaris.

**Biochemische Verwendung nach Schüssler:** **Calcium sulfuricum,** Schüsslersalz Nr. 12. Beeinflusst die Bildung von Binde- und Stützgewebe, wirkt entzündungs-hemmend, wirkt reinigend auf die Haut.

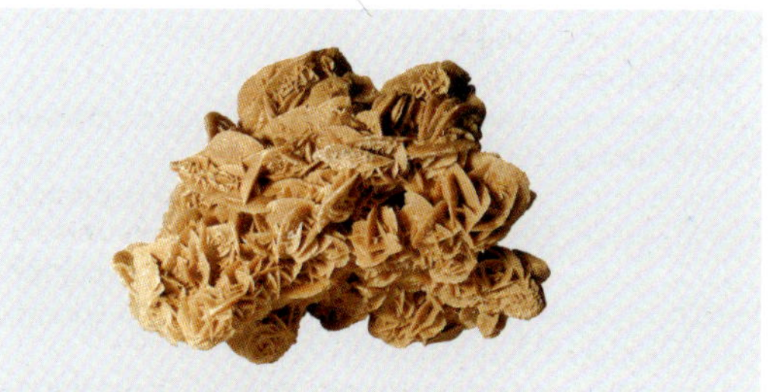

*Wüstenrose (Sandrose).*

**Anthroposophische Verwendung:** **Glacies Mariae** als Ampulle in D6 und Trituration in D3–D10.

**Astrologische Zuordnung:** Widder (nach Melody); **Marienglas:** Mond in Wassermann (nach von Holst); **Alabaster:** Saturn-Mond-Aspekte (nach von Holst); **Selenit:** Uranus-Mond-Aspekte (nach von Holst).

**Feng-Shui-Zuordnung:** Fasergips und Selenit werden zuweilen als Schutz vor Wasseradern und Erdstrahlen verwendet. Selenit-Leuchten helfen nach kopflastiger Arbeit loszulassen und abzuschalten.

**Chakra-Zuordnung:** Basischakra (rot), Herzchakra (grün). Marienglas: Halschakra (nach von Holst/Gienger).

**Pflege:** Gips einmal wöchentlich über Nacht im Eisfach kältereinigen, mit Hämatit-Ministeinchen entladen und zum Aufladen über Nacht in Vollmondlicht oder nur kurz in die Morgensonne legen.

**Hinweis:** Über 1 m große Gipskristalle kommen in Chile (Braden) und Mexiko (Naica) vor. In Mexiko (Naica) finden sich in 120 bis 760 m Tiefe 10 000 m2 Selenitkristalle, darunter Einzelkristalle mit 14 m Länge und 1 m Stärke, die vor 350 000 Jahren entstanden.

# Girasol-Quarz (Nebel-Quarz)

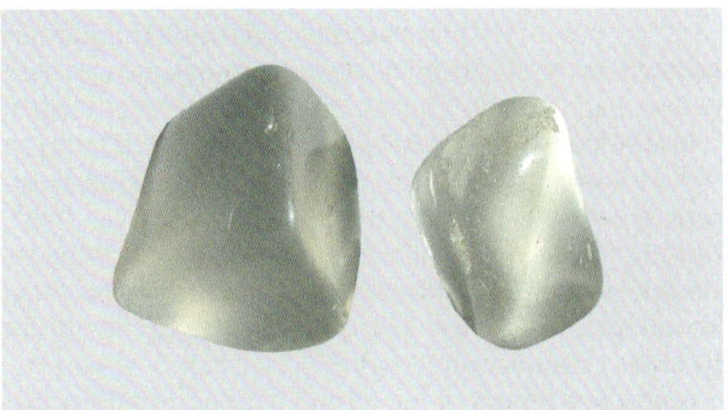

*Girasol-Quarz-Trommelsteine.*

**Name:** Girasol-Quarz von lat: *girare*, »drehen«, und *sol*, »Sonne«, »in der Sonne drehen« – ein Synonym, das bisher auf viele schimmernde Steine angewandt wurde. Nebel-Quarz – wegen des nebligen Schimmers – wäre die eindeutigere Bezeichnung.

**Synonyme:** Nebel-Quarz, fälschlich Halbopal, Wasseropal.

**Mineralogie:** Girasol-Quarz entsteht primär durch die Entwässerung farblosen Opals. Der durch Austrocknung aus magmatischem Kieselsäuregel entstandene Opal wandelt sich durch weiteren Wasserverlust allmählich zuerst in Girasol, dann in Quarz um. Opalhaltiges Material war die letzten Jahre ist derzeit nicht am Markt, dies sollte sich zur zukünftigen Unterscheidung in der Bezeichnung ausdrücken.

**Mineralklasse:** wasserhaltiges Quarzmineral der IV. Mineralklasse, der Oxide; **Formel:** $SiO_2$+($H_2O$), evtl. +($TiO_2$).

**Kristallsystem:** trigonal, amorphe Opalanteile wurden in mineralogischen Untersuchungen nicht festgestellt; **Erscheinungsbild:** Girasol bildet derbe mikrokristalline Aggregate; **Mohshärte:** 5,5–6,5; **Dichte:** 2,3–2,5; **Spaltbarkeit:** gut; **Bruch:** muschelig; **Transparenz:** durchsichtig mit schwacher Trübung, manchmal durch Mineralieneinschlüsse, meist mikroskopisch kleine Rutilfasern, wogender Lichtschimmer; **Farbe:** farblos-klar, durchfallendes Licht erhält einen hellen, leicht milchigen Schimmer; **Glanz:** glasartig.

**Vorkommen:** Brasilien und Madagaskar.

**Verwechslung:** kann als Rohstein mit Bergkristall und Wasseropal, als Trommelstein mit Apophyllit, Beryll, Danburit, Kunzit, Topas verwechselt werden.

**Fälschungen:** Girasol-Quarz wird durch Glas und Kunststoffe oder durch bei sehr hohen Temperaturen (über 500 °C) gebrannte Amethyste imitiert.

**Im Handel** ist Girasol als Rohstein, Trommelstein, Anhänger und Kugel erhältlich.

**Organwirkung:** Lymphe.

**Körperlich:** stärkt die Abwehrkraft; macht alte Schwachstellen bewusst; entsäuert das Gewebe; lindert alle Verhärtungen, lässt geschwollene Lymphknoten abschwellen und regt den Lymphfluss (nach Gienger) und die Milchbildung an; bei trockener Haut, besonders bei trockenen Augen durch zu wenig Tränenflüssigkeit wirkt er äußerst angenehm (nach von Holst); hilft Muskelkater zu vermeiden und abzumildern, reduziert Unbeweglichkeit; lässt Energie in alle Körperbereiche fließen; harmonisiert alle Bewegungsabläufe; macht den Zustand alter gesundheitlicher Problembereiche bewusst und fördert deren aktive Heilung (nach Forschungsprojekt SHK).

**Seelisch:** wirkt aufhellend auf das Gemüt; steigert die Selbstbestimmtheit und das Selbstbewusstsein, lässt eigene Bedürfnisse besser wahrnehmen; macht belastbarer und verleiht in Stresssituationen Überblick und Gelassenheit; schenkt inneren Frieden; lässt verborgene Bewusstseinsinhalte ans Licht kommen; Freiheitsgefühl, Leichtigkeit, Intuition; hilft die Vergangenheit besser zu verstehen; sorgt für inneren Frieden (nach Gienger); hilft mit sich selbst ins Reine zu kommen und im Aussen den Überblick zu bewahren; fördert Selbstbestimmung und Verantwortlichkeit (nach Forschungsprojekt SHK).

**Anwendung:** Girasol-Quarz wird als Kette oder Anhänger direkt auf der Haut getragen; als Trommelstein in der Tasche mitgeführt; als Trommelstein auf die geschlossenen Augen gelegt; als Rohstein zur Meditation aufgestellt.

**In der klassischen Heilsteinliteratur** ist Girasol nicht beschrieben. **Moderne Autoren:** Gienger, Heider, Kühni/von Holst, Melody, Musil.

Girasol ist ein durch das Forschungsprojekt SHK gut geprüfter Heilstein.

**Astrologische Zuordnung:** Merkur in Krebs (nach von Holst).

**Feng-Shui-Zuordnung:** Ernährungszyklus Element Metall – Element Wasser; kann als Handschmeichler überall platziert werden, wo sanfte Lichtqualität notwendig ist.

**Pflege:** Girasol-Quarz einmal wöchentlich unter fließendem Wasser reinigen und zum Aufladen über Nacht in Vollmondlicht oder in eine Amethystdruse legen. Sonne, besonders die heiße Mittagssonne, schadet der Heilkraft des Girasols.

# Glaukophan

**Name:** wurde 1845 erstmals beschrieben, aus griech. *glaukos* »blau« und *fanos* »erscheinen«.

**Synonyme:** Gastaldit.

**Mineralogie:** metamorph in Schiefern und Gneisen.

**Mineralklasse:** eisenhaltiges Natrium-Magnesium-Aluminium-Mineral der Gruppe der Klinoamphibole und der Klasse der Band- (Schicht-) Silikate. **Formel:** $Na_2(Mg,Fe)_3(Al,Fe)_2\,[Si_4O_{11}|(OH)]_2$ + F,Cl,Ti,Mn,Cr,Ca. Farbgebendes Metall ist Eisen. Glaukophanschiefer kann Granat, Pyrit, Diopsid, Zoisit und Chlorit enthalten.

**Kristallsystem:** monoklin; **Erscheinungsbild:** bildet selten freistehende Kristalle, meist massiv oder dichte schiefrige Aggregate; **Mohshärte:** 5,5–6; **Dichte:** 1,02–3,15; **Spaltbarkeit:** vollkommen; **Transparenz:** undurchsichtig; **Farbe:** blau, blaugrau, grau bis schwarz, lavendelblau. **Glanz:** glasartig; **Strichfarbe:** blaugrau.

**Vorkommen:** Australien, China, Frankreich (Bretagne), Griechenland (Naxos, Syros), Italien (Aosta), Kanada, Madagaskar, Schweiz (Wallis), USA (Kalifornien).

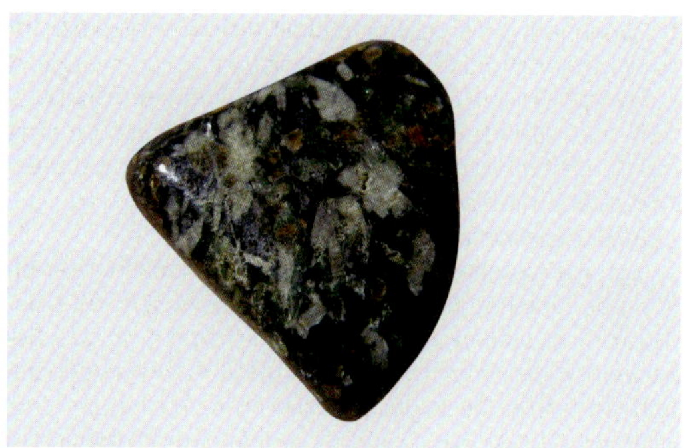

*Glaukophan.*

**Verwechslung:** kann mit anderen Amphibolen, wie Ferroglaukophan, Crossit und Riebeckit verwechselt werden. **Unterscheidung:** Paragenesemineralien.

**Organwirkung:** Blase; Darm.

**Körperlich:** mobilisiert enorme Kräfte; hilft lange durchzuhalten (nach von Holst); kann schwere Akne auslösen; kann Durchfall als auch Verstopfung begünstigen; hebt den Blutdruck; macht Schwachstellen und Blockaden deutlich; verstärkt die Reinigungsprozesse (nach Forschungsprojekt SHK).

**Seelisch:** rührt an eigenen Lebensthemen, umso gründlicher, je tiefer sie verschüttet waren; setzt bei den größten Defiziten an; erhöht die Bereitschaft sich mit dem Unangenehmen auseinanderzusetzen und mit Nachdruck dranzubleiben; intensiviert die Emotionen; stärkt die Willenskraft; intensiviert das Traumerleben; führt zu sehr widersprüchlichen Testergebnissen und ist ein in seiner Heftigkeit keinesfalls zu unterschätzender Stein (nach Forschungsprojekt SHK).

**Anwendung:** kann von robusten Personen in der Hosentasche mitgeführt werden.

**In der klassischen Heilsteinliteratur** ist Glaukophan nicht beschrieben. **Moderne Autoren:** Gienger. 2001 wurde Glaukophanschiefer in vier verschiedenen Zusammensetzungen von Forschungsprojekt SHK getestet.

Glaukophanschiefer ist ein selten verwendeter Heilstein.

**Astrologische Zuordnung:** Pluto in Skorpion (nach von Holst).

**Chakra-Zuordnung:** Nabelchakra (nach von Holst/Gienger).

**Pflege:** ein pflegeleichter und robuster Stein.

# Glendonit

siehe Calcit

# Gneis

Gneise sind weltweit verbreitete Urgesteine und finden sich häufig in den alten Kernen der Kontinente, wo sie durch tiefreichende Erosion freigelegt wurden. In der Regel haben diese Gesteine seit ihrer Entstehung gleich mehrere Phasen der Gesteinsumwandlung (Regionalmetamorphosen) mitgemacht. Gneis besteht hauptsächlich aus Kali-Feldspat (> 20%), Quarz und natriumreichem Plagioklas, sowie Hell- und Dunkelglimmer. Als Nebengemengeteile sind vor allem Cordierit, Granat, Sillimanit und Staurolith anzutreffen, Biotit, Muskovit und Hornblende prägen die Schieferung. Viele Gneise enthalten größere Feldspatkristalle oder Kristalle der Nebengemengeteile, die in der feinkörnigeren Matrix eingebettet sind.

**Erscheinungsbild:** Das Gefüge ist in der Regel mittel- bis grobkörnig, bei gut sichtbarer Paralleltextur, die Kristalle sind in die Lagen eingeregelt. Das Gestein ist lagig-flaserig bis grobschieferig, oft sichtbar gebändert. Dichte: 2,5–2,75; **Spaltbarkeit:** gut; Bruch: unregelmäßig; **Transparenz:** undurchsichtig; **Farbe:** grau, teilweise mit farbigen Einsprengungen, auch grau, blau; Glanz: matt,

**Vorkommen:** weltweit.

**Verwechslung:** Gneis ist kaum zu verwechseln; wenn keine Schieferung zu erkennen ist, dann mit Graniten.

**Fälschungen:** es gibt keine Fälschungen.

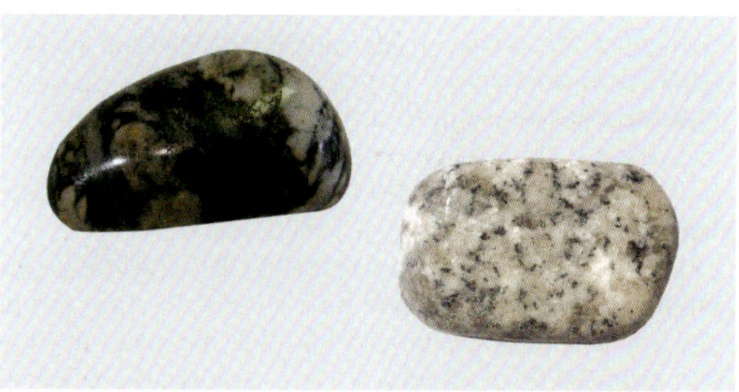

*Gneis.*

**Organwirkung:** Verdauungstrakt.

**Körperlich:** verdauungsfördernd, stoffwechselaktivierend, ausscheidungsfördernd (nach Gienger).

**Seelisch:** hilft überkommene Verhaltens- und Gedankenmuster zu erkennen und zu transformieren; gibt Mut und Willenskraft zur Selbstüberwindung, sowie zum Bewältigen umfassender Wandlungsprozesse im Innen und Aussen (nach Gienger).

**Anwendung:** Gneis wird als Roh- oder Trommelstein in der Hosentasche getragen; schneller transformierend wirkt der dreitägige Aufenthalt in Landschaften mit Gneis.

**In der klassischen Heilsteinliteratur** ist Gneis nicht beschrieben. **Moderne Autoren:** Gienger.

Gneis ist ein geprüfter Heilstein.

**Astrologische Zuordnung:** Pluto

**Pflege:** Gneis ist ein unempfindliches Gestein

# Goethit-Quarz (Cakoxenit)

**Name:** von griech. *kakos*, »schlecht«, und *xenos*, »Gast«; Kakoxenit ist seit den 1960er Jahren eine irreführende Bezeichnung für Quarz mit nadelig-büscheligen Einschlüssen von Goethit, nicht etwa Kakoxen. Seit Ende der 1990er Jahre setzt sich langsam die sinnvollere Bezeichnung Goethit-Quarz durch. Engl.: Goethite in Quartz, franz.: Quartz avec Inclusions de Goehite.

**Synonyme:** Kakoxenit, Cocoxionit, Onegit.

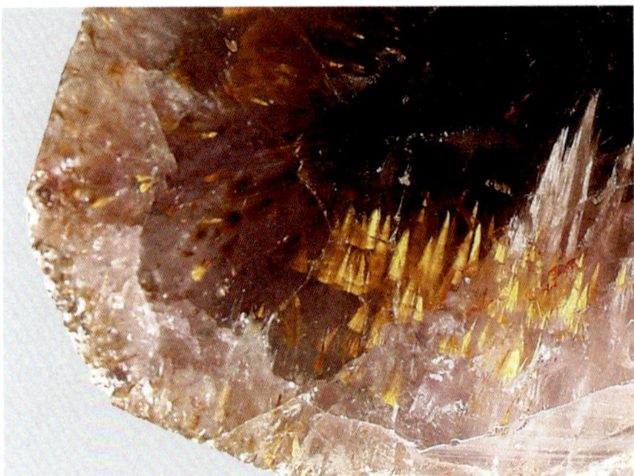

*Goethit in Amethyst.*

**Mineralogie:** Goethit-Quarz entsteht primär-hydrothermal bei der Kristallquarzbildung. Dabei bilden sich in Brauneisen-Lagerstätten aus gelösten Eisenoxiden Goethit-Büschel auf der Kristallfläche der Quarze, die dann beim weiteren Kristallwachstum mit eingeschlossen werden.

**Mineralklasse:** ein in Quarz eingeschlossenes Eisenmineral, eine kristalline Varietät des Brauneisens (Eisenoxihydroxid = Goethit) und der IV. Mineralklasse, der Oxide; **Formel:** $SiO_2$ + FeOOH + Al,Fe,Ca,Mg,Li,Na.

**Kristallsystem:** Goethit rhombisch; Quarz trigonal; **Erscheinungsbild:** bildet rhombische Kristalle oder derbe Massen, im Quarz stehen die Büschel in parallelen Ebenen; **Mohshärte:** 7; **Dichte:** 2,5–2,6; **Spaltbarkeit:** keine; **Bruch:** faserig; **Transparenz:** durchscheinend; **Farbe:** die Goethit-Büschel heben sich goldgelb, zitronengelb, ockergelb, gelbbraun, rötlich gelb und grünlich vom klaren Quarz ab; **Glanz:** fettig; **Strichfarbe:** weiß.

**Varietäten:** Hilutit, mit weiteren Einschlüssen von Pyrop und Zirkon, sihe Bergkristall.

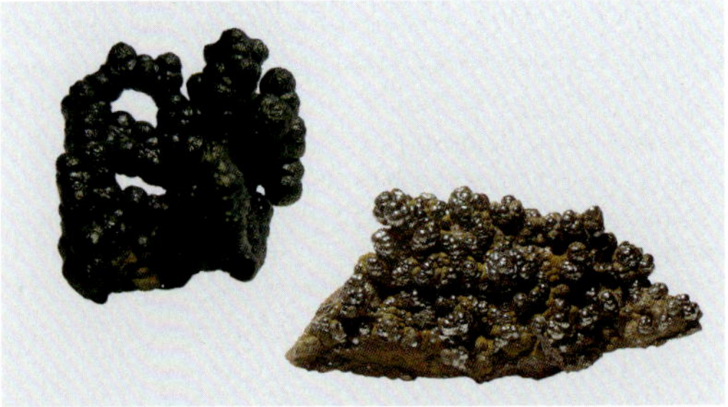

*Goethit-Kristall.*

**Vorkommen:** BRD, Brasilien, Madagaskar, Schweden.

**Verwechslung:** kann mit Rutil-Quarz, Hämatit-Quarz oder Turmalin-Quarz verwechselt werden; **Unterscheidung:** mineralogisch, chemisch.

**Fälschungen:** sind bisher nicht bekannt.

**Im Handel** ist Kakoxenit als Trommelstein, selten als Kristallaggregat erhältlich.

**Wirkung der Ionen:** Eisen (Willenskraft, Extraversion).

**Organwirkung:** Atemwege, Lunge.

**Körperlich:** stimuliert das Immunsystem; wirkt gegen entzündliche Prozesse auf zellulärer wie auf Organebene (nach Kühni/von Holst); mildert Beklemmungen; hilfreich bei grippalen Infekten und Infektionen der Atemwege, ist hustenreizmildernd (nach Gienger).

**Seelisch:** lindert Ängste, Beklemmungen und Befangenheit (nach Gienger); fördert Ausdruckskraft, verbal und durch Körpersprache; gibt gute Laune; macht extravertiert, gibt Entschlossenheit und Tatkraft, so dass man seine Vorhaben konsequent, aber ohne Verbissenheit durchführen kann; stärkt das Verantwortungsgefühl (nach Sienko); gibt Unbefangenheit und lenkt die Aufmerksamkeit auf konkret lösbare Aufgaben (nach Gienger); fördert Urteilsvermögen, Wachheit und Taktgefühl; fördert die Einheit von Körper, Seele und Geist (nach von Holst).

**Anwendung:** Goethit-Quarz wird als Trommelstein auf die Haut gelegt oder in der Hosentasche getragen; als Rohkristall zur Meditation aufgestellt.

**In der klassischen Heilsteinliteratur** ist Goethit-Quarz nicht beschrieben. **Moderne Autoren:** Gienger, Kühni/von Holst, Melody, Sienko.

Goethit-Quarz ist ein gut geprüfter Heilstein.

**Astrologische Zuordnung:** Medium Coeli in Zwillinge (nach von Holst).

**Chakra-Zuordnung:** Basischakra, Kehlkopfchakra.

**Pflege:** Goethit–Quarz einmal wöchentlich unter fließendem Wasser reinigen und zum Aufladen in die Morgensonne legen.

# Gold

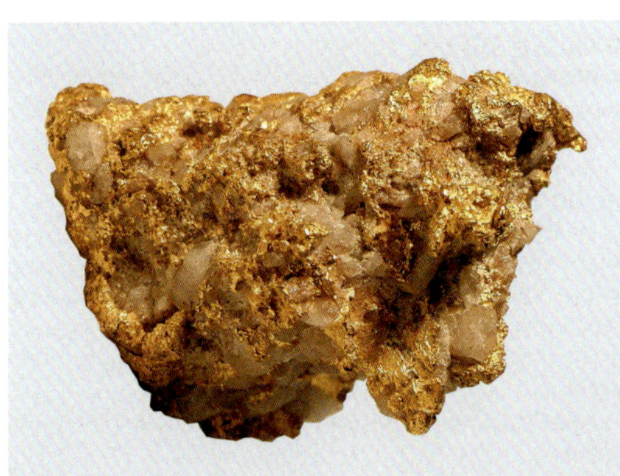

*Gold auf Matrix.*

**Name:** von got. *gulth*, »gelb, glühen«, nach dessen gelben Glanz. Engl.: Gold, franz. Or natif.

**Synonym:** gibt es nicht.

**Mineralogie:** Gold entsteht primär-hydrothermal in Gängen bei hoher bis mäßiger Temperatur; sedimentär, wenn Gold aufgrund seiner hohen Dichte früher abgelagert wird, durch Ausfällung in chemischen Sedimenten; angereichert in Schwermetallseifen-Lagerstätten von Fluss- oder Bachbiegungen;metamorph in goldhaltigem Gestein mit Anreicherung in Quarzgängen.

**Mineralklasse:** natürliches Metall der I. Mineralklasse, der Elemente; **Formel:** Au. Es kommt natürlich meist als Legierung mit anderen Metallen wie Eisen, Kupfer, Palladium, Platin, Rhodium, Silber, Wismut vor; natürliches Gold enthält meist zwischen 2 und 20 % Silber.

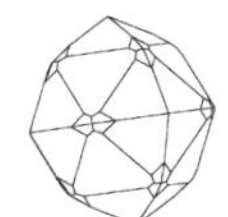

**Kristallsystem:** kubisch; **Erscheinungsbild:** bildet selten gut ausgebildete, meist stark verzerrte Würfel oder Oktaeder und Rhombendodekaeder, auch skelettförmige, blechförmige oder drahtförmige Aggregate, auch Klumpen, Körner oder Flocken; ist plastisch verformbar und zu extrem dünnen Fäden ausziehbar; **Mohshärte:** 2,5–3; **Dichte:** 15,5–19,3; **Spaltbarkeit:** keine; **Bruch:** hakig; **Transparenz:** undurchsichtig; **Farbe:** gold- bis messinggelb; je nach Kupfer- oder Silberanteil auch lichtgelb, dunkelbraun, rot oder weiß; **Glanz:** metallisch; **Strichfarbe:** goldgelb.

**Varietäten: Berg-Gold:** das im Gestein eingewachsene Gold; **Frei-Gold:** reine Stufen gediegenem Gold, auch als Nuggets; **Seifen-Gold:** sedimentäres, meist nur in Flittern vorkommendes Gold.

**Vorkommen:** Australien (Kalgoorlie), Brasilien, Erythrea, Ghana, GUS (Ural), Indien (Mysore), Kanada, Kolumbien, Mexiko, Nigeria, Österreich (Gastein/Tauern), USA (Alaska), Schweiz, Südafrika (Witwatersrand), Sudan, USA (Mother Lode/Kalifornien).

**Verwechslung:** kann mit Markasit, Pyrit (sog. Katzengold) und Chalkopyrit verwechselt werden; **Unterscheidung:** Härte, Dichte, Verformbarkeit.

**Fälschungen:** sind seit dem Altertum bekannt; künstlich gezüchtete Goldkristalle werden als natürliches Gold angeboten; Gold wird mit Silber oder Kupfer legiert.

**Im Handel** ist Gold als Münzen, zum Beispiel Maple Leaf, Kruegerand; Nuggets, Waschgold, Staub, gegossen als Barren und gewalzt als Blattgold und in Alkohol als Trink-Gold erhältlich.

**Wirkung der Ionen:** Gold (Großmut, Lebendigkeit, Leistungsfähigkeit).

**Organwirkung:** Geschlechtsorgane, Drüsen, Kreislauf.

**Körperlich:** stärkt das Nervensystem und unterstützt die Leitfähigkeit der Nerven; lindert arthritische und rheumatische Schmerzen; bessert Herzbeschwerden und Hautprobleme; wirkt durchwärmend und belebend; hilft Besitz von seinem Körper zu ergreifen; regt den Kreislauf an und verbessert die Verteilung der Lebensenergie; regt die Funktion der Sexualorgane an (nach Gienger); sollte auf eine Wirksamkeit bei multipler Sklerose untersucht werden (nach Gurudas). **Kolloidales Gold:** wirkt anregend auf das Drüsensystem, besonders auf die Schilddrüse; wirkt sexuell anregend, wirkt anfeuernd und erleichtert so das Abnehmen; unterstützt bei Alkohol-Entziehungskuren.

**Seelisch:** bei depressiven Verstimmungen aufgrund von Sonnenmangel, Überbeanspruchung und nervösem Stress, Minderwertigkeitsgefühlen und Mangel an Erfolg, Erfüllung und Sinn; hilft gegen Ängste, Einsamkeit, Lebensunlust und Destruktivität; stärkt den eigenen Wesenskern und bringt verborgene Handlungsmotive und Sehnsüchte ans Licht, es repräsentiert das Prinzip Haben (nach Gienger); Schattenseite ist Besitzdenken, Habgier, Eitelkeit und Selbstverliebtheit. **Kolloidales Gold:** hat zentrierende, fokussierende Wirkung, verhindert Abschweifen, macht in herausfordernden Situationen gelassen und souverän, wirkt innerlich aufhellend (nach von Holst).

**Anwendung:** Natürliches Gold wird als Nuggets aufgelegt; gegossenes und weiterverarbeitetes Gold als Blech oder Barren aufgelegt; als Schmuck getragen; als kolloidales Gold oder als Aurum Potabile, das »flüssige Alchimistengold«, eingenommen.

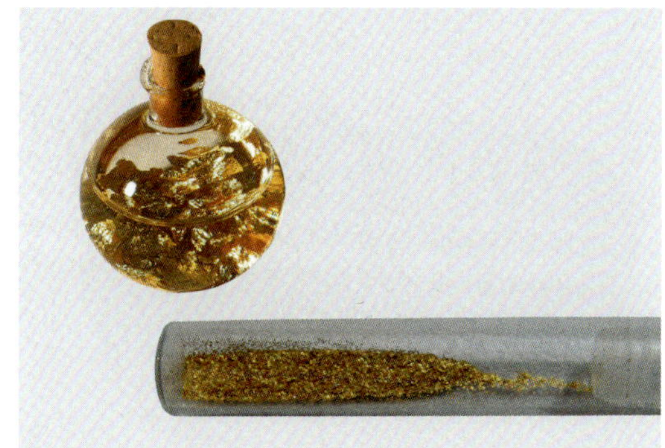

*Blattgold in Alkohol.*

**In der klassischen Heilsteinliteratur** ist Gold bei Hildegard von Bingen beschrieben. **Moderne Autoren:** Gienger, Gurudas, Heider, Kühni/von Holst, Melody, Paulin, Peschek-Böhmer, Richardson, Senser/Liedtke, Uyldert.

Natürliches unverarbeitetes Gold ist ein zu Unrecht selten verwandtes Heilmittel.

**Anthroposophische Verwendung: Aurum metallicum praeparatum:** zur Anregung und Harmonisierung der rhythmischen Organisation, zum Beispiel bei Kreislaufregulationsstörungen, Stenokardien, Rhythmusstörungen, Carditis; Folgezustände nach Herzinfarkt, Hypertonie, Abortgefahr; bei Unruhezuständen, manischen und depressiven Verstimmungen sowie Ekzemen. Nach Steiners Kosmologie war Gold Teil des Sonnenäthers, in diesem Sinne wird Gold hier eingesetzt.

**Homöopathische Verwendung:** Aurum metallicum: bei Angina Pectoris, Bluthochdruck, Depressionen, Gelenk-Rheuma, kongestivem Kopfschmerz, Koronarsklerose, chronischer Metritis, Myome, Neuritis, Neuralgien, Psoriasis und chronischen Ekzemen, Suizidgefährdung, Tuberkulose, Uterusprolaps, Überlastung, Wechseljahrsbeschwerden, Zerebralsklerose.

**Astrologische Zuordnung:** Löwe (nach Melody), Sonne im ersten Quadrant (nach Maier).

**Chakra-Zuordnung:** Wurzel- und Herzchakra.

**Pflege:** Gold einmal wöchentlich unter fließendem Wasser reinigen, mit Hämatit-Ministeinchen entladen und zum Aufladen in die Morgensonne legen.

# Granat

**Name:** von lat. *granum*, »Korn«, analog den roten Fruchtkörnern des Granatapfels. Engl.: Garnet.

**Synonyme:** Die Granat-Gruppe besteht aus 16 eigenständigen Mineralien, die ihrerseits verschiedene Varietäten bilden. **Rom:** Cabunculus. **Mittelalter:** Karfunkel, Schrift-Granat, Stern-Granat, Würfel-Granat; **Almandin:** Albanda-Rubin, Allochroit, Ceylon-Rubin, Eisen-Granat, Eisenton-Granat, Kandyspinell, Toneisen-Granat, Sibirischer Granat, Syrischer Granat, Vermeille; **Andradit:** Aplom, Bredbergit, Demantoid, Jelletit, Kalkeisen-Granat, Kolophonit, Melanit, Pech-Granat, Polyadelphit, Pyrenäit, Regenbogen-

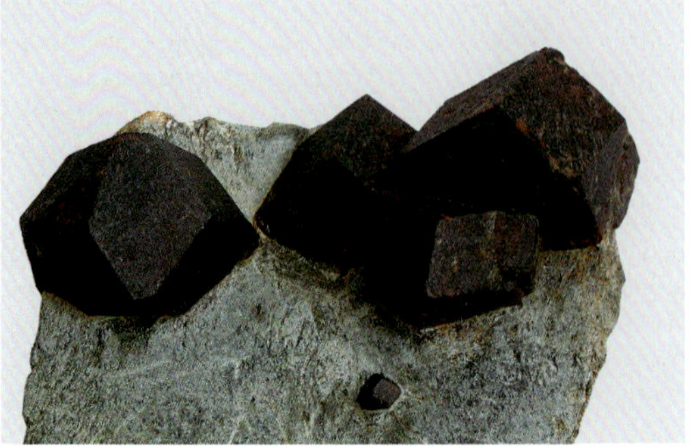

*Granat-Kristalle auf Matrix.*

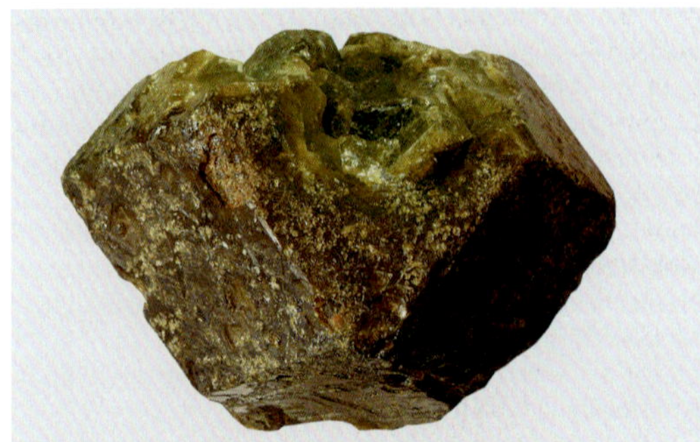

*Grossular-Kristall mit Innenleben.*

Andradit, Regenbogen-Granat, Rothoffit, Topazolith, Xantholith; **Grossular:** Ernita, Gissonit, Granat-Jade, Kalifornischer Rubin, Kalkton-Granat, Landerit, Leukogranat, Olyntholith, Pyreneit, Romanzowit, Rosolioth, Stachelbeerstein, Succingranat, Südafrikanische Jade, Telemarkit, Tonkalk-Granat, Transvaal-Jade, Transvaal-Nephrit, Tsavorit, Vanadium-Granat, Wiluit, Xalostocit; **Hibschit:** Plazolith, Rodingit; **Katoit:** Granat-Jade, Hydrogrossular; **Knorringit:** Hanleit, Chrom-Granat; **Pyrop:** Adelaide-Ruibin, Amerikanischer Rubin, Arizona-Rubin, Australischer Rubin, Böhmischer Granat, Böhmischer Rubin, Chrom-Pyrop, Colorado Rubin, Kalifornischer Rubin, Kap-Granat, Kap-Rubin, Rocky Mountain Rubin, Tonkalk-Granat, Vermeille-Granat, Vogesit; **Schorlomit:** Jiwaarait, Iwarit; **Spessartin:** Bodenbenderit, Braunsteinkiesel, Mandarin-Granat, Mangan-Granat, Manganton-Granat, Partschin, Pech-Granat, Umbalith; **Uwarowit:** Chrom-Granat, Kalkchrom-Granat, Trautwinit. **Keine Synonyme gibt es für:** Calderit, Goldmanit, Henritermierit, Kimzeyit, Majorit und Morimotoit. Englisch: Garnet.

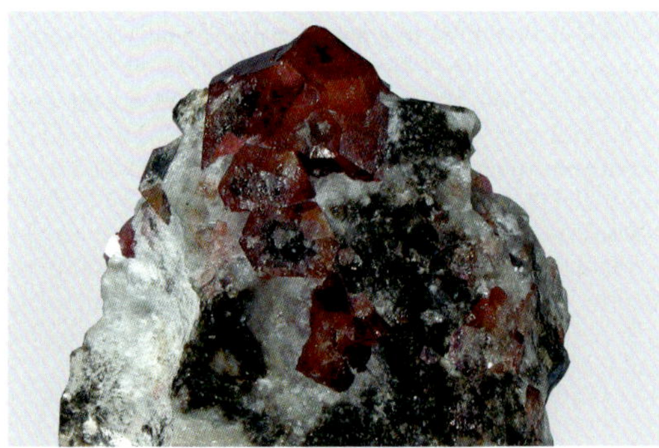

*Almandin auf Matrix.*

**Mineralogie:** Granate sind eine Gruppe von Mineralien von gleicher Kristallstruktur, aber sehr unterschiedlicher chemischer Zusammensetzung.

Granate entstehen primär-magmatisch: **Almandin, Andradit, Grossular** und **Pyrop** unter hohem Druck in großer Erdtiefe bei 700–9000°C in Tiefengestein wie Eklogit und Peridotit oder in Vulkangestein, wenn Lava-ausbrüche ihn zur Erdoberfläche befördern; metamorph **Spessartin** und **Uwarowit** bei der Bildung metamorpher Gesteine. **Almandin** vorwiegend in Glim-merschiefer, Amphibolit, Granulit und Gneis; **Andradit** in Kalksilikatfels, Marmor, Granstfels und Skarn; **Grossular** in Kalksilikatfels, Marmor, Granstfels und Skarn.

**Mineralklasse:** Die Granat-Gruppe sind mineralstoffreiche Aluminium- oder Eisenmineralien und der VIII. Mineralklasse, der Insel-Silikate.

**Formel:**

**Almandin:** $Fe_3Al_2(SiO_4)_3$ + Cr,K,Mg,Mn,Na,Ti + (SE).
**Andradit:** $Ca_3Fe_2(SiO_4)_3$;
**Var. Demantoid:** $Ca_3(Fe,Cr)_2(SiO_4)_3$;
**Var. Melanit:** $(Ca,Na)_3(Fe,Ti)_2(SiO_4)_3$;
**Var. Regenbogen-Andradit:** $Ca_3Fe_2(SiO_4)_3$ + Al,Mn;
**Var. Schorlomit:** $Ca_3(Al,Fe,Ti)_2\,[(Si,Ti)O_4]_3$;
**Var. Topazolith:** $Ca_3Fe_2(SiO_4)_3$.
**Grossular:** $Ca_3Al_2(SiO_4)_3$ + Cr,Fe,Mn,Na,Ni,Sn,V + (SE);
**Var. Hessonit:** $Ca_3(Al,Fe)_2(SiO_4)_3$;
**Var. Tsavoit:** $Ca_3(Al,Cr,V)_2(SiO_4)_3$;
**Var. Chrom-Grossular:** $Ca_3(Al,Cr)_2(SiO_4)_3$.
**Pyrop:** $Mg_3Al_2(SiO_4)_3$ + Cr,Fe,K,Na,Ni,P, Ti,V + (SE);
**Var. Rhodolith:** $(Mg,Fe)_3\,(SiO_4)_3$ + Ti;
**Spessartin:** $Mn_3Al_2(SiO_4)_3$ + As,Cd,Co,Ga,Ge,Fe,Mn,Sc,Sn, V,Y, Zn.
**Uwarowit:** $Ca_3Cr_2(SiO_4)_3$ + Fe,K,Mg,Mn,Na,Ni,Ti.

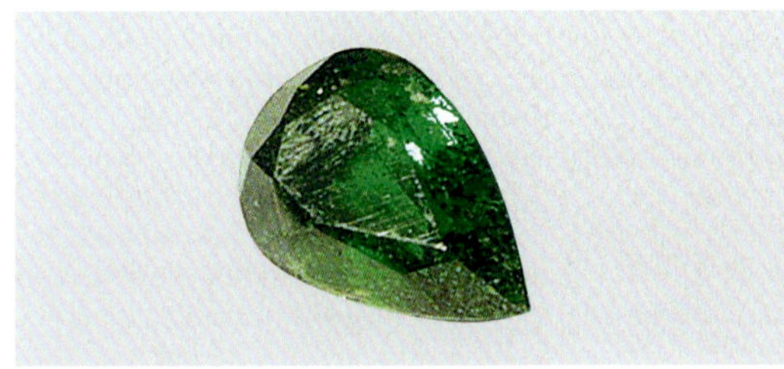

*Tsavorit, Tropfenschliff.*

**Kristallsystem:** kubisch; **Erscheinungsbild:** bilden üblicherweise rhombendodekaedrische und ikositetraedrische Kristalle, selten Oktaeder und Würfel; **Mohshärte:** 7–7,5; **Dichte:** 3,5–4,3; **Spaltbarkeit:** unvollkommen; **Bruch:** muschelig, splittrig, spröde; **Transparenz:** durchsichtig bis undurchsichtig; **Farbe:** je nach Variation alle Farben, außer blau. **Almandin:** rot, braunrot, braun, schwarzrot bis schwarz; **Andradit:** grüngelb, gelb, khaki, braunrot bis schwarz; **Aplom:** dunkelbraun; **Demantoid:** leuchtend grün; **Kolophonit:** hellbraun; **Melanit:** schwarz; **Pech-Granat:** schwarz; **Regenbogen-Andradit:** dunkelbraun bis rotbraun mit mehrfarbigem Schiller (in allen Farben); **Schorlomit:** bräunlich schwarz bis schwarz; **Topazolith:** honiggelb bis gelbbraun; **Grossular:** farblos, grau, bräunlich, gelblich, honiggelb, grün bis rosa, rot; **Hessonit:** bräunlich gelb bis bräunlich orangerot; **Tsavorit:** smaragdgrün; **Chrom-Grossular:** intensiv grün; **Pyrop:** blutrot bis schwarzrot, orangebraun, rosa; **Rhodolith:** rotviolett, dunkelrot bis rosa; **Spessartin:** gelb, orange, dunkelrot, rotbraun, braun, braunschwarz; **Uwarowit:** dunkelgrün bis smaragdgrün.

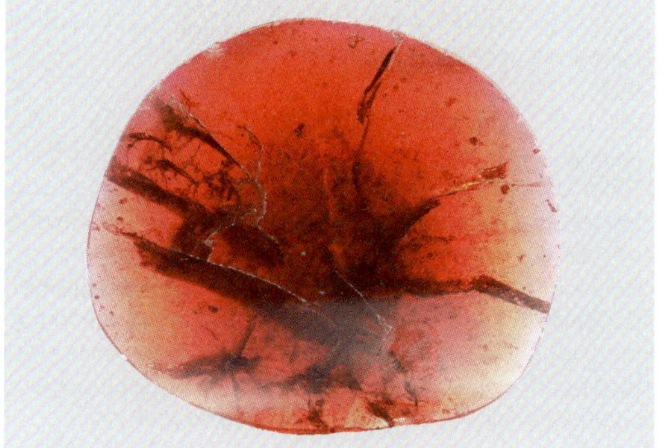

*Pyrop-Scheibe.*

**Seltene Granat-Varietäten: Goldmanit:** ein Vanadin-Granat; **Grandit:** ein Eisen-Granat; **Hydrogrossular:** grün, orange, rot; durchscheinend bis undurchsichtig; **Kimzeyit:** ein Zirkon-Granat; **Knorringit:** ein Chrom-Granat; **Leukogranat:** ein farbloser Grossular; **Pyralspit:** ein Mischkristall aus Pyrop, Almandin und Spessartin. **Granat-Pyroxenit:** ein Pyrop in dunkelgrüner Matrix aus Pyroxenen, hauptsächlich Diopsid und Enstatit aus Ålesund/Westnorwegen.

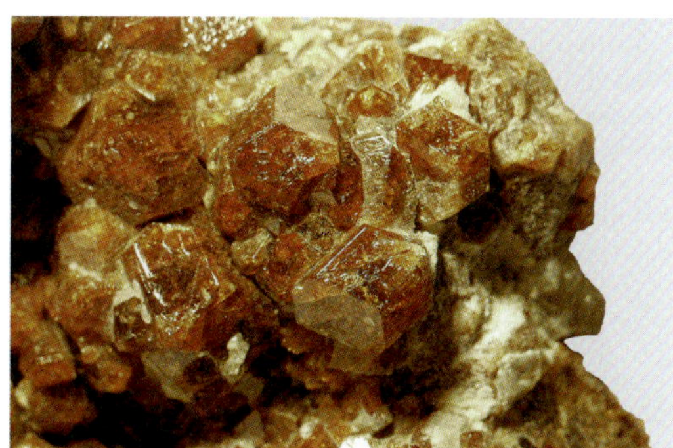

*Spessartin-Stufe.*

**Vorkommen: Almandin:** Australien, Brasilien, Indien, Nepal, Norwegen, Österreich, Pakistan, Spanien, Sri Lanka, Thailand, USA (Alaska); Andradit: Afghanistan, Australien, Großbritannien (Schottland), GUS, Italien (Rosazza), Japan, Kanada, Mexiko, Namibia, Norwegen, Peru, Schweden, Tschechien, USA; **Grossular:** GUS, Irland, Kanada, Mali, Norwegen, Schottland, USA; **Pyrop:** Afghanistan, Argentinien, Australien, China, GUS, Indien, Madagaskar, Moçambique, Österreich, Sri Lanka, Tschechien, USA; **Spessartin:** Brasilien, BRD, GUS, Indien, Italien, Madagaskar, Namibia, Norwegen, Schweden, Sri Lanka, Pakistan, USA; **Uwarowit:** Finnland, GUS (Ural), Kanada, Nepal, Tibet, USA.

**Verwechslung:** als natürliche Kristalle sind Granate im Rohzustand unverwechselbar; Granate können nur untereinander, geschliffen mit Peridot, Rubin, Smaragd, Sphalerit, Spinell, Topas, Turmalin, Vesuvian und Zirkon verwechselt werden; Unterscheidung: mineralogisch-gemmologisch.

**Fälschungen:** Demantoid kann synthetisch durch YAG und Linobat imitiert werden; Melanit auch durch schwarzes Glas; für Grossular existieren Dubletten aus Glas und Grossular sowie synthetischem Spinell; Pyrop wird durch rotes Glas imitiert; für Spessartin und Uwarowit sind noch keine Fälschungen bekannt.

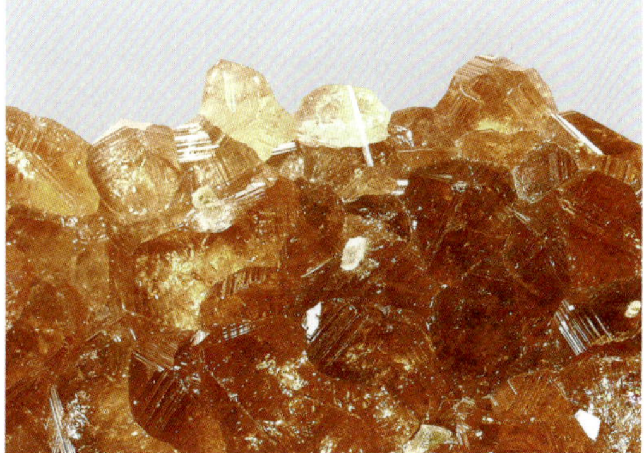

*Hessonit-Stufe.*

### Mineralien der Granat-Gruppe

Die Granat-Gruppe besteht aus 16 eigenständigen Mineralien, die teilweise in verschiedenen Variationen auftreten: **Almandin** (rot), **Andradit** (grüngelb, braun, schwarz), **Calderit**, **Goldmanit**, **Grossular** (bräunlich, gelblich, grün bis rosa), **Henritermierit**, **Hibschit**, **Katoit**, **Kimzeyit**, **Knorringit**, **Majorit**, **Morimotoit**, **Pyrop** (blutrot bis schwarzrot), **Schorlomit**, **Spessartin** (gelb, orange), **Uwarowit**. **Dazu die Varietäten: Demantoid** (leuchtend grün), **Hessonit** (bräunlich bis orangerot), **Iwarit**, **Melanit** (schwarz), **Rhodolith** (rosenrot bis rotviolett), **Topazolith** (honiggelb bis gelbbraun), **Tsavorit** (smaragdgrün).

**Im Handel** sind Almandin, Andradit, Grossular, Pyrop, Spessartin, Uwarowit und Tsavorit als Rohkristalle und Kristallstufen mit und ohne Matrix; Almandin und Grossular als Trommelsteine und geschliffen als Anhänger; Andradit, Topazolith und Spessartin vor allem als Einzelkristalle und Sammlerstufen; Demantoid, Hessonit, Rhodolith und Tsavorit fast nur geschliffen erhältlich.

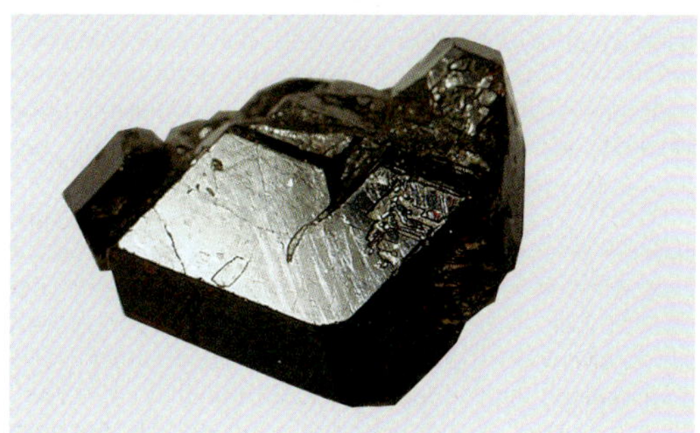

*Melanit-Kristall.*

**Organwirkung:** Arterien (Almandin), Augen (Almandin), Bauchspeicheldrüse (Almandin), Bindegewebe (Demantoid), Blut (Almandin, Andradit, Pyrop), Herz (Almandin), Hypophyse (Hessonit, Pyrop), Knochen (Melanit), Leber (Almandin, Demantoid, Topazolith), Nerven (Grossular), Nieren (Grossular, Uwarowit), Schilddrüse (Hessonit), Schleimhäute (Grossular, Tsavorit, Uwarowit).

**Körperlich:** **allgemein:** stoffwechselanregend, allgemein belebend, organregenerierend, stärkt Leber und Niere, die körperliche Leistungsfähigkeit, Widerstandskraft und Ausdauer stärkend und das Körperbewusstsein verbessernd; stark erdend.

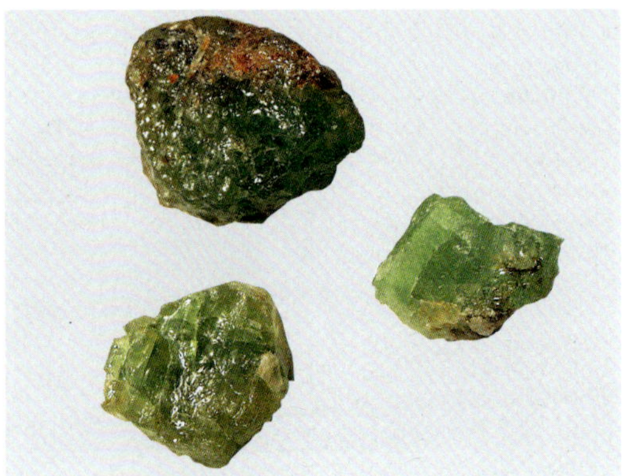

*Demantoid-Kristalle.*

**Almandin:** entzündungshemmend bei Arthritis, Bauchspeicheldrüsen-Erkrankungen, offenen Beine; wirkt blutbildend bei Blutarmut; verbessert die Eisenresorption im Dünndarm und ist stoffwechselanregend, hilfreich bei Potenzschwäche, Furunkeln, Geschlechtskrankheiten, Haltungsschäden. **Andradit** hilft bei ausbleibender Menses; fördert den Bewegungsdrang; kräftigt die Kondition (nach Gienger); verbessert die Herzdurchblutung und Herzschwäche; regt die Leber an. **Demantoid:** beeinflusst die Menstruation auf individuell sehr unterschiedliche Weise; verbessert das Körpergefühl, steigert die Vitalität, den Bewegungsdrang, die Leistungsfähigkeit und verbessert die Kondition; verbessert den Erholungswert des Schlafes; verändert die kulinarischen Vorlieben in Richtung herzhaft und salzig, stärkt den Appetit; (nach Forschungsprojekt SHK); wirkt allgemein entzündungshemmend (nach Kühni). **Grossular:** wirkt auf Potenzschwäche; entzündungshemmend und schmerzlindernd bei rheumatischen Beschwerden; gegen Entzündungen der Haut und Schleimhaut, auch bei Pilzinfektionen; regt die Leberfunktionen und die Galleproduktion an; verbessert den Wasserhaushalt; verbessert die körperliche Leistungsfähigkeit ohne dem Körper Reserven zu entziehen (nach Forschungsprojekt SHK).

**Hessonit:** hormonregulierend bei Über- und Unterfunktion der Schilddrüse; unterstützt die Leber bei der Entgiftung. **Melanit:** kräftigt das Knochenwachstum, speziell der Wirbelsäule; unterstützend bei Rückenschmerzen, fördert das Größenwachstum. **Pyrop:** lindert Blasen- und Harnwegsentzündung; verbessert die Blutqualität, Durchblutung und wirkt kreislaufstärkend; mildert Hinterhauptkopf-schmerzen; reagiert durch sexuelle Stimulation auf

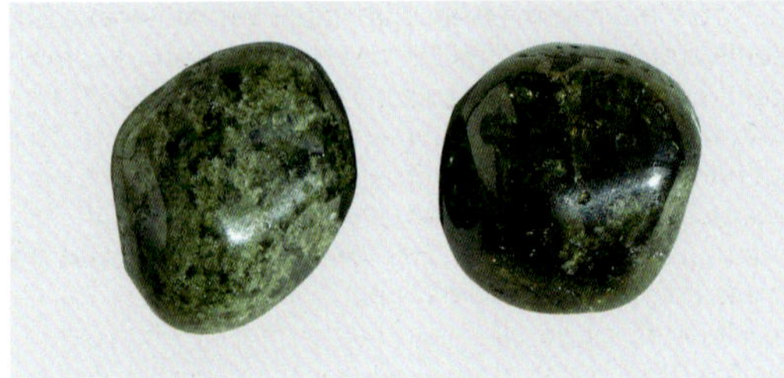

*Grossular-Trommelsteine.*

die Potenz; **Rhodolith:** bei Durchblutungsstörungen des Herzens und Angina-Pectoris-Anfällen; verbessert die Nährstoffresorption über den Dünndarm. **Spessartin:** wirkt sexualstimulierend; ist herzstärkend und durchblutungsfördernd, stärkt die Immunabwehr; **Topazolith:** gegen Tablettensucht; lässt eiternde Wunden besser verheilen. **Tsavorit:** gegen Entzündungen der Haut und Schleimhaut; kann bei Störungen der Sinneswahrnehmung von Hören, Sehen, Riechen und Schmecken eingesetzt werden; bei verschleppten und chronischen Erkrankungen und zur Rekonvaleszenz. **Uwarowit:** stärkt die Bauchspeicheldrüse, verbessert die Nierenausscheidung und damit die Entgiftung; fiebererhöhend bei Untertemperatur. **Granat-Pyroxenit:** verändert den Schlafrhythmus, steigert den Erholungswert auch kürzeren Schlafes; fördert Durchblutung, steigert den Blutdruck und stärkt den Kreislauf (nach Forschungsprojekt SHK).

**Seelisch:** **allgemein:** Widerstand, Durchhaltevermögen und Durchsetzung eigener und übergeordneter Ideen. Granate sind Krisensteine, die im Alltag meist als melancholisch und schwer empfunden werden, in erdrückenden und hoffnungslosen Situationen jedoch unglaubliche Kräfte freisetzen können. Granate sind Meistersteine und stärken die Selbstüberwindung, führen zu Konfrontation mit persönlichen Tabuthemen, deren Bewältigung neue Kräfte freisetzt, transformieren Triebkräfte und verbinden Seele und Geist zu willensstarkem Charakter; helfen aus der Vergangenheit zu lernen (nach von Holst).

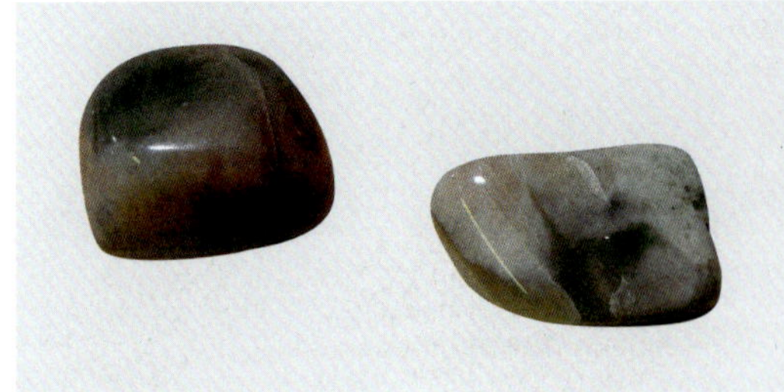

*Hydrogrossular-Trommelsteine.*

**Almandin, Pyrop und Spessartin** zeigen deutlich, wo die Lebensenergie und das Wesen blockiert ist, und geben Kraft, die inneren Widerstände zu konfrontieren und diese Dinge im Kopf und im Verhalten zu ändern. Sie fördern das Auflösen emotional belastender Tabubereiche und setzen neue Kräfte frei, die auch der Lebenserfahrung und Umsicht zugute kommen; halten geistig jung und wirken Verknöcherung und festgefahrenen Gewohnheiten entgegen; vermitteln Erfolgserlebnisse, welche die Selbstachtung weiter steigen lassen. **Almandin:** bei seelischer Kälte, fehlender Tatkraft, Problemen mit der Sexualität. **Andradit:** verbessert die Kreativität; regt zur Kurskorrektur an, wenn unnachgiebig zu lange an bestimmten Ideen festgehalten wurde; regt die sexuelle Vorstellung an, schwächt unbegründete Ängste ab; angezeigt bei depressiver Verstimmung und geistiger Erschöpfung. **Demantoid:** wirkt gegen Willenlosigkeit und Mutlosigkeit; hilft bei innerer und sozialer Unsicherheit, beim Gefühl der Unzulänglichkeit und bei Schuldkomplexen; gibt in allen Lebenslagen Gelassenheit (nach Forschungsprojekt SHK). **Grossular:** fördert die Gestaltungskraft, die Entwicklung und Umsetzung eigener Ideale; stärkt in persönlichen oder kollektiven Krisenzeiten den Überlebenswillen und die Fähigkeit zur Zivilcourage; beschleunigt nicht unbedingt die Reaktionen, verleiht jedoch Entschlossenheit und Konsequenz; hilft Prioritäten zu setzen zwischen vitalen Bedürfnissen und sachlichen Notwendigkeiten. **Melanit:** lindert das Helfersyndrom, sich für andere aufzuopfern; fördert Aufrichtigkeit; hilft sich selbst zu finden; gibt in allen Lebenslagen Standfestigkeit, Integrität und Klarheit; hilft sich nichts vorzumachen; hilft bei der Organisation und Bewältigung des Alltags; richtet Ordnungen ein, um mehr Freiheit zu gewinnen; gibt Tatkraft und Beständigkeit, inspiriert jedoch nicht die Phantasie; gibt einen realistischen Blick auf den Wert sozialer Beziehungen; kein Stein um neue Bekanntschaften einzugehen (nach Forschungsprojekt SHK). **Hessonit:** verändert pessimistische Einstellungen und stärkt mangelndes Selbstbewusstsein; unterstützend bei Nervosität; fördert Gelassenheit bei aufgewühlter Gefühlslage, geistige Widerstandskraft und Selbstachtung; fördert geistiges Wachstum (nach Gienger/Kühni). **Pyrop:** lässt Liebe wieder aufleben, hilft zu verzeihen und erleichtert, Hilfe anzunehmen. **Regenbogen-Andradit:** verbessert die Inspiration, Intuition, Kreativität, Vertrauen in die Zukunft, Emotionalität sowie Ideenreichtum. **Spessartin:** mildert Albträume und Depressionen; hilft tabuisierte und peinliche Themen anzusprechen und anzupacken; fördert ganzheitliche Entwicklung und gegenseitige Unterstützung. **Granat-Pyroxenit:** hilft Dinge, die lange liegengeblieben waren, anzugehen; gibt Tatendrang; hilft Ordnung zu schaffen (nach Forschungsprojekt SHK).

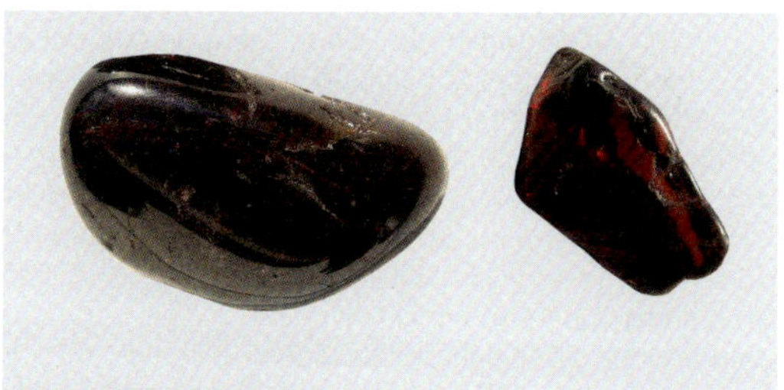

*Pyrop-Trommelsteine.*

**Anwendung:** Granat wird als Kristall auf die betroffene Körperstelle oder unter das Kopfkissen gelegt, als Trommelstein in der Hosentasche mitgeführt; als Bi-Scheibe, Anhänger oder Kette am Körper getragen; als Granatwasser morgens nüchtern getrunken; als Kristallgruppe (auch in Matrix) zur Meditation aufgestellt.

**Ergänzende Bachblüte:** Oak (Nach Miesala-Sellin).

**In der klassischen Heilsteinliteratur** ist Granat bei Aristoteles, Galen, Avicena, Hildegard von Bingen, Konrad von Megenberg, Paracelsus, Thurneisser beschrieben. **Moderne Autoren:** Beeler, Bind-Klinger, Bourgault, Braunger, Brusius, Chocron, Cloose, Dow, Franzen, Gienger, Graf, Guhr, Gurudas, Heider, Hofmann, Huber, Johari, Keyte, Klinger-Raatz, Korse, Labacher, Laroche, Lopes, Lorenzo, Kühni/von Holst, Maier, Markham, Mastny, Melody, Menrow, Musil, Novak, Paulin, Peschek-Böhmer, Pöttinger, Ray, Richardson, von Rohr, Scharner, Schaufelberger-Landherr, Schelhas, Scholz, Sharamon, Sienko, Sperling, Storm-Kull, Thölken, Trendelkamp, Vorreiter, Weltler, Werner. Grossular wurde 1999 und Demantoid 2001 vom Forschungsprojekt SHK getestet.

Granate sind gut geprüfte und stets populäre Heilsteine.

**Astrologische Zuordnung:** Widder (Andradit, Pyrop, Spessartin), Löwe und Skorpion (Almandin, Pyrop, Spessartin), Skorpion (Melanit), Schütze (Tsavorit); Sonne in Skorpion (rote Granate; nach von Holst), Sonne im vierten Quadrant (Grossular; nach Maier).

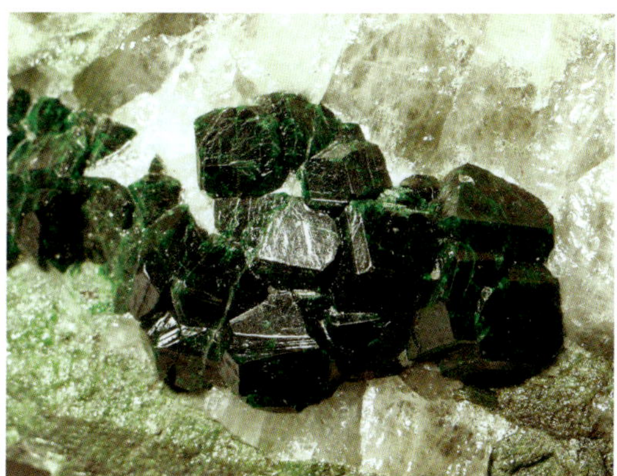

*Uwarowit auf Matrix.*

**Feng-Shui-Zuordnung:** Ba-Gua-Bereich Hilfreiche Menschen. Große Kristalle können in allen in allen energetisch unterversorgten Problembereichen aufgestellt werden.

**Chakra-Zuordnung:** Basischakra (Andradit, Almandin, Pyrop, Spessartin), Herzchakra (Grossular, Tsavorit, Uwarowit).

**Tarot-Zuordnung:** Die Kraft (nach von Holst).

**Pflege:** Granat einmal wöchentlich unter fließendem Wasser reinigen und zum Aufladen in die Morgensonne legen. Alle Granate vertragen die Sonnenstrahlen gut.

**Hinweis:** Die größten Granatkristalle stammen aus Norwegen, mit 70 und 37 t.

# Granit

**Name:** von lat. *granum*, »Korn«.

**Granite** sind massige, relativ grobkristalline, magmatische Tiefengesteine (Plutonite), die reich an hellem Quarz und Feldspaten sind, aber auch dunkle Glimmer-Mineralien enthalten.

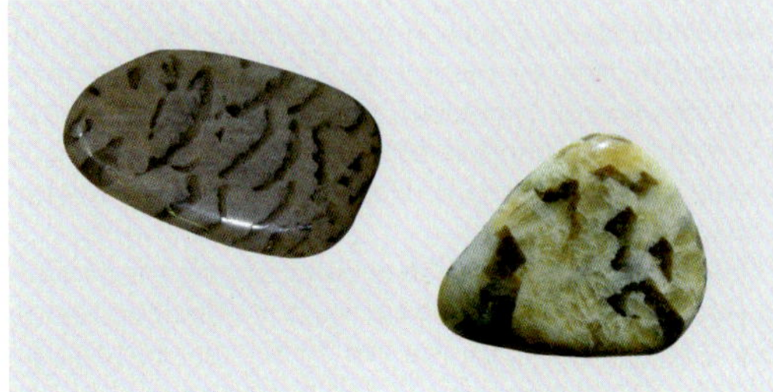

*Schriftgranit-Trommelsteine.*

**Mineralogie:** Granit im engen Sinn besteht aus einem ungeregelten grobkörnigen Gemenge von Quarz, Feldspat (Mikroklin und Plagioklas) und Biotit in Individuen zwischen wenigen mm und etwa 1 cm. Nebengemengteile sind Apatit, Zirkon und manchmal Titanit.

**Organwirkung:** Stoffwechsel.

**Körperlich:** belebt Herz und Kreislauf; wirkt generell anregend auf die Stoffwechselfunktionen; wirkt allgemein anregend auf den Energiehaushalt, erdet, gibt Kraft und stärkt die Nerven; verstärkt die bestehende gesundheitliche Tendenz (nach Gienger).

**Seelisch:** gibt Wachheit; unterstützt und stabilisiert die bestehende Entwicklung; festigt das Gelernte; fördert die konkrete Umsetzung neuer Ideen; hilft seine Wurzeln zu achten und den Wert von Erfahrungen, Gepflogenheiten und Traditionen schätzen zu lernen (nach Gienger/von Holst).

**Anwendung:** kann als Rohstein in der Hosentasche mitgeführt werden; der Aufenthalt in der Landschaft mit Granit wirkt sehr erdend.

**In der klassischen Heilsteinliteratur** ist Granit nicht beschrieben. **Moderne Autoren:** Goethe, Gienger.

**Pflege:** ein pflegeleichter robuster Stein.

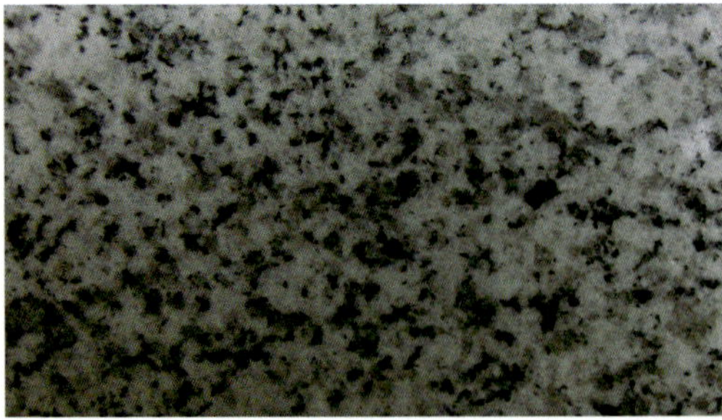

*Granitplatte poliert.*

# Halit

**Name:** benannt von Glockner 1847, nach griech. *halos*, »Meer«, da es aus Meerwasser entstanden ist bzw. gewonnen wird. Salz: benannt nach *sal*, indogerm. »bleich, grau«. Engl. und franz.: Halite.

**Synonyme:** Bergsalz, Chlornatrium, Kernsalz, Knistersalz, Kochsalz, Kropfsalz, Meersalz, Muria, Perlsalz, Sal, Salmare, Salzspat, Salzstein, Schaumsalz, Seesalz, Siemlotka, Sodasalz, Spack, Spitzsalz, Steinsalz und Wüstensalz.

**Mineralogie:** Halit entsteht primär an Austrittsstellen vulkanischer Gase; sekundär durch Eindampfung in Sedimentablagerungen austrocknender Seen oder flacher Meere sowie durch Verdunstung des aufsteigenden Grundwassers an der Oberfläche in Wüstengebieten. Die hohe Dichte und der anstehende Druck des Umgebungsgesteins und hohe Plastizität (Verformbarkeit) des relativ leichten Steinsalzes drücken Lagerstätten in der Tiefe langsam zu Salzdomen nach oben, wodurch aus geordneten Kristallen derbe Gefüge werden.

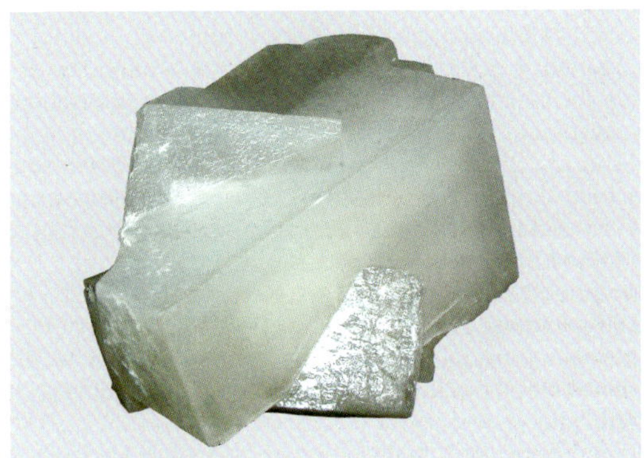

*Halit-Kristall, Utah.*

**Mineralklasse:** Natriummineral der Halit-Sylvin-Gruppe und der III. Mineralklasse, der Halogenide; **Formel:** NaCl+Br,K,Fe,J,Mg; farbgebendes Metall ist vor allem Eisen für rötliche Farbtöne, Tone und Mergel für graue Trübungen.

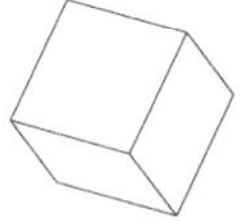

**Kristallsystem:** kubisch; **Erscheinungsbild:** bildet fast ausschließlich würfelförmige Kristalle, seltener Oktaeder oder Zwillinge, häufig feinkörnige oder grobkörnige, spätige, dichte und stalaktitische Aggregate und derbe Massen; **Mohshärte:** 2; **Dichte:** 2,15; **Spaltbarkeit:** vollkommen; **Bruch:** muschelig: **Transparenz:** durchsichtig bis undurchsichtig; **Farbe:** farblos, weiß, rosa bis orange, durch vermehrte Fremdeinschlüsse braun bis schwarz; durchradioaktive Strahlung blau bis violett; **Strichfarbe:** weiß; **Glanz:** glasartig; **Flammenfärbung:** gelb; leicht in Wasser **löslich**, mit salzigem Geschmack.

**Vorkommen:** BRD (Berchtesgaden, Reichenhall, Rosenheim), China, Dänemark, England, GUS (Solikamsk), Indien, Mali, Nepal, Niger, Österreich (Bad Ischl, Hall, Pakistan, Polen (Wieliczka), Tibet, USA (Utah).

**Verwechslung:** kann mit Anhydrit, Fluorit und Sylvin verwechselt werden; **Unterscheidung:** Unverkennbar ist der salzige Geschmack; Flammenfärbung.

**Fälschungen:** Durch Bestrahlung, künstlich oder natürlich, entstehen Verzerrungen im Kristallgitter, so wird farbloser Halit blau.

**Im Handel** ist Halit selten als würfelförmige transparente, bis zu 30 cm große transparente Einzelkristalle, Kristallstufen und als derbes, meist rötlich getöntes Steinsalz erhältlich. Dieses wird irreführend als »Kristallsalz aus dem Himalaya« angeboten.

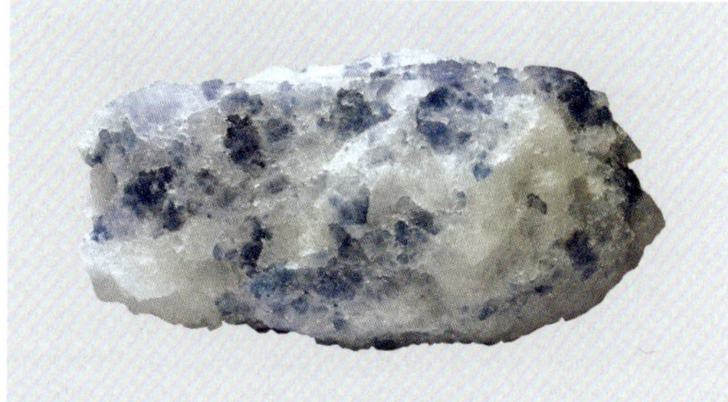

*Steinsalz mit blauen Stellen durch Kontakt mit Strahlung, Polen.*

**Wirkung der Ionen:** Natrium (Ordnung, Bewahrung, kreislaufanregend), Chlorid (auflösend, öffnend, befreiend).

**Organwirkung:** Haut, Lunge, Nieren.

**Körperlich: allgemein, physiologisch:** wirkt desinfizierend und antibakteriell, hilft gegen Akne, Ekzeme, Herpes, Pilze und andere Hautprobleme, Allergien, Asthma und Atemwegserkrankungen, entschlackt und entgiftet, kräftigt das Bindegewebe, lindert Blasenbeschwerden, verbessert die Blutqualität, Durchblutung und Kreislauf, reguliert hohen und niedrigen Blutdruck, lindert Darmbeschwerden, Entzündungen, Erschöpfung, Erkältungen (nach Gienger und Steinheilkunde e.V.). **Allgemein, energetisch:** unterstützt die Aufnahme von Jod und dadurch die Behandlung von Thymus-, Schilddrüsen- und Thalamuserkrankungen (nach Melody). **Halitkristall, energetisch:** senkt Fieber, gleicht Energie-Ungleichgewichte sehr schnell aus; mobilisiert steife Gelenke, stärkt Leber, Magen, Lymphe und Nieren, entspannt Nerven und Muskulatur, Verspannungen und Verstauchungen.

**Seelisch:** neutralisiert negative Emotionen, Ängste, Kummer, altes Leid, erlittene Verluste und hilft zu verzeihen; hellt das Gemüt auf, wirkt stark antidepressiv; belebt bei Verschlossenheit, Isolation, Grübelei und Zerstreutheit; hilft bei Unterdrückung und Fremdbestimmung, auch bei Verliebtheit; löst gebundene Energien; hilft Kraft und Aufmerksamkeit in sinnvolle, bewusste Bahnen zu lenken; verbessert das Erinnerungsvermögen, steigert die Konzentration; hilft bei spirituellen Belastungen, Negativität, Fremdenergien (nach Gienger).

**Transparenter Halitkristall** fördert Integrität, Unbeeinflussbarkeit, symbolisiert universelle Ordnung, lässt klare Standpunkte einnehmen und hilft dennoch geistig und organisatorisch flexibel zu bleiben; fördert die ganzheitliche Entwicklung der Persönlichkeit, reduziert die Empfindlichkeit auf Elektrosmog (nach von Holst).

**Energetisch:** zum Neutralisieren emotionaler oder energetischer Übergriffe; reinigt die Atmosphäre eines Raumes (nach überl. Brauchtum); gleicht Energieüberschüsse aus, kubische Kristalle vitalisieren das Trinkwasser (nach von Holst); stärkt Meridiane und Nadis, verbessert hellseherische Fähigkeiten und Empfänglichkeit für Heilung (nach Gurudas).

**Anwendung: Physiologische Anwendung:** Salzsole wird zur Mund-und Nasenspülung, bei Herpes, Fußpilz und Warzen verwendet; Salzbäder lindern Juckreiz, verbessern die Durchblutung der Haut und entschlacken; Salzkissen werden als Wärme- oder Kältekompressen aufgelegt. **Energetische Anwendung:** Halit wird als Kristall kurzfristig auf die Haut gelegt oder in der Hosentasche mitgeführt; als großer klarer Kristall zur meditativen Betrachtung und als Salzlampe aufgestellt. Kristalle werden in die Ecken eines Raumes als energetischer Schutz aufgestellt; Kristalle werden auf technische oder geomantische Störquellen gelegt.

**In der klassischen Heilsteinliteratur** ist Halit nicht beschrieben. **Moderne Autoren:** Gienger, Gurudas, Heider, Kühni/von Holst, Maier, Melody, Paulin, Peschek-Böhmer, Pöttinger, Trendelkam. Zu Salzlampen: Berger, Ferreira/Hendel, Seifert, Wolfram.

Halit wird als Heilstein selten, als Salzkristallleuchte häufig verwendet; in Mode gekommen sind innere und äußere Anwendungen mit Sole (1,5 % Salzlösung).

**Anthroposophische Verwendung:** als Ampulle in D30 und Dilution von D3–D30.

**Homöopathische Verwendung:** als **Natrium muriaticum:** bei nervöser Reizbarkeit, depressiver Verstimmung, Abmagerung, Schulkopfschmerz, Migräne, Rhinitis, Kehlkopfkatarrh, Bronchitis, nervösen Herzstörungen, Basedow, chronischer Verstopfung, Menstruationsstörungen, chronischem Gelenkrheumatismus, Akne, Ekzeme; geprüft von Hahnemann mit 2860 Symptomen.

**Biochemische Verwendung:** als **Natrium chloratum,** Funktionssalz nach Schüssler Nr 8: zur Regulierung des Salzhaushaltes, bei Störungen des Flüssigkeitshaushaltes, bei Regulationsstörungen durch Zellflüssigkeitsdefizite, gegen Ödeme und Verdauungsstörungen mit Durchfall oder Obstipation.

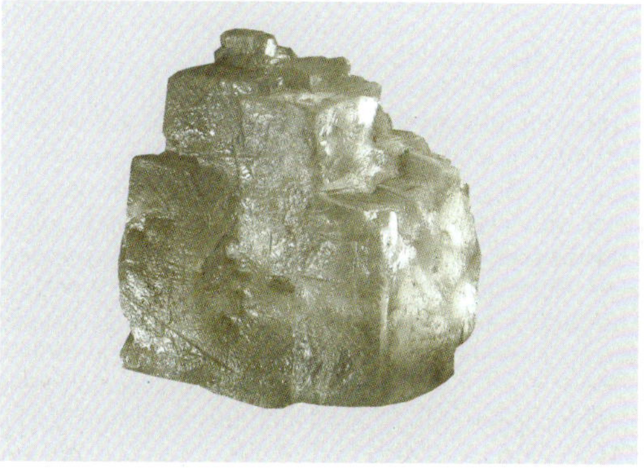

*Halit-Kristall, Pakistan.*

**Astrologische Zuordnung:** Krebs und Fische (nach Melody), Mars im vierten Quadrant (nach Maier); Halit (Salz) entspricht seit Paracelsus in der Alchemie dem Element Sal für Erde/Materie.

**Tarot-Zuordnung:** Das Gericht (nach von Holst).

**Feng-Shui-Zuordnung:** Große Salzbrocken, auch Schalen mit Salzlösungen reinigen die Atmosphäre eines Raumes von belastenden Energien. Salzkristallleuchten beleben energetisch unterversorgte oder unklare Bereiche im Raum. Element Wasser, Ba-Gua-Bereich Karriere.

**Chakra-Zuordnung:** universell, besonderer Bezug zum Stirnchakra und Solarplexus-Chakra.

**Pflege:** Halit einmal wöchentlich zum Aufladen in die Morgensonne legen. Salzkristallleuchten nur in trockenen warmen Räumen aufstellen, da sie Feuchtigkeit anziehen und weiß auskristallisieren können; gegebenenfalls trocken abbürsten. Halit kann nicht mit Hämatit entladen und nicht mit Bergkristall aufgeladen werden. Halit ist jedoch selbst in der Lage, viele Steine zu entladen, aber chemisch empfindliche, wie auch wasserhaltige Mineralien durch Wasserentzug zu zerstören.

**Hinweis:** Steinsalz oder Kochsalz werden schulmedizinisch vielseitig und häufig eingesetzt. Eine physiologische Kochsalzlösung hat mit 0,9% die gleiche Salz-Konzentration wie das Blut. Sie brennt nicht in Wunden und wird z.B. für Infusionen verwendet.

# Hämatit

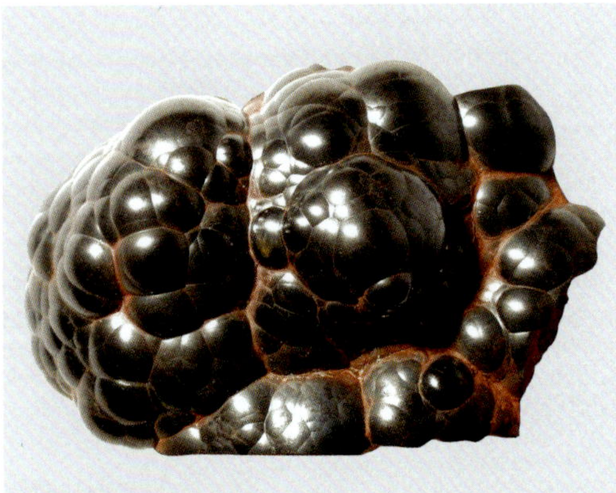

*Hämatit, Nierenwachstum.*

**Name:** historische Bezeichnung, nach griech. ***haimateios***, »blutig«, wegen der roten Farbe des Schleifwassers beim Schleifen. Hämatit wurde auch schon in vorgriechischer Zeit zur Blutstillung verwendet. Engl. und franz.: Hematite.

**Synonyme:** Anhydroferrit, Blutstein, Eisenglanz, Eisenniere, Flusseisenstein, Glanzeisenerz, Nierenerz, Roteisen, Roteisenerz, Roteisenglanz, Roteisenrahm, Roteisenstein, Roterz, Rotstein, Rotwerde, Sanguin, Specularit, Spiegeleisen und Spiegelerz.

**Mineralogie:** Hämatit entsteht primär-hydrothermal in Gängen, wo er Kristalle, Erzadern oder Roten Glaskopf bildet; sekundär als Verwitterungskruste in der Oxidationszone von Eisenerz-Lagerstätten; tertiär-sedimentär von Eisenoxid aus wässrigen Lösungen, wobei zuerst Limonit entsteht, der sich durch Wasserverlust bei der Verfestigung und Metamorphose des Sediments in Hämatit umwandelt.

**Mineralklasse:** Eisenmineral der IV. Mineralklasse, der Oxide; **Formel:** $Fe_2O_3+Mg,Ti+Al,Cr,Mn$; kann bis zu 69,5% Eisen enthalten.

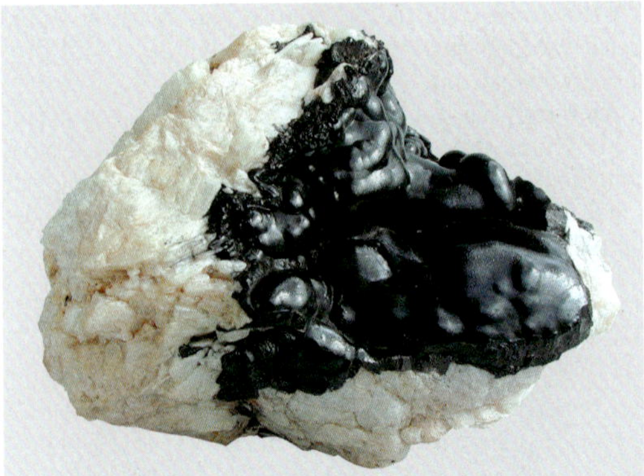

*Hämatit-Glaskopf.*

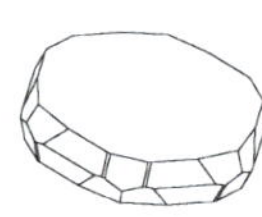

**Kristallsystem:** trigonal; **Erscheinungsbild:** bildet nur selten Kristalle, meist dichte, körnige, erdige und pulvrige Aggregate; als Eisenglanz kristallisiert er in rhomboedrisch-würfligen Kristallen; **Mohshärte:** 6–6,5; **Spaltbarkeit:** keine; **Bruch:** muschelig; **Transparenz:** durchscheinend bis undurchsichtig; **Farbe:** rotbraun, anthrazitgrau bis grauschwarz, poliert wirkt er silbern; **Glanz:** metallisch matt; **Strichfarbe:** rostbraun bis rotbraun.

**Teufelswürfel:** perfekte Kristallwürfel.

**Martit:** oktaedrische Pseudomorphosen nach Magnetit.

**Roter Glaskopf:** glasköpfige Aggregate.

**Varietät:** Specularit, mit einem schillernden Farbspiel auf polierter Oberfläche.

**Vorkommen:** häufig: Australien, Brasilien, BRD (Altenberg/Erzgebirge, Siegerland), Großbritannien (Cumberland), GUS (Kutimsk/Ural), Italien (Rio Marina/Elba), Kanada, Marokko, Österreich, Schweden (Kiruna), Schweiz (Binntal/Wallis, St. Gotthard), USA.

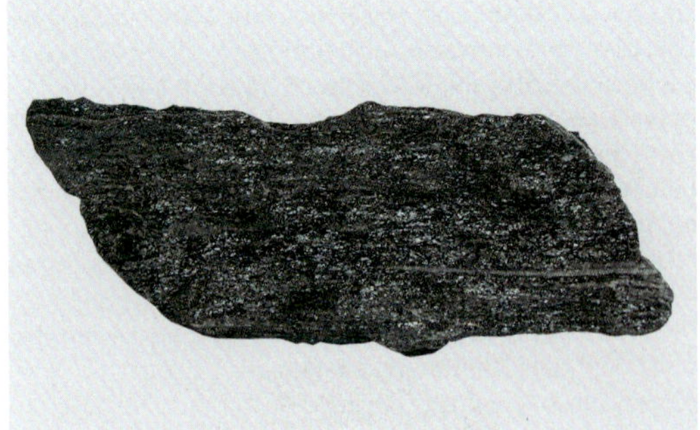

*Hämatit-Rohstein.*

**Verwechslung:** kann mit Bournonit, Cassiterit, Chromit, Cinnabarit, Ilmenit, Franklinit, Goethit, Limonit, Magnetit, Manganit, Melanit, Proustit, Psilomelan, Pyrargyrit und Pyrophanit verwechselt werden; **Unterscheidung:** Härte, Dichte, Strichfarbe, Magnetismus, mikroskopisch, mineralogisch-gemmologisch, röntgenologisch und chemisch.

**Fälschungen:** Bei Ketten- und Schmucksteinen wird oft aus Eisenoxidpulver rekonstruierter Hämatit als Hämatin

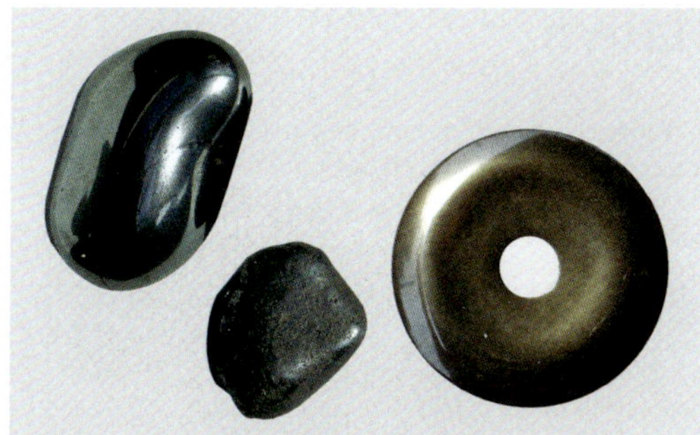

*Hämatit-Trommelsteine und Hämatit-Bi-Scheibe.*

**Im Handel** ist Hämatit als derber Rohstein, Kristall, Stufe (meist als Glaskopf-Ausprägung), Druse, Trommelstein, Anhänger, Bi-Scheibe, Kugelkette, Kugel, Ei, Obelisk, Pyramide, Cabochon, Tafelschliff und Glypte erhältlich.

**Wirkung der Ionen:** Eisen (Ausdauer, blutbildend, Kraft).

**Organwirkung:** Auge, Blutgefäße, rote Blutkörperchen, Herz, Kleinhirn, Leber, Lunge, Milz, Unterleib.

**Körperlich:** fördert die Eisenaufnahme im Darm und damit die Bildung roter Blutkörperchen; erfolgreich bei Anämie (nach Korse); reguliert zu niedrigen Blutdruck sowie zu hohen Blutzuckerspiegel; hilfreich bei Herzmuskelschwäche; mildert Hormonschwankungen und bessert unregelmäßige Menstruationsbeschwerden; gegen Krampfadern und Gefäßverengungen; schützt vor Arteriosklerose (nach Gienger); bessert Muskelkater, Blasenentzündung und Potenzstörungen; ist blutstillend und sorgt für das Abklingen von Blutergüssen bei Prellungen; bei Hämorrhoiden und Rheuma in den Füßen; verbessert die Sauerstoffversorgung der Zellen und regt den Zellaufbau an; verstärkt zu geringe Tränenbildung; unterstützt den Heilungsprozess nach Operationen; erhöht die Regenerationsfähigkeit des Körpers und hilft bei der Rekonvaleszenz (nach Gienger); verhilft zu ruhigem und erholsamem Schlaf. Mittel erster Wahl bei Jet-Lag, lindert physische wie psychische Effekte von Eingriffen unter Narkose, hilft bei Schocks und schweren Geburten, wirkt kräftigend bei niedrigem Blutdruck und Schwindelgefühlen (nach Raphaell); wirkt intensiv auf den Körper und löst im Vergleich zu anderen Teststeinen auffällig viele Symptome aus; zeigt deutlich körperliche Schwachpunkte auf; verstärkt die Regeneration während des Schlafes (nach For-schungsprojekt SHK).

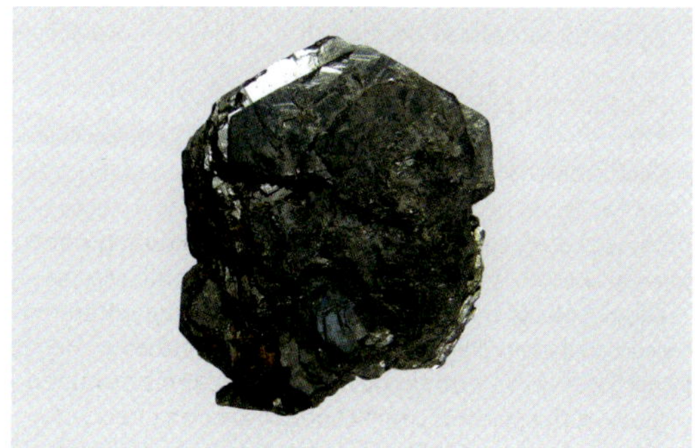

*Hämatit-Kristall.*

**Glaskopf,** nierige Knollen: spendet Vitalität und Heilkraft, stärkt körperliche Abwehrmechanismen, verbessert die Blutbildung, die Eisen- und Nährstoffaufnahme, lindert Beschwerden von Herz, Niere, Knien und Waden (nach Korse); unterstützt die blutreinigende Funktion der Nieren, nicht die Nieren selbst (nach Gurudas).

**Seelisch:** mindert Ängste, fördert Dynamik, Lebensqualität und Vitalität und wirkt so gegen Lebensunlust und Resignation; fördert Mut und Tatkraft bei Entscheidungsschwäche, Passivität und Unselbständigkeit (nach Korse); greift bei Albträumen in das Traumgeschehen ein, bringt bei Schlaflosigkeit den hyperaktiven Geist zur Ruhe, sorgt für Bodenhaftung, entlädt psychische Spannungen, hilft gegen Ängste; wirkt wie ein Schutzschild, sodass aus inneren Ressourcen Kraft geschöpft werden kann; ist das Blut und die Seele der Erde (nach Raphaell); stärkt Willen und Durchsetzungskraft; hilft wichtige Beschlüsse zu fassen und umzusetzen; hilft im Umgang mit Stress und Belastungen durch ein Mehr an innerer Ruhe und Festigkeit; hilft da zu sein und sich zu stellen; erhöhte Selbstsicherheit und Abgrenzung tragen zur Selbstverwirklichung bei (nach Forschungsprojekt SHK). **Hämatitkristall:** bodenständiger als Magnetit, gibt praktische Orientierung, richtet die Vernunft auf das Machbare und Notwendige und hilft so gegen Verwirrung, neutralisiert alle Einflüsse und Energien, entlädt und entzaubert (nach von Holst).

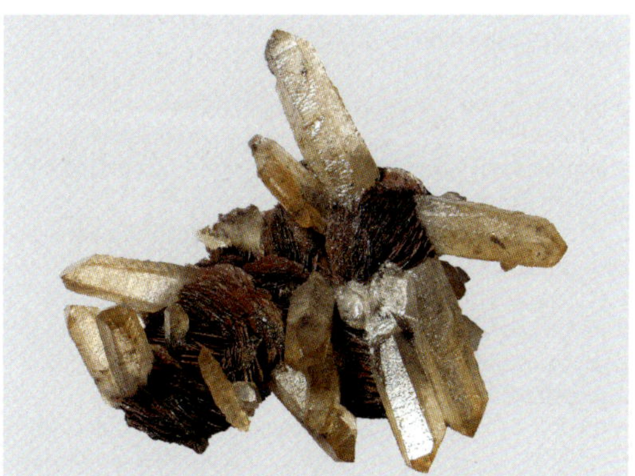

*Hämatit-Rose mit Bergkristallen.*

**Glaskopf,** nierig-traubige Knollen: hebt das Selbstwertgefühl (nach Gurudas); stärkt den Lebenswillen, das Verlangen, die Kämpfernatur und das Männliche im Menschen, macht spontan, einsatz- und entschlussfreudig (nach Korse); wirkt stark regenerierend, neutralisiert alle Einflüsse und Energien, entlädt und entzaubert (nach von Holst).

**Energetisch:** regt energetisch unterversorgte Gebiete an (nach Sienko).

**Schutzstein** gegen Erd- und Wasserstrahlungen sowie tektonische Verwerfungen. Wirkt ableitend gegen elektrostatische und feinenergetische Ladungen, entzaubert durch hohen Eisengehalt.

**Anwendung:** Hämatit wird als Anhänger oder Kette direkt am Körper getragen; als (magnetischer!) Trommelstein in der Hosentasche mitgeführt oder auf die betroffene Körperstelle gelegt; als Hämatitessenz auf nüchternen Magen getrunken; als Hämatitwasser zum Betupfen der

Augen verwendet (mehrmals am Tag); als Geode oder Glaskopf zur Meditation aufgestellt.

**In der klassischen Heilsteinliteratur** ist Hämatit bei Dioscurides und Galen beschrieben. **Moderne Autoren:** Beeler, Bind-Klinger, Braunger, Cloos, Dow, Franzen, Florek, Gienger, Graf, Guhr, Gurudas, Heider, Hofmann, Huber, Keyte, Korse, Labacher, Laroche, Lorenzo, Kühni/von Holst, Maier, Markham, Mastny, Melody, Menrow, Musil, Novak, Paulin, Peschek-Böhmer, Pöttinger, Raphaell, Ray, von Rohr, Scharner, Schelhas, Schwarz, Sharamon, Sienko, Sperling, Thölken, Vorreiter, Trendelkamp, Weltler, Werner.

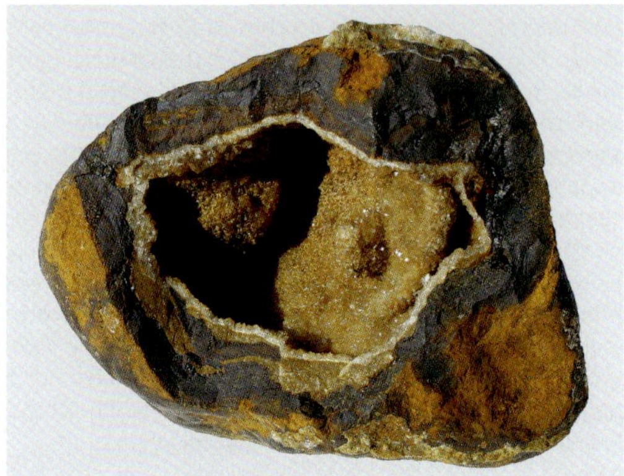

*Hämatit-Geode mit Limonit.*

Reiner Hämatit reagiert nicht auf Magnetismus und ist nur als Kristall oder Glaskopf – als Trommelstein jedoch praktisch nicht – am Markt! Es ist nicht zu rekonstruieren, welcher Autor Hämatit natur oder magnetithaltige Hämatitsteine getestet hat. Reiner Hämatit ist also noch kein gut geprüfter Heilstein. Das Forschungsprojekt SHK testete 2008 magnetithaltige Hämatit-Trommelsteine.

**Anthroposophische Verwendung:** als Ampulle in D6 und Trituration in D3–D6.

**Astrologische Zuordnung:** Widder, Wassermann (nach Melody); Skorpion (nach Peschek-Böhmer), Pluto; Mars (nach Sienko), Medium Coeli in Stier (nach von Holst), Mars im zweiten Quadrant (nach Maier).

**Ergänzende Bachblüte:** Mimulus (nach Häge).

**Chakra-Zuordnung:** Basischakra (nach Heider).

**Meditations-Zuordnung:** Tatkraft.

**Pflege:** Hämatit einmal monatlich über Nacht im Eisfach reinigen; Hämatit kann durch Aufklopfen auf den Boden etwas entladen werden; er verträgt Sonne gut und kann so geladen werden; aufladen mit Bergkristall ist nicht möglich und notwendig

**Hinweis:** Hämatit färbt beim Schleifen das Wasser rot. Er kann zum Entladen fast aller anderen Heilsteine verwendet, deshalb wird Hämatit nicht mit anderen Steinen zusammen gelagert.

**Vorsicht:** Hämatit kann in der Mittagssonne so heiß werden, dass er zu Verbrennungen auf der Haut führt.

# Hämatit-Quarz

siehe Eisenkiesel

# Haüyn

**Name:** Benannt von Bruun de Neergaad 1807, nach dem Mineralogen Renée Just Haüy.

**Synonyme:** Deodatit, Dolomian, Hauynit, Latialith, Lazialith und Napolith.

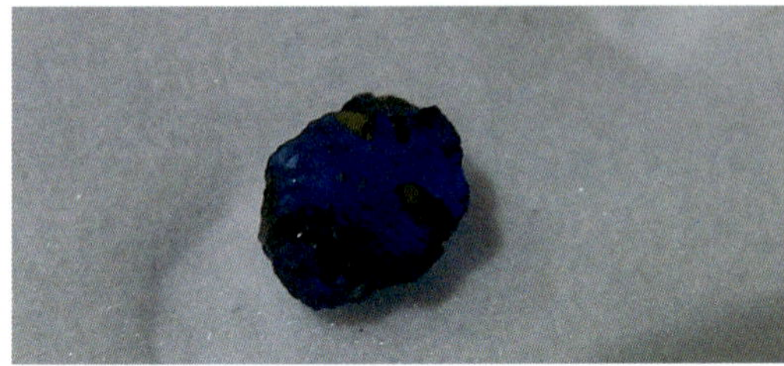

*Haüyn-Kristall, 2 mm.*

**Mineralogie:** Haüyn entsteht primär in vulkanischen Gesteinen. Dabei tritt er entweder als Gemengeteil in Phonolith, Basalt und Trachyt auf oder findet sich als kleine Körnchen und winzige Kristalle in vulkanischen Auswürflingen, meist sogenannten »Sanidinit-Bomben«.

**Begleit-Mineralien:** Augit, Hornblende, Leucit, Melilith, Nephelin, Sanidin und Vesuvian.

**Mineralklasse:** Haüyn ist ein natriumhaltiges Aluminium-Mineral, der Familie der Feldspatoide und der VIII. Mineral-Klasse, der Gerüst-Silikate; **Formel:** $(Na,Ca)_{4-8}[(SO_4)_{1-2}|(AlSiO_4)_6] + Fe$.

**Kristallsystem:** kubisch; **Erscheinungsform:** Haüyn bildet selten rhombendodekaedrische, auch oktaedrische ein- und aufgewachsene Kristalle; gewöhnlich derbe körnige Aggregate; **Mohshärte:** 5,5-6; **Dichte:** 2,4-2,5; **Spaltbarkeit:** vollkommen; **Bruch:** muschelig; **Transparenz:** durchsichtig bis durchscheinend; **Farbe:** Haüyn kann intensiv blau, auch grau, weiß, gelblich, rötlich, selten farblos oder grün sein; **Glanz:** glasig, auf Bruchflächen auch fettig. **Strichfarbe:** weiß.

**Vorkommen:** BRD: Eifel, Frankreich: Auvergne; GUS: Baikalregion; Italien: Vesuv; Marokko, USA: Montana, Süddakota.

**Verwechslung:** Haüyn kann geschliffen mit Cordierit, Saphir und Tansanit verwechselt werden; **Unterscheidung:** mineralogisch-gemmologisch;

**Fälschungen:** von Haüyn sind nicht bekannt.

**Im Handel** ist Haüyn als Einzel-Kristall oder facettiert erhältlich.

**Wirkung der Metall-Ionen:** Aluminium, Calcium, Natrium.

**Organwirkung:** Bronchien.

**Körperlich:** wirkt befreiend auf Nase und Nebenhöhlen.

**Seelisch:** lehrt von Herzen geben zu können (nach Sperling); verbessert die Konzentration; hilft zu fokussieren und Dinge auf den Punkt zu bringen; hilft Ordnung zu halten und Strukturen zu entwickeln (nach von Holst).

**Anwendung:** aufgrund der Größe ist normale Handhabung erschwert, das intensive Mineral kann mittels eines Bergkristalls wenige Sekunden lang eingestrahlt werden.

In der **klassischen Heilsteinliteratur** ist der Haüyn nicht beschrieben. **Moderne Autoren:** Gienger, Kühni/von Holst, Paulin, Sperling.

Haüyn ist aufgrund seiner Winzigkeit ein selten verwendeter Heilstein.

**Pflege:** Haüyn sollte einmal wöchentlich sehr vorsichtig in einer Schale Wasser gereinigt und mit Hämatit-Trommelsteinchen entladen werden. Um Haüyn wieder aufzuladen, empfiehlt es sich, ihn für etwa 1 bis 2 Stunden in die Morgensonne zu legen.

# Heliodor

siehe Beryll

# Heliotrop

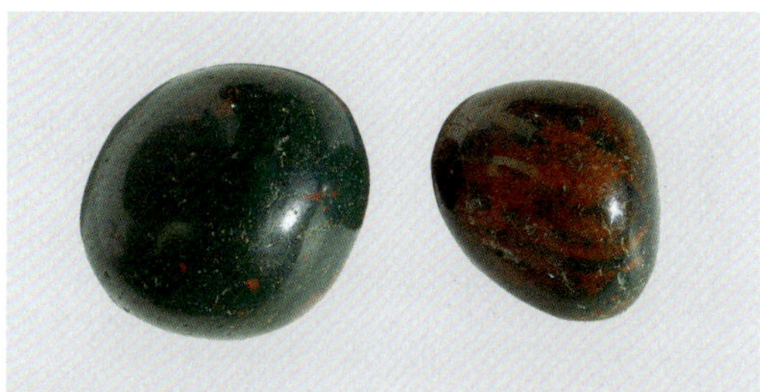

*Heliotrop-Trommelsteine.*

**Name:** historische Bezeichnung, nach griech. ***heliou tropai***, »Sonnenwende«; der Name bezieht sich auf frühere magische Verwendungen des Steines. Engl.: Bloodstone, franz.: Heliotrope.

**Synonyme:** Blut-Jaspis, Blutstein, Hildegard-Jaspis, Märtyrerstein, Xanthus.

**Mineralogie:** Heliotrop entsteht sekundär-postvulkanisch, wenn durch Zerfall- und Verwitterungsprozesse im Gestein freigesetzte Kieselsäure allmählich austrocknet und eindickt und als zähfließendes Gel erstarrt. Durch das Eindringen eisen- und magnesiumhaltiger Lösungen kommt es zu einer Durchdringung des Gels mit grünem Magnesium-Eisen-Silikat und rotem Eisenoxid.

**Mineralklasse:** Mineral der Quarz-Gruppe und der IV. Mineralklasse, der Oxide; **Formel:** $SiO_2$+Al,Fe,K,Mg,OH,Si; farbgebendes Metall ist Magnesium und Eisen.

**Kristallsystem**: trigonal; **Erscheinungsbild:** bildet nur mikrokristalline, mit bloßem Auge nicht sichtbare, meist faserige Kristalle; **Mohshärte:** 6,5–7; **Dichte:** 2,58–2,64; **Spaltbarkeit:** keine; **Bruch:** muschelig; **Transparenz:** durchscheinend; **Farbe:** dunkelgrün mit roten Punkten, selten von homogener Erscheinung; **Glanz:** wachsartig.

**Vorkommen:** selten: Algerien, Australien, Brasilien, BRD (bei Idar Oberstein), China, Großbritannien, GUS, Indien, Tschechien (Kozakov), Südafrika.

**Verwechslung:** kann mit Plasma und grünem Jaspis verwechselt werden; Unterscheidung: mikroskopisch.

**Fälschungen:** Bei Roh- und Trommelsteinen sind bisher keine Fälschungen bekannt, bei teuren Schmucksteinen werden Imitationen aus Glas angeboten.

**Im Handel** ist Heliotrop als derber Rohstein, Trommelstein, Pi-Scheibe, Kugelkette, Ei, Kugel, Herz und Carbochon erhältlich.

**Organwirkung:** Bindegewebe, Herz, Leber, Lymphe.

**Körperlich:** bei plötzlich auftretendem Fieber (Eiterbildung); regt die Tätigkeit der Lymphe an (nach Gienger); bei Erschöpfung, regt Reinigungsprozesse an und entgiftet den Körper (nach Sperling); erleichtert die Vitaminaufnahme (nach Korse); entsäuert den Körper und entzieht dadurch vielen Krankheitserregern ihr lebensnotwendiges Milieu (nach Gienger); hilft weitere Ablagerungen in den Gefäßen zu verhindern; gegen Rhythmusstörungen und Durchblutungsstörungen der Herzkranzgefäße; bei Herzschwäche und -schmerzen; aktiviert die unspezifische Immunabwehr und hilft daher sehr schnell bei beginnenden Infekten und Entzündungen; kann hervorragend bei Blasenentzündung eingesetzt werden (nach Gienger); wirkt schmerzlindernd bei Sehnenscheidenentzündung und Karpaltunnelsyndrom, gegen geschwollene Beine, Wadenkrämpfe und Krampfadern (nach Heider); lindert Nasenschleimhaut-Entzündung und bessert Hautausschläge (nach Melody) wie Akne, plötzlich auftretende Abszesse und Ödeme; bei Ohrgeräuschen, Ohrenschmerzen (nach Hildegard von Bingen); hilft bei der Auflösung von Gallensteinen (nach Heider); erhöht den Eisengehalt im Blut, heilt Blutkrankheiten und Hämorrhoiden, verbessert die Nährstoffresorption (nach Korse); hilft Kindern während Grippeepidemien nicht krank zu werden; prägt die T-Helferzellen in der Thymusdrüse und mobilisiert die unspezifische Immunabwehr; ist mit Sphärolithischem Chalcedon der wichtigste Heilstein für das Immunsystem und einer der wichtigsten Regenerations- und Gesundheitssteine; ein hoher Anteil gelber und transparenter Stellen verstärkt die Wirksamkeit des Steines enorm (nach von Holst).

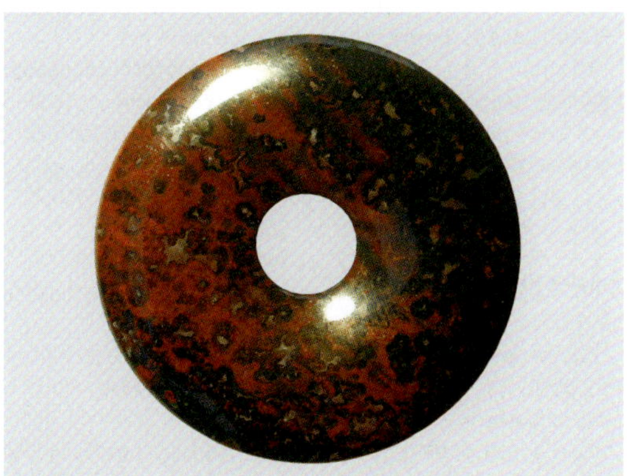

*Heliotrop-Bi-Scheibe.*

**Seelisch:** vitalisiert das Gehirn, verbessert die Konzentrationsfähigkeit, die Kommunikationsfähigkeit und den Gefühlsausdruck sowie erleichtert den Zugang zu Meditation (nach Korse); bessert Albträume, Abgespanntheit, Müdigkeit, Gereiztheit, beruhigt bei Nervosität, mindert Aggressionen und steigert die körperliche wie psychische Belastbarkeit (nach Gienger); sensibilisiert für Probleme anderer, ohne sich hineinziehen zu lassen (nach von Holst); hilft in allen Situationen die Kontrolle zu bewahren, sich gegenüber seelischen Problemen abzugrenzen und unerwünschte Einflüsse abzuwehren (nach Gienger); steigert das Selbstwertgefühl, da man weiß, was man kann und was man leistet (nach von Holst).

**Anwendung:** Heliotrop wird als Anhänger, Splitter- oder Kugelkette und Bi-Scheibe getragen; als möglichst großen Stein Cabochon schon bei ersten Anzeichen der Erkrankung direkt auf das Herzchakra oder Thymusdrüse gelegt; als Trommelstein in der Tasche mitgeführt; als Scheibe etwa 20 Minuten auf die schmerzenden Stellen des Unterbauchs gelegt; als Ohr-Olive mit Rückholfaden bei Ohrenschmerzen ins Ohr eingeführt; als Edelsteinwasser eingerieben; als Rohstein zur Meditation aufgestellt.

**Im Handel** ist Heliotrop als derber Rohstein, Trommelstein, Bi-Scheibe, Massagegriffel, Kugelkette, Ei, Kugel, Herz und Cabochon erhältlich.

**In der klassischen Heilsteinliteratur** ist Heliotrop bei Hildegard von Bingen und Albertus Magnus beschrieben. **Moderne Autoren:** Ahlborn, Beeler, Bind-Klinger, Braunger, Brusius, Dow, Gienger, Graf, Gurudas, Häge, Heider, Hofmann, Huber, Keyte, Korse, Kühni/von Holst, Labacher, Laroche, Lorenzo, Maier, Markham, Mastny, Melody, Menrow, Musil, Novak, Paulin, Peschek-Böhmer, Pöttinger, Ray, Richardson, Schaufelberger-Landherr, Scholz, Sienko, Sperling, Trendelkamp, Vorreiter, Weltler, Werner.

Heliotrop ist ein gut geprüfter und viel verwendeter Heilstein.

**Anthroposophische Verwendung:** als Trituration in D4.

**Ergänzende Bachblüte:** Red Chestnut (nach Novak), Rock Rose (nach Häge).

**Astrologische Zuordnung:** Widder, Fische und Waage (nach Melody), Saturn in der Jungfrau (nach von Holst), Venus im dritten Quadrant (nach Maier).

**Tarot-Zuordnung:** Acht der Münzen.

**Chakra-Zuordnung:** Herzchakra (nach Peschek-Böhmer),Solarplexus-Milz-Chakra (nach von Holst/Gienger).

**Meditations-Zuordnung:** Chance.

**Pflege:** Heliotrop einmal wöchentlich unter fließendem Wasser reinigen, mit Hämatit-Ministeinchen entladen und zum Aufladen in die Morgensonne oder auf eine Bergkristallgruppe legen.

# Hemimorphit

**Name:** benannt von Kenngott 1852, nach seiner Hemimorphie; von griech. ***hemi***, »halb«, und ***morphe***, »Form«. Hemimorphe Kristalle bilden bestimmte Flächen nicht symmetrisch, sondern in eine Richtung aus. Englisch: Hemimorphite.

**Synonyme:** Calamin, Calmei, Daviesit, Galmei, Kieselgalmei, Kieselzinkerz, Kieselzinkspat, Wagit, Zinkglas, Zinkglaserz, Zinkkieselerz und Zinksilikat.

**Mineralogie:** Hemimorphit entsteht primär-hydrothermal; sekundär-sedimentär in der Oxidationszone sulfidischer Blei-Zink-Lagerstätten.

**Mineralklasse:** wasserhaltiges basisches Zinkmineral der VIII. Mineralklasse, der Gruppen-Silikate; **Formel:** $Zn_4[(OH)_2[Si_2O_7] \times H_2O$; kann bis zu 67 % Zinkoxid enthalten.

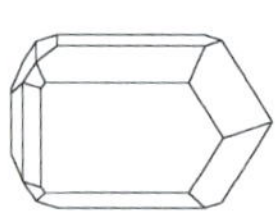

**Kristallsystem:** rhombisch; **Erscheinungsbild:** bildet nur aufgewachsene, kurzprismatische, kleine, tafelige, säulige oder nadelige Kristalle mit flächenreicheren Kopfenden als Fußenden sowie kugelige, krustige, selten auch körnige oder erdige Aggregate; ferner nierige oder stalaktitähnliche Massen; **Mohshärte:** 4–5; **Dichte:** 3,3–3,5; **Spaltbarkeit:** vollkommen; **Bruch:** muschelig; **Transparenz:** durchsichtig bis durchscheinend; **Farbe:** blau, lichtgrün, gelblich, braun, farblos oder weiß; **Glanz:** glasartig, auf Spaltflächen perlmuttartig; **Strichfarbe:** weiß.

**Vorkommen:** häufig: Algerien, Belgien (Moresnet), BRD (Mittenwald/Bayern), China, Großbritannien (Derbyshire), GUS, Iran, Italien, Mexiko (Chihuahua), Österreich (Bleiberg), Polen (Olkusz), USA (Morenci/Arizona).

**Verwechslung:** kann mit Calcit, Chalcedon, Phosphorit, Smithsonit und Türkis verwechselt werden; **Unterscheidung:** Härte, Dichte.

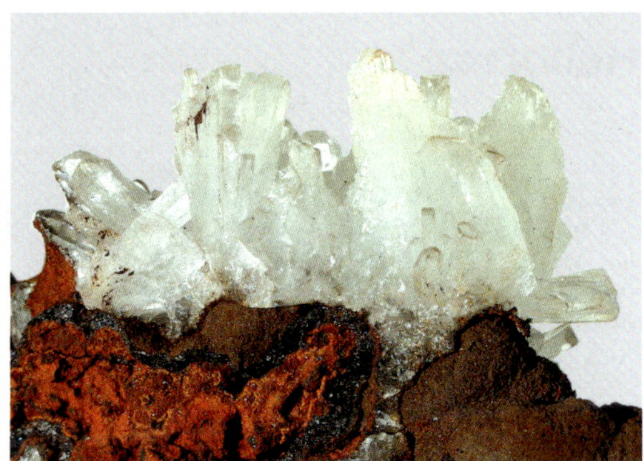

*Hemimorphit auf Matrix.*

**Fälschungen:** sind nicht bekannt.

**Im Handel** ist Hemimorphit als Kristallstufe erhältlich.

**Wirkung der Ionen:** Zink (Regeneration, Ruhe), Wasser (Offenheit).

**Organwirkung:** Haut.

**Körperlich:** stimuliert die Haarfollikel; reinigt da Gewebe der Haut, speziell der Kopfhaut (nach Gurudas); fördert die Geweberegeneration nach Operationen; hilft bei Hautunreinheiten, Ekzeme und Warzen sowie bei Sonnenbrand und Verbrennungen, Verbrennungen (nach Gienger); hilfreich bei Hautgeschwüren; verbessert Resistenz gegen Röntgen- und Erdstrahlen; allgemein kräftigend und aufbauend (nach Gurudas); hilft bei unruhigen Beinen (nach Gienger); unterstützt das Durchhaltevermögen bei Diäten (nach Melody); allgemein kräftigend und aufbauend.

**Seelisch:** gibt Toleranz und macht flexibler gegenüber anderen Weltanschauungen (nach Gurudas); hilft Aggressionen ab- und positive Charaktereigenschaften wie Geduld und inneren Frieden aufzubauen; bewahrt vor Selbstsucht und fördert den Zustand der Selbstlosigkeit; lässt Selbstachtung und ein positives Selbstkonzept von sich entwickeln und unterstützt dessen Wirkung (nach Melody); hilft Fremdbeeinflussung zu erkennen; verstärkt die Ausrichtung auf das eigene Ziel (nach Gienger); schwächt das Ego und stärkt das Wesen, wodurch er eine offene und anziehende Ausstrahlung fördert (nach von Holst).

**Anwendung:** Hemimorphit wird direkt als Kristallstufe kurze Zeit auf die Haut gelegt.

**In der klassischen Heilsteinliteratur** ist Hemimorphit nicht beschrieben. **Moderne Autoren:** Gienger, Gurudas (Calamin), Kühni/von Holst, Melody, Paulin.

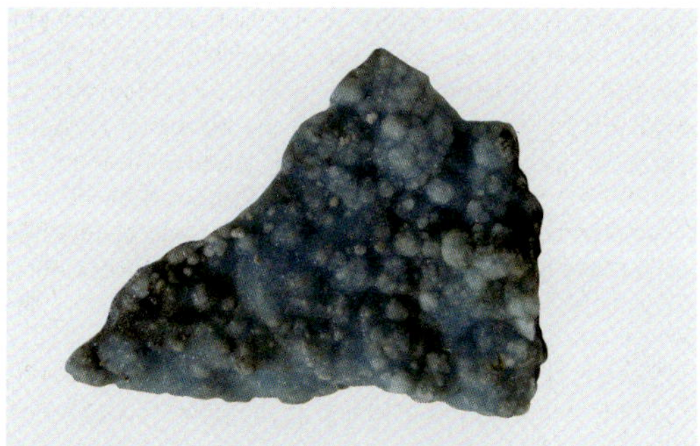

*Nierig-traubiges Hemimorphit-Aggregat.*

Hemimorphit ist ein selten verwendeter Heilstein.

**Astrologische Zuordnung:** Neptun in der Waage (nach von Holst).

**Chakra-Zuordnung:** Thymuschakra (nach von Holst/Gienger).

**Pflege:** Hemimorphit einmal wöchentlich unter fließendem Wasser reinigen, mit Hämatit-Ministeinchen entladen und zum Aufladen auf eine Bergkristallgruppe oder in die Morgensonne legen.

# Hermanover Kugel

siehe Biotit

# Heulandit

siehe Zeolithe

# Hiddenit

siehe Kunzit

# Hilutit

siehe Bergkristall.

# Hornblende

**Name:** taucht bei Werner 1789 vielleicht erstmals auf. Hornblende bezog sich früher auf die gesamte Amphibol-Gruppe, heute nur noch auf ein Mineral davon. Engl.: Horneblende.

**Synonyme:** Bergamskit, Philipstadt, Syntagmit.

**Mineralogie:** Hornblende entsteht primär aus intermediärem bis basischem Magma als Gemengeteil vieler Plutonite sowie Vulkanite; metamorph in Amphiboliten und Glimmerschiefern und in Meteoriten.

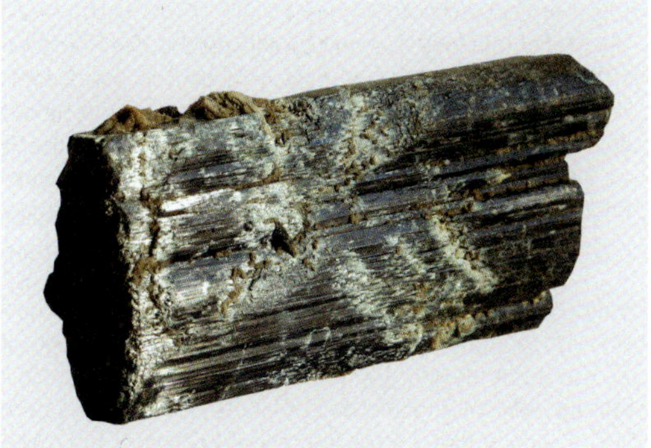

*Hornblende in Glimmerschiefer, Platte.*

**Mineralklasse:** Mineral der Amphibol-Gruppe und der VIII. Mineralklasse, der Ketten-Silikate; **Formel:** $(Ca,Na,K)_2(Mg,Fe^{2+,3+}Al)_5[(OH,F)_2(Si,Al)_2|Si_6O_{22}]$; farbgebend ist Eisenoxid für braune, Manganoxid für schwarze Adern.

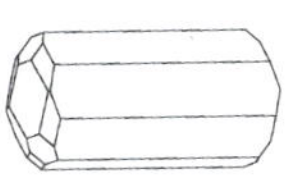

**Kristallsystem:** monoklin; **Erscheinungsbild:** bildet prismatische, kurze, auch nadelige im Gestein eingewachsene Kristalle, auch Zwillinge, sowie derbe, körnige, parallele oder garbenartige, radialstrahlige oder wirrfaserige Aggregate; **Mohshärte:** 5–6; **Dichte:** 3,0–3,4; **Spaltbarkeit:** gut bis vollkommen; **Bruch:** uneben, erdig; **Transparenz:** durchscheinend bis undurchsichtig; **Farbe:** dunkelgrün, dunkelbraun bis schwarz; **Glanz:** glasig, fettig bis pechartig; **Strichfarbe:** grünlich bis bräunlich grau.

**Vorkommen:** häufig: Italien (Vesuv), Norwegen, Schweiz, Tschechien (Ceske Stredohori).

**Verwechslung:** kann mit Augit, Pyroxene und Schörl verwechselt werden; **Unterscheidung:** Härte, mineralogisch-gemmologisch.

**Fälschungen:** gibt es nicht.

**Im Handel** ist Hornblende als Rohkristall, meist in Matrix erhältlich.

**Wirkung der Ionen:** Aluminium (entsäuernd), Calcium (Knochen, Stabilität), Eisen (Ausdauer, Energie), Magnesium (krampflösend).

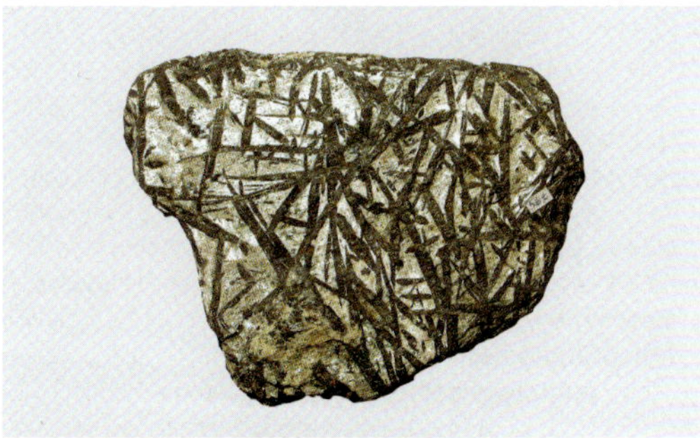

*Hornblende in Glimmerschiefer, Platte.*

**Organwirkung:** Mittel- und Innenohr.

**Körperlich:** fördert die Aufnahme von Vitaminen im Dünndarm und unterstützt die Nieren darin, den Elektrolythaushalt des Körpers stabil zu halten; wird bei Innenohrerkrankungen (nach Gienger) oder Mittelohrentzündung eingesetzt (nach Heider).

**Seelisch:** gibt Verständnis und Toleranz für die Umwelt, erleichtert es, Kritik anzunehmen und zu äußern; hilft, mit dem Herzen wahrzunehmen und verleiht allen zwischenmenschlichen Beziehungen Wärme; fördert von Herzen kommende Kreativität und Unternehmungen, die der Selbstverwirklichung dienen, und ermutigt, Vorhaben bis zu Ende durchzuziehen (nach Melody); ermöglicht, Gegensätze zu verbinden sowie geistige Anspannungen abzubauen; hilft, Gefühle von Zerrissenheit und Anspannung zu integrieren und unterstützt das Ausleben widersprüchlicher Wesensanteile, Interessen und Lebenssituationen (nach Gienger); hilft bei dem Gefühl, sich selbst im Wege zu stehen sowie bei Energiestau aufgrund zu vieler unerledigter Aktionen (nach von Holst).

**Anwendung:** Hornblende wird als Kristall direkt auf die Haut gelegt; als Scheibe in der Hosentasche mitgeführt; als Kristall zur Meditation aufgestellt.

**In der klassischen Heilsteinliteratur** ist Hornblende nicht beschrieben. **Moderne Autoren:** Gienger, Heider, Kühni/von Holst, Melody.

Hornblende ist ein relativ selten verwendeter Heilstein.

**Astrologische Zuordnung:** Zwillinge, Waage (nach Melody); harmonisiert starke Oppositionsaspekte und durchgehende Quadrate (nach von Holst).

**Chakra-Zuordnung:** Thymuschakra.

**Meditations-Zuordnung:** Vereinigung der Dualität.

**Pflege:** Hornblende einmal wöchentlich unter fließendem Wasser reinigen, mit Hämatit-Ministeinchen entladen und zum Aufladen auf eine Bergkristallgruppe oder in die Morgensonne legen.

# Howlith

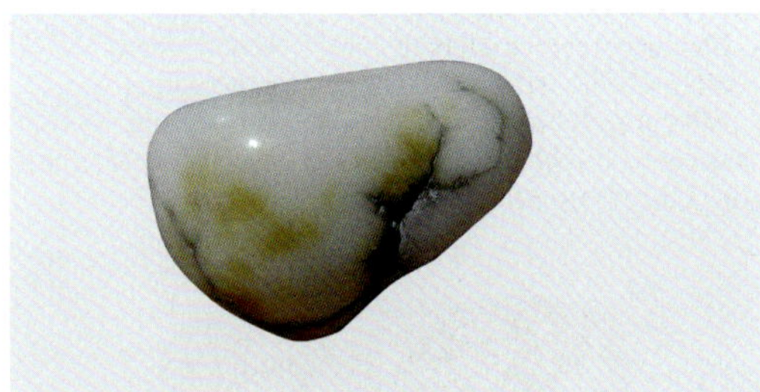

*Howlith Trommelstein.*

**Name:** benannt von J. D. Dana 1868 nach dem kanadische Mineralogen Henry How. Engl. und franz.: Howlite.

**Synonym:** Khaulit und Silicoborocalcit.

**Mineralogie:** Howlith entsteht sekundär aus zirkulierenden borhaltigen Flüssigkeiten in Gips-Sedimenten durch Verdrängung des Calciums durch Bor.

**Mineralklasse:** Mineral der Calcium-Borsilikat-Gruppe und der VIII. Mineralklasse, der Ketten-Silikate; **Formel:** $Ca_2B_5SiO_9(OH)_5$+Fe,Mn; farbgebend ist Eisenoxid für braune, Manganoxid für schwarze Adern.

**Kristallsystem:** monoklin; **Erscheinungsbild:** bildet nur winzige, feinschuppige Kristalle, die ihrerseits verfilzte, knollige Aggregate bilden; **Mohshärte:** 3–3,5; **Dichte:** 2,58;

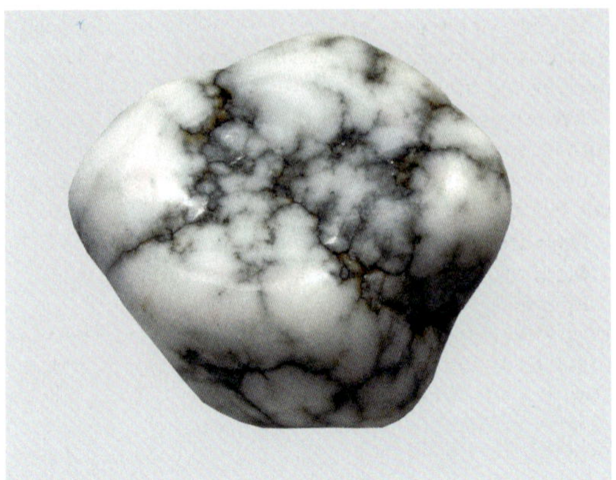

*Howlith-Trommelstein.*

**Spaltbarkeit:** keine; **Bruch:** uneben, erdig; **Transparenz:** undurchsichtig; **Farbe:** mattweiß bis elfenbeinfarben, oft von braunen oder schwarzen Adern durchzogen; **Strichfarbe:** weiß.

**Vorkommen:** selten: Kanada (Nova Scotia), Simbabwe, USA (Kalifornien).

**Verwechslung:** wird oft mit Alabaster, Anhydrit, Calcit und vor allem mit Magnesit verwechselt. **Unterscheidung:** Härte, Dichte, mineralogisch, chemisch, durch Paragenesemineralien.

**Fälschungen:** sind die Regel; meist wird **Im Handel** wird in der Regel Magnesit als Howlith angeboten.

Im Handel ist Howlith sehr selten als Rohstein, Trommelstein, Bi-Scheibe und Cabochon erhältlich.

**Wirkung der Ionen:** Bor (angstlösend, Irrationalität, Kontrolle), Calcium (Selbstvertrauen).

**Organwirkung:** Bauchspeicheldrüse, Bindegewebe, Knorpel.

**Körperlich:** lindert Folgen von Vergiftungen und unterstützt das Abnehmen und Entschlacken über das Bindegewebe; verhindert Flüssigkeitseinlagerungen im Körper und wirkt harntreibend; verbessert den Gleichgewichtssinn; regt bei Übelkeit den Brechreiz an und lindert Hautreizungen durch Kontaktgifte (nach Gienger); behebt Disharmonien von Knochenstruktur, Zähnen und weichem Gewebe (nach Melody).

**Seelisch:** stärkt den Willen und das Durchhaltevermögen; hilft aus seelischer Starre herauszukommen; regt an, das eigene Leben zu gestalten; fördert die bewusste Kontrolle der eigenen Handlung (nach Gienger); stärkt Beobachtungsgabe, Gedächtnis, Urteilsfähigkeit und Wissensdurst, hilft bei Ungeduld wie auch Zögerlichkeit, stärkt das ethische Verhalten und schützt vor Arroganz, Grobheit, Ungeschick, Stress und Wut (nach Melody).

**Energetisch:** besitzt eine konzentrierte kraftvolle und zusammenziehende Energie, welche vor Negativität schützt (nach von Holst).

**Anwendung:** Howlith wird als Trommelstein direkt auf die Haut gelegt; als Trommelstein in der Hosentasche mitgeführt; als derber Rohstein zur Meditation aufgestellt.

**In der klassischen Heilsteinliteratur** ist Howlith nicht beschrieben. **Moderne Autoren:** Beeler, Dow, Gienger, Heider, Keyte, Kühni/von Holst, Melody, Musil, Paulin, Pöttinger, Sperling. Sienko beschrieb vermutlich Magnesit.

Howlith ist ein gut geprüfter Heilstein. Durch die große Verwechslungsgefahr mit Magnesit sind die Aussagen jedoch genau zu prüfen.

**Astrologische Zuordnung:** Zwillinge (nach Melody), Saturn in Jungfrau (nach von Holst).

**Chakra-Zuordnung:** Solarplexus-Milz-Chakra (nach von Holst/Gienger).

**Feng-Shui-Zuordnung:** Element Metall.

**Meditations-Zuordnung:** Aufbau und Abgrenzung.

**Pflege:** Howlith einmal wöchentlich unter fließendem Wasser reinigen, mit Hämatit-Ministeinchen entladen und zum Aufladen auf eine Bergkristallgruppe oder in die Morgensonne legen.

# Hypersthen

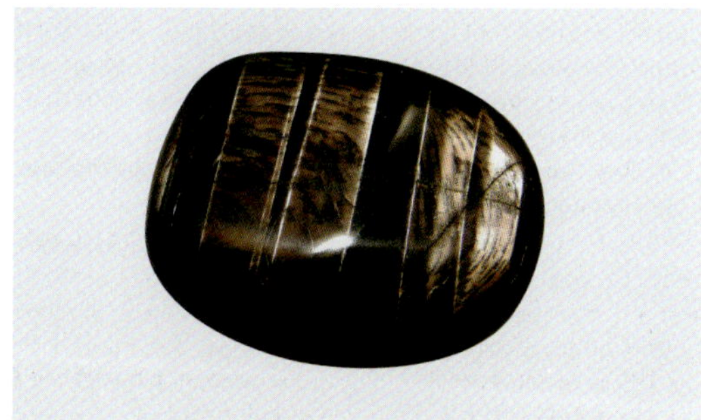

*Hypersthen-Cabochon.*

**Name:** benannt von Haüy 1806, nach griech. *hyper*, »über«, und *sthenos*, »Kraft«, entsprechend seiner Härte, da er härter als die Amphibole ist.

**Synonyme:** Amblystegit, Augit-Bronzit, Eisen-Anthophyllit, Eisen-Enstatit, Ferroanthophyllit, Ficinit, Kupfferit, Labrador-Blende, Labrador-Hornblende, Paulit und Szaboit. Engl.: Eulite (nach Melody), franz.: Hyperstene.

**Mineralogie:** Hypersthen entsteht primär-liquidmagmatisch oder durch vulkanische Bildung aus eisen- und magnesiumreichem Magma; metamorph in Gneisen.

**Mineralklasse:** Eisen-Magnesium-Mineral der Pyroxen-Gruppe und ein Glied der Enstatit-Ferrosilit-Mischkristallreihe der VIII. Mineralklasse, der Ketten-Silikate; **Formel:** $(Fe,Mg)_2[Si_2O_6]+Al,Ca,Fe,Mn,Ni$. Verwandt mit dem eisenärmeren Bronzit.

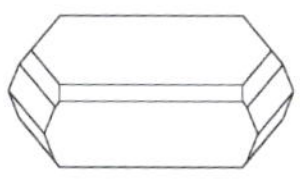

**Kristallsystem:** rhombisch; **Erscheinungsbild:** bildet rhombische, säulige oder tafelige Kristalle und Zwillinge sowie derbe, blättrige und körnige Aggregate; **Mohshärte:** 5,5; **Dichte:** 3,35–3,8; **Spaltbarkeit:** deutlich in Längsrichtung, sonst unvollkommen; **Bruch:** uneben; **Transparenz:** durchscheinend bis undurchsichtig; **Farbe:** schwarz, schwarzbraun oder schwarzgrün; **Glanz:** glasig, mit charakteristischem silbernem oder kupferrotem Schiller; **Strichfarbe:** gelb bis braun.

**Vorkommen:** BRD (Bodenmais/Bayrischer Wald, Bad Harzburg/Harz, Laacher See/Eifel), Frankreich (Mt. Dore/Zentralmassiv), Großbritannien, GUS (Sludjanka/Baikal), Iran, Japan, Kanada (Paulinsel/Labrador), Norwegen, Rumänien, USA.

**Verwechslung:** kann mit Ägirin, Bronzit, Entstatit, Schörl und Silber-Obsidian verwechselt werden; **Unterscheidung:** Härte, mineralogisch-gemmologisch.

**Fälschungen:** sind nicht bekannt.

**Im Handel** ist Hypersthen als tafeliger Kristall und zusammen mit Quarz als Trommelstein erhältlich.

**Wirkung der Ionen:** Eisen (Ausdauer, Kraft), Magnesium (gewebeentsäuernd, krampflösend).

**Organwirkung:** Magenschleinmhaut.

**Körperlich:** hilft bei übersäuertem Magen, lindert Magenschmerzen und wird bei Magenschleimhautentzündung eingesetzt; löst akute und chronische Verspannungen und Schmerzen, besonders an den Schultern und der Ferse; kühlt bei Fieber, mindert nervöse Reizbarkeit (nach Melody).

**Seelisch:** löst Hochmut auf, fördert gesundes Urteilsvermögen; stärkt das moralische Rückgrat, erleichtert es, für Recht und Gerechtigkeit einzutreten, was die Selbstachtung hebt (nach Melody); lehrt Kritik anzunehmen und gleichzeitig kompromisslos die eigene Überzeugung zu vertreten, harmonisiert das Verhältnis zwischen Ruhe und Aktivität und löst dadurch viele Probleme (nach Gienger); erleichtert introvertierten Menschen einen besseren Zugang zur Um- und Mitwelt und hilft, sich besser mitteilen zu können stärkt das Sprachgefühl; verbessert das Verständnis und die Liebe für Literatur (nach von Holst).

**Anwendung:** Hypersthen wird als Kristall direkt auf die Haut gelegt; als Trommelstein in der Tasche mitgeführt; als in Matrix eingebettete Kristalle zur Meditation aufgestellt.

**In der klassischen Heilsteinliteratur** ist Hypersthen nicht beschrieben. **Moderne Autoren:** Gienger, Heider, Kühni/von Holst, Melody, Paulin.

Hypersthen ist ein selten verwendeter Heilstein.

**Astrologische Zuordnung:** Schütze, Waage (nach Heider); Mond in Steinbock (nach von Holst).

**Chakra-Zuordnung:** Basischakra.

**Pflege:** Hypersthen einmal wöchentlich unter fließendem Wasser reinigen, mit Hämatit-Ministeinchen entladen und zum Aufladen auf eine Bergkristallgruppe oder in die Morgensonne legen.

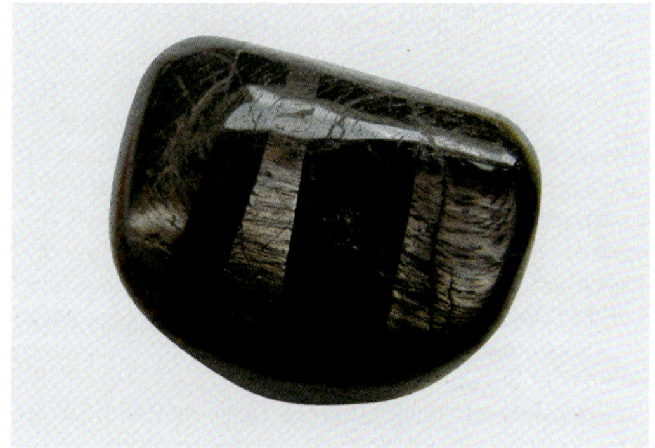

*Hypersthen-Trommelstein.*

# Ilmenit

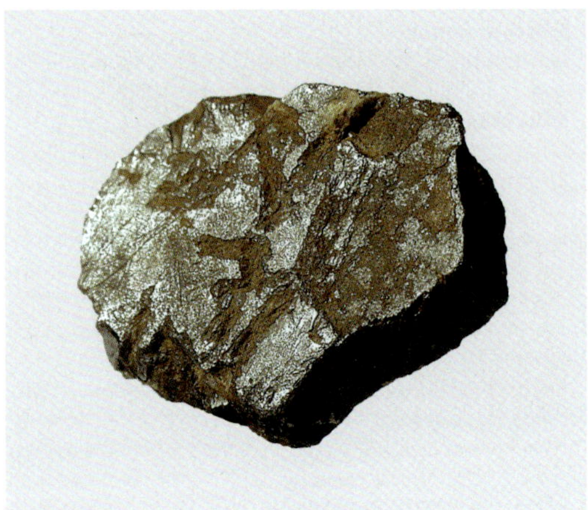

*Ilmenit-Rohstein.*

**Name:** benannt von Kupffer 1827, nach dem Fundort Ilmengebirge im südlichen Ural. Engl. und franz.: Ilmenite.

**Synonyme:** Craitonit, Eisentitan, Gregorit, Guadarramit, Haplotypit, Hypostatit, Iserin, Kibdelophan, Menaccanit, Menachine, Menachit, Menakan, Menakeisenstein, Paracolumbit, Parailmenit, Schwarztitanerz, Siderotitanium, Spessartit, Thuenit, Titaneisen, Titaneisenerz, Titaneisenglimmer, Titaneisenstein, Titanoferrit, Titanium, Titanosiderum, Uddevallit und Washingtonit.

**Mineralogie:** Ilmenit entsteht primär-liquidmagmatisch in basischen Magma–Intrusionen (Anorthosit, Gabbro), Magmatiten, wobei er sich durch Absinken in der Frühkristallisation zu großen intramagmatischen Eisen-Titan-Lagerstätten anreichert; selten hydrothermal; angereichert aufgrund der Verwitterungsbeständigkeit in Sanden und Edelsteinseifen-Lagerstätten und metamorph in Gneisen und basischen Granuliten.

**Mineralklasse:** Eisen-Titan-Mineral der Hämatit-Ilmenit-Gruppe, aus der IV. Mineralklasse, der Oxide; **Formel:** $FeTiO_3$ + Mg,Mn,Sb.

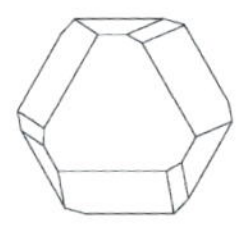

**Kristallsystem:** trigonal; **Erscheinungsbild:** kristallisiert in rhomboedrischen, dick- bis dünntafeligen, linsenförmigen, stark deformierten würfelförmigen, ein- und aufgewachsenen Kristallen, tritt jedoch meist als derbes, kompaktes Erz oder körniger Sand auf; **Mohshärte:** 5–6; **Dichte:** 4,5–5; **Spaltbarkeit:** keine; **Bruch:** muschelig bis uneben; **Transparenz:** undurchsichtig; **Farbe:** schwarz, stahlgrau und schwärzlich braun, manchmal mit violettem Stich; **Glanz:** halbmetallic bis matt; **Strichfarbe:** schwarz.

Faserige Ilmenit-Einschlüsse in Bergkristall als Ilmenit-Quarz kommen vor.

**Vorkommen:** **magmatisch:** GUS (Ilmengebirge), Schweiz (St. Gotthard), Südafrika; **sedimentär:** Australien, Indien, Namibia, Nigeria, Südafrika; **metamorph:** Indien, Norwegen (Ekersund), Schweden (Routivare), USA (New York).

**Verwechslung:** kann mit Hämatit, Magnetit, Chromit verwechselt werden; Ilmenit-Quarz kann mit Jamesonit-Quarz und Turmalin-Quarz verwechselt werden; **Unterscheidung:** Dichte, mineralogisch-gemmologisch, Magnetismus, Strichfarbe.

**Fälschungen:** sind nicht bekannt. Ilmenit-Quarz wird oft als Silber-Rutil angeboten.

**Im Handel** ist Ilmenit als Kristall und Kristallstufe, selten als Ilmenit-Rosen, Ilmenit-Quarz als Trommelstein erhältlich.

**Wirkung der Ionen:** Eisen (Ausdauer, blutbildend, Kraft), Titan (Aufmunterung, Größe, Herzlichkeit).

**Organwirkung:** Blut.

**Körperlich:** fördert die Selbstheilungskräfte des Körpers und des Geistes, kann zur Behandlung aller Disharmonien und Ungleichgewichte verwendet werden, stärkt alle betroffenen Bereiche im Körper und Energiesysteme (nach Melody). **Illmenitquarz:** bei Verengungen, Degenerationserscheinungen und Abnutzung (nach Gienger)

**Seelisch:** hilft Trug, Illusion und Fehlinterpretation zu durchschauen und sich im praktischen Leben – wie auch im philosophischen und spirituellen – zu orientieren und Hindernisse auszuräumen, sozusagen ein Führer auf dem Weg der Erkenntnis; löst veraltete Geisteshaltungen auf und lehrt Einbildung und Eingebung zu unterscheiden (nach Gienger); unterstützt die Heilung emotionaler und spiritueller Disharmonien über das stimulierte Scheitelchakra (nach Melody). **Illmenitquarz:** löst veraltete Geisteshaltungen auf und lehrt Einbildung und Eingebung zu unterscheiden; hilft bei der Imagepflege; unterstützt in der Öffentlichkeit gut anzukommen (nach Gienger).

**Anwendung:** Ilmenit wird als Kristall direkt auf die Haut gelegt oder in der Tasche mitgeführt.

**In der klassischen Heilsteinliteratur** ist Ilmenit nicht beschrieben. **Moderne Autoren:** Gienger, Kühni/von Holst, Melody, Paulin.

Ilmenit ist ein selten angewandter Heilstein.

**Astrologische Zuordnung:** Schütze; Pluto in Schütze (nach von Holst).

**Chakra-Zuordnung:** Scheitelchakra (nach Melody).

**Pflege:** Ilmenit einmal wöchentlich unter fließendem Wasser reinigen und zum Aufladen auf eine Bergkristallgruppe oder in die Morgensonne legen.

# Ilvait

**Name:** benannt von Steffen 1811, nach dem lateinischen Namen der Insel Elba. Engl.: Ilvaite.

**Synonym:** Lievrit.

**Mineralogie:** Ilvait entsteht kontaktmetamorph oder kontaktmetasomatisch in Eisen-Lagerstätten.

**Mineralklasse:** Eisenmineral der VIII. Mineralklasse, der Gruppen-Silikate; **Formel:** $CaFe_2^{2+} + Fe^{3+} + [Si_2O_7]O(OH)$.

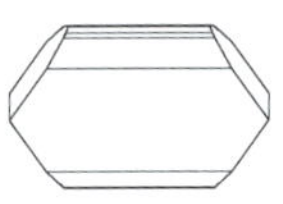

**Kristallsystem:** rhombisch; **Erscheinungsbild:** bildet prismatische, vertikal gestreifte Kristalle sowie unregelmäßige, radiale, strahlige, faserige, auch derbe und körnige Aggregate; **Mohshärte:** 5,5–6; **Dichte:** 3,8–4,1; **Spaltbarkeit:** kaum erkennbar; **Bruch:** muschelig; **Transparenz:** undurchsichtig; **Farbe:** schwarz mit bräunlicher oder grünlicher Tönung; **Glanz:** glasig, halbmetallic und fettig; **Strichfarbe:** schwarz.

**Vorkommen:** selten: BRD, Griechenland (Seriphos), Grönland (Julianehaab), GUS (Zurja), Italien (Elba), USA (Laxey/Idaho).

**Verwechslung:** kann mit Aktinolith, Ludwigit und Schörl verwechselt werden; **Unterscheidung:** Härte, Dichte, Säurelöslichkeit, Strichfarbe.

**Fälschungen:** sind nicht bekannt.

**Im Handel** ist Ilvait als Einzelkristall und Kristallstufe auf Matrix erhältlich.

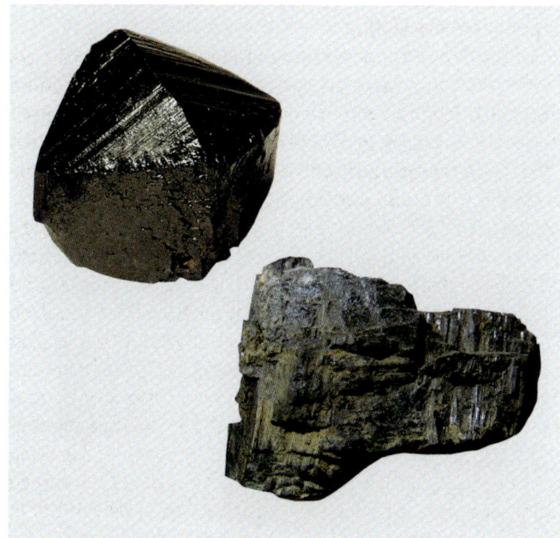

*Ilvait-Einzelkristall und Ilvait-Kristallisation.*

**Wirkung der Ionen:** Calcium (Stabilität), Eisen (Ausdauer, Selbstvertrauen), Mangan (Offenheit).

**Organwirkung:** Blut, Verdauungstrakt.

**Körperlich:** bessert Magengeschwüre; kann bei der Behandlung von Fieber, einschließlich Typhus, Diarrhoe, Blutungen und Geschwürbildung, bei Hepatitis, zur Darmreinigung oder als Brechmittel verwendet werden (nach Melody).

**Seelisch:** stärkt Geduld und Ausdauer; fördert die Entwicklung des kreativen Potenzials, Originalität und die Fantasie; harmonisiert die feinen Energiekörper, verleiht emotionale Stabilität und hilft Anerkennung und Profil zu gewinnen (nach Melody).

**Anwendung:** Ilvait wird als Kristall direkt auf die Haut gelegt.

**In der klassischen Heilsteinliteratur** ist Ilvait nicht beschrieben.

**Moderne Autoren:** Kühni/von Holst, Melody.

Ilvait ist ein selten verwendeter Heilstein.

**Astrologische Zuordnung:** Krebs (nach Melody).

**Chakra-Zuordnung:** Basischakra.

**Pflege:** Ilvait einmal wöchentlich unter fließendem Wasser reinigen, mit Hämatit-Ministeinchen entladen und zum Aufladen auf eine Bergkristallgruppe oder in die Morgensonne legen.

# Jadeit

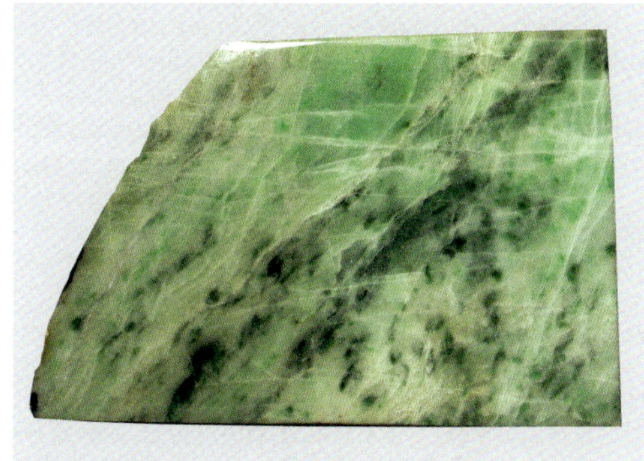

*Jadeit-Platte.*

**Name:** benannt von Damour 1863, nach span. *ijados*, »Lenden«, wegen der auf dem Volksglauben beruhenden Heilwirkung bei Nierensteinen. Als Jade werden immer noch drei feinkristalline, faserige Silikate in variablen Mischungen bezeichnet: das Pyroxen Jadeit, Chloromelanit (ein Mischkristall aus Diopsid, Ägirin und Jadeit) und das Amphibol Nephrit. Engl.: Jadeite.

**Synonym:** Jade. Chinesisch: Yü.

**Mineralogie:** Jadeit entsteht kontaktmetamorph während der Gebirgsbildung von Serpentinen und Peridotit zu Serpentinit ehemaliger Tiefseegräben. Dabei wird Natronfeldspat Albit unter extremem Druck und Hitzewirkung zu Jadeit und Quarz umgewandelt.

**Mineralklasse:** Mineral der Pyroxen-Gruppe und der VIII. Mineralklasse, der Ketten-Silikate; **Formel:** $NaAl\,[Si_2O_6] + Ca,Cr,Fe,Mg,Mn$; farbgebend sind zweiwertig positives Eisen und winzige Spuren von Chrom.

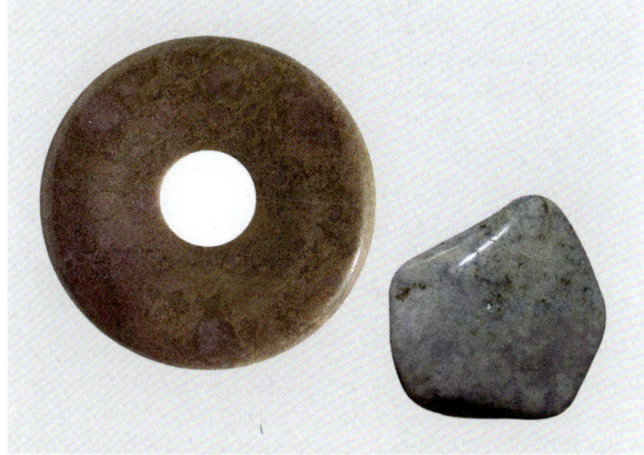

*Jadeit-Bi-Scheibe und Lavendel-Jade, Trommelstein.*

**Kristallsystem:** monoklin; **Erscheinungsbild:** bildet äußerst selten kurzprismatische, jedoch keine mit bloßem Auge sichtbaren Kristalle, sondern dichte, feinfaserige, verfilzte Aggregate; **Mohshärte:** 6,5–7; **Dichte:** 3,3–3,36; **Spaltbarkeit:** unvollkommen; **Bruch:** splittrig, uneben; **Transparenz:** durchsichtig bis durchscheinend; **Farbe:** weiß, grün, gelb, braun, rötlich, lila- bis lavendelfarben oder violett bis schwarz; **Glanz:** glas- bis fettartig; **Strichfarbe:** weiß.

**Varietäten mit Handelsbezeichnung: Jade-Albit:** albithaltiger Jadeit; **Kaiser-Jade:** chromhaltiger Jadeit; **Lavendel-Jade:** chromhaltiger, manganhaltiger, lilafarbener Jadeit; **Magnetit-Jade:** Nephrit mit Magnetit; **Mayait und Tuxtlit:** Diopsid-Jadeit-Gemenge; **Purpur-Jade:** lilafarbener chromhaltiger Jadeit.

**Vorkommen:** selten: China (Yunnan), Guatemala, GUS (Ural), Italien, Japan, Mexiko, Myanmar, Neuseeland (Tawmav), Ost-Turkestan, Sambia (Lavendel-Jade), Schweiz (Wallis), Türkei (Lavendel-Jade), USA (Kalifornien/Santa Rita). Chinesischer Jadeit stammt aus Burma, der in China (Yunnan) verarbeitet wird.

**Verwechslung:** Jadeit kann mit der Aktinolith-Varietät Smaragdit, Chrommelanit, Grossular, Nephrit, Prehnit, Serpentin und Vesuvianit; Lavendel-Jade mit Lavendel-Quarz verwechselt werden; **Unterscheidung:** Härte, Dichte, sicher nur mineralogisch-gemmologisch, Schmelzpunkt, Fluoreszenz.

**Fälschungen:** sind häufig – echter Jadeit ist extrem selten; vor allem Färbungen bei Rohsteinen bzw. geschliffene Steine werden mit farbigem Hintergrund versehen. Imitationen aus anderen Mineralien wie Serpentin und Glas sowie Imprägnierungen mit Öl oder Kunststoff werden im Handel angeboten.

**Als irreführende Handelsbezeichnungen sind aufgetaucht:** Afrikanische Jade (Prasem-Quarz), China Jade, Koreanische Jade, Neue Jade (Serpentin), Amazonas-Jade, Colorado-Jade (Amazonit), Amerikanische Jade, Kalifornische Jade (Vesuvian), Australische Jade, Queensland Jade (Chrysopras), Gelbe Jade (Aragonit), Indische Jade, Regal Jade (Aventurin), Japanische Jade (Prehnit), Lavendel-Jade (Lepidolit), Mexikanische Jade (Calzit grün), Rosa Jade, Rote Peking Jade (Rhodonit), Rote Jade (Karneol), Schweizer Jade (Jaspis grün), Silver Peak Jade (Malachit), Südafrika Jade (Grossularit).

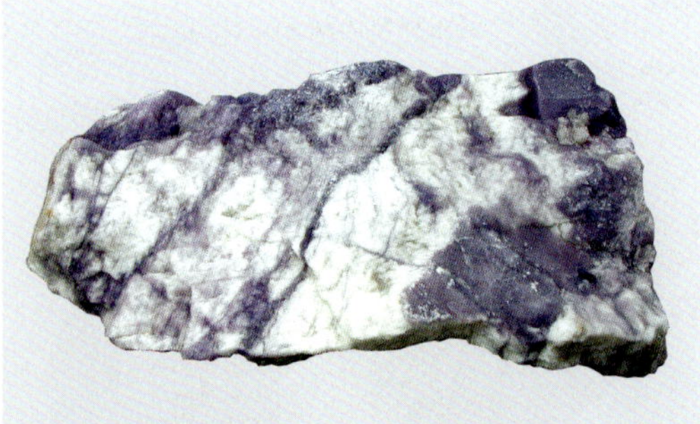

*Lavendel-Jade-Rohstein.*

**Im Handel** ist Jadeit als derber Rohstein, Trommelstein, Bi-Scheibe, Cabochon und geschliffen als Schmuckstein oder Kunsthandwerk; Lavendel-Jade als Rohstein, Trommelstein und Bi-Scheibe erhältlich. Als begehrteste Farbvariante gilt weiß mit durchscheinendem weißlichem Grün, oder reines Apfelgrün.

**Wirkung der Ionen:** Aluminium (entsäuernd, Realitätssinn), Natrium (Gelassenheit).

**Organwirkung:** Nieren (allgemein), Herz (lavendel).

**Körperlich: Grün:** wirkt allgemein kühlend, wirkt fiebersenkend; erhöht die Reaktionsfähigkeit durch die Stimulation der Nerven und Nebennieren (nach Gienger); bessert und beugt immer wiederkehrenden Krampfadern und Besenreisern vor (nach Melody); hilfreich bei Appetitlosigkeit und Magersucht; kann auch gut bei Adipositas eingesetzt werden (nach Kühni/von Holst); bei Bluthochdruck, Übelkeit und Erbrechen, erhöhtem Cholesterinspiegel, Diabetes; wirksam bei Erkältung, Gesichtsschmerzen, Heiserkeit, Keuchhusten; mildert Menstruationsbeschwerden, Migräne und Schwangerschaftsbeschwerden; Muskelkater, Nervenentzündungen; regt die Nierenfunktion an und gleicht damit den Wasser-, Salz- und Säure-Basen-Haushalt aus (nach Gienger). **Weiß:** reinigt Lymphknoten, stärkt die Nieren, die weißen Blutkörperchen, das Immunsystem und alle Körperzellen, lässt Schwellungen abklingen, entgiftet und hilft, nach totalen Zusammenbrüchen wieder neue Kräfte zu mobilisieren (nach Korse); hilfreich bei Ödemen, Potenzschwäche, Schilddrüsenerkrankungen, Schlafstörungen.

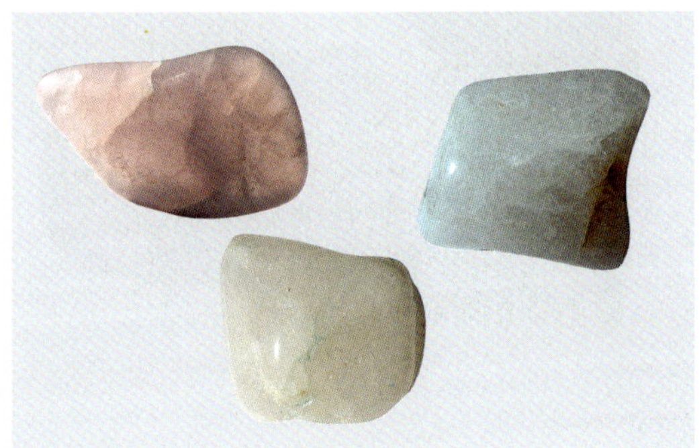

*Jadeit-Trommelsteine: Lavendel-Jade, weiße Jade und Jadeit-Albit.*

**Seelisch: Grün:** gleicht Meridiane aus, harmonisiert das gesamte Energiesystem, aber etwas mehr in Richtung Yin (nach von Holst); schafft Einklang und Frieden zwischen physischen, emotionalen und gedanklichen Strukturen und verwandelt Negativität (nach Melody); wurde in vielen Kulturen als starker Schutzstein eingesetzt und um mit dem Jenseits gefahrlos in Kontakt zu treten, insbesondere beim Sterben (nach Rätsch); Visionen und hohe Ideale lassen sich dank innerem Engagement erreichen, und tiefste innere Bedürfnisse und lang gehegte Wünsche können verwirklicht werden; befähigt, innere Harmonie zu finden (nach Melody); hilft Stress, Trägheit Traurigkeit, Unausgeglichenheit zu überwinden; fördert spielerische Selbstverwirklichung. **Weiß:** wirkt geistig und emotional reinigend, fördert soziales Bewusstsein, Kunstsinn sowie Liebe zu Reinheit und Schönheit, schenkt Mut und Durchsetzungskraft und hilft sich rasch und richtig zu entscheiden (nach Korse). **Gelb:** mildert Angst vor Prüfungen und Verhandlungen. **Lavendel:** hilft bei Depressionen, Lebensunlust und mangelndem Selbstbewusstsein. **Purpur:** macht dynamisch und geistig beweglich.

**Anwendung:** Jadeit wird als Rohstein oder Trommelstein auf die Stirn, auf den Nierenbereich und unter das Kopfkissen gelegt; als Kette oder Anhänger getragen; als Trommelstein in der Tasche mitgeführt; als Scheibe oder Cabochon direkt auf die Haut aufgelegt; als Jadeitwasser getrunken; als Jadeit-Elixier tropfenweise eingenommen, als Rohstein zur Meditation aufgestellt.

**Anmerkung:** In China gelten nur solche zu Talismanen, Schmuck oder Gebrauchsgegenständen verarbeitete Jadeite als heilkräftig und magisch, die priesterlich gesegnet wurden. Ohne eine Reinigung von den Energien des Vorbesitzers und erneute Weihung nach festgelegten Ritualen würde nach der Lehre des Feng Shui der Zorn des Himmels angezogen werden und sich die Wirkung ins Gegenteil verkehren. Durch die oftmalige Weihung alter Stücke sind diese energetisch extrem stark wirksam, weil sich die Kraft über die Jahrhunderte und Jahrtausende enorm verstärkt hat – ein Kraftpotenzial, welches durch neue Jade unmöglich auch nur annäherungsweise erreicht werden kann. Jedes antike Jade-Utensil wurde in jahrelanger mühsamer Arbeit – zumeist mit Quarz – bearbeitet und ausschließlich für die oberste Schicht hergestellt (nach Behrendt).

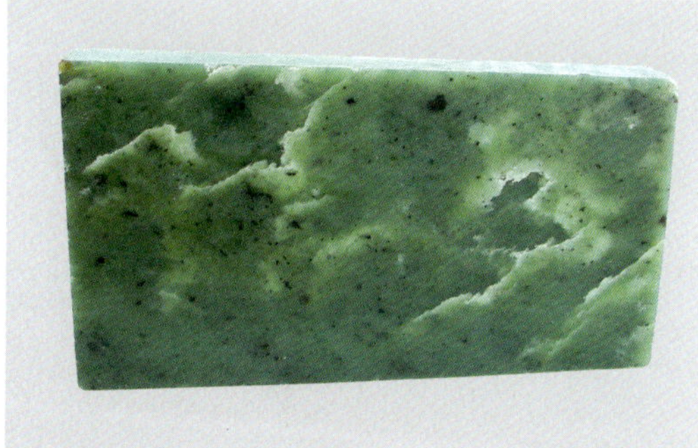

*Jadeit-Platte.*

**In der klassischen Heilsteinliteratur** ist Jadeit nicht beschrieben, obgleich jede Hochkultur Jade äußerst schätzte. **Moderne Autoren:** Ahlborn, Beeler, Chocron, Gienger, Gurudas, Heider, Keyte, Kühni/von Holst, Laroche, Maier, Markham, Mastny, Melody, Miesala-Sellin (Lavendel-Jade), Musil (Nephrit), Paulin, Pöttinger, Rätsch, Ray, Richardson, Schelhas, Sienko, Sperling, Thölken, von Wechmar, Weltler.

Es ist fraglich, ob die Autoren wirklich Jadeit getestet haben; auch bei den zahlreichen nichteuropäischen Traditionen ist nicht sicher, wie eng der Begriff Jade gesetzt wurde. In China werden immerhin zirka 80 »Jade-Sorten« in der Heilwirkung unterschieden, wobei zum Beispiel Serpentine mitgerechnet werden.

**Ergänzende Bachblüte:** Wild Oat (Lavendel-Jade).

**Astrologische Zuordnung:** Widder (nach Melody); Mond in der Waage (nach von Holst), Venus im dritten Quadrant (nach Maier), Neptun mit Mondaspekt, Jupiter, Pluto.

**Tarot-Zuordnung:** Die Gerechtigkeit (nach von Holst).

**Chakra-Zuordnung:** Stirnchakra (nach von Holst/Gienger), Basischakra (purpur), Solarplexus-Chakra (gelb), Herzchakra (grün).

**Feng-Shui-Zuordnung:** Element Holz, Ba-Gua-Bereich Familie. Die traditionelle Bedeutung verarbeiteter Jadesorten ist eine Wissenschaft für sich.

**Meditations-Zuordnung:** Partnerschaft.

**Pflege:** Jadeit einmal wöchentlich unter fließendem Wasser reinigen, mit Hämatit-Ministeinchen entladen und zum Aufladen auf eine Amethystgruppe oder in eine Amethystdruse legen.

# Jamesonit

**Name:** benannt 1825 von Haidinger, nach dem schottischen Geologen Robert Jameson.Engl.: Jamesonite.

**Synonyme:** Bergzunder, Bleiantimonit, Bleischimmer, Chalybinglanz, Comuccit, Falkmanit, Federerz, Lumpenerz, Pfaffit, Pilit, Plumosit, Querantimonerz, Querspießglanz, Spießglasfedererz, Stahlantimonglanz und Zundererz.

**Mineralogie:** Jamesonit entsteht primär-niedrighydrothermal in Blei-Zink-Lagerstätten, wenn die Temperatur der Lösung einen mittleren Temperaturbereich unter 200 °C erreicht.

**Mineralklasse:** Eisen-Blei-Antimon-Mineral der Boulangerit-Gruppe und der II. Mineralklasse, der Sulfide; **Formel:** $Pb_4FeSb_6S_{14}$ + Ag,Bi,Cu.

**Kristallsystem:** monoklin; **Erscheinungsbild:** bildet langprismatische, nadelige, faserige, oft stark verbogene Kristalle sowie massige, stengelige, büschelige, seidige und radialstrahlige Aggregate; **Mohshärte:** 2,5; **Dichte:** 5,5–6,0; **Spaltbarkeit:** gut; **Bruch:** uneben; **Transparenz:** undurchsichtig; **Farbe:** bleigrau, braun bis grauschwarz, oft angelaufen; **Glanz:** metallic, auf faserigen Aggregaten auch seidig; **Strichfarbe:** grauschwarz.

Feine Einschlüsse von Jamesonitnadeln in Bergkristall werden Jamesonit-Quarz genannt.

**Vorkommen:** Bolivien, Brasilien, BRD (St. Andreasberg/Harz, Waldsassen/Oberpfalz, Freiberg/Erzgebirge), Großbritannien (Cornwall), Kanada, Mexiko (Zacatecas), Schweden (Sala), Tschechien (Pribram/Böhmen), USA.

**Verwechslung:** kann mit Antimonit und Boulangerit verwechselt werden; Jamesonit-Quarz kann mit Goethit, Ilmenit-Quarz, Rutil-Quarz und Turmalin-Quarz verwechselt werden; **Unterscheidung:** Dichte, mineralogisch-gemmologisch.

**Fälschungen:** sind nicht bekannt.

**Im Handel** ist Jamesonit als Mineralstufe und Trommelstein (Jamesonit-Quarz) erhältlich.

**Wirkung der Ionen:** Antimon (Haut, Verdauung), Blei (Lebensmut, Struktur), Eisen (Konfrontationsvermögen, Tatkraft), Schwefel (entgiftend, zeigt Schwachstellen auf).

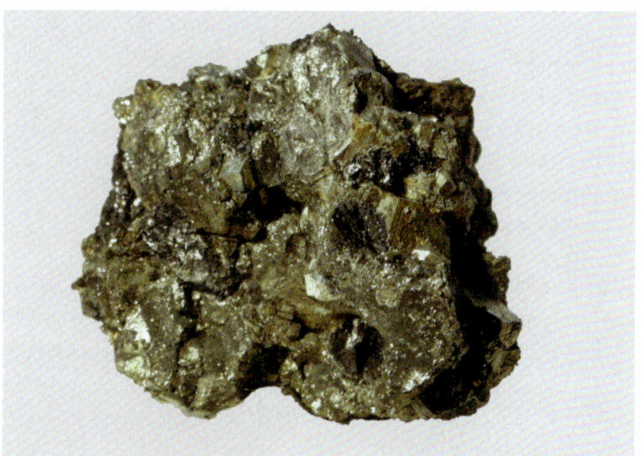

*Jamesonit-Aggregat.*

**Organwirkung:** Nebennieren, Thymus.

**Körperlich:** kühlend, reduziert Fieber, baut Wassereinlagerungen und Schwellungen ab (nach Melody). **Jamesonit-Quarz:** hilft bei Erkrankungen des sympathischen Nervensystems; wirkt entgiftend; senkt Fieber und lindert Entzündungen, bessert die Knochenstruktur, stärkt überlastete Nerven, und lindert gereizte Haut (nach Gienger).

**Seelisch:** lehrt mit seiner Energie und Aufmerksamkeit bewusst zu haushalten und verschafft Nüchternheit (nach von Holst); verbessert durch seine erdende Qualität das handwerkliche Geschick; hilft eine Arbeit zu finden welche die eigene Entwicklung voranbringt (nach Melody). **Jamesonit-Quarz:** wirkt disziplinierend, so daß unerwünschte Gewohnheiten abgelegt werden können; stärkt die Ausrichtung auf höhere Ziele, harmonisiert das System der Meridiane und energetischen Körper (nach Gienger).

**Anwendung:** Jamesonit wird direkt auf die Haut gelegt.

**In der klassischen Heilsteinliteratur** ist Jamesonit nicht beschrieben. **Moderne Autoren:** Gienger, Gurudas, Kühni/von Holst.

Jamesonit ist ein selten verwendeter Heilstein.

**Astrologische Zuordnung:** Saturn im Steinbock (nach von Holst).

**Chakra-Zuordnung:** Basischakra.

**Pflege:** Jamesonit einmal wöchentlich unter fließendem Wasser reinigen, mit Hämatit-Ministeinchen entladen und zum Aufladen auf eine Bergkristallgruppe oder in die Morgensonne legen.

# Jaspis

**Name:** historische Bezeichnung, vermutlich von assyr. *aschpu*, hebr. *jaschpheh*, arab. *yash*, zu griech. *iaspis*, »gesprenkelt«. Der assyrische bzw. hebräische (transparente) Jaspis war mit Sicherheit jedoch nicht unser heutiger Jaspis; in Griechenland – bis ins Mittelalter – war damit vermutlich Heliotrop gemeint; die heutige Jaspis-Definition stammt aus dem 19. Jahrhundert.

Leider hat sich heute im Handel die Bezeichnung Jaspis für alle nicht sofort leicht bestimmbaren farbigen, dichten Quarze eingebürgert, denen ein Fantasiename vorangestellt wird. Engl.: Jasper und franz.: Jaspe.

**Synonyme:** irreführend Hornstein; **veraltete Synonyme:** Bayat, Iolanthit, Jasper. Als Handelsnamen werden Dutzende von Namen geführt, wobei viele so genannte Jaspise kein Jaspis enthalten; so wird Unakit als Blumenjaspis, Porphyrit als Dalmatinerjaspis, Rhyolith als Leopardenfell-Jaspis oder Regenwald-Jaspis, Kalkstein als Picasso-Jaspis, Konglomerat als Puddingjaspis, Silberauge-Serpentin als Zebrajaspis usw. verkauft.

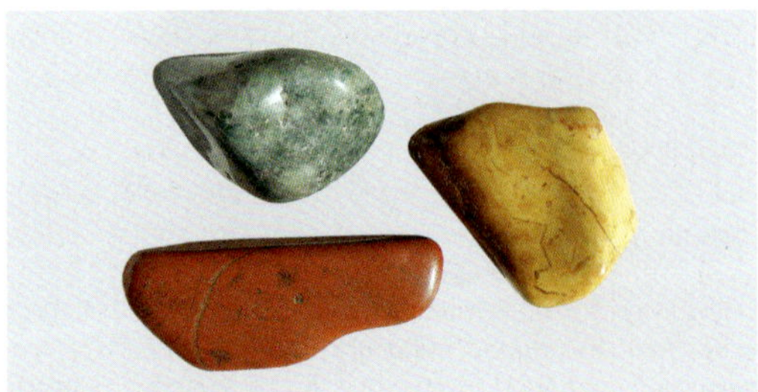

*Jaspis-Trommelsteine.*

**Mineralogie:** Jaspis entsteht selten primär-magmatisch; sekundär, wenn durch Verwitterungsprozesse Kieselsäurelösung, die beim Durchsickern des Bodens Fremdstoffe aufnimmt, dann in Spalten oder Hohlräumen auskristallisiert.

**Mineralklasse:** Mineral der Quarz-Gruppe und der IV. Mineralklasse, der Oxide; **Formel:** $SiO_2$+Fe; farbgebende Metalle sind Eisen (gelb, rot, braun, grün) und Mangan (rosa, schwarz).

**Kristallsystem:** kristallisiert trigonal, bildet jedoch nur mikroskopische Kristalle, die mit dem bloßen Auge nicht sichtbar sind; **Mohshärte:** 6,5–7; **Spaltbarkeit:** keine; **Bruch:** muschelig oder uneben; **Transparenz:** undurchsichtig; **Farbe:** kann sehr verschiedene Farben und Zeichnungen aufweisen.

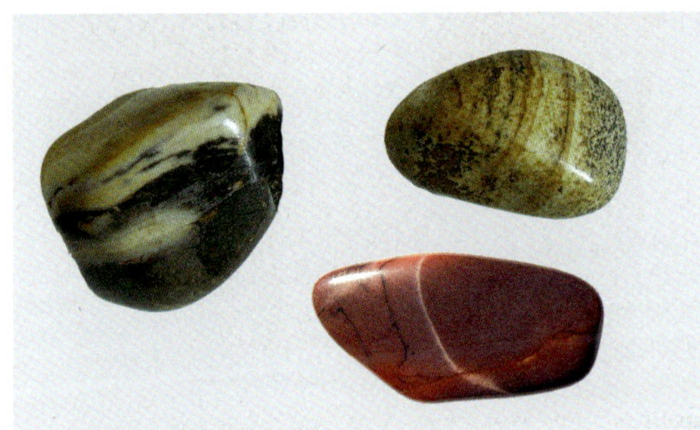

*Jaspis-Trommelsteine.*

**Varietäten: Bilderjaspis:** Jaspis, dessen Farbzeichnung an ein abstraktes, selten ein scheinbar konkretes Bild erinnert; **Blumenjaspis:** Jaspis mit blumenartigem Muster; **Brekzienjaspis:** aus Bruchstücken zusammengekitteter Jaspis; **Buntjaspis:** meist als Popjaspis, Regenbogen-Jaspis, Band-Jaspis, Schlangehautjaspis, Streifen-Jaspis oder Tigerjaspis bekannt; **Gelber Jaspis:** Eisen-Jaspis, sandfarbiger Landschafts-Jaspis oder Bilder-Jaspis; **Grüner Jaspis:** Plasma; **Roter Jaspis:** Peru-Jaspis, Silex; **Jasp-Achat:** eine Mischung (manchmal auch als Brekzie) aus Jaspis mit Achat, die lichtdurchscheinende Stellen aufweist; **Violetter Jaspis:** Lavendel-Jaspis; **Schwarzer Jaspis:** Basanit, Lydit; **schwarzbeige marmoriert:** Puddingstein; **Turitellajaspis:** enthält fossile Schnecken.

**Vorkommen:** Ägypten, Australien, Brasilien, BRD (Idar-Oberstein), Frankreich, GUS (Ural), Indien, Madagaskar, Mexiko, Namibia, USA (Arizona, Wyoming), Südafrika.

**Verwechslung:** kann mit Achat und Chalcedon, aber auch mit vielen anderen bunten Mineralien verwechselt werden.

**Fälschungen:** sind mit Ausnahme der Verwechslungen sehr selten.

**Im Handel** sind Jaspise als Rohsteine, Trommelsteine, Kugelketten, Anhänger, Bi-Scheiben, Daumensteine, Eier, Kugeln, Massagestäbe, Pyramiden sowie als kunsthandwerkliche Steinschnitzereien erhältlich. Leider hat sich im Handel die Bezeichnung Jaspis für alle nichtbestimmbaren farbigen, dichten Quarze eingebürgert und so werden auch noch andere Formen angeboten.

**Organwirkung:** je nach Farbe und Signatur: Bauchspeicheldrüse, Bindegewebe, Blase, Blut, Darm, Galle, Haut, Leber, Magen, Niere.

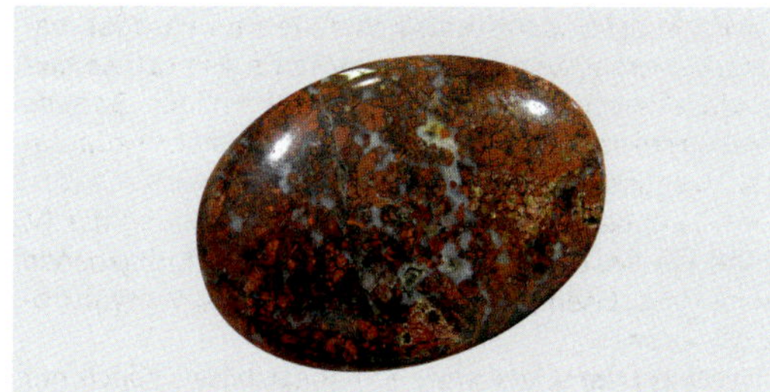

*Brekzienjaspis-Seifenstein mit Chalcedon-Einschlüssen.*

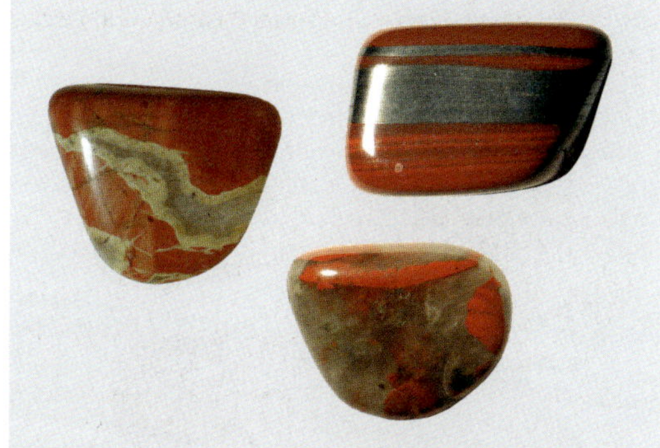

*Jaspis mit Einschlüssen von Achat oder Hämatit.*

**Körperlich:** **Grüner Jaspis:** entgiftet das Bindegewebe und die Leber; wirkt hautreinigend (nach Scharner); bessert Schilddrüsenüberfunktion und Schlaflosigkeit, wirkt entzündungshemmend bei Schleimbeutelentzündungen. **Landschaftsjaspis:** bessert Allergien der Haut und Schuppenflechte; löst Verstopfung; beruhigt bei Nervosität und Aufregung. **Gelber Jaspis:** verbessert die Aufnahme von Vitamin A, B und E sowie von Aluminium, Magnesium und Zink (nach Gurudas); gegen Bandscheibenbeschwerden; regt die Tätigkeit der Bauchspeicheldrüse an (nach Scharner); bei Gallensteinen; stärkt langfristig das Immunsystem über das Bindegewebe und wirkt gegen Lymphknotenschwellungen (nach Melody); hilft strapazierte Haut zu regenerieren und lindert leichten Juckreiz (nach von Holst); **Roter Jaspis:** regt den gesamten Stoffwechsel an und gibt körperliche Kraft; gegen Bauchschmerzen und Blähungen bei Kindern, Blutarmut, Durchfall, Erschöpfung; regt den Kreislauf an, verbessert die Durchblutung der Hände und Füße; wird zur Anregung der Sexualität und Empfängnisbereitschaft eingesetzt (nach Peschek-Böhmer); lindert Menstruations- und Wechseljahrsbeschwerden sowie schmerzhafte Unterleibskrämpfe (nach Keyte); bei Potenzschwäche; bessert Migräneschmerzen, Rheuma. **Rotbrauner Jaspis:** stärkt Leber, Gallenblase und Niere, fördert die Verdauung, den Stuhlgang, den Geschmacks- und Geruchssinn; regelt das körperliche Gleichgewicht (nach Korse). **Brauner Jaspis:** stärkt langfristig das Immunsystem über den Verdauungstrakt, speziell Dick- und Dünndarm; wird bei Verdauungsstörungen, Durchfall wie Verstopfungen und Magengeschwüren eingesetzt. **Brekzienjaspis:** aktiviert intensiv die Schilddrüse; wirkt somit gegen Leistungsabfall und ständige Müdigkeit und schützt vor Krankheitserregern (nach Pelz). **Violetter Jaspis:** stärkt die Regenerationskraft, die Lungen, die Haut und den Dickdarm (nach von Holst). **Turitellajaspis:** erhöht die Widerstandskraft gegen Umweltbelastungen (nach Gienger); erhöht die Widerstandkraft gegen Gifte, Schmutz und Strahlen in der Umwelt (nach Trendelkamp).

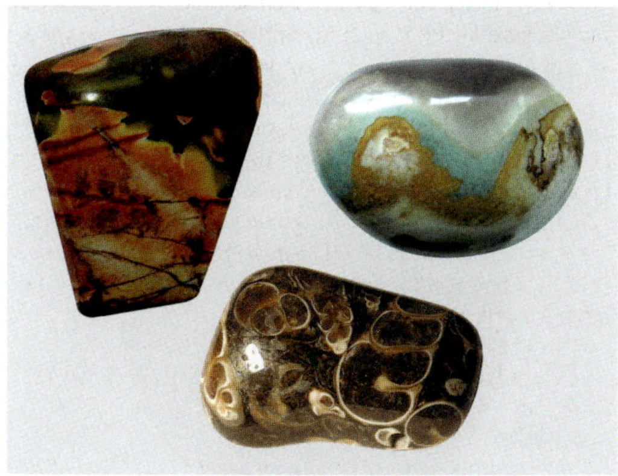

*Jaspis mit Tonmineralien, Turitellajaspis, Poppy-Jaspis.*

**Seelisch:** **allgemein:** hinterfragt permanent die Motivation und vergößert den Handlungsspielraum; hilft zu helfen, aus dem Herzen und aus der Begegnung heraus, ohne Rücksicht auf Konventionen; hilft Menschen mit großem Potential ins Tun zu kommen (nach Dörre). **Roter Jaspis:** macht dynamisch und tatkräftig; fördert Konfliktbereitschaft, Mut und Willenskraft; verleiht gleichzeitig innere Zufriedenheit und wirkt gegen innere Unruhe; erleichtert die Wiederholung von Träumen und die Erinnerung an Traumaspekte, die von großer Tragweite für unser Leben sein können (nach Melody). **Rotbrauner Jaspis:** gibt Ruhe für seelische und geistige Arbeit, erleichtert das Verarbeiten von Emotionen und hilft mit beiden Beinen im Leben zu stehen und den Alltag zu bewältigen, wirkt gegen Benommenheit und Realitätsflucht (nach Korse). **Gelber Jaspis:** bringt Sammlung und innere Ruhe (nach Gienger); stärkt die Nerven und verbessert die intellektuelle Aufnahmefähigkeit. **Grüner Jaspis:** fördert Harmonie und Ausgeglichenheit; hilfreich bei Ängsten und Apathie; stärkt bei mangelndem Erinnerungsvermögen das emotionale Gedächtnis (nach von Holst); lindert Nervosität, Schreckhaftigkeit, Stress, Unbesonnenheit; unterstützend bei Ziellosigkeit; gibt Standhaftigkeit und hilft ehrlich die eigenen Gefühle wahrzunehmen und sie auch nach außen zu vertreten. **Landschaftsjaspis:** bewahrt Willenskraft und Durchsetzungsvermögen; fördert Realitätssinn und eine auf das Machbare ausgerichtete Fantasie, macht konservative Menschen tolerant und offen (nach von Holst). **Violetter Jaspis:** wirkt entspannend und beruhigend, ohne dass Aktivität und Achtsamkeit nachlassen (nach Gienger). **Buntjaspis:** fördert Kreativität und Fantasie und hilft Ideen in die Tat umzusetzen (nach Gienger); vermittelt eine interessierte und freudige Lebenshaltung. **Bilderjaspis:** regt schöpferische Visualisierungen an und bringt verborgene Ängste, Hoffnungen, Gedanken, Kummer ans Tageslicht (nach Melody). **Turitellajaspis:** hilft Ärger und Schuldgefühle zu überwinden und fördert die innere Stabilität (nach Gienger); erlaubt sich aus dem Trubel zurückzuziehen und sich zu regenerieren (nach Trendelkamp).

**Anwendung:** Jaspisse werden als Rohstein direkt auf die betroffene Körperstelle gelegt, als Trommelstein aufgelegt oder in der Hosentasche mitgeführt; als Anhänger, Kette oder Bi-Scheibe am Körper getragen; als Jaspiswasser getrunken oder als Jaspisessenz eingenommen; als Rohstein zur kontemplativen Betrachtung oder Meditation aufgestellt.

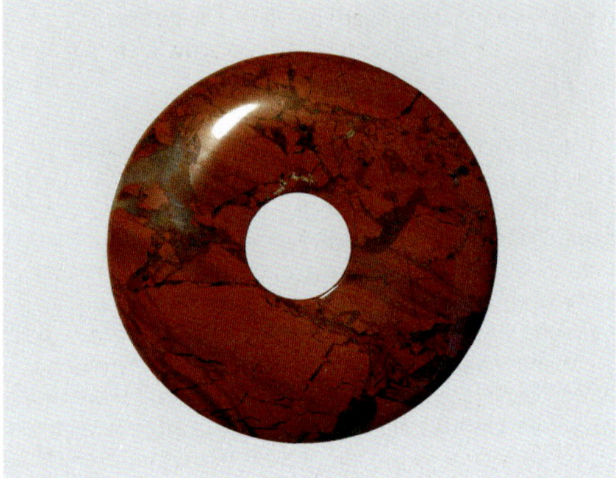

*Roter-Jaspis-Bi-Scheibe.*

**Nennung in der Bibel:** 2. Moses 28,20 und 39,13; Ezechiel 28,13; Offenb. 4,3 und 21,18.

**In der klassischen Heilsteinliteratur** ist Jaspis bei Galen (Epilepsie), Avicena, Hildegard von Bingen (Albträume, Erkältung, Schwerhörigkeit, Rheuma), Albertus Magnus (Fiebersenkung, Geburtserleichterung, Abwehr von Wassersucht) und bei Konrad von Megenberg beschrieben. **Moderne Autoren:** Ahlborn, Beeler, Bind-Klinger, Braunger, Brusius, Chocron, Dörre, Dow, Franzen, Gienger, Guhr, Gurudas, Heider, Hofmann, Huber, Johari, Keyte, Korse, Kühni/von Holst, Labacher, Laroche, Lopes, Lorenzo, Maier, Markham, Mastny, Melody, Menrow, Musil, Novak, Palmer, Paulin, Peschek-Böhmer, Pöttinger, Ray, Richardson, von Rohr, Ruth/Zimmermann, Scharner, Schaufelberger-Landherr, Schelhas, Scholz, Schreiber, Schwarz, Sharamon, Siebenthal, Sienko, Sonnenberg, Staab, Storm-Kull, Thölken, Trendelkamp, Vorreiter, von Wechmar, Weltler.

Jaspis ist in den meisten bekannten Variationen ein gut geprüfter Heilstein.

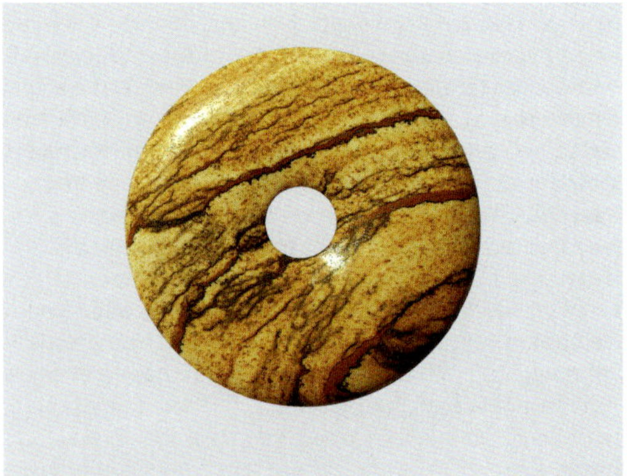

*Landschafts-Jaspis-Bi-Scheibe.*

**Astrologische Zuordnung: rot:** Widder; Stier (nach Melody und Musil); Mondknoten mit Jupiteraspekt, Zwillinge (nach Ahlborn); **Bilderjaspis:** Löwe (nach Melody); **grün:** Fische; **gelb:** Aszendent Zwillinge (nach von Holst); **braun:** Aszendent Stier (nach von Holst); **Turitellajaspis:** Aszendent Krebs (nach von Holst).

**Chakra-Zuordnung:** Wurzelchakra (rot, nach von Holst/Gienger) Herzchakra (grün); Kehlkopfchakra (braun, nach Gurudas).

**Symbolische Leitmotive:** Handlungsunfähigkeit; Scheitern; Abhängigkeit; Hände; Weinen; Wasser; Reinwaschen; Schuld; Freiheit; Liebe; das Wesentliche.

Das Mädchen ohne Hände (Brüder Grimm); Patch Adams (Lebensverfilmung); Kaspar Hauser; Das Abendmahl (nach Dörre).

**Feng-Shui-Zuordnung:** Element Erde, Ba-Gua-Bereich Wissen, Partnerschaft und Kinder.

**Pflege:** Jaspis einmal wöchentlich unter fließendem Wasser reinigen, mit Hämatit-Ministeinchen entladen und zum Aufladen auf eine Bergkristallgruppe legen. Alle Jaspis-Arten vertragen Sonne sehr gut.

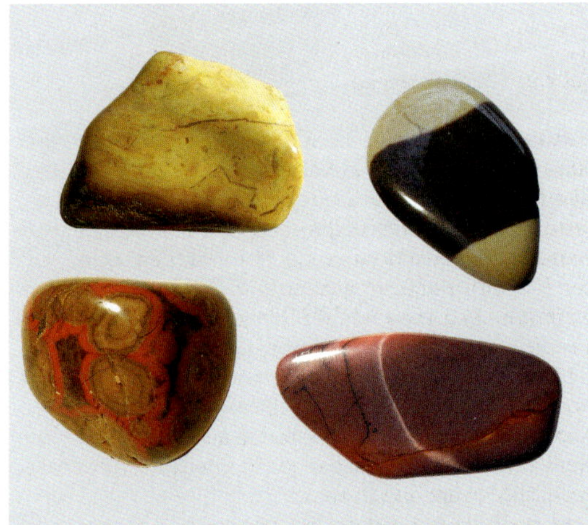

*Gelber Jaspis, Cappuccino-Jaspisse, Poppy-Jaspis, violetter Jaspis.*

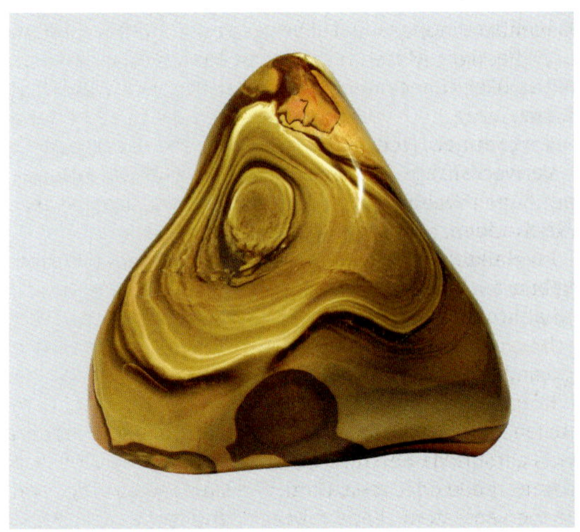

*Jaspis, poliert, 20 cm, Madagaskar.*

# Kabamba-Stein und Nebula

**Name: Kabamba,** nach dem Fundort in Madagaskar. **Nebula-Stein,** Handelsname, vermutlich nach der an Galaxien (engl. *nebula*) erinnernden Zeichnung. **Eldarit,** ein esoterischer Handelsname vermutlich von Eldar, einem Elbenkrieger in Tolkins Herr der Ringe.

**Synonyme:** Augenstein, Kabamba-Jaspis, Nebulastein, Engl.: Kabamba-Stone.

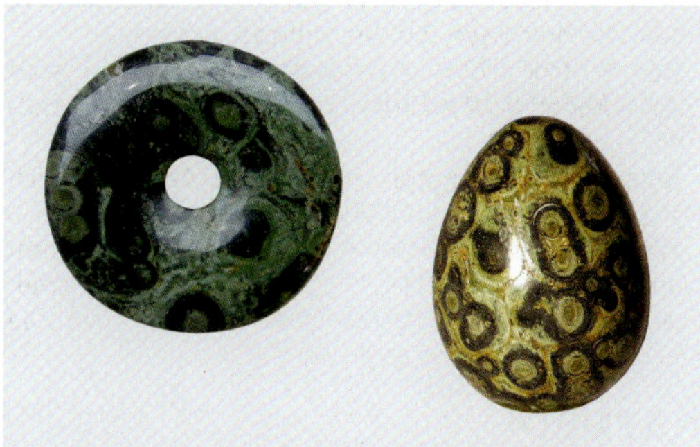

*Kabamba-Bi-Scheibe und Kabamba-Ei.*

**Mineralogie: Eldarit** (Meta-Rhyolith): ist ein primäres vulkanisches Gestein, das schwach metamorph überprägt ist aus einer Matrix aus Quarz und dem Alkalifeldspat Anorthoklas, mit eingebettetem hellgrünen Amphibol (Arfvedsonit bis Riebeckit) ummantelt von feinkörnigem Pyroxen (Aegirin). Die Grundbestandteile sind bei den Eldarit-Varietäten Kabamba und Nebula fast gleich, jedoch variiert die prozentuale Verteilung.

**Mineralklasse: Riebeckit:** monoklin, Kettensilikat, vulkanisch $Na_2(Fe^{2+},Mg)_3Fe_2^{3+}[Si_4O_{11}]_2$, dunkelgrün bis schwarz; **Anorthoklas:** triklin, Gerüstsilikat, $(Na,K)[AlSi_3O_8]$, farblos, weiß und **Ägirin:** monoklin, Kettensilikat, $NaFe^{3+}[Si_2O_6]$, grünlichschwarz bis schwarz.

**Kristallsystem:** Quarz (trigonal); **Erscheinungsbild:** derbe, dichte Massen, mit charakteristischer Maserung; **Mohshärte:** 7,0; **Dichte:** 2,66–2,68; **Spaltbarkeit:** muschelig; Bruch: uneben; Transparenz: undurchsichtig; **Farbe: Kabamba:** Hintergrund hell bis dunkelgrün, mit schwarzer oder fleckiger Maserung. **Nebula:** Hintergrund schwarz mit dunkelgrüner ringförmiger oder fleckiger Maserung. **Glanz:** fettig.

**Vorkommen: Nebula:** Mexiko, **Kabamba:** Madagaskar.

**Verwechslung: Kabamba;** grüner Grund mit schwarzen Augen. **Nebula:** schwarzer Grund mit grünen Augen. **Fälschungen:** sind nicht bekannt.

**Im Handel** ist **Nebula** und **Kabamba** als Trommelstein, **Nebula** auch als Seifenstein, Massagegriffel und Armband erhältlich.

**Organwirkung: Nebula:** Haut, Schweißdrüsen, Leber. **Kabamba:** Haut, Leber.

**Körperlich: Kabamba:** ist ein Indikator für Schwachstellen, um die man sich kümmern sollte; kann andererseits chronische Beschwerden deutlich bessern; wirkt auf schmerzende oder verspannte Bereiche und das vegetative Nervensystem; lindert oder aktiviert in den unterschiedlichsten Bereichen ohne erkennbare Schwerpunkte; kann stets in beide Richtungen modulieren; einheitlich jedoch: bessere Durchwärmung des Leibes; aktiviert Entgiftungs- und Reinigungsvorgänge (nach Forschungsprojekt SHK) und die Verdauung; Erkältungskrankheiten. **Eldarit:** gut bei Verspannungen, erleichtert das Leben bei chronischen Rückenschmerzen, besonders im Lendenbereich; reduziert Schmerz, verbessert die Beweglichkeit; kann bei Durchfall aufgrund krampfartiger Schmerzen eingesetzt werden; ein sehr regenerierender Stein, gut bei schwerer Grippe; übermässiges oder zuwenig Schwitzen (nach von Holst).

**Seelisch: Kabamba:** zeigt die zu bearbeitenden Themen an, gibt Kraft und innere Gewissheit, um sich Altlasten zu stellen; intensiviert die Gefühle und deren Erleben; wirkt sanft, sehr kraftvoll und widersprüchlich; nach der Konfrontation und Lösung der Konflikte stellt sich Klarheit und friedvolle Ruhe ein, bis dahin sind durchaus heftige Reaktionen möglich (nach Forschungsprojekt SHK); hilft ganz man selbst zu sein und sich zu spüren; führt zu intensivem Traumleben mit starken Bildern (nach Kühni/von Holst); bewirkt Schutz und stärkt die Lebenskraft, hilft innerem und äusserem Druck zu begegnen, Ängste zu überwinden und verdrängte Persönlichkeitsanteile zu integrieren (nach Gienger). **Nebula:** guter Schutzstein, gegen Druck, Ängste, Negativität und Fremdeinflüsse; hilft archaische und dunkle Seelenanteile zu leben; Integration, Lebenskraft, Schutz löst Zweifel und Sorgen auf, macht verdrängte Persönlichkeitsanteile bewusst (nach Gienger/von Holst).

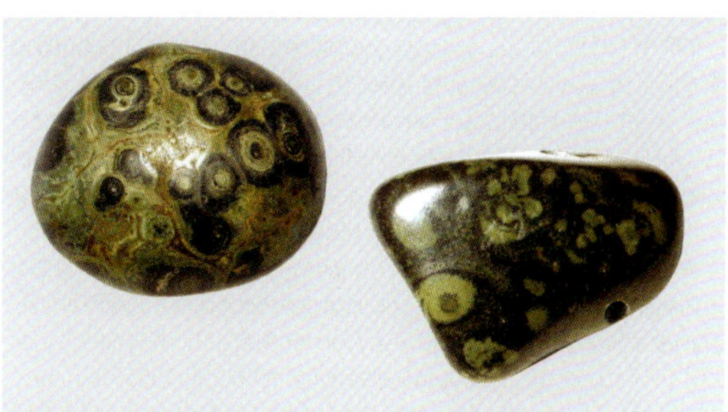

*Eldarit-Trommelstein und Nebula-Trommelstein.*

**Anwendung:** beide Steine werden als Trommelstein aufgelegt, in der Tasche mitgeführt und als Steinkreis gelegt. **Nebula** wird als Massagestein und Massagegriffel zur Reflexmassage eingesetzt, als Tinktur tropfenweise eingenommen.

**In der klassischen Heilsteinliteratur** sind **Nebula** und **Kabamba** nicht beschrieben. Moderne Autoren: Gienger, Melody. Kabamba wurde 2007 vom Forschungsprojekt SHK getestet.

**Nebula** ist ein noch selten verwendeter Heilstein.

Astrologische Zuordnung: Pluto in Krebs (nach von Holst)

**Pflege:** Nebula und Kabamba einmal wöchentlich unter fließendem Wasser reinigen, mit Hämatit-Ministeinchen entladen und zum Aufladen in die Morgensonne oder auf eine Bergkristallgruppe legen.

# Kämmererit

siehe Chlorite

# Kalkoolith (Margarita)

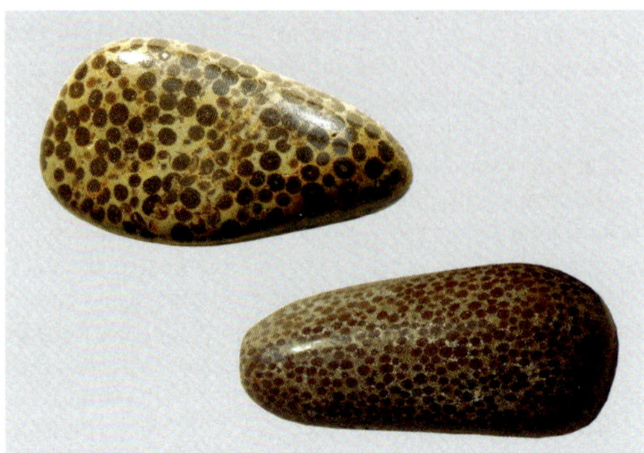

*Kalkoolith-Trommelsteine.*

**Name:** erstmals von Hildegard von Bingen als »Margarita« beschrieben, oft fälschlich später als Perle übersetzt; von griech. *Oo*, »Ei«, wegen der Fischrogenähnlichkeit.

**Synonyme:** Ammites, Erbsenstein, Cenchris, Cenchrites, Linsenstein, Mohnsamenstein, Oolith, Phacites, Pisolith, Rogenstein, Schalenkalk und Sprudelstein.

**Mineralogie:** Kalkoolith entsteht sekundär in bewegtem, kalkübersättigtem Wasser, wenn Schwebeteilchen von ausfallendem Kalk schalig umhüllt werden und so reine Kalkperlen bilden. Ab einer bestimmten Größe sinken diese dann auf den Grund und sedimentieren zum Kalkoolith.

**Mineralklasse:** besteht überwiegend aus Aragonit, Calcit oder Dolomit; alle drei Calciummineralien zählen zur Mineralklasse der Karbonate; **Formel:** $CaO_3$ (Aragonit, Calcit) und $CaMg(CO_3)_2$; farbgebendes Metall ist Eisen.

**Kristallsystem:** rhombisch oder trigonal; **Erscheinungsbild:** bildet 1–5 mm große Kügelchen, die durch toniges oder sandiges Material verkittet sind; **Mohshärte:** 3,5; **Dichte:** 2,7–2,9; **Spaltbarkeit:** keine; **Bruch:** uneben; **Transparenz:** undurchsichtig; **Farbe:** weiß, gelblich, grau, rotbraun oder braun; **Glanz:** matt, an den Kügelchen auch wachsartig.

**Vorkommen:** BRD (Harz), Mexiko, Tschechien.

**Verwechslung:** kann mit Sandstein-Eisenoolith und Fossil-Jaspis verwechselt werden; **Unterscheidung:** Härte, Mikroskopie, mineralogisch.

**Fälschungen:** sind nicht bekannt.

**Im Handel** ist Kalkoolith als roher und polierter Stein, als Anhänger und Trommelstein erhältlich.

**Wirkung der Ionen:** Calcium (zelluläre Energiegewinnung, Festigkeit, Wachstum).

**Organwirkung:** Knochen, Nerven.

**Körperlich:** wirkt fiebersenkend, entgiftend und lindert stoffwechselbedingte Kopfschmerzen (nach Hildegard von Bingen).

**Seelisch:** hilft, sich auf sich selbst zu besinnen, erleichtert, für die Innenschau und stille Meditation äußere Aktivitäten abzustellen, lässt Gedanken langsam reifen und heranwachsen, vermittelt eine gelassene weise Lebenshaltung, unterstützt die Verbindung mit der Erde und dem weiblichen Prinzip (nach von Holst).

**Anwendung:** Kalkoolith wird als gebohrter Stein oder Anhänger getragen; als Trommelstein aufgelegt oder in der Tasche mitgeführt. Er kann als Rohstein in Wasser gelegt werden; anschließend wird das Wasser getrunken und zur Meditation aufgestellt (nach Hildegard von Bingen).

**In der klassischen Heilsteinliteratur** ist Kalkoolith als Margarita bei Hildegard von Bingen beschrieben. **Moderne Autoren:** Gienger, Kühni/von Holst, Melody.

Kalkoolith ist ein selten verwendeter Heilstein.

**Astrologische Zuordnung:** Merkur in Krebs (nach von Holst).

**Feng-Shui-Zuordnung:** harmonisiert den Kontrollzyklus Element Erde – Element Wasser.

**Pflege:** Kalk-Oolith einmal wöchentlich unter fließendem Wasser reinigen, mit Hämatit-Ministeinchen entladen und zum Aufladen an der Sonne erwärmen.

# Karneol

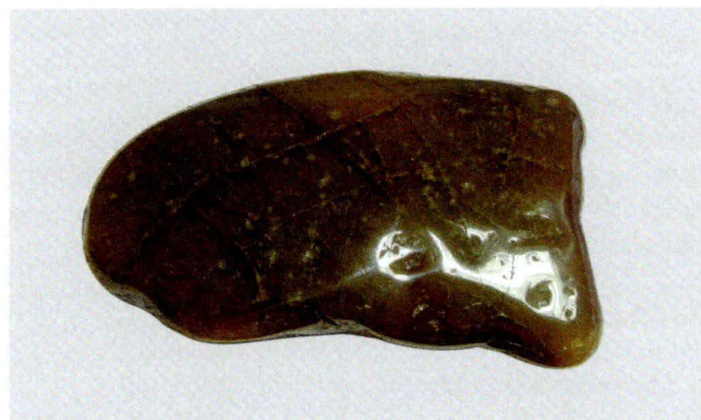

*Karneol, Madagaskar, handtellergroß mit Lebersignatur.*

**Name:** historische Bezeichnung, benannt nach lat. *carneolus*, »fleischfarben«, nach dessen vorherrschender Farbe. In der Antike wurde die braune und orangefarbene Chalcedon-Varietät Sarder genannt; ab Mitte des 12. Jahrhunderts bezeichnete man nur die orangefarbene Varietät als Karneol, die braune Varietät als Sarder. Heute tragen häufig beide Varietäten den Name Karneol; Sarder wird leider kaum noch verwendet. Engl.: Carnelian.

**Synonyme:** Arkaden-Achat, Coralin und Kornalin; moderne Handelsbezeichnung: Blut-Achat, Fleisch-Achat, Karneol-Achat, Korallen-Achat, Malawi-Karneol; Karneol-Perlen aus dem Himalaya heißen dZi- oder gZi-Steine (nach Rätsch/Guhr).

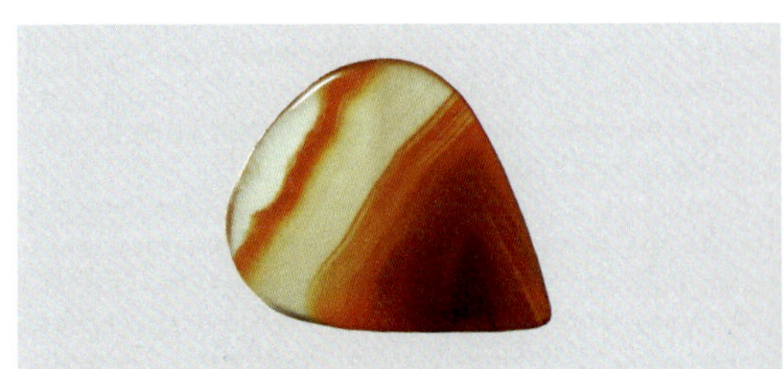

*Karneol, Tropfenschliff.*

**Mineralogie:** Karneol entsteht primär-hydrothermal in Vulkangesteinen. Ins Gestein eindringende, diffundierende, stark wasserhaltige Kieselsäurelösung nimmt dabei Eisenoxide auf und kristallisiert beim Abkühlen und langsamen Austrocknen in Blasenhohlräumen bänder- oder lagenförmig aus.

**Mineralklasse:** Mineral der Quarz-Gruppe, eine Varietät der Chalcedon-Familie und der IV. Mineralklasse, der Oxide; **Formel:** $SiO_2$ + (Fe,O,OH); farbgebendes Metall ist das Eisen, das als gelb-orangefarbenes Hydroxid oder rotbraun bis braunes Oxid vorliegt.

**Kristallsystem:** trigonal; **Erscheinungsbild:** bildet nur mikrokristalline Fasern und erscheint in der Regel als kleine Knollen, Kügelchen oder Mandelfüllungen in Gestein, selten als faust- bis kindskopfgroße abgerollte Bach-Karneole; **Mohshärte:** 6,5–7; **Dichte:** 2,58–2,64; **Spaltbarkeit:** keine; **Bruch:** uneben, muschelig; **Transparenz:** durchscheinend; **Farbe:** gelb, orange, rotbraun und braun, im eigentlichen Sinne ohne achatartige Bänderung; **Glanz:** wachsartig; **Strichfarbe:** weiß.

**Vorkommen:** Australien, Botswana, BRD (Oberpfalz), GUS, Indien, Japan, Madagaskar, Namibia, Uruguay.

**Verwechslung:** kann mit Rotem Achat, Rotem Calcit und Feueropal verwechselt werden; **Unterscheidung:** Härte, chemisch, mineralogisch-gemmologisch, von hellem Sarder nur definitiv abzugrenzen.

**Fälschungen:** sind sehr häufig. Viele der im Handel befindlichen orangefarbigen Karneole sind gefärbte Achate oder Chalcedon; auch gebrannte gelbe Karneole oder graue Achate; gefasste Karneole werden durch rötlich braunes Glas imitiert.

**Im Handel** ist Karneol als Rohstein, Trommelstein, Bi-Scheibe, Daumenstein, Kette, Ei, Kugel, Cabochon und facettiert erhältlich.

**Organwirkung:** Blut.

**Körperlich:** stimuliert die Verdauung und regt mitunter auch den Appetit an; fördert die Aufnahme von Nähr- und Mineralstoffen im Dünndarm (nach Gienger); stärkt den Kreislauf und die Funktion der Geschlechtsorgane, verbessert den Tastsinn und aktiviert den Hautstoffwechsel, wodurch auch Wunden schneller heilen (nach Korse); senkt den Cholesterinspiegel (nach Heider); wirksam bei Asthma, offenen Beinen, zu niedrigem oder zu hohem Blutdruck, verbessert das Blutbild, löst Blutstauungen und Durchblutungsstörungen auf und hilft Blutungen zu stillen (nach Gienger); gegen zu hohen Blutzuckerspiegel (nach Beeler); hilfreich bei Bronchitis, brüchigen Fingernägeln, Darmerkrankungen, Erkältung, Fieber, Herzbeschwerden, Lebererkrankungen, Nasenbluten; hilft bei der Auflösung von Nieren- und Blasensteinen (nach Heider), Nierenbeckenentzündung; lindert rheumatische Beschwerden; schmerzlindernd bei Prellungen, Rückenschmerzen und Schleimbeutelentzündung; wirkt erwärmend und regt den Stoffwechsel, Kreislauf und die Durchblutung an (nach Gienger); hilft bei Nasenbluten (nach Hildegard von Bingen); stabilisiert die Wände der Blutgefäße und verbessert die Blutqualität (nach Gienger); bessert Parodontose und Zahnfleischbluten (nach Kühni).

**Seelisch:** gibt gute Laune und frohen Lebensmut, erdet und lehrt das Schöne zu genießen, hilft gegen Verwirrung, schlechte Konzentration und innere Abwesenheit (nach Korse); hilfreich bei Ängsten, Stottern, Trägheit; vermittelt Realitätssinn; fördert ein gesundes Selbstvertrauen und vermittelt Standfestigkeit, Verantwortungs- und Gemeinschaftssinn (nach Gienger); verbessert die Beziehungen in der Familie und fördert den Zusammenhalt (nach Melody); hilft sich mit gesundem Egoismus den Widrigkeiten des Lebens zu stellen; gibt Mut freiwillig Verantwortung zu übernehmen; regt die Kreativität an (nach Kühni/von Holst); zeigt dass zur Liebe auch das Streiten gehört; hilft wiederholt Krisen durchzustehen (nach Dörre).

**Anwendung:** Karneol wird als Anhänger oder Kette direkt am Körper, zum Beispiel bei Herzbeschwerden, getragen; als Trommelstein auf den Bauch gelegt, als Karneolwasser getrunken.

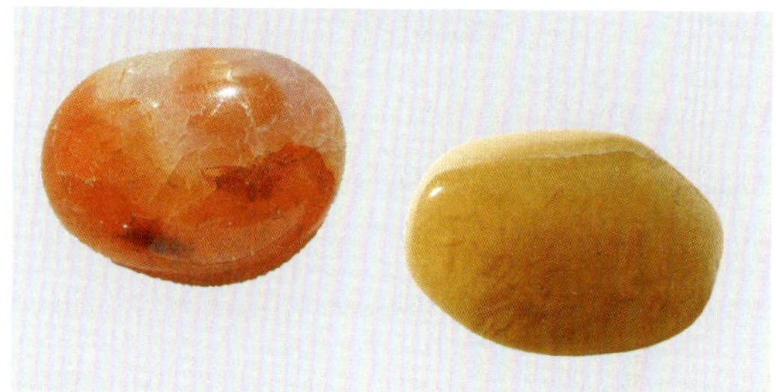

*Karneol-Trommelsteine.*

**Nennung in der Bibel:** 2. Moses 28,17–20, Ezechiel 18,13, Offenb. 4,2, und 21,19.

**In der klassischen Heilsteinliteratur** ist Karneol bei Hildegard von Bingen beschrieben. **Moderne Autoren:** Ahlborn, Beeler, Bind-Klinger, Bourgault, Braunger, Brusius, Chocron, Cloose, Dörre, Dow, Gienger, Franzen, Graf, Guhr, Heider, Hofmann, Huber, Johari, Keyte, Korse, Kühni/von Holst, Labacher, Laroche, Lopes, Lorenzo, Maier, Markham, Mastny, Melody, Menrow, Musil, Novak, Pöttinger, Raphaell, Ray, Scharner, Scholz, Sienko, Sperling, Thölken, Trendelkamp, Vorreiter, von Wechmar, Weltler.

Karneol ist ein gut geprüfter Heilstein.

**Anthroposophische Verwendung:** Karneol als Trituration in D8–12 und Ampullen zur subkutanen Injektion in D15.

**Astrologische Zuordnung:** Mars in Krebs (nach von Holst); Mars im dritten Quadrant (nach Maier).

**Chakra-Zuordnung:** Nabelchakra (nach von Holst/Gienger). Rot: Wurzelchakra (nach Heider), orange: Sakralchakra.

**Feng-Shui-Zuordnung:** Ernährungszyklus Element Feuer – Element Erde, Ba-Gua-Bereich Partnerschaft.

**Meditations-Zuordnung:** Vitalität.

**Symbolisches Leitmotiv:** Geburt und Tod, Körperlichkeit, Weiblichkeit, Mutter, Blut, Sterilität, Stauung, Überforderung, Übergänge gestalten; Verwandlung.

König Lindwurm (Schleswig Holstein); Frau Holle (Brüder Grimm); Michael und der Drache; Demeter.

**Pflege:** Karneol einmal wöchentlich unter fließendem Wasser reinigen, mit Hämatit-Ministeinchen entladen und zum Aufladen auf eine Bergkristallgruppe oder in die Morgensonne legen.

# Kassiterit

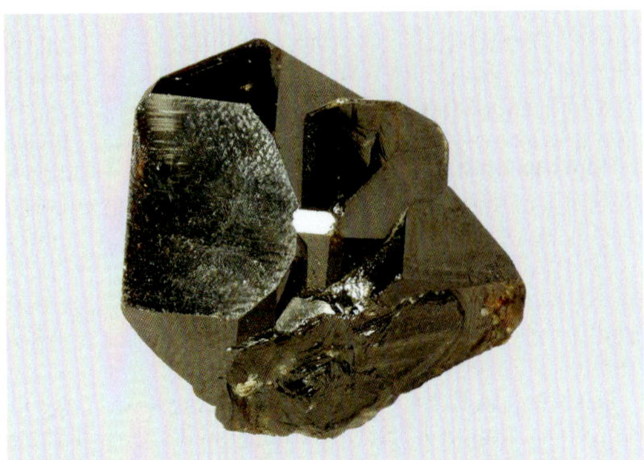

*Kassiterit-Kristall.*

**Name:** benannt von Beudant 1832, nach griech. *kassiteros*, »Zinn«, dem Metallbestandteil des Minerals. Engl. und franz.: Cassiterite.

**Synonyme:** Cassiterit, Holzzinn, Katzenzinn, Krötenauge, Nadelzinn, Seifenzinn, Stannolith, Stromzinn, Visiergraupen, Zinnerz, Zinngranat, Zinnsand, Zinnspat, Zinnstein, Zweckenzinn und Zwitter.

**Mineralogie:** Kassiterit entsteht primär-liquidmagmatisch in intramagmatischen Lagerstätten, Granit oder in Zinn-Wolfram-Pegmatiten, primär-akzessorisch in zinnarmen Pegmatiten; pneumatolytisch in Gneisen und hochtemperiert-hydrothermal in Quarzgängen und subvulkanischen Silber-Zinn-Gängen; angereichert aufgrund seiner Verwitterungsbeständigkeit in Edelsteinseifen-Lagerstätten; kontaktmetasomatisch vor allem in Dolomit.

**Mineralklasse:** Zinnmineral der Rutil-Gruppe und der IV. Mineralklasse, der Oxide; **Formel:** $SnO_2$ + Fe,Mn,Ca, Nb,Ta,Ti,W,Zr; Kassiterit kann bis zu 78,6 % Zinn enthalten.

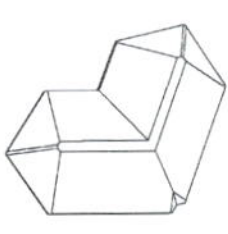

**Kristallsystem:** tetragonal; **Erscheinungsbild:** bildet kurz- bis langsäulige, nadelige, mitunter kräftig gestreifte Kristalle, häufig als Zwillinge mit einspringenden Kanten; sowie glaskopfartige, derbe, körnige, feinfaserige, radialstrahlige Aggregate; **Mohshärte:** 6–7; **Dichte:** 6,8–7,1; **Spaltbarkeit:** unvollkommen; **Bruch:** muschelig, spröde; **Transparenz:** durchscheinend, selten durchsichtig; **Farbe:** braun bis schwarz, selten gelb, grau, weiß, rötlich oder farblos; **Glanz:** diamantartig; **Strichfarbe:** weiß.

**Vorkommen:** häufig: Australien, Bolivien, BRD (Altenberg/Erzgebirge), China, Frankreich (Bretagne), Großbritannien (Cornwall), GUS, Japan, Kongo, Malaysia. Mexiko, Namibia, Schweden, Thailand.

**Verwechslung:** kann mit Columbit, Diamant, Hämatit, Rutil, Sphalerit, Sphen, Turmalin, Vesuvian, Wolframit und Zirkon verwechselt werden; **Unterscheidung:** Härte, Dichte, Strichfarbe, mineralogisch-gemmologisch, Spaltbarkeit, Glanz.

**Fälschungen:** sind nicht bekannt.

**Im Handel** ist Kassiterit als kleiner Kristall, Sammlerstufen und geschliffener Schmuckstein erhältlich.

**Wirkung der Ionen:** Zinn (entspannend, Größe, Begeisterung).

**Organwirkung:** Drüsen.

**Körperlich:** wird zum Fettabbau und zur Regulierung der Hormonproduktion verwendet, hilft bei Essstörungen, reguliert bei Übergewicht und Abmagerung, erfrischt und harmonisiert strapazierte Nerven (nach Gienger und Sienko); kann bei Fettleibigkeit und zum Ausgleichen der Sekretionsorgane sowie bei Hormonstörungen eingesetzt werden (nach Melody).

**Seelisch:** weckt den Wunsch nach Größe und Vollkommenheit; hilft Hindernisse und Selbsteinschränkungen aufzulösen, um sich selbst näher zu kommen; dadurch gelingt es, mit Isolation, Abweisung und fremden oder den eigenen Zurückhaltungen besser umzugehen; unterstützt bei Suchtproblemen; erleichtert logisches Denken und die räumliche Vorstellung (nach von Holst und Sienko); hilft in allen Dingen das rechte Maß zu halten, fördert die wertfreie Wahrnehmung (nach Gienger); hilft bei Problemen mit Mathematik, Astronomie und Astrologie (nach Melody).

**Anwendung:** Kassiterit wird als Kristall direkt auf die Haut gelegt.

**In der klassischen Heilsteinliteratur** ist Kassiterit nicht beschrieben. **Moderne Autoren:** Gienger, Kühni/von Holst, Melody, Paulin, Sienko, Sperling.

Kassiterit ist ein gut geprüfter Heilstein.

**Anthroposophische Verwendung:** Kassiterit als Trituration in D2–D10.

**Astrologische Zuordnung:** Schütze (nach Melody), Uranus in Jungfrau (nach von Holst), Jupiter im zweiten Quadrant (nach Maier).

**Meditations-Zuordnung:** Größe und Einklang.

**Pflege:** Kassiterit einmal wöchentlich unter fließendem Wasser reinigen, mit Hämatit-Ministeinchen entladen und zum Aufladen auf eine Bergkristallgruppe oder in die Morgensonne legen.

# Kernit

**Name:** benannt von Schaller 1927, nach der Fundstelle Kern County/Kalifornien. Engl. und franz.: Kernite.

**Synonym:** Rasorit.

**Mineralogie:** Kernit entsteht durch Sedimentation in borhaltigen Lagerstätten und intrusions-kontaktmetamorph aus Borax.

**Mineralklasse:** Natriummineral der V. Mineralklasse, der Borate; **Formel:** $Na_2B_4O_6(OH)_2 \times 3\ H_2O$.

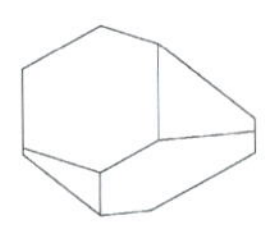

**Kristallsystem:** monoklin; **Erscheinungsbild:** bildet keilförmige, säulige, dicktafelige oder pyramidale Kristalle, oft gestreift, sowie derbe, asbestartige, grobspätige Aggregate; **Mohshärte:** 2,5–3; **Dichte:** 1,9–1,93; **Spaltbarkeit:** vollkommen; **Bruch:** faserig, splittrig, spröd; **Transparenz:** wasserklar durchsichtig bis undurchsichtig; **Farbe:** farblos, weiß bis leicht grünlich; **Glanz:** glasig bis matt, auf Spaltflächen seidig; **Strichfarbe:** weiß; **Flammenfärbung:** gelb.

**Vorkommen:** selten: Argentinien (Tincalaya), Spanien (Sallent/Katalonien), Türkei, USA (Kalifornien).

**Verwechslung:** kann mit Borax und Sassolin verwechselt werden; **Unterscheidung:** Strichfarbe, chemisch.

**Fälschungen:** sind nicht bekannt.

**Im Handel** ist Kernit als Kristall und Kristallstufe erhältlich.

**Wirkung der Ionen:** Bor (angstlösend), Natrium (Gelassenheit, Selbständigkeit), Wasser (Lebendigkeit).

**Organwirkung:** Schilddrüse, Thymus.

**Körperlich:** trägt zur Entgiftung des Körpers bei; bessert Entzündungen; beeinflusst Thymus- und Schilddrüsenstörungen; löst Wassereinlagerungen und Schwellungen (nach Melody).

**Seelisch:** stärkt das Selbstvertrauen, so dass Hemmungen überwunden und greifbare Ziele erreichbar sind; erhöht das Wahrnehmungsvermögen und löst unbewusste Überzeugungen auf; unterstützt die geistige Zukunftsschau (nach Melody).

**Anwendung:** Kernit wird als Kristall mit einer Papierunterlage unter therapeutischer Kontrolle auf die Haut gelegt.

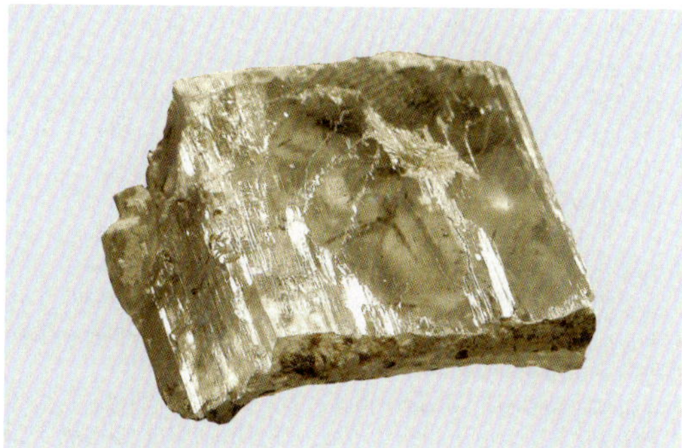

*Kernit-Kristall.*

**In der klassischen Heilsteinliteratur** ist Kernit nicht beschrieben. **Moderner Autor:** Kühni/von Holst, Melody, Paulin.

Kernit ist ein selten verwendeter Heilstein.

**Astrologische Zuordnung:** Löwe.

**Chakra-Zuordnung:** Herzchakra.

**Pflege:** Kernit einmal wöchentlich über Nacht eingepackt in einer gut verschließbaren Plastiktüte im Eisfach kältereinigen, mit Hämatit-Ministeinchen entladen und zum Aufladen auf eine Bergkristallgruppe oder in die Morgensonne legen.

**Wichtig:** Kernit ist leicht hygroskopisch und muss in Plastikkästchen aufbewahrt werden, da es sonst langsam zerfließt.

# Klinochlor

siehe Chlorite

# Klinoptilolith

**Synonyme:** Grüntonstein. Engl.: Klinoptilolithe.

**Mineralogie:** Mikroporöses Tuffgestein, eruptiv ausgestossene Lavaerde und Asche, die sich im Meerwasser anreicherte.

**Mineralklasse:** Ein Calcium-Natrium-Kalium-Zeolith-Mineral der Heulandit-Gruppe und der Alumino-Gerüst-Silikate; ein Blätterzeolit, der in 3 Varietäten (K,Na,Ca) vorkommt. **Formel:** $(Ca_{0.5},Na,K,Mg_{0.5})[AlSi_5O_{12}] \times 3,5\ H_2O$.Kristalliner Zeolith, wobei $SiO_4$ und $AlO_4$ mindestens im Verhältnis 4:1 vorliegen. Die netzartigen Gitter aus Silizium- und Aluminium-Tetraedern sind in 4, 5 und 6gliedrigen Ringen, die in einer Ebene liegen angeordnet, Parallel zu jeder Ebene liegen offene Kanäle mit 8- und 10-seitigen Hohlräumen von 0,4nm Größe, worin sich lose eingebundene Kationen befinden. Bisher wurden über 30 Mineralien, teils als Spuren, in Verbindung mit Kristallwasser festgestellt, die leicht in den Ionenaustausch eintreten können.

**Kristallsystem:** monoklin; **Erscheinungsbild:** hellgrüne, dichte, porige Aggregate; **Mohshärte:** 3,5-4; **Dichte:** 2,2-2,5; **Spaltbarkeit:** vollkommen, leicht; **Bruch:** kantig; **Transparenz:** undurchsichtig; **Farbe:** gelblich, blassgrün; Glanz: keiner; **Strichfarbe:** grün.

**Vorkommen:** Aserbaidschan (Kaukasus); Bolivien; China; Georgien (Kaukasus); GUS (Sibirien); Japan; Kroatien; Kuba; Peru; Slowakei; Türkei (Gördes); Ukraine; USA (Oklahoma, Kalifornien).

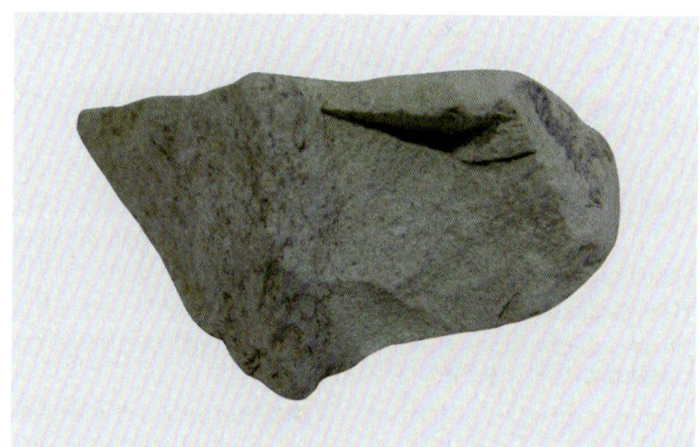

*Klinoptilolith-Aggregat.*

**Organwirkung:** Haut, Leber, Thymus, Verdauungstrakt.

**Medizinische Verwendung:** Die biologische und chemische Reaktionsfähigkeit des zu 70% aus Silizium bestehenden Klinoptilolithen wird durch tribomechanische Aktivierung (TMA), ein Mikro-Ionisierungsverfahren, um einige hundert Mal gesteigert. Die geringe Größe im Nanobereich im Verhältnis zur immens großen Oberfläche der Partikel verbessert die Ionenaustausch-Kapazität, wodurch eine starke antioxidative Wirkung erzielt und die Absorption von freien Radikalen, Schwermetallen und Toxinen verbessert wird.

**Körperliche Wirkung:** **bei Einnahme als Pulver in Wasser:** zellstoffwechselaktivierend; antientzündlich, antibakteriell, antiviruell, antimykotisch und immunstimulierend; fördert die Selbstregulation des Organismus; reguliert den Elektrolythaushalt sowohl durch Adsorption als auch durch Ionenaustausch; dadurch stark entgiftend bezüglich Schwermetalle und Stoffwechselschlacken; dabei werden durch Adsorption in den Poren des Klinoptilolith Endotoxine wie z.B. Azidoseprodukte und freie Radikale, exogene Toxine und niedrigmolekulare Verbindungen aufgenommen, während Schwermetalle und Radionuklide sowie Mineralstoffe in überschüssiger Konzentration durch Ionentausch entzogen werden; wirkt säure-basenregulierend; bindet im Magen überschüssige Säure; wird selbst jedoch vollständig über den Darm ausgeschieden und nicht resorbiert. Durch Einnahme in vernünftiger Dosierung in Wasser ist keinerlei toxische Wirkung nachweisbar und wird in der Krebstherapie zur Linderung der Nebenwirkungen konventioneller Medikationen eingesetzt; sowie erfolgreich bei der Behandlung von Erkrankungen der Nieren und des Verdauungstraktes durch Parasiten; lindert Bronchialasthma und allergische Ekzeme; senkt bei Leistungssportlern die Laktatwerte (nach Hecht).

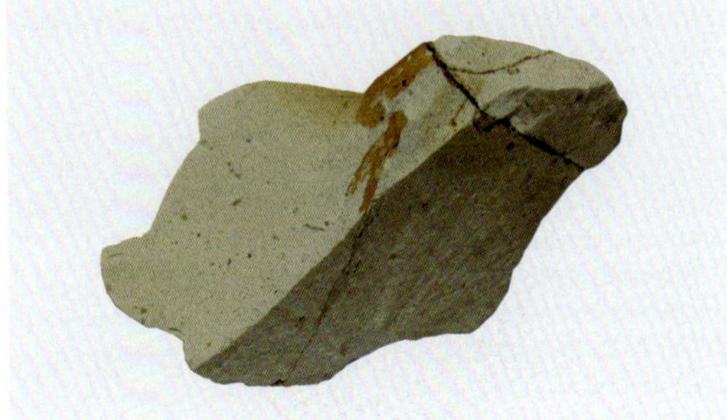

*Klinoptilolith.*

**Indikationen:** Primäre und sekundäre Immundefizienzen, Autoimmunerkrankungen, Überempfindlichkeitsreaktionen, Immunkomplexerkrankungen, Neoplasien, maligne Erkrankungen des Immunsystems, Neuroimmunologische und psychiatrische Syndrome (nach Ivkovic/Silberbach/Deutsch/Walraph).

**Seelisch:** verbessert den Erholungswert des Schlafes bei psychischem Streß; wirkt dadurch leistungssteigernd (nach Pelz und Hecht).

**Anwendung: energetisch:** in der Hosentasche mitgeführt. **Physiologisch:** als Pulver oder abgekapselt in Wasser eingenommen.

**Zulassung:** Europäische Zulassung als Lebensmittelzusatzstoff nach DIN 53 770.

**In der klassischen Heilsteinliteratur** ist Klinoptilolith nicht beschrieben. **Moderne Autoren:** Hecht, Kühni/von Holst.

Klinoptilolith ist ein in der Steinheilkunde noch selten, in der naturheilkundlichen Medizin Osteuropas häufiger verwendeter Heilstein.

**Pflege:** Da Klinoptilolith meist als Pulver eingenommen wird, ergibt sich keine Reinigung, Entladung oder energetische Aufladung.

# Kopal

siehe Bernstein

# Koralle

**Name:** historische Bezeichnung, von griech. *kuralion* oder *korallion*; die genaue Bedeutung ist nicht bekannt. Engl.: Coral, franz. Corail.

**Synonyme:** Apfelkoralle, Arachneolith, Astroit; versteinerte Koralle ist als Petoskeystein bekannt.

**Mineralogie:** Koralle entsteht sekundär als Stützgerüst kleiner, in warmen Meeren lebenden Polypen, die durch ihre Fußscheiben Kalksubstanz ausscheiden und dadurch Riffe, Atolle und Korallenbänke bis zu einer Meerestiefe von 300 m aufbauen.

**Mineralklasse:** Calciummineral der Mineralklasse der Karbonate; **Formel:** $CaCO_3$+Fe,Mg; farbgebendes Metall ist Eisen.

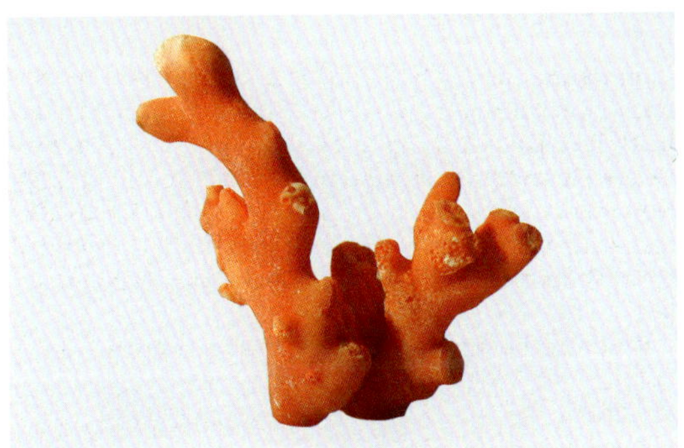

*Rote Koralle.*

**Kristallsystem:** Die Kalkskelette roter, rosafarbener und weißer Koralle sind triklin, schwarze und blaue Korallen dazu amorph; **Erscheinungsbild:** weiße und rote: bilden kleine baum- oder strauchähnliche, verästelte Stöcke bis zu 40 cm Größe und maximal 6 cm Astdicke; auch baumpilzähnlich; blaue: bis zu 30 cm Größe; schwarze: bis zu 3 m Größe; **Mohshärte:** weiße und rote: 3–4, schwarze und blaue: 4; **Dichte:** weiße und rote: 2,6–2,7; schwarze und blaue: 1,34–1,46; **Spaltbarkeit:** keine; **Bruch:** uneben, splittrig; **Transparenz:** undurchsichtig; **Farbe:** weiß, grau, rosa, rot, blau, schwarz; **Glanz:** unpoliert matt, poliert glasig.

**Varietäten: Schaumkoralle** und **Petoskeystein.**

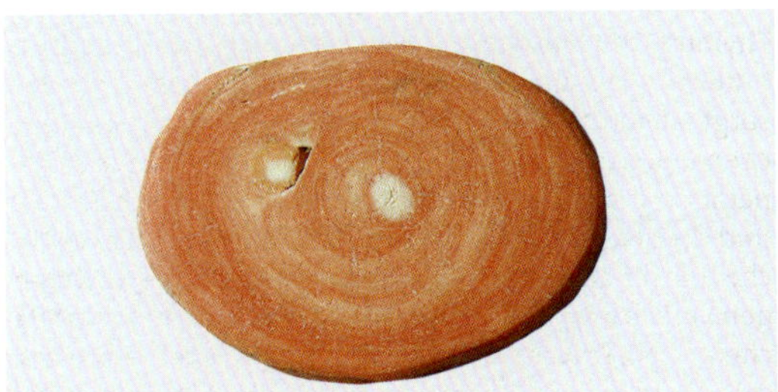

*Koralle, rosa.*

**Vorkommen:** Indischer Ozean, Chinesisches Meer; Japanische Küste, Karibische Küste, Malaysischer Archipel, Nordaustralien (Great Barrier Reef), Pazifik (Midway-Inseln, Philippinische Küste), Rotes Meer.

**Fälschungen:** Weiße Korallen werden rot gefärbt. Imitationen aus Kalkzüchtungen, Knochen, Horn, Kunststoff, Kautschuk, Porzellan und Glas sind bekannt, oft kommen mit Kunstharz stabilisierte Korallen in den Handel.

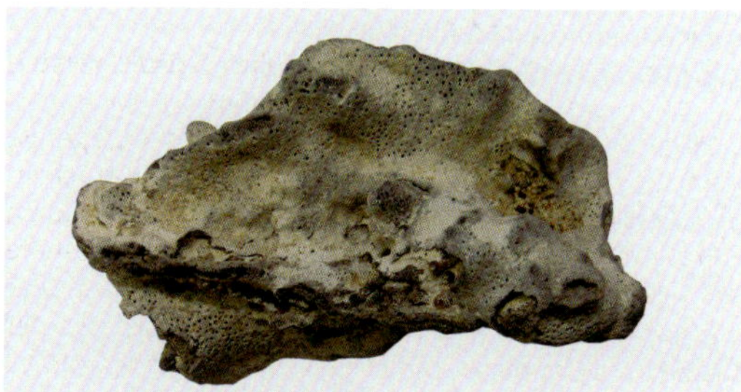

*Koralle blau, handgroß.*

**Im Handel** sind Rote, Schwarze und Blaue Korallen nur noch beschränkt als Rohstücke, Cabochon und Kette erhältlich, da Korallenbänke unter absolutem Schutz stehen. Vereinzelt sind noch alte Bestände erhältlich, die mit CITO-Nummern ausgeliefert werden. Rote Schaumkoralle (Petoskeystein) ist eine fossilierte Koralle und als Trommelstein, Cabochon, Bi-Scheibe, Anhänger und Kette erhältlich.

**Wirkung der Ionen:** Calcium (Selbstvertrauen).

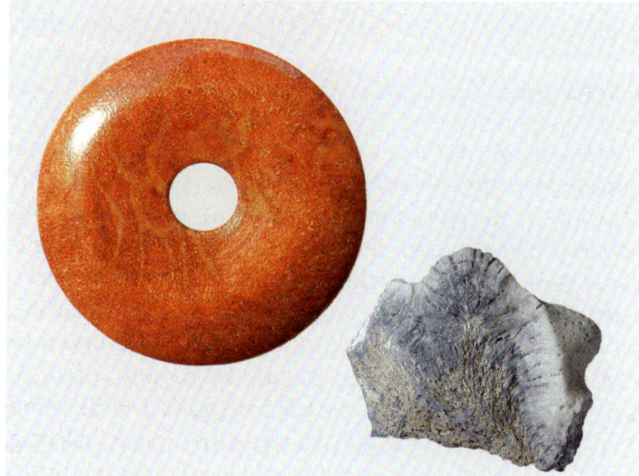

*Schaumkorallen-Bi-Scheibe, blaue Koralle.*

**Organwirkung:** rot: Knochen, Schilddrüse; rosa: Milz, Thymus; weiß: Knochen.

**Körperlich:** **allgemein:** stärkt die Meridiane und versorgt sie mit Energie, wirkt auf die Wirbelsäule, die Knochen und das Knochenmark, verbessert die Geweberegeneration (nach Gurudas). **Rot:** stärkt Herz, Durchblutung und Kreislauf; kräftigt die Wirbelsäule, erhöht die weibliche Fruchtbarkeit und normalisiert die Periode; wirkt gegen Verkalkung von Gelenken und Knochen; hilft bei Wucherungen, Polypen und Muskelgeschwulsten (nach Korse); stärkt den Stoffwechsel durch die Aktivierung der Schilddrüse, hilft bei Atemnot, Bronchialkrämpfen und krampfhaftem Husten; regt die Entwicklung von roten und weißen Blutkörperchen an (nach Gurudas) und bessert damit das Immunsystem; lindert Anämie, Blutungen, Gehirnblutungen, Krampfadern und Kontraktionen von Blutgefäßen (nach Gurudas) und mildert damit Durchblutungsstörungen (nach Heider). **Rosa:** wirkt stärker auf Milz, Thymusdrüse, Lymphe und weiße Blutkörperchen als die rote Koralle (nach Gurudas); kräftigt alle Knochen im Körper und beugt somit Osteoporose vor (nach Peschek-Böhmer). **Weiß:** gleicht Senilität und Konzentrationsschwäche aus und fördert die Geweberegeneration (nach Gurudas); reguliert den Lymphfluss und ist bei Lymphdrüsenerkrankungen hilfreich (nach Heider). **Blau:** schwemmt Wasser aus; mildert Halsentzündungen, verbessert die Atmung bei Beklemmung und zu geringer Sauerstoffversorgung; verbessert die Nährstoffresorption und stärkt die Darmfunktion; verbessert die Sinnesfunktionen; fördert taktiles Geschick und Koordination (nach von Holst).

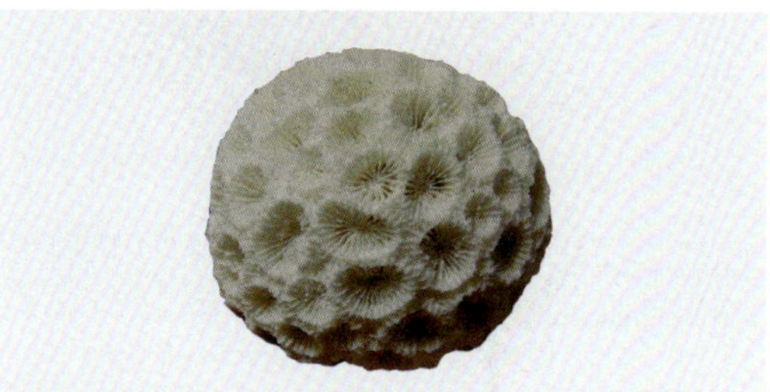

*Weiße Koralle.*

**Seelisch:** **Rot:** fördert gefühlsmäßige Ausgeglichenheit (nach Gurudas); gibt Lebensfreude (nach Sienko); lindert seelische und soziale Spannungen und Ängste (nach Gienger); befreit die Kreativität und hilft gestaute Emotionen positiv zu kanalisieren; verbessert die Konzentration, Vorstellungskraft und Willen (nach Korse); stärkt den Selbstausdruck und gleichzeitig den Gemeinschaftssinn (nach Gienger). **Rosa:** erhöht die Sensitivität (nach Gurudas); bewirkt Freundlichkeit, Herzlichkeit und Lebendigkeit. **Schwarz:** macht wachsam und schürt ein gesundes Misstrauen (nach Sienko). **Blau:** vermittelt ein Gefühl der Verbundenheit, stärkt den Gemeinschaftssinn und hilft größere Zusammenhänge ins Bewusstsein einzubeziehen; hilft Konkurrenzdenken zu überwinden; sorgt für eine konstruktive und optimistische Einstellung.

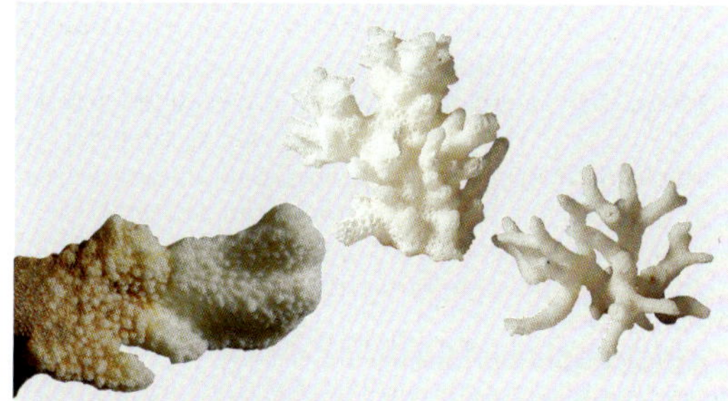

*Weiße Korallen, Mittelmeer.*

**Energetisch:** wehrt negative Gedanken, die von außen kommen, und Energieverlust ab.

**Anwendung:** Koralle und Schaumkoralle werden als Kugelkette, Anhänger und Bi-Scheibe zur Anregung der Schilddrüse im Halsbereich getragen; als Trommelstein

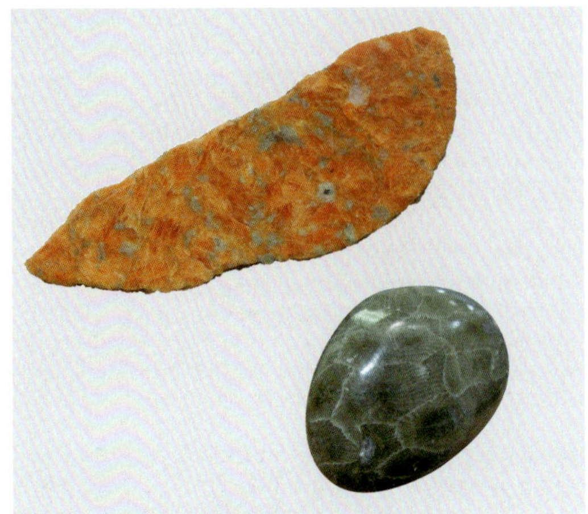

*Verkieselte Korallen: Platte und Petoskey-Trommelstein.*

in der Hosentasche mitgeführt; als Scheibe aufgelegt und als große Rohstücke zur Meditation aufgestellt.

**In der klassischen Heilsteinliteratur** ist Koralle bei Paracelsus beschrieben. **Moderne Autoren:** Ahlborn, Bind-Klinger, Braunger, Brusius, Chocron, Cloose, Dow, Gienger, Guhr, Gurudas, Heider, Hofmann, Johari, Keyte, Korse, Kühni/von Holst, Labacher, Laroche, Lorenzo, Markham, Mastny, Melody, Menrow, Paulin, Pöttinger, Ray, Scharner, Schaufelberger-Landherr, Scholz, Schreiber, Sharamon, Sienko, Sonnenberg, Sperling, Thölken, Vorreiter, von Wechmar, Werner.

Koralle ist ein gut geprüfter Heilstein.

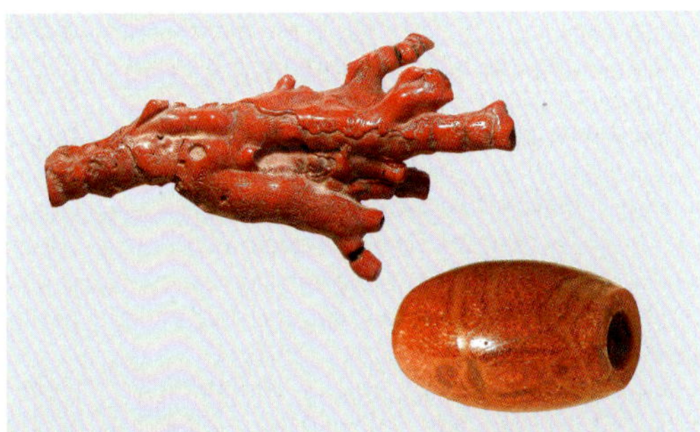

*Rote Koralle und Schaumkorallen-Anhänger, gefärbt, lackiert.*

**Homöopathische Verwendung:** **Corallium rubrum:** bei Kopfschmerz mit Blutdrang zum Kopf, heftigem Fließschnupfen, Stakkato-Hustenanfällen.

**Anthroposophische Verwendung:** **Corallium rubrum** als Ampulle in D6, Trituration in D3–D10.

**Astrologische Zuordnung:** **Blau:** Schütze, Wassermann (nach Melody); Hornkoralle: Jupiter in Zwillinge (nach von Holst). **Rosa:** Krebs (nach Melody). **Rot:** Skorpion (nach Peschek-Böhmer), Waage (nach Melody), Widder; Merkur in Widder (nach von Holst). **Schwarz:** Skorpion, Steinbock (nach Melody). **Weiß:** Fische (nach Melody); Mars, vorwiegend mit Mond- oder Venusaspekt.

**Chakra-Zuordnung:** rot: Halschakra (nach von Holst/ Gienger).

**Feng Shui-Zuordnung:** grundsätzlich Element Holz, modifiziert durch die Farbe. Bewirkt Expansion des Bagua-Bereichs.

**Pflege:** Koralle einmal wöchentlich unter fließendem Wasser reinigen, mit Halit-Kristallen energetisch entladen und zum Aufladen in Mondlicht, in eine Achatdruse oder auf hellen Amethyst legen.

# Krokoit

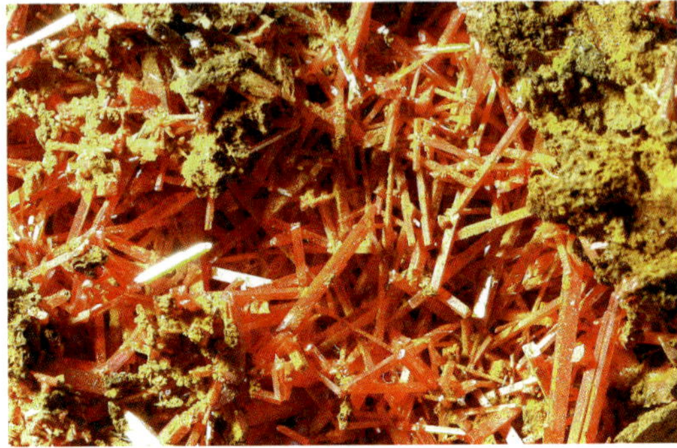

*Krokoit-Stufe.*

**Name:** benannt von Beudant 1832, nach griech. ***krokos***, »Safran«, analog dem safranfarbenen Aussehen. Engl.: Krokoite.

**Synonyme:** Bleichromat, Chrombleierz, Chrombleispat, Crocoit, Kallochrom, Krokoisit, Lehmannit und Rotbleierz.

**Mineralogie:** Krokoit entsteht sekundär in der Oxidationszone von Blei-Lagerstätten beim Kontakt mit zirkulierenden chromführenden Verwitterungslösungen, in Nachbarschaft chromhaltiger, basischer und ultrabasischer Gesteine.

**Mineralklasse:** Bleimineral der Krokoit-Wulfenit-Gruppe und der VI. Mineralklasse, der Chromate; **Formel:** $Pb[CrO_4]$+Cr,S,Zn; Krokoit kann bis zu 64% Blei enthalten; farbgebendes Metall ist das Chrom.

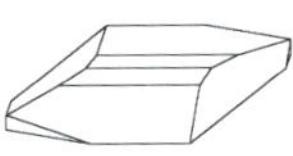

**Kristallsystem:** monoklin; **Erscheinungsbild:** bildet langprismatische, säulige, nadelige und flächenreiche Kristalle mit Längsstreifung, auch in Drusen; auch derbe, krustige, stengelige, spießige, wirr verwachsene eingesprengte oder pulvrige Aggregate; **Mohshärte:** 2,5–3; **Dichte:** 5,9–6,0; **Spaltbarkeit:** unvollkommen; **Bruch:** muschelig bis uneben; **Transparenz:** durchsichtig bis durchscheinend; **Farbe:** orangerot, dunkelorange bis gelbrot; es verblasst am Sonnenlicht; **Glanz:** fettig bis diamantartig; **Strichfarbe:** orangerot bis gelb; **Pulver:** orangegelb; **löslich:** in starken Säuren unter Freisetzung von Chlor.

**Vorkommen:** selten: Australien (Dundas/Tasmanien), Brasilien (Goyabeira), BRD (Callenberg/Sachsen), Frankreich, GUS (Beresovk/Ural), Philippinen (Luzon), Rumänien, Schweden, USA.

**Verwechslung:** kann mit Cinnabarit, Mimetesit, Realgar, Vanadinit und Wulfenit verwechselt werden; **Unterscheidung:** Dichte, mineralogisch-gemmologisch, Strichfarbe.

**Fälschungen:** sind nicht bekannt.

**Im Handel** ist Krokoit als Kristall, Kristallstufe, Cabochon und facettiert erhältlich.

**Wirkung der Ionen:** Blei (Lebensmut, Selbstbeherrschung), Chrom (Kreativität).

**Organwirkung:** Knochen.

**Körperlich:** fördert Erholung nach körperlicher Anstrengung (nach Melody); wirkt sexuell anregend und behebt Störungen der Sexualorgane (nach Melody).

**Seelisch:** hilft bei akuten Schocks und heftigem Weltschmerz durch emotionale Verluste, insbesondere bei Liebeskummer – bis Rosenquarz und Kunzit trösten können (nach Sienko); regt Intuition und Kreativität an, erleichtert den einfachen und bewussten Übergang zwischen verschiedenen Situationen, Zuständen oder Leben (nach Melody).

**Anwendung:** Krokoit wird als Kristall zum Auflegen verwendet, wobei eine Papierunterlage direkten Hautkontakt verhindert; eignet sich nicht zur Elixierherstellung.

**In der klassischen Heilsteinliteratur** ist Krokoit nicht beschrieben. **Moderne Autoren:** Kühni/von Holst, Melody, Sienko.

Krokoit ist ein selten verwendeter Heilstein.

**Astrologische Zuordnung:** Widder (nach Melody), Saturn-Uranus-Aspekt (nach von Holst).

**Chakra-Zuordnung:** Nabelchakra (nach Melody).

**Pflege:** Krokoit einmal wöchentlich über Nacht im Eisfach kältereinigen und zum Aufladen in eine Achatdruse oder über Nacht in Mondlicht legen. Sonnenlicht bleicht Krokoit aus und nimmt ihm somit seinen Glanz.

**Vorsicht:** Ein sehr giftiges Bleimineral, das mit der Magensäure Chlor freisetzt. Von Kleinkindern fernhalten.

# Kryolith

**Name:** Benannt von Abildgaard 1799, nach griech. *kryos*, »Frost«, *lithos*, »Stein«, aufgrund seines charakteristischen Aussehens.

**Synonym:** Eisstein.

**Mineralogie:** Kryolith entsteht sekundär als Niederschlag (Verdampfungs- oder Eindunstungsgesten) aus fluorreichen Flüssigkeiten in zinnführenden Granit-Pegmatiten und in fluoritreichen, topashaltigen Rhyolithen. **Begleit-Mineralien:** Baryt, Bleiglanz, Columbit, Fluorit, Cassiterit, Galenit, Pyrit, Quarz, Siderit, Topas, Zinkblende und Zirkon.

**Mineralklasse:** Kryolith ist ein Natrium-Aluminium-Mineral der III. Mineral-Klasse, der Halogenide und der Unterklasse, der Doppelhalogenide; **Formel:** $Na_3AlF_6$.

**Kristallsystem:** monoklin; **Erscheinungsbild:** Kryolith bildet selten würflige, meist pseudowürflige, kurzsäulige, eingewachsene Kristalle, auch als Zwillinge, meist derbe, flachliegende, parkettartige Kristalle; auch derbe, spätige, schalige, grob- oder feinkristalline, körnige Aggregate; **Mohshärte:** 2,5-3; **Dichte:** 2,96; **Spaltbarkeit:** gut; Bruch: uneben; **Transparenz:** durchscheinend; **Farbe:** Kryolith kann farblos oder weiß, bräunlich, rötlich und selten grau bis schwarz vorkommen; **Glanz:** glasartig bis seidig; **Pulver:** weiß; **löslich:** in Schwefelsäure unter Bildung von ätzenden Flußsäuredämpfe; **Flammenfärbung:** gelb.

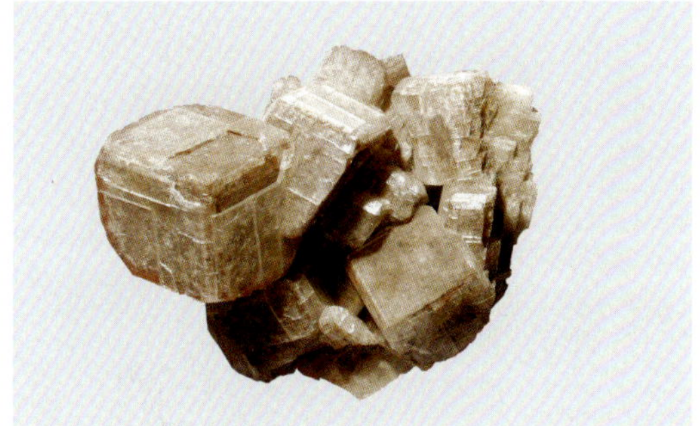

*Kryolith-Aggregat, Durchmesser 20 cm.*

**Vorkommen:** selten: GUS (Ural); Kanada (Quebec), Nigeria (Kaffa); Westgrönland (Ivigtut), USA (Colorado).

**Verwechslung:** Kryolith kann mit Anhydrit, Baryt, Fluorit und Topas verwechselt werden; **Unterscheidung:** Leicht schmelzbar, Flammenfärbung, nicht fluoreszierend.

**Fälschungen:** Fälschungen von Kryolith sind nicht bekannt.

**Im Handel** ist Kryolith nur als Sammlerstufe auf Minera-lienbörsen erhältlich.

**Wirkung der Metall-Ionen:** Aluminium (Haut, entsäuernd), Natrium, Fluor.

**Organwirkung:**Haut.

**Körperlich:** günstig bei Augenentzündung; hilft bei Erkältungen und Schüttelfrost.

**Seelisch:** hilft bei innerem Druck durch angestauten und gehemmten Tatendrang (nach von Holst), durch den es zu Sprachstörungen und Blockaden im Selbstausdruck kommen kann; verbessert das Bewusstsein für die soziale Umgebung und für sich selbst (nach Melody).

**Anwendung:** Kryolith wird als Kristall (immer mit einer Unterlage) auf den Körper aufgelegt und als Kristallstufe zur Meditation oder als Steinkreis aufgestellt.

**In der klassischen Heilsteinliteratur** ist der Kryolith nicht beschrieben. **Moderne Autoren:** Melody; Kryolith ist ein selten verwendeter Heilstein, der bisher nur in der amerikanischen Steinheilkunde verwendet wurde.

**Astrologische Zuordnung:** Zwillinge.

**Pflege:** Kryolith sollte einmal wöchentlich unter fließendem Wasser gereinigt und mit Hämatit-Ministeinchen entladen werden. Um Kryolith wieder aufzuladen, empfiehlt es sich, ihn für etwa 1-2 Stunden in die Morgensonne zu legen.

**Vorsicht:** Kryolith ist hochgiftig. Längerfristig hat Kryolith eine toxische Wirkung auf Knochen, Zähne und Nieren.

# Kunzit und Hiddenit

**Name:** **Hiddenit:** ein Edelspodumen, benannt von dem amerikanischen Mineralogen Lawrence Smith 1881, nach dem Entdecker W. Earl Hidden. **Kunzit:** benannt von Baskerville 1903, nach dem Entdecker Frederick Kunz, der 1902 das Mineral beschrieb. Engl. und franz.: Hiddenite; Kunzite.

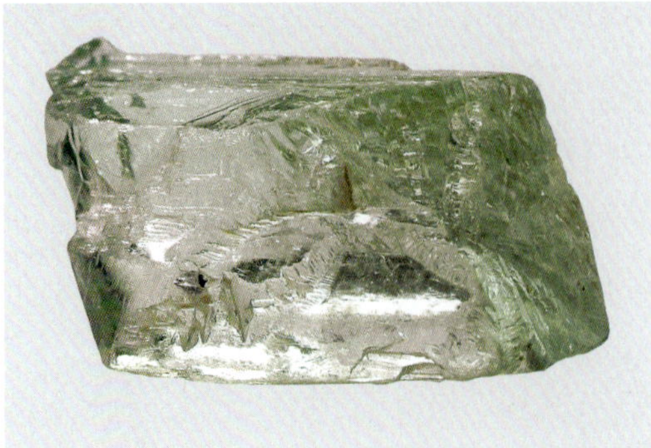

*Hiddenit-Kristall.*

**Synonyme:** Hiddenit: Lithion-Smaragd, Lithium-Smaragd, Spodumen-Smaragd, Triphan. Kunzit: Lithion-Amethyst, Lithium-Amethyst, Spodumen-Amethyst.

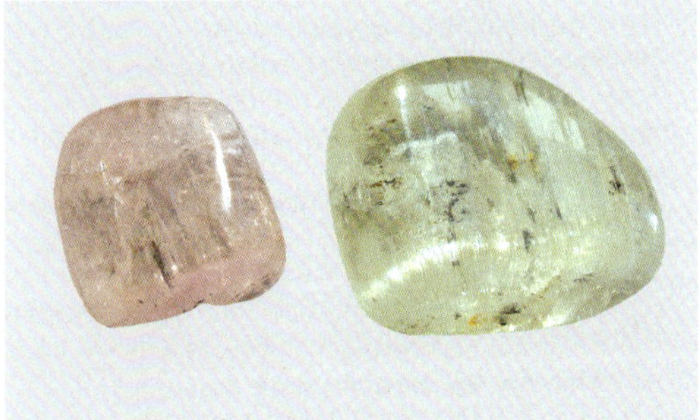

*Kunzit- und Hiddenit-Trommelsteine.*

**Mineralogie:** Kunzit und Hiddenit entstehen primär-hydrothermal in Pegmatiten. Wird liquidmagmatisch gebildeter Spodumen durch hydrothermale, mineralstoffhaltige Lösungen aufgelöst und an anderer Stelle neu gebildet, entsteht Edel-Spodumen wie Kunzit.

**Mineralklasse:** Spodumen-Varietäten der Pyroxen-Gruppe und der VIII. Mineralklasse, der Ketten-Silikate; **Formel:** $LiAl[Si_2O_6]+Ca,Fe,Mg,Mn,Na$; farbgebende Metalle sind Chrom (grünlich) und Eisen (gelblich) für Hiddenit; Lithium, Eisen und Mangan für Kunzit. Durch den UV-Anteil des Sonnenlichtes kann die Farbe des Kunzits ausbleichen.

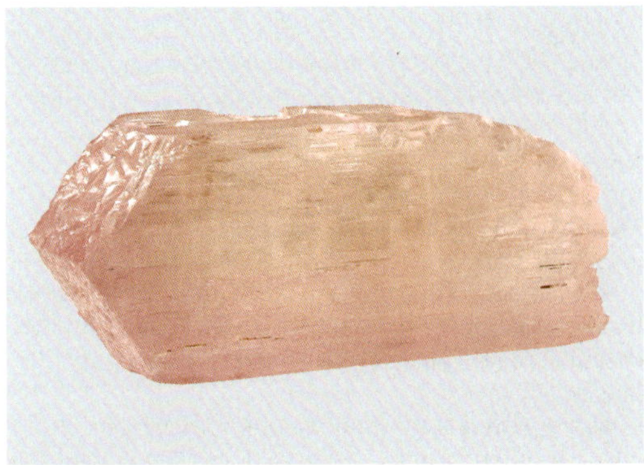

*Kunzit-Kristall.*

**Kristallsystem:** monoklin; **Erscheinungsbild:** bildet ein- und aufgewachsene tafelige, selten prismatische Kristalle mit gestreifter Vertikalfläche sowie plattig-stengelige oder dichte Aggregate; **Mohshärte:** 6,5–7; **Dichte:** 3,1–3,2; **Spaltbarkeit:** schwer und vollkommen; **Bruch:** uneben; **Transparenz:** durchsichtig bis durch-scheinend; **Farbe:** Hiddenit: grauweiß, gelblich, braun, rosa, violett, grün und farblos; Kunzit: rosa, rosaviolett und fliederfarben, meist wasserklar; **Glanz:** glasartig; **Strichfarbe:** weiß; **Lumineszenz:** gelbrot bis orange; **Flammenfärbung:** karminrot (Lithium).

**Varietät: Triphan,** gelb.

**Vorkommen: Hiddenit:** Afghanistan, Pakistan, USA (North Carolina); **Kunzit:** Afghanistan (Kunar), Brasilien (Minas Gerais), Madagaskar (Fianarantsoa), Pakistan, USA (Kalifornien).

**Verwechslung:** Hiddenit kann vor allem geschliffen mit Amethyst, Beryll, Chrysoberyll, Diopsid, Euklas, Smaragd, Topas und Turmalin; Kunzit mit Hiddenit, Morganit, rosa Saphir, Topas und Turmalin verwechselt werden; Unterscheidung: Härte, Dichte, mineralogisch-gemmologisch, Lumineszenz.

**Fälschungen:** Hiddenit wird zur Farbveränderung oft bestrahlt, wodurch farblose oder blasse Steine intensiv gelbgrün, grün, orange oder pink werden. Durch Brennen verändern sich bräunliche oder grünviolette Färbungen zu rosaviolett. Auch Glasimitationen von geschliffenem Kunzit werden im Handel angeboten.

**Im Handel** sind Hiddenit und Kunzit als Einzelkristall oder Kristall-Gruppe, Trommelstein, Anhänger, Kette, Cabochon und facettiert erhältlich.

**Wirkung der Ionen:** Aluminium (Haut, Nüchternheit, Realitätssinn), Lithium (stimmungsaufhellend).

**Organwirkung:** Nerven.

**Körperlich: Edel-Spodumen allgemein:** wirkt grundsätzlich kühlend und erfrischend (nach von Holst); bei Zahnschmerzen hält seine Wirkung nicht lange an (besser wirken Sugilith oder Sphen; lindert Gelenkbeschwerden; bessert Nervenleiden und wird bei Neuralgien und eingeklemmten Nerven eingesetzt (nach Gienger). **Hiddenit:** schmerzlindernd bei Arthritis und Gicht; stärkt Herz und Kreislauf; bessert Blasenentzündungen; gegen körperliche Erschöpfung; lindert Gelenkbeschwerden; (nach Gienger). **Kunzit:** wirkt lokal bei Muskelverhärtungen (nach Sienko); schmerzlindernd bei Sehnenschmerzen, Sehnenscheidenentzündung und Tennisarm; zur Vorbeugung gegen Thrombose (nach Gienger); bei Herzrhythmusstörungen und Nervosität, reguliert die Schilddrüsentätigkeit (nach Kühni/von Holst).

**Seelisch: Edel-Spodumen allgemein:** wirkt stimmungsaufhellend und hilft gegen depressive Verstimmungen; fördert innere Ausgeglichenheit; hilfreich bei Apathie, Lebensunlust, seelischen Verletzungen; bringt einen dazu, zuerst einmal ordentlich aufzuräumen, um frei zu sein für Neues; hilft sich ganz auf eine Situation einzulassen und jeden Moment bewusst zu erleben; steigert das emotionale Gedächtnis und verbessert die Rückrufgeschwindigkeit erheblich (nach von Holst). **Hiddenit:** wirkt stimmungsaufhellend und hilft gegen depressive Verstimmungen; fördert innere Ausgeglichenheit; unterstützend bei Apathie, Lebensunlust, Unausgeglichenheit und seelischen Verletzungen; lässt Unabänderliches erkennen und

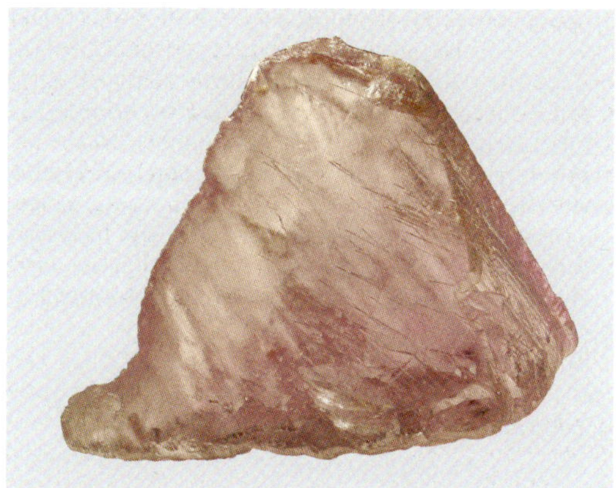

*Kunzit-Rohstein.*

akzeptieren; hilft sich seiner eigenen Ziele und Ideale bewusst zu sein; bewahrt in allen Situationen die Selbstachtung (nach Gienger); stimuliert den Intellekt und unterstützt geistig und emotional anstrengende Aktivitäten (nach Melody). **Kunzit:** hilft aktiv die Gegenwart zu leben und die Vollkommenheit des Augenblicks zu empfinden (nach Raphaell); stärkt das Einfühlungsvermögen, die Erinnerungsfähigkeit, Gedächtnisleistung und die Bereitschaft, Entscheidungen zu treffen (nach Gienger); macht frei und beschwingt sowie aufgeschlossen, wach und präsent; verbessert das emotionale Gedächtnis; hilft innere Widerstände zu überwinden, um unangenehme, aber notwendige Aufgaben zu erfüllen (nach Gienger); stärkt die Nerven bei großer Belastung und ermöglicht, schlagfertig und selbstbewusst zu handeln; fördert Wissen und offenen Ausdruck von romantischer, selbstbezogener, spiritueller Liebe und begünstigt intuitive Einsicht und schöpferische Kreativität (nach Melody).

**Anwendung:** Hiddenit und Kunzit werden als Kristalle auf die Brust gelegt; als Anhänger getragen, als Cabochon, Trommelstein oder Kristall direkt auf die betroffene Körperstelle gelegt oder mit Heftpflaster geklebt; als Trommelstein in der Hosentasche getragen; als Kunzitwasser täglich nüchtern getrunken; als Rohkristall zur kontemplativen Betrachtung aufgestellt.

**In der klassischen Heilsteinliteratur** ist Spodumen (S), Hiddenit (H) und Kunzit (K) nicht beschrieben. **Moderne Autoren:** Bind-Klinger (K), Cloos (S), Dow (H, K), Gienger (H, K), Gurudas (K), Hall (K), Heider (H, K), Huber (K), Keyte (K), Korse (K), Kühni/von Holst (H, K), Lorenzo (K), Maier (K), Melody (H, K), Miesala-Sellin (K), Musil, Novak (K), Paulin (H, K), Peschek-Böhmer (H, K), Pöttinger (K), Raphaell (K), Richardson (K), Scharner (K), Schaufelberger-Landherr (H, K), Sienko (K), Sperling (K), Weltler (K).

Hiddenit und Kunzit sind gut geprüfte Heilsteine.

**Ergänzende Bachblüte:** Kunzit: Water Violet (nach Miesala-Sellin).

**Astrologische Zuordnung:** **Kunzit:** Wassermann (nach Sienko); Mars in Fische (nach Newerla/von Holst), Mond im ersten Quadrant (nach Maier); Pluto (nach Richardson). **Hiddenit:** Mond im zweiten Quadrant (nach Maier).

**Feng-Shui-Zuordnung:** **Hiddenit:** Element Holz, Ba-Gua-Bereich Reichtum. **Kunzit:** Ba-Gua Bereich Ehe.

**Tarot-Zuordnung:** **Kunzit:** Zehn der Kelche.

**Chakra-Zuordnung:** Thymuschakra (nach von Holst/Gienger).

**Pflege:** Kunzit sowie Hiddenit einmal wöchentlich unter fließendem Wasser reinigen, mit Hämatit-Ministeinchen entladen und zum Aufladen in eine Schale mit Wasser und Bergkristallen legen.

**Vorsicht:** Spodumen verträgt die Sonne nur sehr kurze Zeit; manche edlen Spodumen bleichen aus und verlieren dabei ihre Heilkraft.

# Kupfer

**Name:** historische Bezeichnung, von lat. *aes cyprium*, »zyprisches Erz«; wird seit dem 3. Jahrhundert nur als *cuprum* bezeichnet. Engl.: Copper, franz.: Cuivre natif.

**Synonym:** Roterz.

**Mineralogie:** Kupfer entsteht sekundär durch Reduktionsvorgänge im Grenzbereich zwischen der Zementations- und Oxidationszone kupferhaltiger Erze, seltener aus kupferhaltigen Lösungen in Sedimenten und Tuffen oder basischen Magmatiten; metamorph in Kupfer-Lagerstätten.

**Mineralklasse:** gediegenes Metall der I. Mineralklasse, der Elemente; **Formel:** Cu.

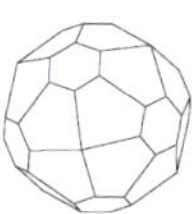

**Kristallsystem:** kubisch; **Erscheinungsbild:** bildet selten würflige, rhombendodekaedrische oder oktaedrische Kristalle; meist derbe Ausbildungen als Bleche, Klumpen, auch dendritische Aggregate; **Mohshärte:** 2,5–3; **Dichte:** 8,5–8,9; **Spaltbarkeit:** keine, aber verformbar; **Bruch:** hakig; **Transparenz:** undurchsichtig; **Farbe:** kupferrot bis blassrosa, oft dunkel angelaufen; **Glanz:** metallisch; **Strichfarbe:** kupferrot glänzend; **löslich:** leicht in Salpetersäure.

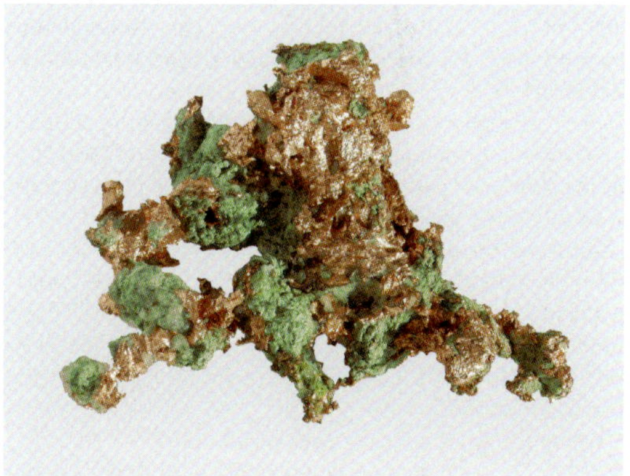

*Kupfer.*

**Vorkommen:** sehr selten: Australien, BRD (Mansfeld, Reichenbach/Odenwald, Zwickau), Chile, Großbritannien (Cornwall), GUS (Ural), Italien (Impruneta), Kanada, Namibia, Sambia, Schweden (Langban), USA (Lake Superior/Michigan, Bisbee, Franklin, Keweenaw-Halbinsel), Zaire (Katanga).

**Verwechslung:** kann kaum verwechselt werden.

**Fälschungen:** Natürliches, gediegenes Kupfer wird mit Kupfergüssen in Sand imitiert.

**Im Handel** ist Kupfer als gediegene oder dendritische Aggregate, getrommelt und gewalztes Blech erhältlich.

**Wirkung der Ionen:** Kupfer (Ästhetik, krampflösend, Sinnlichkeit).

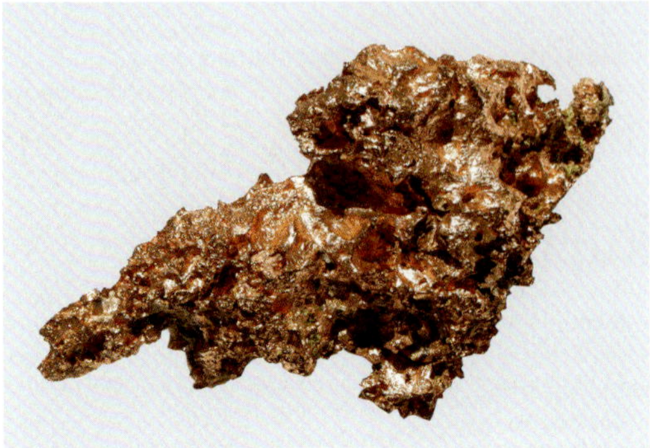

*Kupfer.*

**Organwirkung:** Eierstöcke, Hirnrinde, Hypophyse, Leber.

**Körperlich:** fördert die Aufnahme von Eisen und Kupfer; wirkt kühlend und fiebersenkend; kann zur Unterstützung der Durchblutung eingesetzt werden, auch bei Anämie; regt die Tätigkeit von Leber und Gehirn an, ist krampflösend, lindert Menstruationsschmerzen, stärkt die Hormondrüsen, fördert die weibliche Fruchtbarkeit (nach Gienger); hilft Überdosen kosmischer Strahlung und Mikrowellen zu kompensieren, verbessert die Koordination der Gehirnhemisphären und des Körpers; lindert Sehbeschwerden, Arthritis, Rheuma, Entzündungen des Innenohrs und der Hirnrinde, stärkt die Funktion des Zwerchfells und der Nerven, macht Knorpelsubstanzen und Sehnen elastischer (nach Gurudas).

**Seelisch:** bringt die Emotionen ins Gleichgewicht, so dass die spirituelle Natur in Einklang mit der Persönlichkeit kommt (nach Cayce); wirkt kräftigend auf das Selbstbewusstsein; hilft emotionale Ausgeglichenheit zu erreichen; kann Lethargie, Passivität und Rastlosigkeit vertreiben (nach Melody); fördert den Sinn für Ästhetik, Schönheit, Gerechtigkeit und Geisteskultur; regt Fantasie, Vorstellungskraft und Traumtätigkeit an; wirkt beruhigend auf das Nervensystem, fördert den Schlaf und die Entspannung (nach Gienger); bringt den Menschen auf allen Ebenen ins Gleichgewicht und bewirkt großes psychospirituelles Selbstvertauen (nach Gurudas); fördert Freundschaft, Liebe, Sinnlichkeit und Sexualität (nach Gienger); soll Glück und Wohlstand anziehen (nach Melody).

**Anwendung:** Kupfer wird als Armband oder am Lederband direkt am Körper getragen; als Nugget in der Hosentasche mitgeführt; als Elixier eingenommen; als Naturplatte zur meditativen Betrachtung aufgestellt.

**In der klassischen Heilsteinliteratur** ist Kupfer im Papyrus Ebers, bei Hippokrates, Dioskurides, Hildegard von Bingen, Paracelsus beschrieben. **Moderne Autoren:** Gienger, Gurudas, Heider, Kühni/von Holst, Melody, Labacher, Peschek-Böhmer, von Rohr, Senser, Siebenthal.

**Anthroposophische Verwendung:** bei hypostatisch venösen Durchblutungsstörungen, Spasmen aller Art, insbesondere der glatten Muskulatur; degenerativen Nierenerkrankungen.

**Homöopathische Verwendung:** **Cuprum metallicum:** bei Krämpfen der glatten Muskulatur, Epilepsie, Keuchhusten, Gastroenteritis und Urämie mit Krämpfen.

**Alchemistische Verwendung:** Kupfer ist ein wichtiges Transmutationsmetall.

**Astrologische Zuordnung:** Venus (traditionell), Stier, Schütze (nach Melody); Venus (traditionell), Venus im ersten Quadrant (nach Maier); Venus im Steinbock (nach von Holst).

**Chakra-Zuordnung:** Basischakra und Herzchakra (nach Peschek-Böhmer).

**Feng-Shui-Zuordnung:** harmonisiert, wenn das Element Metall zu dominant ist. Ba-Gua-Bereich Partnerschaft und Hilfreiche Menschen.

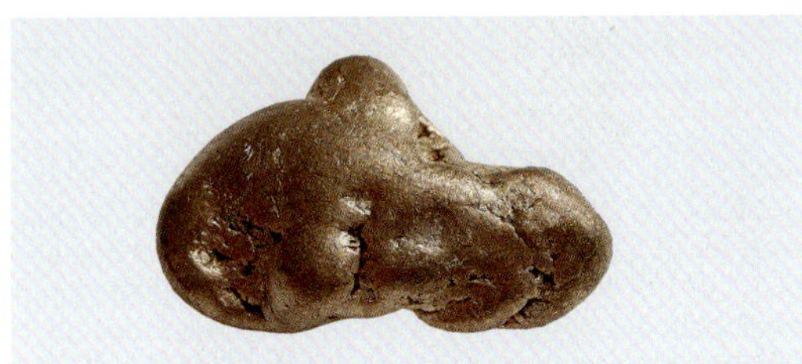

*Kupfer-Nugget.*

**Pflege:** Kupfer einmal wöchentlich unter fließendem Wasser reinigen, mit Hämatit-Ministeinchen entladen und zum Aufladen über Nacht in Mondlicht, auf eine Bergkristallgruppe oder in die Morgensonne legen.

**Hinweis:** Klumpen bis zu 42,0 t Kupfer wurden auf der Keweenaw-Halbinsel am Oberen See/USA gefunden.

Eines der größten Kupferstücke wurde 2001 vom Boden des Lake Superior geborgen. Mit 5,5 x 2,5 x 0,37 Meter Größe, wog es etwa 14,5 Tonnen.

# Kyanit (Disthen)

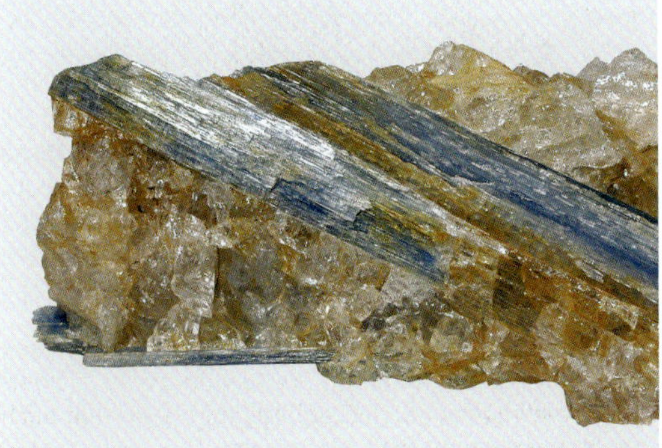

*Kyanit (Disthen) auf Matrix.*

**Name:** benannt von Werner 1789: Cyanit nach griech. kyanos, »blau«. Von Haüy 1801: Disthen nach griech. dis, »zwei«, und sthenos, »Kraft«, »zweifache Härte«, die sich auf die unterschiedliche Ritzhärte in verschiedenen Richtungen des Minerals bezieht. Engl.: Kyanite und Franz.: Cyanite, Distene.

**Synonyme:** Cyanit, Kianit, Kyanit, Zianit und Zyanit. Ältere Synonyme sind: Disthenspat, Munkrudith, Pseudo-Andalusit, Rhätizit, Saphirspat, Sappar, Sapparit oder Talkschörl.

**Mineralogie:** Disthen entsteht angereichert gelegentlich in Edelsteinseifen-Lagerstätten; metamorph von aluminiumreichen Tongesteinen zu kristallinem Schiefer in tiefen Gesteinsschichten (mehr als 15 km) bei Temperaturen über 1500°C. **Typische Begleitmineralien:** Glimmer, Granat, Quarz und Rutil.

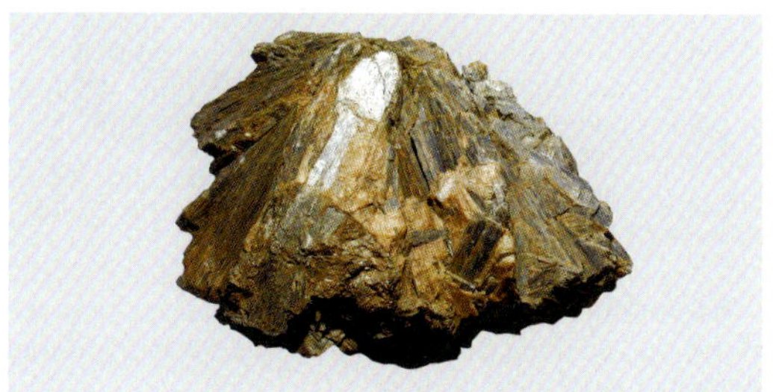

*Kyanit (Disthen).*

**Mineralklasse:** Aluminiummineral der chemisch identischen Sillimanit-Cyanit-Gruppe, der Familie der Alumo-Insel-Silikate; **Formel:** $Al_2(OlSiO_4)$+Cr,Fe,Mg,Ti,Ga.

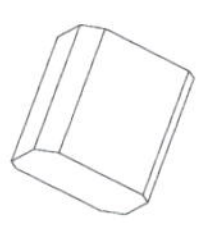

**Kristallsystem:** triklin; **Erscheinungsbild:** bildet lange, prismatische, meist im Gestein eingewachsene, breitstenglige oder linealartige Kristalle, an den Enden zerbrochene Prismen, oft als Zwillinge oder derbe faserige, radialstrahlige Aggregate; **Mohshärte:** 4 längs; 7 quer zur Kristallachse; **Dichte:** 4–4,5; **Spaltbarkeit:** vollkommen; **Bruch:** faserig, spröd; **Transparenz:** durchsichtig bis durchscheinend; **Farbe:** weiß bis himmelblau, gelegentlich mit rosa, gelben oder grünen Streifen; **Glanz:** glasartig; **Strichfarbe:** weiß.

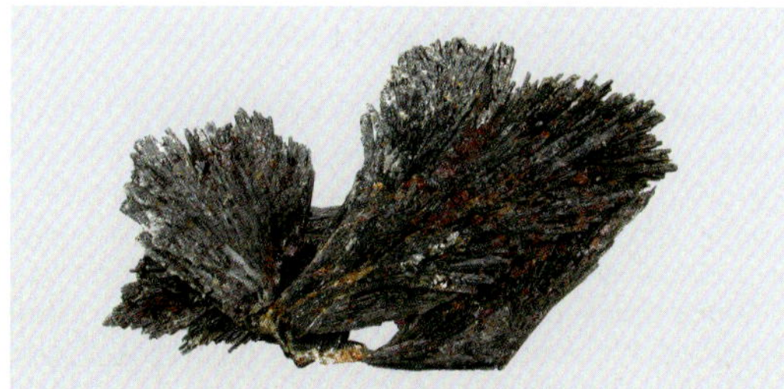

*Kyanit (Disthen) radialstrahlig.*

**Varietäten: Disthen mit Rubinkern:** ein Rubin, dessen Oberfläche metasomatisch in Disthen umgewandelt wurde; **Taramellit:** grau durch Graphitpigmente; kommt auch in schwarzer und grüner Variation vor.

**Vorkommen:** Australien, Brasilien, GUS (Sibirien), Indien (Assam), Italien, Kenia (Machakos), Myanmar, Schweiz (Tessin), Simbabwe, USA (Montana, North Carolina).

**Verwechslung:** kann als Schmuck verarbeitet mit Aquamarin, Cordierit, Saphir oder Sillimanit verwechselt werden; **Unterscheidung:** Härte, Dichte, mineralogisch-gemmologisch, Paragenesemineralien, chemisch. Der Rohstein ist unverwechselbar.

**Fälschungen:** sind nicht bekannt.

**Im Handel** ist Disthen als Kristall, Kristallgruppe, Trommelstein, Anhänger, Cabochon und facettiert erhält-lich.

**Wirkung der Ionen:** Aluminium (entsäuernd, Haut, Realitätssinn), Silizium (Stabilität).

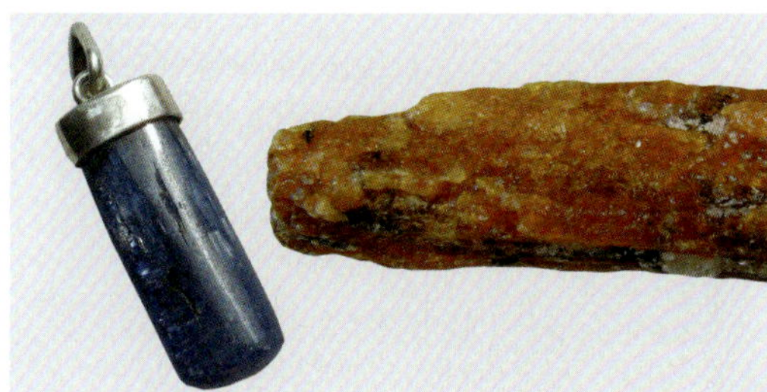

*Kyanit (Disthen)-Anhänger, manganhaltiger Kyanit-Kristall.*

**Organwirkung:** Bronchien, motorische Nerven.

**Körperlich: Blauer Disthen:** reduziert Entzündungsneigung (nach von Holst); lindert asthmatische Zustände; beseitigt Räuspern, Heiserkeit und Schluckbeschwerden; stärkt das motorische Nervensystem, bessert die Beweglichkeit der kleinen Gelenke, Feinmotorik und Koordination (nach Gienger); synchronisiert die Gehirnhemisphären und verbessert dadurch die Deutung der Wahrnehmung; entstresst überreizte Sehnerven; verbessert das Sehvermögen erheblich (nach von Holst); wirkt aktivierend auf die Gehirnaktivitäten, besonders den Thalamus, hilft bei Tinnitus, verbessert den Hör- und Geruchssinn (nach Pelz); verbessert Kniebeschwerden; wirkt auf Verspannungen (nach Forschungsprojekt SHK). **Grüner Disthen:** stärkt das vegetative Nervensystem und unterstellt es mehr dem Willen, regt Gallenproduktion an (nach von Holst); verbessert die instinktive Wahrnehmung und hilft dadurch, den Bedürfnissen des Körpers besser gerecht zu werden (nach Gienger).

**Seelisch: Blauer Disthen:** hilft sich und seinen Körper zu kontrollieren, wenn alles drunter und drüber geht; fördert die Ausdrucksfähigkeit, unterstützt geistige Beweglichkeit, Intelligenz, Intuition, Achtsamkeit (nach Gienger); hilft Wissen auch bei inneren Widerständen aufzunehmen und erhöht so in schwierigen Situationen die Lernleistung erheblich, ermöglicht sich verbal besser mitzuteilen, auch in Stresssituationen: hervorragender Stein für HP-Anwärter und ADS-Kinder (nach von Holst); macht spontan, leben-dig und hilft Opferhaltung und Schicksalsgläubigkeit zu überwinden (nach Gienger); bewirkt lebhafte Träume, leitet höhere Bewusstseinszustände durch Intuition und klares Wissen an den Verstand und den Körper weiter, so dass die Integrität gewahrt bleibt; vermittelt paradiesische Eindrücke unserer spirituellen Möglichkeiten, erleichtert das Verständnis von Visionen und Träumen (nach Raphaell). **Grüner Disthen:** erleichtert die Auseinandersetzung mit heftigen Emotionen und hilft mit allen Gefühlen angemessen umzugehen, vermittelt zwischen Geist und Bedürfnissen, indem er das Verständnis vergrößert (nach von Holst); stärkt die eigene Identität und hilft sie in allen Situationen zu achten, hilft Enttäuschung und Resignation überwinden (nach Gienger).

**Anwendung:** Disthen wird als Kristall aufgelegt; als Kette oder Anhänger direkt auf der Haut getragen, als

Trommelstein in der Hosentasche mitgeführt; als Kristallstufe zur kontemplativen Betrachtung oder Meditation aufgestellt, als Kristall in den Mund genommen.

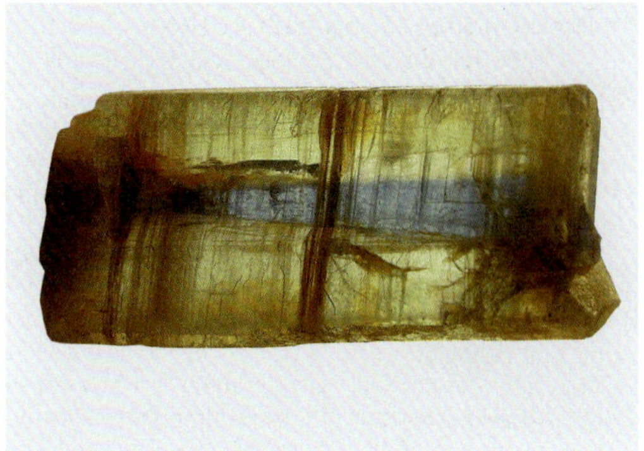

*Grüner Disthen-Kristall mit blauem Zentrum.*

**In der klassischen Heilsteinliteratur** ist Disthen nicht beschrieben. **Moderne Autoren:** Gienger, Heider, Keyte, Kühni/von Holst, Maier, Melody, Paulin, Peschek-Böhmer, Pöttinger, Raphaell. Disthen wurde 2005 vom Forschungsprojekt SHK getestet.

Disthen zählt zu den relativ häufig angewandten Heilsteinen.

**Astrologische Zuordnung:** Widder, Stier und Waage (nach Peschek-Böhmer); Merkur in Zwillinge (nach von Holst), Merkur im vierten Quadrant (Maier).

**Chakra-Zuordnung:** Stirnchakra (nach von Holst/Gienger).

**Feng-Shui-Zuordnung:** Ernährungszyklus Element Wasser – Element Holz, Ba-Gua-Bereiche Karriere und Wissen.

**Pflege:** Disthen einmal wöchentlich unter fließendem Wasser bzw. Ketten oder Anhänger über Nacht im Eisfach reinigen, mit Hämatit-Ministeinchen entladen und zum Aufladen in eine Amethystdruse oder in Mondlicht legen.

# Labradorit

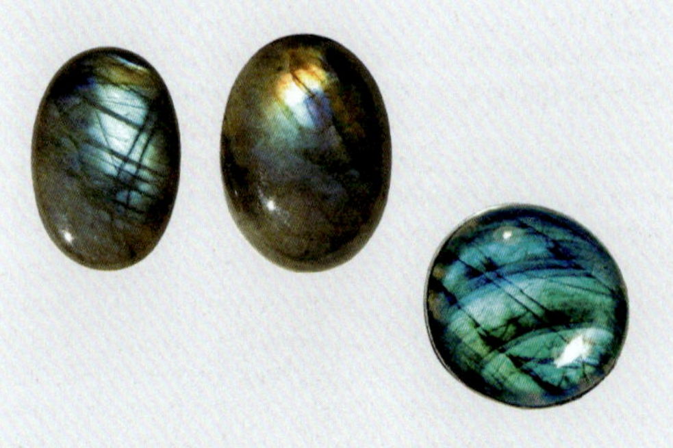

*Labradorit-Cabochons.*

**Name:** benannt von Werner 1780, nach der kanadischen Halbinsel Labrador, wo er 1770 erstmals entdeckt wurde. Engl.: Labradorite.

**Synonyme:** Labrador, Labradorstein, **Weisser Labradorit:** Regenbogenmondstein.

**Mineralogie:** Labradorit entsteht primär-liquidmagmatisch aus basischem bis intermediärem Magma oder vulkanischer Bildung und tritt als Gemengeteil der Gesteine Gabbro, Basalt und Andesit auf.

**Mineralklasse:** Mineral der Feldspat-Familie und der VIII. Mineralklasse, der Gerüst-Silikate; **Formel:** in etwa $(Na,Ca)Al[(Si,Al)_3O_8] + Ba,Fe,K,Mn,P,Sr,Ti + (Cu,Ga,Nb,Ni,Pb,Zn,Zr)$.

**Kristallsystem:** triklin; **Erscheinungsbild:** bildet nur selten kleine prismatische oder tafelige Kristalle, meist tritt er in derben Massen oder spätigen Aggregaten auf; **Mohshärte:** 6–6,5; **Dichte:** 2,69–2,72; **Spaltbarkeit:** vollkommen; **Bruch:** uneben, splittrig; **Transparenz:** durchsichtig bis undurchsichtig; **Farbe:** weiß, gelblich, rauchgrau, grau, graugrün, bräunlich bis schwarz, an seinen Spaltflächen treten bunte Farbenspiele auf; **Glanz:** glasig; **Strichfarbe:** weiß.

**Varietäten: Spektrolith:** buntschillernd, meist in Finnland vorkommend, entsteht in der Gasphase bei höheren Temperaturen; **Galaxyit:** dunkel mit einzelnen schillernden Stellen. **Weißer Labradorit:** Mischung von Labradorit und Bytownit .

**Vorkommen:** häufig: Australien, Italien, Finnland, Grönland, GUS, Kanada (Labrador), Mexiko (Sonora), Madagaskar, Schweden, Ukraine, USA (Oregon).

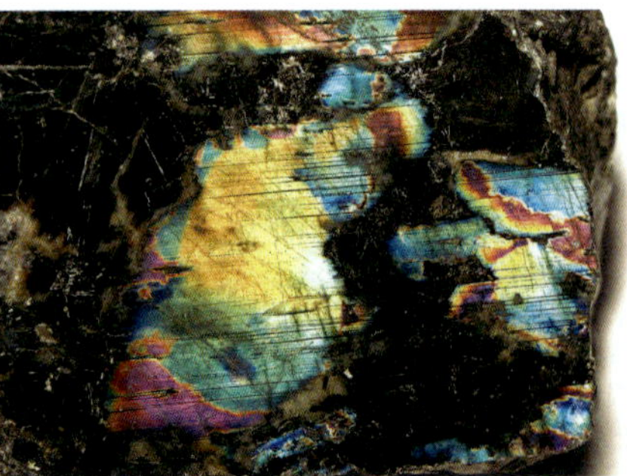

*Spektrolith-Scheibe.*

**Verwechslung:** Weißer Labradorit, so genannter Regenbogenmondstein könnte mit Mondstein verwechselt werden; **Unterscheidung:** Schimmerfarbe, fehlender Lichtlauf.

**Fälschungen:** Oft wird blaues Kunstglas mit Kupferspänen im Handel als Labradorit angeboten.

**Im Handel** ist Labradorit als derber Rohstein, Anschliff, Trommelstein, Kette, Anhänger, Bi-Scheibe, Ei, Kugel, Herz, Pyramide, Cabochon und kunstgewerbliche Arbeit erhältlich.

**Wirkung der Ionen:** Aluminium (entsäuernd, Haut, Nüchternheit), Calcium (Gedächtnis, Stabilität, Selbstvertrauen), Natrium (Ordnung, Gelassenheit), Silizium (Haut).

**Organwirkung:** Herzreizleitung, Thymus.

**Körperlich:** **Labradorit:** blutdrucksenkend; wirkt ausgleichend auf den Kreislauf und den Herzrhythmus, stärkt die Nieren (nach Gienger), hilft bei Calciummangel (nach Heider); aktiviert die Selbstheilungskräfte (nach Musil) und wirkt gegen Immunschwäche; regt die Nierentätigkeit an; reguliert den Säure-Basen-Haushalt (nach Heider) und den Stoffwechsel (nach Hall); aktiviert die Muskeln (nach Novak); bessert Schmerzen im Skelettsystem und an der Wirbelsäure; bei Gicht und Rheuma; mindert Kälteempfindlichkeit und Wetterfühligkeit (nach Gienger); hilft bei Krankheiten der Atemwege, des Halses, der Augen und des Herzens (nach Korse); hilft bei vielen allergischen und entzündlichen Hautveränderungen, zum Beispiel bei Schuppenbildung (nach Kühni).

**Galaxyit:** wirkt allgemein beruhigend auf das Herz, besonders bei Herzrasen, harmonisiert hohen Blutdruck, stärkt die Nierenfunktion, sorgt für tiefen Schlaf (nach Gienger).

**Spektrolith:** vitalisiert und gleicht mittels der Hirnanhangsdrüse die Tätigkeit aller Drüsen aus, harmonisiert das Sonnengeflecht (nach Korse).

**Weißer Labradorit:** lindert Gelenkbeschwerden und Verspannungen, gibt ein gutes Körpergefühl und schenkt erholsamen tiefen Schlaf (Forschungsprojekt SHK).

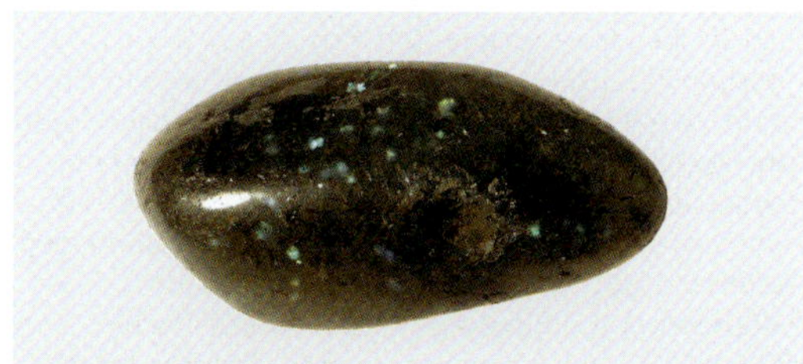

*Galaxyit-Trommelstein.*

**Seelisch:** baut Stress und Ängste ab (nach Melody); gegen Gefühlskälte, Misstrauen und Wutausbrüche; hilft bei der Vergangenheitsbewältigung (nach Novak); stärkt das Erinnerungsvermögen und die Fähigkeit, tiefe Gefühle zu empfinden; ist ein hervorragender Illusionskiller und fördert dadurch einen realistischen Blick, ohne die Intuition, Kreativität und Fantasie zu beeinträchtigen (nach Gienger); balanciert den Lebenspol und den Denkpol aus, beruhigt das Gemüt, macht besinnlich und introvertiert (nach Korse); unterstützt die Aufklärung und Aufarbeitung von Belastungen aus früheren Leben (nach Hahl).

**Galaxyit:** verbessert das Erinnern von Träumen, vertieft die Innerlichkeit, verstärkt die Gefühlswahrnehmung und erleichtert, den Zustand emotionaler Befriedigung zu erreichen (nach Gienger); hilft die persönliche Art der Wahrnehmung zu entwickeln, Realität und Wunschvorstellungen deutlich zu unterscheiden, um die Dinge auf allen Ebenen erfahren zu können (nach von Holst).

**Spektrolit:** fördert gute Einfälle, Ideen und Intuition, lässt schlummernde Potenziale reifen und sorgt für Durchbrüche bei Blockierungen, Erstarrungen und Einseitigkeit, ordnet die Gedanken bei Sorgen und Grübeleien, hilft sich an den positiven Möglichkeiten und dem inneren Reichtum auszurichten (nach Korse).

**Weißer Labradorit:** fördert den Gefühlsausdruck, bringt herzliche Offenheit, geistige Wachheit in einer anderen Welt; bringt träumerische Abwesenheit, hilft jedoch bei Zerstreutheit einen klaren Kopf zu behalten und sich zu konzentrieren, erlaubt sich von Gefühlen leiten zu lassen, stärkt das Selbstwertgefühl, schenkt Kreativität und poetische Inspiration, Wachheit und Einfühlungsvermögen (Forschungsprojekt SHK).

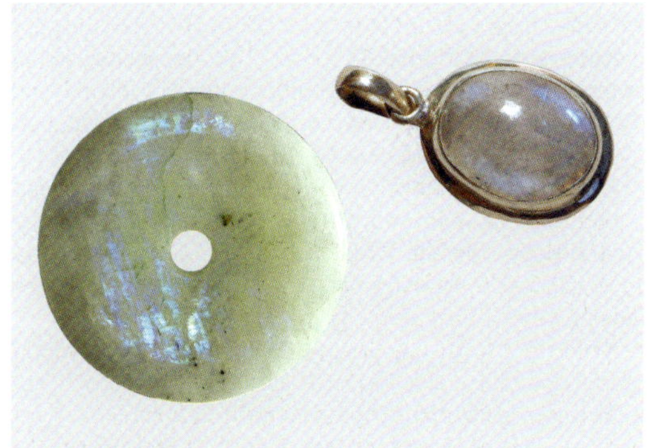

*Labradorit weiß, sogenannter Regenbogen-Mondstein.*

**Energetisch:** bringt die feinstofflichen Körper in Einklang; schützt die Aura vor Energieverlust zugunsten anderer Menschen und schließt Löcher darin (nach Korse und Hall); hilft unerwünschte Energien zu reflektieren.

**Anwendung:** Labradorit wird als Bi-Scheibe oder Kugelkette direkt am Körper getragen; als Trommelstein in der Hosentasche mitgeführt; als Cabochon aufgelegt; als Labradoritwasser getrunken; als Rohstein zur meditativen Betrachtung aufgestellt.

**In der klassischen Heilsteinliteratur** ist Labradorit nicht beschrieben. **Moderne Autoren:** Beeler, Bind-Klinger, Bourgault, Dow, Gienger, Graf, Guhr, Hall, Heider, Hofmann, Korse, Kühni/von Holst, Laroche, Lopes, Markham, Melody, Musil, Novak, Palmer, Paulin, Peschek-Böhmer, Pöttinger, Ray, Ruth, Schaufelberger-Landherr, Laroche, Scholz, Schreiber, Siebenthal, Sienko, Sperling, Trendelkamp, Weltler. Weisser Labradorit wurde 2000 vom Forschungsprojekt SHK getestet.

Labradorit ist ein gut geprüfter Heilstein.

**Ergänzende Bachblüte:** Chestnut Bud.

**Astrologische Zuordnung:** Steinbock, Fische (nach Heider und Novak); Wassermann (nach Peschek-Böhmer), Aszendent Fische (nach von Holst), Mond im zweiten Quadrant (nach Maier); **Spektrolith:** Neptun in männlichen Zeichen (nach von Holst); **Weißer Labradorit:** Jupiter in Krebs (nach von Holst).

**Tarot-Zuordnung:** Drei der Kelche.

**Chakra-Zuordnung:** Basischakra (nach Musil); Kehlkopfchakra (nach Heider), Scheitelchakra (nach von Holst/Gienger), Stirnchakra (weiß, nach von Holst/Gienger).

**Feng-Shui-Zuordnung:** Element Wasser, Ba-Gua-Bereich Karriere.

**Meditations-Zuordnung:** Reflexion.

**Pflege:** Labradorit einmal wöchentlich unter fließendem Wasser reinigen, mit Hämatit-Ministeinchen entladen und zum Aufladen auf eine Bergkristallgruppe oder in die Morgensonne legen.

# Lapislazuli

**Name:** benannt von Brögger 1890, nach lat. *lapis*, »Stein«, und *azul*, »blau«, nach dessen tiefblauer Farbe.

**Synonyme:** Bergblau, Blauspat, Blaustein, Klaphrotin, Lasur, Lasurit, Lasurstein, Lazurit, Ultramarin. Engl.: Lazurite, Lapis Lazuli.

**Mineralogie:** Lapislazuli entsteht in Tiefen von bis zu 1000 m während der Kontaktmetasomatose von Kalk oder Dolomit durch Syenite, Granite oder deren Pegmatite. Aufsteigendes Magma verursacht dabei Druck und Hitze.

**Mineralklasse:** Natrium-Aluminium-Mineral der Sodalith-Nosean-Gruppe und der VIII. Mineralklasse, der Gerüst-Silikate; **Formel:** $(Na,Ca)_8[(S,Cl_4)_6][AlSiO_4]+Fe,K,OH,CO^{3+}(Be,Mg)$; es kann Pyrit, Calcit und andere Mineralien mitenthalten.

**Kristallsystem:** kubisch; **Erscheinungsbild:** bildet rhombendodekaedrische, auch oktaedrische, jedoch nur sehr selten erkennbare Kristalle, meist derbe, feinkörnige, dichte Aggregate, stets mit Beimengungen von Calcit, Pyrit und Sodalith; **Mohshärte:** 5–5,5; **Dichte:** 2,4–2,5 (durch Pyrit-Einschlüsse bis 2,9); **Spaltbarkeit:** unvollkommen; **Bruch:** muschelig bis uneben, spröde; **Transparenz:** undurchsichtig, selten kantendurchscheinend; **Farbe:** lasurblau bis tiefblau, auch grünlich, violett ungleichmäßig gefärbt, oft fleckig, mit goldenen oder gelblich weißen Einsprengseln;

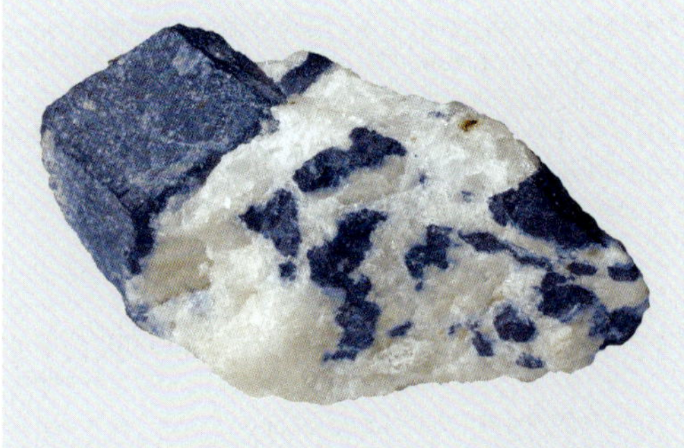

*Lapislazuli-Kristall auf Matrix.*

**Glanz:** auf Bruchflächen fettig, matt; **Strichfarbe:** hellblau; **Pulver:** hellblau; **löslich:** in Salzsäure; weiße **Fluoreszenz** in ultraviolettem Licht.

**Vorkommen:** selten: Afghanistan (Sar-e-Sang/Badakhshan), Angola, Chile (Ovalle), China, GUS (Sludjanka/Baikalseegebiet), Buchara, Kanada (Labrador), Myanmar (Magok), Pakistan, Persien, USA (Colorado, San Bernardino County/Kalifornien).

**Verwechslung:** kann mit Azurit, Dumortierit, Hauyn, Lazulith, Nosean und Sodalith verwechselt werden; **Unterscheidung:** Strichfarbe, mineralogisch-gemmologisch.

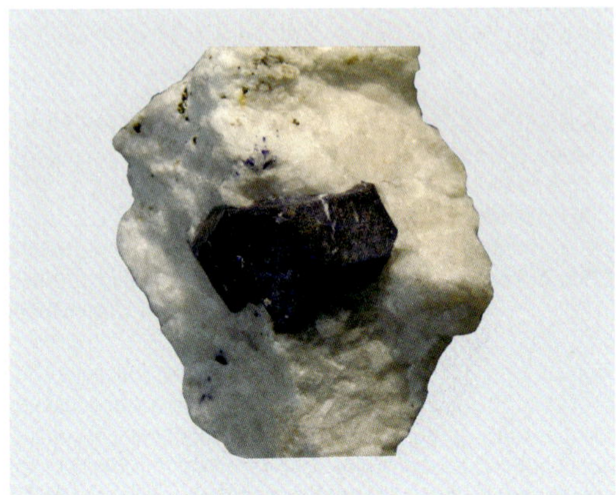

*Lapislazuli-Kristall auf Matrix.*

**Fälschungen:** sind häufig, meist gefärbt; Imitationen aus gefärbtem Calcit, Quarz, Magnesit, Porzellan, Glas, synthetischem Spinell und Kunststoff werden im Handel angeboten.

**Im Handel** ist Lapislazuli als Rohstein, Trommelstein, Anhänger, Bi-Scheibe, Kette, Cabochon, facettiert und als kunstgewerbliche Schnitzerei erhältlich. Lapislazuli-Edelsteinessenzen: von KATMA, Korse, Lavandinum und United Nature.

**Wirkung der Ionen:** Aluminium (Realitätssinn), Calcium (Selbstvertrauen, Stabilität), Natrium (Gelassenheit), Schwefel (enzymaktivierend).

**Organwirkung:** Bronchien, Hypophyse, limbisches System, Schilddrüse, Thymus.

**Körperlich:** steigert die Aufnahme von Calcium, Phosphor, Vitamin B, C und E (nach Gurudas); lindert Hautbeschwerden wie Ausschläge, Ekzeme, Insektenstiche, Nesselsucht, Schuppenflechte, trockene schuppige Haut und Sonnenbrand; ist hilfreich bei Halsschmerzen, Heiserkeit, Schluckbeschwerden und Erkältungskrankheiten; wirkt entzündungshemmend bei Mandel- und Kehlkopfentzündung; (nach Gienger); hilfreich bei Kehlkopfkrebs (nach Gurudas); hilft bei Schwerhörigkeit (nach Hall); lindert Gelenkschmerzen, Wetterfühligkeit und hilft nach Operationen vom eigenen Leib wieder Besitz zu ergreifen (nach Strebel); schmerzlindernd bei Gliederschmerzen, Ischialgie, rheumatischen Schmerzen; schafft Abhilfe bei blutdruckabhängigem oder seelisch bedingtem Kopfschmerz (nach von Holst); regt die Schilddrüse an; hilft dadurch gegen Anspannungen und krampfartige Beschwerden (nach Gurudas); stabilisiert die Hormonfunktionen und schafft ein Gleichgewicht der endokrinen Drüsen (nach Korse); bessert tagsüber getragen Schlafstörungen (nach von Holst); lindert Erkrankungen die mit Milz, Lunge, Lymphe und Thymus zusammenhängen (nach Gurudas); und beugt Schlaganfall vor; lindert die Symptome bei Schwindelgefühl und Benommenheit (nach Melody); gegen Entzündungen der Augen und zur Verbesserung der Sehkraft, gegen Schüttelfrost und Neuralgien (traditionell). **Lapislazuli mit viel Pyrit:** hebt den Blutdruck; fördert die Gewebeentgiftung; regt die Entgiftungsfunktion der Leber an. **Lapislazuli ohne Pyrit:** senkt Blutdruck und Fieber; verlangsamt Hormonzyklen, erleich-tert Menstruationsbeschwerden; kann das Auftreten der Periode um bis zu zwei Wochen verzögern (nach Gienger).

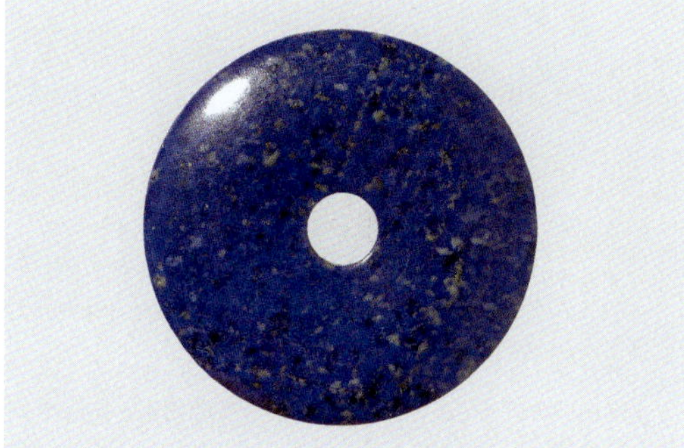

*Lapislazuli-Bi-Scheibe.*

**Seelisch:** fördert heitere Gelassenheit und Selbstakzeptanz (nach Melody); hilft Depressionen aufzulösen (nach Keyte); dämpft Übererregbarkeit (nach Laroche) sowie Beklemmungen, Gefühlskälte, Konzentrationsschwäche, Pessimismus; gibt die Kraft, das Leben zu verändern (nach Musil); hilft Autisten besser mit der Wirklichkeit umgehen zu können; zu empfehlen für schüchterne, zurückhaltende und introvertierte Menschen (nach Gurudas); fördert Selbständigkeit und Selbstvertrauen; angezeigt bei Starrsinn, Überempfindlichkeit; löst einengende Verhaltensmuster, insbesondere die Neigung zu Zurückhaltung und Kompromissen, auf und erleichtert es, lange zurückgehaltene Angelegenheiten auszusprechen, Kritik zu üben und einzustecken; unterstützt positive Führungsqualitäten und macht zum Herrscher im eigenen Reich (nach Gienger); fördert Disziplin in der Lebensführung; hilft ohne Hetze pünktlich zu sein; lässt mit wenig Schlaf gut auskommen; schenkt beeindruckende Träume (nach von Holst); vertieft die Meditation; hilft sich an das Höhere Selbst anzuschließen (nach Gurudas); lässt das Leben wie einen Traum erscheinen, gewürzt mit sonderbaren Situationen; schafft über Eindrücke, Bilder und Stimmungen einen Zugang zu höheren Wissensspeichern; dehnt das Raumgefühl und die Aura stark in die Weite aus; hilft dadurch mit bestimmten Menschen Verbindung zu halten (nach von Holst); Heilmittel für Hoffnungslose, Gewaltopfer, Suizidgefährdete (nach Dörre).

**Anwendung:** Lapislazuli wird als Rohstein, Trommelstein und Cabochon direkt auf die Haut gelegt; als Anhänger, Bi-Scheibe oder Kette auf Höhe der Schilddrüse getragen; als Trommelstein in der Tasche mitgeführt; als Rohstein zur Meditation aufgestellt.

**In der klassischen Heilsteinliteratur** ist Lapislazuli bei Avicena, Ibn al Beithar, Hildegard von Bingen (als Saphiro) beschrieben. **Moderne Autoren:** Ahlborn, Beeler, Bind-Klinger, Brusius, Chocron, Cloose, Dörre, Dow, Franzen, Gienger, Graf, Guhr, Gurudas, Hall, Heider, Huber, Johari, Keyte, Korse, Kühni/von Holst, Labacher, Laroche, Lorenzo, Maier, Markham, Mastny, Melody, Menrow, Musil, Novak, Paulin, Pöttinger, Raphaell, Ray, Richardson, von Rohr, Scharner, Schaufelberger-Landherr, Schelhas, Scholz, Schreiber, Schwarz, Sharamon, Siebenthal, Sienko, Sonnenberg, Staab, Storm-Kull, Sperling, Thölken, Vorreiter, Wechmar, Trendelkamp, Weltler.

Lapislazuli ist ein gut geprüfter Heilstein.

**Ergänzende Bachblüte:** Vine (nach Miesala-Sellin); Honeysuckle (nach Novak).

**Astrologische Zuordnung:** Widder (nach Melody), Jupiter in Steinbock (nach von Holst); Merkur im vierten Quadrant (nach Maier).

**Tarot-Zuordnung:** Acht der Stäbe (nach Hofmann); Der Hohepriester (nach von Holst).

**Chakra-Zuordnung:** Stirnchakra (nach Musil), Solarplexus-Chakra (nach von Holst/Gienger).

**Meditations-Zuordnung:** Urvertrauen, Weisheit, Wissen.

**Symbolisches Leitmotiv:** schreckliche Abgründe, Abspaltung, freiwilliges Selbstopfer; Machtmißbrauch; berechnende Manipulation; Verräter sein; nackte Wahrheit; Afghanistan.

Himmelsgöttin Inannas Abstieg zur Göttin der Unterwelt Ereshkigal (sumerischer Mythos); Die Reise nach Kandahar (Film); Herr der Ringe (Tolkien); Die Entdeckung des Himmels (Film und Buch, Mulisch) (nach Dörre).

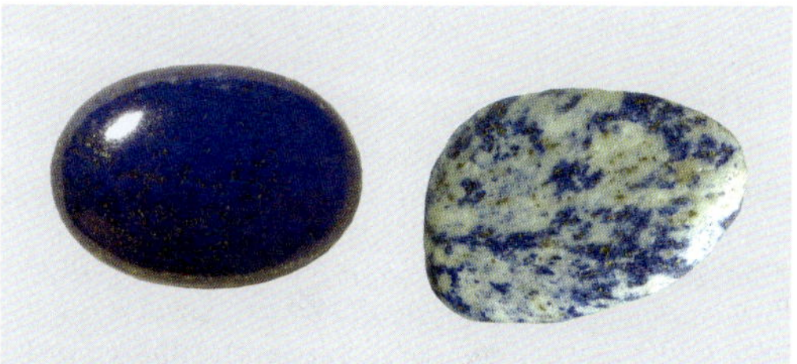

*Lapislazuli-Cabochon und Fleck-Lapis-Trommelstein (Lapislazuli mit Calcit).*

**Feng-Shui-Zuordnung:** Ba-Gua-Bereich Wissen oder Hilfreiche Menschen, Element Feuer; kann in den vier Ecken eines Grundstückes vergraben werden, um die eigene Autorität zu stärken.

**Pflege:** Lapislazuli einmal wöchentlich unter fließendem Wasser reinigen, mit Hämatit-Ministeinchen entladen und zum Aufladen auf eine Bergkristallgruppe oder über Nacht in Mondlicht legen.

# Larimar (Blauer Pektolith)

**Name:** benannt von Miguel Mendez 1975, nach seiner Tochter Larissa und dem spanischen Wort für Meer; wurde 1975 vom Smithsonian-Institut als Pektolith beschrieben.

**Synonyme:** Atlantisstein, (geht auf das Medium Edward Cayce zurück), Pektolith, Travelina. Synonyme für Pektolith sind Osmelith, Photolith, Ratholith, Stellit und Walkerit.

**Mineralogie:** Larimar entsteht primär-hydrothermal unter 240 °C in Gängen und Klüften eines verwitterten Basalts, aus dem Kupferionen entzogen werden, die dem entstehenden Pektolith die bläuliche Farbe geben.

**Mineralklasse:** Varietät des Pektoliths und der VIII. Mineralklasse, der Ketten-Silikate; **Formel:** $Ca_2Na[Si_3O_8OH]$ + (V,Cu,Fe,Ti,Cr,Co,K,Mn,P); farbgebendes Metall ist das Kupfer.

**Kristallsystem:** triklin; **Erscheinungsbild:** bildet keine sichtbaren Kristalle, sondern dichte, faserige und radialstrahlige Aggregate; **Mohshärte:** 5–6; **Dichte:** 2,74–2,88; **Spaltbarkeit:** vollkommen; **Transparenz:** durchscheinend bis durchsichtig; **Farbe:** hellblau, dunkelblau, türkisblau, grünlich, weiß, rosa und gelblich; mit heller Bänderung; **Glanz:** manchmal stark schillernd; **Strichfarbe:** weiß.

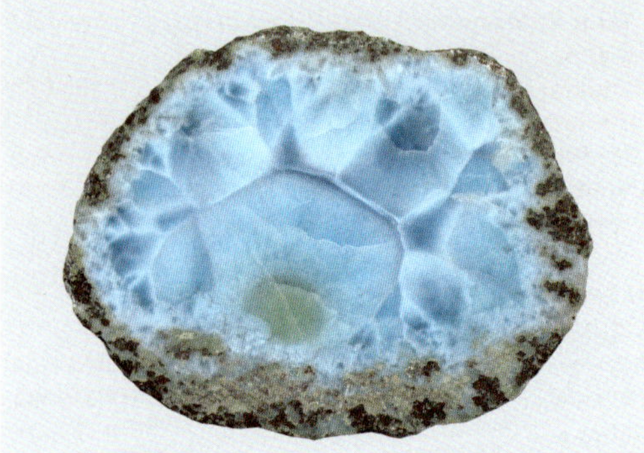

*Larimar-Scheibe.*

**Vorkommen:** Dominikanische Republik (Baoruco).

**Verwechslung:** ist unverwechselbar; kleine Trommelsteine können vielleicht mit gefärbtem Achat verwechselt werden.

**Fälschungen:** sind nicht bekannt.

**Im Handel** ist Larimar als Kette, Anhänger, Trommelstein, anpolierter Rohstein, Scheibe und Rohstein erhältlich.

**Wirkung der Ionen:** Calcium (Aufbau, Gedächtnis, Selbstvertrauen), Natrium (Gelassenheit, Struktur), Silizium (Haut). Kupfer (Krampflösung, Fantasie).

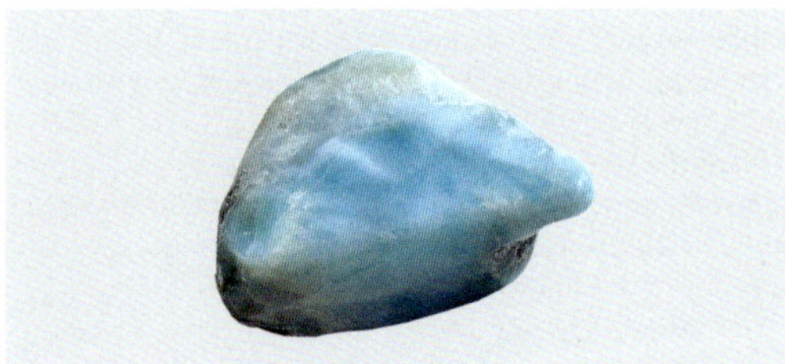

*Larimar-Trommelstein.*

**Organwirkung:** Gehirn, Zentralnervensystem.

**Körperlich:** baut die Selbstheilungskräfte des Körpers auf; stimuliert die Gehirntätigkeit; löst Blockaden in Brust und Hals (nach Gienger); lindert Asthma und Beklemmungsgefühle (nach von Holst); beruhigt bei Halsschmerzen und Mandelentzündungen (nach Keyte); stärkt die Knochen (nach Peschek-Böhmer) und fördert das Wachstum der Kinder (nach Pöttinger); hilft seinen Körper anzunehmen und sich als Wesen mit dem Körper zu verbinden, was sehr unterschiedliche Störungen überraschend schnell beheben kann (nach von Holst); stärkt die Selbstheilungskraft; gibt die Gewissheit, selbst über Gesundheit und Krankheit entscheiden zu können (nach Gienger); harmonisiert Leber und Magen, verteilt hitzige Energieüberschüsse (nach Raphaell).

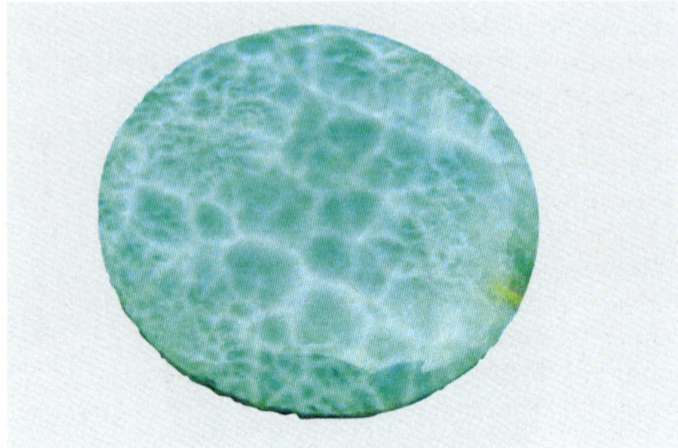

*Larimar-Scheibe.*

**Seelisch:** ermöglicht den Ausstieg aus passiver Opferhaltung und lässt Ereignisse aus einer neuen Perspektive betrachten, hilft das eigene Leben selbst in die Hand nehmen (nach Gienger); unterstützt Präzision und Direktheit im Handeln, erlaubt Schuld einzugestehen und belohnt Ehrlichkeit mit Liebe und Frieden (nach Melody); stärkt die Selbstdisziplin (nach Musil); fördert das geistige Wachstum; bringt innere Ruhe in Zeiten schwerer Belastung und ermöglicht so, nachzudenken und kreative Lösungen zu finden (nach Gienger); hilft den eigenen geistigen Raum zu vergrößern bzw. einzunehmen; hilft das Dasein zu bejahen und nicht mehr zu fliehen; oftmals hilfreich in der Sterbebegleitung (nach von Holst); unterstützt die kreative Inspiration und das Verbalisieren neuer Ideen; hilft sensiblen Menschen in rauhem Umfeld, insbesondere Kindern und Jugendlichen, ihre Sanftheit zu bewahren und sich dennoch durchzusetzen; transformiert Zorn, Wut, Gier, Frustration, Ängste in himmlischen Frieden; hilft bei aktiven Denkvorgängen gleichzeitig die Verbindung zu tiefer Meditation aufrechtzuerhalten (nach Raphaell).

**Energetisch:** löst energetische Blockaden, erhöht die Sensibilität wenig empfindsamer Menschen (nach Gienger); unterstützt Meridianbehandlungen (nach Melody); kann als Schutzstein Türkis ersetzen, wenn Türkis als zu grobstofflich erscheint (nach von Holst); vertreibt fremde Wesenheiten aus dem eigenen Bereich (nach Melody).

**Anwendung:** Larimar wird als Kette oder Anhänger direkt auf der Haut getragen; als Trommelstein in der Hosentasche mitgeführt; als Scheibe auf den Körper gelegt; als Rohstein zur Meditation aufgestellt.

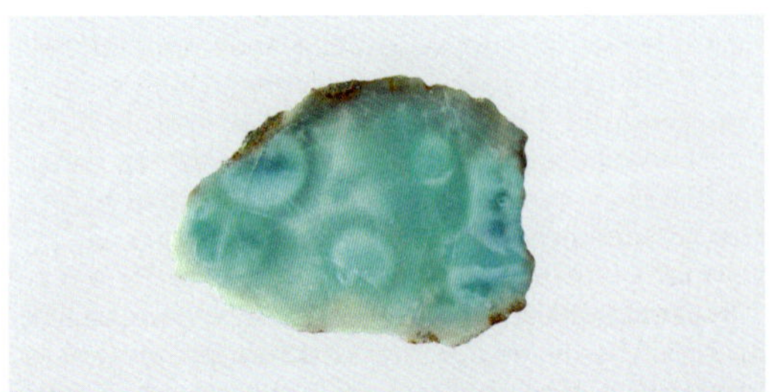

*Larimar-Scheibe.*

**In der klassischen Heilsteinliteratur** ist Larimar nicht beschrieben. **Moderne Autoren:** Beeler, Gienger, Heider, Keyte, Kühni/von Holst, Melody (Pektolith), Musil, Paulin, Peschek-Böhmer, Pöttinger, Schaufelberger-Landherr.

Larimar ist ein wenig geprüfter und in schöner Qualität sehr teurer Heilstein.

**Ergänzende Bachblüte:** Aspen.

**Astrologische Zuordnung:** Löwe (nach Melody); Merkur im zweiten Quadrant (nach Maier).

**Chakra-Zuordnung:** Nabelchakra (nach von Holst/Gienger).

**Feng-Shui-Zuordnung:** Element Wasser, Ba-Gua-Bereich Karriere.

**Meditations-Zuordnung:** Fernweh.

**Pflege:** Larimar einmal wöchentlich unter fließendem Wasser reinigen, mit Hämatit-Ministeinchen entladen und zum Aufladen auf eine Bergkristallgruppe oder in die Morgensonne legen.

# Lazulith

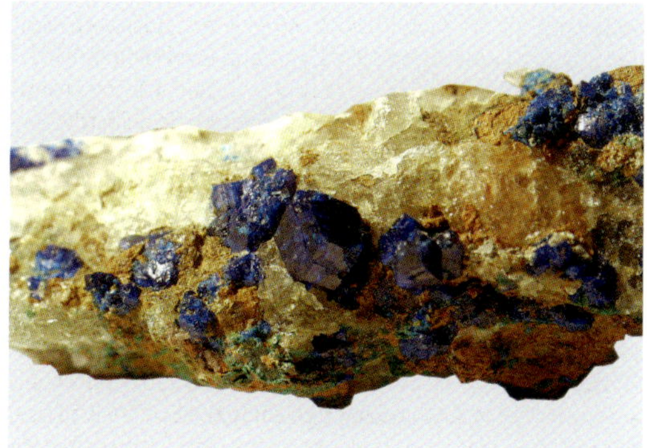

*Lazulith auf Matrix.*

**Name:** benannt von M. H. Klaproth 1795, nach arab. *azul*, »Himmel«, analog der blauen Farbe des Himmels. Engl.: Lazulite.

**Synonyme:** Berlinerblau, Blauspat, Blaustein, Eisenblau, blauer Feldspat, blauer Opal, Klaprothine, Lasurspat, Mollit, Tetragophosphit und Voraulith.

**Mineralogie:** Lazulith entsteht primär-liquidmagmatisch in quarz- und phosphatreichen Pegmatiten; metamorph bei der Bildung von Quarzit aus Sedimenten.

**Mineralklasse:** basisches Aluminiummineral der VII. Mineralklasse, der Phosphate;

**Formel:** $(Mg,Fe)Al_2(OH)_2(PO_4)_2$+Ca,Si.

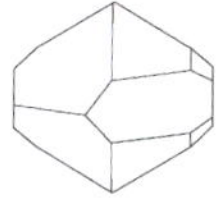

**Kristallsystem:** monoklin; **Erscheinungsbild:** bildet nur selten spitzpyramidale, kurzprismatische oder tafelige Kristalle; häufiger derbe, dichte und körnige Aggregate in pegmatischen Quarzbändern oder in Quarzit eingesprengt; **Mohshärte:** 5,5–6; **Dichte:** 3,08–3,38; **Spaltbarkeit:** unvollkommen; **Bruch:** uneben, splitterig; **Transparenz:** kantendurchscheinend bis undurchsichtig; **Farbe:** hell- bis intensiv dunkelblau, tiefgrün; **Glanz:** matt; **Strichfarbe:** weiß.

**Varietät: Skorzalith** (eisenhaltig, grellblau).

**Vorkommen:** selten: Brasilien, Indien, Kanada, Madagaskar, Österreich (Werfen), Schweden (Horrsjoberg), Schweiz (Zermatt), Slowakei, USA (Graves Mt.).

**Verwechslung:** kann mit Azurit, Apatit, reinem Lapislazuli, Sodalith, blauem Türkis und Vivianit verwechselt werden; **Unterscheidung:** Härte, Dichte, Strichfarbe, mineralogisch-gemmologisch.

**Fälschungen:** sind nicht bekannt; gefärbter Lazulith wird jedoch für Lapisfälschungen benutzt.

**Im Handel** ist Lazulith als Rohkristall, derber Rohstein, Anschliff, Kristallstufe, Trommelstein und Cabochon erhältlich.

**Wirkung der Ionen:** Aluminium (Haut), Eisen (Ausdauer, Konfrontationsvermögen), Magnesium (Belastbarkeit), Phosphor (Energie).

**Organwirkung:** Epiphyse, Hypophyse, Leber.

**Körperlich:** verbessert die Aufnahme von Magnesium, Silizium, Zink und Phosphor (nach Gurudas); beschleunigt die Heilung von Knochenbrüchen, Leberbeschwerden und Lymphstau (nach Melody); stärkt die Nerven und beruhigt; stärkt das Immunsystem (nach Melody); stimuliert Epiphyse und Hypophyse und harmonisiert den Hormonhaushalt; lässt allgemeine Überreizung abklingen (nach Gurudas); hilft gegen Sonnenempfindlichkeit (nach Melody); spendet Energie und Ausdauer (nach von Holst); löst Anspannung, hilft Herzkranken (nach Sperling).

**Seelisch:** mildert Ärger und Frustration und unterstützt die Hingabe an Tätigkeiten, die auf spirituellen Werten beruhen (nach Gurudas); bewirkt ein beständiges Nachdenken über den Sinn des Lebens und schenkt Frieden (nach Sperling); schafft Einsicht in die Grundlagen eines Problems, zeigt für Unternehmungen die angemessene Perspektive auf, erleichtert, Charakterschwächen zu überwinden, und stärkt das Selbstwertgefühl (nach Melody); hilft sich und sein Leben freudvoll und freiwillig an höchsten Idealen auszurichten, ohne Zwanghaftigkeit oder Überheblichkeit zu entwickeln (nach von Holst).

**Anwendung:** Lazulith wird als Cabochon direkt auf die Haut gelegt; als Trommelstein in der Tasche mitgeführt; als Rohstein oder Anschliff zur Meditation aufgestellt.

**In der klassischen Heilsteinliteratur** ist Lazulith nicht beschrieben. **Moderne Autoren:** Gienger, Gurudas, Heider, Kühni/von Holst, Melody, Paulin, Richardson, Sperling.

Lazulith ist ein selten verwendeter Heilstein.

**Astrologische Zuordnung:** Schütze, Zwillinge (nach Melody); Fische; Medium Coeli in Schütze (nach von Holst).

**Chakra-Zuordnung:** Stirnchakra (nach Heider), Solarplexus-Leber-Chakra (nach von Holst/Gienger).

**Meditations-Zuordnung:** Frieden und Ruhe.

**Pflege:** Lazulith einmal wöchentlich unter fließendem Wasser reinigen, mit Hämatit-Ministeinchen entladen und zum Aufladen auf eine Bergkristallgruppe oder in die Morgensonne legen.

# Lepidolith

**Name:** benannt von Klaproth 1792, nach griech. *lepidos*, »kleine Schuppe«, gemäß der schuppenförmigen Ausbildung des Steines. Engl.: Lepidolite.

**Synonyme:** Hydropolylithionit, Liliathit, Lithionit, Lithiumglimmer, Rhombenglimmer und Schuppenstein.

**Mineralogie:** Lepidolith entsteht pneumatolytisch, auch hydrothermal durch die Einwirkung fluorhaltiger Gase bzw. Flüssigkeiten auf lithiumhaltige Feldspäte und andere Silikate in Graniten und Granitpegmatiten.

**Mineralklasse:** Lithiummineral der Glimmer-Gruppe und der VIII. Mineralklasse, der Schicht-Silikate; **Formel:** $KLi_2Al(F,OH)_2([Al,Si)_3O_{10}]) + Mg,Fe,Cs,Rb$; farbgebendes Metall ist Lithium, der jeweilige Farbton wird durch die Metalle Cäsium, Eisen und Mangan bestimmt.

**Kristallsystem:** monoklin; **Erscheinungsbild:** bildet tafelige Platten mit pseudohexagonalem Habitus, selten Kristalle; häufiger derbe, schuppige, blättrige oder feinkörnige Aggregate; **Mohshärte:** 2–3; **Dichte:** 2,8–2,9; **Spaltbarkeit:** vollkommen (Blättchen); **Bruch:** biegsam; **Transparenz:** durchsichtig bis durchscheinend; **Farbe:** weiß, blassviolett, lila bis rosa, pfirsichblütenrot, seltener farblos bis grau, mit typischem Glitzern; **Glanz:** glasartig, auf Spaltflächen perlmuttartig; **Strichfarbe:** weiß; **Flammenfärbung:** karminrot.

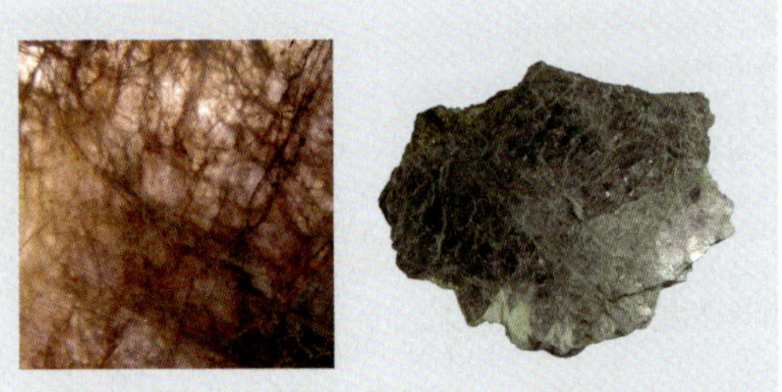

*Blättrige Lepidolith-Scheibe im Durchlicht, Detail, und im Drauflicht.*

**Vorkommen:** häufig: Australien (Coolgardie), Brasilien, BRD (Penig), GUS (Ural), Italien (San Piero/Elba), Japan, Kanada, Madagaskar, Moçambique, Namibia, Sambia, Schweden (Uto), Tschechien (Rozna), USA (San Diego/Kalifornien, Pala, Dixon, Middletown, Maine).

**Verwechslung:** kann mit Muskovit, Phlogopit und Zinnwaldit verwechselt werden; **Unterscheidung:** nur mineralogisch-gemmologisch.

**Fälschungen:** sind nicht bekannt.

**Im Handel** ist Lepidolith als plattiger Rohstein und Trommelstein, Anhänger und Essenz erhältlich; Lepidolith mit Rubellit existiert als Rohstein.

**Wirkung der Ionen:** Aluminium (Haut), Kalium (beruhigend), Lithium (Heiterkeit).

**Organwirkung:** Bindegewebe, Epiphyse, Zentralnervensystem.

**Körperlich:** wirkt schmerzlindernd (nach Sienko); fördert die Verdauung (nach Melody); hilft bei Neuralgien, Ischialgien und Gelenkbeschwerden (nach Gienger); wirkt entgiftend; regt Reinigungsprozesse der Haut und des Bindegewebes an (nach Gienger); festigt gereizte Haut, lindert Juckreiz und kann bei Psoriasis helfen (nach von Holst); fördert den Schlaf und behebt Schlafstörungen; aktiviert die Zirbeldrüse und das Hormonsystem (nach Schaufelberger-Landherr).

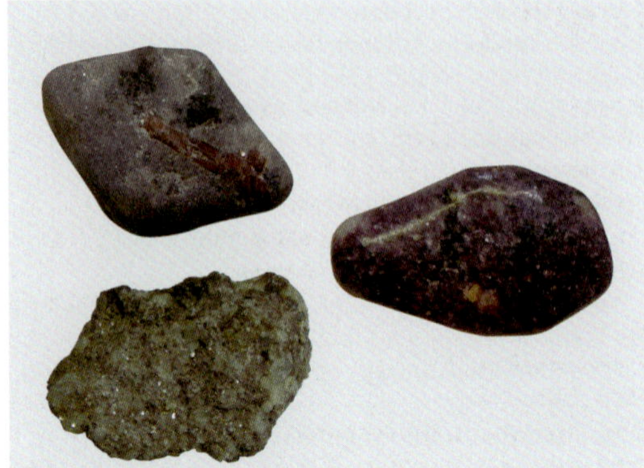

*Kompakter Lepidolith-Trommelstein mit rosa Turmalineinschuss, Lepidolith-Trommelstein, derber Lepidolith.*

**Seelisch:** begünstigt Eigenständigkeit und Selbstdisziplin, angezeigt bei Ängsten und Ärger (nach Gienger); mindert Stress und Niedergeschlagenheit (nach Melody); aktiviert den Selbsterhaltungstrieb und fördert die Wahrnehmung des eigenen Wohlbefindens (nach Melody); filtert Belangloses aus reduziert das Verlangen nach geistiger Nahrung erheblich (nach von Holst); beseitigt Erinnerungen und Misshandlungstraumen aus der Kindheit (nach Sienko); ideal, um Menschen von Überaktivität und Stress herunterzuholen und zu erden (nach Lopes); ist ein guter Schutzstein für sensible Personen und Kinder gegen unspezifische Einflüsse, z.B. im Großstadtgedränge; filtert bei Reizüberflutung; zeigt empfindliche Punkte im Selbstbild auf (nach von Holst). **Lepidolith mit Rubellit:** hilft verschlossenen, schüchternen Menschen, Liebe offen auszudrücken (nach Keyte); löst sanft die Identifikation mit Gedankenmustern und emotionalen Programmen auf, welche die harmonische Verbindung von Herz und Verstand verhindert und Abspaltungen bewirken kann (nach Raphaell).

**Energetisch:** schützt vor äußerer Beeinflussung und hilft, sich in Menschenmengen abzugrenzen (nach Gienger).

**Anwendung:** Lepidolith wird längere Zeit als Anhänger direkt auf der Haut über der schmerzenden Stelle getragen; Lepidolith mit Rubellit wird als Rohstein zur Meditation aufgestellt.

**In der klassischen Heilsteinliteratur** ist Lepidolith nicht beschrieben. **Moderne Autoren:** Gienger, Heider, Keyte, Kühni/von Holst, Lopes, Melody, Paulin, Pöttinger, Raphaell, Sienko, Sperling; Trendelkamp.

Lepidolith ist ein relativ selten verwendeter Heilstein.

**Astrologische Zuordnung:** Waage (nach Melody), Saturn in Wassermann (nach von Holst).

**Chakra-Zuordnung:** Herzchakra (nach Melody), Scheitelchakra (nach Schaufelberger-Landherr).

**Feng-Shui-Zuordnung:** Ernährungszyklus Element Metall – Element Wasser, Ba-Gua-Bereich Karriere.

**Pflege:** Lepidolith einmal wöchentlich unter fließendem Wasser reinigen, mit Hämatit-Ministeinchen entladen und zum Aufladen auf eine Amethystgruppe, in eine Achatdruse oder in Mondlicht legen.

# Leucit

**Name:** benannt von Werner 1791, nach griech. *leucos*, »weiß«. Engl. und franz.: Leucite.

**Synonym:** keines bekannt.

**Mineralogie:** Leucit entsteht primär-magmatisch bei der Erstarrung alkalireicher und kieselsäurearmer jungvulkanischer Laven; dagegen nie in älteren Laven.

**Mineralklasse:** Kalium-Aluminium-Mineral, der Familie der Feldspatoide und der VIII. Mineralklasse, der Gerüst-Silikate; **Formel:** $K[AlSi_2O_6]$.

**Kristallsystem:** tetragonal; **Erscheinungsbild:** bildet ikositetraedische, tönnchenförmige, meist eingewachsene Kristalle, die gestreifte Flächen haben können oder derbe, körnige Aggregate; **Mohshärte:** 5,5–6; **Dichte:** 2,5; Spaltbarkeit: keine; **Bruch:** muschelig bis uneben, spröde; **Transparenz:** durchscheinend bis undurchsichtig; **Farbe:** weiß, grau, gelblich und selten farblos; **Glanz:** glasig bis fettig; **Strichfarbe:** weiß; **löslich:** leicht in Säuren; **Lumineszenz:** gelegentlich orange in LW.

**Vorkommen:** selten: Australien, Brasilien, BRD (Laacher See/Eifel, Kaiserstuhl), Italien (Albaner Berge, Vesuv), Kanada, Uganda, USA (Leucite Hills, Arkansas, Montana), Zaire.

**Verwechslung:** kann mit Analcim verwechselt werden; **Unterscheidung:** Härte, Dichte.

**Fälschungen:** sind nicht bekannt.

**Im Handel** ist Leucit als Einzelkristall oder Kristallgruppe erhältlich.

**Wirkung der Ionen:** Aluminium (entsäuernd, Realitätssinn), Kalium (Energie, Zufriedenheit).

**Organwirkung:** Knochenmark.

**Körperlich:** wirkt gegen Schwächeanfälle, Anämie; mildert Bluthochdruck und Schwächeanfälle; wirkt gegen die Überproduktion weißer Blutkörperchen; fördert eine wirksame Nutzung der Kohlehydrate; stabilisiert die Körpertemperatur; verringert den Augeninnendruck (nach Melody).

**Seelisch:** verleiht Energie und den Mut zum Risiko; hilft das beim Eintritt in diese Welt verloren gegangene Wissen wiederzufinden; fördert inneres Wachstum (nach Melody).

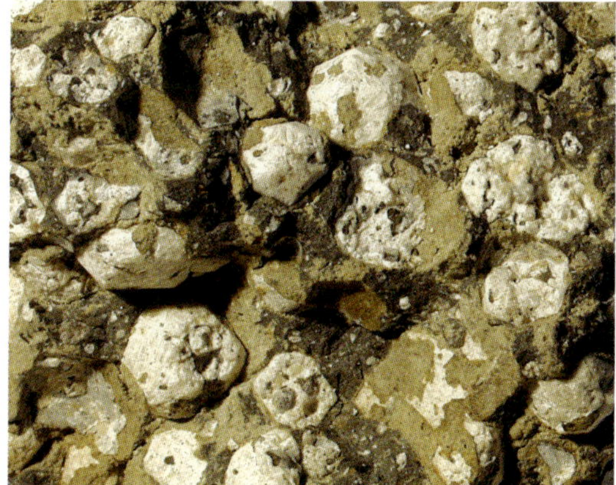

*Leucit-Stufe.*

**Anwendung:** Leucit wird als Kristall direkt auf die Haut und zur Verminderung des Augeninnendrucks auf die geschlossenen Augenlieder gelegt; als Kristallstufe zur Meditation aufgestellt.

**In der klassischen Heilsteinliteratur** ist Leucit nicht beschrieben. Moderner Autor: Kühni/von Holst, Melody, Paulin.

Leucit ist ein selten verwendeter Heilstein.

**Astrologische Zuordnung:** Widder (nach Melody).

**Pflege:** Leucit einmal wöchentlich unter fließendem Wasser reinigen, mit Hämatit-Ministeinchen entladen und zum Aufladen in die Morgensonne oder auf eine Bergkristallgruppe legen.

# Libysches Wüstenglas

siehe Naturgläser

# Limonit

**Name:** benannt von Hausmann 1813, nach griech. *limus*, »Schlamm«, und *leimon*, »Wiese«; von Bendant 1833 auf alle Braunstein-Varietäten übertragen. Engl. und franz.: Limonite.

**Synonyme:** Basalteisen, Brauneisenstein, Brauner Glaskopf, Kaulstein, Lindstein, Ortstein, Sil, Toneisenstein und Tophus.

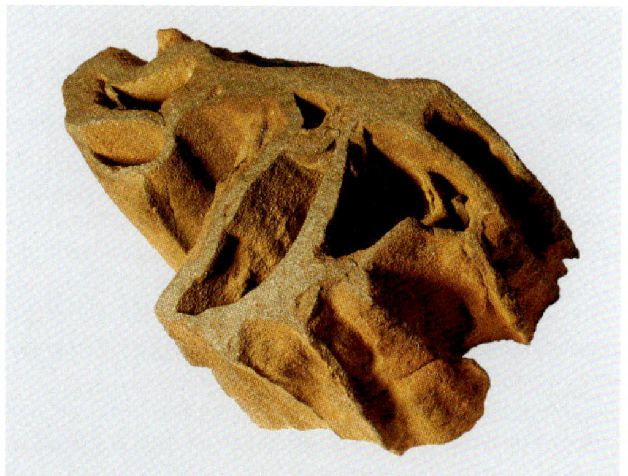

*Limonit-Konkretion.*

**Mineralogie:** Limonit entsteht sekundär durch oberflächennahe Verwitterung in der Oxidationszone von Eisenerz-Lagerstätten, mit amorphem Eisenhydroxidgel als Zwischenstufe.

**Mineralklasse:** Mineralgemenge, das sich aus amorphen Mineralien zusammensetzt. Hauptbestandteil ist das kryptokristalline Goethit, dann Lepidokrokit und nicht kristallisierte Eisenhydroxide: somit ein Eisenmineral der IV. Mineralklasse, der Oxide; **Formel:** $Fe_2O_3 \times nH_2O + Al, Ba, Ca, Mg, Mn, Ni, P, Si, V$.

**Kristallsystem:** rhombisch, teils mit amorphen Anteilen; **Erscheinungsbild:** bildet sichtbare Kristalle, sonst derbe und dichte, stalaktitische, wulstige und glaskopfige, erdige und pulvrige, oolithisch-knollenartige und pechglänzende Aggregate; **Mohshärte:** 5–5,5; **Dichte:** 3,3–5,3 (max.); **Spaltbarkeit:** keine; **Bruch:** uneben; **Transparenz:** durchscheinend bis undurchsichtig; **Farbe:** Schwarz sowie in erdigem Gelb, Ocker oder Braun; **Glanz:** matt bis metallic, glasig; **Strichfarbe:** braun; **Pulver:** hellkastanienbraun.

**Varietäten: Bohnerz:** oolitisch-knollenartige Aggregate; **Brauneisenerz:** derbe und dichte Aggregate; **Eisenocker:** erdige und pulvrige Aggregate; **Limnit:** faserig-poröse Aggregate; **Brauner Glaskopf:** glasköpfige Aggregate; **Goethit:** sichtbare Kristalle.

**Vorkommen:** weltweit: Angola, Brasilien, BRD, Frankreich, Indien, Italien, Kanada, Kongo, Kuba, Luxemburg, Schweden (Kiruna), Venezuela, Zaire.

**Verwechslung:** kann mit ähnlichen braunschwarzen Erzen wie Hämatit und Goethit, Manganit und Psilomelan verwechselt werden; **Unterscheidung:** Dichte, Härte, Strichfarbe.

**Fälschungen:** sind nicht bekannt.

**Im Handel** ist Limonit als glasköpfige Aggregate, derber Rohstein und Limonit-Röhre erhältlich.

**Wirkung der Ionen:** Eisen (Konfrontationsvermögen).

**Organwirkung:** Blut, Knochen, Leber.

**Körperlich:** stärkt Knochen, unterstützt Entschlackung, fördert die Verdauung und Ausscheidung (nach Gienger) und kann bei der Behandlung von Störungen im Skelettsystem verwendet werden; lindert Symptome von Dehydration, vor allem Störungen der inneren Organe; bessert die Verwertung von Eisen und Calcium und wirkt fiebersenkend (nach Melody).

**Seelisch:** gibt Kraft und Standfestigkeit bei hoher Belastung, wandelt Egoismus in Gemeinschaftssinn (nach Gienger); verleiht jugendliche innere Stärke; initiiert Veränderungen im Leben, die aus den Niederungen herausführen; gibt dem Charakter mehr Substanz und schützt wie ein Helm vor schädlichen Gedanken und getrübter Sichtweise, bringt so Stabilität und Zufriedenheit ins Leben (nach Melody).

**Anwendung:** Limonit wird als derber Rohstein direkt auf die Haut gelegt; als Glaskopf oder Röhre zur meditativen Betrachtung aufgestellt.

**In der klassischen Heilsteinliteratur** ist Limonit nicht beschrieben. **Moderner Autor:** Kühni/von Holst, Melody, Paulin.

Limonit ist ein selten verwendeter Heilstein.

**Astrologische Zuordnung:** Jungfrau (nach Melody), Mars in Jungfrau (nach von Holst).

**Chakra-Zuordnung:** Basischakra.

**Feng-Shui-Zuordnung:** Ba-Gua-Bereich Kinder.

**Pflege:** Limonit einmal wöchentlich über Nacht im Eisfach kältereinigen. Eine Entladung mit Hämatit oder Salz ist nicht möglich. Zum Aufladen auf eine Amethyst- oder Bergkristallgruppe oder in die Morgensonne legen.

# Magnesit

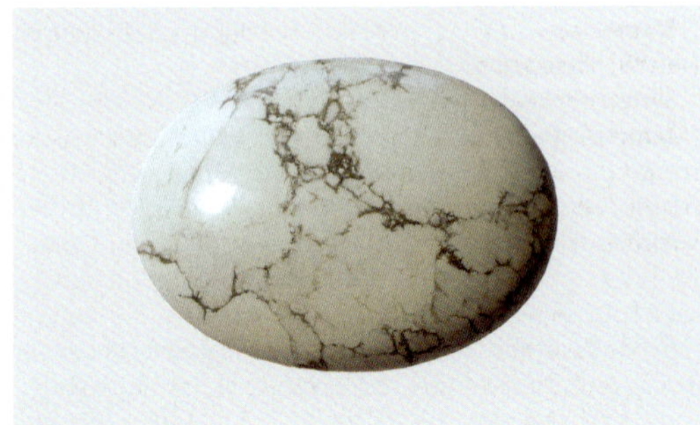

*Magnesit-Cabochon.*

**Name:** benannt von Carstens 1808, nach der chemischen Zusammensetzung bzw. nach der thessalischen Landschaft Magnesia in Griechenland. Engl. und franz.: Magnesite.

**Synonyme:** Bitterkalk, Bitterspat, Baldisserit, Baudisserit, Gelbspat, Giobertit, Magnersiaspat, Magnesitspat, Mesitinspat, Morpholith, Pignolienspat, Pinolith, Roubschit, Talkspat, Ivorit.

**Mineralogie:** Magnesit entsteht selten primär-hydrothermal als Kristall in Plutoniten und Pegmatiten; hauptsächlich sekundär aus der Verwitterung magnesiumhaltiger Gesteine als feinkörnige, dichte Gangfüllungen; metasomatisch durch Verdrängung von Dolomit oder regionalmetamorph aus Kalk.

**Mineralklasse:** Magnesiummineral der Calcit-Dolomit-Aragonit-Familie und der V. Mineralklasse, der Karbonate; **Formel:** $MgCO_3$+Ca,Fe,Mn.

**Kristallsystem:** trigonal; **Erscheinungsbild:** bildet eingewachsene rhomboedrische, gelegentlich langsäulige und dicktafelige Kristalle und unregelmäßige Nester von spätigen, porzellanartigen Aggregaten, oder als feinkörnig-dichte Gangbildung; **Mohshärte:** 3,5–4,5; **Dichte:** 3,0–3,1; **Spaltbarkeit:** vollkommen in Rhomboeder; **Bruch:** muschelig; **Transparenz:** undurchsichtig; **Farbe:** schneeweiß, graumarmoriert oder elfenbeinfarben bis gelblich; **Glanz:**

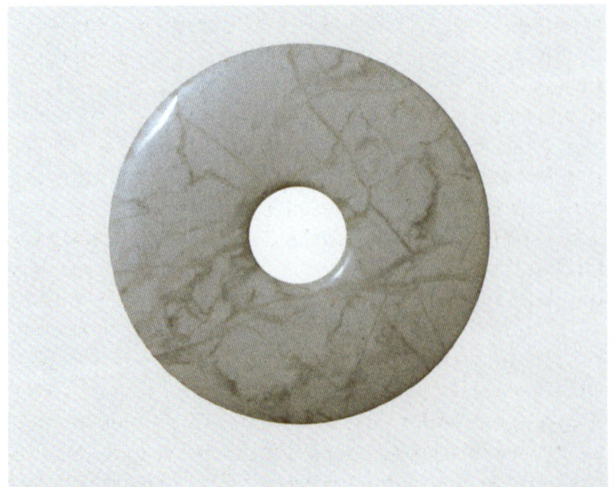

*Magnesit-Bi-Scheibe.*

glasartig oder matt; **Pulver:** weiß; **Strichfarbe:** weiß; **löslich:** nur in warmer Salzsäure unter Aufbrausen; **Lumineszenz:** im UV-Licht blau oder grün.

**Varietäten:** mit steigendem Eisengehalt: **Breunnerit, Mesitin, Pistomesit.**

**Vorkommen:** häufig: Brasilien (Bahia; primär), China (Mandschurei; tertiär), Griechenland (Euböa), GUS (Ural), Indien (Madras), Italien (Monte Calvo), Österreich (Steiermark), Polen, Simbabwe, Südafrika, USA (Kalifornien; sekundär).

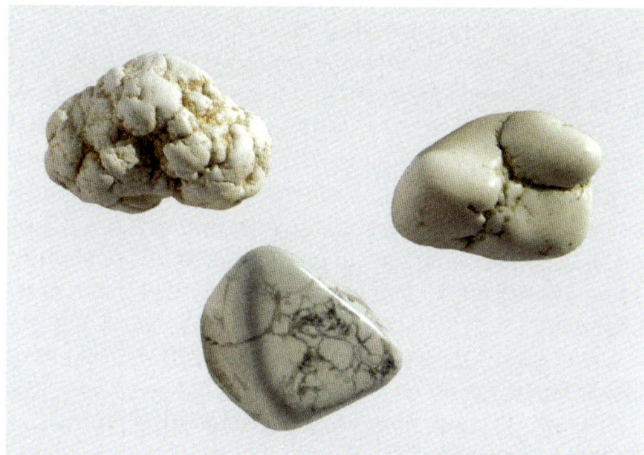

*Magnesit Trommelsteine, unterschiedlich lang getrommelt.*

**Verwechslung:** kann mit Aragonit, Calcit, Dolomit und Howlith verwechselt werden; **Unterscheidung:** Dichte, chemisch.

**Fälschungen:** Magnesit wird als der seltene Howlith angeboten, blau gefärbt als Türkenit verkauft oder gelb gefärbt.

**Im Handel** ist Magnesit als Rohstein, anpolierter Rohstein, Trommelstein, gerundete Knolle, Anhänger, Bi-Scheibe, Kette, Cabochon sowie geschnitten als Figur und Kunstgegenstand erhältlich.

**Wirkung der Ionen:** Magnesium (krampflösend, Belastbarkeit, Selbstbestimmung).

**Organwirkung:** Nerven, Bauchspeicheldrüse, Blutplättchen.

**Körperlich:** fördert den Magnesiumstoffwechsel und entsäuert bei Sodbrennen (nach Gienger); führt überschüssiges Wasser und Gifte ab und wirkt auf das Lymphsystem (nach Korse); wirkt entspannend und krampflösend bei Asthma, Gallenkoliken, Migräne, Kopfschmerzen und Magenkrämpfen; wirkt bei Geburten krampflösend (nach Pöttinger); lindert Wadenkrämpfe, nächtliches Zähneknirschen, Nackenverspannungen und Gliederschmerzen; greift hemmend in die Blutgerinnung ein und vermindert die Thrombosebildung (nach Gienger); stärkt den Kreislauf und das Herz (nach Schaufelberger-Landherr); wirkt erweiternd auf arterielle Gefäße; aktiviert den Fettstoffwechsel); regt den Abbau von Fetteinlagerungen in den arteriellen Gefäßwänden an; beugt dadurch Arteriosklerose und Herzinfarkt vor; behebt Gleichgewichtsstörungen und steigert die Reflexe (nach Schaufelberger-Landherr); wirkt unterstützend bei Knochen- und Zahnerkrankungen; lindert Beschwerden des prämenstruellen Syndroms; kräftigt Arterien, hilft bei Fieber und Schüttelfrost und verringert durch seine stoffwechselregulierende Wirkung Körpergeruch (nach Melody).

**Seelisch:** klärt das Denken und verbessert die Konzentration, geeignet für überempfindliche und heftig reagierende Menschen (nach Korse); vermittelt Gelassenheit und Entspannung (nach Gienger); bekämpft Angst, Druck und Nervosität (nach Novak); hilft seelische Verstimmungen zu mildern (nach Graf); fördert Geduld und Hingabe, Selbstbejahung und Selbstliebe (nach Gienger); stimuliert die bedingungslose Liebe des Herzens wie auch die Leidenschaft (nach Melody); leitet negative Gefühle ab; gegen Enttäuschung bei unerfüllten Erwartungen (nach Keyte); bringt inneren Frieden bei der Meditation und bewahrt vor Selbstbetrug (nach Melody).

**Anwendung:** Magnesit wird als Anhänger oder Kette direkt auf der Haut getragen; als Trommelstein oder gerundete Knolle in der Hosentasche mitgeführt; als Magnesitwasser eingenommen; als Rohstein zur Meditation aufgestellt.

**In der klassischen Heilsteinliteratur** ist Magnesit nicht beschrieben. **Moderne Autoren:** Franzen, Gienger, Graf, Heider, Korse, Kühni/von Holst, Lopes, Lorenzo, Maier, Melody, Novak, Paulin, Pöttinger, Schaufelberger-Landherr, Schelhas, Scholz, Schreiber, Sienko, Sperling, Trendelkamp, Weltler.

Magnesit ist ein gut geprüfter Heilstein.

**Anthroposophische Verwendung:** Magnesit-Ampullen zur subkutanen Injektion in D15: Harmonisierung des Zusammenwirkens von Lebens- und Empfindungsorganisation bei mangelnder Strukturierung der Aufbauprozesse, zum Beispiel bei Zahnbildungsstörungen, Verkrampfungen, Angst- und Erregungszuständen sowie Erschöpfung.

**Homöopathische Verwendung:** Magnesium carbonicum in D3–D12: bei kongestiven Kopfschmerzen, Trigeminusneuralgie, chronischer Mittelohrentzündung, Hyperthyreose, Thrombophlebitis, Stomatitis, chronischer Gastritis, Obstipation, Cholelithiasis, Prostatahypertrophie, Dysmenorrhö und chronischer Polyarthritis.

**Astrologische Zuordnung:** Waage (nach Peschek-Böhmer), Widder; Jungfrau, Zwillinge (nach Melody); Jupiter in der Jungfrau (nach von Holst), Mond im vierten Quadrant (nach Maier).

**Chakra-Zuordnung:** Basischakra, Herzchakra.

**Feng-Shui-Zuordnung:** Ba-Gua-Bereich Familie, Ernährungszyklus Element Erde – Element Metall.

**Pflege:** Magnesite einmal wöchentlich unter fließendem Wasser reinigen, mit Hämatit-Ministeinchen entladen und zum Aufladen auf eine Bergkristallgruppe oder in eine Achatdruse legen.

# Magnetit

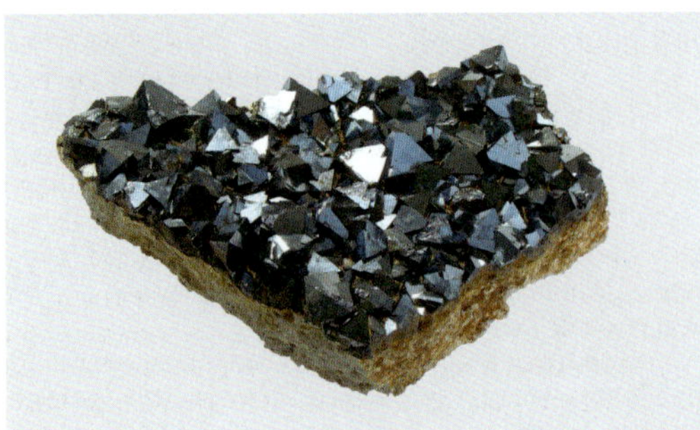

*Magnetit-Stufe.*

**Name:** benannt von Haidinger 1845, nach der mythologischen Gestalt des Hirten Magnes, der laut Plinius den Stein auf dem Berg Ida auf Kreta entdeckt hatte. Engl. und franz.: Magnetite.

**Synonyme:** Ferroferrispinell, Ferroferrit, Herachon, Magneteisen, Magneteisenerz, Magneteisenstein, Magnetocker, Magnetstein, Menakan, Muschketowit, Segelstein und Siderit.

**Mineralogie:** Magnetit entsteht primär-liquidmagmatisch in Plutoniten wie Diorit oder Gabbro und Vulkaniten wie Basalt oder Diabas, selten in Pegmatiten und hydrothermalen Gängen; als Mineral der Frühkristallisation sinkt Magnetit im Magma ab und bildet so Lagerstätten in basischem Gestein; sedimentär angereichert in alluvialen und marinen Sanden; metamorph in eisenhaltigen Sedimenten oder durch Einwirkung pneumatolytischer Dämpfe im vulkanischen Umfeld.

**Mineralklasse:** Eisenmineral der Spinell-Gruppe und der IV. Mineralklasse, der Oxide; **Formel:** $Fe_3O_4$+Al,Mg,Co, Cr,Ni,Ti,V; Magnetit kann bis zu 72% Eisen enthalten.

**Kristallsystem:** kubisch; **Erscheinungsbild:** bildet kleine Kristalle, oft gut ausgebildete oder verzerrte oktaedrische oder rhombendodekaedrische Kristalle, häufig gestreift und verzwillingt; meist jedoch als massige, dichte oder körnige Aggregate; **Mohshärte:** 5–6; **Dichte:** 4,9–5,2; **Spaltbarkeit:** unvollkommen; **Bruch:** muschelig; **Transparenz:** undurchsichtig; **Farbe:** bleigrau bis schwarz, oft matt, bei glatten Kristallflächen auch blau schillernd; **Glanz:** halbmetallic; **Strichfarbe:** grauschwarz; **Pulver:** schwarz; **Eigenschaft:** stark magnetisch.

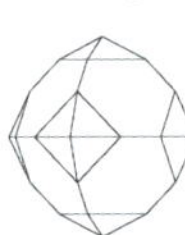

**Vorkommen:** häufig: Brasilien, BRD (Breitenbrunn/Erzgebirge), Frankreich, GUS (Gora Blagodat), Indien, Italien (Brosso/Piemont, Elba), Kanada, Mexiko, Norwegen, Österreich (Zillertal), Schweden (Kirunavaara), Schweiz (Binntal), Südafrika (Bushveld), Ukraine.

**Verwechslung:** kann mit Chromit, Hausmannit, Hämatit, Ilmenit, Jakobsit, Martit, Trevorit verwechselt werden;.

**Unterscheidung:** Härte, Dichte, Magnetismus.

**Fälschungen:** Als Cabochon werden Imitationen aus magnetisiertem Eisen im Handel angeboten.

**Im Handel** ist Magnetit als oktaedrischer Kristall, Kristallgruppe, Cabochon und Trommelstein erhältlich. Fast alle Hämatit-Trommelsteine sind magnetithaltig.

**Wirkung der Ionen:** Eisen (Antrieb, Ausdauer).

**Organwirkung:** Blut, Leber.

**Körperlich:** verbessert die Durchblutung (nach Keyte); stimuliert den Blutkreislauf, die Sauerstoffaufnahme im Blut und das Drüsensystem (nach Korse); verbessert den Zustand bei offenen Beinen, Blutergüssen, Dysfunktion der Leber, Gallenkolik; hilfreich bei trockener Haut sowie nach Sonnenbrand; schmerzlindernd bei Ischialgie; beschleunigt die Heilung von Knochenbrüchen durch Aktivierung des Stoffwechsels und der Drüsenfunktionen (nach Kühni/von Holst) hilft dem Körper Belastungen durch Radioaktivität zu kompensieren (nach Pelz) hilft Krämpfe und Verspannungen zu lösen (nach Pöttinger), angezeigt bei Verstopfung (nach Korse); bessert Potenzschwäche und Prostatabeschwerden, Schweißausbrüche, Wetterfühligkeit; lindert Kopfschmerzen (nach Palmer); stimuliert das endokrine System (nach Keyte und Gurudas); wirkt auf die Hirnanhangsdrüse und reguliert den Hormonhaushalt (nach Kühni); aktiviert die Funktion der Langerhans-Inseln der Bauchspeicheldrüse und wird zur Regulierung des Blutzuckers eingesetzt (nach Schaufelberger-Landherr); lindert Nervenschmerzen, kann bei Geschwülsten und im Frühstadium von Krebs helfen (nach Korse).

**Seelisch:** vertreibt Angst, Kummer und Wutgefühle (nach Melody); fördert die Reflexion darüber, was wir seelisch und körperlich aufnehmen bzw. womit wir uns gedanklich beschäftigen; bessert Apathie, Lebensunlust und mangelndes Selbstbewusstsein, schlechtes Reaktionsvermögen und Unentschlossenheit; regt an, das eigene Bewusstsein auf höhere Ideale hin auszurichten (nach Gienger); schenkt Vitalität, Willenskraft und Tatkraft (nach Korse); bringt den Menschen auf natürliche Weise mit der Schwingung der Erde in Einklang (nach Gurudas).

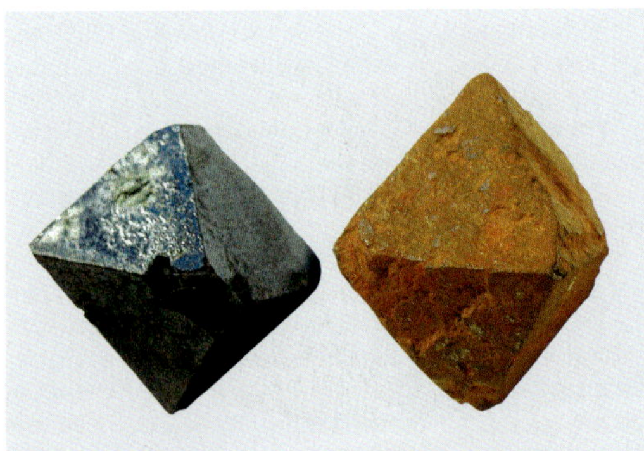

*Magnetit-Kristalle.*

**Energetisch:** regt den Energiefluss im Körper an (nach Gienger); polarisiert das körperliche Energiefeld und versiegelt die Aura, wobei Spannungen in die Erde abgeleitet werden (nach Korse); schließt Löcher in der Aura (nach Gurudas).

**Anwendung:** Magnetit wird als Kristall auf Scheitel, Stirn, Herz oder auf die Haut gelegt; als Kristallgruppe (in Matrix) zur Meditation aufgestellt.

**In der klassischen Heilsteinliteratur** ist Magnetit bei Plinius, Hildegard von Bingen, Paracelsus beschrieben. **Moderne Autoren:** Gienger, Graf, Gurudas, Heider, Hofmann, Keyte, Korse, Kühni/von Holst, Labacher, Laroche,

Markham, Novak, Palmer, Paulin, Pelz, Pöttinger, Richardson, Schaufelberger-Landherr, Scholz, Sienko, Sperling, Thölken, Vorreiter, Werner.

Magnetit ist ein gut geprüfter Heilstein.

**Anthroposophische Verwendung:** Magnetit-Ampullen zur subkutanen Injektion in D8–D12.

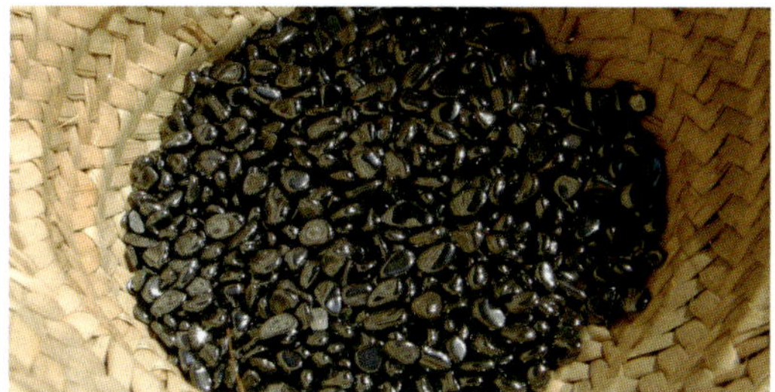

*Magnetithaltige Hämatitsteinchen zum Entladen.*

**Ergänzende Bachblüte:** Impatiens (nach Novak).

**Astrologische Zuordnung:** Widder, Skorpion (nach Novak); Zwillinge; Medium Coeli in Widder (nach von Holst).

**Chakra-Zuordnung:** Basischakra; Scheitelchakra (nach Novak).

**Feng-Shui-Zuordnung:** Element Metall, hilft Ordnung in materielle Angelegenheiten zu bringen.

**Pflege:** Magnetit einmal wöchentlich über Nacht im Eisfach kältereinigen und in der Morgensonne aufladen. Magnetit ist nicht mit Hämatit entladbar.

# Malachit

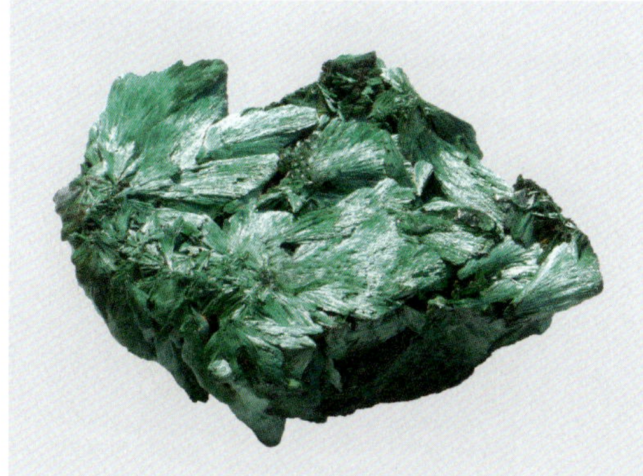

*Malachit-Stufe.*

**Name:** historische Bezeichnung, benannt nach griech. *malakos*, »weich«, wegen seiner geringen Härte. Engl. und franz.: Malachite.

**Synonyme:** Atlaserz, Berggrün, Grünkupfererz, Hebammenstein, Koppargrün, Kupfergrün, Kupferhydrophan, Kupfer-Ocker, Schiefergrün.

**Mineralogie:** Malachit entsteht sekundär durch die Einwirkung sauerstoff- und kohlesäurehaltigen Sickerwassers in der Oberfläche der Oxidationszone sulfidischer Kupfer-Lagerstätten mit karbonatischem Gang- oder Nebengestein.

**Mineralklasse:** basisches Kupfermineral der V. Mineralklasse, der Karbonate; **Formel:** $Cu_2[(OH)_2/CO_3] + H_2O + (Ca, Fe)$; farbgebendes Metall ist das Kupfer; Malachit kann bis zu 57 % Kupfer enthalten.

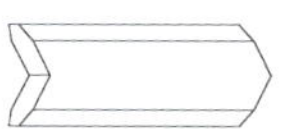

**Kristallsystem:** monoklin; **Erscheinungsbild;** bildet nur selten faserige oder nadelige und zu Büscheln aggregierte Kristalle, meist kryptokristalline, glaskopfige geflossene Aggregate oder unregelmäßige, schalig, kugelige, nierige, traubige oder tropfsteinartige Knollen mit gebänderter oder radialstrahliger Struktur; **Mohshärte:** 3,5–4; **Dichte:** 3,75–3,95; **Spaltbarkeit:** gut und vollkommen; **Bruch:** muschelig, erdig; **Transparenz:** undurchsichtig, selten in dünnen Plättchen durchscheinend; **Farbe:** typische hellgrün-dunkelgrün Bänderung; **Glanz:** glasartig oder seidenartig; **Strichfarbe:** hellgrün; **löslich:** in konzentrierter Salzsäure unter Aufschäumen; **Flammenfärbung:** grün.

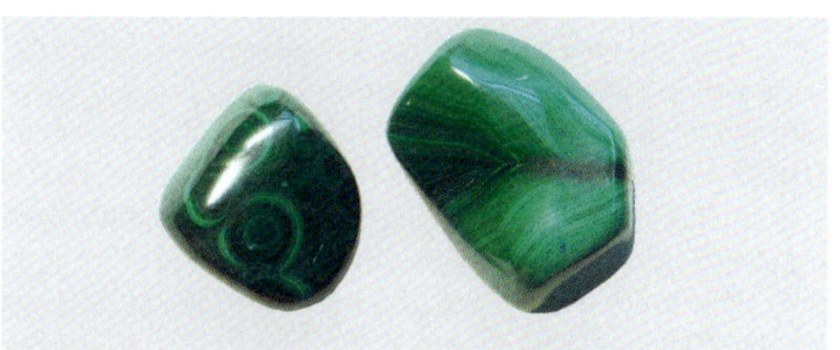

*Malachit-Trommelsteine.*

**Vorkommen:** häufig: Australien, BRD (Betzdorf/Siegerland), Chile, Frankreich (Chessy), GUS (Mednorudjansk/Ural), Namibia (Tsumeb), Rumänien (Rezbanya), Sambia, Simbabwe, USA (Bisbee/Arizona), Kongo (Shaba/Katanga).

**Verwechslung:** kann mit Atacamit, Brochantit, Chrysokoll verwechselt werden; **Unterscheidung:** Härte, Dichte, Bänderung.

**Fälschungen:** Als Imitation ist gefärbter Achat, Jaspis, Marmor und Glas im Handel, ebenso Sinter-Imitationen aus gepresstem Staub als synthetischer Malachit.

**Im Handel** ist Malachit selten als nadeliges Kristall, meist als anpolierter Rohstein, geschnittene Scheibe, Trommelstein, Anhänger, Bi-Scheibe, Kugel- und Splitterkette, Ei, Kugel, Cabochon, facettiert und geschnittene Figuren erhältlich. Malachit-Edelsteinessenzen: von Lavandinum, KATMA, Amandus Korse und United Nature.

**Wirkung der Ionen:** Kupfer (krampflösend, leberstärkend, Fantasie), Wasser (Lebendigkeit).

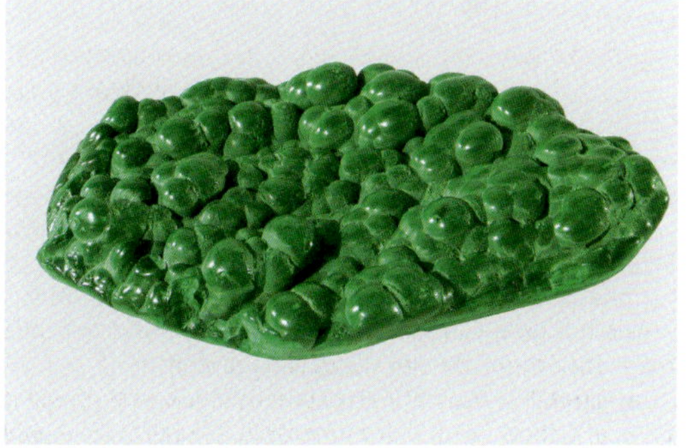

*Malachit-Stufe, anpoliert.*

**Organwirkung:** Sehnerven, glatte Muskulatur.

**Körperlich:** gleicht zusammen mit Chiastolith die Symptome von Parkinson aus; hilft bei Ermüdung der Sehfähigkeit (nach Pelz); bessert Asthma und Atemwegserkrankungen, Bettnässen, Brandblasen, Dickdarmentzündung; stabilisiert den Kreislauf, Durchblutungsstörungen, kühlt bei Fieber und entsäuert (nach Gienger); entgiftet die Leber (nach Sienko) und damit den Körper (nach Novak); regt die Gallenflüssigkeit an und verhindert dadurch Gallenkoliken; stärkt den Herzmuskel, gleicht den Herzrhythmus aus; schafft Hilfe bei heftigen Regelschmerzen, besonders wenn psychische Hintergründe vorliegen (nach von Holst); ist hilfreich bei Unfruchtbarkeit (nach Schaufelberger-Landherr); verstärkt die Wehen, erleichtert die Geburt und mindert Geburtsschmerzen; erhöht die Milchproduktion (traditionell/nach Gurudas); fördert das Wachstum von Kindern (nach Laroche); entzündungshemmend bei Gelenkentzündungen (nach Schaufelberger-Landherr); angezeigt bei steifem Genick, Grippe, Lungenentzündung und Rippenfellentzündung; lindert rheumatische Erkrankungen (nach Gienger); wirkt schmerzlindernd bei Bandscheibenbeschwerden, Hexenschuss und Ischias; wirksam bei Keuchhusten sowie schmerzlindernd bei Prellungen und Verstauchungen (nach Schaufelberger-Landherr); lindert heftige krampfartige Schmerzen (nach Gienger) und Migräne, Muskelkater, Schilddrüsendysfunktion, Zahnfleischentzündungen; hat sich bei Ermüdungserscheinungen der Augen durch Überanstrengung bereits bewährt (nach Kühni); hilft bei schwacher Sehkraft, wenn man die Augen vor Dingen verschließt, die man nicht wahrhaben will (nach von Holst); unterstützt den Abbau von Strahlung und Elektrosmog (nach Gurudas).

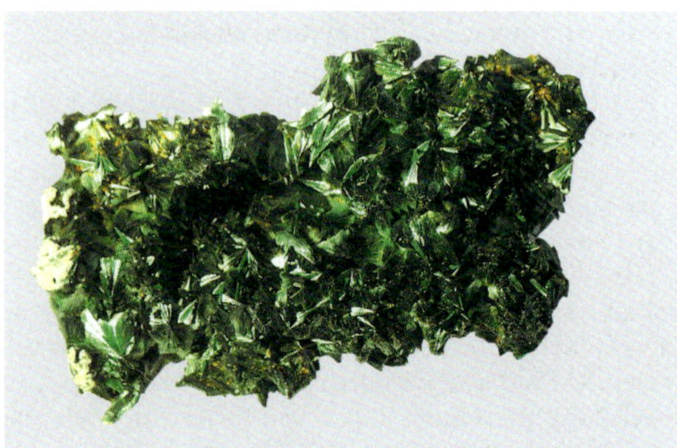

*Malachit, faseriges Aggregat.*

**Seelisch:** lehrt Eigenverantwortung (nach Novak); angezeigt bei Frustration, Lebensüberdruss, seelischer Belastung, Unausgeglichenheit, Unentschlossenheit; bringt verborgene Gefühle an die Oberfläche; macht unterdrückte Wünsche und Sehnsüchte bewusst (nach Gienger) – und verstärkt sie: auch negative Gefühle wie Neid, Missgunst und Eifersucht, sogar solche, die man längst für überwunden hielt (nach von Holst); heilt seelische Wunden (nach Heider); fördert Verständnis und Toleranz (nach Novak); stärkt die Vorstellungskraft, die Beobachtungsgabe und die Fähigkeit, Entscheidungen zu treffen (nach Gienger); gibt emotionale Direktheit und unverblümte Ehrlichkeit, die nicht verübelt wird (nach Newerla); nimmt Hemmungen und Scheu, hilft Gefühle offen zu zeigen; führt zu intensivem Leben (nach Trendelkamp); fördert die Konzentration (nach Peschek-Böhmer); regt bilderreiche Träume an (nach Gienger), aber auch innere Bilder und Tagträume; hilft bei Liebeskummer; verdeutlicht den engen Zusammenhang zwischen wahrer Gefühlslage und körperlichen Erscheinungen; der wichtigste Stein bei allen psychosomatischen Erkrankungen; einzusetzen vor allem wenn die Beschwerden auf einer Ablehnung des eigenen Körpers, der Sexualität im weitesten Sinne oder auf Verdrängung beruht; führt zu Fülle und innerem Reichtum aufgrund intensiver Begegnungen (nach von Holst).

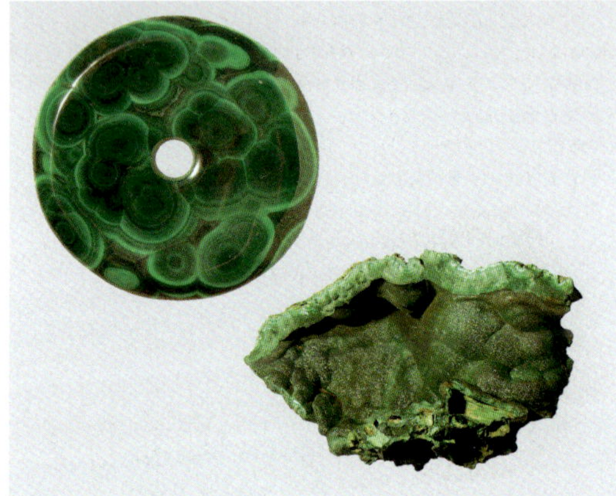

*Malachit-Bi-Scheibe.*

**Anwendung:** Malachit wird als Anhänger oder Kette am Körper getragen; als Cabochon, falls keine Hautreaktion auftritt, mit Pflaster direkt auf die betroffene Stelle geklebt; als Trommelstein in der Hosentasche mitgeführt; als Malachitessenz getrunken; als Rohstein oder große polierte Platte zur Meditation aufgestellt.

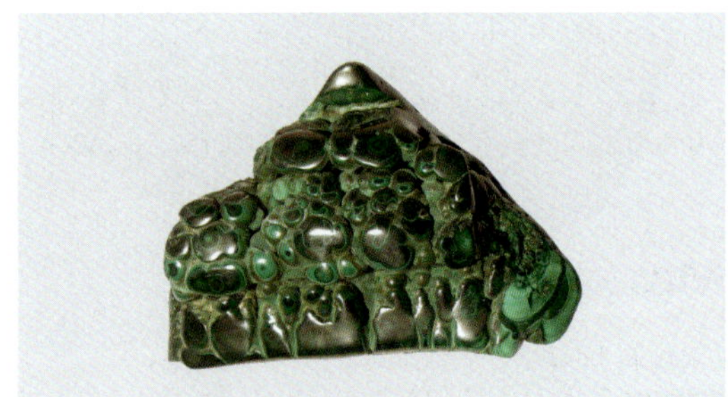

*Malachit-Knollen, 8 cm. Malachit-Zunge, kristalliner Grund, nierige Oberfläche, 12 kg, Kongo.*

**In der klassischen Heilsteinliteratur** ist Malachit bei Plinius beschrieben. **Moderne Autoren:** Ahlborn, Beeler, Bind-Klinger, Bourgault, Braunger, Brusius, Chocron, Cloos, Dow, Franzen, Gienger, Graf, Guhr, Gurudas, Heider, Hofmann, Huber, Johari, Keyte, Korse, Kühni/von Holst, Labacher, Laroche, Lopes, Lorenzo, Markham, Mastny, Melody, Menrow, Musil, Novak, Paulin, Pelz, Pöttinger, Raphaell, Ray, Richardson, von Rohr, Scharner, Schaufelberger-Landherr, Scholz, Schreiber, Sharamon, Siebenthal, Sienko, Sonnenberg, Sperling, Storm-Kull, Thölken, Trendelkamp, Vorreiter, von Wechmar, Weltler, Werner.

Malachit ist ein gut geprüfter Heilstein.

**Ergänzende Bachblüte:** Mimulus (nach Miesala-Sellin).

**Anthroposophische Verwendung:** Harmonisierung der fehleingreifenden Empfindungsorganisation im Magen-Darm-Trakt, zum Beispiel bei Krämpfen mit und ohne Geschwürbildung im Magen und Zwölffingerdarm.

**Astrologische Zuordnung:** Stier, Skorpion (nach Novak); Steinbock, Skorpion (nach Melody); Wassermann; Venus im Skorpion (nach von Holst), Venus im ersten Quadrant (nach Maier).

**Tarot-Zuordnung:** Sieben der Kelche (nach Hofmann); Die Liebenden (nach von Holst).

**Chakra-Zuordnung:** Herzchakra (nach Heider); Solarplexus-Leber-Chakra (nach von Holst/Gienger).

**Meditations-Zuordnung:** Selbstbegegnung.

**Feng-Shui-Zuordnung:** Ernährungszyklus Element Wasser – Element Holz (nach von Holst).

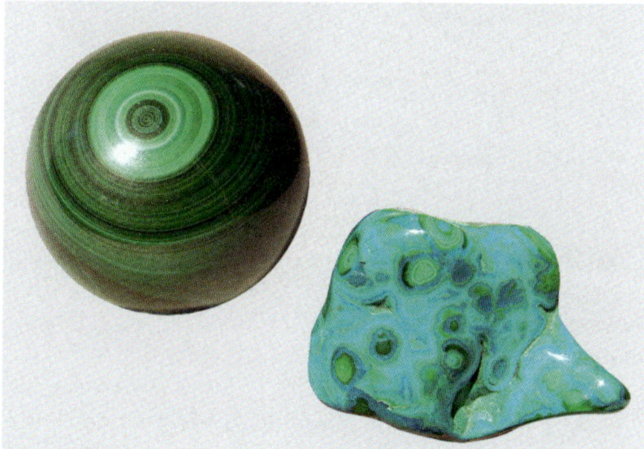

*Malachit-Kugel und Malachit in Chrysokoll.*

**Pflege:** Malachit einmal wöchentlich unter fließendem Wasser reinigen, mit Hämatit-Ministeinchen entladen und zum Aufladen auf eine Bergkristallgruppe oder in Vollmondlicht legen. Malachit ist sonnen-, hitze- und säureempfindlich, aber wasserunlöslich.

**Hinweis:** Der größte Malachit-Block mit fast 50 Tonnen wurde im nördlichen Ural bei Mednorudjansk gefunden.

# Markasit

**Name:** benannt von Haidinger 1845, nach dem arab. *marqasita*, »Pyrit«. Beide Mineralien wurden lange Zeit synonym betrachtet. Engl.: Markasite; franz.: Marcassite.

**Synonyme:** Binarit, Binarkies, Gelf, Graueisenkies, Hepatopyrit, Hydropyrit, Kammkies, Lebererz, Leberkies, Poliopyrit, Speerkies, Strahlkies, Vitriolkies, Weicheisenkies, Weißerz, Zellkies.

**Mineralogie:** Markasit entsteht primär-hydrothermal aus sauren Lösungen bei Temperaturen unter 350 °C in Gängen; sekundär als Konkretionen ehemals schlammiger Sedimente oder bei der Verwitterung von Pyrrhotin.

**Mineralklasse:** Eisenmineral der II. Mineralklasse, der Sulfide; **Formel:** $FeS_2$ + Ag,As,Au,Co,Cu,Ni,Sb,Tl,Zn.

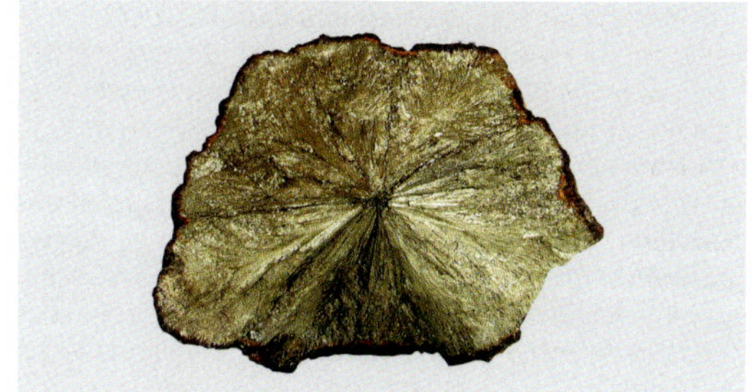

*Markasit-Scheibe.*

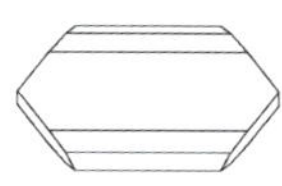

**Kristallsystem:** rhombisch; **Erscheinungsbild:** bildet meist tafelige, flachprismatische oder pyramidale, säulige, oft als Kristallzwillinge, seltener auch nadelige Kristalle; daneben kommt Markasit in strahligen, stengeligen, krustigen, nierigen, knollenartigen und stalagtitischen Aggregaten vor; **Mohshärte:** 6–6,5; **Dichte:** 4,8–4,9; **Spaltbarkeit:** meist nicht erkennbar; **Bruch:** spröde, uneben; **Transparenz:** undurchsichtig; **Farbe:** messinggelb mit leichtem Grünstich, mitunter bunten Anlauffarben und bei Verwitterung mit rostfarbigem Überzug; **Glanz:** metallisch; **Strichfarbe:** grünschwarz bis schwarz; **Pulver:** grünlich schwarz.

**Vorkommen:** selten: Bolivien (sekundär), BRD (Freiberg/Erzgebirge, Baden, Bad Grund/Harz, Hessen), England (Dover, Folkstone), Finnland, Frankreich, GUS (Ural; primär), Norwegen, Peru, Rumänien (sekundär), Schweden (sekundär), Serbien, Spanien, Südafrika (sekundär), USA (Missouri; primär).

**Verwechslung:** kann mit Chalkopyrit, Pyrit, Tetraedrit verwechselt werden; **Unterscheidung:** Härte, Dichte, mineralogisch-gemmologisch, röntgenografisch.

**Fälschungen:** sind nicht bekannt.

**Im Handel** ist Markasit als Kristallstufe, Kugelaggregat, Trommelstein, seltener als strahlige Scheibe erhältlich.

**Wirkung der Ionen:** Eisen (Ausdauer, Konfrontationsvermögen), Schwefel (Energie, bewusstmachend).

**Organwirkung:** Blut, Leber.

**Körperlich:** regt die Leberfunktion und alle Entgiftungsvorgänge des Körpers an (nach Gienger); kann zur Behandlung von Hautausschlägen und -erkrankungen, Muttermalen, Warzen und Sommersprossen eingesetzt werden (nach Melody); gilt als Gesundheitsstein, da er auch den Krankheitshintergrund zu durchschauen hilft (nach Gienger).

**Seelisch:** lässt – von einer äußeren Warte aus – den Blick auf sich selbst werfen, um das Selbstbild erweitern und unerwünschte Wesenszüge verändern zu können (nach Melody); fördert die Selbsterkenntnis; bringt ungelebte Wünsche ans Licht und hilft dadurch, tiefere Ursachen des Unglücklichseins zu erkennen und zu ändern (nach Gienger); vermittelt das Gefühl, mit Problemen und Schwierigkeiten besser fertig zu werden (nach Keyte); beruhigt bei übermäßiger Erregung (nach Laroche).

**Anwendung:** Markasit wird als Rohstein direkt auf die Haut gelegt; als Kristallstufen am Arbeitstisch gut sichtbar in maximal 50 cm Abstand vom Körper aufgestellt. Markasite wurden (wie Pytite) zum Entfachen eines Feuers aufeinandergeschlagen.

**In der klassischen Heilsteinliteratur** ist der Markasit nicht beschrieben. **Moderne Autoren:** Gienger, Heider, Keyte, Kühni/von Holst, Laroche, Melody, Paulin, Sperling.

Markasit ist ein selten verwendeter Heilstein.

**Astrologische Zuordnung:** Löwe (nach Melody), Uranus in Erdzeichen (nach von Holst).

**Chakra-Zuordnung:** Solarplexus-Chakra (nach Heider).

**Pflege:** Markasit einmal wöchentlich im Eisfach kältereinigen, und zum Aufladen auf eine Bergkristallgruppe oder in die Sonne legen. Markasit kann nicht mit Hämatit entladen werden.

**Vorsicht:** Selbst in präparierten Sammlungen zerfallen markasithaltige Erzstufen durch Wassseraufnahme unter Ausbildung von meist weißen, faserig-erdigen Eisensulfaten, deshalb muß Marklasit vor Feuchtigkeit geschützt werden

# Marmor

**Name:** von griech. *marmaros*, »Stein«; schon in der Antike wurde der Begriff in Anlehnung an *marmareos*, »glänzend«, auf den gut polierfähigen Marmor eingeengt. Englisch: Marble.

**Synonyme:** Lucullan, Lucullit, Marmelstein, Utah-Onyx, Zebra-Achat und Zebra-Marmor.

**Mineralogie:** Marmor entsteht regionalmetamorph oder kontaktmetamorph in Kalkstein unter Druck und Hitze. Dabei verdichtet sich das Gesteinsgefüge so, dass die Calcitkristalle des Kalksteins sich zu größeren Kristallen umkristallisieren.

**Mineralklasse:** Calcium-Mineral-Gemenge der V. Mineralklasse, der Karbonate; Hauptgemengeteil: Calcit; Nebengemengeteile: manchmal keines, gelegentlich Pyrit, Ilmenit; Übergemengeteile: Dolomit, Quarz, Glimmer, Chlorit, Plagioklas, Epidot, Diopsid, Fassait, Tremolith, Wollastonit, Vesuvian, Talk, Brucit, Serpentin, Periklas; **Formel:** $CaCO_3$ + Ba,C,Fe,Mn,Pb,Sr,Zn.

**Kristallsystem:** trigonal; **Erscheinungsbild:** bildet dichte, derbe Massen mit feiner bis sehr grober Körnung; **Mohshärte:** 3–3,5; **Dichte:** 2,7–2,9; **Spaltbarkeit:** keine; **Bruch:** körnig uneben; **Transparenz:** durchscheinend; **Farbe:** weiß, cremefarbig, gelbgrün, rötlich, braun bis schwarz, oft mehrfarbige, gebänderte und ineinander fließende Farbbereiche; **Glanz:** poliert zeigt der Marmor Glasglanz; **Strichfarbe:** weiß.

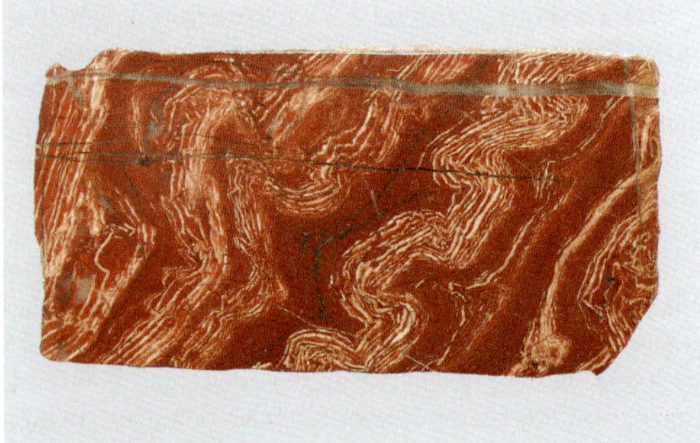

*Marmor-Anschliff.*

**Vorkommen:** sehr häufig: BRD (Oberfranken), Frankreich, Griechenland (Parnass), Großbritannien, Italien (Carrara), Spanien, Schweiz (Tessin), Türkei, USA.

**Im Handel** ist Marmor als Rohstein, Trommelstein, Pyramide und Kugel erhältlich.

**Verwechslung:** kann mit Kalkstein und Serpentin verwechselt werden, im Baustoffhandel werden auch nicht metamorphe Gesteine, meist Calcite, als Marmor verkauft; **Unterscheidung:** mikroskopisch, chemisch.

**Fälschungen:** durch Bestrahlung werden gelbe, blaue und violette Farbnuancen, durch Färben praktisch alle Farben erzielt.

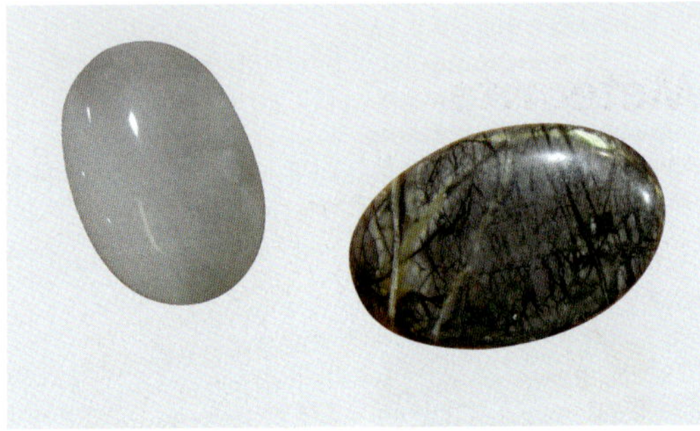

*Marmor-Trommelsteine.*

**Wirkung der Ionen:** Calcium (Knochen, Selbstvertrauen).

**Organwirkung:** Knochen, Milz, Nieren.

**Körperlich:** regt den Calciumstoffwechsel an; lindert Allergien (nach Gienger); stärkt die Knochen und wirkt vorbeugend gegen Osteoporose (nach Ruth); fördert die Entwicklung des Kindes (nach Gienger); verbessert die Aufnahme von Vitamin C, D und E (nach Gurudas) sowie von Eiweiß; stärkt allgemein die Verdauung (nach Korse); wirkt gegen Verhärtungen von Haut und Blutgefäßen (nach Gurudas); lindert viele Frauenleiden, verjüngt das Gewebe und die Haut (nach Korse).

**Seelisch:** steigert Tatkraft und Kreativität (nach Heider); gibt Mut und Kraft; hilft unglückliche Lebensumstände zu wandeln; hilft, sich von Unzufriedenheit zu lösen und neue Perspektiven und kreative Problemlösungen zu finden (nach Gienger); steigert so die Zufriedenheit im Leben (nach Heider); wirkt gegen Apathie, spricht auf Überaggressivität des Verstandes bei gleichzeitiger Untätigkeit an (nach Gurudas).

**Anwendung:** Marmor wird als Rohstein oder Trommelstein direkt auf die Haut gelegt; als Trommelstein in der Hosentasche mitgeführt; als Rohsteinblock zur Meditation aufgestellt.

**In der klassischen Heilsteinliteratur** ist Marmor nicht beschrieben. **Moderne Autoren:** Gienger, Heider, Gurudas, Korse, Kühni/von Holst, Maier, Melody, Ruth.

Marmor ist ein wenig verwendeter Heilstein, kommt aber durch die Fire-and-Ice-Anwendung mit Basalt in Mode. Korse beschreibt Carrara-Marmor.

**Anthroposophische Verwendung:** als Ampulle in D6 und Trituration in D3–D10.

**Astrologische Zuordnung:** Krebs (nach Melody), Mars in Stier (nach von Holst), Mars im vierten Quadrant (nach Maier).

**Chakra-Zuordnung:** Solarplexus-Chakra (nach Heider).

**Feng-Shui-Zuordnung:** Als metamorphes Gestein (nach der strengen mineralogischen Definition) eignet sich echter Marmor im Gegensatz zu Calcit nicht als Bodenbelag oder Wandverkleidung, da es ständig Transformationsprozesse anregt und Unzufriedenheit hervorruft.

**Pflege:** Marmor einmal wöchentlich unter fließendem Wasser reinigen, mit Hämatit-Ministeinchen entladen und zum Aufladen auf eine Bergkristallgruppe oder eine Achatdruse legen. Marmor kann in der Morgensonne wie im Mondlicht aufgeladen werden.

**Hinweis:** Bei dem im Handel angebotene farbigen Onyx-Marmor handelt es sich um Aragonit-Calcit.

# Meteorite

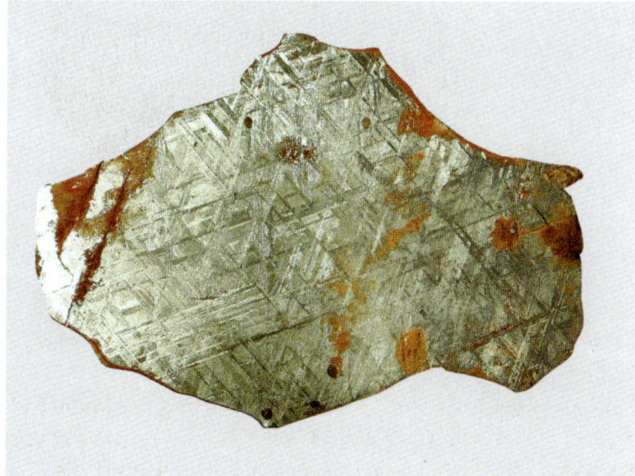

*Meteoreisen-Scheibe mit Widmannstättenschen Figuren.*

**Name:** von griech. *meteoron*, »Himmelserscheinung«; Pallasit wurde im 18. Jahrhundert von dem Forschungsreisenden Peter Simon Pallas erstmalig beschrieben und später nach ihm benannt.

**Synonym:** Aerolith, Himmelsstein, Meteoreisen, Meteorstein.

**Mineralogie:** Meteorite sind interplanetare Gesteine, oft Bruchstücke der Asteroiden, Kleinplaneten aus dem Gürtel zwischen Mars und Jupiter, oder der Kometen, der Himmelskörper, die von den Grenzen des Sonnensystems gelegentlich in Erdnähe gelangen. Beim Flug durch die Erdatmosphäre wird Meteorit oberflächlich angeschmolzen. Varietät: Pallasit besteht aus 3 Nickeleisenlegierungen sowie aus eingelagertem Peridotit.

**Mineralklasse:**

**Eisenmeteorite:** Nickeleisenlegierungen der 1. Klasse der natürlichen Elemente und mit einem geringen Gehalt an Kobalt und Kupfer.

**Hexaedrite** sind Eisenmeteorite mit 6 bis 7 % Nickel und kubischen Kristallen, **Oktaedrite** sind Eisenmeteorite mit bis zu 40 % Nickel und oktaedrischen Kristallen.

**Eisensteinmeteorite:** überwiegend Nickeleisenlegierungen der 1. Klasse der natürlichen Elemente mit Silikaten.

**Steinmeteorite** sind irdischen Silikat-Gesteinen ähnlich, mit geringen Mengen an Nickeleisen. **Chondrite** sind Steinmeteorite mit einzelnen kleinen bis erbsengroßen Kügelchen, **Achondrite** sind Steinmeteorite ohne Kügelchen mit gewöhnlich glänzender schwarzer Schmelzrinde.

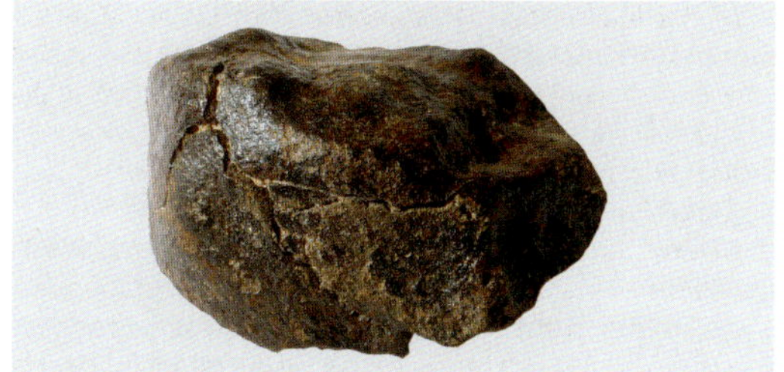

*Steinmeteorit.*

**Kristallsystem:** kubisch; **Eisenmeteorite: Mohshärte:** 4–5; **Dichte:** 7,3–7,6; **Spaltbarkeit:** keine; **Bruch:** hakig; **Transparenz:** undurchsichtig, **Farbe:** grau, braunschwarz, schwarz; **Glanz:** dumpfer Metallglanz; **Strichfarbe:** grau.

**Steineisenmeteorite: Mohshärte:** 4–6,5; **Dichte:** 5,5–6,2; **Spaltbarkeit:** keine; **Bruch:** hakig; **Transparenz:** undurchsichtig, manchmal mit durchscheinenden oder durchsichtigen Einsprengseln, **Farbe:** grau, braunschwarz, schwarz; **Glanz:** dumpfer Metallglanz; **Strichfarbe:** grau.

**Steinmeteorite: Mohshärte:** 5–6,5; **Dichte:** 3,0–3,8; **Spaltbarkeit:** keine; **Bruch:** körnig; **Transparenz:** undurchsichtig, **Farbe:** weiß, grau, braunschwarz, schwarz; **Glanz:** dumpfer Glasglanz; **Strichfarbe:** weiß.

**Glasmeteorite:** siehe unter Moldavit und Tektit.

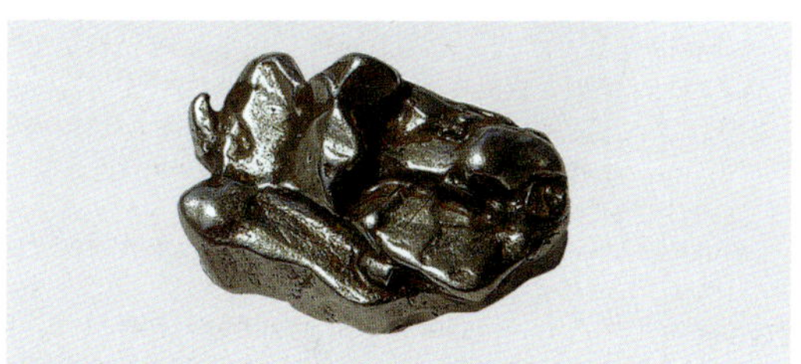

*Eisenmeteorit.*

**Vorkommen:** weltweit: Argentinien, Australien, Chile, China, GUS; Marokko, Mexiko, Namibia, USA.

**Verwechslung:** kann mit irdischen Eisen, Eisenerzen, Manganerzen, Hochofenschlacke und Vulkangestein verwechselt werden; **Unterscheidung:** polieren und anätzen; mineralogisch-gemmologisch. Die kreuzförmig angeordneten Ätzfiguren am angeschliffenen Eisenmeteorit, die sog. Widmannstättenschen Figuren, schließen Fälschungen und Verwechslungen aus.

**Fälschungen:** sind durch irdisches Eisen bekannt.

**Im Handel** sind Meteorite als Trommelstein, gebohrter Stein, Scheibe und Rohstein erhältlich. Hochwertige Gebrauchsgegenstände, z.B. Uhren, werden mit polierten Scheiben versehen.

**Wirkung der Ionen:** Eisen (energetisierend, Konfrontationsvermögen), Nickel (entgiftend, Kreativität), Silizium (strukturierend, Klarheit).

**Organwirkung:** Muskulatur.

**Körperlich: Eisenmeteorit:** zur Rekonvaleszenz nach schwerer Krankheit (nach Kühni/von Holst); hilft Krämpfe zu lösen, baut stark geschwächte Muskulatur neu auf, wirkt erleichternd bei Nervosität (nach Gienger); bessert das Befinden bei Anämie (nach Melody). **Pallasit:** entgiftet und stärkt Leber, Galle, Darm (nach Gienger).

**Seelisch:** **Eisenmeteorite** haben mit Tatimpuls, Entschlusskraft und spontaner Mobilisierung von Energie zu tun, jedoch auch mit Selbstkontrolle, Eingebung, Intuition und Zufall; sie thematisieren das Transzendente, das, was sich unserer Kontrolle entzieht und urplötzlich gewaltigen Einfluss ausüben kann (nach von Holst); erneuert durch die Freisetzung innerer Bilder veraltete Denk- und Wertvorstellungen (nach Gienger). **Steinmeteorite** bringen neue Impulse, Ideen und Realitäten mit und befruchten damit unseren Planeten und unser Bewusstsein (nach von Holst); symbolisieren Zähigkeit und Stärke als Voraussetzung für Ausdauer (nach Melody). **Pallasit:** erinnert an die Herkunft als geistiges Wesen, symbolisiert zugleich aufgrund der ähnlichen stofflichen Zusammensetzung die Verbundenheit mit dem Planet Erde, befreit bei Fremdbestimmung und Gebundenheit (nach von Holst); hilft die eigene Motivation und deren Auslöser zu hinterfragen und seine Seele zu erforschen (nach Gienger).

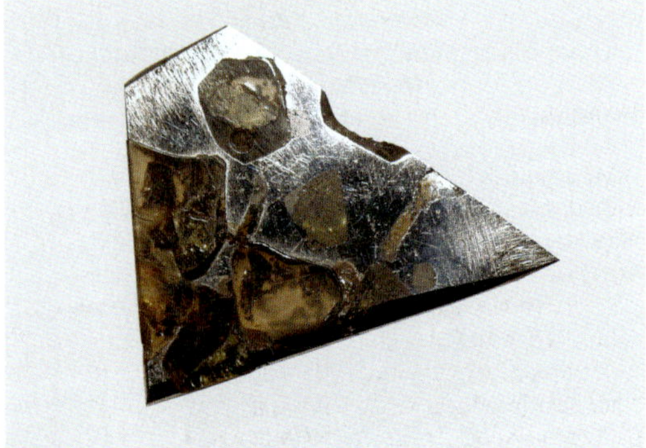

*Pallasit.*

**Anwendung:** Meteorite werden als Scheibe getragen; als Trommelstein direkt auf die Haut auf die Thymusdrüse gelegt; als Rohstein zur kontemplativen oder meditativen Betrachtung aufgestellt.

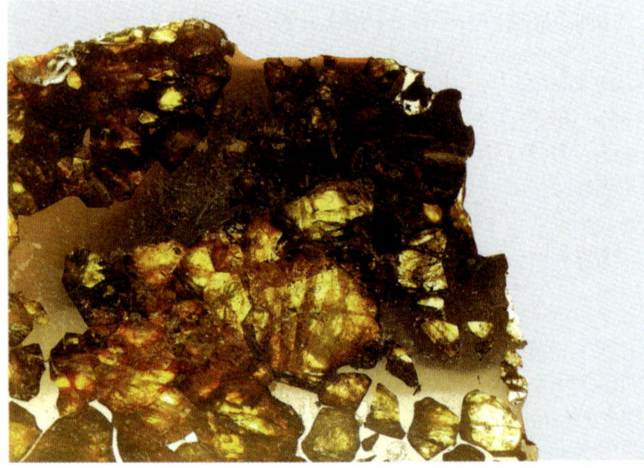

*Pallasit-Scheibe im Durchlicht.*

**In der klassischen Heilsteinliteratur** sind Meteorite nicht beschrieben. **Moderne Autoren:** Gienger, Kühni/von Holst, Melody, Paulin, Trendelkamp.

Meteorite sind selten verwendete Heilsteine.

**Astrologische Zuordnung:** Uranus in Widder (nach von Holst).

**Feng-Shui-Zuordnung:** Ba-Gua-Bereich Hilfreiche Freunde, Element Metall.

**Chakra-Zuordnung:** Thymuschakra.

**Meditations-Zuordnung:** Regeneration und Stärke.

**Pflege:** Meteorite einmal wöchentlich unter fließendem Wasser reinigen; Steinmeteorite werden mit Hämatit-Ministeinchen entladen, Eisenmeteorite können mit Hämatit nicht entladen werden; alle Meteorite werden zum Aufladen auf eine klare Bergkristallgruppe gelegt.

# Mimetesit

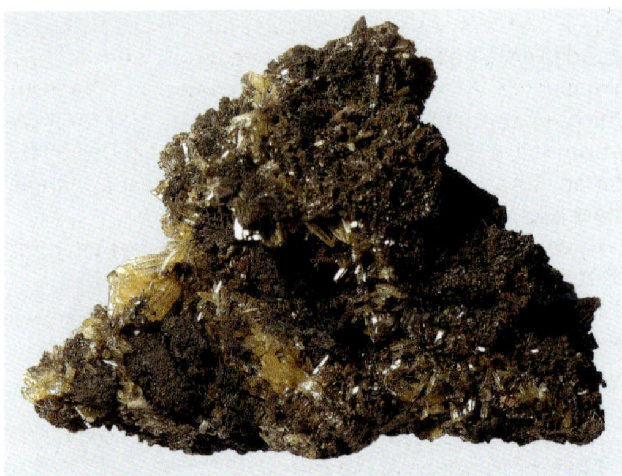

*Mimetesit-Stufe.*

**Name:** benannt von Beudant 1832, nach griech. *mimetes*, »nachahmen«, da er dem Pyromorphit sehr ähnlich ist. Engl.: Mimetite.

**Synonyme:** Bleiarsen-Apatit, Bunt-Bleierz, Flockenerz, Gorlandit, Grün-Bleierz, Mimetit, Petterdit und Traubenblei.

**Mineralogie:** Mimetesit entsteht sekundär bei tiefen Temperaturen in der Oxidationszone im Eisernen Hut arsenhaltiger Buntmetall-Lagerstätten. Dabei wandeln chlor- und arsenhaltige Verwitterungslösungen Bleisulfide und -sulfate zu Mimetesit um, der sich dann anflug- oder krustenartig in Gesteinshohlräumen niederschlägt.

**Mineralklasse:** chlorhaltiges Bleimineral der Apatit-Pyromorphit-Gruppe und der VII. Mineralklasse, der Arsenate; **Formel:** $Pb_5[Cl|(AsO_4)_3] + Ba,Ca,P,V + (Mn,Sr)$.

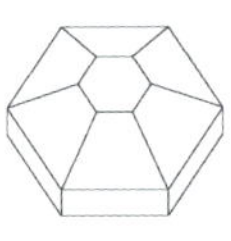

**Kristallsystem:** hexagonal; **Erscheinungsbild:** bildet sehr kleine aufgewachsene, kurzprismatische, dipyramidale, nadelige, manchmal tonnenförmige oder tafelige Kristalle; auch niedrige, traubige, erdige und kugelige Aggregate, in Krusten und Drusen; **Mohshärte:** 3,5–4; **Dichte:** 7,2; **Spaltbarkeit:** keine; **Bruch:** uneben; **Transparenz:** durchsichtig bis durchscheinend; **Farbe:** honig- oder wachsgelb, orangerot, aber auch farblos, weiß, grau, grünlich und braun; **Strichfarbe:** weiß; **Glanz:** fettig bis diamantartig; **Pulver:** weiß; **löslich:** in Säuren.

**Varietäten: Campylit:** braun, tönnchenförmig; **Ediphan:** gelb.

**Vorkommen:** selten: BRD (Johanngeorgenstadt), Frankreich (Farges), Großbritannien (Dry Gill Mine/Cumberland, Cornwall), GUS, Mexiko (Mina Ojuela), Namibia (Tsumeb),

Schweden (Langban), Tschechien (Pribram), USA (Utah).

**Verwechslung:** kann mit Apatit, Pyromorphit und Vanadinit verwechselt werden; **Unterscheidung:** Härte, Dichte, mineralogisch-gemmologisch.

**Fälschungen:** sind nicht bekannt.

**Im Handel** ist Mimetesit als Einzelkristall und Kristallstufe erhältlich.

**Wirkung der Ionen:** Arsen (Intensivierung), Blei (Blockade, Lebensmut), Chlor (Nervenübertragung).

**Organwirkung:** Knochen, Nervensystem.

**Körperlich:** verbessert die Beweglichkeit bei Knochenerkrankungen und kann bei Wirbelsäulenerkrankungen eingesetzt werden (nach Melody).

**Seelisch:** verringert die Neigung, Gewohnheiten, Verhalten und Lebensstil anderer zu imitieren, fördert Eigenständigkeit, Unabhängigkeit, Abenteuerlust und hilft seinen eigenen Weg unbeirrt zu gehen, wobei er alltägliche Pflichten abzubauen hilft (nach Melody); unterstützt die Kommunikation (nach Keyte); sorgt bei Channeling für klaren Empfang und schützt den Wissensempfänger (nach Melody).

**Anwendung:** Mimetesit wird als Kristall mit einer Papierunterlage auf den Körper gelegt.

**In der klassischen Heilsteinliteratur** ist Mimetesit nicht beschrieben. **Moderne Autoren:** Gienger, Keyte, Kühni/von Holst, Melody.

Mimetesit ist ein selten verwendeter Heilstein.

**Astrologische Zuordnung:** Steinbock (nach Melody).

**Chakra-Zuordnung:** Herzchakra.

**Pflege:** Mimetesit einmal wöchentlich unter fließendem Wasser reinigen, mit Hämatit-Ministeinchen entladen und zum Aufladen in die Morgensonne oder auf eine Bergkristallgruppe legen.

# Moldavit

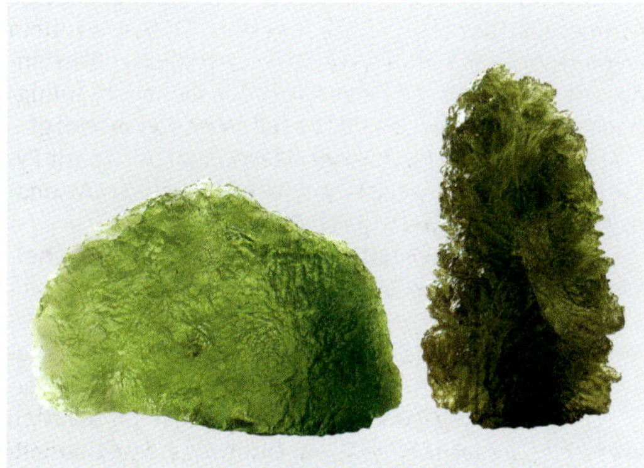

*Moldavit.*

**Name:** abgeleitet von der Moldau, in deren oberen Einzugsbereich er heute gefunden und abgebaut wird. Englisch: Moldavite.

**Synonyme:** Glasmeteorit, Pseudochrysolith.

**Mineralogie:** Moldavit entstand metamorph vor zirka 15 Mio. Jahren als Reaktion auf den Einschlag eines Meteoriten von 1 km Durchmesser im Nördlinger Ries, welcher einen 25 km breiten und 4 km tiefen Krater schuf und damit die Schwäbische und die Fränkische Alb trennte. Aufgeschmolzenes irdisches Gestein wurde herausgeschleudert, erkaltete im Flug und ging 400 km weiter östlich in der heutigen Tschechei nieder. Siehe auch unter Teil 1, Mineralogie, Metamorphite

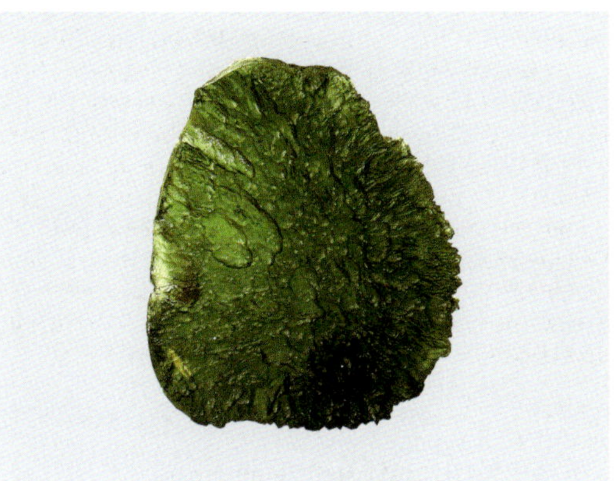

*Moldavit.*

**Mineralklasse:** Moldavit zählt zu den Tektiten, durch Meteoriteneinschlag entstandene Gläser, und zur IV. Mineralklasse, der Oxide; **Formel:** $SiO_2 + Al_2O_3 + Ca,Fe,K + Mg, Mn,Na,Ti + Ba,Sr$.

**Kristallsystem:** amorph; **Erscheinungsbild:** bildet rundliche, manchmal tropfenförmige oder splittrige Stücke mit rauher, narbiger Oberfläche; **Mohshärte:** 5,5; **Dichte:** 2,32–2,38; **Spaltbarkeit:** keine; **Transparenz:** durchsichtig bis durchscheinend; **Farbe:** Moldavit flaschengrün, manchmal braungrün, durchscheinend; Tektit ist schwarz, selten an Kanten grün durchscheinend. **Glanz:** glasartig; **Strichfarbe:** weiß.

**Vorkommen:** Moldavit: Tschechien. Tektit: Thailand

**Verwechslung:** kann mit seltenen grünen Tektiten verwechselt werden; **Unterscheidung:** exakte Spurenelementanalyse.

**Fälschungen:** Imitationen aus grünem Glas sind im Handel.

**Im Handel** ist der wertvolle Moldavit als narbiger Rohstein, Trommelstein und edler Anhänger erhältlich.

**Wirkung der Ionen:** Silizium (Haut), Aluminium (Nüchternhe

**Organwirkung:** Haut, Herz, Lunge, Magen, Niere.

**Körperlich:** lindert Anämie und verbessert Beschwerden der Atemwege (nach Gienger); wirkt bei grippalen Infektionserkrankungen (nach Schaufelberger-Landherr); lindert Asthma und Engegefühle; beruhigt bei nervösen Herzbeschwerden (nach Kühni); löst die körperlichen Folgen alter Schockerlebnisse auf; deckt weitreichend die psychischen und spirituellen Hintergründe funktioneller Störungen auf und lindert die Erscheinungen, insbesondere bei Magenbeschwerden und Unverträglichkeiten sowie Verspannungen im Kiefer- und Beckenbereich (nach von Holst).

**Seelisch:** fördert die Erkenntnis, ein geistiges Wesen zu sein; stärkt die Einfühlungsgabe und Hellsichtigkeit; löst die Aufmerksamkeit von materieller Verhaftung (nach Gienger); gibt Urvertrauen zurück und nimmt die Angst vor Verlusten – insbesondere seinen Körper zu verlieren –, schenkt Leichtigkeit und Heiterkeit, befreit die Emotionen (nach von Holst); bringt spontane, unkonventionelle Ideen und Problemlösungen (nach Gienger); beflügelt die Fantasie und lässt abheben (nach Sienko); fördert Träume, ebenso luzideTräume (nach Kühni) und ermöglicht auch die Erinnerung daran (nach Heider); gegen übermäßige Empfindsamkeit und Schüchternheit (nach Keyte); gibt Kraft, Prüfungen und Schwierigkeiten durchzustehen (nach Musil); gewährt ein unbefangenes Herangehen an neue Herausforderungen und große Vorhaben, ermöglicht Erfolg durch Vertrauen, Offenheit und Liebe zur Sache (nach von Holst).

**Energetisch:** Moldavit weitet die Aura und lässt übergeordnete Positionen einnehmen (nach von Holst).

**Anwendung:** Moldavit wird als Anhänger oder Kette getragen, als Rohstein aufgelegt; als Rohstein oder Trommelstein in der Tasche mitgeführt. Tektite werden am besten gleichzeitig auf den Sicherungskasten und die weiteren Störquellen gelegt, bei Wasseradern vorn und hinten an die Wand legen.

**In der klassischen Heilsteinliteratur ist** Moldavit nicht beschrieben. **Moderne Autoren:** Gienger, Heider, Keyte, Kühni/von Holst, Melody, Musil, Paulin, Pöttinger, Raphaell, Schaufelberger-Landherr, Sienko, Sperling, Trendelkamp.

Moldavit ist ein gut geprüfter Heilstein.

**Ergänzende Bachblüte:** Clematis (nach Miesalla-Sellin).

**Astrologische Zuordnung:** Skorpion (nach Melody), Uranus in Wasserzeichen (nach von Holst), Jupiter im vierten Quadrant (nach Maier).

**Tarot-Zuordnung:** Neun der Kelche.

**Chakra-Zuordnung:** Herzchakra (nach Schaufelberger-Landherr und von Holst/Gienger).

**Pflege:** Moldavit einmal wöchentlich unter fließendem Wasser reinigen, mit Hämatit-Ministeinchen entladen und zum Aufladen in die Morgensonne oder auf eine Bergkristallgruppe legen.

**Hinweis:** Der größte gefundene Moldavit wiegt 265,5 g.

# Molybdänit

**Name:** Benannt von Hielm 1782, nach griech. *molybdos,* »Blei«, als Hinweis auf dessen bleigraue Farbe.

**Synonym:** Molybdänglanz, Wasserblei; Engl.: Molybdenite.

**Mineralogie:** Molybdänit entsteht primär magmatisch, pegmatisch-pneumatolytisch in Gesteinen wie Aplit, Granit oder Pegmatit, häufig in Hohlräumen, hydrothermal in Ganglagerstätten und Porphyr und kontaktmetasomatisch. **Begleitminerale:** Anhydrit, Chalkopyrit, Fluorit, Pyrit, Quarz und Scheelit.

**Mineralklasse:** Molybdänit ist ein Molybdän-Mineral der Molybdänit-Gruppe und der II. Mineral-Klasse, der Sulfide; **Formel:** $MoS_2$ + Re,Ag,Au; Molybdänit kann bis zu 59,9% Molybdän enthalten.

**Kristallsystem:** hexagonal; **Erscheinungsbild:** Molybdänit bildet nur gelegentlich gut ausgebildete, dicke, tafelige, hexagonale Tafeln und Säulen, meist jedoch schuppige, blättrige, massige, ineinander verflochtene Aggregate und biegsame Blättchen; **Mohshärte:** 1–1,5; **Dichte:** 4,7–4,8; **Spaltbarkeit:** vollkommen; **Transparenz:** undurchsichtig, in dünnen Blättchen durchscheinend; **Farbe:** Molybdänit kann bleigrau bis blaugrau mit violettem Stich auftreten; **Glanz:** metallisch; Strichfarbe: grünlich-grau; **Pulver:** glänzend blaugrau; Eigenschaft: Molybdänit fühlt sich fettig an; **Flammenfärbung:** grün.

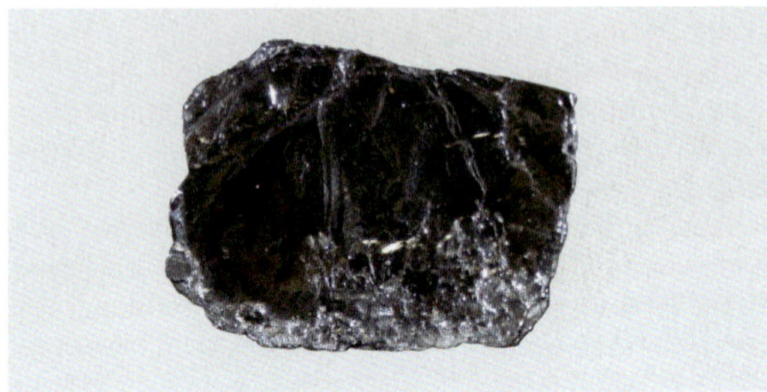

*Molybdänit, Australien.*

**Vorkommen:** selten **hydrothermal:** Australien (New South Wales), Kanada (Quebec), USA (Washington); **metamorph-hydrothermal:** Schweiz (Wallis). Dazu: Afghanistan, BRD: Auerbach/Bergstraße; Bolivien; Großbritannien: Cornwall; GUS: Ural, Kanada: Renfrew, Mexiko: Cananea, Norwegen, USA: Climax/Colorado, Edison.

**Verwechslung:** Molybdänit kann mit Graphit und Spekularit verwechselt werden; **Unterscheidung:** Härte, Dichte, Strichfarbe, Flammenfärbung.

**Fälschungen:** von Molybdänit sind nicht bekannt.

**Im Handel** ist der Molybdänit als derbe, verflochtene Aggregate erhältlich.

**Wirkung der Ionen:** Molybdän.

**Organwirkung:** Enzymbildung.

**Körperlich:** bewahrt vor chaotischen Aktivitäten innerhalb des Körpers (nach Melody); optimiert enzymatische Prozesse; beschleunigt den Abbau schädlicher Stoffe, insbesondere Schwefel; schützt die Hirnfunktionen (nach Kühni).

**Seelisch:** bringt als Bewahrer des Erreichten Stetigkeit und Verlässlichkeit ins Leben; zeigt uns die Vielfalt der Erscheinungen der Schöpfung; bringt Licht ins Dunkel; vermittelt Gewissheit nicht allein zu sein (nach Melody); gibt Klarheit in die Lebensausrichtung und verhilft zu einer bewussten Lebensführung (nach Kühni/von Holst).

**Energetisch:** balanciert die Energiekörper und die Wesensglieder (nach Melody).

**Anwendung:** Molybdänit wird als Rohstein mitgeführt oder aufgelegt.

**In der klassischen Heilsteinliteratur** ist der Molybdänit nicht beschrieben. **Moderne Autoren:** Gienger, Heider, Kühni, Melody.

Molybdänit ist ein sehr selten verwendeter Heilstein.

**Astrologische Zuordnung:** Skorpion.

**Pflege:** Molybdänit sollte einmal wöchentlich unter fließendem Wasser gereinigt werden. Um den Stein wieder aufzuladen, empfiehlt es sich, ihn für etwa 1 bis 2 Stunden in die Morgensonne zu legen.

# Mondstein

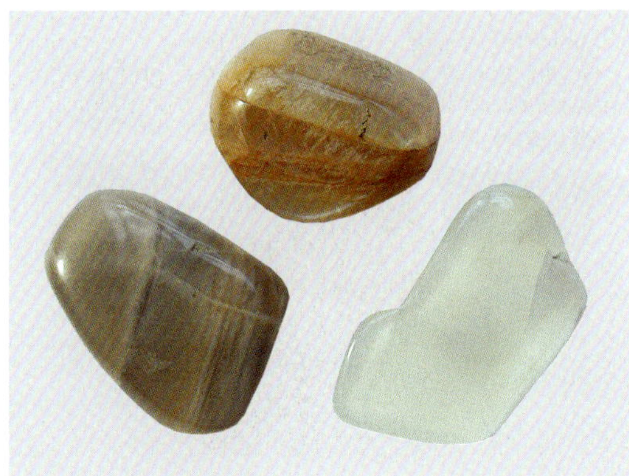

*Mondstein-Trommelsteine.*

**Name:** benannt nach seinem kühlen weißblauen mondlichtähnlichen Lichtschein. Engl.: Moonstone, franz.: Pierre de lune.

**Synonym:** Selenitis.

**Mineralogie:** Mondstein bildet sich primär-pegmatisch, wo zunächst eine natriumreiche Hochtemperatur-Modifikation des Orthoklas entsteht, die sich bei langsamer Abkühlung und durch Verwitterung entmischt. Je nach Mengenverhältnis von Kalium : Natrium entsteht ein Perthit oder Antiperthit. Durch Brechung und Streuung des Lichtes an den Entmischungslamellen erscheint der Mondstein trübe und die Überlagerungen der gebrochenen Lichtstrahlen erzeugen den begehrten Mondstein-Effekt.

**Mineralklasse:** Kalium-Aluminium-Mineral der Feldspat-Familie und der VIII. Mineralklasse, der Gerüst-Silikate.

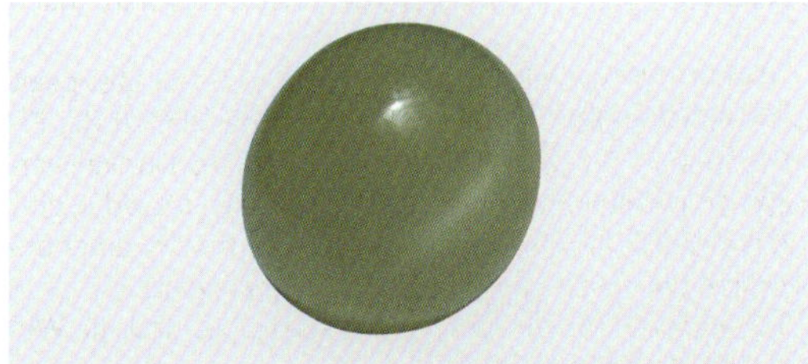

*Mondstein-Cabochon mit Lichtlauf.*

**Kristallsystem:** monoklin; **Erscheinungsbild:** bildet keine Kristalle, sondern massige Aggregate oder derbe Spaltstücke; **Mohshärte:** 6–6,5; **Dichte:** 2,58–2,59; **Spaltbarkeit:** vollkommen; **Bruch:** uneben; **Transparenz:** halbdurchsichtig bis durchscheinend; **Farbe:** farblos, gelblich, grünlich, bräunlich bis rauchgeschwärzt, mit weiß-bläulichem seidigem Lichtlauf wie bei Orthoklas; **Glanz:** glas- bis pechartig; **Strichfarbe:** weiß.

**Vorkommen:** Australien (Queensland), Brasilien, Indien, Madagaskar, Myanmar (Magok), Schweiz (St. Gotthard), Sri Lanka (Weragoda), USA.

**Verwechslung:** kann mit Bytownit, blassem Chalcedon und weißem Labradorit verwechselt werden; Regenbogenmondstein bezeichnet weißen Labradorit. **Unterscheidung:** mineralogisch; bei Labradoriten ist das Schillern nur aus bestimmten Blickwinkeln sichtbar

**Fälschungen:** Imitationen aus Glas und synthetischem Spinell sind im Handel.

**Im Handel** ist Mondstein als Trommelstein, anpolierter Rohstein, Anhänger, Bi-Scheibe, Kugelkette und Cabochon erhältlich. Mondstein-Essenzen: von KATMA, Lavandinum, United Nature und Amandus Korse.

**Wirkung der Ionen:** Aluminium (beruhigend, Gefühlsausdruck), Kalium (Hormonsteuerung, Intuition, Lichtempfindlichkeit).

**Organwirkung:** Eierstöcke, Lymphdrüse, Zirbeldrüse.

**Körperlich:** wichtigster Heilstein für die Hormone und für die Chronobiologie (nach Kühni/von Holst); regt die Zirbeldrüse an und gleicht das hormonelle Geschehen an die Naturrhythmen – wie Mondzyklus und Jahreszeit – an und harmonisiert die hormonelle Umstellung während der Pubertät und im Klimakterium; greift in die Hormonproduktion ein bei Unfruchtbarkeit, Menstruations- und Wechseljahrsbeschwerden, auch nach der Geburt; wirkt auf die Knochen und damit vorbeugend gegen Osteoporose (nach Gienger); beeinflusst das Lymphsystem und fördert damit die Abwehr (nach Peschek-Böhmer); bei hormonell bedingter Schilddrüsendysfunktion und Stoffwechselerkrankungen sowie hormonell bedingten Hauterkrankungen wie Akne und fettige Haut; regt die Milchproduktion an; angezeigt bei Abszessen, Darmentzündung, Diabetes, Durchblutungsstörungen; entzündungshemmend bei Eierstockentzündung; bei Fettsucht, grauem Star, hilft bei Ödemen (nach Korse) und Warzen; stimuliert den Wachstumsprozess (nach Pöttinger) und wird bei Wachstumsstörungen eingesetzt (nach Franzen); unterstützt die Behandlung aller Krankheiten, besonders des Unterleibs, die Geschwüre nach sich ziehen können (nach Gurudas).

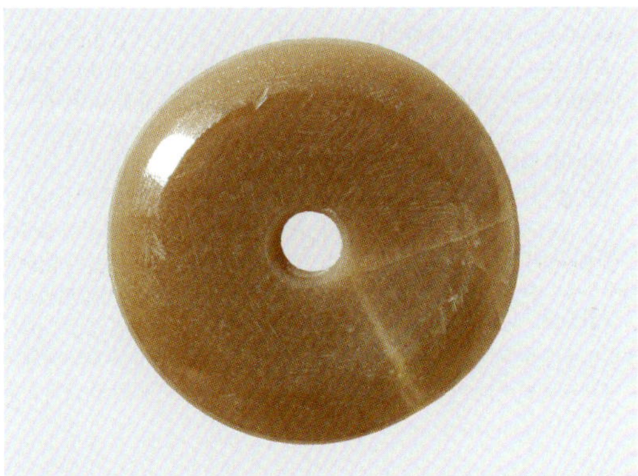

*Mondstein-Bi-Scheibe.*

**Seelisch:** verbessert die Traumerinnerung und lindert Mondsüchtigkeit; wirkt beruhigend, auch bei Anfällen von irrationalen Ängsten; mindert emotionale Konflikte und Gefühlskälte, Lebensunlust, Stress, Unausgeglichenheit; macht empfänglicher und aufgeschlossener (nach Korse); steigert das Gefühlsempfinden (nach Sienko); erleichtert den Zugang zum Unterbewusstsein und hilft, alle Emotionen zu integrieren (nach Gurudas); fördert Einfühlungsvermögen und Intuition (nach Gienger); verwickelt in Spiele, weckt vielfältige Interessen und ermutigt, diese ausgiebig zu verfolgen – was die pflichtgemäße Erfüllung vorgegebener Aufgaben stark erschwert, denn Disziplin ist nicht seine Tugend (nach von Holst).

**Anwendung:** Mondstein wird als Kette, Anhänger oder Bi-Scheibe am Körper getragen; als Trommelstein oder Cabochon auf die Stirn, die Herzgegend oder auf den Unterleib gelegt; als großer Trommelstein von Neumond an eine Mondphase lang unter das Kopfkissen gelegt. Zur Einstellung der Periode auf die Mondphasen kann zwei bis drei Monate lang der Stein am Unterleib getragen oder als Elixier eingenommen werden.

**In der klassischen Heilsteinliteratur** ist Mondstein bei Aristoteles, Plinius, Al-Kazwini und Konrad von Megenberg beschrieben. **Moderne Autoren:** Ahlborn, Beeler, Bind-Klinger, Bourgault, Braunger, Brusius, Chocron, Cloose, Dow, Franzen, Gienger, Graf, Guhr, Gurudas, Heider, Hofmann, Huber, Johari, Keyte, Korse, Korte, Kühni/von Holst, Labacher, Laroche, Lorenzo, Maier, Markham, Melody, Menrow, Musil, Novak, Paulin, Peschek-Böhmer, Pöttinger, Raphaell, Ray, Richardson, von Rohr, Scharner, Schaufelberger-Landherr, Schelhas, Scholz, Schwarz, Sharamon, Sienko, Sperling, Storm-Kull, Thölken, Trendelkamp, Vorreiter, Weltler, Werner.

Mondstein ist ein gut geprüfter Heilstein.

**Astrologische Zuordnung:** Mond in den Fischen (nach von Holst); Mond mit Venusaspekt; Mond im ersten Quadrant (nach Maier).

**Tarot-Zuordnung:** Vier der Kelche (nach Hofmann).

**Chakra-Zuordnung:** Nabelchakra. Die Hohepriesterin.

**Meditations-Zuordnung:** Weiblichkeit.

**Feng-Shui-Zuordnung:** Ernährungszyklus Element Metall – Element Wasser, Ba-Gua-Bereich Kinder. Der womöglich größte Mondstein-Kristall wiegt 23 kg. Sein Einfluss auf die Ba-Gua-Bereiche, in die er platziert wird, ist immens.

**Pflege:** Mondstein einmal wöchentlich unter fließendem Wasser reinigen, mit Hämatit-Ministeinchen entladen und zum Aufladen in klaren Mondnächten in Mondlicht legen.

# Mondolith

siehe Eisenkiesel

# Mookait

**Name:** benannt nach dem ursprünglichen Fundort am Mooka-Bach in Westaustralien, nach aboriginal mooka, »kleines Wasser«. Engl.: Mookaite, franz.: Mokaite.

**Mineralogie:** Mookait entsteht sekundär aus Kieselsäurelösungen, die durch Verwitterungsprozesse aus silikathaltigem Gestein freigesetzt werden und mit Sickerwasser in tonig-sandigen, eisenhaltigen Sedimentgesteinen, Opal, Flint oder Hornstein bilden.

**Mineralklasse:** Mineral der Quarz-Gruppe, eine Variation der Jaspis-Familie und der IV. Mineralklasse, der Oxide;

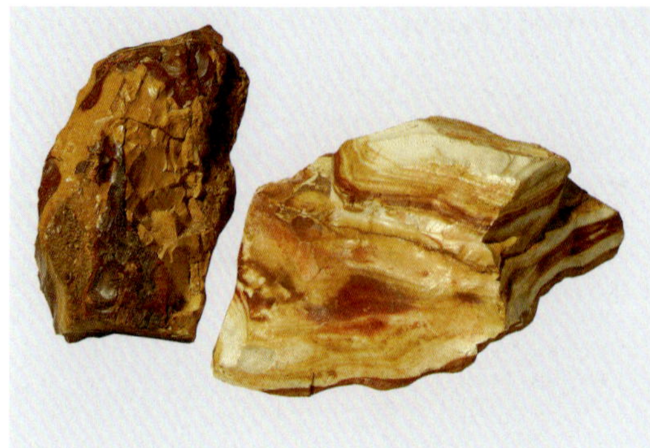

*Mookait-Rohsteine.*

**Formel:** $SiO_2$ + Fe,O,OH; farbgebendes Metall ist das Eisen.

**Kristallsystem:** teils trigonal, teils amorph; **Erscheinungsbild:** bildet nur mikrokristalline Kristalle; stattdessen erscheint er in körnig-dichten Massen ohne regelmäßige Begrenzungen; **Mohshärte:** 6,5–7; **Dichte:** 2,65–2,9; **Spaltbarkeit:** keine; **Bruch:** muschelig; **Transparenz:** undurchsichtig; **Farbe:** zeigt ineinander verlaufende Bereiche von weiß, beigegelb, ockerfarben, ziegelrot oder violett, jedoch stets pastellig hell; **Glanz:** harzartig.

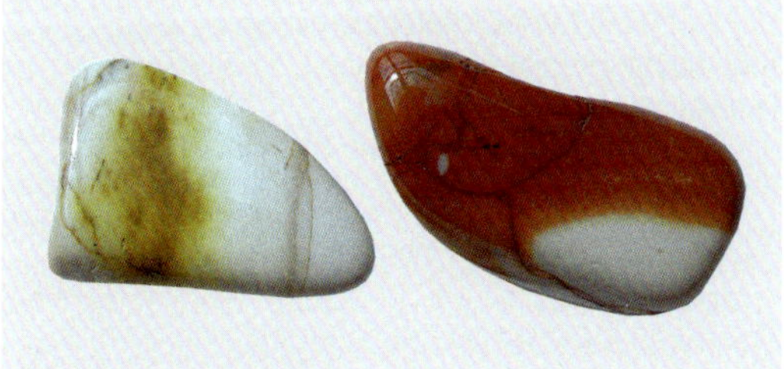

*Mookait-Trommelsteine.*

**Vorkommen:** Australien, Namibia.

**Verwechslung:** kann mit Rotem oder Gelbem Jaspis verwechselt werden; **Unterscheidung:** mineralogisch.

**Fälschungen:** sind bisher nicht bekannt.

**Im Handel** ist Mookait als Rohstein, anpolierter Rohstein, Trommelstein, Daumenstein, Bi-Scheibe, Kugelkette und Cabochon erhältlich.

**Organwirkung:** Leber.

**Körperlich:** **rot:** regt die Blutreinigung in der Leber und Milz an (nach Gienger); verbessert die Bindegewebsentschlackung (nach Kühni); bei verlängerten Blutungszeiten und Tendenz zu blauen Flecken (nach Sienko); fördert die Wundheilung (nach Gienger); **weiß:** auch bei Verbrennungen; **creme:** stärkt das Immunsystem und beschleunigt den Heilungsprozess bei Vereiterungen (nach Gienger); ebenso bei Ekzemen, Abszessen, Furunkeln (nach Heider) und Neurodermitis (nach Pöttinger); fördert bei trockenem Husten die Schleimbildung, ebenso bei Erkrankungen der Stirn- und Kieferhöhlen (nach Weltler); stärkt die Bauchspeicheldrüse (nach Heider); hilft die Gesundheit langfristig zu stabilisieren (nach Gienger); findet bei Parkinson-Krankheit Verwendung (nach Kühni); **braun:** gut bei Verdauungsstörungen (nach Siebenthal); **violett:** aktiviert die Thymusdrüse und wird nach Krebsoperationen zur Nachbehandlung eingesetzt (nach Kühni).

**Seelisch: allgemein:** fördert geistige Flexibilität, Tatkraft sowie Dynamik und hilft gleichzeitig innere Sammlung und Ruhe zu bewahren; macht seelisch ausgeglichen (nach Gienger); gibt ein Gefühl des inneren Friedens (nach Heider) und fördert Anpassung und Geborgenheit (nach Novak); kann übermäßiges Zittern und Stottern lindern (nach Schaufelberger-Landherr); begünstigt angenehme Zufälle und Begegnungen im Leben; hilft zwischen inneren und äußeren Interessen einen Ausgleich zu finden, macht extrovertiert und bewegungsfreudig, wenn zuvor Zurückgezogenheit und Lethargie vorherrschten; hilft, sich auch wieder zurückzuziehen, bevor man sich in Aktivitäten verliert; ist ein idealer Begleiter auf Reisen, da er aufgeschlossen, optimistisch, abenteuerlustig, aber nicht waghalsig macht und immer mit Herz und Verstand dabei ist (nach von Holst).

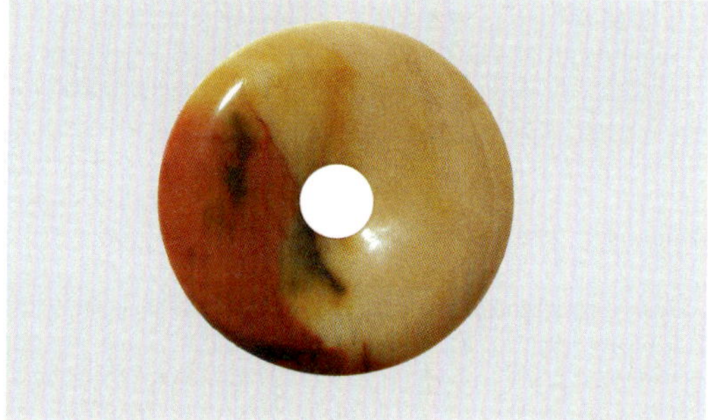

*Mookait-Bi-Scheibe.*

**Anwendung:** Mookait wird als Anhänger, Bi-Scheibe oder Kugelkette direkt mit Hautkontakt getragen; als Buddha-Tikra am Handgelenk getragen; als Scheibe auf die Haut gelegt; als Trommelstein in der Hosentasche mitgeführt; als Rohstein zur Meditation aufgestellt oder als Steinkreis gesetzt.

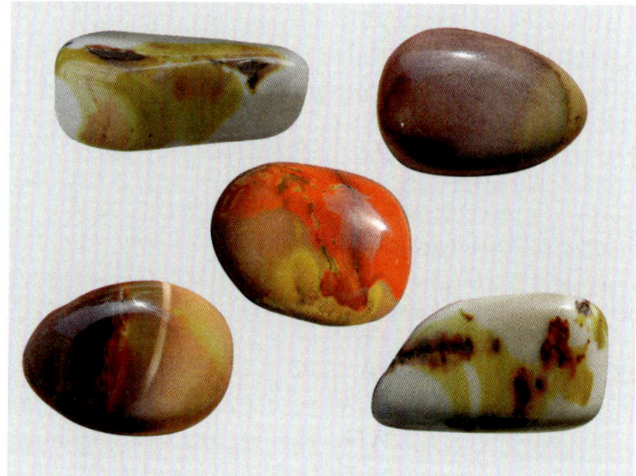

*Mookait-Trommelsteine, Australien.*

**In der klassischen Heilsteinliteratur** ist Mookait nicht beschrieben. **Moderne Autoren:** Beeler, Gienger, Kühni/von Holst, Novak, Paulin, Pöttinger, Siebenthal, Sienko, Sperling, Trendelkamp, Weltler.

Mookait ist ein gut geprüfter Heilstein.

**Astrologische Zuordnung:** Mars im ersten Quadrant (nach Maier).

**Chakra-Zuordnung:** Solarplexus-Leber-Chakra (nach von Holst/Gienger).

**Feng-Shui-Zuordnung:** Element Erde, Ba-Gua-Bereich Partnerschaft und Kinder. Große Stücke wirken sehr belebend und aufmunternd auf die Atmosphäre.

**Meditations-Zuordnung:** Verarbeitung.

**Pflege:** Mookait einmal wöchentlich unter fließendem Wasser reinigen, mit Hämatit-Ministeinchen entladen und zum Aufladen in die Morgensonne oder auf eine Bergkristallgruppe legen.

# Moosachat

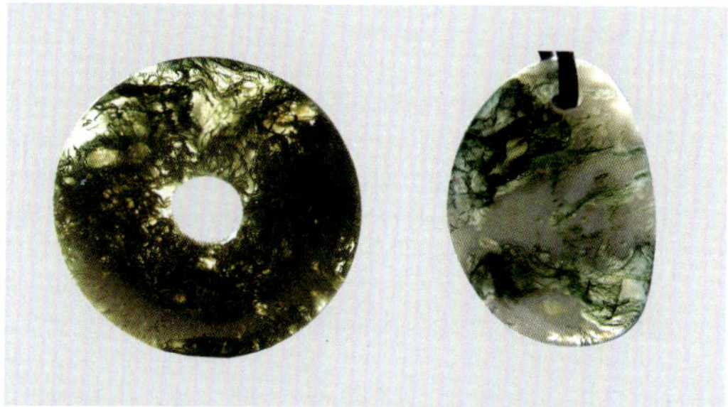

*Moosachat grün, Bi-Scheibe und Anhänger.*

**Name:** benannt seit dem 19. Jahrhundert nach den moosartigen Zeichnungen. Engl.: Moos Agate.

**Synonyme:** Moos-Chalcedon, Moos-Jaspis für sehr dichten Moosachat; Cormit und Vulkanjaspis für Moosachat mit Hämatit-Einschlüssen. Als Handelsbezeichnungen werden auch Indien-Achat und Medfordit verwendet.

**Mineralogie:** Moosachat entsteht sekundär aus kieselsäurehaltigen Sickerlösungen, die durch eine allmähliche Austrocknung eindicken. Dringen eisen- und magnesiumhaltige Lösungen in dieses Kieselgel ein, bilden sich die typischen Schlieren des Moosachats.

**Mineralklasse:** Varietät der Chalcedon-Familie und der IV. Mineralklasse, der Oxide. Die grünen moosartigen Dendriten sind Magnesium-Eisen-Kettensilikate, in der Regel Hornblende. **Formel:** $SiO_2$+Al,Ca,Fe,K,Mg, Na. Einschlüsse: $(Na,K)Ca_2(Mg,Fe)_3(Fe,Al)_2[(O,OH,F)_2/Al_2Si_6O_{22}$ +Mn,Ti [nach Bruder, Forschungsprojekt SHK]

**Kristallsystem:** Chalcedon: trigonal; Hornblende: monoklin; **Erscheinungsbild:** bildet keine sichtbaren Kristalle, sondern mikrokristalline Aggregate oder Spaltenfüllungen im Gestein; **Mohshärte:** 6,5–7; **Dichte:** 2,58–2,62; **Spaltbarkeit:** keine; **Bruch:** rauher; **Transparenz:** durchscheinend bis undurchsichtig; **Farbe:** farblos, hellblau, bräunlich, meist durchzogen von grünen Schlieren, durchzogen von madenartigen rosa- bis orangefarbenen Strukturen, Fäden und moosartigen Gebilden; **Glanz:** glas- bis wachsartig; **Strichfarbe:** weiß.

**Vorkommen:** Botswana, Brasilien, GUS, China, Indien, Myanmar, Südafrika, USA.

**Verwechslung:** kann mit Heliotrop und Dendriten-Chalcedon verwechselt werden; **Unterscheidung:** mikroskopisch, mineralogisch.

**Fälschungen:** Moosachatimitationen aus zusammengeklebten Chalcedondubletten und Glasimitationen sind bekannt.

**Im Handel** ist Moosachat als Trommelstein, Anhänger, Pi-Scheibe, Kugelkette, Rohstein und kunstgewerbliche Dekorstücke erhältlich.

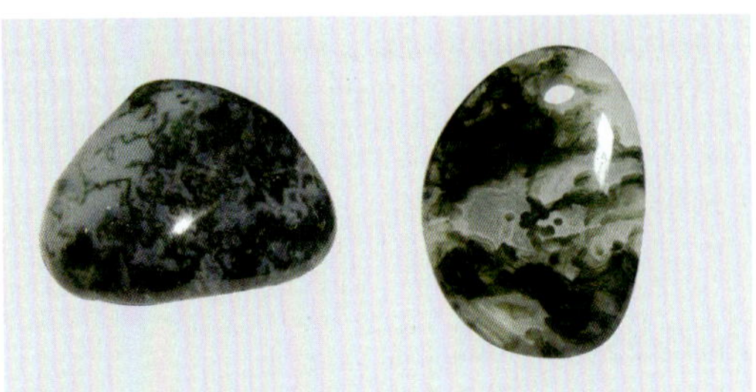

*Moosachat grün, Trommelsteine.*

**Organwirkung:** Bindegewebe, Verdauungstrakt.

**Körperlich: Grün:** aktiviert die Hormonproduktion der Nebennieren, regt allgemein die Nierenfunktion an; hilft bei Hitzewallungen (nach Pelz); stimuliert das Bindegewebe, stärkt die Verdauung und den Lymphfluss (nach Korse); lindert Blasenleiden; fördert die Sauerstoffaufnahme im Blut (nach Novak); entgiftet den Körper über das Bindegewebe; wirkt schleimbildend bei trockenem Husten; hemmt Entzündungen, stärkt das humorale Immunsystem und regt die Tätigkeit der Lymphe an; wird bei hartnäckigen Infektionen der Lunge und Atemwege eingesetzt, bietet wirksame Unterstützung bei Nebenhöhlenentzündung; wirkt fiebersenkend bei Gelenks- und Lungenentzündung; lässt geschwollene Lymphknoten abschwellen (nach Gienger); wirksame Hilfe bei Halsentzündung, Stimmproblemen, Erkältungen und Verschleimung; beeinflusst Kopf- und Zahnschmerzen, Gliederschmerzen und Verspannungen (nach Forschungsprojekt SHK); aktiviert die Milchdrüsen beim Stillen; verbessert die Verdauung (nach Peschek-Böhmer); angezeigt bei Muskelkater, gutartigen Hautwucherungen, Warzen; unterstützt den Dickdarm (nach Schaufelberger-Landherr). **Rosa:** hilft rasch bei chronischer Verstopfung, wenn die Darmtätigkeit durch Einnahme von Abführmittel zum Stillstand gekommen ist, aber auch bei Durchfall; entgiftet, entschlackt und stärkt den Lymphfluss, und lindert Entzündungen im Magen-Darm-Trakt (nach Gienger); könnte bei Darmparasiten hilfreich sein (nach von Holst); verbessert Hautprobleme, fördert die Sekretion der Verdauungsenzyme; optimiert die Darmflora und die Verdauung, auch wenn die erste Woche Blähungen auftreten; verbessert die Durchblutung; fördert Wachstum und Stabilität von Haaren und Nägeln (nach Forschungsprojekt SHK).

**Seelisch: Grün:** wirkt bei dem Gefühl gehetzt und haltlos zu sein, bei Ungeduld und Intoleranz bezüglich empfundener Langsamkeit und Begriffsstutzigkeit anderer (nach Forschungsprojekt SHK); hilft bei Aggression, Kummer und Wut, macht ruhig und nachdenklich, entwickelt die soziale Seite des Menschen und stärkt die Verbundenheit mit der Natur (nach Korse); gegen Unentschlossenheit; stärkt bei Erschöpfung, Hoffnungslosigkeit und Mutlosigkeit (nach Gienger); bringt Inspiration und neue Ideen (nach Gienger); ermöglicht, sich von tiefsitzenden Ängsten und geistigen Ketten zu lösen (nach Gienger); erschließt unterdrückte sexuelle Gefühle (nach Keyte): **Rosa:** überwindet Gefühle wie Ekel, Abscheu, Rachegelüste und Gereiztheit und lässt Empfindlichkeit, Angst vor Verletzungen und Schutzbedürfnis zugunsten seelischer Stabilität und offener spielerischer Lebenshaltung weichen (nach Gienger); löst innere Spannungen, fördert die Lust und die sexuelle Bereitschaft; stärkt das Selbstvertrauen und die psychiche Stabilität; hebt das Bedürfnis nach Nähe, Gesellschaft und Anerkennung; bringt eine lebensbejahende Geistesgegenwart; intensiviert das Traumerleben und -erinnern (nach Forschungsprojekt SHK); bewirkt rasche Auffassungsgabe, Begeisterungsfähigkeit und Erfindergeist; hilft bei der Neigung sich zu verzetteln und gegen Rastlosigkeit (nach von Holst).

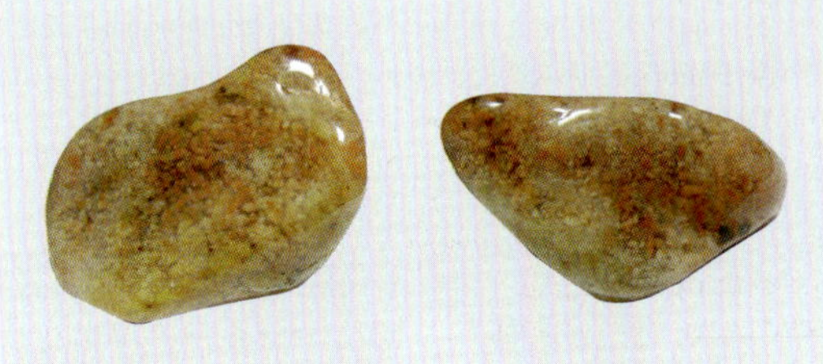

*Moosachat rosa, Trommelsteine.*

**Anwendung:** Moosachat wird als Anhänger, Pi-Scheibe oder Kette auf der Brust getragen; als Scheibe auf die betreffende Körperstelle gelegt; als Trommelstein in der Hosentasche getragen; als Moosachatwasser oder -elixier getrunken. Sollte vor Gebrauch auf Verträglichkeit getestet werden.

**In der klassischen Heilsteinliteratur** ist Moosachat nicht beschrieben. **Moderne Autoren:** Beeler, Gienger, Johari, Heider, Keyte, Korse, Kühni/von Holst, Maier, Melody, Musil, Novak, Paulin, Pelz, Peschek-Böhmer, Pöttinger, Ray, Schaufelberger-Landherr, Scholz, Sienko, Sperling, Vorreiter, von Wechmar, Weltler. Moosachat grün und rosa wurden 2003 per Blindtest vom Forschungsprojekt SHK geprüft.

Grüner Moosachat ist ein gut geprüfter Heilstein.

**Ergänzende Bachblüte:** Holly (nach Häge).

**Astrologische Zuordnung:** Krebs (nach Musil), Steinbock, Mond in Stier (nach von Holst); Mondaspekte; Rosa Moosachat: Mond in Zwillinge (nach von Holst).

**Chakra-Zuordnung:** Herzchakra (nach Peschek-Böhmer), Solarplexus-Milz-Chakra (nach von Holst/Gienger).

**Meditations-Zuordnung:** Naturliebe.

**Pflege:** Moosachat einmal wöchentlich unter fließendem Wasser reinigen, mit Hämatit-Ministeinchen entladen und zum Aufladen auf eine Bergkristallgruppe oder über Nacht in Mondlicht legen.

# Moqui Marbles

**Name:** benannt nach den Moqui-Indianern, auf deren Land in Utah sie gefunden werden. Engl.: Moqui Marbles, franz.: Moqui.

**Synonyme:** Aetit, Eisenoolith, Limonitkugeln, Lebende Steine.

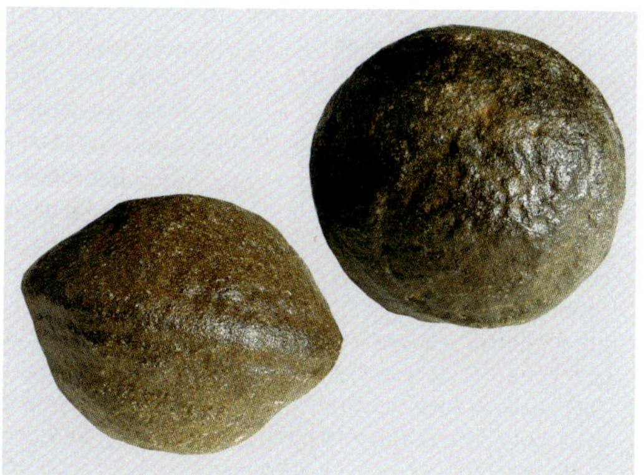

*Moqui Marbles.*

**Mineralogie:** Moqui Marbles entstehen sekundär sedimentär in flachen Meeren, wobei im Meerwasser gelöstes Eisen während der Ablagerung von Sand- und Tonpartikeln als Eisenoxid ausfällt. Das ausgefallene Eisenoxid legt sich durch das bewegte Meer schalenförmig um die Ton-Sandsteinteilchen, lässt diese größer werden, bis sie zu schwer werden, absinken und im Meeresgrund eingebettet werden.

**Mineralklasse:** zählen als Eisen-Sandstein-Konkretionen zur VI. Mineralklasse, den Oxiden. Der Eisenoxidanteil besteht aus Limonit, der Sandanteil aus Quarz.

**Kristallsystem:** Eisenoxid ist rhombisch, Quarz trigonal; **Erscheinungsbild:** Moqui Marbles sind kugelige bis linsenförmige Aggregate, die sandgefüllte Hohlräume aufweisen; **Mohshärte:** 5–5,5; **Dichte:** 3,0–3,5 (Eisenoolith), 3,0–4,2 (Moqui Marbles); **Spaltbarkeit:** keine; **Bruch:** körnig; **Transparenz:** undurchsichtig; **Farbe:** hell bis dunkelbraun, sand- bis erdfarben, mit rostbraunen Einsprengseln; **Glanz:** matt bis pechglänzend.

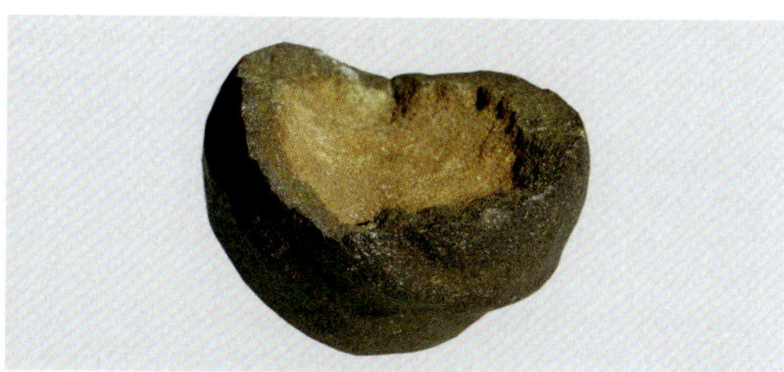

*Moqui Marble, zerbrochen.*

**Vorkommen:** BRD, England, Frankreich, USA (Utah).

**Verwechslung:** könnte mit Boji's verwechselt werden; **Unterscheidung:** Dichte.

**Fälschungen:** sind nicht bekannt.

**Im Handel** sind Moqui Marbles als kugelige Murmeln verschiedener Größe.

**Wirkung der Ionen:** Eisen (antriebssteigernd).

**Organwirkung:** Atemwege, Bewegungsapparat, Blut, Darm, Haut, Herz.

**Körperlich:** wirken stark regenerierend, wenn man dem anfangs erhöhten Schlafbedürfnis nachgibt, und können chronische Beschwerden durch die verstärkte Aktivität des Immunsystems zunächst »hochholen« (nach von Holst); fördern die Eisenaufnahme und die Bildung roter Blutkörperchen sowie die Durchblutung, aktiviert bislang unauskurierte Krankheiten (nach Gienger).

**Seelisch:** verbessern die Koordination und Beweglichkeit im Raum sowie das Raumgefühl – auch beim Autofahren und Einparken – und stärken das Körperbewusstsein (nach von Holst); lenken die Aufmerksamkeit des Körpers auf seine Grundbedürfnisse; fördern allgemeines Wohlbefinden; entspannen und erleichtern das Einschlafen und verleihen tiefen, traumlosen Schlaf (nach Forschungsprojekt SHK); ermutigen das Leben tatkräftig und konstruktiv – evtl. besser und bequemer – zu gestalten und die Zukunft kreativ vorzubereiten (nach von Holst). Helfen, geschehen zu lassen oder auch zuzupacken, und schenken guter Gesellschaft, Genuss und Gemütlichkeit mehr Augenmerk als übertriebenem Arbeitseifer (nach Gienger).

**Anwendung:** Moqui Marbles werden als Knolle im Beutel umgehängt, als Partnersteine in der Hosentasche getragen und gelegentlich in die Hand genommen, wobei der Mann den weiblichen, die Frau den männlichen Moqui bei sich trägt.

**In der klassischen Heilsteinliteratur** sind Moqui Marbles nicht beschrieben. **Moderne Autoren:** Gienger, Graf, Heider, Kühni/von Holst, Melody, Musil, Paulin, Pöttinger, Sienko.

Moqui Marbles sind gut geprüfte Heilsteine, seit sie überzogene Mythenbildung relativierend 1997 von der Forschungsgruppe SHK getestet wurden.

**Astrologische Zuordnung:** Waage, Wassermann, Schütze (nach Melody); Aszendent Jungfrau (nach von Holst).

**Chakra-Zuordnung:** Basischakra, Solarplexus-Chakra.

**Feng-Shui-Zuordnung:** Ernährungszyklus Element Erde – Element Metall.

**Pflege:** Moqui Marbels einmal wöchentlich unter fließendem Wasser reinigen und zum Aufladen in die Morgensonne legen. Moqui Marbels können nicht mit Hämatit entladen werden.

# Naturgläser

**Name:** benannt nach den glasartige Massen in der Natur, die unter verschiedenen Bedingungen entstanden.

**Mineralogie:** Naturglas entsteht primär, wenn Gesteinsschmelzen zu schnell abkühlen, um kristalline Strukturen zu bilden.

**Mineralklasse:** Mineral der Quarz-Gruppe und der VIII. Mineralklasse, der Oxide; **Formel:** $SiO_2 + H_2O$ und je nach Fundort verschiedene Fremdstoffe.

**Kristallsystem:** amorph; **Erscheinungsbild:** bildet unregelmäßige derbe Massen, nur selten entstehen fadenartige Glasfasern oder transparente Kügelchen; **Mohshärte:** 5–5,5; **Dichte:** 2,3–3,0; **Spaltbarkeit:** schlecht; **Bruch:** muschelig; **Transparenz:** durchsichtig bis undurchsichtig; **Farbe:** kann – je nach Einschlüssen – farblos, grünlich, bläulich, rötlich bis bräunlich, meist jedoch schwarz vorkommen; **Glanz:** glas-, pech-, perlmutt- oder wachsartig, auch fettig.

**Naturglas-Varietäten:** **Obsidian:** vulkanisch siehe dort; **Impaktit**: durch Meteoreinschlag in Wüstensand

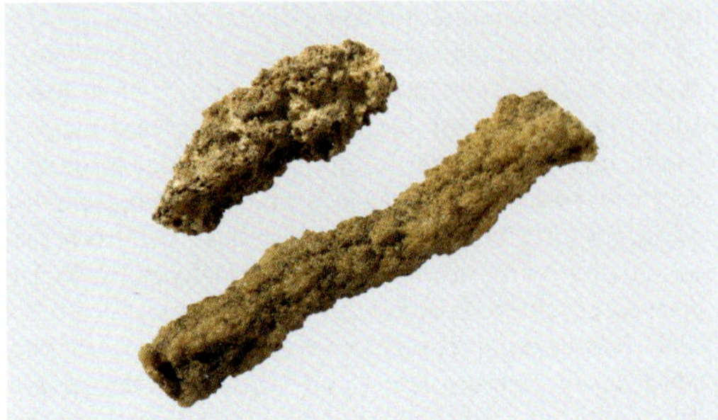

*Fulgurite.*

(Libyen, Syrien); **Fulgurit:** durch Blitzeinschlag röhrenartig, geschmolzener Sand (weltweit); **Moldavit:** durch Meteoreinschlag abgesprengter und geschmolzener Sand (siehe dort); **Palogonit:** im Meer aus aufgeplatzter Lava (Island); **Peles Haar:** durch Lava, die vom Wind zu langen Fäden ausgezogen wird (Hawaii); **Pechstein:** wasserreicher, teilweise entglaster Obsidian (BRD); **Perlit:** durch Wasseraufnahme bei der Glasbildung (USA); **Tachylit:** undurchsichtig, grünlich schwarz, in Säuren lösliches Glas (Schweiz, USA).

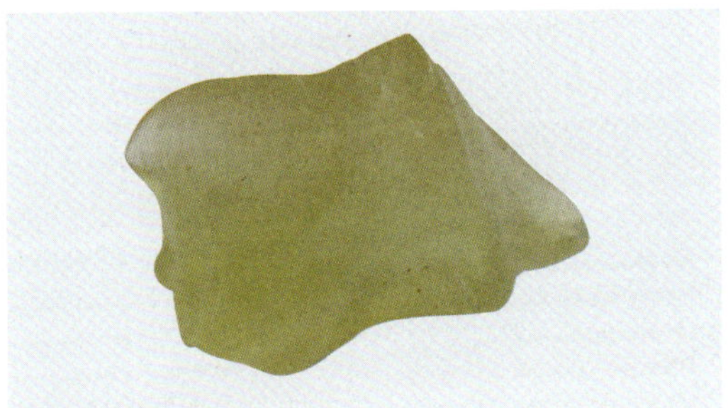

*Libysches Wüstenglas.*

**Vorkommen:** Australien, BRD, China, Hawaii, Island, Italien (Sizilien), Libyen, Schweiz, Syrien, USA.

**Verwechslung:** Naturglas kann von künstlichem Glas oft kaum unterschieden werden; **Unterscheidung:** mineralogisch.

**Fälschungen:** sind mit synthetischem Glas bekannt.

**Im Handel** ist Naturglas als derbe Masse, Trommelstein und Bi-Scheibe erhältlich.

**Organwirkung:** Thymus, Pankreas, Magen.

**Körperlich:** **Fulgurit:** stärkt die Thymusdrüse, Bänder, Sehnen und Nervengewebe und hilft Vitamin A und C aufzunehmen (nach Gurudas); hilft bei Sehnenscheidenentzündung (nach Forschungsprojekt SHK). **Wüstenglas:** verbessert die Beweglichkeit, stärkt die Knorpelsubstanzen (nach von Holst); kann zur Behandlung von Wucherungen und zur Verbesserung des Gewebes eingesetzt werden, balanciert das Nervensystem und optimiert die Nähstoffresorption (nach Melody); hilft bei grauem Star (nach Gienger). **Tektit:** verbessert das biologische Kompensationsvermögen gegenüber Elektrosmog, Strahlung und geopathologischen Einflüssen (nach von Holst/Kühni); verringert den Bedarf an Kaffee durch erhöhte Vitalität; wirkt auf Gehirn und Nerven; erfordert konstitutionelle Stabilität (nach Forschungsprojekt SHK).

**Seelisch:** **Wüstenglas:** hilft bei Zweifeln und gibt Fröhlichkeit, Leichtigkeit und Würde (nach Sperling); hilft, neutral zu beaobachten (nach Gienger); soll Gewinne mehren und die Zusammenarbeit in Gruppen verbessern (nach Melody). Bringt innere Größe und natürliche Autorität zum Vorschein, verstärkt den Geltungsdrang und das öffentliche Ansehen, verbessert Führungseigenschaften durch emotionale Offenheit und bessere Intuition (nach von Holst). **Tektit:** verlängert die Konzentrationszeitspanne; hilft bei Schocks, bösen Überraschungen und Verwirrung, Aufgelöstheit und Weinkrämpfen; hilft sich von falschen Sicherheiten zu lösen; kann vor geistigen Angriffen schützen; weist auf geistige Ursachen zurück (nach von Holst); kann mit heftigen Veränderungen konfrontieren und die Reguationsmöglichkeiten überfordern (nach Forschungsprojekt SHK).

**Energetisch:** Tektit wird zur Entstörung auf Strahlenquellen gelegt, ansonsten schafft eine Platzierung in Zimmerecken zusammen mit Halit Abhilfe.

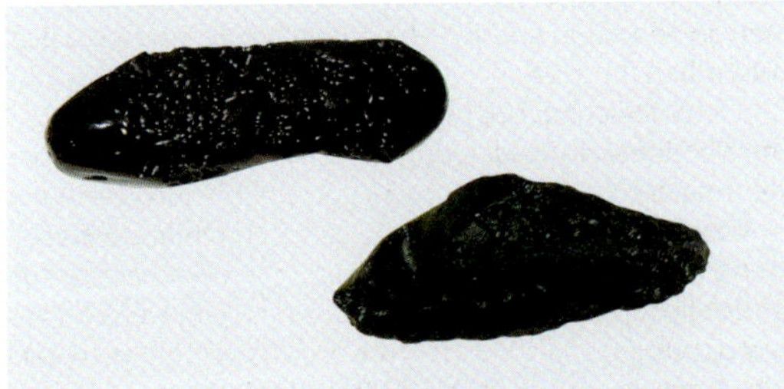

*Tektit natur und als Massagestab mit anpolierten Enden.*

**In der klassischen Heilsteinliteratur** ist Naturglas nicht beschrieben. **Moderne Autoren:** Gienger, Gurudas (Fulgurit), Kühni/von Holst, Melody, Paulin, Sperling, Trendelkamp. Fulgurit und Tektit wurden 2008 vom Forschungsprojekt SHK getestet.

Libysches Wüstenglas ist ein teurer und selten verwendeter Heilstein, Tektit und Fulgurit werden eher selten verwendet.

**Astrologische Zuordnung:** Fulgurit: Merkur am MC (nach von Holst); Libysches Wüstenglas: Aszendent Löwe (nach Gienger); Tektit: Uranus-Pluto-Aspekte (nach von Holst).

**Chakra-Zuordnung:** Libysches Wüstenglas: Herzchakra.

**Pflege:** Libysches Wüstenglas, Fulgurit und Tektit einmal wöchentlich unter fließendem Wasser reinigen und zum Aufladen in die Morgensonne oder auf eine Bergkristallgruppe legen.

# Nephrit

**Name:** historischer Name, benannt nach dem ursprünglichen Lapis nephriticus, griech. ***nephros***, »Niere«, wegen seiner »nierenstärkenden« Wirkung. Engl. und franz.: Nephrite.

**Synonyme:** Beilstein, Bitterstein, Fei-Tsui, Grießstein, Kahurangi, Kashgar-Jade, Nierenstein, Punammustein, Wyoming Jade.

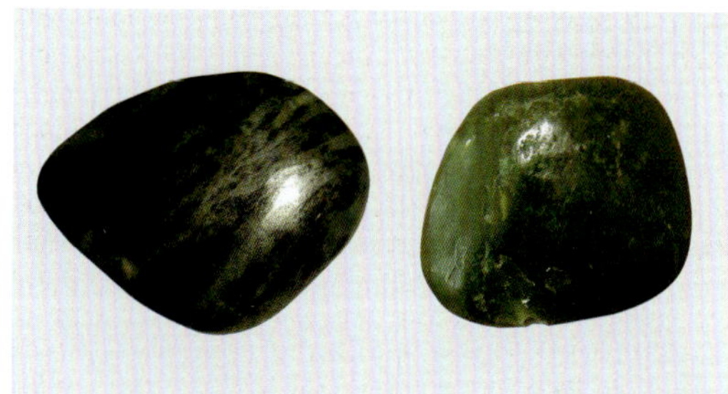

*Nephrit-Trommelsteine.*

**Mineralogie:** Nephrit entsteht regionalmetamorph bei der Bildung von Serpentiniten und kristallinen Schiefern, oder kontaktmetasomatisch bei der Umwandlung von Gabbros zu Serpentinit.

**Mineralklasse:** kryptokristalline Aktinolith-Varietät der Amphibol-Gruppe, der Familie der Ketten-Silikate; **Formel:** $Ca_2(Mg,Fe)_5\ [(OH,F)_4(Si_8O_{22})]$; farbgebendes Metall ist Eisen; je höher der Eisengehalt, desto intensiver ist die grüne Farbe.

**Kristallsystem:** monoklin; **Erscheinungsbild:** bildet keine sichtbaren Kristalle, sondern dichte, feinfaserig verfilzte ungewöhnlich zähe Aggregate; **Mohshärte:** 6–6,5; **Dichte:** 2,9–3,02; **Spaltbarkeit:** vollkommen in Längsrichtung; **Bruch:** splittrig, scharfkantig; **Transparenz:** undurchsichtig bis durchsichtig; **Farbe:** lauchgrün, grünlich grau, weiß, gelblich oder rötlich, oft mit fleckiger oder streifiger Zeichnung; **Glanz:** glas- bis fettartig; **Strichfarbe:** weiß.

**Varietät: Nephroitoid:** kann einen Katzenaugeneffekt nach dem Schleifen zeigen.

**Vorkommen:** Australien, BRD (Harz), China, Großbritannien, Guatemala, GUS, Japan, Kanada, Mexiko, Neuseeland, Polen, Schweiz, USA (Alaska).

**Verwechslung:** kann mit vielen grünen Mineralien verwechselt werden, zum Beispiel Chloromelanit, Grossular, Jadeit, Prehnit, Serpentin und Vesuvianit; **Unterscheidung:** Härte, Dichte; Sicherheit bietet nur eine mineralogische Untersuchung.

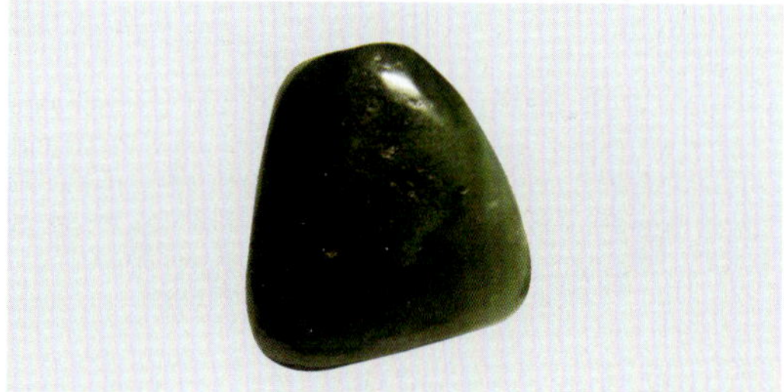

*Nephrit-Rohstein.*

**Fälschungen:** zur Farbaufbesserung grüne Einfärbung. Als Imitationen sind grüne Gläser im Handel.

**Im Handel** ist Nephrit als derber Rohstein, Trommelstein, Pi-Scheibe, Cabochon, Kugel, Scheibe und als Kunsthandwerk erhältlich.

**Wirkung der Ionen:** Calcium (Entwicklung, Selbstvertrauen), Eisen (blutbildend, Stärke), Magnesium (Belastbarkeit, krampflösend).

**Organwirkung:** Augen, Nieren, Thymus.

**Körperlich:** stimuliert die Funktion der weißen Blutkörperchen und regt die Tätigkeit der Nebennieren an (nach Melody); bei Blutarmut, körperlicher Erschöpfung; regt die Geweberegeneration der Nieren (nach Gurudas) und die Nierenfunktion an und beschleunigt den Heilungsvorgang bei Blasen- und Nierenentzündungen; wird auch bei Reizblase und Inkontinenz eingesetzt (nach Gienger); hilft Harnsäure auszuscheiden; beugt Nieren- und Blasensteinen vor (nach Pelz); gleicht das Säuren-Basen-Gleichgewicht aus; reinigt das Bindegewebe; wirkt günstig auf schlecht heilende Wunden (nach Sienko); aktiviert und harmonisiert alle Organe des Stoffwechselsystems; unterstützt die Hormonproduktion der Nebennieren, sollte daher in den Wechseljahren getragen werden (nach Pelz); löst Ablagerungen auf (nach Heider); reinigt von Giftstoffen und zu viel Strahlung, heilt das Körpergewebe und erdet bei Spannungen (nach Korse); kann zur Behandlung von Koliken (nach Melody) und Krämpfen (nach Weltler) verwendet werden; lässt kleine Verletzungen zügig verheilen und festigt das Bindegewebe (nach von Holst).

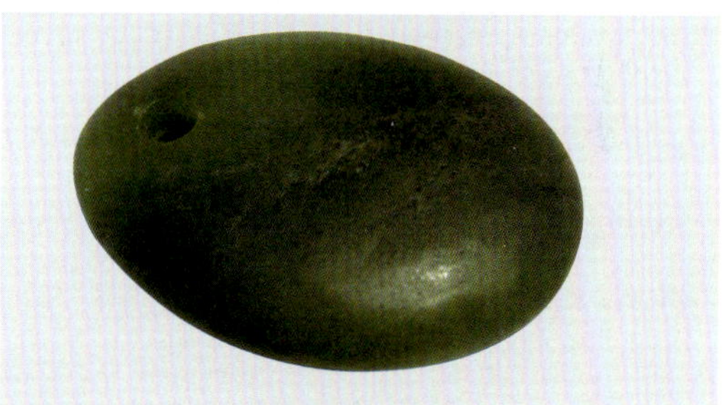

*Nephrit Anhänger, einfache Qualität.*

**Seelisch:** hilft Kummer zu ertragen, stärkt den Willen, das Durchhaltevermögen; behebt Zweifel und Unentschlossenheit, wodurch er auch das Denken von Grübeleien klärt und befruchtet (nach Korse); angezeigt bei Apathie, Unausgeglichenheit, seelischen Verletzungen; gegen depressive Verstimmungen und Lebensunlust; schützt vor Aggression und hilft in die Balance zu kommen (nach Gienger); ermöglicht größere sexuelle Befriedigung, da er Leistungsdruck nimmt und Geborgenheit vermittelt (nach von Holst); stärkt Verantwortungsgefühl und Opferbereitschaft (nach Musil); hilft die eigene Identität zu wahren, wenn man unter Druck gesetzt und geistig angegriffen wird; macht kreativ und handlungsfreudig (nach Gienger); fördert die Einsatzbereitschaft und Tatkraft (nach Korse); regt kreatives Träumen an (nach Weltler) und löst Albträume (nach Kühni); sorgt für ruhigen und erholsamen Schlaf; harmonisiert unausgewogenes Temperament; hilft gegen irrationale Ängste und Unglücksserien (nach Kühni/von Holst); wird in vielen Kulturen als starker Schutzstein gegen magische und emotionale Übergriffe verwendet (traditionell).

**Energetisch:** sorgt für die Integration der feinstofflichen Energie im Körper (nach Melody) und bringt die Energie zart in Fluss (nach Sienko); ist ein traditioneller Schutzstein; wird in China für sakrale Handlungen anstelle von Jadeit eingesetzt.

**Anwendung:** Nephrit wird als Anhänger getragen; als Trommelstein im akuten Fall auf die betroffene Körperstelle gelegt; als Cabochon oder Scheibe mit Pflaster aufgeklebt; als Nephritwasser oder -essenz täglich morgens auf nüchternen Magen getrunken; als Rohstein zur Meditation und als Ba-Gua-Stein aufgestellt.

**In der klassischen Heilsteinliteratur** ist Nephrit nicht beschrieben. **Moderne Autoren:** Ahlborn, Braunger, Brusius, Franzen, Gienger, Gurudas, Heider, Keyte, Korse, Kühni/von Holst, Melody, Musil, Paulin, Pelz, Peschek-Böhmer, Sienko, Sperling, Weltler.

Nephrit ist ein geprüfter Heilstein.

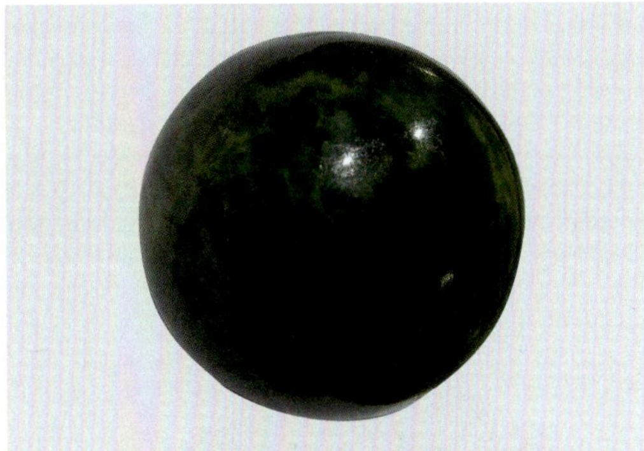

*Nephrit-Kugel für die Aurum-Manus-Massage.*

**Astrologische Zuordnung:** Waage (nach Melody), Jungfrau (nach Musil), Aszendent Waage (nach von Holst).

**Chakra-Zuordnung:** Herzchakra (nach Musil).

**Feng-Shui-Zuordnung:** als Rohstein in dem Ba-Gua-Bereich Partnerschaft und Familie platzieren (nach Kühni). Ist traditionell ein hoch geschätzter und teuer gehandelter Stein in China.

**Pflege:** Nephrit, einmal wöchentlich unter fließendem Wasser reinigen, mit Hämatit-Ministeinchen entladen und zum Aufladen in die Morgensonne oder auf eine Bergkristallgruppe legen.

# Obsidian

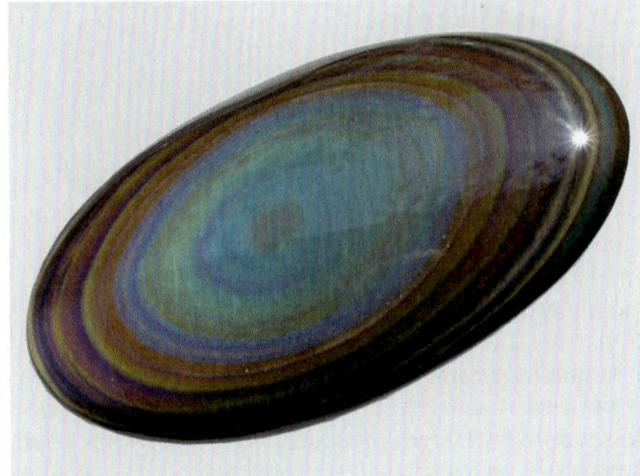

*Regenbogen-Obsidian-Linse.*

**Name:** benannt von Werner, nach dem römischen Obsius, der den Stein aus Äthiopien nach Rom brachte. Engl.: Obsidian.

**Synonym:** Agstein, Glas-Achat, Glaslava, Lavaglas, Vulkanglas.

**Mineralogie:** Obsidian entsteht primär bei Vulkanausbrüchen aus rhyolithischem Gestein, wenn kieselsäurereiche, gasarme Lava in der kalten Luft oder im Wasser sehr schnell erstarrt, ohne kristalline Strukturen auszubilden.

**Mineralklasse:** Gestein der Rhyolith-Dacit-Gruppe, der im weitesten Sinne zur Mineralklasse der Silikate zählt; **Formel:** $SiO_2 + H_2O + Fe_2O_3 + Al, C, Ca, Fe, K, Mn, Na$; Obsidian besteht zu etwa 80 % aus $SiO_2$.

**Kristallsystem:** amorph; **Erscheinungsbild:** bildet derbe glasige Massen, im Rohzustand oft von einer krustigen Oberfläche überzogen; **Mohshärte:** 5–5,5; **Dichte:** 2,3–2,6; **Spaltbarkeit:** keine; **Bruch:** großmuschelig, glasscherbenartig, scharfkantig; **Transparenz:** durchscheinend bis undurchsichtig, meist kantendurchscheinend; **Farbe:** schwarz, grau, braun und selten auch grün, manchmal mit goldähnlichen Reflexen; **Glanz:** glasartig oberflächlich meist matt; **Strichfarbe:** weiß.

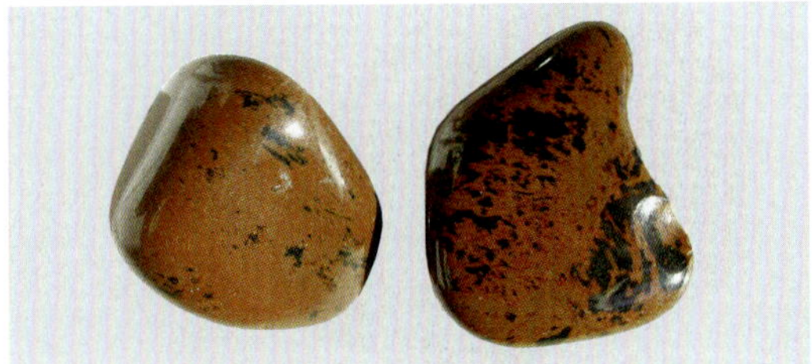

*Mahagoni-Obsidian-Trommelsteine.*

**Erscheinungsbild:** **Apachentränen:** braun, durchscheinend, kleine Knollen; **Gold- oder Silber-Obsidian:** schwarz, mit Gold- oder durch fein verteilte glasgefüllte Hohlkanäle Silberschimmerreflexen; **Grüner Obsidian:** schwarz mit grünlichem Schimmer; **Mahagoni-Obsidian:** durch Eisenoxide mahagonibraun, undurchsichtig; **Schneeflocken-Obsidian:** schwarzweiß fleckig durch langsames Auskristallisieren von Christobalit, oft an Schneeflocken oder Wolken erinnernd, undurchsichtig; **Schwarzer Obsidian:** homogen, schwarz, undurchsichtig, kantendurchsichtig; **Seidenglanz-Obsidian:** seidig glänzender, silbriger Schimmer; **Purpur-Obsidian:** purpurroter Schimmer; **Rauch-Obsidian:** grau, durchscheinend; **Regenbogen-Obsidian:** durch Lichtbrechung an Einschlüssen winziger Kristalle, schwarz, undurchsichtig; **Roter Obsidian:** rötlicher Schimmer.

**Vorkommen:** Armenien (Giumuschskoje), Bolivien, BRD (Meisen/Sachsen), Equador, Griechenland (Milos), Guatemala, Indonesien (Java), Island, Italien (Campania, Sardinien: Schwarzer Obsidian), Japan, Mexiko; Gold-, Mahagoni-, Regenbogen- und Silberobsidian, Südafrika, Türkei (Göreme/Kappadokien), Ungarn, USA (Arizona, Wyoming: Schneeflocken- und Rauchobsidian).

**Verwechslung:** kann vor allem in bearbeiteter Form leicht mit Onyx oder Turmalin verwechselt werden; **Unterscheidung:** mineralogisch-gemmologisch.

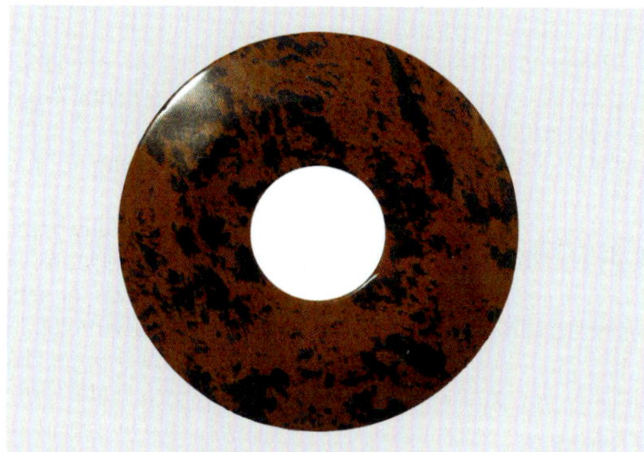

*Mahagoni-Obsidian-Bi-Scheibe.*

**Fälschung:** Imitationen durch schwarzes oder grünes Glas sind bekannt.

**Im Handel** ist Obsidian als derber Rohstein, Anschliff, magischer Spiegel, Trommelstein, Kugelkette, Buddha-Tikra, Kugel, Pyramide, Obelisk und Cabochon erhältlich.

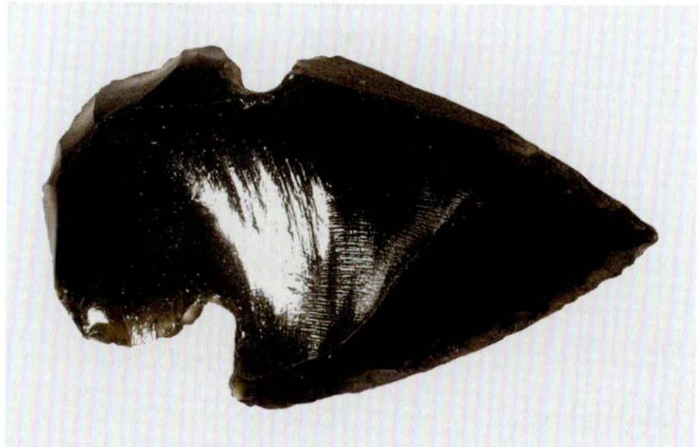

*Pfeilspitze aus Obsidian.*

**Organwirkung:** Schwarzer Obsidian: Bindegewebe, Blut, Haut; Schneeflocken-Obsidian: Knochen, Thymus.

**Körperlich:** **Schwarzer Obsidian:** hilft bei Schmerzen, Verspannungen und Energieblockaden (nach Peschek-Böhmer); bei Asthma; kann Blutungen stillen und die Wundheilung bei Schnittverletzungen beschleunigen; löst Schocks, Traumata und Blockaden auf der zellulären Ebene, wodurch alle Verletzungen schneller heilen. **Schneeflocken-Obsidian:** bessert die periphere Durchblutung und hilft so bei kalten Händen und Füßen; sogar bei Raucherbein (nach Gienger); verbessert die Aufnahme von Vitamin A und D. **Mahagoni-Obsidian:** regt die Durchblutung an (nach Gienger); stärkt Haut, Haare, Nägel, Knochen und die Wirbelsäule (nach Pöttinger);beschleunigt die Blutstillung und Wundheilung; erwärmt (nach Gienger); lindert Allergien und hilft bei Bronchialasthma (nach Pelz). **Rauch-Obsidian:** lindert Muskelkrämpfe (nach Kühni) und Verdauungs-, Magen- und Darmstörungen (nach Kühni); verbessert die Aufnahme von Vitamin C und D (nach Melody).

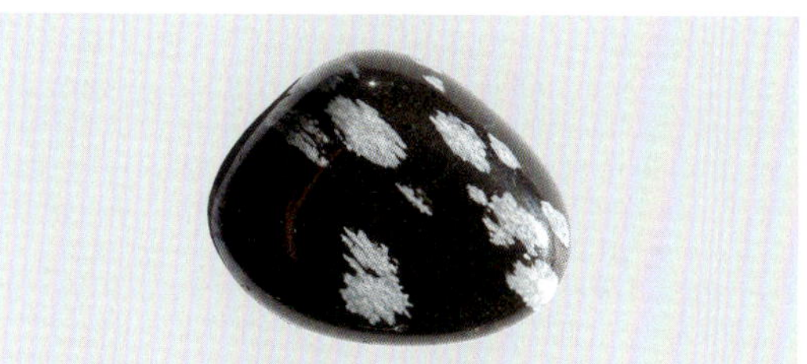

*Schneeflocken-Obsidian-Trommelstein.*

**Seelisch:** **allgemein:** löst Angst, Schock und Traumatisierungen auf und sollte als Erste-Hilfe-Stein mit Rhodonit unterwegs immer mit dabei sein; hilft dem Wachbewusstsein, ungeliebte und verdrängte Bewusstseinsinhalte wiederzufinden, zu konfrontieren und neu zu integrieren (nach Gienger) – wodurch vergessene Begabungen wieder freigesetzt werden; verbessert die Wahrnehmung; macht verborgene Emotionen, schmerzhafte Erlebnisse oder verdrängte Gedanken bewusst; fördert Verlorenes und Verschüttetes an den Tag (nach Sienko); spirituelle Fähigkeiten wie Auralesen und Vorauswissen können durch Meditation wiedererlangt werden, müssen aber mit Bergkristall dem Tagesbewusstsein zugänglich gemacht werden; **Schneeflocken-Obsidian:** stärkt den Glauben an sich selbst und erlaubt eine Überprüfung der eigenen Lebenssituation; schmerzlindernd bei rheumatischen Schmerzen (nach Sienko); **Mahagoni-Obsidian:** aktiviert das logische Denken und bewahrt vor Ängsten (nach Peschek-Böhmer); **Rauch-Obsidian:** hilft Unglück nicht weiter anzuziehen, Panik und Ängste loszulassen (nach Gienger), lindert Depressionen und vertreibt Zukunftsängste; fördert analytische Fähigkeiten (nach Melody); ist besser verträglich als schwarzer Obsidian, da er weniger Seelisches hochholt und etwas mehr Klarheit vermittelt (nach von Holst); **Regenbogen-Obsidian:** weckt das Gefühl der inneren Zufriedenheit, zeigt neue Blickwinkel, bringt neue Erfahrungen, belebt und erfrischt den ermüdeten und festgefahrenen Geist (nach von Holst); **Silber-Obsidian:** fördert Geduld und Durchhaltevermögen; offenbart in der Meditation ein Gefühl der unendlichen Weite des Alls, vermittelt neue übergeordnete Perspektiven und zeigt, wie groß man als geistige Wesenheit tatsächlich ist (nach von Holst); **Obsidian-Spiegel:** spiegeln unbewusste Masken und Facetten seiner selbst wider und lösen sie auf, dazu schaut man sich im polierten Spiegel in die Augen.

**Energetisch:** verstärkt den Fluss der Lebensenergie; erhöht das innere Sehvermögen (nach Weltler); schützt vor energetischen Übergriffen und Fremdenergien; löst Blockaden im Energiefluss.

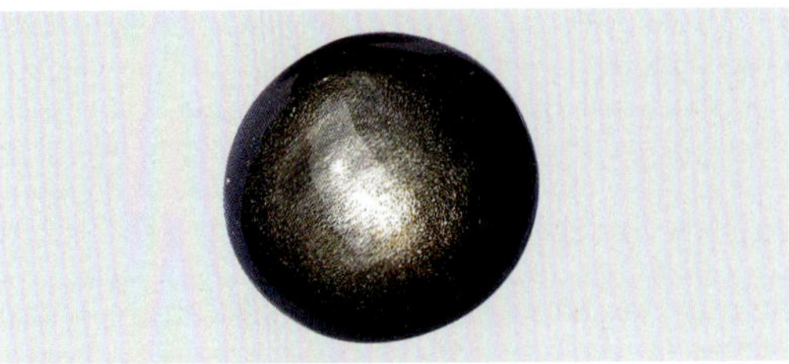

*Silber-Obsidian-Cabochon.*

**Anwendung:** Obsidian wird als Rohstein oder Anschliff aufgelegt; als Kugel massiert, als Kugelkette, Bi-Scheibe, Anhänger oder Buddha-Tikra getragen; als Cabochon aufgelegt, als Trommelstein in der Tasche mitgeführt; als Spiegel zur Abwehr energetischer Übergriffe oder zur Augen-Meditation aufgestellt, wobei jeweils alle 10 Minuten mit Bergkristall abgewechselt wird, den Abschluss bildet stets Bergkristall. In den Tagen mit Obsidian sollte zur Sicherheit auf Alkohol vollständig verzichtet werden und für ausreichend Schlaf gesorgt sein. Psychische Stabilität ist Voraussetzung für die Meditation mit Obsidianen.

**In der klassischen Heilsteinliteratur** ist Obsidian nicht beschrieben. **Moderne Autoren:** Ahlborn, Beeler, Bourgault, Börner, Braunger, Dow, Franzen, Gienger, Graf, Gurudas, Heider, Huber, Kühni/von Holst, Labacher, Laroche, Maier, Markham, Mastny, Melody, Menrow, Musil, Novak, Paulin, Pelz, Peschek-Böhmer, Pöttinger, Raphaell, Ray, von Rohr, Scharner, Schaufelberger-Landherr, Sharamon, Siebenthal, Sienko, Sonnenberg, Sperling, Staab, Storm-Kull, Thölken, Trendelkamp, Weltler.

Alle Obsidiane sind geprüfte Heilsteine.

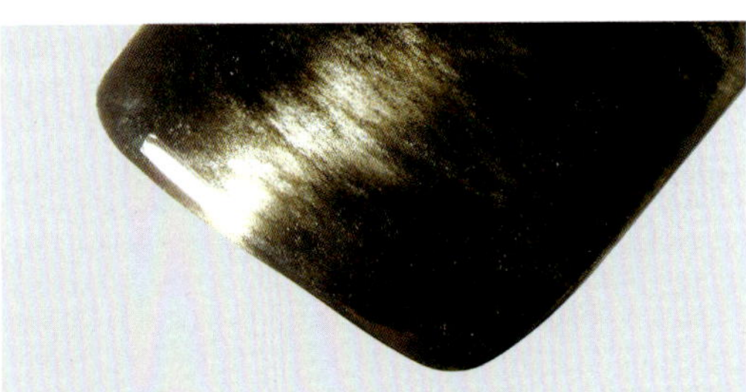

*Gold-Obsidian-Spiegel.*

**Ergänzende Bachblüte:** Rock Rose; Mahagoni-Obsidian: Chestnut Bud (nach Häge), Holly (nach Novak); Rauch-Obsidian: Sweet Chestnut (nach Häge); Schneeflocken-Obsidian: Larch (nach Häge und Novak).

**Astrologische Zuordnung:** Apachenträne: Widder (nach Melody); Gold-Obsidian: Schütze (nach Melody); Mahagoni-Obsidian: Waage (nach Melody); Purpur-Obsidian: Jungfrau; Rauch-Obsidian: Krebs; Regenbogen-Obsidian: Waage (nach Melody); Roter Obsidian: Löwe (nach Melody); Schneeflocken-Obsidian: Jungfrau (nach Melody), Schütze (nach Novak); Schwarzer Obsidian: Skorpion und Schütze (nach Peschek-Böhmer), Fische (nach Musil), Mond im Skorpion (nach von Holst), Sonne im ersten und dritten Quadrant (nach Maier); Silber-Obsidian: Schütze (nach Melody).

**Tarot-Zuordnung:** Fünf der Kelche.

**Chakra-Zuordnung:** Basischakra (nach Weltler) Silber-Obsidian: Thymuschakra (nach von Holst/Gienger).

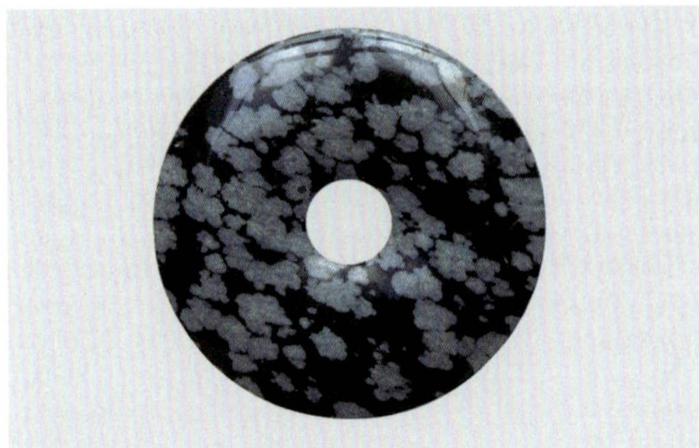

*Schneeflocken-Obsidian-Bi-Scheibe.*

**Stein des physischen Körpers:** nach Dow.

**Feng-Shui-Zuordnung:** Element Wasser, Ba-Gua-Bereich Partnerschaft und Karriere. Obsidian ist im traditionellen Feng Shui der irdische Gegenpol zu Jade.

**Pflege:** Obsidian einmal wöchentlich unter fließendem Wasser reinigen und zum Aufladen auf eine Bergkristallgruppe oder in die Sonne legen.

# Olivin

siehe Peridot

# Onyx

**Name:** von griech. *onyx*, »Nagel«. Lange Zeit galt die Bezeichnung nur für schwarze Chalcedone mit weißer Bänderung. Erst im 18. Jahrhundert erfolgte die Festlegung des Namens auf den Schwarzen Chalcedon. Engl.: Onyx, franz.: Onyx noir.

**Synonyme:** gibt es keine.

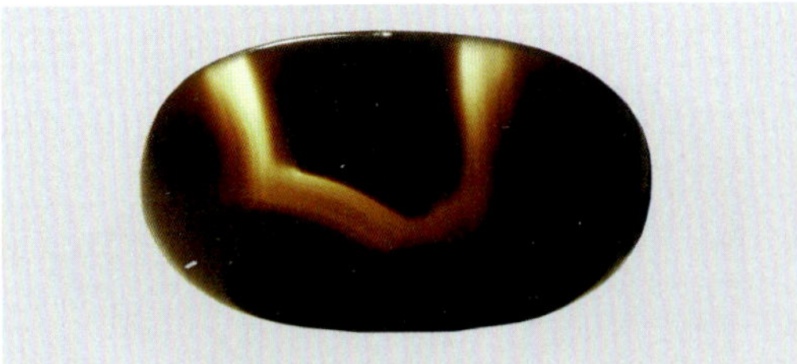

*Onyx-Cabochon, Indien.*

**Mineralogie:** Onyx entsteht primär-hydrothermal oder hydrisch aus Kieselsäurelösungen, die stark mit Mangan- und Eisenverbindungen verunreinigt schwarz gefärbt sind und in Gesteinshohlräumen auskristallisieren.

**Mineralklasse:** Mineral der Chalcedon-Familie und damit der mikrokristallinen Quarz-Gruppe; **Formel:** $SiO_2+(Fe^{3+},Mn^{2+})+H_2O$; farbgebende Metalle sind Mangan und Eisen.

**Kristallsystem:** trigonal; **Erscheinungsbild:** bildet keine sichtbaren Kristalle, sondern mikroskopisch kleine mikrokristalline Fasern oder stalaktitische, traubige Aggregate,

Knollen oder derbe Massen und Spalten- und Mandelfüllungen im Gestein; **Mohshärte:** 6,5–7; **Dichte:** 2,58-2,64; **Spaltbarkeit:** keine; **Bruch:** uneben, muschelig; **Transparenz:** undurchsichtig; **Farbe:** schwarz, manchmal durchzogen von weißen Quarz-Bändern; **Glanz:** seiden- bis wachsartig; **Strichfarbe:** weiß.

**Vorkommen:** Brasilien, Indien, Madagaskar, Mexiko, USA.

**Verwechslung:** kann mit Gagat, Obsidian, Turmalin verwechselt werden; **Unterscheidung:** Dichte, mineralogisch-gemmologisch.

**Fälschungen:** sind sehr häufig; meist durch schwarz gefärbten Achat, Chalcedon oder Basalt. Bläuliche, weiße und transparente Adern (Chalzedonanteil) geben Sicherheit, daß nicht gefärbt wurde.

**Im Handel** ist Onyx selten als Rohstein, meist Trommelstein, Kugelkette, Anhänger, Bi-Scheibe, Scheibe, Buddha-Tikra, Ei, Kugel und Cabochon erhältlich.

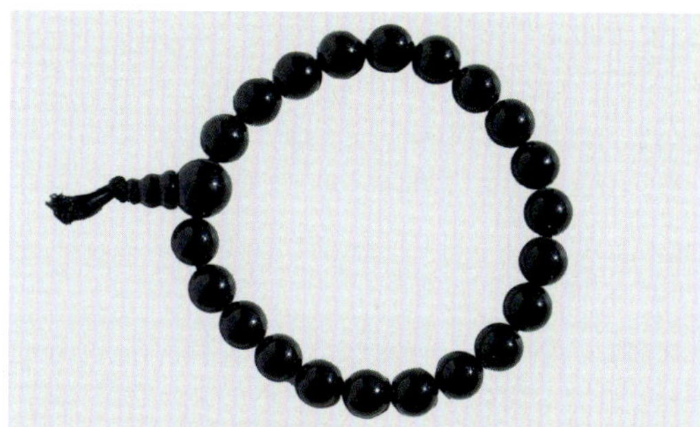

*Echte Onyx-Tikras sind selten.*

**Organwirkung:** Bindegewebe.

**Körperlich:** bessert Asthmaanfälle; angezeigt bei Augenleiden wie tränenden Augen oder Sehschwäche sowie Diabetes; bessert Durchblutungsstörungen und Fieber; wird bei Gewebeschwäche eingesetzt (nach Melody); verbessert den Gehörsinn und hilft bei Erkrankungen des Innenohrs sowie Gleichgewichtsstörungen, lindert in manchen Fällen auch Hörgeräusche und hilft bei Hörsturz (nach Gienger); unterstützend bei Halsentzündung, Harnblasenentzündung, Herzbeschwerden; wirkt stärkend auf das Immunsystem; bei Krämpfen, Kreislaufbeschwerden, übersäuertem Magen; erhöht die Aufnahme von Vitamin B und E (nach Gurudas); bei Milzerkrankungen, schlechter Narbenheilung, Nierenleiden, Schleimbeutelentzündung; fördert die Körperkraft (nach Pöttinger) und das Wachstum von Haut, Nägel und Haaren (nach Korse); heilt eitrige Wunden und Ausschläge (nach Pöttinger); bei Wetterfühligkeit (nach Pöttinger); wirkt auf rote Blutkörperchen, die Arterien und hilft bei Durchblutungsstörungen (nach Pelz).

**Seelisch:** reduziert Stress, lindert Trauer; fördert das Selbstbewusstsein und Durchsetzungsvermögen (nach Kühni/von Holst); schult das logisch-analytische Denken; verbessert die Konzentrationsfähigkeit (nach Korse) und das Urteilsvermögen (nach Novak); leitet zur Disziplin und Bedachtsamkeit an (nach Sienko); stärkt die Selbstkontrolle und Selbstdisziplin (nach Melody); hilft beeinflussbaren Menschen, ihr Ego zu stärken und aktiv Grenzen zu setzen; macht somit selbstbewusst, durchsetzungsfähig, extrovertiert, nüchtern, realistisch (nach Gienger) hilft sich auszurichten und seine Energie gezielt einzusetzen; kann manchmal etwas verbohrt machen, wobei man allerdings auf ungewohnt starken Widerstand stoßen kann; hilft anhand der Umweltreaktionen zu erkennen, wo nur das Ego am Handeln ist; zeigt, wo man zu kategorisch aufgetreten ist (nach von Holst); wirksam bei Melancholie (nach Peschek-Böhmer); ungeeignet für Trübsinnige und Melancholiker, empfehlenswert für unbekümmerte, von Gefühlen geleitete und unbesonnene Menschen (nach Korse).

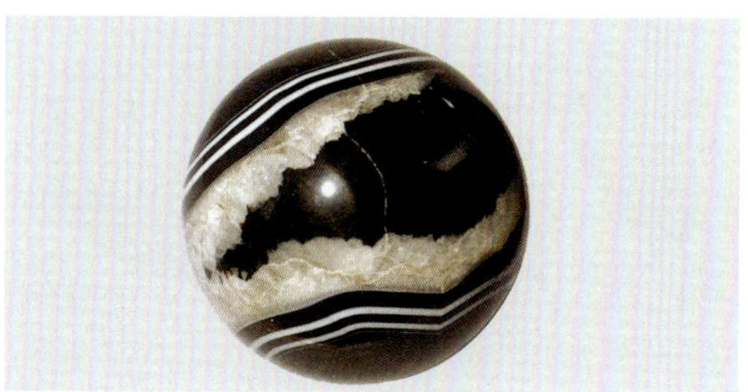

*Onyx-Kugel.*

**Anwendung:** Onyx wird als Kette, Anhänger oder Bi-Scheibe direkt auf der Haut getragen; als Cabochon, Scheibe oder Trommelstein auf die Haut gelegt; als Trommelstein in der Hosentasche mitgeführt; als Onyxwasser zum Abtupfen der Körperpartien verwendet; als Onyxessenz innerlich genommen; als Rohstein zur Meditation aufgestellt.

**Nennung in der Bibel:** 1. Moses 2,12, 2. Moses 25,7, 28,9, 28,20, 35,9, 35,27, 39,6 39,13, 1. Buch der Chronik 29,2; Hiob 28,16 und Ezechiel 28,13.

**In der klassischen Heilsteinliteratur** ist Onyx bei Hildegard von Bingen, die damit aber den heutigen Achat meinte; Konrad von Megenberg und Wolfram von Eschenbach beschrieben. **Moderne Autoren:** Ahlborn, Beeler, Bind-Klinger, Braunger, Brusius, Chocron, Cloos, Dow, Franzen, Gienger, Graf, Guhr, Gurudas, Heider, Hofmann, Johari, Keyte, Korse, Kühni/von Holst, Labacher, Laroche, Lopes, Lorenzo, Maier, Markham, Mastny, Melody, Menrow, Musil, Novak, Paulin, Pelz, Pöttinger, Ray, Richardson, von Rohr, Schaufelberger-Landherr, Scharner, Schelhas, Scholz, Sienko, Sperling, Thölken, Werner.

Onyx ist ein gut geprüfter Heilstein.

**Anthroposophische Verwendung:** Onyx-Ampullen zur subkutanen Injektion in D12–20, als Öl D6, Salbe D5 und Trituration D6–D30.

**Ergänzende Bachblüte:** Hornbeam (nach Novak), Impatiens (nach Häge).

**Astrologische Zuordnung:** Löwe (nach Melody); Steinbock; Schütze, Steinbock, Wassermann (nach Heider); Saturn im zweiten Quadrant (nach Maier).

**Tarot-Zuordnung:** Drei der Münzen.

**Chakra-Zuordnung:** Basischakra, Halschakra (nach von Holst/Gienger).

**Feng-Shui-Zuordnung:** stärkt die Durchsetzung im Ba-Gua-Bereich Karriere.

**Meditations-Zuordnung:** Unbestechlichkeit.

**Pflege:** Onyx einmal wöchentlich unter fließendem Wasser reinigen, mit Hämatit-Ministeinchen entladen und zum Aufladen auf eine Bergkristallgruppe oder in die Morgensonne legen.

# Onyx-Marmor

siehe Aragonit

# Opal

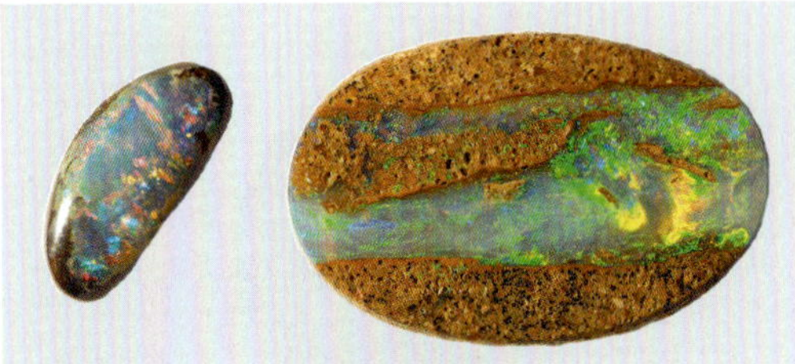

*Links: Opal, Freeform, rechts: Opal-Scheibe.*

**Name:** von altindisch *upala*, »Edelstein«; Name existierte bereits in Griechenland: *opallios*, und Rom: *opalus*. Engl.: Opal.

**Synonyme:** Beese, Fiorit, Granulin, Lechosos, Neslit, Paederos, Santilith, Sillolith, Viandit, Waise und Weese.

**Mineralogie:** Opal entsteht nur in Australien sekundär als chemische Ausscheidung aus kaltem oder warmem kieselsäurehaltigem Grundwasser, die durch eine allmähliche Austrocknung zunächst kolloidal wird, dann in ein amorphes, gallertartiges Kieselgel übergeht und nach weiterem Wasserverlust den immer noch wasserhaltigen festen Opal bildet. Die Austrocknungstemperatur liegt dabei unter 100 °C. Die Opale aus Mexiko, USA, Honduras finden sich hingegen in Vulkaniten und sind primärer Herkunft.

**Mineralklasse:** wasserhaltiges Siliziummineral der IV. Mineralklasse, der Oxide; **Formel:** $SiO_2 \times n\ H_2O$.

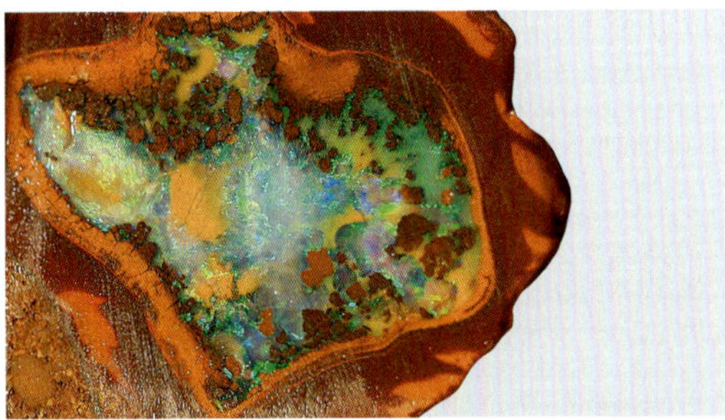

*Boulder-Opal, Australien.*

**Kristallsystem:** quasi-amorph; wobei bei Edelopalen das Farbspiel durch Lichtbrechung an tetragonalem Christobalit oder hexagonalem Tridymit entsteht; **Erscheinungsbild:** bildet keine Kristalle, sondern kleine Adern, Kügelchen, Krusten oder Flecken aus submikroskopischer Bildung; **Mohshärte:** schwankend von 5,5–6,5; **Spaltbarkeit:** keine; **Bruch:** leicht zerbrechlich, muschelig, splitterig, spröde; **Transparenz:** Edelopal: durchsichtig bis durchscheinend; Gemeiner Opal: durchscheinend bis undurchsichtig; **Farbe:** farblos, milchig, weiß, gelb, rot, braun, grün, bläulich und schwarz; manchmal mit buntem, unterschiedlich ausgeprägtem Opaleszieren; **Glanz:** glasartig, fettig, matt oder wachsartig; **Lumineszenz:** in UV-Licht gelb oder grün.

Opale haben eine breite Skala in ihrer Härte und Dichte; **Härte:** 1–4 (Edelopal); 3,5–7 (Gemeiner Opal); **Dichte:** 1,98–2,50 (Edelopal); 2,94–3,37 (Gemeiner Opal).

### Einteilung nach Farbspiel und Transparenz

**Kristallopal:** klar bis durchsichtig mit buntem Farbespiel; **Edelopal:** durchsichtig bis durchscheinend mit buntem Farbspiel; **Jelly:** durchsichtig bis durchscheinend mit schwachem Farbenspiel; **Gemeiner Opal:** durchscheinend bis undurchsichtig ohne Farbenspiel; **Potch:** undurchsichtig und geringwertig ohne Farbspiel; **Opalith:** opalhaltiges Gestein.

### Edelopale nach Körperfarbe

**Schwarzopal:** Edelopal mit schwarzer Körperfarbe; **Dunkler Opal:** Edelopal mit dunkler Körperfarbe; **Heller Opal:** Edelopal mit heller Körperfarbe; **Feueropal** (siehe dort): Edelopal mit roter, oranger oder gelber Körperfarbe.

### Edelopale nach Erscheinungsbild

**Bilder-Opal:** Form oder Zeichnung erinnern an ein Bild; **Boulder-Opal:** Varietät mit Opaladern in Toneisenstein; **Contra-Luz-Opal:** mit Farbenspiel, das nur im Durchlicht zu sehen ist; **Harlekin-Opal:** mit schachbrettartigen Farbflecken; **Hydrophan:** Varietät, matt, porig, die beim Eintauchen in Wasser durchsichtig wird und ein Farbenspiel zeigt; **Katzenauge:** mit einem Katzenaugeneffekt durch eingelagerte Asbestfasern; **Leopardenopal:** kleine opalgefüllte Bläschen in Basalt; **Matrix-Opal:** in Muttergestein; **Rolling Flash:** mit Lichtband, das über die Cabochon-Oberfläche rollt; **Yowah-Nuss:** feine Matrix-Opale aus Yowah, Australien.

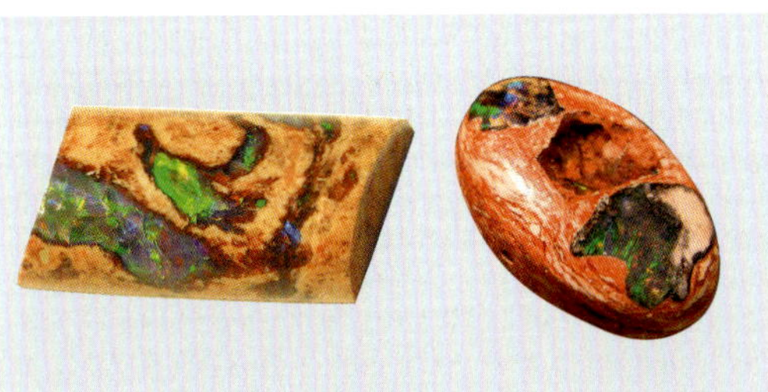

*Boulder-Opal Freeform und Cabochon.*

### Varietäten des gewöhnlichen Opals

**Anden-Opal:** Sammelbegriff verschiedener gewöhnlicher Opale der Anden: meist Pink-Opal oder Chrysopal; **Blauer Opal:** hell- bis dunkelblauer, milchiger Opal; **Chrysopal:** grünlich blauer, milchig durchscheinender kupferhaltiger Opal der Anden; **Chloropal:** grünlich bis bräunlicher, milchiger Opal; **Dendriten-Opal:** gelblich bräunlicher, milchiger Opal mit schwarzer Dendriten-Zeichnung; **Hyalith:** wasserklarer Opal mit Glasglanz; **Holz-Opal:** Opal mit Holztextur, häufig opalisiertes Fossilholz; **Honig-Opal:** durch Eisen, honigfarbener, milchiger Opal; **Gold-Opal:** goldfarbener, milchiger Opal; **Grüner Opal:** hellgrüner, nickel- und chlorithaltiger klarer oder eisenhaltiger opaker Opal; **Jaspopal:** heller Opal mit opaker roter Jaspis-Einlagerung; **Kascholong:** porzellanartig-poröser, milchiger Opal;

**Milch-Opal:** Opal mit milchig weißer Farbe; **Moosopal:** Opal mit moos- oder dendritischer Zeichnung; **Pink-Opal:** pinkfarbener, milchig durchscheinender, manganhaltiger Opal der Anden; **Prasopal:** nickelhaltiger Opal mit dunkelgrüner Färbung.

**Vorkommen:** Äthiopien, Australien (Lightning Ridge), Brasilien, BRD (Sachsen), GUS (Kasachstan), Honduras, Indonesien, Mali, Rumänien, Tansania (Kigoma), Tschechien, Ukraine, USA.

**Selten:** Anden-Opal: Peru; Blauer Opal: Brasilien, Slowakei, USA (Oregon); Boulder-Opal: Australien (Queensland); Chrysopal: Peru; Dendriten-Opal: Österreich, Sambia, Türkei; Feueropal: Ägypten, Libyen, Mexiko, Neuseeland, Türkei, USA; Harlekin-Opal: Australien, Mexiko; Holz-Opal: Slowakei (Banska Bystrica), Türkei; Hyalit: Australien, Mexiko, USA; Jaspopal: Madagaskar, Mexiko; Milch-Opal: Mexiko; Schwarzopal: Australien.

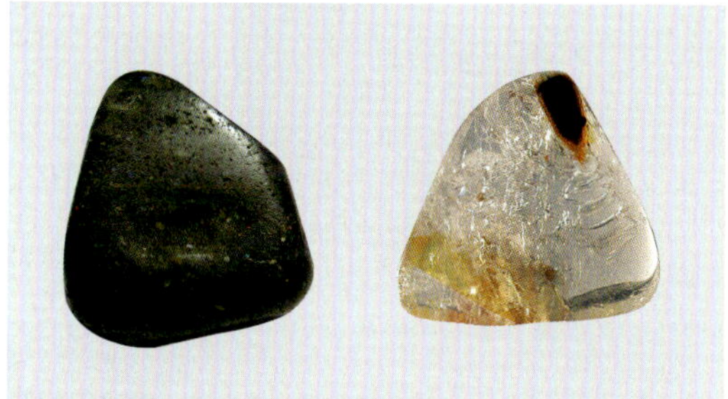

*Trommelsteine: Black Matrix-Opal, aus FairTrade-Projekt, Honduras, und Hyalith, Australien.*

**Verwechslung:** Opal kann mit Chalcedon, Evansit verwechselt werden; **Unterscheidung:** Härte, Dichte; Lumineszenz: weiß, gelb, gelbgrün bis grün.

**Fälschungen:** sind bei Edelopalen weit verbreitet. Synthesen: seit 1972 werden Opale synthetisiert (Gilson-Opal), seit 1990 verbessert mit fließenderen Übergängen der Farben; seit 1982 Inamori-Opale von Kyocera; seit 1994 Crystal-Typ sowie helle und schwarze Opale aus Russland und China. Imitationen: seit 1976 aus Plastik, seit 1982 Pastoral-Opale, seit 1993 mit farbigen Kunststoffen stabilisierte Synthesen. Glasimitate »Slocum-Stone« aus USA aus hellen, schwarzen und rotorangen Silikatgläsern, die in die hauchfein gemahlenen Farbfolien eingeschmolzen sind; auch rot oder orange eingefärbte Silikatgläser zur Imitation von Feueropal ohne Farbenspiel. Dubletten: seit 1897 aus zwei Teilen zusammengesetzt; Zehntel millimeterdünne Plättchen werden auf Onyx, Obsidian, schwarzes Glas oder Plastik aufgeklebt. Tripletten: seit 1958 mit Potchunterlage, hauchdünner Edelopalschicht und transparenter Bergkristallkappe; auch Kappen aus farblosen, synthetischen Spinellen, Saphiren, Hartgläsern, Bleigläsern oder Kunststoffen. Seit 1987 werden Opalsplitter in Giesharzen aus Epoxidharzen oder Acrylkunststoffen eingegossen und Intarsien aus dünnen Opallagen hergestellt.

**Im Handel** ist Opal als derber Rohstein (in Matrix), Trommelstein oder geschliffen als Anhänger und Cabochon sowie als Elixier erhältlich. Edel-Opale gehören zu den Steinen der gehobenen Preisklasse.

**Organwirkung:** Lymphe, Lymphsystem, Körperzellen.

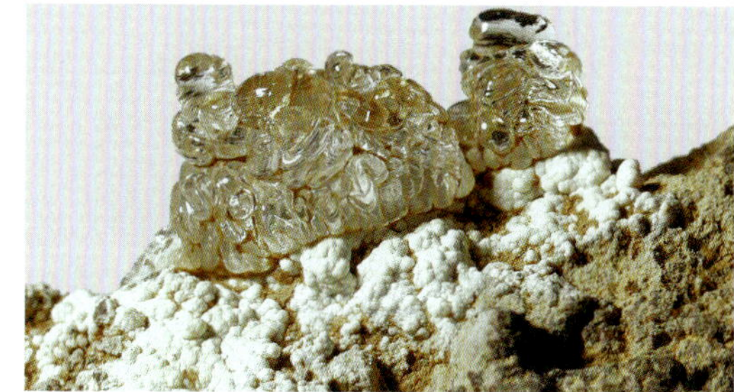

*Hyalith auf Matrix.*

**Körperlich: allgemein:** blutverdünnend, angezeigt bei Blutarmut, Lymphstau, mangelnder Tränenbildung, Dickdarmentzündung, Halsentzündung, trockenem Husten, Hautausschlag, Kiefervereiterung, Lebererkrankung, Leberzirrhose, Magenschleimhautentzündung, Magersucht, entlastet die Nieren, Potenzschwäche, Rheuma, sexueller Unlust, mangelnder Tränenbildung.

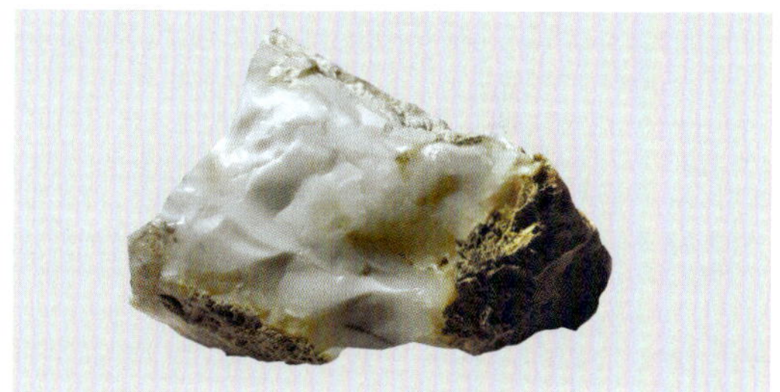

*Kascholong.*

**Blauer Opal:** erleichtert die Aufnahme von Eisen (nach Melody). **Chloropal:** regt die Reinigungsfunktion der Körperflüssigkeiten, der Leber und der Nieren an (nach Gienger). **Chrysopal:** sorgt für eine Besserung bei Wassereinlagerungen im Körper (nach Melody); bei Erkältungen, fieberhaften Erkrankungen und zur Stärkung des Immunsystems (nach Melody); fördert die Ausscheidung und die Schleimbildung bei trockenen Atemwegen, wirkt entgiftend und fiebersenkend (nach Gienger). **Gold-Opal:** löst Arterienverkalkung (nach Melody); bessert nervöse Magenbeschwerden (nach Kühni). **Grüner Opal:** verhilft zu bewussterem Umgang mit Nahrungs- und Genussmitteln, regt Entgiftungsprozesse an; verstärkt die Regelblutung (nach Forschungsprojekt SHK). **Honig-Opal:** beeinflusst Sinnesorgane, besonders die Ohren und Augen; wirkt besonders auf die linke Körperseite (Forschungsprojekt SHK). **Hyalith:** zur Erleichterung der Entbindung (nach Melody); regt den Wasserhaushalt an, zur Geweberegeneration, bei Anämie (nach Gurudas). **Jaspopal:** veringert die Blutgerinnung und hilft bei Thrombosegefahr (nach Gienger). **Kascholong:** stimuliert die Entgiftung der Haut und des Gewebes (nach Gienger). **Pink-Opal:** hat eine lindernde Wirkung bei Diabetes und Blutzuckermangel (nach Melody); verhilft zu mehr körperlicher Ausdauer und Energie (nach Pöttinger); mildert Herzbeschwerden, insbesondere Herzneurosen (nach Gienger). **Schwarzer Matrix-Opal:** regt Entgiftung über Niere und Verdauungstrakt an; verbessert den Schlaf (nach Forschungsprojekt SHK).

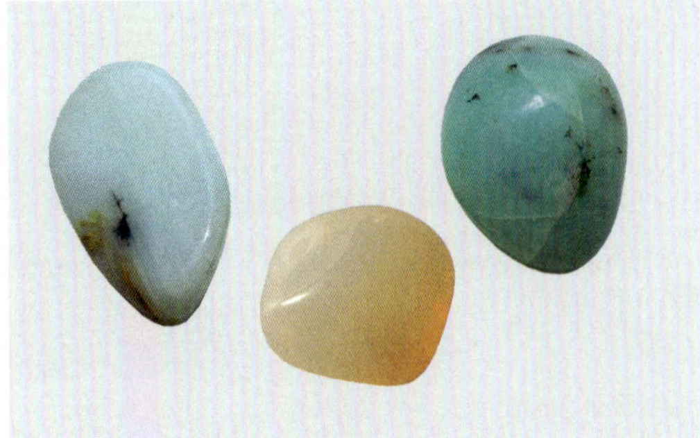

*Chrysopal-Trommelsteine, Peru.*

**Seelisch:** **allgemein:** bringt Leichtigkeit und Freude Chrysopal: bringt Gelassenheit, Offenheit, Wunsch nach Abwechslung und Abenteuerlust (nach Gienger). **Blauer Opal:** hilft andere zu verstehen und sich selbst so mitzuteilen, dass man verstanden wird (nach Gienger). **Grüner Opal:** weckt Interesse und Neugier, gibt den sozialen Beziehungen neue Impulse, motiviert und gibt Optimismus (nach Forschungsprojekt). **Honig-Opal:** intensiviert das Traumerleben und die Stimmungen; verstärkt das Bedürfnis nach Alleinsein, intensiviert aber auch Begegnungen; hilft eigene Ideen und Wünsche zu vertreten; macht Schönfärberei inakzeptabel und die Kommunikation sehr ehrlich; lässt das Ich ausgeprägt leben (Forschungsprojekt SHK). **Hyalit:** intuitives Verstehen, lindert Depressionen, Lethargie (nach Gurudas). **Pink-Opal:** mildert Angst vor Dunkelheit und Einsamkeit; gegen Antriebslosigkeit, Depressionen und Gereiztheit; wirkt stimmungsaufhellend und hilft zurückgehaltene Gefühle auszudrücken; befreit von unbegründeten Hemmungen, Scham und Schüchternheit (nach Gienger). **Schwarzer Matrix-Opal:** holt unbewusste Schattenseiten an die Oberfläche und verbessert Konzentration, Belastbarkeit und fördert die Konfrontationsbereitschaft, um Konflikte aktiv zu lösen (nach Forschungsprojekt SHK).

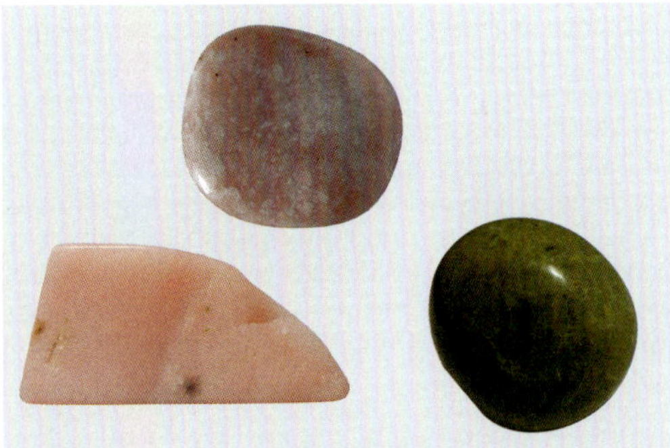

*Pink-Opale, Peru und Chlor-Opal, Madagaskar.*

**Anwendung:** Opal wird als Trommelstein direkt auf die betroffenen Körperstellen gelegt; als Kette oder Anhänger getragen, als Trommelstein oder gerundeter Rohstein in der Hosentasche mitgeführt oder als Steinkreis gelegt; als Opalwasser oder Opalessenz getrunken oder auf die Haut eingerieben; als Matrixstein zur meditativen Betrachtung aufgestellt.

**In der klassischen Heilsteinliteratur** sind Opale bei Plinius beschrieben. **Moderne Autoren:** Ahlborn, Beeler, Bind-Klinger, Braunger, Brusius, Chocron, Cloose, Dow, Franzen, Gienger, Graf, Gurudas, Heider, Huber, Keyte, Korse, Kühni/von Holst, Labacher, Laroche, Lorenzo, Maier, Markham, Melody, Menrow, Musil, Novak, Paulin, Peschek-Böhmer, Pöttinger, Raphaell, Ray, Richardson, von Rohr, Scharner, Schelhas, Scholz, Sienko, Sperling, Thölken, Trendelkamp, Weltler. Das Forschungsprojekt SHK prüfte 2003 honduranischen schwarzen Matrix-Opal, 2006 grünen opaken Opal sowie Honig-Opal.

Opale sind gut geprüfte Heilsteine.

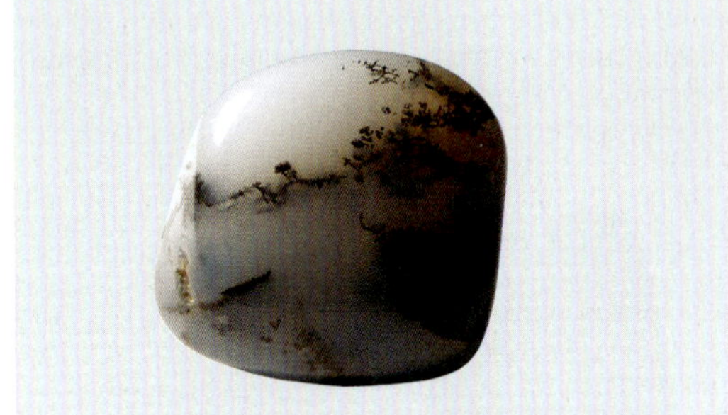

*Dendriten-Opal, Trommelstein.*

**Ergänzende Bachblüte:** Edelopal: Clematis (nach Novak).

**Astrologische Zuordnung:** Anden-Opal: Jungfrau (nach Melody); Boulder-Opal: Skorpion; Chrysopal: Jupiter im dritten Quadrant; Dendriten-Opal: Zwillinge (nach Melody); Edelopale: Venus in Zwillinge (nach von Holst), Sonne im ersten Quadrant; Feueropal: Mond in Widder (nach von Holst); Pink-Opal: Venus in Löwe (nach von Holst), Venus im ersten Quadrant; Schwarzopal: Skorpion, Schütze (nach Melody); Wasser-Opal: Krebs (nach Melody); Weißer Opal: Jungfrau, Waage (nach Melody).

**Tarot-Zuordnung:** Der Narr (nach von Holst).

**Chakra-Zuordnung:** Basischakra (Boulder-Opal, Feueropal, Roter Opal, Schwarzopal); Herzchakra (Chrysopal, Pink-Opal).

**Pflege:** Opale einmal wöchentlich unter fließendem Wasser reinigen, in Hämatit-Ministeinchen entladen und zum Aufladen in eine Amethystgruppe oder über Nacht in Vollmondlicht legen. Opale nicht der direkten Sonne aussetzen.

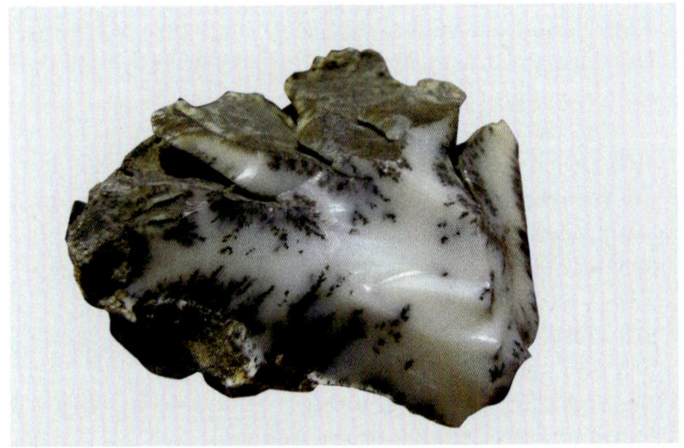

*Dendriten-Opal, Rohstein mit Trocknungsrissen.*

# Opalith

**Name:** von altindisch *upala*, »Edelstein«, sowie von griech. *lithos*; benannt nach seinem hohen Opalgehalt, ohne selbst ein Opal zu sein. Franz.: Opalite.

**Mineralogie:** Opalith entsteht primär durch Kieselsäurelösung vulkanischen Ursprungs oder sekundär aus Kieselsäurelösung, die durch Verwitterung silikathaltiger feinkörniger Gesteine freigesetzt wird und poröse sandige und tonige Sedimente durchdringt.

**Mineralklasse:** ein Gestein, kann im weitesten Sinne der Klasse der Silikate zugerechnet werden; **Formel:** $SiO_2 \times nH_2O$+Al,Ca,Fe,K,Mg,Mn,Na,O,OH,Si; farbgebendes Metall ist in erster Linie Eisen. Der unterschiedliche Mineralstoffgehalt resultiert aus der Zusammensetzung des verkieselten Gesteins.

**Kristallsystem:** amorph; **Erscheinungsbild:** bildet keine Kristalle, sondern derbe Aggregate oder massige Lagen, auch als Spalten- und Hohlraumfüllung; **Mohshärte:** 5,5–6; **Dichte:** 2,6–2,9; **Spaltbarkeit:** keine; **Bruch:** uneben, muschelig oder splittrig; **Transparenz:** durchscheinend bis undurchsichtig; **Farbe:** meist gelb, braun, grün oder rötlich und weiß, selten auch farblos, oft mit typischen dunklen Dendriten oder Rissfüllungen; **Glanz:** glasig bis fettig; **Strichfarbe:** weiß bis gelblich.

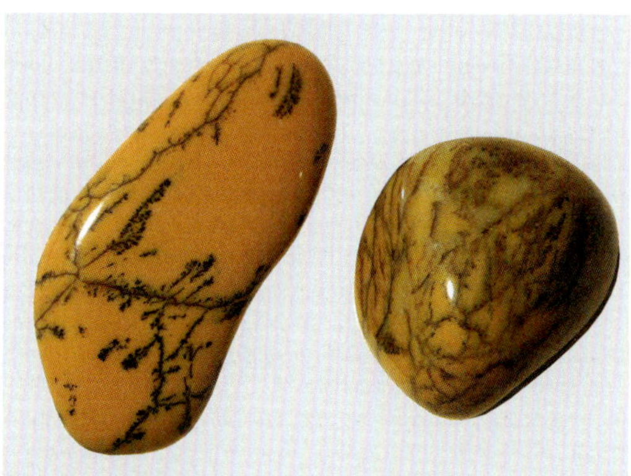

*Opalith-Trommelsteine.*

**Vorkommen:** Australien, Madagaskar, Mexiko, Türkei.

**Verwechslung:** kann mit Jaspis, Flint, Hornstein verwechselt werden; **Unterscheidung:** optisch, mineralogisch-gemmologisch.

**Fälschungen:** sind nicht bekannt.

**Im Handel** ist Opalith als Roh- und Trommelstein, Kugelkette und als Cabochon erhältlich.

**Organwirkung:** Schleimhaut, Lunge.

**Körperlich:** fördert die Sauerstoffaufnahme; bei Lungenerkrankungen; hilfreich bei festsitzenden Erkältungen und bei Folgen des Rauchens (nach Gienger); leistet gute Dienste bei Bauchspeicheldrüsen-Erkrankungen; beruhigt bei Schlafstörungen (nach Heider), reinigt das Bindegewebe, die Schleimhäute und den Darm durch Entschlackung (nach Gienger).

**Seelisch:** fördert Geselligkeit und guten Kontakt zu Mitmenschen (nach Gienger); erleichtert auch die Abgrenzung gegenüber anderen (nach Heider); hilft sich emotional in Gemeinschaften oder Gruppen einzubringen und sich mit Gefühlen anderer auseinander zu setzen, gut geeignet zur Vorbereitung und Einstimmung der therapeutischen Arbeit (nach Gienger); macht unbeschwert und interessiert gibt Offenheit, günstig bei der Neigung andere stets höher als sich einzustufen (nach von Holst).

**Energetisch:** harmonisiert alle Chakren und stabilisiert die Aura (nach Heider).

**Anwendung:** Opalith wird als gebohrter Trommelstein längere Zeit mit Hautkontakt oder in der Tasche getragen, als Cabochon direkt auf die Brust gelegt, als Opalithwasser oder -elixier getrunken, als Rohstein zur Meditation oder als Steinkreis aufgestellt.

**In der klassischen Heilsteinliteratur** ist Opalith nicht beschrieben. **Moderne Autoren:** Gienger, Heider, Kühni/von Holst, Schaufelberger-Landherr, Sienko, Sperling.

Opalith ist ein selten verwendeter Heilstein.

**Astrologische Zuordnung:** Aszendent Löwe (nach von Holst).

**Chakra-Zuordnung:** Solarplexus-Chakra.

**Pflege:** Opalith einmal wöchentlich unter fließendem Wasser reinigen, mit Hämatit-Ministeinchen entladen und zum Aufladen auf eine Bergkristallgruppe legen.

# Orthoklas

siehe Feldspat

# Ozean-Achat

siehe Sphärolithischer Chalcedon

## Pektolith

siehe Larimar

## Peridot (Olivin, Chrysolith)

**Name:** Die Bezeichnung Peridot ist seit dem 16. Jahrhundert geläufig. In Frankreich ist Peridot ein Synonym für Chrysolith. Werner nannte ihn 1790 – seiner olivgrünen Farbe entsprechend – Olivin. Heute sind alle drei Namen in Gebrauch, wobei Peridot meist für bessere, Olivin für noch derbere Qualitäten verwendet wird. Engl.: Peridote, franz.: Peridot.

**Synonyme:** Chrysolith, Hawaiit, Hyalosiderit, Olivin, Sideroklept, Talassakit.

**Mineralogie:** Peridot entsteht primär-liquidmagmatisch bei der Frühkristallisation aus basischen und ultrabasischen Magmen im oberen Erdmantel, durch Vulkanaktivität mitgerissen findet er sich dann im Basalt, oder durch hydrothermale Neubildung in Hohlräumen am Meeresgrund; selten in Eisen-Nickel-Meteoriten und metamorph aus aufgeheiztem und entwässertem Serpentin.

**Mineralklasse:** Magnesium-Eisen-Mineral der VIII. Mineralklasse, der Insel-Silikate; **Formel:** $(Mg,Fe)_2(SiO_4)$ + Al,Ca,Mn,Ni,Co,Cr,Ti,Pt; farbgebende Metalle sind Eisen, Nickel und Chrom.

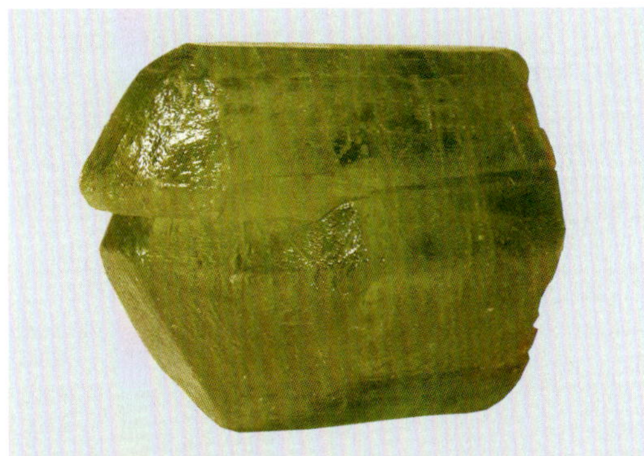

*Peridot-Kristall.*

**Mineralsystem:** rhombisch; **Erscheinungsbild:** bildet nur selten meist eingewachsene, dicktafelige Kristalle mit vertikal gestreiften, kurz gedrungenen Prismen oder derben, körnigen Aggregaten oder körnige Brocken in Lavamandeln; **Mohshärte:** 6,5–7; **Dichte:** 3,2–3,5; selten bis 4,2; **Spaltbarkeit:** gut (unvollkommen); **Bruch:** spröde, kleinmuschelig; **Transparenz:** durchsichtig bis durchscheinend; **Farbe:** farblos, olivgrün, flaschengrün, gelbgrün bis moosgrün und braungrün bis braunrot; **Glanz:** glasartig, auf Bruchflächen fettig; zersetzt sich stürmisch in konzentrierter Schwefelsäure; zeigt selten in kugeligem Schliff einen Katzenaugeneffekt oder Asterismus.

**Vorkommen:** Ägypten (Zeberget), Australien, Brasilien, BRD (Eifel, Rhön, Siebengebirge), China (Henan), GUS (Ural), Italien, Kanada, Myanmar, Mexiko, Norwegen, Österreich, Pakistan, Spanien (Lanzarote), Südafrika, USA (Arizona, Hawaii, Kalifornien, New Mexico).

**Verwechslung:** kann mit Epidot, Diopsid, Moldavit, Grünen Turmalinen und Vesuvian verwechselt werden; **Unterscheidung:** Härte, mineralogisch-gemmologisch.

**Fälschung:** dunkler, olivgrüner Olivin wird zum Aufhellen gebrannt; Imitationen für Peridot sind aus Glas und synthetischem Spinell im Handel; **Unterscheidung:** mineralogisch-gemmologisch.

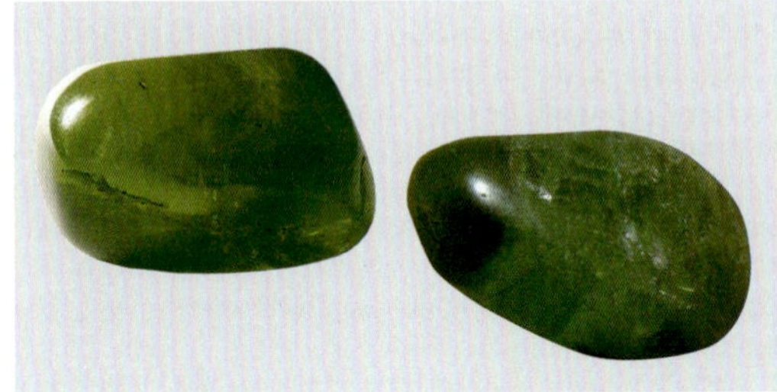

*Olivin-Trommelsteine.*

**Im Handel** ist Peridot als körnige Mineralstufe, Rohkristall, Trommelstein, Anhänger, Kugelkette, Cabochon und facettiert sowie als Peridot-Elixier erhältlich.

**Wirkung der Ionen:** Eisen (kräftigend, reinigend), Magnesium (entspannend), Nickel (entgiftend), Chrom (Ideenreichtum, Kreativität).

**Organwirkung:** Auge, Leber, Galle, Thymus.

**Körperlich:** regt intensive Entgiftungsprozesse und die Tätigkeit von Leber und Galle an (nach Gienger); hilft bei Infektionen, Pilzbefall, oft auch bei Warzen; stimuliert den Stoffwechsel (nach Gienger) und die Nebennieren; reinigt die Haut und bekämpft Allergien und Ekzeme (nach Novak) und Schuppenflechte (nach Heider); schützt und regeneriert die Gewebe und bewirkt tiefe Reinigung von Miasmen (nach Gurudas); bewahrt die Haut vor dem Austrocknen und Sprödigkeit (nach Peschek-Böhmer); beeinflusst positiv das Herz; stärkt das Immunsystem; beschleunigt Heilungsprozesse bei Infektionen (nach Gienger); bei Astigmatismus und Kurzsichtigkeit verbessert er die Sehfähigkeit; wirkt belebend, stärkend und regenerierend (nach Melody); löst Toxine aus dem Bindegewebe und gibt Elastizität; verbessert die Membranspannung der Körperzellen (nach Sienko); verbessert die Sauerstoffaufnahme im Blut, unterstützt die Gewebe von Leber, Nebennieren und Herz (nach Korse); regt die Wehentätigkeit an und unterstützt die Öffnung des Geburtskanals (nach Melody); angezeigt bei Depressionen im Wochenbett (nach Dörre); ist mit Smaragd und Chrysopras der wichtigste Entgiftungsstein sowie einer der bedeutendsten Leber-, Galle- und Erholungssteine.

**Seelisch:** gleicht Melancholie und depressive Stimmungen aus; führt mittelfristig zu Geduld und positiver Lebenshaltung, verbessert die Wirksamkeit anderer Schwingungsheilmittel (nach Gurudas); fördert Initiative, Tatkraft und Lernvermögen und hilft das eigene Leben selbstbestimmt zu gestalten (nach Gienger); löst Ärger, Trauer, Wut und Neid (nach Gienger); vermittelt Freude, Toleranz und zuversichtliche Gelassenheit; heilt verletzte Gefühle; räumt mit Belastungen durch Selbstvorwürfe und Schuldgefühle auf (nach Gienger); hilft bei allen Erkrankungen die aus unterdrückter Aggression und Sexualität entstehen; hilft sich diesen Themen ehrlich zu stellen (nach Dörre); regt an Altes zu beenden und erleichtert Neuanfänge; macht kontaktfähiger und toleranter und befähigt, aus allem das Beste zu machen; hebt andererseits die Ansprüche an das Leben – entsprechend dem gesteigerten Selbstwertgefühl; vergrößert die Konzentrations- und Einsichtsfähigkeit (nach Korse).

**Energetisch:** stellt das Gleichgewicht zwischen dem Äther-, Emotions- und Geistesleib her (nach Korse).

**Anwendung:** Peridot wird als Kette oder Anhänger direkt am Körper getragen; als Trommelstein oder Cabochon auf die Haut gelegt; als Peridotelixier getrunken; als Peridotwasser auf die Haut aufgetragen; selten als Kristall zur Meditation verwendet.

**Nennung in der Bibel:** 2. Moses 28,20, 39,13: Ezechiel (28,13–15), Daniel (10,6), Offenbarung (21,18–21) als Chrysolith.

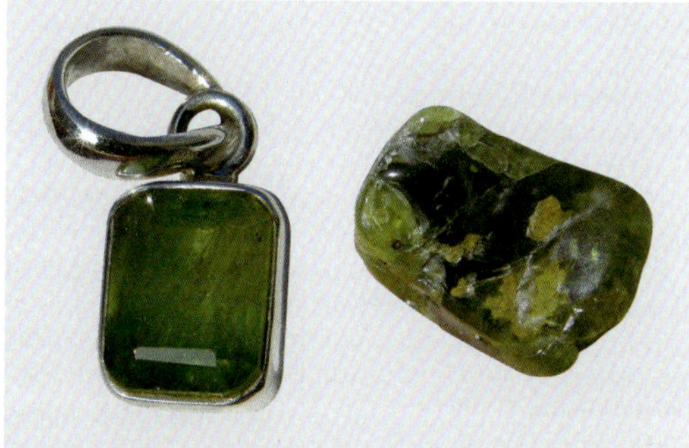

*Peridot als Trommelstein und als facettierter Anhänger.*

**In der klassischen Heilsteinliteratur** ist Peridot bei Josephus von Scythopolis, Galenus, Hildegard von Bingen, Marbot von Rennes und Anoldus Saxo beschrieben. **Moderne Autoren:** Beeler, Bind-Klinger, Braunger, Bourgault, Brusius, Chocron, Cloose, Dörre, Dow, Franzen, Gienger, Guhr, Gurudas, Heider, Huber, Korse, Kühni/von Holst, Laroche, Lopes, Lorenzo, Maier, Markham, Melody, Musil, Novak, Paulin, Peschek-Böhmer, Pöttinger, Raphaell, Ray, Richardson, von Rohr, Scharner, Schaufelberger-Landherr, Schelhas, Sienko, Sperling, Thölken.

Peridot ist ein gut geprüfter Heilstein.

**Anthroposophische Verwendung:** Chrysolith zur Begleitbehandlung bei degenerativen Augenerkrankungen und Überanstrengung der Augen als Ampulle in D12–D30 und Trituration in D6–D30.

**Ergänzende Bachblüte:** Walnut; Pine (nach Novak).

**Astrologische Zuordnung:** Zwillinge, Löwe (nach Novak); Neptun, Mond (nach Musil); Jupiter in Jungfrau (nach von Holst); Jupiter im vierten Quadrant (nach Maier).

**Chakra-Zuordnung:** Herzchakra (nach Novak).

**Feng-Shui-Zuordnung:** Element Holz, Ba-Gua-Bereich Familie und Reichtum.

**Meditations-Zuordnung:** Akzeptanz.

**Symbolisches Leitmotiv:** Aggression; Sexualität; Fruchtbarkeit; Missachtung des Weiblichen; Souveränität der Frau; Verwünschungen; Visionen; Anbindung an das Leben; Brüderchen und Schwesterchen (Brüder Grimm); vergiftete Brunnen; die Samariterin am Brunnen; Jesus und die Ehebrecherin; Das Mabinogion; Heilige und Hure; jungfräuliche Göttinnen (nach Dörre).

**Pflege:** Peridot einmal wöchentlich unter fließendem Wasser reinigen, mit Hämatit-Ministeinchen entladen und zum Aufladen auf eine Bergkristallgruppe oder in die frühe Morgensonne legen.

**Hinweis:** bis zu 400 g schwere Einzelsteine stammen von Zeberget.

# Perle

**Name:** von lat. *perla*, »kleine Birne«, oder von *pilula*, »Bällchen«; seit dem 9. Jahrhundert überliefert. Englisch: Pearl.

**Synonyme:** gibt es nicht.

**Mineralogie:** Perlen entstehen in austernartigen Meeresmuscheln oder Süßwassermuscheln aus Flüssen oder Zuchtanlagen durch den Eintritt von Fremdkörpern zwischen Muschelschale und Mantelhaut und eine Abwehrreaktion, die den Fremdkörper durch die Anlagerung von Perlmutt abkapselt.

**Mineralklasse:** Calciumminerale der Mineralklasse, der Karbonate; **Formel:** $CaCO_3$.

**Kristallsystem:** rhombisch; **Erscheinungsbild:** Perlen bestehen aus mikrokristallinen Aragonitblättchen; **Mohshärte:** 3–4; **Dichte:** 2,6–2,85; **Spaltbarkeit:** unvollkommen; **Bruch:** muschelig, uneben; **Transparenz:** undurchsichtig; **Farbe:** weiß, rosa, rötlich, silbercreme-goldfarbig, grün, bläulich und schwarz; **Glanz:** seidig, oft mit irisierenden Regenbogenfarben; **Strichfarbe:** weiß.

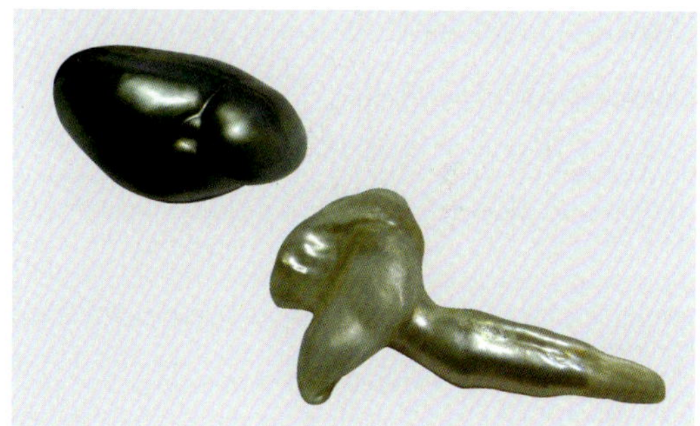

*Perlen.*

**Vorkommen:** Die Küstenbereiche Chinas, Japans, Sri Lankas, des Persischen Golfs, des Golfs von Mannar, Mittelamerikas, Nordaustraliens und Polynesiens.

**Verwechslung:** Naturperlen können mit Zuchtperlen verwechselt werden.

**Fälschungen:** werden mit Wasserstoffperoxid gebleicht und dann rosa oder schwarz gefärbt; Imitationen aus Calcit, Glas oder Kunststoff sind bekannt.

**Im Handel** sind Perlen hauptsächlich als so genannte Zuchtperlen, die als solche auch bezeichnet werden müssen; meist als Kette.

**Wirkung der Ionen:** Calcium (Elastizität, Spannkraft, Aufbau).

**Organwirkung:** Magen, Nebennieren, Nerven, Haut.

**Körperlich:** lässt Geschwüre schneller abheilen (nach Heider); mildert Allergien; gegen Augenleiden; verbessert

Krampfaderbeschwerden und Venenentzündungen; angezeigt bei Wetterfühligkeit; bringt Linderung bei Magenverstimmungen und Völlegefühl (nach Melody); stimuliert den Säftehaushalt; soll den Hormonhaushalt stabilisieren (nach Gienger); heilsam für die weiblichen Geschlechtsorgane, fördert die Fruchtbarkeit (nach Korse) und erleichtert die Geburt (nach Melody); bessert chronische Kopfschmerzen und Migräne; entlastet das Nervengewebe von Stress, regt die Enzymproduktion der Bauchspeicheldrüse an (nach Gurudas); kann den Allgemeinzustand der Zähne verbessern (nach von Holst).

**Seelisch:** bewirkt ein emotionales Gleichgewicht (nach Korse); rührt traumatische Erinnerungen an und hilft dabei, Trauer, Verlust und Schmerz zu wandeln sowie unverarbeitete Konflikte zu lösen (nach Gienger); unterstützend bei tiefgreifenden Verletzungen der Gefühlswelt und psychischen Problemen; zeigt auch den Gefühlsreichtum auf und hilft positive Bilder zu entwickeln; weckt den Wunsch nach Rückzug, Gemütlichkeit und Seelenpflege; verbessert die Trauminhalte bei wiederkehrenden Albträumen (nach Kühni); behebt Stimmungsschwankungen (nach Schaufelberger-Landherr); erhöht die Intuition und Sensibilität; stärkt den Ordnungssinn; wirkt gegen geistige Erschöpfung (nach Heider); unterstützt die Konzentrationsfähigkeit (nach Melody); fördert die Häuslichkeit, macht sauber und reinlich und hilft Kraft aus sich selbst zu schöpfen (nach Korse). Perlen werden in vielen Kulturen mit dem Mond, aber auch mit Tränen assoziiert, weswegen sie hierzulande als Brautgeschenke unüblich sind.

**Anwendung:** Die Perle bzw. Perlen werden direkt auf die Haut gelegt; als Halskette oder Tikra getragen, in der Hosentasche mitgeführt; als Essenz getrunken.

**Nennung in der Bibel:** Offenb. 17,4, 18,12 und 18,16, sowie 1. Tim. 2,9.

**In der klassischen Heilsteinliteratur** ist Perle bei Hildegard von Bingen und Leonhard Fuchs beschrieben. **Moderne Autoren:** Ahlborn, Bind-Klinger, Gienger, Guhr, Gurudas, Chocron, Cloos, Heider, Keyte, Korse, Kühni/von Holst, Laroche, Lopes, Markham, Melody, Pöttinger, Ray, Richardson, von Rohr, Schaufelberger-Landherr, Schelhas, Scholz, Sienko, Sperling, Thölken, Vorreiter, von Wechmar, Weltler, Werner.

Teilweise offen ist die Frage nach dem Unterschied zwischen Natur- und Zuchtperlen, ist ja das Einbringen des Implantats ein Akt der Gewalt, der den empfindlichen Muscheln grausame Schmerzen bereitet – ein Umstand, der sich mit Sicherheit in der Wirkung der Zuchtperlen feststellen lassen muss (siehe Sienko).

**Astrologische Zuordnung:** weiß: Waage, Steinbock (nach Heider); Zwillinge, Krebs (nach Melody); Mond in Krebs (nach von Holst); schwarz: Steinbock (nach Schaufelberger-Landherr); Saturn in Krebs (nach von Holst).

**Tarot-Zuordnung:** Der Mond (nach von Holst).

**Chakra-Zuordnung:** Nabelchakra (nach von Holst/Gienger); Scheitelchakra (nach Heider); schwarz: Basischakra.

**Feng-Shui-Zuordnung:** Ernährungszyklus Element Metall – Element Wasser.

**Pflege:** Perle einmal wöchentlich unter fließendem Wasser reinigen und zum Aufladen in eine Amethystdruse oder in Vollmondlicht legen.

# Petalit

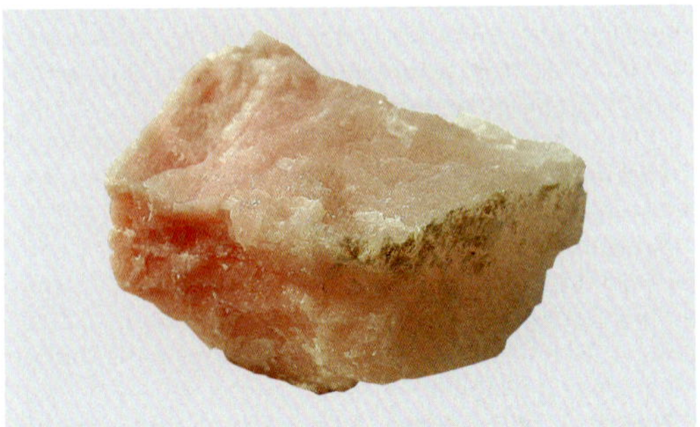

*Petalit-Rohstein.*

**Name:** benannt von d'Andrada 1800, nach griech. *petalon*, »Blatt«, wegen dessen guter Spaltbarkeit und der Ausbildung blättriger Aggregate. Engl. und franz.: Petalite.

**Synonyme:** Castorit, Kastor und Lilith.

**Mineralogie:** Petalit entsteht primär-pneumatolytisch in den höchsten Temperaturbereichen, in sehr grobkörnigen, sauren lithiumreichen magmatischen Granitpegmatitgängen.

**Mineralklasse:** Lithium-Aluminium-Mineral der Spodumen-Gruppe und der VIII. Mineralklasse, der Alumo-Schicht-Silikate; **Formel:** $Li[AlSi_4O_{10}]+Na$; farbgebendes Metall ist Lithium.

**Kristallsystem:** monoklin; **Erscheinungsbild:** bildet selten kleine, kurzsäulige bis dicktafelige, meist eingesprengte Kristalle oder derbe, grobspätige, körnige oder blättrige Aggregate und dichte, feldspatähnliche Massen; **Mohshärte:** 6–6,5; **Dichte:** 2,42; **Spaltbarkeit:** vollkommen; **Bruch:** muschelig; **Transparenz:** durchsichtig bis durchscheinend; **Farbe:** farblos, weiß, grau, gelblich, rosa, rötlich und grünlich; **Glanz:** glasig, auf Spaltflächen perlmuttartig; **Phosphoreszenz:** blau, bei langsamem Erhitzen; **Flammenfärbung:** karminrot.

**Vorkommen:** häufig: Australien, Brasilien, Italien (Elba), Finnland, Namibia, Peru, Schweden (Varuträsk), Simbabwe (Bickita), Südafrika, USA (Maine, Massachusetts).

**Verwechslung:** kann als Kristall mit Feldspäten, verarbeitet mit Morganit und Rosenquarz, verwechselt werden; **Unterscheidung:** Härte, mineralogisch-gemmologisch, Flammenfärbung.

**Fälschungen:** Glasimitationen sowie Farbintensivierungen durch Bestrahlung sind bekannt.

**Im Handel** ist Petalit als derber Rohstein, Trommelstein und Cabochon sowie als Petalitelixier erhältlich.

**Wirkung der Ionen:** Aluminium (entsäuernd, Veränderungsstreben), Lithium (antidepressiv, Hingabe, Nervenstärke), Silizium (Haut).

**Organwirkung:** Gehirn, Nerven.

**Körperlich:** fördert die Zellregeneration (nach Melody); schenkt Energie und Leidenschaftlichkeit; hilft bei Augenleiden (nach Melody) und stärkt das Sehvermögen; wirkt beruhigend auf den Herzrhythmus (nach Heider); spricht besonders die Nerven an – nervlich weniger belastbare Personen sollten vorsichtig mit diesem mitreißenden und intensiven Stein umgehen (nach von Holst); hilft bei starken Schmerzen (nach Gienger).

**Seelisch:** erleichtert die Umsetzung und Integration schmerzhafter und tiefgreifender Erkenntnisse, hilft sie durch eine gewisse Filterwirkung nach und nach zu verdauen; eignet sich zur Unterstützung von Rückführungssitzungen (nach Sienko); stärkt Erinnerungsvermögen, besonders das Langzeitgedächtnis und das emotionale Gedächtnis, und erleichtert die Vergangenheitsbewältigung; hilft, sich mit seelischen Verletzungen, Abwendung und anderen schmerzlichen zwischenmenschlichen Erfahrungen zu konfrontieren, um Beziehungen zu verbessern; verleiht ein intensives Lebensgefühl und große psychische Präsenz; macht wach, frisch und emotional; vermittelt Hingabefähigkeit und Begeisterung, was zu enormen Leistungen und entsprechender Anerkennung führen kann (nach von Holst); kann zur Kommunikation mit anderen Daseinsformen unterstützend eingesetzt werden (nach Melody); hilft zuzupacken statt zu flüchten, hilft bei ehrlicher Identitätssuche (nach Gienger).

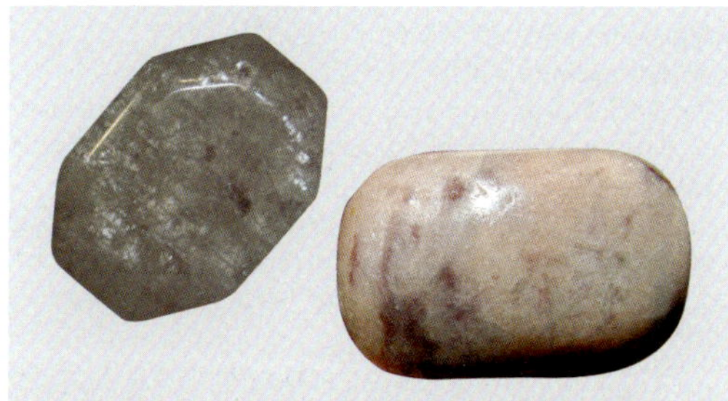

*Petalit, Anhänger und Petalit mit Einschluss von Lepidolith, Trommelstein.*

**Anwendung:** Petalit wird als Rohstein direkt auf die Haut gelegt; als Anhänger getragen; als Trommelstein in der Hosentasche mitgeführt; als Cabochon direkt aufgelegt; als Petalitelixier tropfenweise Rohstein zur Meditation aufgestellt. Die Edelsteinexpertin Sienko empfiehlt Rohsteine für Rückführungen.

**In der klassischen Heilsteinliteratur** ist Petalit nicht beschrieben. **Moderne Autoren:** Gienger, Heider, Kühni/von Holst, Melody, Paulin, Schelhas, Sienko.

Petalit ist ein selten verwendeter Heilstein.

**Astrologische Zuordnung:** Löwe (nach Melody), Mond in Wassermann (nach von Holst).

**Chakra-Zuordnung:** Herzchakra, Wurzelchakra aufgrund der Flammenfärbung, Petalit rosa: Solarplexus-Leber-Chakra (nach von Holst/Gienger).

**Pflege:** Petalit einmal wöchentlich unter fließendem Wasser reinigen, mit Hämatit-Ministeinchen entladen und zum Aufladen auf eine Bergkristallgruppe oder in die Morgensonne legen.

# Phenakit

**Name:** benannt von Nordenskiöd 1833, nach griech. *phenax*, »Betrüger«, da dessen Eigenschaften auf Quarz zu deuten scheinen. Engl.: Phenakite, franz.: Phenacite.

**Synonyme:** sind nicht bekannt.

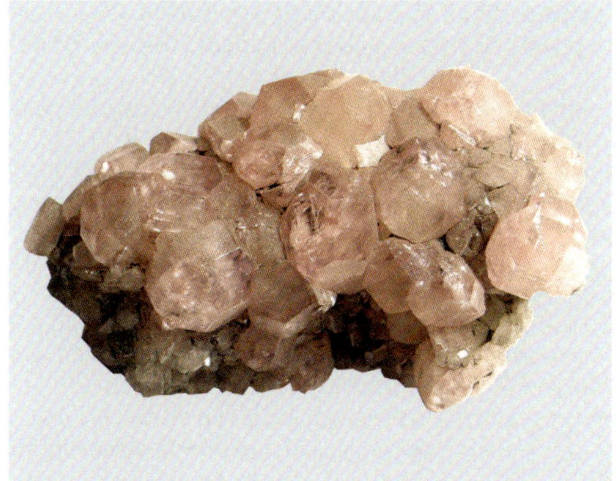

*Phenakit-Stufe.*

**Mineralogie:** Phenakit entsteht primär-liquidmagmatisch in der Restkristallisation bei der Bildung berylliumhaltiger Pegmatite oder durch Reaktion des Magmas mit dem Nebengestein, insbesondere bei der Verdrängung von Kalk durch granitische Magmen und durch hydrothermale Umwandlung zuvor entstandenen Berylls.

**Mineralklasse:** Beryllmineral der VIII. Mineralklasse, der Insel-Silikate; **Formel:** $Be_2SiO_4$+ Al,Ca,Fe,K,Mg,Na + $H_2O$ + (Ti).

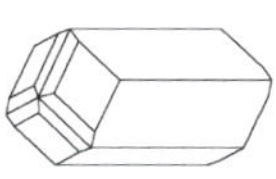

**Kristallsystem:** trigonal; **Erscheinungsbild:** bildet rhomboedrische, flächenreiche, kurzprismatische und tafelige, linsenförmige, senkrecht gestreifte ein- und aufgewachsene Kristalle, oft als Zwillinge; **Mohshärte:** 7,5–8; **Dichte:** 2,9–3,0; **Spaltbarkeit:** unvollkommen; **Bruch:** muschelig; **Transparenz:** durchsichtig; **Farbe:** farblos, gelblich, braun, rosa, grünlich blau und weiß; **Glanz:** lebhaft glasartig; **Pulver:** weiß.

**Vorkommen:** sehr selten: Brasilien (Minas Gerais), GUS (Ural), Madagaskar, Namibia, Simbabwe, USA (Topaz Butte, Colorado).

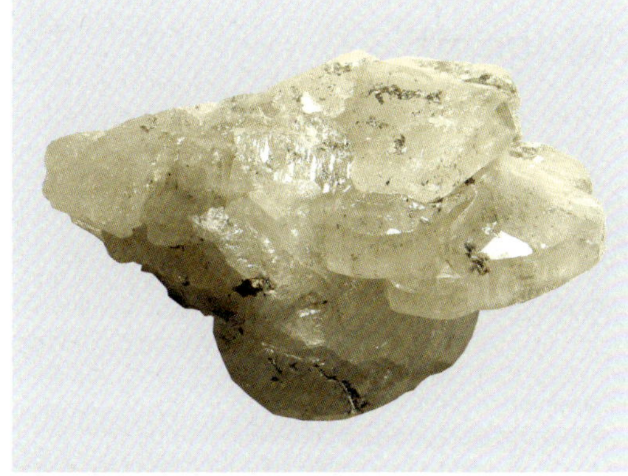

*Phenakit-Stufe.*

**Verwechslung:** kann mit Quarz und geschliffen mit Topas verwechselt werden; **Unterscheidung:** Dichte, mineralogisch-gemmologisch.

**Fälschungen:** Durch Bestrahlung wird der Kristall gelbbraun gefärbt.

**Im Handel** ist Phenakit als Einzelkristall (Brasilien, Madagaskar), Kristallstufe (Namibia) oder facettiert erhältlich.

**Wirkung der Ionen:** Beryllium (Disziplin, Konzentration).

**Organwirkung:** Gehirn, Schleimhäute.

**Körperlich:** wirkt antiallergisch, antientzündlich, lindert Ausschläge und Schleimhautreizungen; macht Stirn, Nase und Nebenhöhlen frei, ist bei Steinauflagen sehr wirksam, doch sanft und für Sensible als Ersatz für Beryllе oder Bergkristall sehr zu empfehlen (nach Sienko).

**Seelisch:** hilft Versäumnisse im Leben zu erkennen (nach Gienger); ermöglicht Krankheitshintergründe von Allergien zu erfassen und somit Veränderungen einzuleiten (nach Sperling); bewirkt eine konstruktive Einstellung und baut Spannungen im Leben und Energiefeld ab (nach Sienko); verleiht die Disziplin, Erkenntnisse umzusetzen und von schädlichen Gewohnheiten abzulassen; erleichtert tiefe Meditationszustände (nach Melody); vermittelt psychische und spirituelle Stabilität und schenkt Klarheit, Weite und Überblick; verhindert das erneute Auftreten von Disharmonien und Störungen, wenn man mit sich im Reinen ist (nach Sienko); unterstützt die (langfristigen) Planung; macht gelassen, zuverlässig und vernünftig (nach von Holst).

**Anwendung:** Phenakit wird als Kristall direkt auf die Haut – besonders im Kopfbereich – gelegt; als Kristallgruppe zur Meditation aufgestellt.

**In der klassischen Heilsteinliteratur** ist Phenakit nicht beschrieben. **Moderne Autoren:** Cloos, Gienger, Kühni/von Holst, Melody, Paulin, Schelhas, Sienko, Sperling.

Phenakit ist ein selten verwendeter Heilstein.

**Astrologische Zuordnung:** Zwillinge (nach Melody), Saturn in Waage (nach von Holst).

**Chakra-Zuordnung:** Herz- und Stirnchakra (nach Melody), Nasenchakra (nach von Holst/Gienger).

**Pflege:** Phenakit einmal wöchentlich unter fließendem Wasser reinigen, mit Hämatit-Ministeinchen entladen und zum Aufladen in die Morgensonne legen.

# Phlogopit

siehe Biotit

# Pietersit

**Name:** benannt nach dem namibischen Händler Sid Pieters, der Pietersit erstmals vermarktete. Engl.: Pietersite.

**Synonym:** Sturmstein.

**Mineralogie:** Pietersit entsteht sekundär als Brekzie aus Spaltenfüllungen von Tigerauge und Falkenauge, die durch Erdbewegungen zertrümmert und durch Kieselsäure erneut verkittet wurden.

**Mineralklasse:** ein Mineral der Quarz-Gruppe und der IV. Mineralklasse, der Oxide; **Formel:** $SiO_2 + Na_2[Mg,Fe,Al)_5(OH/Si_4O_{11})_2 + FeOOH$.

**Kristallsystem:** trigonal (ohne Kristallbildung); **Erscheinungsbild:** tritt in Form derber Massen und Spaltenfüllungen auf; **Mohshärte:** 7; **Dichte:** 2,64–2,72; **Spaltbarkeit:** keine; **Bruch:** uneben, faserig; **Transparenz:** undurchsichtig bis partiell durchscheinend; **Farbe:** gelbbraun-blauschwarz scheckig schillernd gefleckt; **Strichfarbe:** gelbbraun.

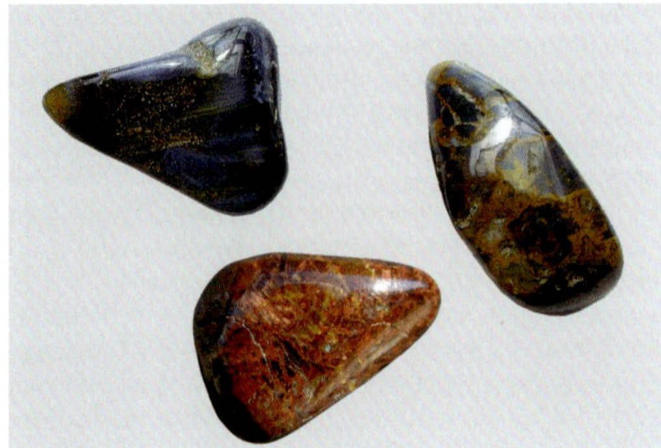

*Pietersit-Trommelsteine.*

**Vorkommen:** Namibia (Outjo).

**Verwechslung:** kann eigentlich nicht verwechselt werden. Ähnlich sind Falkenauge und Tigerauge.

**Fälschungen:** sind nicht bekannt.

**Im Handel** ist Pietersit als Trommelstein erhältlich.

**Wirkung der Ionen:** Aluminium (beruhigend, Abwechslung), Eisen (Ausdauer, Kraft), Magnesium (entspannend), Natrium (Blutdruck, Sicherheit).

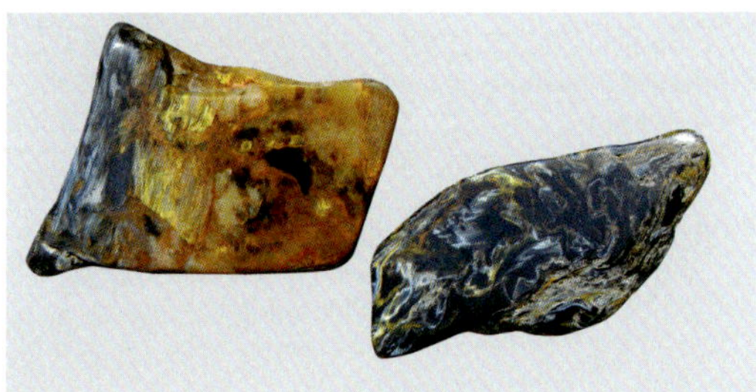

*Pietersit-Scheiben, Namibia.*

**Organwirkung:** Bronchien, Herz, Zirbeldrüse.

**Körperlich:** wird bei allen stressbedingten, durch Verwirrung, Ausweglosigkeit oder durch unterdrückte Bedürfnisse begünstigte Erkrankungen eingesetzt (nach Gienger); stimuliert die Hypophyse, reguliert dadurch die anderen endokrinen Drüsen (nach Melody); lindert Atemwegbeschwerden und nervöse Herzbeschwerden; erhöht den Blutdruck; hilft bei vegetativen Störungen (nach Gienger); regt die Verdauung deutlich an; hilft bei Verstopfung; regt den Appetit an; stimuliert die Nerven; führt zu größerer Wachheit wie Nervosität (nach Forschungsprojekt SHK).

**Seelisch:** sorgt für innere Stabilität bei stürmischen Veränderungen – führt in die eigene Mitte zurück und hilft unverarbeitete Konflikte und Krisensituationen zu bewältigen (nach Gienger), um dann zielsicher für sich die besten Gelegenheiten zu ergreifen; kann in krisenfreien Zeiten unruhig und unzufrieden machen; bewirkt, dass man Funktionierendes »verschlimmbessert« (nach von Holst); hilft Neuem gegenüber offen zu bleiben (nach Melody) und Lebensgewohnheiten zu durchbrechen; bringt Veränderung ins Leben; verbessert die Kommunikationsfähigkeit; thematisiert Zukunftsängste, Selbstzweifel und Sorgen; verbessert den geistigen Überblick (nach Forschungsprojekt SHK).

**Anwendung:** wird als Anhänger direkt auf der Haut getragen; als Trommelstein in der Hosentasche mitgeführt. oder als Steinkreis ausgelegt, als Rohstein zur Meditation aufgestellt und als Wasser oder Elixier eingenommen.

**In der klassischen Heilsteinliteratur** ist Pietersit nicht beschrieben. **Moderne Autoren:** Gienger, Heider, Kühni/von Holst, Maier, Melody, Trendelkamp. Pietersit wurde 2003 vom Forschungsprojekt SHK geprüft.

Pietersit ist ein noch nicht genügend geprüfter Heilstein.

**Astrologische Zuordnung:** Löwe (nach Melody), Jupiter im dritten Quadrant (nach Maier), Merkur-Uranus-Aspekte (nach von Holst).

**Chakra-Zuordnung:** Basischakra, Stirnchakra (nach Heider), Wurzelchakra (nach von Holst-Gienger).

**Pflege:** Pietersit einmal wöchentlich unter fließendem Wasser reinigen, mit Hämatit-Ministeinchen entladen und zum Aufladen auf eine Bergkristallgruppe oder in die Morgensonne legen.

# Pop-Rocks (Boji's)

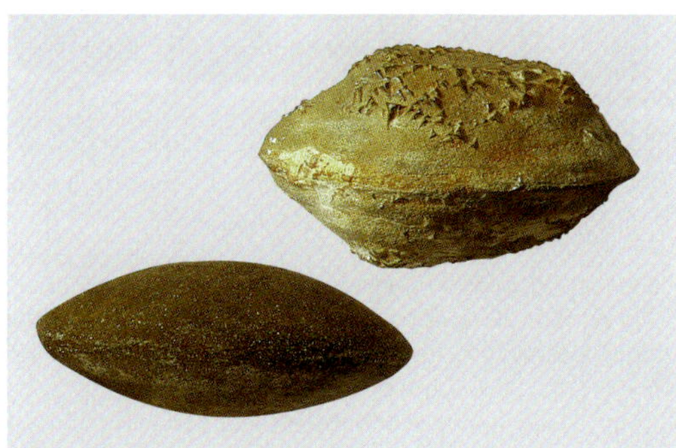

*Pop-Rocks.*

**Name:** benannt von amerikanischen Geologen für oberflächlich limonitisierten Kugelpyrit, nach dessen Eigenschaft, im Feuer zu explodieren (engl. *to pop* = knallen). Franz.: Bodji.

**Synonyme:** Die korrekte Bezeichnung ist Pop-Rocks, die veraltete Kiesball, die populäre Boji´s®. Da dieser Titel seit 1973 in den USA, seit 1990 international geschützt ist, darf er nicht verwendet werden. Die Bezeichnung »lebende Steine« ist eine sinnwidrige Mythenbildung als Vermarktungsstrategie. Gurudas gibt 1985 an, der Name Bojistein stamme von einem Trance-Channel in Denver – konträr zu der Geschichte der Boji Corp., nach welcher der Stein von einem Kind nach einer halbzahmen Krähe benannt sei.

**Mineralogie:** Pop-Rocks entstehen sekundär als Kugelpyrit-Kongregationen im Schlamm von Urmeeren. Dabei wird beim Zerfall organischer Verbindungen Schwefelwasserstoff freigesetzt, der sich unter Luftabschluss mit Eisen zu Pyrit verbindet. Wird sehr viel später die Pyritknolle freigelegt, verwittert sie durch Luftsauerstoff an der Oberfläche (1 %) und erhält so einen Limonitüberzug.

**Mineralklasse:** Eisenmineralien der Mineralklasse der Sulfide, mit einem Überzug von Limonit, einem Eisenmineral der Mineralklasse der Oxide; **Formel:** $FeS_2 + FeOOH \times nH_2O + Ca,K,Na,P + (As,Ba,Bi,Co,Cu,Pb,Sb,Zn)$.

**Kristallsystem:** Pyritkern kubisch, Limonitmantel rhombisch; **Erscheinungsbild:** bilden sichtbare grobkristalline, würfelige Kristalle, die an der kugeligen oder linsenförmigen Knolle erkennbar sind, oder feinkristalline, poröse Aggregate mit Pyritkern und dünnem Limonitüberzug; **Mohshärte:** 5–6; **Dichte:** 5,0–5,2; **Spaltbarkeit:** keine; **Bruch:** muschelig; **Transparenz:** undurchsichtig; **Farbe:** schwarz, mattgrau, braun, golden. Schillernde Anlauffarben sind künstlichen Ursprungs; **Glanz:** glasartig; **Strichfarbe:** braun bis schwarz.

**Vorkommen:** USA (Colorado, Dakota, Nebraska, Kansas), Frankreich (Calais: Markasitknollen), BRD (Schwäbische Alb: Pyritknollen, und Hessen: Kugelpyrit).

**Verwechslung:** Pop-Rocks können mit Markasitknollen, Limonit, aber auch mit Moqui Marbles verwechselt werden; **Unterscheidung:** Dichte, Kristallbildung.

**Fälschungen:** sind von Pop-Rocks bisher nicht bekannt; Regenbogen-Boji's mit schillernden Anlauffarben werden durch Erhitzung oder Behandlung mit Oxidationsmittel hergestellt.

**Im Handel** sind Pop-Rocks als abgeflachte Kugelkongregation stets paarweise – ein grobkristallin eckiges »Männchen« und ein feinkristallines »Weibchen« – erhältlich. Recht unbeliebt macht sich die Boji Incorporation durch künstliche Mythenbildung und deren markenschutzrechtliche Absicherung.

**Wirkung der Ionen:** Eisen (Kraft, immunstimulierend, stoffwechselanregend, Willenskraft), Schwefel (enzymaktivierend).

**Organwirkung:** Hoden.

**Körperlich:** mindern Schmerzen; regen die Selbstheilungskräfte des Körpers an (nach Heider) und stärken das Immunsystem; werden allgemein zur Geweberegeneration benutzt (nach Melody), eignen sich aufgrund ihrer unspezifischen Wirkung zur Gesundheitsvorsorge (nach Gienger).

**Seelisch:** zentrieren (nach Melody); verbessern die Kommunikation mit dem physischen Körper (nach Gurudas); lenken die Aufmerksamkeit auf die gegenwärtige Situation und verstärken bei längerem Gebrauch Emotionen und Stimmungen, sodass diese aufgegriffen werden können (nach von Holst); fördern die Erkenntnis einschränkender und krankmachender Gedanken- und Verhaltensmuster (nach Melody); verbessern die intuitive Verbindung und Kommunikation mit der Natur, insbesondere bezüglich der Landwirtschaft, mit anderen Lebewesen und dem physischen Körper (nach Gurudas).

**Energetisch:** gleichen alle Energiekörper und Chakren aus (nach Melody); kräftigen Meridiane und Nadis (nach Gurudas); reinigen die Aura, laden sie mit Energie auf und füllen deren Schwachstellen (nach Melody); regen den Energiefluss in den Meridianen an und lösen energetische Blockaden.

**Anwendung:** Pop-Rocks werden fünf bis zehn Minuten in der Hand gehalten – einer rechts, einer links; als gestifteter oder mit Silberdraht umwickelter Anhänger getragen; als Knolle auf die betroffene Körperstelle gelegt; als

Handschmeichler in der Hosentasche einzeln oder paarweise mitgeführt oder als Steinkreis und zur Meditation aufgestellt.

**In der klassischen Heilsteinliteratur** sind Pop-Rocks nicht beschrieben. **Moderne Autoren:** Gienger, Gurudas, Hall, Heider, Keyte, Kühni/von Holst, Melody, Pöttinger, Schaufelberger-Landherr.

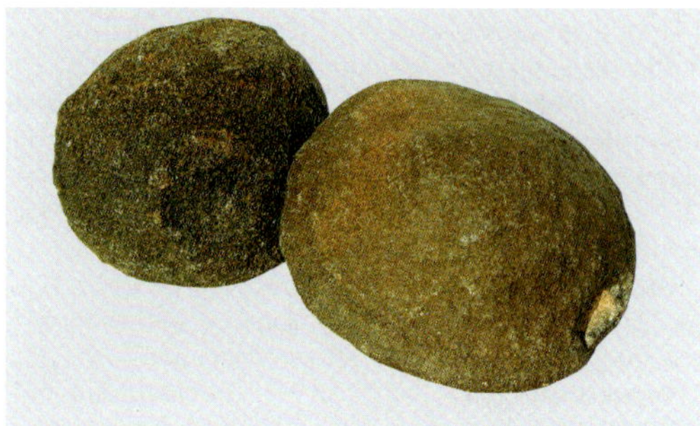

*Pop-Rocks.*

**Astrologische Zuordnung:** Stier, Löwe, Skorpion, Wassermann (nach Heider).

**Meditations-Zuordnung:** Lebensenergie.

**Pflege:** Pop-Rocks einmal wöchentlich unter fließendem Wasser reinigen und zum Aufladen in die Morgensonne legen. Pop-Rocks lassen sich weder nicht mit Hämatit entladen noch mit Bergkristall aufladen.

**Hinweis:** Der Mythos, die Steine würden zu Staub zerfallen, wenn Paare nicht zusammen gelagert würden, konnte bislang nicht bestätigt werden (Beobachtungszeit: acht Jahre). Die ähnlich aussehenden Markasitknollen zersetzen sich jedoch langsam zu einer weißen Eisen-Sulfat-Substanz.

# Porphyrit

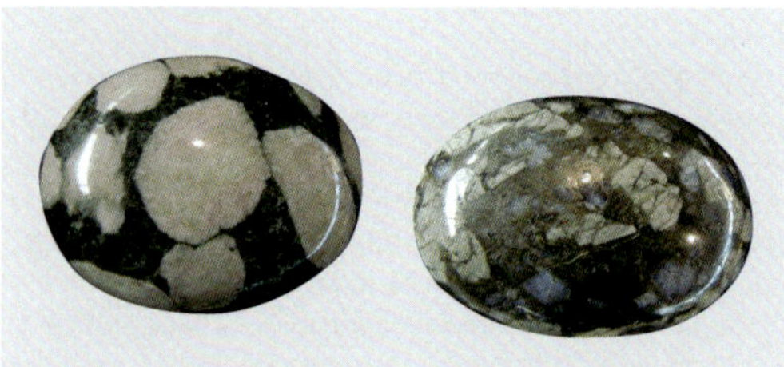

*Porphyrit-Seifensteine: Mit Anteilen von Chalcedon und Epidot, mit weißem Feldspat.*

**Name:** von griech. porphyrites, »purpurähnlich« oder griech. pyropos »feueräugig« nach Gurudas – so wurden bis ins 18. Jahrhundert rötliche Magmatite mit weißen Flecken bezeichnet. Danach wurde der Begriff auf alle Magmatite erweitert, die in körniger Grundmasse vereinzelte größere Kristalle zeigen. Porphyr wurde zum Oberbegriff eines bestimmten Gefüges von Plutoniten und Vulkaniten; Vulkanite werden heute als Porphyrit bezeichnet.

**Synonyme:** China-Schriftstein, Tibetstein (dunkler Porphyrit mit hellen Kristallen), und Leonit (gelber Porphyrit).

**Mineralogie:** Porphyrit (Andesit) entsteht primär-vulkanisch, wenn im Magma vor dem Vulkanausbruch bereits erste Feldspat-Kristalle, meist durch Chlorit oder Epidot grün getönter Oligoklas, gebildet waren. Die feinkörnige Grundmasse besteht aus Plagioklas, Pyroxenen, Hornblende-Amphibolen und Biotit.

**Kristallsystem:** besteht überwiegend aus Silikaten. **Mohshärte:** 5–6; **Dichte:** 3,0–3,5; **Spaltbarkeit:** keine, **Transparenz:** undurchsichtig; **Farbe:** grüne bis farblose Kristalle in runen- oder schriftzeichenähnlicher Struktur in dunkelgrauer bis schwarzer Matrix; **Strichfarbe:** grau.

**Vorkommen:** weltweit: China, Griechenland, USA (Lake Superior).

**Verwechslung:** China-Schriftstein kann mit Schriftgranit verwechselt werden; Verwechslungsgefahr besteht bei dem Namen, denn vulkanischer Porphyrit ist enger eingegrenzt als die magmatischen Gesteine mit der Endung »-porphyr«; **Unterscheidung:** mikroskopisch.

**Fälschungen:** sind nicht bekannt.

**Im Handel** sind Porphyrite als Rohstein, Trommelstein, Bi-Scheibe und dekorativer Tischstein erhältlich.

**Wirkung der Ionen:** Aluminium (entsäuernd).

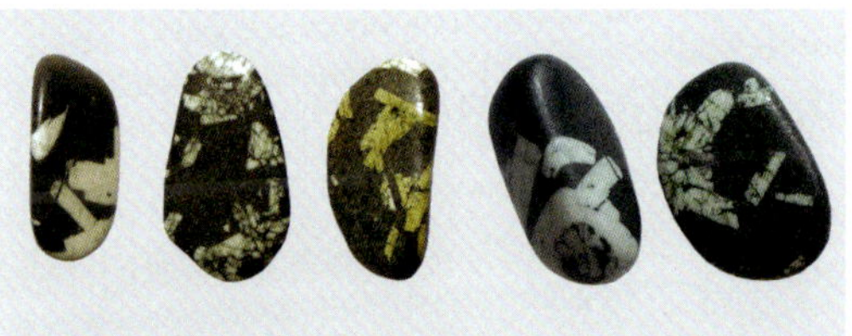

*China-Schriftstein-Trommelsteine außen: Blütenporphyr-Trommelstein in der Mitte.*

**Organwirkung:** Nervensystem.

**Körperlich:** **Blütenporphyr:** steigert nur kurzfristig die Leistungsfähigkeit, fördert die Entschlackung, regt die Menstruation an; Schmerzen der Füsse und des unteren Rückens lassen sich gut behandeln; führt zu tiefem Schlaf und intensiven Träumen (nach Froschungsprojekt SHK); hält die Muskulatur beweglich; beruhigt das vegetative Nervensystem (nach Gienger). **China-Schriftstein:** bei Blasenentzündungen nach Unterkühlung (nach Sienko).

**Seelisch:** **Porphyrit** hilft Ideen zu verwirklichen und im Einklang mit der Zeitqualität zu handeln. **Blütenporphyr:** hilft tiefsitzende Ängste zu erkennen und langsam loszulassen; gut für die Trauerarbeit geeignet; verleiht seelische Stabilität, wodurch die Stressresistenz gesteigert wird; unterstützt die Konzentration und hilft beim Lernen; vertieft die Meditation und hilft zu sich zu finden, fördert gleichzeitig den Gemeinschaftssinn; gibt Mut für Entscheidungen und fördert die Selbstbestimmung (nach Forschungsprojekt SHK). **China-Schriftstein:** fördert Geduld, um abzuwarten und dann auf einmal in Aktion zu treten; macht bedacht und hilft sich gut vorzubereiten (nach Gienger); ermöglicht sowohl instinktsicheres als auch pragmatisches Tun; wirkt energetisch stärkend, lässt sich nach Krankheiten und großen Anstrengungen zur Regeneration einsetzen (nach Sienko).

**Energetisch:** **China-Schriftstein** stärkt die Aura, schließt deren Löcher – allerdings nicht dauerhaft – und reinigt die Atmosphäre bei »dicker Luft« (nach Sienko).

**Anwendung:** **Phorphyrit** wird als Bi-Scheibe direkt auf der Haut getragen, als Trommelstein in der Hosentasche mitgeführt und als Rohstein zur Meditation aufgestellt; **Blütenporphyr** und **China-Schriftstein** werden als polierter Stein zur Meditation aufgestellt.

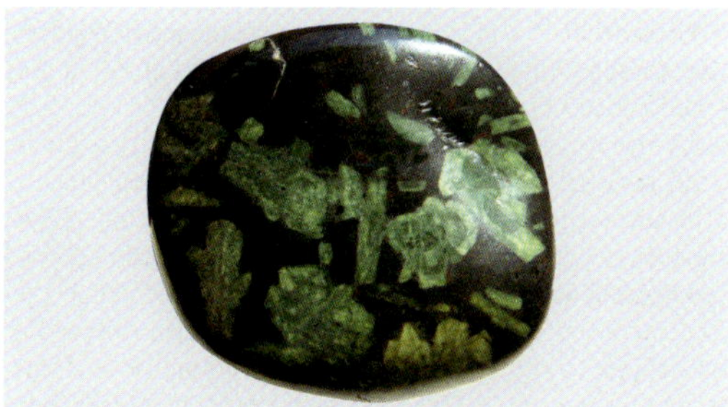

*Blütenporphyr: Andesit-Porphyrit mit Oligoklas-Einschlüssen.*

**In der klassischen Heilsteinliteratur** ist Porphyrit nicht beschrieben. **Moderne Autoren:** Gienger, Kühni/von Holst, Melody, Schelhas, Sienko. Blütenporphyr (Andesit-Porphyrit) wurde 2005 vom Forschungsprojekt SHK geprüft.

China-Schriftstein ein selten verwendeter Heilstein.

**Chakra-Zuordnung:** Basischakra.

**Pflege:** Porphyrit einmal wöchentlich unter fließendem Wasser reinigen, mit Hämatit-Ministeinchen entladen und zum Aufladen auf eine Bergkristallgruppe oder in die Morgensonne legen.

# Porzellanit

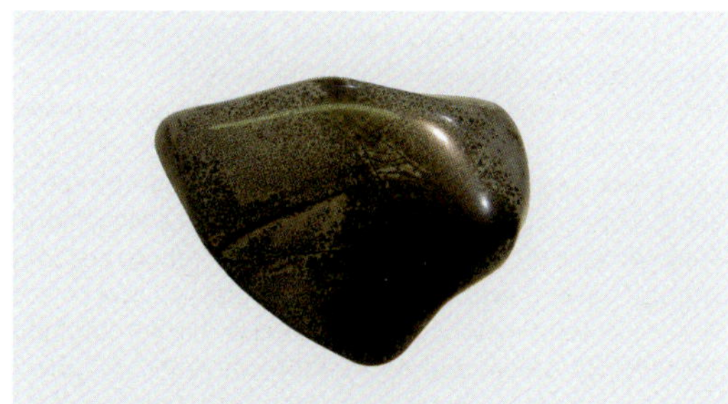

*Landschaftsporzellanit, 8 cm Trommelstein.*

**Name:** wegen der Ähnlichkeit mit Porzellan in Entstehen und Aussehen.

**Synonyme:** Porzellanjaspis, Porzellanspat.

**Mineralogie:** **Porzellanit** ist a) ein weißes, durch Verunreinigungen auch dunkelblaues oder graues, niedrig metamorphes Gestein, das durch Verkieselung aus dem Ursprungsgestein hervorgeht. Es bildet sich unter erhöhten Druck- und Temperaturbedingungen im Grenzbereich der Diagenese aus Opal, der in Sedimenten der Tiefsee entsteht. Die Kieselsäure des Opals entstammt den Skeletten von Meereslebewesen mit kieseligem Skelett, seltener aus vulkanisch entstandener Kieselsäure. Der Opal liegt in Tieftemperatur-Modifikationen von Cristobalit und Tridymit vor. Porzellanit geht im weiteren Verlauf der Diagenese in Quarz über, so dass das Gestein dann als Quarz-Hornstein (Chert) bezeichnet wird. Oder b) **wie meist im Handel** ein durch Metamorphose von Tongesteinen und Mergel, durch aufsteigendes Magma erhitzes und dadurch »porzellanähnlich« gebranntes Gestein. Durch Eindringen von eisen- und carbonathaltigen Lösungen in Risspalten entstanden Dendriten **(Dendriten-Porzellanit** oder **Landschafts-Porzellanit)**, Adern oder Flecken **(Augen-Porzellanit)**.

**Körperlich:** **allgemein:** wirkt vitalisierend, angezeigt bei chronisch niedrigem Blutdruck sowie chronischer Erschöpfung, hilft bei vielen Hautbeschwerden wie Akne, Juckreiz und Hautreizungen; entspannt dauerbeanspruchte Nerven, lindert chronische Müdigkeit, hilft bei Gewebeübersäuerung und deren Folgebeschwerden (nach Gienger/Kühni/von Holst). **Augenporzellanit:** bei quaddeligen Ausschlägen, lindert die Tendenz zur Verhornung der Haut. **Landschaftsporzellanit:** reinigt das Bindegewebe.

**Seelisch:** **allgemein:** verbessert die Abgrenzung, hilft sich als schöpferisches und autonomes Wesen zu erkennen, fördert Eigeninitiative, hilft Gedanken im Geist länger behalten zu können. **Augenporzellanit:** aktiviert die innere Bilderwelt, verbessert das Unterscheidungsvermögen zwischen Sinnvollem und Ablenkendem, erleichtert es klar Position zu beziehen. **Landschaftsporzellanit:** Ideenfülle, Vorstellungskraft und Umsetzung, stärkt bildhaft-assoziatives Denken (nach Kühni/von Holst).

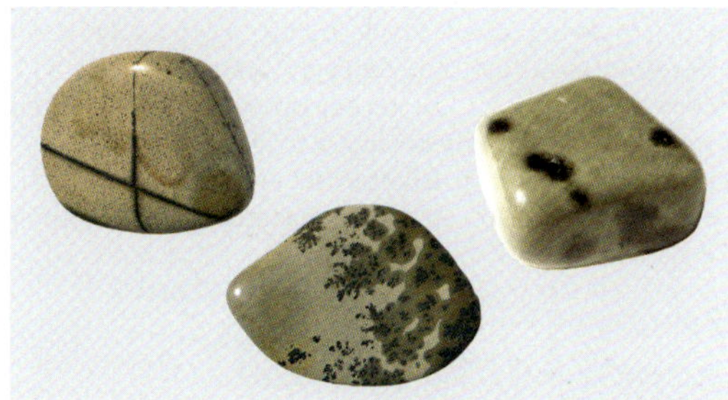

*Augen- und Landschaftsporzellanit, Trommelsteine.*

**In der klassischen Heilsteinliteratur** ist Porzellanit nicht beschrieben. **Moderne Autoren:** Gienger, Kühni/von Holst, Melody.

**Astrologische Zuordnung:** Merkur in Krebs (nach von Holst).

**Meditations-Zuordnung:** Prägung.

**Pflege:** Porzellanit einmal wöchentlich unter fließendem Wasser reinigen und zum Aufladen in die Morgensonne legen. Porzellanit wird mit Hämatit entladen und mit Bergkristall aufgeladen.

# Prasem

**Name:** historischer Name, von griech. *prasos*, »Lauch«, womit alle unedlen grünen Quarze bezeichnet wurden. Engl.: Budstone.

**Synonyme:** Lauch-Quarz, Smaragdmutter, Smaragd-Quarz, Prasius; als Handelsbezeichnung auch: Afrikanische Jade und Budstone.

**Mineralogie:** **Prasem** entsteht selten primär-hydrothermal auf Lösungen in Klüften und Gesteinshohlräumen; häufiger metamorph in quarz-, calcium-, eisen- und magnesiumreichen Gesteinen, wobei sich zuerst feine Aktinolithnadeln bilden, die dann in Quarz eingeschlossen werden. **Prasemquarz** (Budstone) entsteht metamorph, aus Quarz, Feldspat und Fuchsit.

**Mineralklasse:** ein Quarzmineral der IV. Mineralklasse, der Oxide; **Formel:** $SiO_2 + Ca_2(Mg,Fe)_5[(OH,F)_4(Si_8O_{22})]$. Aktinolith färbt grün.

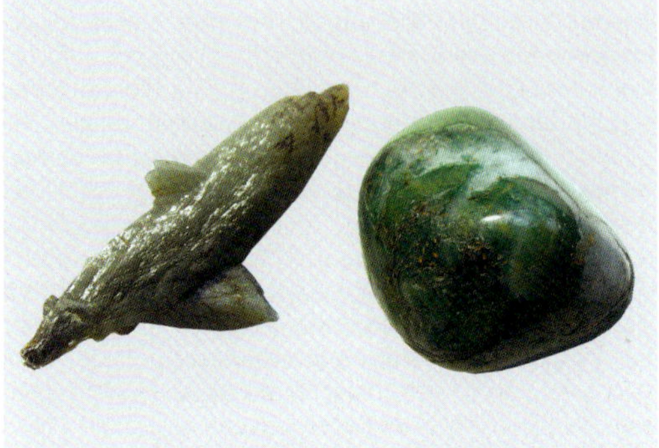

*Prasem-Kristall und Prasemquarz-Trommelstein.*

**Kristallsystem:** trigonal; **Erscheinungsbild:** **Prasem** bildet langprismatische Kristalle bis zu 10 cm Länge; auch sprossenquarzartige, artischocken- und keulenförmige Aggregate aus vielen kleinen Kristallen sowie derbe oder faserige Aggregate; **Prasemquarz** ist ein feinkörniges Gestein; **Mohshärte:** 7; **Dichte:** 2,63–2,65; **Spaltbarkeit:** keine; **Bruch:** muschelig; **Transparenz:** undurchsichtig bis kantendurchscheinend; **Farbe:** verschiedene Grüntöne, auch braungrau bis braungrün; **Glanz:** glas- bis wachsartig.

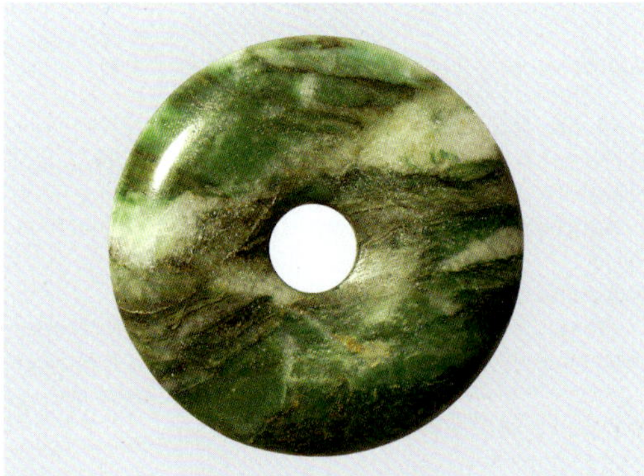

*Prasemquarz-Bi-Scheibe.*

**Vorkommen:** Prasem: Brasilien, Finnland, Griechenland (Seriphos), Mexiko, Südafrika, USA (Pennsylvania). Prasemquarz: Australien.

**Verwechslung:** kann mit chlorithaltigem Quarz, Grün-Quarz, grünem Jaspis, Plasma, Prasiolith, Serpentin und Jadeit verwechselt werden; **Unterscheidung:** Härte, mineralogisch.

**Fälschungen:** sind bekannt durch grün gefärbten Chalcedon, Jaspis oder Quarzit.

**Im Handel** ist Prasem als derber Rohstein, Einzelkristall, Kristallstufe sowie Igel, Trommelstein, Anhänger, Kugelkette und Pi-Scheibe erhältlich.

**Organwirkung:** Haut.

**Körperlich:** **Prasemkristall:** hilfreich bei Verbrennungen und Strahlenbelastung – ebenso zur Vorbeugung; lindert Insektenstiche, Blasen, Schwellungen, Hitzestau; hilft auch bei Heuschnupfen und allergischen Reizungen im Gaumen und manchen allergischen juckenden Erscheinungen (nach Sienko). **Prasemquarz:** reguliert und stabilisiert den Blutdruck bei Schwankungen zur gesunden Mitte hin (nach Pelz), bessert Asthmazustände; mildert Fieber und brennende Schmerzen; wird zur Schmerzstillung bei Prellungen sowie bei Sonnenbrand, Sonnenstich und Hitzschlag verwendet (nach Gienger); hilfreich bei Verbrennungen und Strahlenbelastung – ebenso zur Vorbeugung; lindert Insektenstiche, Blasen, Schwellungen, Hitzestau; hilft auch bei Heuschnupfen und allergischen Reizungen im Gaumen und manchen allergischen juckenden Erscheinungen (nach Sienko); unterstützend bei nervöser und stressbedingter Unruhe (nach Schaufelberger-Landherr).

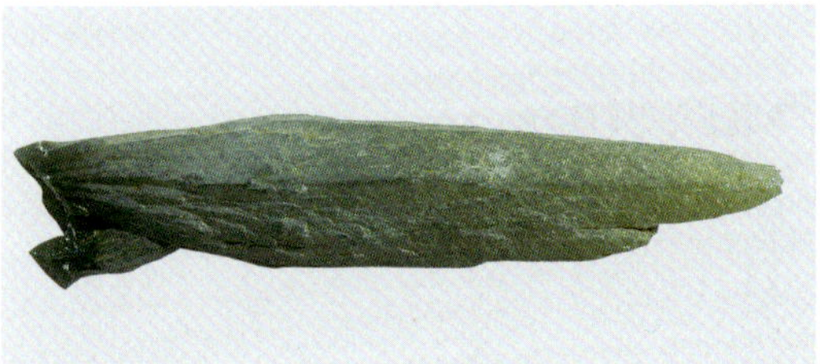

*Prasem-Kristall.*

**Seelisch:** **Prasemkristall:** schützt gefühlsmäßig beeinflussbare Menschen, sich nicht übervorteilen zu lassen (nach von Holst). **Prasemquarz:** hilft Konflikte zu lösen und die Kontrolle des eigenen Lebens zu erlangen (nach Gienger); fördert Beherrschung und Selbstbestimmung (nach Gienger); beruhigt Menschen, die zu Zornausbrüchen und Unbeherrschtheit neigen (nach Strebel); verbessert das Grenzen setzen und Spielregeln klären bei zu toleranten Menschen (nach von Holst); hilft Auseinandersetzungen vernünftig zu klären und nichts nachzutragen (nach Gienger); unterstützt, stets nüchtern und kühl zu bleiben; lässt Hilflosigkeit, falsche Schamgefühle und Peinlichkeit überwinden.

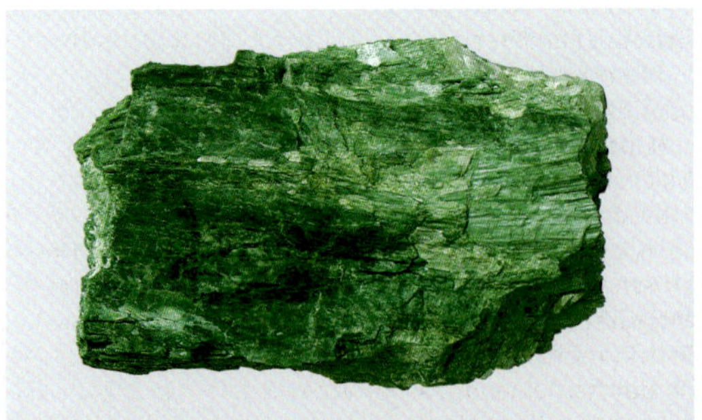

*Prasemquarz-Rohstein.*

**Anwendung:** **Prasem** wird als Kristall auf die Haut aufgelegt; als halber Steinkreis um den Kopf aufgestellt, wobei die Steine sukzessive etwas weiter weggerückt werden. **Prasemquarz** wird als Kette, Anhänger oder Bi-Scheibe längere Zeit direkt auf der Haut getragen; als Trommelstein in der Hosentasche mitgeführt; als Griffel zur Massage eingesetzt, als Roh- oder Trommelstein in Creme gelegt.

**In der klassischen Heilsteinliteratur** ist Prasem bei Plinius, Hildegard von Bingen, Konrad von Megenberg und Boch beschrieben. **Moderne Autoren:** Gienger, Heider, Maier, Kühni/von Holst, Labacher, Lopes, Pelz, Pöttinger, von Rohr, Schaufelberger-Landherr, Schelhas, Sienko, Trendelkamp, Weltler. Bei einigen Autoren ist nicht klar, ob Prasem oder Prasemquarz gemeint ist.

Prasemquarz ist ein gut geprüfter Heilstein.

**Astrologische Zuordnung:** **Prasemkristall:** MC in Krebs (nach von Holst); **Prasemquarz:** Mond im vierten Quadrant (nach Maier).

**Chakra-Zuordnung:** Herzchakra (nach Heider).

**Pflege:** Prasem einmal wöchentlich unter fließendem Wasser reinigen, mit Hämatit-Ministeinchen entladen und zum Aufladen auf eine Bergkristallgruppe oder in die Morgensonne legen.

# Praseolith

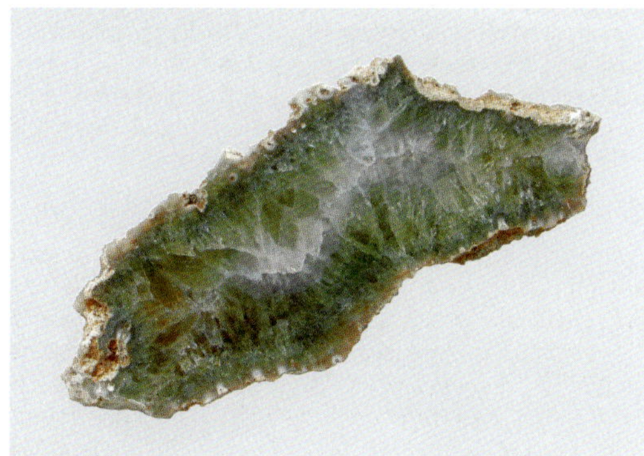

*Praseolith-Scheibe.*

**Name:** erhielt seinen Namen durch seine grünliche Färbung.

**Synonym:** Grün-Quarz, Sambesit, Praseolith-Amethyst.

**Mineralogie:** Praseolith entsteht selten primär-hydrothermal auf Gesteinshohlräumen, zusammen mit Amethyst oder anderen Kristall-Quarzen – allerdings bei höheren Temperaturen, wodurch sich auf natürliche Weise bei über 450°C der Amethyst in Praseolit umwandelt.

**Mineralklasse:** Quarzmineral der IV. Mineralklasse, der Oxide; **Formel:** $SiO_2$.

**Kristallsystem:** trigonal; **Erscheinungsbild:** bildet bis zu 15 cm lange Kristalle; auch sprossenquarzartige oder artischocken- und keulenförmige sowie derbe Aggregate; **Mohshärte:** 7; **Dichte:** 2,63–2,65; **Spaltbarkeit:** keine; **Bruch:** muschelig; **Transparenz:** undurchsichtig bis kantendurchscheinend; **Farbe:** verschiedene Grüntöne aufgrund $2^+$wertigem Eisen, auch grünviolett und grünbraun; **Glanz:** glas- bis wachsartig.

**Vorkommen:** erstmals 1950 in Brasilien (Montezuma) entdeckt, BRD (Fischbach), Malawi, Sambia.

**Verwechslung:** kann mit chlorithaltigem Quarz oder Grün-Quarz verwechselt werden; **Unterscheidung:** mineralogisch.

**Fälschung:** sind bekannt durch grün gefärbten Chalcedon; meist jedoch wird Prasiolith durch Hitzebehandlung von Amethyst hergestellt.

**Im Handel** ist Praseolith als Einzelkristall, Kristallstufe, derber Rohstein, Mandelfüllung und Anhänger erhältlich.

**Organwirkung:** Gehirn, Leber.

**Körperlich:** stimuliert die humorale Abwehr und stärkt das Immunsystem; regt die Leber an (nach Kühni); reduziert die Entzündungsneigung (nach von Holst); stärkt Haare und Nägel, löst Verspannungen, verbessert die Ausscheidung, reguliert Atem, Herz und Kreislauf (nach Forschungsprojekt SHK/Gienger).

**Seelisch:** stabilisiert das seelische Gleichgewicht bei heftigen Emotionen (nach Kühni); hilft bei angestauten Gefühlen und andauernden Belastungen, Entscheidungen zu treffen, die für Kopf und Bauch stimmig sind; gibt dem Denken eine »Herz-Note« und verbessert die Treffsicherheit der Intuition sowie die kritische Klarheit des Denkens (nach von Holst); wirkt polarisierend und macht deutlich, was man eigentlich will; ermöglicht Änderung der Verhaltensmuster und fördert das Aussortieren im Leben; fördert bewusste und entschlossene Durchsetzung (nach Forschungsprojekt SHK).

**Anwendung:** Praseolith wird als Kristall auf die Haut gelegt, als Kette oder Anhänger direkt auf der Haut getragen; als Drusenstück zur Meditation aufgestellt.

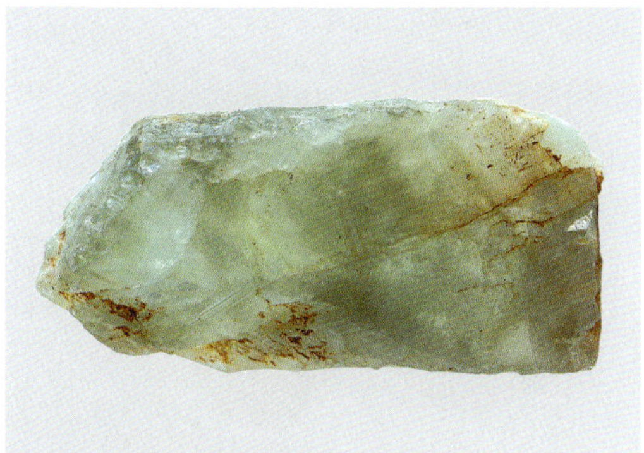

*Praseolith-Kristall, Tansania.*

**In der klassischen Heilsteinliteratur** ist Praseolith nicht beschrieben. **Moderne Autoren:** Kühni/von Holst; Weltler. Praseolith wurde vom Forschungsprojekt SHK 2001 getestet.

**Astrologische Zuordnung:** Mars in Krebs (nach von Holst).

**Chakra-Zuordnung:** Herzchakra.

**Pflege:** Praseolith einmal wöchentlich unter fließendem Wasser reinigen, mit Hämatit-Ministeinchen entladen und zum Aufladen in Vollmondlicht oder kurz in die frühe Morgensonne legen.

# Prehnit

**Name:** benannt von dem deutschen Mineralogen Werner, nach dem Obristen von Prehn. Engl. und franz.: Prehnite.

**Synonyme:** Aedelith, Koupholith, Triphahnspat; als HB auch Kap-Chrysolith und Kap-Smaragd.

**Mineralogie:** Prehnit entsteht primär-hydrothermal als Füllung in Klüften, Gängen, Drusen und Blasenhohlräumen magmatischer und metamorpher Gesteine, wie Gabbro, Diabas, Melaphyr und kristallinem Schiefer, häufig metamorph in alpinen Klüften, bei der Kontaktmetamorphose von unreinem Kalk und gesteinsbildend bei Tieftemperatur-Metamorphosen.

**Mineralklasse:** basisches Calcium-Aluminium-Mineral der VIII. Mineralklasse, der Alumo-Schicht-Silikate; **Formel:** $Ca_2Al[(OH)_2/AlSi_3O_{10}] + Fe,H_2O$; farbgebendes Metall ist das Eisen.

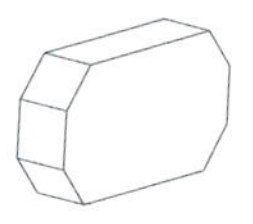

**Kristallsystem:** rhombisch; **Erscheinungsbild:** bildet nur selten kurzsäulige, tafelige charakteristische Kristalle, meist nieren- oder fächerförmige, radialstrahlige, stalaktitische, wulstige, knollige oder kugelige Aggregate mit oft erkennbarer faseriger Textur, kompakte Spalten- oder Gangfüllungen und derbe Massen; **Mohshärte:** 6–6,5; **Dichte:** 2,8–2,95; **Spaltbarkeit:** leicht, längs der Basis vollkommen; **Bruch:** uneben; **Transparenz:** durchscheinend bis undurchsichtig; **Farbe:** farblos, weiß, grau, bräunlich, gelblich bis grün; **Glanz:** glasartig bis fettig; **Strichfarbe:** weiß; **löslich:** langsam in Salzsäure.

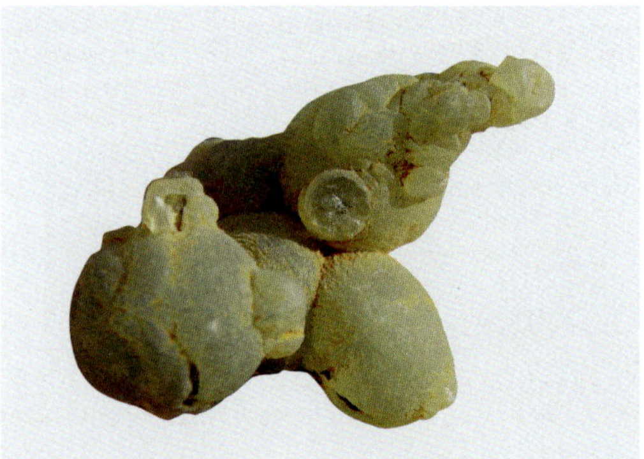

*Prehnit, tropfsteinförmige Aggregate, Mali.*

**Vorkommen:** selten: Australien, BRD (Pfalz), China, Frankreich (Dauphine), Großbritannien (Schottland), GUS (Kaukasus, Ural), Indien (Poona), Italien (Fassatal), Mexiko, Namibia (Doros), Österreich (Habachtal), Südafrika, USA (New Jersey).

**Verwechslung:** kann mit Chrysopras, Hemimorphit, Jadeit, Nephrit, Peridot, Serpentin, Stilbit und Wavellit verwechselt werden; **Unterscheidung:** Härte, Dichte, mineralogisch.

**Fälschungen:** sind nicht bekannt; Prehnit dagegen wird oft als Jade verkauft.

**Im Handel** ist Prehnit als kristalline Sammlerstufe, Trommelstein, flache Scheibe, Pi-Scheibe, Cabochon- oder facettiert erhältlich.

**Wirkung der Ionen:** Aluminium (Entsäuerung, Beruhigung), Calcium (Frische, Spannkraft).

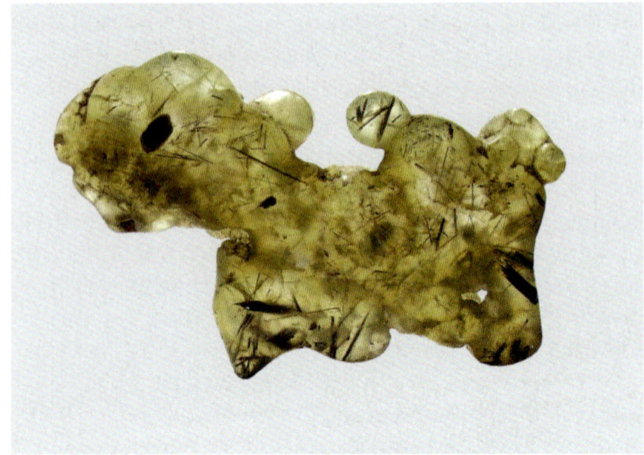

*Prehnit-Querschnitt, mit Epidot-Einschlüssen, 40 cm.*

**Organwirkung:** Leber, Mittelhirn, Niere.

**Körperlich:** entsäuert, entgiftet und gleicht auf lange Sicht den Säure-Basen-Haushalt aus (nach Sienko); lindert Asthma, greift in den Fettstoffwechsel und Fettabbau ein und ist dafür der wichtigste Heilstein; wirkt vorbeugend gegen Arteriosklerose und beschleunigt die Entfernung der im Fett eingelagerten Giftstoffe; bewahrt vor Verschlackung; fördert die Erneuerungsprozesse im Körper (nach Gienger); hilft bei Blasen- und Nierenerkrankungen (nach Schaufelberger-Landherr); bei schwacher Stoffwechselleistung und Nierengrieß in Kombination mit Malachit einsetzbar (nach Sienko); je intensiver gelb seine Farbe, desto wirksamer erweist sich die Entgiftungsfunktion (nach von Holst).

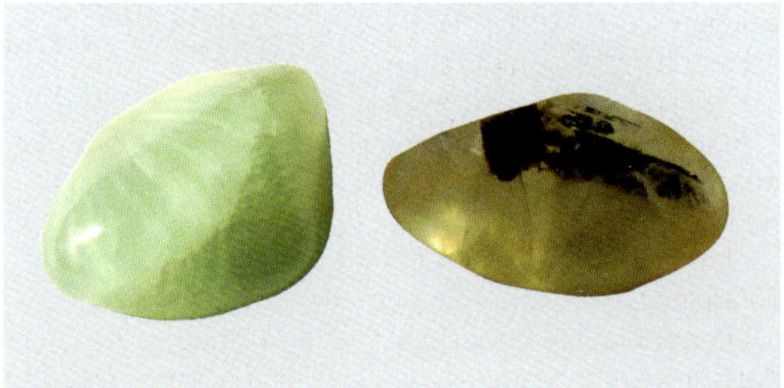

*Prehnit-Trommelsteine, Australien.*

**Seelisch:** erfrischt und besänftigt, hilft gegen Verbitterung, bringt Gefühle und Handlungen in Fluss, lindert Kopflastigkeit, verleiht Spontaneität und verhindert, dass sich ständig Unerledigtes ansammelt (nach Sienko); fördert die Auflösung unbewusster Verdrängungs- und Vermeidungsmechanismen (nach Gienger); begünstigt die bewusste analytische Verarbeitung innerer und äußerer Wahrnehmungen (nach Gienger); angezeigt, wenn man glaubt, keine eigene Meinung, Bedürfnisse und Absichten zu haben, bei Ausgenutztwerden, hilft für sich selbst zu sorgen (nach Miesala-Sellin); beruhigt und vermittelt Gelassenheit (nach Schaufelberger-Landherr); bringt Stimmungen und Empfindungen ins Bewusstsein, die Denken und Handeln unterschwellig beeinflussen; steigert die Konfliktbereitschaft (nach Gienger); hilft mit sich ins Reine zu kommen; macht unternehmungslustig und gutgelaunt; bei depressiven Verstimmungen hält seine aufhellende Wirkung jedoch nicht lange an, wenn anstehende Themen nicht befriedigend gelöst wurden; fördert meditative Zustände (nach Melody). Hilfreich für Künstler und künstlerische Dienstleister, wenn Stilsicherheit, Ausdruck und Ästhetik ebenso wichtig ist wie Präzision und Sorgfalt (nach von Holst).

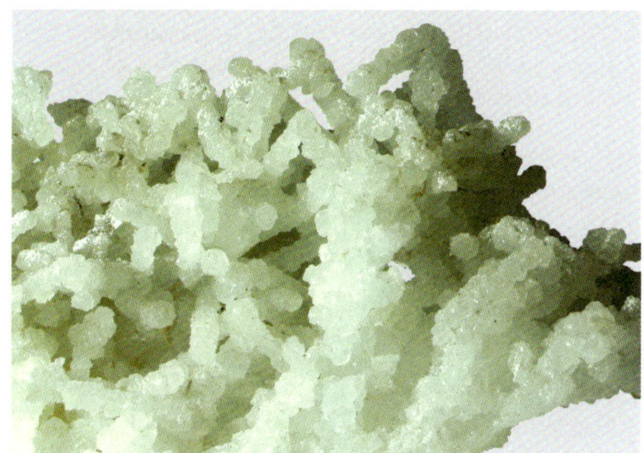

*Prehnit-Stufe.*

**Anwendung:** Prehnit wird als Kette oder Anhänger direkt mit Hautkontakt getragen; als Scheiben auf die Haut über Milz und Leber geklebt; als Trommelstein in der Hosentasche mitgeführt; als Wasser getrunken oder als Elixier tropfenweise eingenommen und als Kristallstufe oder Aggregat zur Meditation oder als Steinkreis aufgestellt.

**In der klassischen Heilsteinliteratur** ist Prehnit nicht beschrieben. **Moderne Autoren:** Gienger, Heider, Kühni/von Holst, Melody, Musil, Paulin, Schelhas, Sienko, Sperling. Prehnit wurde von der »Zeolith-Forschungsgruppe« getestet.

Prehnit ist ein gut geprüfter Heilstein.

**Ergänzende Bachblüte:** Centaury.

**Astrologische Zuordnung:** Waage (nach Melody), Venus (nach Musil), Venus in der Jungfrau (nach von Holst), Jupiter im vierten Quadrant.

**Chakra-Zuordnung:** Solarplexus-Chakra (nach Musil), Solarplexus-Milz-Chakra (nach von Holst/Gienger).

**Pflege:** Prehnit einmal wöchentlich unter fließendem Wasser reinigen, mit Hämatit-Ministeinchen entladen und zum Aufladen auf eine Bergkristallgruppe oder in die Morgensonne legen.

# Psilomelan

**Name:** benannt von Haidinger 1827, nach griech. *psilos*, »kahl«, und *melas*, »schwarz«, entsprechend dessen Aussehen. Unter dieser Bezeichnung versteht man ein derbes, oft schalig-traubiges Manganerz, das hauptsächlich aus einer Mischung verschiedener Manganoxide (Cryptomelan-Gruppe; darunter Hollandit, Cryptomelan, aber auch Romanechit) besteht. Engl.: und franz.: Psilomélane.

**Synonyme:** Hartmanganerz, Wad: Brauneisenrahm, Groroilith, Hydro-Manganit, Hydro-Pyrolusit, Mangan-Graphit, Manganomelan, Manganoxid, Manganschaum,

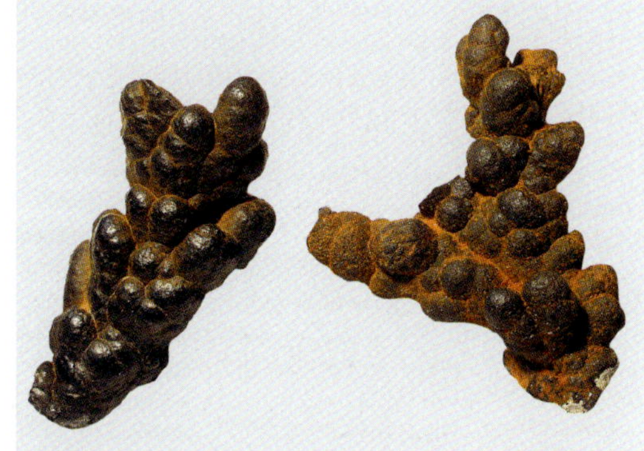

*Psilomelan, tropfsteinförmige Aggregate.*

Manganschwärze, Mangan-See-Erz; Mangan-Wiesenerz, Pelagit, Pelokonit, Quatit, Schwarzer Glaskopf, Weichbraunstein, Weichmanganerz.

**Mineralogie:** Psilomelan entsteht primär-hydrothermal aus Lösungen in Mangan-Erzgängen; sekundär sedimentär oder bei der Verwitterung manganhaltiger Gesteine in der Oxidationszone von Mangan-Lagerstätten.

**Mineralklasse:** Manganmineral-Gemisch der Braunstein-Gruppe und der IV. Mineralklasse, der Oxide; **Formel:** $(Mn,Ba)_3\,[(O,\,OH)_6/Mn_6\,O_{10}] + H_2O + Fe,Ca,Co,W,Al,\,Cu,\,Mg,Pb$.

**Kristallsystem:** monoklin; **Erscheinungsbild:** bildet keine Kristalle, aber feinkörnig-dichte, oder strahlige, traubige, zapfige, stalaktitische, glaskopfartige und erdige amorphe Aggregate; **Mohshärte:** 5–5,5; **Dichte:** 3,7–6,0; **Spaltbarkeit:** nicht spaltbar; **Bruch:** uneben; **Transparenz:** undurchsichtig; **Farbe:** schwarz bis schwarzbraun; **Glanz:** halbmetallic oder matt; **Strichfarbe:** schwarzbraun; **löslich:** in Salzsäure; **Eigenschaft:** fühlt sich fettig an.

**Varietät: Wad** (pulverig, schaumig, weich, von brauner oder schwarzer Farbe), ein Mangan-Oxid-Hydroxid-Gemisch; **Lithium-Wad:** ein lithiumhaltiges Wad-Gestein.

**Vorkommen:** häufig: BRD (Ilmenau, Hessen, Hunsrück, Eifel, Gremmelsbach/Schwarzwald, Sachsen), Georgien, Ghana, GUS (Kaukasus), Indien, Südafrika, Ukraine (Nikopol).

**Verwechslung:** kann mit Hämatit, Hausmannit und Pyrolusit verwechselt werden; **Unterscheidung:** mikroskopisch-mineralogisch.

**Fälschungen:** sind nicht bekannt.

**Im Handel** sind Psilomelane meist als glasköpfige Aggregate, selten als Trommelsteine erhältlich.

**Wirkung der Ionen:** Barium (Entwicklung), Mangan (Belebung).

**Organwirkung:** Lunge.

**Körperlich:** regt die Zellatmung an; löst den Schleim in der Lunge, stabilisiert die inneren Lungenwände und bessert dadurch Lungenerkrankungen; bei chronischen Hautentzündungen; reguliert die Insulinabgabe an das Blut (nach Melody); kräftigend bei auszehrenden Belastungen, schützt Kreislauf und Herz, verbessert den Darm (nach Gienger).

**Seelisch:** hilft die Position und Gefühlslage des Gegenübers zu verstehen, ohne die eigene aufzugeben;

befähigt, eigene emotionale Entwicklungsmuster zu analysieren; ermutigt, Gefühle geschehen zu lassen und dazu zu stehen; hilft, Gefühllosigkeit, Härte und Kälte in Denken und Handeln zu erkennen und zu ändern, und unterstützt die Methode der freien Assoziation, um Aufschluss über sein Unterbewusstsein und innere Einstellungen zu Dingen zu erlangen (nach Melody); fördert die Entwicklung unkonventioneller und frischer Ideen und motiviert besonders bei deren Umsetzung und hilft Risiken abzuwägen und nach Möglichkeit zu verringern (nach von Holst); hilft negative Erfahrungen zu verarbeiten, bremst übereilte Handlungen und lehrt Kräfte zu sparen (nach Gienger).

**Anwendung:** Psilomelan wird als Aggregat mit einer Papierunterlage auf die Haut gelegt; als Trommelstein in der Tasche mitgeführt; als stalaktitisches Aggregat zur Meditation aufgestellt. Die Herstellung der Essenz geschieht nach einer Sonderverarbeitung.

**In der klassischen Heilsteinliteratur** ist Psilomelan nicht beschrieben. **Moderne Autoren:** Gienger, Kühni/von Holst, Melody, Paulin.

Psilomelan ist ein selten verwendeter Heilstein.

**Astrologische Zuordnung:** Waage; Schütze (nach Melody); MC in Wassermann (nach von Holst).

**Chakra-Zuordnung:** Herzchakra.

**Pflege:** Psilomelan einmal wöchentlich unter fließendem Wasser reinigen, mit Hämatit-Ministeinchen entladen und zum Aufladen auf eine Bergkristallgruppe oder in die Morgensonne legen.

# Purpurit

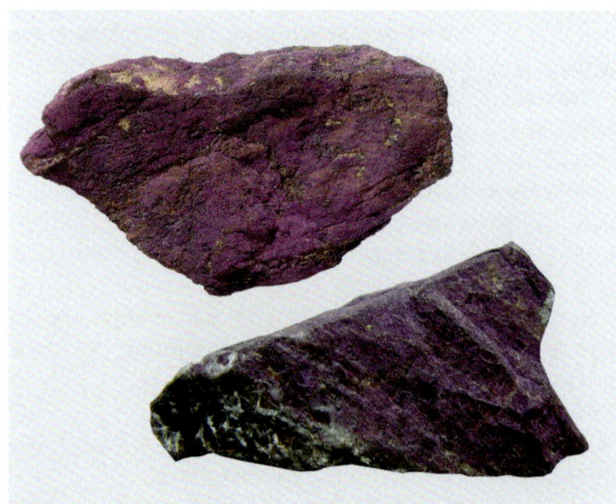

*Purpurit-Rohsteine.*

**Name:** benannt von den Mineralogen Graton und Schaller 1905, nach dessen purpurroter Farbe. Engl. und franz.: Purpurite.

**Synonym:** Purpurstein.

**Mineralogie:** Purpurit entsteht primär-hydrothermal durch Umwandlung der lithiumhaltigen Minerale Triphylin und Lithiophilit in oxidierenden Phosphat-Pegmatiten; sekundär durch Verwitterungsprozesse als dünne Krusten.

**Mineralklasse:** Mangan-Eisen-Mineral der Triphylin-Gruppe und der VII. Mineralklasse der Phosphate; **Formel:** $(Mn,Fe)PO_4 + Li$; farbgebendes Metall ist das Mangan.

**Kristallsystem:** rhombisch; **Erscheinungsbild:** bildet nur mikrokristalline Strukturen oder aus feinen Kristallfasern aufgebaute verfilzte Massen oder krustige Überzüge; **Mohshärte:** 4–4,5; **Dichte:** 3,4; **Spaltbarkeit:** gut spaltbar; **Bruch:** uneben, spröde; **Transparenz:** durchscheinend bis undurchsichtig; **Farbe:** tief rosa bis rotviolett, tiefrot bis braunschwarz; **Glanz:** matt bis halbmetallic, auch samtig seidig; **Pulver:** intensiv rot; **Strichfarbe:** rot, rotbraun, purpurrosa; **löslich:** leicht in Salzsäure.

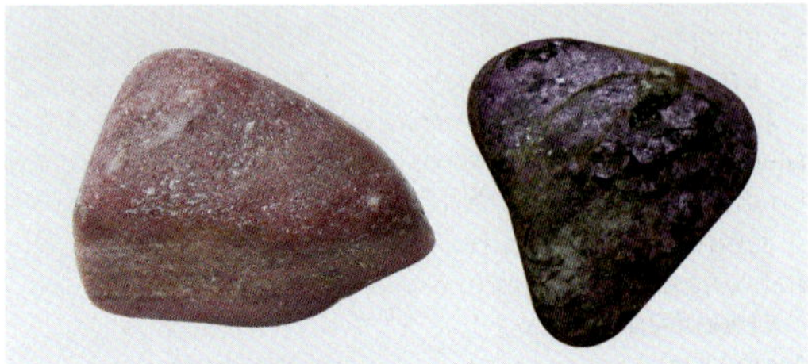

*Purpurit-Trommelsteine.*

**Vorkommen:** selten: Australien (Wodgina), Frankreich (Chanteloupe), Kanada, Namibia (Sandamab), Portugal (Mangualde), Schweden, USA (Pala, Rincon).

**Verwechslung:** ist angesäuert unverwechselbar.

**Fälschungen:** sind nicht bekannt; jedoch besteht Purpurit aus Sadamab fast nur aus Heterosit ($FePO_4$).

**Im Handel** ist Purpurit als (meist angesäuerter) Rohstein, Trommelstein, Anhänger und Cabochon erhältlich.

**Wirkung der Ionen:** Eisen (Ausdauer, Tatkraft), Mangan (Empfindsamkeit, Herzlichkeit), Phosphor (enzymaktivierend).

**Organwirkung:** Großhirnrinde.

**Körperlich:** gibt Kraft und mobilisiert Energiereserven in Zeiten großer Anstrengung oder bei Konzentrations- und Schlafmangel (nach Gienger); bei depressionsbedingten Einschlafstörungen (nach Sienko); verbessert die Reaktions- und Regenerationsfähigkeit aller Zellen, Gewebe und Organe (nach Gienger) und dadurch ideal zur Rekonvaleszenz (nach Heider); stabilisiert die Pulsfrequenz (nach Melody); durchwärmt den Körper, fördert Entspannung; normalisiert die Konzentration der Harnsäure im Urin (nach Melody) und beugt dadurch gegen Gicht vor; hat sich bei der Behandlung von Blutungen, Prellungen und oberflächlichen Wunden bewährt (nach Melody); regt das sexuelle Verlangen an und hilft bei Frigidität oder bei Erschöpfung des Mannes.

**Seelisch:** stärkt die Konzentration; wirkt aufhellend und aufmunternd bei depressiven Verstimmungen (nach Heider); unterstützend bei Selbstvorwürfen und Schuldgefühlen; wirkt inspirierend und fördert die Kreativität (nach Gienger); schärft Wahrnehmung und Aufmerksamkeit, erhöht Wachheit und Bewusstheit (nach Gienger); bringt Licht in die Gedanken (nach Hofmann); fördert das Einfühlungsvermögen; hilft bei verstrickten Beziehungen; befähigt, positive Lösungen zu entwickeln und alte unerledigte Sachen zu beenden; hilft eigene Ängste zu vergessen und – von innerer Gewissheit getragen – Ziele anzustreben; filtert und reduziert unwesentliche Einflüsse (nach von Holst).

**Energetisch:** wirkt anregend auf den Dreifacher-Erwärmer-Meridian.

**Anwendung:** Purpurit wird als Rohstein auf die Stirn gelegt; als Trommelstein im Schambereich direkt auf die Haut geklebt; als Trommelstein in der Hosentasche mitgeführt; als Rohstein zur Meditation aufgestellt.

**In der klassischen Heilsteinliteratur** ist Purpurit nicht beschrieben. **Moderne Autoren:** Gienger, Heider, Hofmann, Kühni/von Holst, Maier, Melody, Paulin, Sienko, Sperling.

Purpurit ist ein inzwischen gut getesteter Heilstein.

**Astrologische Zuordnung:** Jungfrau (nach Melody), Medium Coeli in Wassermann (nach von Holst), Jupiter im dritten Quadrant (nach Maier).

**Feng-Shui-Zuordnung:** Ba-Gua Bereich Karriere, Ernährungszyklus Element Metall – Element Wasser.

**Chakra-Zuordnung:** Basischakra; Scheitelchakra (nach Melody); Wurzelchakra (nach von Holst/Gienger).

**Pflege:** Purpurit einmal wöchentlich kurz unter fließendem Wasser reinigen, mit Hämatit-Ministeinchen entladen und zum Aufladen auf eine Bergkristallgruppe legen.

**Vorsicht:** Purpurit ist innerlich eingenommen giftig.

# Pyrit

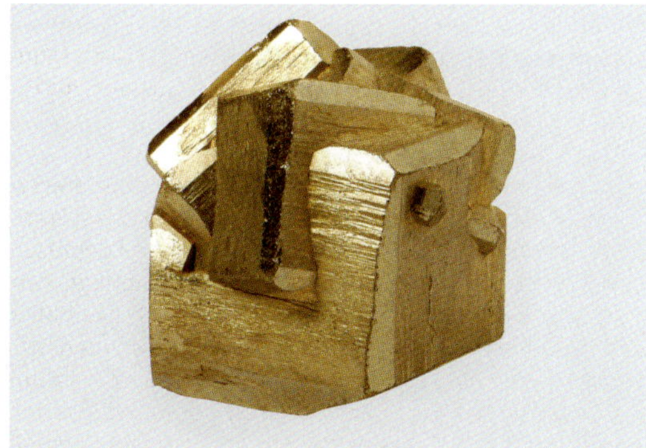

*Pyrit-Durchdringungskristalle, Schweiz, Binntal.*

**Name:** benannt nach griech. *pyrites*, »funkensprühend«, da er beim Anschlag Funken erzeugt. Engl. und franz.: Pyrite.

**Synonyme:** Eisenkies, Gelbeisenkies, Grünkies, Hahnenkamm, Inkastein, Kaltschedan, Katzengold, Kies, Kiesball, Kohlenkies, Kyßgilbe, Lebereisenerz, Leberkies, Leberschlag, Poliopyrit, Schwefeleisen, Schwefelkies, Sideropyrit, Stragold, Strahlkies, Telaspyrin, Treppenkies, Vitriolkies, Xanthopyrit und Zellkies.

**Mineralogie:** Pyrit entsteht primär-magmatisch, primär-pneumatolytisch und -hydrothermal in magmatischen Gängen und sauren Magmatiten und Pegmatiten; sekundär-hydrothermal in tonigen Meeressedimenten bei sauerstoffarmem Milieu, gelegentlich in Versteinerungen, oder durch die Konzentration feinverteilter Eisen- und Schwefelgehalte bei der Verdichtung des Sediments; kontaktmetasomatisch. Pyrit-Sonnen finden sich bisher nur sekundär in Steinkohleschiefern.

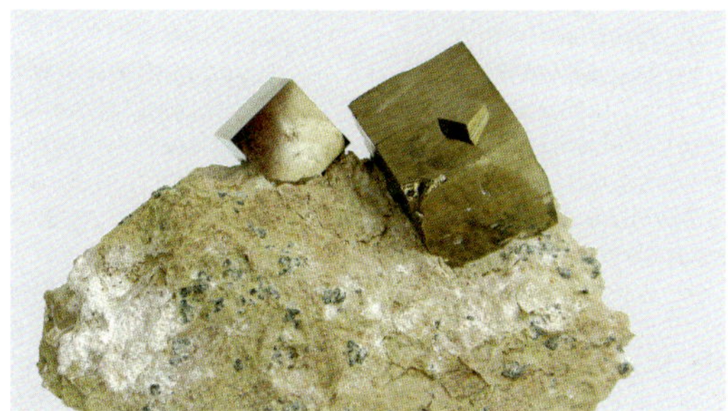

*Pyrit-Kristalle auf Matrix, Spanien, Navajun.*

**Mineralklasse:** Eisenmineral der II. Mineralklasse, der Sulfide; **Formel:** $FeS_2$ + Ag,As,Au,Co,Cu,Ni,Sb,Tl,Zn; kann bis zu 46 % Eisen enthalten.

**Kristallsystem:** kubisch: **Erscheinungsbild:** bildet ein- und aufgewachsene isometrische Würfel, Oktaeder und Pentagondodekaeder (über 60 Formen) oft verzerrt, mit charakteristischer paralleler Streifung auch Durchdringungszwillinge und komplexe Gruppen, oder derbe, körnige, radialstrahlige, knollige und nierige Aggregate; auch häufig eingesprengt als Versteinerungsmaterial von pflanzlichen und tierischen Fossilien. Radialstrahlige Scheiben werden **Pyrit-Sonnen** genannt; **Mohshärte:** 6–6,5; **Dichte:** 5,0–5,2; **Spaltbarkeit:** schwer und unvollkommen; **Bruch:** spröde, muschelig; **Transparenz;** undurchsichtig; **Farbe:** messinggelb mit grauer Schattierung bis goldgelb, oder bräunlich, bunt angelaufen; **Glanz:** metallisch; **Strichfarbe:** grünlich schwarz; **Pulver:** schwarzgrün; **löslich:** in Salpetersäure, nicht jedoch in Salzsäure.

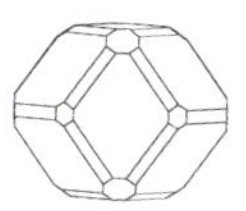

**Vorkommen: primär:** Australien (Adelaide), Brasilien, BRD (Freiberg/Erzgebirge, Rammelsberg/Harz), Chile (Coquimbo), Ecuador, Finnland, Griechenland (Cassandra/Chalkidiki), GUS (Ural), Japan, Kanada (Montreal), Marokko, Mexiko (Tolusca), Norwegen (Grong, Sulitjelma), Peru (Pastro Bueno), Portugal (Alentejo), Schweden (Falun), Schweiz (Binntal, Oberaar), Spanien (Huelva, Rio Tinto), Türkei (Murgul); **sekundär:** China, Spanien (Navajun), USA (Gelman, Jerome, Leadville, Illinois); **metamorph:** Italien (Piemont, Rio Marina/Elba), Österreich (Kärnten).

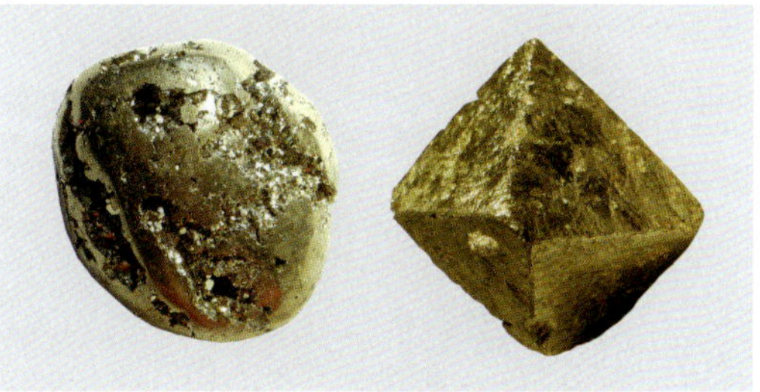

*Pyrit angetrommelt, Peru und Oktaederkristall, Türkei, Murgul.*

**Verwechslung:** kann mit Arsenopyrit, Bornit, Chalkopyrit, Cubanit, Gold, Markasit, Pyrrhotin und Troilit angelaufen auch mit Limonit verwechselt werden. Kristalle sind unverwechselbar. **Unterscheidung:** Härte, mineralogisch-gemmologisch.

**Fälschungen:** Pyritrosen werden oft durch geschliffenes Glas oder Stahl imitiert.

**Im Handel** ist Pyrit als (oktaedrischer oder würfliger) Einzelkristall (auch in Matrix), Kristallgruppe, Trommelstein, Bi-Scheibe, Ei, Kugel und als so genannte Pyrit-Sonne bzw. Pyrit-Schwimmer erhältlich.

**Wirkung der Ionen:** Eisen (Willenskraft, Reinigung, Immunstärkung), Schwefel (Energie).

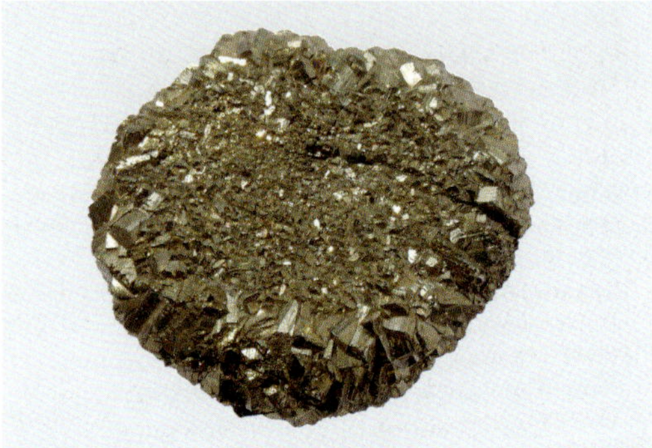

*Pyrit-Schwimmer, China.*

**Organwirkung:** Arterien, Galle, Haut, Leber.

**Körperlich: Pyrit** wirkt gemäß der Frequenzmessung auf die Atemwege und die Haut; hilft bei Parkinson und Tinnitus (nach Pelz); wirkt gemäß der Frequenzmessung auf Hals, Atemwege, Lunge, Haut, Nervensystem, Urogenitalbereich, Verdauungssystem, Muskeln, Herz und Kreislauf, auf Knochenbau und Gelenke (nach Vorreiter); wird bei Durchblutungsstörungen, Krampfadern und offenen Beinen eingesetzt (nach Heider); durchwärmt und entgiftet, regt die Leberfunktionen an (nach Gienger); mildert nervöse Hautausschläge; wird bei Atemwegserkrankungen (nach Heider), zum Beispiel Bronchitis und Lungenentzündung (nach Heider), Halsschmerzen, Rachen- und Kehlkopfentzündung sowie Mandelentzündungen (nach Gurudas) eingesetzt; erweist sich als fiebersenkend und entzündungshemmend (nach Melody); wird bei Verdauungsstörungen,

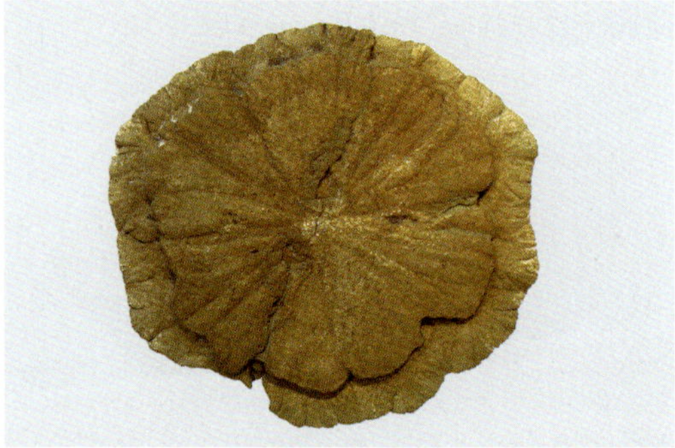

*Pyrit-Sonne, Illinois, Sparta.*

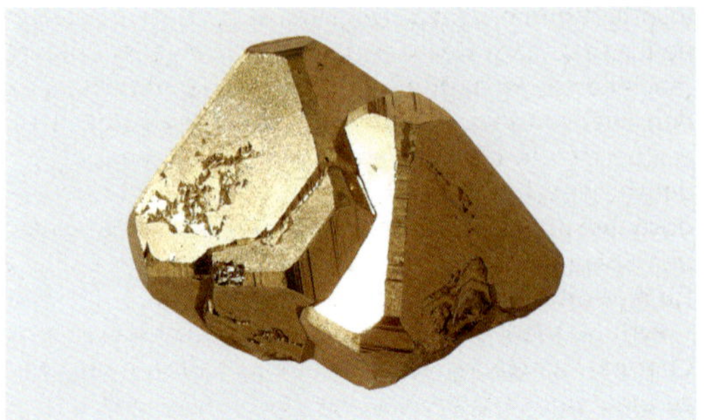

*Pyrit-Oktaeder, 10 cm, Peru.*

Blähungen, Magenschmerzen, zur Regulierung der Magensäure und bei Magenschleimhautentzündung angewandt (nach Kühni); fördert die Regeneration der roten Blutkörperchen (nach Gurudas); verbessert die Aufnahme von Eisen, Magnesium und Schwefel (nach Gurudas); beeinflusst den Knochenbau (nach Melody); reduziert Stottern und krampfartiges Zucken; stimuliert die Nervengewebe entlang der Wirbelsäule (nach Schaufelberger-Landherr); zur Regeneration nach langer Krankheit; vertreibt Erkältungen und hilft wenn notwendig Fieber auszulösen, stärkt die Bereiche Hals und Kehlkopf (nach Korse); zieht Halsschmerzen aus dem Körper (nach Strebel). **Pyrit-Sonnen** wirken schmerzlindernd und krampflösend, auch bei Menstruationsbeschwerden, Kniebeschwerden und Rückenproblemen (nach Gienger); angezeigt bei Blutergüssen, Brandwunden, Diabetes, Erkältungskrankheiten, Herzmuskelschwäche, Ischias, Muskelkater, Rheuma, Stoffwechselstörungen, Warzen. **Pyrit-Achat:** stabilisiert den Psychomeridian (nach Strebel); intensiviert die reinigende Wirkung des Lymphflusses; regt die Leberfunktionen an; unterstützt langwierige Heilungsprozesse (nach Gienger).

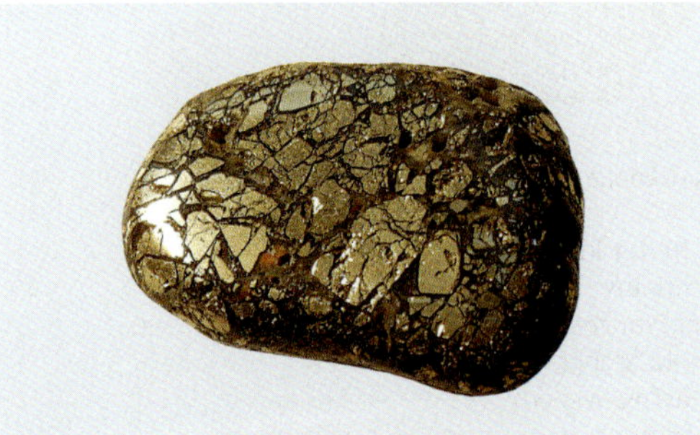

*Pyrit-Achat, Trommelstein.*

**Seelisch: allgemein:** fördert die Selbsterkenntnis, indem er uns mit unseren Schattenseiten konfrontiert (nach Gienger), und befähigt, Krankheitsursachen zu erkennen; bei geistigen Erschöpfungszuständen sowie zur Stärkung des Erinnerungsvermögens (nach Hofmann); unterstützt den Wunsch nach Veränderung (nach Musil); hilft bei Trägheit und Einfallslosigkeit, bei Illusionen und falschem Ehrgeiz; wirkt Ängsten, Depressionen, Frustrationen, Gefühlskälte, Prüfungsangst entgegen und stützt bei fehlendem Selbstbewusstsein und seelischer Anspannung; erleichtert die Raucherentwöhnung;

inspiriert durch Erfindungsgabe, Kreativität und viel Arbeitseinsatz bei der Gestaltung des eigenen Lebens (nach Korse). **Pyrit-Würfel:** kann bei inneren Widerständen oder manchen Persönlichkeitsstrukturen auch ein Festbeissen in das Problem fördern und kann den Leidensdruck erhöhen (nach von Holst), lässt ansonsten jedoch beharrlich nach Lösungen forschen, hält einem den Spiegel vor und zeigt auf, wo man selbst Ursache für eine Situation ist (nach Gienger).

**Pyrit-Sonnen** helfen nicht nur Schwachstellen und Charakterschwächen aufzuspüren, sondern diese auch zu überwinden; öffnen sie für das Schöne und Positive (nach von Holst); hilft sich von negativer Fixierung zu lösen; erlaubt über sich selbst zu lachen (nach Gienger).

**Energetisch:** Pyrit öffnet die Chakren für übergeordnete Energien; er reinigt den Stoff-, Äther- und Emotionsleib (nach Korse).

**Anwendung:** Pyrit wird als gefasster Anhänger oder Pi-Scheibe getragen; als Kristall, Kristallstufe oder Pyrit-Sonne für kurze Zeit auf die betroffene Körperstelle gelegt, als Trommelstein in der Tasche mitgeführt; als große Kristallstufe oder Pyrit-Sonne auf den Schreibtisch oder zur Meditation aufgestellt.

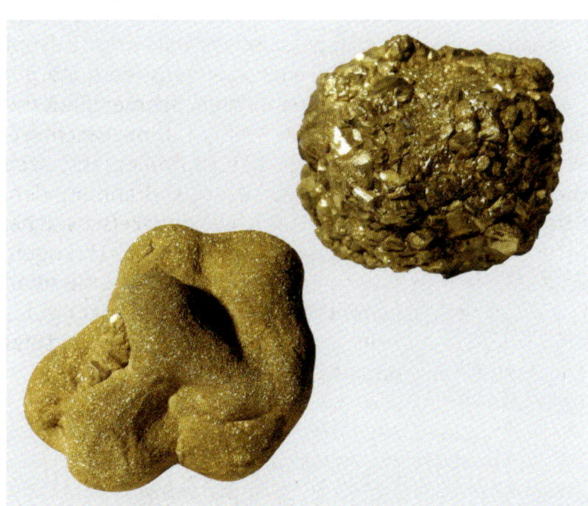

*Pyritknolle und Pyrit, kugelförmiges Aggregat.*

**In der klassischen Heilsteinliteratur** ist Pyrit nicht beschrieben. **Moderne Autoren:** Beeler, Bind-Klinger, Braunger, Franzen, Gienger, Graf, Gurudas, Heider, Hofmann, Korse, Labacher, Lorenzo, Kühni/von Holst, Maier, Markham, Mastny, Melody, Musil, Novak, Paulin, Peschek-Böhmer, Pöttinger, Ray, Schaufelberger-Landherr, Schelhas, Sienko, Sperling, Trendelkamp, Vorreiter, Weltler.

Pyrit ist ein gut getesteter Heilstein.

**Frequenzmessungen:** mit Wirkung auf Knochengerüst und Gelenke, Verdauungssystem, Haut und Muskeln, Herz, Lunge und Kreislauf, Urogenitalbereich, Nervensystem, Hals und Atemwege (nach Vorreiter). Atemwege und Haut, hilft bei Parkinson und Tinnitus (nach Pelz).

**Anthroposophische Verwendung:** bei Katarrh und Entzündungen der oberen Luftwege einschließlich Aphonie, funktionellen Stimmstörungen und allgemein körperlicher Schwäche.

**Homöopathische Verwendung:** Pyrit in D6: bei chronischer Heiserkeit mit Verdickung der Taschenbänder.

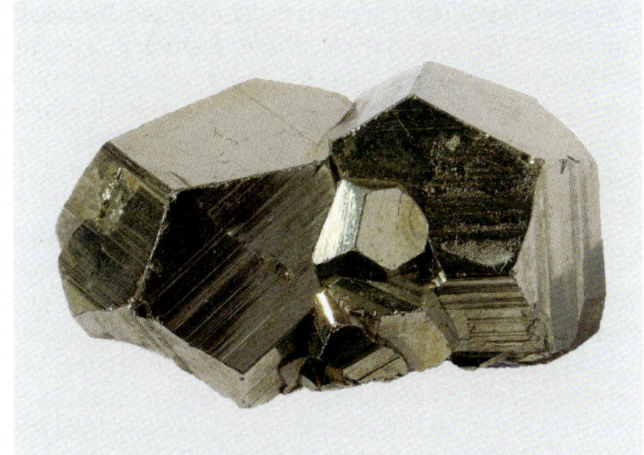

*Pyrit-Kristallstufe, Pentagondodekaeder, 20 cm, Peru.*

**Zugeordnete Bachblüte:** Honeysuckle (nach Novak).

**Astrologische Zuordnung:** Widder (nach Novak), Löwe (nach Melody), Saturn-Sonne-Aspekte (nach von Holst), Sonne im dritten Quadrant (nach Maier); Pyrit-Sonne: Saturn in Löwe (nach von Holst).

**Tarot-Zuordnung:** Der Teufel (nach von Holst).

**Chakra-Zuordnung:** Solarplexus-Chakra (nach Sienko und von Holst/Gienger).

**Feng-Shui-Zuordnung:** Element Metall; Pyrit hilft Störquellen in noch nicht optimal eingestellten Lebensbereichen aufzuspüren und zu energetisieren.

**Meditations-Zuordnung:** Aktivität.

**Pflege:** Pyrit einmal wöchentlich im Eisfach reinigen und zum Aufladen in die Sonne legen. Sanft aufladen kann man den Pyrit, wenn man ihn über Nacht neben eine Bergkristallkugel legt.

# Pyrolusit

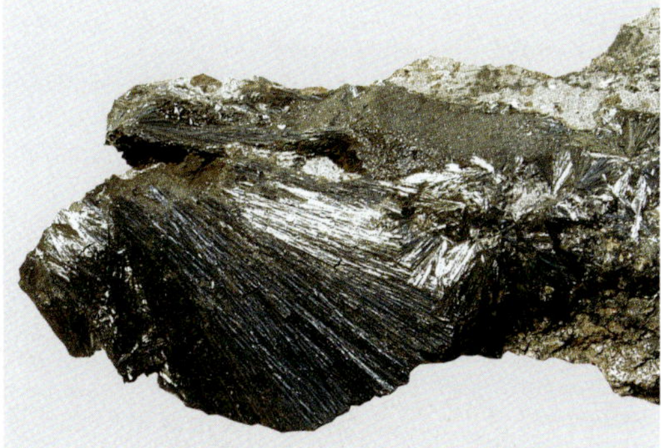

*Pyrolusit-Stufe.*

**Name:** benannt von Haidinger 1827, nach griech. *pyr*, »Feuer«, und *louein*, »waschen«, da sich Gläser durch ihn in der Schmelze klären lassen. Engl. und franz.: Pyrolusite.

**Synonym:** Weichmanganerz.

**Mineralogie:** Pyrolusit entsteht primär-hydrothermal in Mangan-Erzgängen; sekundär in der Oxidationszone manganhaltiger Sulfid-Lagerstätten bzw. bei der Verwitterung anderer manganhaltiger Gesteine.

**Mineralklasse:** Manganmineral der Braunstein-Gruppe und der IV. Mineralklasse, der Oxide; **Formel:** $MnO_2$+Ba, Ca,Fe,K,Mg,Na,P,Si.

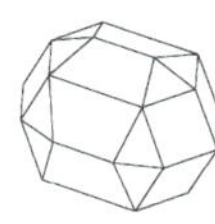

**Kristallsystem:** tetragonal; **Erscheinungsbild:** bildet selten kleine säulige, nadelige, prismatische, dipyramidale Kristalle, meist traubige, glasköpfig, faserige, stengelig-radialstrahlige, oolithische oder dendritische Aggregate, auch erdige oder staubförmige Massen und Krusten; **Mohshärte:** 6–6,5; **Dichte:** 4,5–5,0; **Spaltbarkeit:** schwer und vollkommen; **Bruch:** uneben, spröde; **Transparenz:** undurchsichtig; **Farbe:** eisengrau bis dunkelgrau, oft bläulich angelaufen; **Glanz:** matt oder halbmetallisch; **Strichfarbe:** schwarz; **Pulver:** bläulich schwarz; **löslich:** in Salzsäure unter heftiger Chlorentwicklung.

**Vorkommen:** häufig: Brasilien, BRD (Ilmenau), Georgien, Ghana, Griechenland, Großbritannien (Cornwall), GUS, Indien (Dekan), Mexiko, Österreich (Hüttenberg/Kärnten), Tschechien, Ukraine (Nikopool), Ungarn, Südafrika und USA.

**Verwechslung:** kann mit Manganit und Psilomelan verwechselt werden; **Unterscheidung:** Härte, Dichte.

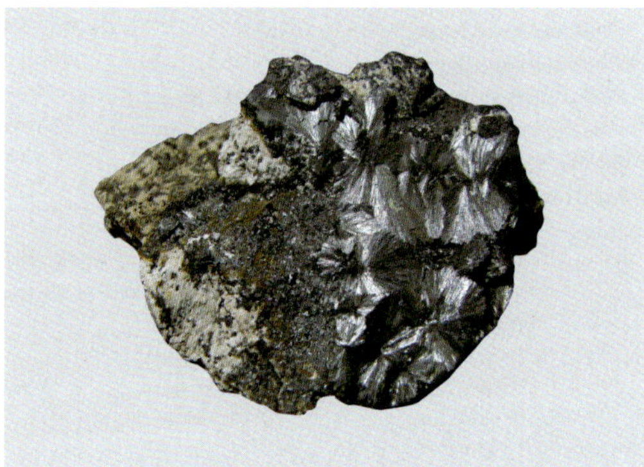

*Pyrosolit-Kristallisation.*

**Fälschungen:** sind nicht bekannt.

**Im Handel** ist der Pyrolusit als Sammlerstufe und Elixier erhältlich.

**Wirkung der Ionen:** Mangan (belebend, schmerzlindernd, Herz).

**Organwirkung:** Bronchien, Gallenblase, Herz, Immunsystem, Parasympathikus.

**Körperlich:** wirkt bei Bronchitis (nach Melody); bessert die Wundheilung; unterstützt die Klarheit der Augen (nach Melody); kräftigt die Wände der Blutgefäße und reguliert den Kreislauf (nach Hall); bessert bakterielle Infektionen; reguliert den Stoffwechsel (nach Melody); sorgt für die Enzymverwertung im Körper (nach Heider); stimuliert die Zellmitose; stärkt das Herz (nach Gurudas), die Gallenblase und das Immunsystem; stimuliert bei bewusstem Einsatz hierfür die Sexualität (nach Melody).

**Seelisch:** hilft die Ursache eines Problems zu erkennen und zu lösen (nach Melody) und greift in emotionale Störungen ein; strukturiert das Leben neu (nach Hall).

**Energetisch:** wirkt ausgleichend auf die Aura, indem er negative Energie abstößt (nach Melody).

**Anwendung:** Pyrolusit wird als Kristall oder Aggregat direkt auf die Haut gelegt bzw. als Elixier eingenommen.

**In der klassischen Heilsteinliteratur** ist Pyrolusit nicht beschrieben. **Moderne Autoren:** Gienger, Gurudas, Hall, Heider, Kühni/von Holst, Melody.

Pyrolusit ist ein selten verwendeter Heilstein.

**Astrologische Zuordnung:** Löwe (nach Melody).

**Chakra-Zuordnung:** Basischakra (nach Gurudas).

**Pflege:** Pyrolusit einmal wöchentlich unter fließendem Wasser reinigen und zum Aufladen auf eine Bergkristallgruppe oder in die Morgensonne legen.

# Pyromorphit

**Name:** benannt von Hausmann 1813, nach griech. *pyr*, »Feuer«, und *morphe*, »Gestalt«, da das geschmolzene Erz beim Abkühlen zu flächenreichen Kristallen erstarrt. Engl. und franz.: Pyromorphite.

**Synonyme:** Braunbleierz, Buntbleierz, Grünbleierz, Phosphorblei, Phosphorbleispat, Plumbein, Polychrom, Polysphärit, Sexangulit und Traubenblei.

**Mineralogie:** Pyromorphit entsteht sekundär bei tiefen Temperaturen in der Oxidationszone des eisernen Huts sulfidischer Blei-Zink-Lagerstätten. Dabei wandeln phosphathaltige Lösungen anorganischen oder organischen Ursprungs Bleisulfide und -sulfate zu Phosphaten um.

**Mineralklasse:** chlorhaltiges Bleimineral der Apatit-Pyromorphit-Gruppe und der VII. Mineralklasse, der Phosphate; **Formel:** $Pb_5[Cl|(PO_4)_3]$ + Al,As,Ca,Cu,Cr,Fe,Si,V + (Ba, Mn, Sr); mit maximal 76 % Blei.

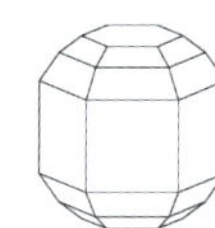

**Kristallsystem:** hexagonal; **Kristallform:** bildet aufgewachsene, kleine, dipyramidale, kurzprismatische, tonnenförmige, auch nadelige oder dicktafelige Kristalle oder dichte, kugelige, nierige, radialstrahlige oder traubige Aggregate oder Krusten. Häufig sind auch Pseudomorphosen nach Cerussit und Galenit; **Mohshärte:** 3,5–4; **Dichte:** 6,7–7,2; **Spaltbarkeit:** schwer, nicht spaltbar; **Bruch:** muschelig, uneben, unregelmäßig; **Transparenz:** durchsichtig bis durchscheinend; **Farbe:** grün, braun, orange, selten rötlich, weiß, blau und farblos, auch zonar gefärbt; **Glanz:** diamant- oder harzartig oder fettig; **Strichfarbe:** weiß; **Pulver:** weiß; **löslich:** in Säuren.

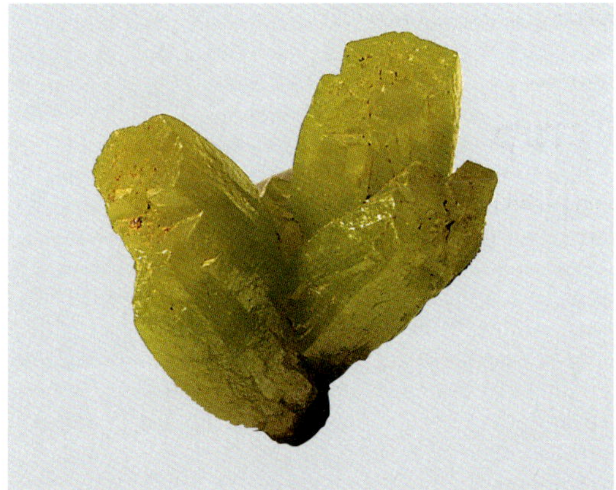

*Pyromorphit-Kristalle.*

**Varietäten: Braunbleierz:** braune Pyromorphit-Varietät; **Buntbleierz:** buntfarbige Pyromorphit-Varietät; **Grünbleierz:** grünfarbige Pyromorphit- oder Mimetesit-Varietät.

**Vorkommen:** häufig: Australien (Broken Hill), BRD (Schauinsland/Schwarzwald, Harz, Sachsen), Großbritannien (Cornwall), GUS (Berezevskoie/Ural, Transbaikal), Kanada, Mexiko (Mapimi), Sambia (Broken Hill), Tschechien (Pribram), USA (Phoenixville/Pennsylvania, Coeur d'Alene).

**Verwechslung:** kann mit Apatit, Mimetesit und Vanadinit verwechselt werden; **Unterscheidung:** Dichte, Härte, mineralogisch-gemmologisch.

**Fälschungen:** sind nicht bekannt.

**Im Handel** ist Pyromorphit als Kristallstufe erhältlich.

**Wirkung der Ionen:** Blei (Verhärtung, Selbstkontrolle), Phosphor (enzymaktivierend).

**Organwirkung:** Blut, Immunsystem.

**Körperlich:** verbessert die Aufnahme von B-Vitaminen; lindert Magen- und Zwölffingerdarmbeschwerden (nach Melody); erschließt Kraftreserven; lindert Kältegefühle und Schüttelfrost (nach Melody).

**Seelisch:** hilft seine Schwächen zu überwinden und sich auf geistige Ziele auszurichten; stimuliert die persönliche Energie und unterstützt neue Haltungen und Richtungen (nach Melody); hilft Zusammenhänge zu erkennen und alle notwendigen Aspekte einer Sache zu berücksichtigen, um seine Energie erfolgreicher einzusetzen, und verleiht Disziplin und Willenskraft, um mehr leisten zu können (nach von Holst).

**Anwendung:** Pyromorphit wird als Kristallstufe mit einer Unterlage auf die Haut gelegt und zur Meditation aufgestellt. Er sollte sicherheitshalber nicht direkt in Wasser eingelegt werden.

**In der klassischen Heilsteinliteratur** ist Pyromorphit nicht beschrieben. **Moderne Autoren:** Gienger, Kühni/von Holst, Melody, Paulin.

Pyromorphit ist ein selten verwendeter Heilstein.

**Anthroposophische Verwendung:** als Injektion in D8 zur Anregung der Knochenaufbau- und Gestaltungskräfte; bei Osteoporose und Knochenmetastasen, auch mit Schmerzzuständen.

**Astrologische Zuordnung:** Widder, Löwe, Schütze (nach Melody).

**Chakra-Zuordnung:** Herzchakra (grün), Stirnchakra.

**Pflege:** Pyromorphit einmal wöchentlich unter fließendem Wasser reinigen und zum Aufladen auf eine Bergkristallgruppe oder in die Morgensonne legen.

# Pyrop

siehe Granat

# Rauchquarz



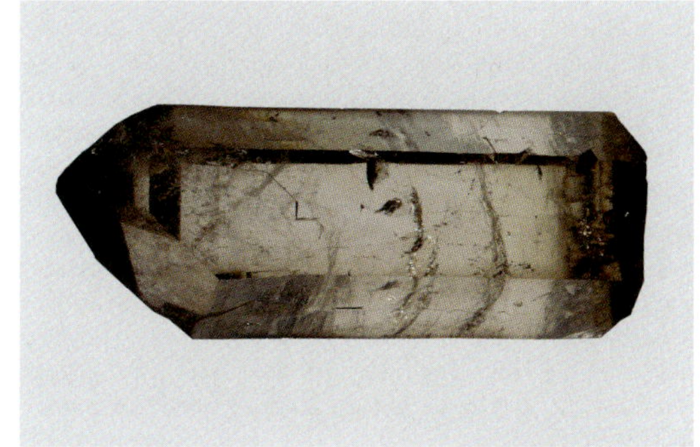

*Rauchquarz-Kristall.*

**Name:** erhielt seinen Namen durch seine braune rauchartige Farbe. Engl.: Smoky Quartz, franz.: Quartz fumé.

**Synonyme:** Cairngorm, Pseudotopas; sehr dunkle Rauchquarze werden Morion genannt.

**Mineralogie:** Rauchquarz entsteht primär bei der Bildung saurer Pegmatite in Gängen und auf Drusen und Klüften, oder in hydrothermalen Prozessen durch den Einfluss radioaktiver Strahlung oder Höhenstrahlung aus dem Umgebungsgestein, die im Kristallgitter enthaltenen Lithium-Aluminium-Zentren ionisieren und dadurch zu braunen Farbzentren macht. Durch Hitzebehandlung können sich diese Farbzentren wieder entfärben.

**Mineralklasse:** braune Varietät der Kristall-Quarze der IV. Mineralklasse, der Oxide/Gerüstsilikate; **Formel:** $SiO_2 + (Al,Li,Na)$.

**Kristallsystem:** trigonal; **Erscheinungsbild:** bildet oft schöne, sechsseitige, prismatische Kristalle mit charakteristischer Querstreifung der Prismenflächen; **Mohshärte:** 7; **Dichte:** 2,63–2,65; **Spaltbarkeit:** unvollkommen; **Bruch:** muschelig; **Transparenz:** durchsichtig bis durchscheinend; **Farbe:** gelblich, braun bis tiefdunkelbraun, in der äußersten Schicht auch fast schwarz (Morion); **Glanz:** glasartig; **Strichfarbe:** weiß.

**Varietäten: Morion:** schwarzer Rauchquarz; **Rauch-Citrin:** ein Übergangskristall mit gelbbrauner Färbung.

**Vorkommen: primär:** Brasilien (Minas Gerais), Deutschland, Italien, Madagaskar, Namibia; **metamorph:** GUS (Ural) Pakistan, Schweiz, USA (Colorado, New Mexiko).

**Verwechslung:** ist als Kristall unverwechselbar, als Trommelstein kann er mit Rauch-Obsidian und Rauch-Fluorid, geschliffen mit Andalusit, Sanidin, Topas, Turmalin und Vesuvian verwechselt werden; **Unterscheidung:** mineralogisch-gemmologisch.

**Fälschungen:** sind häufig als bestrahlter Bergkristall, Citrin oder synthetischer Quarz im Handel; auch Rissfüllungen mit Epoxy-Harz sind bekannt. Unterscheidung: Herkunft (In Arkansas gibt es z.B. keinen natürlichen Rauchquarz).

**Im Handel** ist Rauchquarz als derber Rohstein, Einzelkristall, Kristallgruppe, Trommelstein, Anhänger, Kugel, Kugelkette, Bi-Scheibe, Cabochon und facettiert sowie als Elixier erhältlich.

**Organwirkung:** Bauchspeicheldrüse (nach Gurudas), Nebennieren.

**Körperlich:** beruhigt (nach Sienko) und ist spannungslösend (nach Gienger) – auch bei körperlicher Erschöpfung; lindert Schmerzen und löst Krämpfe und ist besonders hilfreich bei Rückenbeschwerden (nach Gienger); stärkt das Stützgewebe, stabilisiert die Gelenke und festigt Bindegewebe und Muskeln (nach Peschek-Böhmer); stärkt die Nerven (nach Gienger) und steigert die körperliche Belastbarkeit; erhöht die Toleranz gegenüber Elektrosmog (nach Kühni); macht unempfindlicher gegen Strahleneinflüsse und lindert Strahlenschäden (nach Gienger); entgiftet das Gewebe, regeneriert die Zellen; verbessert die Proteinaufnahme sowie die Resorption von Vitamin A und B (nach Gurudas); regt die Nebennieren an (nach Korse); über die Hormonproduktion der Geschlechtsdrüsen kann Rauchquarz die Zeugungsfähigkeit und Empfängnisbereitschaft erhöhen (nach Peschek-Böhmer); entstört Narbengewebe (nach Sienko).

**Phantom-Rauchquarz:** schmerzlindernd, auch bei Amputations-und Phantomschmerzen (nach Kühni).

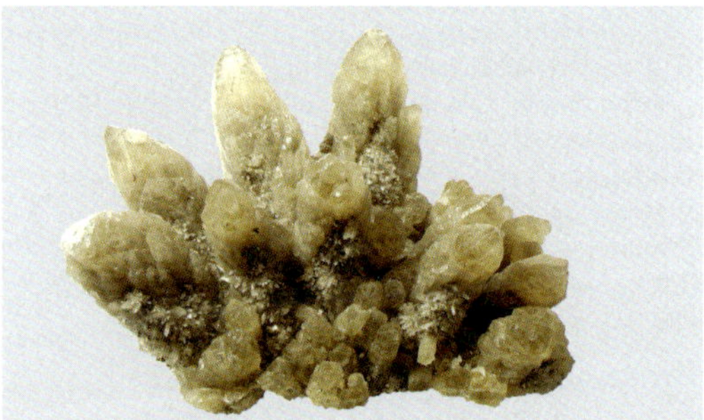

*Rauchquarz-Stufe, durch Chlorit grünlich.*

**Seelisch:** Rauchquarz ist der Stein erster Wahl bei hohen täglichen Anforderungen, großer Verantwortung und »objektivem« Stress – er hilft standzuhalten, die emotionale, mentale und körperliche Belastbarkeit zu erhöhen und nach und nach Stress abzubauen (nach Gienger); hilft bei Apathie, depressiven Verstimmungen und jeder Form von Unklarheit (nach Schaufelberger-Landherr); mildert Unausgeglichenheit, seelische Verletzungen; lädt zum Nachdenken ein sowie zum Rationalisieren und Analysieren (nach Musil); stärkt das Gedächtnis, das folgerichtige und kritische Denken; bewirkt die Auflösung von geistigen Blockaden, die Wahrnehmung und Lernen einschränken (nach Melody); hilft Täuschungen zu durchschauen; steigert die Konzentration (nach Heider) und die Willenskraft (nach Novak); eignet sich zur Unterstützung von Entwöhnungsvorhaben (nach Korse) und Entziehungskuren; lässt Trauer mit neuer Kraft überwinden (nach Gienger), lindert Albträume (nach Hall); ordnet die Gedanken, richtet sie logisch und praktisch aus, hilft die innerliche Feuerkraft in beherrschte und gezielte irdische Aktivität zu leiten, bringt Licht in dunkle und unbewusste Seelenbereiche, deckt Täuschungen auf und schafft Klarheit in spannungsgeladenen und undurchsichtigen Angelegenheiten (nach Korse).

Seelisch harmonisiert Rosenquarz die Strenge des Rauchquarzes, beide Steine ergänzen sich gut (nach Hahl).

**Phantom-Rauchquarz** hilft alle Arten von Widerständen zu überwinden und große Belastungen durchzustehen.

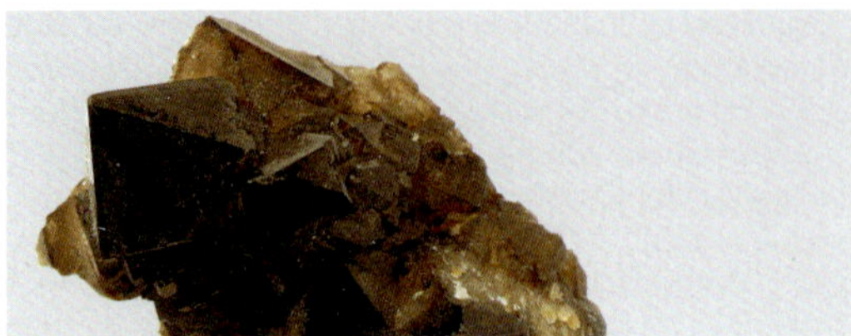

*Rauchquarz dunkel, Morion, Bretagne.*

**Anwendung:** Rauchquarz wird als Anhänger, Kette oder Pi-Scheibe getragen, als Kristall oder Kristallgruppe auf die betroffene Körperstelle gelegt; als Trommelstein in der Hand gehalten oder bei chronischen Schmerzen aufgeklebt; als Tikra am Handgelenk getragen; als Kugel oder Massagestab massiert; als Rauchquarzwasser täglich auf nüchternen Magen ein Glas getrunken; als Kristallgruppe oder derber Rohstein zur Meditation aufgestellt.

**In der klassischen Heilsteinliteratur** ist Rauchquarz nicht beschrieben. **Moderne Autoren:** Beeler, Bind-Klinger, Bourgault, Braunger, Cloos, Dow, Franzen, Gienger, Gurudas, Häge, Hahl, Hall, Heider, Hofmann, Huber, Keyte, Korse, Kühni/von Holst, Labacher, Lopes, Lorenzo, Maier, Markham, Melody, Musil, Novak, Paulin, Peschek-Böhmer, Pöttinger, Ray, Raphaell, von Rohr, Scharner, Schaufelberger-Landherr, Sharamon, Sperling, Staab, Trendelkamp, von Wechmar, Weltler.

Rauchquarz ist ein geprüfter Heilstein.

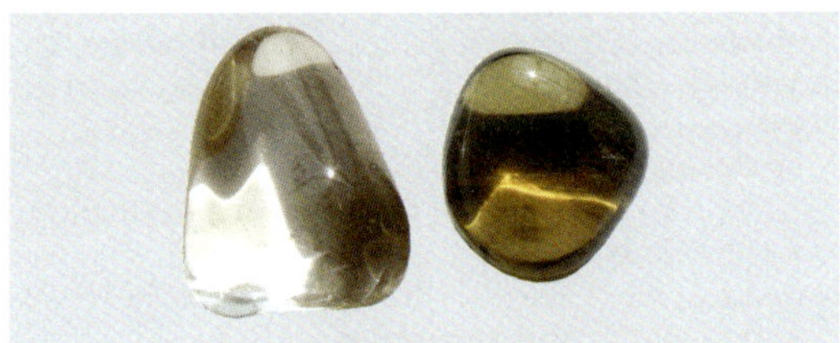

*Rauchquarz-Trommelsteine.*

**Zugeordnete Bachblüte:** Cerato (nach Häge), Willow (nach Novak).

**Astrologische Zuordnung:** Waage (nach Peschek-Böhmer); Schütze, Steinbock (nach Melody); Wassermann, Fische (nach Novak); Venus (nach Musil), Saturn; Mars im zweiten Quadrant (nach Maier), Medium Coeli in Skorpion (nach von Holst).

**Tarot-Zuordnung:** Sieben der Münzen (nach Hofmann); Der Eremit (nach von Holst).

**Chakra-Zuordnung:** Stirnchakra (nach von Holst/Gienger).

**Meditations-Zuordnung:** Klärung.

**Feng-Shui-Zuordnung:** große Einzelkristalle und Erdenhüter sind gute Entstörsteine, ihre Positionierung sollte radiästhetisch ermittelt und überprüft werden; kleine bis faustgroße Kristalle können zusammen mit Rosenquarz in jedem stress- und spannungsbelasteten Ba-Gua-Bereich platziert werden.

**Pflege:** Rauchquarz einmal wöchentlich unter fließendem Wasser reinigen, mit Hämatit-Ministeinchen entladen und zum Aufladen in die Morgensonne legen.

**Hinweis:** Die größte Rauchquarzstufe aus Karibib, Namibia, ist 11 Tonnen schwer und über 3 Meter hoch.

# Realgar

**Name:** beschrieben von Wallerius 1747; benannt nach arab. *Rahj al-ghar*, »Erzstaub«. Engl. und franz.: Realgar.

**Synonyme:** Rauschrot, rote Arsenblende, roter Arsenik, Arsenikrubin, roter Bergschwefel, roter Goldschwefel, rotes Rauschgelb, Rauschrot, Rothoperment, Rubinschwefel, Sandarach, Sandarak, Sandrachat, roter Schwefel, rotes Schwefelarsen und unreifes Rotgüldenerz.

**Mineralogie:** Realgar entsteht primär-hydrothermal in vulkanischer Umgebung bei niedriger Temperatur in Erzgängen, häufig als Sublimat von Fumarolen, selten aus heißen Quellen; sekundär als Verwitterungsprodukt arsenhaltiger Erze oder bei der Sedimentation von Tonen und Mergeln.

**Mineralklasse:** Arsenmineral der II. Mineralklasse, der Sulfide; **Formel:** $As_4S_4$+(Ge,Sb,Se,V); Realgar kann bis zu 70,1% Arsen enthalten.

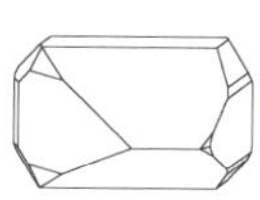

**Kristallsystem:** monoklin; **Erscheinungsbild:** bildet meist kleine, gedrungene, dicktafelige, selten prismatische, oft kurznadelige, gerillte einzeln aufgewachsene Kristalle oder derbe, dichte, feinkörnige Massen und anflugartige Krusten; **Mohshärte:** 1,5–2; **Dichte:** 3,5; **Spaltbarkeit:** schwer und vollkommen; **Bruch:** kleinmuschelig; **Transparenz:** durchscheinend bis undurchsichtig; **Farbe:** braunrot, leuchtend orangerot oder hellrot; **Glanz:** diamantartig, harzartig bis fettig; nicht fluoreszierend; **Strichfarbe:** orangerot bis gelb; **Pulver:** orangegelb; **Eigenschaft:** schmilzt unter Entwicklung nach Knoblauch riechender Dämpfe; **löslich:** in Königswasser.

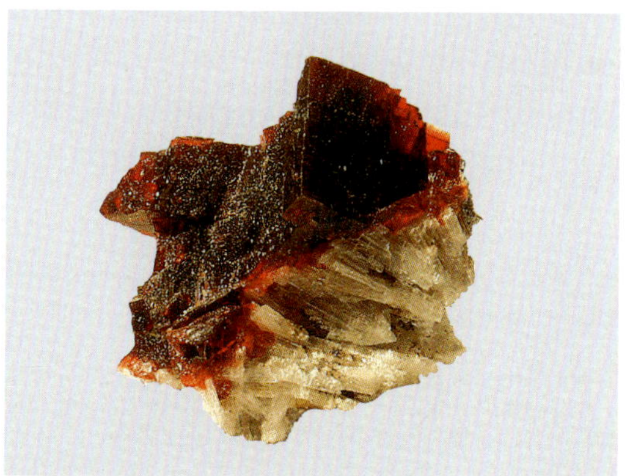

*Realgar-Kristall auf Matrix, China.*

**Vorkommen:** selten: China, Makedonien, Rumänien (Cavnic, Nagyag), Schweiz (Lengenbach/Binntal), Tschechien, Ungarn, USA (Nevada).

**Verwechslung:** kann mit Cinnabarit, Cuprit, Krokoit und Proustit verwechselt werden. **Unterscheidung:** Dichte, Spaltbarkeit, Strichfarbe.

**Fälschungen:** sind nicht bekannt.

**Im Handel** ist Realgar als derbes Aggregat, Einzelkristall oder Kristallstufe erhältlich. Realgar zerfällt unter Lichteinfluss zu einem gelben Pulver von Diarsentrisulfid.

**Wirkung der Ionen:** Arsen (Energieschub, Sexualität), Schwefel (Bewusstmachung von Missständen, Energie).

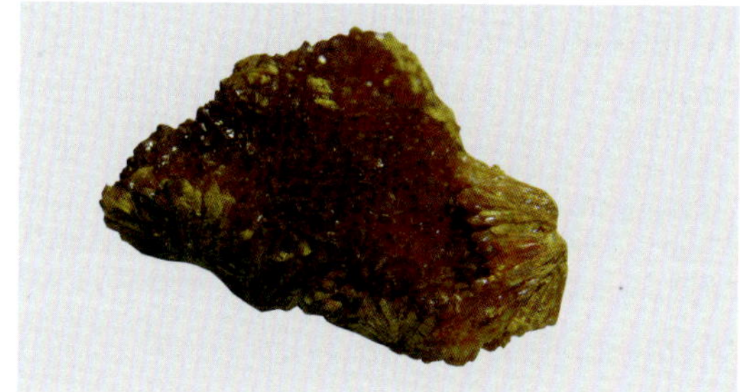

*Realgar-Kristall, China.*

**Organwirkung:** Blut, Schleimhäute.

**Körperlich:** wird zum Ausleiten nach Schwermetallvergiftungen eingesetzt; wirkt belebend und blutbildend, steigert die Leistungsfähigkeit, gerade auch bei Schwächezuständen; reduziert die Infektanfälligkeit; verbessert das körperliche und energetische Wohlbefinden durch Zufuhr roter Energie auf die Zellen, was Auskühlung, Muffeligkeit, Lethargie und Vergesslichkeit behebt; zeigt drängende sexuelle Bedürfnisse an; verstärkt Kraft, Leidenschaft und Fleischeslust (nach Sienko).

**Seelisch:** fördert heftige rauschhafte Sinnlichkeit und das hemmungslose Ausleben sexueller Wünsche (nach Sienko); hilft bei Fremdbestimmung, wenn das Wesen eines Menschen nicht ansprechbar ist; wenn jemand neben sich steht und nicht im Körper lokalisiert ist (nach von Holst).

**Energetisch:** unterstützt die Aufnahme der Farbe Rot in der Aura.

**Anwendung:** Realgar wird nur kurz auf die Haut gelegt, besser mit einer Papierunterlage; als Hosentaschenstein ist er völlig ungeeignet. Er wird als großer Rohstein zur tantrischen Meditation oder Kontemplation aufgestellt.

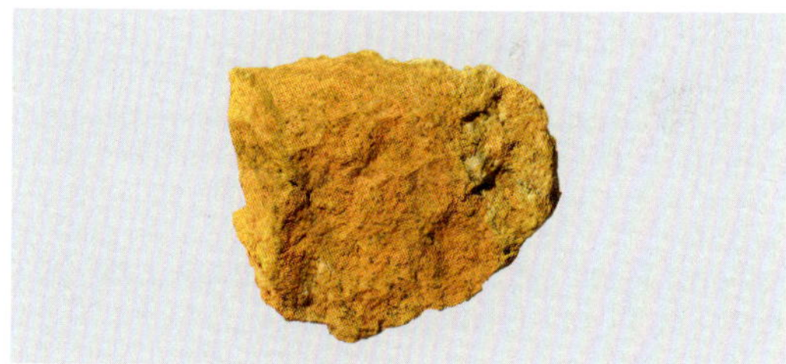

*Realgar, derb, China.*

**In der klassischen Heilsteinliteratur** ist Realgar nicht beschrieben. **Moderne Autoren:** Gienger, Kühni/von Holst, Melody, Paulin, Sienko.

Realgar ist ein sehr selten verwendeter Heilstein.

**Anthroposophische Verwendung:** als Ampulle in D8 und Trituration in D4–D6.

**Astrologische Zuordnung:** Pluto in Skorpion (nach von Holst).

**Chakra-Zuordnung:** Basischakra (nach Sienko).

**Magischer Ersatzstein:** für Zinnober (nach Kühni).

**Pflege:** Realgar alle zwei Wochen über Nacht in einer Plastiktüte wasserdicht verschlossen im Eisfach kältereinigen. Realgar kann durch Sonnenlicht nicht aufgeladen werden und wird im Dunkeln aufbewahrt, da er sich am Licht zersetzt, seine Farbe verändert und zerfällt.

**Vorsicht:** ein sehr giftiges Arsenmineral.

# Rhodochrosit

**Name:** benannt von Hausmann 1813, nach griech. *rhodon*, »rosa«, und *chrosme*, »Farbe«, nach dessen vorherrschender Farbe. Engl. und franz.: Rhodochrosite.

**Synonyme:** Dialogit, Dichter Rotstein, Himbeerspat, Inka-Rose, Kobaltmanganspat, Kohlensaures Mangan, Luftsaures Braunsteinerz, Manganspat. Parachrosbaryt, Rosenspat, Rosinka, Rotes Braunsteinerz, Rotmanganerz, Rotspat, Schokoladenstein, Sphärodialogit, Strömit.

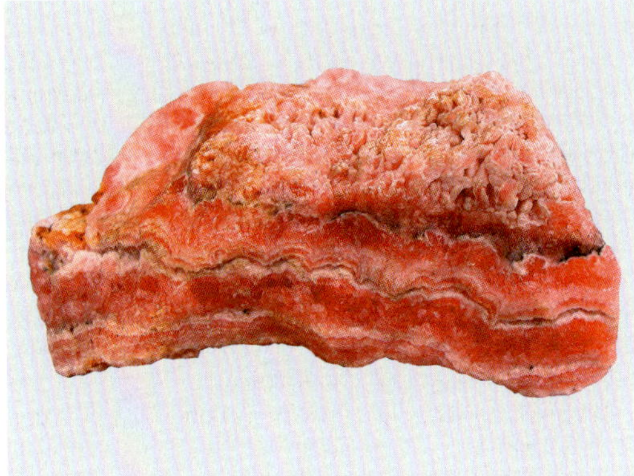

*Rhodochrosit-Anschliff, Argentinien.*

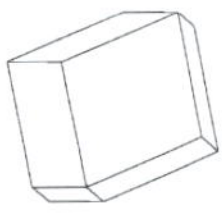

**Mineralogie:** Rhodochrosit entsteht vulkanisch-hydrothermal aus Lösungen mittlerer Temperatur in Gängen von Wolfram- oder Silber-Gold-Lagerstätten und bildet dann kleine aufgewachsene Kristalle; sekundär in derOxidationszone von Mangan-Erz-Lagerstätten, durch eindringendes, kohlensäurehaltiges Wasser auf Manganoxide, anorganisch-marin ausgefällt in sedimentären Lagen; kontaktmetasomatisch in manganreichen Sedimenten und Drusen metamorpher Mangan-Lagerstätten.

**Mineralklasse:** Manganmineral der Calcit-Siderit-Gruppe und der V. Mineralklasse, der Karbonate; **Formel:** $Mn[CO_3] + Ca,Fe,Zn$; farbgebendes Metall ist das Mangan; Rhodochrosit kann bis zu 48 % Mangan enthalten.

**Kristallsystem:** trigonal; **Erscheinungsbild:** bildet selten meist kleine, häufig sattelförmig gekrümmte und in Drusen aufgewachsene Kristalle (oft von intensiver Farbe); meist derbe körnige, spätige, krustenartige, schalenförmige, dichte, radialstrahlige, glasköpfige oder stalaktitische Aggregate, häufig von hellen Bänderungen durchzogen; **Mohshärte:** 3,5–4; **Dichte:** 3,30–3,72;

**Spaltbarkeit:** vollkommen; **Bruch:** uneben, spröde; **Transparenz:** in bester Qualität durchscheinend, durchsichtig bis undurchsichtig; **Farbe:** mehr oder weniger intensiv rosarot, bis himbeerrot, braun bis schwarz und weiß gebändert; **Glanz:** glasartig bis matt; **Strichfarbe:** weiß bis rötlich weiß; **löslich:** in warmer Salzsäure.

**Vorkommen: sprimär:** BRD (Freiberg, Obermeisen), Frankreich (Ariege), GUS (Tschiaturi), Mexiko (Magdalena/Chihuahua), Peru, Rumänien (Capnic), Spanien (Huelva), Südafrika (Kuruman), USA (Butte/Colorado, Silverton); **sekundär:** Argentinien (Catamarca); **metamorph:** Italien (Aostatal), Schweiz (Graubünden).

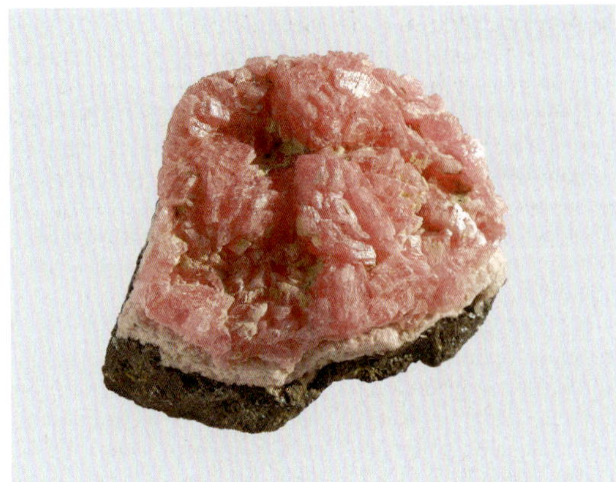

*Rhodochrosit auf Manganit-Matrix, Argentinien.*

**Verwechslung:** kann mit Ankerit, manganhaltigem Calcit und Rhodonit verwechselt werden. **Unterscheidung:** Härte, Dichte, chemisch.

**Fälschungen:** sind nicht bekannt.

**Im Handel** ist Rhodochrosit als derbe Rohstufe, Stalaktit, Kristallstufe, Trommelstein, Bi-Scheibe, Kette, Kugel, Scheibe, Cabochon oder facettiert sowie als Essenz erhältlich.

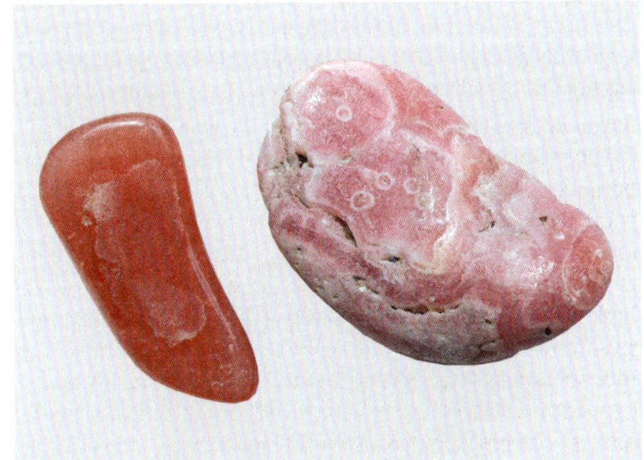

*Rhodochrosit-Trommelsteine.*

**Wirkung der Ionen:** Mangan (Offenheit, Herz).

**Organwirkung:** Arteriolen, Bauchspeicheldrüse, Gehirn, Herz, Herzkranzgefäße, Medula Oblongata.

**Körperlich:** bessert Hautunreinheiten, selbst chronische Akne; bringt Pickel und Akne so richtig zum Blühen (nach von Holst); lindert Brandblasen und Hautentzündungen; angezeigt bei Diabetes, Erschöpfung, Pilzinfektionen der Geschlechtsorgane; schmerzlindernd bei arthritischen Gelenkschmerzen in Händen und Knien, Hexenschuss, Ischialgie; bei Immunschwäche, Halserkrankungen; normalisiert die Harnsäure im Blut und wirkt dadurch bei Gicht; bei Herzkranzgefäßverengung, Hitzewallungen; regt Kreislauf und Blutdruck an (nach Gienger); aktiviert die Enzyme; regt die Keimdrüsen zur Hormonproduktion an; hilfreich bei Regelbeschwerden; verbessert die Elastizität der Blutgefäße (nach Pelz) und hilft dabei gegen Migräne und Kopfschmerzen, die durch niedrigen Blutdruck entstehen (nach Gienger); reduziert Hitzewallungen (nach Pelz); regt die Nierentätigkeit an; wird bei Lebererkrankungen, Leistenbruch, Lippenbläschen, brüchigen Nägeln, Magenschmerzen sowie bei multipler Sklerose eingesetzt und regt die Nierentätigkeit an (nach Gienger); wirksam bei Potenzschwäche und sexueller Unlust; fördert die Fruchtbarkeit; wirkt intensiv auf das Herz, muss jedoch bei nervösem Herz und Bluthochdruck mit größter Vorsicht verwendet werden (nach von Holst).

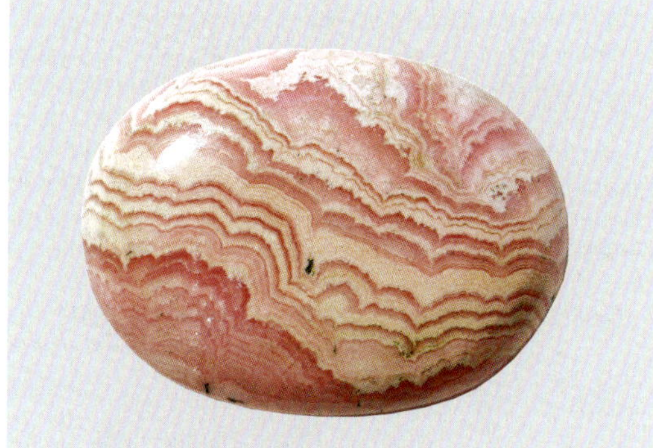

*Rhodochrosit-Cabochon, Argentinien.*

**Seelisch:** wirkt stimmungsaufhellend, macht leicht und beschwingt; lässt Ängste, Apathie und Zurückgezogenheit überwinden; fördert die Leistungsfähigkeit und ist hilfreich bei Konzentrationsschwäche, Minderwertigkeitsgefühlen, Streitsucht, Unzufriedenheit; regt Lebendigkeit, Aktivität und intensive Gefühle an (nach Gienger); ermutigt, genügend Raum und Zeit eigenen Bedürfnisse zu geben; weckt das Interesse an der Mitwelt, regt zu Kommunikation und sozialem Engagement an; bei sexueller Unlust, Schamgefühlen und emotionaler Unsicherheit im Umgang mit Menschen; gibt Schwung, Begeisterungsfähigkeit und Abenteuerlust; verursacht lebhafte und intensive Träume (nach Kühni); führt zu intensiven zwischenmenschlichen Begegnungen; hilft sich auf völlig unbekannte Situationen einzulassen und sich emotional zu öffnen; ist der beste Flirt-Stein (nach von Holst).

**Energetisch:** aktiviert den Dreifacher-Erwärmer-Meridian.

**Anwendung:** Rhodochrosit wird als Kette oder Anhänger am Körper getragen, als Trommelstein auf den Hinterkopf zwischen Hals und Kopfansatz, oder unter das Kopfkissen gelegt; als Rohstein oder Scheibe zur Meditation aufgestellt. Er sollte nicht viel länger als zwei Wochen angewandt werden, da er unbemerkt überfordern kann. Um anschließend nicht in ein psychisches Tief zu geraten, kann im Anschluss Bernstein getragen werden. Rhodochrosit sollte bei hohem Blutdruck nur mit Vorsicht verwendet werden. Wird von sensiblen Menschen nicht immer gut vertragen und kann aus dem inneren Gleichgewicht werfen, in diesem Fall zunächst mit Rhodonit arbeiten (nach von Holst).

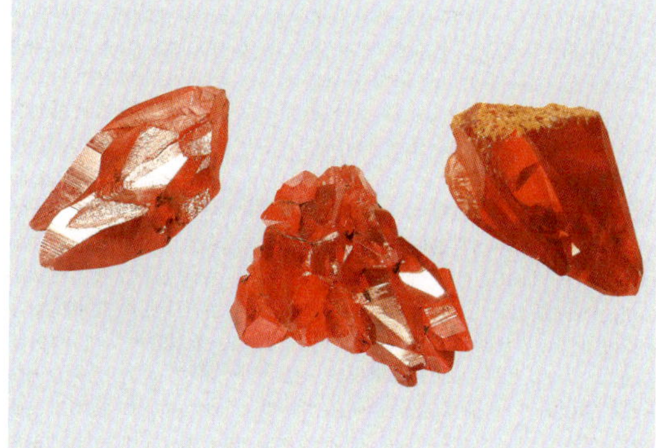

*Rhodochrosit-Kristalle.*

**In der klassischen Heilsteinliteratur** ist der Rhodochrosit nicht beschrieben. **Moderne Autoren:** Ahlborn, Beeler, Bind-Klinger, Chocron, Dow, Franzen, Gienger, Graf, Gurudas, Heider, Hofmann, Keyte, Korse, Kühni/von Holst, Labacher, Lopes, Lorenzo, Maier, Markham, Mastny, Melody, Musil, Novak, Paulin, Pelz, Pöttinger, Raphaell, von Rohr, Scharner, Scholz, Sienko, Sperling, Staab, Storm-Kull, Vorreiter, von Wechmar, Weltler.

Rhodochrosit ist ein getesteter und beliebter Heilstein.

**Ergänzende Bachblüte:** Olive (nach Novak).

**Astrologische Zuordnung:** Löwe, Skorpion (nach Melody); Venus mit Marsaspekt; Venus im Widder (nach Newerla/von Holst), Sonne im zweiten Quadrant (nach Maier).

**Tarot-Zuordnung:** Vier der Stäbe.

**Chakra-Zuordnung:** Wurzelchakra (nach von Holst/Gienger).

**Meditations-Zuordnung:** innere Ruhe.

**Feng-Shui-Zuordnung:** Element Feuer; Scheiben können in allen energetisch und emotional unterversorgten Bereichen aufgestellt werden – natürlich zu besonderen Anlässen auch im Schlafzimmer.

**Pflege:** Rhodochrosit einmal wöchentlich unter fließendem Wasser reinigen, mit Hämatit-Ministeinchen entladen und zum Aufladen auf eine Bergkristallgruppe oder in die Morgensonne legen.

# Rhodonit

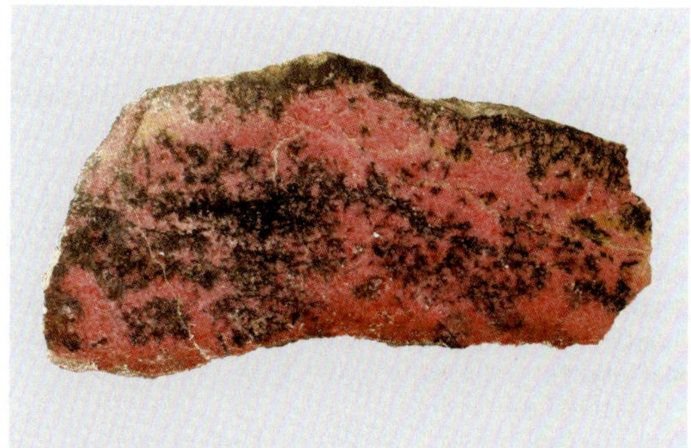

*Rhodonit-Platte, 30 cm.*

**Name:** benannt von Jasche 1819, nach griech. *rhodos*, »Rose«, entsprechend seiner rosenartigen Farbe. Engl. und franz.: Rhodonite.

**Synonyme:** Allagit, Hermannit, Heteroklin, Hornmangan, Kapnikit, Manganamphibol, Mangan-Jaspis, Mangankiesel, Manganolith, Rotspat, Rotstein, Tomosit; Rhodonit-Rhodochrosit-Gemenge werden auch Lacroisit oder Torrensit genannt.

**Mineralogie:** Rhodonit bildet sich selten primär-hydrothermal bei verhältnismäßig niedrigen Temperaturen in Gold-Silber-Lagerstätten; häufig kontaktmetasomatisch mit manganhaltigen Tonsedimenten oder regionalmetamorph in sedimentären Manganerz-Lagerstätten.

**Mineralklasse:** Mangan-Calcium-Mineral der VIII. Mineralklasse, der Ketten-Silikate; **Formel:** $CaMn_4[Si_5O_{15}]$ + Al,Ba, Cu,Fe,Li,K,Na,S,Zn; farbgebendes Metall ist das Mangan.

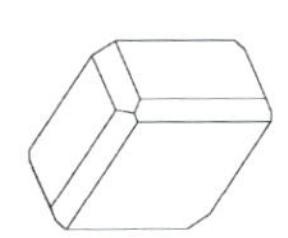

**Kristallsystem:** triklin; **Erscheinungsbild:** bildet nur selten dicktafelige, kurzprismatische Kristalle mit rauhen Flächen und gerundeten Kanten, meist jedoch derbe, grobspätige, körnige und dichte Aggregate, teilweise mit schwarzem Manganoxid; **Mohshärte:** 5,5–6,5; **Dichte:** 3,57–3,75; **Spaltbarkeit:** sehr gut und vollkommen; **Bruch:** uneben; **Transparenz:** durchscheinend bis undurchsichtig; **Farbe:** rosa bis dunkelrot, selten himbeerrot, manchmal farblos bis bräunlich, eventuell mit gelben Adern aus Spessartin, oft von schwarzen Krusten (Psilomelan) überzogen oder von schwarzen Adern durchzogen; **Glanz:** glasartig; **Strichfarbe:** weiß; **unlöslich:** in Säuren.

**Varietät:** **Zink-Rhodonit**, mit bis zu 6,5 % Zinkoxid.

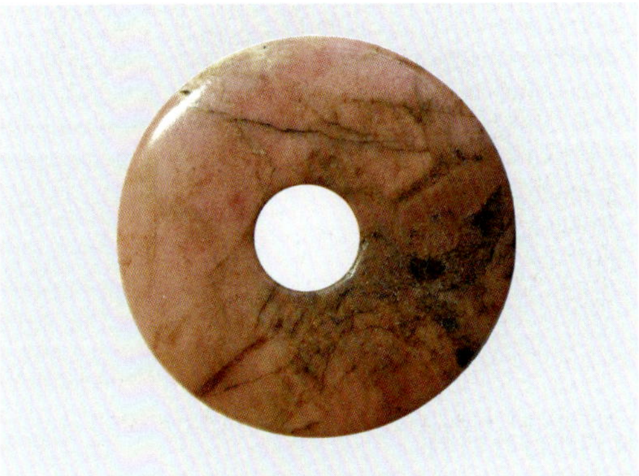

*Bi-Scheibe aus rhodonithaltigem Gestein.*

**Vorkommen:** häufig: **primär:** Peru (Huanuco); **metamorph:** Australien (Broken Hill), Brasilien, China, Finnland (Simsiö), GUS (Ural), Indien, Japan, Kanada, Madagaskar, Mexiko, Neuseeland (Arrowtal), Rumänien, Schweden (Värmland), Schweiz, Spanien (Huelva), Südafrika, Tansania, USA.

**Verwechslung:** kann mit Jaspis, Pyroxmangit, Rhodochrosit, Thulit und Jaspis verwechselt werden; **Unterscheidung:** Härte, mineralogisch-gemmologisch.

**Fälschungen:** sind nicht bekannt.

**Im Handel** ist Rhodonit als massiger Rohstein, feinfaseriges Aggregat, selten als Kristall, meist als Trommelstein, Anhänger, Bi-Scheibe, Kugel, Massagegriffel, Cabochon oder facettiert und als Essenz erhältlich.

**Wirkung der Ionen:** Calcium (Nervenreizleitung, Wachstum), Mangan (Herzlichkeit, Verstehen).

**Organwirkung:** Herz, Muskeln.

**Körperlich:** hilft bei Autoimmunerkrankungen, manchmal auch bei multipler Sklerose und Parkinson-Krankheit (nach Korse); beschleunigt die Reizleitung der Nerven; gut wenn schnellste Reaktionen und sichere Reflexe gebraucht werden (nach Kühni/von Holst); leitet Gift aus dem Bindegewebe ab; kann das Herz bei beginnender Herzschwäche stärken; wirkt auf den Kreislauf und bessert dabei Durchblutungsstörungen, bessert Vereiterungen auch bei Eileiterentzündungen; bei Erkältungen; hilfreich bei Insektenstichen (nach Gienger); kräftigt schwachen Knochenbau, stärkt die Lunge und sorgt für eine bessere Sauerstoffaufnahme (nach Schaufelberger-Landherr); unterstützt die Raucher-Entwöhnung (nach Kühni); lindert Bronchitis und Lungenentzündung, Magengeschwüre, Rheuma in den Füßen, Schilddrüsenunterfunktion, wirksam bei Muskelschmerzen und Muskelverhärtungen; beschleunigt die Wundheilung nach Verletzungen, Quetschungen, Verbrennungen zweiten Grades und Operationen; verbessert die Narbenbildung und regeneriert Narbengewebe (nach Gienger) sowie geöffnete Pusteln bei Akne; verbessert das Gehör und hilft bei Schwerhörigkeit; regt die Funktion der Nebennieren an (nach Korse); fördert die Fruchtbarkeit (nach von Holst).

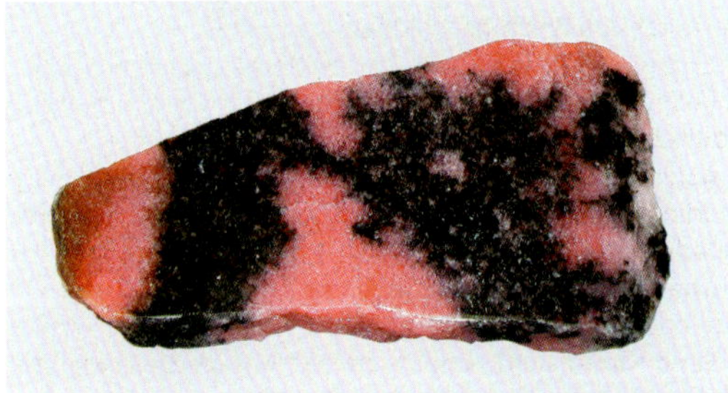

*Rhodonit-Scheibe.*

**Seelisch:** hilft bei Angst vor Veränderungen, Schicksalsschlägen und Verlust; unterstützend bei Prüfungsangst und Lernblockaden (nach Gienger) sowie Schulstress; fördert einen Zustand von Ruhe, Selbstwertgefühl und Selbstvertrauen (nach Gurudas); hilft zu verzeihen und seelische Verletzungen und Schmerzen zu heilen; begünstigt gegenseitiges Verstehen und ermöglicht, Konflikte konstruktiv zu lösen (nach Gienger) und gerechtfertigte Kritik anzunehmen; hilft über Kränkungen und Herzschmerz hinweg und in schwierigen Situationen instinktsicher und angemessen zu reagieren; macht wach und geistesgegenwärtig, wenn man gestresst ist oder das Gefühl hat, neben sich zu stehen (nach Gienger); macht bodenständig; gibt ein kraftvoll-freches jugendliches Lebensgefühl; ideal für Lebenshungrige und Extremsportler (nach von Holst). Rhodonit sollte als Erste-Hilfe-Stein oder Elixier immer mit dabei sein!

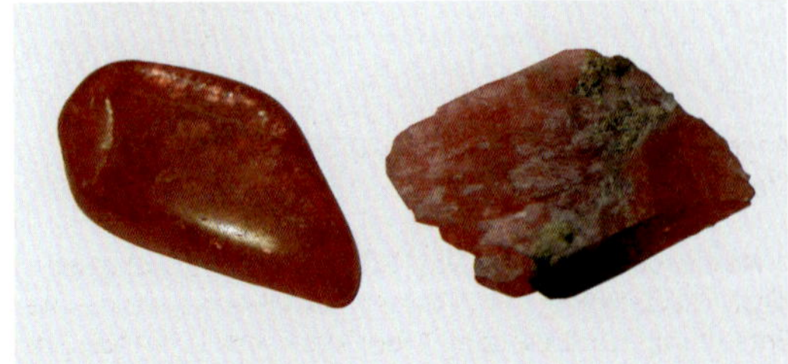

*Rhodonit, transparente Qualität, Kristall und Trommelstein.*

**Energetisch:** stellt dem Körper sehr schnell benötigte Vitalenergie zur Verfügung.

**Anwendung:** Rhodonit wird als Anhänger oder Pi-Scheibe getragen; als Scheibe angefeuchtet auf die betroffene Hautpartie gelegt; als Trommelstein in der Hand gehalten; als Cabochon auf die Stirn gelegt; als Rhodonitwasser oder Rhodonitessenz getrunken; als Rohstein oder polierte Scheibe zur Meditation aufgestellt; zur Abgewöhnung des Rauchens in den Mund genommen.

Bei Schock wirkt Obsidian etwas besser, bei einer Verletzung wirkt Rhodonit etwas besser – so ergänzen sich die Steine in dieser Reihenfolge sehr gut. Rhodonit ist zweifellos einer der wichtigsten Heilsteine.

**In der klassischen Heilsteinliteratur** ist Rhodonit nicht beschrieben. **Moderne Autoren:** Ahlborn, Beeler, Bind-Klinger, Cloos, Gienger, Gurudas, Häge, Heider, Huber, Keyte, Korse, Kühni/von Holst, Lorenzo, Maier, Melody, Miesala-Sellin, Musil, Novak, Paulin, Peschek-Böhmer, Pöttinger, Raphaell, von Rohr, Schaufelberger-Landherr, Scharner, Scholz, Sienko, Sperling, Stark, Storm-Kull, Trendelkamp, Vorreiter, von Wechmar, Weltler.

**Ergänzende Bachblüte:** Star of Bethlehem (nach Miesala-Sellin), Olive (nach Novak), Mustard (nach Häge). Rhodonitelixier wirkt schneller als Rescue-Notfalltropfen.

**Astrologische Zuordnung:** Widder, Stier (nach Musil); Merkur im Skorpion (nach von Holst), Mond im vierten Quadrant (nach Maier).

**Chakra-Zuordnung:** Basischakra (nach Musil), Herzchakra (nach Novak und von Holst/Gienger).

**Feng-Shui-Zuordnung:** Scheiben oder große polierte Steine können im Ba-Gua-Bereich Partnerschaft zur Aussöhnung, aber auch zur Anregung aufgestellt werden.

**Meditations-Zuordnung:** Mut zum Leben.

**Pflege:** **Rhodonit** einmal wöchentlich unter fließendem Wasser reinigen, mit Hämatit-Ministeinchen entladen und zum Aufladen auf eine Bergkristallgruppe oder in die Morgensonne legen. Rhodonit kann durch Heilungsaufgaben stark beansprucht werden und bedarf guter Pflege.

# Rhyolith

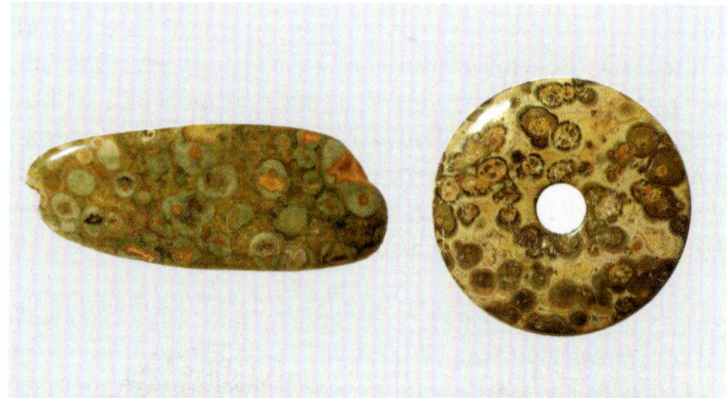

*Augen-Rhyolith, Trommelstein und Leopardenfell-Rhyonlith, Bi-Scheibe.*

**Name:** benannt durch von Richthofen 1861, nach griech. *rhyx*, »Lavastrom« – mit Bezug auf dessen vulkanische Entstehung. Dr. Liesegang-Stein: nach den charakteristischen Ringstrukturen die der Kolloidchemiker Raphael Eduard Liesegang (1869–1947) entdeckte.

**Synonyme:** Liparit; Handelsbezeichnungen sind auch Augen-Jaspis, Panther-Jaspis, Pop-Jaspis, Regenwald-Jaspis, Wunderstein. Da die Bezeichnung Jaspis irreführend ist, werden diese Mineralien mit der Endung Rhyolith versehen.

**Mineralogie:** Rhyolith entsteht primär-liquidmagmatisch aus saurem, granitischem Magma als vulkanisches Gestein; je nach der Zusammensetzung des Magmas und dem Verlauf der Abkühlung entsteht dabei ein heterogenes Gestein, das leopardenfellähnliche Flecken zeigt.

**Mineralklasse:** heterogenes Gestein überwiegend aus Feldspat, ein Alumo-Gerüst-Silikat; **Formel:** (Ca,K,Na) $[AlSi_3O_8]$ mit Anteilen von **Hornblende**, einem Alumo-Ketten-Silikat; $Ca_2(Na,K)(Mg,Fe)_3(Fe,Al)_2[(O/OH,F)_2|Al_2Si_6O_{22})]$ und mikrokristallinen Quarzen, der IV. Mineralklasse, der Oxide; $SiO_2$; farbgebendes Metall ist das Eisen; braune, rote und gelbe Farben entstehen durch Eisenoxid, grüne Farben durch Eisensilikate.

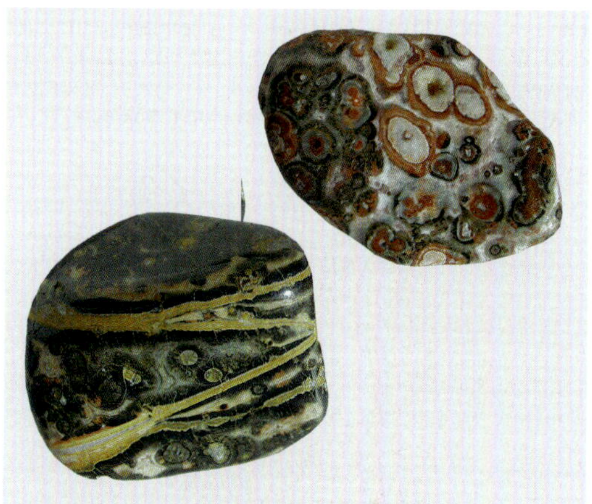

*Rhyolith und Leopardenfell-Rhyolith, Trommelsteine.*

**Kristallsystem:** kristallisiert überwiegend aus triklinem und monoklinem Feldspat, trigonalem Quarz und monokliner Hornblende und Biotit und amorphem Vulkanglas; **Erscheinung:** ein Vulkangestein mit unterschiedlichen Texturen und Signaturbildern, mit Leopardenfellzeichnung, geschwungenen unscharfen Bänderungen oder farbigen Flecken; **Mohshärte:** 5,5–7; **Dichte:** 2,66–2,92; **Spaltbarkeit:** uneinheitlich; **Bruch:** uneben, körnig; Transparenz: undurchsichtig, stellenweise durchscheinend; **Glanz:** matt; **Farbe:** kann grau, braun, hellgrün, rötlich manchmal mit gelbrot-beiger Bänderung auftreten; **Strichfarbe:** weiß bis grau.

**Varietäten:** **Augen- oder Regenwald-Rhyolith:** grün; **Leopardenfell-Rhyolith:** braun gesprenkelt; **Aztekenstein oder Dr.-Liesegang-Stein:** gelbrot-beige gebändert; **Eldarit:**(siehe dort) graugrüne Flecken; **Purpur-Rhyolith:** rötlich; **Cappuchino-Rhyolith:** beige-kaffeebraun.

**Vorkommen:** Australien: **Aztekenstein** oder **Dr.-Liesegang-Stein:** Mexiko; **Augen- oder Regenwald-Rhyolith:** Brasilien, GUS, Indien, Madagaskar, USA; **Leopardenfell-Rhyolith:** Australien, Frankreich, GUS, Indien, Südafrika, USA; **Rhyolith:** Frankreich, Island, Peru.

**Verwechslung:** kann mit Andesit, Eisen-Oolith, Hornstein, Porphyrit, Sphärolithischem Chalcedon, oder Jaspis verwechselt werden; **Unterscheidung:** mineralogisch-gemmologisch.

**Fälschungen:** gibt es nicht.

**Im Handel** ist Rhyolith als Rohstein, Rohsteinanschliff, Scheibe und Trommelstein und Kugel erhältlich.

**Wirkung der Ionen:** Aluminium (entsäuernd, Veränderungswunsch), Calcium (Selbstvertrauen, stabilisierend), Kalium (angstlösend, entspannend), Natrium (Ordnung).

**Organwirkung:** Blase, Lymphknoten, Niere, Darm, Schilddrüse.

**Körperlich:** stärkt das vegetative Nervensystem und reguliert den Stoffwechsel (nach Schaufelberger-Landherr).

**Aztekenstein.** (Dr. Liesegang-Stein): stärkt das Immunsystem (nach Gienger); erhöht die Leistungsfähigkeit; regt die Peristaltik an, verbessert Lebensmittelunverträglichkeiten; entlastet die Haut. **Leopardenfell-Rhyolith:** unterstützt die Reinigung von Leber, Galle und Nieren (nach Peschek-Böhmer); hilft bei unangenehmen Aphten im Mund sowie bei Herpes (nach Sienko); verbessert Pickel und Pusteln – oder bringt sie durch seine entgiftende Wirkung erst zum Vorschein (nach von Holst); wird bei atrophischen und juckenden Hauterkrankungen, Hautveränderungen sowie bei Muskelverhärtungen verwendet; vermindert die Übelkeit während der Schwangerschaft und verleiht Ausdauer und Kraft für die Entbindung (nach Pöttinger); aktiviert die Nebenschilddrüse und optimiert die Immunabwehr (nach Pelz); stärkt in der Erkältungszeit die Gesundheit und die stabilisiert das Imunsystem, beugt Erkältungen vor, ermöglicht Regeneration durch erholsamen Schlaf; wirkt deutlich auf die Haut, verbessert die Funktion der Verdauungsorgane (nach Forschungsprojekt SHK); kann bei Divertikeln eingesetzt werden (nach von Holst); verstärkt Hunger und Lust auf Süßes wenn die Erdung fehlt; kann durch seine entgiftende Wirkung alte oder unterdrückte Krankheiten an die Oberfläche bringen; kann Kropf bei Schilddrüsenunterfunktion verkleinern (nach Forschungsprojekt SHK). **Regenwald-Rhyolith:** regt den Kreislauf an (nach Schaufelberger-Landherr); bekämpft bakterielle Infektionen; optimiert die Nährstoffresorption im Darm und verbessert die Darmfunktionen (nach Pöttinger); hilft bei Durchfall; verstärkt Hunger und Lust auf Süßes (nach von Holst).

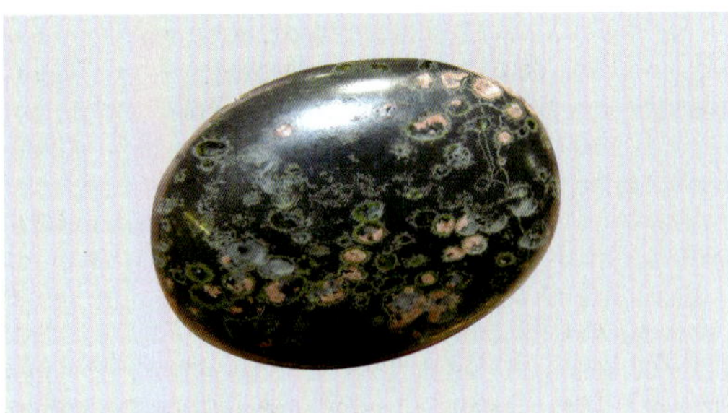

*Rhyolith-Seifenstein.*

**Seelisch:** **allgemein:** verstärkt den bestehenden geistigen Zustand ohne jegliche Veränderung (nach Gienger); lehrt sich selbst so anzunehmen, wie man ist (nach Gienger); verbessert die instinktive und emotionale Sicherheit und hilft, sich gut geerdet in allen Situationen zurechtzufinden; optimiert die Ausdrucksfähigkeit; macht praktisch und kreativ (nach Liebhardt/von Holst). **Aztekenstein** (Dr. Liesegang-Stein): stärkt, aktiviert, erdet; intensiviert Befindlichkeit und Erleben; hilft seine vitalen Bedürfnisse zu leben. **Leopardenfell-Rhyolith:** steigert das Durchhaltevermögen, beruhigt und regt die Fantasie (nach Gienger) sowie Traumtätigkeit an (nach Schaufelberger-Landherr); wirkt sehr erdend, stärkt die Achtsamkeit und zentriert; hilft bei Konfrontationen ruhig zu bleiben (nach Forschungsprojekt SHK); hilft soziale Kontakte auf Augenhöhe und vorurteilsfrei zu pflegen; erleichtert es sich in einer pluralistischen und sich schnell wandelnden Gesellschaft/Umwelt zurecht zufinden (nach von Holst). **Regenwald-Rhyolith:** hilft die Dinge so wahrzunehmen, wie sie sind – ohne zu bewerten und ohne Emotionen; fördert Nüchternheit, Präzision, Aufmerksamkeit und lehrt zudem, mit Entscheidungen zu warten, bis genügend Fakten vorliegen; lindert die Neigung zu übertriebener Selbstkritik (nach von Holst).

**Anwendung:** Rhyolith wird als Scheibe direkt auf die Haut gelegt; als Pi-Scheibe getragen; als Trommelstein in der Hosentasche mitgeführt; als Rohstein zur Meditation aufgestellt.

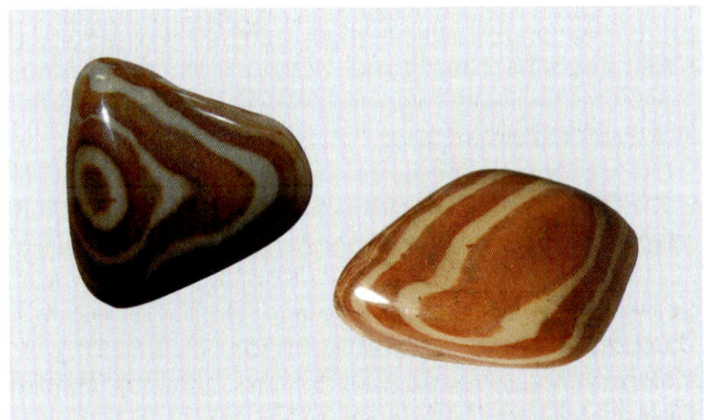

*Dr. Liesegang-Stein (Azteken-Stein), Trommelsteine.*

**In der klassischen Heilsteinliteratur** ist Rhyolith nicht beschrieben. **Moderne Autoren:** Beeler, Gienger, Gurudas, Heider, Keyte, Kühni/von Holst, Maier, Melody, Novak, Paulin, Pelz, Peschek-Böhmer, Pöttinger, Schaufelberger-Landherr, Sienko, Sperling.

Rhyolith wurde 1997 vom Forschungsprojekt SHK getestet.

**Ergänzende Bachblüte:** Larch für Leopardenfell- Rhyolith (nach Novak).

**Astrologische Zuordnung:** Leopardenfell-Rhyolith: Löwe (nach Novak), Schütze (nach Melody); Regenwald-Rhyolith: Medium Coeli in Jungfrau (nach von Holst), Merkur im vierten Quadrant (nach Maier).

**Chakra-Zuordnung:** Leopardenfell-Rhyolith: Solarplexus-Chakra (nach Peschek-Böhmer), Herz- und Kehlkopfchakra (nach Gurudas).

**Feng-Shui-Zuordnung:** Ba-Gua-Bereiche Familie und Hilfreiche Menschen.

**Meditations-Zuordnung:** Freundschaft.

**Pflege:** Rhyolithe einmal wöchentlich unter fließendem Wasser reinigen, mit Hämatit-Ministeinchen entladen und zum Aufladen in die Morgensonne legen.

# Richterit

**Name:** benannt von Breithaupt 1866 nach Theodor Richter. Engl.: Richterite.

**Synonyme:** Astzrochit (blau), Chiklit, Juddit.

**Mineralogie:** entsteht metasomatisch in Skarnen oder metamorph-sedimentär in Manganerz-Lagerstätten.

**Mineralklasse:** Calcium/Natrium-Magnesium/Eisen-Mineral, ein Natrium-Calcium-Amphibol der VIII. Mineral-Klasse, der Kettensilikate; **Formel:** (Na,K) $(Ca,Na)_2(Mg,Mn,Fe^{2+})_5[(F,OH)_2|Si_4O_{11}]_2 + Ti,Mn$; farbgebendes Metall ist Mangan, Titan oder Eisen.

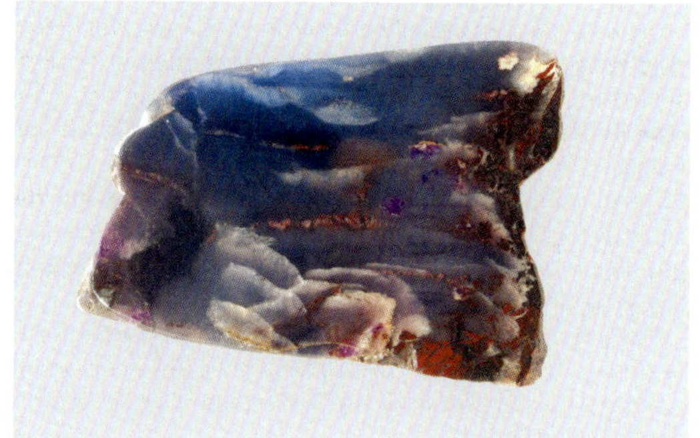

*Richterit-Rohstein.*

**Kristallsystem:** monoklin; **Erscheinungsbild:** bildet nur selten kleine kurzsäulige bis nadelige Kristalle sowie dichte, massige Aggregate; **Mohshärte:** 5,5–6; **Dichte:** 3,05; **Spaltbarkeit:** vollkommen; **Bruch:** glatt; **Transparenz:** durchsichtig bis undurchsichtig; **Farbe:** weiß, blau, grauviolett, grünblau, hell- bis dunkelgrün, rosa, rot, gelbbraun; **Glanz:** glasartig; **Strichfarbe:** weiß.

**Varietät:** **Ferro-Richterit** und **Fluororichterit** bis 10 cm, blaugrün, grün, d: 3,17, **Kaliumrichterit** (titanhaltig und eisenarm) und **Kalium-Fluororichterit**, (titanhaltig und aluminiumarm) bis 5 mm, hellgrau.

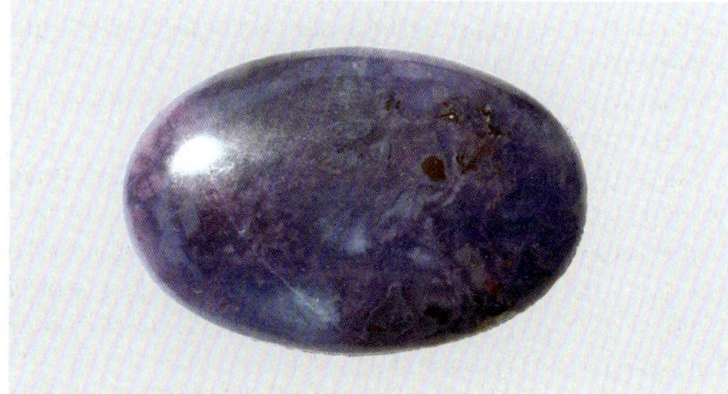

*Richterit-Cabochon mit Sugilit-Anteilen.*

**Vorkommen:** in Manganerz-Lagerstätten, meist mit Sugilit verwachsen. Australien (West Kimberley); GUS (Ural); Italien (San Vito und St. Marcel); Kanada (Ontario); Schweden (Langban und Pajsberg); Spanien (Cancarix); Südafrika (Wesselsmine).

**Verwechslung:** kann mit Lazulit (blau) verwechselt werden; **Unterscheidung:** Härte, mineralogisch-gemmologisch, chemisch.

**Fälschungen:** sind nicht bekannt.

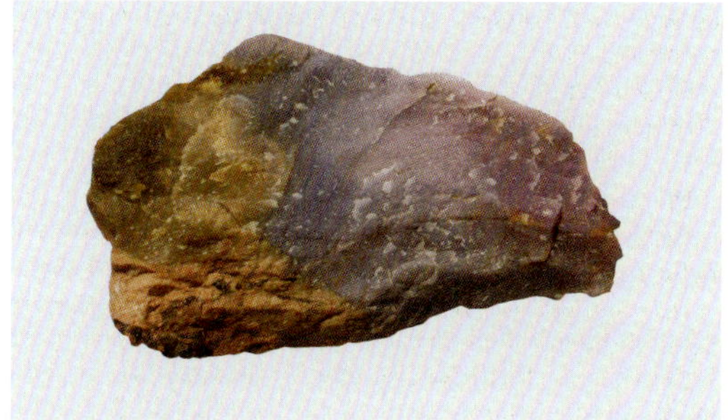

*Richterit-Rohstein.*

**Im Handel** ist Richterit sehr selten, als derber Rohstein, selten als Kristall, Trommelstein, gebohrter Stein und Bi-Scheibe erhältlich.

**Wirkung der Ionen:** Aluminium (beruhigend, Realitätssinn), Eisen (Konfrontationsvermögen), Natrium (Verständnis), Calcium (Entwicklung), Mangan (Empfindsamkeit).

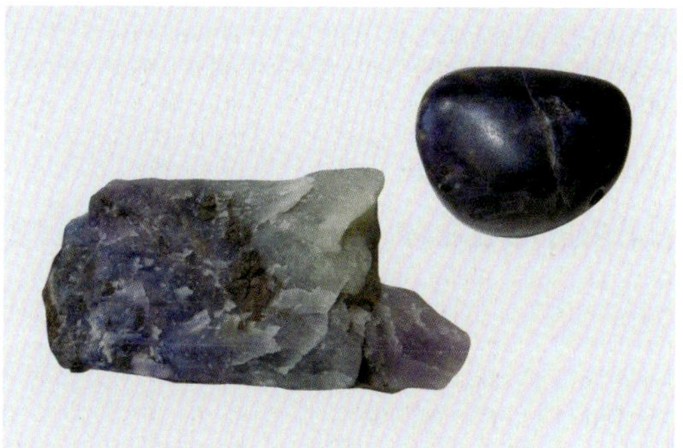

*Richterit-Rohstein und Richterit-Trommelstein.*

**Organwirkung:** Gehirn, Lunge, Thymus.

**Körperlich:** wichtig zur Unterstützung der Tumorbehandlung; hilft Krebszellen abzubauen; immunmodulierend durch Aktivierung von Antikörpern (nach Kühni/von Holst); sinnvoll bei entzündlichen Atemwegserkrankungen; wird bei Knochenentwicklungs- und Schilddrüsenstörungen eingesetzt (nach Melody); schärft den Instinkt und die Sinne, vor allem das Farbempfinden; schärft die Wahrnehmungs-Sinne: Augen, Geschmack, Ohren, Tastsinn (nach Kühni); fördert die Nierentätigkeit und reguliert den Mineralstoffhaushalt (nach Gienger).

**Seelisch:** hilft zwischenmenschliche als auch gesellschaftliche Beziehungen zu verbessern, klärt Probleme von Status und Stellung; ermöglicht tiefe Visualisation und unterstützt Astralreisen (nach Melody); hilft Schwieriges und Unliebsames direkt anzugehen und dadurch Zeit, Aufmerksamkeit und Energie zu sparen, unterstützt dabei, sich »nicht jeden Schuh anzuziehen«, sondern mit Weisheit und Voraussicht zu handeln; erleichtert schwierige Entscheidungen reduziert die Neigung zu vorschnellen Äußerungen und macht so etwas diplomatischer (nach von Holst), auch indem er günstige Zeitpunkte und Entwicklungstendenzen frühzeitig einzuschätzen hilft (nach Gienger); hilft weniger aus dem Affekt mit Flucht oder Angriff zu reagieren, sondern konzentriert zu handeln; verringert die Anspannung in der Aktion; bewahrt davor, in alte Muster und Stress zurückzufallen; unterstützt Konflikte konkret zu lösen; verhindert vor Problemen einzuknicken und zu erkranken; hebt archaische Verschaltungen von Psyche-Gehirn und Organ auf (nach von Holst).

**Anwendung:** Richterit wird als Pi-Scheibe getragen; als Trommelstein, Kristall oder Cabochon direkt auf die Haut über das Herzchakra oder Stirnchakra gelegt.

**In der klassischen Heilsteinliteratur** ist Richterit nicht beschrieben. **Moderne Autoren:** Gienger, Kühni/von Holst, Melody.

Richterit ist ein sehr seltener, aber begehrter Heilstein.

**Astrologische Zuordnung:** Schütze (Melody), Uranus in Fische (nach von Holst).

**Feng-Shui-Zuordnung:** Ba-Gua-Bereich Wissen, Element Wasser.

**Chakra-Zuordnung:** Herzchakra (rosa). Nasenchakra (blau).

**Meditations-Zuordnung:** Regeneration und Stärke.

**Pflege:** Richterit einmal wöchentlich unter fließendem Wasser reinigen, mit Hämatit-Ministeinchen entladen und zum Aufladen auf eine klare Bergkristallgruppe legen.

# Rosenquarz und Rosaquarz

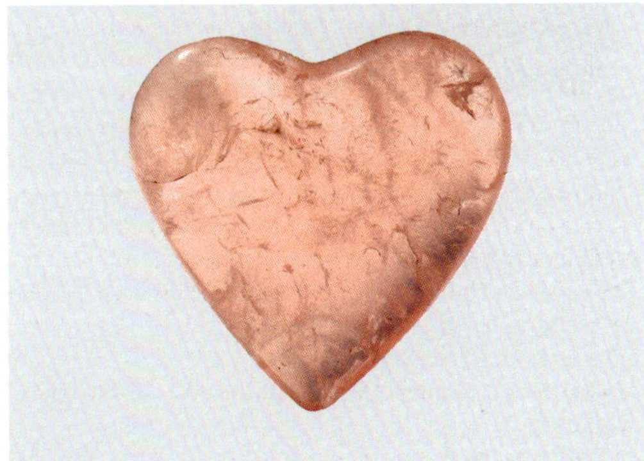

*Rosenquarz, Herzform.*

**Name:** benannt 1800 nach seiner rosaroten Farbe. Engl.: Rose Quartz.

**Mineralogie:** Rosenquarz und Rosaquarz entstehen primär: Rosenquarz als pegmatische Bildung bei hohen Temperaturen; Rosaquarz hydrothermal aus aluminium-phosphathaltigen überkritischen Lösungen von 400–700 °C, bei hohem Druck auf Klüften.

**Mineralklasse:** Rosenquarz und Rosaquarz sind Mineralien der Quarz-Gruppe und der IV. Mineralklasse, der Oxide; **Formel:**

Rosenquarz: $SiO_2$ + Na,Al,Fe,Ti + (Ca,Mg, Mn);

Rosaquarz: $SiO_2$ + Na,Al,P + (Fe,Mn); farbgebend beim Rosenquarz ist Titan als Rutilnadeln, beim Rosaquarz Aluminium-Phosphor.

**Kristallsystem:** trigonal; **Erscheinungsbild:** Rosenquarz bildet derbe Massen, nie Kristalle, Rosaquarz bildet kleine prismatische Kristalle mit oft abgerundeten Kanten;

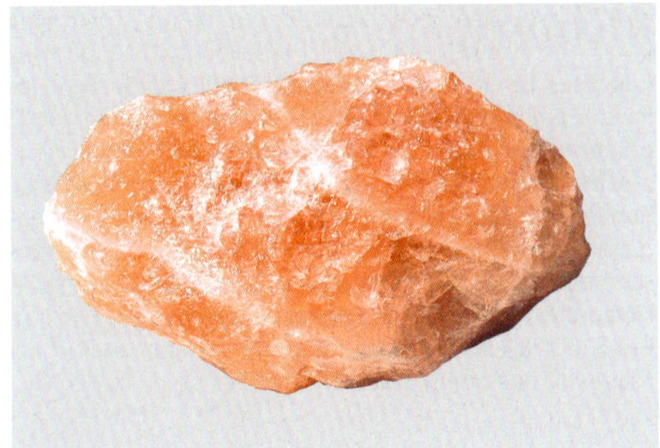

*Rosenquarz-Rohstein, Madagaskar.*

**Mohshärte:** 7; **Dichte:** 2,64–2,66; **Spaltbarkeit:** unvollkommen; **Bruch:** muschelig, splittrig, sehr spröde; **Transparenz:** durchscheinend bis fast durchsichtig; **Farbe:** Rosenquarz: blass bis intensiv rosa, selten leicht fliederfarbig; Rosaquarz: blassrosa; **Glanz:** Rosenquarz zeigt sich glasartig bis fettig; **Strichfarbe:** weiß.

**Varietät:** **Lavendel-Quarz:** lilafarben; **Stern-Rosenquarz:** zeigt geschliffen einen sechsstrahligen Lichtstern, sogenannten Asterismus, durch feinstverteilte parallel ausgerichtete Rutilfasern.

**Vorkommen:** Brasilien (Governador), BRD (Zwiesel), Madagaskar, Namibia, Norwegen, USA.

**Verwechslung:** **Rosenquarz** kann kaum verwechselt werden, vielleicht mit Petalit. **Rosaquarz** ist unverwechselbar

**Fälschungen:** **Rosenquarz** wird zur Wertbesserung gefärbt, gewachst oder geölt, kristalliner Rosaquarz wird zur Farbaufbesserung auch bestrahlt.

**Im Handel** ist Rosenquarz als Rohstein, Trommelstein, Anhänger und Pi-Scheibe sowie bearbeitet als Kugel, Pyramide und kunstgewerbliche Steinschleifereien, selten auch als kleine Kristalle erhältlich. Rosenquarz-Edelsteinessenzen: von KATMA und Amandus Korse und Lavandinum. **Sternrosenquarz** wird fast ausschliesslich als Kugel gehandelt; **Rosaquarz** ist nur als kleiner Kristall erhältlich.

**Wirkung der Ionen:** Eisen (Ausdauer, Kraft), Mangan (Empfindsamkeit, Herzlichkeit), Titan (innere Größe)

**Organwirkung:** Blut, Blutkreislauf, Herz.

**Körperlich:** **allgemein:** bei Kopfschmerzen, Erkältung, blauen Flecken; wird bei Erkrankung der Geschlechtsorgane, besonders der Hoden oder Gebärmutter, bei Eileiter-

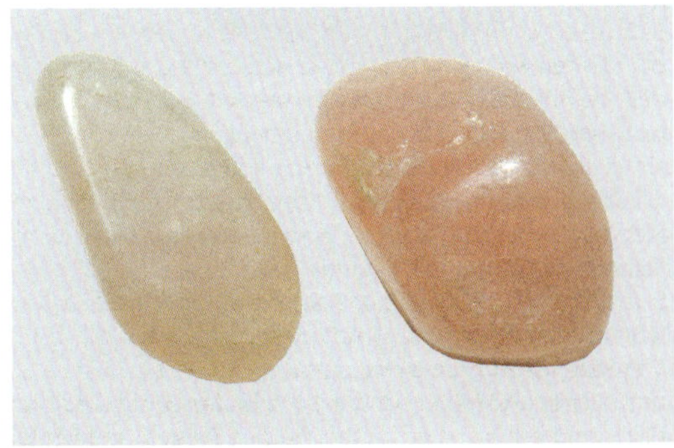

*Rosenquarz-Trommelsteine.*

entzündung eingesetzt; fördert Sexualität und Fruchtbarkeit (nach Strebel); stärkt Herz, Kreislauf und Blutgefäße (nach Schaufelberger-Landherr); beugt Herzanfällen vor (nach Heider) und wirkt auf Blutzirkulation und Zirkulationsstörungen, verengte Blutgefäße und Bluterkrankungen (nach Schaufelberger-Landherr); erhöht die Regeneration der roten Blutkörperchen (nach Gurudas); lindert Venenentzündung und Thrombose; angezeigt bei Gliederschmerzen, fettiger und unreiner Haut; harmonisiert den Herzrhythmus, lindert Herzbeschwerden und Herzinfarkt; bei Milchdrüsenunterfunktion, Nervenentzündungen, Nierenerkrankungen, Ödemen; behebt chronische Schlafstörungen (nach Schaufelberger-Landherr) sowie Muskelerschlaffung, Schultergelenksschmerzen; entzündungshemmend bei Sehnenscheidenentzündung, wirksam bei übermäßigem Schwitzen, fördert bei Kindern die körperliche Entwicklung (nach Korse). **Sternrosenquarz:** wie oben, noch stärker und harmonischer auf Herz, Herzkranzgefäße und Blut wirkend. **Rosaquarz:** erfrischt die Sinne und verfeinert die Wahrnehmung; belebt allgemein und wirkt verjüngend (nach Gienger).

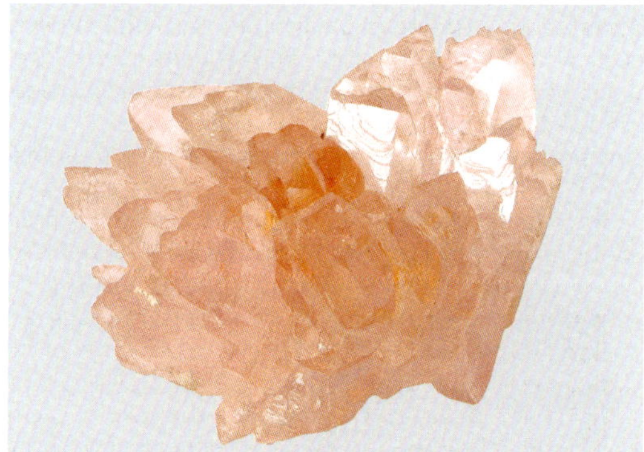

*Rosaquarz-Kristallgruppe.*

**Seelisch:** verdeutlicht die eigenen Bedürfnisse, unterstützt deren Erfüllung und sorgt dadurch für Zufriedenheit; wird bei Depression, Angstneurosen und Gefühlskälte eingesetzt, insbesondere nach seelischen Verletzungen; lindert Liebeskummer und erleichtert zu verzeihen; löst Albträume auf (nach Siebenthal); mildert mangelndes Selbstbewusstsein, Stottern und Streitlust; steigert Empfindungsfähigkeit und Einfühlungsvermögen, besänftigt das Gemüt – macht jedoch keineswegs nachgiebig, sondern wehrhaft (nach Sonnenberg); verleiht Mut zum Sanftsein (nach Musil); nimmt das Heimweh, besonders bei kleinen Kindern (nach Schaufelberger-Landherr); fördert gefühlsmäßige Aufgeschlossenheit, Hilfsbereitschaft und harmonisches Zusammenleben; gibt eine heitere, sinnliche Einstellung, macht kreativ und schenkt Sinn für schöne Dinge (nach Gienger). **Sternrosenquarz:** wie oben, jedoch bewusster; verstärkt Empathie und Mitgefühl; reduziert die Haltung, mitleiden zu müssen; stärkt die Selbstverantwortung für das eigene Gefühls- und Seelenleben (nach Kühni/von Holst). **Rosaquarz:** erquicklich für die Gefühls- und Empfindungswelt; fördert die Liebe zu natürlicher und feiner Schönheit; hilft das Umfeld harmonisch und schön zu gestalten; fördert Freude und Beglückung (nach Gienger).

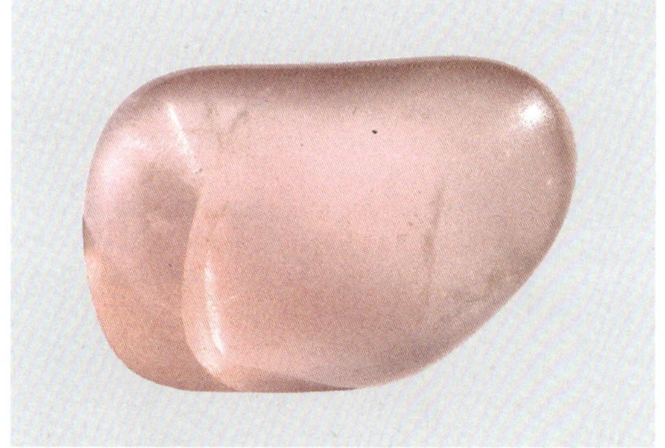

*Lavendelquarz-Trommelstein.*

**Energetisch:** Am Computerarbeitsplatz dient Rosenquarz dazu, das soziale Arbeitsklima freundlicher zu gestalten. Unter dem Bett verbessert er den Schlaf bei Schlafstörungen, Kugeln wirken harmonischer als die intensiveren Rohsteine. Gegen Elektrosmog hilft Halitkristall ungleich besser.

**Anwendung:** Rosenquarz wird als Kette, Pi-Scheibe oder Anhänger getragen; als Trommelstein in der Tasche mitgeführt; als Rohstein in Cremes eingelegt; als Herz unter das Kopfkissen gelegt; als Tikra am Handgelenk getragen; als Rosenquarzwasser getrunken oder zur Massage verwendet; als Rohstein zur Meditation in einem Kreis aus Heilsteinen oder am Arbeitsplatz aufgestellt.

**In der klassischen Heilsteinliteratur** sind Rosenquarz und Rosaquarz nicht beschrieben. **Moderne Autoren:** Ahlborn, Beeler, Bind-Klinger, Bourgault, Braunger, Brusius, Cloos, Dow, Franzen, Gienger, Graf, Guhr, Gurudas, Häge, Hall, Heider, Hofmann, Huber, Johari, Keyte, Klinger-Ratz, Korse, Kühni/von Holst, Korte, Labacher, Lorenzo, Maier, Markham, Mastny, Melody, Menrow, Musil, Novak, Paulin, Peschek-Böhmer, Pöttinger, Raphaell, Ray, von Rohr, Ruth, Scharner, Schaufelberger-Landherr, Schelhas, Scholz, Sharamon, Siebenthal, Sienko, Sonnenberg, Sperling, Staab, Storm-Kull, Trendelkamp, Vorreiter, von Wechmar, Weltler.

**Ergänzende Bachblüte:** Larch (nach Novak), Olive (nach Häge).

**Astrologische Zuordnung:** Stier, Waage (nach Melody); Venus (nach Braunger), Venus im Stier (nach von Holst), Mond im dritten Quadrant (nach Maier).

**Tarot-Zuordnung:** Zwei der Kelche.

**Chakra-Zuordnung:** Herzchakra (nach Heider und von Holst/Gienger).

**Meditations-Zuordnung:** Liebe.

**Feng-Shui-Zuordnung:** Im Ba-Gua-Bereich Ehe/Partnerschaft oder im Schlafzimmer können zwei Rosenquarzherzen auf einer Decke platziert werden. Große rohe oder polierte Steine schaffen in jedem Raum eine lebensbejahende und schöne Atmosphäre.

**Pflege:** Rosen- und Rosaquarz alle zwei Wochen unter fließendem Wasser reinigen, mit Hämatit-Ministeinchen entladen und zum Aufladen etwa zwölf Stunden auf eine Bergkristall- oder Amethystgruppe stellen.

**Hinweis:** Madagaskar Rosenquarz nur einmal im Monat aufladen, da seine Schwingungen und Energien sehr stark sind.

# Rubin

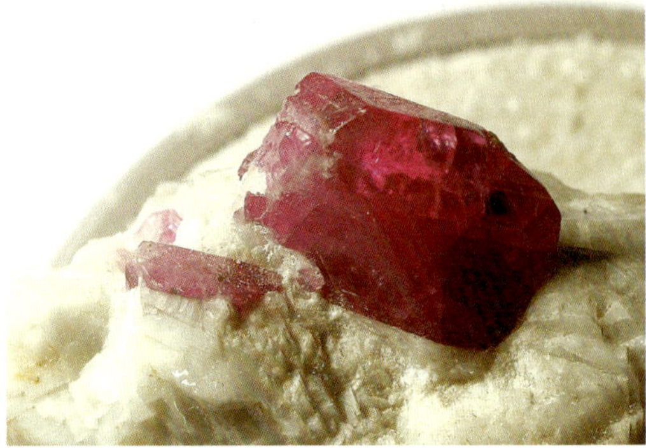

*Rubin-Kristall, Sri Lanka.*

**Name:** von lat. *rubeus*, »rot«. Der Name tauchte erstmals im 12. Jahrhundert in Südfrankreich auf und löste im Laufe des 13. Jahrhunderts den Namen »Karfunkel« ab, der für alle rotglänzenden Steine verwendet wurde. Erst um 1800 wurde der Rubin als Korund erkannt und konnte sicher vom Spinell unterschieden werden. Engl.: Ruby, franz.: Rubis.

**Synonyme:** Anthrax, Ballas, Demantspat, Harmophan, Hartspat, Karfunkel, Smyris, Taubenblut.

**Mineralogie:** Rubin entsteht primär-liquidmagmatisch als Gemengeteil aluminiumreicher Magmatite wie Granit, Syenit und deren Pegmatiten; angereichert aufgrund seiner Verwitterungsbeständigkeit oft in Edelstein-Flussseifen; kontaktmetamorph und -regionalmetamorph in Gneisen, kristallinen Schiefern, Marmor und Dolomitmarmor.

**Mineralklasse:** Aluminiummineral der Korund-Familie und der IV. Mineralklasse, der Oxide; **Formel:** $Al_2O_3$+Cr+Ca,Fe,Mg,Si,Ti,Zn+(Mn); farbgebendes Metall ist das Chrom, und nur durch Chrom gefärbte Korunde dürfen als Rubin bezeichnet werden, was durch die Vergesellschaftung mit Disthen, Fuchsit, Zoisit gewährleistet ist.

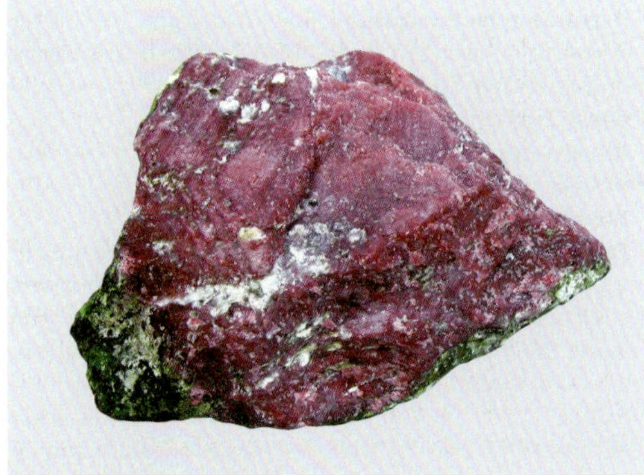

*Rubin-Rohstein, Sambia.*

**Kristallsystem:** trigonal; **Erscheinungsbild:** bildet pseudohexagonale Prismen, deren Seitenflächen oft tönnchenförmig gewölbt vorkommen, mit kräftiger Flä-

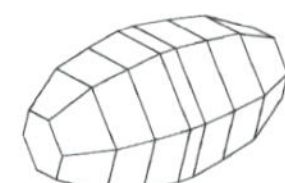

chenstreifung; meist im Gestein eingebettet, selten freie Kristalle; auch als derbe, spätige, massige Aggregate oder abgerollte Körnchen; **Mohshärte:** 9, ist aber 9-mal härter als Bergkristall, nur Diamant ist härter, bis zu 90-mal; **Dichte:** 3,97–4,05; **Spaltbarkeit:** keine; **Bruch:** kleinmuschelig, uneben, splittrig; **Transparenz:** undurchsichtig, durchscheinend bis durchsichtig; **Farbe:** rot mit Violettstich; **Glanz:** Der Rohkristall ist matt, die Edelsteinqualität glas- oder diamantartig.

**Varietät: Stern-Rubin:** mit sechsstrahligem Asterismus durch geordnet eingelagerte Rutilnadeln. **Rubin-Disthen** ist ein von triklinem Disthen ummantelter Rubin; **Rubin-Zoisit** (Anyolith) ist derber grüner Zoisit mit Einsprengseln von Rubin, beide durch Chrom gefärbt.

**Vorkommen: primär:** Afghanistan (Jegdalek), Angola, Australien, Brasilien (Bahia/Jacobina), China (Yünnan), GUS (Kola), Kolumbien, Laos (Ban Huai Sai), Madagaskar (Ankatatra), Makedonien (Sivec), Malawi (Chimwadzulu), Mosambik (Mbinga), Myanmar (Mogok), Norwegen (Kleggasen), Sri Lanka (Ratnapur, Elahera), Thailand (Chantabun); **metamorph:** Indien (Alipur), Kambodscha, Kenia (Kitui), Nepal (Ganesh Himal), Nigeria (Jemaa), Pakistan (Hunzatal), Sambia, Schweiz (Tessin), Tansania (Umba), USA (North Carolina), Vietnam (Luc Yen), Kongo (Kivu). **In Seifen:** Sri Lanka (Ratnapur, Elahera).

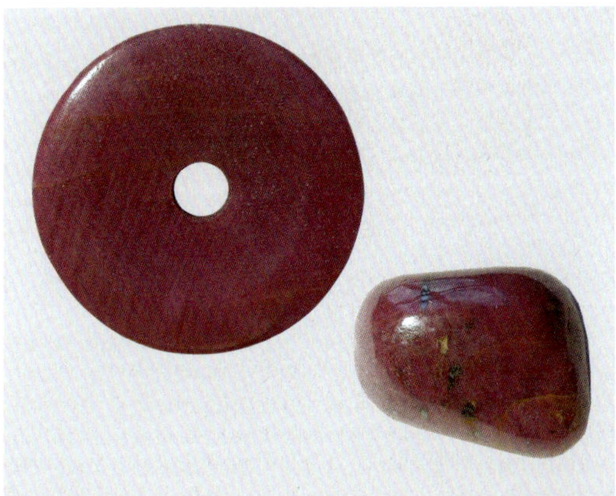

*Rubin-Bi-Scheibe, Rubin-Trommelstein, Tansania.*

**Verwechslung:** kann geschliffen mit Granat: Almandin, Pyrop sowie Spinell, Topas, Turmalin und Zirkon verwechselt werden, als Rohstein ist er unverwechselbar; **Unterscheidung:** Härte, Dichte, mineralogisch-gemmologisch.

**Fälschungen:** wird zur Farbaufbesserung erhitzt, mit gefärbtem Öl oder Wachs behandelt; durch Kunstharz imprägniert; Risse werden mit Kunststoff oder Glas gefüllt; durch Oberflächendiffusionsfärbung gefärbt; oft wird Rubin durch synthetischen Rubin (Flussmittelsynthese) und Spinell, aber auch durch gefärbtes Glas imitiert; Dubletten oder unterlegte Farbplatten sind üblich; **Unterscheidung:** Härte, Dichte, mikroskopisch, gemmologisch-mineralogisch.

**Im Handel** ist Rubin als derber Rohstein, Rohkristall, Trommelstein, Anhänger, Pi-Scheibe, Kugelkette sowie als Cabochon oder facettiert erhältlich. Rubin-Edelsteinessenzen: von KATMA, United Nature und Amandus Korse, Lavandinum und United Nature.

**Wirkung der Ionen:** Aluminium (Distanz, Haut, entsäuernd), Chrom (entzündungshemmend, Selbstbestimmung, Inspiration).

**Organwirkung:** Arterien, Augen, Herz, Kreislauf, Milz, Muskulatur, Nebenniere.

**Körperlich: allgemein:** bessert Entzündungen wie Bindehaut-, Dickdarm-, Lymphdrüsen- und Mittelohrentzündung; fördert die Bildung der weißen Blutkörperchen (nach Heider); bessert Infektionskrankheiten und Fieberzustände; lindert Hormonschwankungen bei Menstruations- und Wechseljahrsbeschwerden; soll Fehlgeburten vorbeugen (nach Sharamon/Baginski); wirkt fiebertreibend zur Unterstützung des Immunsystems und regt zu aktiver Sexualität an (nach Gienger); erwärmt und verjüngt den Organismus und das Blut (nach Korse); wird bei Erkrankungen des Herzens, des Blutkreislaufs und der Blutzirkulation wie Krampfadern eingesetzt und erhöht einen zu niedrigen Blutdruck (nach Schaufelberger-Landherr); gleicht Schwächen der Sehkraft aus, regt den Stoffwechsel an behebt chronische Müdigkeit, lindert Kopfschmerzen und Ohrensausen aufgrund von Energiemangel und niedrigem Blutdruck; kräftigt die Stimme (nach von Holst).

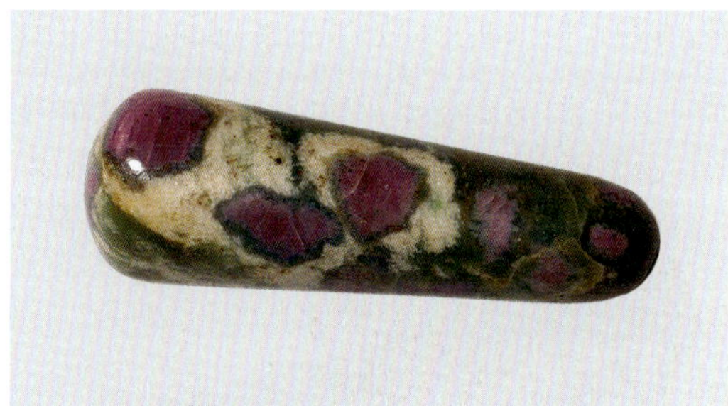

*Rubin mit Fuchsit, Massagegriffel.*

**Stern-Rubin:** bringt Ordnung und Schaffenskraft in das Gebiet der Milz, der Geschlechtsdrüsen und des Herzens, regt den Blutkreislauf und die Verdauung an (nach Korse); hilft gegen Kreislaufprobleme und durchwärmt bei Durchblutungsstörungen; gibt das Gefühl, die Welt aus den Angeln heben zu können; wirkt auf schmerzende Stellen; stärkt den Appetit; stärkt das sexuelle Erleben (nach Forschungsprojekt SHK).

**Rubin-Disthen:** fiebersenkend; lindert Schmerzen aufgrund energetischer Unterversorgung; hilft bei Beklemmungen in der Brust, Herzrhythmusbeschwerden und Nervosität (nach von Holst). **Rubin-Fuchsit:** lindert allergische Hautreizungen, stärkt die Widerstandskraft gegen äussere Belastungen; wirkt allgemein antientzündlich (nach Ginger). **Rubin-Disthen:** fiebersenkend; lindert Schmerzen aufgrund energetischer Unterversorgung; hilft bei Beklemmungen in der Brust, Herzrhythmusbeschwerden und Nervosität (nach von Holst). **Rubin-Zoisit** (Anyolith): der Urologie-Stein schlechthin (nach Kühni/von Holst); hilft bei männlicher Unfruchtbarkeit; stärkt die Potenz bei Energiemangel und großem Regenerationsbedarf, besonders auch im Alter; heilt Prostatabeschwerden, belebt und kräftigt den gesamten Organismus; sorgt bei längerem Gebrauch für anhaltende Lebenskraft und Dynamik; stärkt die Milz und hilft bei Infektionen (nach Gienger); kann Juckreiz nehmen und bei schweren Ausschlägen helfen, hilft die Leber zu regenerieren; fördert die physische Belastbarkeit und die Toleranz gegenüber Streß und schlechte Arbeitsbedingungen (nach Kühni/von Holst). **Rubin-Zoisit-Hornblende:** stärkt die Potenz bei Energiemangel, besonders im mittleren Alter; bessert Prostatabeschwerden stärker als Rubin-Zoisit.

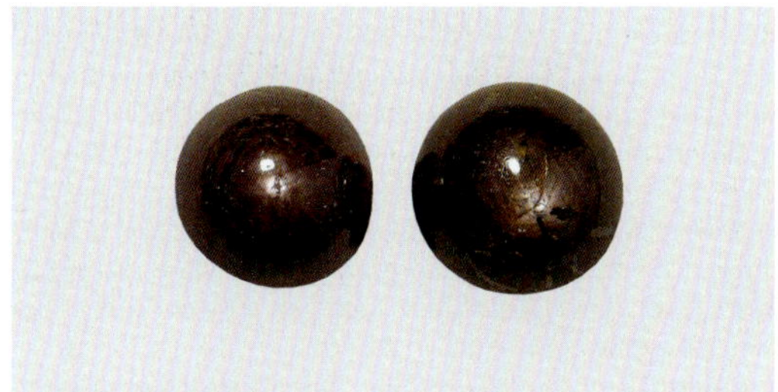

*Stern-Rubin, Cabochon, Sri Lanka.*

**Seelisch: allgemein:** bessert depressive Zustände, mangelnde Lebensfreude und seelische Lethargie; lindert Enttäuschung, Melancholie und Trauer (nach Gurudas); hilft, bei fehlendem Selbstbewusstsein Vertrauen in die eigene Kraft, innere Stärke und Lebensfreude aufzubauen und durch positive Erfahrungen zu bestätigen; fördert alle königlichen Tugenden wie Leidenschaft, Tapferkeit, Würde und Mut (nach Gienger); steigert die Leistungsfähigkeit; inspiriert, eigene Sehnsüchte und Wünsche auszuleben; aktiviert die Intuition (Steiner, nach Gurudas); stärkt den Stimmsitz im Becken und kräftigt die Stimme von Sängern; stärkt als königlicher Stein männliche Eigenschaften, hilft sich Respekt und Anerkennung zu verschaffen, gibt unbedingtes Vertrauen in die eigene Potenz, wodurch viele sexuelle Unsicherheiten, aber auch Angeberei und Gehabe überwunden werden können; stellt soviel Energie zur Verfügung, dass man nichts mehr beweisen muss, Notwendiges nebenher erledigen kann, die Konzentration gestärkt wird und Energieblockaden von allein durchbrochen werden (nach von Holst). **Stern-Rubin:** aktiviert die Emotionen – die mehr Raum einnehmen, aber auch mehr Ordnung erhalten –, ebenso körperliche, seelische und geistige Eigenaktivität (nach Korse); hilft bei Antriebslosigkeit und Energiemangel in die Gänge zu kommen und alles auf die Reihe zu kriegen; bewahrt vor Überreaktionen. **Rubin-Disthen:** hilft Krisen konsequent zu überwinden, entschlossen an sich zu arbeiten, Lebensfreude wiederzugewinnen (nach Gienger). Ist ein perfektes Nerventonikum um großen Anforderungen gerecht zu werden; fördert luzide Träume (nach Kühni). **Rubin-Fuchsit:** unterstützt die Abgrenzung und den ökonomischen Umgang mit seiner Lebensenergie; gibt bei Schüchternheit ein selbstsicheres Auftreten; vermittelt angenehme Bescheidenheit (nach von Holst); hilft beim Abbau von inneren Spannungen und beim Lösen von Problemen (nach Gienger). **Rubin-Zoisit (Anyolith):** wirkt gegen permanente Missachtung körperlicher Bedürfnisse, vermittelt gleichzeitig Spannung, Anregung und Ruhe; optimiert sprachliche Ausdrucksfähigkeit – befähigt zum Beispiel zur Artikulation eigener Bedürfnisse – und stärkt das Sicherheitsgefühl (nach Sienko);

hilft sich langsam emotional und geistig zu stärken, insbesondere wenn man sich von Rubin überfordert fühlt; hilft rücksichtsvollen Menschen, eigene Wünsche und Belange ernstzunehmen und Widerständen zum Trotz Beachtung einzufordern; macht bei nervöser Unruhe gelassener (nach von Holst); durch größere Souveränität wird das Loslassen erleichtert und die Akzeptanz dessen was ist; hilft sich zu begeistern, Lebensfreude zu empfinden und das Leben zu ergreifen (nach Forschungsprojekt SHK).

**Anwendung:** Rubin wird als Anhänger, Pi-Scheibe oder Kette direkt auf der Haut getragen; als Trommelstein auf die Haut. bzw. über das Wurzelchakra gelegt; als derber Rohstein oder großer Rohkristall zur Meditation aufgestellt. Achtung: besser nicht länger als sechs Stunden am Tag tragen. Rubin in Gold gefasst, als Ring am rechten Mittelfinger getragen, stärkt die Aktivität sowie die Umsetzung in die Realität und zeugt von großer Manifestationskraft (nach Braunger). Rubin lässt sich schlecht mit anderen Steinen kombinieren.

Rubin ist einer der ältesten traditionell angewandten Heilsteine.

**Nennung in der Bibel:** 2. Moses 28,18; Jesaja 54,12; Hesekiel 27,16.

**In der klassischen Heilsteinliteratur** ist Rubin bei Aristoteles, Dioscurides, Avicena, Jakob Shopper beschrieben. Hildegard von Bingen beschrieb unter der Bezeichnung Karfunkel böhmischen Granat. **Moderne Autoren:** Ahlborn, Beeler, Bind-Klinger, Bourgault, Braunger, Brusius, Chocron, Dow, Franzen, Gienger, Graf, Guhr, Gurudas, Heider, Huber, Keyte, Katz, Korse, Korte, Kühni/von Holst, Labacher, Laroche, Lorenzo, Maier, Markham, Mastny, Melody, Musil, Novak, Paulin, Pöttinger, Ray, von Rohr, Scharner, Schaufelberger-Landherr, Scholz, Sharamon, Sienko, Sonnenberg, Sperling, Staab, Storm-Kull, Thölken, Vorreiter, von Wechmar, Weltler, Werner. Rubin ist ein gut geprüfter Heilstein. Rubin-Zoisit: Gienger, Melody, Pöttinger, Schaufelberger-Landherr, Sienko; Trendelkamp. **Sternrubin** wurde 2001 vom Forschungsprojekt SHK getestet.

**Rubin-Zoisit** ist ein geprüfter Heilstein.

**Ergänzende Bachblüte:** Vine (nach Novak).

**Astrologische Zuordnung:** Rubin: Sonne (vedisch), Löwe (Babylon), Skorpion (Rom) oder Krebs (Byzanz); Widder, Löwe, Waage, Skorpion (nach Heider); Löwe, Skorpion, Krebs, Schütze (nach Melody); Mars (nach Musil); Pluto, vorwiegend mit Aspekten von Mondknoten und Saturn; Sonne im Löwen (nach von Holst); Rubin-Disthen: Zwillinge (nach Melody).

**Tarot-Zuordnung:** Zwei der Stäbe (nach Hoffmann); Der Herrscher (nach von Holst).

**Chakra-Zuordnung:** Rubin: Basischakra und Herzchakra (nach Novak), Wurzelchakra (nach von Holst/Gienger). Rubin-Disthen: Stirnchakra.

**Meditations-Zuordnung:** Selbstbewusstsein.

**Feng-Shui-Zuordnung:** verstärkt das Element Feuer, Ba-Gua-Bereich Ruhm.

**Pflege:** Rubin einmal wöchentlich unter fließendem kaltem Wasser reinigen und zum Aufladen in die Morgensonne legen. Rubin kann durch Bergkristall nicht aufgeladen werden. Rubin verträgt auch die heiße Mittagssonne, gibt danach jedoch schnell seine Energie wieder ab.

**Hinweis:** Der größte Rubinkristall wurde 1934 mit einem Gewicht von 593,4 g auf Sri Lanka gefunden.

# Rutil

**Name:** benannt von Werner 1803, nach lat. *rutilus*, »rötlich«. Engl. und franz.: Rutile.

**Synonyme:** Nigrin (schwarz), Roter Schörl, Sagenit (netzartig verwachsene Fasern), Titankalk, Titanschörl.

**Mineralogie:** Rutil entsteht primär-akzessorisch magmatisch, in Pegmatiten basischer Erstarrungsgesteine, seltener hydrothermal in porphyrischen Kupfer-Lagerstätten und in alpinoiden Klüften; sekundär in Sedimenten und Bauxitböden, angereichert in Seifen-Lagerstätten aus Flussseifen oder Meerstrandseifen; akzessorisch im metamorphen Gestein.

**Mineralklasse:** Titanmineral der Rutil-Kassiterit-Gruppe und der IV. Mineralklasse, der Oxide; **Formel:** $TiO_2$ + Fe, Sn,V,Cr,Nb,Ta + Na,K,Cl,S,C; Rutil kann bis zu 60 % Titan enthalten.

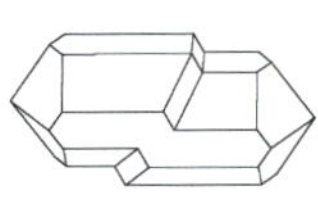

**Kristallsystem:** tetragonal; **Erscheinungsbild:** bildet längliche, prismatische bis nadelige zentimetergroße Zwillingskristalle, oft gestreift; gelegentlich in andere Mineralien eingebettet; auch faserige, haarförmige, körnige oder derbe Aggregate; **Mohshärte:** 6–6,5; **Dichte:** 4,2–5,6; **Spaltbarkeit:** schwer, vollkommen in Längsrichtung; **Bruch:** muschelig; **Transparenz:** undurchsichtig oder durchscheinend; **Farbe:** farblos, gelbbraun, rötlich, rötlich blau, braunrot bis schwarz sowie violett und grasgrün; **Glanz:** metallic, diamantartig, fettig; **Pulver:** kastanienbraun; **Strichfarbe:** gelbbraun, blassgelb; **unlöslich** in Säuren.

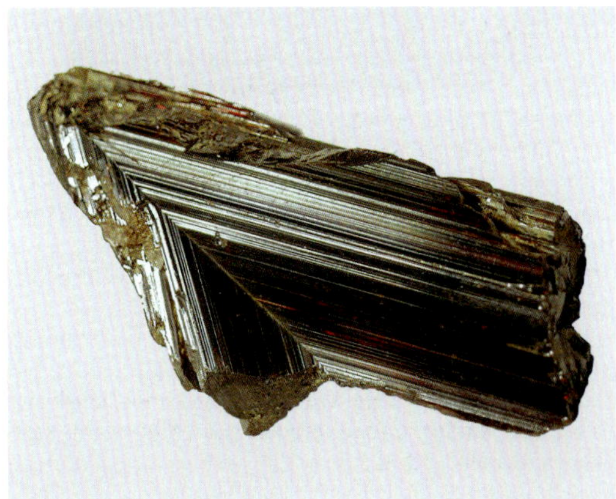

*Rutil-Zwillingskristall.*

**Varietäten: Ilmeno-Rutil:** vanadin- und zinnhaltig; **Nigrin:** niob- und tantalhaltig.

**Vorkommen:** selten: Brasilien (Ibitiara/Bahia), BRD (Kahl/Main), Frankreich (La Villeder/Bretagne), GUS (Ilmengebirge), Mexiko, Norwegen (Kragerö), Österreich (Rauris/Tauern), Schweiz (Binntal/Wallis, Castione), Südafrika, USA (Amherst County/Virginia, Graves Mountains/Georgia).

**Verwechslung:** kann mit Anatas, Brookit, Cassiterit, Ilmenit, Magnetit, Turmalin, Wolframit, Zinkit und Zirkon verwechselt werden; **Unterscheidung:** Härte, Dichte, mineralogisch-gemmologisch, Strichfarbe, Glanz.

**Fälschungen:** sind nicht bekannt

**Im Handel** ist Rutil als Kristall oder Kristallgruppe erhältlich.

**Wirkung der Ionen:** Titan (angstlösend, Regeneration, Herz).

**Körperlich:** belebt als Ersatz für Schörl oder Ägirin energetisch unterversorgte Bereiche; hilft bei Herzschmerzen, löst und lindert langfristig Beklemmungen im Brustbereich und unterstützt die Schleimlösung, besonders bei Asthma und chronischer Bronchitis, regt die Zellregeneration an; hilft gegen Fußpilz; erleichtert die Geburt; lindert Herzschmerzen und Herzrhythmusstörungen (nach Pöttinger); kräftigt die Haut und fördert den Haarwuchs (nach Korse); wird wie Ägirin bei Schmerzen der Wirbelsäule, speziell der Lendenwirbelsäule, eingesetzt; zur Narbenregeneration.

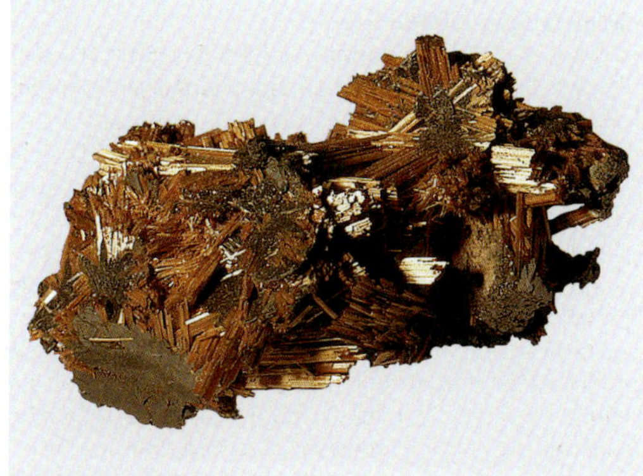

*Rutil-Stufe, Brasilien.*

**Seelisch:** hilft, verdrängte Ängste zu erkennen und abzubauen; hilft bei depressiven Verstimmungen Freude zu empfinden und Sorgen sein zu lassen; unterstützt die Regeneration der Seele; schützt vor Kontrollverlust wie vor der Angst davor; schenkt Lebenskraft und Selbstbewusstsein (nach Novak); bringt Stabilität in Zeiten des Übergangs; gibt liebende Stärke, Leichtigkeit und Wachstum (nach Melody).

**Anwendung:** Rutil kann zur besseren Wirksamkeit direkt aufgelegt werden.

**In der klassischen Heilsteinliteratur** ist Rutil nicht beschrieben. **Moderne Autoren:** Gurudas, Kühni/von Holst, Melody, Paulin, Pöttinger.

Rutil ist ein selten verwendeter Heilstein.

**Astrologische Zuordnung:** Stier, Aszendent Wassermann (nach von Holst).

**Pflege:** Rutil einmal wöchentlich unter fließendem Wasser reinigen, mit Hämatit-Ministeinchen entladen und zum Aufladen auf eine Bergkristallgruppe oder in die Morgensonne legen.

**Hinweis:** Rutilkristalle bis zu 20 cm Länge wurden in Graves Mountain/Georgia gefunden.

# Rutil-Quarz

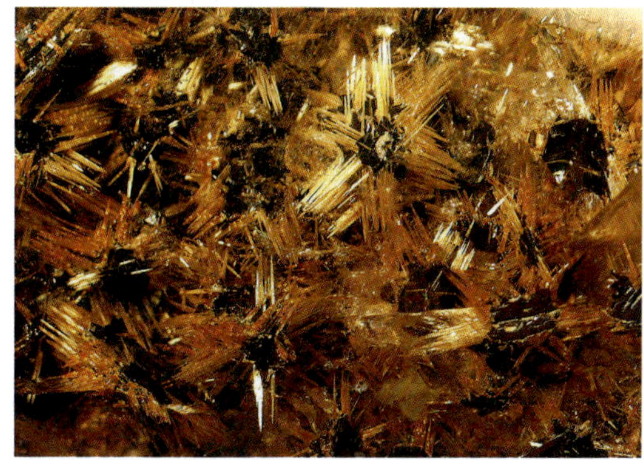

*Rutilkristalle in Quarzmatrix.*

**Name:** Rutil-Quarz bezeichnet einen Bergkristall, Citrin oder Rauchquarz mit eingeschlossenen sichtbaren Rutilfasern. Von lat. *rutilus*, »rötlich«. Engl.: Rutilated Quartz.

**Synonyme:** Engelshaar, Haarstein, Liebespfeil, Nadelstein, Venushaar.

**Mineralogie:** Rutil-Quarz entsteht primär-pegmatisch oder hydrothermal aus titanhaltiger Kieselsäurelösung, wobei die zuerst bei höherer Temperatur gebildeten feinen Rutilfasern beim weiteren Abkühlen in entstehenden Bergkristall oder bei Anwesenheit radioaktiver Substanzen in Rauchquarz eingeschlossen werden, selten auch metamorph hydrothermal in alpinen Klüften.

**Mineralklasse:** Mineral der Quarz-Gruppe und der IV. Mineralklasse, der Oxide.

**Kristallsystem:** das umhüllende Quarz ist trigonal, Rutil tetragonal; **Erscheinungsbild:** Der Quarz bildet prismatische Kristalle oder derbe Aggregate, der eingeschlossene Rutil immer lange Fasern, manchmal zu bündeln oder so dicht, dass sie als kompakte, verfilzte Masse erscheinen; **Mohshärte:** 7; **Dichte:** 2,65–2,72; **Spaltbarkeit:** keine; **Bruch:** muschelig; **Transparenz:** durchsichtig bis durchscheinend; **Farbe:** der umhüllende Quarz kann klar, milchig trüb oder rauchquarzfarben sein; Rutil als gelbe, goldene oder kupferfarbene Fasern; **Glanz:** glasartig (Quarz), metallisch (Rutil); **Strichfarbe:** weiß.

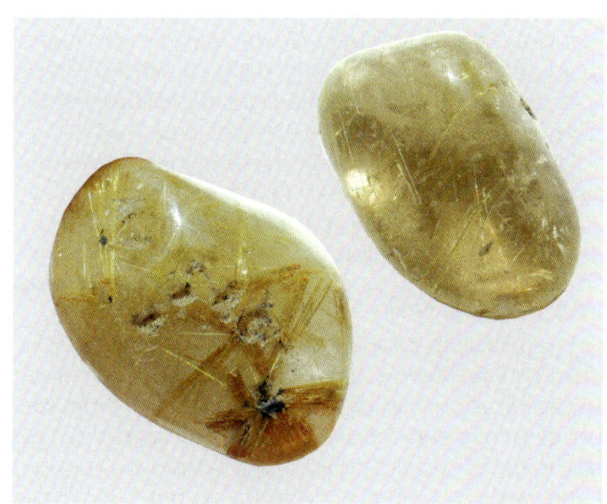

*Rutil-Quarz-Trommelsteine.*

**Vorkommen:** Australien, Brasilien (Bahia), China, Frankreich, GUS, Madagaskar, Mexiko, Namibia, Norwegen, Österreich (Tirol), Pakistan, Schweiz.

**Verwechslung:** kann mit Aktinolith-Quarz, Epidot-Quarz, Goethit-Quarz, Ilmenit-Quarz, Jamesonit-Quarz, Saphir-Quarz oder Turmalin-Quarz verwechselt werden; **Unterscheidung:** Farbe der eingeschlossenen Nadeln; kann jedoch manchmal schwierig sein und ist dann nur mineralogisch-gemmologisch möglich.

**Fälschungen:** sind nicht bekannt; oft jedoch werden andere Haarsteine als »Kupfer-Rutil«, oder »Silber-Rutil« (Ilmenit-Quarz) angeboten.

**Im Handel** ist Rutil-Quarz als Rohstein, anpolierter Rohstein, Trommelstein, Pi-Scheibe, Kugel und Cabochon erhältlich. Besonders begehrt ist der Rutil-Stern, der jedoch nur selten angeboten wird.

**Wirkung der Ionen:** Titan (angstlösend, Stärke).

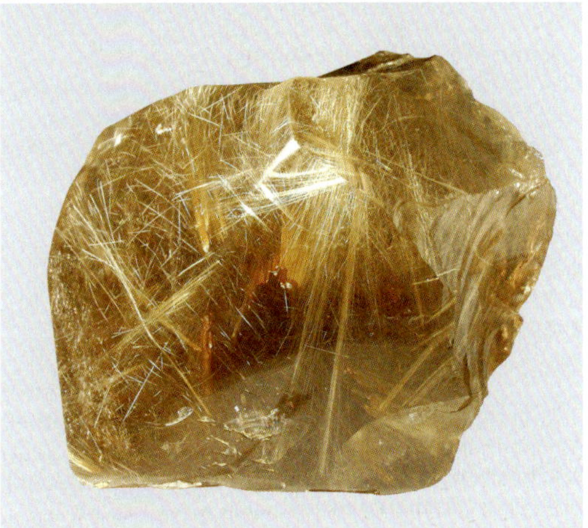

*Rutil-Quarz-Kristallspitze.*

**Organwirkung:** Bronchien, Brust.

**Körperlich:** belebt als Ersatz für Obsidian energetisch unterversorgte Bereiche (nach Sienko); schützt die Bronchien, hilft gegen Bronchialasthma (nach Pelz); löst und lindert langfristig Beklemmungen im Brustbereich und unterstützt die Schleimlösung, besonders bei Asthma und chronischer Bronchitis, regt die Zellregeneration an (nach Gienger); lindert Herzschmerzen und Herzrhythmusstörungen (nach Pöttinger); kräftigt die Haut und fördert den Haarwuchs (nach Korse); stimuliert die Erneuerung der Haut, regt die Zellerneuerung an (nach Pelz).

**Seelisch:** wirkt beruhigend, stimmungsaufhellend und antidepressiv (nach Gienger); hilft verdrängte Ängste zu erkennen, abzubauen (nach Heider) und die Kontrolle nicht zu verlieren; löst sexuelle Probleme, die durch zu große innere Anspannung entstehen, zum Beispiel vorzeitigen Samenerguss (nach Gienger); schenkt Lebenskraft und Selbstbewusstsein (nach Novak); vermittelt positive Visionen, neue Ideen und Lebenskonzepte, um der Zukunft mit Zuversicht zu begegnen (nach Gienger); regt das Streben nach geistiger Freiheit und Unabhängigkeit an und stimuliert die Kreativität (nach Korse).

**Energetisch:** kräftigt alle Meridiane und Nadis (nach Korse) und regt den Energiefluss im Körper an.

**Anwendung:** Rutil-Quarz wird als Anhänger direkt auf der Haut getragen; als Trommelstein in der Hosentasche mitgeführt; als Rohstein zur Meditation aufgestellt.

**In der klassischen Heilsteinliteratur** ist Rutil-Quarz nicht beschrieben. **Moderne Autoren:** Beeler, Bind-Klinger, Gienger, Hall, Heider, Hofmann, Huber, Keyte, Korse, Kühni/von Holst, Lopes, Lorenzo, Markham, Mastny, Melody, Novak, Paulin, Pelz, Peschek-Böhmer, Pöttinger, Schaufelberger-Landherr, Sienko, Sperling, Trendelkamp, Weltler.

Rutil-Quarz ist ein geprüfter Heilstein.

**Astrologische Zuordnung:** Zwillinge, Löwe (nach Novak); Stier (nach Melody), Aszendent in Wassermann (nach von Holst), Jupiter im ersten Quadrant (nach Maier).

**Ergänzende Bachblüte:** Gentian (nach Novak).

**Chakra-Zuordnung:** Solarplexus-Chakra (nach Heider), Scheitelchakra (nach von Holst/Gienger).

**Meditations-Zuordnung:** Erfolg.

**Pflege:** Rutil-Quarz einmal wöchentlich unter fließendem Wasser reinigen, mit Hämatit-Ministeinchen entladen und zum Aufladen in die Morgensonne legen.

# Salz

siehe Halit

# Sandrose

siehe Gips

# Sandsteine (Printstone)

**Synonyme:** Printstone.

**Shiva Lingam** sind nachgeschliffene und polierte typische Flusssteine aus dem indischen Narmada-Fluss. Die Steine sind durch Quarz nachträglich natürlich gehärtete Sandsteine, deren Farbmuster auf eingelagertes Eisen entstand. Der Mythos will, dass die Steine in einem Wasserfall des indischen Narmada natürlich abgerollt und dort von kühnen Tauchern herausgefischt wurden.

**Mineralogie:** ist ein Sedimentgestein (auch »Sedimentit«) aus miteinander verkitteten Sandkörnern, die vorwiegend aus Quarz bestehen. Sandstein entsteht durch die Verkittung (Zementation) von lockerem Sand und hat die gleichen Entstehungsbedingungen. Er ist klastischen Ursprungs, besteht also aus Trümmern verwitterter und abgetragener Gesteine. Da Quarz ein relativ verwitterungsresistentes Mineral ist, das in vielen Gesteinen vorkommt, reichert es sich beim Verwitterungs- und Transportprozess stark an, während andere Mineralkörner zerfallen. Sandsteine entstehen meist in küstennahen Flachmeeren.

Je nach Art des Bindemittels wird zwischen **Quarzsandstein, Tonsandstein, Eisensandstein** und **Kalksandstein** unterschieden.

**Printstone:** durch Verkittung feiner Quarzkörner sekundär gebildeter Quarzsandstein, durch Eisenoxide wie Limonit und Hämatit farblich zoniert.

**Shiva Lingam:** durch Quarz auf natürliche Weise gehärtete tonmineralhaltige Buntsandsteine, deren Farbmuster durch eingelagertes Eisen entstand, sekundäre Bildung.

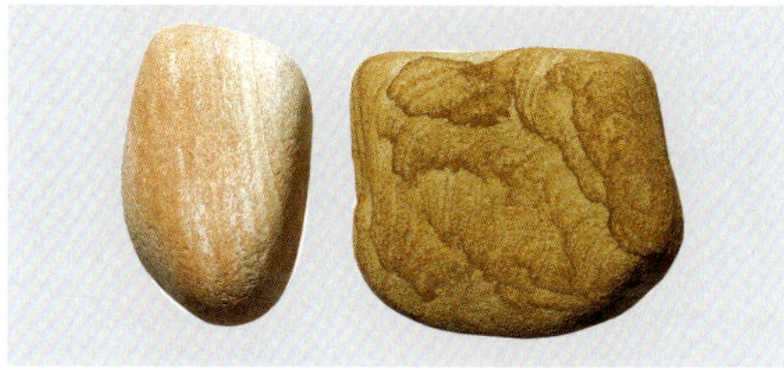

*Getrommelte Sandsteine.*

**Mineralklasse:** Sandsteine gehören zur IV. Mineral-Klasse der Oxide (Quarz, Eisenoxide/Eisenhydroxide), sowie der V. Mineralklasse der Karbonate (Calziumkarbonate). **Formel:** $SiO_2$ + FeOH/FeOOH.

**Kristallsystem:** trigonal; **Erscheinungsbild**: eiförmig geschliffene Steine mit zonaren Färbungen; **Mohshärte:** 6,5-7; **Dichte:** 2,67–2,67; **Spaltbarkeit:** keine; Bruch: körniger Bruch; **Transparenz:** undurchsichtig; **Farbe: Sandstein:** sanftes hellrot, gelbbraun, sand, rostrot, verschiedene Rotbrauntöne, gebändert; **Shiva Lingam:** verschiedene Rotbrauntöne.

**Vorkommen:** Printstone: Brockmann Station, Nordwest-Australien, Namibia; Shiva Lingam: Indien.

**Verwechslung:** kann mit Streifen-Achat und Zebra-Marmor verwechselt werden. **Unterscheidung:** chemisch, gemmologisch.

**Im Handel** ist Sandstein als Trommelstein, Printstone als Trommelstein, derber Rohstein, Bi-Scheibe erhältlich. Shiva Lingam ist ausschliesslich als gleichförmiges Ei sehr unterschiedlicher Größe erhältlich.

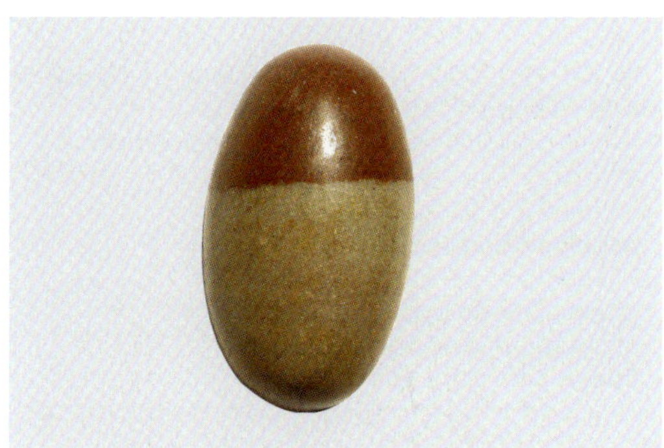

*Shiva Lingam.*

**Organwirkung:** Haut, Darm.

**Körperlich:** **Sandstein allgemein:** stärkt die Widerstandskraft der Haut; verbessert die Nährstoffresorption im Dünndarm; kräftigt die Peristaltik; erdet, vermittelt aber ein Gefühl der Leichtigkeit. **Printstone:** hebt den Blutdruck; wirkt auf das Gehör, stark verdauungsanregend, wirkt Verstopfung entgegen; wirkt auf Übelkeit, Magenkrämpfe; führt zu Auseinandersetzung mit Ernährungsgewohnheiten; macht Erholungsbedürfnis des Körpers bewusst, was man sich dann auch gönnt; vertieft den Schlaf; fördert Atmung, Kreislauf, Verdauung und Ausscheidung (nach Gienger). **Shiva Lingam:** steigert Leistungsfähigkeit und allgemeine Fitness; verdeutlicht gesundheitliche Schwachstellen, insbesondere Kopfschmerzen und schmerzhafte Verspannungen des Rückens (nach Forschungsprojekt SHK); wirkt ausgleichend und entkrampfend bei Unterleibsbeschwerden. (nach Gienger).

**Seelisch:** **Printstone:** macht Befindlichkeiten bewusst und erleichtert deren Formulierung; klärt Wünsche und emotionale Bedürfnisse; beschleunigt deren Umsetzung; führt dadurch zu erhöhten Geldausgaben (nach Forschungsprojekt SHK); gibt ein inneres sinnlich freudiges Urlaubsgefühl (nach Gienger). **Shiva Lingam:** bewirkt ein beschauliches, stabiles und ausgeglichenes Allgemeinbefinden (nach Forschungsprojekt SHK); zum Aufarbeiten früher Kindheitserfahrungen und anderer seelischer Prägungen; hilft, sich selbst zu prüfen und Unnötiges loszulassen (nach Gienger); hilft Wertungen zu überwinden (nach von Holst); hilft das zu erkennen und mitzuempfinden was jetzt Situation ist; erlaubt alle angemessenen Gefühle zu spüren; führt zur Einsicht, dass alles sein darf und wichtig ist; befähigt gut zuzuhören und Probleme aufzulösen; gibt Vertrauen in den Fluss des Lebens (nach Forschungsprojekt SHK).

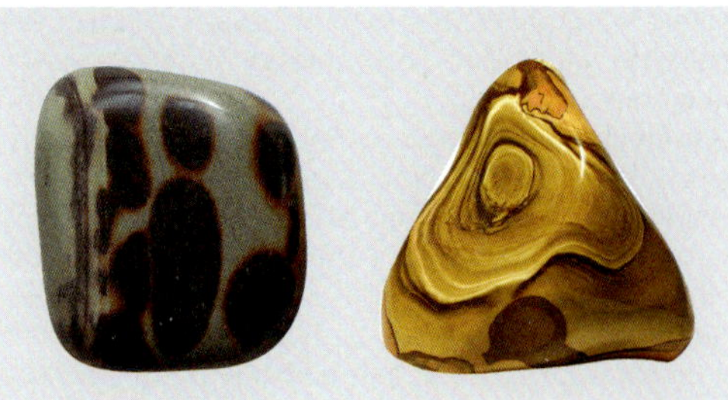

*Printstone-Trommelstein. Zum Vergleich: Jaspis (rechts) hat einen stärkeren Glanz.*

**In der klassischen Heilsteinliteratur** ist Sandstein nicht beschrieben. Moderne Autoren: Sandstein: Melody. Printstone: Gienger, Melody. Shiva Lingam: Gienger.

Printstone und Shiva Lingam wurden 2005 vom Forschungsprojekt SHK getestet.

**Astrologische Zuordnung:** Aszendent in Zwilling (nach von Holst).

**Chakra-Zuordnung:** Solarplexus-Chakra

**Meditations-Zuordnung:** Da sein.

**Pflege:** Sandsteine einmal wöchentlich unter fließendem Wasser reinigen, mit Hämatit-Ministeinchen entladen und zum Aufladen in die Morgensonne legen.

# Saphir

**Name:** griech. *sappheiros*, sanskr. *Sanipriyam*, »Liebling des Saturns«; babylon. *Sipru*, »ritzend«. Heute bezeichnet man alle farbigen Korunde in Edelsteinqualität (außer rot) als Saphire. Engl.: Sapphire.

**Synonyme:** Asteria, Demantspat, Girasolsaphir, Harmophan, Hartspat, Sanritana, Sapphir, Smyris.

**Mineralogie:** Saphir entsteht primär-liquidmagmatisch in aluminiumreichen Magnetiten wie Granit, Syenit oder deren Pegmatite; angereichert in Edelsteinseifen-Lagerstätten; kontakt- und regionalmetamorph in Gneisen, kristallinen Schiefern, Marmor und Dolomitmarmor.

**Mineralklasse:** Aluminiummineral der Korund-Gruppe und der IV. Mineralklasse, der Oxide; **Formel:** $Al_2O_3$+Cr,Fe, Ti,V; farbgebende Metalle sind Titan für blau und violett, Eisen für gelb, blau und grün, Vanadium für violett, Chrom für rosa.

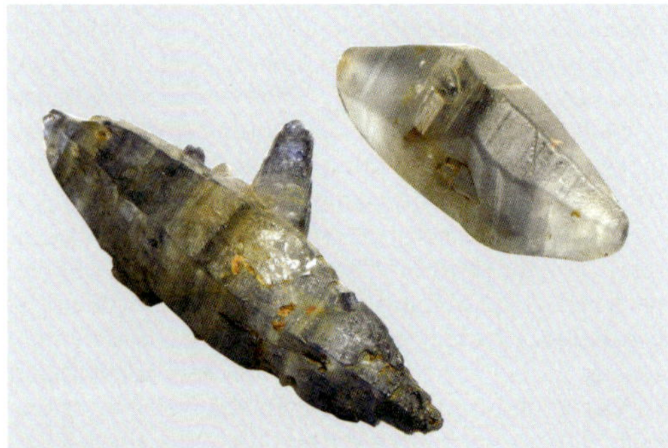

*Saphir-Kristalle.*

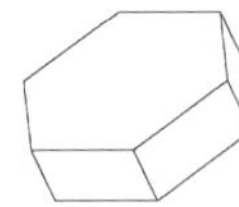

**Kristallsystem:** trigonal; **Erscheinungsform:** bildet prismatische, oft gewölbte, tonnenförmige Rhomboederkristalle oder steile sechsseitige Doppelpyramiden, auch Zwillings- oder Viellingskristalle und derbe, spätige Aggregate; **Mohshärte:** 9; **Dichte:** 3,99–4,10; **Spaltbarkeit:** keine; **Bruch:** kleinmuschelig, uneben; **Transparenz:** undurchsichtig, durchscheinend bis durchsichtig; **Farbe:** farblos, lachsrosa, orange, gelb, grün, blau, violett bis schwarz, nur selten tritt er mehrfarbig auf; **Glanz:** glasartig; Saphir kann durch eingelagerte Rutilnädelchen einen Asterismus zeigen, mit einem bewegenden, sechsstrahligen Stern, der aus drei sich kreuzenden Lichtlinien besteht oder einen Katzenaugeneffekt; **Strichfarbe:** weiß.

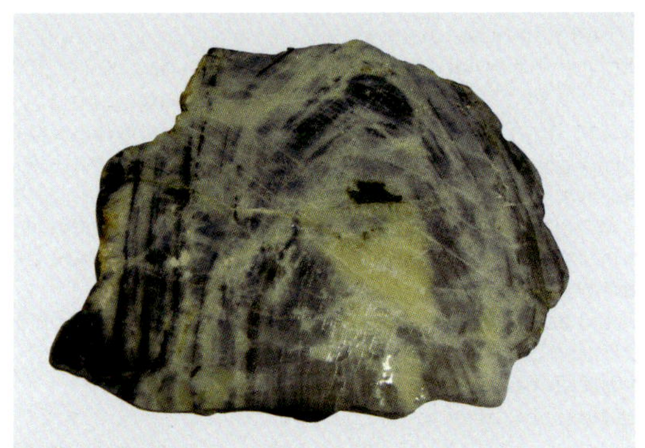

*Saphir-Scheibe.*

**Varietäten: Asteria:** mit Stern; **Chlorosaphir:** tief grün; **Gelber Saphir:** leichtes Gelb; **Indigo-Saphir:** tief indigoblau; **Kaschmir-Saphir:** kornblumenblau; **Leukosaphir:** farblos; **Luchssaphir:** fleckig; **Padparadja:** lachsfarben; **Parti-Saphir:** mehrfarbig; **Purpur-Saphir:** violett; **Schwarzer Saphir:** schwarz; Sri-Lanka-Alexandrit: mit Farbwechsel; **Telesia:** kornblumenblau; **Topasasterien:** mit gelbem Stern; **Weißer Saphir** (Leukosaphir): weiß, grau.

**Vorkommen:** Australien (Queensland), Brasilien (Mato Grosso), Südchina, GUS (Kola, Ural), Indien (Kaschmir), Kambodscha (Pailin), Kamerun, Kanada (Ontario), Laos, Madagaskar, Malawi, Moçambique, Myanmar (Magok), Namibia, Nigeria, Ruanda, Südafrika, Sri Lanka, Tansania, Thailand, Vietnam und USA (Montana).

**Verwechslung:** kann geschliffen mit Apatit, Benitoit, Cordierit, Disthen, Indigolith, Spinell, Tansanit, Topas und Zirkon verwechselt werden; **Unterscheidung:** Härte, oft nur mineralogisch-gemmologisch; der Rohkristall ist unverwechselbar.

**Fälschungen:** wird zur Farbverbesserung auf über 1000 °C erhitzt; mit gefärbtem Öl oder Wachs imprägniert; Risse mit Glas oder Kunststoff gefüllt; Saphirsynthesen sind weit verbreitet, auch wird Saphir mit synthetischen Korunden, Dubletten und gefärbtem Glas imitiert oder Dubletten werden mit Folien unterlegt. Sternsaphire werden durch Gravierungen der inneren Oberfläche von Dubletten, Tripletten hergestellt, durch Fälschungen aus Lichtleiter, durch Diffusionsbehandlung (Erhitzen mit Berylliumpulver auf 1800°C) oder durch Züchtungen im Verneuil-Verfahren.

**Im Handel** ist Saphir als derber Rohstein, Rohkristall, gerundeter Kristall, Trommelstein, Bi-Scheibe, Kugelkette, Cabochon und facettiert als Schmuckstein erhältlich.

**Wirkung der Ionen:** Aluminium (Gefühlsausdruck, Nüchternheit, gegen Schuldgefühle).

**Organwirkung:** Darm, Gehirn, Nervensystem, Schilddrüse.

**Körperlich:** wirkt beruhigend bei Nervosität und Schlaflosigkeit (nach Pöttinger) und entspannend auf die Augen (nach Novak); wird bei Bindehautentzündung eingesetzt (nach Heider); senkt hohen Blutdruck sowie Fieber (nach Pöttinger); hilft bei Gallenkolik und Gliederschmerzen; bessert Hautausschläge wie Ekzeme und Schuppenflechte; bei Juckreiz; wirkt ausgleichend auf die Schilddrüsen und die Hirnanhangdrüse; heilt Nerven, Herz, Haut und Augen (nach Korse); fördert die Verdauung und wird zur Behandlung von Koliken verwendet (nach Gurudas); stärkt die Gefäßwände der Venen (nach Melody); ist entzündungshemmend und schmerzlindernd bei Darm-, Gehirn- und Nervenerkrankungen (nach Gienger). **Sternsaphir:** wirkt schmerzlindernd, fieber- und blutdrucksenkend (nach Gienger).

**Seelisch:** angezeigt bei Depressionen, hilfloser Wut und innerer Unruhe (nach Korse); bessert Albträume; bringt innere Sammlung und Geradlinigkeit; richtet die Gedanken auf gesteckte Ziele aus und mobilisiert die Geisteskraft, diese auch zu erreichen (nach Gienger); unterstützt hervorragend die Konzentration, das logische, voraussetzungslose und bildhafte Denken, fördert Wahrheitsliebe, Kreativität, geistiges Wachstum, vertieft Erkenntnisse aus der Meditation, stärkt den Charakter, Disziplin, Treue sowie Freundschaft (nach Korse); hilft introvertierten Menschen, sich aus Schuldgefühlen zu befreien – vor allem, wenn diese von anderen ausgenutzt werden –, kann bei Mobbing oder Situationen der Unterdrückung Klarheit bringen und durch innere Distanz Freiräume schaffen (nach von Holst); als Nervenheilstein ernüchtert er bei Wahnvorstellungen; macht selbstkritisch und fördert den Wissens- und Erkenntnisdrang (nach Gienger); lehrt, nicht stur und zwanghaft auf vorschriftsmässige Art vorzugehen, sondern spielerisch und mit Liebe (nach Dörre). **Sternsaphir:** verkörpert Wahrheitsliebe, innere Sammlung, regt an, sich und andere auf Verlässlichkeit und Integrität zu prüfen, wirkt zentrierend (nach Gienger). **Weißer Sternsaphir** verkörpert unbescholtene Reinheit, Neutralität und inneren Frieden, stärkt Abgrenzung als auch Toleranz (nach von Holst).

**Energetisch:** bringt den Emotional- und Astralkörper in Einklang (nach Gurudas).

**Anwendung:** Saphir wird als Kugelkette oder Anhänger direkt auf der Haut getragen; als Trommelstein auf die Haut bzw. als Kristall unter das Kopfkissen gelegt; als Cabochon auf die Haut gelegt oder geklebt; als Edelsteinwasser getrunken und als Badezusatz verwendet; als Rohstein zur Meditation aufgestellt.

**Nennung in der Bibel:** 2. Moses 25, 4,10; Ezechiel 1,26, 10,1, 28,13; Hiob 28,6, 28,16; Jesajas 54,11; Off. 18, 21.

**In der klassischen Heilsteinliteratur** ist Saphir bei Dioscurides, Joseph von Scythopolis, Mesue, Konrad von Megenberg und Hildegard von Bingen beschrieben. **Moderne Autoren:** Ahlborn, Beeler, Bind-Klinger, Bourgault, Braunger, Brusius, Chocron, Dörre, Dow, Franzen, Freiburg, Gienger, Graf, Guhr, Gurudas, Hall, Heider, Hofmann, Huber, Johari, Keyte, Korse, Kühni/von Holst, Labacher, Laroche, Lopes, Lorenzo, Maier, Markham, Mastny, Melody, Menrow, Musil, Novak, Palmer, Paulin, Peschek-Böhmer, Pöttinger, Ray, von Rohr, Scharner, Schaufelberger-Landherr, Schelhas, Scholz, Schreiber, Sharamon, Siebenthal, Sienko, Sonnenberg, Sperling, Staab, Storm-Kull, Thölken, Vorreiter, von Wechmar, Weltler, Werner.

Saphir ist ein gut getesteter Heilstein.

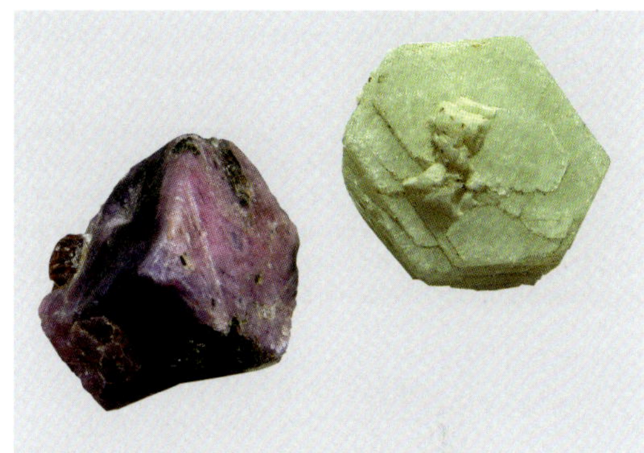

*Saphir-Kristalle gelb und bicolor, Madagaskar.*

**Astrologische Zuordnung: Blauer Saphir:** Saturn (vedisch), Schütze (nach Dioscurides), Wassermann (Byzanz), Steinbock (nach Konrad von Megenberg), Zwillinge (nach Melody); Stier, Jungfrau, Fisch (nach Novak); Jupiter (nach Musil), Saturn im Schütze (nach von Holst); **Sternsaphir:** Widder, Schütze (nach Melody); **Chlorosaphir:** Zwillinge, Löwe; **Gelber Saphir:** Jupiter (vedisch), Löwe (nach Melody); **Grüner Saphir:** Zwillinge, Löwe (nach Melody); **Indigo-Saphir:** Schütze (nach Melody); **Kaschmir-Saphir:** Fische; **Leukosaphir:** Krebs; **Padparadja:** Stier; **Parti-Saphir:** Zwilling, Krebs, Jungfrau (nach Melody); **Purpur-Saphir:** Jungfrau; **Schwarzer Saphir:** Schütze (nach Melody); **Violetter Saphir:** Jungfrau (nach Melody); **Weißer Saphir:** Waage (nach Melody), Saturn im dritten Quadrant (nach Maier).

**Ergänzende Bachblüte:** White Chestnut (nach Miesala-Sellin und Novak).

**Chakra-Zuordnung:** Solarplexus-Chakra: (Gelber Saphir), Herzchakra (Rosa Saphir, Padparadja), Kehlkopfchakra (Blauer Saphir).

**Meditations-Zuordnung:** Treue.

**Symbolisches Leitmotiv:** Verbindung getrennter Welten; Moses Gesetzestafeln; Gnade; Diesseits – Jenseits, Geist – Materie; Harmonik und Zahlenproportion; Kunst, Kreativität und Spiel; Krebs.

Aschenputtel (nach Brüder Grimm); Geschichten aus 1001 Nacht; Moses und die Saphirtafeln (Legende).

**Pflege:** Saphir einmal wöchentlich unter fließendem Wasser reinigen und zum Aufladen in die Morgensonne oder auf eine Bergkristallgruppe legen.

**Hinweis:** Fast alle blauen Steine der Antike wurden als Saphiros bezeichnet; in den meisten Fällen war nicht der »Saphir« gemeint. Mögliche »antike Saphire« sind Apatit, Cordierit, Disthen, Indigolith, Lapislazuli, Lazulith, blauer Spinell und Topas.

# Sarder

**Name:** nach pers. *serd*, »gelbrot«; oder nach der kleinasiatischen Stadt Sardes, die Umschlagsort des Steines gewesen sein soll. Engl.: Sard.

**Mineralogie:** Sarder entsteht primär-hydrothermal als Füllmaterial in Blasenhohlräumen kieselsäurearmer Vulkangesteine, wie Melaphyren und Porphyren und als Sinterüberzug; auch abgelagert in Geröllen der Flussablagerungen

**Mineralklasse:** Mineral der Quarz-Gruppe, der Chalcedon-Familie und der IV. Mineralklasse, der Oxide; **Formel:** $SiO_2$+Fe,Mn,(O,OH); farbgebende Metalle sind Eisen und Mangan.

**Kristallsystem:** trigonal; **Kristallform:** bildet keine sichtbaren Kristalle, sondern derbe oder faserige Aggregate; **Mohshärte:** 7; **Dichte:** 2,58–2,64; **Spaltbarkeit:** keine; **Bruch:** uneben; **Transparenz:** durchscheinend; **Farbe:** orangefarbig oder braun, abwechselnd von weiß unterbrochen; **Glanz:** fettglänzend; **Strichfarbe:** weiß.

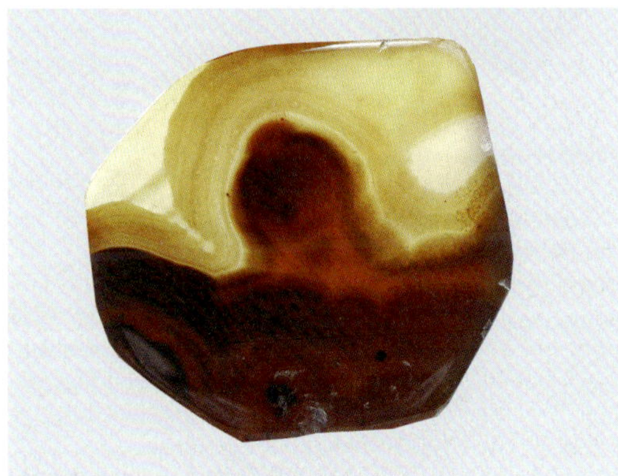

*Sarder-Trommelstein.*

**Vorkommen:** Australien, Brasilien, Indien, Madagaskar, Marokko.

**Verwechslung:** kann mit Achat und Karneol verwechselt werden; **Unterscheidung:** mineralogisch-gemmologisch.

**Fälschungen:** sind bekannt, vor allem aus gebranntem Achat.

**Im Handel** ist Sarder als Trommelstein, flache Platte, Bi-Scheibe und Kugelkette erhältlich.

**Organwirkung:** Augen, Gebärmutter, Lunge.

**Körperlich:** wirkt stärkend auf Haut und Bindegewebe und fördert die Wundheilung (nach Heider); bessert asthmatische Anfälle; hilfreich bei Augenschmerzen; regt die Körperflüssigkeiten an (nach Gienger); ist fiebertreibend und unterstützt Schwitzkuren (nach Gienger); lindert arthritische und rheumatische Schmerzen; wirkt wehentreibend bei Kraftlosigkeit und erleichtert eine lang andauernde Geburt; schützt vor Seuchen und Infektionskrankheiten (auch Gelbsucht), lindert die Folgen unauskurierter Infekte wie Mittelohrentzündungen, Gehörschäden und heftige Kopfschmerzen (nach Hildegard von Bingen); ist ein Heilstein für den Wendepunkt der Krankheit zur Besserung (nach Gienger).

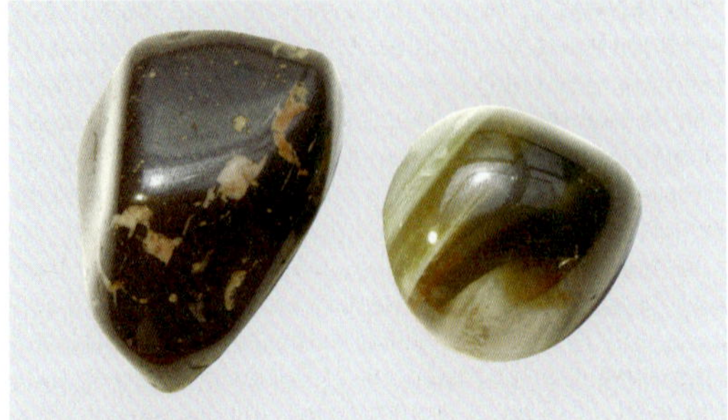

*Sarder-Trommelsteine.*

**Seelisch:** schärft den Verstand (nach Gurudas); mildert Angstneurosen, Gefühlskälte und mangelndes Selbstbewusstsein; stärkt das Durchhaltevermögen (nach Heider); hilft seelische Belastungen zu überwinden (nach Gienger); reduziert Stottern; Streitlust.

**Anwendung:** Sarder wird als Kette, Anhänger oder Pi-Scheibe direkt auf der Haut getragen; als Trommelstein in der Hosentasche mitgeführt.

**Nennung in der Bibel:** 2. Moses 28,17, 39,10, Ezechiel 28,13; Offenb. 4,3, 12,20, 21,19.

**In der klassischen Heilsteinliteratur** ist Sarder bei Hildegard von Bingen beschrieben. **Moderne Autoren:** Ahlborn, Beeler, Freiburg, Gienger, Gurudas, Heider, Kühni/von Holst, Laroche, Musil, Paulin, Sperling.

**Astrologische Zuordnung:** Skorpion; Widder, Mars (nach Musil).

**Feng-Shui-Zuordnung:** Element Erde, Element Feuer.

**Chakra-Zuordnung:** Nabel-Chakra.

**Meditations-Zuordnung:** Gerechtigkeit.

**Pflege:** Sarder einmal wöchentlich unter fließendem Wasser reinigen, mit Hämatit-Ministeinchen entladen und zum Aufladen auf ein Stück Amethyst oder in die Morgensonne legen.

# Sardonyx

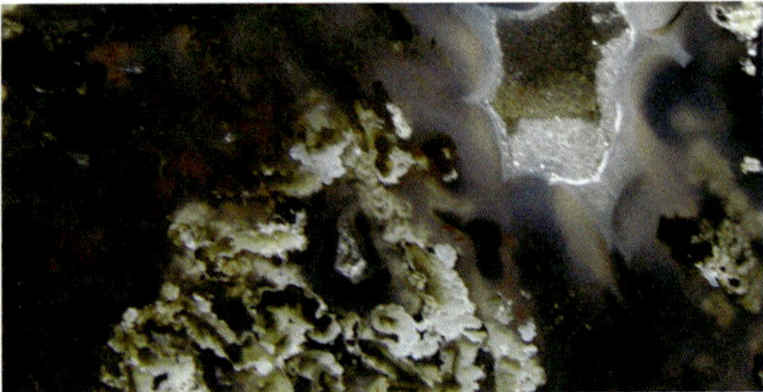

*Sardonyx-Platte, Detail.*

**Name:** zusammengesetzt aus Sarder und Onyx. Aus beiden Namen resultiert nun für den Sardonyx ein dreifarbiges Aussehen mit Anteilen in Weiß bis Hellblau, Rot bis Braun sowie Schwarz. Engl.: Sard Onyx.

**Synonyme:** gibt es keine.

**Mineralogie:** Sardonyx entsteht primär-hydrothermal aus mit Mangan- und Eisenverbindungen verunreinigten Lösungen in kieselsäurearmen Vulkangesteinen, wie Melaphyren und Porphyren. Ins Gestein eingedrungene Kieselsäurelösung nimmt dabei stark Mangan- und Eisenanteile auf und beginnt durch langsames Austrocknen in den Blasenhohlräumen des Gesteins auszukristallisieren. Dabei bilden sich verschiedene Farbschichten durch unterschiedliche Einlagerung der Fremdmetalle in den einzelnen Schichtfolgen der Ablagerung.

**Mineralklasse:** Mineral der Quarz-Gruppe, der Chalcedon-Familie und der IV. Mineralklasse, der Oxide; besteht aus polymerer Kieselsäure, die in der schwarzen Onyxschicht durch Eisen und Mangan, in der roten oder braunen Chalcedonschicht allein durch Eisen gefärbt wird; die weiße Chalcedonschicht dagegen ist frei von Fremdmetallen; **Formel:** $SiO_2 + Fe,Mn(O,OH)$; farbgebende Metalle sind Eisen und Mangan.

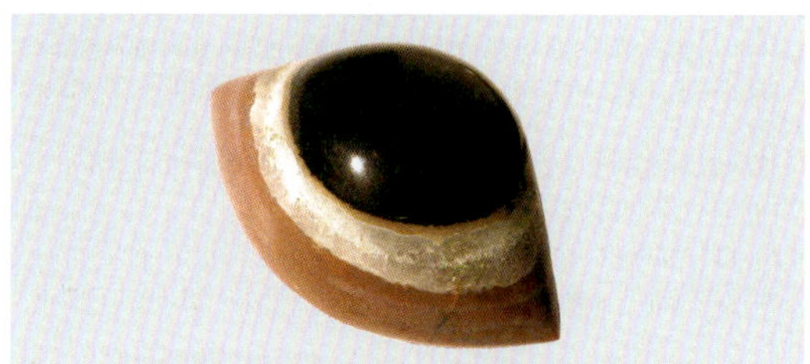

*Auge mit Schutzsymbolik, aus geschichtetem Sardonyx geschnitten.*

**Kristallsystem:** trigonal; **Erscheinungsform:** bildet keine sichtbaren Kristalle, sondern mikroskopisch kleine Fasern, in Form gebänderter Spalten- oder Mandelfüllungen; **Mohshärte:** 7; **Dichte:** 2,58–2,64; **Spaltbarkeit:** keine; **Bruch:** uneben, muschelig; **Transparenz:** durchscheinend; **Farbe:** orangefarbig oder braun, abwechselnd von weiß unterbrochen; **Glanz:** wachs- bis seidenartig; **Strichfarbe:** weiß.

**Vorkommen:** Brasilien, China, Indien, Madagaskar, Uruguay.

**Verwechslung:** kann durch seine Farbgebung nicht verwechselt werden.

**Fälschungen:** Sardonyx wird oft durch gefärbten Chalcedon oder Achat gefälscht; **Unterscheidung:** nur mineralogisch-gemmologisch.

**Im Handel** ist Sardonyx als Rohstein, Trommelstein, Bi-Scheibe und Cabochon erhältlich. Sardonyx ist ein klassischer Gemmen- und Schmuckstein.

**Organwirkung:** Bindegewebe, parasympathisches Nervensystem, Zellstoffwechsel.

**Körperlich:** stärkt alle Sinnesorgane (nach Gienger) aktiviert die Nebenschilddrüse und optimiert die Immunabwehr (nach Pelz); sowie das parasympathische Nervensystem (nach Kühni/von Holst); lindert asthmatische Anfälle; mildert Augenschmerzen; aktiviert die Körperflüssigkeiten und fördert dadurch die Mineralstoff-, Nährstoff- und Vitaminaufnahme; regt den Zellstoffwechsel an (nach Gienger) und wirkt regulierend auf die Schilddrüse (nach Kühni); verhindert durch seine Regenerationskraft nach ausklingender oder ausgestandener Krankheit Schwächezustände und Rückfälle (nach Hildegard von Bingen); kräftigt das Zwerchfell, den Stimmsitz, harmonisiert Stimmbänder, Stimmlippenspannung, Kehlkopf und Zunge; verbessert das Gehör (nach Pelz).

**Seelisch:** wirkt gegen Angstneurosen, Gefühlskälte, mangelndes Selbstbewusstsein und stärkt die Selbstbeherrschung; schärft den Verstand (nach Gienger); erweckt emotionales Selbstvertrauen und größere Beredsamkeit (nach Gurudas); hilft zu trauern und schließlich bei der Überwindung der Trauerphase (nach Pöttinger); heilt Störungen und schärft die Wahrnehmung aller Sinne; hilft ebenso den Wahrnehmungserfahrungen standzuhalten; fördert einen tugendhaften Charakter und erleichtert die bewusste Kontrolle animalischer Triebe (nach Hildegard von Bingen); stärkt die Selbstkontrolle und bringt Glück in Ehen und in Wohngemeinschaften (nach Melody); verleiht die innere Stärke, um faire und respektvolle Auseinandersetzungen führen zu können, und orientiert sich nicht an starren Dogmen, sondern will besser verstehen und sinnvolle Lösungen durchsetzen (nach von Holst).

**Anwendung:** Sardonyx wird als Kugelkette oder Anhänger direkt auf der Haut getragen; als polierte Scheibe auf Augen oder Zunge gelegt; als Trommelstein in der Hosentasche mitgeführt.

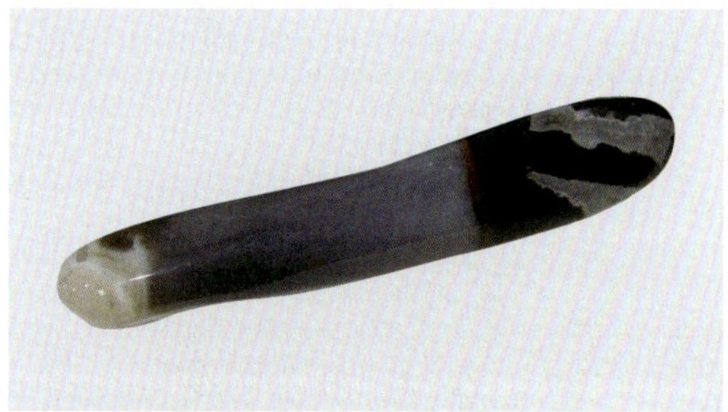

*Sardonyx Massagegriffel.*

**Nennung in der Bibel:** Offenb. 21,19.

**In der klassischen Heilsteinliteratur** ist Sardonyx bei Hildegard von Bingen beschrieben. **Moderne Autoren:** Ahlborn, Brusius, Dörre, Freiburg, Gienger, Gurudas, Hall, Heider, Keyte, Kühni/von Holst, Maier, Paulin, Pelz, Peschek-Böhmer, Pöttinger, Ray, Schaufelberger-Landherr, Sienko, Weltler.

Sardonyx ist ein gut geprüfter Heilstein.

**Astrologische Zuordnung:** Widder (nach Melody), Mars in Steinbock (nach von Holst), Jupiter im dritten Quadrant.

**Ergänzende Bachblüte:** Clematis (nach Häge).

**Chakra-Zuordnung:** Solarplexus-Milz-Chakra (nach von Holst/Gienger).

**Symbolisches Leitmotiv:** Schneewittchen (Brüder Grimm, Urfassung); Merlin; Göttin Danae in gläsernen Hügeln; Göttin Kali; Medusa; Drache; Judas der Verräter.

Das ungelebte Tabu; Tod und Zerstörung; Blut und Boden; konserviertes Leben; Schönheit; Alkohol; Verletzung, Tod, Verwesung, Transformation (nach Dörre).

**Feng-Shui-Zuordnung:** harmonisiert den Kontrollzyklus Element Wasser – Element Feuer. Sardonyx-Augen können als magischer Schutzstein in instabilen Bereichen der Wohnung oder des Geschäftes aufgestellt werden.

**Pflege:** Sardonyx einmal wöchentlich unter fließendem Wasser reinigen, mit Hämatit-Ministeinchen entladen und zum Aufladen auf eine Bergkristallgruppe oder in die Morgensonne legen.

# Schalenblende

siehe Sphalerit

# Scheelit

**Name:** benannt von Leonhard 1821, nach dem schwedischen Chemiker Karl Scheele, der die Wolframsäure in diesem Mineral entdeckte. Engl. und franz.: Scheelite.

**Synonyme:** Scheelbaryt, Scheerlerz, Scheelspat, Schwerstein, Tennspat, Trimontit und Tungstein.

**Mineralogie:** Scheelit entsteht primär-pegmatitisch-pneumatolytisch unter hoher Temperatur in Gegenwart von Kalk; hydrothermal aus calciumreichen Lösungen, tief-hydrothermal in Eisen-Mangan-Gängen oder als Absatz vulkanischer heißer Quellen; sowie in alpinoiden Klüften; sekundär marin-hydrothermal sedimentär-angereichert in Schwermetallseifen-Lagerstätten; kontaktmetasomatisch in Skarnen und metamorphen Schiefern.

**Mineralklasse:** Calciummineral der VI. Mineralklasse, der Wolframate; **Formel:** $Ca[WO_4]$+Mn,Bi,Cu,Ce,Fe,Mo,Nb, Si,Ta+Cl,F+SE.

**Kristallsystem:** tetragonal; **Erscheinungsform:** bildet dipyramidale, annähernd oktaederförmige, meist aufgewachsene, selten auch tafelige Kristalle verschiedentlich mit Flächenstreifung; seltener derbe, körnige, kompakte Aggregate; **Mohshärte:** 4,5–5; **Dichte:** 5,9–6,1; **Spaltbarkeit:** sehr schwer und unvollkommen; **Bruch:** uneben, spröde; **Transparenz:** durchsichtig bis durchscheinend; **Farbe:** farblos, gelblich, braun, orange, graurot, grünlich oder schwarz; **Glanz:** fettig bis diamantartig; **Strichfarbe:** weiß; **Pulver:** weiß; **löslich** in Säuren; im UV-Licht eine hellbläulich oder gelbe **Fluoreszenz**.

**Vorkommen:** selten: Australien, Bolivien, Brasilien (Nova Lima/Minas Gerais), China (Hunan), GUS (Tenkergin), Indien, Italien (Valsugana), Japan, Kanada, Malaysia, Mexiko (Cerillos), Namibia, Österreich, Schweden (Langban/Varmland), Südkorea (Nungam-Ni), Tschechien (Cinivec/Erzgebirge) und USA (Arizona, Sanford/Main).

**Verwechslung:** kann mit Anglesit, Cerussit, Baryt, Eisenkiesel, Fluorit, Powellit und Quarz verwechselt werden; **Unterscheidung:** Dichte, Härte, Fluoreszenz.

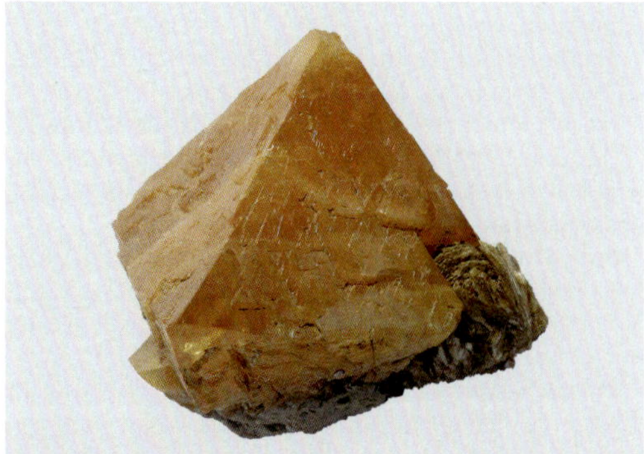

*Scheelit-Kristall.*

**Fälschungen:** Scheelit wird synthetisiert und kann dann mit Demantoit, Hiddenit, Kunzit und Topas verwechselt werden.

**Im Handel** ist Scheelit als Kristall, Kristallstufe und facettiert erhältlich.

**Wirkung der Ionen:** Calcium (Selbstvertrauen, Stabilität), Wolfram.

**Organwirkung:** Arterien.

**Körperlich:** entstört Blockaden des Nervensystems, welches die Muskulatur der Hüfte und der Beine versorgt; fördert die Durchblutung der Beine; wirkt auf Störungen der männlichen Fortpflanzungsorgane (nach Melody).

**Seelisch:** baut Stolz und Hochmut ab und inspiriert zu ernsthaften zusammenhängenden Gedanken; verbessert die Pünktlichkeit; lässt wieder Ordnung im Leben zu und bewahrt die gesunde Ordnung, hilft frühzeitig, gefährliche Situationen zu erkennen, und stabilisiert durch die Integration des inneren Selbst die Persönlichkeit (nach Melody).

**Anwendung:** Scheelit wird als Kristall direkt auf die betroffenen Körperstellen gelegt.

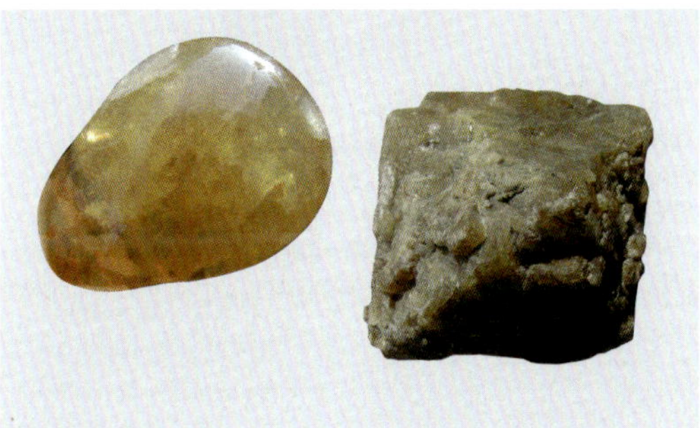

*Scheelit-Anhänger und Kristall, Kantenlänge 5 cm.*

**In der klassischen Heilsteinliteratur** ist Scheelit nicht beschrieben. **Moderne Autoren:** Gienger, Kühni/von Holst, Melody, Paulin.

Scheelit ist ein selten verwendeter Heilstein.

**Astrologische Zuordnung:** Waage (nach Melody).

**Chakra-Zuordnung:** Halschakra (nach von Holst/Gienger).

**Pflege:** Scheelit einmal wöchentlich unter fließendem Wasser reinigen, mit Hämatit-Ministeinchen entladen und zum Aufladen auf eine Bergkristallgruppe oder in die Morgensonne legen.

**Hinweis:** Aus Brasilien sind bis zu 600 g schwere Kristalle (Minas Gerais) bekannt.

# Schneequarz (Quarzit)

**Name:** benannt nach seiner reinen, schneeweißen Farbe. Als Schneequarz wird nur der weiße, derbe Quarz, nicht der Kristall-Quarz bezeichnet. Engl.: Quarcite.

**Synonyme:** Quarzit, Schleierquarz, Milchquarz bezeichnet weißen Bergkristall, also Kristallquarz.

**Mineralogie:** Schneequarz entsteht primär-pegmatitisch als typische weiße Quarz-Gangfüllung in Graniten und anderen magmatischen Gesteinen.

**Mineralklasse:** derbes Silizium-Mineral der Quarz-Gruppe, Kristallquarze und der IV. Mineralklasse, der Oxide; **Formel:** $SiO_2$; wie Bergkristall oder blauer Chalcedon ist Schneequarz reiner Quarz ohne Fremdmetallanteile.

**Kristallsystem:** trigonal; **Erscheinungsform:** bildet keine sichtbaren Kristalle, sondern derbe, körnige oder dichte Massen in Gesteinsadern. Ob dichter weißer Bergkristall als Quarz oder Schneequarz zu bezeichnen ist, bleibt mineralogische Anschauungssache. **Mohshärte:** 7; **Dichte:** 2,65; **Spaltbarkeit:** keine; **Bruch:** muschelig, uneben; **Transparenz:** durchscheinend bis undurchsichtig; **Farbe:** schneeweiß; **Glanz:** fett- bis glasartig; **Strichfarbe:** weiß.

**Vorkommen:** weltweit; weißer opaker Bergkristall: Brasilien, Frankreich (Bretagne), Portugal.

**Verwechslung:** kann mit weißem Marmor, weißem Chalcedon, Topas und Skapolith verwechselt werden; Unterscheidung: Härte, Dichte, chemisch, mineralogisch-gemmologisch.

**Fälschungen:** sind nicht bekannt.

**Im Handel** ist Schneequarz als Rohstein, Trommelstein, Anhänger, Kette und Cabochon erhältlich.

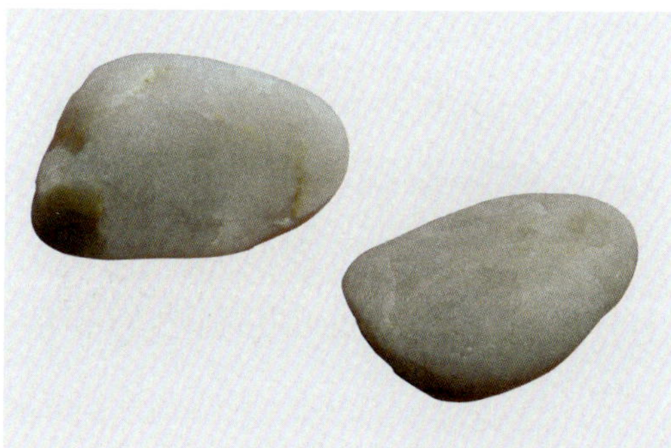

*Schneequarz-Trommelsteine, Soulac, Atlanktikküste.*

**Organwirkung:** Nieren, Ohren.

**Körperlich:** wirkt entgiftend und reinigend; regt den Stoffwechsel an und fördert die Tätigkeit von Lunge, Darm, Haut und Nerven, insbesondere bei Unterfunktionen (nach Gienger); fördert die Geweberegeneration (nach Gurudas); hilft Schwächezustände zu überwinden und nach Krankheiten neue Kräfte zu sammeln (nach Gienger); schärft den Geruchs-, Geschmacks- und Tastsinn; kühlt und heilt kleine Verletzungen, Entzündungen, Hautirritationen, leichte Verbrennungen, Stiche, Bläschen, allergischen Juckreiz, wirkt auf Bindegewebsschwäche und Siliziummangel (nach von Holst); stärkt den Rücken und hilft eine aufrechte Körperhaltung einzunehmen; reinigt und entgiftet das Bindegewebe (nach Liebhardt/von Holst).

**Seelisch:** lässt alte Ängste wieder aus der Tiefe aufsteigen; rüttelt Emotionen auf; verbessert Konzentrations- und Leistungsfähigkeit; verleiht Kraft zur Kontemplation (nach Keyte); verstärkt das, was da ist: Fähigkeiten, Gefühle und Anlagen; hilft das innerste Wesen auszudrücken und zeigt bei regelmäßiger Meditation den Zugang zum Urwissen und uralten Erinnerungen (nach Gienger); ermutigt, Wahrhaftigkeit und Aufrichtigkeit zu leben, verbessert die Wahrnehmung und Achtsamkeit (nach Liebhardt/von Holst).

**Energetisch:** bringt Energie in taube, gefühllose, kühle und energetisch unterversorgte Bereiche (nach Gienger); schirmt gegen Wasserstrahlen ab; wirkt ebenso neutral wie weiß getrübter Bergkristall, jedoch deutlich körperlicher. Die Substanz Quarz wird an Schneequarz erlebbar; was möglich ist, wenn diese unscheinbare Substanz geistig ergriffen wird, zu faszinierenden Kristallen heranreift, in denen sich Wissen organisiert, erkennt man im Bergkristall.

**Anwendung:** Schneequarz wird als Anhänger oder gebohrter Stein getragen; als Trommelstein kontinuierlich über längere Zeit in der Hosentasche mitgeführt; als derber Rohstein zur Meditation aufgestellt.

**In der klassischen Heilsteinliteratur** ist Schneequarz nicht beschrieben. **Moderne Autoren:** Gienger, Gurudas, Keyte, Kühni/von Holst, Melody (Quarzit).

Schneequarz ist aufgrund seiner »gewöhnlichen« und »unspektakulären« Natur ein selten verwendeter Heilstein; gestestet wurde er 1998 vom Forschungsprojekt SHK.

**Astrologische Zuordnung:** Aszendent in Steinbock (nach von Holst).

**Feng-Shui-Zuordnung:** Ernährungszyklus Element Metall – Element Wasser.

**Pflege:** Schneequarz einmal wöchentlich unter fließendem Wasser reinigen, mit Hämatit-Ministeinchen entladen und zum Aufladen in die Morgensonne oder auf eine Bergkristallgruppe legen.

# Schwefel

**Name:** historischer Name, von ahd. *sweval*, mit der indogerm. Wurzel *suel*, »schwelen, brennen«, da das Mineral brennbar ist. Engl. und franz.: Sulfur.

**Synonyme:** Plagiocitrin, Sulfur.

**Mineralogie:** Schwefel entsteht primär als Abscheidung schwefelhaltiger vulkanischer Dämpfe oder als Abscheidungen aus heißen Schwefelquellen; sekundär in der Oxidationszone sowie der Zementationszone von Sulfid-Lagerstätten, in Gipshüten von Salzstöcken; sedimentär als biogene Sedimente, vor allem in marinen Tongesteinen.

**Mineralklasse:** Mineral der I. Mineralklasse, der natürlichen Elemente; **Formel:** S + Te; Schwefel kann bis zu 99,5 % reines Schwefel enthalten. Verunreinigungen von Ton, Gips und Bitumina kommen vor.

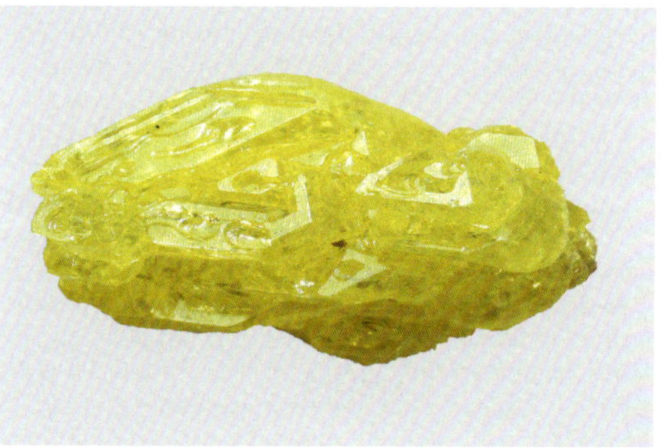

*Schwefel-Kristall.*

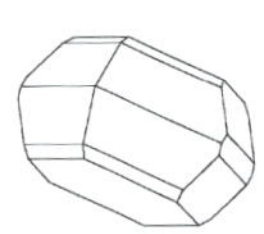

**Kristallsystem:** bei Normaltemperatur rhombisch, über 95,6 °C monoklin, auch amorph; **Erscheinungsform:** bildet dipyramidale, dicktafelige Kristalle; oder erdige, körnige und staubförmige Aggregate, auch Imprägnationen oder Krusten; **Mohshärte:** 1,5–2; **Dichte:** 2,05; **Spaltbarkeit:** unvollkommen; **Bruch:** muschelig; **Transparenz:** durchsichtig bis durchscheinend, undurchsichtig; **Farbe:** kann schwefelgelb, honiggelb, gelbbraun bis gelbgrün auftreten; **Glanz:** auf Kristallflächen diamantartig, auf Bruchflächen fettig bis matt; **Strichfarbe:** weiß; **Eigenschaft:** besitzt einen unverkennbar typischen Eigengeruch, schmilzt bei 119 °C und verbrennt mit stechendem Geruch.

**Vorkommen:** häufig: **sedimentär:** Griechenland (Lavrion), GUS (Sorssu/Mittelasien), Island, Italien (Vesuv), Polen (Tarnobrzeg), Spanien (Cadiz), Türkei, USA (Louisiana, Texas). **Sublimation:** Japan, Mexiko, Italien (Agrigento/Sizilien). **Varietät: Schwefelquarz**, durch Schwefel gelblich gefärbter durchscheinender Bergkristall.

**Verwechslung:** kann mit Auripigment, Copiapit, Greenockit, Realgar und Wulfenit verwechselt werden; **Unterscheidung:** Härte, Dichte, mineralogisch-gemmologisch, Geruch, Brennbarkeit.

**Fälschungen:** sind nicht bekannt.

**Im Handel** ist Schwefel als derber Rohstein, Kristall, Kristallgruppe, Anschliff, Stalaktit, selten als Trommelstein und Pulver erhältlich.

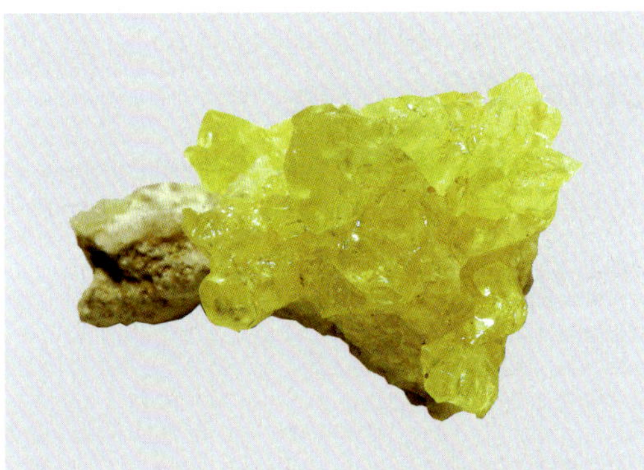

*Schwefel-Stufe.*

**Organwirkung:** Enzyme, Haut, Verdauungstrakt.

**Körperlich: Schwefel:** reinigt Haut, Bindegewebe und Fettgewebe, kann bei Pilzinfektionen eingesetzt werden, fördert die Schwermetallentgiftung (nach Gienger); bessert schmerzhafte Gelenke und reduziert Schwellungen (nach Melody); stärkt die Leber; verstärkt die Effizienz vor allem physisch wirkender Steine, fungiert als Gesundheitswächter und kann nachweisbare Störungen aufzeigen (nach Sienko). **Schwefelquarz:** fördert die Ausscheidung, die Entgiftung über die Haut lindert Hautunreinheiten (nach Gienger).

**Seelisch: Schwefel:** deckt Unklarheiten und verborgene Bewusstseinsinhalte auf und bringt so grundlegende Motivationen unseres Lebens ans Licht (nach Gienger); wird bei Übellaunigkeit und zurückgehaltenem Groll als befreiend erlebt; verführt zum Herumstänkern und Ablästern; es kann geradezu Spaß machen zu zeigen wo es stinkt; zeigt unstimmige Situationen, vor allem im Persönlichen und Zwischenmenschlichen; führt zu klärender Aussprache; hilft auch selbst persönliche Kritik anzunehmen; setzt viel Energie frei, die in besser geregelten Verhältnissen konstruktiv genutzt werden kann (nach von Holst).

**Schwefelquarz:** behebt Verdruss, Groll und Unentschlossenheit, hilft bei der Ursachenfindung von Unliebsamkeiten, Konflikte ehrlich und konsequent zu klären; hilft auch dabei, verbesserte Zustände etwas zu stabilisieren (nach Gienger); angezeigt wenn Kritik oder Protest sich mehr auf die Sache selbst bezieht (nach von Holst).

**Anwendung: Schwefel** wird als Aggregat oder Kristall nur kurz auf die Haut gelegt; in der Naturheilkunde werden bei Ekzemen mit Erfolg Schwefelbäder verordnet. **Schwefelquarz** wird als Trommelstein getragen.

**In der klassischen Heilsteinliteratur** ist Schwefel nicht beschrieben. **Moderne Autoren:** Gienger, Gurudas, Heider, Kühni/von Holst, Maier, Melody, Paulin, Sienko.

Schwefel ist ein selten verwendeter Heilstein.

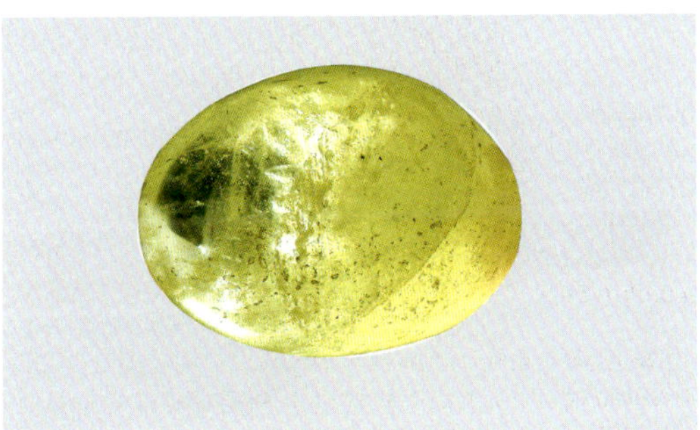

*Schwefel-Quarz-Trommelstein.*

**Anthroposophische Verwendung:** D4–D200; Anregung der Verdauungs- und Stoffwechselprozesse sowie der Ausscheidung der Abbauprodukte; bei chronischen und rezidivierenden Entzündungen von Haut, Gelenken und inneren Organen sowie bei allgemeiner Reaktionsschwäche; bei venösen Stauungen, auch im Pfortadergebiet; bei Missempfindungen der Haut und Schleimhäute, auch im Zusammenhang mit Schlafstörungen.

**Homöopathische Verwendung: Sulfur:** bei Hauterkrankungen, Schleimhautreizungen, leberbedingten Verdauungsstörungen.

**Alchemistische Verwendung:** symbolisiert das Prinzip des reinigenden Feuers.

**Astrologische Zuordnung:** Löwe (nach Melody), Mars im vierten Quadrant (nach Maier), Merkur in Widder (nach von Holst).

**Chakra-Zuordnung:** Solarplexus-Chakra (nach Sienko), Stirnchakra (aufgrund der Verbrennungsfarbe).

**Pflege:** Schwefel nicht unter fließendem Wasser, sondern im Eisfach in einer wasserdichten Plastiktüte kältereinigen, mit Hämatit-Ministeinchen entladen und zum Aufladen in die frühe Morgensonne legen. Schwefel ist leicht brüchig und verträgt keine Temperaturschwankungen.

**Hinweis:** Vereinzelt wurden Kristalle von einer Größe von 14 x 13 x 4 cm gefunden.

## Selenit

siehe Gips

## Sepiolith

**Name:** benannt von Glocker 1847, nach griech. *sepia*, »Tintenfisch«, da der weiße Rückenschulp des Tintenfisches dem Sepiolith gleicht. Engl.: und franz.: Sepiolite.

**Synonyme:** Meerschaum, Parasepiolith, Quincyit, Xylith und Xylotil.

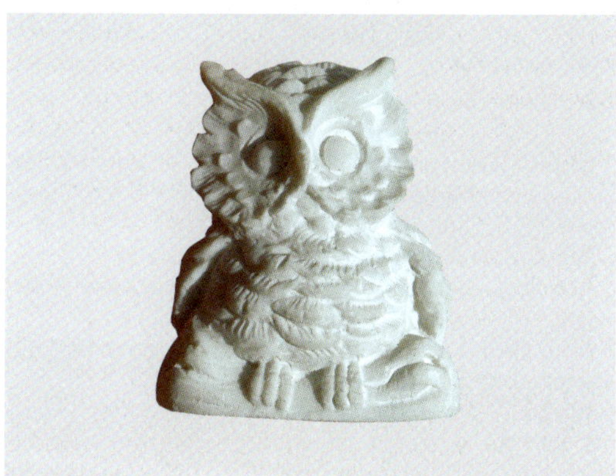

*Sepiolith-Eule.*

**Mineralogie:** Sepiolith entsteht hydrothermal durch die Zersetzung von Serpentiniten neben Magnesiummineralien und Opal.

**Mineralklasse:** magnesiumhaltiges Mineral der Serpentin-Talk-Gruppe und der VIII. Mineralklasse, der Schicht-Silikate; **Formel:** $Mg_4[(OH)_2/Si_6O_{15}] \times 2\ H_2O + 4\ H_2O$ + Fe,Na,Ni.

**Kristallsystem:** rhombisch; **Erscheinungsform:** bildet nur kryptokristalline, dichte, derbe bis erdige, porös-knollige Aggregate; **Mohshärte:** bergfeucht weich, nach Erhärten 2–2,5; **Dichte:** 2,0; **Transparenz:** undurchsichtig; **Spaltbarkeit:** schlecht; **Bruch:** flachmuschelig; **Farbe:** kann weiß, grauweiß, gelblich bis grünblau vorkommen; **Glanz:** matt fettig; **Strichfarbe:** weiß glänzend; schwimmt wegen seiner Porosität auf Wasser; **unlöslich** in Säuren.

**Varietäten:** eisenhaltiges **Ferrisepiolith** und aluminiumhaltiges **Palygorskit**.

**Vorkommen:** häufig: Griechenland (Samos), GUS, Italien (Piemont), Kenia, Serbien, Spanien (Vallecas), Tansania (Massaigebiet), Tschechien (Hrubcice), Türkei (Eskisehir), Ukraine (Krim), USA (Pennsylvania).

**Verwechslung:** kann nur mit Bimsstein verwechselt werden; **Unterscheidung:** mineralogisch.

**Fälschungen:** sind nicht bekannt, aber Sepiolith kann leicht gefärbt werden.

**Im Handel** ist Sepiolith als Meerschaumpfeife oder Schnitzerei, sowie derbe Aggregate, Trommelsteine und Anhänger erhältlich.

**Wirkung der Ionen:** Magnesium (entspannend, Selbstannahme).

**Organwirkung:** Blut, Haut.

**Körperlich:** stärkt die weißen Blutkörperchen; lindert die Degeneration der Knochensubstanz; verbessert die Umsetzung von Kupfer, Magnesium, Phosphor, Kieselsäure und Zink – wichtige Aufbausubstanzen für die Knochen (nach Gurudas).

**Seelisch:** macht tolerant, geduldig und erhöht die Anpassungsfähigkeit; spricht spielerische Fantasie an (nach von Holst).

**Anwendung:** Sepiolith wird als Anhänger direkt auf die Haut gerieben oder gelegt, wo überflüssiges Fettgewebe gelagert ist (nach Gurudas); als Trommelstein in der Hosentasche mitgeführt. Wird als Absorptionsmittel, Ionen-Austauscher, Filtrations- und Isolationsmaterial in der Industrie benutzt.

**In der klassischen Heilsteinliteratur** ist Sepiolith nicht beschrieben. **Moderne Autoren:** Gienger, Gurudas, Kühni/von Holst, Melody, Paulin.

Sepiolith ist ein selten verwendeter Heilstein.

**Chakra-Zuordnung:** Herzchakra.

**Pflege:** Sepiolith einmal wöchentlich unter fließendem Wasser reinigen, mit Hämatit-Ministeinchen entladen und zum Aufladen in die Morgensonne oder auf eine Bergkristallgruppe legen.

## Septarie

**Name:** nach lat. *separare*, »absondern, trennen«. Die Bezeichnung Septarie wird seit Ende des 18. Jahrhunderts für rundliche Konkretionen verwendet, die innen zerklüftet und mit Fremdmaterial gefüllt sind.

**Synonyme:** sind keine bekannt.

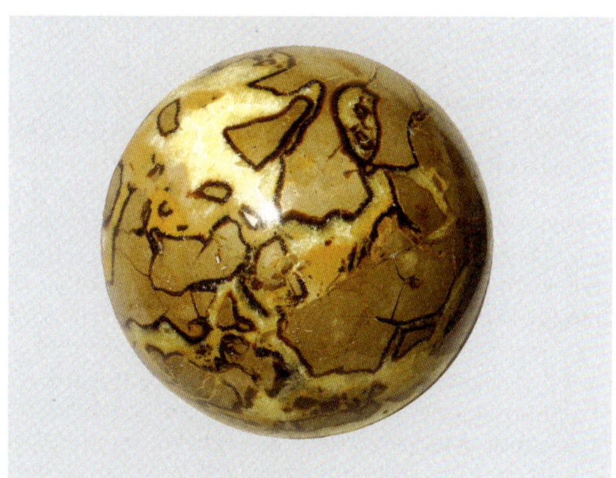

*Septarien-Kugel, Madagaskar.*

**Mineralogie:** Septarie entsteht sekundär bei der Bildung von klastischen Tonsedimenten durch Verkitten von Tonteilchen durch im Gestein zirkulierende karbonathaltige Flüssigkeiten. Bei weiterer Schrumpfung durch Wasserverlust reißt die Konkretion im Inneren auf und bildet damit Hohlräume, die wiederum durch Calcite aus karbonathaltigen Flüssigkeiten gefüllt werden.

**Mineralklasse:** Die Tonmineralien der Konkretion sind wasserhaltige basische Aluminiumsilikate der Klasse der Schicht-Silikate, das füllende Calcit ist ein Calciumkarbonat der Mineralklasse, der Karbonate.

**Kristallsystem:** Die Tonmineralien der Konkretion kristallisieren vorwiegend triklin und monoklin, das hohlraumfüllende Calcit kristallisiert trigonal, bildet jedoch selten vollendete Kristallformen; **Erscheinungsform:** nur bei einem verbleibenden Hohlraum kristallisiert das Calcit kleinpyramidal aus; **Mohshärte:** 3; **Dichte:** 2,6–2,7; **Spaltbarkeit:** keine; **Transparenz:** Konkretion undurchsichtig, der Calcitkern ist durchscheinend; **Farbe:** die Konkretion ist grau, der innere Calcit meist gelb; **Glanz:** die Konkretions-Oberfläche matt, der Calcit-Innenteil glasartig.

**Vorkommen:** Belgien, China, Frankreich, Großbritanien, Madagaskar, Marokko, USA (Utah).

**Verwechslung:** kann geschlossen mit Flint- und Hornsteinknollen, Rhyolithknollen und Stern-Achat verwechselt werden; **Unterscheidung:** die innere Gestaltung.

**Fälschungen:** gibt es nicht.

**Im Handel** ist Septarie als geschnittene Geode, Trommelstein und Anhänger erhältlich.

**Wirkung der Ionen:** Aluminium (entsäuernd), Calcium (Stabilität).

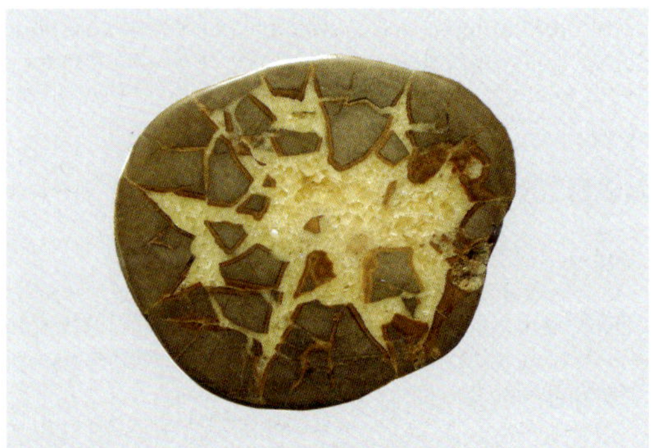

*Septarien-Platte*

**Organwirkung:** Knochen.

**Körperlich:** hilft eine Übersäuerung des Gewebes zu reduzieren und die daraus resultierenden Darm- und Hauterkrankungen zu bessern, vermindert die Bildung von Geschwulsten und hilft bestehende aufzulösen (nach Gienger); könnte bei Fistelbildungen eingesetzt werden (nach von Holst).

**Seelisch:** hilft standfest zu bleiben und Konflikte oder schwierige Situationen zu konfrontieren; wandelt Verbitterung und Enttäuschung in Hoffnung und Vertrauen; ermutigt, seelische Probleme auszusprechen und zu verarbeiten, anstatt sie wegzuschieben und einzukapseln; fördert die mentale und emotionale Zugänglichkeit (nach Gienger); löst tiefe Erinnerungen aus; lehrt alte Verhaltensmuster und Verdrängungsmechanismen aufzugeben (nach Heider); weist immer einen guten Ausweg (nach von Holst); zeigt, wo man sich vor seiner Aufgabe verschließen möchte und ein Geheimnis hütet (nach Sperling).

**Anwendung:** Septarie wird als Anhänger getragen; als Trommelstein in der Hosentasche mitgeführt, als Scheibe auf den Körper gelegt; als geschnittene und polierte Halbkugel zur Meditation aufgestellt.

**In der klassischen Heilsteinliteratur** ist Septarie nicht beschrieben. **Moderne Autoren:** Gienger, Heider, Kühni/von Holst, Pöttinger, Sperling.

Septarie ist ein selten verwendeter Heilstein.

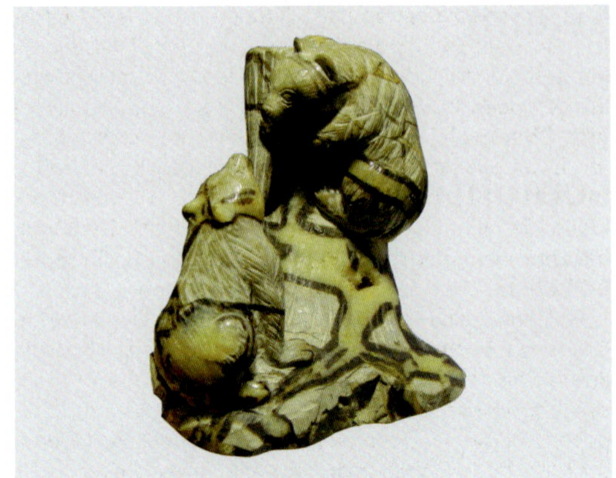

*Septarien-Skulptur, 20 cm, China.*

**In der klassischen Heilsteinliteratur** ist Septarie nicht beschrieben. **Moderne Autoren:** Gienger, Heider, Kühni/von Holst, Pöttinger, Sperling.

Septarie ist ein selten verwendeter Heilstein.

**Astrologische Zuordnung:** Merkur in Krebs (nach von Holst).

**Feng-Shui-Zuordnung:** regt die Kreativität im Ba-Gua-Bereich Kinder an.

**Pflege:** Septarie über Nacht im Eisfach kältereinigen, mit Hämatit-Ministeinchen entladen und zum Aufladen auf eine Bergkristallgruppe oder in die frühe Morgensonne legen.

# Seraphinit

siehe Chlorite

# Serpentin

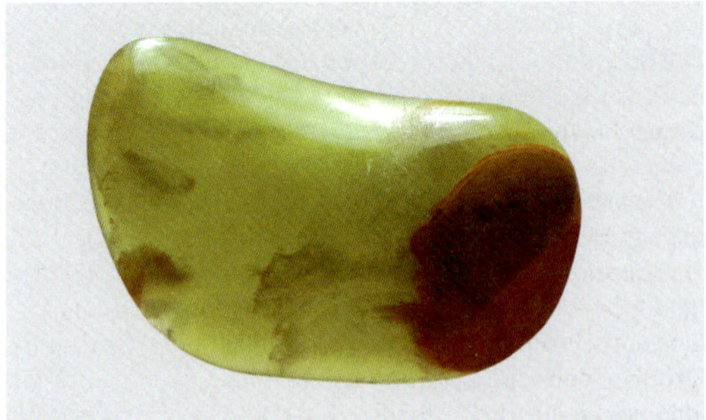

*Serpentin-Trommelstein.*

**Name:** benannt nach lat. ***serpentinius***, »schlangenartig«, nach dem schlangenhautähnlichen Aussehen; Serpentin ist ein Sammelname für die Strukturvarietäten Antigorit und Chrysotil. Engl. und franz.: Serpentine.

Wenn Serpentin als Mineralname verwendet wird, ist üblicherweise Antigorit oder Amesit gemeint, kann aber auch auf Lizardit oder Chrysotil zutreffen.

**Synonyme: Antigorit:** Baikaljade (grün), Bowenit (farblos), Bowenit (apfelgrün), **Chita:** (gelbgrün), Hampdenit, Komarit, Konarit, Koreajade (grün), Marmolith, Nemaphyllit, Pseudo-Jade, Septeantigorit, Serpentinjade, Tauerngrün, Thermophyllit und Uraljade; **Chrysotil:** Asbest, Baltimorit, Bergflachs, Bergholz, Bergleder, Bergwolle, Karystuiuolith, Lefkasbest, Leukasbest, Metaxit, Picrosmin, Pikrolith, Satellit, Schillerspat, Schillerstein und Webskyit; Silberauge ist ein Serpentin mit Antigorit und Chrysotil-Schichten.

**Weitere Synonyme:** Bastit, Barettit, Deweylith, Enophit, Grünstein, Gymnit, Kypholith, Melopsit, Melosark, Neolith, Pelhamin, Porcellophit, Pyknotrop, Pyroidesin, Radiotin, Retinalith, Ricolith, Rocklandit, Schreckstein, Schweizerit, Serpophit, Silliciophit, Steatoid, Sungulit, Tangiwait, Vorhauserit, Wachsstein, Williamsit, Zermattit und Zöblitzit.

**Mineralogie:** Serpentin entsteht regionalmetamorph bei reichlichem Wasserzutritt aus Magnesiumsilikaten wie Amphibolen, Olivin und Ortho-Pyroxenen und ist der Hauptbestandteil des metamorphen Gesteins Serpentinit. Meist sind Tiefengesteine in Subduktionszonen zu Serpentiniten umgewandelt; metasomatisch in Kalken und Dolomiten und hydrothermaler Metasomatose (auf dem Ozeanboden in olivinhaltigen Vulkaniten) durch Einwirkung von Wasser auf Olivine; Chita nur bei leichter Temperatur- und Druckerhöhung.

**Mineralklasse:** basisches Magnesiummineral der Serpentin-Gruppe (mit 17 Mineralien) und der VIII. Mineralklasse, der Schicht-Silikate; **Formel:** $Mg_3[(OH)_4/Si_2O_5]$ + Al,Cr, Fe,Mn,Ni.

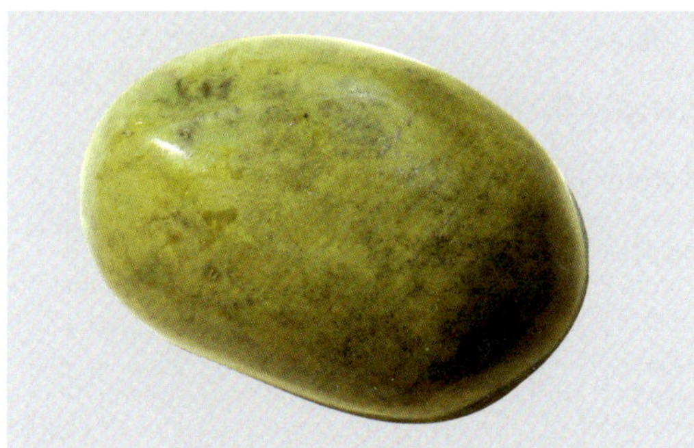

*Serpentin-Trommelstein.*

**Varietäten: Antigorit:** gesteinsbildend, blättrig-schuppig, grün, schwarz, bräunlich, grau, bläulich; **Chita:** Handelsbezeichnung für eine bis zu 2,1%ige chromhaltige gelbgrüne Antigorit-Varietät mit schwarzen Einlagerungen von Chromit; **Chrysotil:** wirrfaserig, haarig, feinfaserig, grünlich gelb mit Goldtönung, weißlich gelb, braun; **Lizardit:** schuppig, dicht, weiß; **Silberauge:** Handelsbezeichnung für eine olivgrün-silbrige Bänderung aus Chrysotil und Antigorit, **Bastit:** eine Pseudomorphose von Serpentin nach Bronzit.

**Edelserpentine: Bowenit:** feinkörnig, apfelgrün mit hellen Flecken; **Williamsit:** dunkelgrün mit schwarzen Flecken.

**Kristallsystem:** monoklin; **Erscheinungsform:** bildet nur blättrige, schuppige, dichte oder faserige Aggregate; **Mohshärte:** 2,5–4; **Dichte:** 2,2–2,8; **Spaltbarkeit:** keine (Chrysotil) bis gut (Antigorit); **Bruch:** muschelig, uneben

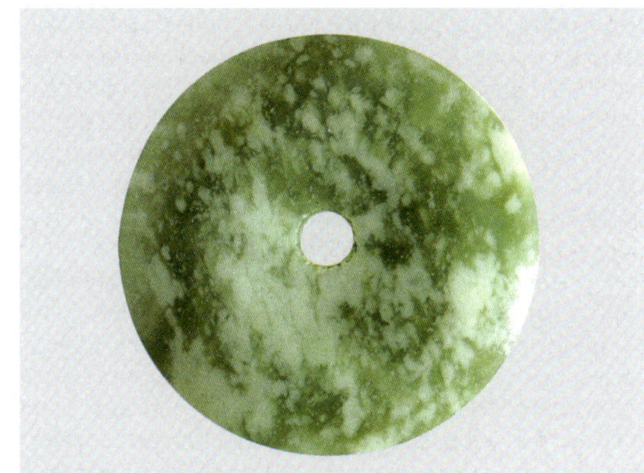

*Serpentin-Bi-Scheibe.*

bis splittrig; **Transparenz:** durchscheinend bis undurchsichtig; **Farbe:** charakteristisch für Serpentin ist graugrün in verschiedenen satten Tönen, kann aber auch gelblich, rotbraun bis schwarz vorkommen; die Farbe verteilt sich nicht gleichmäßig, sie tritt zu dunkleren unregelmäßigen Flecken, Adern und Schlieren zusammen, was Serpentin buntgeflammt und marmoriert vorkommen lässt; **Glanz:** fettig; **Strichfarbe:** weiß.

**Vorkommen:** Afghanistan, Australien (Silberauge), BRD, China, GUS, Indien (Kaschmir), Kanada, Mexiko, Namibia, Neuseeland, Norwegen, Österreich, Schweiz, Tansania (Chita), USA.

**Verwechslung:** mit Speckstein; grüner Serpentin kann mit Aragonit, Chlorit, Jade, Prehnit und Nephrit verwechselt werden; **Unterscheidung:** Härte, mineralogisch-gemmologisch.

**Fälschungen:** sind nicht bekannt, aber Serpentin wird oft als Jade angeboten. Fast alle in Europa erhältlichen Jadefiguren sind Serpentin.

**Im Handel** ist Serpentin als Rohstein, Trommelstein, Bi-Scheibe, Scheibe, Kugel, Cabochon und Tafelschliff sowie als kunstgewerbliche Steinschnitzereien erhältlich.

**Wirkung der Ionen:** Magnesium (krampflösend, durchblutend, Selbstannahme).

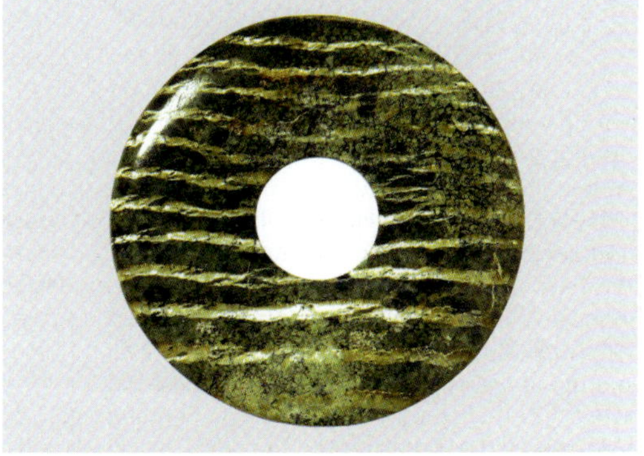

*Silberaugen-Bi-Scheibe.*

**Organwirkung:** Chita: Leber, Nebenhöhlen; Grüner Serpentin: Nieren.

**Körperlich: Chita:** bessert Asthmaanfälle, gleicht Herzrhythmusstörungen aus (nach Gienger); hilfreich bei Niereninfektion, Missbildungen in diesem Bereich, Entgiftung, Sodbrennen und zur Regeneration kolikgeschädigter Nieren (nach Sienko); wirkt krampflösend auf den Darm, fördert die Peristaltik und hilft gegen Blähungen; wirkt auf die Leber und fördert die Ausscheidung überschüssigen Zuckers durch den Harn; günstig bei Diabetes; lindert Regelschmerzen; (nach Forschungsprojekt SHK).

**Seelisch: allgemein:** mindert Aggressivität und Streitlust ermöglicht eine konfliktfreie Zeit; gleicht Stimmungsschwankungen aus; Schutz gegen Schreckhaftigkeit; hilft in der Meditation wie im Leben, die eigene innere Mitte zu finden (nach Kühni); fördert die Entwicklung eines selbstlosen Charakters (nach Gurudas); hilft insbesondere Frauen, die Liebe zu genießen, wenn sie durch Angespanntheit blockiert sind, fördert die Empfindungsfähigkeit wie auch die Entspannung und ruft so mehr Zärtlichkeit wach (nach Gienger); fördert die Hingabe- und Genussfähigkeit durch mehr Selbstsicherheit, Selbstwahrnehmung und verbessertes Körpergefühl (nach von Holst). **Chita:** schützt durch Abgrenzung; vermittelt Ausgeglichenheit und inneren Frieden (nach Gienger); stärkt das Bedürfnis nach Ruhe, ideal für Choleriker (nach Sienko); hilft sich selbst zu sein; intensiviert die Beziehung zum engen Familienkreis; ermöglicht sein Leben nach seiner eigenen Logik zu leben und Unverständnis seitens der Umwelt zu ignorieren; ist keinerlei Hilfe beim Ordnung halten (nach Forschungsprojekt SHK); gute Unterstützung auf dem Weg zum Nichtraucher (nach von Holst).

**Anwendung:** Serpentin wird als Kette oder Anhänger längere Zeit getragen; als Handschmeichler in der Hosentasche mitgeführt; als Kugel zur Meditation aufgestellt.

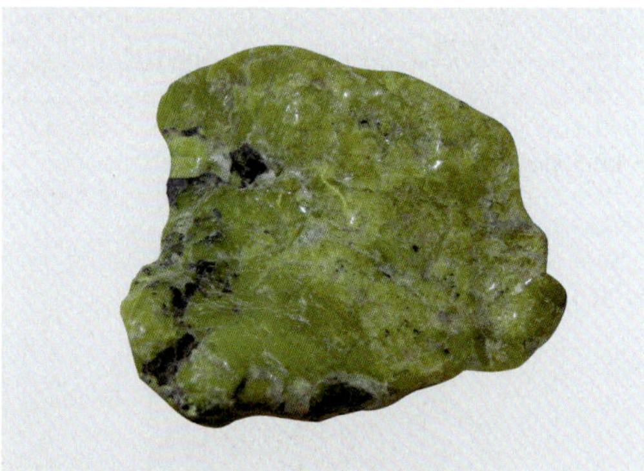

*Varietät Lizardit, Rohstein anpoliert, Norwegen.*

**In der klassischen Heilsteinliteratur** ist Serpentin nicht beschrieben. **Moderne Autoren:** Bind-Klinger, Franzen, Freiburg, Gienger, Gurudas, Heider, Kühni/von Holst, Laroche, Maier, Markham, Melody, Musil, Paulin, Peschek-Böhmer, Pöttinger, Sienko, Sperling, Trendelkamp

Serpentin ist ein geprüfter Heilstein; Chita wurde 1999 vom Forschungsprojekt SHK getestet.

**Astrologische Zuordnung:** Zwillinge (nach Melody); Mond im vierten Quadrant; Antigorit: Steinbock (nach Melody), Venus in Fische (nach von Holst).

**Tarot-Zuordnung:** Zwei der Schwerter.

**Chakra-Zuordnung:** Herzchakra (nach Musil).

**Feng-Shui-Zuordnung:** harmonisiert und entspannt im Ba-Gua-Bereich Ehe, ebenso im Schlafzimmer.

**Pflege:** Serpentin einmal wöchentlich unter fließendem Wasser reinigen, mit Hämatit-Ministeinchen entladen und zum Aufladen auf eine Bergkristallgruppe oder in die Morgensonne legen.

# Shiva Lingam

siehe Sandsteine

# Siderit

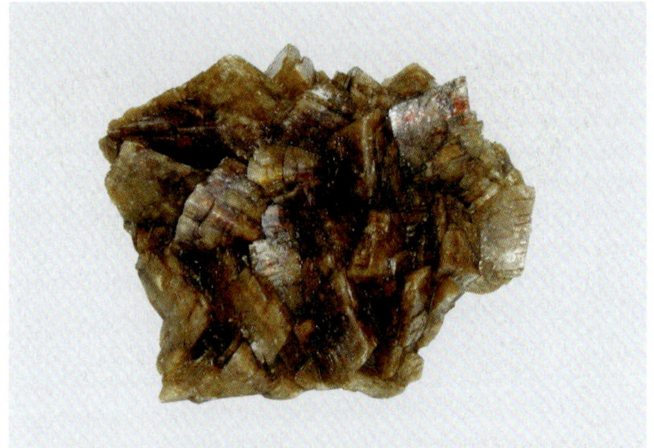

*Siderit-Stufe.*

**Name:** Das ursprünglich in der Bergmannssprache »weißer Eisenstein« bezeichnete Mineral nannte Haidinger 1844 Siderit, nach griech. *sideros*, »Eisen«. Engl.: Siderite.

**Synonyme:** Bemmelenit, Blauerz, Chalybit, Eisenkalk, Eisenspat, Flins, Flinz, Gyrit, Parachrosbaryt, Pflinz, Spateisenstein, Sphärosiderit, Stahlerz; Stahlstein, Trahlerz.

**Mineralogie:** Siderit entsteht primär-pegmatitisch-pneumatolytisch oder hydrothermal in Gängen bei mittlerer bis niedriger Temperatur, sekundär bei der Sedimentation von Eisenoolithen und Toneisenstein, sowie in manchen Braunkohlen und Torfmooren; metasomatisch in Verdrängungslagerstätten durch die chemische Umwandlung von Kalksteinen und Dolomit.

**Mineralklasse:** Eisenmineral der Calcit-Siderit-Gruppe und der V. Mineralklasse, der Karbonate; **Formel:** $FeCO_3$+ Ca,Mn,Mg.

**Kristallsystem:** trigonal; **Erscheinungsform:** bildet selten rhomboedrische, zum Teil tafelige oder sattelförmig gekrümmte Kristalle, oft mit spitzen Ecken; häufiger grobspätige, derbe und feinkörnige, dichte kugelige oder traubenförmige Aggregate oder Krusten; **Mohshärte:** 4–4,5; **Dichte:** 3,7–3,9; **Spaltbarkeit:** schwer und vollkommen; **Bruch:** uneben bis muschelig; **Transparenz:** durchscheinend bis durchsichtig; **Farbe:** im frischen Zustand ledergelb, gewöhnlich blassgelb bis grau, braun; manganreiche Varietäten kommen auch schwarz vor; **Glanz:** glasig bis perlmuttartig; **Pulver:** weiß; **Strichfarbe:** weißlich; **löslich:** nicht in kalter, aber unter Aufbrausen in warmer Salzsäure.

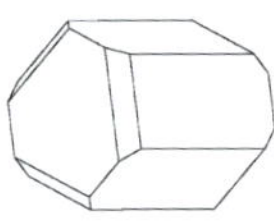

**Varietäten:** **Rotspat**, mit Hämatit; **Kohleneisenstein**, mit Bitumen; **Weißeisenerz**.

**Vorkommen:** häufig: Algerien, Brasilien, BRD (Freiberg), Frankreich, Grönland (Ivigtut), Großbritannien (Cornwall), Kanada (Mont-Saint-Hilaire), Kroatien, Marokko, Österreich (Steiermark), Slowakei, Spanien (Bilbao), Tunesien, USA (Connecticut).

**Verwechslung:** kann mit Ankerit, Baryt, Smithsonit und Sphalerit verwechselt werden; **Unterscheidung:** mineralogisch-gemmologisch, chemisch, Strichfarbe.

**Fälschungen:** sind nicht bekannt.

**Im Handel** ist Siderit als derber Rohstein, kristalline oder glasköpfige Stufe, facettiert und als Cabochon erhältlich.

**Wirkung der Ionen:** Eisen (Ausdauer, blutbildend, Kraft).

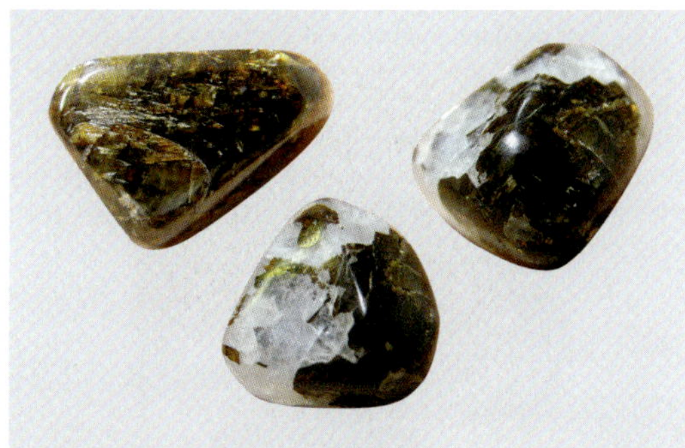

*Siderit-Trommelsteine.*

**Organwirkung:** Blut, Knochen.

**Körperlich:** hilft rote Blutkörperchen und Blutblättchen zu bilden; unterstützend bei Osteoporose (nach Melody); stimuliert die Aufnahme von Eisen, Calcium und Magnesium; fördert die Ausscheidung über den Darm (nach Melody); wirkt gut bei Heiserkeit (nach von Holst), bei Störungen von Herz, Kreislauf und Eisenstoffwechsel (nach Gienger).

**Seelisch:** hilft Liebe leben, um im Alltag seine Größe zu entdecken, und ermöglicht ein kurzfristiges Erheben aus alltäglicher Gebundenheit (nach Sperling); stärkt die Hingabe an die Lebensaufgabe, vergrößert die Stabilität des Arbeitsplatzes und unterstützt Tätigkeiten in der Fürsorge sowie mit behinderten Menschen (nach Melody); fördert Beständigkeit, Geduld und Kraft, vermittelt Gleichmut, wenn man unruhig und aufgewühlt ist; hilft aus sich herauszugehen und Sorgen sein zu lassen (nach Gienger).

**Anwendung:** Siderit wird als Kristallgruppe oder Rohstein direkt auf den Körper gelegt; als Kristallstufe zur Meditation aufgestellt.

**In der klassischen Heilsteinliteratur** ist Siderit nicht beschrieben. **Moderne Autoren:** Gienger, Kühni/von Holst, Melody, Sperling.

Siderit ist ein selten verwendeter Heilstein.

**Anthroposophische Verwendung:** D1–D15; Anregung des Stoffwechsel-Willenspols bei Entwicklungsstörungen im Zusammenhang mit der Pubertät, zum Beispiel bei funktioneller Dyspepsie bei Schulkindern.

**Astrologische Zuordnung:** Wassermann (nach Melody); Mars in Steinbock (nach von Holst).

**Pflege:** Siderit einmal wöchentlich unter fließendem Wasser reinigen und zum Aufladen in die Morgensonne legen.

# Silber

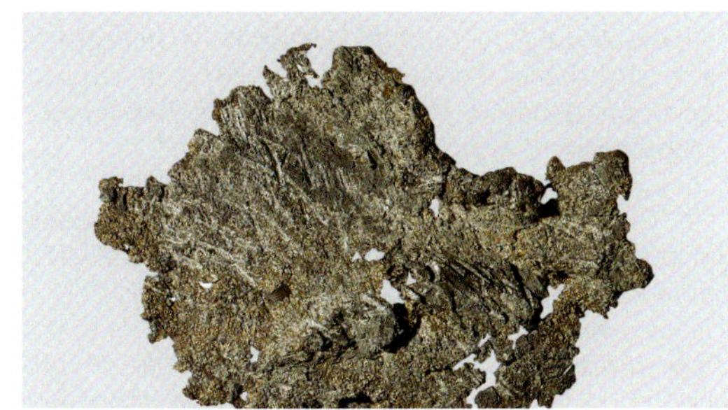

*Silber-Aggregat. Odenwald.*

**Name:** historischer Name, von got. *silabra*, »weiß-glänzend«, vermutlich von assyr. *sarpu*. Engl.: Silver und franz.: Argent natif.

**Synonym:** Argentum.

**Mineralogie:** Silber entsteht sekundär-hydrothermal durch Auflösen von Silbererzen in der Oxidationszone von Silbererz-Lagerstätten und der anschließenden Ausfällung des reinen gediegenen Silbers durch Reduktionsprozesse in der Zementationszone silberführender Lagerstätten unterhalb des Grundwasserspiegels, fein verteilt in Sandsteinen arider Schuttwannen und in bituminösen Schiefern.

**Mineralklasse:** gediegenes Edelmetall der I. Mineralklasse, der natürlichen Elemente; **Formel:** Ag+Au,Bi,Cu, As+Hg,Pb,Sb,Te.

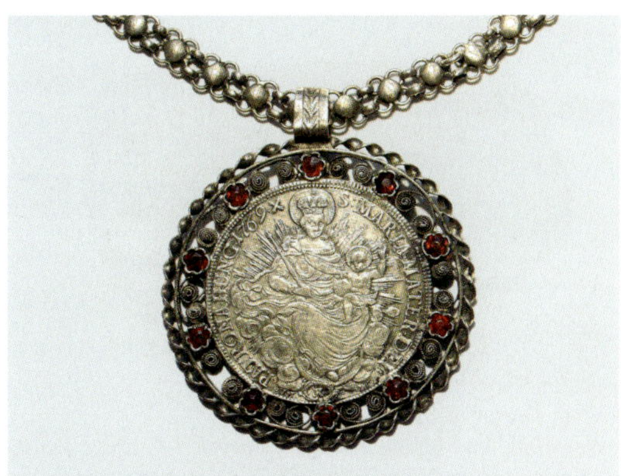

*Silber (Maria-Theresien-Taler).*

**Kristallsystem:** kubisch; **Erscheinungsform:** bildet nur selten würflige oder oktaedrische, verzerrte oder gekrümmte Einzelkristalle, meist knollige, draht- oder haarförmige bis dendritische, oder derbe Aggregate; **Mohshärte:** 2–3; **Dichte:** 9,6–11,5 (rein: 10,49); **Spaltbarkeit:** schwer, parallel zu den Fasern vollkommen; **Bruch:** hakig, plastisch verformbar; **Transparenz:** undurchsichtig; **Farbe:** farblos, hellgrau bis silberweiß, auch gelblich braun bis schwarz; poliert ist es silberweiß; **Glanz:** matt bis metallic; poliert auch hochglänzend; **Strichfarbe:** weiß bis gelblich; **unlöslich** in Salzsäure, **löslich** in Salpetersäure.

**Vorkommen:** häufig: Australien (Broken Hill), Brasilien, Bolivien, BRD (Freiberg/Erzgebirge, Mansfeld/ Harz), Chile,

Frankreich, GUS (Kasachstan), Indien, Kanada (Cobalt-Distrikt), Kenia, Mexiko, Norwegen (Kongsberg), Österreich, Simbabwe, Spanien, Sri Lanka, USA.

**Verwechslung:** natürliches Silber kann mit Argentit, Dyskrasit, Galenit, Platin und Wismut verwechselt werden; **Unterscheidung:** Dichte, Strichfarbe, mineralogisch.

**Fälschungen:** von gediegenem Silber sind nicht bekannt. Silber-Kristalle können gezüchtet sein.

**Im Handel** ist Silber als dendritische Aggregate, verarbeitet als Anhänger, Scheiben und Ketten sowie als Silberbarren und kolloidale Flüssigkeit erhältlich.

**Organwirkung:** Schleimhäute.

**Körperlich:** wirkt kühlend, desinfizierend, antibakteriell und fördert die Wundheilung, speziell bei Schürfwunden und Verbrennungen; hilft bei Funktionsstörungen der Sinnesorgane, insbesondere der Augen (nach Gienger); wirkt auf die Schilddrüse (nach Heider); verbessert die Nerven, fördert die weibliche Fruchtbarkeit und heilt Erkrankungen der Geschlechtsorgane, optimiert die Wasser- und Nährstoffresorption (nach Gienger). **Silberkolloid:** antimykotisch; antientzündlich; antibakteriell; antiviral; reizlindernd; beschleunigt die Wundheilung, lindert Wundschmerz; schwermetallausleitend; verhindert Vereiterung an unzugänglichen offenen Wunden; lässt sich gut als Spülung bei Pilzbefall einsetzen; hilft bei entzündeten und trockenen Augen, bei Herpes, Aphten und Warzen; innerlich hilft es bei Zahnfleischproblemen, Erkältungen, Infekten, Magen-Darm-Problemen, bakteriellen und viralen Erkrankungen und vermag Antibiotika zu ersetzen; über Monate eingenommen wirksam gegen Borreliose und deren Symptome; gegen zahlreiche nervöse Beschwerden.

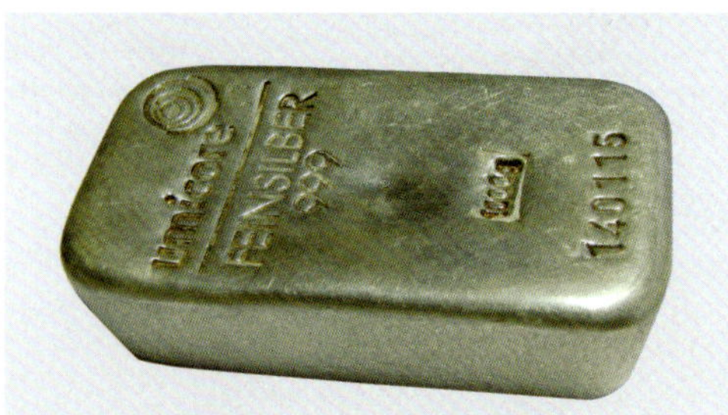


*1 kg Silberbarren.*

**Seelisch:** fördert die Spiritualität (nach Kühni/v. Holst) und die Übereinstimmung unserer geistig-seelischen Zyklen mit den Lichtzyklen des Jahres, des Mondes und des Tages; befreit die Emotionen, beflügelt die Fantasie und lindert Mondsüchtigkeit und Schlafwandeln (nach Heider); nimmt Spannungen, Aufregung und Lampenfieber; verbessert die Eloquenz von Rednern; fördert Spiritualität, Offenheit, Hingabe und Demut (nach von Holst). Silber verbessert häufig die Verträglichkeit von Mondstein. **Silberkolloid:** bessert die Stimmung und verdrängt negative Gedanken.

**Anwendung:** Silber wird bei Wundliegen als dünne Folie auf die Wunde aufgebracht, als Kette getragen, als Fassung für Schmucksteine eingesetzt; in feinster Verdünnung elektrolytisch aufgelöst als kolloidale Tinktur äußerlich und innerlich verwendet. Hier haben sich Konzentrationen von 20–50 ppm (parts per million) bewährt.

**In der klassischen Heilsteinliteratur** ist Silber von Hildegard von Bingen und Paracelsus beschrieben. **Moderne Autoren:** Gienger, Gurudas, Heider, Kühni/von Holst, Maier, Melody, Paulin, Peschek-Böhmer, Pies, Uyldert.

Gediegenes Silber ist ein selten verwendeter Heilstein; sehr verbreitet ist die innerliche und äußerliche Verwendung von kolloidalem Silber.

**Anthroposophische Verwendung:** **Argentum metallicum praeparatum** in D8–D30: als Dilution zur Anregung und Strukturierung aufbauender Stoffwechselprozesse, zum Beispiel bei erschöpfenden Fieberzuständen, akuten entzündlichen Erkrankungen, Sepsis, bei konstitutioneller Schwäche, nach akuten und chronischen seelischen Überlastungen, bei Schlafstörungen.

**Homöopathische Verwendung:** **Argentum metallicum** in D6–D30: bei Rachen- und Kehlkopfkatarrh; Gastritis, Enteritis, Urethritis und Neuralgien; Heiserkeit bei Rednern und Sängern.

**Astrologische Zuordnung:** Mond (traditionell); Krebs, Wassermann (nach Melody); Mond in Krebs (nach von Holst); Mond im zweiten Quadrant (nach Maier).

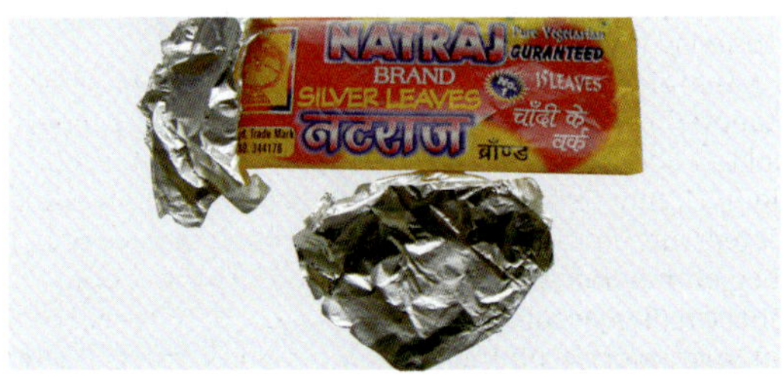


*Feine Silberfolie wird in Indien um Lebensmittel gewickelt und mitgegessen.*

**Feng-Shui-Zuordnung:** Ein Silberbarren in der Ecke des Reichtums bedeutet ein Wertsymbol. Element Metall.

**Pflege:** Silber einmal wöchentlich unter fließendem Wasser reinigen, mit Hämatit-Ministeinchen entladen und zum Aufladen in die frühe Morgensonne, besser noch in Mondlicht legen.

**Hinweis:** Dünne Silberfolien werden zur Wundheilung und gegen bakteriellen Befall bei Wundliegen auf die offenen Partien gelegt. Für Neurodermitiker sind silberbeschichtete Textilien erhältlich. Silberbeschichtete Katheter verhindern weitgehend bakterielle Infektionen, woran in Deutschland jährlich 4500 Katheter-Patienten sterben (siehe GEO 6/2003).

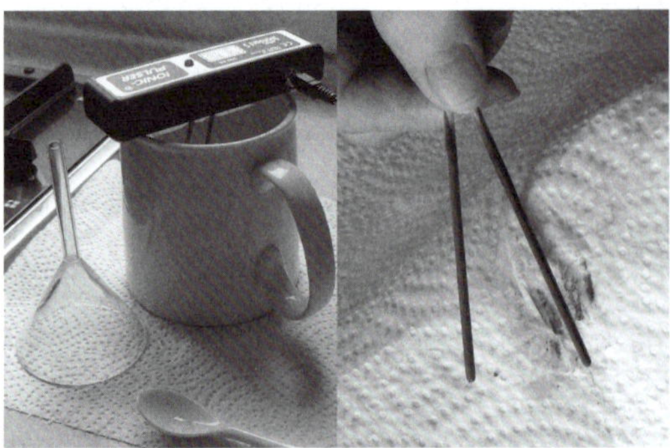

*Herstellung von kolloidalem Silber durch Elektrolyse.*

# Sillimanit

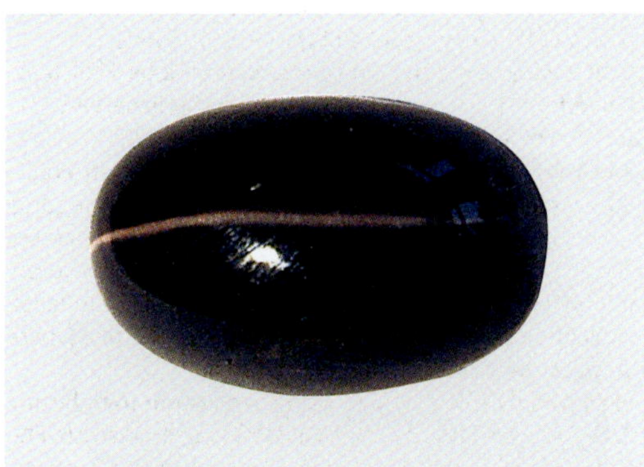

*Sillimanit-Cabochon.*

**Name:** benannt von Bowen 1824, nach dem Mineralogen Benjamin Silliman. Engl. und franz.: Sillimanite.

**Synonyme:** Bamlit, Bucholzit, Faserkiesel, Glanzspat, Monrolith, Sillimanitjade, Wörthit und Xenolith.

**Mineralogie:** Sillimanit entsteht magmatisch als Bestandteil peraluminosen Granitoiden, selten in Amphiboliten und Eklogiten, relativ selten in Pegmatiten, häufig in Granuliten; regionalmetamorph in der untersten Tiefenstufe bei niedrigem Druck in Glimmerschiefern (Begleitmineral: Andalusit) und bei mittlerem Druck in Gneisen (Begleitmineral: Cordierit, Kyanit); seltener kontaktmetamorph unmittelbar im Kontaktbereich von Magma und Gestein in höchsttemperierten Sanidinit-Facien; auch angereichert in Edelsteinseifen-Lagerstätten, selten in Sedimenten.

**Mineralklasse:** Aluminiummineral der Andalusit-Gruppe und der VIII. Mineralklasse, der Insel-Silikate;

**Formel:** $Al[AlSiO_5] + Ca,Fe,Mg,Mn,Ti$.

**Kristallsystem:** rhombisch; **Erscheinungsform:** bildet nur selten nadelige Einzelkristalle, häufiger sind stengelige, feinstrahlige, filzige und faserige Aggregate sowie derbe, dichte, faserige und verfilzte Massen; **Mohshärte:** 7–7,5; **Dichte:** 3,25; **Spaltbarkeit:** schwer, parallel zu den Fasern vollkommen; **Bruch:** uneben; **Transparenz:** durchsichtig bis durchscheinend; **Farbe:** farblos, grau, bräunlich oder blassgrün, seltener auch blau oder violett; **Strichfarbe:** weiß; **Glanz:** glasartig; **unlöslich** in Säuren.

**Varietät: Fibrolith:** ein faseriges, büscheliges Aggregat langgezogener Kristalle. **Faserkiesel:** nadelige Schwärme und Strähnen von Sillimanit in Quarz oder Cordierit.

**Vorkommen:** häufig: Brasilien, BRD (Bodenmais/Bayrischer Wald), GUS, Indien (Khasi Hills, Pipra), Italien (Val Fassa), Kenia, Myanmar, Norwegen, Österreich (Sellrain/Tirol), Simbabwe, Sri Lanka, USA.

**Verwechslung:** kann mit Disthen, Jadeit und Wollastonit, facettierte farblose mit Topas und anderen farbschwachen Steinen verwechselt werden; **Unterscheidung:** Härte, mineralogisch-gemmologisch.

**Fälschungen:** sind nicht bekannt.

**Im Handel** ist Sillimanit als Kristallstufe und Cabochon erhältlich.

**Wirkung der Ionen:** Aluminium (entsäuernd, Haut).

**Organwirkung:** Haut, Lunge.

**Körperlich:** ist ein Schutzstein für die körperliche Unversehrtheit; stimuliert die Endorphinausschüttung und kann so euphorische Zustände bewirken; kann zur Behandlung von Lungenerkrankungen verwendet werden und die Atmung stimulieren; unterstützt die Gewöhnung an Prothesen und verbessert die Verträglichkeit von Implantaten, indem es die Verbindung unterschiedlicher Stoffe harmonisiert (nach Melody); regt den Lymphfluss an (nach Kühni).

**Seelisch:** verleiht die Kraft, bei geistiger Ermüdung am Tiefpunkt eines Vorhabens durchzuhalten (nach Sperling); erweist sich als ein Stein der Erhaltung: des Aussehens, der mentalen Fähigkeiten, der Qualität von Gegenständen und Einrichtungen; wirkt dem Verfall entgegen (nach Melody).

**Anwendung:** Sillimanit wird als Kristall oder derber Rohstein mit einer Papierunterlage auf den Körper gelegt.

**In der klassischen Heilsteinliteratur** ist Sillimanit nicht beschrieben. **Moderne Autoren:** Gienger, Kühni/von Holst, Melody, Sperling.

Sillimanit ist ein selten verwendeter Heilstein.

**Astrologische Zuordnung:** Widder (nach Melody).

**Pflege:** Sillimanit einmal wöchentlich unter fließendem Wasser reinigen, mit Hämatit-Ministeinchen entladen und zum Aufladen auf eine Bergkristallgruppe oder in die Morgensonne legen.

# Skapolith

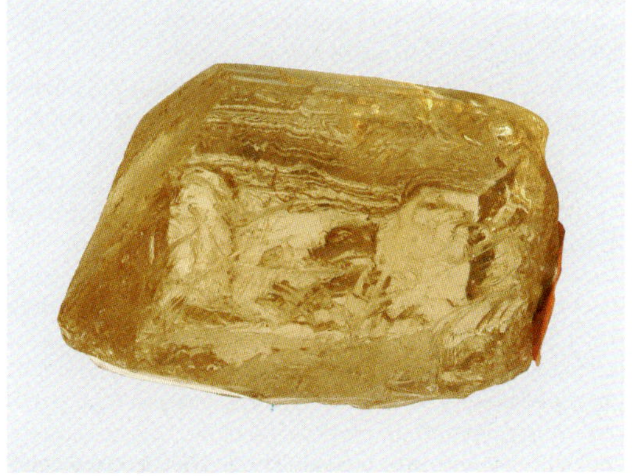

*Skapolith-Kristall.*

**Name:** benannt von d'Andrada 1800, nach griech. *skapos*, »Stab«, und *lithos*, »Stein«, analog seinen säulenförmigen Kristallen. Engl.: Scapolite.

**Synonyme:** Algerit, Arktizit, Chelmfordit, Dipyr, Elainspat, Fuscit, Gabbronit, Glaukolith, Petschit, Rhapidolith, Schmelzstein, Sodait, Wernerit.

**Mineralogie:** Skapolith entsteht primär-pneumatolytisch in Hohlräumen vulkanischer Gesteine; kontaktmetasomatisch durch Einwirkung saurer und alkalischer Magmen auf Kalksteine und Dolomit und metamorph durch Umwandlung von Plagioklas.

**Mineralklasse:** Aluminiummineral der VIII. Mineralklasse, der Alumo-Gerüst-Silikate; **Formel:** annähernd $(Na,Ca,K)_4 Al_3(Al,Si)_3Si_4O_{24}(Cl,F,OH,CO_3/SO_4)$+ F,P,Fe,Mg,Mn,Ti.

**Kristallsystem:** tetragonal; **Erscheinungsform:** bildet prismatische Kristalle mit deutlich längs gerieften Prismenflächen, auch stenglig-strahlige, faserige oder massige, kleinkörnige Aggregate; **Mohshärte:** 5,5–6,5; **Dichte:** 2,5–2,74; **Spaltbarkeit:** vollkommen; **Bruch:** uneben bis muschelig; **Transparenz:** halbdurchsichtig bis durchscheinend; **Farbe:** farblos, weiß, grau, bläulich bis tiefblau, grünlich, gelblich, bräunlich, rot, rosa oder violett; **Glanz:** glas-, perlmutt- oder harzig; zeigt im UV-Licht häufig orangegelbe Lumineszenz; **löslich:** in Salzsäure; **Strichfarbe:** weiß.

**Varietäten: Mejonit, Marialith, Mizzonit** und **Wernerit.**

**Vorkommen:** Brasilien, GUS, Italien (Val Malenco), Kanada (Renfrew), Madagaskar, Myanmar, Norwegen, Schweiz (Lago Tremorgio), Tansania, USA (Pierrepoint, Rossie).

**Verwechslung:** kann mit Beryll, Calcit, Chrysoberyll, Citrin, Feldspat, Quarz, Topas und Wollastonit verwechselt werden; **Unterscheidung:** Härte, mineralogisch-gemmologisch.

**Fälschungen:** sind bekannt; er wird durch Brennen geklärt und durch Bestrahlung kräftiger gefärbt.

**Im Handel** ist Skapolith als Rohkristall, Cabochon und facettiert erhältlich; beim Cabochon kommen Asterismus und Chatoyance vor.

**Wirkung der Ionen:** Aluminium (Schuldgefühle, Nervosität, Haut), Calcium (Selbstvertrauen, Gedächtnis, herzstärkend), Natrium (Selbständigkeit, Ordnung, Standfestigkeit).

**Organwirkung:** Auge.

**Körperlich:** wird zur Verbesserung der Sehfähigkeit bei grauem und grünem Star eingesetzt; hilft bei Venenverschluss, Inkontinenz und beschleunigt die Erholung von operativen Eingriffen (nach Melody); erleichtert die Rekonvaleszenz; hilft energetische Schwachstellen zu füllen und zu beleben (nach Sienko), insbesondere bei Nieren und Augenleiden (nach Gienger).

**Seelisch:** ermöglicht, tief in eigene seelische Bereiche vorzudringen (nach Melody); schenkt Frieden durch Treue zu sich selbst (nach Sperling); erleichtert das Ein- bzw. Umstimmen vor oder nach einschneidenden Erlebnissen; macht unverkrampft; führt zu Unabhängigkeit und Erfolg (nach Sienko); hilfreich bei Menschen, die sich hauptsächlich selbst einschränken oder sich verstiegen haben; hilft gegen Denkverbote und Scheuklappenmentalität (nach von Holst); vermittelt lebensbejahende Ungezwungenheit, hilft, sich selbst treu zu bleiben (nach Gienger).

**Anwendung:** Skapolith wird als Kristall direkt auf die Haut bzw. auf das geschlossene Auge gelegt.

**In der klassischen Heilsteinliteratur** ist Skapolith nicht beschrieben. **Moderne Autoren:** Gienger, Kühni/von Holst, Melody, Musil, Paulin, Sienko, Sperling.

Skapolith ist ein selten verwendeter Heilstein.

**Astrologische Zuordnung:** Stier (nach Melody); Jupiter in Jungfrau (nach v.Holst), Merkur (nach Musil).

**Chakra-Zuordnung:** Herzchakra (grün, rosa), Kehlkopfchakra (blau); Scheitel-Chakra (nach Musil); Solarplexus-Chakra (nach von Holst/Gienger).

**Pflege:** Skapolith einmal wöchentlich unter fließendem Wasser reinigen, mit Hämatit-Ministeinchen entladen und zum Aufladen in die Morgensonne legen. Skapolith verträgt gut die Sonnenstrahlen, kann jedoch genauso gut im Vollmondlicht aufgeladen werden.

# Skolezit

siehe Zeolithe

# Smaragd

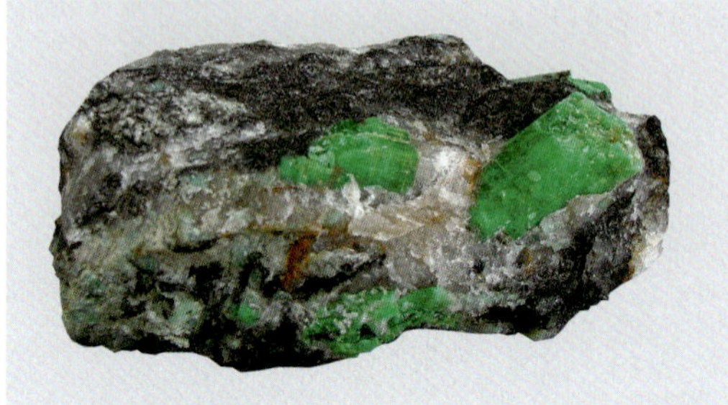

*Smaragd auf Matrix.*

**Name:** von griech. *smaragdos*; die ursprüngliche etymologische Bedeutung ist unklar. Engl.: Emerald, franz.: Emeraude.

**Synonyme:** gibt es keine.

**Mineralogie:** Smaragd entsteht primär-hydrothermal in Pegmatitgängen, besonders in Graniten, Spalten und Klüften biogener Schwarzschiefer; metamorph in der Kontaktzone zweier beryllium- und aluminiumhaltiger sowie chromhaltiger Glimmerschiefer und sedimentär in Mineralseifen von Flüssen. Ihr Vorkommen ist an tektonische Störungszonen geknüpft.

**Mineralklasse:** chromhaltiges Aluminium-Beryllium-Mineral der Beryll-Gruppe und der VIII. Mineralklasse, der Ring-Silikate; **Formel:** $Al_2Be_3[Si_6O_{18}] + Cr,K,Li,Na,V$; farbgebendes Metall ist Chrom und Vanadium.

**Kristallsystem:** hexagonal; **Kristallform:** bildet sechsseitige, stengelige prismatische Kristalle, oft im Gestein eingewachsen oder derbe Massen mit vielen Einschlüssen von Amphibolen; **Mohshärte:** 7,5–8; **Dichte:** 2,67–2,78; **Spaltbarkeit:** gut; **Bruch:** uneben; Transparenz: durchsichtig bis undurchsichtig; **Farbe:** grün, von hell- bis gelbgrün, über smaragdgrün bis dunkelgrün; **Glanz:** glasartig.

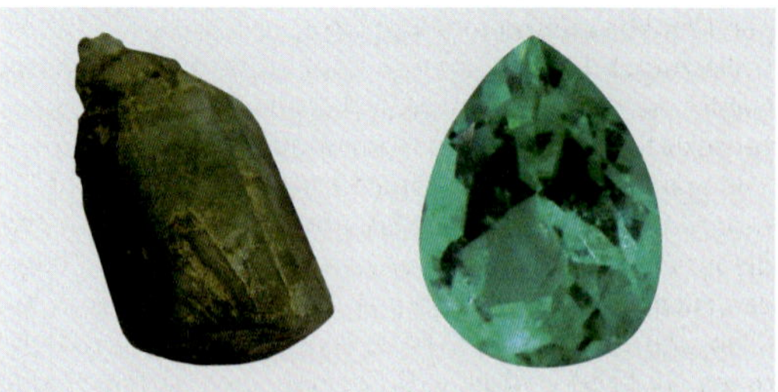

*Smaragd-Kristall, Brasilien und facettierter Smaragd, Kolumbien.*

**Varietät: Trapiche-Smaragd** zeigt auf der Endfläche oder im Querschnitt des Kristalls sechs helle Zonen, vom Zentrum zu den Kanten verlaufend; eine Kristallisationsform, mit sechs regelmäßigen Sektoren um ein Zentrum;

geschliffen sieht diese Anordnung aus wie ein sechsstrahliger Stern, der sich als feine schwarze Linien abhebt.

**Smaragd-Quarz:** ein derbes, grünes Gestein mit Smaragd-Anteilen, vermischt mit Quarz, oft auch Amphibolen (das leider oft als Smaragd angeboten wird).

**Vorkommen: metamorph:** Afghanistan, Australien, Brasilien, GUS (Ural), Indien, Madagaskar, Mosambik, Österreich (Habachtal), Pakistan, Sambia, Südafrika, Tansania; **sedimentär-hydrothermal:** Kolumbien, **primär-pekmatitisch:** Nigeria, USA.

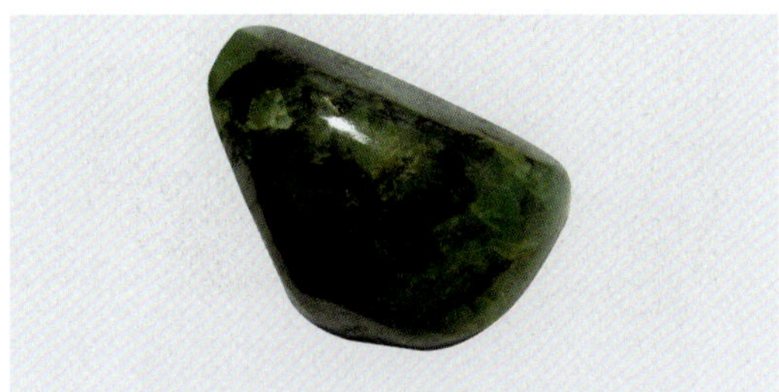

*Smaragd-Quarz-Trommelstein.*

**Verwechslung:** kann mit Chromdiopsid, Demantoid, grünem Fluorid, Grossular und Uwarowit verwechselt werden; **Unterscheidung:** mineralogisch-gemmologisch.

**Fälschungen:** Natürliche Risse im Smaragd werden mit Öl, Wachs oder Kunststoff imprägniert oder mit Glas gefüllt. Imitationen aus farblosem Beryll mit einem Überzug von Kunststoff, Dioptas, Demantoid und Grossular oder synthetischem Smaragd sind bekannt.

**Im Handel** ist **Smaragd** als Einzelkristall, Kristallgruppe, derber Rohstein, Anhänger, Bi-Scheibe, Kugel- und Splitterkette, Cabochon und facettiert erhältlich. **Smaragd-Quarz** als derber Rohstein, Bi-Scheibe, Kugel und Trommelstein erhältlich.

Smaragd ist ein beliebter und sehr teurer Edelstein, deshalb wird oft an dessen Stelle Smaragd-Quarz verwendet.

**Wirkung der Ionen:** Aluminium (Veränderungswunsch, entsäuernd), Beryllium (Disziplin, Weitsicht), Chrom (Kreativität, entzündungshemmend).

**Organwirkung:** Herz, Leber, Niere, Thymus.

**Körperlich:** ist ein gutes Mittel gegen alle Gebrechen und Krankheiten, hilft bei Schmerzen am Herzen, Magen, Galle und der Leber, besonders bei plötzlichen und heftigen Krankheitsformen; bringt bei Epilepsie die Selbstkontrolle zurück; hilft bei starken Kopfschmerzen, reinigt das Gehirn, verringert übermässige Schleimbildung und Nasensekretion; hilft bei Geschwüren und Wurmbefall (nach Hildegard von Bingen); fördert Entgiftung und Entsäuerung, lindert rheumatische Erkrankungen und begünstigt die Ausheilung von Infektionskrankheiten, leitet Schmerzen, Hitze und Schwellungen ab, heilt eitrige Abszesse, Koliken und Übelkeit, hilft bei Erschöpfung und Schwäche (nach Gienger) und beeinflusst das Lymphsystem (nach Gurudas); wirkt antibakteriell; senkt erhöhten Blutdruck und verbessert die Durchblutung; hilft bei Kurz- und Weitsichtigkeit (nach Gienger) und entzündeten Augen (nach Sienko); heilt Entzündungen der Nebenhöhlen und der oberen Atemwege (nach Gienger); Schmerzen und Verspannungen werden gelöst (nach Novak); bessert Einschlaf- und Durchschlafstörungen (nach Sienko); ist mit Chrysopras und Peridot der wichtigste Entgiftungs- und Leberstein – ein Muss für die Hausapotheke. Smaragd-Quarz: gleiche Indikationen, nur abgeschwächt, je nach Smaragd-Anteil, der bis 5% fallen kann.

**Seelisch:** steigert den Nachdruck, mit dem die Ziele des Herzens angestrebt werden, bringt konsequenten Fortschritt, fördert Selbstbestimmung, Selbstbeherrschung, Disziplin und Individualität (nach Gienger); hilft gegen Fremdenergien (nach Hildegard von Bingen); erhöht die Willenskraft, eigenverantwortlich, intensiv und engagiert zu leben und zu handeln (nach Musil); lindert Lebensunlust, Nervosität, Streitlust, Unzufriedenheit, Wahnvorstellungen; bringt Klarheit, Wachheit und Weitblick und fördert den Sinn für Ästhetik, Harmonie und Schönheit; vermittelt ein tiefes Verständnis für die eigenen Lebensumstände, verhindert Stillstand und Rückentwicklung; hilft Schicksalsschläge besser zu bewältigen (nach Gienger); verstärkt die Liebe zur Natur und zur Pflanzenwelt; lehrt die vitalisierende Energie der Sonne aufzunehmen; verjüngt, fördert geistiges und musisches Wachstum; stärkt die Ausrichtung auf Freundschaft, Liebe, Zusammenarbeit, und hilft sexuelle Kraft und Sehnsüchte auf eine höhere Ebene zu transformieren (nach Korse); wandelt Weisheit in ein heilendes Gefäß um Liebe aufzunehmen (nach Dörre).

**Anwendung:** Smaragd wird als Anhänger, Bi-Scheibe, Splitter- oder Kugelkette am Hals getragen; als Kristall auf Bauch, Stirn oder die betroffene Körperstelle gelegt; als Trommelstein oder Cabochon auf das geschlossene Auge gelegt; als Handschmeichler in der Tasche getragen; als Elixier oder Edelsteinwasser eingenommen; als Rohstein (oft in Matrix) zur meditativen Betrachtung aufgestellt.

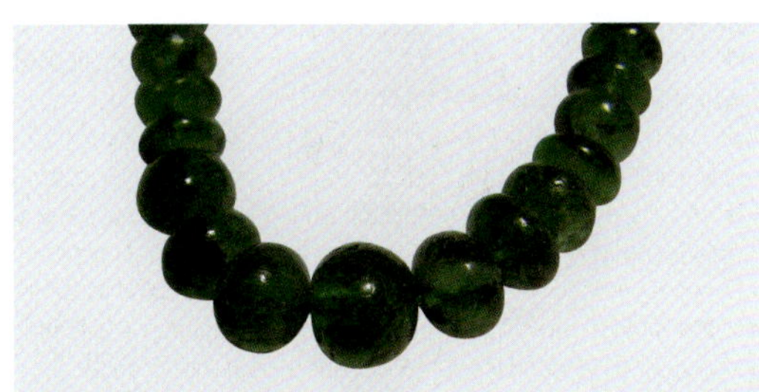

*Smaragd-Kette mit Button-Schliff.*

**Nennung in der Bibel:** 2 Moses 28,17, 39,10; Ezechiel 28,13, Offenb. 4,3 und 21,19.

**In der klassischen Heilsteinliteratur** ist Smaragd bei Plinius, Mesue, Hildegard von Bingen beschrieben. **Moderne Autoren:** Ahlborn, Beeler, Bind-Klinger, Bourgault, Braunger, Brusius, Chocron, Cloose, Dörre, Dow, Franzen, Freiburg, Gienger, Graf, Guhr, Gurudas, Heider, Hofmann, Huber, Johari, Keyte, Katz, Korse, Kühni/von Holst, Labacher, Laroche, Lopes, Lorenzo, Maier, Markham, Mastny, Melody, Menrow, Musil, Novak, Palmer, Paulin, Peschek-Böhmer, Pöttinger, Ray, von Rohr, Scharner, Schaufelberger-Landherr, Scholz, Sharamon, Sienko, Staab, Thölken, Trendelkamp, Vorreiter, von Wechmar, Weltler, Werner.

Smaragd ist ein gut geprüfter Heilstein.

**Anthroposophische Verwendung:** als Ampulle in D12–D20.

**Ergänzende Bachblüte:** Beech (nach Novak).

**Astrologische Zuordnung:** Merkur (vedisch), Widder, Stier, Zwillinge (nach Melody), Krebs, Mond (nach Musil), Jupiter in Waage (nach von Holst), Venus im vierten Quadrant (nach Maier), Neptun mit Saturnaspekt (nach Braunger).

**Feng-Shui-Zuordnung:** Ba-Gua-Bereich Reichtum; Element Holz.

**Tarot-Zuordnung:** Der Hohepriester (nach Hofmann), Die Herrscherin (nach von Holst).

**Chakra-Zuordnung:** Herzchakra (nach Musil), Solarplexus-Chakra (nach Steiner), Stirnchakra (nach von Holst/Gienger).

**Meditations-Zuordnung:** Harmonie, Hoffnung, Reife.

**Symbolisches Leitmotiv:** Unfruchtbarkeit; Empfängnis; Schwangerschaft; Erinnerung-Verinnerlichung; Sehnsucht; Scheitern; Ohnmacht; Hingabe; Weisheit und Liebe. Dornröschen (Brüder Grimm); Gralskelch; Luzifers Fall und die Smaragdkrone (nach Dörre).

**Pflege:** Smaragd einmal wöchentlich unter fließendem Wasser reinigen und zum Aufladen in die Morgensonne legen.

# Smithsonit

**Name:** benannt von Beudant 1832, nach dem Mineralogen J. Smithson. Engl. und franz.: Smithsonite.

**Synonyme:** Aztekenstein, Bonamit, Calamin, Calmei, Carbonat-Galmei, Edler Galmei, Monheimit, Szaskait, Zinkbaryt und Zinkspat.

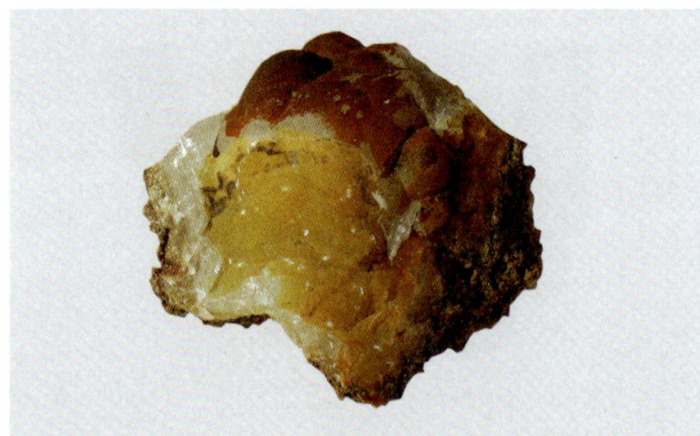

*Smithsonit-Rohstein.*

**Mineralogie:** Smithsonit entsteht sekundär in der Oxidationszone des Eisernen Huts von Zink-Lagerstätten. Aus zink- und sulfathaltigen Lösungen wird bei der Reaktion mit Kalk oder Dolomit Smithsonit als Verdrängungskörper oder Kluft- und Hohlraumfüllung ausgefällt.

**Mineralklasse:** Zinkmineral der Calcit-Reihe und der V. Mineralklasse, der Karbonate; **Formel:** $ZnCO_3$+Fe,Ca, Co,Mn,Cu,Mg,Cd,Pb; farbgebende Metalle sind Cadmium (gelb), Eisen (graubraun, braun, rotbraun), Kobalt (blau), Mangan (rosa) und Kupfer (grün); Smithsonit kann bis zu 52 % Zink enthalten.

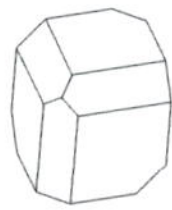

**Kristallsystem:** trigonal; **Kristallform:** bildet selten rhomboedrische oder skalenoedrische Kristalle mit gerundeten rauhen reiskornähnlichen Flächen, meist derbe, traubige, stalaktitische, nierenförmige, schalige, gebänderte Aggregate oder körnige und dichte Massen, auch als Krusten; **Mohshärte:** 4–5; **Dichte:** 4,3–4,5; **Spaltbarkeit:** sehr gut; **Bruch:** uneben; **Transparenz:** durchscheinend bis undurchsichtig; **Farbe:** farblos, meist jedoch weißlich, mit grauer, gelblicher, grünlicher, bläulicher Tönung, auch violett, orange, rosa bis rot oder rotbraun bis braun; manchmal auch mit verschiedenfarbigen Lagen; **Pulver:** immer weiß; **Glanz:** wachs- bis perlmuttartig; leicht **löslich** unter Aufbrausen in warmer oder kalter konzentrierter Salzsäure; im UV-Licht eine rosa Lumineszenz; Strichfarbe: weiß.

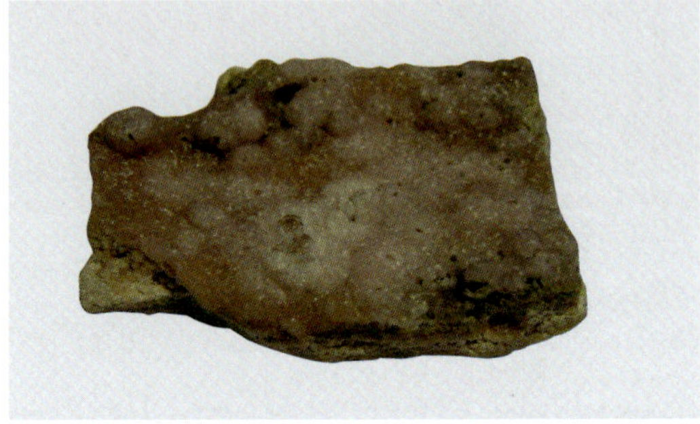

*Smithsonit-Aggregat rosa.*

**Varietäten:** **Calcium-, Cobalt-, Ferro-, Kupfer-** und **Mangan-Smithsonit**; **Herrit, Monheimit** und **Warrenit**.

**Vorkommen:** häufig: Australien (Broken Hill), BRD (Wiesloch), Griechenland (Laurion), GUS, Iran, Italien (Sardinien), Mexiko, Namibia (Tsumeb), Sambia, Spanien (Santander), Türkei, USA (Arkansas, Colorado, Utah).

**Verwechslung:** kann mit Aragonit, Calcit, Chalcedon, Hemimorphit und Phosphorit verwechselt werden; **Unterscheidung:** Härte, Dichte, mineralogisch-gemmologisch, chemisch.

**Fälschungen:** sind nicht bekannt.

**Im Handel** ist Smithsonit als glasköpfige Masse, Kristallstufe und seltener facettiert erhältlich.

**Wirkung der Ionen:** Zink (Regeneration, hormonaktivierend, Idealismus).

**Organwirkung:** Bauchspeicheldrüse.

**Körperlich:** löst Muskelverspannungen, erleichtert den Geburtsvorgang und nimmt die Heftigkeit (nach Raphaell); bessert Funktionsstörungen des Immunsystems und Hautausschläge (nach Melody); hilft die Elastizität der Venenwände zu erneuern (nach Melody); unterstützend nach Nervenzusammenbrüchen (nach Keyte); stärkt das Immunsystem und hilft durch hormonelle Anregung bei Beschwerden der Prostata und der Eierstöcke, fördert die Wundheilung bei strapazierter, trockener Haut (nach von Holst).

**Seelisch:** lässt schmerzhafte Erlebnisse der Kindheit, verlassen worden sein oder auch Missbrauch, besser verarbeiten; hilft nach Nervenzusammenbrüchen (nach Raphaell); erzeugt Charme, Güte und geistige Frische und hilft sich auf Neuanfänge einzulassen sowie turbulente Zeiten zu überbrücken (nach Melody), bestärkt, wenn Veränderungen in der entsprechenden Lebenssituation anstehen (nach Sperling); verleiht innere Sicherheit und schmälert dadurch Ängste vor zwischenmenschlichen Beziehungen (nach Gurudas); mildert Spannungen bei aufreibendem und stressigen Lebensstil, schont die Nerven und trägt eine sanfte liebliche und friedliche Herzensqualität ins Leben; hilft, sich von der Außenwelt geliebt zu fühlen (nach Raphaell).

**Anwendung:** Smithsonit wird als Aggregat direkt auf die Haut gelegt, als Trommelstein getragen, als Essenz tropfenweise eingenommen und mit Rohsteinen als Steinkreis gelegt oder zur Meditation aufgestellt.

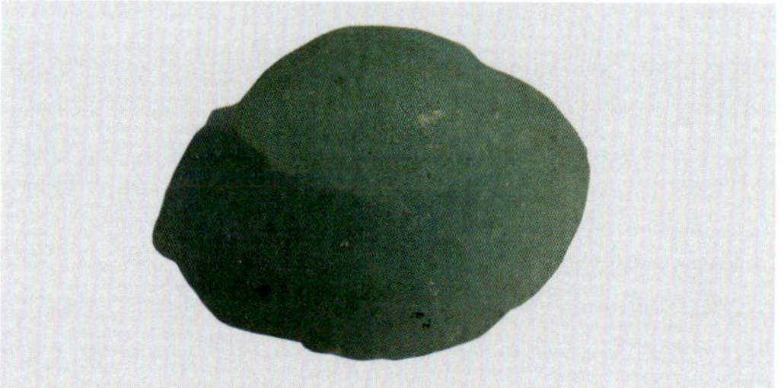

*Smithsonit türkis.*

**In der klassischen Heilsteinliteratur** ist Smithsonit nicht beschrieben. **Moderne Autoren:** Gienger, Gurudas, Keyte, Kühni/von Holst, Melody, Palmer, Paulin, Raphaell, Siebenthal, Sperling.

Smithsonit ist ein selten verwendeter Heilstein.

**Astrologische Zuordnung:** Fische, Jungfrau (nach Melody).

**Chakra-Zuordnung:** Herzchakra (grün, rosa) oder Kehlkopfchakra (hellblau).

**Pflege:** Smithsonit einmal wöchentlich unter fließendem Wasser reinigen, mit Hämatit-Ministeinchen entladen und zum Aufladen in die Morgensonne oder auf eine Bergkristallgruppe legen.

# Sodalith

**Name:** benannt von dem englischen Mineralogen Thomson 1811, nach dessen hohen Natriumgehalt. Engl. und franz.: Sodalite.

**Synonyme:** Alomit, Blaustein, Glaukolith, Kanadischer Blaustein, Odalith und Sodastein.

**Mineralogie:** Sodalith entsteht primär-liquidmagmatisch in Alkalimagmatiten; oder in kieselsäurearmen Vulkaniten (Basanit, Tephrit, Phonolith) Plutoniten (Syenit) und ihren Pegmatiten; als Kristalle; selten metamorph in unreinen Marmoren auf alpinoiden Klüften.

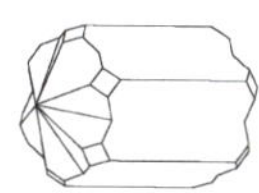

**Mineralklasse:** Natriummineral der Familie der Feldspatoide und der VIII. Mineralklasse, der Alumo-Schicht-Silikate; **Formel:** $Na_8[Cl_2|(AlSiO_4)_6]$ + Ca,K, Mg,Mn,Fe+ S.

**Kristallsystem:** kubisch; **Erscheinungsform:** bildet nur selten rhombendodekaedrische aufgewachsene oder eingewachsene Kristalle, auch Würfel und Oktaeder, meist derbe, dichte, körnige Aggregate, gelegentlich von Calcitadern durchzogen; **Mohshärte:** 5–6; **Dichte:** 2,1–2,3; **Spaltbarkeit:** unvollkommen; **Bruch:** uneben, muschelig bis spröde; **Transparenz:** durchscheinend bis undurchsichtig; **Farbe:** hell- bis dunkelblau, aber auch grau, grünlich und farblos, selten auch rot oder rötlich, mit weißen oder gelben Einschlüssen; **Glanz:** glasartig bis fettig; **Strichfarbe:** weiß; **löslich** in Salz- und Salpetersäure; **Flammenfärbung:** gelb.

**Varietät: Roter Sodalith und Grüner Sodalith.**

**Vorkommen:** primär: Bolivien, Brasilien (Bahia), China, Frankreich, GUS (Kola), Indien, Italien (Viterbo), Kanada (Bancroft), Namibia, Portugal, Rumänien, USA (Litchfield), Tadschikistan und metamorph: Afghanistan.

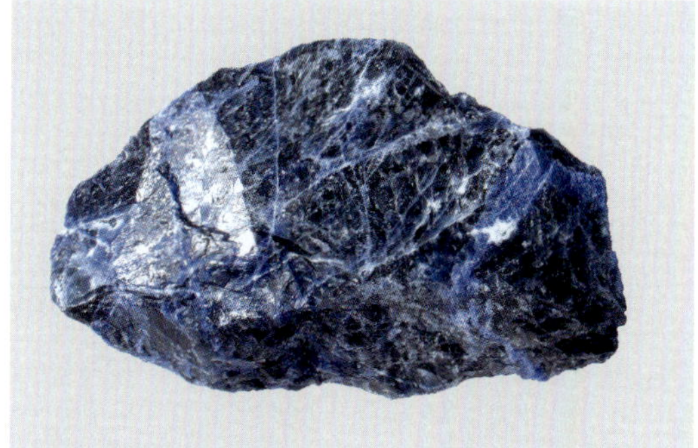

*Sodalith-Rohstein.*

**Verwechslung:** kann mit Azurit, Dumortierit, Hauyn, Lazulith, Lasurit und Nosean verwechselt werden; **Unterscheidung:** Härte, Dichte, mineralogisch-gemmologisch, Flammenfärbung.

**Fälschungen:** sind seit 1975 als Synthese von beträchtlicher Größe bekannt. Sodalith wird mit blau gefärbtem Quarzit imitiert; häufig wird Sodalith als Lapislazuli angeboten.

**Im Handel** ist Sodalith als derber Rohstein, selten als Kristall, Trommelstein, Anhänger, Ei, Kugel, Obelisk, Bi-Scheibe, Pyramide, Massagegriffel, Cabochon und geschnitten als kunstgewerbliche Form erhältlich.

**Wirkung der Ionen:** Aluminium (Realitätssinn, entsäuernd), Natrium (stoffwechselanregend, Standfestigkeit, Selbständigkeit), Silizium (Haut, Stabilität).

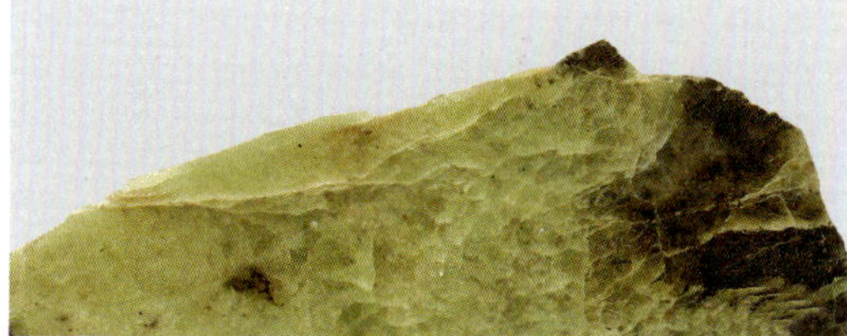

*Rohstein Sodalith, grün.*

**Organwirkung:** Lunge.

**Körperlich:** heilt Beschwerden von Hals, Kehlkopf und Stimmbändern, besonders bei chronischer Heiserkeit und Stimmverlust (nach Gienger) und Asthma; senkt hohen Blutdruck (nach Pöttinger); wirkt kühlend, fiebersenkend und regt die Flüssigkeitsaufnahme im Körper an (nach Gienger); entgiftet über die Niere, stärkt das Lymphsystem (nach Korse) und beeinflusst Lymphkrebs positiv (nach Gurudas); wirkt harmonisierend über die Schilddrüse auf das vegetative Nervensystem und alle Drüsentätigkeiten und reguliert den Blutzucker (nach Gienger); reguliert den Stoffwechsel in den Wechseljahren (nach Pöttinger).

**Seelisch:** fördert bewusste Wahrnehmungsfähigkeit (nach Heider), die einem durch konsequentes Training hilft, eingefahrene schädliche Verhaltensmuster durch positive Spielvarianten zu ersetzen und sich von allem zu lösen, was nicht der eigenen Identität entspricht (nach Gienger); verbindet Bewusstsein und Unterbewusstsein und balanciert diese aus, macht nachdenklich, konzentriert, genügsam und etwas konservativ (nach Korse); befreit blockierte Gefühle, reduziert Schuldgefühle und ermutigt, zu sich und seinen Gefühlen zu stehen (nach Gienger); bestärkt alle geistigen, der Allgemeinheit dienenden Bestrebungen; ist ein motivierender Stein für alle Träumer und Weltverbesserer (nach von Holst); verleiht Überzeugungskraft, fördert Idealismus und Wahrheitsstreben (nach Gienger) und Durchsetzungsvermögen (nach Korse).

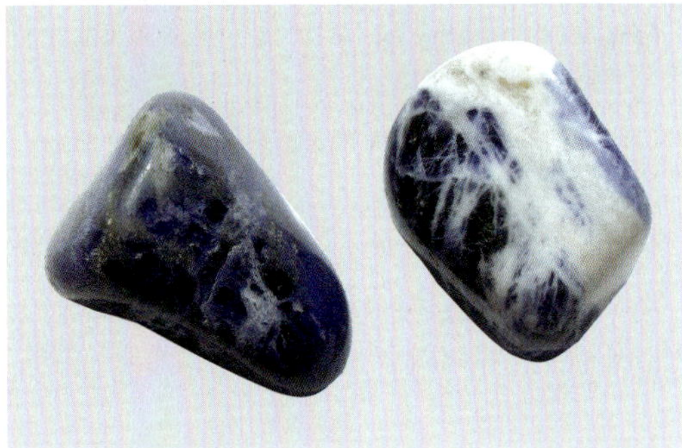

*Sodalith-Trommelsteine.*

**Anwendung:** Sodalith wird als Anhänger, Bi-Scheibe oder Kette direkt auf der Haut getragen; als Cabochon auf die Haut gelegt, als Trommelstein in der Hosentasche mitgeführt; als Massagegriffel zur Reflexmassage eingesetzt und als Rohstein zur Meditation aufgestellt.

**In der klassischen Heilsteinliteratur** ist Sodalith nicht beschrieben. **Moderne Autoren:** Ahlborn, Beeler, Bind-Klinger, Braunger, Dow, Franzen, Freiburg, Gienger, Graf, Gurudas, Hall, Heider, Hofmann, Huber, Keyte, Kircher, Korse, Kühni/von Holst, Labacher, Lopes, Lorenzo, Markham, Melody, Musil, Novak, Palmer, Paulin, Peschek-Böhmer, Pöttinger, Raphaell, Scharner, Schaufelberger-Landherr, Siebenthal, Sienko, Sperling, Trendelkamp, von Rohr, von Wechmar, Weltler.

**Ergänzende Bachblüte:** Larch (nach Novak).

**Astrologische Zuordnung:** Schütze, Jungfrau (nach Novak); Mond im Schütze (nach von Holst), Jupiter im ersten Quadrant (nach Maier).

**Feng-Shui-Zuordnung:** Ba-Gua-Bereich Karriere; Element Wasser

**Tarot-Zuordnung:** Neun der Stäbe (nach Hofmann).

**Chakra-Zuordnung:** Stirnchakra (nach Peschek-Böhmer), Solarplexus-Milz-Chakra (nach von Holst/Gienger).

**Meditations-Zuordnung:** Konzentration.

**Pflege:** Sodalith einmal wöchentlich unter fließendem Wasser reinigen, mit Hämatit-Ministeinchen entladen und zum Aufladen auf eine Bergkristallgruppe oder in die Morgensonne legen.

# Sonnenstein

**Name:** Sonnenstein bezieht sich auf das kupfer- bis goldfarbene glitzernde Aussehen des Aventurin-Feldspats. Feueropal wird auch oft fälschlich als Sonnenstein bezeichnet. Engl.: Sunstone.

**Synonyme:** Aventurin-Sonnenstein, Delawarit, Heliolith, Sonnenschein.

**Mineralogie:** Sonnenstein (Oligoklas) entsteht primär aus saurem bis intermediärem Magma wie Andesit, Granit, Pegmatit oder Syenit, bei der Restkristallisation in Pegmatiten, wenn feine Hämatitplättchen in Feldspat eingeschlossen werden oder metamorph in Gneis und Migmatit; selten auch vulkanisch in basaltischen Lavaströmen.

**Mineralklasse:** Mineral der Feldspat-Gruppe, der Plagioklas-Reihe und VIII. Mineralklasse, der Alumo-Gerüst-Silikate; annähernde **Formel:** $(Na,CA)[(Al,Si_3)O_8]+Ba,Fe,K,Sr$. **Einschlüsse:** Hämatit oder Kupfer (Oregon)

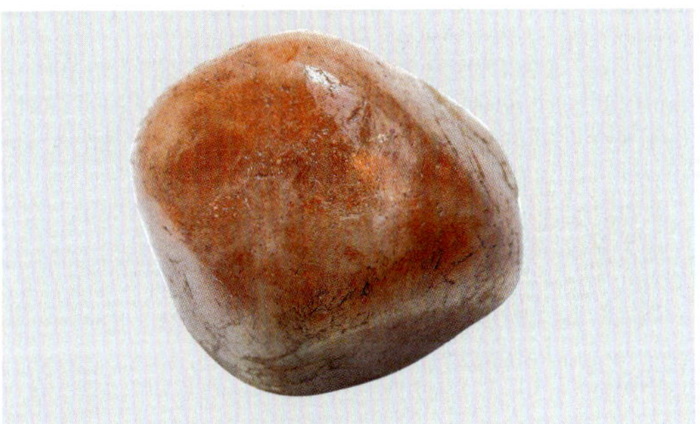

*Sonnenstein-Trommelstein und Cabochon.*

**Kristallsystem:** triklin; **Erscheinungsform:** bildet keine sichtbaren Kristalle, sondern massige, derbe bis spätige Aggregate mit kupferroten glitzernden Einschlüssen; **Mohshärte:** 6–6,5; **Dichte:** 2,65–2,70; **Spaltbarkeit:** vollkommen; **Bruch:** splittrig; **Transparenz:** meist undurchsichtig, auch durchscheinend bis durchsichtig; **Farbe:** orangerot bis rötlich braun, auch pink, orange, gelb, grün, blaugrün bis farblos; **Glanz:** glasig; **Strichfarbe:** weiß.

**Varietäten: Cordierit-Sonnenstein** (siehe dort): Verwachsung mit Cordierit (Iolith)

**Vorkommen: pegmatitisch:** GUS, Indien, Madagaskar, Malawi, Norwegen, Tansania; **vulkanisch:** China, USA (Oregon).

**Verwechslung:** kann mit braunem Aventurin-Quarz verwechselt werden; **Unterscheidung:** mineralogisch-gemmologisch.

**Fälschungen:** Sonnenstein wird durch Glas mit eingeschmolzenen Kupferspänen imitiert.

**Im Handel** ist Sonnenstein als derber Rohstein, Trommelstein, Cabochon, Bi-Scheibe, Kugelkette und Anhänger erhältlich.

**Wirkung der Ionen:** Aluminium (Disziplin, Weitblick), Calcium (Selbstvertrauen), Natrium (Selbständigkeit), Silizium (Stabilität), Eisen (Anregung, Konfrontationsvermögen).

**Organwirkung:** Hypophyse, Thymus.

**Körperlich:** ein sanfter Stein um gesund zu bleiben (nach von Holst); regt die Selbstheilungskräfte an, stimuliert das vegetative Nervensystem; fördert das harmoni-

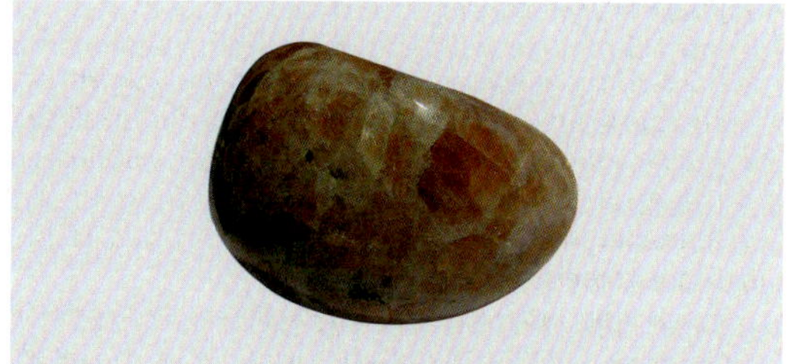

*Sonnenstein-Trommelstein mit weißem Feldspat.*

sche Zusammenspiel der inneren Organe (nach Gienger); angenehm bei chronischen Atembeschwerden (nach Heider); ist hilfreich bei chronischen Kehlkopfentzündungen, lindert Magendrücken (nach Melody), gut bei leichten Durchblutungsstörungen sowie zur Bildung roter Blutkörperchen (nach Melody); allgemein heilsam für das Herz und den Herzbereich, stimuliert die Blutbildung und die Gehirnzellen (nach Korse).

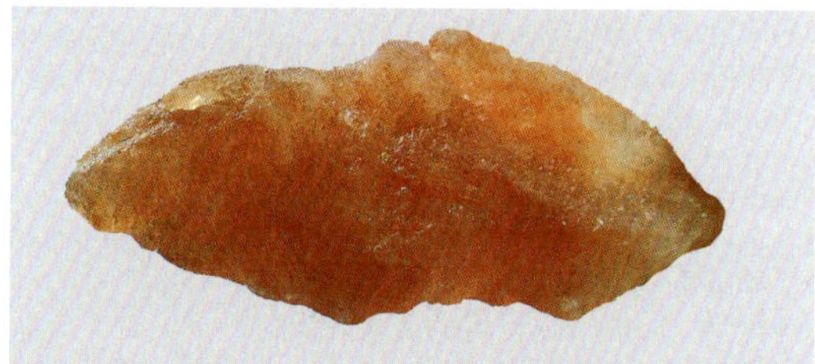

*Sonnenstein-Rohstein.*

**Seelisch:** macht optimistisch und lebensbejahend, schenkt den Glauben an das Gute und das Glück zurück (nach Gienger); zieht tatsächlich Positives, Entgegenkommen und schlicht Glück an, wenn man auf Unterstützung und Hilfe angewiesen ist (nach von Holst); verändert die Selbstwahrnehmung, indem er den Blick auf die eigenen Sonnenseiten lenkt; ermöglicht, Angst, Sorgen, Selbstzweifel und Depressionen zu überwinden (nach Gienger); schenkt ein sonniges Gemüt, heitere Gelassenheit und unerschütterliche gute Laune, hält auch im Allltag die Verbindung zur inneren Lichtquelle aufrecht (nach Raphaell); aktiviert die Tatkraft sowie die männlichen Aspekte der Persönlichkeit, fördert die Entfaltung von Talenten, unterstützt positives Denken und kreiert intuitive Einfälle (nach Korse); ein Stein für eine glückliche Kindheit voller Abenteuer, Entdeckungen und Freundschaft (nach von Holst).

**Energetisch:** verstärkt die Ausstrahlung der Aura (nach Korse) und schützt durch Positivität.

**Anwendung:** Sonnenstein wird am schönsten als Kette oder Bi-Scheibe direkt am Körper getragen, als Trommelstein in der Hosentasche mitgeführt und zur Massage verwendet; als Cabochon auf die Haut gelegt oder aufgeklebt und als Rohstein zur Meditation aufgestellt.

**In der klassischen Heilsteinliteratur** ist Sonnenstein nicht beschrieben. **Moderne Autoren:** Bind-Klinger, Cloos, Freiburg, Gienger, Heider, Keyte, Korse, Kühni/von Holst, Laroche, Maier, Melody, Musil, Paulin, Peschek-Böhmer, Pöttinger, Raphaell, Siebenthal, Sperling , Trendelkamp

Sonnenstein ist ein gut geprüfter und oft verwendeter Heilstein.

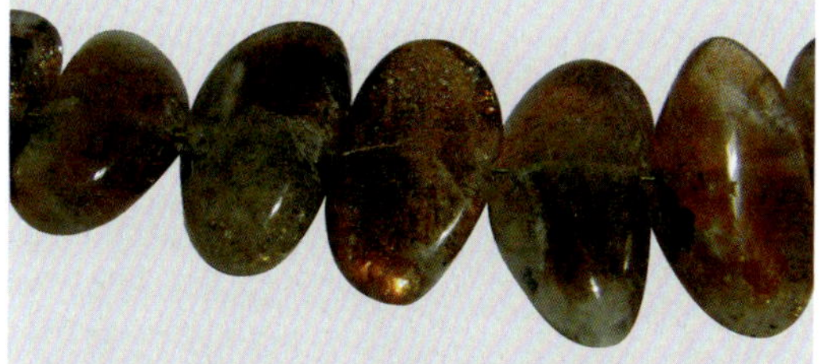

*Sonnensteinkette.*

**Ergänzende Bachblüte:** Larch (nach Miesala-Sellin).

**Astrologische Zuordnung:** Löwe, Waage (nach Melody); Pluto, Sonne (nach Musil); Mond im Löwe (nach von Holst), Sonne im dritten Quadrant (nach Maier).

**Feng-Shui-Zuordnung:** Ba-Gua-Bereich Ruhm; Element Feuer.

**Tarot-Zuordnung:** Die Sonne (nach von Holst)

**Chakra-Zuordnung:** Solarplexus-Chakra (nach von Holst/Gienger).

**Meditations-Zuordnung:** Annehmen.

**Pflege:** Sonnenstein einmal wöchentlich unter fließendem Wasser reinigen, mit Hämatit-Ministeinchen entladen und zum Aufladen auf eine Bergkristallgruppe oder in die Morgensonne legen.

# Speckstein

siehe Steatit

# Spektrolith

siehe Labradorit

# Sphalerit und Schalenblende

**Name:** benannt von E. F. Glocker 1847, nach griech. *sphaleros*, »trügerisch«, da Sphalerit meist dem Galenit ähnelt, aber kein Blei enthält. Von Agricola bereits 1546 beschrieben. Engl. und franz.: Sphalerite.

**Synonyme:** Blende, Faserblende, Granatblende, Kolophoniumblende, Newboldit, Pseudogalena, Rahtit, Rotschlag, Spelter, Spiauter, Spiegelblende, Zinkblende.

**Mineralogie: Sphalerit** entsteht primär-hydrothermal in Gang-Lagerstätten, kontakthydrothermalen Verdrängungslagerstätten, pneumatolytisch in kontaktmetasomatischen Lagerstätten und selten primär-magmatisch; hydrothermal in Zinn-Wolfram-Lagerstätten oder synsedimentär entstandenen Erzen. Schalenblende entsteht primär-hydrothermal aus Zinksulfidgel, das beim Abkühlen allmählich immer dickflüssiger wird. Dadurch lagern sich Schicht um Schicht gelbe und graue Schalen oder Krusten ab, wodurch das Mineral im Querschnitt wechselnde feinkörnige bis faserige Lagen zeigt.

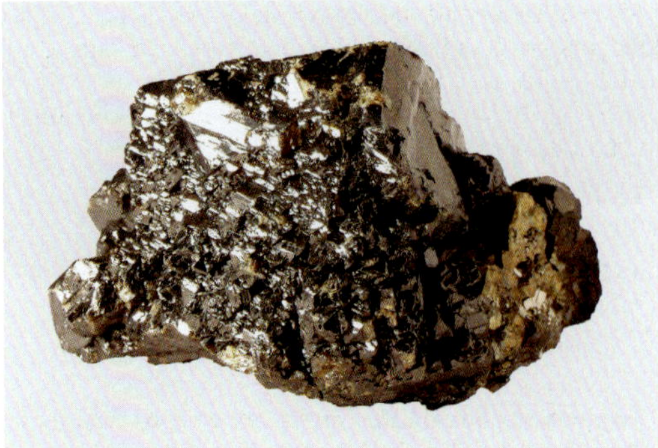

*Sphalerit-Rohstein.*

**Mineralklasse:** Zinkmineral der Sphalerit-Wurtzit-Gruppe und der II. Mineralklasse, der Sulfide; **Formel:** ZnS +Ag,Cd,Fe,Ga,Ge,Hg,In,Mn,Sn,Se; **Sphalerit** kann bis zu 67% Zink enthalten; farbgebendes Metall ist Eisen. **Schalenblende** kann bis zu 10% hexagonalen Wurtzit (ein Zinksulfid, ZnS) enthalten, das sich langsam in Spalerit umwandelt.

**Kristallsystem:** kubisch; **Erscheinungsform:** **Sphalerit** bildet pseudotetraedische oder rhombische, meist oktaedrische Kristalle, mitunter täuschen verzwillingte Tetraeder ein Oktaeder vor, mit gekrümmten Flächen und Streifung oder grob- bis feinkörnige, spätige oder krustige bis feinkristalline Aggregate, auch in dichten Massen als konzentrische Krusten; **Schalenblende** bildet ausgeprägte mit breiten, schwunghaften beigefarbenen Bändern, dunkelbraunen und graubraunen Lagen von Sphalerit und gelben Tupfen oder Streifen aus Wurtzit; **Mohshärte:** 3,5–4; **Dichte:** 3,9–4,2; **Transparenz:** durchsichtig, durch-scheinend bis undurchsichtig; **Spaltbarkeit:** schwer und vollkommen; **Bruch:** uneben; **Farbe:** weiß bis schwarz; über hell- bis dunkelbraun, rotbraun, rot, gelbgrün und harzgelb bis fast weiß oder farblos; **Pulver:** hellgelb oder schwach rötlich; **Glanz:** harzartig und halbmetallic, auf den Spaltflächen diamantartig. **Sphalerit** kann im UV-Licht oder unter Röntgenstrahlung eine rötliche Fluoreszenz zeigen; **Strichfarbe:** hellbraun bis schwarz; **löslich:** in Salzsäure unter Bildung von Schwefelwasserstoffdämpfen.

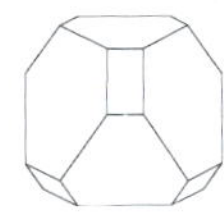

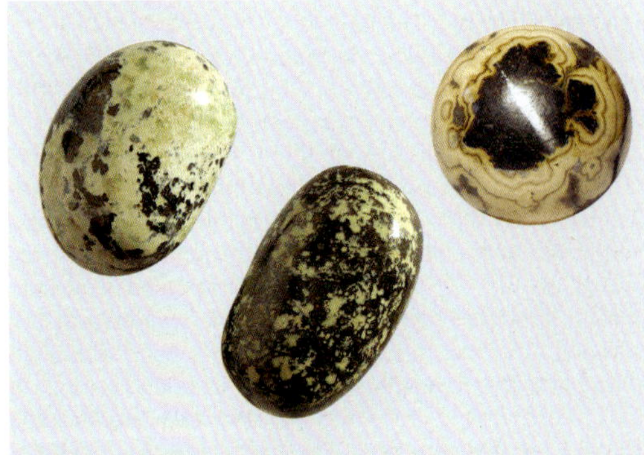

*Sphalerit-Trommelsteine, Peru und Schalenblende-Trommelsteine, Polen.*

**Sphalerit-Varietäten:** **Brunchit:** weiß; **Christophit:** schwarz; **Cleiophan:** weißlich, durchsichtig; **Gumicionit:** himbeerrot; **Honigblende:** gelb bis orange durchscheinend; **Marmatit:** schwarz, eisenhaltig opak, mit Metallglanz; **Rubinblende:** rot bis orange durchscheinend; **Schalenblende** besteht aus etwa 90% kubischem Sphalerit und etwa 10% hexagonalem Wurtzit, das sich langsam in Sphalerit umwandelt. **Messingerz** ist ein Sphalerit-Chalkopyrit-Gemenge. **Pufahlit** ist ein Sphalerit-Tealith-Gemenge.

**Vorkommen:** häufig: **Sphalerit:** Australien (Broken Hill), BRD (Bodenmais/Bayrischer Wald, Schauinsland/ Schwarzwald), Bulgarien (Madan), Myanmar, Großbritannien (Alston Moor), GUS (Dsheskasgan/Kasachstan), Italien (Carrara), Japan (Ani), Kanada (Sullivan), Marokko, Mexiko (Lananey), Rumänien (Carnic/Banat), Österreich (Bleiberg/Kärnten), Schweiz (Binntal), Sambia, Spanien (Santander), Ungarn (Kapnik), USA (Missouri, Iowa). **Schalenblende:** Belgien, China, Peru, Polen, USA.

**Verwechslung:** **Sphalerit** kann mit Cassiterit, Galenit, Granat, Helvin, Magnetit, Metacinnabarit, Vesuvian und Wolframit verwechselt werden, **Schalenblende** ist unverwechselbar; **Unterscheidung:** Härte, Dichte, Strichfarbe.

**Fälschungen:** wird durch eine Synthese imitiert; **Unterscheidung:** Härte, Strichfarbe, mineralogischgemmologisch.

**Im Handel** ist **Sphalerit** als Kristall, Kristallgruppe, Cabochon oder facettiert, **Schalenblende** als polierte Platte erhältlich. Als Edelstein hat Sphalerit nur als Sammlerrarität Bedeutung.

**Wirkung der Ionen:** Zink (hormonaktivierend, wachstumsfördernd, gegen Ängste, Idealismus).

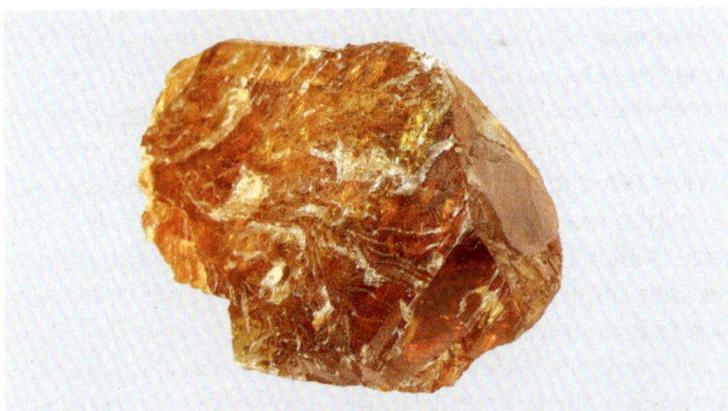

*Reiner, transparenter Sphalerit, sogennante Honigblende.*

**Organwirkung:** Haut, Hormonsystem, Leber, Nervensystem.

**Körperlich:** **Sphalerit:** günstig bei Diabetes; unterstützt die Insulinproduktion; fördert die Hormonproduktion.

**Schalenblende:** fördert die Wundheilung, auch bei Ekzemen, Herpes, Juckreiz und leichtem Sonnenbrand; unterstützt die Funktion des Immunsystems; bessert langfristig die Zuckertoleranz bei Diabetikern, regt die Keimdrüsen und die Prostata an; fördert die Entwicklung des Gehirns, verbessert den Seh-, Geruchs- und Geschmackssinn; schützt und stärkt die Netzhaut und verbessert dadurch Dämmerungssehen; schützt vor Strahlung und Umweltgiften (nach Gienger); verbessert die Nährstoffaufnahme im Dünndarm (nach Melody). **Honigblende:** hilft gegen Schwäche, hilft bei Diabetes und Unruhe in den Beinen; fördert Immunabwehr, Gehirn, Haut und verbessert die Fruchtbarkeit (nach Gienger).

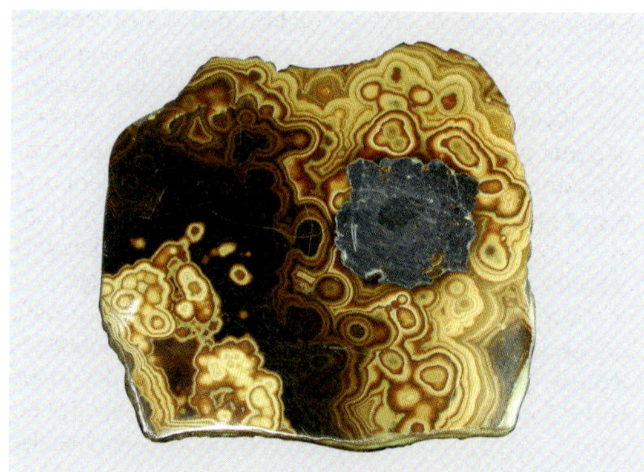

*Schalenblende-Platte.*

**Seelisch: Schalenblende:** gleicht männliche und weibliche Seiten des Charakters aus, hilft Täuschung und Verrat zu erkennen und in gefährlichen Situationen angemessen zu handeln (nach Melody); hilft veraltete Strukturen zu erneuern und dramatische Veränderungen im Leben sinnvoll zu meistern (nach Gienger); bewirkt mithilfe einer gestärkten Konzentration und Sammlung im Dienst der Wahrheitsfindung sich der höheren Intuition zu öffnen; hilft soziale und wissenschaftliche Fragen im Licht übergeordneter, universeller Gesetze zu sehen (nach von Holst).

**Honigblende:** löst Veränderungen aus mit dem Ziel, diese zur sinnvollen Gestaltung besserer Lebensumstände zu nutzen (nach Gienger); sorgt für Entschiedenheit und Mut, inspiriert, die eigenen Ideale zu leben und zu erkennen, was dem Erfolg im Wege steht und der freien Entfaltung der Talente hinderlich ist, zeigt, wo zu viel Energie abhanden kommt (nach von Holst); bringt Elan und Behendigkeit, hilft bei Resignation, Schwäche und Angst, verbessert das Gedächtnis und hilft mehreres gleichzeitig mitzuverfolgen (nach Gienger); fördert schöpferische Kräfte zutage; hilft Voreiligkeit und Naivität durch Reife zu überwinden, ohne seinen Idealismus und Tatendrang einzubüßen (nach von Holst).

**Anwendung: Schalenblende** wird als polierte Platte zur optimalen Nutzung mit Hautkontakt direkt auf den Körper gelegt; als Trommelstein in der Hosentasche getragen; als polierte Großplatte zur Meditation aufgestellt.

**In der klassischen Heilsteinliteratur** ist Sphalerit nicht beschrieben. Moderne Autoren: Gienger, Korse, Kühni/von Holst, Maier, Melody, Paulin, Sperling.

**Schalenblende** ist ein geprüfter, **Sphalerit** ein wenig geprüfter Heilstein; beide werden selten verwendet.

**Ergänzende Bachblüte:** Schalenblende: Honeysuckle (nach Miesala-Sellin).

**Astrologische Zuordnung: Schalenblende:** Wassermann, Fische (nach Melody), Saturn in Wassermann (nach von Holst). Honigblende: Jupiter in Widder (nach von Holst), Saturn im vierten Quadrant (nach Maier).

**Feng-Shui-Zuordnung: Schalenblende:** Ernährungszyklus Element Erde – Element Metall. **Honigblende:** Ernährungszyklus Element Feuer – Element Erde. Große Schalenblenden-Scheiben fördern am Arbeitsplatz die Konzentration und verbessern die Kompensation von Elektrosmog.

**Chakra-Zuordnung:** Basischakra.

**Pflege:** Schalenblende einmal wöchentlich unter fließendem Wasser reinigen und zum Aufladen auf eine Bergkristallgruppe oder in die Morgensonne legen.

**Hinweis:** Bis zu 15 cm große Sphaleritkristalle werden im Binntal (Schweiz) gefunden.

# Sphärolithischer Chalcedon (Ozean-Achat)

**Name:** benannt von Dr. Werner Lieber 2003, aufgrund der ausgeprägten Sphärolithe, kugelförmiger Mineralisationen und der kryptokristallinen Erscheinungsforms des Chalcedons.

**Synonym:** Augen-Jaspis, Kugel-Rhyolith, Ozean-Achat, Ozean-Jaspis, Kugelchalcedon.

**Mineralogie:** Sphärolithischer Chalcedon entsteht primär magmatisch; sekundäre Prozesse führen zu einer Chalcedonisierung; Lepidokrokit-Partikel färben rot bis rosa. (Siehe: W. Lieber: »Sphärolithischer Chalcedon«, *Lapis* 9/2003.)

**Mineralklasse:** Ein Mineral der Chalcedon-Familie und der IV. Mineralklasse, der Oxide; **Formel:** $SiO_2$ mit Anteilen von Gerüstsilikaten $(Ca,K,Na)[AlSi_3O_8]$ bzw. Calcium-Natrium-Eisen/Aluminium Kettensilikaten $Ca_2(Na,K)(Mg,Fe)_3(Fe,Al)_2[(O,OH,F)_8Al_2Si_6O_{22}]$

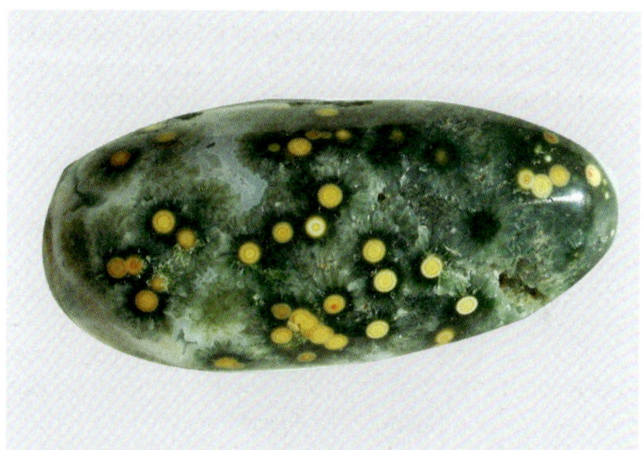

*Sphärolithischer Chalcedon-Trommelstein, sogenannter Ozean-Achat.*

**Kristallsystem:** trigonal; **Erscheinungsform:** bildet keine Kristalle, sondern dichte, massige Aggregate; **Mohshärte:** 3–7; **Dichte:** 2,5–2,61; **Spaltbarkeit:** unvollkommen; **Bruch:** muschelig; **Transparenz:** durchsichtig bis undurchsichtig; **Farbe:** vielfältig; farblose, weiße oder grüne Schichten, mit schaligen braunen, grünen, rötlichen Kügelchen oder Krusten, oft strahlenförmig von klaren, blauen, grauen Quarzkristallen umgeben, oft verklumpt oder gebändert mit einer Vielzahl von Signaturen; enthält häufig Dehnungsrisse. **Glanz:** glasartig; **Strichfarbe:** weiß.

**Vorkommen:** Madagaskar: Marovato-Mine.

**Verwechslung:** kann mit Rhyolithen (wie Regenwald-Rhyolith) verwechselt werden; **Unterscheidung:** mineralogisch-gemmologisch.

**Fälschungen:** sind nicht zu erwarten.

**Im Handel** ist Sphärolithischer Chalcedon als Trommelstein, gebohrter Stein, Bi-Scheibe, Scheibe und Rohstein erhältlich.

**Wirkung der Ionen:** Silizium (Klarheit, Stabilität, Bindegewebe).

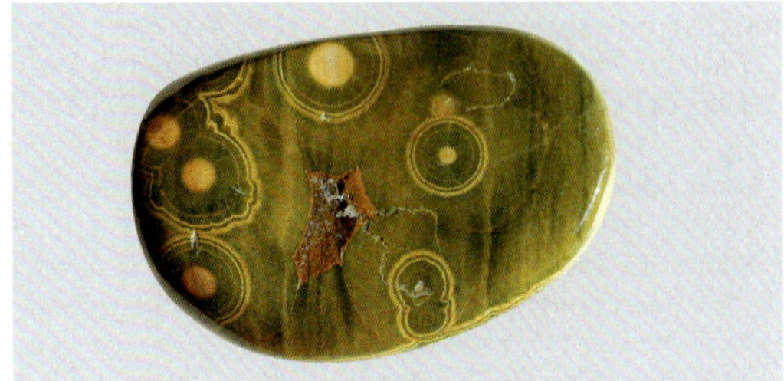

*Sphärolithischer Chalcedon-Trommelstein.*

**Organwirkung:** Augen, Blase, Darm, Eierstöcke, Gebärmutter, Lunge, Magen, Prostata.

**Körperlich:** ist mit Heliotrop der wichtigste Immunitätsstein! Stärkt bei Erkältungen, Fieber, Infekten, Parasiten und Tumoren die spezifische Immunabwehr; verbessert das Blutbild, kräftigt und entschlackt das Bindegewebe und die Haut; lindert entzündliche Prozesse; bewirkt deutliche Entgiftung über den Darm und die Haut; unterstützt ganzheitliche Krebstherapien; fördert Verdauung, wirkt erwärmend, entgiftend, auf allen körperlichen Ebenen regenerierend und erneuernd; verdeutlicht den Erholungs- und Regenerationsbedarf durch Veränderung des Schlafbedürfnisses; wirkt stark vitalisierend und verjüngend; (nach Forschungsprojekt SHK, Gienger/Kühni/von Holst).

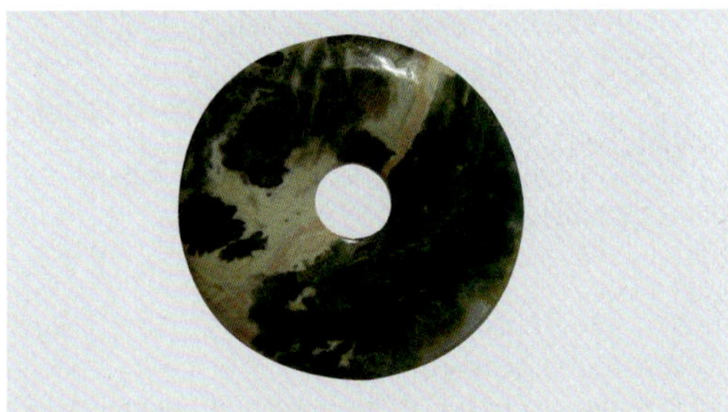

*Sphärolithischer Chalcedon-Bi-Scheibe*

**Seelisch:** fördert die emotionale und geistige Erneuerung, gibt frische Ideen, inspiriert zu schöpferischen Leistungen, spornt die Fantasie an, bringt frühlingshafte Lebendigkeit und fördert Naturliebe; gibt eine positive Lebenshaltung, die sich in erfüllten, gestalteten Tagen und erquicklichem Schlaf ausdrückt; steigert deutlich die Belastbarkeit und hilft, mit Problemen konstruktiv umzugehen (nach Forschungsprojekt SHK, Gienger und von Holst).

**Anwendung:** Sphärolithische Chalcedone sind äußerst vielgestaltig, daher ist beim Kauf sehr auf Erscheinungsbild und Signatur des Steines zu achten. Wird als Bi-Scheibe getragen; als Trommelstein oder Cabochon direkt auf die Haut über das Solarplexus-Chakra oder Herzchakra gelegt; als Scheibe zur meditativen Betrachtung oder zur Erfrischung der Raumenergie aufgestellt.

**In der klassischen Heilsteinliteratur** nicht beschrieben.

**Moderne Autoren:** Gienger, Kühni/von Holst, Trendelkamp. Sphärolithischer Chalcedon erlebt seit seiner Entdeckung einen großen Boom als Heilstein und wurde 2002 vom Forschungsprojekt SHK getestet.

**Astrologische Zuordnung:** Mond im Stier (nach von Holst).

**Feng Shui-Zuordnung:** Element Holz, Ba-Gua-Bereich Familie und Gesundheit.

**Chakra-Zuordnung:** Solarplexus-Leber-Chakra (nach von Holst/Gienger).

**Meditations-Zuordnung:** Regeneration und Stärke.

**Pflege:** Sphärolithischer Chalcedon einmal wöchentlich unter fließendem Wasser reinigen, mit Hämatit-Ministeinchen entladen und zum Aufladen auf eine klare Bergkristallgruppe legen.

# Sphen (Titanit)

**Name:** benannt 1801 von Haüyn, nach griech. *sphen*, »Keil«, analog der keilförmigen Kristallform. Engl. und franz.: Sphene.

**Synonyme:** Arpidelit, Aspidelith, Braunmenakerz, Castellit, Gelbmenakerz, Lederit, Ligurit, Menakerz, Pictit, Pyromelan, Semelin, Spinellin, Spinther und Titanit.

**Mineralogie:** Sphen entsteht primär-spätliquidmagmatisch in Syeniten und Alkaligesteinen sowie in Pegmatiten und pneumatolytisch-hydrothermalen Mineralvorkommen, auch tiefthermal in alpinoiden Klüften magmatischer Gesteine; als niedrig-thermale Kontaktmetamorphose bei der Bildung von Amphiboliten, Skarnen und Marmoren.

**Mineralklasse:** Calcium-Titan-Mineral der Andalusit-Gruppe und der VIII. Mineralklasse, der Insel-Silikate; **Formel:** $CaTi[O/SiO_4]$ + Al,Ce,Cr + Fe,Mn + Cl,F,K,Mg,Na,Sr + Nb,Sn,V,Y,Zr + SE.

**Kristallsystem:** monoklin; **Erscheinungsbild:** bildet briefkuvertförmige, auch tafelige oder doppelkeilförmige kurze Kristalle, auch Berührungszwillinge oder Durchwachsungszwillinge sowie derbe, körnige, schalige und radialstrahlige Aggregate; **Mohshärte:** 5–5,5; **Dichte:** 3,4–3,54; **Spaltbarkeit:** gut und vollkommen; **Bruch:** muschelig; **Transparenz:** durchsichtig bis undurchsichtig; **Farbe:** weiß, gelb, grün, braun, rotbraun oder schwarz, selten auch farblos, rosa, blau, violett und mattgrün; **Pulver:** weiß; **Glanz:** diamantartig, stark glasig oder harzig; **Strichfarbe:** weiß, bräunlich.

**Varietäten: Keilhauit** und **Yttrotitanit**.

**Vorkommen:** selten: Brasilien, GUS (Kola), Kanada (Renfrew), Mexiko, Österreich (Zillertal), Pakistan, Schweiz (Binntal), USA.

**Verwechslung:** kann mit Beryll, Chrysoberyll, Kassiterit, Monazit, Morganit, Peridot, Rutil, Topas und Zirkon verwechselt werden; als typischer Kristall jedoch kaum zu verwechseln.

**Unterscheidung:** mineralogisch-gemmologisch.

**Fälschungen:** sind nicht bekannt.

**Im Handel** ist Sphen als Kristall, Kristallstufe, Cabochon oder facettiert erhältlich.

**Wirkung der Ionen:** Calcium (Selbstvertrauen), Titan (angstlösend), Silizium (Stabilität).

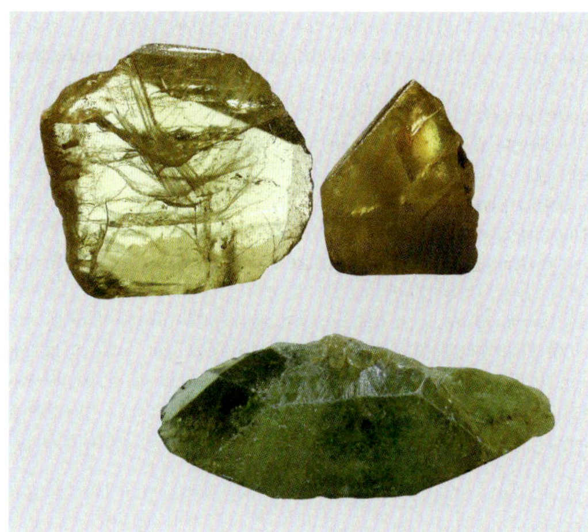

*Sphen-Kristalle.*

**Organwirkung:** Zähne.

**Körperlich:** regt den Stoffwechsel an (nach Gurudas); lindert Probleme mit der Muskulatur, hilft bei Überdehnung und Verstauchung; beruhigt die Haut, stimuliert das Immunsystem; stärkt und vergrößert die roten Blutkörperchen und stellt ein Gleichgewicht zwischen weißen und roten her (nach Melody). Ist bei allen Zahnproblemen der Stein der ersten Wahl: Schmerzen werden reduziert, Heilung kann eintreten und stark gefährdete Zähne können gerettet werden; lindert Schmerzen im Kieferbereich (hier ist Sugilit stärker), Entzündungen werden gestoppt sowie das Zahnfleisch gefestigt (nach von Holst); fördert die Regeneration, hilft bei hartnäckigen Entzündungen, u.a. Bronchitis, Nebenhöhlen und Zahnwurzelentzündungen (nach Gienger); stärkt die Festigkeit der Knochen (nach Kühni).

**Seelisch:** stabilisiert psychisch, beruhigt (nach Melody); vermittelt geistige Weite, innere Größe und Aufrichtigkeit und ermutigt, den eigenen Weg zu gehen; vermittelt Selbstbeherrschung bei der Neigung zu Zorn und Umsicht, wenn man Veränderungen erzwingen möchte; gibt der Entschlossenheit das gesunde Maß (nach von Holst); hilft sich durchzubeissen (nach Gienger).

**Energetisch:** regt den Energiefluss der Meridiane an.

**Anwendung:** Sphen wird als Kristall direkt auf die Haut gelegt, bei leichten Zahnschmerzen als Wasser eingenommen, bei starken direkt im Mund gehalten.

**In der klassischen Heilsteinliteratur** ist Sphen nicht beschrieben. **Moderne Autoren:** Gienger, Gurudas, Kühni/von Holst, Melody, Paulin, Pöttinger. Sphen ist ein derzeit noch selten verwendeter Heilstein.

**Astrologische Zuordnung:** Schütze (nach Melody), Uranus in Skorpion (nach von Holst).

**Chakra-Zuordnung:** Thymuschakra (nach von Holst/Gienger).

**Meditations-Zuordnung:** Absicht.

**Pflege:** Sphen einmal wöchentlich unter fließendem Wasser reinigen, mit Hämatit-Ministeinchen entladen und zum Aufladen auf eine Bergkristallgruppe oder in die Morgensonne legen.

# Spinell

**Name:** historischer Name seit dem 16. Jahrhundert, Boetius 1647, vermutlich nach griech. *spinos*, »funkeln«, zumal der geschliffene Stein stark im Licht funkelt. Um 1800 wurde der Name dann auf das heutige Mineral übernommen. Engl.: Spinel, franz.: Spinelle.

**Synonyme:** Lynchnis, Magnalumoxyd, Talkspinell; (Handelsbezeichnungen:) rot: Alabandinrubin, Almandinrubin, Almandinspinell, Balasrubin, Edelspinell, Karfunkel, Rubinspinell, Spinellrubin; orangerot: Essigspinell, Rubicell und Vermeille; gelb: Rubacell; grün: Chlorospinell; dunkelgrün bis schwarz: Candit, Ceylonit, Pleonast und Zeilanit; braun: Picotit; blau: Saphirin und Saphirspinell; violett: Orientalischer Amethyst.

**Mineralogie:** Spinell entsteht primär magmatisch in Pegmatiten aus ultrabasischem Gestein und Vulkaniten; kontaktmetamorph in aluminiumreichem Marmor oder Dolomit, mit Phlogopit, Graphit und Korund; in granulitfaziellen Metamorphiten als Hochtemperaturmineral, Spinell + Quarz als (unsicheres) Merkmal für Temperaturen über 900°C; in Peridotiten (Erdmantel zwischen 30 und 80 km Tiefe Spinell-Peridotit), Aufschlüsse als Xenolithe (Olivin-bomben) und alpinotype Peridotite; in Alkaligesteine; selten in den Xenolithen basischer Vulkanite (Eifel) und angereichert in alluvialen und marinen Seifenlagerstätten.

**Mineralklasse:** Magnesium-Aluminium-Mineral, der Spinell-Gruppe und der IV. Mineralklasse, der Oxide; **Formel:** $MgAl_2O_4$. **Farbgebendes Metall** ist Chrom (rot), Zink, $Eisen^{2+}$ oder Chrom (grün), $Eisen^{3+}$ (braun).

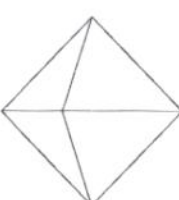

**Kristallsystem:** kubisch; **Erscheinungsform:** bildet stets ausgeprägte oktaedrische, seltener Würfel oder Rhombendodekaeder, häufig verzwillingte Kristalle meist im Gestein eingewachsen, auch rundliche, körnige Aggregate; **Mohshärte:** 7,5–8; **Dichte:** 3,5–4,1; **Spaltbarkeit:** schwer und schlecht; **Bruch:** uneben, spröde; **Transparenz:** durchsichtig bis undurchsichtig; **Farbe:** selten farblos, sonst rosa, rot, violett, orange, blau, dunkelgrün, braun bis schwarz, **Pulver:** weiß; **Glanz:** glasartig; selten zeigt der Spinell auch Asterismus; **Strichfarbe:** weiß; **löslich:** unlöslich in allen Säuren. **Besonderheit:** Mit dem Schmelzpunkt bei 2115°C gehört Spinell zu den hitzeresistentesten Mineralien.

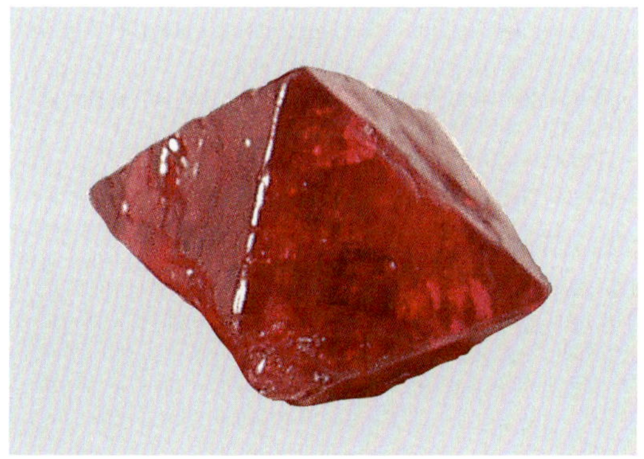

*Spinell-Kristall, Burma.*

**Varietäten:** **Blauer Spinell:** manganhaltig; **Brauner Spinell:** eisenhaltig; **Chloro-Spinell:** eisen-$^{3+}$-kupfer-zinkhaltig, bläulich oder blau; **Chromhercyit:** chromhaltig, grün; **Dunkelblauer Spinell:** titanhaltig; **Gahnospinell:** durchsichtig bis undurchsichtig, blau bis rotvioletter Zink-Spinell; **Galaxit:** manganhaltig; **Gelber Spinell:** leicht eisenhaltig; **Grüner Spinell:** chlorhaltig, auch kupfer-zinkhaltig; **Hercynit:** eisenhaltig, bläulich; **Picotit:** eisenhaltig, schwärzlich oder braun, durch Chromfärbung gelbbraun; **Pleonast:** grünlich bis schwärzlich braun; **Roter Spinell:** eisenhaltig; **Rubin-Spinell:** chrom- und eisenhaltig, transparent, dunkelrot; **Schwarzer Spinell:** eisen-$^{2+}$/eisen-$^{3+}$-haltig; **Violetter Spinell:** titanhaltig.

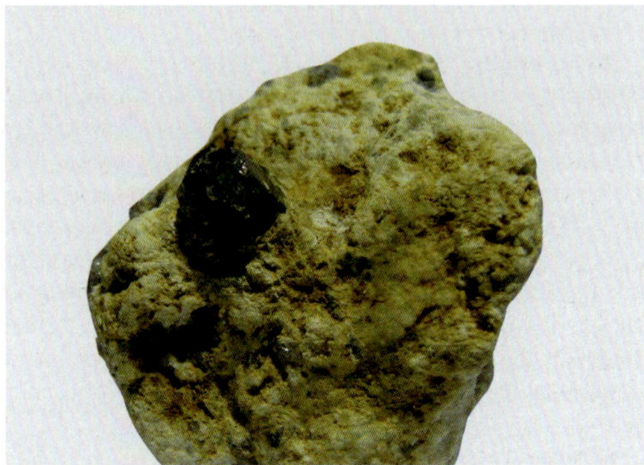

*Spinell blau in Matrix.*

**Vorkommen:** selten: **primär:** Australien, Pamir, Indien, Kambodscha, Madagaskar, Thailand, Türkei (Anatolien); **metamorph:** Afghanistan, Brasilien, GUS (Jakutien), Kanada, Myanmar (Mogok), Nigeria, Pakistan, Sri Lanka (Radnapur), Tadschikistan, Tansania, Thailand, Ukraine, USA (New Jersey).

**Verwechslung:** kann (vor allem facettiert) mit Alexandrit, Amethyst, Chrysoberyll, Granat, Hercynit, Rubin, Saphir, Taaffeit und Topas verwechselt werden; **Unterscheidung:** nicht schmelzbar, in ultraviolettem Licht orange bis rubinrot fluoreszierend; sicher oft nur mineralogisch-gemmologisch.

**Fälschungen:** Spinell wird mit Glas imitiert; seit 1848 vor allem blauer Spinell in großem Umfang auch synthetisch hergestellt bzw. natürlicher Spinell wird zur Farbverbesserung hitzebehandelt und die Transparenz durch Rissfüllungen verbessert, sehr selten auch bestrahlt.

**Im Handel** ist Spinell als Rohkristall, Cabochon und facettiert erhältlich.

**Wirkung der Ionen:** Aluminium (Gefühlsausdruck), Magnesium (entspannend, Selbständigkeit).

**Organwirkung:** Darm, periphere Nerven.

**Körperlich:** **Roter Spinell** heilt auch hartnäckige Entzündungsherde sowie Schilddrüsenerkrankungen, bessert Asthma und erhöht niedrigen Blutdruck; angezeigt bei Kollapsneigung und Schwindelgefühl; bei Gefäßkrämpfen und Magnesiummangel; eine Möglichkeit bei Kopfschmerz aufgrund verschlissener Wirbel (nach Sienko); belebt taube, gefühllose oder gelähmte Gliedmaßen (nach Gienger); fördert die Funktion von Nerven und Muskeln (nach Palmer). **Blauer und schwarzer Spinell** ist krampflösend (nach Heider); regt den Darm und Entgiftungsvorgänge an; wirkt Entzündung entgegen; reinigt bis auf Zellebene; verbessert Blutkrankheiten (nach Gurudas).

**Seelisch:** **Roter Spinell** wirkt stimmungsaufhellend; löst Ängste und Depressionen (nach Heider); fördert eine lebensbejahende Gesinnung; hilft sich selbst so anzunehmen, wie man ist; gibt Mut und Zuversicht und Beständigkeit, wenn man zu schnell aufgibt (nach Gienger); verleiht Spannkraft, Dynamik und Temperament, erleichtert die Konfrontation heftiger Emotionen, gibt überschwänglicher Energie Form und Dauer; intensiviert die Absicht, richtet sie stärker auf ein Ziel aus und hilft es auch zu erreichen, schenkt Selbstvertrauen nach Misserfolgen und Einschränkungen oder wenn man lange Zeit klein gehalten wurde (nach von Holst). **Blauer und Schwarzer Spinell** stärkt das bildhafte und räumliche Vorstellungsvermögen und die Konzentration; fördert Sammlung und Disziplin.

**Anwendung:** Spinell wird als Kette oder Anhänger längere Zeit direkt auf der Haut getragen; als Kristall auf die Haut gelegt, als Essenz eingenommen und als Kristall für Steinkreise gelegt.

**In der klassischen Heilsteinliteratur** ist Spinell nicht beschrieben. **Moderne Autoren:** Brusius, Cloose, Gienger, Guhr, Gurudas, Heider, Johari, Keyte, Kühni/von Holst, Laroche, Lorenzo, Maier, Markham, Melody, Paulin, Schaufelberger-Landherr, Siebenthal, Sienko, Sperling, von Thölken, Weltler.

Spinell ist ein geprüfter Heilstein, der jedoch wegen seines hohen Preises selten verwendet wird.

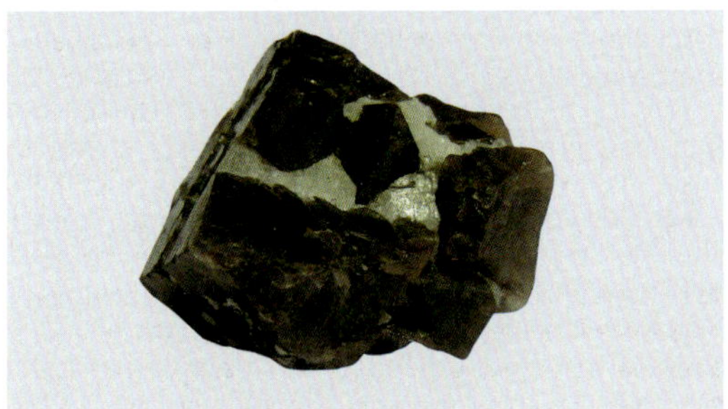

*Spinell violett in Matrix.*

**Astrologische Zuordnung:** **dunkelblau:** Schütze; **blau:** Zwillinge; **braun:** Krebs; **farblos:** Schütze; **gelb:** Löwe ; **grün:** Krebs; **orange:** Widder (nach Melody); **rot:** Sonne im Widder (nach von Holst), Mars im ersten Quadrant (nach Maier), Skorpion (nach Melody); **schwarz:** Stier; **violett:** Jungfrau (nach Melody).

**Chakra-Zuordnung:** Solarplexus-Milz-Chakra (nach von Holst/Gienger).

**Pflege:** Spinell einmal wöchentlich unter fließendem Wasser reinigen und zum Aufladen in die Morgensonne legen. Spinell kann nicht mit Bergkristall aufgeladen werden.

**Hinweis:** Der größte Spinell ziert die Krone der Katharina II. von Russland. Der Black Prince's Ruby der britischen Krone ist ein Spinell, wie auch viele Rubine des Mittelalters inzwischen als Spinelle identifiziert wurden.

# Staurolith

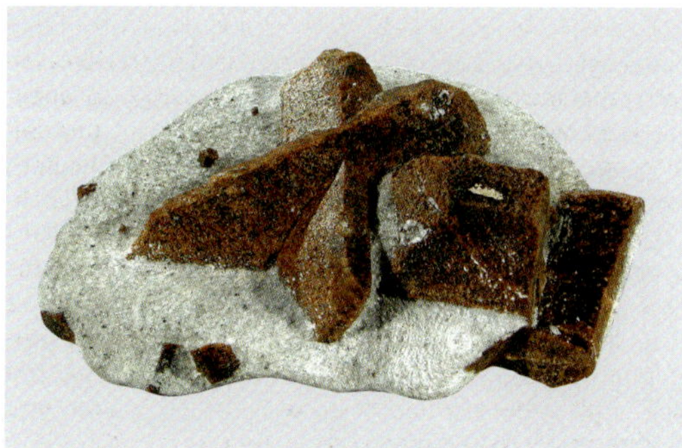

*Staurolith-Kristalle in Matrix.*

**Name:** benannt von Delametherie 1792, nach griech. *stauros*, »Kreuz«, nach den typischen kreuzförmigen Zwillingen; wurde jedoch erst 1800 durch L. G. Karsten auf das heutige Mineral beschränkt.Engl.: Staurolite, franz.: Staurotide.

**Synonyme:** Granatit, Grenatit, Kreuzstein, Nordmarkit, Prismatoidischer Granat.

**Mineralogie:** Staurolith entsteht regionalmetamorph bei mittlerer Temperatur zwischen 450 und 650°C, von tonhaltigen Sedimenten zu kristallinen Schiefern, auch kontaktmetamorph; angereichert in alluvionalen Sanden und Edelsteinseifen-Lagerstätten.

**Mineralklasse:** Eisen-Aluminium-Mineral der Topas-Staurolith-Gruppe und der VIII. Mineralklasse, der Insel-Silikate; **Formel:** $(Fe,Ma,Zn)_2Al_9[(Al,Si)_4O_{22}](OH)_2$+Li,Ma,Co.

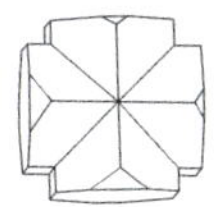

**Kristallsystem:** rhombisch; **Erscheinungsform:** bildet meist in Gestein eingewachsene kurze prismatische und dicksäulige Kristalle mit häufig rauhen oder erdigen Belägen, mitunter auch feine Nadeln, charakteristisch sind Durchwachsungs-Zwillingskristalle als rechtwinklige und schiefwinklige Kreuze, sowie ungeformte, körnige, selten massige Aggregate; **Mohshärte:** 7–7,5; **Dichte:** 3,65–3,77; **Spaltbarkeit:** gut, unvollkommen; **Bruch:** muschelig, bricht leicht quer zur Längsrichtung, uneben, splittrig, spröde; **Transparenz:** undurchsichtig bis kantendurchscheinend; **Farbe:** rötlich braun, schwarzbraun bis schwarz, kleine Splitter mitunter blutrot; **Glanz:** matt, selten glasartig oder harzartig; **Strichfarbe:** weiß bis gelblich; **löslich:** nur sehr langsam in Schwefelsäure.

**Vorkommen:** häufig: **metamorph:** Australien, BRD (Aschaffenburg), Frankreich (Morbihan), GUS (Kola), Indien, Italien (Como), Namibia, Norwegen, Österreich (Steiermark), Schweiz (Pizzo Forno), Tschechien (Goldenstein), USA (Fannyn Country, Pilar).

**Verwechslung:** kann mit Augit, Granat, Hornblende und Turmalin verwechselt werden; **Unterscheidung:** Härte, Strichfarbe.

**Fälschungen:** rechtwinkliger Staurolith wird durch geölten mikrokristallinen Glimmer imitiert.

**Im Handel** ist Staurolith als gelöster Einzelkristall, Kreuzkristall, in Matrix aufgewachsene Kristalle und geschliffen erhältlich.

**Wirkung der Ionen:** Aluminium (entsäuernd), Eisen (Ausdauer, Konfrontationsvermögen), Silizium (Stabilität).

**Organwirkung:** Haut.

**Körperlich:** fördert ein gesundes Milieu der Körperflüssigkeiten und entzieht damit Bakterien, Viren und Pilzen ihren Nährboden, mildert den Verlauf von Infektionskrankheiten (nach Gienger); reduziert die Nebenwirkungen konventioneller Therapien (nach von Holst); wirkt fiebersenkend; beruhigt die Nerven (nach Melody) und soll Kinder vor Krampfanfällen, Hirngeschwülsten und Benommenheit schützen; bringt Erholung bei Überbeanspruchung, Stress und suchtartigen Verhaltensmustern (nach Melody).

**Seelisch:** holt einen wieder auf den Boden zurück, wenn man sich entziehen möchte; sehr gut für Raucher (nach Melody); erzeugt den Wunsch nach Wandlung und Veränderung; lässt den Sinn von immer wiederkehrenden Situationen erkennen; erleichtert depressive Phasen (nach Gienger); gibt den Impuls, vorhandene Notsituationen zu wenden (nach Sienko); gibt Integrität durch das verbesserte Zusammenwirken verschiedener Wesensglieder, die sich in weisen Entscheidungen ausdrückt; hilft sich zu sammeln und fördert Nüchternheit; hilft Dinge auf den Punkt zu bringen; fördert das Organisationstalent, methodisches Vorgehen und logisches, etwas traditionelles Denken (nach von Holst).

**Anwendung:** Staurolith wird als Kristall (auch in Matrix) direkt auf die Haut gelegt; als Trommelstein in der Hosentasche getragen; als in Matrix eingewachsenes Kreuz zur Meditation verwendet.

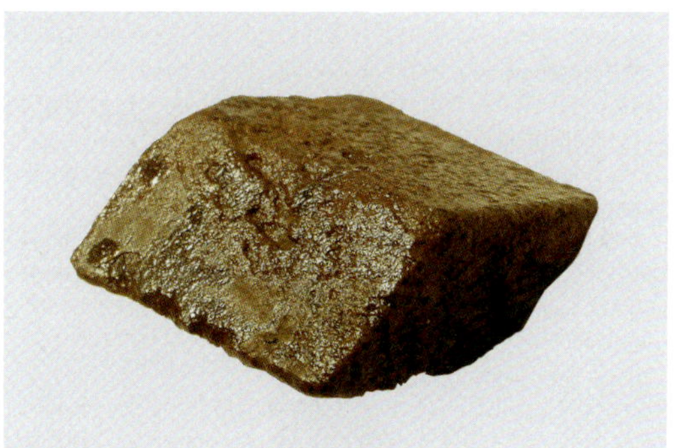

*Staurolith-Kristall.*

**In der klassischen Heilsteinliteratur** ist Staurolith nicht beschrieben. **Moderne Autoren:** Gienger, Heider, Keyte, Kühni/von Holst, Lopes, Maier, Markham, Melody, Paulin, Peschek-Böhmer, Pöttinger, Sienko, Sperling.

Staurolith ist ein gut geprüfter Heilstein.

**Astrologische Zuordnung:** Fische (nach Melody), Merkur in Steinbock (nach von Holst), Jupiter im zweiten Quadrant (nach Maier).

**Chakra-Zuordnung:** Solarplexus-Milz-Chakra (nach von Holst/Gienger).

**Pflege:** Staurolith einmal wöchentlich unter fließendem Wasser reinigen, mit Hämatit-Ministeinchen entladen und zum Aufladen auf eine Bergkristallgruppe oder in die Morgensonne legen.

# Steatit (Talk, Speckstein)

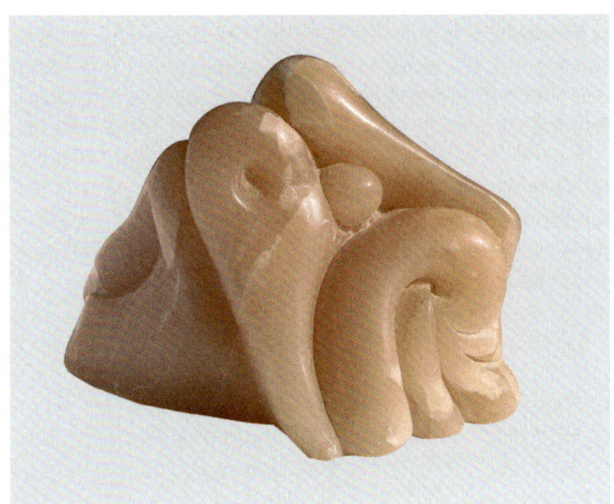

*Steatit-Skulptur.*

**Name:** historischer Name, von griech. *stear*, »Fett«, wegen seiner talkartigen Konsistenz. Der Stein wurde erstmals von Plinius erwähnt – davon auch der deutsche Name Speckstein. Talk von arab. *talaq* über span. *talque* und franz. *talc*. Engl. und franz.: *Talc*.

**Synonyme:** Bildstein, Brianconer Kreide, Fullererde, Gravit, grüne Seifenerde, Keffekil, Kil, Lardit, Lavezstein, Lebetstein, Liparit, Lovezstein, Milcherde, Ollit, Phaestin, Schmerstein, Schneiderstein, Seifenstein, Serpentinsteatit, Soochow-Jade, Speckstein, Talcit, Talk, Talksteinmark und Topfstein.

**Mineralogie:** Steatit entsteht regionalmetamorph als Gemengeteil des Talkgesteins, das sich niedriggradig in magnesiumreichen ultrabasischen Gesteinen bildet; kontaktmetasomatisch bei der Umwandlung von Serpentin und Dolomit.

**Mineralklasse:** wasserhaltiges Magnesiummineral der VIII. Mineralklasse, der Schicht-Silikate; **Formel:** $Mg_3Si_4O_{10}(OH)_2 \times 7\ H_2O$ + Al,Ca,Fe,Ni,MN, Ti.

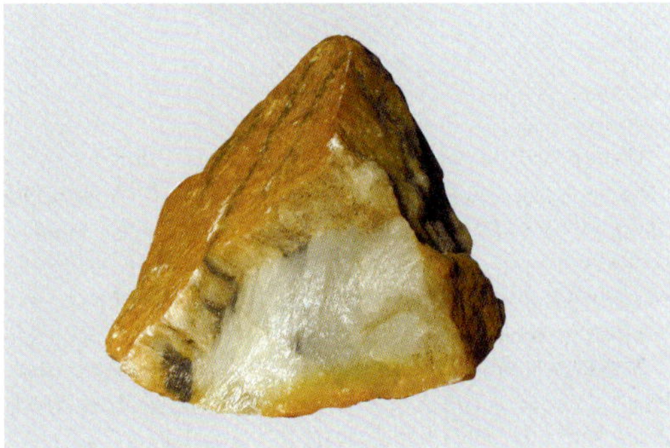

*Steatit-Kristall.*

**Kristallsystem:** monoklin; **Erscheinungsform:** bildet selten pseudohexagonale Kristalle, häufig dagegen schuppige, blättrige, dichte, körnige und schalige Aggregate; **Mohshärte:** 1; **Dichte:** 2,6–2,8; **Spaltbarkeit:** vollkommen; **Bruch:** uneben, splittrig; **Transparenz:** undurchsichtig, dünne Blättchen sind durchscheinend; **Farbe:** kann weiß, grauweiß, gelblich bis blassgrünlich, braun, orange, auch farblos vorkommen; **Glanz:** fettig, selten perlmuttartig; **Strichfarbe:** weiß; **Eigenschaft:** Steatit fühlt sich fettig an.

**Vorkommen:** BRD (Göpfersgrün), China, Frankreich, GUS, Indien, Italien, Kanada, Nordkorea, Norwegen, Österreich, Pakistan, Schweiz, Tschechien, USA.

**Verwechslung:** kann mit Agalmatolith, Gips, Kaolinit, Nakrit, Pyrophyllit, Willemseit verwechselt werden;

**Unterscheidung:** Härte, mineralogisch.

**Fälschungen:** Steatit wird oft gefärbt, geölt und mit Lack gesprüht.

**Im Handel** ist Steatit als derber Rohstein, Bi-Scheibe und Trommelstein sowie in jeder Form geschnitten erhältlich. Wird aufgrund seiner geringen Härte gerne zum Schnitzen von Skulpturen verwendet.

**Wirkung der Ionen:** Magnesium (durchblutungsfördernd, entspannend, Selbstannahme), Silizium (Stabilität).

**Organwirkung:** Herz, Thymus.

**Körperlich:** wirkt sanft gegen Hautprobleme wie Rötung und Juckreiz (nach Pelz); stärkt Herz und Thymusdrüse; reguliert allgemeine Fehlfunktionen der Hormondrüsen (nach Gurudas), reinigt und baut Fettgewebe sanft ab (nach Melody), kann bei Übergewicht hilfreich sein, stärkt die Blutgefässe und entlastet das Herz (nach Gienger).

**Seelisch:** setzt verborgene Fähigkeiten frei und hilft Probleme zu lösen, die ihre Ursache in lange zurückliegenden Erfahrungen haben (nach Gurudas); verleiht Nachgiebigkeit, Anpassungsfähigkeit und schützt die Gefühlswelt vor emotionalen Übergriffen (nach von Holst); macht umgänglich, hilft die eigene Position zu wahren und dennoch gesprächsbereit zu bleiben; baut überzogene Abwehrhaltungen ab (nach Gienger).

**Anwendung:** Steatit wird als Trommelstein in der Hosentasche getragen.

**In der klassischen Heilsteinliteratur** ist Steatit nicht beschrieben. **Moderne Autoren:** Gienger, Gurudas (Seifenstein, Talk), Kühni/von Holst, Melody, Pelz, Peschek-Böhmer (Speckstein).

Steatit ist ein selten verwendeter Heilstein.

**Astrologische Zuordnung:** Schütze (nach Melody).

**Pflege:** Steatit einmal wöchentlich unter fließendem Wasser reinigen, mit Hämatit-Ministeinchen entladen und zum Aufladen auf eine Bergkristallgruppe oder in die Morgensonne legen.

# Stichtit

**Name:** Benannt von W.F. Petterd 1920 nach dem tasmanischen Manager Robert Sticht. Engl. und franz.: Stichtite.

**Synonyme:** Tasmanite und Atlantisite sind markenrechtlich geschützte Namen für australischen Stichtit-Serpentin.

**Mineralogie:** Stichtit entsteht in aluminiumreichen Tonlagern in Gegenwart von Chrom.

**Begleit-Mineralien:** Chromit und Serpentin.

**Mineralklasse:** Stichtit ist ein wasserhaltiges Magnesium-Chrom-Mineral der Hydrotalcit-Gruppe (anionische Tonmineralien) und der V. Mineral-Klasse, der Karbonate;

**Formel:** $Mg_6Cr_2CO_3(OH)_{16} \times 4\ H_2O$ + Al,Fe,Ni; Stichtit kann bis zu 36% Magnesiumoxid enthalten. Farbgebendes Metall ist Chrom.

**Kristallsystem:** trigonal; **Erscheinungsform:** Stichtit bildet tafelige Kristalle, glimmerähnliche Schuppen oder meist dichte, filzige, wachsige Aggregate; **Mohshärte:** 1,5–2; **Dichte:** 2,2–2,3; **Spaltbarkeit:** vollkommen; **Bruch:** uneben; **Transparenz:** undurchsichtig; **Farbe:** Stichtit kann lila, hellviolett, braunviolett und rosarot vorkommen; **Glanz:** glasig; **Strichfarbe:** blass violett blau.

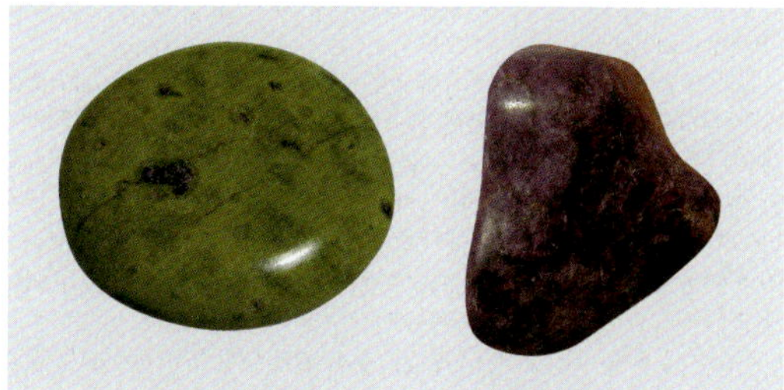

*Trommelsteine: Serpentin mit Stichtit-Einschluss, Stichtit mit Serpentin-Spuren.*

**Vorkommen:** selten. Australien (Tasmanien); GUS (Ural), Indien, Kanada, Marokko (Bou Azzer), Norwegen, Tasmanien (Dundas), Südafrika (Transvaal), Australien, (Quelle Melody).

**Verwechslung:** reiner Stichtit kann mit Sugilith und Charoit verwechselt werden. **Unterscheidung:** Härte.

**Fälschungen:** von Stichtit sind nicht bekannt.

**Im Handel** ist Stichtit als Rohstein erhältlich.

**Wirkung der Ionen:** Magnesium (entsäuernd), Chrom (entzündungshemmend)

**Medizinische Einnahme:** Es besitzt die Fähigkeit durch graduelle Abgabe von Aluminiumhydroxid Säuren zu binden und findet deshalb vielfältigen Einsatz in der Industrie. Stichtit in der angewandten Chemie auch als Katalysator benutzt, um diverse organische Lösungen oder schwermetallhaltige Abfälle zu binden (Dosierungsproblem).

**Körperlich:** **Stichtit:** hilft aus der Gelassenheit heraus Kräfte zu mobilisieren; unterstützt die Erfüllung körperlicher Bedürfnisse wie Essen, Bewegung, Erholung; kann zur Unterstützung der Quecksilberausleitung hinzugezogen werden; beruhigt das Vegetativum (nach von Holst); gibt der Haut Elastizität und Spannkraft, besonders nach der Schwangerschaft und nach dem Abnehmen; unterstützt die Heilung von Leistenbruch (nach Melody). Stichtin-Serpentin: unterstützt jede Heilungsarbeit (nach Melody); wirkt Allergien und Entzündungsneigung entgegen (nach von Holst).

**Seelisch:** **Stichtit:** gibt sanfte Energie, wenn jedoch die Zeit reif ist, kann er Entscheidungen großer Tragweite voranbringen; für die Durchführung stellt er viel Power zur Verfügung; hilft Dinge bodenständig in der richtigen Reihenfolge und auf gangbare Weise anzugehen; gibt Beständigkeit, auch im Umbruch (nach von Holst); verbessert Beziehungen; hilft im Umgang mit Kindern (nach Melody). **Stichtin-Serpentin:** hilft Meinungsverschiedenheiten zwischen Andersdenkenden beizulegen; kann helfen sich meditativ in alte Kulturen zurückzuversetzen (nach Melody).

**Energetisch:** leitet sanft die Kundalini-Kraft durch das Herzchakra (nach Melody).

**Anwendung:** Stichtit wird längere Zeit bei sich getragen oder als Mandala oder Steinkreis zur Meditation eingesetzt.

**In der klassischen Heilsteinliteratur** ist Stichtit nicht beschrieben. **Moderne Autoren:** Melody, Kühni/Holst.

Stichtit ist ein faszinierender, aber noch selten verwendeter Heilstein.

**Astrologische Zuordnung:** **Stichtit:** Mars in Waage, **Stichtit-Serpentin:** Venus in Skorpion (nach von Holst).

**Feng-Shui-Zuordnung:** bringt Harmonie und Frieden in die Wohnung.

**Pflege:** Stichtit einmal wöchentlich unter fließendem Wasser abseifen, mit Hämatit-Ministeinchen entladen und zum Aufladen auf eine Bergkristallgruppe oder in die Morgensonne legen.

# Stilbit

siehe Zeolithe

# Stromatolith

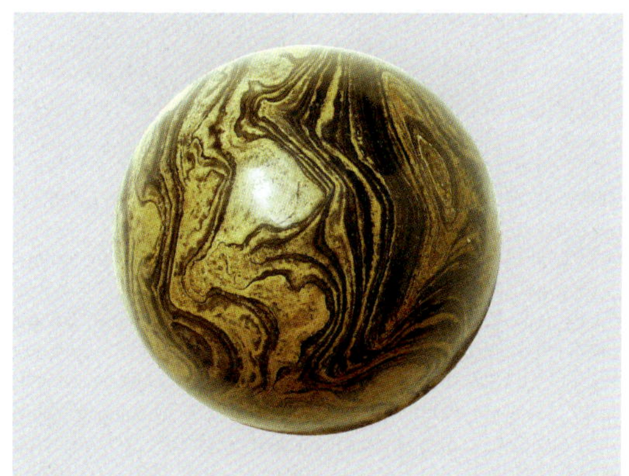

*Stromatolith-Kugel.*

**Name:** von mhd. *stroum,* »fließen« oder griech. *stroma* »Matte, Lage«, und griech. *lithos,* »Stein«: »fließender Stein«, welcher die wellenförmige Textur des Steines beschreibt.

**Synonyme:** Algenachat, Algenkalk, Cyanobacteria-Kalk, Cyanophycea-Kalk.

**Mineralogie:** Stromatolith entsteht sekundärsedimentär durch Ausfällung des biogenen Kalkes durch Blaugrünalgen als Gemisch aus Calciumkarbonat, Kieselsäure, Tonpartikel, Eisenoxide und Schicht-Silikaten. Kontinuierliches Algenwachstum führt zu großen Riffbildungen. Die wellenförmig gebänderte Textur des entstehenden Stromatolith wird dabei durch die Bewegung des Küstengewässers hervorgerufen.

**Mineralklasse:** Gemisch aus calciumhaltigen Karbonaten ($CaCO_3$), Silikaten ($SiO_2$), aluminiumhaltigen Schicht-Silikaten ($Al_4[(OH)_8/Si_4O_{10}]$) und Limonit (FeOOH).

**Kristallsystem:** trigonaler Calcit (Quarz, Hämatit) mit triklinen und monoklinen Tonmineralien; **Erscheinungsform:** bildet knollige bis keulenförmige feinkörnige Aggregate, sowie derbe Massen; **Mohshärte:** 3–4; **Dichte:** 2,70–2,92; **Spaltbarkeit:** keine; **Bruch:** uneben; **Transparenz:** undurchsichtig; **Farbe:** braunschwarze Lamellentextur oder Marmorierung, die in bewegten Bändern verläuft; **Glanz:** matt, aber polierfähig.

**Vorkommen:** Australien, Bolivien, Finnland, Kanada und USA.

**Verwechslung:** kann mit Elderit, Jaspis, Kabamba und Tigereisen verwechselt werden; **Unterscheidung:** Struktur, Härte, mineralogisch-gemmologisch.

**Fälschungen**: sind nicht bekannt.

**Im Handel** ist Stromatolith als Rohstein, Trommelstein, Kugel und geschliffener Dekorationsstein erhältlich.

**Wirkung der Ionen:** Aluminium (entsäuernd), Calcium (Selbstvertrauen, Wachstum), Eisen (Ausdauer), Silizium (Stabilität).

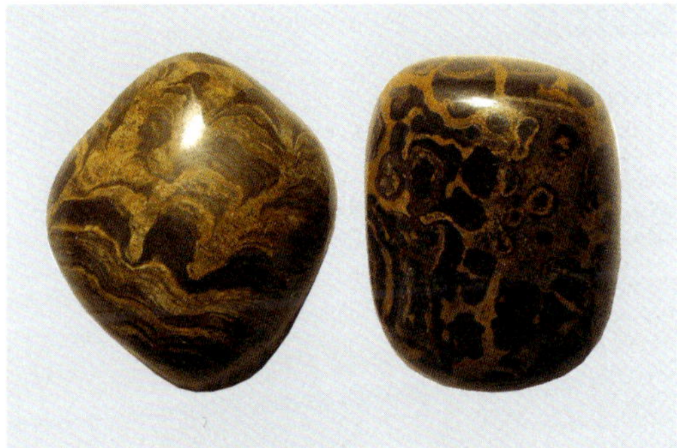

*Stromatolith, Trommelsteine.*

**Organwirkung:** Bindegewebe, Darm.

**Körperlich:** stärkt das Körpergewebe; fördert Ausscheidung und Stoffwechsel (nach Gienger); bessert Asthma; erhöht niedrigen und senkt hohen Blutdruck (nach Kühni); begünstigt die Beweglichkeit der Fein- und Grobmotorik, auch durch genauere Wahrnehmung der Raumlage; vitalisiert auf der Zellebene durch verbesserten Zellstoffwechsel; ein wichtiger Stein für das Gleichgewicht der Darmflora; stärkt das Bindegewebe; erleichtert das Abhusten durch Stimulation der Flimmerhärchen bei Asthma (nach von Holst).

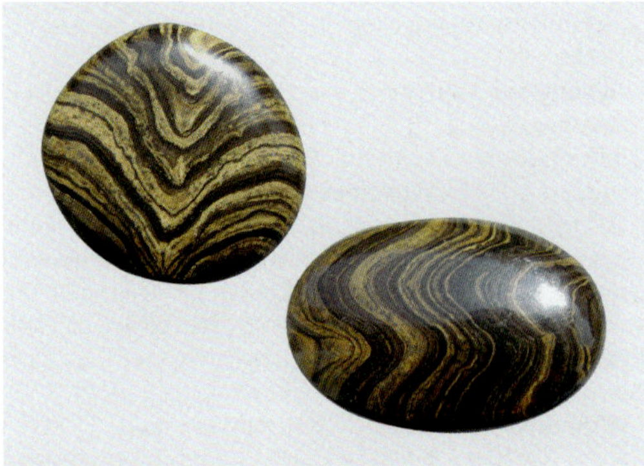

*Stromatolith, flache Trommelsteine.*

**Seelisch:** bringt einen bewegten Wechsel von Aktivität und Ruhe, vor allem dann, wenn das Leben eingefahren und zu langweiligen Mustern erstarrt ist (nach Gienger); zeigt die eigenen Wurzeln auf; lässt den eigenen Standpunkt bewahren, macht jedoch kompromissbereit, anpassungsfähig und etwas harmoniebedürftig; hilft im Einklang mit seiner Umwelt zu handeln (nach von Holst).

**Anwendung:** Stromatolith wird längere Zeit direkt auf der Haut als Kette oder Anhänger getragen.

**In der klassischen Heilsteinliteratur** ist Stromatolith nicht beschrieben. **Moderne Autoren:** Gienger, Kühni/von Holst.

Stromatolith ist ein selten verwendeter Heilstein.

**Astrologische Zuordnung:** Widder (nach Melody); Aszendent Waage (nach von Holst).

**Feng-Shui-Zuordnung:** harmonisiert den Zerstörungszyklus Element Erde – Element Wasser.

**Pflege:** Stromatolith einmal wöchentlich unter fließendem Wasser reinigen, mit Hämatit-Ministeinchen entladen und zum Aufladen auf eine Bergkristallgruppe oder in die Morgensonne legen.

# Strontianit

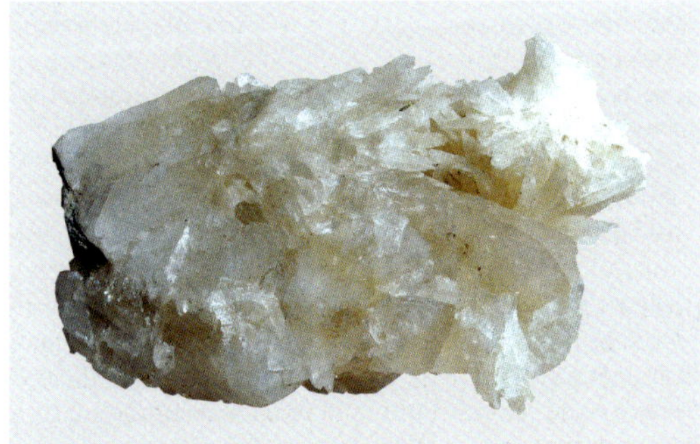

*Strontianit-Stufe.*

**Name:** benannt von Sulzer 1791, nach dem ersten Fundort, dem schottischen See Loch Strontian. Engl. und franz.: Strontianite.

**Synonyme:** kohlensaurer Strontian, peritomer Halbaryt, Silberstein, Stromnit, Strontianspat, Strunz.

**Mineralogie:** Strontianit entsteht primär-hydrothermal auf Erzgängen; sekundär-hydrolytisch in Kalksteinen, wobei Strontium aus dem Nebengestein ausgelaugt und in Konkretionen oder Klüften und Gängen angereichert wird.

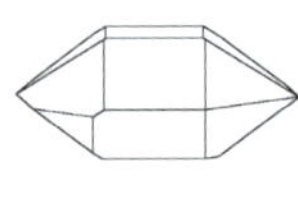

**Mineralklasse:** Strontiummineral der Aragonit-Gruppe und der V. Mineralklasse, der Karbonate; **Formel:** $SrCO_3$+ Ca,Ba,Pb,S; kann bis zu 70 % Strontiumoxid enthalten.

**Kristallsystem:** rhombisch; **Erscheinungsform:** bildet dipyramidale, prismatische, nadelige bzw. spießige Kristalle, die oft zu faserigen, büscheligen oder strahligen Aggregaten oder aragonitähnlichen Drillingen verwachsen sind oder als derbe, feinkörnige Aggregate auftreten; **Mohshärte:** 3,5; **Dichte:** 3,7; **Spaltbarkeit:** vollkommen; **Bruch:** muschelig; **Transparenz:** durchsichtig oder durchscheinend; **Farbe:** farblos, weiß, blass gelblich, auch rosa, grau oder grünlich; **Strichfarbe:** weiß; **Glanz:** glasig, auf Bruchflächen fettig; im UV-Licht blaue **Lumineszenz** und auch **Thermolumineszenz**; **löslich:** in verdünnter Salzsäure; **Flammenfärbung:** rot.

**Vorkommen:** selten: Australien, BRD (Clausthal/Harz, Ascheberg/Münster, Freiberg), Großbritannien (Strontian/Schottland), Italien (Vignazza), Mexiko, Österreich (Salzburg), Spanien, USA (Strontian Hill).

**Verwechslung:** kann mit Aragonit, Baryt, Calcit, Coelestin, Natrolith verwechselt werden; **Unterscheidung:** Dichte, mikroskopisch, mineralogisch, chemisch.

**Fälschungen:** sind nicht bekannt.

**Im Handel** ist Strontianit als derber Rohstein, Kristallgruppe und Trommelstein erhältlich.

**Wirkung der Ionen:** Strontium (Erleichterung, Verhärtungen), Calcium (Aufbaukraft, Selbstvertrauen, Stabilität).

**Organwirkung:** Nerven.

**Körperlich:** lenkt die Lebensenergie nach oben; füllt Energiedefizite auf; lindert Energiemangelerscheinungen wie Kopfschmerz, Verspannungen, Anstrengungshaltungen, Schwindelgefühle und Überspanntheit; erhöht körperliche Leistungsfähigkeit, Ausdauer und Durchhaltevermögen, hilft Überanstrengung zu vermeiden; fördert das Bedürfnis nach körperlicher Bewegung, um überschüssige Energie wieder abzubauen (nach v. Holst/Forschungsprojekt SHK); hilft gegen Zuckungen und Spasmen, vor allem in den Beinen, und wurde in diesem Zusammenhang erfolgreich bei Multipler Sklerose eingesetzt (nach v. Holst); bessert Schmerzen und Schwellungen nach stumpfen Traumen (nach Kühni); verbessert den Stuhlgang (nach Gienger).

**Seelisch:** stärkt das Selbstwertgefühl und die persönliche Kraft (nach Gienger); hilft bei Ungewissheiten und Veränderungen im Leben sowie bei emotionalen Wechselbädern, einen übergeordneten Standpunkt einzunehmen, und befähigt, sein Leben von einer äußeren Warte aus zu betrachten; beschleunigt dadurch gerade in Umbruchsphasen Entwicklungen und nimmt Zukunftsangst; weist unangemessene Forderungen zurück, hilft jedoch auch, sich mit Begeisterung in unangenehme Arbeiten zu stürzen (nach von Holst); entwickelt intensive Kommunikation und eine gute Konfliktbereitschaft, vertieft Beziehungen, führt zu intensiven Träumen (nach Forschungsprojekt SHK); gibt die Kraft die Umstände der eigenen Realität in den Griff zu bekommen; beschleunigt die Entwicklung in allen Bereichen des Lebens; stellt in Beziehungen Weisheit über persönliche Interessen; ist ein guter Stein für die Reise, da er die Anpassungsfähigkeit an neue Situationen verbessert (nach Melody).

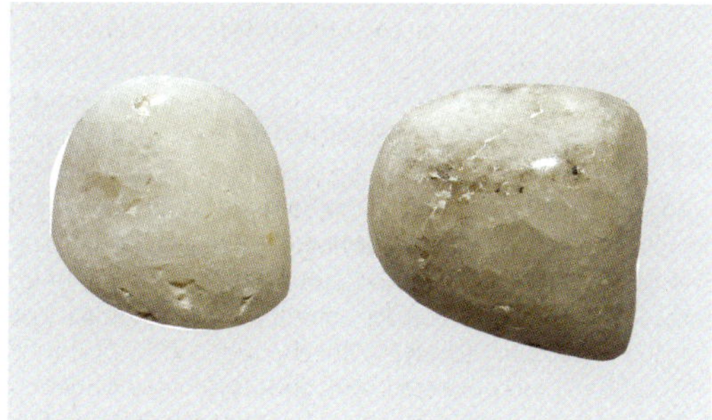

*Strontianit-Trommelsteine.*

**Energetisch:** fördert die aufsteigende Energie und behebt Energiemangelsymptome wie Unruhe und Kopfschmerzen; ist ein intensiv wirkender Stein, der über einige Meter Entfernung wirken kann.

**Anwendung:** Strontianit wird als Kristall oder Kristallgruppe direkt auf die Haut für etwa zwanzig Minuten gelegt; als Trommelstein in der Tasche mitgeführt.

**In der klassischen Heilsteinliteratur** ist Strontianit nicht beschrieben. **Moderne Autoren:** Gienger, Kühni/von Holst, Melody.

Strontianit ist ein selten verwendeter Heilstein, der von der Forschungsgruppe SHK 1996 getestet wurde.

**Homöopathische Verwendung: Strontium carbonicum:** bei Müdigkeit, Zittern aller Glieder, großer Vergesslichkeit; Zerebralsklerose, Migräne, chronischer Bronchitis, Osteoporose.

**Astrologische Zuordnung:** Widder (nach Melody); Pluto in Jungfrau (nach von Holst).

**Chakra-Zuordnung:** Thymuschakra (nach von Holst/Gienger).

**Tarot-Zuordnung:** Das Rad des Schicksals (von Holst).

**Pflege:** Strontianit einmal wöchentlich unter fließendem Wasser reinigen, mit Hämatit-Ministeinchen entladen und zum Aufladen auf eine Bergkristallgruppe oder in die Morgensonne legen.

# Sugilith

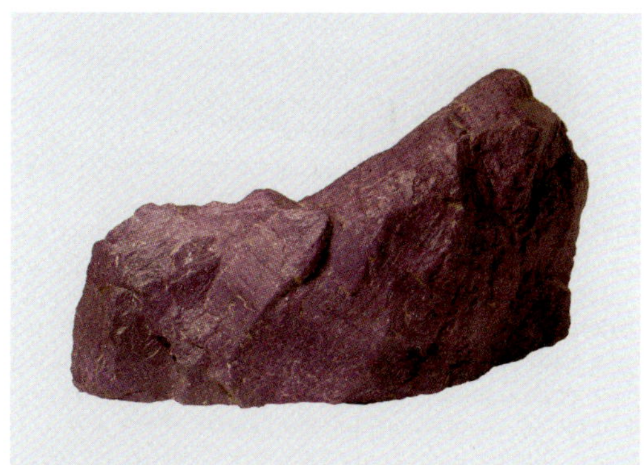

*Sugilith-Rohstein.*

**Name:** benannt von Murakami 1976, nach dem Mineralogen Sugi, der das Mineral 1944 entdeckte. Engl. und franz.: Sugilite.

**Synonyme:** Luvulith, Royal Lavulite und Royal Azel.

**Mineralogie:** Sugilith entsteht hydrothermal in Pegmatitgängen; sekundär und metasomatisch in sedimentären Manganerz-Lagerstätten.

**Mineralklasse:** Mineral der VIII. Mineralklasse, der Ring-Silikate; **Formel:** $KNa_3Li_2(Fe^{3+},Mn^{3+},Al)_2Si_{12}O_{30}$+ Ba,Ca,Mn,$SiO_2$+(As,Fe,Pb,Sb,Sr,Zn).

**Kristallsystem:** hexagonal; **Erscheinungsform:** bildet sehr selten kleine Kristalle; meist derbe, körnige spaltenfüllende Aggregate; **Mohshärte:** 5,5–6,5; **Dichte:** 2,69–

2,75; **Spaltbarkeit:** unvollkommen; **Bruch:** uneben bis muschelig; **Transparenz:** durchscheinend bis undurchsichtig; **Farbe:** dunkel- bis blauviolett, rotviolett, braungelb und grünlich, oft gebändert oder gesprenkelt; **Glanz:** matt bis glasartig; **Strichfarbe:** weiß.

**Vorkommen:** selten: Indien (Madhya Pradesh), Japan (Iwagi Islet), Namibia (Kalahariwüste), Südafrika (Kuruman).

**Verwechslung:** kann mit massivem dunklem Amethyst, Charoit, rosa Chalcedon, violettem Dumortierit, dunkler Lavendel-Jade und Sogdianit verwechselt werden; **Unterscheidung:** Härte, Dichte, mineralogisch-gemmologisch, Röntgendiffraktometrie.

**Fälschungen:** kann aufgrund seiner porösen Natur problemlos gefärbt werden; wird auch aus Schleifstaub mit Kunststoffen rekonstruiert; **Nachweis:** mineralogisch-gemmologisch.

**Im Handel** ist Sugilith als derber Rohstein, Trommelstein, Kugelkette, Anhänger, Bi-Scheibe, Cabochon und facettiert, verarbeitet als Pyramide oder Edelsteingravur erhältlich.

**Wirkung der Ionen:** Aluminium (Realitätssinn), Eisen (Antrieb, wundheilend), Mangan (schmerzlindernd, Herz, Sexualität), Titan (Spürsinn, Größe, Befreiung), Kalium (Nervenstärkung), Lithium (stimmungsaufhellend), Natrium (Selbständigkeit).

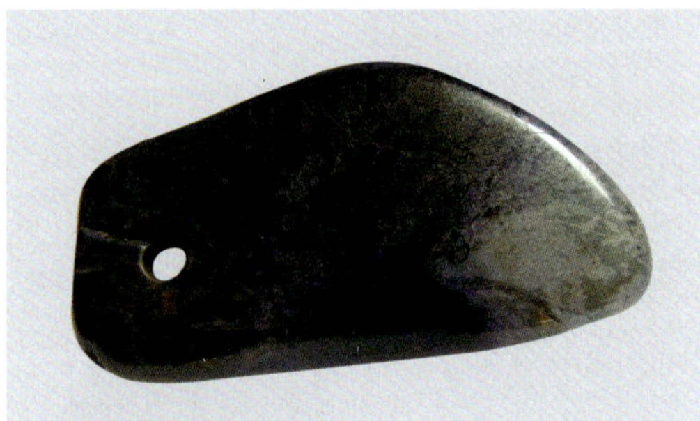

*Sugilith-Trommelstein.*

**Organwirkung:** Nerven.

**Körperlich:** harmonisiert Nerven und Großhirnrinde und hilft bei Epilepsie, Legasthenie und motorischen Störungen; lindert Schmerzen, besonders Nervenschmerzen, sogar unerträgliche Zahnschmerzen, in kurzer Zeit; lindert nächtliches Zähneknirschen, hilft bei Hexenschuss (nach Gienger) und hervorragend bei Kopfschmerzen; kann alle Arten von Unwohlsein zerstreuen (nach Melody); macht den seelischen Hintergrund von Beschwerden bewusst, z.B. Schuldgefühle, Groll, Verletztheit; erhellt das Bewusstsein bei Krebserkrankungen; hilft Spannungen und Stress abzubauen (nach Korse); korrigiert die energetische Polarität gestörter Organe, wirkt dadurch Entzündungen und Verhärtungen entgegen; stoppt die Zellzerstörung; kuriert alle Stoffwechselorgane; hilft gemeinsam mit Nephrit bei Überempfindlichkeit und Nahrungsmittelallergie; baut Pilzinfektionen des Unterleibs ab; reduziert die Empfindlichkeit auf geopathologische Reizzonen (nach Pelz).

**Seelisch:** lindert Kummer und hilft bei jeder Form von Angst, selbst irrationalen Ängsten, vielen psychiatrischen Störungen und Paranoia; befähigt, kompromisslos Konflikte zu lösen, und lässt Unangenehmes leichter ertragen (nach Gienger); lehrt Veränderungen anzunehmen (nach Novak); stärkt die Vorstellungskraft, macht die Kraft und Macht von Gedanken und Worten bewusst, verstärkt die Fähigkeit zur suggestiven Beeinflussung (nach Bind-Klinger); führt zur Konfrontation mit dem Thema Macht und Gewalt (nach von Holst); fördert die bewusste Kontrolle über die geistigen Fähigkeiten; verstärkt heilerische Fähigkeiten, den Körper wieder ins Lot zu bringen; eignet sich für sensible, offene Menschen, die beste Absichten verfolgen, aber von Negativität überwältigt werden; nimmt Zweifel am eigenen Auftrag, zeigt auf, wofür man auf der Welt ist (nach Raphaell); passt zu Menschen, die seelisch stark bewegt sind und damit nach aussen gehen (nach von Holst); sollte nur in stabiler Stimmungslage verwendet werden, er »zerbröselt« festgefahrene mentale Programme und wirbelt alte Ideen auf, versöhnt Körper und Geist (nach Sienko); kann alle negativen Eigenschaften wie Selbsthass, Grobheit, Eifersucht, Vorurteile eliminieren; stärkt den Glauben an sich selbst, auch wenn man ganz alleine dasteht; zeigt, wozu man auf der Welt ist und wie man seine Talente für die Welt nutzen kann; inspiriert, ermutigt, hilft kreative Unternehmungen präzise auszuführen (nach Melody), aktiviert gleichermaßen Sexual- und Überlebenstrieb wie den Geist und Erkenntnisdrang, spannt so zwischen zwei existenziellen Polen auf; hilft sich mit ganzem Herzen einer Frage oder einem Widerspruch zu widmen und sich voll einzusetzen; ein faustischer Stein; die Hochpotenz von Amethyst (nach von Holst).

**Energetisch:** als Schutzstein für tiefgründige und sensible Menschen.

**Anwendung:** Sugilith wird als Bi-Scheibe oder Kugelkette unmittelbar am Körper getragen; als Trommelstein direkt auf die schmerzende Stelle gelegt; als Rohstein zur Meditation aufgestellt.

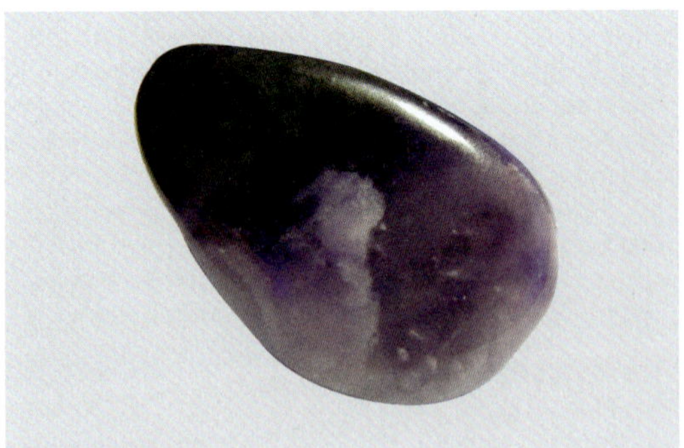

*Sugilith-Trommelstein.*

**In der klassischen Heilsteinliteratur** ist Sugilith nicht beschrieben. **Moderne Autoren:** Bind-Klinger, Freiburg, Gienger, Heider, Huber, Korse, Kühni/von Holst, Lopes, Melody, Musil, Novak, Paulin, Pelz, Peschek-Böhmer, Pöttinger, Raphaell, Ray, Sperling, Weltler.

Sugilith ist ein gut geprüfter Heilstein.

**Ergänzende Bachblüte:** Hornbeam (nach Miesala-Sellin); Red Chestnut (nach Novak).

**Astrologische Zuordnung:** Fische, Waage (nach Peschek-Böhmer); Jungfrau (nach Melody), Uranus (nach Musil), Pluto in Löwe (nach von Holst), Mars im dritten Quadrant (nach Maier).

**Chakra-Zuordnung:** Scheitelchakra (nach Musil und von Holst/Gienger).

**Feng-Shui-Zuordnung:** harmonisiert den Kontrollzyklus Element Wasser – Element Feuer.

**Meditations-Zuordnung:** Selbstverwirklichung.

**Pflege:** Sugilith einmal wöchentlich unter fließendem Wasser reinigen, mit Hämatit-Ministeinchen entladen und zum Aufladen auf eine Bergkristallgruppe oder in die Morgensonne legen.

# Talk

siehe Steatit

# Tansanit

**Name:** benannt von der New Yorker Juwelierfirma Tiffany, nach dem Land des einzigen Vorkommens, nachdem sich die Bezeichnung Blue Zoisite als geschäftsschädigend erwiesen hatte (ähnlicher Klang wie Suizid). Engl.: Tansanite, franz. Tanzanite.

**Synonyme:** Blauer Zoisit, Eisen-Zoisit.

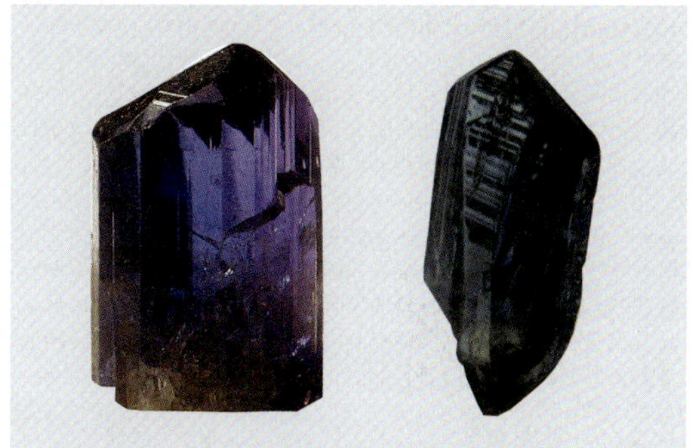

*Tansanit-Kristalle, blau und braun.*

**Mineralogie:** Tansanit entsteht primär-hydrothermal in Gängen und Kluftausfüllungen in metamorphem Gneis.

**Mineralklasse:** Calcium-Aluminium-Mineral der Epidot-Zoisit-Gruppe und der VIII. Mineralklasse, der Gruppen-Silikate; **Formel:** $Ca_2Al_3[O/OH/SiO_4/Si_2O_7]+Fe,Ti,V$; farbgebendes Metall (blau) ist das Eisen.

**Kristallsystem:** rhombisch; **Erscheinungsform:** bildet kleine, flächenreiche, aufgewachsene, meist gestreifte Prismen oder derbe Aggregate; **Mohshärte:** 6,5–7; **Dichte:** 3,25–3,42; **Spaltbarkeit:** vollkommen; **Bruch:** uneben;, spröde; **Transparenz:** durchsichtig; **Farbe:** meist gelbbraun, wird jedoch nach dem Brennen blau, selten saphirblau (im Tageslicht) bis amethystviolett (im Kunstlicht) und purpurrot; **Glanz:** glasartig; Tansanit weist einen mit bloßem Auge sichtbaren Pleochroismus in den Farbtönen dunkelblau, purpur, grün-gelb und braun auf.

**Vorkommen:** selten: Pakistan (Baltistan), Tansania (Miralini Hills/Arusha).

**Verwechslung:** kann geschliffen mit Apatit, Iolith, Lazulith, Saphir, Spinell und Turmalin verwechselt werden; **Unterscheidung:** Härte.

**Fälschungen:** Als Fälschungen sind Glasimitationen, synthetischer Saphir sowie Dubletten und Tripletten im Handel; mind. 95 % der blauen Steine werden durch Brennen gelbbrauner Zoisite gewonnen; **Unterscheidung:** mineralogisch-gemmologisch.

**Im Handel** ist Tansanit eigentlich immer gebrannt und als Rohstein, Kristall, Trommelstein, Cabochon und facettiert erhältlich. Tansanit ist ein sehr seltener und teurer Stein.

**Wirkung der Ionen:** Aluminium (Haut, Gefühlsausdruck), Calcium (Selbstvertrauen), Silizium (Stabilität).

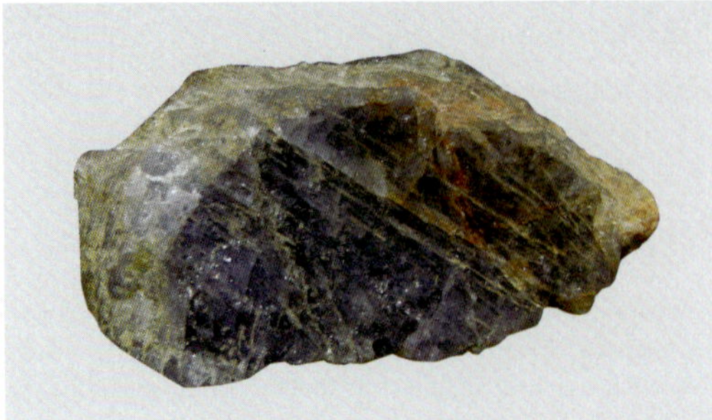

*Tansanit roh.*

**Organwirkung:** Haut, Lunge, Nervensystem.

**Körperlich:** bessert atrophische Hauterkrankungen; wird bei Fehlausrichtungen der Wirbelsäule und Augenproblemen eingesetzt; soll Personen aus dem Koma erwecken können (nach Melody); hilft bei Lähmungserscheinungen und Kontrollverlust vom Körper Besitz zu ergreifen; fördert die Wiederherstellung des Körpers nach völliger Erschöpfung oder Krankheit; gut für Stimme, Ohren, Augen, Nieren (nach von Holst); schnell wirksamer Nervenheilstein (nach Gienger); verstärkt die Giftausscheidung durch Schweiß, Urin und Stuhl; verbessert mittelfristig Haut, Haare und Nägel; kann auf die Nase sehr befreiend wirken; die Leistungsfähigkeit wird gesteigert; der Schlaf wird erholsamer (nach Forschungsprojekt SHK).

**Seelisch:** ermöglicht die eigene innere Berufung zu erkennen; hilft Vertrauen in die Existenz zu entwickeln (nach Sperling); gibt Orientierung im Dasein, klärt brennende Sinnfragen (nach Gienger); hilft Hoffnungslosigkeit, Ungewissheit, Leid und Krisen zu meistern und daran zu reifen; schenkt Ruhe und Frieden bei Verzweiflung und üblen geistigen Einflüssen sowie selbstzerstörerischen Tendenzen; lässt zeitlose, geistige Werte erkennen und für sich eine klare Position finden; symbolisiert Weisheit; gut für Menschen, die von ihrem Einfallsreichtum leben müssen (nach von Holst); fördert das Aufräumen und Neuorientieren im Leben (nach Forschungsprojekt SHK); ein starker und herausfordernder Stein für besondere Lebenslagen.

**Energetisch:** wirkt auf den Lungenmeridian.

**Anwendung:** Tansanit wird als Kugelkette oder Anhänger getragen; als gerundeter Rohstein auf die Haut gelegt oder als Trommelstein in der Tasche mitgeführt. Farbwechselnde Kristalle sind sehr teuer und eignen sich zur Meditation.

**In der klassischen Heilsteinliteratur** ist Tansanit nicht beschrieben. **Moderne Autoren:** Gienger, Guhr, Kühni/von Holst, Melody, Paulin, Siebenthal, Sperling. Tansanit wurde 2002 vom Forschungsprojekt SHK getestet

Tansanit ist wegen seines hohen Preises ein selten verwendeter Heilstein.

**Astrologische Zuordnung:** Zwillinge, Waage, Schütze (nach Melody); MC in Zwillinge (nach von Holst).

**Chakra-Zuordnung:** Stirnchakra.

**Pflege:** Tansanit einmal wöchentlich unter fließendem Wasser reinigen, mit Hämatit-Ministeinchen entladen und zum Aufladen auf eine Bergkristallgruppe oder in die Morgensonne legen.

# Tektit

siehe Naturgläser

# Thulit

**Name:** benannt von dem englischen Mineralogen J. Brooke 1823, nach der legendären Insel Thule am Nordrand der Welt, da Thulit damals in Nordnorwegen gefunden wurde. Engl. und franz.: Thulite.

**Synonyme:** Manganozoisit und Unionit.

**Mineralogie:** Thulit entsteht regionalmetamorph in manganhaltigen Gesteinen unter Druck und Anwesenheit von Wasser zu Kalk-Silikatfelsen und kristallinen Schiefern.

**Mineralklasse:** manganhaltiges Mineral der Epidot-Vesuvian-Zoisit-Gruppe und der VIII. Mineralklasse, der Gruppen-Silikate; **Formel:** $Ca_2Al_3[O/OH/SiO_4/Si_2O_7]$ + Mn, Fe,Ti,Mg+ Na,Ba,Sr.

**Kristallsystem:** rhombisch; **Erscheinungsform:** bildet gefurchte, prismatische Kristalle oder massige Aggregate; **Mohshärte:** 6–6,5; **Dichte:** 3,2; **Spaltbarkeit:** vollkommen; **Bruch:** uneben; **Transparenz:** undurchsichtig bis durchscheinend; **Farbe:** grau, weiß, rosa, rot, gelb, grün und blau; **Glanz:** glasartig; **Strichfarbe:** weiß.

**Vorkommen:** selten: Australien, Namibia, Norwegen, USA.

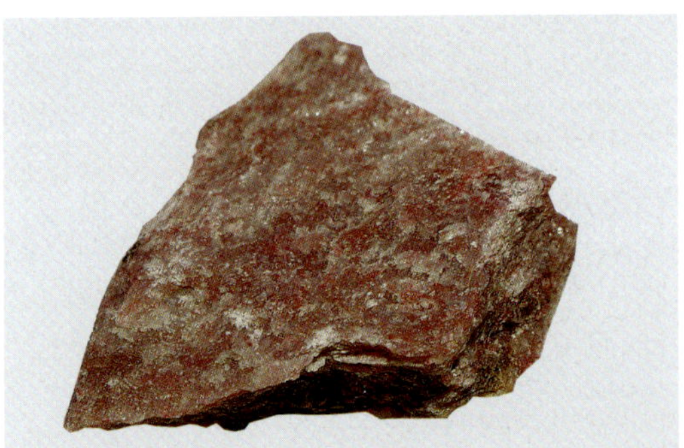

*Thulit-Rohstein.*

**Verwechslung:** kann mit Rhodonit und Sugilith-Quarzgemengen verwechselt werden; **Unterscheidung:** mineralogisch-gemmologisch.

**Fälschungen:** sind nicht bekannt.

**Im Handel** ist Thulit als Rohstein, Trommelstein, Kugelkette, Bi-Scheibe und Cabochon erhältlich.

**Wirkung der Ionen:** Aluminium (Realitätssinn), Calcium (Selbstvertrauen, Stabilität).

**Organwirkung:** Geschlechtsorgane.

**Körperlich:** wirkt sexuell stimulierend; fördert die Fruchtbarkeit bei Männern und Frauen und hilft bei Erkrankungen der Hoden, Eierstöcke und Geschlechtsorgane (nach Gienger); stärkt die Nerven und das Nervensystem; erhöht sanft den Blutdruck und verbessert die periphere Durchblutung (nach Kühni); beugt in Schwächezuständen und Ohnmachtsanfällen vor; fördert die Regenerationskraft des gesamten Organismus (nach Gienger); hilft bei

Mangel an weißen Blutkörperchen (nach Pöttinger); kann bei der Behandlung von Calciummangel und Darmbeschwerden verwendet werden (nach Melody).

**Seelisch:** wirkt bei Melancholie und Depression; regt die Lebensenergie und Kreativität an; steigert Lebensfreude und Lebensqualität; inspiriert zu neuen Unternehmungen; verleiht Mut, sich größeren Herausforderungen zu stellen; hilft Schwierigkeiten und Widerstände zu überwinden; inspiriert, über den eigenen Schatten zu springen und die eigenen Wünsche auszuleben; macht neugierig und erfinderisch (nach Gienger); hilft sich mit Erholungs- und Genussmöglichkeiten zu belohnen; hilft sich mit seiner Heimat zu identifizieren und die eigenen Wurzeln zu entdecken; macht Einflüsse der Vererbung- und der Ahnenlinie bewußt (nach von Holst).

**Anwendung:** Thulit wird als Anhänger oder Bi-Scheibe direkt am Körper getragen; als Trommelstein am Schambein aufgelegt; als Rohstein zur Meditation sowie als Steinkreis aufgestellt.

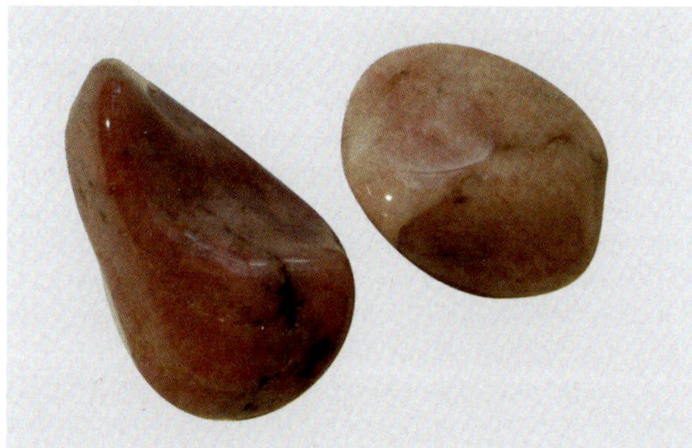

*Thulit-Trommelsteine.*

**In der klassischen Heilsteinliteratur** ist Thulit nicht beschrieben. **Moderne Autoren:** Gienger, Heider, Kühni/von Holst, Lopes, Maier, Melody, Paulin, Pöttinger, Siebenthal, Sienko, Sperling.

Thulit ist inzwischen ein gut geprüfter Heilstein.

**Astrologische Zuordnung:** Stier, Zwillinge (nach Melody); Mars in Skorpion (nach v. Holst); Sonne im zweiten Quadrant (nach Maier).

**Feng-Shui-Zuordnung:** Ernährungszyklus Element Feuer – Element Erde.

**Chakra-Zuordnung:** Wurzelchakra (nach von Holst/Gienger).

**Pflege:** Thulit einmal wöchentlich unter fließendem Wasser reinigen, mit Hämatit-Ministeinchen entladen und zum Aufladen auf eine Bergkristallgruppe oder in die Morgensonne legen.

# Tigerauge

**Name:** benannt in der Mitte des 19. Jahrhunderts nach seinem blinzelnden Effekt, der, wenn der Stein im Sonnenlicht gedreht wird, durch die faserige Struktur entsteht und an ein Tigerauge erinnert. Engl.: Tiger's-eye.

**Synonyme:** Katzenauge, Pseudokrokydolith, Schillerquarz, Tigerit, Wolfsauge.

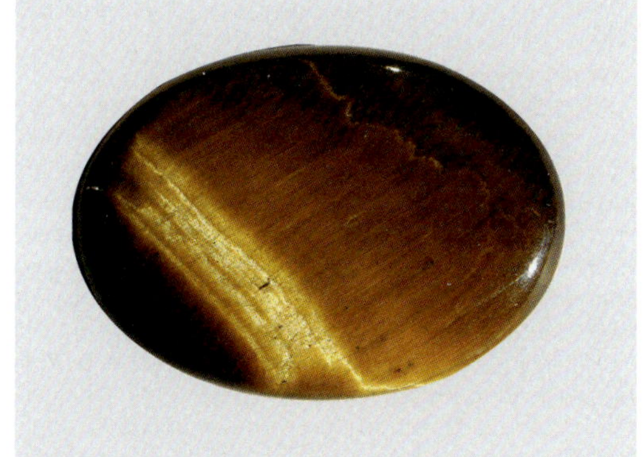

*Tigeraugen-Cabochon.*

**Mineralogie:** Tigerauge entsteht sekundär-hydrothermal als verkieselte Gangfüllungen metamorpher Krokydolithe (Hornblende-Asbest), dabei werden die Krokydolithfasern pseudomorph vollständig durch Quarz ersetzt, wobei sich zunächst Falkenauge bildet. Dieser kann sich nach und nach durch Oxidation enthaltener Eisenverunreinigungen in Tigerauge umwandeln.

**Mineralklasse:** Farbvariation der Quarz-Gruppe infolge Krokydolith-Einschlüssen der IV. Mineralklasse, der Oxide; **Formel:** $SiO_2 + FeOOH$.

**Kristallsystem:** trigonal; **Erscheinungsform:** bildet faserige Aggregate; **Mohshärte:** 6,5–7; **Dichte:** 2,5–2,7; **Spaltbarkeit:** keine; **Bruch:** uneben, faserig; **Transparenz:** undurchsichtig; **Farbe:** goldgelb bis goldbraun, mit durch faserige Einlagerungen ausgelöste Lichtreflexionen, die an Tigeraugen erinnern; **Strichfarbe:** gelbbraun.

**Varietät:** **Gold-Quarz** transparent durch hohen Quarzanteil. **Tigerauge-Falkenauge.**

**Vorkommen:** Australien (Westaustralien), Madagaskar, Südafrika.

**Verwechslung:** kann mit Falkenauge und Tigereisen verwechselt werden; **Unterscheidung:** Dichte.

**Fälschungen:** sind nicht bekannt; Tigerauge wird oft hitzebehandelt (2 Stunden bei 400°C), wodurch der Oxidationsprozess fortgesetzt wird und der Stein sich rot verändert. Er wird als Katzenauge, Ochsenauge oder Rotes Tigerauge angeboten.

**Im Handel** ist Tigerauge als Rohstein, Trommelstein, Anschliff, Kugelkette, Anhänger, Bi-Scheibe, Kugel, Ei, Herz, Cabochon und kunsthandwerkliche Schnitzerei erhältlich.

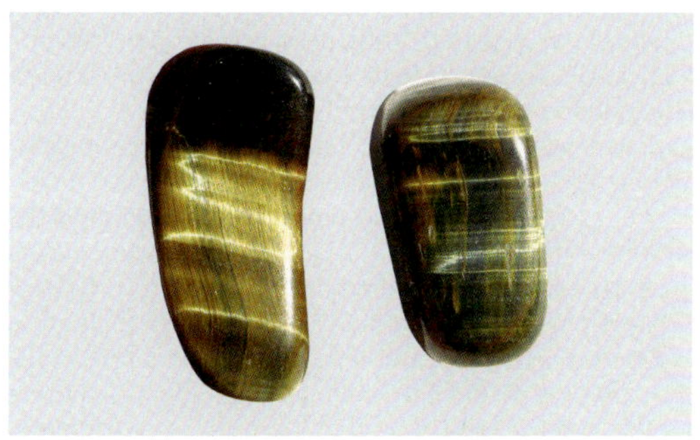

*Tigeraugen-Trommelstein und Tigerauge-Falkenauge-Trommelstein.*

**Wirkung der Ionen:** Eisen (Ausdauer, Konfrontation), Silizium (Stabilität).

**Organwirkung:** hormonelles System, Nervensystem.

**Körperlich:** lindert Schmerzen rasch, aber nicht dauerhaft; reguliert die elektrische Reizleitung der Nerven; stärkt die Filterfunktion der Nieren (nach Kühni); bessert Bronchitis und lindert die Atemnot bei Asthmaanfällen; mildert Gelenk- und Knochenschmerzen, hilft bei Sehnenscheidenentzündung; angezeigt bei Kopfschmerzen und Migräne (nach Gienger); stärkt die Funktion des Darmtraktes und der Verdauung, lindert Schmerzen in der Bauchgegend, reguliert den Blutzuckerspiegel (nach Korse) und greift in Stoffwechselstörungen ein; bei Nervenerkrankungen, Nervenentzündungen und Nervosität; hilft bei hormonellen Überfunktionen und Übererregung der Nerven (nach Gienger); hemmt zu starken Haarwuchs bei Frauen; bessert Krampfanfälle und Störung der Motorik; kann bei Zysten (vor allem in der Brust) eingesetzt werden. **Tigerauge mit Falkenauge:** weist auf den Erholungsbedarf nach Anstrengung hin, steigert aber die Belastbarkeit tagsüber; der Schlaf wird unruhiger (nach Forschungsprojekt SHK). **Gebrannt, rot:** sollte bei vorliegenden Schmerzen, Entzündungen oder Entzündungsneigung sowie während der Menses nicht verwendet werden; macht gesundheitliche Schwachpunkte sehr deutlich; senkt durch aufputschende Wirkung das Bedürfnis nach Genussmitteln; beeinflusst die Ernährungsgewohnheiten (nach Forschungsprojekt SHK).

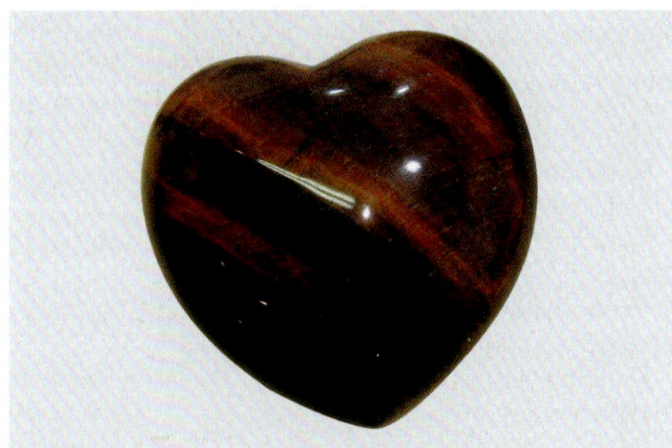

*Rotes Tigerauge, gebrannt, Fälschung.*

**Seelisch:** nimmt Angst vor Entscheidungen sowie Angst vor Erfolg (nach Keyte); bessert Depression und schenkt Optimismus; weckt und stärkt die »innere Sonne« (nach Musil); unterstützend bei Mutlosigkeit, starken Stimmungsschwankungen, Stress, Verwirrtheit, Zweifeln; ermöglicht, in unklaren oder sich sehr schnell verändernden Situationen rasch den Durchblick zu finden (nach Gienger); hilft bei der Integration und der Balance der beiden Hirnhälften und verstärkt die Aufnahmefähigkeit (nach Melody); stärkt den Verstand und isoliert die Gefühlswelt; verringert gefühlsmässige Unzugänglichkeit; schützt Gutgläubige vor Betrug, macht wach und achtsam, verbessert den guten Riecher und die Intuition; hilft bei Mobbing Anstifter zu durchschauen und aus der Defensive zu kommen; hilft gehemmten Menschen in der Öffentlichkeit locker und gesprächig aufzutreten (nach von Holst). **Tigerauge-Falkenauge:** verbessert die realistische Zeitplanung; ermöglicht genaueres Arbeiten, die leichter von der Hand geht; steigert den Ordnungssinn (nach Forschungsprojekt SHK). **Gebrannt, rot:** bewirkt intensive, erinnerbare Träume; sollte bei vorhandenen Schlafstörungen nur mit Vorsicht verwendet werden; forciert Problemlösungen, steigert das Selbstbewusstsein; beschleunigt ins Handeln zu kommen; bewirkt Tendenz zur Vergesslichkeit (nach Forschungsprojekt SHK).

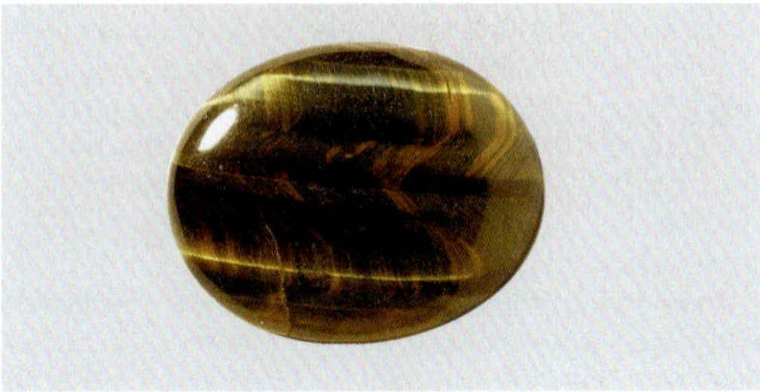

*Tigerauge-Falkenauge-Trommelstein.*

**Energie:** hemmt den Energiefluss in den Meridianen und im Körper (nach Gienger); hält Yin- und Yang-Energie im Gleichgewicht.

**Anwendung:** Tigerauge wird so lange als Handschmeichler oder Anhänger getragen, bis die Beschwerden verschwunden sind – jedoch nicht länger als vier Wochen, denn auf Dauer hemmt er die Energien im Körper und kann taube Zehen oder Finger verursachen.

**In der klassischen Heilsteinliteratur** ist Tigerauge nicht beschrieben. **Moderne Autoren:** Ahlborn, Beeler, Bind-Klinger, Braunger, Brusius, Cloose, Dow, Franzen, Freiburg, Gienger, Graf, Guhr, Heider, Hofmann, Korse, Heider, Huber, Johari, Kühni/von Holst, Labacher, Lopes, Lorenzo, Maier, Markham, Mastny, Melody, Menrow, Musil, Novak, Paulin, Peschek-Böhmer, Pöttinger, Raphaell, Ray, von Rohr, Scharner, Schaufelberger-Landherr, Scholz, Siebenthal, Sienko, Sharamon, Sperling, Staab, Trendelkamp, Vorreiter, von Wechmar, Weltler. Tigerauge braun/natur und Tigerauge rot/gebrannt wurden 2001 vom Forschungsprojekt SHK getestet.

Tigerauge ist ein inzwischen gut geprüfter Heilstein.

**Astrologische Zuordnung:** Zwillinge (nach Novak); Jungfrau; Steinbock (nach Melody), Sonne (nach Musil), Merkur im Löwe (nach von Holst), Merkur im zweiten Quadrant (nach Maier).

**Feng-Shui-Zuordnung:** Ernährungszyklus Element Erde – Element Metall.

**Ergänzende Bachblüte:** Scleranthus (nach Novak).

**Chakra-Zuordnung:** Basischakra (nach Melody), Solarplexus-Chakra (nach Musil).

**Meditations-Zuordnung:** im Steinkreis: Schaffenskraft.

**Pflege:** Tigerauge einmal wöchentlich unter fließendem Wasser reinigen und zum Aufladen in die Morgensonne legen. Tigerauge ist mit Hämatit nicht entladbar und mit Bergkristall nicht aufladbar.

# Tigereisen

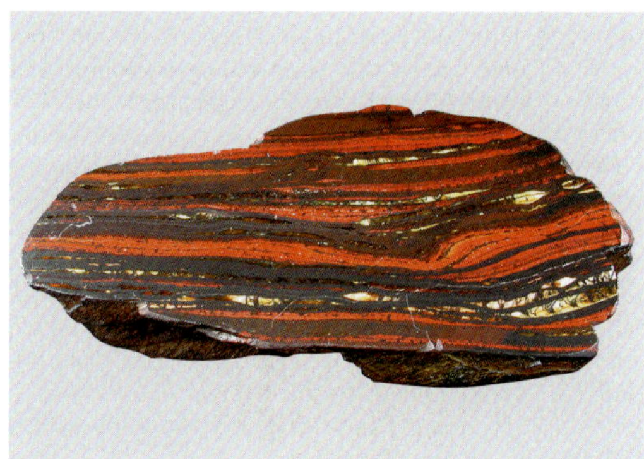

*Tigereisen-Anschliff.*

**Name:** Handelsbezeichnung für ein Gestein, das lagenförmig Hämatit, Roten Jaspis und Tigerauge in sich vereint.

**Synonyme:** Bändereisenerz, Itabrit und Tigerit.

**Mineralogie:** Tigereisen entsteht tertiär-metamorph durch Überprägung limonit- und quarzhaltiger Sedimente. Unter dem Einfluss tektonischer Verschiebungen entsteht so eine gefaltete und gebänderte Schichtstruktur aus Jaspis.

**Mineralklasse:** Tigereisen ist ein Gemenge von Hämatit, Jaspis und Tigerauge und somit ein Mineral der IV. Mineralklasse, der Oxide; **Formel:** $Fe_2O_3 + SiO_2 + (Fe,O,OH) + SiO_2 + FeOOH$; farbgebendes Metall ist Eisen.

**Kristallsystem:** alle drei Mineralien sind trigonal; **Erscheinungsform:** bildet faserige Lagen; **Mohshärte:** 6,5–7; **Dichte:** 3,4–4,6; **Spaltbarkeit:** keine; **Bruch:** uneben; **Transparenz:** undurchsichtig; **Farbe:** rot bis rostrot, schwarz, goldgelb bis gelbbraun gebänderte, gestreifte, auch zerrissene oder brekzienartige Stücke; **Glanz:** als Rohstein matt, poliert glasartig; **Strichfarbe:** rostrot bis braun.

**Vorkommen:** Australien, Brasilien, Indien, Madagaskar, Myanmar, Südafrika, USA.

**Verwechslung:** kann selten mit Streifenjaspis/Eisenjaspis und Pietersit verwechselt werden.

**Fälschungen:** sind nicht bekannt.

**Im Handel** ist Tigereisen als derber Rohstein, Anschliff, Scheibe, Bi-Scheibe, Trommelstein und als beliebter Dekorationsstein in vielfältiger Verarbeitung erhältlich.

**Wirkung der Ionen:** Eisen (Kraft).

**Organwirkung:** Blut, Muskulatur.

**Körperlich:** regt die körperliche Vitalität an; erhöht die Leistungsfähigkeit der Muskulatur; fördert die Durchblutung (nach Forschungsprojekt SHK); fördert Eisenaufnahme und verbessert die Aufnahme des Vitamin-B-Komplexes im Darm; steigert die Anzahl der weißen und roten Blutkörperchen; verbessert die Durchblutung und die Sauerstoffaufnahme im Körper (nach Gienger); verbessert die Muskelstruktur (nach Melody); hilft bei Erschöpfung und Müdigkeit; wirkt auf verspannungsbedingten und durch Energiemangel verursachten Kopfschmerz und Migräne (nach Forschungsprojekt SHK); steigert Kraft, Konzentration und Leistung während des sportlichen Aufbautrainings und im Wettkampf (nach von Holst).

**Seelisch:** steigert die Konzentration; verbindet die geistige Distanz des Tigerauges mit dem Durchhaltevermögen des Jaspis und der körperlichen Vitalität des Hämatits (nach Gienger); macht Lust sich in eine Gruppe einzubringen (nach Forschungsprojekt SHK); kann zur Unterstützung kreativer Vorhaben dienen, indem er für Schönheit, Talent und Kunstfertigkeit sensibilisiert (nach Melody); hilft sich verbal und physisch voll einzusetzen, zügig und entschlossen zu handeln; hilft hoher Verantwortung gerecht zu werden; gibt die Kraft Entscheidungen gegen Widerstände durchzusetzen (nach von Holst/Kühni); födert Motivation und Ehrgeiz; steigert Auffassungsgabe und Konzentration.

**Anwendung:** Tigereisen wird als Bi-Scheibe mit direktem Hautkontakt nur tagsüber getragen; als Trommelstein in der Hosentasche mitgeführt; als Rohstein oder Anschliff zur Meditation aufgestellt. Er lässt sich schlecht mit anderen Steinen kombinieren; um Verausgabung zu vermeiden sollte Tigereisen nicht länger als 3 Wochen tagsüber getragen werden; im Sport sollte er maßvoll und gut vor- und nachbereitet eingesetzt werden.

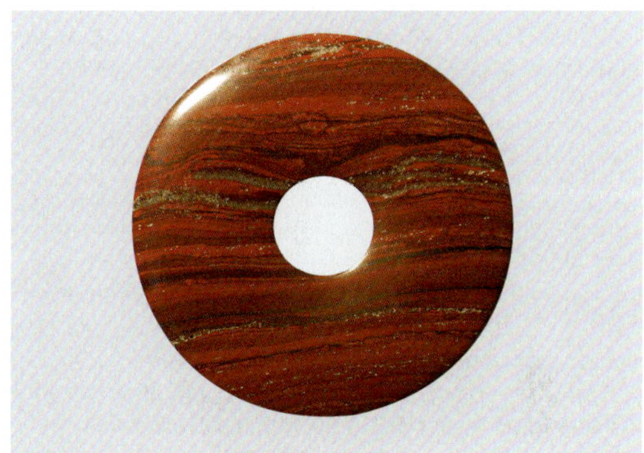

*Tigereisen-Bi-Scheibe.*

**In der klassischen Heilsteinliteratur** ist Tigereisen nicht beschrieben: **Moderne Autoren:** Gienger, Heider, Kühni/von Holst, Melody, Musil, Novak, Pöttinger, Schaufelberger-Landherr, Sienko, Trendelkamp, Weltler. Tigereisen wurde 2003 vom Forschungsprojekt SHK getestet.

Tigereisen ist ein gut geprüfter Heilstein.

**Ergänzende Bachblüte:** Red Chestnut (nach Novak).

**Astrologische Zuordnung:** Löwe (nach Melody), Mars im Widder (nach von Holst); Mars im zweiten Quadrant (nach Maier).

**Chakra-Zuordnung:** Basischakra (nach Heider).

**Meditations-Zuordnung:** Motivation.

**Pflege:** Tigereisen einmal wöchentlich unter fließendem Wasser reinigen und zum Aufladen in die Morgensonne legen. Tigereisen ist mit Hämatit nicht entladbar und mit Bergkristall nicht aufladbar.

# Titanit

siehe Sphen

# Topas

**Name:** benannt nach der ehemals Topazos genannten Insel Sabargat im Roten Meer – der Fundstelle des Steines; auch nach altind. *tapas*, »Glut«. Von de Boodt 1636 auf unseren heutigen Stein eindeutig festgelegt. Englisch: Topaz.

**Synonyme:** Perdell, Physailth, Pyknit, Scholit, Stangenstein, Tarnstein und Wassertropfen; Handelsbezeichnungen: Brasil-Aquamarin (hellblau), Brasil-Rubin (rosa), Brasil-Saphir (blau), Mogok-Diamant (klar), Sächsischer Chrysolith (grün), Sächsischer Diamant (farblos), Sächsischer Topas, Sibirischer Topas (blau), Silbertopas (weiß), Sklaven-Diamant (farblos) und Wassersaphir.

**Mineralogie:** Topas entsteht primär-spätmagmatisch oder pneumatolytisch in miarolithischen Hohlräumen sauren Eruptiva (Graniten und Rhyolithen) und Pegmatiten, durch heiße Fluorgase zwischen 375 und 450°C; in sauren aluminiumreichen Plutoniten in Gängen und Klüften; sekundär-angereichert in Edelsteinseifen-Lagerstätten und klastischen Sedimenten.

**Mineralklasse:** fluorhaltiges Aluminiummineral der VIII. Mineralklasse, der Silikate; **Formel:** $Al_2[SiO_4](F,OH)_2$.

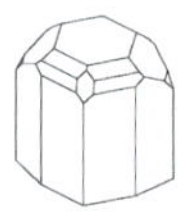

**Kristallsystem:** rhombisch; **Erscheinungsbild:** bildet ein- und aufgewachsene, kurz- oder langsäulige Kristalle, häufig mit Streifungen, achtseitigem Querschnitt und flächenreichem Kopf, als Geröll auf Seifen; oder derbe, dichte und stengelige Aggregate; **Mohshärte:** 8; **Dichte:** 3,49–3,56; **Spaltbarkeit:** vollkommen; **Bruch:** muschelig, uneben, spröde; **Transparenz:** durchsichtig oder durchscheinend; **Farbe:** hellgelb, braun, blau, violett, blassgrün, rot und rosa oder farblos; **Blatt-Topas:** flach; in klar, weiß, schwach blau, schwach grün; **Blauer Topas:** hell bis kräftiges hellblau; **Goldtopas:** honiggelb; **Imperial-Topas:** honiggelb; **Rosa Topas:** hell-rosa; **Rutil-Topas:** mit schwarzen Kristallnadeln. **Glanz:** glasartig; **Strichfarbe:** weiß.

**Vorkommen:** Afghanistan, Australien, Brasilien (Minas Gerais, Esperito Santo), BRD (Sachsen), GUS (Mursinka, Ural, Sankara), Japan, Kanada (New Brunswick), Madagaskar, Mexiko, Myanmar, Namibia, Nigeria, Norwegen, Pakistan, Simbabwe, Sri Lanka, Ukraine, USA (Pike's Peak).

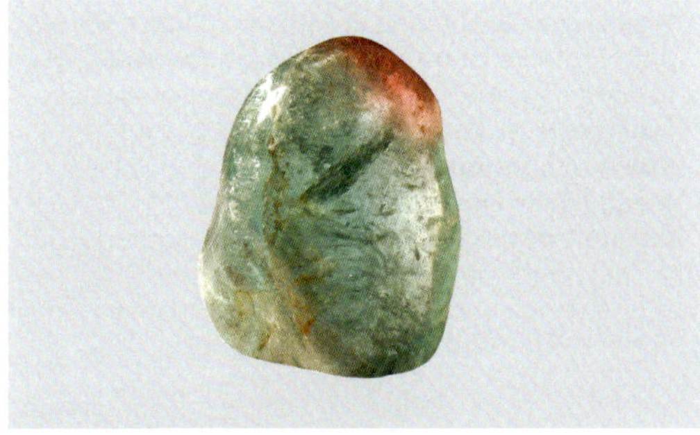

*Seltener mehrfarbiger Topas.*

**Verwechslung:** kann vor allem getrommelt oder geschliffen mit Andalusit, Apatit, Aquamarin, Bergkristall, Beryll, Brasilianit, Chrysoberyll, Citrin, Coelestin, Danburit, Goldberyll, Kunzit, Morganit, Orthoklas, Phenakit, weißem Saphir, Sillimanit, Spinell, Turmalin und Zirkon verwechselt werden; **Unterscheidung:** Härte, Dichte, mineralogisch-gemmologisch.

**Fälschungen:** Ein vielgefälschter Edelstein (Elektric Blue, London Blue, Ski Blue, Swiss Blue), der oft hitzebehandelt (bei 350°C rosa) oder mit Gamma- oder Neutronenstrahlen bestrahlt wird, um die Farbe zu intensivieren oder zu verändern (zu Blau, Grün, Gelb oder Rot). Jahresmenge bestrahlter Topase 80 Tonnen. Topas wird seit 1976 synthetisiert oder durch gefärbtes Glas imitiert oder mit Gold bedampft; gefasster Goldtopas und Imperial-Topas werden mit Citrin oder gebranntem und bestrahltem Amethyst imitiert.

**Im Handel** ist Topas als derber Rohstein, Kristall, gerundeter Rohkristall, Trommelstein, Cabochon und facettiert erhältlich. Topas ist ein beliebter Edelstein, der je nach Qualität in der gehobenen Preisklasse liegt.

**Wirkung der Ionen:** Aluminium (Realitätssinn), Fluor und Silizium (Stabilität).

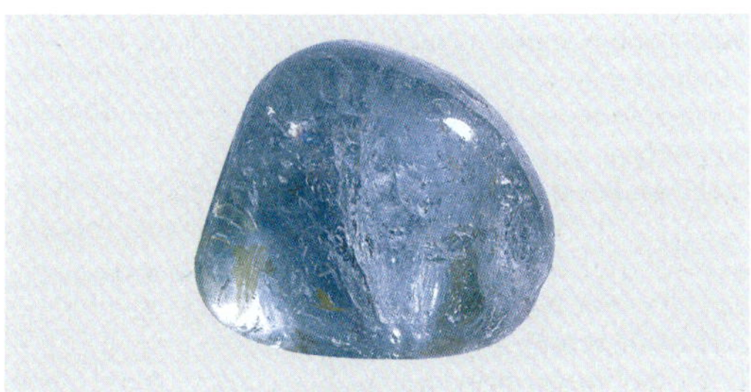

*Topas, blau.*

**Organwirkung:** Auge, Herz.

**Körperlich: allgemein:** sorgt für guten Transport im Organismus, energetischen Durchfluss, weitet bei Arterienverkalkung, Verengung und Krampf, verbessert die Verbrennung von Fetten, optimiert die Energie- und Nährstoffversorgung; harmonisiert die Funktion von Leber, Magen, Bauchspeicheldrüse und Darm; stärkt Stimmbänder, Schilddrüse, Kiefer, Zähne und Geschmackssinn (nach Korse); sehr guter Heilstein für alle Augenerkrankungen (nach Kühni).

**Blautopas:** regt die Zirbeldrüse an, aktiviert das Immunsystem; wird bei Sprachstörungen, Stottern und zur Stärkung des Gehörs eingesetzt; regt Verdauung und Stoffwechsel an und begünstigt die Heilung von Magersucht (nach Gienger); wirkt unterstützend auf Bauchspeicheldrüse und Galle (nach Heider); löst Verspannungen und daraus resultierende Kopfschmerzen (nach Pöttinger); **Goldtopas:** vergrößert den Appetit, heilt Nervenleiden, aktiviert das Sonnengeflecht; verjüngt und erwärmt das Gewebe; erhöht niedrigen Blutdruck (nach Korse); lindert Atemnot und hilft bei Bronchialasthma (nach Pelz); stärkt den Herzrhythmus, stimuliert das sympathische Nervensystem (nach Gurudas); intensiviert Geschmacksnerven und belebt den Geschmackssinn (nach Steiner); hilft gegen Schlaflosigkeit, wenn tagsüber getragen, so diese durch nervliche Belastung entsteht (nach Musil); fördert die weibliche Fruchtbarkeit, versorgt die Nerven mit Licht (nach Gienger); **Weißer Topas:** wirkt regenerierend auf das Nervensystem, die Lymphknoten und das Immunsystem (nach Korse).

**Seelisch: allgemein:** verbessert Konzentration und die Verarbeitung von Gefühlen, erleichtert, von anderen unabhängig zu werden, hilft überall ins Gleichgewicht zu kommen (nach Korse); lässt anstrengungsfrei Visionen wahr werden oder Siege erringen; ist ein wichtiger Stein für die Wunscherfüllung; überwindet Negativität durch Liebe und Freude; lässt das Vertrauen in das Universum wie in die eigenen Fähigkeiten wachsen (nach von Holst/Melody).; verstärkt das Verantwortungsgefühl und hilft in der Öffentlichkeit seine Ansicht zu bezeugen; hilft sich in seiner Schwäche anzunehmen (nach Dörre).

**Blautopas:** verhilft zur Selbstverwirklichung, ermutigt, den eigenen inneren Reichtum zu entdecken und selbstbestimmt das eigene Leben zu leben; fördert eine natürliche, auf Wissen und Erfahrung beruhende Autorität (nach Gienger); bringt Gefühle ins Gleichgewicht (nach Gurudas); besänftigt überhitzte Emotionen, Wut, Aggression, stärkt die Kreativität, beruhigt Menschen, die unter Anspannung und Leistungsdruck leiden (nach Korse); kann in heiter-beschwingte Stimmung versetzen (nach von Holst).

**Goldtopas:** ist stimmungsaufhellend und hilft gegen depressive Zustände; (nach Gienger); hilft, ganz mit etwas zu brechen und neu zu beginnen, stärkt die extravertierte Seite (nach Korse); macht aus grauen Mäusen charismatische Partylöwen; nur stundenweise zu verwenden, viel Wassser dazu trinken oder Chalcedon tragen (nach von Holst).

**Weißer Topas:** wirksam bei Nervosität und Schlaflosigkeit, hilft frühere Erfahrungen geistig zu bewältigen, macht wach und zielstrebig, fördert Freundschaft, Größe und Glanz (nach Korse);

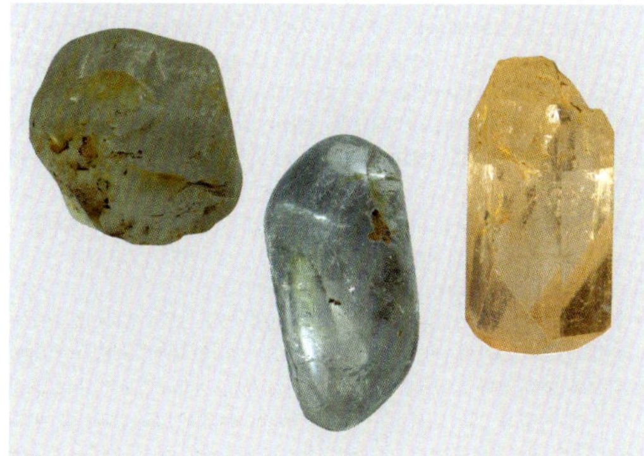

*Topas-Trommelsteine.*

**Energetisch:** sorgt für guten Durchfluss der Lebensenergie in den Gefäßen und Meridianen im Körper, verbessert die gleichmäßige Energieverteilung im Körper; weitet das Energiefeld, die Aura und den geistigen Raum.

**Anwendung:** Topas wird als Kette oder Anhänger längere Zeit getragen; als Trommelstein auf den Scheitel gelegt.

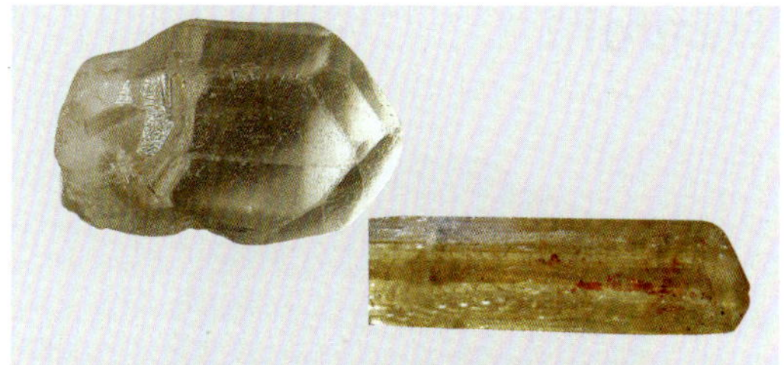

*Farbloser Topas-Kristall und Goldtopas-Kristall.*

**Nennung in der Bibel:** 2. Moses 28,16ff; Ezechiel 28,13; Offenb. 21,19.

**In der klassischen Heilsteinliteratur** ist Topas bei Mesue und Hildegard von Bingen beschrieben. **Moderne Autoren:** Ahlborn, Beeler, Bind-Klinger, Brusius, Chocron, Cloos, Dörre, Dow, Franzen, Freiburg, Gienger, Graf, Gurudas, Heider, Huber (Goldtopas), Korse, Kühni/von Holst, Laroche, Lorenzo, Markham, Melody, Musil, Novak, Paulin, Pelz, Peschek-Böhmer, Pöttinger, Ray, von Rohr, Sienko, Thölken, von Wechmar.

Topas ist ein gut geprüfter Heilstein.

**Anthroposophische Verwendung:** als Ampulle in D12–D20 und Trituration in D8.

**Ergänzende Bachblüte:** Heather; Blautopas und Goldtopas: Chicory (nach Musil).

**Astrologische Zuordnung:** Blatt-Topas: Löwe (nach Melody); Blauer Topas: Schütze, Jungfrau (nach Melody); Goldtopas: Sonne (nach Musil), Löwe, Schütze (nach Melody), Jupiter in Schütze (nach von Holst); Rosa Topas: Löwe; Rutil-Topas: Zwillinge, Schütze (nach Melody).

**Tarot-Zuordnung:** Die Mässigkeit (nach von Holst).

**Chakra-Zuordnung:** Scheitelchakra (nach von Holst/Gienger), Solarplexus-Chakra (Goldtopas), Kehlkopfchakra (Blauer Topas).

**Feng-Shui-Zuordnung:** Blauer Topas: Ba-Gua-Bereich Karriere; Goldtopas: Ba-Gua-Bereich Ruhm; Weißer Topas: Ba-Gua-Bereich Hilfreiche Menschen.

**Meditations-Zuordnung:** Freude, Kontaktfähigkeit, Vorahnung.

**Symbolische Zuordnung:** sich und andere im So-Sein annehmen; bekennende Zeugenschaft; Verantwortung und Gemeinschaft; Dummling sein dürfen; Vertrauen in das Sein; Wurzeln und Herkunft; Topas ist ein wichtiges Allergiemittel.

Die Bienenkönigin (Brüder Grimm); Der satanarchäolügenialkohöllische Wunschpunsch (Michael Ende) (nach Dörre).

**Pflege:** Topas einmal wöchentlich unter fließendem Wasser reinigen und zum Aufladen in die Morgensonne oder auf Bergkristall legen.

**Hinweis:** Der größte Topas-Kristall stammt mit 1 m Länge und 2,5 t aus Moçambique. Die Königskrone von Portugal ziert ein großer, prächtiger Topas von 1680 Karat.

# Tremolit

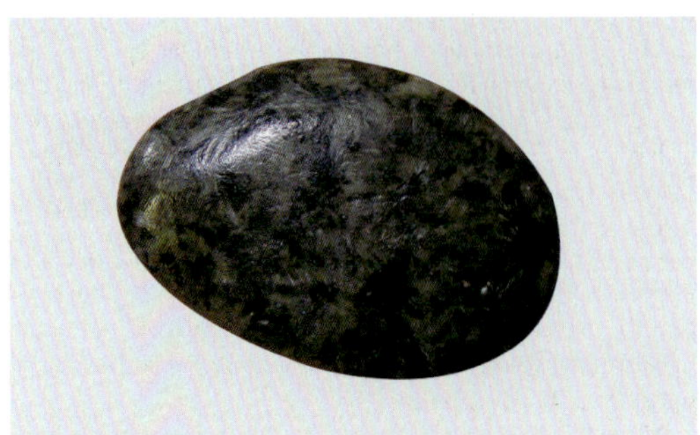

*Tremolit-Trommelstein.*

**Name:** nach der Fundstelle des Tremola-Tales.

**Synonyme:** keine bekannt.

**Mineralogie:** Tremolit entsteht in der Kontakt- oder Regionalmetamorphose, bei 600°C in Dolomit-Marmor oder 700°C in ultrabasischen Gesteinen wie Serpentin und Metaperidotiden.

**Mineralklasse:** Calcium-Magnesium-Mineral, ein Klino-Amphibol der Mineralklasse der Kettensilikate. **Formel:** $Ca_2Mg_5[(OH,F)|Si_4O_{11}]_2$+Fe,Al,Mn,Zn,F; **farbgeben-des Metall** ist Eisen (grün), Mangan (hellrosa bis lila).

**Kristallsystem:** monoklin; **Erscheinungsbild:** selten freistehende, meist langstängelige, säulige, abgeflachte oder radialstrahlige Kristalle und Kristallaggregate, fest im Gestein verwachsen, auch haarähnliche Cluster oder filzartige Massen; **Mohshärte:** 5–6; **Dichte:** 2,90–3,22; **Spaltbarkeit:** gut; **Bruch:** uneben bis muschelig; Transparenz: durchsichtig bis durchscheinend; **Farbe:** weiß, meist leicht grünlich oder bräunlich, auch farblos, gelb, rosa und violett; **Glanz:** glasig oder seidenglänzend bis matt; **Strichfarbe:** weiß.

**Varietäten:** faseriges **Asbest;** violettes **Hexagonit.**

**Vorkommen:** Brasilien (Bahia), Finnland, Italien (Piemont), Kanada (Ontario), Österreich (Zillertal), Schweiz, Tansania, Turkestan, USA (Arizona, Kalifornien, New York).

**Verwechslung:** kann mit Aktinolith verwechselt werden. **Unterscheidung:** Härte, Kristallverhalten, Paragenesemineralien.

**Fälschungen:** von Tremolit sind nicht bekannt.

**Im Handel** ist Tremolit als Kristall erhältlich.

**Wirkung der Ionen:** Calcium (tonisierend, entspannend), Magnesium (entspannend, entsäuernd).

**Organwirkung:** Muskeln, Nerven.

**Körperlich:** steigert die Belastbarkeit der Nerven in Grenzsituationen; erhöht die Reaktionsbereitschaft der Muskulatur durch Lockerheit; entsäuert das Gewebe und beugt Muskelkater vor (nach von Holst); hilft bei Nervosität und Zittern (nach Melody).

**Seelisch:** gibt Gelassenheit und erleichtert zu verzichten (nach von Holst); verbessert die Verbindung mit anderen Menschen oder Wesen; hilft diese einem näher zu bringen, geistig, oder auch körperlich (nach Melody)

**Anwendung:** kann netzförmig ausgelegt chaotische Orte harmonisieren (nach Melody).

**In der klassischen Heilsteinliteratur** ist Tremolit nicht beschrieben. **Moderne Autoren:** Kühni, Melody, Paulin.

Tremolit ist ein selten verwendeter Heilstein.

**Pflege:** Tremolit einmal wöchentlich unter fließendem Wasser reinigen, mit Hämatit-Ministeinchen entladen und zum Aufladen auf eine Bergkristallgruppe oder in die Morgensonne legen.

# Tugtupit

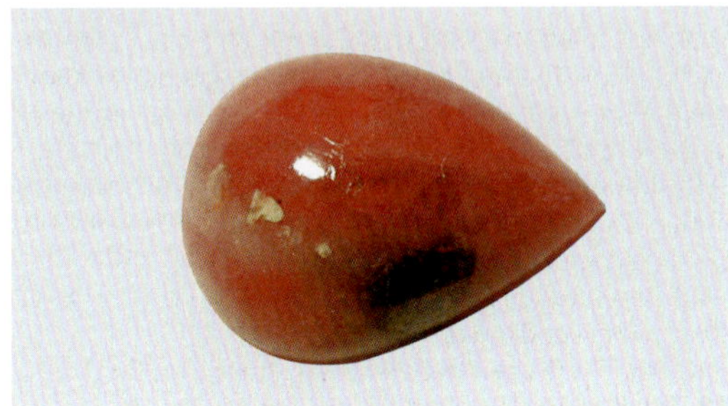

*Tugtupit, Tropfenschliff.*

**Name:** benannt von Sorensen 1963 nach seinem Fundort Tugtup agtakorfia in Südgrönland, wo er 1957 erstmals gefunden wurde. Engl. und franz.: Tugtupite.

**Synonyme:** Beryllium-Sodalith, Rentierstein.

**Mineralogie:** Tugtupit entsteht primär-hydrothermal als Gemengeteil von Nephelinsyenit in mit feinkörnigem Albit gefüllten Gängen.

**Mineralklasse:** Natrium-Alumo-Beryll-Mineral der Familie der Gerüst-Silikate und der VIII. Mineralklasse, der Silikate; **Formel:** $Na_8[(Cl,S)_2/Be_2Al_2Si_8O_{24}]$.

**Kristallsystem:** tetragonal; **Erscheinungsform:** bildet selten kleine kurzprismatische Kristalle mit Zwillingsbildung, meist derbe, kompakte Aggregate; **Mohshärte:** 6,5; **Dichte:** 2,36–2,57; **Spaltbarkeit:** unvollkommen; **Bruch:** uneben; **Transparenz:** durchsichtig bis durchscheinend; **Farbe:** weiß, rosa bis rötlich, wird im Sonnenlicht leuchtend rosa und rot; **Strichfarbe:** weiß; **Glanz:** glasig bis fettig.

**Vorkommen:** Grönland, GUS (Kola), Kanada (Quebec).

**Verwechslung:** kann mit rotem Sodalith verwechselt werden; **Unterscheidung**: mineralogisch.

**Fälschungen:** Tugtupit wird durch UV-Licht farbintensiviert; diese Farbe bleicht jedoch im Laufe der Zeit je nach Lagerung wieder aus.

**Im Handel** ist Tugtupit als Rohstein, Trommelstein und facettiert erhältlich.

**Wirkung der Ionen:** Aluminium (Realitätssinn), Beryllium (Disziplin, Zielstrebigkeit).

**Organwirkung:** Arteriolen.

**Körperlich:** stabilisiert das Gleichgewicht und mildert Bewegungsstörungen, verbessert die Beweglichkeit, beugt Stürzen vor (nach Melody); verbessert die periphere Durchblutung; gut bei Herz- und Nierenbeschwerden (nach Gienger).

**Seelisch:** baut Stress ab; hilft bei Selbstzweifeln, Rachegefühlen und Selbstmitleid und macht fröhlich (nach

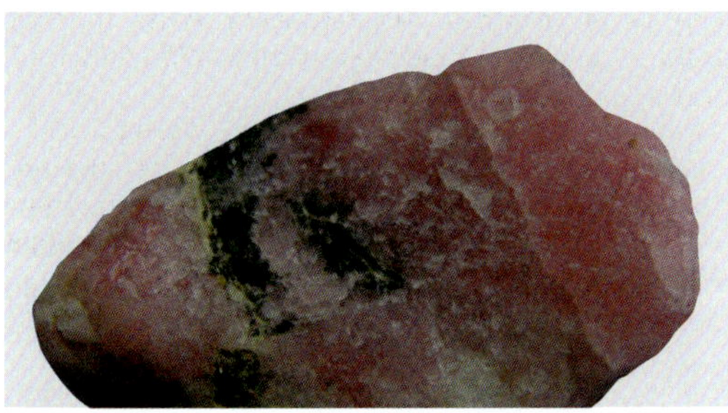

*Tugtupit-Rohstein.*

Sperling); dient der Vorsorge und der Korrektur, hilft vernachlässigte Themen anzuschauen, die später zu Problemen führen könnten; vermittelt Einfühlungsvermögen und Verständnis für andere (nach Melody); verbessert den Selbstausdruck (nach Kühni); löst Rachegefühle, Selbstmitleid, Zweifel und Bedauern auf; hilft aus allem das Beste zu machen und aus Fehlern zu lernen (nach Gienger).

**Anwendung:** Tugtupit wird als Rohstein oder Trommelstein direkt auf die Haut gelegt.

**In der klassischen Heilsteinliteratur** ist Tugtupit nicht beschrieben. Moderne Autoren: Gienger, Kühni/von Holst, Melody, Paulin, Sperling.

Tugtupit ist ein selten verwendeter Heilstein.

**Astrologische Zuordnung:** Löwe (nach Melody).

**Chakra-Zuordnung:** Herzchakra (nach Melody).

**Pflege:** Tugtupit einmal wöchentlich unter fließendem Wasser reinigen, mit Hämatit-Ministeinchen entladen und zum Aufladen auf eine Bergkristallgruppe oder in die Morgensonne legen.

# Türkis

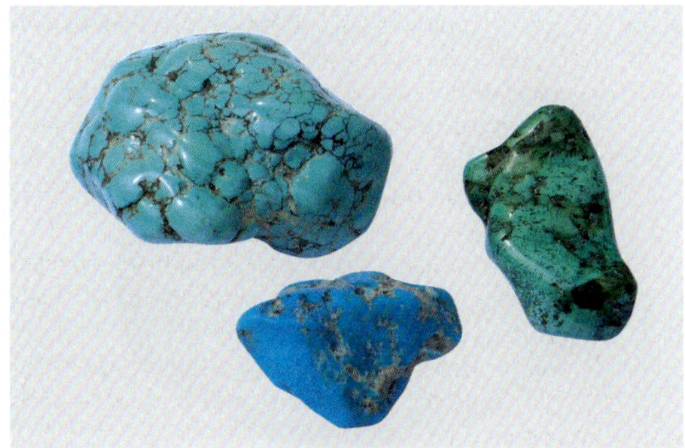

*Türkis-Trommelsteine, Arizona und Ost-Turkestan (China).*

**Name:** historische Bezeichnung, türkischer Stein. dass der Name daher rührt, dass früher iranischer Türkis vornehmlich via Türkei nach Europa gelangte. Türkis wurde nach dem ersten Kreuzzug in Europa bekannt. Das antike Synonym lautet *Kallait,* von griech. *kallainos,* »grün und blau schillernd«. Engl. und franz.: Turquoise.

**Synonyme:** Agaphit, Arizonoit, Callaina, Chalchuit, Henwoodit, Johnit, Kallit und Sinai-Stein.

**Mineralogie:** Türkis entsteht sekundär-hydrisch in der Oxidationszone von Kupfererz-Lagerstätten durch Einwirkung phosphathaltiger Sickerwasser auf kupfer- und aluminiumhaltige Gesteine oder in verwittertem Trachyt, tonigen fossilienführenden Sedimenten und anderen stark zersetzten aluminium- und phosphathaltigen spaltenführenden Gesteinen durch Einwirkung kupferhaltiger Lösungen und auf Klüften metamorpher Gesteine. Türkis findet sich oft auch organogen auf fossilen Knochen und Zähnen (Zahntürkis).

**Mineralklasse:** basisches Kupfer-Aluminium-Mineral, der Türkis-Gruppe und der VII. Mineralklasse, der wasserhaltigen Phospate; **Formel:** $CuAl_6[(OH_2)PO_4]_4 x 4\ H_2O$+Ca, $Fe^{3+}$,Zn,S,U; je mehr $Fe^{3+}$ anstelle von Al vorhanden ist, desto mehr wandelt sich das Türkisblau zum Grünen; farbgebendes Metall ist Kupfer.

**Kristallsystem:** triklin; **Erscheinungsform:** bildet sehr selten prismatische Kristalle, meist jedoch als mikrokristalline, knollige, traubige, niedrige, feinkörnig-dichte Aggregate oft als Gang- oder Spaltenfüllungen, oder gelartige Gesteinsüberzüge;

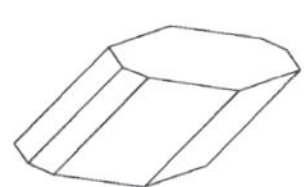

**Mohshärte:** 5–6; **Dichte:** 2,6–2,8; **Spaltbarkeit:** keine; **Bruch:** muschelig; **Transparenz:** undurchsichtig, nur in feinen Blättchen durchscheinend; **Farbe:** himmelblau, türkisblau, blass blaugrün bis apfelgrün, oft mit braunen oder schwarzen Adern oder Flecken, selten auch goldenen Einsprengseln; **Glanz:** wachsartig oder matt; **Strichfarbe:** weiß; **löslich:** in warmer Salzsäure.

**Vorkommen:** selten: Afghanistan, China, GUS (Karatjube), Israel (Sinai), Nordostiran (Nischapur), Mexiko, Polen, USA (Arizona, Virginia).

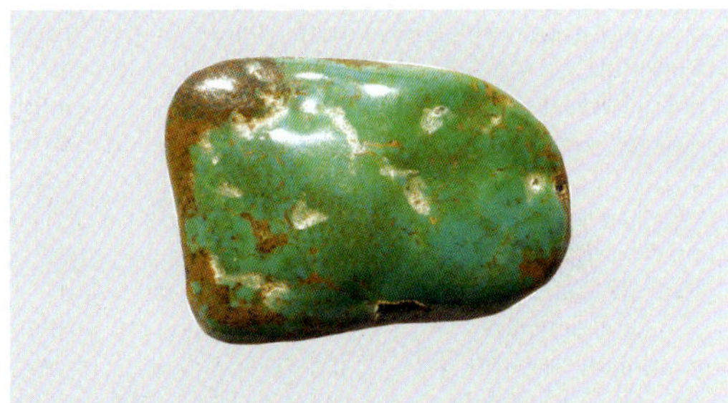

*Türkis, Madagaskar.*

**Verwechslung:** kann mit Amazonit, Chrysokoll, Hemimorphit, Smithsonit, Variscit und Vivianit (vor allem als Odontolith) verwechselt werden; **Unterscheidung:** Härte, mineralogisch-gemmologisch.

**Fälschungen:** sind häufig; Türkis wird mit gefärbtem Öl, Wachs oder Kunststoff getränkt; Türkisstaub oder Bruchstücke werden mit gefärbtem Kunstharz verklebt (rekonstruiert). Türkis wird mit gefärbtem Calcit, Chalcedon, Howlith und Magnesit, auch Aluminiumphosphat, Glas, Kunstharz oder Porzellan imitiert. Zudem ist ein synthetisches türkisartiges Produkt als Neolith, Neotürkis und Reese-Türkis im Handel.

**Im Handel** ist Türkis als Rohstein, Trommelstein, Anhänger, Kugelkette, Bi-Scheibe und Cabochon erhältlich. Türkis ist ein traditioneller Schmuckstein.

**Wirkung der Ionen:** Aluminium (Haut), Kupfer (Ausgeglichenheit, Fantasie).

**Organwirkung:** Hals, Lungen.

**Körperlich:** schützt das Herz (nach Novak); unterstützt Atemtherapien sowie Sprechen und Gesang, kräftigt die Lungen und erhöht das Atemvolumen, hilfreich bei vielen Lungenerkrankungen; verbessert die Sauerstoffaufnahme im Blut; hilft bei Drüsenerkrankungen; aktiviert den Wasserhaushalt und die Nieren (nach Korse); bessert Durchblutungs- und Kreislaufstörungen; wirkt krampflösend (nach Pöttinger), entzündungshemmend, entgiftend, entsäuernd und fiebersenkend (nach Gienger); angezeigt bei Rheuma und Gicht sowie bei Zahnfleischentzündungen, Zahnfleischbluten oder Parodontose; wird bei trockener Haut, Neurodermitis und Schuppenflechte eingesetzt; schmerzlindernd bei Rückenschmerzen und Hämorrhoiden. Generell unterstützt der Stein die Genesung nach schwerer Krankheit (nach Kühni).

**Seelisch:** hilft bei Depressionen; gleicht Stimmungsschwankungen aus; mindert Lebensangst, Nervosität, Stottern, Unzufriedenheit; bewirkt Schutz durch Abgrenzung; schützt vor Angriffen, Belastungen und Fremdeinflüssen; lehrt, das Leben aus eigener Kraft zu meistern; stärkt Selbstvertrauen und Durchsetzungsvermögen; schenkt Lebensfreude und Energie (nach Gienger); verbessert die Intuition, das Einfühlungsvermögen, den Selbstausdruck, macht fantasievoll und kreativ, verbessert das Vorstellungsvermögen und das Gedächtnis (nach Korse); gibt frische Energie, macht beständig und vernünftig, wenn man angegriffen wird, und bereits sehr geschwächt ist (nach von Holst).

**Energetisch:** ist einer der wichtigsten Schutzsteine, insbesondere auf Reisen.

**Anwendung:** Türkis wird als Kette oder Anhänger direkt auf der Haut, am besten am Kehlkopf getragen; als Trommelstein in der Hosentasche mitgeführt; als Rohstein zu Hause oder am Arbeitsplatz – auch in großen Räumen – aufgestellt oder meditativ betrachtet.

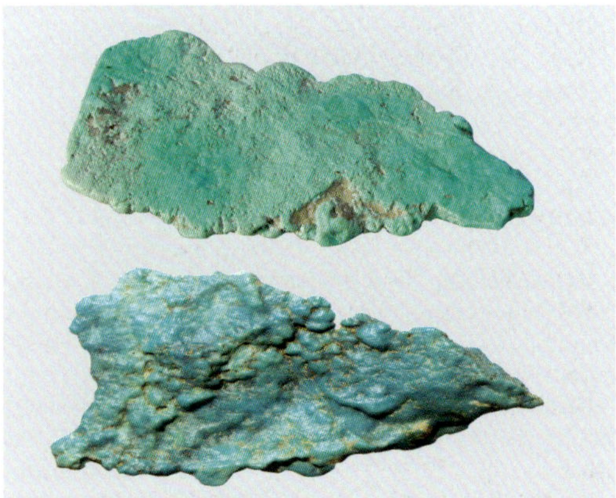

*Türkis-Rohsteine, Arizona.*

**In der klassischen Heilsteinliteratur** ist Türkis bei Aristoteles, Plinius, Al Kazwini beschrieben. **Moderne Autoren:** Ahlborn, Beeler, Bourgault, Braunger, Brusius, Chocron, Cloos, Dow, Franzen, Freiburg, Gienger, Graf, Guhr, Gurudas, Heider, Hofmann, Huber, Johari, Keyte, Korse, Krieg-Rüegg, Kühni/von Holst, Labacher, Laroche, Lopes, Lorenzo, Maier, Markham, Mastny, Melody, Menrow, Musil, Novak, Palmer, Paulin, Peschek-Böhmer, Pöttinger, Ray, von Rohr, Scharner, Schaufelberger-Landherr, Sharamon, Siebenthal, Sienko, Storm-Kull, Scholz, Thölken, Vorreiter, von Wechmar, Weltler, Werner.

Türkis ist ein gut geprüfter Heilstein.

**Ergänzende Bachblüte:** Willow (nach Miesala-Sellin); Gorse (nach Novak).

**Astrologische Zuordnung:** Wassermann; Fische (nach Melody); Jupiter, Uranus (nach Musil); Mond im vierten Quadrant (nach Maier).

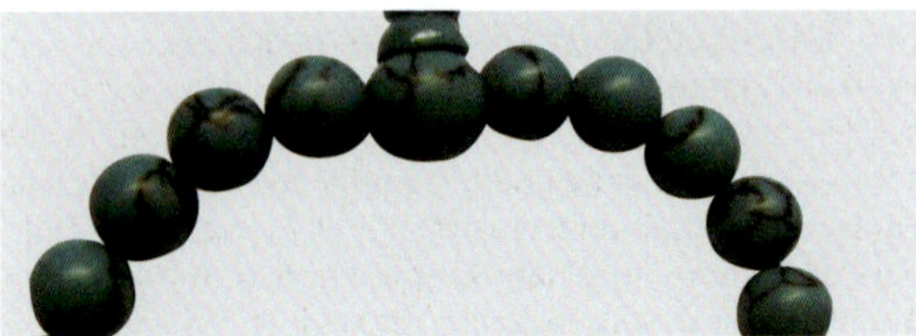

*Türkisimitation aus gefärbtem Magnesit.*

**Feng-Shui-Zuordnung:** Ba-Gua-Bereich Karriere; dort aufzustellen, wenn man keine Ideen mehr hat, festgefahren ist oder Neider hat.

**Chakra-Zuordnung:** Kehlkopfchakra (nach Novak).

**Meditations-Zuordnung:** Beständigkeit, Treue,

**Pflege:** Türkis, einmal wöchentlich unter fließendem Wasser reinigen, mit Hämatit-Ministeinchen entladen und zum Aufladen auf eine Bergkristallgruppe oder in die Morgensonne legen.

Türkis kann sehr deutlich seine Farbe verändern, vor allem durch Kontakt und chemische Reaktion mit Schweiß und Kosmetika.

# Turmalin

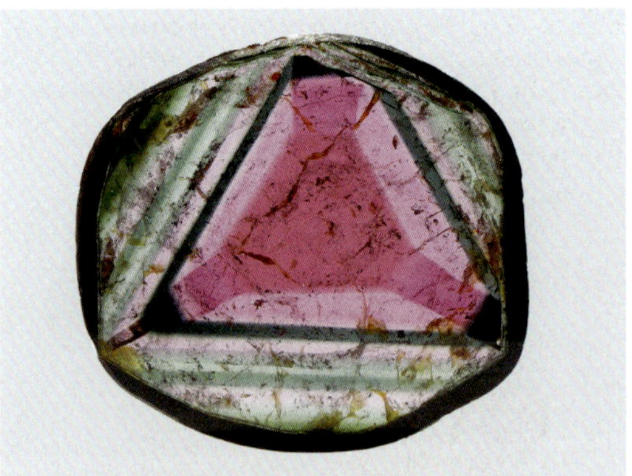

*Turmalin-Scheibe, Madagaskar.*

**Name:** benannt nach singh. ***turamali***, »Edelsteine«, welche 1703 von Ceylon nach Holland eingeführt wurden.

Buergerit: 1966 nach M. Buerger.

Chromdravit: 1983 nach der Zusammensetzung.

Dravit: 1883 nach Dobrava an der Drau.

Elbait: 1913 nach dem Vorkommen auf Elba.

Feruvit: 1989 nach der Zusammensetzung.

Foitit: 1993 nach F. F. Foit.

Liddicoatit: 1977 nach R. T. Liddicoat.

Olenit: 1986 nach dem Vorkommen am Olenek-Fluss.
Schörl: 1747 definitiv sicher für den schwarzen Turmalin.
Uvit: 1929 nach dem Vorkommen Uva auf Sri Lanka.

**Mineralogie:** Turmalin entsteht primär aus saurem, borhaltigem Magma, als typisches Kontaktmineral durch Einwirkung auf das umliegende Gestein, und kann primär-liquidmagmatisch, -pegmatitisch, -pneumatolytisch oder -hydrothermal sein. Seine Vielfalt hängt von der Beschaffenheit des Gesteins und des Magmas sowie dessen Kontakt ab. Eigentlich ist die Turmalin-Grundsubstanz farblos (wie bei dem seltenen Achroit), das schier unglaubliche Farbspiel entsteht durch feinste, wolkige Einlagerung verschiedenster Metalle. Kein anderer Edelstein zeigt eine solche Uneinheitlichkeit seiner stofflichen Zusammensetzung und Erscheinung. So nimmt der Turmalin eine Sonderstellung ein: In seinem Längenwachstum erinnert er an Pflanzenstängel, in seiner zart durchlichteten und rhythmisch angeordneten Farbenpracht an Blüten, auch sind die strengen Gesetze der Kristallwelt, die entweder streng angeordnete Flächen oder noch die vorkristalline Gelstruktur aufweisen, nur zum Teil verwirklicht. So webt das Mineralische, Pflanzliche und das zarteste Insektenleben der Schmetterlinge im Turmalin ineinander, er ist dem Pflanzenreich so nah wie kein anderes Mineral (nach Cloos).

Liquidmagmatischer Bildung sind: Buergerit, Dravit und Schörl. Pegmatitischer Bildung sind: Elbait, Feruvit, Foitit, Liddicoatit, Olenit, Schörl, Uvit. Pneumatolytischer Bildung sind: Dravit, Schörl, Tsilaisit und die Elbait-Varietäten: Indigolith, Rubellit und Verdelith. Hydrothermaler Bildung sind: Buergerit, Feruvit, Foitit und Povondrait und die Elbait- und Liddicoatit-Varietäten: Achroit, Indigolith, Rubellit und Verdelith. Turmalin-Quarz: Turmalin-Quarz entsteht primär-pegmatitisch; der zuerst gebildete nadelförmige Turmalin, in der Regel Schörl, wird im später entstehenden Quarz eingeschlossen. Turmalin-Quarz findet sich in der Regel auf Pegmatitgängen und Klüften.

**Mineralklasse:** komplexe Borminerale der VIII. Mineralklasse, der Ring-Silikate. **Allgemeine Formel:** Na,K,Li,Ca $(Mg,Fe,Mn,Al)_3\,(Al,Fe,Cr,Mn)_6\,[(OH,F)_4\,(BO_3)_3\,(Si_6O_{18})]$ oder allgemein $XY_3Z_6B_3Si_6(O,OH)_{30}(OH,F)$.

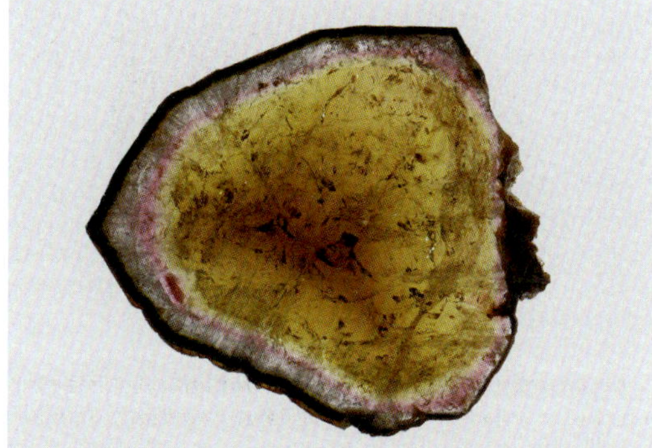

*Turmalin-Scheibe.*

**Kristallsystem:** trigonal; **Erscheinungsform:** bildet meist langgestreckte, prismatische Kristalle, oft trigonale Pyramiden mit Endflächen und Streifung auf Prismenflächen und im Querschnitt sphärische Dreiecke, selten auch dichte feinkörnige Massen; **Mohshärte:** 7–7,5; **Dichte:** 7–7,5; **Spaltbarkeit:** keine; **Bruch:** kleinmuschelig bis spröde; **Transparenz:** durchsichtig bis durchscheinend; **Farbe:** farblos (Achroit); gelb, grau, hell- bis dunkelblau (Indigolith); hell- bis dunkelgrün (Verdelith); hell- bis dunkelrot (eisenhaltiger Rubellit); rosa (manganhaltiger Elbait, Liddicoatit, Olenit, Tsilaisit); gelbbraun (eisenhaltiger Buergerit, Dravit, Uvit); orange, bräunlich (Dravit); oder schwarz (Schörl); in feinstem Dünnschliff werden bunte Farben sichtbar; mit verschiedenfarbigen Bändern und Mustern; Katzenaugen-Turmalin: sehr seltener faseriger Turmalin mit seidigen Lichtschimmer, meist grün, auch andere Farben möglich. Paraiba-Turmalin: seltener durch Kupfer pink oder grell hellblau getönter Turmalin; Turmalin-Quarz: in transparenten Bergkristall eingeschlossene schwarze Nadeln von Schörl, einzeln oder in Büscheln; **Glanz:** glasartig.

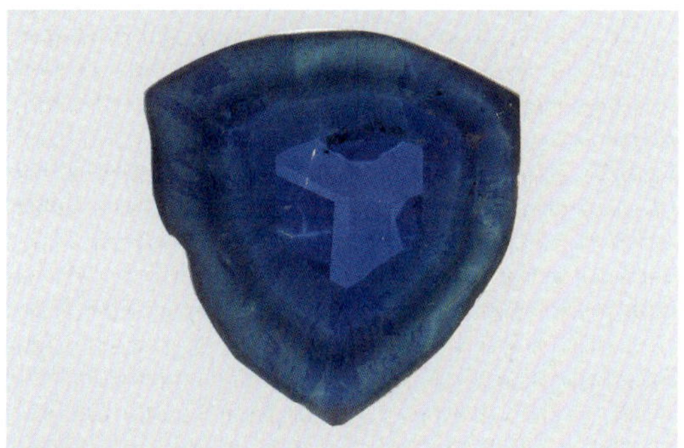

*Turmalin-Scheibe.*

### Chemische Turmalin-Gruppen:

Alkalifreie Turmaline: Foitit.
Calcium-Turmaline: Ferruvit, Liddocoatit, Uvit.
Eisen-Turmaline: Buergerit, Povondrait.
Lithium-Turmaline: Elbait, Liddocoatit, Olenit.
Natrium-Turmaline: Chromdravit, Dravit, Schörl.

### Formel der Turmalin-Reihe:

Elbait: $Na(Li,Al)_3Al_6[(OH)_4|(BO_3)_3|Si_6O_{18}$;
Dravit: $NaMg_3Al_6[(OH)_4|(BO_3)_3|Si_6O_{18}$;
Skoryl: $NaFe_{32}+(Al,Fe_3+)_6\,[(OH)_4|(BO_3)_3|Si_6O_{18}$;
Buergerit: $NaFe_{32}+Al_6[F|O_3|(BO_3)_3|Si_6O_{18}]$;
Liddicoatit: $Ca(Li,Al)_3Al_6[(OH)_4|\,(BO_3)_3|Si_6O_{18}]$;
Rubbelit: $(Na,Li,Ca)\,(Fe,Mg,Mn,Al)_3\,Al_6[(OH)_4/(BO_3)_3/Si_6O_{14}]$;
Tsilaisit: $NaMn_3Al_6[(OH)_4|(BO_3)_3|Si_6O_{18}]$;
Uvit: $CaMg_3(Al_5Mg)[(OH)_4|(BO_3)_3|Si_6O_{18}]$.

### Turmaline mit Farbzuordnung

**Buergerit:** bronzebrauner Natrium-Aluminium-Eisen-Turmalin; **Chromdravit:** grüner bis grünschwarzer Natrium-Magnesium-Chrom-Turmalin; **Dravit:** brauner, gelber, grüner Natrium-Magnesium-Aluminium-Turmalin; **Elbait:** vielfarbiger, auch farbloser Lithium-Natrium-Aluminium-Turmalin.

**Die Elbait-Varietäten: Achroit:** farbloser Lithium-Natrium-Aluminium-Turmalin; **Indigolith:** blauer Lithium-Natrium-Aluminium-Turmalin; **Rubellit:** roter oder rosa Lithium-Natrium-Aluminium-Turmalin; **Verdelith:** grüner Lithium-Natrium-Aluminium-Turmalin.

**Feruvit:** schwarzer Calcium-Eisen-Aluminium-Turmalin; **Foitit:** dunkelblauer bis purpurner Eisen-Aluminium-Turmalin; **Liddicoatit:** vielfarbiger Lithium-Calcium-Aluminium-Turmalin.

**Die Liddicoatit-Varietäten: Indigolith:** blauer Lithium-Calcium-Aluminium-Turmalin; **Rubellit:** roter oder rosa Lithium-Calcium-Aluminium-Turmalin; **Verdelith:** grüner Lithium-Calcium-Aluminium-Turmalin.

**Olenit:** blass rosafarbener Natrium-Aluminium-Turmalin; **Povondrait:** schwarzer Natrium-Eisen-Turmalin; **Schörl:** schwarzer Natrium-Eisen-Aluminium-Turmalin, im Dünnschliff stets farbig; **Tsilaisit:** dunkelgelber Natrium-Mangan-Aluminium-Turmalin; **Uvit:** hell- bis dunkelbrauner Calcium-Magnesium-Aluminium-Turmalin.

**Sonderformen: Buergerit: Magnodravit:** dunkelblau; **Povondrait:** eisenanaloger Buergerit.

**Vorkommen:** Turmaline kommen fast weltweit vor und 64 Länder liefern bekanntes Sammlermaterial. **Buergerit:** Mexiko (Mesquitic); **Chromdravit:** GUS (Karelien); **Dravit:** Australien (Yinnietharra), Norwegen (Kleggasen); **Elbait:** Afghanistan, Brasilien, Italien (Elba), Madagaskar, Schweiz (Lengenbach), USA (Kalifornien); **Feruvit:** Neuseeland; **Foitit:** Australien (Queensland), Brasilien, Namibia, Schweden, Sri Lanka, USA (Kalifornien), Zaire; **Indigolith:** Brasilien (Paraiba); **Liddicoatit:** Madagaskar; **Olenit:** Bolivien (Cochabamba), Brasilien, Italien (Elba), USA; **Provondrait:** Bolivien (Tsilasit), GUS, Madagaskar; **Rubellit:** Angola, Brasilien, Botswana, GUS, Italien, Mosambik, Namibia, Sambia, Tansania (Sanga-Sanga); **Schörl:** Afghanistan, Brasilien, Frankreich (Zentralmassiv), Griechenland (Geralkini), Italien (Elba), Madagaskar, Marokko, Moçambique, Österreich (Tirol), Pakistan, Portugal, Rumänien, Schweden (Skrumpetorp), Spanien, USA; **Uvit:** Brasilien (Bahia), BRD (Idar Oberstein, Schwarzwald, Sachsen), China, Indien, Neuseeland, Sri Lanka, Uruguay.

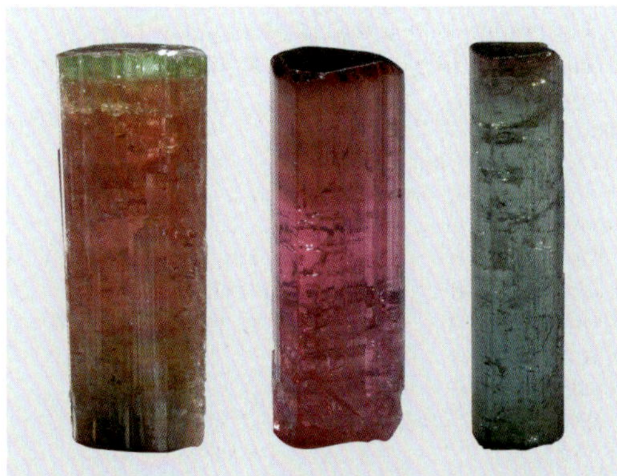

*Turmalin-Kristalle.*

**Größe:** Turmaline kommen normalerweise nur in einer Größe von wenigen Zentimetern vor, wenn auch an einzelnen Fundstellen »Riesenkristalle« farbiger Turmaline bis zu über 50 cm und Schörl von über 1 m vorkommen – so etwa in Afghanistan bis zu 50 cm, Australien bis zu 11 kg, Madagaskar bis zu 15 kg, Moçambique bis zu 50 cm und 20 kg, Namibia bis zu 15 kg, Nepal bis zu 20 cm; USA: Kalifornien bis zu 1 m, Turmalinsonnen bis zu 2 m, Connecticut bis zu 20 cm, Maine bis zu 27 cm, New York bis zu 40 cm.

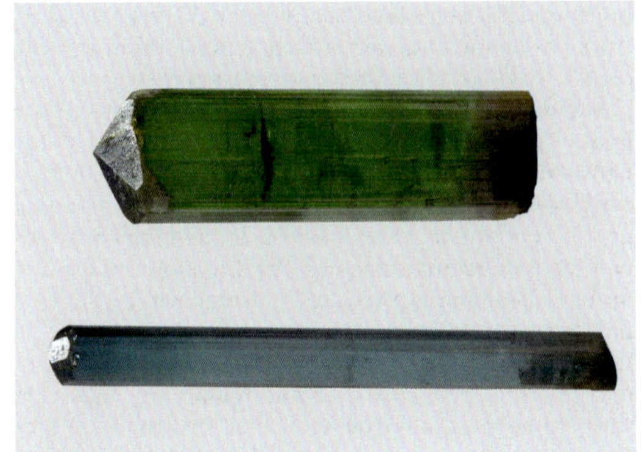

*Turmalin-Kristalle mit Endfläche.*

**Verwechslung:** kann je nach Farbe mit Amethyst, Amphibol, Andalusit, Chrysoberyll, Citrin, Demantoid, Epidot, Granat, Peridot, Prasiolith, Pyroxene, Rauchquarz, Rutil, Topas, Vesuvian, Zirkon verwechselt werden; Turmalin-Quarz: kann mit Aktinolith-Quarz, Ilmenit-Quarz oder Rutil-Quarz verwechselt werden. **Unterscheidung:** mineralogisch-gemmologisch. Paragenesemineralien.

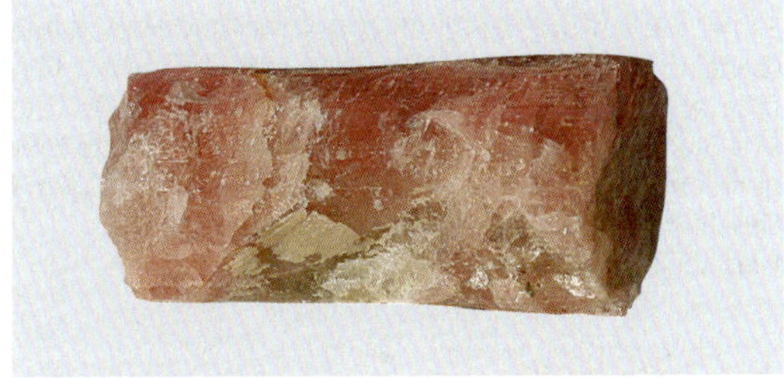

*Paraiba-Turmalin, pink.*

**Fälschungen:** besonders bei geschliffenen Steinen sind Fälschungen häufig. Viele Turmaline werden in ihrer Farbe durch Hitzebehandlung und radioaktive Bestrahlung mit Gamma- und Neutronenstrahlen verändert; Imitationen werden durch farbiges Glas oder synthetischen Spinell hergestellt.

**Im Handel** sind Turmaline als Kristalle, Kristallgruppe, Trommelsteine, Anhänger, Bi-Scheiben, Splitter- und Kugelketten und polierte Scheiben erhältlich. Turmaline sind beliebte Schmucksteine der gehobenen Preisklasse.

**Wirkung der Ionen:** Aluminium (Haut, Realitätssinn), Bor (angstlösend, Irrationalität), Calcium (Selbstvertrauen, Spannkraft), Eisen (Antrieb, Begeisterung), Magnesium (Belastbarkeit, Selbstannahme), Natrium (Gelassenheit, Selbstständigkeit).

**Organwirkung:** Gehirn, Hypophyse.

**Körperlich: allgemein:** Die Farbwirkung ist weitaus wichtiger als die Einzelwirkung der verantwortlichen Mineralstoffe, wobei die Resorption der im speziellen Stein enthaltenen Mineralstoffe stark angeregt wird (nach von Holst); regen den Energiefluss der Meridiane und die Tätigkeit des gesamten Körperstoffwechsels an; werden allgemein bei Schwächezuständen und Mangelzuständen eingesetzt, auch zur Regenerierung von Narbengewebe oder energetisch gestörter Haut, zum Beispiel bei Verbrennungen, stärkt den Gleichgewichtssinn und hilft Kleinkindern, nicht zu stürzen und ihren Körper im Raum zu koordinieren; aktiviert die Nerven bei Lähmungserscheinungen, lindert Verspannungen und befördert die Lebenskraft in alle Bereiche des Körpers (nach Korse); helfen bei Taubheitsgefühlen (nach Gienger).

**Buergerit:** (braun, eisenhaltig) greift in die Blutbildung und Blutgerinnung ein und verbessert den Stuhlgang sowie die Sauerstoffversorgung der Organe; **Chromdravit** (grün, chromhaltig): erhöht die Enzymaktivität der Zellen und erneuert die Zellen; belebt und vitalisiert das vegetative Nervensystem; **Dravit** und **Uvit** (braun, magnesiumreich): wirken entspannend und krampflösend bei Nackenverspannungen, fördern die Regenerationskraft der Zellen, Gewebe und Organe, lindert Cellulite; lindern degenerative Hauterkrankungen, glätten Narben; helfen bei Verstopfung (nach Gienger); verbessern den Energiefluss im Unterleib, lösen verhärtete Muskeln und lindern Rheuma (nach Korse); vitalisiert; hebt den Blutdruck an; regt die Verdauung an; bessert Erscheinungen von Haut, Haaren und Nägeln; schärft die Sinneswahrnehmung, insbesondere das Gehör (nach Forschungsprojekt SHK).

**Elbait und Liddicoatit** (lithiumhaltig): wirken auf emotionale Hirnstrukturen des limbischen Systems, vermögen dadurch den Hormonhaushalt auszugleichen sowie die Sinne, Nerven und das Immunsystem zu stärken (nach Gienger); **Rubellit** (rot): wirkt auf Blutbildung und Blutgefäße sowie über die Hypophyse; regt die Durchblutung und Blutreinigung sowie die Funktion der Geschlechtsorgane an (nach Gienger); hilft gegen Unfruchtbarkeit und Geschlechtskrankheiten, aktiviert die Sexualorgane, das Herz, die Blutgefäße und die Milz (nach Korse).

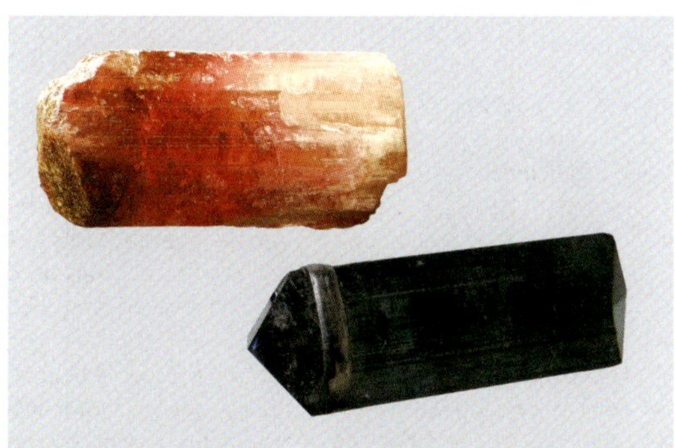

*Rubellit-Kristall, Indigolith-Kristall als Anhänger.*

**Indigolith** (blau): Ist der wichtigste Heilstein für die Nierenfunktion und den Wasserhaushalt. Wirkt über die Nebennieren auf die Mineralsalze des Körpers; regt den Wasserhaushalt an und fördert die Ausscheidung der Nieren und der Blase, erleichtert die Geburt (nach Gienger); unterstützt die Heilung von Brandwunden, gegen Lähmungserscheinungen, lindert Beschwerden der Schilddrüse, des Halses, der Lungen, der Verdauung, des Parasympathikus und des Immunsystems (nach Korse); wird bei Kehlkopfentzündungen, Halsentzündungen und Bronchialerkrankungen eingesetzt eingesetzt; **Verdelith** (grün, lithiumhaltig): stärkt das Herz und fördert die Entgiftung; regt die Ausscheidungsvorgänge des Dickdarms an und hilft sowohl bei Verstopfung als auch bei Durchfall (nach Gienger); stimuliert die Vitalität, die Verdauung, das Herz, die Thymusdrüse, heilt Krankheiten, die sich noch nicht manifestiert haben (nach Korse); stärkt die vegetativen Lebenskräfte, verbessert das Zusammenspiel verschiedener biologischer Funktionsbereiche; stabilisiert (nach von Holst); wirkt hervorragend bei Parodontose und schlechten Zähnen, indem er Entzündungen heilt (nach Kühni).

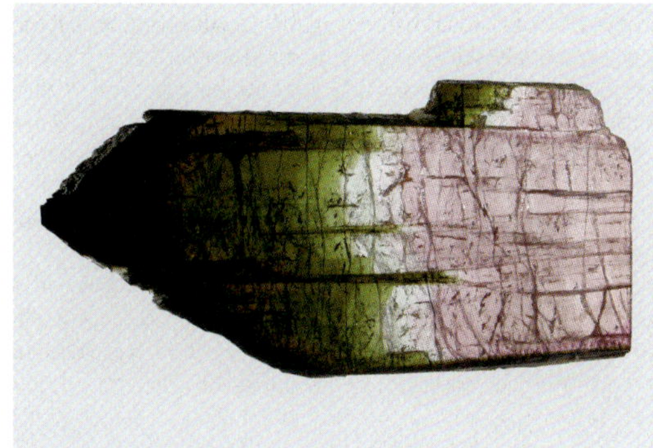

*Turmalin-Kristall, tricolor, Längsschnitt.*

**Paraiba-Turmalin** (türkis, pink, kupferhaltig): stimuliert die Hormonproduktion, Leber, Nerven und Gehirn; sollte nicht zu lange eingesetzt werden (nach Gienger); **Schörl** (schwarz, eisenreich): wirkt entspannend und entstressend auf nervöser, muskulärer und zellulärer Ebene; löst Traumata von Verletzungen und Gewalteinwirkung aus dem Zellbewusstsein (nach von Holst); hilft bei Rückenbeschwerden, Ohrenbeschwerden, Schlafstörungen, erleichtert bei Verstopfung und Blähungen; erweist sich als schmerzlindernd auf die Muskulatur und den Bewegungsapparat, kann überschüssige Energie ableiten und bei energetisch unterversorgten Stellen Lebenskraft zuführen (nach Gienger); hilft aufgrund seiner hohen Dichte, seiner intensiven Strahlkraft und elektrischen Leitfähigkeit Strahleneinflüsse und Elektrosmog zu neutralisieren (nach von Holst/Newerla); regt die Nieren an und entgiftet den Körper, auch von Schwermetallen; aktiviert den Energiefluss und wird zur Narbenentstörung verwendet; kann bei Verstopfung und Durchfall helfen (nach Korse); gilt mit Recht als bester Schutzstein; absorbiert die böse Absicht, leitet aber die gefilterte Vitalenergie an den eigenen Körper weiter; lässt Stress abgleiten; macht die Körperhaltung bewusst und fördert Aufrichtigkeit (nach von Holst).

**Tsilaisit** (dunkelgelb, manganhaltig): wird bei unklaren Schmerzzuständen eingesetzt; **Wassermelonen-Turmalin:** heilt Herzbeschwerden, insbesondere die Herzkranzgefäße; ist schmerzlindernd; fördert die Regeneration markhaltiger Nerven und verbessert die Reizleitung bei Lähmungen und Taubheitsgefühlen, auch bei Multipler Sklerose, (nach Gienger); wird bei allen Erkrankungen des Nervensystems eingesetzt; stimuliert die endokrinen Drüsen (nach Korse). **Katzenaugen-Turmalin:** unterstützt die Entgiftung und Ausscheidung, lindert Gelenkschmerzen, erfrischt die Sinne, regeneriert die Nerven, wirkt auf den Kopfbereich und die Atemwege (nach von Holst); **Turmalin-Quarz:** ist ein belebendes und kräftigendes »Energiebömbchen« für energetisch verarmte Körperbereiche, welches Blockaden überbrücken kann (nach Sienko); für Patienten mit Herzschrittmacher zur Entstörung beeinträchtigter Nervenfunktionen durch Elektrosmog; entstrahlt in Minuten das Gehirn, welches anschließend mit Disthen und Heliotrop wieder aktiviert werden muss; genereller Entstörungsstein bei allen nicht natürlichen Belastungen (nach Pelz); wirkt krampflösend bei Asthma und entspannt die Muskulatur; hilft bei Verdauungsstörungen (nach Gienger) und erleichtert die Beseitigung von Giftstoffen aus dem Körper (nach Gurudas); wird bei Gelenkentzündungen, Arthritis und Arthrose eingesetzt (nach Kühni).

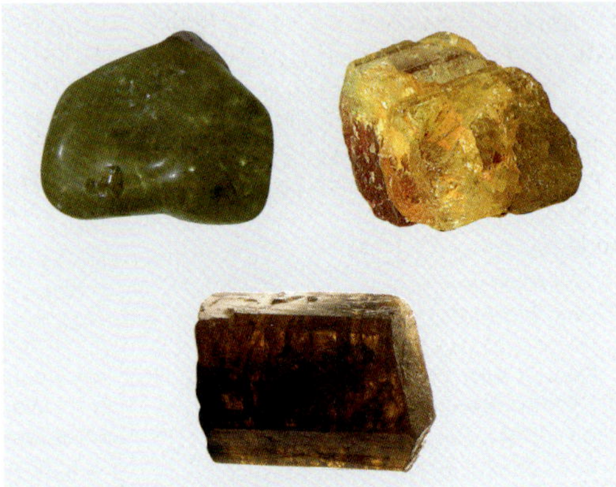

*Turmalin Trommelstein, derber Rohstein und Kristall.*

**Seelisch:** allgemein: hilft als länglicher Kristall das freie geistige Wesen, das Ich, den Verstand, das Gemüt und den Körper zu einer integren Einheit zu verbinden, und von einem klaren Standpunkt heraus schöpferisch tätig zu werden; hilft stets zur rechten Zeit am rechten Platz zu sein (nach von Holst). Scheiben und Querschnitte können das Innere und die Welt in eine harmonische Beziehung bringen, stärken Individualität und freien Gefühlsausdruck, helfen in die Mitte zu kommen (nach von Holst). Multicolorketten lassen alle Gefühle frei fließen, öffnen das Herz und die Sinne, verleihen Leichtigkeit, Schönheit und Würde (nach von Holst). **Dravit:** fördert den Gemeinschaftssinn bei familiären Problemen, hilft, sich in Gruppen besser einzugliedern, anzupassen und seinen Platz zu finden (nach Korse); gibt Mut zur Ehrlichkeit; macht ichbezogener; hilft seinen Schaffensdrang auszuleben; lehrt den Unterschied zwischen Selbst- und Fremdbestimmung (nach Forschungsprojekt SHK). **Elbait** und **Liddicoatit:** fördern die Erinnerungsfähigkeit, den Reichtum der inneren Bilderwelt und das Vertrauen in die eigenen Fähigkeiten (nach Gienger); **Indigolith:** hilft im Einklang mit den Gesetzen der Natur zu leben, stärkt Liebe, Treue, Zuwendung, Reinheit und Geduld; macht dankbar, besonnen und wirkt verfeinernd (nach Korse); macht tolerant, verantwortungsbewusst, hilft Trauer und Gefühle frei auszudrücken, bringt gefühlsmässig ins Fließen (nach Gienger); macht erlebbar, ein ewiges, freies geistiges Wesen zu sein und versöhnt damit gleichzeitig in der materiellen Welt beheimatet zu sein (nach von Holst). Katzenaugen-Turmalin: **Katzenaugen-Turmalin:** fördert die Einbildungskraft, die Fantasie, bringt kreative Träume – tags wie nachts, regt die Bilderwelt stark an; zeigt das Besondere an allen Dingen (nach Gienger). **Rubellit:** ist gut bei Ideenmangel und gestaltet geistige Entwicklungen dynamischer und flexibler; stärkt den Willen und hilft die Initiative zu ergreifen (nach Gienger). **Schörl:** macht dauerhaft, verstärkt die Selbstkontrolle, verbessert die Kontrolle über die eigenen Gedanken und Gefühle, verbessert Konzentration und Willensstärke; hilft gegen Albträume; ist der stärkste Schutzstein, indem er die schädliche Information und die böse Absicht herausfiltert und zurückhält, die gereinigte Vitalenergie dem eigenen Organismus jedoch zur Verfügung stellt und somit viel Energie spendet; muss sehr gründlich und häufig gereinigt werden; obwohl im Dünnschliff genauso bunt wie die lichteren Turmaline, kann er materielle Schwere, Schicksalshaftigkeit, Grausamkeit und irdisches Leid als Erfahrungsmöglichkeit des Inkarniertseins thematisieren und auflösen (nach von Holst). **Turmalin-Quarz:** macht besonnen, wach und aufmerksam, vielseitig und kreativ; hilft Gegensätze in sich zu vereinen (nach Gienger); gleicht innere Spannungen aus; befähigt, bei blockierter Entscheidungskraft Prioritäten zu setzen und Reihenfolgen von Aktionen festzulegen; lindert Zwiespältigkeit und Zerrissenheit; ermutigt, zu seinen Fehlern zu stehen und das Beste aus der Situation zu machen; hilft Negatives in Förderliches zu transformieren (nach von Holst); bessert Energielosigkeit und Schwäche; hilft innere Kämpfe und Konflikte zu lösen; ermutigt, sich so zu akzeptieren, wie man ist; lehrt die eigenen Schattenseiten anzunehmen und »über den eigenen Schatten zu springen« (nach Gienger); hilft dabei, erstarrte Verhaltensmuster zu durchbrechen (nach Melody); neutralisiert eine zu hohe Dosis an aufgenommener Strahlung im Körper (nach Korse und Hahl).

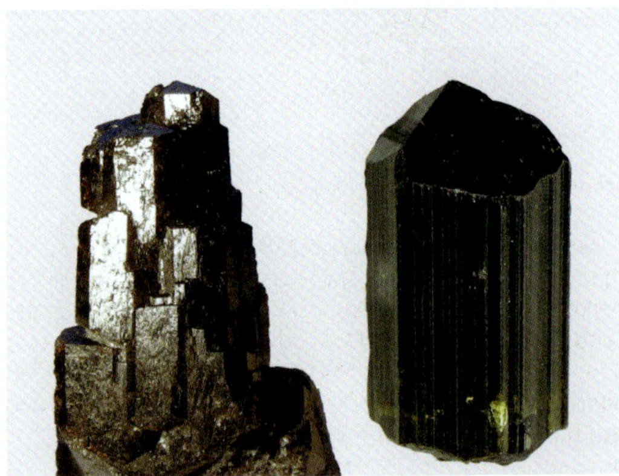

*Schörl-Kristalle.*

**Energetisch:** **Turmalin-Quarz** ist mit Halit wohl der wichtigste Strahlungsentstörer bei gepulsten Frequenzen oder Bildschirmen; muss jedoch genau »passen«, und sollte radiästhetisch ausgemessen werden (nach Newerla).

**Anwendung:** Turmalin wird als Kristall unmittelbar am Körper (Schörl, Wassermelonen-Turmalin) getragen; als Ketten (mehrfarbig) getragen; als Scheibe (Rubellit, Verdelith) auf die betroffene Körperstelle gelegt; als Scheibe (Paraiba-Turmalin) aufgeklebt; als Anhänger (Indigolith) am Hals bzw. in Höhe des Herzens (Verdelith) getragen; als Trommelstein (Schörl) in der Hosentasche mitgeführt; als Turmalinwasser (Rubellit, Indigolith, Schörl) morgens nüchtern getrunken; als Kristalle, Kristallgruppe (Paraiba-Turmalin, Schörl) oder Scheibe (Dravit, Schörl) zur kontemplativen Betrachtung oder Meditation verwendet.

**In der klassischen Heilsteinliteratur** ist Turmalin bei Dioscurides beschrieben. **Moderne Autoren: Turmalin:** Ahlborn, Beeler, Benesch, Bind-Klinger, Bourgault, Braunger, Brusius, Chocron, Cloos, Dow, Franzen, Freiburg, Gienger, Graf, Guhr, Gurudas, Heider, Hofmann, Huber, Johari, Korse, Krieg-Rüegg, Kühni/von Holst, Labacher, Laroche, Leukroth, Lopes, Lorenzo, Maier, Markham, Mastny, Melody, Menrow, Musil, Novak, Paulin, Pelz, Peschek-Böhmer, Pöttinger, Raphaell, Ray, von Rohr, Scharner, Schaufelberger-Landherr, Scholz, Sharamon, Sienko, Sperling, Staab, Storm-Kull, Thölken, Vorreiter, von Wechmar, Weltler. **Turmalin-Quarz:** Bind-Klinger, Gienger, Gurudas, Hahl, Heider, Maier, Melody, Peschek-Böhmer, Pöttinger, Schaufelberger-Landherr, Siebenthal, Sienko, Trendelkamp, Weltler. Das Forschungsprojekt SHK testete 2006 Dravit.

Die meisten Turmaline sind inzwischen gut geprüfte und oft verwendete Heilsteine.

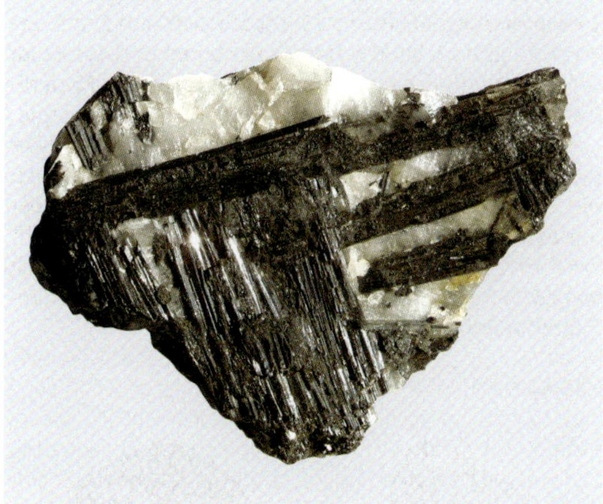

*Schörl-Rohstein in Quarz.*

**Astrologische Zuordnung:** farbloser Achroit: Wassermann (nach Melody); gelber Tsilasit: Löwe (nach Melody); hellrosa Elbait: Waage (nach Melody); rosaroter Rubellit: Schütze, Skorpion (nach Melody); Saturn mit Plutoaspekt, Sonne im ersten Quadrant (nach Maier); blauer Indigolith: Sonne in Wassermann (nach von Holst); Waage, Stier (nach Melody); Jupiter im vierten Quadrant (nach Maier); brauner Dravit: Widder (nach Melody); grüner Verdelith: Steinbock (nach Melody); Saturn mit Neptunaspekt, Sonne im vierten Quadrant (nach Maier); Wassermelonen-Turmalin: Jungfrau, Zwillinge (nach Melody); schwarzer Schörl: Steinbock (nach Melody); Saturn in Steinbock (nach von Holst); Turmalin-Quarz: Saturn in Zwillinge (nach von Holst), Saturn im dritten Quadrant (nach Maier).

**Feng-Shui-Zuordnung: farbige Turmalinkristalle** wirken wie Antennen für Inspiration, Fülle und Individualität, so beleben sie wirkungsvoll jeden Ba-Gua-Bereich. **Schörl** zieht negative Energien aus den Räumen.

**Tarot-Zuordnung: mehrfarbig:** Die Welt (nach von Holst); Indigolith: Mässigkeit (nach von Holst); **Rubellith:** Die Liebenden (nach von Holst); **Schörl:** Der Turm (nach von Holst)

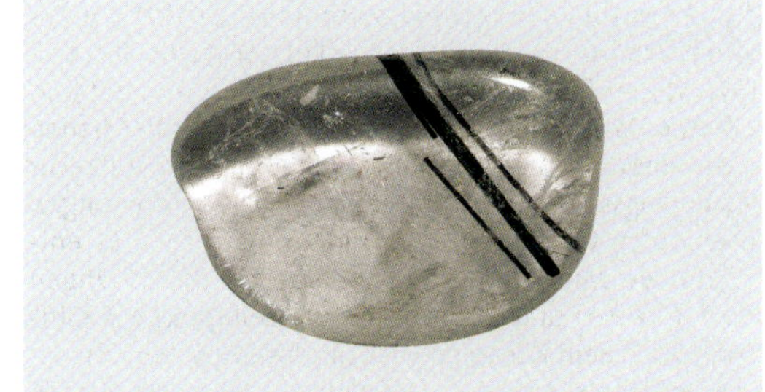

*Turmalin-Quarz, Trommelstein.*

**Chakra-Zuordnung:** Chromdravit (grün): Herzchakra; Foitit (dunkelblau bis purpur): Stirnchakra; Indigolith (blau): Kehlkopfchakra; Olenit (blassrosa): Herzchakra; Rubellit (rot): Basischakra bzw. (rosa): Herzchakra; Tsilaisit (dunkelgelb): Solarplexus-Chakra; Verdelith (grün): Herzchakra.

**Pflege:** Turmalin zweimal wöchentlich unter fließendem Wasser reinigen auf Amethyst entladen und zum Aufladen in die Morgensonne legen.

# Ulexit

**Name:** benannt von J. D. Dana 1850, nach dem deutschen Chemiker Ulex, der das Mineral 1849 unter der Bezeichnung Bornatrocalcit beschrieb. Engl. und franz.: Ulexite.

**Synonyme:** Boronatro-Calcit, borsaurer Kalk, Fernsehstein, Hayesin, Hydro-Borocalcit, Natro-Borocalcit, Raphit, Stibernit, Tinkalcit, Tiza, TV-Rock und TV-Stone.

**Mineralogie:** Ulexit entsteht sekundär durch Ausfällung aus terrestrischen salzhaltigen Seen im Bodenschlamm der so genannten Boraxseen und -sümpfe; sowie aus vulkanischen Quellen in Trockengebieten.

**Mineralklasse:** wasserhaltiges Natrium-Calcium-Mineral der V. Mineralklasse, der Borate; **Formel:** $NaCa[B_5O_6(OH)_6] \times 5 H_2O$; Ulexit kann bis zu 43% Borsäure enthalten. **Kristallsystem:** triklin; **Erscheinungsform:** bildet selten tafelige oder nadelige Kristalle, meist faserige, derbe parallelfaserige oder wattebauschähnliche, radialfaserige oder knollig-nierige Aggregate; **Mohshärte:** 1–2; **Dichte:** 2,0; **Spaltbarkeit:** leicht und vollkommen; **Bruch:** faserig; **Transparenz:** durchscheinend bis durchsichtig, oft mit Vergrößerungseffekt; **Farbe:** farblos, weiß, grün oder rötlich mit grünen Sprenkeln; der Lichtleitungseffekt ist am besten an parallelfaserigen Stücken zu sehen; **Glanz:** glasig oder seidig; **Strichfarbe:** weiß; **Flammenfärbung:** gelb; Ulexit zeigt in ultraviolettem Licht eine ausgeprägte blaugrüne **Fluoreszenz**, oft auch eine blasse strohgelbe Lumineszenz; **löslich:** schwach in heißem Wasser.

**Vorkommen:** sehr selten: Argentinien, Brasilien, Chile (Atacama), China, GUS (Indersee), Italien (Larderello), Kasachstan, Peru (Iquique), Südafrika, Türkei, USA (Clear Lake/Kalifornien, Columbus Marsh/Nevada).

**Verwechslung:** kann mit Colemanit, Datolith, Gips, Pandermit und Selenit verwechselt werden; **Unterscheidung:** Härte, mineralogisch-gemmologisch.

**Fälschungen:** Glasfasersteine wie der Cathay-Stein; **Unterscheidung:** mikroskopisch.

**Im Handel** ist Ulexit als Rohstein, geschliffene Platte, Trommelstein und Cabochon, oft mit Katzenaugeneffekt, erhältlich.

**Wirkung der Ionen:** Bor (angstlösend, gegen Kontrollverlust, Vertrauen), Calcium (Unterscheidungsfähigkeit, Stabilität), Natrium (Beharrlichkeit, innere Ordnung).

**Organwirkung:** Augen, Bindegewebe.

**Körperlich:** wird zur Behandlung von Augenstörungen verwendet und bringt Glanz in die Iris (nach Melody); angezeigt bei Ermüdungserscheinungen durch zu langes Lesen oder Fernsehen (nach Kühni/von Holst); stärkt das Bindegewebe und bessert das Hautbild bei Zellulitis (nach Pöttinger); wirkt subtil und nicht lange nach (nach Sienko) – die Verwendung des Steines kann geradezu süchtig machen (nach Melody); hilft bei Übelkeit und schwachen, gereizten Nerven; wirkt bei plötzlichen Tiefs aufbauend (nach Gienger).

**Seelisch:** vermittelt ein Gefühl von Sicherheit und befähigt die Dinge so zu sehen, wie sie sind – und nicht so, wie man sie gerne sehen möchte (nach Gienger); öffnet die Augen, schützt vor allzu großer Vertrauensseligkeit und bewahrt davor, ausgenutzt zu werden (nach Sienko); ermöglicht, sich mit anderen zu identifizieren und deren

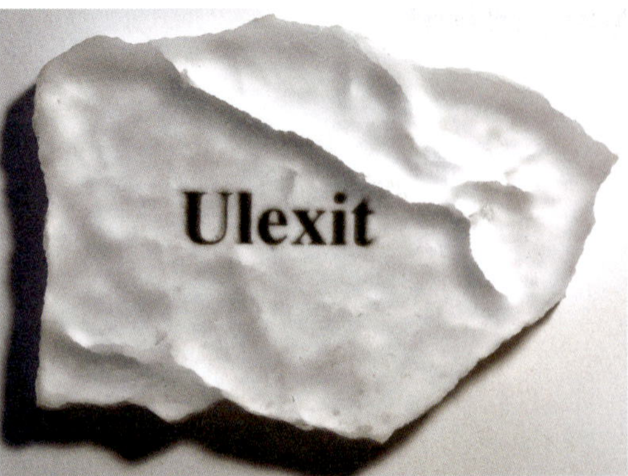

*Ulexit-Scheibe. Schrift, die unter der Scheibe liegt, erscheint, als ob sie auf deren Oberfläche stünde.*

inneres Wesen zu erkennen (nach Melody); regt die Fantasie an; verstärkt die Kreativität im Geschäftsleben und hilft benötigte Güter aufzutreiben (nach Melody).

**Anwendung:** Ulexit wird als Kette oder Anhänger längere Zeit getragen; als Trommelstein auf den Körper, auch auf die Augen gelegt. Ungiftig, aber wasserlöslich, daher zum Einlegen in Wasser ungeeignet.

**In der klassischen Heilsteinliteratur** ist Ulexit nicht beschrieben. **Moderne Autoren:** Gienger, Heider, Kühni/von Holst, Melody, Musil, Paulin, Pöttinger, Sienko.

Ulexit ist ein gut geprüfter Heilstein.

**Astrologische Zuordnung:** Zwillinge (nach Melody); Merkur in Fische (nach von Holst).

**Chakra-Zuordnung:** Nasenchakra, Scheitelchakra (nach Musil); Solarplexus-Milz-Chakra (nach von Holst/Gienger).

**Pflege:** Ulexit einmal wöchentlich kurz unter fließendem Wasser reinigen oder besser über Nacht im Eisfach kältereinigen, mit Hämatit-Trommelsteinchen entladen, danach gut abgetrocknet und zum Aufladen auf eine Bergkristallgruppe oder in die Morgensonne legen.

# Unakit

siehe Epidot

# Vanadinit

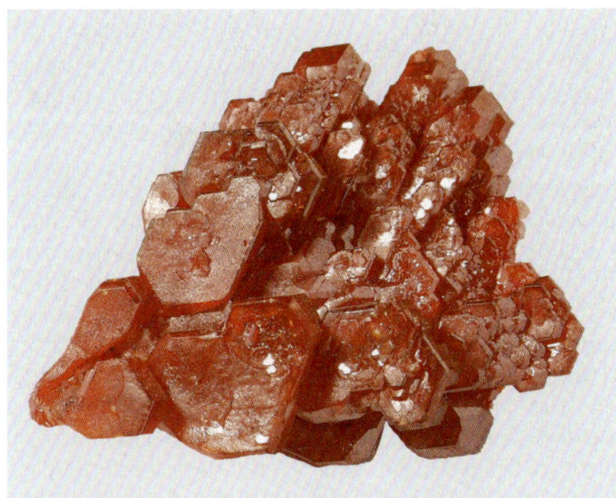

*Vanadinit-Stufe.*

**Name:** Vanadinit, das 1801 in Braunbleierz entdeckte Mineral, benannt – von Kobell 1838 – nach dem darin enthaltenen Element Vanadium. Engl. und franz.: Vanadinite.

**Synonyme:** Erythronbleierz, Johnstonit, Vanadiumbleierz, Vanadiumbleispat, vanadiumsaures Blei, Vanadit.

**Mineralogie:** Vanadinit entsteht sekundär in der Oxidationszone des Eisernen Huts vanadiumhaltiger Blei-Zink-Lagerstätten aus Verwitterungslösungen, besonders in ariden Bereichen.

**Mineralklasse:** chlorhaltiges Bleimineral der VII. Mineralklasse, der Vanadinate; **Formel:** $Pb_5[Cl|(VO_4)_3]$ + As,Ca, Cr,Cu,Fe,Zn.

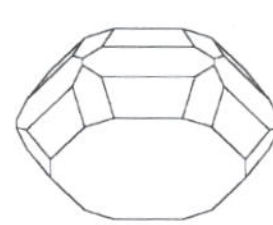

**Kristallsystem:** hexagonal; **Erscheinungsform:** bildet meist kleine kurzsäulige oder langprismatische, tafelige oder nadelige Kristalle mit flachen Endflächen oder gerundeten Spitzen sowie Kristallskelette, Kristallrasen oder seltener derbe kugelige, traubige, kleinnierige, radialstrahlige und krustige Aggregate; **Mohshärte:** 3; **Dichte:** 6,8–7,1; **Spaltbarkeit:** keine; **Bruch:** muschelig, spröde; **Transparenz:** durchscheinend bis undurchsichtig; **Farbe:** gelb, braun, orangerot und rubinrot; **Glanz:** glasig, oder fettig bis diamantartig; **löslich:** in allen Mineralsäuren; **Strichfarbe:** weiß, gelblich.

**Vorkommen:** selten: Argentinien (Cordoba), GUS (Sulejman Sai/Kasachstan), Iran (Gowde), Marokko (Mibladen, Oudjda), Mexiko (Chihuahua), Namibia (Tsumeb), Österreich (Hochobir/Kärnten), Sambia (Broken Hill), Spanien, Südafrika (Grootfontein), USA (Old Yuma Mine/Arizona).

**Verwechslung:** kann mit Apatit, Descloizit, Mimetesit und Pyromorphit verwechselt werden; **Unterscheidung:** kristallmikroskopisch, mineralogisch-gemmologisch, Härte, Dichte, chemisch.

**Fälschungen:** sind nicht bekannt.

**Im Handel** ist Vanadinit als Einzelkristall und Kristallstufe erhältlich.

**Wirkung der Ionen:** Blei (Lebensmut, Treue), Vanadium (entzündungshemmend).

**Organwirkung:** Bronchien.

**Körperlich:** lindert Atemstörungen, Asthma bronchiale, Lungen- und Blasenbeschwerden und tiefe Erschöpfung (nach Melody); mildert Schmerzen beim Wasserlassen; bessert schlecht heilende entzündliche Wunden; bringt latente Krankheiten zum Ausbruch (nach Gienger).

**Seelisch:** hilft große Lebensprüfungen sowie Veränderungen im Leben durchzustehen und verringert Abschiedsschmerzen (nach Sperling); bringt Ordnung ins Leben, lehrt Ziele zu definieren und diese geordnet anzugehen; gut für verschwenderische Menschen: hilft sparsam mit Lebensenergie und mit Geld umzugehen (nach Melody); hilft durch lähmende Situationen hindurch, bestärkt Disziplin und Selbstüberwindung; hilft Eindrücke von Ruin, Vergeblichkeit, Zerstörung und Verlusten zu verarbeiten (nach Gienger); erleichtert in der Meditation das Erreichen tiefer Stille, oder die Betrachtung wichtiger Fragen; hilft sich auf die wichtigen Ziele zu besinnen und sein Leben darauf auszurichten.

**Anwendung:** Vanadinit wird als Kristall aufgelegt; als Kristallgruppe zur kontemplativen Betrachtung verwendet.

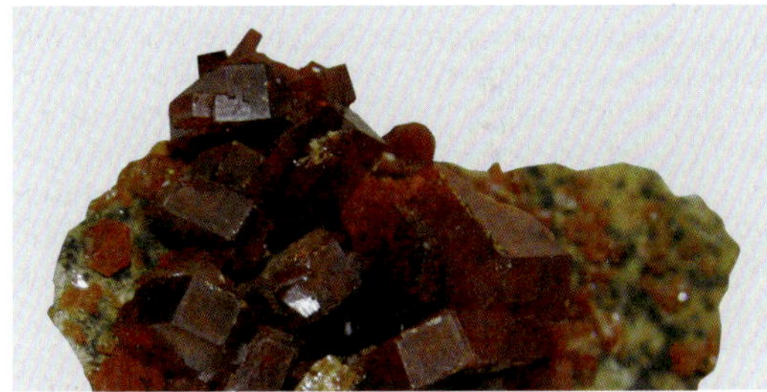

*Vanadinit-Stufe.*

**In der klassischen Heilsteinliteratur** ist Vanadinit unbekannt. **Moderne Autoren:** Gienger, Kühni/von Holst, Melody, Paulin, Sperling.

Vanadinit ist ein selten verwendeter, dennoch geprüfter Heilstein.

**Astrologische Zuordnung:** Jungfrau (nach Melody); Mars in Skorpion (nach von Holst).

**Chakra-Zuordnung:** Basischakra.

**Pflege:** Vanadinit einmal wöchentlich unter fließendem Wasser reinigen, mit Hämatit-Ministeinchen entladen und zum Aufladen auf eine Bergkristallgruppe oder in die Morgensonne legen.

**Vorsicht:** Vanadinit ist innerlich eingenommen giftig. Er darf auch nicht direkt ins Trinkwasser eingelegt werden.

# Variscit

**Name:** benannt von J. F. A. Breithaupt 1837, nach dem historischen Fundort lat. *variscia*, »Vogtland«. Engl. und franz.: Variscite.

**Synonyme:** Bolivarit, Callainit, Lucinit, Peganit, Redondit, Sabalit, Sphärit, Tangit, Trainit, Utahlith, Variszit.

**Mineralogie:** Variscit entsteht sekundär in der Oxidationszone, nahe der Erdoberfläche auf Klüften und in Hohlräumen durch Einwirkung zirkulierender phosphathaltiger Flüssigkeiten auf aluminiumhaltiges Gestein.

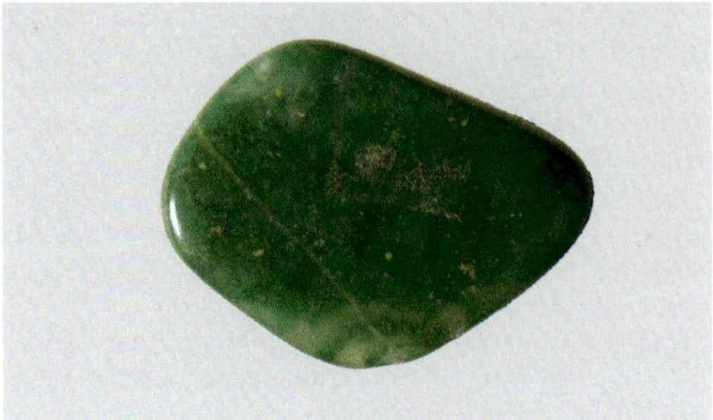

*Variscit-Trommelstein.*

**Mineralklasse:** wasserhaltiges Aluminiummineral der Variscit-Gruppe und der VII. Mineralklasse, der Phosphate; **Formel:** $AlPO_4 \times 2H_2O$ + As,Cu,Fe,Mg; farbgebendes Metall ist Vanadium (grün).

**Kristallsystem:** rhombisch; **Erscheinungsform:** bildet sehr selten tafelige, kurzprismatische, pseudooktaedrische, kleine Kristalle, meist jedoch radialstrahlige, feinkörnige, dichte, nierige und knollige, kugelige mikrokristalline Aggregate oder traubige, gelartige, opalähnliche Krusten; **Mohshärte:** 4–5; **Dichte:** 2,2–2,6; **Spaltbarkeit:** leicht und vollkommen; **Bruch:** muschelig, glatt; **Transparenz:** undurchsichtig bis durchscheinend; **Farbe:** farblos, weiß, gelb, auch rot, gelbgrün, apfelgrün bis blaugrün, smaragdgrün, oft unregelmäßig fleckig; **Glanz:** glas- bis schwach wachsartig, fühlt sich fettig an; **Strichfarbe:** weiß.

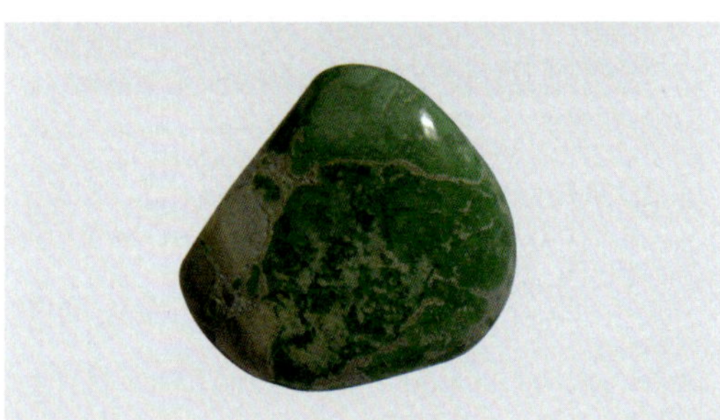

*Variscit-Trommelstein.*

**Vorkommen:** sehr selten: Australien (Queensland), Bolivien, Brasilien, BRD (Plauen), Österreich (Leoben), Spanien, USA (Nevada/Fairfield, Utah).

**Verwechslung:** kann mit Aventurin, Chrysopras, Gaspeit, Strengit und Türkis verwechselt werden; **Unterscheidung:** Härte, Dichte, mineralogisch-gemmologisch, optisch. Grüner dichter Variscit ist unverwechselbar.

**Fälschungen:** sind nicht bekannt, jedoch wird Variscit als Türkis angeboten.

**Im Handel** ist Variscit als Rohstein, Trommelstein, polierte Scheibe, Cabochon und als Glypte erhältlich.

**Wirkung der Ionen:** Aluminium (entsäuernd, Haut), Phosphor (Energie), Wasser (Belebung).

**Organwirkung:** Bindegewebe, Niere.

**Körperlich:** wirkt regenerierend, entgiftend und fördert die Harmonie im Körper (nach Sienko); mobilisiert Energiereserven; aktiviert bei chronischer Müdigkeit und Erschöpfungszuständen; kurbelt Stoffwechselvorgänge an, ist bei Gicht, Rheuma, Sodbrennen, Gastritis und Magengeschwüren einsetzbar (nach Gienger); hilft bei Gewebe-Übersäuerung; beruhigt die Nerven, bringt das Zentralnervensystem ins Gleichgewicht (nach Gurudas); lindert Unruhe und Zittern; wirkt krampflösend (nach Kühni).

**Seelisch:** behebt Gefühlsschwankungen und unterstützt, wenn man sich nicht so recht wohl fühlt (nach Sienko); mildert tiefsitzende Trauer (nach Dow); macht wach, interessiert, aufmerksam, belebt und wirkt aufmunternd und stimmungsaufhellend (nach Gienger); schenkt bei Verzweiflung Mut zum Weitermachen und Beharrlichkeit (nach Melody); fördert klares, rationales Denken und hilft sich verständlich auszudrücken und auch andere besser zu verstehen (nach Gienger); lässt Zusammenhänge schneller erfassen (nach Heider); verleiht Authentizität und sympathisch unverblümte Ehrlichkeit, so dass man sich nicht (mehr) verstellen kann und mag (nach Gienger); Variscit ist ein guter Folgestein zu Türkis, wenn man sich nicht mehr abgrenzen braucht, aber noch die zusätzliche Energiezufuhr benötigt (nach von Holst).

**Energetisch:** verbindet Astral- und Ätherleib und wirkt auf die DNS; hilft bei Belastung durch hochfrequente Strahlung (nach Gurudas).

**Anwendung:** Variscit wird als Anhänger direkt auf der Haut getragen; als Trommelstein im Bedarfsfall einige Minuten in die Hand genommen; als Rohstein zur Meditation aufgestellt.

**In der klassischen Heilsteinliteratur** ist Variscit nicht beschrieben. **Moderne Autoren:** Dow, Gienger, Gurudas, Heider, Maier, Kühni/von Holst, Melody, Paulin, Sienko.

Variscit ist ein gut geprüfter Heilstein.

**Astrologische Zuordnung:** Medium Coeli in Waage (nach von Holst), Saturn im zweiten Quadrant (nach Maier).

**Chakra-Zuordnung:** Herzchakra.

**Feng-Shui-Zuordnung:** Element Holz, Ba-Gua-Bereich Familie und Reichtum.

**Pflege:** Einmal wöchentlich unter fließendem Wasser reinigen, mit Hämatit-Ministeinchen entladen und zum Aufladen auf eine Bergkristallgruppe oder in die Morgensonne legen.

# Verdit

siehe Fuchsit

# Verkieseltes Holz

**Name:** benannt nach seiner Entstehung; je nachdem, ob die Holzsubstanz durch Quarz oder Opal ersetzt wurde, spricht man entsprechend von verquarztem oder opalisiertem Holz. Engl.: Petrified Wood.

**Synonyme:** für Baum-Quarz: Holz-Achat, Holzstein, Kieselholz; für opalisiertes Holz: Baum-Opal, Holz-Opal, Lithoxyl.

**Mineralogie:** Verkieseltes Holz entsteht sekundär, indem in den Zellen durch Einkieselung des Holzes Silikatmineralien entstehen und die Struktur des Holzes enthalten bleibt, während der organische Stoff zerfällt. Dazu muss das Holz durch Sedimentbedeckung sehr schnell vom Luftsauerstoff abgeschnitten worden sein.

**Mineralklasse:** Silikatmineral der IV. Mineralklasse, der Oxide; farbgebendes Metall ist Eisen.

**Kristallsystem:** trigonal (Quarz) oder amorph (Opal); **Kristallform:** Verkieseltes Holz zeigt sich als verkieselte Stamm- oder Astteile, in denen oft die ursprüngliche Struktur des Holzes noch vollkommen erhalten ist; **Mohshärte:** 6,5–7; **Dichte:** 2,6–2,65; **Spaltbarkeit:** keine; **Bruch:** uneben, splittrig; **Transparenz:** undurchsichtig; **Farbe:** kann von gelb, rot, braun bis grau und schwarz vorkommen, selten in der Ursprungsfarbe des Holzes; **Glanz:** matt, poliert wird es glasartig.

**Mineraleinschluss in fossilen Hölzern: Silikate:** Achat, Amethyst, Bergkristall, Carneol, Chalcedon, Jaspis, Opal, Quarz und Rauchquarz; **Fluoride:** Fluorit; **Oxide:** Goethit, Groutit, Hämatit, Limonit, Ramsdellit, Tenorit; **Karbonate:** Aragonit, Azurit, Calcit, Cerussit; Dolomit, Hydromagnesit, Malachit, Nesquehonit, Schulenbergit, Siderit; **Sulfide** und **Sulfate:** Baryt, Bornit, Chalcopyrit, Chalkosin, Covellin, Gips, Langit, Markasit, Posnjakit, Pyrit, Pyrrrhotin, Sphalerit; **Phosphat:** Newberyit, Vivianit.

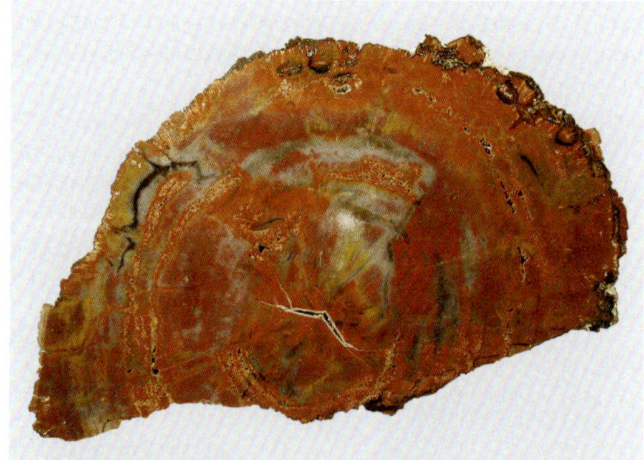

*Verkieseltes Holz, Platte.*

**Verkieseltes Holz und deren geologische Zeiten:** Bärlappe: Devon-Quartär; Ginkgo-Bäume: Perm-Quartär; Koniferen: Karbon-Quartär; Palmfarne: Karbon-Quartär; Schachtelhalme: Devon-Quartär.

**Vorkommen:** weltweit: Argentinien, Australien (Ballarat), Brasilien, BRD (Löwensteiner Berge, Mainzer Becken), GUS, Madagaskar, Paraguay, Tschechien (Studenec), Türkei, Ukraine (Krim); Uruguay, USA (Arizona).

**Verwechslung:** kann mit Jaspis verwechselt werden; **Unterscheidung:** mikroskopisch.

**Fälschungen:** sind nicht bekannt.

**Im Handel** ist Verkieseltes Holz als Rohstein, Trommelstein und Bi-Scheibe erhältlich. Verkieseltes Holz ist ein beliebtes Dekorationsobjekt.

**Organwirkung:** Bindegewebe, Knochen.

**Körperlich:** ist ein wichtiger Heilstein gegen Wetterfühligkeit; regt den Stoffwechsel stark an und unterstützt aufgrund des erdenden Effekts beim Abnehmen, wenn ein unbewusster Wunsch nach mehr Sicherheit, Erdenschwere und Bodenkontakt für die Gewichtszunahme mit verantwortlich war (nach Sienko und Gienger); fördert die Wasserausscheidung und beruhigt die Nerven; schützt vor Infektionen und stabilisiert die Abwehr; bessert Hüft- und Rückenbeschwerden, verlängert die Lebensdauer der Zellen, optimiert so die Geweberegeneration und steigert die Lebenserwartung; verbessert die Aufnahme von Calcium, Magnesium, Phosphor und Silizium (nach Gurudas); schützt vor Arterienverkalkung und Gefäßverengungen verbessert je nach Signatur Calzifizierungsstörungen der Knochen, Frakturen, Gelenksbeschwerden, Bindegewebeschwäche, Krampfadern und Prostatabeschwerden (nach Kühni/von Holst); eignet sich zur Behandlung von Unterleibs- und Prostatabeschwerden sowie Muskelschwäche und Gelenkrheuma (nach Pöttinger).

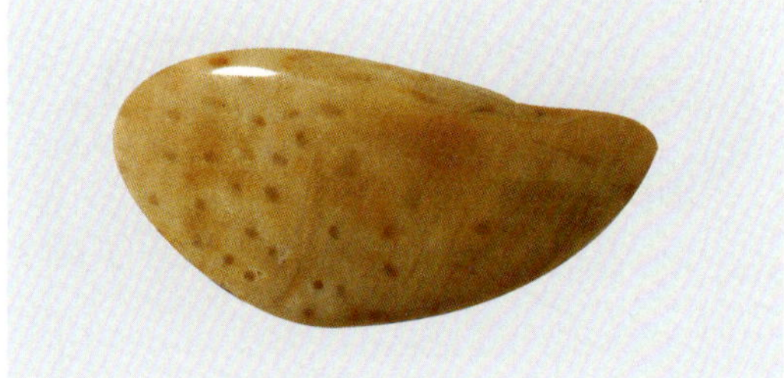

*Verkieseltes Palmholz.*

**Seelisch:** fördert Bodenständigkeit und Realitätssinn; hilft sich »zu erden«, wenn man dazu neigt, sich in Gedanken zu verlieren, unkonzentriert abzuschweifen und Begonnenes unvollendet zu lassen (nach Gienger); hilft mit Belastungen umzugehen und körperlich wie seelisch regenerative Kräfte aufzubauen (nach von Holst); macht genügsam, geduldig, ruhig und hilft sturmfest und fest verwachsen wieder stabilen Boden unter den Füßen zu gewinnen (nach Sienko); verleiht Ausdauer bei Veränderungen von Lebensumständen (nach Novak); fördert Schönheitssinn und Liebe zum Vertrauten – mit einer Spur Konservatismus; schenkt Heimat- und Naturliebe; regt die Fantasie an und lädt auf innere Entdeckungsreisen ein; hilft im Einklang mit dem Ort und den natürlichen Zeitrhythmen zu handeln (nach von Holst).

**Verkieseltes Palmholz:** hilft Gefühle zuzulassen und sie nicht festzuhalten, führt Gefühle in die Ruhe und Sammlung zurück; hilft mit der Aufmerksamkeit ganz in der Gegenwart zu bleiben (nach Gienger).

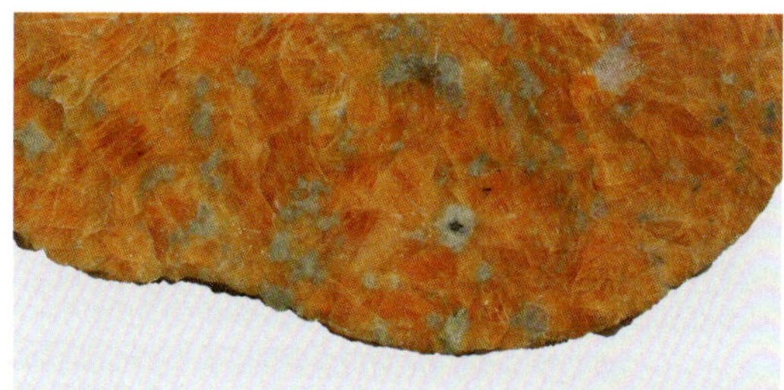

*Verkieselte Koralle.*

**Anwendung:** Verkieseltes Holz wird als Anhänger getragen; als Scheibe auf die Haut gelegt; als Trommelstein in der Hosentasche mitgeführt; als polierter Schnitt- oder Rohstein zur Meditation und kontemplativen Betrachtung aufgestellt, kann unter die Fußsohlen gelegt werden. Eine

Scheibe entsprechender Größe als Sitzunterlage während der Meditation ermöglicht tiefe Regeneration.

**In der klassischen Heilsteinliteratur** ist Verkieseltes Holz nicht beschrieben. **Moderne Autoren:** Beeler, Gienger, Gurudas, Heider, Kühni/von Holst, Melody, Novak, Paulin, Pöttinger (Holzstein), Schaufelberger-Landherr, Sienko, Sperling.

Verkieseltes Holz ist inzwischen ein gut geprüfter Heilstein.

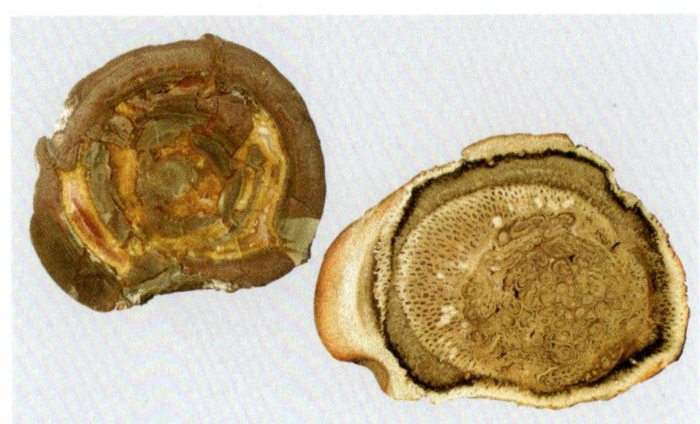

*Querschnitt mit Signatur einer Fraktur und von Knochenmark.*

**Astrologische Zuordnung:** Zwillinge (nach Novak), Löwe (nach Melody), Mars in Stier (nach von Holst), Saturn im zweiten Quadrant (nach Maier).

**Ergänzende Bachblüte:** Red Chestnut (nach Novak).

**Chakra-Zuordnung:** Wurzelchakra (nach Heider), Solarplexus-Chakra (nach Novak), Nasenchakra (nach von Holst/Gienger).

**Feng-Shui-Zuordnung:** Ba-Gua-Bereich Familie.

**Meditations-Zuordnung:** Beständigkeit und Wachstum.

**Pflege:** Verkieseltes Holz einmal wöchentlich unter fließendem Wasser reinigen, mit Hämatit-Ministeinchen entladen und zum Aufladen ins Licht legen. Verquarztes Holz verträgt die Morgensonne gut; opalisiertes Holz verträgt nur Mondlicht.

# Vesuvian

**Name:** benannt von A. G. Werner 1795, nach seiner ersten Entdeckung in vulkanischen Auswürfen des Vesuvs. Von Hauy 1801 »Idokras« benannt, nach griech. *idea*, »Gestalt«, und *krasis*, »gemischt«, da die Kristallformen sich aus den Formen verschiedener Mineralien zusammensetzen. Engl. und franz.: Vesuvianite.

**Synonyme:** Caneelstein, Chromideokras, Cyprin, Duparcit, Egeran, Frugardit, Gahnit, Genevit, Genovit, Gökumit, Heteromerit, Idokras, italienischer Chrysotil, Jacinth, Jawreinowit, Jefreinoffit, Kollophonit, Loboit, Manganidokras, Pakistanjade, Pyramidaler Granat, Titanvesuvianit, Wiluit, Xanthit, Zyprin. Ein etwa 85%iges vesuvianhaltiges Gestein aus Kalifornien wird auch Vesuvianit, Vesuvian-Jade, Amerika-Jade, Kalifornische Jade und Californit genannt.

**Mineralogie:** Vesuvian entsteht selten primär-magmatisch oder hydrothermal auf Klüften und in vulkanischen Auswürflingen; hauptsächlich kontaktmetamorph in metamorphem vulkanischem Marmor, Serpentinit, regionalmetamorph in Kalksilikatfels oder Skarnen. **Begleitmineralien** sind Diopsid, Grossular und Wollastonit,

**Mineralklasse:** Calcium-Aluminiummineral der Vesuvian-Gruppe und der VIII. Aluminiummineral der VIII. Mineralklasse, der Gruppen-Silikate; **Formel:** $Ca_{10}(Mg,Fe)_2Al_4[(OH)_4|(SiO_4)_5|(Si_2O_7)_2]$+B,Be, Ce,Cr,Li,K,Na,Mn,Sr,Ti,Zn + (Co,Cu,Ga,Ge,NiV).

**Kristallsystem:** tetragonal; **Erscheinungsform:** bildet

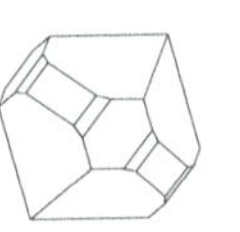

oft schöne, meist kurz- oder dicksäulige, selten nadelige Kristalle, auch als Doppelender mit gestreiften Prismenflächen; Kristallgruppen sind meist unregelmäßig verwachsen oder derbe, dichte, körnige oder strahlige Aggregate; **Mohshärte:** 6,5; **Spaltbarkeit:** schwer und unvollkommen; **Bruch:** uneben, muschelig, splittrig; **Transparenz:** durchsichtig, durchscheinend bis undurchsichtig; **Farbe:** grau, schwarzbraun, braun, rotbraun, selten blau, gelb, olivgrün, stachelbeergrün, rot, rosenrot und violett; Kristalle können mehrfarbig sein; **Glanz:** glasartig, harzig oder fettig, auch matt; **unlöslich** in Säuren.

**Farbvarietäten: Chromidokras:** smaragdgrün, chromhaltig; **Cyprin:** himmelblau, kupferhaltig; **Egeran:** schwärzlich dunkelgrün mit prismatisch-stängigen Kristallen; **Wiluit:** grün, borhaltig; **Xanthit:** gelb. **Vesuvianit:** ist ein vesuvianhaltiges Gestein, meist grünlich oder gelblich, kann als Trommelstein verarbeitet werden.

**Vorkommen:** Brasilien, BRD (Auerbach), Finnland (Frugard), GUS (Ural), Italien (Fassatal), Kanada (Litchfield), Mexiko (Morelos), Norwegen (Arendal), Schweden, Schweiz (Zermatt), Südafrika, Tschechien (Hazlov), Türkei (Karaburun), USA (Arkansas, Fresno).

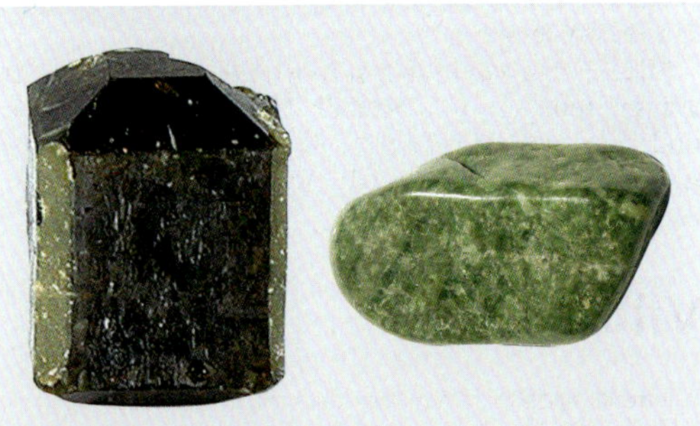

*Vesuvian-Kristall und Trommelstein.*

**Verwechslung:** kann mit Apatit, Diopsid, Epidot, Granat, Grossular, Jadeit, Peridot, Turmalin und Zirkon verwechselt werden; **Unterscheidung:** Härte, Dichte, mineralogisch-gemmologisch, mikroskopisch.

**Fälschungen:** sind nicht bekannt.

**Im Handel** ist Vesuvian als Einzelkristall, Kristallstufe und Trommelstein erhältlich. In der Steinheilkunde findet oft das vesuvianhaltige Gestein »Vesuvianit« Verwendung, das als Trommelstein erhältlich ist.

**Wirkung der Ionen:** Calcium (Selbstvertrauen), Eisen (Ausdauer, Tatkraft), Magnesium (Belastbarkeit).

**Organwirkung:** Bindegewebe.

**Körperlich:** entsäuert, regt die Leber an, hilft bei Entzündungen, beschleunigt die Regeneration und den Genesungsvorgang bei schweren und chronischen Erkrankungen (nach Gienger), die durch Schwermetallgifte entstanden sind; wirkt reinigend und entschlackend (nach Kühni); härtet den Zahnschmelz; hilft bei nachlassendem Geruchssinn, bei Hautunreinheiten sowie bei Divertikeln (nach Melody); hilft bei Mineralstoffmangel, reguliert den Elektrolythaushalt (nach Strebel).

**Seelisch:** hilft Masken fallen zu lassen und sich offen und ehrlich zu zeigen (nach Gienger); stabilisiert und ordnet, wenn man das Gefühl hat, neben sich zu stehen (nach von Holst); verleiht Leichtigkeit bei Schwermut, ermöglicht die Lösung von Problemen (nach Sperling); unterstützt Aussprachen bei angestautem Ärger und Verdruss; befähigt Gewohnheiten, Verhaftungen und Verhaltensmuster loszulassen und Ängste zu überwinden; weckt den Forschergeist und hilft den Dingen auf den Grund zu gehen; unterstützt die Sinnsuche (nach Gienger); inspiriert zu Entdeckungen und Erfindungen, setzt blockierte mentale Fähigkeiten frei und zeigt, dass man nicht in Unvollkommenheit gefangen bleiben muss (nach Melody). **Vesuvianit:** reduziert bewertende Grundhaltungen, bringt Offenheit (nach von Holst).

**Anwendung:** Vesuvian wird als Anhänger getragen; als Handschmeichler in der Hosentasche mitgeführt; als Kristall auf die Haut gelegt oder zur kontemplativen Betrachtung in der Hand gehalten.

**In der klassischen Heilsteinliteratur** ist Vesuvian nicht beschrieben. **Moderne Autoren:** Cloos, Gienger, Heider, Maier, Kühni/von Holst, Melody, Paulin, Peschek-Böhmer.

Vesuvian wird zu Unrecht selten verwendet.

**Ergänzende Bachblüte:** Mustard (nach Miesala-Sellin).

**Astrologische Zuordnung:** Merkur in Skorpion (nach von Holst); Saturn im vierten Quadrant (nach Maier).

**Chakra-Zuordnung:** Solarplexus-Leber-Chakra (nach von Holst/Gienger).

**Pflege:** Vesuvian einmal wöchentlich unter fließendem Wasser reinigen, mit Hämatit-Ministeinchen entladen und zum Aufladen auf eine Bergkristallgruppe, in eine Achatdruse oder helle Amethystdruse legen.

# Villiaumit

**Name:** 1908 erstmals von Lacriox beschrieben und benannt nach dem franz. Naturkundler Maxime Villiaume, in dessen Mineraliensammlung aus Guinea Villiaumit entdeckt wurde.

**Mineralogie:** Villiaumit entsteht in ultraalkalischen Nephelinsyenit-Pegmatiten, selten auch sedimentär in den Ablagerungen von Natronseen.

**Mineralklasse:** Natriummineral der Halit-Gruppe und der III. Mineralklasse der Halogenide. **Formel:** NaF + Mg,K,Ca,Zr (bis 2%).

**Kristallsystem:** kubisch; **Erscheinungsbild:** feinste rötliche Einsprengsel in schwarzer Matrix, oft in Phonolit; selten flache quaderförmige intensiv rote Kristalle. **Mohshärte:** 2,5; **Dichte:** 2,79-2,81; **Spaltbarkeit:** vollkommen; **Bruch:** spätig; **Transparenz:** undurchsichtig bis durchscheinend; **Farbe:** farblos, dunkelrot, orangenbraun, braunschwarz, rosa; **Glanz:** glas- bis wachsartig; **Strichfarbe:** blassrosa, weiß; **löslich** in Wasser, besonders gut in warmem Wasser.

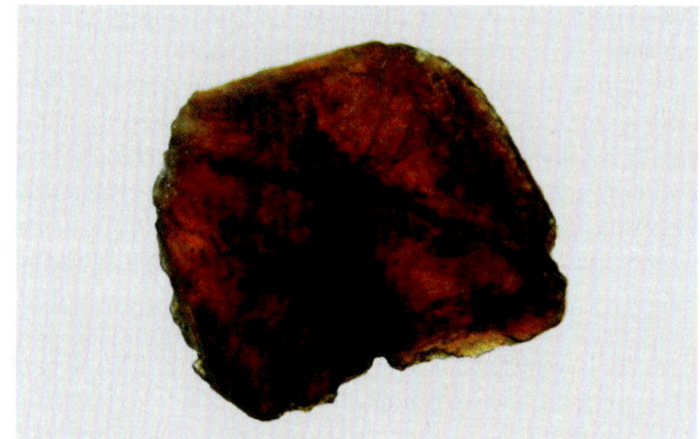

*Durchscheinender Villiaumit-Kristall.*

**Vorkommen:** Namibia (Aris Quarry).

**Fälschungen:** keine Fälschungen bekannt. Möglich sind Synthesen von Kristallen.

**Im Handel** ist Villiaumit als Kristall oder als villiaumithaltiges Material selten erhältlich.

**Wirkung der Ionen:** Natrium (blutdrucksteigernd, kreislaufanregend, ordnend); Fluor (Festigkeit, Elastizität, Nervenimpulsübertragung).

**Organwirkung:** Knochen, Nerven.

**Körperlich:** günstig bei Herzrhythmusstörungen; soll die Bauchspeicheldrüse entgiften (nach Melody); bei niedrigem Blutdruck und schwachem Kreislauf; kräftigt Knochen und Bindegewebe; verbessert Reaktion und Reflexe (nach Kühni/von Holst).

**Seelisch:** hilft bei Verlustängsten, Angst vor Ausgrenzung und Trennung; vermittelt ein Gefühl der Sicherheit; hilft bei Zweifeln an seiner Identität und Aufgabe; als Verstandesstein verstärkt er sowohl rationale Logik als auch gesunden Menschenverstand; befreit von überkommenen, negativ wirkenden Gedankenmustern (nach Melody).

**Energetisch:** aktiviert das Basischakra und das Herzchakra; wird während der Heilungsarbeit unter das Basis-Chakra gelegt um die Energiekanäle offen zu halten; optimiert den Effekt von Mantra-Yoga (nach Melody).

**Anwendung:** Kristall oder Rohstein zur kontemplativen Betrachtung.

**In der klassischen Heilsteinliteratur** ist Villiaumit nicht beschrieben. **Moderner Autor:** Melody.

**Astrologische Zuordnung:** Aszendent Löwe (nach von Holst).

**Chakra-Zuordnung:** Basis-Chakra, Herz-Chakra

**Pflege:** Villiaumit mit Hämatit-Ministeinchen entladen und zum Aufladen auf eine Bergkristallgruppe oder in die Morgensonne legen.

**Vorsicht:** Villiaumit ist wasserlöslich und hochgiftig.

# Vivianit

**Name:** benannt von A. G. Werner 1817, nach dem englischen Mineralogen H. Vivian. Engl. und franz.: Vivianite.

**Synonyme:** Blaueisenerde, Blaueisenerz, Blaueisenspat, Eisenblau, Eisenindig, Eisenphyllit, Glaukosiderit, Kallophan, Mullicit. Da Vivianit mitunter als Versteinerungsmittel auftritt, wird er in diesem Fall auch Beinkies, Fossiler Türkis, Odontolith und Zahntürkis genannt.

**Mineralogie:** Vivianit entsteht sekundär unter Sauerstoffabschluss in oberflächennahen Bereichen eisenhaltiger Gesteine. Zirkulierende phosphathaltige Flüssigkeiten wirken dabei auf Eisenmineralien wie Pyrit und Siderit ein und lösen einen Teil des Eisens heraus. Durch anschließende Verdunstung des Wassers kristallisieren dann Vivianitkristalle aus. Auch andere Eisenphosphate können sich nachträglich durch Wasseraufnahme in schöne Vivianitkristalle von wenigen Zentimetern Größe umwandeln. Auch in fossilen Knochen und Zähnen (Zahntürkis), vor allem von Mammut, Mastodon oder Dinotherium sowie Muscheln kann sich Vivianit einlagern.

**Mineralklasse:** Eisenmineral der Vivianit-Gruppe und der VII. Mineralklasse, der wasserhaltigen Phosphate; **Formel:** $Fe_3(PO_4)_2 \times 8H_2O + Ca, Mg, Mn, Si$; farbgebendes Metall ist das Eisen, das vom zweiwertigen zum dreiwertigen oxidiert wird.

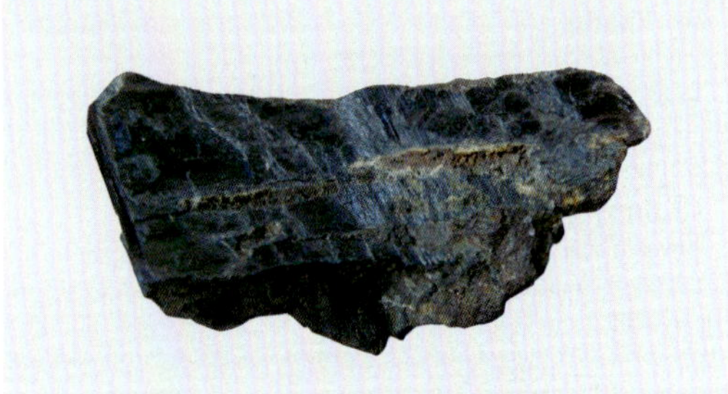

*Vivianit-Kristall.*

**Kristallsystem:** monoklin; **Erscheinungsbild:** bildet tafelige, langprismatische, stengelige bis nadelige, oftmals gekrümmte und meist aufgewachsene Kristalle, die deutlich von vertikalen Spaltebenen durchzogen sind, so dass der Kristall wirkt, als wäre er aus mehreren Ebenen zusammengefügt. Oft verwachsen mehrere Kristalle zu stengeligen, spätigen Aggregaten, bei feinkristalliner Ausbildung kommen auch faserige, kugelige, rosettenartige bis nierige sowie krümelig-erdige Aggregate vor; **Mohshärte:** 1,5–2; **Dichte:** 2,6–2,7; **Spaltbarkeit:** leicht und vollkommen; **Bruch:** faserig, spröde, dünn biegsam; **Transparenz:** durchsichtig bis undurchsichtig; **Farbe:** zunächst farblos bis weiß; verfärbt sich unter Sauerstoffeinfluss schnell hellblau bis dunkelblau, blaugrün oder schwarz; **Glanz:** glasig oder perlmuttartig, selten metallic; **Strichfarbe:** frisch: blaugrün, tiefblau, durch Oxidation auch schwarzblau, braun oder grün; **löslich:** in starken Säuren.

**Vorkommen:** Bolivien (Llallagua), BRD (Hagendorf/Oberpfalz, Waldsassen), Großbritannien (Cornwall), GUS (Kerc), Kamerun (Anloua), Schweden, Serbien (Trepca), Peru, Tschechien und USA (Mullica Hilla/New Jersey, Bingham, Leadville, Richmond/Virginia).

**Verwechslung:** kann mit Azurit, Lazulith, Ludlamit und Strengit verwechselt werden; **Unterscheidung:** Härte, Spaltbarkeit, mineralogisch.

**Fälschungen:** sind nicht bekannt.

**Im Handel** ist Vivianit als Kristall erhältlich. Der sagenhafte »Zahntürkis« ist ein seltener vivianitisierter fossiler Zahn, der nur extrem selten auf Fossilienbörsen zu horrenden Preisen angeboten wird.

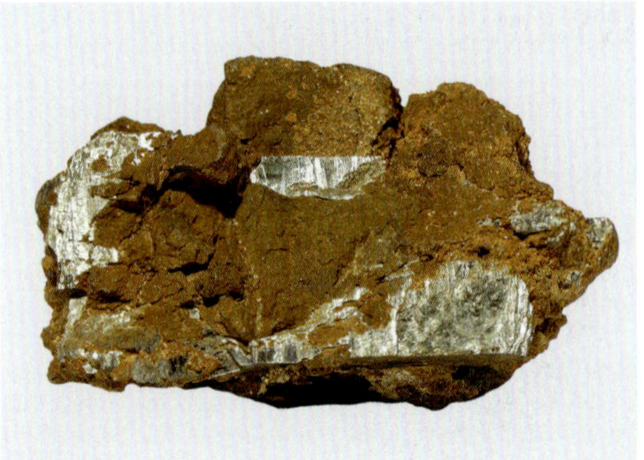

*Vivianit-Kristallisation in Matrix.*

**Wirkung der Ionen:** Eisen (Antrieb, Ausdauer), Phosphor (Energie).

**Organwirkung:** Bindegewebe, Leber.

**Körperlich:** wirkt belebend; regt die Freisetzung eingelagerter Säuren aus dem Gewebe an und unterstützt damit Entsäuerungskuren; regt die Leber an (nach Gienger) und verstärkt die Eisenaufnahme (nach Melody).

**Seelisch:** hilft zu entdecken, was noch alles zu entdecken ist; führt auf unbegangene Wege; symbolisiert Staunen und Liebe zum Geheimnisvollen (nach von Holst); befreit tief verborgene Gefühle; das Leben wird abenteuerlich, intensiv und mitunter aufregend; bringt frischen Wind in verstaubte Beziehungen, rüttelt aus Langeweile auf und inspiriert, sich aktiv mit der Umwelt auseinanderzusetzen (nach Gienger); klärt Weg und Absicht zu positiven Zielen, auch bei belastenden Erinnerungen (nach Melody).

**Anwendung:** Vivianit wird als Kristall mehrmals am Tag direkt auf die Haut gelegt oder in der Hosentasche mitgeführt.

**In der klassischen Heilsteinliteratur** ist Vivianit unbekannt. **Moderne Autoren:** Gienger, Kühni/von Holst, Melody, Paulin.

Vivianit ist inzwischen ein gut geprüfter Heilstein.

**Anthroposophische Verwendung:** als Ampulle in D6–D10: zur Normalisierung der Stoffwechselprozesse in der Atemorganisation, zum Beispiel bei akuten fieberhaften Erkrankungen der Luftwege einschließlich Pneumonie, sowie bei Otitis und Erschöpfungszuständen.

**Astrologische Zuordnung:** Steinbock (nach Melody), Jupiter in Wassermann (nach von Holst).

**Chakra-Zuordnung:** Solarplexus-Leber-Chakra (nach von Holst/Gienger).

**Pflege:** Vivianit einmal wöchentlich unter fließendem Wasser reinigen, mit Hämatit-Ministeinchen entladen und zum Aufladen auf eine Bergkristallgruppe oder in die Morgensonne legen.

# Wismut (Bismut)

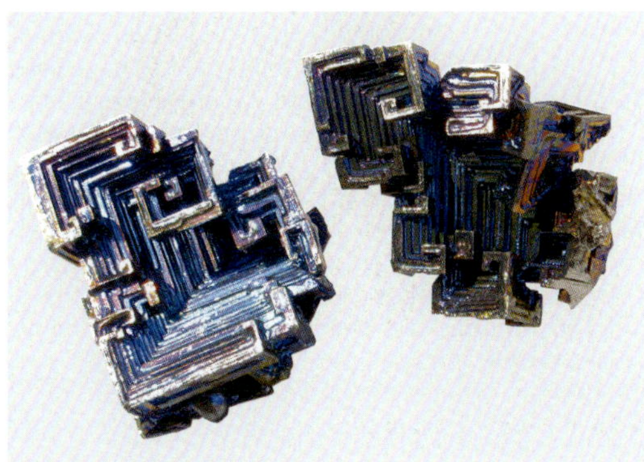

*Wismut-Kristalle, gezüchtet.*

**Name:** vielleicht von mhd. *wis*, »weißglänzend«, und *mut*, »graben«. Engl. und franz.: Bismuth.

**Synonyme:** Aschblei, Bisemath, Bismutum, Contrefait.

**Mineralogie:** Wismut entsteht primär-pegmatitisch-pneumatolytisch oder hydrothermal in Wismut-Kobalt-Nickel-Erz-Lagerstätten, in subvulkanischen Gängen; gelegentlich angereichert auf Schwermetallseifen-Lagerstätten.

**Mineralklasse:** gediegenes Metall der Arsen-Reihe und der I. Mineralklasse, der natürlichen Elemente; **Formel:** Bi + (As,Fe,Ni,Pb,S,Sb,Te,V).

**Kristallsystem:** trigonal; **Erscheinungsform:** bildet hexagonale, selten würfelförmige Kristalle, zum Teil verzwillingt oder körnige Einsprenglinge im Gestein, sowie meist gestrickte baumförmige, federartige, blättrige, dendritische oder nuggetartige Aggregate, auch kleine Platten und Bleche; **Mohshärte:** 2–2.5; **Dichte:** 9,7–9,8; **Spaltbarkeit:** ausgezeichnet; **Bruch:** blättrig, hakig, spröde; **Transparenz:** undurchsichtig; **Farbe:** silberweiß, silberrosa, gelblich weiß bis rötlich weiß, oft bunt angelaufen; **Strichfarbe:** grau bis silberweiß; **Glanz:** stark metallisch; **löslich:** leicht in Salpetersäure; Wismut ist diamagnetisch und sehr leicht radioaktiv.

**Vorkommen:** selten: Australien, Bolivien (Oruro, Tasna), BRD (Annaberg), Chile, Kanada (Ontario), Mexiko, Norwegen (Kongsberg), Peru, Spanien, Tschechien.

**Verwechslung:** kann mit Antimon, Linneit, Nickelin und Silber verwechselt werden; **Unterscheidung:** Härte, Dichte, Strichfarbe, Diamagnetismus.

**Fälschungen:** Wismut wird künstlich gezüchtet und bildet Kristallskelette mit intensiven Anlauffarben.

**Im Handel** ist Wismut meist als künstlich gezüchtete Kristallskelettgruppe, selten als natürliche, meist aufgewachsene Skelettgruppe erhältlich.

**Wirkung der Ionen:** Wismut.

**Organwirkung:** Haut.

**Körperlich:** wirkt desinfizierend und zusammenziehend, fördert die Wundheilung (nach Gienger); ist fiebersenkend und wird bei krampfartigen Zuständen eingesetzt (nach Melody).

**Seelisch:** schenkt Gelassenheit in allen Lebenslagen und weise Einsicht (nach Melody); fördert kindliche Unbefangenheit (nach Gienger); hilft, das Dasein zu akzeptieren, vor allem bei Einsamkeitsgefühlen, da die Verbundenheit mit der Welt erfahrbar wird; fördert den schönen Zusammenhalt von Gruppen und Beziehungen durch die Annäherung an das gemeinsame Ziel, ohne dass der Einzelne seine Selbständigkeit aufgeben muss (nach Melody).

**Anwendung:** Wismut wird als Rohstück oder gezüchteter Kristall durch seine Pyramidenstruktur vor allem zur kontemplativen Betrachtung und zur Meditation verwendet.

**In der klassischen Heilsteinliteratur** ist Wismut unbekannt. **Moderne Autoren:** Gienger, Kühni/von Holst, Melody.

Wismut ist ein selten verwendeter Heilstein.

**Astrologische Zuordnung:** Wassermann (nach Melody); Jupiter in Wassermann (nach von Holst).

**Pflege:** Wismut einmal wöchentlich über Nacht im Eisfach kältereinigen und zum Aufladen über Nacht in Vollmondlicht oder auf eine Bergkristallgruppe legen.

# Wolframit

**Name:** 1747 von J.G.Wallerius benannt.

**Synonyme:** keine bekannt.

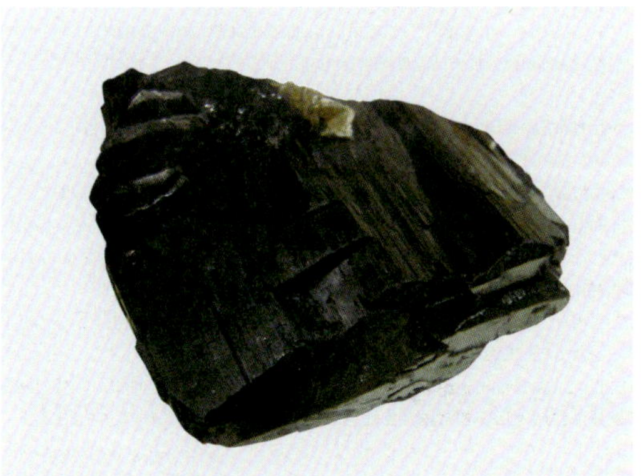

*Wolframit-Kristall.*

**Mineralogie:** Wolframite bilden sich hydrothermal bei hohen Temperaturen vorwiegend in quarzhaltigen Pegmatitgängen. Zunächst definiert als Zwischenglied der Hübnerit-Ferberit-Reihe, ist Wolframit nun die übergeordnete Bezeichnung für Hübnerit, Ferberit und Sanmartinit.

**Mineralklasse:** Ein Eisen-Mangan-Wolframmineral der Wolframit-Gruppe und der Mineralklasse der Oxide. Formel: $(Fe,Mn)WO_4$ + Ca,Nb,Ta,Sc,Sn,Ti. Wolfram macht 61% der Mineralsubstanz aus.

**Begleitmineralien:** sind Kassiterit, in geringer Menge auch andere Erzminerale wie Arsenopyrit, Dolomit, Galenit, Quarz, Scheelit und Sphalerit.

**Kristallsystem:** monoklin; **Erscheinungsbild:** kurze prismatische Kristalle oder körnige bis massige Aggregate. **Mohshärte:** 5–5,5; **Dichte:** 7,58–6,02; **Transparenz:** keine; **Farbe:** metallisch grau, braunschwarz bis schwarz; **Glanz:** leicht metallisch; **Strichfarbe:** rötlichbraun.

**Vorkommen:** Bolivien (Tasna), China (Hunan), Rumänien, Portugal.

**Fälschungen:** keine Fälschungen bekannt.

**Im Handel** als flacher Kristall oder derbe Masse gehandelt.

**Wirkung der Ionen:** Wolfram: unbekannt.

**Organwirkung:** Blut.

**Körperlich:** führt dem Körper große Kraft zu; bei Symptomen die auf Eisenmangel zurückzuführen sind; bei Schwächezuständen und Unterzuckerung; schwachem Sehvermögen (nach Melody); verbessert die Beweglichkeit und Spannkraft (nach von Holst).

**Seelisch:** ist ein Stein der Tat und der Bewegung (nach von Holst); hilft aus jeder Situation das Beste zu machen; lässt mit dem Geschehen mitgehen und Kontrolle abbauen; gibt Vertrauen, dass Dinge sich von alleine regeln; hilft sowohl gegen Unbesonnenheit als auch Unflexibilität im Vorgehen (nach Melody); lehrt dass das Leben im Prozess befindlich ist und durch starke Absichten seine Richtung und Prägung erhält; zeigt in der Meditation die Kräfte auf, die für Gegebenheiten ursächlich waren (nach von Holst); gibt Antworten auf die Warum-Fragen (nach Melody); hilft als Wächter den geistigen Raum weiträumig frei und sauber zu halten (nach von Holst).

**Anwendung:** wird meditativ in der Hand gehalten oder mitgeführt.

**In der klassischen Heilsteinliteratur** nicht beschrieben.

**Moderne Autoren:** Melody.

Wolframit ist ein selten verwendeter Heilstein.

**Astrologische Zuordnung:** Uranus in Schütze (nach von Holst)

**Chakra-Zuordnung:** Solarplexus-Chakra, Stirnchakra Feng Shui-Zuordnung: kann mit der befreienden Energie des Mahakala aus dem Buddhismus zusammenwirken.

**Pflege:** Wolframit einmal wöchentlich unter fließendem Wasser reinigen und zum Aufladen auf eine Bergkristallgruppe oder in die Morgensonne legen.

# Wollastonit und Bustamit

**Name:** **Wollastonit** benannt von Lehmann 1818, nach dem englischen Chemiker W. H. Wollaston. **Bustamit** nach dem mexikan. General Bustamante. Engl.: Wollastonite, Bustamite.

**Synonyme:** Bergwolle, Edelforsit, Gjellebäkit, Grammit, Kalk-Trisilikat, Schalstein, Scharlstein, Tafelspat, Vilnit und Wilnit. Reaumurit und Rivait sind Wollastonit-Glasgemenge.

**Mineralogie:** Wollastonit entsteht primär magmatisch in mit einverleibtem Kalk verunreinigten Plutoniten verschiedener Art, aber auch in alkalischen Magmatiten, kontaktmetamorph oder -kontaktmetasomatisch bei der Bildung von silikathaltigem Marmor und Kalksilikatfelsen oder regionalmetamorph bei niedrigem Druck. Bustamit ist die Manganhaltige Varietät und ein typisches Mineral metamorpher Manganlagerstätten.

**Mineralklasse:** Calciummineral der Wollastonit-Gruppe und der VIII. Mineralklasse, der Ketten-Silikate; **Formel:** **Wollastonit:** $Ca_3[Si_3O_9]$ + Al,Fe,Mg,Mn; **Bustamit:** $(Mn,Ca)_3[Si_3O_9]$ + Al,Fe,Mg,Mn; farbgebendes Metall ist das Eisen mit bis zu 9 % sowie bei Bustamit Mangan.

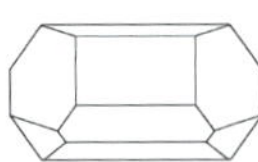

**Kristallsystem:** beide triklin; **Erscheinungsbild:** **Wollastonit** bildet selten dicktafelige Kristalle, meist jedoch dichte, faserige sowie stengelige, blättrige, schalige und radialstrahlige Aggregate; **Bustamit** nie freistehende Kristalle, immer dichte bis spätige Aggregate; **Mohshärte:** **Wollastonit:** 4,5–5; **Bustamit:** 5,5–6; **Dichte:** 2,78–3,09; **Spaltbarkeit:** vollkommen; **Transparenz:** halbdurchsichtig bis durchscheinend; **Farbe:** **Wollastonit:** weiß, grau; **Bustamit:** braunrot, rosa; oft mit schwarzen Adern durchzogen; **Glanz:** glasartig, bei faserigen Massen auch seidig und auf Bruchflächen perlmuttartig; **Strichfarbe:** weiß; **Lumineszenz:** orangerot, cremefarben; **löslich:** in starken Säuren.

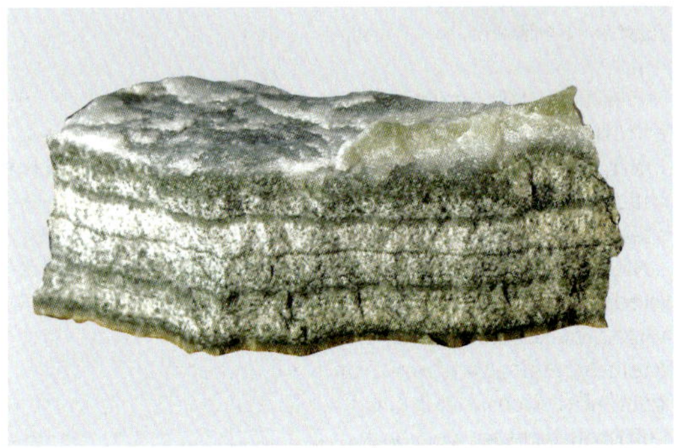

*Wollastonit-Rohstein.*

**Vorkommen:** häufig: **Wollastonit:** Australien (New South Wales), BRD (Auerbach), Finnland (Pargas), Frankreich, GUS (Ural), Italien (Monte Somma/Campania, Adamello), Japan, Kanada (Greenville), Mexiko (Santa Fe), Namibia, Polen, Rumänien (Cziklova), Schweden, Südafrika (Kap-Provinz), USA (Patagonia/Arizona, Kalifornien, Diana/New York).

**Verwechslung:** **Wollastonit** kann mit anderen weißen Mineralien wie Pektolith, Strontianit und Tremolit verwechselt werden; **Bustamit** kann mit Erdbeerquarz, Rhodonit und Petalit verwechselt werden. **Unterscheidung:** Härte, chemisch, mineralogisch-gemmologisch, röntgenologisch.

**Fälschungen:** wird nicht gefälscht, jedoch selbst grün eingefärbt als Jade-Imitation verwendet.

**Im Handel** ist **Wollastonit** als Kristallstufe und derber Rohstein erhältlich; **Bustamit** ist auch als Trommelstein erhältlich.

**Wirkung der Ionen:** Calcium (Knochen, Wachstum), Mangan (Herzlichkeit, schmerzlindernd, Vertrauen).

**Organwirkung:** Haut, Lunge.

**Körperlich:** **Wollastonit:** fördert Wachstum, Körperwahrnehmung, Haltung und Koordination der Bewegungen, festigt das Gewebe (nach Gienger).

**Bustamit:** fördert den basischen Stoffwechsel; lindert Kreislaufprobleme, schwache Muskulatur, Schmerzen, Herzbeschwerden, stärkt das Bindegewebe, glättet die Haut, reinigt die Lunge; behebt Funktionsstörungen der Bauchspeicheldrüse und der Leber; hilft bei Migräne (nach Melody); fördert die Empfindung der Beine und Füsse; verbessert die Motorik; stärkt die Lebendigkeit (nach Gienger).

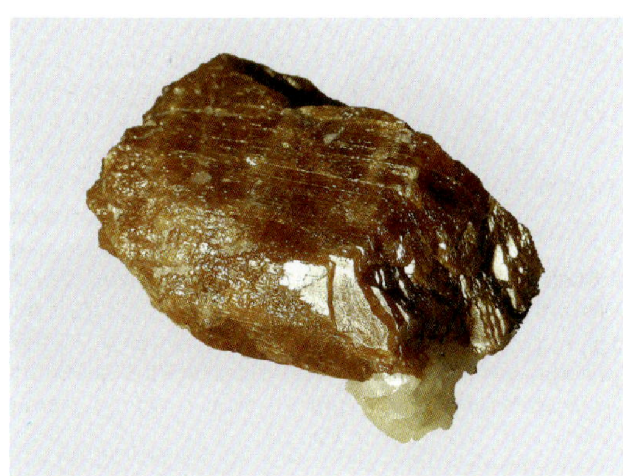

*Bustamit-Rohstein*

**Seelisch: Wollastonit:** fördert die Standhaftigkeit bei emotionalen Übergriffen, verbessert die Entschlusskraft, macht sicher bezüglich des eigenen Standpunktes (nach Gienger). **Bustamit:** vermittelt elastische Widerstandskraft und Bodenständigkeit (nach von Holst); schenkt Gelassenheit in Stresszeiten, unterstützt die Meditation und das Träumen – wobei er dafür sorgt, bewusst zu bleiben; lindert emotionale Schmerzen (nach Melody); hilft sich emotional einzulassen (nach Gienger); hilft, sich mitzuteilen, und fördert das Verbundensein mit der Umwelt; weckt den Wunsch nach Heilung und heil zu sein (nach von Holst); steigert die Fähigkeit unter Belastungen sich zu sammeln und die Gedanken ausrichten zu können; hilft seine Leiblichkeit liebevoll annehmen zu können.

**Energetisch:** filtert von außen einwirkende Energien.

**Anwendung: Wollastonit** und **Bustamit** werden auch als Rohstein auf die Haut, direkt über dem betroffenen Gebiet aufgelegt.

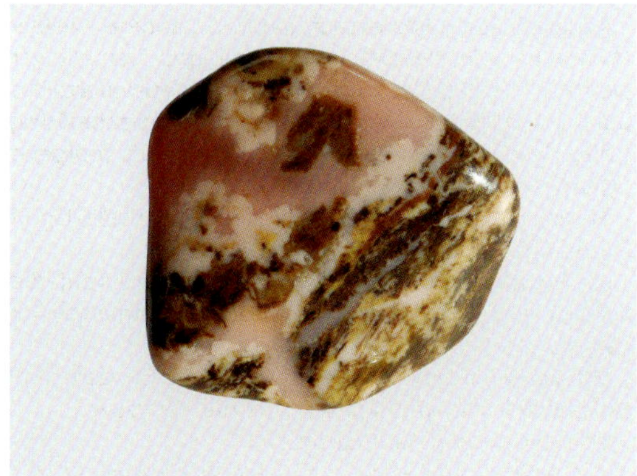

*Bustamit-Trommelstein.*

**In der klassischen Heilsteinliteratur** sind Wollastonit und Bustamit nicht beschrieben. **Moderne Autoren: Wollastonit:** Gienger, Kühni/von Holst, Paulin; **Bustamit:** Kühni/von Holst, Melody, Paulin.

Wollastonit und Bustamit sind selten verwendete Heilsteine.

**Astrologische Zuordnung:** Bustamit: Waage (nach Melody), Venus in Jungfrau (nach von Holst).

**Chakra-Zuordnung:** Herzchakra.

**Pflege:** Bustamit und Wollastonit einmal wöchentlich unter fließendem Wasser reinigen, mit Hämatit-Ministeinchen entladen und zum Aufladen auf eine Bergkristallgruppe oder in die Morgensonne legen.

# Wulfenit

**Name:** benannt von Haidinger 1841, nach dem österreichischen Mineralogen Freiherr Franz Xaver von Wulfen. Engl. und franz.: Wulfenite.

**Synonyme:** Bleigelb, Chrommolybdän-Bleierz, Gelbbleierz, Melinose, Molybdänbleispat, Molybdänsaures Blei.

**Mineralogie:** Wulfenit entsteht sekundär durch die Einwirkung molybdänsäurehaltiger Flüssigkeit oft unter Verdrängung von Calcit, in der Oxidationszone sulfidischer Blei-Zinkerz-Lagerstätten. Durch den Austausch des Bleis entstehen oft Pseudomorphosen nach Anglesit, Cerrusit und Galenit.

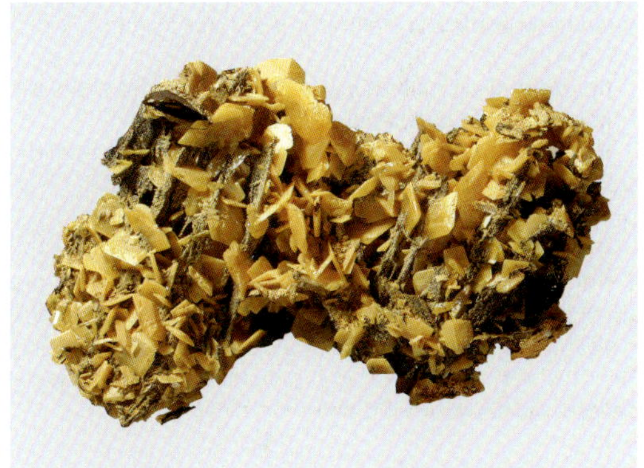

*Wulfenit-Stufe.*

**Mineralklasse:** Bleimineral der Krokoit-Wulfenit-Gruppe und der VI. Mineralklasse, der Molybdate; **Formel:** $Pb[MoO_4]$ + Ca,Cr,Cu,Mg,W,V; farbgebendes Metall ist das Chrom.

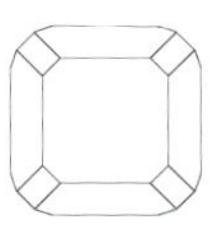

**Kristallsystem:** tetragonal; **Erscheinungsform:** bildet gewöhnlich aufgewachsene, meist dünne, tafelige, würflige, auch pyramidale und kurzsäulige Kristalle, auch an der Basis verwachsene Zwillinge, vorzugsweise in kristallinen Krusten, kleine Drusen oder selten derbe, dichte, körnige, wirre bis zellig-löcherige Aggregate; **Mohshärte:** 3; **Dichte:** 6,7–6,9; **Spaltbarkeit:** unvollkommen; **Bruch:** muschelig, uneben; **Transparenz:** durchsichtig bis durchscheinend; **Farbe:** zitronen-, wachs- oder honiggelb, orange, rot, grau, braun und selten farblos; **Glanz:** harz- bis diamantartig; **Strichfarbe:** gelblich weiß; **löslich:** langsam in Salzsäure und unter Blaufärbung in Schwefelsäure.

**Vorkommen:** weit verbreitet: Algerien, Australien, BRD, Italien (Val Seriana), Kongo, Marokko, Mexiko (Los Lamentos/Chihuahua), Namibia (Tsumeb), Österreich (Bleiberg), Rumänien (Rezbanya), Slowenien, Tschechien

(Pribram), USA (Eureka, Phoenixville, Tecomah, Yuma), Zaire.

**Verwechslung:** kann als derber Rohstein mit Baryt und Stolzit, geschliffen mit Orangecalcit verwechselt werden; **Unterscheidung:** Dichte, mineralogisch.

**Fälschungen:** sind nicht bekannt.

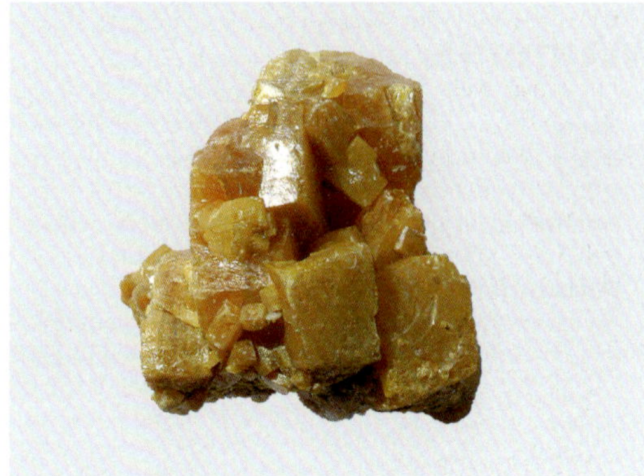

*Wulfenit-Kristalle.*

**Im Handel** ist Wulfenit als gewachsene Kristallstufe und facettiert als Edelstein erhältlich.

**Wirkung der Ionen:** Blei (Lebensmut, Selbstbeherrschung), Chrom (Inspiration, Kreativität), Mangan (Empfindsamkeit, schmerzlindernd).

**Organwirkung:** Bindegewebe.

**Körperlich:** kann für die Erhaltung und Verjüngung eingesetzt werden (nach Melody); verringert Austrocknung und Verhärtung; Abmagerung und Muskelschwund; hilft bei Beschwerden von Magen und Darm, auch bei Vergiftungen; vermindert Steinbildung in Galle und Niere (nach Gienger).

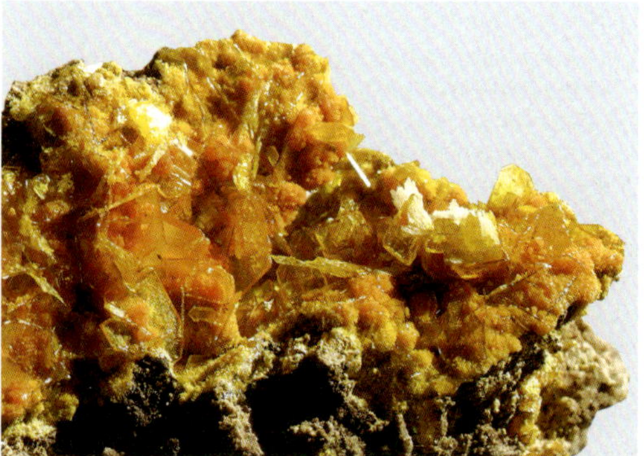

*Wulfenit-Stufe.*

**Seelisch:** ermöglicht Automatismen und Verhaltensmuster, die durch Erziehung und Konvention entstanden sind, zu erkennen, um sie schließlich ablegen oder bewusst akzeptieren zu können, und befreit zudem von zwanghafter Zurückhaltung (nach Gienger); hilft Machtspielchen zu erkennen; erleichtert, sich mit dem Negativen abzufinden und trotzdem fortzuschreiten; beschleunigt die Entwicklung spiritueller Fähigkeiten ungemein (nach Melody).

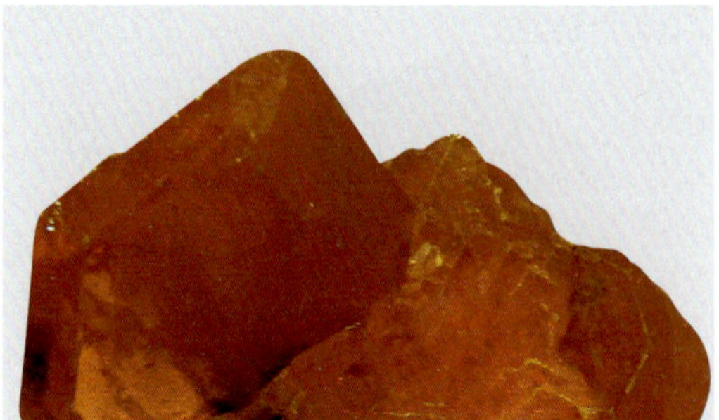

*Wulfenit-Kristalle.*

**Anwendung:** Wulfenit besteht aus leicht zerbrechlichen Kristallen und wird deswegen nur vorsichtig unter therapeutischer Anleitung auf eine Stoffunterlage auf die betreffende Hautstelle gelegt. Sicherheitshalber nicht direkt in Wasser einlegen.

**In der klassischen Heilsteinliteratur** ist Wulfenit nicht beschrieben. **Moderne Autoren:** Gienger, Heider, Kühni/von Holst, Melody, Paulin.

Wulfenit ist ein selten verwendeter Heilstein.

**Astrologische Zuordnung:** Schütze (nach Melody); Saturn in Schütze (nach von Holst).

**Chakra-Zuordnung:** Nabelchakra.

**Pflege:** Wulfenit einmal wöchentlich unter fließendem Wasser reinigen, mit Hämatit-Ministeinchen entladen und zum Aufladen auf eine Bergkristallgruppe oder in die Morgensonne legen.

**Vorsicht:** Wulfenit ist durch seinen Bleigehalt giftig.

# Zeolithe

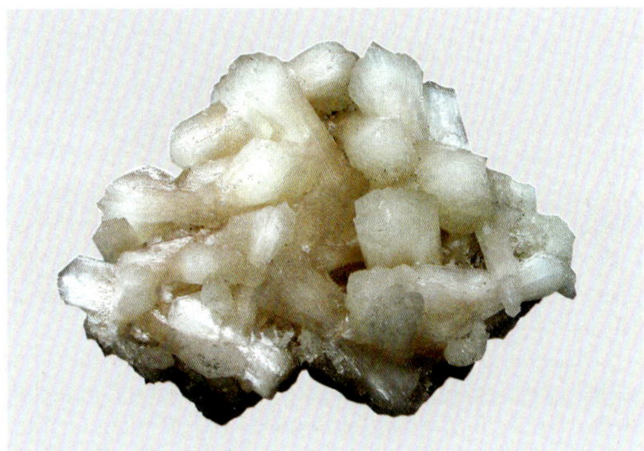

*Stilbit-Stufe.*

**Name:** benannt nach griech. *zeo*, »ich koche«, gemäß ihrem Verhalten bei der Erhitzung. Zeolithe bilden eine Familie mit siebartigem Molekulargerüst aus mehreren miteinander verknüpften Alumo-Silikat-Ringen, die noch weitere Alkali- und Erdalkalimetalle sowie Wasser enthalten. Sie gehören zur Gruppe der wasserhaltigen Gerüst-(Tekto-)Silikate mit austauschbaren Kationen. Makroskopisch werden unterschieden: **Blätter**-Zeolithe, **Faser**-Zeolithe und **Würfel**-Zeolithe.

**Mineralogie:** Zeolithe entstehen primär-spätmagmatisch-hydrothermal in oberflächennahen Mandelhohlräumen jung-vulkanischer Gesteine, wesentlich seltener auf Klüften und Drusen von Plutoniten oder hydrothermalen Erzgängen und in Sedimentgesteinen.

**Mineralklasse:** wasserhaltige Alkali- und/oder Erdalkali-Alumo-Silikate der VIII. Mineralklasse, der Gerüst-Silikate.

**Bekannte Zeolithe:**

**Ashcroftin:** rosa, $KNa(Ca,Mg,Mn)\ [AlSi_5O_{18}] \times 8\ H_2O$;
**Apophyllit:** farblos, weiß, grün, $KCa_4F(Si_4O_{10})_2 \times 8\ H_2O$;
**Brewsterit:** $(Sr,Ba,Ca)\ [Al_2Si_6O_{16}] \times 6\ H_2O$;
**Chabasit-Na:** $(Na,K,Ca_{0,5})_2(Al_2Si_4O_{12}) \times 6\ H_2O$
**Chabasit-K:** $(K,Na,Ca_{0,5})_2(Al_2Si_4O_{12}) \times 6\ H_2O$
**Edingtonit:** farblos, weiß, $Ba[Al_2Si_3O_{10}] \times 3\ H_2O$;
**Faujasit:** weiß, $Na_2Ca[Al_2Si_4O_{12}]_2 \times 16\ H_2O$;
**Ganophyllit:** weiß, $NaMn_5[(OH)_5|(Si,Al)_6O_{15}] \times 2\ H_2O$;
**Garronit:** weiß, $NaCa_{2,5}[Al_3Si_5O_{14}]_2 \times 13,5\ H_2O$;
**Gismondin:** farblos, $Ca[Al_2Si_3O_8] \times 4\ H_2O$;
**Gmelinit:** farblos, rötlich, $(Na_2,Ca)\ [Al_2Si_4O_{12}] \times 6\ H_2O$;
**Gonnardit:** weiß, $(Ca,Na)_3\ [(Al,Si)_6O_{10}]_2 \times 6\ H_2O$;
**Gyrolith:** grün, $Ca2[Si_4O_{10}] \times 4\ H_2O$;
**Harmotom:** weiß, grau, rosa, gelb, $Ba[Al_2Si_6O_{16}] \times 6\ H_2O$;
**Herschelit:** weiß, $(Na_2,K)\ [Al_2Si_4O_{12}] \times 6\ H_2O$;
**Heulandit:** weiß, grau, gelb, rosa, rot, grün, $CaAl_2Si_7O_8 \times 6\ H_2O$;
**Inesit:** weiß, $Ca_2Mn_7\ [OH|Si_5O_{14}]_2 \times 5\ H_2O$;
**Laumontit:** weiß, grau, bräunlich, rosa, $CaAl_2Si_4O_{12} \times 4H_2O$;
**Levyn:** weiß, $Ca[Al_2Si_4O_{12}] \times 6\ H_2O$;
**Makatit:** weiß, $Na_2Si_4O_9 \times 5\ H_2O$;
**Mesolith:** weiß, $Na_2Ca_2[Al_9Si_{23}O_{64}]$;
**Mountainit:** farblos, $KNa_2Ca_2\ [HSi_8O_{20}] \times 5\ H_2O$;
**Mordenit:** weiß, $(Ca,K_2Na_2)[AlSi_8O_{22}]_2 \times 6\ H_2O$;
**Natrolith:** weiß, gelblich, grünlich, rötlich, $Na_2Al_2\ Si_3O_{10} \times 2\ H_2O$;
**Offretit:** weiß, $(Ca,Na,K)_2[Al_3Si_9O_{24}] \times 9\ H_2O$;
**Okenit:** weiß, $CaH_2[Si_2O_6] \times H_2O$;
**Pektolit:** weiß, $Ca_2NaH\ [Si_3O_6]$; siehe Larimar
**Phillipsit:** weiß, grau, gelblich, rötlich, $KCa[Al_3Si_5O_{10}] \times 6\ H_2O$;
**Paulingit:** farblos, hellgelb, $(K,Ca_{0,5}Na,Ba_{0,5})_5[Al_5Si_{16}O_{42}] \times 13\ 2\ H_2O - 22\ H_2O$;
**Prehnit:** grünlich, $Ca_2Al[(OH)_2|\ AlSi_3O_{10}]$;
**Pumpellyit:** weiß, $Ca_2MgAl_2[(OH)_2|\ SiO_4|Si_2O_7]$;
**Rhodesit:** rosa, $KNaCa_2[H_2Si_8O_{20}] \times 5\ H_2O$;
**Skolezit:** weiß, farblos, $CaAl_2Si_3O_{10} \times 3H_2O$;
**Stilbit:** weiß, gelblich, rötlich, $Ca[Al_2Si_7O_{18}] \times 7\ H_2O$;
**Thomsonit:** farblos, weiß, $NaCa_2[Al_6Si_6O_{20}] \times 6\ H_2O$;
**Xonotlit:** grau, weiß, $Ca_6[(OH)_2|\ Si_6O_{17}]$;
**Yugawaralith:** weiß, $Ca[Al_2Si_5O_{14}] \times 3\ H_2O$.

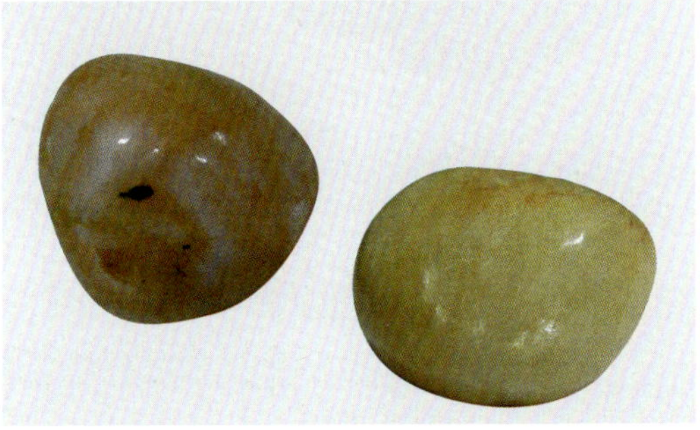

*Stilbit Trommelsteine, Indien.*

**Die weniger bekannten Zeolithe:** Barium-Heulandit, Barrerit, Cowlesit, D'Achiardit, Eakerit, Epistilbit, Erionit, Ferrierit, **Klinoptilolith** (siehe dort), Mazzit, Merlinoit, Paranatrolith, Paulingit, Stellerit, Tetra-Natrolith, Viceit, Wellsit.

**Kristallsystem:** monoklin, auch tetragonal, trigonal und kubisch; **Mohshärte:** 4–5,5; **Dichte:** 2,1–2,5; **Spaltbarkeit:** vollkommen, deutlich oder kaum wahrnehmbar; **Bruch:** muschelig, uneben; **Transparenz:** durchscheinend bis undurchsichtig; **Farbe:** weiß, farblos, hellblau, grün, orangegelb bis rotbraun; **Glanz:** glas- bis perlmuttartig; **Strichfarbe:** weiß.

**Varietäten:** siehe dort: Apophyllit, Danburit, Prehnit, Pektolith (siehe Larimar).

**Vorkommen: Chabasit** (in 4 Varietäten): Australien, Brasilien, BRD, GUS, Indien; Italien, Kirgistan, Marokko, USA. **Heulandit** (in 5 Varietäten): Brasilien, BRD, GUS, Indien (Poona); Kanada, Kasachstan, USA. **Klinoptilolith** (in 3 Varietäten): BRD, Kuba, USA. **Mesolith:** GUS (Kola), Indien (Poona), Island (Breiddalur), Mexiko (Charcas), USA (Arizona, Minnesota, Oregon). **Natrolith:** Argentinien, Australien, Brasilien, BRD, China, Indien, Kanada, Mexiko, Namibia, Ukraine, USA. **Okenit:** GUS, Indien, Kanada, Mexiko, USA. **Skolezit:** Brasilien (Rio Grande del Sul), Indien (Maharashtra), Island, Österreich, Schweiz, USA (Washington). **Stilbit** (in 2 Varietäten): Australien, Brasilien (Rio Grande del Sul), Großbritannien, Indien (Poona), Island (Teigarhom), Kasachstan, Tschechien, Ungarn (Nadap), USA (Westpaterson, Alaska).

**Verwechslung:** können vor allem mit anderen Zeolithen, vor allem die Faserzeolithe unterteinander, verwechselt werden; **Unterscheidung:** chemisch, mikroskopisch, mineralogisch.

**Fälschungen:** sind nicht bekannt.

**Im Handel** sind Zeolithe als Kristallstufen, oft in Paragenese mit anderen Zeolithen, selten als Einzelkristall (Heulandit, Stilbit) und Cabochon (Heulandit) erhältlich.

**Allgemeine Wirkung:** alle Zeolithe besitzen die Fähigkeit, Kationen aus Wasser zu binden und dadurch die Wasserhärte zu verringern, aber auch giftige Stoffe und Gerüche zu binden. Das wird industriell und medizinisch genutzt.

**Wirkung der Ionen:** Aluminium (basenbildend, beruhigend, sinnesanregend), Silizium (Bindegewebe, Haut, Zellkommunikation, Haut).

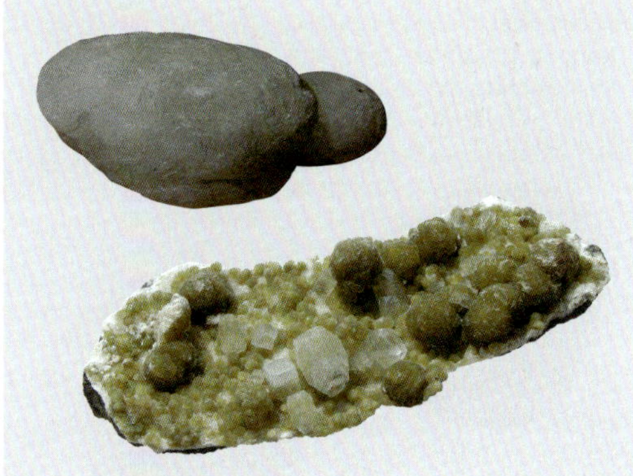

*Gyrolith-Stufe und Trommelsteine.*

**Organwirkung:** Arteriolen (Okenit), Bindegewebe, Gehirn (Stilbit), Haut (Okenit), Hypophyse (Heulandit), Kehlkopf (Stilbit), Magennerven (Okenit), Niere, Thymus (Thomsonit), venöses System (Xonotlit).

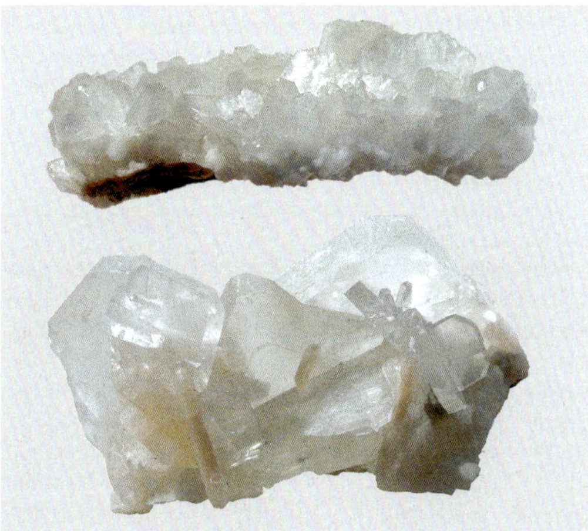

*Stilbit-Stufen, Indien, Poona.*

**Körperlich: allgemein:** wird verwendet bei Alkoholismus, Abgeschlagenheit und Blähungen, unterstützt die Entgiftung (nach Melody); verbessert alle biologischen Prozesse an denen Kieselsäure beteiligt ist (nach Kühni/von Holst). Chabasit: soll bei Fettleibigkeit wirken; kann Hormon-und Schilddrüsenstörungen verbessern; wirkt wie ein Stärkungsmittel; hilft bei Muskelkater (nach Melody). **Heulandit:** bessert Kurzatmigkeit; geeignet zur Körperentgiftung; bei Wachstums- und Sprachstörungen (nach Melody); **Klinoptilolith:** Einnahme als Pulver in Wasser: wirkt antientzündlich, antibakteriell, antiviruell, antimykotisch, immunstimulierend; fördert die Selbstregulation des Organismus; reguliert den Elektrolythaushalt sowohl durch Adsorption als auch durch Ionenaustausch; wirkt stark entgiftend bezüglich Schwermetalle und Stoffwechselschlacken; bindet im Magen überschüssige Säure; wird selbst vollständig über den Darm ausgeschieden und nicht resorbiert. **Natrolith:** stärkt Haut, Muskel- und Bindegewebe, Darm, Schilddrüse und das parasympathische Nervensystem; verbessert die Nährstoffaufnahme (nach Gurudas). **Okenit:** verbessert die Durchblutung der Arme (nach Melody); hilft bei dem Gefühl schmerzhaft aufgeladener Haare (nach von Holst); **Skolezit:** regt den Kreislauf an; löst Blutgerinnsel in den Arterien (nach Melody); **Skolezit:** hilfreich bei Magen-Darm-Problemen und bei der Ausscheidung von Parasiten; lindert Augen-, Hirnrinden- und Lungenprobleme; stimuliert die Reinigung der Arterienwände, hilft Blutergüsse abzubauen und fördert die Durchblutung (nach Melody). **Stellerit:** günstig bei Wadenkrämpfen, Osteoporose, schlechter Blutqualität, ungenügender Muskelstruktur. **Stilbit:** hilft bei Verlust des Geschmacksinns (nach Melody); stärkt die Nierenfunktion, verbessert die Sinneswahrnehmung, vor allem den Geschmackssinn; hilft bei Halsschmerzen (nach Gienger); **Thomsonit:** sanft fiebersenkend (nach Kühni); **Xonotlit:** mindert den Cholesterinspiegel; verbessert die Zellregeneration bei Geschwüren und Tumoren.

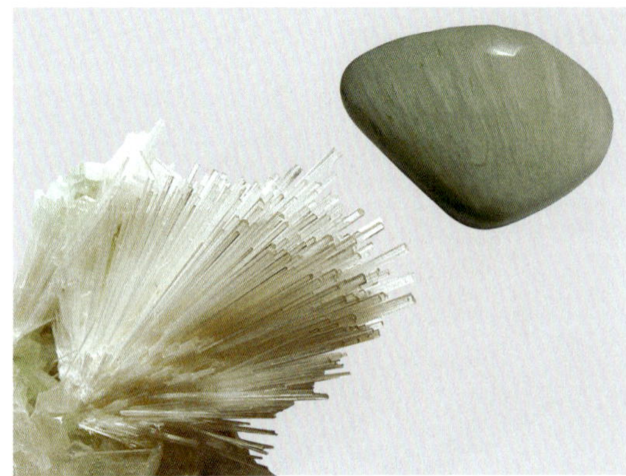

*Skolezit-Stufe und Skolezit-Trommelstein.*

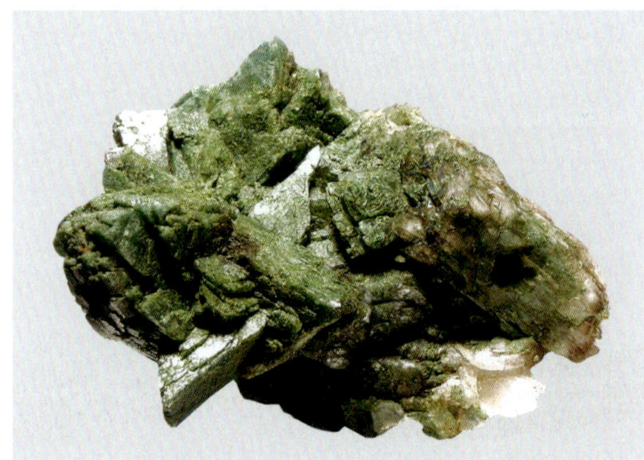

*Heulandit-Stufe, grün, 30 cm.*

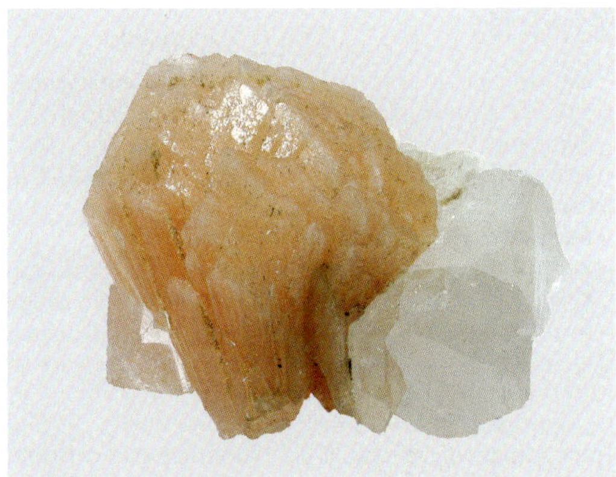

*Chabasit auf Apophyllit.*

**Seelisch: allgemein:** wirkt entgiftend auf körperlicher und ätherischer Ebene sowie auch in der Umwelt (nach Melody); verstärkt die Reiki-Energie und intensiviert die Energie-Fernübertragungen. Regeneriert und erfrischt Körper und Geist; begünstigt den Wissensaustausch mit der Umgebung, unterstützt Fairness und Anpassungsfähigkeit, fördert Bescheidenheit und stille Größe, hilft unkonventionelle Problemlösungen zu entdecken (nach von Holst). **Heulandit:** hilft Gewohnheiten, Selbstgefälligkeit, Überheblichkeit, Neid und Eifersucht loszulassen (nach Melody); gegen Luftschlösser (nach von Holst). **Okenit:** gibt Gelassenheit bei Sticheleien und Überempfindlichkeit, hilft, sich selbst zu vergeben und Wahrhaftigkeit zu üben, gibt geistige Beweglichkeit (nach Melody). **Klinoptilolith:** verbessert den Erholungswert des Schlafes bei psychischem Stress; wirkt dadurch leistungssteigernd. **Skolezit:** stärkt den Zusammenhalt in Beziehungen und Organisationen; fördert den Teamgeist (nach Melody). **Stellerit:** verbessert durch bewusstes Fokussieren die Energie; regt an, eigenen Visionen zu folgen (nach Sperling); verbessert das Verständnis für Mathematik; schärft die Unterscheidungsfähigkeit zwischen Wahrheit und Illusion (nach Melody). **Stilbit:** fördert Kreativität und Intuition bei gutem Bodenkontakt und innerer Führung (nach Melody); fördert Sanftheit und lässt gelöst in sich ruhen, sorgt für ein ausgeglichenes Gemüt; fördert die Entwicklung eigener Ideen und hilft, seinen Visionen zu folgen (nach Gienger). **Thomsonit:** schützt vor Verrat, Faulheit und hilft den Schleier zu zertrennen, der vor der gesuchten Lösung steht.; stärkt den Verstand und hilft Geist, Seele und Körper zu vereinen (nach Melody). **Xonotlit:** beschleunigt den willentlichen Informationsaustausch auf telepathischer Ebene durch die Stabilisierung des elektromagnetischen Feldes des physischen Körpers (nach Melody).

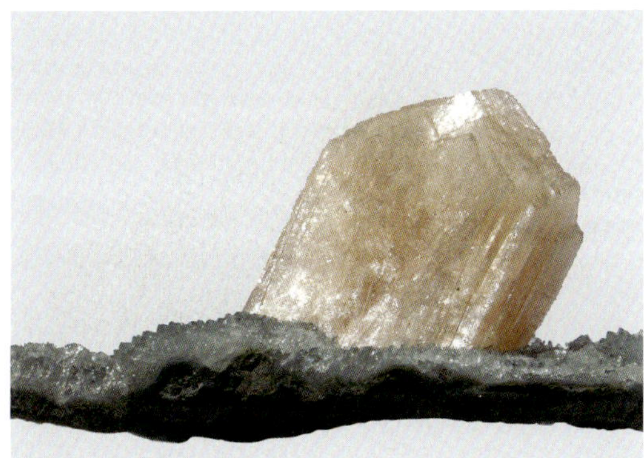

*Chabasit-Kristall.*

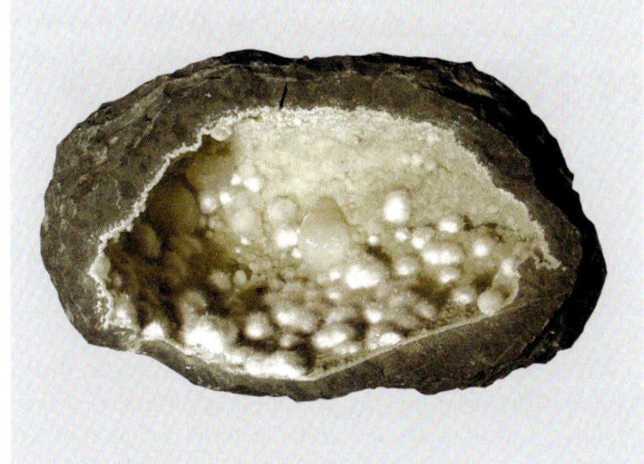

*Okenit in Basaltdruse Indien, Poona.*

**Anwendung:** alle Zeolithe werden als Kristall oder Kristallstufe direkt auf den Körper gelegt. Empfindliche Mineralien wie Okenit werden als Essenz verwendet. Steinkreise aus Zeolithen um Müllhalden können zur Entgiftung und Reinigung der Luft von Gerüchen beitragen (nach Melody und Kühni); große Zeolithstufen können Gartenteiche entgiften und Algenbildung reduzieren; sie regulieren den pH-Wert, daher nicht für Süßwasseraquarien geeignet (nach Kühni). Zeolithe werden industriell zur Wasseraufbereitung eingesetzt, meist mittels gezüchteter Zeolithe, eingebettet in Kunstharzfiltersysteme. Die immens große innere Oberfläche ermöglicht die Anziehung und Aufnahme von Giftstoffen aus Wasser oder Luft, weswegen sich Zeolith-Drusenstücke sichtbar verändern und unansehnlich werden können. Sie können dann unter Umständen durch Putzen und Auskochen gereinigt werden, müssen jedoch meist ersetzt werden.

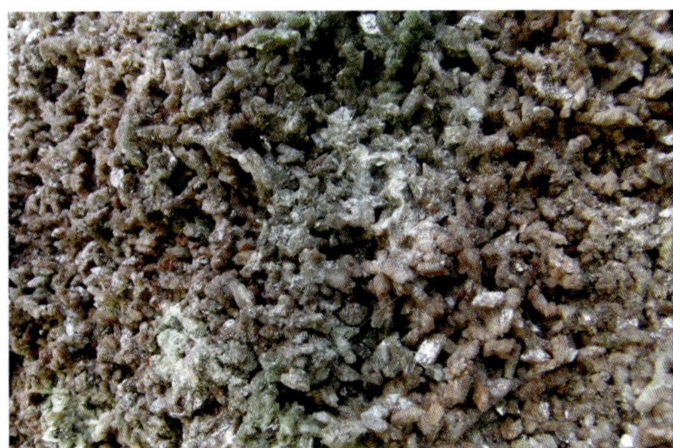

*Heulandit-Klinoptilolith-Stufe, Indien, Shakur.*

**In der klassischen Heilsteinliteratur** sind Zeolithe nicht beschrieben. **Moderne Autoren** beschreiben nur einzelne Zeolithe: Dow, Gienger, Gurudas, Heider, Kühni/von Holst, Lopes, Melody, Musil, Paulin, Sienko.

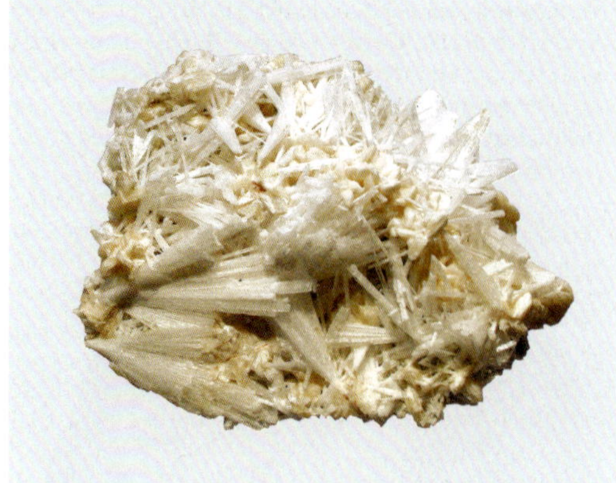

*Skoleszit-Stufe, 35 cm, Indien, Poona.*

**Astrologische Zuordnung: Chabasit:** Jungfrau (nach Melody); **Faujasit:** Zwillinge, Widder (nach Melody); **Ganophyllit:** Schütze (nach Melody); **Gyrolith:** Skorpion (nach Melody); **Harmotom:** Zwillinge, Steinbock (nach Melody); **Heulandit:** Schütze (nach Melody); **Laumontit:** Jungfrau (nach Melody); **Levyn:** Wassermann (nach Melody); **Mesolith:** Löwe, Waage (nach Melody); **Natrolith:** Krebs, Skorpion, Fische (nach Melody); **Okenit:** Schütze, Jungfrau (nach Melody); **Pektolith:** Löwe (nach Melody); **Phillipsit:** Krebs (nach Melody); Waage (nach Melody); **Pumpellyit:** Löwe (nach Melody); **Skolezit:** Widder (nach Melody); **Stilbit:** Widder (nach Melody); **Thomsonit:** Zwillinge (nach Melody); **Xenotlit:** Löwe (nach Melody).

**Pflege:** Zeolithe einmal wöchentlich unter fließendem Wasser reinigen und zum Aufladen auf eine Bergkristallgruppe oder in die Morgensonne legen.

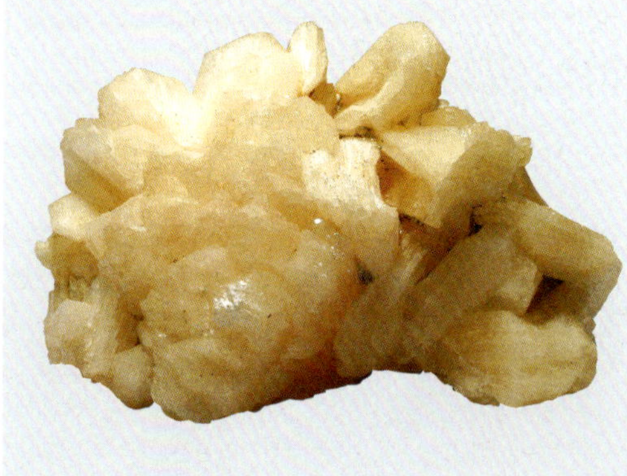

*Stilbitstufe, 20 cm, Indien, Poona.*

# Zinkit

**Name:** benannt von Haidinger 1845, aufgrund der chemischen Zusammensetzung. Engl. und franz.: Zincite.

**Synonym:** Rotzinkerz.

**Mineralogie:** Zinkit entsteht sekundär-hydrothermal in kontaktmetamorphen Mangan-Zink-Lagerstätten.

**Mineralklasse:** Zinkmineral der IV. Mineralklasse, der Oxide; **Formel:** ZnO + Mn,Fe; Zinkit enthält bis zu 80 % Zink.

**Kristallsystem:** hexagonal; **Erscheinungsform:** bildet sehr selten hexagonal-hemimorphische, pyramidale Kristalle, meist massige, körnige und spätige Aggregate in plattenartigen Schichten; **Mohshärte:** 4,5–5; **Dichte:** 5,4–5,7; **Spaltbarkeit:** vollkommen; **Bruch:** muschelig, uneben; **Transparenz:** durchscheinend bis undurchsichtig; **Farbe:** weiß, orangegelb, tiefrot bis rotbraun; **Glanz:** diamantartig; **Strichfarbe:** orangegelb; **löslich:** in Salzsäure.

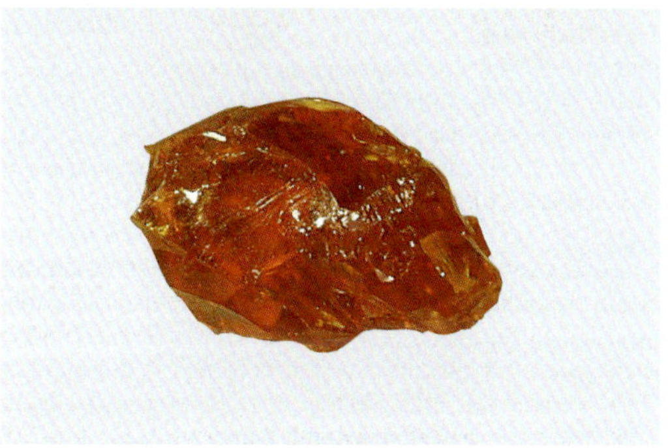

*Zinkit, durchscheinend, 2 cm, Polen, Olkusz.*

**Vorkommen:** selten: Australien, BRD (Schneeberg), Italien (Bottino/Toskana), Polen (Olkusz), Spanien, USA (Franklin/New Jersey).

**Verwechslung:** kann mit Cinnabarit und Rutil verwechselt werden; **Unterscheidung:** Härte, Dichte.

**Fälschungen:** sind häufig; das meiste kristalline Material der Börsen ist synthetisiert.

**Im Handel** ist Zinkit als Kristallstufe als mineralogische Rarität und geschliffen als Schmuckstein erhältlich.

**Wirkung der Ionen:** Zink (Regeneration, Ruhe), Mangan (belebend).

**Organwirkung:** Haare, Haut, Prostata.

**Körperlich:** bei Prostatahypertrophie; zur Verbesserung von Haut und Haaren (nach Melody).

**Seelisch:** zieht Gleichgesinnte an, verstärkt Gruppenbewusstsein und Gruppenanstrengung, hilft Ergebnisse zu koordinieren und die gemeinsame Wirksamkeit zu erhöhen; sorgt für die Synthese der Stärke der Persönlichkeit, der körperlichen Kraft, der Kreativität und dem elektrischen Energiefluss im Körper, so dass Energieblockaden entfernt werden (nach Melody).

**Energetisch:** erleichtert die Entfernung von Energieblockaden (nach Melody).

**Anwendung:** Zinkit wird mit einer Papierunterlage auf die Haut über dem betroffenen Gebiet gelegt.

**In der klassischen Heilsteinliteratur** ist Zinkit nicht beschrieben. **Moderner Autor:** Kühni/von Holst, Melody, Paulin.

Zinkit ist ein selten verwendeter Heilstein.

**Astrologische Zuordnung:** Stier, Waage (nach Melody).

**Chakra-Zuordnung:** Herzchakra.

**Pflege:** Zinkit einmal wöchentlich unter fließendem Wasser reinigen und zum Aufladen in die Morgensonne legen.

# Zirkon

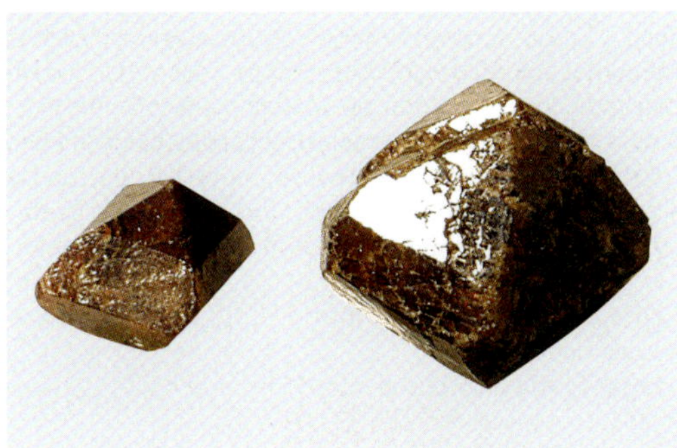

*Hyazinth-Kristalle.*

**Name:** benannt von M. H. Klaproth 1789, von arab. *zerkin*, »zinnoberrot«, oder pers. *zargun*, »golden«. Der antike griechische Begriff *hyakinthos* wurde ursprünglich für Zirkon, heute nur noch für dessen braune, undurchsichtige Form verwendet. Engl.: Zircon.

**Synonyme:** Azorit, Beccarit, Calyptolith, Ceylon-Diamant, Cercon, Cerkonier, Cyrtolith, Diochrom, Engelhardit, Heldburgit, Hussakit, Hyazinth, Jargon, Kalyptolith, Malacom, Matura-Diamant, Maturn, Melichrysos, Ostrandit, Polykrasilith, Siam-Aquamarin, Sparklit, Starlit und Vermeille.

**Mineralogie:** Zirkon entsteht als frühes Kristallisationsprodukt primär-liquidmagmatisch als typisches Begleitmineral in sauren Graniten, alkalireichen Syeniten und deren Pegmatiten. Er findet sich auch in vulkanischen Auswürfen, war jedoch schon in der Tiefe kristallisiert; in kristallinen Schiefern und klastischen Sedimenten, metamorph-hydrothermal umkristallisiert in alpinoiden Klüften (mit untergeordneter Bedeutung) und angereichert in Edelsteinseifen-Lagerstätten.

**Mineralklasse:** Zirkoniummineral der Zirkon-Titanit-Gruppe, der VIII. Mineralklasse, der Insel-Silikate; Formel: $Zr[SiO]_4$+Al,Fe,P,Hf,Th,U. In Extremfällen kann Zirkon bis 30% Hafniumoxid, 12% Thoriumoxid und bis zu 1,5% Uranoxid enthalten, liegt aber normal bei unter 2% – dadurch ist Zirkon mehr oder weniger radioaktiv. Farbgebendes Metall ist Eisen (rotbraun), radioaktive Elemente eher grün bis oliv.

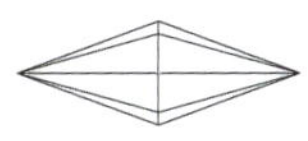

**Kristallsystem:** tetragonal; **Erscheinungsform:** bildet im Gestein eingewachsene, kurze, gedrungene Prismen mit pyramidalen Endflächen oder Doppelpyramiden mit gebogenen Flächen oder Kanten; Zwillingsbildungen kommen vor auch als abgerollte, lose Körner in Edelsteinseifen; **Mohshärte:** 6,5–7,5; **Dichte:** 3,9–4,71; **Spaltbarkeit:** unvollkommen; **Bruch:** muschelig, spröde; **Transparenz:** durchsichtig in Edelsteinqualität, sonst trübe und undurchsichtig; **Farbe:** braun, blassbraun, selten farblos, grau, gelb, rotbraun, orange, rot, grün, blau oder violett; **Glanz:** diamantartig, auf Bruchflächen fettig; **Strichfarbe:** weiß; **Lumineszenz:** gelb, orange, matt rot und grüngelb.

**Schmelzpunkt:** 3080°C.

**Varietäten:** **Alvit:** hafniumhaltig, gelb; **Beccarit:** olivgrün; **Hyazinth:** braun; **Jargon:** rosa; **Malacom:** blau; **Maturn:** farblos; **Melichrychos:** gelb; **Oymalit:** selten erdenhaltig; **Ribeirit:** yttriumhaltig; **Sparklit:** farblos; **Starlit:** blau; **Vermeille:** braun.

**Vorkommen:** häufig: Afghanistan, Angola, Australien (Tasmanien), Brasilien, BRD (Eifel), GUS (Illmengebirge), Kambodscha (Pailin), Madagaskar, Myanmar, Norwegen (Evje), Österreich (Pfitscher Joch), Pakistan, Sri Lanka, Thailand, USA (Connecticut).

**Verwechslung:** kann mit Aquamarin, Chrysoberyll, Hessonit, Kassiterit, Magnetit, Saphir, Sinhalit, Sphen, Thorit, Topas, Turmalin, Vesuvian und Xenotim verwechselt werden. **Unterscheidung:** mineralogisch-gemmologisch, chemisch, röntgenologisch, Strahlungsmessung, Dichte und Härte.

**Fälschungen:** Durch Brennen kann das durch natürliche Radioaktivität zerstörte Kristallgitter undurchsichtiger, brauner Zirkone wiederhergestellt werden. Dadurch nehmen diese eine blaue, gelbe oder rote Farbe an. Fast alle im Handel erhältlichen Steine dieser Farben sind heute gebrannt oder durch Gammastrahlen bestrahlt. Imitationen aus synthetischem Spinell sind häufig.

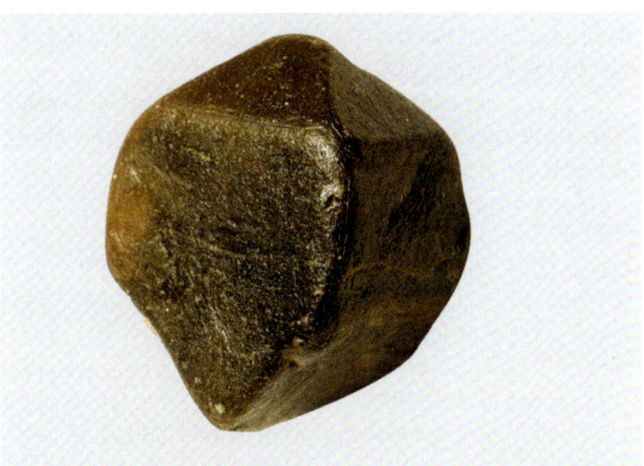

*Hyazinth-Kristall mit abgerollten Kanten, aus Seifen-Fundstelle 2,5 cm, Sri Lanka.*

**Im Handel** ist Zirkon als Kristall, auch in Matrix, als Cabochon und facettiert erhältlich. Zu Heilzwecken sind Rohkristalle wegen der vielen Fälschungen immer vorzuziehen. Zirkon ist ein relativ teurer Edelstein.

**Wirkung der Ionen:** Zirkonium (Sinnsuche, Anhaftungen an die Materie, krampflösend).

**Organwirkung:** Knochengewebe, Leber, glatte Muskulatur, Niere.

**Körperlich:** lindert Darmstörungen und Verdauungsbeschwerden, wirkt anregend auf das Leberparenchym (nach Gurudas) und die Enzymausschüttung der Bauchspeicheldrüse; wirkt schmerzlindernd bei Störungen des Nervensystems; stark krampflösend, insbesondere bei heftigen Menstruationsbeschwerden mit verspäteter Regel (nach Gienger); vermindert die Gerinnung des Blutes (nach Kühni); verbessert das Knochenwachstum und die

Knochenstabilität (nach Melody); reduziert Schwindelgefühle und verbessert den Gleichgewichtssinn; senkt Anfallsbereitschaft und -intensität bei Fallsucht; kann bei Einschlafstörungen eingesetzt werden; hilft bei Trübungen und Entzündungen der Augen und stärkt die Sehkraft, heilt Herzschmerzen, vertreibt brennendes Fieber, Hysterie und Lachkrämpfe, bändigt unmässige Wollust (nach Hildegard von Bingen); hilfreich bei allergisch bedingter Atemnot sowie bei Beklemmungen, erweist sich als das letzte Mittel, wenn alle anderen Steine zur Behebung heftiger krampfartiger Schmerzen versagt haben (nach von Holst). Darf nicht in der Schwangerschaft verwendet werden.

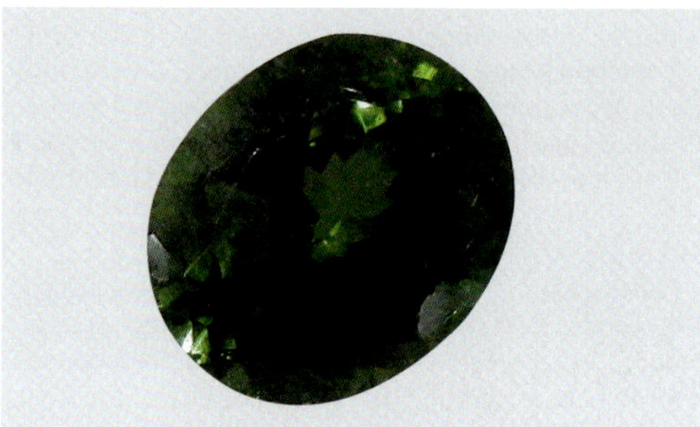

*Zirkon grün, facettiert, 3 ct.*

**Seelisch:** bringt innere Kräfte wieder in Einklang, spirituelle Erlebnisse werden leichter fassbar (nach Gurudas); baut heftige Todes- und Verlustängste ab; beruhigt emotional geladene Menschen; regt an, neue Ideen zu entwickeln und zu verwirklichen (nach Gienger); hilft bei innerer Zerrissenheit, Zwiespalt, Schizophrenie und okkulter Belastung, wie Besessenheit von Fremdenergien; mindert unmäßiges sexuelles Verlangen, welches Denken und Wollen vereinnahmt (nach Hildegard von Bingen); hilft Verluste zu überwinden; verstärkt die Zähigkeit und erleichtert Kontinuität in allen Bemühungen; intensiviert die Suche nach dem Lebenssinn; erleichtert Verluste zu überwinden und sich von Materiellem zu lösen; fördert die Vereinigung der physischen, psychischen und mentalen Prozesse; befähigt Wesentliches von Unwesentlichem zu unterscheiden; verwandelt mildes Interesse in das Feuer der Begeisterung, wobei nicht die Ausführung, sondern die Planung und Überprüfung im Vordergrund steht; hilft das Leben von einer höheren Warte aus zu betrachten, um zu erleben, dass es eine geistige Realität gibt (nach Gienger); verbessert das Abstraktionsvermögen (nach Sienko); hilft symbolisches und analoges Denken zu klären und zu ordnen; gibt Verständnis für das Prinzip von Ursache und Wirkung im täglichen Leben; sorgt für Ruhe im Traumleben und hilft gegen Halluzinationen; schafft Klarheit bei den Themen Sexualität, Macht und Neid (nach Korse); verleiht ein starkes Charisma und eine faszinierende Präsenz und hilft, wenn man sich von Dingen oder Situationen abhängig fühlt (nach von Holst); hilft gegen Kontrollverlust, sexuelle Übersteigerung, Gewalttätigkeit, Zurückhaltungen, Doppelleben und Persönlichkeitsspaltung, Zwanghaftigkeit (nach Gienger); stellt das Wesen frei wenn man Zwängen ausgesetzt ist oder von Dingen, Personen oder Situationen abhängig ist; verleiht ein starkes Charisma und eine faszinierende Präsenz (nach von Holst).

**Anwendung:** Zirkon wird auf die betroffene Hautstelle mehrmals mit Pausen nur wenige Minuten gelegt; aufgrund seiner Intensität ist eine halbe bis ganze Stunde der Anwendung täglich ausreichend; als Zirkonwasser morgens nüchtern getrunken; als Kristall zum Meditieren in einen Kreis aus Heilsteinen gelegt.

**In der klassischen Heilsteinliteratur** ist Zirkon bei Dioscurides, Avicena, Mesue, Hildegard von Bingen, Marbod von Rennes beschrieben. **Moderne Autoren:** Brusius, Cloos, , Dörre, Freiburg, Gienger, Guhr, Gurudas, Heider, Hofmann, Johari, Korse, Krieg-Rüegg, Kühni/von Holst, Labacher, Laroche, Lorenzo, Maier, Markham, Melody, Paulin, Menrow, Peschek-Böhmer, Pöttinger, Ray, von Rohr, Scholz, Siebenthal, Sienko, Thölken, Vorreiter, von Wechmar, Weltler.

Zirkon ist ein gut erforschter, mit Respekt behandelter Heilstein.

**Homöopathisches Leitmotiv:** Radioaktivität (nach Dörre).

**Ergänzende Bachblüte:** Sweet Chestnut (nach Miesala-Sellin).

**Astrologische Zuordnung:** Stier (nach Guhr); Jupiter in Skorpion (nach von Holst).

**Tarot-Zuordnung:** Der Stern (nach von Holst).

**Chakra-Zuordnung:** Nasenchakra, insbesondere transparenter Zirkon nach von Holst/Gienger).

**Feng-Shui-Zuordnung:** Ba-Gua-Bereich Wissen.

**Meditations-Zuordnung:** Stärke, Reinheit.

**Märchen-Zuordnung nach Dörre:** Hyazinth und die Rosenblüte (Novalis); Das singende springende Löweneckerchen (Brüder Grimm); Christophorus-Legende; Höllenfahrt und Auferstehung Christi.

**Pflege:** Zirkon einmal wöchentlich unter fließendem Wasser reinigen und zum Aufladen sieben Stunden in eine Bergkristallgruppe legen. Der Zirkon verträgt die Sonnenstrahlen gut und ist einer der wenigen Steine, die auch mit Salz gesäubert werden können.

**Hinweis:** Zirkonkristalle des Illmengebirges (GUS) können bis zu 3,5 kg wiegen bzw. solche aus Kanada bis zu 7 kg.

# Zitronen-Chrysopras

siehe Gaspeit

# Zoisit

**Name:** benannt von A. G. Werner 1805, nach dem Naturforscher und Mineraliensammler Freiherr von Zois. Engl.: Zoisite.

**Synonyme:** Anyolith (Zoisit-Rubin, siehe Rubin), in Tansania 1984 entdeckt, benannt nach dem Massaiwort für grün; Illuderit, Kalkepidot, Saualpit.

**Mineralogie:** Zoisit entsteht regionalmetamorph bei der Umwandlung basischer Magmatite zu Kalksilikatfelsen, Pyroxen-Gneisen, Grünschiefer und Eklogiten, unter Druck und Anwesenheit von Wasser und kontaktmetamorph in Marmor. Unter diesen Bedingungen kann Anorthit zu Zoisit umgewandelt werden.

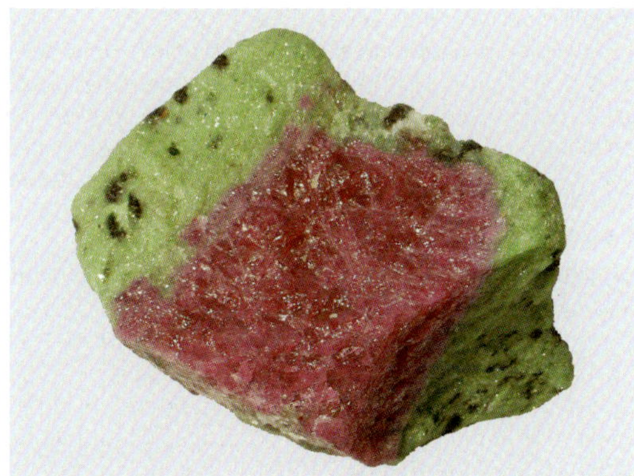

*Rubin-Zoisit-Rohstein.*

**Mineralklasse:** basisches Calcium-Aluminium-Mineral der Epidot-Zoisit-Gruppe und der VIII. Mineralklasse, der Gruppen-Silikate; **Formel:** $Ca_2Al_3[O|OH|SiO_4|Si_2O_7]$ + Ba,Cr, Fe,Mg,Mn,Sr,V. Die grüne Farbe des Anyoliths aus Tansania entsteht durch geringfügigen Zusatz von Chrom.

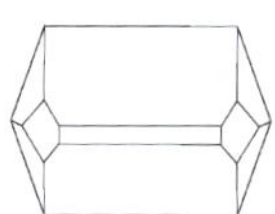

**Kristallsystem:** rhombisch; **Erscheinungsform:** bildet selten vertikal geriffelte prismatische Kristalle, mit selten gut entwickelten Endflächen, die oft gestreckt, verbogen, geknickt und zerbrochen im Gestein eingewachsen sind, meist jedoch als breitstengelige mit grober Streifung, parallel- oder radialstrahlige und derbe Aggregate, oder körnige Massen; **Mohshärte:** 6–6,5; **Dichte:** 3,15–3,4; **Spaltbarkeit:** vollkommen; **Bruch:** uneben; **Transparenz:** undurchsichtig bis durchscheinend, trüb; **Farbe:** kann farblos, weiß, hellgrau, graugrün bis grün, blau, mit blauschwarzen oder roten Einschlüssen und rosa vorkommen; **Glanz:** glasartig bis perlmuttartig; **Strichfarbe:** weiß; **Lumineszenz:** manchmal hellbraun (Thulit).

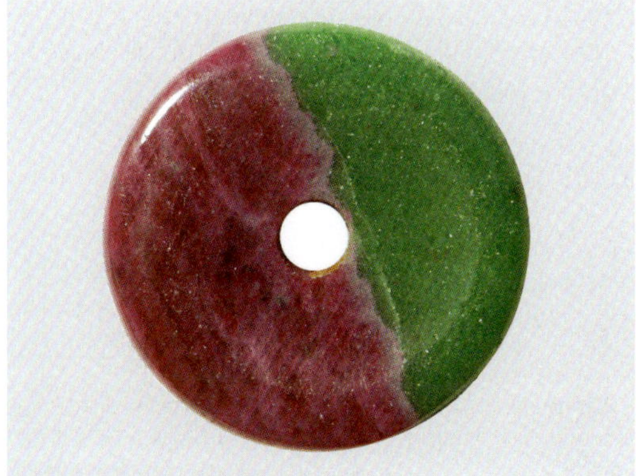

*Rubin-Zoisit-Bi-Scheibe.*

**Varietäten: Anyolith:** (siehe Rubin) grüner Zoisit mit roten Rubineinwachsungen und schwarzem Amphibol; **Illuderit:** smaragdgrün; **Tansanit:** (siehe dort) braun bis blauviolett, mit starkem Pleochroismus: blau, purpur und braun; **Thulit:** (siehe dort) farblos, weiß, rosig bis rosa, undurchsichtig; **Saussurit:** ist ein Zoisit-Skapolith-Feldspat-Gemenge.

**Vorkommen:** selten: Australien, BRD (Fichtelgebirge), Italien (Vipiteno), Norwegen (Leksviken), Pakistan (Alchuri), Österreich (Kärnten), Schweiz (Zermatt), Tansania (Longido), USA (Ducktown).

**Verwechslung:** kann mit Apatit, Epidot, Grossularit, Klinozoisit, Pumpellyit, Sillimanit und Spodumen verwechselt werden; Rubin-Zoisit ist unverwechselbar; **Unterscheidung:** optisch, mineralogisch-gemmologisch, röntgenologisch, chemisch.

**Fälschungen:** sind nicht bekannt; die blaue Varietät Tansanit wird häufig gebrannt und imitiert.

**Im Handel** sind Zoisit und Anyolith als Rohstein, Trommelstein, Scheibe, Bi-Scheibe, Anhänger und Cabochon erhältlich.

**Wirkung der Ionen:** Aluminium (entsäuernd, beruhigend, Veränderung), Calcium (klärend, herzstärkend, gesunderhaltend).

**Organwirkung:** Bauchspeicheldrüse, Eierstöcke, Herz, Hoden, Lunge, Milz.

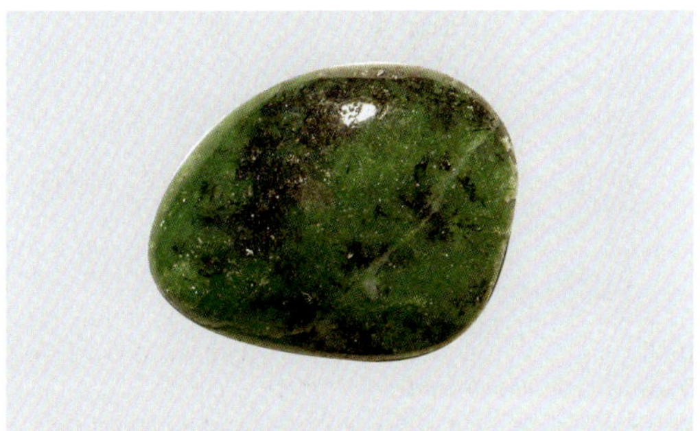

*Zoisit-Trommelstein, Tansania.*

**Körperlich:** neutralisiert Gewebeübersäuerung; unterstützt besonders die männliche Fruchtbarkeit; hilft bei Erkrankungen der Prostata, der Hoden und Eierstöcke (nach Gienger) und ist ein Erholungsstein nach der Schwangerschaft (nach von Holst); erhöht die Fruchtbarkeit, stimuliert sanft die Sexualität (nach Gurudas); wird eingesetzt bei Arthritis, Arthrose (nach Heider); beruhigt die Nerven (nach Sienko); hemmt Entzündungen; stärkt die humorale Abwehr sowie die Regeneration der Zellen; wird zur Rekonvaleszenz nach schweren zehrenden Erkrankungen eingesetzt; wirkt stabilisierend und allgemein kräftigend (nach Gienger); kann rasche Befreiung von alten gesundheitlichen Belastungen bewirken; reduziert allergische Reaktionen; wirkt entgiftend über den Schweiß und die Haut; regt die Verdauung an; regt deutlich das Liebesleben an; verbessert die Erholungsqualität des Schlafes (nach Forschungsprojekt SHK).

**Seelisch:** bringt sanfte Anregung und nimmt den Druck, perfekt sein zu wollen (nach Sienko) oder es allen recht machen zu müssen (nach von Holst); hilft verschüttete Gefühle freizulegen und wieder zu entdecken; unterstützt das Selbstwertgefühl; macht kreativ und schöpferisch; aktiviert Kraftreserven; hilft Disharmonien zu verringern; lässt Resignation und destruktive Geisteshaltungen überwinden und inspiriert, das eigene Leben selbst in die Hand zu nehmen (nach Gienger); wandelt negative Energien im Unterbewusstsein um (nach Forschungsprojekt SHK); ermutigt, sich aus Fremdbestimmung zu lösen, eigene Ideen und Wünsche zu entwickeln und zu verwirklichen, in Freiheit den gesunden Ausgleich zu suchen, Freundschaften und Austausch zu pflegen, ohne sich selbst zu verlieren oder zu sehr zu verausgaben (nach von Holst).

**Energetisch:** wandelt negative Energien im Unterbewusstsein um; wirkt auf den Lungen-Meridian (nach Forschungsprojekt SHK).

**Anwendung:** Zoisit wird als Kette, Anhänger oder Bi-Scheibe mit Hautkontakt getragen, als Scheibe auf betroffene Körperstellen gelegt; als Trommelstein in der Hosentasche mitgeführt; als Rohstein zur meditativen oder kontemplativen Betrachtung aufgestellt.

**In der klassischen Heilsteinliteratur** ist Zoisit nicht beschrieben. **Moderne Autoren:** Beeler, Börner, Duda, Gienger, Graf, Gurudas, Heider, Hofmann, Kühni/von Holst, Maier, Melody, Musil, Novak, Paulin, Peschek-Böhmer, Pöttinger, Schaufelberger-Landherr, Sienko, Sperling. Zoisit wurde 2002 vom Forschungsprojekt SHK getestet.

Zoisit ist ein zu Unrecht wenig verwendeter Heilstein.

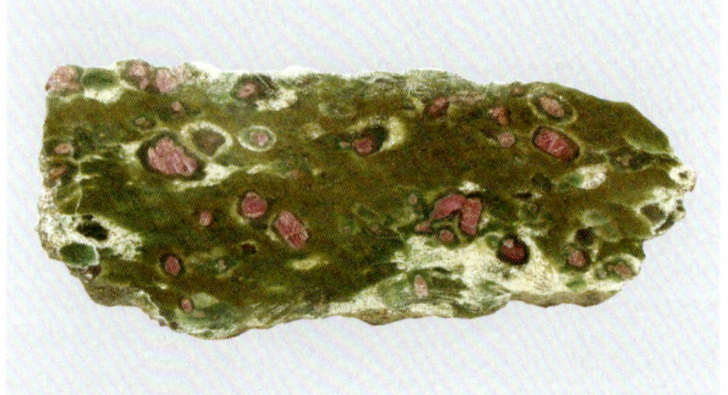

*Zur Unterscheidung: Rubin in Fuchsit-Matrix, Anschliff.*

**Astrologische Zuordnung:** Zwillinge; Widder- und Stieraspekte; Sonne in Waage (nach von Holst), Sonne im vierten Quadrant (nach Maier).

**Chakra-Zuordnung:** Herzchakra (nach Musil), Solarplexus-Leber-Chakra (nach von Holst/Gienger).

**Feng-Shui-Zuordnung:** Ba-Gua-Bereich Familie, Element Holz.

**Pflege:** Zoisit einmal wöchentlich unter fließendem Wasser reinigen, mit Hämatit-Ministeinchen entladen und zum Aufladen den Stein sieben Stunden in eine Bergkristallgruppe legen. Zoisit verträgt die Sonnenstrahlen gut.

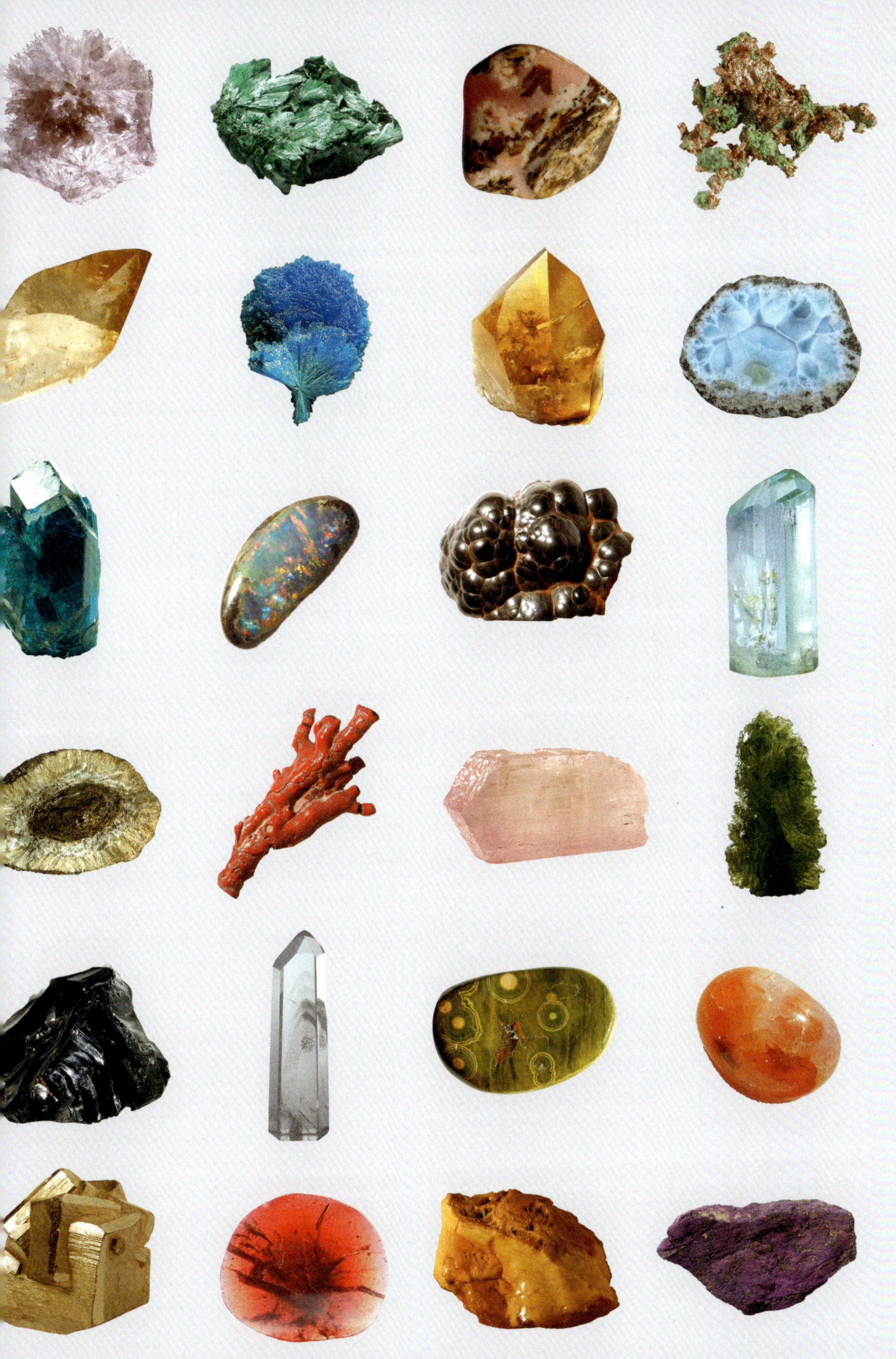

# Die Mineralien der amerikanischen esoterischen Steinheilkunde

Die nachfolgende Liste von Mineralien enthält die offiziell anerkannten Mineralien der IMA, die (vor allem von Melody) in der amerikanischen Steinheilkunde beschrieben sind.

**Zur Orientierung:** Dem Mineralnamen folgen die Angaben zu Entstehung, Kristallsystem, chemischer Bezeichnung, Formel, Farben, Glanz, Härte nach Mohs, Dichte sowie Kristallform bzw. Aggregate; ebenso erfahren Sie, ob das Mineral radioaktiv oder giftig ist und an welchen Fundstellen es vorkommt Anschließend wird der Autor (M = Melody, G = Gurudas) genannt.

Die Angaben sind sinngemäß den Quellentexten entsprechend in »Körperlich«, »Seelisch«, »Spirituell« und »Energetisch« gegliedert. Wichtig war uns die sinngemäße Wiedergabe der Ansicht der Autoren, deren praktische Überprüfung wir gänzlich dem ambitionierten Leser überlassen müssen. Wir möchten einen Überblick über die Gesamtheit der (potentiellen) Heilsteine vermitteln und zur Verifizierung im Sinne der wiedergegebenen Autoren ermutigen. Da viele Mineralien in der Handhabung keineswegs unbedenklich sind, sei an dieser Stelle nochmals auf die Seite 80 (Radioaktivität) und Seite 183ff (Riskante Mineralien) verwiesen. In der amerikanischen Literatur wird auf diese Thematik nicht eingegangen.

Mit der Untermauerung durch die Methodik der Mineralogischen Steinheilkunde sowie durch Rückmeldung und Bestätigung der Anwender kann zunehmende Sicherheit entstehen.

Wichtig wird dann die Vervollständigung des Mittelbildes, insbesondere im körperlichen Bereich, wodurch schliesslich die geeigneten, derzeit exotischen Mineralien Einzug in die Naturheilpraxen finden können. Dafür wollen wir die Datenbasis verfügbar machen und zu weiteren Publikationen und Verbreitung englischsprachiger Autoren anregen.

Da es vor allem bei den seltenen Mineralien oft nicht einfach war, die Daten zu ermitteln, und die sprachliche Komplexität darüber hinaus mehrere Deutungen zulässt, waren Ungenauigkeiten nicht zu vermeiden. Wir haben uns jedoch um größtmögliche Vollständigkeit des Aussagegehalts im gegebenen Rahmen bemüht.

## A

**Afghanit:** seltenes kontaktmetasomatisches trigonales, wasserhaltiges Natrium/Calcium/Kalium-Alumino-Gerüstsilikat; $(Na,Ca,K)_6[(Cl,SO_4,CO_3)_3|Al_6Si_6O_{24}] \times 2\,H_2O$; tintenblau, hellblau, durchscheinend, Glasglanz; H: 5,5–6; Kristalle. Vorkommen: Afghanistan (Badakhshan), Deutschland (Bellerberg), Italien (Toskana). (M)

**Agrellit:** triklines Natrium-Calcium-Fluor/Kettensilikat der Agrellit-Gruppe; $NaCa_3[F|Si_4O_{10}]$, grauweiß, weiß, grüngrau, durchscheinend; H: 5–5,5; D: 2,88–2,9; Kristalle. Vorkommen: GUS (Kola), Kanada (Quebec). (M)

**Ajoit:** sekundäres, triklines wasserhaltiges Kalium/Natrium-Kupfer-Hydroxid/Alumo-Schichtsilikat der Ajoit-Gruppe; $(K,Na)Cu_7\ [(OH)_6/AlSi_9O_{24}] \times 3\ H_2O$; bläulichgrün, durchscheinend; D: 2,96; Bruch: vollkommen; Aggregate: kompakte Massen, tafelige Körner, kleine Kristalle. Vorkommen: USA (Arizona). (M)

**Energetisch:** soll das »Friedenschakra« aktivieren und mit Energie aufladen; liefert die richtige Aufnahmefrequenz für die Zellstruktur, so dass die Botschaft der Vollkommenheit vom ätherischen Körper übertragen werden kann; ist gleichzeitig ein machtvoller Heilstein und ein Mittel, um in höhere Welten zu gelangen.

**Akanthit:** monokline Niedrigtemperatur-Modifikation des Silbersulfids der Akanthit-Gruppe; $Ag_2S$, stabil bis 173°C; schwarz, bleigrau; H: 2–2,5; nadelig, spießig, als Überzug auf anderen Silbermineralien. Vorkommen: Australien, Brasilien (Minas Gerais), Kanada, Marokko. (M)

**Körperlich:** zur Behandlung bakterieller und viraler Infektionen; zur Behandlung der Symptome von Erkältungen und Grippe; um Giftstoffe auf der Zellebene auszuscheiden; zur besseren Aufnahme von Vitamin A und E; um Mängel im Immunsystem auszugleichen. **Seelisch:** kann als Spiegel für innere Krankheiten benutzt werden, indem er dem Selbst hilft, sich von außen zu sehen. **Energetisch:** führt zu größerer Wahrnehmungsfähigkeit und reguliert unsere emotionalen und intuitiven Energien.

**Algodonit:** hydrothermales, hexagonales Kupferarsenid der Alkgodonit-Someykit-Gruppe; $Cu_{1,7}As_{0,3}$; silberweiß, grau, metallischer Glanz; H: 4,0, D: 8,55. Vorkommen: Chile, Namibia (Tsumeb), USA (Michigan). (M)

**Allanit:** monoklines Calcium-Lanthan-Eisen- Aluminium-Insel/Gruppensilikat, der Epidot-Gruppe; $Ca(Ce,La)(Fe^{2+},Mn^{2+})(Al,Fe^{3+})_2\ [O,OH,SiO_4|Si_2O_7]$; braun, schwarz; H: 5,5–6. Vorkommen: Australien (Adelaide). (M)

**Altait:** primär hydrothermales, kubisches Blei-Tellurid, der Galenit-Gruppe; TeTb; zinnweiß metallisch, gelblich, bronzegelb anlaufend, undurchsichtig; H: 2,5; D: 8,1–8,2; Bruch: vollkommen; Strichfarbe: schwarz; Aggregate: körnig bis feinkörnig, derb; **giftig.** Vorkommen: Grönland (Kitaa), GUS (Sibirien), Mexiko (Sonora), USA (Arizona). (M)

**Körperlich:** soll bei Entzündungen und Hautgeschwüren helfen und auch gut für das Blut und den Geruchssinn sein; kann zur besseren Aufnahme von Zink und Selen eingesetzt werden; zur Kreislaufanregung und bei Venenschwäche. **Seelisch:** feuert den Geist an; hilft, uns »aufzurappeln« und »auf Trab« zu bringen, indem er Körper und Geist Stärke gibt. **Spirituell:** hilft uns, mit unseren spirituellen Führern in Verbindung zu treten. **Energetisch:** kann eingesetzt werden, um blockierte Energie im Körper aufzuspüren.

**Alunit:** postvulkanisches oder sekundäres, trigonales Kalium-Aluminium-Hydroxid/Sulfat; $KAl_3[(OH)_6|(SO_4)_2]$; farblos, weiß, grau, rötlichgelb; H: 3,5–4; D: 2,6–2,9; ausgeprägte würfelförmige Kristalle oder poröse, körnige Aggregate. Vorkommen: Aserbaidschan, USA (Arizona). (M)

**Alurgit:** monoklines, metamorphes Kalium-Aluminium/Mangan-Alumo-Schichtsilikat der Biotit-Gruppe; $K(Al,Mn)_2(Si_3(Al,Si)O_{10}(OH,F)_2$; braun, durchscheinend,

Perlmuttglanz oder Glasglanz; tafelige, schuppige, blättrige Kristalle, Blättchen biegsam. Vorkommen: Brasilien (Minas Gerais), Italien (Aosta), Schweden. (M)

**Körperlich:** wurde zur Behandlung von Ausscheidungsproblemen eingesetzt, um den Darm zu reinigen; Spannungen und durch Stress verursachte Beschwerden abzubauen; die Aufnahme von Mangan und Kalium zu fördern. **Seelisch:** kann zur Einsicht verhelfen, wie man negative Eigenschaften schmerzlos korrigieren kann; weckt Geist und Sinne; hilft, uns auf gelassene Weise auszudrücken; vertreibt impulsives Sprechen und ungeduldiges Handeln.

**Amesit:** triklines, metamorphes Magnesium-Aluminium-Alumo-Schichtsilikat der Serpentin-Gruppe; $(Mg,Fe)_4Al_2[(OH)_8|Al_2Si_2O_{10}]$; blassgrün, weiß, farblos, rosa, rot; H: 2,5–3; Kristalle. Vorkommen: GUS (Kola, Sibirien), Kasachstan, USA (Massachusetts). (M)

**Anapait:** triklines, wasserhaltiges, Calcium-Eisen-Phosphat der Anapait-Gruppe; $Ca_2Fe(PO_4)_2 \times 4\,H_2O$; grün, grünlichweiß; H: 3,5; D: 2,80; Kristalle. Vorkommen: BRD (Bodenmais, Grube Messel), Ukraine. (M)

**Andersonit:** trigonales, sekundäres wasserhaltiges Natrium-Calcium-Uranylcarbonat der Andersonit-Gruppe; $Na_2Ca[UO_2,|(CO_3)_3] \times 6\,H_2O$; gelbgrün; H: 2,5; radioaktiv, **giftig**. Vorkommen: Tschechien (Jachymov). (M)

**Ankerit:** hydrothermales, trigonales Calcium-Eisen, Magnesium, Mangan-Karbonat der Dolomit-Gruppe; $Ca(Fe^{2+},Mg,Mn)(CO_3)_2$, H: 3,5–4; D: 3,0–3,1; weiß, grau, gelblich, bräunlich, Glasglanz; Kristalle oft gekrümmt, auch derbe, körnige Massen. Vorkommen: Australien, Brasilien, Grönland (Kitaa), Österreich (Steiermark). (M)

**Annabergit:** sekundäres, monoklines, wasserhaltiges Nickel-Arsenat der Vivianit-Gruppe; $Ni_3^{2+}[AsO_4]_2 \times 8\,H_2O$; apfelgrün oder milchig grün, grünlichweiß, matt schimmernd; H: 1,5–2,5; D: 3–3,1; bis zu 5 cm große Kristalle sind selten; Aggregate: meist als Ausblühung oder Anflug; **giftig**. Vorkommen: Algerien (Bou Azzer), USA (Arizona, Nevada). (M)

**Körperlich:** kann zur Behandlung von Zellstörungen und Austrocknungen verwendet werden; soll angeblich »alle Entzündungen« vertreiben. **Seelisch:** verstärkt Intuition, Vorstellungskraft und Visualisierung. **Spirituell:** hilft Mystisches zu verstehen und anzuwenden, kann die Verbindung zu den alten spirituellen Meistern dieser Welt herstellen. **Energetisch:** kann bei der Ausrichtung der feinstofflichen Körper helfen und die Meridiane des physischen Körpers stärken; verstärkt die biomagnetischen Kräfte im Körper und bringt sie mit den magnetischen Feldern der Erde ins Gleichgewicht.

**Antlerit:** sekundäres, rhombisches Kupfer-Hydroxid/Sulfat der Antlerit-Gruppe; $Cu_3[(OH)_4|SO_4]$; smaragdgrün bis schwärzlich grün, lebhafter Glasglanz, durchsichtig; H: 3–3,5; D: 3,8–3,9; nadelig, faserig, auch filzartige Aggregate; **giftig**. Vorkommen: Bolivien, Chile, Slowakei, Tschechien, USA (Arizona). (M)

**Körperlich:** kann zur Behandlung von Geisteskrankheiten und Epilepsie eingesetzt werden. **Seelisch**: regt Gedankenprozesse an. **Spirituell:** lässt geistige Klarheit verbessern. **Energetisch:** kann zum Öffnen des Herzchakras eingesetzt werden.

**Arandisit**: wasserhaltiges Zinn-Inselsilikat+ZinnOxid; $3nSiO_4x2SnO_2xH_2O$; leuchtendgrün, durchscheinend. Vorkommen: Namibia. (M)

**Arfvedsonit:** monoklines Natrium-Eisen/Magnesium-Kettensilikat, ein Alkali-Amphibol; $Na_3(Fe^{2+},Mg)_4Fe^{3+}[OH|\,Si_4O_{11}]_2$; grünlichschwarz, bläulich grau, durchscheinend bis undurchsichtig; H: 5,5–6; D: 3,44–3,45; Kristalle. Vorkommen: Brasilien (Minas Gerais), GUS (Kola), Malawi. (M)

**Argentit:** primär niederhydrothermales oder sekundäres, kubisches Silber-Sulfid der Akanthit-Gruppe; $Ag_2S$; auf frischer Schnittfläche schwärzlich grau, eisenschwarz, angelaufen mattschwarz, braun, undurchsichtig; H: 2–2,5; geschmeidig, biegsam, schneidbar; D: 7,2–7,4; Kristalle oktaedrisch oder würfelförmig und dendritische, zahnige, derbe, eingesprengte Aggregate, Körnchen bildend. Vorkommen: USA (Arizona). (M)

**Körperlich:** wurde bei der Behandlung der Knochenstruktur, von Zellstörungen, Tumoren und zur Wachstumsförderung von T-Zellen benutzt; zur Stärkung der allgemeinen Stabilität des Körpers und der verschiedenen Organe; zur Reinigung des Körpers von Giftstoffen; zur Regulierung von Puls- und Herzschlag. **Seelisch/Spirituell:** kann die eigenen emotionalen und intellektuellen Umstände und die anderer aufzeigen. **Energetisch:** kann negative Schwingungen aus den Chakren ziehen.

**Arsenopyrit:** primär hydrothermales oder pneumatolytisches, monoklines Eisen-Arsen-Sulfid der Arsenopyrit-Gruppe; FeAsS; silberweiß, grau, dunkel anlaufend oder bunte Anlauffarben, undurchsichtig, Metallglanz; H: 5,5–6; D: 5,9–6,2; Kristalle; **giftig.** (M)

**Arthurit:** sekundäres, monoklines, wasserhaltiges Kupfer-Eisen-Hydroxid/Arsenat/Sulfat der Arthurit-Gruppe; $CuFe_2^{3+}[(O,OH)|AsO_4,PO_4,SO_4]_2 \times 4\,H_2O$; apfelgrün, blaugrün, durchsichtig, Glasglanz; H: 3,5–4; D: $<3{,}2$; prismatische Kristalle, kugelige Aggregate oder dünne Krusten; **giftig**. Vorkommen: Großbritannien (Cornwall), Spanien (Murcia), USA (Montana, Nevada, Utah). (M)

**Körperlich:** hilft bei Infektionskrankheiten; regt die Fruchtbarkeit an; wurde bei Schwindel, Höhenangst und Bewegungsstörungen eingesetzt. **Seelisch:** hilft in Situationen, in denen wir Durchhaltevermögen und Beharrlichkeit brauchen. **Spirituell:** hilft beim Verständnis, dass der einzige wirkliche Mangel die Erkenntnis unserer Abspaltung von der kosmischen Vollkommenheit ist.

**Artinit:** metamorphes, monoklines, wasserhaltiges Magnesium-Hydroxid/Karbonat der Artinit-Gruppe; $Mg_2[(OH)_2|CO_3] \times 3\,H_2O$; weiß, durchscheinend bis transparent, Glasglanz; H: 2; D: 2,5; Aggregate: feinfaserige Massen, feinnadelig, kugelig, radialstrahlig. Vorkommen: Italien (Lombardei), Österreich (Kraubath). (M)

**Körperlich:** kann bei Störungen der Nebenschilddrüse, bei Nieren- und Halsbeschwerden eingesetzt werden. **Seelisch:** wurde gegen aggressives Verhalten angewendet; soll Eifersucht und Unverträglichkeit dämpfen; fördert die Kreativität und künstlerisches Interesse.

**Asphalt:** amorphes Gemenge hochpolymerer Kohlenwasserstoffe der Methanreihe, als Oxidationsprodukt von Erdöl; zähe, klebrige Flüssigkeit, erhärtet an der Luft; pech- bis braunschwarz, zuweilen Fettglanz; H: 1–2. Vorkommen: zusammen mit Ton und Sand in Sedimentgestein und Erdölgebieten. (G, M)

**Atelestit:** sekundäres, monoklines Wismut-Oxid/Hydroxid/Arsenat der Atelestit-Gruppe; $Bi_2[O|OH|AsO_4]$; gelbgrün, wachsgelb, schwarz, durchsichtig bis durchscheinend, Diamantglanz; H: 4,5–5; D: 6,82; meist winzige und tafelige Kristalle oder kugelige Aggregate; **giftig**. Vorkommen: BRD (Schwarzwald/Kirnbach, Sachsen/Johannes-Georgienstadt), USA (Utah). (M)

**Körperlich:** kann bei Schluck-, Seh- und Hörbeschwerden eingesetzt werden; soll die Fähigkeit zur Eiweißaufnahme verbessern, den Verstand beruhigen und Stoffwechselprozesse ausgleichen. **Seelisch:** hilft beim Sprechen über verdrängte Erinnerungen. **Energetisch:** liefert als »Geschäftsstein« die Energie für richtige Zielsetzungen.

**Augelith:** sekundäres, monoklines Aluminium-Hydroxid/Phosphat; $Al_2[(OH)_3|PO_4]$; farblos, gelb, rosa, weiß, hellblau, stark glänzend, durchsichtig bis durchscheinend; H: 4,5–5; D: 2; flächenreiche, tafelige Kristalle; Aggregate: derbe Massen. Vorkommen: Brasilien (Bahia, Minas Gerais), Kanada, Tschechien, USA (Nevada). (M)

**Körperlich:** kann zur Behandlung von Fettleibigkeit und Kreislaufproblemen eingesetzt werden; soll den Ausscheidungs- und Verdauungsprozess fördern. **Seelisch:** kann schwierige und widerborstige Temperamente ausgleichen; soll Unnachsichtigkeit vertreiben; hilft Empfindlichkeiten, Ärger und Feindseligkeiten wegen Dingen aus der Vergangenheit loszulassen.

**Autunit:** sekundäres, sedimentäres oder hydrothermales rhombisches, wasserhaltiges Calcium-Uranyl/Phosphat der Autunit-Gruppe; $Ca[UO_2|PO_4]_2 \times 10–12\ H_2O$; schwefel- bis zitronengelb, gelbgrün, grünlich; Glasglanz, Perlmuttglanz; durchsichtig bis durchscheinend; H: 2–2,5; D: 3,1–3,2; bis zu 3 cm große Einzelkristalle oder Gruppenkristalle; Aggregate: büschelig, blätterig, kugelig, schuppig, erdig, dicht, krustig, in UV-Licht stark grünlichgelb fluoreszierend; radioaktiv, **giftig**. Vorkommen: Brasilien (Minas Gerais), BRD (Schwarzwald, Sachsen), China, GUS, Madagaskar, USA (South Dakota, Utah). (M)

**Körperlich:** kann Herzbeschwerden lindern; wurde eingesetzt, um kranke Zellen zu entfernen und die Regeneration gesunder Zellen zu fördern. **Seelisch:** verhilft zu größerer Stabilität. **Spirituell:** erlaubt, Erkenntnisse aus Veränderungen zu gewinnen, und die Veränderungen zu suchen, die zu unserer Entwicklung beitragen.

**Avogadrit:** primäres, rhombisches Kalium/Cäesium-Brom-Fluorid der Avogadrit-Gruppe; $(K,Cs)[BF_4]$; farblos, weiß, durchsichtig; D: 2,62; tafelige Kristalle oder körnige Massen; **giftig**. Vorkommen: Italien (Kampanie, Sizilien). (M)

**Körperlich:** wurde zur Behandlung von Wunden, Störungen der Leber und der Hirnanhangdrüse sowie bei Beschwerden, die mit Lunge und Gehirn zu tun haben, eingesetzt; kann bei der Assimilation von Lipoproteinen, Vitamin A und Aminosäuren helfen. **Seelisch:** fördert die analytische Fähigkeit; verhilft zu schnellerer Wahrnehmung; lässt uns Theorien besser verteidigen. **Spirituell:** reinigt den Körper und das Selbst.

## B

**Babingtonit:** primär pegmatitisches, triklines Calcium-Eisen/Mangan-Hydroxyl/Kettensilikat $Ca_2(Fe^{2+},Mn^{2+})Fe^{3+}[(OH)Si_5O_{14}]$; grünlich schwarz bis bräunlich schwarz, starker Glasglanz, meist undurchsichtig; H: 5,5–6; D: 3,4; kleine Kristalle, aufgewachsen, sonst radialstrahlig. Vorkommen: Norwegen, Polen (Strzegon). China (Yunnan), Indien (Maharashtra), Tschechien, USA (Michigan). (M)

**Körperlich:** kann bei Schilddrüsenstörungen und Venenstau helfen; verbessert den Geschmackssinn. **Seelisch:** hilft Schüchternheit zu überwinden. **Spirituell:** hilft eine negative Haltung in Bezug auf Besitz und weltliche Aspekte zu berichtigen. **Energetisch:** lädt das Herzchakra auf; verhilft dazu, bei Therapien besser zu verstehen, wo sich blockierte Energien befinden.

**Bauxit:** sedimentäres, amorphes Gemenge aus Aluminium-Hydroxiden; meist Böhmit, Diaspor und Gibbsit; weiß, gelblich, ocker bis dunkel-rotbraun, undurchsichtig, in erdigen dichten, nierigen Aggregaten. Vorkommen: Australien, Frankreich (Le Beaux), Spanien, Kroatien. (M)

**Bavenit:** seltenes, primär hydrothermales oder metamorphes, rhombisches Calcium-Beryllium-Aluminium-Hydroxy-Kettensilikat der Bavenit-Gruppe; $Ca_4Al_2Be_2[(OH)_2|Si_9O_{26}]$; farblos, weiß, grün, rosa, braun,durchsichtig bis durchscheinend, Glas- bis Seidenglanz; H: 5,5; D: 2,7; tafelige Kristalle, Zwillinge möglich; Aggregate: säulig, radialstrahlig. Vorkommen: BRD (Erzgebirge), GUS, Kanada (Quebec), Schweden (Högsbo). (M)

**Körperlich:** kann bei allen Störungen, die mit den Sinnesorganen zu tun haben, eingesetzt werden. **Seelisch/Spirituell:** stärkt das Selbstbewusstsein und hilft bei der Entwicklung im emotionalen, intellektuellen und spirituellen Bereich; lenkt die Kreativität hin zu größerer Experimentierfreudigkeit.

**Beaverit:** seltenes sekundäres, trigonales Blei-Kupfer-Eisen-Hydroxid/Sulfat der Alunit-Gruppe; $Pb(Cu^{2+},Fe^{3+},Al)_2[(OH,)_6|(SO_4)_2]$; kanariengelb, hellbraun; durchsichtig bis durchscheinend; Aggregate: pulverige Überzüge und Krusten, auch erdig; **giftig**. Vorkommen: BRD, Namibia (Tsumeb), Tschechien (Jachymov). (M)

**Körperlich:** kann helfen, Fettablagerungen zu entfernen; die Essenz hilft bei Haut- und Haarproblemen. **Seelisch/Spirituell:** hilft dem Verstand dabei, alle Seiten eines Problems zu sehen; fördert intellektuelle Entwicklung.

**Beidellit:** rhombisches, wasserhaltiges Natrium/Calcium-Aluminium-Alumino-Schichtsilikat der Montmorillonit-Gruppe; $(Ca,Na)_{0,2}Al_2[OH)_2(Si,Al)Si_3O_{10}] \times 4\ H_2O$; weiß, rötlichgrau, braun, blassgelb, durchscheinend bis dicht; H: 1–2; D: 2–2,3. Vorkommen: BRD (Schwarzwald), GUS (Kola), Bolivien, Mexiko, USA. (M)

**Belovit:** primär magmatisches, pegmatisches, trigonales Natrium-Strontium-Cer-Phosphat der Apatit-Gruppe; $Na,Sr_3(Ce,La)[(F,OH)|PO_4)_3]$; honiggelb, grüngelb, weiß, durchscheinend bis undurchsichtig, Glasglanz; H: 5; D: 4,23–4,19. Vorkommen: GUS (Kola), USA (Montana). (M)

**Berlinit:** sekundäres, trigonales Aluminium-Phosphat der Berlinit-Gruppe; $Al[PO_3]$; farblos, graurosa, hellrosa, durchsichtig bis durchscheinend; H: 6,5; D: 2,64, körnige

Massen. Vorkommen: Schweden (Schonen), Brasilien (Minas Gerais), Ruanda (Kibuye), Tschechien (Mähren). (M)

**Körperlich:** wurde zur Behandlung des äußeren Nervensystems eingesetzt, auch bei Schwellungen und Abmagerungszuständen sowie bei Schmerzzuständen, die durch Lähmungen bedingt sind; unterstützt die erhöhte Aufnahmefähigkeit des Vitamin-B-Komplexes. **Seelisch/Spirituell:** kann zur Steigerung der Unabhängigkeit und Selbstständigkeit eingesetzt werden.

**Berthierit**: primär niedrighydrothermales, rhombisches Eisen-Antimon-Sulfid; $FeSb_2S_4$; stahlgrau, bunt angelaufen, Metallglanz, undurchsichtig; H: 2–3; D: 4–4,7; bis zu 20 cm lange prismatische, gestreifte Kristalle oder faserige, filzige, radialstrahlige Aggregate. Vorkommen: Argentinien (Santa Cruz), Australien, BRD, Bulgarien, Frankreich (Elsass), GUS, Kanada (Quebec), Simbabwe, USA. (M)

**Körperlich:** kann bei Hautbeschwerden und Wachstumsstörungen helfen, den Geburtsvorgang zu stabilisieren, Schmerzen lindern sowie Stress und Ängste reduzieren; wurde zur Behandlung von Unfruchtbarkeit angewendet. **Seelisch/Spirituell:** erhöht das Taktgefühl und die Bereitschaft zur Zusammenarbeit.

**Bertrandit**: rhombisches Beryllium-Gruppensilikat; $Be_4[(OH)_2[Si_2O_7]$; farblos, blassgelb, durchscheinend bis durchsichtig; H: 6–7; prismatische, dünntafelige Kristalle. Vorkommen: Argentinien, Brasilien (Minas Gerais), China (Hunan), Grönland (Kitaa), GUS (Transbaikal, Kola), Italien (Aosta), Schweden (Dalarna), USA (Idaho, Utah). (M)

**Körperlich:** kann zur Behandlung von Fettleibigkeit, psychopathischen Neigungen, verdorbenem Magen und Problemen mit der Beinmuskulatur eingesetzt werden. **Seelisch/Spirituell:** hilft eine Richtung zu finden, was Vorstellungen und Ideen betrifft, und diese Ideen, aber auch bis dahin verborgene Gefühle, besser zu artikulieren.

**Berzeliit**: sekundäres oder metamorphes, kubisches Calcium-Natrium-Magnesium/Mangan-Arsenat der Berzeliit-Gruppe; $Ca_2Na(Mg,Mn^{2+})_2[AsO_4]_3$; farblos, schwefelgelb, gelblich rot, durchsichtig bis durchscheinend; H: 4,5–5; D: 3,9–4,4; Kristalle sind selten; Aggregate: meist derb, auch rundliche Körner; **giftig**. Vorkommen: Schweden, Schweiz, Venezuela.(M)

**Körperlich:** wird zur Behandlung von Störungen, die mit dem Magen zu tun haben, angewendet. **Seelisch:** verstärkt persönliche Macht, bei allem was mit Intuition, Kreativität, Sexualität und Emotionen zu tun hat. **Spirituell/Energetisch:** öffnet und aktiviert das zweite und dritte Chakra. Liefert klare Intuition, die mit dem Verstand gekoppelt ist. Stabilisiert Gefühle und lenkt »Begehren« in richtige Bahnen.

**Betafit**: primär magmatisches, kubisches Calcium-Natrium/Uran-(Titan/Niob/Tantal) Hydroxid/ Oxid der Pyrochlor-Gruppe $(Ca,Na,U)_2(Nb,Ti,Ta)_2O_6(OH)$; grünlichbraun, rot, schwarz, durchscheinend bis undurchsichtig, Harzglanz; stets metamikt; H: 4–5; D: 3,7–5,2; bis zu 10 cm lange Kristalle; Aggregate: körnig, massig; stark radioaktiv, **giftig**. Vorkommen: Madagaskar, Kanada. (M)

**Körperlich:** wird zur Behandlung von Krampfadern, Kreislauf- und Hormon-, Schilddrüsen- und Stoffwechselstörungen benutzt. **Seelisch:** wird beim Tragen als Schutzschild gegen psychische Angriffe, emotionale Verunreinigung und allgemeines Unwohlsein benutzt. **Spirituell/Energetisch:** hilft bei Astralreisen eine schnelle und klare Verbindung zwischen dem astralen und dem psychischen Körper herzustellen.

**Beudantit**: sekundäres, monoklines Blei-Eisen-Hydroxid/Arsenat/Sulfat; $PbFe_3^{3+}[(OH)_6|SO_4|AsO_4]$; schwarz, gelb, dunkel- bis blassgrün, braun, Diamant- bis fettiger Glasglanz, durchsichtig bis durchscheinend; H: 4; D: 4–4,3; **giftig**. Vorkommen: BRD. China, GUS, USA. (M)

**Körperlich:** hilft bei Herz- und Magenbeschwerden; soll Giftstoffe aus dem Körper entfernen; kann Körpergeruch vertreiben. **Seelisch:** wurde bei Depressionen angewandt; hilft beim Verständnis für nötige Lernprozesse und Erfahrungen. **Spirituell:** kann abschätzige Gedanken vertreiben und Antrieb geben, auf dem Weg zum Licht weiterzugehen.

**Bieberit**: sekundäres, monoklines, wasserhaltiges Kobalt-Sulfat der Melanterit-Gruppe; $Co[SO_4] \times 7\ H_2O$; blassrosa, fleischrot, durchscheinend; H: 2,5–3; D: 1,96; Aggregate: als Krusten und Stalaktiten; **giftig**. Vorkommen: BRD (Spessart), USA, Italien, Simbabwe. (M)

**Körperlich:** wird zur Behandlung der Zähne, des Knochengerüsts und der Muskulatur eingesetzt. **Seelisch:** beruhigt in stressigen Situationen. **Energetisch:** stärkt Energie und Durchhaltevermögen.

**Bindheimit**: amorphes oder kubisches Blei-Antimon-Oxid der Stibiconit-Gruppe; $Pb_2Sb_2O_6(O,OH)$; grüngelb, grün, weiß, grau, braun, durchscheinend bis undurchsichtig; H: 4–4,5; D: 4,6–7,3; **giftig**. Vorkommen: Australien. (M)

**Bismuthinit**: rhombisches Wismut-Sulfid der Stibnit-Bismuthinit-Serie; $Bi_2S_3$; silberweiß, zinnweiß, Graumetallglanz, undurchsichtig; H: 2; D: 6,8-7,2; nadelige, stängelige, prismatische Kristalle. Vorkommen: Australien, Bolivien, Brasilien, China, Frankreich, Peru, USA. (M)

**Bityit**: primäres oder metamorphes, monoklines Calcium-Lithium-Aluminium-Hydroxid/-Beryllo-Alumo-Schicht-Silikat der Clintonit-Gruppe; $CaLiAl_2[(OH)_2|AlBeSi_2O_{10}]$; farblos trüb, perlweiß, gelb, rosa, hellbraun, schwarz, durchsichtig bis durchscheinend; H: 5,5; D: 3,06; Aggregate: blätterig, muskovitähnlich. Vorkommen: BRD (Bayerischer Wald), GUS (Ural), Italien, USA. (M)

**Körperlich:** kann bei Hautabschürfungen, zum Stabilisieren nach Knochentransplantationen und zum Entfernen von Giftstoffen aus der Lunge eingesetzt werden. **Seelisch:** schenkt Symmetrie beim Denken und Handeln. **Spirituell/Energetisch:** kann eingesetzt werden um Energiefelder zu schaffen, besonders um Stabilität zu fördern.

**Blei**: primär hydrothermales, sedimentär oder metamorphes, kubisches Element und Schwermetall der Kupfer-Gruppe; Pb; bleigrau, metallisch, schwarz anlaufend; H: 2–2,5; D: 11,4; Kristalle sind selten; Aggregate: gediegener in der Natur sehr selten, dann zumeist in Klumpen oder dünnen Platten, haarig, drahtförmig. Vorkommen: Australien, BRD (Harz), Finnland, GUS (Transbaikal), Kanada, Schweden, USA (Virginia). (M)

**Körperlich:** entgiftet die Zellstrukturen im Muskelgewebe, kann bei der Behandlung von Blutvergiftung, Stoffwechselstörungen und Magen-, Darmverstimmungen eingesetzt werden. **Seelisch:** stimuliert Entwicklungsfortschritte und Zusammenhalt in der Gruppe;

stärkt das Verstehen und die Konzentration auf gemeinsame Ziele. **Spirituell:** bietet Zugang zu seiner spirituellen Führung, wenn Fragen über die strategische Ausrichtung und den Aktionskurs ins Haus stehen.

**Bloedit:** sekundäres, monoklines, wasserhaltiges Natrium-Magnesium-Sulfat der Bloedit-Gruppe; $Na_2Mg(SO_4)_2 \times 4\ H_2O$; farblos, rötlichgrau, grün; H: 2,5–3; Kristalle. Vorkommen: BRD, Österreich, Polen, USA. (M)

**Körperlich:** wird zur Behandlung schmerzhafter Muskelschwellungen eingesetzt, wie auch bei Wasserstau, Schüttelfrost und Fieber. **Seelisch:** hilft den Körper und Geist zu erhalten; liefert Führung und Verständnis, was die Methoden betrifft, mit denen wir das erreichen können. **Spirituell:** liefert Einsichten in das, was man eigentlich will und macht empfänglich und intuitiv.

**Boleit:** sekundäres, kubisches Kalium-Blei-Silber-Kupfer-Hydroxid-Chlorid; $KPb_{26}Ag_9Cu_{24}(OH)_{48}Cl_{62}$; indigobis azurblau, auf Kristall-Flächen tiefblau, schwärzlich, durchscheinend, Glasglanz; H: 3–3,5; D: 5. Vorkommen: Australien, Chile, Frankreich, Griechenland, Italien, Mexiko, Österreich, USA (Arizona). (M)

**Körperlich:** wird zur Behandlung von Entzündungen, Infektionen, Brust- und Halsbeschwerden, sowie bei Schilddrüsenbeschwerden eingesetzt. **Seelisch:** verleiht, mit Hilfe der schützenden Kräfte, Mut, angesichts von Gefahr oder Zurückweisung. **Spirituell:** liefert bei der Arbeit mit dem sechsten Chakra Stabilität beim Öffnen und Aktivieren und auch dabei, sich bei dem Vorgang nicht verloren zu fühlen. **Energetisch:** strahlt eine durchdringende Energie aus, die uns zum Handeln ermutigt oder davon abhält.

**Bolivarit**: sekundäres, amorphes, wasserhaltiges Aluminium-Hydroxid-Phosphat; $Al_2[(OH)_3|PO_4] \times 4\ H_2O$; gelbgrün, grünlichweiß; H: 2,5–3,5. Vorkommen: Japan. (M)

**Körperlich:** regt den Verstand an. **Seelisch:** stärkt unser Selbstbewusstsein und unsere Führungsqualitäten; regt zu revolutionären Ideen an. **Spirituell:** beschleunigt die Energieübertragung zwischen dem Selbst und dem ätherischen Körper.

**Bolivianit**: sekundäres, amorphes, wasserhaltiges Aluminium-Hydroxi-Phosphat der Bulachit-Gruppe; $Al_3[(OH)_3|PO_4] \times 4\ H_2O$; gelbgrün, grünweiß. Vorkommen: Japan (Honshu). (M)

**Boltwoodit**: sekundäres, monoklines, wasserhaltiges Kalium, Natrium-Uranyl-Inselsilikat der Uranophan-Gruppe; $(K,Na)[UO_2|SiO_3(OH)] \times 1{,}5\ H_2O$; gelb; Perlglanz, fluoreszierend, H: 3,5-4; Kristalle; radioaktiv, **giftig**. Vorkommen: Australien, Namibia, Norwegen, USA (Utah). (M)

**Boothit**: seltenes, unbeständiges, sekundäres, monoklines, wasserhaltiges Kupfer/Magnesium-Sulfat der Melanterit-Gruppe; $(Cu,Mg)[SO_4] \times 7\ H_2O$; bläulich, durchsichtig bis durchscheinend, Glasglanz; H: 2–2,5; D: 2,1; Aggregate: meist dicht, faserig. Vorkommen: Frankreich, Italien, USA (Arizona, Kalifornien, Utah). (M)

**Körperlich:** wird zur Behandlung von Geschlechtskrankheiten, Schleimhautreizungen und zur Funktionsstärkung der Thymusdrüse eingesetzt. **Seelisch:** fördert schnelle Bewegung, sowohl auf der physischen als auch auf intellektueller Ebene. **Spirituell:** kann dabei helfen Entscheidungen zu treffen; bietet einen stabilen Einfluss und ein Licht im Dunkeln, wenn wir uns einer Kreuzung nähern, was Entscheidungen betrifft.

**Botryogen**: sekundäres, monoklines, wasserhaltiges Magnesium-Eisen-Hydroxid/Sulfat der Botryogen-Gruppe; $MgFe^{3+}[OH|(SO_4)_2] \times 7\ H_2O$; hell- bis orangerot; durchsichtig bis durchscheinend; H: 2–2,5; D: 2–2,1; Aggregate: nierig, kleintraubig, vielfach mit strahliger Struktur. Vorkommen: Australien, Italien, Schweden, USA. (M)

**Körperlich:** wurde bei Schwangerschaften benutzt um das Ungeborene zu beruhigen und Verdauungsbeschwerden zu beseitigen. **Seelisch:** verstärkt die Kreativität und Intuition; kann Einsichten in unsere Probleme bezüglich Sexualität liefern. **Spirituell:** unterstützt die Aktivierung und Anregung des zweiten Chakras. **Energetisch:** mit seiner beruhigenden Energie kann er bei Beziehungen und kreativen Bemühungen eingesetzt werden.

**Boulangerit**: primär hydrothermales oder metamorphes, monoklines Blei-Sulfo-Antimon der Boulangerit-Gruppe; $Pb_5Sb_4S_{11}$; bleigrau bis schwärzlich grau, seidenartiger Metallglanz, undurchsichtig; H: 2,5–3; D: 5,8–6,2; nadelförmige Kristalle, bis zu 30 cm lang; Aggregate: faserig, strahlig, federartig, feinkörnig, dicht. Vorkommen: Afghanistan, Argentinien, China, Kanada, USA. (M)

**Körperlich:** wird zur Behandlung des Immunsystems, zur Vermehrung der T-Zellen und zur gesteigerten Aufnahmefähigkeit von Vitaminen und Mineralien eingesetzt. **Seelisch:** weckt unser inneres Gefühl des Wohlbefindens und schenkt erneute Energie, so dass wir unsere Ziele besser verfolgen können. **Spirituell:** wird zum Reinigen der Chakren eingesetzt.

**Brandtit**: monoklines, wasserhaltiges Calcium-Mangan-Arsenat der Roselith-Gruppe; $Ca_2(Mn^{2+}/Mg)[AsO_4]_2 \times 2\ H_2O$; farblos bis weiß; H: 3,5; D: 3,57; kurzprismatische Kristalle; Aggregate: nierig, mit radialfaseriger Struktur; **giftig**. Vorkommen: Chile (Atacama), BRD, Frankreich, Kasachstan, Südafrika, USA (New Jersey). (M)

**Körperlich:** behandelt den Körper als Einheit und ist recht wirksam gegen allgemeines Unwohlgefühl. **Seelisch:** fördert plötzliche Eingebungen und lässt das nahende Ende einer schwierigen Situation stärker spüren. **Spirituell:** verstärkt bei Meditation die Informationsaufnahme, warum man in diesem Körper ist. **Energetisch:** unterstützt bei emotionalen Problemen, indem er hilft, die tiefe Verbindung zum kosmischen Ursprung zu erkennen.

**Braunit**: sekundär hydrothermales, regional- oder kontaktmetamorphes, tetragonales Mangan-Oxid/Inselsilikat; $Mn^{2+}Mn^{4+}{}_6[O_8|SiO_4]$; eisenschwarz bis bräunlich schwarz, fettartiger Metallglanz, undurchsichtig; H: 6–6,5; D: 4,7–4,9; Aggregate: kleine und scharfkantige Kristalle, vielfach krustig verwachsen. Vorkommen: Australien, China (Hubei), BRD, Indien, Schweden, USA (Arizona). (M)

**Körperlich:** kann zur Behandlung von Atemstörungen, zur Verminderung von Hungergefühlen und zur Verbesserung von Beschwerden der Brustdrüsen eingesetzt werden. **Seelisch:** gibt Einsicht in nützliche und schmerzlose Methoden, wie man sein eigenes Stehvermögen verändern kann. **Spirituell:** wird beim Meditieren benutzt.

**Brochantit**: primäres oder sekundäres, monoklines Kupfer-Hydroxid/Sulfat der Brochantit-Gruppe; $Cu_4[(OH)_6|SO_4]$; smaragdgrün bis schwärzlich grün, Perlmutt- bis Glasglanz, undurchsichtig; H: 3,5–4; D: 3,9–4,1; bis 7 cm lange, prismatische Kristalle; Aggregate: locker nadelig, parallelfaserig, körnig, krustig, nierig; **giftig**. Vorkommen: Argentinien (Catamarca), Australien, GUS (Ural), Mexiko (Chihuahua). (M)

**Körperlich:** wird zur Behandlung der Bauchspeicheldrüse, Prostata und Milz eingesetzt. **Spirituell:** bringt alle Chakren zu einer höheren Schwingung und stimmt die physische Ebene auf höhere Existenzebenen ein. **Energetisch:** eignet sich ausgezeichnet zum Einstimmen, Heilen und Reinigen der Energiezentren und des physischen Körpers.

**Brookit**: primär, magmatisches, hydrothermales oder metamorphes, rhombisches Titan-Dioxid der Brookit-Gruppe; $TiO_2$; rot, gelbrot, rötlich braun, gelblich braun, farblos, metallischer Diamantglanz, durchsichtig bis durchscheinend; H: 5,5–6; D: 4,1–4,2; bis zu 4 cm große Kristalle, meist aufsitzend oder eingesprengt. Vorkommen: Australien, Kanada (Quebec), Kasachstan, Kuba, Marokko (Bou Azzer), Spanien, Tasmanien. (M)

**Körperlich:** kann bei Schwächezuständen, Kreislaufbeschwerden und zur Anregung der Fruchtbarkeit eingesetzt werden. **Seelisch/Spirituell:** kann Lethargie und Apathie vertreiben, indem er unsere verborgenen Energien kreativ werden lässt. **Energetisch:** zieht Energie an und bewahrt sie; eignet sich ausgezeichnet dazu, die Chakren, Energiefelder, Umgebung usw. aufzuladen und die Energie anderer Kristalle zu ergänzen.

**Brucit**: trigonales, Magnesium-Hydroxid der Brucit-Gruppe; $Mg(OH)_2$; blau, grau, gelb, weiß; durchsichtig; H: 2,5; D: 2,39–2,4; Kristalle. Vorkommen: Italien (Neapel), Japan, Kanada (British Columbia, Quebec), Österreich (Kraubath), Südafrika, Türkei, USA (Nevada). (M)

**Bunsenit**: sekundäres, kubisches Nickel-Oxid der Periklas-Gruppe; NiO; dunkel gelbgrün, pistaziengrün, Glasglanz, durchscheinend bis undurchsichtig; H: 5,5; D: 6,4–6,8; in Säuren fast unlöslich. Vorkommen: BRD (Sachsen, Siegerland). (M)

**Körperlich:** wird zur Behandlung von Schüttelfrost, Verkühlungen, Schwellungen, Quetschungen und Wachstumsstörungen eingesetzt. **Seelisch:** sorgt für Beständigkeit bei Herzensdingen und Schutz vor lästigen Störungen. **Spirituell/Energetisch:** kann das Herzchakra anregen; hilft bei der Meditation zu erden.

**Butlerit**: sekundäres, monoklines wasserhaltiges Eisen-Hydroxid/Sulfat der Butlerit-Gruppe; $Fe^{3+}[OH|SO_4]$ x 2 $H_2O$; dunkel gelb, orange; durchsichtig; H: 2,5; D: 2,55; oktaedrische, meist tafelige Kristalle. Vorkommen: Chile (Tarapaca), BRD (Harz), USA (Nevada, Utah). (M)

**Körperlich:** kann zur Behandlung von Funktionsstörungen der Zellstruktur und der Muskulatur, zum Aufbau des Knochengerüstes, zur besseren Körperhaltung und für die Zahnerhaltung genutzt werden. **Seelisch:** hilft Verantwortung zu übernehmen; fördert emotionale Stabilität und Kompromissbereitschaft; fördert Flexibilität und die Fähigkeit im Umgang mit Menschen. **Spirituell:** fördert Kreativität. **Energetisch:** kann zur Reinigung und Anregung des zweiten Chakras benutzt werden.

## C

**Cafarsit:** hydrothermal auf Klüften, kubisches wasserhaltiges Natrium-Mangan-Titan, Eisen-Arsenit $Na(Ca, Mn^{2+})_7(Ti^{4+},Fe^{3+},Fe^{2+})_6 (As^{3+}O_3)_{12}$ x 2 $H_2O$; braunschwarz, hellrot; H: 5,5–6; D: 3; bis zu 3 cm große Kristalle; Aggregate: oberflächlich rau; **giftig**. Vorkommen: Italien (Piemont), Schweiz (Wallis/Binntal). (M)

**Körperlich:** behandelt nervöse Zustände; fördert geistige Stabilität; sorgt für bessere Nährstoffaufnahme. **Seelisch:** hilft Emotionen zu klären, dass alles Negative abgeleitet werden kann.

**Calaverit:** primär hydrothermales, monoklin-pseudorhombisches Gold-Tellurid; $AuTe_2$; silberweiß, messinggelb, starker Metallglanz, undurchsichtig; H:2,5–3; D: 9,2; Aggregate: derb, körnig, dicht. Vorkommen: Bulgarien, Kosovo (Trepca), USA (Colorado, Nevada, Wisconsin). (M)

**Seelisch:** ein Stein gegen zwanghaftes Verhalten, der das »Denken vor dem Handeln« fördert. **Spirituell:** hat eine lang anhaltende und positive Wirkung auf seine Umgebung.

**Caledonit:** sekundäres, rhombisches Blei-Kupfer-Hydroxid/Karbonat/Sulfat; $Pb_5Cu_2[(OH)_6|CO_3|(SO_4)_3]$; grau, blaugrün, durchsichtig bis durchscheinend; H: 2,5–3; D: 5,75; kleine Kristalle; Aggregate: Überzüge, selten derb, mit 66–69% Blei-Oxid, **giftig**. Vorkommen: Australien, Chile, Indien (Poona), Italien, Mexiko (Sonora), Namibia (Oshikoto), GUS (Ural). USA (Arizona, Idaho), (M)

**Körperlich:** verschafft Erleichterung bei Schüttelfrost, hilft kalte Glieder zu durchbluten, Wundheilung zu beschleunigen und Störungen des Epithelgewebes zu beseitigen. **Seelisch:** mit seiner Hilfe kann man besser öffentlich sprechen und sich in Ruhe auf das Wichtigste konzentrieren. **Spirituell:** wurde für astrale Projektionen eingesetzt, um in veränderten Bewusstseinszuständen die Kanäle zu öffnen; verstärkt die Intuition auf allen Ebenen.

**Callaghanit:** monoklines, wasserhaltiges Kupfer-Magnesium-Carbonat; $Cu_2Mg_2[(OH)_6|CO_3]$ x 2 $H_2O$; azurblau, violettblau; H: 3–3,5; Aggregate: anflugartig, **giftig**. Vorkommen: BRD (Mansfeld), Italien (Ligurien), Österreich (Steiermark), USA (Nevada). (M)

**Cancrinit:** hexagonales wasserhaltiges Natrium-Calcium-Alumino-Gerüst-Silikat; $Na_6Ca_2[(CO_3)_2Al_6Si_6O_{24}]$ x2 $H_2O$; farblos, weiß, gelb, grün, blau, Glasglanz, durchsichtig bis durchscheinend, H: 5–6. Vorkommen: Brasilien (Minas Gerais), Italien (Toskana), Kanada (Ontario, Quebec), GUS (Kola), USA (Colorado, Montana, New Mexiko). (M)

**Körperlich:** hilft bei verschleimten Bronchien und Infektionen; wurde auch zur Behandlung von Nacken- und Halsproblemen eingesetzt. **Seelisch:** fördert die Willenskraft, so dass man leichter widerstehen kann. **Spirituell:** fördert unsere weltlichen Fähigkeiten, Stärken und auch Anstrengungen, die Mut erfordern und bei denen wir die Zustimmung von anderen erhalten, wenn wir sie brauchen.

**Cannizzarit:** monoklines Blei-Wismut-Sulfosalz; $Pb_4Bi_5S_{11}$; hellgrau, silberweiß, metallglänzend, undurchsichtig; H:2,5; D: 6,7. Vorkommen: BRD (Sachsen), China (Jiangxi), Italien (Toskana), Österreich, Ungarn.(M)

**Cappelenit-(Y)**: seltenes, trigonales Barium-Yttrium-Borat/Ringsilikat; $Ba(YCe)_6[F_2|B_6O_{15}|Si_3O_9]$; braun, grünlich braun, schwarz, Metallglanz; halbdurchsichtig bis durchscheinend; H: 6,5; D: 4,4; dicksäulige Kristalle. Vorkommen: Norwegen (Langesundsfjord). (M)

**Körperlich:** wird zur Behandlung von Vitamin- und Kalziummangel benutzt; regt den Kreislauf an. **Spirituell:** kann beim Meditieren helfen das Herzchakra zu erden.

**Carnallit:** sekundär-sedimentäres, rhombisches, wasserhaltiges Kalium-Magnesium-Chlorid; $KMgCl_3 \times 6 H_2O$; farblos, weiß, grau, rosa, rot, braun, blau, gelb, frischer Bruch mit Glasglanz, an der Luft schnell trüb werdend und fettglänzend; H: 1,5–2; D: 1,6; Kristalle sind selten; Aggregate: dichte, körnige Massen, auch faserig und eingesprengt in Schnüren; in Wasser löslich; starke Phosphoreszenz; **giftig**. Vorkommen: BRD, Italien, GUS. (M)

**Körperlich:** wirkt beruhigend; kann Kaliummangel ausgleichen und Wasserstau lindern; kann bei Schwächezuständen eingesetzt werden. **Seelisch:** fördert Leidenschaft und Fortpflanzung; macht wortgewandt; regt an und macht aktiv. Wurde beim Aufarbeiten von Traumata durch Misshandlungen eingesetzt.

**Carnotit:** sekundäres, monoklines, wasserhaltiges Kalium-Uranyl-Vanadat; $K_2[(UO_2)_2|V_2O_8] \times 3H_2O$; kanariengelb oder grünlich gelb, Glas- bis Perlmuttglanz, durchscheinend bis undurchsichtig; H: 4; D: 4,5–4,6; Kristalle sind selten; Aggregate: als Imprägnationen in Kalk und Sandsteinen, pulverig, nierig, traubig; stark radioaktiv, **giftig**. Vorkommen: Australien (South Australia), Frankreich (Auvergne), Kasachstan, Kongo (Shaba), Namibia, USA (Colorado, Nebraska, Nevada, Texas, Utah). (M)

**Körperlich:** wurde zur Behandlung des Verdauungssystems, des Magens, der Brüste und des vegetativen Nervensystems, zur Regulierung der Körperflüssigkeiten und erhöhter Aufnahmefähigkeit wichtiger Nährstoffe und bei Geburten eingesetzt. **Seelisch:** lässt intuitiv und instinktiv reagieren.

**Carrollit:** primär-hydrothermales, kubisches Kupfer-Kobalt/Nickel-Sulfid; $Cu(Co,Ni)_2S_4$; stahlgrau, undurchsichtig; H: 5–6; D: 4,8; bis zu 2 cm lange oktaedrische Kristalle und körnige Massen. Vorkommen: Bulgarien, BRD, Kongo, Marokko, USA. (M)

**Körperlich:** hilft schneller gesund zu werden; hilft bei Gehbeschwerden und Geweberegeneration. Seine Essenz lindert Verbrennungen und trägt zur Verheilung von Narbengewebe bei. **Spirituell:** eignet sich zum Erden aller Chakren; hilft dabei, sie zu schließen, so dass man gegen psychische Angriffe geschützt ist; kann zur Verbesserung der Stimme und zu erhöhter Kommunikationsfähigkeit mit außerweltlichen Wesen beitragen.

**Cerit-(Ce):** trigonales Cer-Eisen-Magnesium-Hydroxi-Insel-Silikat; $(Ce,La,Ca)_9(Fe^{3+},Mg)[(OH)_3|SiO_3(OH)|\ SiO_4)_6]$; rötlichbraun, kirschrot, grau, teilweise durchscheinend bis undurchsichtig; H: 5–5,5; D: 4,86; Kristalle, in zwei Varietäten vorkommend. Vorkommen: BRD, Kanada (Quebec), GUS (Kola), Norwegen (Telemark), USA. (M)

**Chalkosiderit:** sekundäres, triklines wasserhaltiges Kupfer-Eisen-Hydroxid/Phosphat; $Cu(Fe^{3+}Al)_6[(OH)_4|(PO_4)_2]_2 \times 4 H_2O$; dunkel- bis zeisiggrün; H: 4,5; D: 3,22; Aggregate: kurzprismatische Kristalle in Krusten, meist garbenförmig angeordnet; **giftig**. Vorkommen: Bolivien, Portugal (Alentejo), Tschechien (Böhmen), USA (Arizona, Kalifornien, Montana, Nevada, New Mexico). (M)

**Chambersit:** rhombisches Mangan-Gerüstborat; $Mn_3^{2+}[Cl|BO_3|B_5O_{10}]$; farblos, rötlich, violett, purpurrot, transparent bis durchscheinend, Glasglanz; H: 7; D: 3,49; Kristalle. Vorkommen: USA (Texas/Barbers Hill). (M)

**Chamosit:** monoklines Eisen-Magnesium-Aluminium-Alumino-Schicht-Silikat;$(Fe^{2+},Mg,Fe^{3+})_5Al\ [(OH,O)_8AlSi_3O_{10}]$; grau-grün, braun, schwarz, durchscheinend; H: 3; D: 3,02–3,43. Vorkommen: Australien, Brasilien, China (Hunan), GUS (Fernost), Kanada (Quebec), Tschechien, USA. (M)

**Childrenit:** primäres, monoklines, wasserhaltiges Eisen/Mangan-Aluminium-Hydroxid/Phosphat; $(Fe^{2+},Mn^{2+})Al[(OH)_2|PO_4] \times H_2O$; gelblich weiß, braun; H: 4,5; D: 3,25; dicktafelige Kristalle, meist einzeln aufgewachsen; Aggregate: traubig, krustig, mit Faserstruktur. Vorkommen: Bolivien, Brasilien (Minas Gerais), BRD, Kanada (Yukon), Portugal, USA (New Hampshire, North Carolina). (M)

**Körperlich:** kann zur Temperatursenkung, bei Grippe, Masern, Windpocken, Mumps eingesetzt werden; wirkt wie eine schützende Schranke gegen andere ansteckende Krankheiten. **Seelisch:** wirkt gegen Launenhaftigkeit; öffnet für neue Vorstellungen.

**Chondrodit:** monoklines Magnesium-Eisen-Hydroxi-Insel-Silikat; $(Mg,Fe^{2+})_5[(F,OH)_2|(SiO_4)_2]$; gelb, braun, rot; durchsichtig bis durchscheinend, Kristalle. Vorkommen: Afghanistan, BRD (Sachsen), Italien, GUS, Kanada(M)

**Chromit:** primär magmatisches oder sekundär angereichertes, kubisches Eisen-Chrom-Oxid; $Fe^{2+}Cr_2O_4$; eisenschwarz bis bräunlich schwarz, halbmetallischer Glasglanz, undurchsichtig; H: 5,5; D: 4,5–5,1; oktaedrische Kristalle sind selten, bis zu 1 cm groß; Aggregate: körnig eingesprengt, derb, dicht, lose, rundliche Körner. Vorkommen: Australien (Tasmanien), Brasilien (Bahia), China (Hubei), BRD (Fichtelgebirge), Südafrika, Tschechien. (M)

**Körperlich:** kann auf der Ebene der Zellstruktur heilen; kann die Aufnahmefähigkeit der Vitamine A und D verbessern; kann bei Sehstörungen und zur Stärkung bei hartnäckigen Beschwerden benutzt werden. **Seelisch:** kann helfen, nicht auf unangenehme Situationen zu reagieren.

**Chudobait:** sekundäres, triklines, wasserhaltiges Magnesium-Zink-Hydroxid/Arsenat; $(Mg,Zn)_5[AsO_3(OH)|AsO_4]_4 \times 10 H_2O$; farblos, weiß, rosa, klar, durchsichtig; H: 2,5–3; D: 2,9; Kristalle oder krustige Aggregate; **giftig**. Vorkommen: Namibia (Tsumeb). (M)

**Körperlich:** wird bei Zahn- und Knochenproblemen eingesetzt. Kann zur verbesserten Aufnahmefähigkeit von Kalzium, Magnesium und Zink beitragen. **Seelisch:** kann uns helfen, Hindernisse in unseren körperlichen, geistigen und emotionalen Bereichen zu überwinden. **Spirituell/Energetisch:** lädt das Herzchakra wieder auf und bringt Selbstliebe in unser Leben. Er lässt uns im Fluss der Menschlichkeit fließen und vereint uns mit den kosmischen Naturkräften.

**Churchit-(Dy):** primäres oder sekundär-hydrothermales, monoklines wasserhaltiges Yttrium-Phosphat von Ceriterden bzw. Yttererden; $(Dy,Sm,Gd,Nd)[PO_4] \times 2 H_2O$; farblos, weiß; H: 3–3,5. Vorkommen: Australien, Brasilien (Minas Gerais), BRD, GUS (Kola); Mosambik (Zambezia), Tschechien. (M)

**Körperlich:** wird bei Störungen der Milz und des Darmbereichs eingesetzt. **Seelisch:** regt die Intuition an und hilft bei der Trauminterpretation. **Spirituell:** kann das erste Chakra aktivieren, so dass wir uns geerdet und zentriert fühlen.

**Cobaltit:** primär hydrothermales, kontaktmetasomatisches oder regionalmetamorphes, rhombisch pseudokubisches Kobalt-Arsen-Sulfid; CoAsS; silberweiß bis rötlich weiß, stahlgrau, mit Violettstich, starker Metallglanz, undurchsichtig; H: 5,5–6; D: 6; Aggregate: eingesprengt, körnig, derb, spätig. Vorkommen: Australien, Bulgarien, BRD,

Frankreich, Indien, Japan, Kanada, Marokko. (M)

**Coeruleit:** sekundäres, triklines wasserhaltiges Kupfer-Aluminium-Hydroxid/Arsenat; $Cu_2Al_7[(OH)_{13}|(AsO_4)|_4]$ x 12 $H_2O$; intensiv blau; H: 5–6; D: 2,7; Aggregate: bis zu 5 mm lange, prismatische bzw. tafelige Kristalle, auch Knollen bis zu 10 cm Durchmesser; **giftig**. Vorkommen: Australien, Chile, England (Cornwall). (M)

**Körperlich:** bessert Halskrankheiten; wurde bei Wasserphobie, Ertrinkungsangst und Erfolgsangst eingesetzt; kann die Muskulatur stabilisieren und die Bewegung der Glieder erleichtern; **Seelisch:** hilft bei der Entscheidung, welchen Weg man einschlagen soll; **Spirituell:** sorgt beim Channeling für deutlichere Übertragungen.

**Colemanit:** sekundär sedimentäres, monoklines, wasserhaltiges Calcium-Hydroxid/Kettenborat; $Ca[B_3O_4(OH)_3]$ x $H_2O$; farblos, weiß, grau, gelblich, Glasglanz, durchsichtig bis durchscheinend; H: 4–4,5; D: 2,4; Kristalle sind gut ausgebildet, bis zu 20 cm groß; Aggregate: meist im Kern von Geoden, kurz- bis langsäulig, körnig, tafelig, blätterig, dicht. Vorkommen: Kanada, Türkei (Balikesir), USA. (M)

**Körperlich:** wird zur Behandlung von Störungen der Fortpflanzungsorgane und zur Fruchtbarkeit, sowie zur Entgiftung eingesetzt. **Seelisch:** hilft, geduldig und tolerant zu sein, und sorgt für Mäßigung. **Spirituell:** kann uns etwas über das Überleben, nicht auf der körperlichen, sondern auf der spirituellen Ebene beibringen; kann Licht in die Dunkelheit unserer Seele bringen.

**Columbit:** rhombisches Eisen-Niob-Oxid; $Fe^{2+}Nb_2O_6$; schwarz, bräunlichschwarz-metallisch; H: 6; Vorkommen: Brasilien (Minas Gerais), Finnland (Outokumpu), Malaysia, Nigeria, Schweden, USA (South Dakota). (M)

**Körperlich:** wurde zur Verbesserung der Eisen- und Manganaufnahme sowie der Sehkraft und bei Hautkrankheiten benutzt. **Seelisch:** soll uns Einsichten liefern können in augenblicklichen Problemen. **Spirituell:** kann alle Chakren aktivieren und für ein Gleichgewicht zwischen dem körperlichen und spirituellen Selbst sorgen.

**Colusit:** kubisches Kupfer-Vanadium-Arsen/Antimon-Sulfid; $Cu_{12-13}V(As,Sb,Sn,Ge)_3S_{16}$; bronzefarben-metallisch, undurchsichtig; H: 3–4; D: 4,2–4,63. Vorkommen: Italien (Carrara), Namibis (Tsumeb), USA (Montana). (M)

**Cookeit:** primär hydrothermales oder metamorphes, trik-lines Lithium-Aluminium-Hydroxid/Alumo-Schicht-Silikat; $LiAl_4[(OH)_8|AlSi_3O_{10}]$; weiß, gelblich, blassgrün, rosa; H: 2,5–3,5; D: 2,6; Aggregate:blättchenförmig, halbsphärisch, tonnenförmig. Vorkommen: Bolivien, Brasilien, Italien (Toskana), Kasachstan, Spanien (Andalusien), USA. (M)

**Körperlich:** wird gegen Allergien, Muskelkrämpfe und Schlaflosigkeit angewandt. **Seelisch:** wird eingesetzt gegen körperliche und geistige Unflexibilität und für erhöhte Kompromissbereitschaft. **Energetisch:** wird benutzt um Energiefelder zu schaffen.

**Cornetit:** sekundäres, rhombisches Kupfer-Hydroxid/Phosphat; $Cu_3[(OH)_3|PO_4]$; grünlich blau bis tiefblau; H: 4,5–5; D: 4,1; Aggregate: Krusten oder kurzprismatische, kleinpyramidale Kristalle; **giftig**. Vorkommen: Australien (Queensland), BRD, Chile (Atacama), Kongo, USA. (M)

**Körperlich:** kann bei Beschwerden der Füße und Beine, des Nervensystems und der Blutgefäße verwendet werden; auf den Kopf aufgelegt kann er Kopfschmerzen verringern. **Seelisch:** kann Denkprozesse anregen mit seiner Hilfe können wir uns die Freiheit nehmen, Entscheidungen in Ruhe zu überlegen. **Spirituell:** öffnet und aktiviert das Herzchakra und das Kehlchakra, bringt Klarheit bei der Kommunikation und schenkt gleichzeitig Ausdrucksfähigkeit.

**Cosalit:** rhombisches Blei-Wismut-Sulfosalz; $Pb_2Bi_2S_5$; silberweiß, bleigrau-metallisch; H: 2,5-3. Vorkommen: Australien, Bolivien (Potosi), China (Hunan), Peru (Huanuco), Polen (Strzegom), Slowakei, Tschechien (Böhmen, Mähren), Ungarn (Pest), USA (South Dakota). (M)

**Crandallit:** trigonales, Calcium-Aluminium-Phosphat, $CaAl_3[(OH)_6|PO_3(OH)|PO_4]$; gelb, weiß, grau, blassrot; H: 5; Bruch: vollkommen. Vorkommen: Australien, Belgien, Chile, GUS, Ruanda, Spanien, Sri Lanka, USA. (M)

**Creaseyit:** rhombisches, wasserhaltiges Blei-Kupfer-Eisen/Aluminium-Silikat; $Pb_2Cu_2(Fe_2^{3+},Al)_2[Si_5O_{17}]$ x $6H_2O$; grün, gelbgrün; H: 2,5. Vorkommen: USA (Arizona). (M)

**Cristobalit:** tetragonales Silicium-Dioxid; $SiO_2$; weiß. Vorkommen: BRD, Italien, Kanada, Tschechien.

**Körperlich:** senkt die Temperatur und wird bei allen Problemen im Unterbauch eingesetzt. **Spirituell:** er kann das dritte Auge anregen und sorgt für verstärkte psychische Fähigkeiten; er ist ein Stein zum Reisen, für innere wie äußere Reisen.

**Cubanit:** rhombisches Kupfer-Eisen-Sulfid; $CuFe_2S_3$; bronzegelb, Metallglanz; H: 3,5. Vorkommen: Australien (Queensland), Brasilien (Minas Gerais), Marokko (Bou Azzer), Namibis (Tsumeb), USA (Arizona, Montana. (M)

**Cumengéit:** tetragonales, wasserhaltiges Blei-Kupfer-Oxi-Chlorid; $Pb_{21}Cu_{20}(OH)_{40}Cl_{42}x6H_2O$; indigoblau, durchsichtig, H: 2,5, D: 4,67. Vorkommen: Australien, BRD (Harz), Griechenland (Lavrion), Italien, Mexiko. (M)

**Cuspidin:** monoklines Calcium-Hydroxid/Fluor/Gruppen-Silikat; $Ca_4[(F,OH)_2|Si_2O_7]$; farblos, rosa bis grünlich blau, braun; H: 5–6; D: 2,9; Aggregate: speerig. Vorkommen: BRD, Italien, Japan, Namibia, Tansania, USA. (M)

**Körperlich:** hilft bei Magenproblemen, die von der Verdauung bei Enzymstörungen herrühren, sowie Zahnproblemen. **Seelisch:** er kann sehr gut bei Entscheidungen helfen. Liebesprobleme werden gemildert, indem wir uns im Inneren zufriedener fühlen und geben können, ohne empfangen zu müssen. **Spirituell:** innere Gefühle und Gedanken werden ohne Befürchtungen verbalisiert.

**Cyanotrichit:** seltenes, sekundäres, rhombisches wasserhaltiges Kupfer-Aluminium-Hydroxid/Sulfat; $Cu_4Al_2[(OH)_{12}|SO_4]$ x 2 $H_2O$; himmel- bis azurblau; H: 2; D: 2,7; plüschartige, feinfaserige, kurzhaarige Kristalle; Aggregate: kugelige, samtartige Krusten; **giftig**. Vorkommen: Argentinien, Chile, GUS, Marokko, Österreich. (M)

**Körperlich:** hilft bei Schnittwunden und Verbrennungen. **Seelisch:** hilft in Krisensituationen Führungsqualitäten zu entwickeln und mit Selbstvertrauen zu reagieren. **Spirituell:** fördert die Initiative so, dass wir mit Energie unserer Motivation folgen und neue Anfänge schaffen können.

**Cylindrit:** triklines Blei-Zinn-Eisen-Antimon-Sulfosalz; $Pb_3Sn_4FeSb_2S_{14}$; grauschwarz, lebhafter Metallglanz, oft irisierend angelaufen, undurchsichtig; H: 2,5; D: 5,42–5,49; Vorkommen: Bolivien (Oruro), Ukraine. (M)

**Körperlich:** wird bei Störungen der Blutgefäße und zur Verbesserung des Verdauungstrakts eingesetzt. **Seelisch:**

fördert die Kommunikation mit dem Pflanzen- und Tierreich. **Spirituell:** erhöht das Wachstum zum Licht und einen Hang zur Ordnung in unserem Charakter und unserem Auftreten, mit Spontanität gepaart.

## D

**Danalith:** seltenes, primär magmatisches, hydrothermales oder kontaktmetasomatisches, kubisches Eisen-Sulfid/Beryllo-Gerüst-Silikat; $Fe_8[S_2|Be_6Si_6O_{24}]$; rot, grau, gelb, rosa, fettiger Glasglanz; H: 5,5–6; D: 3,2–3,4; Kristalle sind meist ein- bzw. aufgewachsen; Aggregate: kugelig, sphärolithisch. Vorkommen: Australien, Finnland, Schweden (Västmanland), USA (Massachusetts). (M)

**Körperlich:** kann zur Klärung der Augen und zur Behandlung von Störungen in der Zellstruktur eingesetzt werden. **Seelisch:** tröstet und ermutigt uns alle Sorgen auszuschütten. **Spirituell:** soll die trüben Stellen der Aura entfernen können und Klarheit zwischen der Aura und dem physischen, emotionalen und ätherischen Körper herstellen.

**Daphnit = Chamosit:** primär postmagmatische, pegmatitisch-heißhydrothermale oder sekundär exhalativ-sedimentäre monokline, magnesiumhaltige Chamosit-Varietät; Eisen/Mangan-Hydroxid/Alumo-Silikat; Mineral der Chlorit-Gruppe; $(Fe^{2+},Mg,Al)_3[(OH)_2|Al_{1,5}Si_{2,5}O_{10}]$ $Fe_3(OH)_6$; grün; H: sehr weich; D: 3,2; Aggregate: traubige, radialblätterige und schalige Massen, meist Überzüge auf Quarz oder Arsenopyrit. Vorkommen: Belgien, China (Hunan), BRD, Italien, Kanada, USA (Nevada). (M)

**Körperlich:** kann zur Behandlung von Hörbeschwerden und geistiger sowie körperlicher Labilität eingesetzt werden. **Spirituell:** ein Stein der Verwandlung, der den Weg durch die vielen Änderungen in der physischen Welt erleichtert.

**Daqingshanit-(Ce):** trigonales Strontium/Calcium/Barium-Cer-Phosphat, $(Sr,Ca,Ba)_3(Ce,La)[(CO_3OHF)_3|PO_4]$; blassgelb, weiß; H: 4,5-5. Vorkommen: Bolivien (Cochabamba), Kanada (Quebec). (M)

**Davyn**: hochmetamorphes, hexagonales Kalium/Natrium-Calcium-Sulfat/Chlorid-Alumo-Gerüst-Silikat; $(K,Na)_6Ca_2$ $[(Cl_2|SO_4)_2|Al_6Si_6O_{24}]$; farblos, weiß; durchsichtig; H: 6, D: 2,42–2,53. Vorkommen: BRD (Eifel, Mayen), Italien (Kampanien, Toskana).(M)

**Körperlich:** kann zur Behandlung von Störungen der Hände und der Persönlichkeit eingesetzt werden. **Seelisch:** schafft den Ausgleich, wenn man unter Stress steht; ist günstig für alle, die dienstlich reisen. **Spirituell:** gibt Stärke, Kontrolle zu übernehmen und die korrekte Entscheidung zu treffen.

**Dechenit**: Blei-Vanadat, $PbV_2O_6$; rot bis braun, kantendurchscheinend, Fettglanz; H: 3,5; D: 5,81–5,83; mikrokristallin in traubenförmigen oder dünnschaligen Aggregaten. Vorkommen: BRD, Österreich (Kärnten). (M)

**Decrespignyt (Y):** monoklines, wasserhaltiges Kupfer-Gadolium-Dysprosium-Hydroxi-Karbonat; $Cu(YGdDy)_4$ $[Cl|(OH)_5|(CO_3)_4]$ x 2 $H_2O$; türkisblau, tiefblau; H: 3–4. (M)

**Defernit:** rhombisches, Calcium-Karbonat/Insel-Silikat; $Ca_6(CO_3)_2(SiO_4)(OH)_7(Cl,OH)$1-2; farblos, weiß, rosabraun, kupferrot, violett, metallglänzend, undurchsichtig. Vorkommen: Namibia (Otjozondjupa). (M)

**Delafossit:** trigonales Kupfer-Eisen-Oxid der Delafossit-Gruppe; $Cu^{1+}Fe^{3+}O_2$; bräunlich-rosa, undurchsichtig; H: 5,5; D: 5,41. Vorkommen: China (Hubai), BRD (Schwarzwald), Frankreich, Italien, Mexiko (Durango). (M)

**Delhayelit:** primäres, rhombisches Kalium-Natrium-Calcium-Aluminium-Alumo-Schicht-Silikat der Delhayelith-Gruppe; $K_7Na_3Ca_5Al_6[F_4|Cl_2|(AlSi_7O_{19})_2]$; farblos, weiß, grünlichgrau, hellgrau, grün; H: 4–4,5, D: 2,6; Vorkommen: GUS (Kola). (M)

**Descloizit:** sekundäres, rhombisches Blei-Zinn-Kupfer-Hydroxid/Vanadat; $Pb(Zn,Cu)[OH|VO_4]$; orange, braun, braunrot, fast schwarz, Harz- bis Diamantglanz, durchsichtig bis undurchsichtig; H: 3–3,5; D: 5,5–6,2; diskusförmige Kristalle, bis zu 3 cm groß; Aggregate: radialstrahlig, traubig, warzig, krustig. Vorkommen: Argentinien, Brasilien, Österreich (Tirol), Sambia, USA. (M)

**Körperlich:** wird zur Behandlung des Kreislaufs, von Lähmungen und Muskelkrämpfen und bei Nervenzusammenbrüchen eingesetzt. **Seelisch:** kann die Erfindungsgabe fördern. Mit seiner Hilfe können wir die Zukunft besser erkennen, alte Verhaltensmuster und überholte Reaktionen aufgeben und eine neue Richtung finden. **Spirituell:** ein Stein der bedingungslosen Liebe, der uns zu unserem Besten verhilft.

**Devillin:** sekundäres, monoklines, wasserhaltiges Calcium-Kupfer-Sulfat der Devillin-Gruppe; $CaCu_4[(OH)_3|SO_4]_2$ x $3H_2O$; hellblau, blaugrün, tiefgrün, Glasglanz; H: 2,5; **giftig**. (M)

**Diaboleit:** tetragonales Blei-Kupfer-Oxichlorid der Boleit-Cumengeit-Gruppe; $Pb_2Cu(OH)_4Cl_2$; leuchtend himmelblau, tiefblau, durchsichtig bis durchscheinend; H: 2,5; D: 5,48–6,41, **giftig**. Vorkommen: Chile, BRD (Harz, Ruhrgebiet), Italien (Toskana), USA (Arizona). (M)

**Dickit:** primär hydrothermales oder sekundäres, monoklines, weißes Aluminium-Hydroxid/-Schicht-Silikat; $Al_4$ $[(OH)_8|Si_4O_{10}]$; bei pulverigen Massen weiß; farblos mit bräunlicher, gelblicher oder grünlicher Tönung, Perlmuttglanz; H: 2; D: 2,6; Aggregate: bis zu 0,5 mm große, meist gut ausgebildete Kristalle; Überzüge in Erzgängen, Klüften und Hohlräumen. Vorkommen: Belgien, Bolivien, Brasilien, China, BRD, Kanada, Mexiko, USA (Arkansas). (M)

**Seelisch:** eignet sich ausgezeichnet zur Weiterbildung; erhöht den Wissensdurst und das kognitive Verständnis. **Spirituell:** kann das Träumen unterstützen und plötzliche Einsichten durch Träume liefern, die mit Reisen und Studium zu tun haben.

**Domeykit:** seltenes, primär hydrothermales, kubisches Kupfer-Arsen; a-$Cu_3As$; ß-$Cu_3As$ = hexagonal; zinnweiß, gelblich, bunt anlaufend; H: 3–3,5; D: 7,5–7,6; Aggregate: dicht, derb, traubig; **giftig**. Vorkommen: BRD (Spessart), GUS, Iran, Schweden, USA (Michigan, New Jersey). (M)

**Körperlich:** wird benutzt, kreative und regenerative Körperkräfte zu verstärken; wird zu Behandlung von Hautgeschwüren, und Hautwucherungen eingesetzt. **Seelisch:** verjüngt, stellt wieder her und erneuert, indem er Veränderungszyklen in Bewegung setzt. **Spirituell:** er kann die verborgenen Ursachen für Krankheiten und Stress erkennen lassen.

**Douglasit:** seltenes, sekundäres, monoklines, wasserhaltiges Kalium-Eisen-Chlorid; $K_2Fe^{2+}Cl_4$ x $2H_2O$; gelbgrün, leuchtend grünrot, später braunrot werdend; Aggregate: grobkörnig. Vorkommen: BRD (Sachsen-Anhalt). (M)

**Körperlich:** kann bei schiefer Wirbelsäule helfen, bei Schwächezuständen und Muskelatrophie. **Seelisch:** kann gegen Vorurteile wirken und auch den Antrieb zu höheren Zielen wecken. **Spirituell:** sorgt für eine Verbindung zwischen Herz- und Wurzelchakra, so dass sich Liebe in persönliche Stärke verwandeln kann; man kann vergangene Leben sehen und die Verbindung zwischen dem Selbst und dem kosmischen Geist erkennen.

**Duftit:** sekundäres, rhombisches Blei-Kupfer-Hydroxid/Arsenat; $PbCu[OH|AsO_4]$; grau-, hell,- bis olivgrün; H: 3; D: 6,4; kleine Kristalle; Aggregate: Krusten; **giftig**. Vorkommen: Australien, Chile, BRD, Frankreich, GUS (Ural), Mexiko (Durango), USA (Arizona, Montana, Nevada). (M)

**Körperlich:** wirkt gegen Fettleibigkeit und Nikotinentzug. **Seelisch:** kann bei Minderwertigkeitskomplexen und allen künstlerischen Bestrebungen helfen. **Spirituell:** kann das Herzchakra aktivieren und öffnen und so die Verständigung zwischen uns und anderen erleichtern.

**Dumontit:** sekundäres, monoklines, wasserhaltiges Blei-Uranyl/Oxid/Phosphat;$Pb_2[(UO_2)_3|O_2|(PO_4)_2]x\ 5H_2O$; blass- bis goldgelb, durchscheinend; H: 2–3; D: 5,65; Aggregate: prismatische, gestreckte Kristalle, abgeflacht und gestreift, Fluoreszenz: grün; radioaktiv, **giftig**. Vorkommen: Australien, BRD (Oberpfalz, Sachsen), Frankreich (Auvergne), Kongo (Sheba). (M)

**Körperlich:** kann zur Behandlung von erhöhtem Cholesterinspiegel sowie Blasen- und Harnentzündungen benutzt werden. **Seelisch:** fördert das Zusammengehörigkeitsgefühl von Gruppen und stabilisiert die »praktische« Seite. **Spirituell:** aktiviert und regt das Scheitel- und das Sonnengeflechtschakra an; begünstigt, dass wir in der Welt geerdet und funktionsfähig bleiben, während wir auf dem Weg zur totalen Verschmelzung mit dem All weiterschreiten.

**Dundasit:** sekundäres, rhombisches, wasserhaltiges Blei-Aluminium-Hydroxid/Karbonat; $PbAl_2[(OH)_4|(CO_3)_2]$ x 2 $H_2O$; weiß; H: 2; D: 3,25; kleinkugelige, verfilzte Kristalle; **giftig**. Vorkommen: BRD (Harz, Taunus), Italien (Toskana), Österreich (Kärnten), Tschechien. (M)

**Körperlich:** kann bei Geh- und Bewegungsstörungen benutzt werden, sowie zur Behandlung von Angst- und Verwirrungszuständen. **Seelisch:** kann analytische Fähigkeiten verstärken und unserem Leben Ordnung und Präzision geben. **Spirituell:** verhilft zu unseren Zielen und fördert die Haltung, dass das Leben vollkommen ist.

**Durangit:** monoklines Natrium-Aluminium-Fluor-Arsenat; $NaAl[F|AsO_4]$; dunkelgrün, hell- bis orangerot, matter Glasglanz; H: 5,5; D: 3,94–4,07; **giftig**. Vorkommen: USA (Utah). (G)

**Dyskrasit:** primär hydrothermales, rhombisches Silber-Antimon; $Ag_3Sb$; silberweiß, grau, gelblich anlaufend, undurchsichtig; H: 3,5–4; D: 9,67–9,8; Kristalle sind bis zu 5 cm lang, selten; Aggregate: derb, eingesprengt, spätige Körner, Platten, Knollen, Anflug. Vorkommen: Australien, Bolivien, BRD, Indien, Kanada, Marokko, Norwegen. (M)

**Körperlich:** wird zur Behandlung von Darmbeschwerden, der Muskulatur und der Blase eingesetzt. **Seelisch:** sorgt für das Gleichgewicht zwischen den männlichen und weiblichen Eigenschaften in uns. **Spirituell:** kann Glück bringen, regt auch die Geistesschärfe an. **Energetisch:** wird benutzt, die Meridiane mit dem ätherischen Körper in Übereinstimmung und die Energie richtig zum Fließen zu bringen.

## E

**Eastonit:** monoklines Kalium-Magnesium/Eisen-Alumo-Schichtsilikat der Phlogopit-Gruppe; $K(MgFe^{2+})_2 Al[(OHF)_2 |Al_2Si_2O_{10}]$; gelbbraun, braunrot, schwarz; H: 2–3; Vorkommen: Kanada.

**Eckermannit:** primäre, monokline, natriumreichste Hornblende; Kettensilikat der Amphibol-Gruppe; $Na_3(Mg,Fe^{2+})_4(Fe^{3+}Al)[(OH)_2|Si_4O_{11}]_2$; blaugrün, grünschwarz; H: 5–6; Aggregate: Säulen und Nadeln, im Gestein meist parallel eingeregelt. Vorkommen: Brasilien, Grönland, GUS, Italien, Schweden, USA. (M)

**Körperlich:** wird zur Behandlung von Sehstörungen und zur Aufnahmefähigkeit von Aminosäuren benutzt. **Seelisch:** trägt zur besseren Verständigung mit anderen bei. **Spirituell:** kann die direkte Vereinigung mit dem Spirituellen durch Liebe und Kontemplation fördern. **Energetisch:** kann uns Einsichten in mystische Bereiche geben, die über normales menschliches Wissen hinausgehen.

**Eglestonit:** kubisches Quecksilber-Oxi-Hydro-Chlorid; $Hg_2HCl_3O_2$; gelb, orange, rot, graubraun, Diamantglanz; H: 2,5; D: 8,3; Aggregate: meist derbe Massen, **giftig**. Vorkommen: Deutschland, Kirgisistan (Osh Oblast), Mexiko (Guerrero), USA (Kalifornien, Nevada, Texas). (M)

**Körperlich:** wird zur Behandlung von Kreislauf, Händen, Lendenwirbeln, Hals, Nieren und Nebenschilddrüse eingesetzt. **Seelisch:** verstärkt das Bedürfnis nach Harmonie, Einklang und Schönheit.

**Eisen:** seltenes, extraterrestrisches, akzessorisch-magmatisches oder sekundäres, kubisches Metall; Fe; stahlgrau, im Dünnschliff metallicweiß, am frischen Bruch Metallglanz; H: 4–5; D: 7,3–7,6; Aggregate: meist derb, eingesprengte Körner, Schüppchen, Tropfen oder Klumpen, magnetisch, oxidiert an der Luft. Vorkommen: Brasilien, BRD, China, Finnland, Grönland, Italien, Kanada. (M)

**Körperlich:** zur Behandlung von Blutkrankheiten, Muskelschwund, Halsschmerzen, Gallen- oder Nierensteinen und inneren Blutungen eingesetzt. **Seelisch:** fördert das mentale und emotionale Gleichgewicht. **Spirituell:** stellt den Kontakt mit der extraterrestrischen Intelligenz her, verstärkt die Verbindung während des Informationsempfangs und bietet Einsichten in kollektives Wissen.

**Elpidit:** rhombisches, wasserhaltiges Natrium-Zirkon-Ketten-Silikat der Elpidit-Gruppe; $Na_2Zr[Si_6O_{15}]$ x $3H_2O$; farblos, gelblichbraun, grünlichweiß; H: 5–5,5; Vorkommen: Grönland (Kitaa), GUS (Kola), Kanada (Quebec), Malawi (Zomba), Mongolei (Gobi), Norwegen (Oppland, Vestfold), USA (Arkansas, Washington).

**Emmonsit:** sekundäres, triklines, wasserhaltiges Eisen-Tellurit; $Fe_2^{3+}[Te^{4+}O_3]_3$ x 2 $H_2O$; gelblich grün, Glasglanz; H: 5; D: 4,52; Aggregate: faserige Krusten, kugelig oder dichte, kristalline Massen. Vorkommen: Chile, Japan, Mexiko, Österreich, USA. (M)

**Körperlich:** wird zur Entspannung des Körpergewebes und bei Beschwerden in den Wechseljahren eingesetzt. **Seelisch:** mit seiner Hilfe können wir besser auf Menschen zu gehen und ihre Beiträge schätzen, während wir gleichzeitig unsere persönliche Freiheit bewahren. **Spirituell/Energetisch:** kann uns daran erinnern, wie klein wir im Fluss der Dinge sind.

**Enargit:** seltenes, primär-hydrothermales, rhombisches Kupfer-Arsen-Sulfid; $Cu_3AsS_4$; stahlgrau, eisenschwarz mit Stich ins Violettbraune, undurchsichtig; H: 3; D: 4,4–4,5; Kristalle mit Längsstreifen, Aggregate: derb, spätig, strahlig, feinkörnig; **giftig**. Vorkommen: Bolivien, BRD, Chile, China (Taiwan), Peru (Ancash), USA (Arizona, Colorado, Idaho, Kansas, Missouri, Montana, Nevada). (M)

**Körperlich:** kann bei Gelenk- und Rückenproblemen benutzt werden; **Seelisch/Spirituell:** vereinigt Intuition mit Analysefähigkeit; sorgt für Einschätzung aufgrund von Inspiration. **Energetisch:** erhöht die Lebenskraft.

**Endlichit:** prismatisches, arsenhaltiges Blei-Arsen-Vanadinit; $Pb_5[(V,As,)O_4]_3Cl$; gelblich, gelb, orangegelb, rot, bräunlich; prismatische Kristalle; kleine kugelige Aggregate; **giftig**. Vorkommen: Marokko, Mexiko (Chihuahua, Durango), USA (Arizona).

**Körperlich:** wurde bei Magen-, Ohren-; Mund- und Hirnrinden-Beschwerden wie auch bei übergroßer Schleimproduktion benutzt. **Seelisch/Spirituell:** trägt beim Konzentrieren und Lernen zum Erden bei; hilft Unterstützung von der richtigen Seite zu bekommen; fördert die Entwicklung und Ausdrucksfähigkeit. **Energetisch:** liefert die Gelegenheit zu leichterem Handeln.

**Eosphorit**: sekundär hydrothermales, monoklines, wasserhaltiges Eisen/Mangan-Aluminium-Hydroxid/Phosphat; $(Mn^{2+},Fe^{2+})Al[(OH)_2|PO_4] \times H_2O$; blassrosa, weinrot, farblos, grünlich, durchsichtig bis durchscheinend; H: 5; D: 3,15; Kristalle sind bis zu 10 cm lang; Aggregate: derb. Vorkommen: Australien, Brasilien, BRD, Kanada, Mosambik, Tschechien, USA. (M)

**Körperlich:** kann zum Korrigieren der RNA-/DNA-Struktur eingesetzt werden und zur besseren Mineralaufnahme. **Seelisch:** vertreibt Unterlegenheitsgefühl und lang andauernde Feindseligkeiten. **Spirituell:** kann auf den Weg zu unseren vergangenen Leben und zu früheren Kulturen auf diesem Planeten einen Schutzschild bieten. **Energetisch:** rosafarbene Steine eignen sich zum Reinigen und anschließenden Aktivieren des Herzchakras.

**Epididymit:** primär; hydrothermales; rhombisches Natrium-Hydroxid/Beryllo-Ketten- und Bandsilikat; $Na[OH|BeSi_3O_7]$; farblos, blassgelb, weiß, blau, violett; H: 5,5–6; D: 2,5; tafelige Kristalle oder sphärige Aggregate. Vorkommen: Kanada, Norwegen, Tschechien.(M)

**Körperlich:** hilft vor ansteckenden Infektionskrankheiten zu schützen; kann bei Fortpflanzungsstörungen bei Männern, für die Haut und das zentrale Nervensystem eingesetzt werden. **Seelisch/Spirituell:** kann neue Anfänge unterstützen, indem er diese visualisieren kann. **Energetisch:** fördert den Schutz der Aura und den Körper gegen psychische Angriffe; richtet die Chakren mit dem kosmischen Nervensystem aus.

**Epistilbit:** primär hydrothermales oder postvulkanisches, monoklines, wasserhaltiges Calcium/Natrium-Alumo-Gerüst-Silikat; $(Ca,Na_2)[Al_2Si_6O_{16}] \times 5\ H_2O$; farblos, weiß, rosa, rot; vielfach prismatische Durchkreuzungszwillinge, körnige Massen und strahlenförmige Aggregate; H: 4–4,5; D: 2,2. Vorkommen: Brasilien (Rio Grande del Sul), Indien (Maharashtra), Italien (Aosta, Piemont), Rumänien (Hunedoara), USA (Oregon, Washington). (M)

**Körperlich:** kann zur Behandlung von Inkontinenz benutzt werden und um Zahnfleisch und Zahnstruktur zu verbessern. **Seelisch/Spirituell:** hilft Wissen, das weit über den Verstand geht, zu erfahren; kann das automatische Schreiben bei der Verständigung mit anderen Welten erleichtern.

**Erythrosiderit:** rhombisches wasserhaltiges Kalium-Eisen-Chlorid; $K_2Fe^{3+}Cl_5 \times H_2O$; rubin- bis braunrot; durchsichtig bis durchscheinend; D: 2,37; leicht zerfließende, tafelige Kristalle. Vorkommen: BRD (Werratal), Italien (Kampanien). (M)

**Körperlich:** kann zur Behandlung von Venenbeschwerden und der Muskulatur eingesetzt werden; hilft bei Gewichtabnahme; kann Wucherungen vermindern; wirkt gegen Verrenkungen und Krämpfe. **Seelisch/Spirituell:** kann Ordnung ins Chaos bringen.

**Ettringit:** primär hydrothermales oder metamorphes, trigonal-pseudohexagonales, wasserhaltiges Calcium-Aluminium-Hydroxid/Sulfat; $Ca_6Al_2[(OH)_{12}|SO_4]_3 \times 26\ H_2O$; farblos; D: 1,7; meist kleine, bis zu 4 mm große doppelpyramidige und feinnadelige Kristalle, oder faserige Aggregate. Vorkommen: BRD, Italien. (M)

**Körperlich:** gibt Stärke und Vitalität; kann bei Beschwerden der Halssehnen eingesetzt werden und unterstützt die zyklische Giftausscheidung. **Seelisch/Spirituell:** sorgt für emotionalen und körperlichen Ausgleich. **Energetisch:** aktiviert die Yin-Eigenschaft.

**Euchroit:** sekundäres, triklines, wasserhaltiges Kupfer-Hydroxid/Arsenat; $Cu_2[OH|AsO_4] \times 3\ H_2O$; smaragdgrün, durchscheinend; H: 3,5–4; D: 3,47; Kristalle sind kurzsäulig, dicktafelig, vertikal gestreift bis zu 4 cm lang; Aggregate: Krusten bzw. Drusen; **giftig**. Vorkommen: BRD, Frankreich, Italien, Schweiz, Slowakei, USA (New Jersey). (M)

**Körperlich:** unterstützt ganzheitliches Heilen, vor allem Haut, Muskulatur und innere Organe. **Seelisch/Spirituell:** liefert Stärke, macht uns mit uns selbst zufrieden; verhilft zu größerer Geistesgegenwart und Lebendigkeit.

**Eukryptit:** trigonales Lithium-Aluminium-Insel-Silikat, $LiAl[SiO_4]$; farblos, weiß, braun, durchsichtig bis durchscheinend; H: 6,5; D 2,67. Vorkommen: China (Hunan), Finnland (Lansi Suomi), USA (North Carolina, South Dacota).

**Eulytin:** kubisches Wismut-Insel-Silikat; farblos, gelb, braun, grün, schwarz, Diamantglanz; H: 4,5. Vorkommen: Australien (Queensland), BRD (Erzgebirge, Vogtland), Japan (Honshu), Tschechien (Böhmen), USA (Nevada).

**Evansit:** sekundäres, amorphes, wasserhaltiges Aluminium-Hydroxid/Phosphat; $Al_3[(OH)_6|PO_4] \times 8\ H_2O$; farblos, milchig weiß, blassgelblich, Glasglanz; H: 3,5–4; D: 1,8–2,2; massive, derbe, opalartige, gelförmige, nierenförmige Aggregate. Vorkommen: Belgien (Liège), Bolivien (Potosi), China (Hunan), Frankreich, Portugal (Guarda), Rumänien (Alba), Tschechien (Böhmen), USA (Nevada). (M)

**Körperlich:** kann zur Behandlung von Beschwerden mit Schwindelgefühl, Gleichgewichtsstörungen und Zuständen der Verwirrtheit eingesetzt werden. **Seelisch/Spirituell:** liefert Einsicht in persönliche Erfahrungen; sorgt für geistige Aufnahmefähigkeit und ruhige ausgeglichene Rationalität.

**Eveit:** rhombisches Mangan-Arsenat, $Mn_2^{2+}[OH|AsO_4]$; apfelgrün, blaßgelb; H: 3,5-4; tafelige Kristalle, **giftig**. Vorkommen: Schweden (Värmland), USA (NewJersey).

**Körperlich:** kann Beschwerden verringern, die mit Nervosität, Labilität und Stress zu tun haben. **Seelisch:** hilft sich genau auszudrücken, ruhig, neutral und beständig zu handeln und Ausgeglichenheit zu bewahren. **Spirituell:** unterstützt unser Leben auf der Erdebene, fördert reine Ideale.

## F

**Fairfieldit:** triklines wasserhaltiges Calcium-Mangan/Eisen-Phosphat, $Ca_2(Mn^{2+}Fe^{2+})[PO_4]_2 \times 2\ H_2O$ ; weiß, lichtgelb, grünlichweiß; H: 3,5. Vorkommen: Australien, BRD, Brasilien, Iran, Portugal, Tschechien, USA.

**Faujasit:** primäres, kubisches, wasserhaltiges Calcium/Natrium/Magnesium-Alumo-Gerüst-Silikat; $(Ca_{0,5},Na,Mg_{0,5})_{3-4}[Al_{3-4}Si_{9-8}O_{24}] \times 16\ H_2O$; weiß, farblos, durchscheinend; H: 5; oktaedrische Kristalle; in drei Varietäten, Zeolith. Vorkommen: BRD. (M)

**Körperlich:** kann bei Verlust des Geruchssinnes eingesetzt werden und die Schleimbildung verringern. **Seelisch:** kann die Wahrnehmung schärfen und Orientierungshilfen bieten, wenn wir uns auf fremdes Terrain wagen. **Spirituell:** sehr dünn geschnitten ist der Stein transparent und erleichtert den Zugang zur Trance. **Energetisch:** bewirkt, dass wir einen tiefen, psychischen Zustand erreichen und ihn über einen längeren Zeitraum halten.

**Faustit:** triklines wasserhaltiges Zink,Kupfer-Aluminium-Hydroxid/Phosphat; $(Zn,Cu)Al_6[(OH)_4|(PO_4)_2]_2 \times 4\ H_2O$; apfelgrün; Aggregate: mikrokristalline Rosetten und Krusten. Vorkommen: Australien, Bolivien (Potosi), BRD (Oberlausitz), Belgien (Wallonie), Japan (Honshu), USA (Nevada). (M)

**Körperlich:** gute Heilwirkung bei Pilzerkrankungen, Rachitis, Skorbut und Muskelstarre; verbessert die Assimilation von Vitamin D und E, Kalzium und Protein. **Seelisch:** löst emotionale Blockaden auf; erleichtert die liebevolle tolerante Formulierung unserer Gefühle. **Spirituell:** vertreibt negative Schwingungen; fordert uns auf, unerwünschten Ballast über Bord zu werfen; befähigt uns auf der physischen Ebene Situationen zu überwinden, die weder heilsam noch konstruktiv für unser Leben sind.

**Fedorit:** triklines wasserhaltiges Natrium,Kalium-Calcium-Schicht-Silikat; $(Na,K)_{2-3}(CaNa)_7[Si_4O_8(FClOH)_2|(Si_4O_{10})_3] \times 3,5\ H_2O$; farblos, perlweiß, blassrot. Vorkommen: BRD (Eifel), GUS (Sibirien).

**Ferberit:** monoklines Eisen-Wolfram-Oxid; $Fe^{2+}WO_4$; schwarz-metallisch; undurchsichtig; H: 4–4,5; D: 7,4–7,5. Vorkommen: Australien, Bolivien, China (Hunan), GUS (Kola), Indien (Maharashtra), Japan (Honshu), Kanada, Kasachstan, Tschechien, USA (Montana, Nevada).

**Fergusonit:** primär pegmatitisches, postvulkanisches oder sekundär angereichertes, tetragonales Cer, Neodyn, Lanthan,Yttrium(Niob/ Tantal)-Oxid; Ce,Nd,La,Y(Nb,Ta)O; grau, gelb, braun, braunschwarz (frisch), starker metallischer Glasglanz (frisch), ansonsten matt; H: 5,5–6,5; D: 4,7–6,3; säulige Kristalle, Doppelpyramide; Aggregate: körnig, massig, abgerollt, in sechs Varietäten. Vorkommen: BRD, China, Italien, Mongolei, Schweden, Schweiz, Sri Lanka, Südafrika, USA (Texas). (M)

**Körperlich:** kann gegen Blutkrankheiten, bei der Verbesserung der Durchblutung in Hals- und Kopfvenen, zur Linderung von Ischiasbeschwerden und bei Verbrennungen eingesetzt werden. **Seelisch:** verbessert Führungsqualitäten, Selbstsicherheit und die Fähigkeit das Leben in die eigenen Hände zu nehmen. **Spirituell:** weckt die Kundalini-Kraft; liefert starke Impulse, »die innere Reise zum Licht fortzusetzen«.

**Ferrierit:** primär-hydrothermales, rhombisches wasserhaltiges Natrium/Kalium/Magnesium-Alumo-Gerüst-Silikat; $(Na,K,Mg)_3\ [Al_3Si_{15}O_{36}] \times 9\ H_2O$; farblos, weiß, grünlich, rosa; H: 3–3,5; D: 2,15; Aggregate: radialstrahlige, dünne, feine Kristalle; in drei Varietäten vorkommend, Zeolith. Vorkommen: Italien (Sardinien), Kanada (British Columbia), Spanien (Andalusien), Tschechien, USA (Arizona). (M)

**Ferrimolybdit:** rhombisches wasserhaltiges Eisen-Molybdat; $Fe_2{}^{3+}[MoO_4]_3 \times 7H_2O$; gelb; H: 1–2; Vorkommen: Australien, BRD (Sachsen), GUS (Habadino-Balkarien), Italien, Mexiko (Durango), USA (Arizona, Idaho, Oregon, Texas).

**Ferrosilit:** rhombisches Eisen, Magnesium-Ketten-Silikat; $Fe^{2+}(Fe^{2+}Mg)[Si_2O_6]$; farblos, grün, dunkelbraun, durchscheinend bis undurchsichtig; H: 5–6; Vorkommen: BRD (Sauerland, Eifel, Chemnitz).

**Fersmanit:** primär pegmatitisches oder hydrothermales, monoklines Calcium/-Natrium-Titan/-Niob-Hydroxid/ Gruppen-Silikat; $(Na,Ca)_8(Ti,Nb)_4[O_8|(F,OH)_4|Si_2O_7]_2$; braun, goldgelb; H: 5–5,5; D: 3,4. (M) Vorkommen: Brasilien, BRD (Eifel), GUS (Kola).

**Körperlich:** wird zur Behandlung von Störungen im Arm-, Fuß- und Handbereich benutzt. **Seelisch:** stimuliert den Intellekt, fördert eigenständige Überlegungen und die innere Zufriedenheit. **Spirituell/Energetisch:** kann Trübungen in Chakren und Aura beseitigen und Schmerzen aus dem Körper ziehen. In Kombination mit anderen Steinen unterstützt es deren Heilwirkung und überträgt eine beruhigende und stille Energie.

**Fiedlerit:** triklines wasserhaltiges Blei-Hydroxi-Fluor-Chlorid, $Pb_3(OH)FCl_4 \times H_2O$; farblos, H: 3,5 weiß; tafelige Kristalle; **giftig**. Vorkommen: Griechenland (Lavrion), Italien (Livorno).

**Körperlich:** wird bei Behandlung von Schockzuständen verwendet. **Seelisch:** seine Energie ermutigt uns, eigene Ideen und Ansichten zu äußern und integer zu handeln. **Spirituell:** ebnet der Erkenntnis den Weg, dass der Körper ein »Schrein für die Seele« ist; hilft unserer Erinnerungan Methoden auf die Sprünge, die uns gestatten, physische Bedürfnisse zu befriedigen, ohne Schaden anzurichten.

**Fillowit:** triklines Natrium-Calcium-Eisen-Phosphat; $Na_2Ca(Mn,Fe^{2+})_7[PO_4]_6$; wachsgelb, rötlich braun, durchsichtig bis durchscheinend; H: 4,5; D: 3,43; Aggregate: meist körnige Massen. Vorkommen: Kanada (Manitoba), Ruanda (Kibuye). (M)

**Körperlich:** baut Verspannungen im Schulter- und Nackenbereich ab, behandelt Störungen im Zusammenhang mit dem Cholesterinspiegel und Zellulitis. **Seelisch:** bewahrt vor der Neigung, sich an den Status Quo zu klammern. **Spirituell/Energetisch:** ermöglicht zu »fließen«, das heißt uns allen Situationen problemlos anzupassen.

**Florencit:** sekundäres, trigonales Cer-Aluminium-Hydroxid/-Phosphat; $CeAl_3[(OH)_6|(PO_4)_2]$; farblos, orange, blassgelb, rosa; H: 5–6; D: 3,58; Aggregate: meist kleine rhomboedrische Kristalle; in drei Varietäten. Vorkommen: Argentinien, Belgien, Bolivien, Brasilien, BRD, GUS

(Kola), Italien, Namibia, Österreich, Tschechien, USA (New Hampshire). (M)

**Körperlich:** kann bei Behandlungen, die im Zusammenhang mit der Regulierung der Herztätigkeit und innerer Spannung stehen, benutzt werden. **Seelisch:** reinigt und harmonisiert; kommt der romantischen Liebe zugute. **Spirituell:** lässt sich gut in den Bereichen rund um den Kopf auflegen, unterstützt Astralreisen, indem er das Erinnerungsvermögen stärkt.

**Forsterit:** primär liquidmagmatisches, regional- oder kontaktmetamorphes, rhombisches Magnesium-Insel-Silikat; $Mg_2[SiO_4]$; gelb, grau, grün, farblos, Glasglanz, durchsichtig, auch trüb; H: 6,5–7; D: 3,3; Aggregate: locker- bis feinkörnig, dicht. Vorkommen: Brasilien, BRD, China, Italien, Kanada, Mexiko, Polen, USA. (M)

**Körperlich:** kann Störungen der motorischen Fähigkeiten aufheben und Pilz- und Hefepilzinfektionen bessern. **Seelisch:** bewirkt, dass wir unsere Gefühle nicht verleugnen, sowohl unser Selbstbild als auch unsere intuitiven Fähigkeiten verbessern. **Spirituell:** stärkt den Kontakt zu unserer spirituellen Führung; unterstützt beim Entschlüsseln von Botschaften; kann unser Bewusstsein und unser Wissen um das »Hier und Jetzt« vertiefen.

**Foshagit:** triklines Calcium-Ketten-Silikat; $Ca_4[(OH)_2|Si_3O_9]$; schneeweiß, durchscheinend; H: 3; D: 2,36. Vorkommen: Japan (Honshu), Südafrika, USA.

**Fourmarierit:** sekundäres, rhombisches, wasserhaltiges Blei-Uranyl/Oxid/Hydroxid; $Pb[(UO_2)_4|O_3|(OH)_4] \times 4\ H_2O$; karmin- bis orangerot, gelb, goldgelb, braun, Diamantglanz; H: 3–4; D: 5,75–6,05; Kristalle sind meist tafelig, flächig und gestreckt; radioaktiv und **giftig.** Vorkommen: BRD (Fichtelgebirge), Kongo (Shaba), Schweiz (Wallis), Tschechien (Mähren), USA (Arizona, Utah). (M)

**Körperlich:** wird zur Behandlung von Schlaganfällen, Wunden, Brüchen und Frakturen, sowie zur Förderung der Durchblutung eingesetzt. **Seelisch:** fördert die Bereitschaft, persönliche Verantwortung zu übernehmen. **Spirituell:** bringt diejenigen Elemente nahe, die für die Erweiterung unserer Interessen sowohl erforderlich als auch recht und billig sind.

**Franckeit:** primär hydrothermales oder kontaktmetamorphes, triklines Blei/Zinn-Eisen-Antimon-Sulfosalz; $(Pb,Sn)_6FeSb_2Sn_2S_{14}$; grauschwarz, manchmal irisierend anlaufend; H: 2,5–3; D: 5,5–5,9; Aggregate: dicke, oft verbogene Tafeln, blätterig, derb, strahlig, kugelig; mit 50% Blei. Vorkommen: Bolivien (Oruro), Tschechien. (M)

**Körperlich:** bei Erkrankungen im Rachenbereich, in den Beinen und bei Schmerzempfindlichkeit; unterstützt die Wundheilung, beseitigt Muskelschwächen und entgiftet. **Seelisch:** fördert die Bereitschaft Kompromisse zu schließen und alle Aspekte eines Problems, die relevant sein könnten, in Betracht zu ziehen. **Spirituell:** fördert die Erkenntnis, wer wir wirklich sind; festigt unsere Identität; verleiht zwischenmenschlichen Beziehungen und Sozialkontakten eine tiefere Dimension, so dass ein mentaler Austausch unterstützt wird.

**Franklinit:** kontaktmetamorphes oder kontaktmetasomatisches kubisches Zink-Eisen/Mangan-Oxid; $(Zn,Mn)\ (Fe,Mn)_2O_4$; rot, braun, schwarz, undurchsichtig; H: 6–6,5; D: 5–5,2; Kristalle sind bis zu 17 cm groß; Aggregate: derb, körnig. Vorkommen: Australien, BRD, GUS (Kola, Baikal), Mexiko (Chihuahua), Schweden, USA. (M)

**Körperlich:** fördert den Haarwuchs; kann bei der Behandlung von Funktionsstörungen im reproduktiven System des Mannes eingesetzt werden. **Seelisch:** kann für den Erhalt des Selbst oder eines anderen Menschen nützlich sein. **Spirituell:** bewirkt, dass wir uns mit den Kräften der Erde und in jeder Situation mit der eigenen Mitte verbunden fühlen.

**Freibergit:** primär hydrothermales, kubisches Kupfer-Silber-Sulfo-Antimon/Arsen; $Cu_6(Ag,Fe)_6(Sb,As)_4S_{13}$; grau, undurchsichtig; H: 3–4; D: 4,5–5; Kristalle sind vielfach würfelig; Aggregate: derb, körnig eingesprengt, dicht; **giftig**. Vorkommen: Argentinien, Bolivien, China (Hunan), Marokko (Bou Azzer), Mexiko (Chihuahua), Österreich, Peru, Schweden, USA (Colorado, Montana). (M)

**Körperlich:** hervorragender Stein um die allgemeine Vitalität zu erhöhen. **Seelisch:** hilft bei der Erforschung unseres Selbst; verleiht Denkanstösse und bringt die »Dinge ins Rollen«. **Spirituell:** bringt klare Erkenntnisse über unsere Identität.

**Friedelit:** monoklines Mangan-Schicht-Silikat; $Mn^{2+}{}_8[(OHCl)_{10}|Si_6O_{15}]$; rosarot, rotbraun, gelb; H: 4–5; Vorkommen: Australien, Österreich, Peru, Schweden (Värmland), Südafrika, USA (Colorado, New Jersey).

**Frondelit:** rhombisches Mangan-Eisen-Phosphat; $(Mn^{2+}Fe^{2+})Fe_4{}^{3+}[(OH)_5|(PO_4)_3]$; olivgrün, orangegelb, braunschwarz, teilweise durchscheinend; H: 4,5; D: 3,47. Vorkommen: Brasilien (Minas Gerais), BRD, Namibia (Erongo), Portugal, Schweden, USA (North Carolina).

## G

**Gadolinit-(Y):** monoklines Yttrium-Eisen-Beryllium-Insel-Silikat; $Y_2Fe^{2+}Be_2[O|SiO_4]_2$; grün, braun, schwarz; H: 6,5–7. Vorkommen: BRD, China, Frankreich, Italien, Kanada, Norwegen, Schweden, Schweiz, USA.

**Ganophyllit:** metamorphes, monoklines, wasserhaltiges Erdalkali-Aluminium/Magnesium-Hydroxid/Alumo-Gerüst-Silikat; $(K,Na)(Mn,Al,Mg)_5[(OH)_{12}|(Si,Al)_4(O,OH)_{10})_{10}] \times 21\ H_2O$ zimtbraun, schwarz anlaufend; H: 4–4,5; D: 2,9; Aggregate: blätterig, kurzprismatische und tafelige Kristalle. Vorkommen: Italien, Kanada, Namibia, Schweden, USA. (M)

**Körperlich:** beugt Schwindelgefühl vor; verbessert den Gleichgewichtssinn; kann bei Kreislaufstörungen, Vitamin-A-Mangel und Erkrankungen im Rachenbereich angewendet werden. **Seelisch:** bringt dem Benutzer eine Erweiterung seiner Interessen und innere Reife, gepaart mit einer optimistischen, weltläufigen Einstellung. **Spirituell:** Schutzstein, der die Verbindung zu unserer animalischen Kraft herstellt; hilft während der Meditation »davonzufliegen«.

**Gaudefroyit:** primär-hydrothermales, hexagonales Calcium-Mangan-Oxid/Hydroxoid/Karbonat/Insel-Borat; $Ca_4Mn^{3+}{}_3[(O,OH)_3|CO_3|(BO_3)_3]$; grau, gelb-orange, kupfer, schwarz; H: 6; D: 3,5; Aggregate: nadelige Prismen. Vorkommen: Südafrika (Northern Cape Province). (M)

**Körperlich:** wird bei Hörproblemen, sowie bei der Stimulierung von Kreislauffunktionen und Flexibilisierung der Muskelstrukturen eingesetzt. **Seelisch:** sorgt für lebhafte Träume und gutes Erinnerungsvermögen. **Spirituell/Energetisch:** aktiviert die Hellhörigkeit und das Gefühl mit den Kräften der Erde verbunden zu sein.

**Gearksutit:** monoklines wasserhaltiges Calcium-Aluminium-Fluor-Hydroxid; $Ca[AlF_4(OH)] \times H_2O$; weiß; H: 2. Vorkommen: Australien, Bolivien, GUS, Italien, USA.

**Gehlenit:** Calcium-Aluminium-Alumo-Gruppen-Silikat, $Ca_2Al[AlSiO_7]$; farblos, grünlichgrau, gelbbraun; durchsichtig bis durchscheinend; H:5–6. Vorkommen: BRD (Harz), GUS (Ozemovskii-Massiv), Italien, Japan, USA (Colorado).

**Körperlich:** wird angewandt bei Zähneknirschen, Leber-, Augenerkrankungen und Krampfadern; verbessert Zustände die extreme Schmerzen oder Stress verursachen. **Seelisch:** stärkt den Optimismus, das angeborene Streben nach Glück und innerer Zufriedenheit. **Spirituell/Energetisch:** sorgt für innere Wärme; verbessert sowohl die Durchblutung als auch das allgemeine Wohlgefühl für den Emotionalkörper und den physischen Körper gleichermaßen.

**Genthelvin:** primär pegmatitisches oder kontaktmetasomatisches, kubisches Zink-Sulfid/Beryllo-Gerüst-Silikat; $Zn_8[S_2|(Be_6Si_6O_{24}]$; farblos, rosa, grün, fettiger Glasglanz; H: 6–6,5; D: 3,2–3,77; Kristalle sind vielfach ein- und aufgewachsen; Aggregate: kugelig, sphärolithisch. Vorkommen: BRD, Italien, Japan, Tschechien, USA. (M)

**Körperlich:** kann bei Behandlung von Depressionen, mentaler Verwirrung, Schwindelgefühl, Lymphknotenschwellung, Stirnkopfschmerzen, Koliken, allgemeiner motorischer Unruhe und Erschöpfung verwendet werden. **Seelisch:** verhilft zu mehr Freundlichkeit und Nachsicht; trägt dem Benutzer Ehre und die Achtung seiner Mitmenschen ein. **Spirituell/Energetisch:** bringt Veränderungen ins Rollen, hilft bei der Transformation und Transmutation negativer Einflüsse; fördert eine reformorientierte, liberale und tolerante Haltung.

**Gibbsit:** primär hydrothermales, sekundäres oder metamorphes, monoklines Aluminium-Hydroxid; $Al(OH)_3$; weiß, farblos, blassrot, grün; tafelige Kristalle oder kugelige kompakte Massen; H: 2,5–3. Vorkommen: Australien, Bolivien, Brasilien (Minas Gerais), BRD, GUS (Kola), Thailand, Tschechien, USA (Arizona, Georgia, Utah). (M)

**Körperlich:** wirkt bei Schwellungen und Störungen im Hals- und Nackenbereich, im oberen Rückenbereich und in den Armen. **Seelisch:** fördert Eigenständigkeit, Eigeninitiative und Streben nach persönlicher Bestleistung. **Spirituell:** fördert den rezeptiven Aspekt unserer Natur und die Freude an der Entdeckung von Informationen aus anderen Bereichen.

**Gillespit:** tetragonales Barium-Eisen-Schicht-Silikat; $BaFe^{2+}[Si_4O_{10})$; rot; H: 3. Vorkommen: USA (Kalifornien).

**Glaukosphärit:** monoklines Kupfer-Nickel-Hydroxi/Karbonat; $(CuNi)_2[(OH)_2|CO_3]$; grün, durchsichtig bis durchscheinend; H: 3–4; D: 3,78. Vorkommen: Australien, Japan (Honshu), Österreich (Tirol).

**Gmelinit:** primär hydrothermales oder postvulkanisches, hexagonales, wasserhaltiges Calcium/-Strontium/-Natrium-Alumo-Ring-Silikat; $(Ca,Sr,Na_2)[Al_2Si_4O_{12}] \times 6H_2O$; gelb, gelblich weiß, rosa, rot; H: 4,5; D: 2,1; Kristalle sind oft freistehend, meist gestreift; ein Würfel-Zeolith mit einer Calcium-, Kalium- und Natrium-Varietät. Vorkommen: Grönland (Kitaa), GUS (Kola), Italien, Kanada (Ontario), Kasachstan, USA (New Jersey), Zypern. (M)

**Körperlich:** erleichtert die Gewichtszu-, und -abnahme; wurde bei Zahnfleischerkrankung und Störungen der Assimilation von Vitamin C verwendet. **Seelisch:** hilft bei der Bewältigung realistischer Aufgaben. **Spirituell:** fördert die Gabe des »Zweiten Gesichts«; trägt zur Entwicklung einer ausgewogenen Philosophie bei.

**Goldichit:** monoklines, wasserhaltiges Kalium-Eisen-Sulfat; $KFe^{3+}[SO_4]_2 \times 4\ H_2O$; blass gelblichgrün; H: 2,5-3. Vorkommen: Chile, Italien, USA (Utah).

**Görgeyit:** monoklines wasserhaltiges Kalium-Calcium-Sulfat; $K_2Ca_5[SO_4]_6 \times H_2O$; farblos, blass grünlichgelb, durchscheinend, Glasglanz; H: 3,5. Vorkommen: Kasachstan, Österreich (Oberösterreich).

**Goyazit:** primär magmatisches oder sekundär-hydrothermales, trigonales Strontium-Aluminium-Hydroxid/Phosphat; $SrAl_3[(OH,F)_6|PO_3|PO_4(OH)]$; farblos, rosa, honiggelb, violett, braun, Glas- bis Harzglanz; H: 4,5–5; D: 3,26; tafelige Kristalle. Vorkommen: Bolivien (Potosi), Brasilien (Minas Gerais), GUS, Italien, Schweiz, Slowakei, Tschechien, USA (Colorado, Kalifornien). (M)

**Körperlich:** verbessert die Assimilation von Jod; kann bei der Behandlung von Augen- und Sprachproblemen verwendet werden. **Seelisch:** verleiht Kraft um Prüfungen und Herausforderungen zu bewältigen. **Spirituell:** gleicht männliche und weibliche Aspekte aus; öffnet und aktiviert Nabelzentrum, Herz- und Scheitelchakra.

**Grandidierit:** rhombisches Magnesium,Eisen-Aluminium-Borat-Insel-Silikat; $(MgFe^{2+})Al_3[O|BO_4|SiO_4]$; bläulichgrün, grünblau; durchsichtig bis durchscheinend; H: 7,5; derbe Massen oder längliche Kristalle. Vorkommen: BRD (Eifel), Madagaskar (Ambahatraso).

**Körperlich:** wird bei Störungen im Bereich von Lunge, Rachen, Milz und Herz eingesetzt. **Seelisch:** verleiht Kraft und Stabilität in außergewöhnlichen sozialen Situationen. **Spirituell:** trägt zur Verbesserung und Vertiefung der Kommunikation im sozialen Umfeld sowie mit anderen Welten bei.

**Graphit:** seltene primär-hydrothermale, metamorphe, hexagonale, elementare Kohlenstoff-Modifikation; stahlgrau, eisenschwarz, glänzend und undurchsichtig; H: 1–2; sehr mild und fettig; D: 2,08–2,23; Aggregate: eingewachsene undeutliche Kristalle, tafelig, ansonsten derb, eingesprengt, blätterige, spätige Massen, stängelig, radialstrahlig, kugelig, dicht, nadelig, feinste Pigmente. Vorkommen: Argentinien (Coirdoba), Brasilien, China (Taiwan), Spanien (Andalusien), Tschechien (Böhmen), USA. (G, M)

**Körperlich:** wird bei Wirbelsäulenschäden, Linsentrübungen, Beeinträchtigung des Hörvermögens und Stoffwechselstörungen eingesetzt. **Seelisch:** motiviert das eigene Leben in die Hand zu nehmen. **Spirituell/Energetisch:** kann benutzt werden um die Energie des Heilers oder eines anderen Minerals auf den Patienten zu übertragen; eignet sich als Material für Wünschelruten.

**Greenockit:** primäres oder sekundäres, hexagonales Cadmium-Sulfid; CdS; gelb, orangegelb, braun, durchscheinend bis undurchsichtig; H: 3–3,5; D: 4,9; Kristalle sind kurzsäulig, selten; Aggregate: fast nur als Anflug bekannt; **giftig**. Vorkommen: Australien (Broken Hill), Belgien, BRD, Peru (Marococha), USA (Colorado). (M)

**Körperlich:** wird eingesetzt bei Behandlung von Hautproblemen, sowie zur Verbesserung der Aufnahme von

Kalium. **Seelisch:** verbessert die intuitiven Reaktionen und die Reaktionszeit. **Spirituell/Energetisch:** fördert die funktionsorientierte Beziehung und die Kunst der Visualisierung.

**Guerinit:** sekundäres, monoklines, wasserhaltiges Calcium-Hydrogen-Arsenat; $Ca_5H_2[AsO_4]_4 \times 9\ H_2O$; farblos, weiß, Glas- bis Perlmuttglanz; H: 1,5; D: 2,76; Aggregate: Sphärolithe und Rosetten, seltener gestreckte Plättchen; **giftig**. Vorkommen: BRD (Schwarzwald, Harz), Marokko (Bou Azzer), USA (Michigan, Nevada, New Jersey). (M)

**Körperlich:** wirkt unterstützend bei der Behandlung von Leukämie, Hirnhautentzündung, Knochenschwund, Wechseljahrbeschwerden und Darmproblemen. **Seelisch:** bringt die liebevolle Seite unseres Wesens ans Tageslicht. **Spirituell:** klärt die Chakren, die Aura und den Verstand, indem die das Wachstum hemmenden Denkmuster ausgelöscht werden.

## H

**Hambergit:** primär magmatisches oder hydrothermales, triklines Beryllium-Hydroxid/Gerüst-Borat; $Be_2[(OH,F)|BO_3]$; grauweiß, farblos, Glasglanz, durchsichtig bis durchscheinend; H: 7,5; D: 2,4; Kristalle sind prismatisch, tafelig, gestreift, bis zu 15 cm groß. Vorkommen: GUS (Transbaikal), Italien, Madagaskar, Norwegen (Telemark), Pakistan (Haramosh-Gebirge), USA (Kalifornien). (M)

**Körperlich:** wird bei Fehlfunktion der Iris, Schüttelfrost und stark erhöhter Pulsfrequenz eingesetzt. **Seelisch:** hat eine tonisierende Wirkung, ähnlich wie ein hochprozentiges »Stärkungsmittel«. **Spirituell:** ruft im Trancezustand ein Gefühl der Euphorie hervor.

**Hanksit:** sekundäres, hexagonales Kalium-Natrium-Sulfat/Karbonat/Chlorid; $KNa_{22}[Cl|(CO_3)_2|(SO_4)_9]$; weiß, quarzähnlicher Glanz, durchscheinend; H: 3; D: 2,56; Kristalle sind bis zu 20 cm groß bzw. in Gruppen, meist kurzprismatisch; **giftig**. Vorkommen: USA (Kalifornien). (M)

**Körperlich:** fördert den Haarwuchs und gesunde Haarstrukturen; beugt Erkältung vor. **Seelisch:** hilft den Zustand der inneren Rastlosigkeit und vagen Sehnsüchte zu überwinden. **Spirituell:** energetisiert das Solarplexuschakra; befähigt zur Innenschau und Selbstversenkung; spornt die Kreativität und die schöpferische Kraft des Universums an.

**Harkerit:** metamorphes, kubisches, wasserhaltiges Aluminium-Mono-Borat-Insel-Silikat; $Ca_{12}Mg_4Al[(CO_3)_5|(BO_3)_3|(SiO_4)_4] \times H_2O$; farblos; D: 2,96. Vorkommen: GUS (Sibirien), Italien (Latium), Namibia (Otjozondjupa), Schweden (Värmland). (M)

**Körperlich:** kann die Therapie bei Rachenerkrankungen, Hörschäden, Zellwucherungen unterstützen. **Seelisch:** schärft die Gabe der Hellhörigkeit. **Spirituell:** vertieft die innere Wahrnehmung; ist eine Gabe aus dem Reich der Engel und anderer Lichtwesen.

**Hausmannit:** primär hydrothermales, sekundär hydrothermales, metasomatisches, kontakt- oder regionalmetamorphes, tetragonales Mangan-Oxid; $Mn^{2+}Mn^{3+}{}_2O_4$; eisenschwarz, mit Stich ins Braune, undurchsichtig; H: 5–5,5; D: 4,7–4,8; Kristalle meist in Drusen; Aggregate: körnig, spätig, derb; in Salzsäure löslich. Vorkommen: Australien, Brasilien (Minas Gerais), BRD, Mexiko (Durango), Schweden, USA (Kalifornien, New Jersey). (M)

**Körperlich:** wird bei Störungen der Knochen-, Haar-, und Hautstruktur, der Blutgefäße und Muskulatur eingesetzt. **Seelisch:** vertreibt Kummer und Sorgen, Ängste, Ärger und die Neigung zu verharren und sich anzuklammern. **Spirituell:** »Stein der Sicherheit«, man sagt ihm nach, dass er die Liebe anzieht wie ein Magnet.

**Heazlewoodit:** trigonales Nickel-Sulfid; $Ni_3S_2$; weißgelb, fahlbronze; undurchsichtig; H: 4; D: 5,82; Aggregate: derbe Massen, feinste Fünkchen, winzige würfelige Kristalle. Vorkommen: Australien, Japan (Honshu), Kanada (Quebec), Türkei (Erzurum), USA (Montana). (M)

**Körperlich:** wird bei Behandlung des männlichen Hormonsystems, zur Linderung bei Ischias und Wirbelsäulenschäden und zur Stabilisierung der Pulsfrequenz verwendet. **Seelisch:** schärft das Bewusstsein; befähigt negative oder traumatische Situationen aus dem Gedächtnis zu streichen. **Spirituell:** sensibilisiert für höhere Ebenen des spirituellen Bewusstseins; aktiviert die Fähigkeit, den meditativen Zustand zu erreichen.

**Hedenbergit:** primär magmatisches oder kontaktmetasomatisches, monoklines Calcium-Eisen-Ketten-Silikat; $CaFe[Si_2O_6]$; schwarz, braunschwarz, grünlich, Glasglanz, undurchsichtig; H: 5–6; D: 3,5–3,67; Kristalle sind selten, bis zu 5 cm lang; Aggregate: stängelig, strahlig, spätig, dicht, massig. Vorkommen: Afghanistan (Badakhshan), BRD (Harz, Eifel), Mexiko (Chihuahua), Namibia (Erongo), Pakistan, Rumänien, Tschechien, USA (Nevada). (M)

**Körperlich:** unterstützt bei der Behandlung von Knochenschwund, Zahnfleischerkrankungen und chronischen Erkrankungen des Immunsystems. **Seelisch:** fördert Erfolg, Geduld und die richtige Entscheidung, unterstützt Aktivitäten, die der Verwirklichung unserer Ziele dienen. **Spirituell:** in natürlicher Kombination mit Bergkristall und Amethyst ist er ein idealer und dynamischer Stein für Meditation, Heilung und telepathische Aktivitäten.

**Heinrichit:** sekundäres, tetragonales wasserhaltiges Barium-Uranyl/Arsenat; $Ba[UO_2|AsO_4]_2 \times 10\ H_2O$; gelb, grüngelb, klar durchscheinend bis trüb; H: 2,5; D: 3,9–4; tafelige Kristalle; Aggregate: schuppig, krustig; stark grün fluoreszierend; **giftig** und **radioaktiv**. Vorkommen: BRD (Sachsen), Frankreich (Auvergne), USA (Oregon). (M)

**Körperlich:** wirkt gegen Höhenangst, verbessert das Hörvermögen; stärkt die Ausdauer. **Seelisch:** hat eine positive Wirkung auf alle Beziehungen, die der Harmonie bedürfen. **Spirituell:** übermittelt Wachstumsimpulse; gestattet brachliegende Kräfte zu entdecken; bestärkt bei Channeling-Aktivitäten und im Umgang mit den eigenen Problemen eine neutrale Position einzunehmen.

**Herderit:** primär pegmatitisches oder pneumatolytisches, monoklines Calcium-Beryllium-Phosphat; $CaBe[(F,OH)|PO_4]$; farblos, blassgelb, blaugrün, Glasglanz; H: 5,5; D: 2,8–3. Vorkommen: Brasilien (Minas Gerais), BRD, Italien (Piemont), GUS (Ural), Pakistan. (G, M)

**Körperlich:** hilft bei Störungen der Milz und Gallenblase. **Seelisch:** fördert die Gradlinigkeit und das Taktgefühl. **Spirituell:** wird bei Behandlung von Unausgewogenheiten im Verhalten und zur Stimulierung übersinnlicher Fähigkeiten verwendet.

**Heterosit:** primär pegmatitisches oder sekundäres, rhombisches Eisen/Mangan-Phosphat; $(Fe^{3+})[PO_4]$; tiefrosa, rötlich purpur; H: 4,5; D: 3,2–3,4; Aggregate: dünne

Krusten, körnig, meist pseudomorph nach Triphylin. Vorkommen: Brasilien, Namibia, Tschechien, USA (New Hampshire), North Carolina, South Dakota). (M)

**Körperlich:** kann bei der Behandlung von Blutungen, Verletzungen und Wunden verwendet werden; unterstützt den Bluttransport vom Herzen zur Lunge; stabilisiert die Pulsfrequenz; wirkt blutreinigend. **Seelisch:** besitzt die Fähigkeit, Missstände aufzulösen; gibt die Kraft, aus Situationen auszubrechen, die überholte Verhaltensweisen und Bewusstseinszustände festschreiben. **Spirituell:** stimuliert das Scheitel-Chakra, die Erdung und das Streben nach spirituellem Wachstum.

**Hodgkinsonit:** monoklines Mangan-Zink-Hydroxid/Insel-Silikat; $Mn^{5+}Zn^{4+}{}_2[(OH)_2|SiO_4]_2$; hellrosa, orange, rötlich braun, Metallglanz, durchscheinend bis undurchsichtig; H: 4,5-5; D: 3,91; Aggregate: meist Körner, auch tafelige Kristalle. Vorkommen: USA (New Jersey). (M)

**Körperlich:** unterstützt die Heilung von Knochenbrüchen; kann zum Wiederaufbau der Zellstrukturen verwendet werden. **Seelisch:** trägt zum Erhalt der Individualität bei; lässt Illusionen wie eine Seifenblase zerplatzen. **Spirituell:** ermöglicht, die innere Bindung an die Außenwelt zu erkennen und die Beziehung zwischen dem Selbst und dem Universum zu akzeptieren und zu verstehen.

**Holdenit:** sekundäres, rhombisches Mangan-Zink-Hydroxid/Arsenat/Insel-Silikat; $(Mn,Mg)_6Zn_3[(OH)_6O_2|(AsO_4)_2(SiO)_4]$; rosa, tiefrot, orange; durchsichtig bis durchscheinend; H: 4; D: 4; Aggregate: derbe Massen oder flächige, tafelige Kristalle; **giftig**. Vorkommen: USA (New Jersey). (M)

**Körperlich:** verbessert die Atmung; beschleunigt den Genesungsprozess. **Seelisch:** beschleunigt den Durchbruch in Zeiten der Verzögerungen und des Stillstands; vertreibt negative Gedanken; bewirkt, dass positive Kräfte akzeptiert werden; befähigt innere Ruhe und Gelassenheit zu bewahren. **Spirituell:** beseitigt Blockaden auf körperlicher, geistiger und spiritueller Ebene.

**Holtit:** alluviales rhombisches Aluminium-Hydroxid/-Insel-Silikat/Borat; $Al_6(Al,Ta)(Si,Sb)_3BO_{15}(O,OH)_2$; blassbraun, rosa; H: 8,5. Vorkommen: GUS (Kola), Polen. (M)

**Holmquistit:** rhombisches Lithium-Magnesium-Eisen-Alumino-Ketten-Silikat; $Li_2(MgFe^{2+})_3Al_2[OH|\ Si_4O_{11}]_2$; blau, violett, schwarz, durchsichtig bis durchscheinend; H: 5–6. Vorkommen: Brasilien, Mosambik, Österreich (Kärnten), Schweden, USA (North Carolina).

**Homilit**: monoklines Calcium-Eisen-Bor-Insel-Silikat; $Ca_2(Fe^{2+},Mg)B_2[O|SiO_4]_2$; schwarzbraun, schwarz, schwacher fettiger Glasglanz, undurchsichtig; H: 5; D: 3,5; tafelige Kristalle; Aggregate: Körner und Plättchen. Vorkommen: Italien, Norwegen, Schweden (Värmland). (M)

**Körperlich:** stärkt das Verdauungs- und Ausscheidungssystem; unterstützt die Assimilation von Nährstoffen. **Seelisch:** fördert verbale Ausdrucksfähigkeit in Wort und Schrift; hilft anderen die eigene Überzeugungen nahezubringen; bewirkt, dass Ziele konsequent verfolgt werden. **Spirituell:** fördert die Kommunikationsfähigkeit mit »unbelebten Objekten«.

**Hopeit:** sekundäres, rhombisches, wasserhaltiges Zink-Phosphat; $Zn_3[PO_4]_2 \times 4\ H_2O$; farblos, gelblich weiß, blaugelb, durchsichtig bis durchscheinend; H: 3,5; D: 3,05; kleine prismatische Kristalle oder Aggregate: vereinzelt oder in Büscheln, tafelig, nierig, krustig, körnig, derb. Vorkommen: Belgien, BRD, Portugal (Guarda), Sambia (Kabwe), USA (New Hampshire, South Dakota). (M)

**Körperlich:** einzusetzen bei der Assimilation von Zink und Hautkrankheiten; leistet gute Dienste als Brech-, Abführ- und harntreibendes Mittel. **Seelisch**: verleiht den Mut, sich selbst zu vertrauen; lehrt Probleme methodisch zu thematisieren. **Spirituell**: stärkt den Glauben an die Heilung.

**Hübnerit:** seltenes, primär pegmatitisches, hochhydrothermales oder metamorphes, monoklines Mangan-Wolframat; $Mn[WO_4]$; rot- bis dunkelbraun, halbmetallischer Fettglanz, durchscheinend bis undurchsichtig; H: 5–5,5; D: 6,4–7,5; Kristalle sind bis zu 25 cm groß, grobtafelig bzw. nadelig; Aggregate: blätterig, stängelig. Vorkommen: Australien, Bolivien, China (Hunan), BRD, Madagaskar, Mexiko (Chihuahua), USA (Colorado, Montana). (M)

**Körperlich:** löst Versteifungen; wurde bei Hypoglykämie, Sehschwäche und Wirbelschäden mit Erfolg eingesetzt. **Seelisch**: verbessert die Anpassung der eigenen individuellen Persönlichkeit; bringt die Fähigkeit zum Tragen, sich auf wechselnde Situationen einzustellen; beeinflusst positiv Aktivitäten; fördert die Flexibilität. **Spirituell:** hilft, Informationen und Erkenntnisse über frühere Aspekte des Lebens zu gewinnen, fördert Visionen und gelegentlich gechannelte Botschaften.

**Hummerit:** sekundäres, triklines, wasserhaltiges Kalium-Magnesium-Gruppen-Vanadat; $K_2Mg_2[V_{10}O_{28}] \times 16\ H_2O$; gelb, hellorange, durchscheinend; tafelige Kristalle und krustige Aggregate: meist als Ausblühungen; in Wasser löslich, **giftig**. Vorkommen: BRD (Thüringen), USA (Colorado, Nevada). (M)

**Seelisch:** stimuliert oder stabilisiert Wünsche und Gefühle; beseitigt die Ursache der Frigidität; öffnet Wege zur Realisierung eines dynamischen, mentalen und emotionalen Zustands. **Spirituell:** fördert Kreativität; schärft intuitive Kräfte.

**Huntit:** trigonales, Calcium-Magnesium-Carbonat; $CaMg_3[CO_3]_4$; weiß, gelblich; H: 1–2; D: 2,69; fluoreszierend. Vorkommen: Australien (Victoria), GUS, Italien (Ligurien), Kanada (British Columbia), USA (Nevada). (M)

**Huréaulit:** monoklines, wasserhaltiges Mangan/Eisen-Phosphat; $(Mn^{2+}Fe^{2+})_5[PO_3(OH)|PO_4]_2 \times 4H_2O$; rosa, fleischrot, braun, orange, Glasglanz; H: 5. Vorkommen: Australien, Brasilien (Minas Gerais), BRD (Oberpfalz), Mosambik, Namibia, Tschechien, USA (Kalifornien).

**Hydrargillit:** Gibbsit oder Wavellit; sekundäres, monoklines Aluminium-Hydroxid; y-$Al(OH)_3$; farblos, weiß, auch verschiedenfarbig, Glas- bis Perlmuttglanz, durchsichtig bis durchscheinend; H: 2,5–3; D: 2,42; Kristalle sind selten; Aggregate: feinradialfaserig, traubig, stalaktitisch, warzig-krustig, körnig, schuppig, chalcedonartig. Vorkommen: Brasilien, GUS, USA (Massachusetts). (M)

**Hydrophilit:** sekundäres, triklines Chloro-Calcit; $CaCl_2$; weiß, auch violett; H: 2,5–3; Aggregate: schnell zerfließliche Beschläge. Vorkommen: BRD (Lüneburg), Peru. (M)

**Körperlich:** kann Calciummangel ausgleichen. **Seelisch:** beruhigt und regt zum Nachdenken über die Ursachen für möglichen Stress an; fördert analytische Fähigkeiten, Aufnahmefähigkeit und Genauigkeit. **Spirituell:** kann beim Meditieren dazu eingesetzt werden, die Grundfragen auf untergegangene Zivilisationen anzuwenden.

**Hydrozinkit:** sekundäres, monoklines Zink-Hydroxid/Karbonat; $Zn_5[(OH)_3|CO_3]_2$; schneeweiß, grau, gelblich, blassviolett, rosa, undurchsichtig; H: 2–2,5; D: 3,2–3,8; abgeflachte, längliche Kristalle oder Aggregate: krustig, schalig, nierig, stalaktitisch, pisolithisch, erdig, kreideähnlich. Vorkommen: Australien, Iran, Kanada (Quebec), Mexiko, Österreich, USA (Arizona, Kentucky, Nevada). (M)

**Körperlich:** sorgt für einen ausgewogenen Flüssigkeitshaushalt; stimuliert den Haarwuchs, beschleunigt Entgiftungsprozesse. **Seelisch:** fördert die Fähigkeit, Barrieren zu überwinden; kann helfen Wasserscheu zu überwinden. **Spirituell:** öffnet die Chakren. **Energetisch:** kann einen Raum von negativen Schwingungen befreien oder davor schützen.

## I

**Inderit:** monoklines wasserhaltiges Magnesium-Insel-Triborat; $Mg[B_3O_3(OH)_5]$ x 5 $H_2O$; farblos, weiß, rosa; H: 2,5–3; Kristalle. Vorkommen: GUS (Sibirien), Italien (Piemont), Kasachstan, Türkei (Eskisehir), USA (Kalifornien). (M)

**Inesit:** triklines wasserhaltiges Calcium-Mangan-Ketten- und Band-Silikat; $Ca_2Mn_7^{2+}[Si_5O_{14}(OH)]_2$ x 5 $H_2O$; rosa, orange, fleischrot, braun; H: 5,5–6. Vorkommen: China (Hubei), Schweden, Südafrika, Ungarn, USA. (M)

**Iridosmium:** dihexagonales Osmium-Iridium; mit 55% Osmium; stahlgrau, matter Glanz; H: 7; D: 19–21; Aggregate: lose, idiomorphe Kristalle, Spaltstücke von flachen, ovalen und gerundeten Formen. Vorkommen: Australien, GUS (Ural), Indonesien, Malaysia, USA (Alaska). (M)

**Körperlich:** kann bei Magenbeschwerden angewendet werden; hat sich bei Augenproblemen, der Förderung der Klarsicht und bei Überanstrengung der Augen bewährt. **Seelisch/Spirituell:** erleichtert die Übertragung der spirituellen Energie von Mensch zu Mensch, bringt uns zum Gipfel der intuitiven Fähigkeiten; ermöglicht eine Situation aus nötiger Distanz zu betrachten; fördert tiefe Einsicht in ihre Deutung.

## J

**Jahnsit:** primär pegmatitisches oder sekundäres, monoklines, wasserhaltiges Calcium/Mangan-Eisen-Hydroxid/-Phosphat; $(Ca,Mn)MgFe^{3+}[OH|(PO_4)_2]$ x 4 $H_2O$; nussbraun, gelb, gelborange, grün, purpur, Glas- bis Diamantglanz; H: 4; D: 2,72; Kristalle sind bis zu 5 mm groß, meist gestreift oder geriffelt, oft parallel angeordnet; in vier Varietäten vorkommend; Aggregate: derb, körnige Massen. Vorkommen: Brasilien (Minas Gerais), Tschechien, USA (New Hampshire, North Carolina).

**Körperlich:** wirkt sich positiv auf Störungen von Herz, Hals und Lunge aus; baut Nervosität, Stress und Verspannungen ab; bessert Sprachstörungen. **Seelisch:** löscht Wunden und Narben aus dem Gedächtnis; stärkt die Erinnerungssituation, die Wut, Kummer und Konflikte einschließen sowie die Fähigkeit, diese Gefühle loszulassen; verbessert die Kommunikationsfähigkeit mit der höheren Ebene.

**Jeremejevit:** primär pegmatitisches, hexagonales Aluminium-Fluor/Mono-Borat; $Al_6[(F,OH)_3|BO_3)_5]$; farblos, blassblau, gelbbraun; H: 7,5; D: 3,31; Kristalle, bis zu 5 cm lange Prismen. Vorkommen: BRD (Eifel), Namibia (Erongo).

**Körperlich:** gewährleistet stetige Fortschritte im Entwicklungs- und Reifeprozess des physischen Körpers; unterbindet Zellwucherungen; Dickdarmerkrankungen, Frostbeulen und Schüttelfrost sprechen darauf an. **Seelisch:** baut Minderwertigkeitsgefühle ab; vertreibt Kummer. **Spirituell:** unterstützt Entwicklungsfortschritte in Zeiten des Wandels; fördert die Manifestation des zweiten Gesichtes und die »Zukunftsschau«.

**Joaquinit:** monoklines wasserhaltiges Natrium-Barium-Cer-Eisen-Titan-Ring-Silikat; $NaBa_2Ce_2Fe^{2+}(Ti,Nb)_2[(O,OH,F)_3|(Si_4O_{12})_2]$ x $H_2O$; farblos, honiggelb; durchsichtig bis durchscheinend; H: 5–5,5; D: 3,89; Aggregate: prismatische, winzige, tafelige Kristalle, scheinbar würfelig. Vorkommen: Grönland (Kitaa), Kanada (Quebec), USA (Arkansas, Kalifornien).

**Körperlich:** wird bei Wassersucht, Gallen- und Nierensteinen, Gicht, Rheuma und bei inneren sowie äußeren Infektionen mit Erfolg eingesetzt; lindert fieberhafte Erkrankungen und Magenverstimmungen; verbessert die Assimilation von Calcium und Eisen. **Seelisch:** fördert die Harmonie zwischen Seelengefährten; sorgt für ausgeglichene, emotionale Strukturen, löst feindselige Gefühle auf.

**Jonesit:** monoklines, wasserhaltiges Barium-Kalium-Titan-Alumino-Ring-Silikat; $Ba_4(K,Na)_2Ti_4Al_2Si_{10}O_{36}$x 6 $H_2O$, farblos; H: 3-4; D: 3,25. Vorkommen: USA (Kalifornien).

**Julienit:** sekundäres, monoklines, wasserhaltiges Natrium-Cobalt-Cyanat; $Na_2Co[SCN]_4$ x 8 $H_2O$; blau; Aggregate: meist Krusten, sonst nadelige Kristalle. Vorkommen: Kongo (Shaba).

**Körperlich:** fördert Vitalität und Ausdauer; wird bei Gastritis, Schleimhaut- und Halsentzündungen, Schlaf- und Schilddrüsenstörungen eingesetzt. **Seelisch:** verleiht Mut und macht wehrhaft gegen Einschüchterungsversuche; stärkt die Kompetenz im Beruf und im Spiel.

## K

**Kainosit-(Y):** primäres, rhombisches, wasserhaltiges Calcium-Seltenerd-Karbonat/Ring-Silikat, mit ca. 35% $Y_2O_3$; $Ca_2(Y,Ce)_2[CO_3|Si_4O_{12}]$ x $H_2O$; weiß, gelb, braun, durchsichtig bis durchscheinend; H: 5–6; D: 3,5; kurzprismatische Kristalle. Vorkommen: BRD (Schwarzwald), GUS (Kola, Ural), Italien (Aosta), Kanada (Neufundland, Labrador), Malawi, Mongolei, Norwegen, USA (New York).

**Körperlich:** hilft, Wasserscheu zu überwinden; fördert die Zellerneuerung; wirkt Austrocknung entgegen. **Spirituell:** verbindet Wurzel- und Scheitelchakra; regt an, notfalls auf der Verstandesebene die Voraussetzung für eine »Erdung« zu schaffen. **Energetisch:** sorgt für eine Vernetzung sämtlicher Energiezentren im Körper.

**Kalomel:** sekundäres, tetragonales Quecksilber-Chlorid; $HgCl_2$; farblos, weiß, gräulich, gelblich, braun, frisch: Diamantglanz, durchscheinend; H: 1,5–2; D: 6,4–6,5; kurze, nadelige, tafelige oder pyramidenförmige Kristalle; Aggregate: krustig, hornartig, derb, erdig, anflugartig, fluoreszierend. Vorkommen: Italien (Toskana), Malaysia (Sarawak), Mexico (Guerrero, Sonora), USA (Kalifornien, Nevada, Texas). (M)

**Körperlich:** kann die Blutzirkulation ausgleichen und Herzschlag und Blutdruck regulieren; wurde als Abführmittel eingesetzt. **Seelisch:** erhöht die Lebenskraft, regt den Geist an. **Spirituell:** kann als Katalysator dienen um Veränderungen einzuleiten.

**Kaolinit:** sekundäres, triklines Aluminium-Hydroxid/Schicht-Silikat; $Al_4[(OH)_8|Si_4O_{10}]$; farblos, reinweiß, gelblich weiß, gelblich, rötlich, gräulich, bläulich, undurchsichtig; H: 2–2,5; D: 2,61–2,68; Aggregate: feinschuppig, dicht, locker, erdig, biegsame Spaltplättchen. Vorkommen: Argentinien, Belgien, Brasilien (Minas Gerais), Chile, China (Guizhou), Marokko (Bou Azzer), Nepal, USA. (M)

**Körperlich:** bei zu hohem Cholesterinspiegel, der Verbesserung der Hautstruktur einsetzbar; zu empfehlen bei Problemen mit den Ohren, Tränendrüsen, der Verdauung und dem Darm. **Seelisch:** befähigt, die grundlegenden Probleme des Lebens zu »verdauen« und zu verarbeiten. **Spirituell:** stärkt die Hellhörigkeit; erleichtert die Kommunikation mit der spirituellen Welt und fördert die Transkriptsionsaktivität.

**Karpholit:** rhombisch; Mangan-Alumino-Ketten-Silikat; $MnAl_2Si_2O_6(OH)_4$; goldbraun, gelbgrün, strahlige Aggregate, nestartig aufgewachsen. Vorkommen: BRD (Harz), England (Cornwall), Tschechien (Böhmen), USA (Idaho). (M)

**Kasolit:** sekundäres monoklines, wasserhaltiges Blei-Uranyl-Insel-Silikat; $Pb(UO_2)\ SiO_4 \times H_2O$; gelb-orange, grün, graugrün, gelb, gelbbraun, rotorange, durchsichtig bis durchscheinend; H: 4; D: 5,96–6,5; winzige, prismatische Kristalle, **radioaktiv** und **giftig**. Vorkommen: Australien, Kongo (Shaba), Gabun, Namibia (Tsumeb), Mähren. (M)

**Körperlich:** trägt zur Regeneration der Bauchspeicheldrüse bei; stärkt die Muskulatur: **Seelisch:** sorgt für ein Höchstmaß an innerer Vitalität und Durchhaltevermögen in Problemsituationen. **Spirituell:** verbessert die Kommunikation mit den spirituellen Kräften der Erde.

**Katophorit:** primär magmatisches, monoklines Natrium-Calcium-Eisen-Alumo-Ketten-Silikat; $Na^2Ca(Fe^{2+},Mg)_4\ Al[(OH)|Al(Si_7O_{22}]$; rosenrot, braun, grünlich schwarz; H: 5–6; prismatische Kristalle. Vorkommen: BRD (Eifel), Grönland (Kitaa, Ostgrönland), Italien (Piemont), Schweden (Småland). (M)

**Körperlich:** gute Heilwirkungen bei Muskelstarre, Halsentzündungen und unkontrollierbaren Erregungszuständen. **Seelisch:** verleiht Mut Widerstand zu leisten; schützt vor unmittelbarer physischer Gefahr; hilft Veränderungen zu verinnerlichen und Vielfalt im physischen Bereich zu bewahren. **Spirituell:** stimuliert das Bewusstsein auf der Verstandesebene.

**Kidwellit:** sekundäres, monoklines wasserhaltiges Natrium-Eisen-Hydroxid/Phosphat; $NaFe_9^{3+}[(OH)_{10}|(PO_4)_6] \times 5\ H_2O$; grün, gelb, durchsichtig bis transparent; H:3; D:3,34; nadelige, prismatische Kristalle oder derbe Massen. Vorkommen: Australien (South Australia), Brasilien (Minas Gerais), Namibia (Erongo), Portugal (Guarda), USA (Arkansas, Nevada, South Dakota. (M)

**Seelisch:** wird bei der Behandlung von Lesestörungen, mentaler Verwirrung, Lernschwierigkeiten und psychischer Instabilität eingesetzt. **Spirituell:** bewirkt die erforderliche Transformation in Situationen, die die Entwikklung hemmen; stimuliert die mathematische Begabung; verbessert die Lösung mathematischer Aufgaben. **Energetisch:** harmonisiert die Chakren, die mit Herz und Liebe, Verstand und psychischer Stärke in Verbindung stehen.

**Kinoit:** primär-hydrothermales, monoklines wasserhaltiges Calcium-Kupfer-Hydroxid/Gruppen-Silikat; $Ca_2Cu\ _2[(OH)_2|Si_3O_8(OH)_2] \times 2\ H_2O$; mittel- bis tiefblau, durchsichtig bis durchscheinend, Glasglanz; H: 5; D: 3,16; in Drusen, Krusten und derben Massen. Vorkommen: Japan (Honshu), USA (Arizona, Michigan, Utah). (M)

**Körperlich:** hervorragend bei Zahnproblemen; stabilisiert das Nervensystem; wirkt beruhigend; erhöht Kraft und Ausdauer. **Seelisch:** bewahrt vor Illusion und Selbstbetrug, indem er den Blick für selbstbeschränkende Konzepte öffnet. **Spirituell:** sorgt dafür, eine höhere spirituelle Ebene zu erreichen; hat eine besondere Beziehung zum Hals- und Kehlkopfchakra; bringt Kommunikationsenergien und übersinnliche Aktivitäten in Verbindung; fördert beim Channeling eine entspannte, ungestörte Atmosphäre während der Informationsaufnahme. **Energetisch:** beseitigt Energieblockaden; leitet seine schützende Energie in den betroffenen Bereich.

**Kolbeckit:** monoklines, wasserhaltiges Scandium/Aluminium-Phosphat; $(Sc,Al)[PO_4] \times 2\ H_2O$; hellblau, grünweiß, apfelgrün, gelb, Glas- bis Perlmuttglanz; H: 3,5–4; D: 2,39; kurzprismatische Kristalle. Vorkommen: BRD, Kongo (Shaba), Österreich (Steiermark), Rumänien, Tschechien (Böhmen), USA (Arkansas). (M)

**Körperlich:** zu empfehlen bei Dickdarm- und Harnwegsentzündungen, bei Ruhr, bei Problemen mit der Bauchspeicheldrüse und Gallenblase. **Seelisch:** fördert Teamgeist; unterstützt Findigkeit und Phantasie; bewahrt vor ungerechtfertigter Kritik; fördert Kreativität im Denken und Handeln. **Energetisch:** verstärkt Energien und lädt Scheitel-, Hals- und Solarplexuschakra auf.

**Kornerupin:** sekundäres oder metamorphes, rhombisches Eisen-Magnesium-Aluminium-Boro-Gruppen-Silikat; $(Fe,Mg)(Mg,Al,Fe)_5Al_4Si_2[(O,OH)_3|(Si,Al)_2\ (B,Si,Al)O_{22})]$; weiß, gelb, Glasglanz, durchsichtig bis undurchsichtig; H: 6,5–7; D: 3,3; strahlige, stängelige Kristalle; Aggregate: derb, parallel- oder radialstrahlig. Vorkommen: Grönland (Nuuk), Sri Lanka (Sabaragamuwa). (M)

**Seelisch:** hilft über die Trugbilder dieser Welt hinauszublicken und sowohl Täuschung als auch ihre Aktualität zu erkennen.

## L

**Lamprophyllit:** primär magmatisches, monoklines Strontium-Natrium-Titan-Gruppen-Silikat; $(Sr,K,Ba)_2(Na,Ti,Mn,Fe)_4Ti_2[(O,OH,F)|Si_2O_7]_2$; farblos, weiß, grün, rosa, goldbraun, strohgelb, schwarz; Glasglanz; H: 2–3; D: 3,4–3,5; Aggregate: tafelig, sternförmig; in Säuren zersetzbar. Vorkommen: Brasilien (Minas Gerais), Grönland, GUS (Kola, Irkutsk), Kanada (Britisch Columbia), Südafrika (Transvaal), USA (Montana). (M)

**Körperlich:** wirkt sich positiv auf Verbrennungen, Nierenentzündungen sowie Magen- und Darmstörungen aus. **Seelisch:** inspiriert Ideen, die sich praktisch umsetzen lassen. **Spirituell/Energetisch:** harmonisiert die feinstofflichen Körper; bringt die Chakren mit seiner Energie zum Leuchten; fördert mentale Kräfte, die »Erdung« und Stabilität im Zuge physischer Aktivitäten.

**Lanthanit-(La):** sekundär sedimentäres, rhombisches, selten erdhaltiges wasserhaltiges Lanthan-Karbonat; $(La,Dy,Ce)_2$ $[CO_3]_3$ x 8 $H_2O$; farblos, weiß, rosa, gelblich, durchsichtig; H: 2,5–3; D: 2,6–2,8; Aggregate: feinkörnig, erdig, schuppig, kleine quadratische Tafeln; in Säuren löslich, in 3 Varietäten. Vorkommen: Brasilien, Kanada (Quebec), Schweden (Västmanland). (M)

**Körperlich:** kann bei Behandlung von Gallen- und Nierensteinen, Schwangerschaftsbeschwerden und Schwächezuständen verwendet werden. **Seelisch:** fördert Beharrlichkeit und Durchsetzungsvermögen. **Spirituell/Energetisch:** Die Schwingungen des Minerals bringen tief greifende Erkenntnisse über unsere Charaktereigenschaften und die Motivation, Veränderungen herbeizuführen.

**Larsenit:** rhombisches Blei-Zink-Insel-Silikat; $PbZn[SiO_4]$; farblos, weiß; durchsichtig; H: 3; D: 5,9; prismatische und tafelige Kristalle. Vorkommen: BRD (Sauerland), Namibia (Oshikoto), USA (New Jersey. (M)

**Körperlich:** kann Fieber, Traumata, Geräuschempfindlichkeit und Erkrankungen in der Venenstruktur der Gliedmaßen entgegenwirken. **Seelisch:** löst Angstgefühle, die mit Feindseligkeit, Querelen und Fehden verknüpft sind. **Spirituell:** öffnet und aktiviert das Scheitelchakra; sorgt für mehr Transparenz bei Problemen, die mit der praktischen Seite der spirituellen Entwicklung in Zusammenhang stehen.

**Laubmannit:** sekundäres, rhombisches wasserhaltiges Eisen-Hydroxid/Phosphat; $(Fe^{2+}{}_3Fe^{3+},Mn,Ca)_2Fe^{3+}{}_6[(OH)_9|\ (PO_4)_5]$; gelbgrün, tiefgrün, braun; H: 3,5–4; Aggregate: nierig, warzenförmig, radialstrahlig, faserig-krustig. Vorkommen: BRD (Hessen, Sauerland), Schweden (Lappland/Kiruna), USA (Arkansas). (M)

**Körperlich:** unterstützt die Behandlung von Problemen, die Haut, Herz und Verstand betreffen. **Seelisch:** befähigt zur Dankbarkeit, wenn es in unserem Leben daran mangelt. **Spirituell/Energetisch:** verleiht den Mut für den Aufbruch zu neuen Ufern und die Realisierung von Veränderungen.

**Laueit:** sekundäres, triklines wasserhaltiges Mangan-Eisen-Hydroxid/Phosphat; $MnFe^{3+}{}_2[OH|PO_4]_2$ x 8 $H_2O$; honigbraun, gelb, durchsichtig bis durchscheinend; H: 3; D: 2,44–2,49; Kristalle sind sehr klein und prismatisch, tafelig. Vorkommen: Brasilien, BRD (Wolfach), Namibia (Erongo), Portugal, Tschechien (Böhmen), USA. (M)

**Körperlich:** hilft bei Dickdarm- und Schleimhautentzündung, Darmstörungen und Durchfall. **Seelisch:** verleiht Sicherheit und Mut, Durchhaltevermögen und Biss. **Spirituell/Energetisch:** wir lernen »Höhen«und »Tiefen« zu erkennen, aber auch den Mangel daran.

**Lavenit:** monoklines Natrium-Mangan-Zirkon-Gruppen-Silikat; $(Na,Ca)_2(Mn,Fe)(Zr,Ti,Nb)[(F,O)_2|Si_2O_7]$; farblos, rötlich gelb, schwarz, farblos, dunkelbraun; H: 6; D: 3,5; schlanksäulige Kristalle. Vorkommen: Brasilien (Minas Gerais), BRD, GUS (Kola), Italien, Kanada (Quebec), Malawi (Balaka), Norwegen (Telemark), USA. (M)

**Körperlich:** spricht auf Hauterkrankungen, Verbrennungen, Geschwüre und Läsionen an. **Seelisch:** zeigt welche Ziele es anzustreben lohnt. **Spirituell/Energetisch:** öffnet und belebt das Scheitelchakra; verbannt negative Geistwesen und schädliche Gerüche aus unserer Umgebung.

**Legrandit:** sekundäres, monoklines wasserhaltiges Zink-Hydroxid/Arsenat; $Zn_2[OH|AsO_4]$ x $H_2O$; farblos, gelb, orange; H: 4,5–5; D: 4; prismatische Kristalle; Aggregate: strahlig; **giftig**. Vorkommen: Australien, Brasilien (Minas Gerais), BRD, Griechenland, Mexiko (Chihuahua), Namibia (Oshikoto), Simbabwe, USA (New Jersey). (M)

**Körperlich:** kann bei der Behandlung von Muskeln, einschließlich Muskelkrämpfen, Muskelzuckungen und Sprachstörungen eingesetzt werden. **Seelisch:** weckt den Gerechtigkeitssinn und die Bereitschaft sich für die Gleichberechtigung einzusetzen; stimuliert die Gefühlsebene, so dass wir uns eher in die Lage anderer versetzen können.

**Leifit:** primär hydrothermales, trigonales Natrium-Fluor/ Hydroxid/-Beryllo-Alumo-Gerüst-Silikat; $Na_2[(F|OH)_2|(Be,Al,Si)_7(O,OH,F)_{14}]$; farblos, weiß; durchsichtig; H: 6; D: 2,57; Kristalle sind bis zu 2 cm dick. Vorkommen: Grönland (Kitaa), GUS (Kola), Kanada (Quebec), Norwegen. (M)

**Körperlich:** kann bei Überproduktion der Säuren im Blut, bei der Regulierung der Verdauungsenzyme, bei Übelkeit, Krampfadern und Kreislaufstörungen eingesetzt werden. **Seelisch:** zeigt wann es gilt, »festzuhalten« oder »loszulassen«. **Spirituell:** fördert Klarheit der Kommunikation, Schärfe der mentalen Wahrnehmung und schöpferische Kraft angesichts vielfältiger Herausforderungen.

**Lepidokrokit:** rhombisches Eisen-Oxi-Hydrat; $Fe^{3+}O(OH)$; hellgrau bis grauschwarz, gelb, rot, braun, undurchsichtig, dünne Tafeln rot durchscheinend, Metallglanz; H: 5; D: 4; Kristalle und Krusten. Vorkommen: Australien, Bolivien, Brasilien (Bahia), Grönland (Kitaa), GUS, Italien (Toskana), Kanada, Mexiko, Namibia, Norwegen (Møre og Romsdal), USA (Arizona, Kentucky).

**Leukophoenicit:** monoklines Mangan-Hydroxid/-Insel-Silikat; $Mn_7[(OH)_2|(SiO_4)_3]$; braun, rosa, purpurn, violettrot; H: 5,5–6; D: 3,8; flächenreiche oder längliche, gestreifte Kristalle. (M)

**Körperlich:** schafft Abhilfe bei Wassereinlagerungen und Schwellungen; kräftigt den Herzmuskel und den Kreislauf; wirkt fiebersenkend; gleicht die Produktion der weißen und roten Blutzellen aus; wirkt gegen Phobien. **Seelisch:** sorgt für innere Ruhe, Ausgeglichenheit und Entspannung. **Spirituell:** stellt die Verbindung zwischen den Aspekten des physischen Überlebens und der Spiritualität her, so dass wir die Facetten der grobstofflichen Wirklichkeit in Verbindung mit unserer spirituellen Entwicklung erkennen.

**Libethenit:** sekundäres, rhombisches Kupfer-Hydroxid/Phosphat; $Cu_2[OH|PO_4]$; lauchgrün, oliv, schwärzlich grün, wenig durchscheinend; H: 4; D: 3,9–4; Strichfarbe: grün; kleine Kristalle, bis zu 3 cm groß, kurzsäulig; Aggregate: radialstrahlig, büschelig, nierig-faserig, kugelig, dicht; **giftig**. Vorkommen: Australien, Belgien, Chile, Frankreich (Elsass), GUS (Ural), Kongo (Shaba), Mexiko (Durango), Portugal, Tschechien (Böhmen), USA (Arizona, Montana, Nevada). (M)

**Körperlich:** wirkt sexuell stimulierend, wenn wir ihn bewusst zu diesem Zweck einsetzen; hilft gegen Inkontinenz. **Seelisch:** vertieft die Wahrnehmung und Konzentration. **Spirituell/Energetisch:** wirkt der Neigung entgegen, uns an den Status Quo zu klammern.

**Liebigit:** sekundäres, rhombisches, wasserhaltiges Calcium-Uranyl-Karbonat; $Ca_2[UO_2|(CO_3)_3]$ x 11 $H_2O$; gelb, grünlich gelb, grünlich; durchscheinend; H: 2,5–3; D: 2,41; kurzprismatische, meist undeutliche Kristalle; Aggregate: körnig, schuppig, krustig, traubig; radioaktiv und **giftig**. Vorkommen: BRD (Erzgebirge), Frankreich (Herault), Kanada (Großer Bärensee), Schweden (Västmanland), Tschechien (Böhmen), USA (New Mexico, Utah). (M)

**Körperlich:** wird empfohlen bei Hautausschlägen, Atemwegserkrankungen, Menstruationsstörungen und Wechseljahrbeschwerden; regt den Stoffwechsel an; verbessert die Fortpflanzungsfähigkeit und die Fruchtbarkeit. **Seelisch:** erleichtert die Anpassung und Veränderung von Situationen. **Spirituell/Energetisch:** stimuliert den Fluss des Lebens; sorgt für eine gute Entwicklung unserer Fähigkeiten und Spiritualität.

**Linarit:** sekundäres, monoklines Blei-Kupfer-Hydroxid/Sulfat; $PbCu[(OH)_2|SO_4]$; lasurblau, durchscheinend, blassblau; H: 2,5; D: 5,3–5,5; Kristalle sind bis zu 8 cm groß; Aggregate: strahlig, faserig, eingesprengt, krustig, als Beschläge oder Anflug, pulverig, in Salzsäure zersetzbar; **giftig**. Vorkommen: Argentinien (Catamarca), Australien (Tasmanien), Bolivien (Oruro), BRD (Erzgebirge), Chile, Frankreich, Griechenland, Japan (Honshu), USA (Arizona, Idaho, Montana, Nevada, Utah. (M)

**Körperlich:** verschafft Linderung bei genetischen Erkrankungen; verbessert Reisekrankheiten, Höhenangst und Wasserscheu. **Seelisch:** hilft, ja zum Leben und nein zu allem zu sagen, was unsere innere Freiheit beeinträchtigt. **Spirituell:** stimuliert das psychische Zentrum, so dass Astralreisen, vor allem auf dieser Existenzebene, erleichtert werden. **Energetisch:** harmonisiert die Meridiane im Körper.

**Linneit:** primär hydrothermales, sekundäres oder metamorphes, kubisches Kobalt-Sulfid; $Co_3S_4$; rötlich silberweiß, stahlgrau anlaufend, undurchsichtig; H: 5–5,5; D: 4,8–5,8; Kristalle sind vielfach oktaedrisch; Aggregate: körnig, eingesprengt. Vorkommen: Australien, BRD (Bodenmais), GUS (Sibirien, Ural), Namibia (Erongo), Norwegen, Schweden (Småland), Südafrika (Limpopo), Tschechien (Böhmen), USA (Idaho, Maryland). (M)

**Körperlich:** schafft ein Gegengewicht zu den gesättigten Fettsäuren in der Nahrung; sorgt für ausgeglichene Produktion der Sekrete von Leber, Gallenblase und Bauchspeicheldrüse; reduziert den Abbau von Fettdepots; erleichtert die Umwandlung von Fett in Fettsäuren und Glycerin; kann fetthaltige Tumore auflösen; stärkt die Giftstoffausleitung; bewährt bei der Eindämmung bösartiger Zellwucherungen. **Seelisch:** bringt klare Strukturen in Bündnisse. **Spirituell:** stärkt die Verbindung zwischen Wurzel- und Scheitelchakra, fördert die Vitalität und die Erdung, die Suche nach Weisheit und die Spiritualität.

**Lithiophilit:** primär magmatisches, rhombisches Lithium-Mangan/Eisen-Phosphat; $Li(Mn^{2+},Fe^{2+})[PO_4]$; gelb, braun, durchsichtig bis durchscheinend; H: 4–5; D: 3,4–3,6; Kristalle sind selten; Aggregate: derb, grobkörnig; in Salzsäure leicht löslich. Vorkommen: Brasilien (Minas Gerais), BRD, Namibia, Portugal, Ruanda, USA. (M)

**Körperlich:** wird zur Behandlung von Nervenerkrankungen und zur Verbesserung der Schizophrenie eingesetzt; fördert die Assimilation von Eiweiß im Körper; stärkt das Gedächtnis; gleicht Stoffwechselprozesse aus. **Seelisch:** schafft Freundschaften und einen »guten Draht«. **Spirituell:** beruhigt und harmonisiert die Chakren. **Energetisch:** wirkt negativen Schwingungen und Meinungsverschiedenheiten entgegen.

**Ludlamit:** primär pegmatitisches, monoklines, wasserhaltiges Eisen-Phosphat; $(Fe^{2+},Mg,Mn)_3[PO_4]_2$ x 4 $H_2O$; hell- bis apfelgrün, durchsichtig bis durchscheinend; H: 3–4; D: 3,1; tafelige Kristalle, bis zu 10 cm lang; Aggregate: derb. Vorkommen: Bolivien, Brasilien, BRD, Frankreich, Japan, Kanada (Yukon), USA (Idaho, New Mexico). (M)

**Körperlich:** stärkt das Sehvermögen; wirkt gegen Parasitenbefall; verbessert die motorische Fähigkeit und die Struktur von Haut- und Körperzellen. **Seelisch:** hilft, festgefahrene Situationen zu lösen. **Spirituell:** reinigt das Herzchakra. **Energetisch:** löst negative Schwingungen, zerstörerische Neigungen und Unsicherheiten auf.

## M

**Magnesioferrit:** primär postvulkanisches oder kontaktmetasomatisches, kubisches Magnesium-Eisen-Oxid; $MgFe_2O_4$; schwarz; H: 5,5–6; D: 4,6–4,7. Vorkommen: BRD, GUS (Ural), Italien (Latium), Polen (Âlàskie), Schweden, Tschechien (Böhmen), USA (Wyoming). (M)

**Körperlich:** wird bei Konvulsionen, Anämie, Osteoporose, Verstopfung, Zahnwurzelentzündung und Herzkammerjagen eingesetzt; lindert prämenstruelle Beschwerden; mindert Körpergeruch; kann virulente und hochgradig infektiöse Erkrankungen behandeln. **Seelisch:** löst Wutgefühle auf und befähigt uns, ein Lob mit Würde entgegen zu nehmen. **Spirituell/Energetisch:** stärkt das Gefühl, mit den Energien der Erde verbunden zu sein, harmonisiert die Meridiane und die feinstofflichen Körper.

**Manganit:** primär niederhydrothermales, sekundär-sedimentäres oder regionalmetamorphes, monoklines Mangan-Oxid-Hydroxid; y-MnOOH; frisch braunschwarz, verwittert stahlgrau, Halbmetallglanz, sehr dünn durchscheinend; H: 4; D: 4,3; Kristall-Gruppen, stängelig, wirr, radialstrahlig, säulig, stark gestreift, Aggregate: derb, strahlig, körnig, nadelig. Vorkommen: Australien, BRD, Brasilien (Minas Gerais), Chile, Japan (Honshu), Kanada (Ontario), Mexiko (Chihuahua), Peru, Südafrika, USA. (M)

**Körperlich:** wird bei Unfruchtbarkeit und bei Störungen der Schleimhäute, sowie von Nieren, Blase und Blut eingesetzt; kräftigt die Venen; lindert Schwellungen und Wassereinlagerungen. **Seelisch:** befreit uns von unguten Bindungen und unerwünschten Einflüssen. **Spirituell/Energetisch:** gibt physische Kraft Kummer zu vertreiben.

**Manganosit:** metasomatisches, kubisches Mangan-Oxid; MnO; smaragdgrün, an der Luft schwarz werdend, Glasglanz; H: 5–6; D: 5,36; würfelige Kristalle; Aggregate: granoblastisch, spätig. Vorkommen: Brasilien, Indien (Karnataka), Kirgisistan, Namibia, Schweden (Dalarna), Schweiz, Ungarn, USA (Arizona, Michigan, Montana). (M)

**Körperlich:** wird bei Hauterkrankungen, Haarausfall und Darmstörungen verwendet. **Seelisch:** fördert eigenständiges Denken und liebevolles Handeln. **Spirituell:** erleichtert die Manifestation weltlicher Dinge. **Energetisch:** eignet sich hervorragend für die Meditation und die eigene, innere Mitte zu finden.

**Matlockit:** sekundäres, tetragonales Blei-Fluor-Chlorid; PbFCl; farblos, gelblich, grünlich, Diamantglanz, durchsichtig bis durchscheinend; H: 2,5–3; D: 7,2; dünntafelige Kristalle; Aggregate: derb, grobblätterig. Vorkommen: Australien (Tasmanien), BRD, Italien (Toskana), Simbabwe (Mashonaland), USA (Arizona). (M)

**Körperlich:** hat eine kräftigende Wirkung auf Zähne, Zahnfleisch und Zahnschmelz. **Seelisch:** verleiht uns das Gefühl von kindlicher Neugierde. **Spirituell:** kann ein Fenster sein für den Einstieg in intuitive Astralreisen und den Zugang zum kosmischen Wissen zu erleichtern.

**Messelit:** primär hydrothermales, triklines, wasserhaltiges Calcium-Eisen-Phosphat; $Ca_2(Fe^{2+},Mn)[PO_4]_2$ x$2H_2O$; weiß, farblos, bräunlich, undurchsichtig; H: 3,5; D: 3,16; winzige, rosettenförmige Kristalle; Aggregate: radiale, nadelige, strahlige, schuppige Massen, lose Täfelchen, in Salzsäure löslich. Vorkommen: Brasilien (Minas Gerais), BRD, Frankreich, GUS (Kola), Kanada (Yukon), Österreich, Tschechien (Böhmen), USA (New Hampshire). (M)

**Körperlich:** verleiht Kraft während des Fastens; kann zur Behandlung von Hirnerkrankungen, Schädelfrakturen oder -missbildungen, und unterstützend beim Aufbau von Zellstrukturen in den inneren Körperhöhlungen eingesetzt werden. **Seelisch:** bringt Ordnung in geschäftliche Aktivitäten. **Spirituell:** erleichtert die Übermittlung besonderer Lernaufgaben aus der spirituellen Welt.

**Mikrolith:** primär magmatisches, kubisches Natrium-Calcium-Tantal-Oxid-Hydroxid; $(Na,Ca)_2Ta_2O_6(O,OH,F)$; blassgelb, grün, braun, Fett- bis Glasglanz; H: 5–5,5; D: 4,2–6,4; eingewachsene Kristalle; Aggregate: körnig, eingesprengt, auch größere Massen. Vorkommen: Afghanistan (Kunar), Brasilien, Finnland (Länsi-Suomi), GUS (Transbaikal), Italien, Polen, Schweden, USA. (M)

**Körperlich:** wird bei Behandlungen von Hefepilzinfektionen, Falten und zur Steigerung des Wohlbefindens eingesetzt. **Seelisch:** verleiht unseren Bewegungen Anmut. **Spirituell:** beschleunigt die Geschwindigkeit von physischen und mentalen Aktivitäten. **Energetisch:** ermöglicht den Kontakt zum inneren Wesen.

**Milarit:** primär hydrothermales, dihexagonales, wasserhaltiges Kalium-Calcium-Beryll-Aluminium-Schicht-Silikat; $KCa_2AlBe_2[Si_{12}O_{30}]$ x $H_2O$; farblos, gelblich, grünlich, Glasglanz, durchscheinend; H: 5,5–6; D: 2,6; säulige Kristalle, meist aufgewachsen. Vorkommen: Brasilien, Italien, Kanada, Polen, Schweden, USA (Virginia). (M)

**Spirituell:** unterstreicht die weiblichen Anteile der Persönlichkeit und gleicht übermächtige Yang-Strukturen aus. **Energetisch:** empfehlenswert, wenn der Gedanke an eine Astralreise mit Unwohlsein verbunden ist.

**Millerit:** primär intramagmatisches, hydrothermales, vulkanisch-exhaltives oder sekundär-sedimentäres, trigonales Nickel-Sulfid; NiS; messinggelb, grünlich blau, bräunlich, schwärzlich, Metallglanz, undurchsichtig; H: 3–3,5; D: 5,3–5,6; Aggregate: nadelig, haarig, büschelig, radialstrahlig, derb, körnig. Vorkommen: Australien, BRD, Frankreich (Korsika), Grönland (Nuuk), Irland (Galway), Italien (Toskana), Marokko (Bou Azzer), USA (Iowa). (M)

**Körperlich:** verbessert die Elastizität von Haut, Gewebe und Muskeln; löst Infektionen im Körper auf; mindert Kopf- und Hirndruck. **Seelisch:** stimuliert den Intellekt und löscht negative Aspekte des Ego aus. **Spirituell:** fördert tiefen meditativen Zustand. **Energetisch:** verfeinert Techniken und Methoden, die eine Bewusstseinserweiterung und die Einstimmung auf die Energien des Universums initiieren.

**Mimetesit:** sekundäres, hexagonales Blei-Chlor-Arsenat; $Pb_5[Cl|(AsO_4)_3]$; gelb, orange, braun, grau, farblos, weiß, grünlich, Fett- und Diamantglanz, durchscheinend; H: 3,5–4; D: 7,2; Kristalle sind bis zu 5 cm groß; Aggregate: traubig, nierig, krustig, Überzüge: anflugartig, erdig, faserig. Vorkommen: Australien, Belgien, China (Guangdong), Frankreich (Auvergne), Griechenland (Lavrion), Iran (Isfahan), USA (Arizona). (M)

**Körperlich:** kann bei starkem Gewichtsverlust, Unbeweglichkeit, Wirbelsäulenerkrankungen und Halsschmerzen eingesetzt werden. **Seelisch:** fördert Abenteuerlust. **Spirituell/Energetisch:** entfaltet seine Schutz- und Hilfsfunktion in Channeling-Situationen.

**Mitridatit:** sekundäres wasserhaltiges Calcium-Eisen-Oxid/Phosphat; $Ca_2Fe^{4+}{}_3[O_2|(PO_4)_3]$ x 3 $H_2O$; oliv, hellgrün; H: 3–3,5; D: 3,2; dünntafelige Kristalle; Aggregate: erdig, Knollen, krustig, gummiartig. Vorkommen: Australien, Belgien BRD, Frankreich (Auvergne), Italien (Lombardei), Tschechien, USA (Nevada, North Carolina, Utah). (M)

**Körperlich:** kann zur Behandlung von Schwindelanfällen sowie bei Störungen der Zellregeneration verwendet werden. **Seelisch:** stärkt Mut und Eigeninitiative. **Spirituell/Energetisch:** fördert Channeling-Aktivitäten auf der mystischen Ebene.

**Mixit:** sekundäres, hexagonales wasserhaltiges Wismut-Kupfer-Hydroxid/Arsenat; $BiCu_6[(OH)_6|(AsO_4)_3]$ x 3 $H_2O$; grün, weißlich, matt bis glänzend; H: 3–4; D: 3,8; haarförmige Kristalle; Aggregate: nierig, radialfaserig, derb; **giftig**. Vorkommen: BRD, Chile (Guanaco), Frankreich (Elsass), Mexiko, Tschechien, USA (Utah). (M)

**Körperlich:** wird zur Behandlung von Verdauungsstörungen eingesetzt; unterstützt die Assimilation derjenigen Nährstoffe, die den Körper in ein optimales Gleichgewicht bringen. **Seelisch:** stärkt und unterstützt das Gedächtnis. **Spirituell/Energetisch:** schafft die Basis für eine Harmonisierung der Chakren; weckt die Kundalini-Energie oder unterstützt deren Entfaltung.

**Monazit:** primär magmatisches, pegmatitisches oder sekundär angereichertes, monoklines Cer/Lanthan/ Thorium-Phosphat; $(Ce,La,Nd,Th)[PO_4]$; hellgelb, dunkelrotbraun, rot, Harzglanz oder fettiger Diamantglanz, durchscheinend; H: 5–5,5; D: 4,8–5,5; ein- und aufgewachsene Kristalle, bis zu 20 cm groß; Aggregate: größere Massen, Gerölle, abgerollte Körner; in vier Varietäten; vielfach **radioaktiv**. Vorkommen: Australien (South Australia), Belgien, China (Fujian), Grönland (Kitaa), GUS (Karelien, Ural, Irkutsk), Kongo (Shaba), Österreich, Schweden, Tschechien, USA (Arizona, Idaho, Virginia). (M)

**Körperlich:** lindert starke Schmerzen; unterstützt den Kampf gegen Fettleibigkeit; wirkt Sorgen und Problemen entgegen, die uns Kopfschmerzen bereiten. **Seelisch:** bringt Trost und ruft den Verstand auf den Plan.

**Monticellit:** rhombisches Calcium-Magnesium-Insel-Silikat; $CaMg[SiO_4]$; farblos, weißlich; H: 5,5; D: 3,2; Aggregate: kleine Kristalle. Vorkommen: BRD, China (Hubei), Grönland, Indonesien, Italien (Latium), Kanada (Quebec), Südafrika, USA (Arizona, Arkansas). (M)

**Körperlich:** wird bei Behandlung von Kopfverletzungen, Beeinträchtigungen des Muskel- und Fettgewebes eingesetzt. **Seelisch:** stimuliert das Lernen in eigener Regie und den Gebrauch aller unserer Sinne. **Spirituell/ Energetisch:** im Rahmen der Meditation verleiht er die Energie, eine unendliche Kette miteinander verknüpfter Ideen zu empfangen.

**Mordenit:** postvulkanisches rhombisches wasserhaltiges Calcium-Kalium-Natrium-Alumo-Gerüst-Silikat; $(Ca,K_2,Na_2)\ [AlSi_5O_{12}]_2 \times 7\ H_2O$; weiß, farblos; H: 4–5; D: 2,1; Aggregate: faserig, nadelig, nierig. Vorkommen: Dänemark (Färöer), Frankreich (Auvergne), Indien (Maharashtra), Island Tschechien, USA (Arizona, Idaho, Oregon). (M)

**Körperlich:** unterstützt die Behandlung von Infektionen im Mund, Lunge und Stimmbändern. **Seelisch:** öffnet die Augen für die Bedeutung unseres Zuhauses. **Spirituell/Energetisch:** bringt kosmische Energien, die mentale Ablenkungen auflösen und einem rastlosen Geist Ruhe und inneren Frieden schenken.

**Mosandrit:** monoklines Calcium/Natrium,Yttrium-Titan/Zirkon/Cer-Gruppen-Silikat; $(Ca,Na,Y)_3(Ti,Zr,Ce)[(F,OH,O)_2|Si_2O_7]$; tiefrot, rötlich braun, Glasglanz, kantendurchscheinend; H: 4–5; D: 3,4. Vorkommen: Brasilien (Minas Gerais), Grönland (Kitaa), GUS (Kola, Murun-Massiv), Kanada (Quebec), Norwegen (Telemark), Schweden (Småland), Südafrika (Transvaal), USA (New Mexico). (M)

**Körperlich:** wird zur Behandlung von Hautausschlägen, externen Wucherungen und motorischen Störungen eingesetzt. **Seelisch:** intensiviert die schöpferischen Aktivitäten, die Liebe, die innere Kraft, die Intuition und die sexuellen Erfahrungen. **Spirituell:** öffnet und aktiviert Basis- und Nabelzentrum, Solarplexus- und Herzchakra. **Energetisch:** festigt das Gefühl der Verwurzelung mit der Erde und beseitigt »Trübungen« in den Chakren und in der Aura.

**Mottramit:** sekundäres, rhombisches Blei/Kupfer/-Zink-Hydroxid/Vanadat; $Pb(Cu,Zn)[OH|VO_4]$; oliv, schwärzlich grün, Harz- bis Diamantglanz, durchscheinend bis undurchsichtig; H: 3–3,5; D: 5,7–6,2; säulige Kristalle; Aggregate: radialstrahlig, traubig, warzig, krustig. Vorkommen: Australien, BRD, GUS (Ural), Tschechien (Böhmen. Mähren), USA (Arizona, Kalifornien, Nevada).

**Körperlich:** zusätzlicher Energielieferant im sportlichen Wettbewerb, bei körperlicher Belastung und harter Arbeit. **Seelisch:** stärkt das Vertrauen in die Lebensumstände. **Spirituell:** repräsentiert den inneren und äußeren Wandel durch alle Zeitläufe; befreit von Zwängen.

**Muirit:** kontaktmetamorphes, tetragonales Barium-Calcium-Titan-Oxid/Ring-Silikat; $Ba_{10}Ca_2Ti[(Cl,OH)_8|(OH)_8|Si_8O_{24}]$; orange; H: 2,5; D: 3,86; Aggregate: bis zu 3 mm große Kristalle. Vorkommen: USA (Kalifornien). (M)

**Körperlich:** bei Behandlung von Augenleiden und Parasitenbefall. **Seelisch:** es profitieren Kreativität, Intuition und Sexualität. **Spirituell:** erleichtert das Verständnis und die klare Deutung von »zweideutigen« Botschaften. **Energetisch:** klärt die Aura und entfernt folglich unausgewogene Energieströme.

**Mullit:** metamorphes, rhombisches Aluminium-Oxid/ Alumo-Insel-Silikat; $Al_8[O_3(O,OH,F)|(Al,Si)O_4]_4$; gelb, violett, farblos; H: 6–7. Vorkommen: BRD (Eifel, Fichtelgebirge), GUS (Ural), Italien (Sardinien), Neuseeland, Polen (Âlàskie), Schottland, Tschechien (Böhmen). (M)

**Körperlich:** verbessert die Knochenstruktur und die Zusammensetzung und Erneuerung der Zellen. **Seelisch:** dient der inneren Reinigung, Entgiftung und Entfernung aller Störungen zu Beginn der Symptome. **Spirituell:** ermöglicht den Empfang von Informationen auf der Herzebene; macht für Übertragungen von Botschaften aus anderen Welten empfänglich, die sich auf die spirituellen Gesetze des Universums beziehen.

## N

**Nadorit:** rhombisches Blei-Antimon-Chlor-Oxid; $PbSbClO_2$; rauchbraun, gelb, Diamantglanz, durchsichtig bis durchscheinend; H: 3; D: 7,2; tafelige, prismatische Kristalle; Aggregate: grobradial und konzentrische Massen. Vorkommen: Algerien, Australien, Namibia, Österreich, Schweden. (M)

**Körperlich:** wird zur Behandlung von Hautausschlägen und Hauterkrankungen, Lähmungserscheinungen, Taubheit der Gliedmaßen, Epilepsie und allgemeinen Nervenleiden verwendet. **Seelisch:** spornt an, immer neue Gipfel der persönlichen Leistungsfähigkeit zu erklimmen. **Spirituell:** motiviert uns zu größerem Wachstum im intellektuellen und spirituellen Bereich des Lebens. Stärkt das Gefühl der Verbundenheit mit den Kräften der Erde.

**Narsarsukit:** tetragonales Natrium-Titan-Schicht-Silikat; $Na_2Ti[O|Si_4O_{10}]$; honiggelb; H: 6–7; D: 2,75. Vorkommen: BRD (Eifel), Grönland (Kitaa), GUS (Kola, Murun-Massiv), Kanada (Labrador, Quebec), Norwegen, USA (Arkansas). (M)

**Körperlich:** wird angewandt bei Erkrankungen der Blutgefäße sowie bei Hautausschlägen. **Seelisch:** stärkt die Selbstliebe; wirkt der Selbstlosigkeit entgegen. **Spirituell:** ebnet der »Trennung« zwischen Emotionalkörper und intellektuellem Körper den Weg; befähigt zur tieferen Einsicht in das kosmische Prinzip der fortwährenden Bewegung.

**Natrophylit:** rhombisches Natrium-Mangan-Eisen-Phosphat; $Na(Mn^{2+}Fe_{2+})[PO_4]$; weingelb, bernsteinfarbig; H: 4,5–5; Aggregate: meist derb oder körnig.

**Körperlich:** verdünnt das Blut, fördert das Wachstum des Kindes im Mutterleib, unterstützt die Behandlung bei einer Hirnschädigung, beugt Gelenkerkrankungen und -schmerzen vor. **Seelisch:** bringt das intuitive und das intellektuelle Selbst in Übereinstimmung. **Spirituell/Energetisch:** strahlt Energie der Neuerung aus und gewährt uns Zugang zu Informationen, mit denen sich innere und äußere Ungleichgewichte beheben lassen.

**Neptunit:** primär-magmatisches, hydrothermales oder metamorphes, monoklines Kalium-Natrium-Eisen/-Mangan-Titan-Ketten-Silikat; $KNa_2Li(Fe^{2+},Mg,Mn)_2Ti_2[O|Si_4O_{11}]_2$; schwarz, Glasglanz, dünn durchscheinend; H: 5,5–6; D: 3,23; Kristalle sind bis zu 7 cm groß. Vorkommen: Brasilien, Grönland (Kitaa), GUS (Sibirien), Kanada (Quebec), Mongolei (Gobi), USA (Kalifornien). (M)

**Körperlich:** lindert Zahnschmerzen, wirkt gegen Muskelschwäche und Muskelschwund. **Seelisch:** verleiht Mut und Festigkeit in schwierigen Situationen. **Spirituell/Energetisch:** führt eine Synthese zwischen Kraft und Vitalität herbei.

**Nissonit:** monoklines wasserhaltiges Kupfer-Magnesium-Hydroxid/Phosphat; $Cu_2Mg_2[OH|PO_4]_2 \times 5\ H_2O$; blaugrün; H: 2,5; D: 2,74; Aggregate: tafelige, meist dünne Kristalle. Vorkommen: Australien (Iron Knob). (M)

**Körperlich:** kann zur Behandlung von Alkoholismus, Essstörungen, unausgewogener Ernährung und bei instabilem Puls verwendet werden. **Seelisch:** weckt das Gefühl der Verbundenheit. **Spirituell/Energetisch:** reinigt und aktiviert Herz- und Kehlkopfchakra.

**Norbergit:** kontakt- oder regionalmetamorphes, rhombisches Magnesium-Fluor/Insel-Silikat; $Mg_3[(OH,F)_2|SiO^4]$; gelblich weiß, hell- bis dunkelgrün, bräunlich, rot, Glasglanz; H: 6–6,5; D: 3,15–3,18; Aggregate: eingesprengte Körner, derb. Vorkommen: Finnland (Länsi-Soumi), Italien (Kampanien), Kanada (Ontario), Pakistan (Hunza), Schweden (Västmanland), USA (New Jersey). (M)

**Körperlich:** kann bei der Behandlung von Wirbelsäulenerkrankungen, Taubheit in den Gliedmaßen sowie bei der Regeneration und Neuausrichtung der Zellen helfen. **Seelisch:** löst Verwirrung und Unbehagen auf. **Spirituell:** erweitert die Anzahl der Kontaktbereiche für die Chakren bei Auflegung.

**Northupit:** kubisches Natrium-Magnesium-Chlor/Karbonat; $Na_3Mg[Cl|(CO_3)_2]$; farblos, gelb; H: 3,5–4; D: 2,38. Vorkommen: USA (Kalifornien). (M)

**Körperlich:** hat gute Heilwirkungen bei Drogentherapien, bakteriellen Infektionen, Erkältungen, Instabilität und Lernschwierigkeiten. **Seelisch:** sorgt dafür, dass wir unsere innere Harmonie und Frieden finden. **Spirituell/ Energetisch:** fördert die Verbindung zwischen den Kräften fremder Galaxien und den Kräften unseres Planeten.

## O

**Osumilit**: primäres, dihexagonales Kalium-Magnesium-Aluminium/Eisen-Alumo-Ring-Silikat; $(K,Na)(Mg,Fe^{2+})_2\ (Al,Fe^{2+},Fe^{3+})_3[(AlSi)_{12}O_{30}]$; grün, blauschwarz, in Splittern durchscheinend; H: 6–7; D: 2,64; ein- und aufgewachsene Kristalle, kantengerundet. Vorkommen: BRD (Eschwege, Eifel), Italien (Kampanien), Neuseeland (Ngongotaha). (M)

**Körperlich**: weckt die Selbstheilungskräfte; hat einen günstigen Einfluss auf die Behandlung von Unausgewogenheiten im Testosteronspiegel und Diabetes; weitere Indikationen sind Netzhautablösung und Nierendialyse. **Seelisch:** beseitigt zwischenmenschliche Probleme, die in Konfliktsituationen durch Blockaden im eigenen Energiefeld entstehen. **Spirituell:** wird für die Deutung von Jenseitsbotschaften, für Kontakte mit anderen spirituellen Welten und bei Manifestationen von Energie eingesetzt, um unerwünschte Begegnungen entgegenzuwirken; glättet die Aura; reinigt unser unmittelbares Umfeld und neutralisiert negative Schwingungen. **Energetisch:** verleiht ein Gespür für die Beschaffenheit der Energie und den Energiefluss.

**Overit**: rhombisches wasserhaltiges Calcium-Magnesium-Aluminium-Phosphat; $CaMgAl[OH|(PO_4)_2] \times 4\ H_2O$; farblos, hellgrün; H: 3,5–4; D: 2,53; tafelige linealförmige Kristalle; Aggregate: derb. Vorkommen: Australien (Western Australia). (M)

**Körperlich:** hat eine positive Wirkung bei Gewichtsproblemen, Magersucht, Bulimie, Fettleibigkeit und Unfruchtbarkeit der Frau; kann äußerlich als Elixier bei Schuppen und rauer Haut angewendet werden. **Seelisch:** spornt zur Entwicklung der Eigenständigkeit in Denken und Handeln an. **Spirituell:** erfüllt den Körper mit der Liebe des Universums und seinem Licht; strahlt die reine Liebe aus.

**Owyheeit**: rhombisches Blei-Silber-Antimon-Sulfosalz; $Pb_7Ag_2(Sb,Bi)_8S_{20}$; grau- bis silberweiß, Metallglanz; H: 2,5; D: 6,03; feine Nadeln oder dichte derbe Massen, mit Anzeichen von Faserstruktur. Vorkommen: Bolivien, BRD (Harz, Erzgebirge), Griechenland, Indien (Rajasthan), Italien, Tschechien (Böhmen), USA (Idaho, Nevada). (M)

**Körperlich:** trägt dazu bei, das Blut mit Sauerstoff anzureichern und »freie Radikale« aufzulösen; bietet Schutz vor Luftverschmutzung und Strahlenschäden. **Seelisch:** bringt die Kräfte des Verstandes zur Entfaltung, um die Entwicklung der Seele zu fördern; bewahrt vor der Neigung zu Impulskäufen. **Spirituell:** schenkt die inner Weisheit.

## P

**Pachnolith:** sekundäres, monoklines, wasserhaltiges Natrium-Calcium-Insel-Aluminium-Fluorid; $NaCa[AlF_6] \times H_2O$; farblos, weiß; H: 3; D: 2,98; Aggregate: grob- bis feinkörnig, dünnprismatisch, einander überwachsend, achatartige Überzüge. Vorkommen: Brasilien (Paraiba), BRD, Grönland (Kitaa), Norwegen, USA (Virginia). (M)

**Körperlich:** hat sich bei Erkrankungen der Finger, der Nieren, der Lunge, der Augen und der Ohren bewährt. **Seelisch:** bewahrt seinen Träger vor Überempfindlichkeit gegenüber kritischen Äußerungen. **Spirituell:** ermutigt sich der inneren Wirklichkeit zu öffnen. **Energetisch:** umgibt den Körper mit einer schützenden Hülle, die schädigende Einflüsse von der Außenwelt abschirmt.

**Palermoit:** rhombisches Strontium,Calcium-Lithium, Natrium-Aluminium-Phosphat-Hydroxid, $(Sr,Ca)(Li,Na)_2Al_4\ (PO_4)_4(OH)_4$; farblos, weiß; durchsichtig; Kristalle vertikal gestreift, prismatisch; H: 5,5; D: 3,22. Vorkommen: USA (New Hampshire).

**Körperlich:** kann die Behandlung von Allergien, parasitären Infektionen und Entzündungen unterstützen. **Spirituell:** kann Wegbereiter für eine Verschmelzung von Seelen sein; kann die Fähigkeit zur Handliniendeutung anregen; erhöht die Fähigkeit des Trägers, das dritte Auge zu benutzen.

**Palladium:** primäres, kubisches, gediegenes Edelmetall; Pa; stahlgrau, starker Metallglanz, undurchsichtig; H: 4,5–5, schmiedbar; D: 11,9; Aggregate: kleine lose bzw. abgerollte Körnchen. Vorkommen: Brasilien (Minas Gerais), GUS, Kongo (Shaba), Polen, USA (Arizona, Utah). (M)

**Körperlich:** die Heilwirkung erstreckt sich auf die Lunge, die Großhirnrinde und das Gefäßsystem. **Seelisch:** begünstigt uneingeschränktes Wohlbefinden. **Spirituell:** fördert die Verbundenheit mit den äußeren ätherischen

Bereichen, indem die eigenen Bemühungen oder Interessen mit den unendlichen Energien, die zur Verfügung stehen, vereint werden. **Energetisch:** fördert Beginn und Kontinuität von Astralreisen und dem Channeling der Energien, indem die Verbindung gestärkt und das Bewusstsein während dieser Vorgänge aktiviert wird.

**Papagoit:** monoklines, Calcium-Kupfer-Aluminium-Ring-Silikat; hellblau, durchsichtig bis durchscheinend; H: 5–5,5; D: 3,25; kommt als feine Adern, Phantome oder Schneeballeinschlüsse in Bergkristall vor. Vorkommen: Slowakei, USA (Arizona). (M)

**Körperlich:** wirkt entspannend auf die vegetativen Muskeln des Verdauungstraktes und alle anderen glatten Muskeln des Körpers; beeinflusst Magenschmerzen positiv. **Seelisch:** ist geeignet, durch Stress und äußere Störungen verursachte Missklänge zu beseitigen. **Spirituell:** in Verbindung mit Bergkristall kann er auch bei der Gedankenübertragung hilfreich sein. **Energetisch:** hat sich bei Astralreisen bewährt; unterstützt den Träger Zugang zu den Akasha-Chroniken zu finden.

**Paracelsian:** kontaktmetamorphes, monoklin-pseudorhombisches Barium-Alumo-Gerüst-Silikat; $Ba[Al_2Si_2O_8]$; farblos, weiß; H: 5,5–6, D: 3,31–3,32; große Kristalle sind topasähnlich, pseudomorph. Vorkommen: England (Wales), Italien (Piemont), Schweden (Värmland). (M)

**Körperlich:** wird bei Verdauungsstörungen, zur Entgiftung des Körpers, zur Reinigung von Blut und Lunge und bei der Behandlung von Hauttumoren verwendet. **Seelisch:** regt die Gedanken an; verleiht dem Träger einen klaren Überblick über die Möglichkeit bzw. Unmöglichkeit, seine persönlichen Ziele zu verwirklichen. **Spirituell:** wird verwendet um das Scheitelchakra anzuregen und zu reinigen. **Energetisch:** bildet einen Kanal, durch den ungehindert Energie fließen kann und über den die Bewegungen der Kundalini eingeleitet und gefördert werden.

**Parisit:** primär magmatisches, hydrothermales oder metamorphes, trigonales Calcium-Cer/-Lanthan-Fluorid/-Karbonat; $(Ce,La)_2Ca[F_2|(CO_3)_3]$; rötlich braun, gelbbraun, lila, Glasglanz; H: 4–4,5; D: 4,35; bis zu 25 cm lange Kristalle, oft angewittert; Aggregate: fest, körnig. Vorkommen: Frankreich, Grönland (Kitaa), Kanada (Quebec), Malawi (Zomba), USA (Colorado, Montana, Washington). (M)

**Körperlich:** lindert Kopfschmerzen; senkt den Fettgehalt in den Zellstrukturen; bringt Abhilfe bei Schlaflosigkeit. **Seelisch:** wird verwendet um die geistige Leistungsfähigkeit zu erhöhen. **Spirituell/Energetisch:** wird verwendet, um die elektromagnetische Verbindung zwischen den physischen Energiefeldern und den vollkommenen ätherischen Energiefeldern zu stärken.

**Pascoit:** monoklines wasserhaltiges Calcium-Gruppen-Vanadat, $Ca_2V_{10}O_{26} \times 17\,H_2O$; rotorange, gelbbraun; Körner oder körnige Krusten; H: 2,5. Vorkommen: Peru (Pasco), Tschechien (Böhmen), USA (Arizona, Colorado, Nevada, New Mexiko, Utah). (M)

**Körperlich:** findet Anwendung bei Störungen des Verdauungssystems; bei Verletzungen und Erkrankungen, die mit dem Knie in Zusammenhang stehen; fördert die Motorik. **Seelisch:** hilft dem Träger, die Vergangenheit loszulassen und sich auf die Zukunft einzustellen. **Spirituell:** die Suche nach dem intuitiven Wissen, das allen zugänglich ist, wird zum persönlichen Gewinn.

**Periklas:** kontaktmetamorphes, kubisches Magnesium-Oxid; MgO; weiß, grau, grünlich, gelblich, bräunlich gelb, Glasglanz, durchsichtig bis durchscheinend; H: 5,5–6; D: 3,7–3,9; auf- und eingewachsene würflige oder oktaedrische Kristalle; Aggregate: derb, körnig. Vorkommen: BRD, Italien (Trentino), Schweden (Dalarna), USA. (M)

**Körperlich:** kann bei schwachen Eierstöcken, Pilzinfektionen, Magenübersäuerung und zur allgemeinen Heilung von Krankheiten eingesetzt werden. **Seelisch:** kann seinem Träger helfen, in deprimierenden Umgebungen und Situationen gelassen zu bleiben, indem er die Ursache erkennt und akzeptiert. **Spirituell:** kann eine Kommunikation mit den Feen der Mythologie herstellen und ermöglicht seinem Träger, einen anregenden Blick auf das Paradies und die Karma-Zustände.

**Perowskit:** primär magmatisches, kontaktmetasomatisches oder metamorphes, rhombisches Calcium-Titan-Oxid; $CaTiO_3$; grau- bis eisenschwarz, rot, gelblich, durchscheinend bis undurchsichtig; H: 5,5; D: 4; eingewachsene Kristalle; Aggregate: derb, körnig, feinkristallin, nierig, oberflächlich oft mit kleinen Würfeln. Vorkommen: Brasilien (Bahia), BRD, GUS (Kola), Indien (Maharashtra), Japan (Honshu), Polen, Schweiz, USA (Montana). (M)

**Körperlich:** wird bei Bluterkrankungen angewendet, bei denen die Reifung der roten Blutkörperchen gestört ist; kann bei Leiden, die degenerative Verletzungen der Wirbelsäule aufweisen, verwendet werden; wird bei Entzündungen der Zunge und des Gaumens, bei Magenproblemen und degenerativen Störungen der Magenschleimhaut eingesetzt. **Seelisch:** hilft, Angefangenes zu Ende zu führen; verleiht Durchhaltevermögen; beseitigt geistiges Chaos.

**Petzit:** primär hydrothermales oder subvulkanisches, kubisches Silber-Gold-Tellurid; $Ag_3AuTe_2$; stahlgrau, eisenschwarz, oft anlaufend, Metallglanz, undurchsichtig; H: 2,5–3 D: 8,7–9,1; Aggregate: derb, körnig, fein verwachsen, blättrige Massen. Vorkommen: Argentinien (Catamarca), Australien, Indonesien, Mexiko (Sonora), Rumänien, Tschechien, Ungarn (Pest), USA (Utah). (M)

**Körperlich:** kann bei Operationen den Stress nehmen und den Heilungsprozess an den betroffenen Körperteilen wirksam unterstützen; hat sich bei schwachen Knochen, brüchigen Nägeln, sowie bei Erkrankungen der großen Venen bewährt. **Seelisch:** bringt Harmonie und Eintracht in Beziehungen und Organisationen.

**Pharmakolith:** sekundäres, monoklines, wasserhaltiges Calcium-Arsenat; $Ca[AsO_3(OH)] \times 2\,H_2O$; farblos, weiß, grau, rosa, grünlich, matter Seidenglanz, durchscheinend; H: 2–2,5; D: 2,6; feinnadelige, haarförmige Kristalle; Aggregate: pulverig, anflugartig, ausblühend, nierig, traubig, warzig, erdig, mehlig, strahlig. Vorkommen: Belgien, BRD, Frankreich, Italien, Marokko, USA. (M)

**Pharmakosiderit:** sekundäres, kubisches, wasserhaltiges Kalium-Eisen-Hydroxid/Arsenat; $KFe^{3+}{}_4[(OH)_4](AsO_4)_3] \times 7H_2O$; braunrot, oliv, lauchgrün mit Stich ins Gelbe, honiggelb, durchscheinend, hoher Glas- bis Perlmuttglanz; H: 2,5; D: 2,79–2,9; Kristalle sind oft klein, würfelig, die Flächen diagonal gestreift, sonst aufgewachsen und in Drusen; **giftig**. Vorkommen: Australien (Tasmanien), Chile, China (Taiwan), Malaysia, Slowakei, USA.

**Körperlich:** stärkt den ganzen Organismus; wirkt allgemein heilend auf alle Erkrankungen und Störungen. **Seelisch:** kann als Schutzstein gegen Schadstoffe aus der Umwelt verwendet werden. **Spirituell/Energetisch:** hebt alle Chakren-Energien und kann die Einstimmung der physischen Ebene mit höheren Ebenen erleichtern.

**Phenakit:** seltenes, primär magmatisches, hydrothermales, sekundär angereichertes oder metamorphes, hexagonales Beryllium-Insel-Silikat; $Be_2[SiO_4]$; farblos, gelblich, blassrosa, wasserklarer Glasglanz; H: 7,5–8; D: 2,95–3; aufgewachsene Kristalle, bis zu 20 cm groß. Vorkommen: Argentinien, Brasilien, England, Frankreich, Mexiko, Norwegen, Schweiz, Tschechien, USA. (M, Si)

**Spirituell/Energetisch:** erzeugt klare Energiemuster des Ätherkörpers, um den physischen Körper zu heilen; bündelt die Energien anderer Heilsteine; wirkt reinigend, befreiend und aktivierend auf Chakren.

**Phosphorit:** sekundär-sedimentäre, feinkristalline Apatit-Varietät; braun, weiß, grauweiß, gelbbraun, schwarz, matter Fettglanz, undurchsichtig; H: 2,5; D: 3–3,2; Aggregate: radialstrahlig, faserig, geschichtet, kugelig, derb, nierig, knollig, erdig, körnig, locker. Vorkommen: BRD. (M)

**Körperlich:** wird bei Hauterkrankungen (Ekzemen, Ausschlägen, Trockenheit der Haut) und zur Kräftigung der Haarstruktur verwendet; kann verwendet werden, um Arterien wieder durchlässig zu machen und Giftstoffe aus dem Blut auszuschwemmen; lindert Sehnenscheidenentzündungen; kräftigt das Muskelsystem; verbessert die Knochenbildung und -stabilität; kann die Schmerzsensoren blockieren. **Seelisch:** eignet sich gut um wilde Temperamente zu zügeln. **Spirituell/Energetisch:** beschleunigt die Reise zu sich selbst und unterstützt weises Denken und Handeln.

**Pinakiolith:** monoklines Magnesium-Mangan-Antimon/Mono-Borat; $(Mg,Mn^{2+})_2(Mn^{3+},Sb)[BO_5]$; schwarz, undurchsichtig; H: 6; D: 3,88, Aggregate: tafelig. Vorkommen: Schweden (Värmland/Langban). (M)

**Körperlich:** wirkt heilend bei Frostbeulen und parasitären Infektionen; lindert Hungergefühle; bei Muskelrissen oder Hautverletzungen; Hautausschläge und raue, trockene Haut heilen ab. **Seelisch:** hilft seinem Träger, der Lösung von Rätseln auf die Spur zu kommen.

**Plancheit:** sekundäres, rhombisches, wasserhaltiges Kupfer-Hydroxid-Ketten-Silikat; $Cu_8[(OH)_2|Si_4O_{11}]_2 \times H_2O$; bläulich; H: 5,5; D: 3,8; Aggregate: sphärolithisch, nadelig, kugelig, traubig, radialstrahlig. Vorkommen: Argentinien, Frankreich, Italien, Japan (Honshu), Mexiko (Sonora), Namibia, Sambia (Solwezi), USA (Arizona, Nevada). (M)

**Körperlich:** erhöht die Blutgerinnungsfähigkeit und heilt Mandelentzündungen. **Seelisch:** fördert Kraft und Mut. **Spirituell/Energetisch:** bei jedem Besuch eines Planeten durch das Tierkreiszeichen wird er mit der klaren und positiven Energie des jeweiligen Planeten unseres Sonnensystems aufgeladen.

**Platin:** primär magmatisches oder angereichertes, kubisches, gediegenes Edelmetall; Pt; silberweiß bis stahlgrau, Metallglanz, undurchsichtig; H: 4–4,5; D: 14–19; Aggregate: eckige Körner, Blättchen, flittrig, auch gröbere Aggregate: unregelmäßig geformte, löcherige Klumpen. Vorkommen: Australien, Brasilien, China, GUS, Indonesien, Kongo, Tschechien, USA.(M)

**Körperlich:** unterstützt das problemlose Funktionieren des Verdauungssystems und die bessere Aufnahme von Nährstoffen. **Seelisch:** stimuliert Selbstzufriedenheit und fördert dadurch eine unvoreingenommene und wertfreie Haltung gegenüber Mitmenschen. **Spirituell/Energetisch:** bringt die Zentren und Meridiane des physischen Körpers auf den Ätherkörper aus; bringt die feinstofflichen Körper in Gleichklang; sorgt für die Anpassung der Polarität.

**Powellit:** sekundäres, tetragonales Calcium-Molybdad; $Ca[MoO_4]$; grünlich gelb, bläulich grün, schmutzig weiß, grau, Diamant-, Glas- bis Fettglanz; H: 3,5–4; D: 4,3; kleine, spitzpyramidale Kristalle; Aggregate: schuppig, krustig, spaltenausfüllend, in Salzsäure löslich. Vorkommen: BRD, Chile, Indien, Schweden, Schweiz, USA. (M)

**Körperlich:** hilft beim Fettabbau; Sauerstoff wird vermehrt ins Blut aufgenommen; vermindert Probleme während der Pubertät. **Seelisch:** fördert schöpferische und künstlerische Bemühungen und Ausdruckskraft. **Spirituell/Energetisch:** wird während der Meditation verwendet, kann die Aktivitäten des Scheitelchakra verbessern und für größere geistige Klarheit sorgen.

**Proustit:** primär hydrothermales oder sekundäres, hexagonales Silber-Nesosulf-Arsen; $Ag_3AsS_3$; rötlich grau, in dünnem Zustand zinnoberrot, durchsichtig bis durchscheinend; H: 2–2,5; D: 5,5–5,6; Kristalle sind bis zu 10 cm lang; Aggregate: derb, dicht, dendritisch, eingesprengt, überzugartig, anflugartig. Vorkommen: Australien, Bolivien (Potosi), China (Hunan), Frankreich (Limousin), Irland (Tipperary), Italien, Kanada, Mexiko, USA. (M)

**Körperlich:** wirkt stimulierend auf die Hypophyse und die Darmmuskulatur; wirkt heilend bei Nieren- und Blasenerkrankungen; regt die Östrogenbildung an; lindert Symptome der Wechseljahre. **Seelisch:** kann Gefühle und Empfindungen freisetzen, die man verdrängt hat. **Spirituell/Energetisch:** muss mittels Visualisierung von weißem kosmischen Licht gereinigt werden und an einem friedlichen und ruhigen Platz in der Dunkelheit aufbewahrt werden.

**Pseudomalachit:** sekundäres, monoklines Kupfer-Hydroxid/Phosphat; $Cu_5[(OH)_2|PO_4]_2$; smaragdgrün bis schwärzlich grün, oft fleckig; undurchsichtig; H: 4,5–5; D: 4,3–4,4; Kristalle sind selten, kurzsäulig, aufgewachsen; Aggregate: strahligfaserig, traubig, nierig, gelförmig. Vorkommen: Australien, Belgien, Chile, Frankreich, USA.

**Pumpellyit:** metamorphes, monoklines, wasserhaltiges Calcium-Mangan-Hydroxid/Insel-Ketten-Silikat; $Ca_2(Mn,Mg)(Al,Mn,Fe)_2[(OH)_2|SiO_4|Si_2O_7] \times H_2O$; blaugrün; H: 5,5–6; D: 3,2; Aggregate: feinnadelig, tafelig, leistenförmig, häufig Zwillinge; in vier Varietäten. Vorkommen: BRD, GUS (Kola), Indien, Italien (Sardinien), Mexiko, Österreich, Schweden, USA (Arizona, Nevada). (M)

**Körperlich:** wirkt auf alle Erkrankungen, die durch Ärger verursacht werden und auf Krankheiten, die mit Knochenschwund und Muskelkrämpfen einhergehen; wirkt heilend bei Appetitlosigkeit, Emphysemen und Hauterkrankungen. **Seelisch:** beschützt Reisende, lindert Reiseangst. **Spirituell:** eignet sich um das Herzchakra mit Energie aufzuladen. **Energetisch:** wenn man seinen Seinszustand ändern möchte, ist die ausgehende Energie genau richtig.

**Pyrolusit:** primär hydrothermales oder sekundär-sedimentäres, tetragonales Mangan-Oxid; ß-$MnO_2$; eisenschwarz, stahlgrau, oft schillernd, undurchsichtig; H: 6–6,5; D: 4,7–5; große Kristalle; Aggregate: feinkristallin, brüchig, locker, erdig, strahlig, verworren-faserig. Vorkommen: Australien, Brasilien, Chile, Frankreich, Griechenland, GUS (Kola, Ural), Italien, Kanada, Mexiko (Sonora), Mongolei (Gobi), Namibia (Erongo), Peru, Portugal, USA (Oregon, Texas, Utah, Virginia). (G, M)

**Körperlich:** wirkt bei Bronchitis, unterstützt die Klarheit der Augen; reguliert den Stoffwechsel, kräftigt die Wände der Blutgefäße; stimuliert die Sexualität. **Seelisch:** hilft Ungleichgewichte in Beziehungen, Ehen, Denkprozesse usw. zu ändern. **Spirituell:** hilft bei der Umbildung vom eigenen physischen, emotionalen und intellektuellen Körper. **Energetisch:** wirkt heilend und ausgleichend auf die Aura, indem er negative Energie abstößt; wirkt auf den physischen Körper, den Ätherkörper und den Astralkörper.

**Pyromorphit:** sekundäres, hexagonales Blei-Phosphat-Chlorid; $Pb_5[Cl|(PO_4)_3]$; grün in vielen Tönungen, braun, gelb, orangegelb weiß, farblos, durchscheinend bis undurchsichtig; H: 3,5–4; D: 6,7–7,2; bis zu 8 cm große Kristalle; Aggregate: traubig, nierig, krustig, überzugartig, anflugartig, erdig, strahlig, faserig. Vorkommen: Argentinien, Belgien, China, Frankreich, Irland, Italien, USA. (M)

**Körperlich:** unterstützt die vollständige Aufnahme von Vitamin B; lindert Kältegefühl und Schüttelfrost.

**Seelisch:** stimuliert die persönliche Energie; unterstützt neue Haltungen und Richtungen. **Spirituell:** bringt prophetische Fähigkeiten. **Energetisch:** wird eingesetzt, um Blockaden der Akupunktur-Meridiane des Dreifachen Erwärmers zu lösen und die Meridiane zu stimulieren; regt andere Heilsteine im eigenen Energiefeld an.

## Q

**Quarzit:** fein bis mittelkörnige metamorphe Quarzgesteine, mit über 98% Quarz; Silicium-Dioxid, $SiO2$; weiß bis weißgraue derbe Massen. (M)

**Seelisch/Spirituell:** verleiht Einsicht, wie man Beschränkungen verringern kann; fördert die Fähigkeit, in allen Situationen Kooperationsbereitschaft und Taktgefühl zu bewahren.

## R

**Ralstonit:** kubisches wasserhaltiges Natrium-Magnesium-Gerüst-Alumino-Fluorid; $NaMgAl_2(F,OH)_6 \times H_2O$; farblos, weiß; durchsichtig bis durchscheinend; oktaedrische Kristalle. Vorkommen: Australien, Brasilien (Paraiba), Grönland (Kitaa), Norwegen, USA. (M)

**Körperlich:** kann zur Behandlung der Nagerpest und Spätfolgen von Tollwut verwendet werden. **Seelisch:** dient dazu, Menschen für ein bestimmtes Ziel zusammenzubringen; fördert Genauigkeit und Zielgerichtetheit in allen Aktivitäten. **Spirituell:** erlaubt in der Meditation die Visualisierung von Ursachen und Folgen.

**Ramsdellit:** primäres oder sekundäres, rhombisches Mangan-Oxid; y-$MnO_2$; stahlgrau, Metallglanz, undurchsichtig; H: 3; D: 4,37; körnige Massen oder tafelige, blättrige Kristalle. Vorkommen: Australien, BRD, Indien, Mexiko (Durango), Südafrika, USA (Arizona, Montana). (M)

**Körperlich:** kann zur Behandlung von Zysten verwendet werden und zum Schutz vor der Überproduktion roter Blutzellen. **Spirituell:** kann helfen, während meditativer Zustände und Astralprojektionen in alle möglichen Richtungen zu wandern; schafft über dem Feld der Astralreise eine halbschalenförmige Struktur, so dass man innerhalb dieser schützenden Grenzen entspannen und in vollkommener Glückseligkeit frei herumfliegen kann.

**Raspit:** monoklines Blei-Wolfram-Oxid; $PbWO_4$; gelblich braun, hellgelb, grau, Diamantglanz, undurchsichtig; H: 2,5–3; D: 8,46; Kristalle sind selten, tafelig, oft Zwillinge. Vorkommen: Australien, Brasilien (Minas Gerais), BRD (Schwarzwald), Frankreich (Auvergne). (M)

**Körperlich:** kann Blutergüsse, Zerrungen und Verstauchungen mildern; hilft Schmerzen vorübergehend zu erleichtern. **Seelisch:** kann helfen, das Ungewöhnliche zu erreichen.

**Rauenthalit:** sekundäres, monoklines, wasserhaltiges Calcium-Arsenat; $Ca_3[AsO_4]_2 \times 10\ H_2O$; farblos, weiß; D: 2,36; Kristalle: selten feine Nädelchen, meist rundlich; Aggregate: Sphärolithe, auch pulverige Oberzüge; **giftig**. Vorkommen: BRD (Harz, Erzgebirge), Frankreich (Elsass), Tschechien (Böhmen), USA (Michigan, Nevada). (M)

**Körperlich:** wurde verwendet, um Genesung von Unwohlsein zu beschleunigen, die Verdauung zu fördern, sowie Stress, Überspannung und nervöse Störungen zu mildern. Wurde bei niedrigem Blutzucker und Diabetes verwendet. **Seelisch:** fördert die Konzentration; eliminiert Ablenkungen; fördert Spontanität und folgerichtige Gedankengänge. **Spirituell:** beruhigt den Astralkörper, dass daraus körperliches Wohlbefinden entsteht. **Energetisch:** stellt Energie zur Fokussierung immenser Kräfte zur Verfügung.

**Reddingit:** rhombisches wasserhaltiges Mangan-Eisen-Phosphat; $(Mn,Fe)_3[PO_4]_2 \times 3\ H_2O$; blassrosa, gelblich rotbraun, weiß, farblos; durchsichtig bis durchscheinend; H: 3–3,5; D: 3–3,23; Kristalle sind selten; Aggregate: grobfaserig, derb, körnig, krustig, nierig. Vorkommen: Brasilien (Minas Gerais), BRD (Oberpfalz), Portugal (Guarda), USA (New Hampshire, South Dakota)

**Seelisch:** kann die Wiederholung von Träumen erleichtern, um dem Träumer zu ermöglichen, sich an Details zu erinnern, die das Leben beeinflussen können. **Spirituell:** kann durch Meditation Einsicht in die Methode gewähren, mit der man Änderungen herbeiführen kann.

**Rhönit:** triklines Calcium-Magnesium-Eisen-Titan-Alumino-Ketten-/Band-Silikat; $Ca_2(Mg,Fe^{2+},Fe^{3+},Ti)_6$ (Si, $Al)_6O_{20}$: rot, braun, schwarz; undurchsichtig, Metallglanz. Vorkommen: BRD (Rhön, Eifel), Mexiko (Chihuahua). (M)

**Körperlich:** wurde in Eisenassimilationsbehandlungen benutzt, um das Säure-Basen-Gleichgewicht wiederherzustellen und um Blutandrang zu lindern; verringert Atmungsstörungen und Lungendysfunktion; stimuliert den normalen Blutfluss; erhöht während sportlicher Betätigung die Kraft und Ausdauer. **Seelisch:** erhöht die Lebhaftigkeit von Träumen; verbessert die Erinnerung an Träume. **Spirituell:** stimuliert die Transformation und dauerhaften kontinuierlichen Wandel, beschleunigt den

Prozess der Selbsterneuerung; während der Meditation können Visionen von Avalon auftreten; ermöglicht eine nicht vom Verstand gestörte Meditation, erleichtert kontemplative Meditation. **Energetisch:** kann den Körper mit der elektromagnetischen Energie der höheren Sphären auf eine Linie bringen, um eine dauerhafte Verbindung zu schaffen.

**Rickardit:** seltenes, primär-hydrothermales, rhombisches Kupfer-Tellurid; $Cu_3Te_2$; bei frischem Bruch auffallend violett, purpurrot; undurchsichtig; H: 3,5; D: 7,6; dichte, kompakte Massen. Vorkommen: Bolivien, Japan (Honshu), Mexiko (Sonora), Slowakei (Zlata Bana). (M)

**Körperlich:** kann bei der Behandlung von lymphatischen Geweben, Knochenmark, der Leber und der Milz angewendet werden; bringt Gifte aus dem Körper heraus. **Seelisch:** fördert die Unanhängigkeit des Geistes und die Verbundenheit des Selbst mit der universellen Natur. **Spirituell/Energetisch:** ein gutes Mittel zur Erdung und ein Sprungbrett der spirituellen Entwicklung; kann die Umgebung von Negativem befreien.

**Riebeckit:** primär magmatisches oder regionalmetamorphes, monoklines Natrium-Eisen-Hydroxid/Ketten-Silikat; $Na_2(Fe^{2+}Mg)_3Fe^{3+}{}_2[(OH)|Si_4O_{11}]_2$; blauschwarz, undurchsichtig; H: 5,5–6; D: 3–3,4; turmalinartige, kurz- bis langsäulige Kristalle. Vorkommen: Brasilien, Grönland, Italien, Kanada (Quebec), Malawi (Mt. Malosa), Neuseeland, Norwegen (Oppland), USA (Arkansas, Nevada). (M)

**Körperlich:** kann bei Lesestörungen, geistiger Verwirrung, Lernstörungen und Instabilität verwendet werden. **Seelisch:** kann in Wachstum hindernden Situationen Veränderungen herbeiführen; kann Hilfe und Einsicht bei der Lösung schwieriger Situationen bringen. **Spirituell/Energetisch:** kann Chakren, die mit Intuition, Intellekt und medialen Fähigkeiten assoziiert werden, harmonisieren.

**Rosasit:** sekundäres, monoklines Kupfer-Zink-Hydroxyl-Karbonat; $(Cu,Zn)_2[(OH)_2|CO_3]$; graugrün, himmelblau; durchscheinend; H: 4–4,5; D: 4–4,2; Aggregate: traubige, warzige Krusten mit faseriger oder sphärolithischer Struktur. Vorkommen: Australien (Tasmanien), Chile, Japan (Honshu), Mexiko (Chihuahua, Durango), Namibia, USA (Arizona, Idaho, Kalifornien, Montana). (M)

**Körperlich:** kann benutzt werden um Gewebeschäden nach Muskelrissen zu beheben und Masern und Röteln zu lindern. **Seelisch:** kann Emotionen beschwichtigen. **Spirituell:** hilft Zugang zu Erinnerungen zu erhalten und Informationen abzurufen; erleichtert den Gebrauch von Mantras.

**Roscherit:** sekundäres, monoklines wasserhaltiges Calcium-Mangan-Beryllium-Phosphat; $Ca_2(Mn,Fe)5Be_5[OH|PO_4]_6 \times 4–5\ H_2O$; orange, rot, hell- bis dunkelbraun, olivgrün; H: 4,5; D: 2,93; kurzprismatische, dünntafelige Kristalle; Aggregate: wurmartig, dünnblätterig. Vorkommen: BRD, Brasilien (Minas Gerais), Österreich, Portugal (Guarda), USA (New Hampshire, North Carolina). (M)

**Körperlich:** kann bei Lungenentzündungen, Störungen der Vitamin-A- und -E-Resorption und Heuschnupfen eingesetzt werden. **Seelisch/Spirituell:** kann helfen, für eine »sichere« physische und mentale Umgebung zu sorgen; bewirkt, dass alles Mögliche sich auflöst oder zerstreut.

**Roselith:** sekundäres, monoklines, wasserhaltiges Calcium-Kobalt-Arsenat; $Ca_2(Co,Mg)[AsO_4]_2 \times 2\ H_2O$; dunkelrot, rosarot, durchsichtig bis durchscheinend; H: 3,5; D: 3,74; Kristalle, oft in Drusen; Aggregate: kugelig. Vorkommen: BRD (Erzgebirge, Schwarzwald), Chile (Pampa Larga), Marokko (Bou Azzer). (M)

**Seelisch:** verfeinert die Kommunikation in geschäftlichen und persönlichen Beziehungen; hilft eigenes Denken zu verstehen; fördert das fortgesetzte Wachstum der Persönlichkeit. **Spirituell:** regt außersinnliche Wahrnehmungen an; kann Zugang zum Wissen Altägyptens vermitteln. **Energetisch:** kann während der Meditation den Alpha-Zustand induzieren und die Erneuerung der Zellenergie erleichtern.

**Rosenbuschit:** triklines Calcium-Zirkon-Gruppen-Silikat; $(Ca,Na)_3(Zr,Ti)[(F,O)_2|Si_2O_7]$; orangegrau, bräunlich grau, Glasglanz, kantendurchscheinend; H: 5–6; D: 3,3; nadelige, wirrnadelige, faserige Kristalle. Vorkommen: Brasilien (Minas Gerais), Grönland (Kitaa), GUS (Kola, Murun-Massiv), Kanada (Britisch Columbia), Malawi (Balaka), Norwegen (Telemark), USA (New Mexiko). (M)

**Körperlich:** kann bei Fieber, Geschwüren, Blutmangel im Körper oder Gehirn verwendet werden und um die Wirbel der Wirbelsäule zu stärken. **Seelisch:** erleichtert zirkuläres Atmen und damit Rebirthing, Zentrierung, Wutkontrolle und Meditation; steigert die Kreativität; stabilisiert Emotionen.

## S

**Sainfeldit:** sekundäres, monoklines, wasserhaltiges Calcium-Arsenat; $Ca_5[AsO_3(OH)|AsO_4]_2 \times 4\ H_2O$; farblos, blassrosa, durchsichtig; H: 4; D: 3,04; gestreckte Kristalle; Aggregate: kleine radialstrahlige, flache Rosetten. Vorkommen: BRD, Frankreich (Elsass), Griechenland, Marokko (Bou Azzer), Tschechien (Böhmen), USA (Michigan). (M)

**Körperlich:** kann helfen, Zellstrukturen, die mutiert sind, wieder umzustrukturieren. **Seelisch/Spirituell:** sorgt für Schutz vor negativen Einflüssen; bildet einen Panzer um den physischen Körper; kann Astralreisen erleichtern und beschützen; sorgt über das Herzchakra für Erdung.

**Salesit:** rhombisches Kupfer-Hydroxid/Jodat; $Cu[OH|JO_3]$; tief grün bis bläulich grün, Glasglanz, durchscheinend; H: 3; D: 4,77; prismatische Kristalle, **giftig**. Vorkommen: Chile (Chuquicamata). (M)

**Körperlich:** kann bei Austrocknung, wie auch bei Wasserüberschuss verwendet werden; kann bei Aufnahme der Vitamine A und C und bei der Linderung von Kopfschmerzen nützlich sein. **Seelisch:** kann helfen, Kreativität und Intuition zu stimulieren. **Spirituell:** fördert in der Meditation die Konzentration auf den höchsterreichbaren Gipfel; bringt nicht automatisch auf diese Ebene, zeigt aber den Weg auf; erlaubt, über ein klares Sichtfeld zu verfügen.

**Samarskit:** primär-pegmatitisches, rhombisches Uran-Niob-Hydroxid-Oxid; $(Y,Fe^{3+},Fe^{2+}U)(Nb,Ta)O_4$; tiefschwarz bis -braun mit rötlichem Schimmer, undurchsichtig; H: 5–6; D: 5,4–6,2; prismatische Kristalle oder körnige Massen; **radioaktiv** und **giftig**. Vorkommen: Australien, BRD, China (Guangdong), GUS, Norwegen, Österreich, USA. (M)

**Körperlich:** kann bei Unregelmäßigkeiten in der Drüsenstruktur verwendet werden. **Seelisch/Spirituell:** lässt den kriegerischen Geist hervortreten, mit dem man vorangeht und bei allem, was man versucht, der Beste sein will; gestattet die Einsicht und die Verbindung mit dem intuitiven Selbst.

**Saphirin:** regionalmetamorphes, monoklines Magnesium-Alumo-Ketten- und Band-Silikat; $(Mg,Al)_8[O_2|(Al,Si)_6 O_{18}]$; hellblau, bläulich, grünlich grau, dunkelgrün; H: 7,5; D: 3,4–3,5; dicktafelige oder plattige, manchmal blätterige Kristalle; Aggregate: derbkörnig. Vorkommen: BRD (Sachsen), Frankreich (Languedoc-Roussillon), Grönland (Nuuk), Italien (Piemont), Madagaskar, Sri Lanka.

**Saponit:** hydrothermales, monoklines wasserhaltiges Calcium-Magnesium-Hydroxid-Alumo-Schicht-Silikat; $(Ca_{0,5},Na)_{0,3}$ $(Mg,Fe)_3[(OH)_2|(Si,Al)Si_3O_{10}] \times 4\ H_2O$; weiß, gelblich, braun, grau; teilweise durchscheinend bis undurchsichtig; H: 1,5–2; D: 2,3; Aggregate: wirr oder subparallel, sphärolithisch, kleinzapfig, schuppig, lockererdig, dicht, derb. Vorkommen: Australien, Brasilien (São Paulo), BRD (Fichtelgebirge), GUS (Kola, Ural), Norwegen (Oppland), Polen (Szklary), USA (Arizona, Michigan).

**Körperlich:** kann zum Fettabbau verwendet werden; regt Leber und Gallenblase zur optimalen Funktion an; dient als Hilfsmittel zur Schwangerschaftsverhütung. **Seelisch:** regt zur Erweiterung des eigenen Horizontes an. **Spirituell:** gestattet, alte Angewohnheiten abzulegen. **Energetisch:** stabilisiert atmosphärische Elektrizität, schaltet Interferenzen aus und verstärkt das Senden und Empfangen von Botschaften.

**Sarkolith:** tetragonales Natrium,Calcium,Kalium-Insel-Alumo-Gerüst-Silikat; $(Ca,Na,K)_4[(F,OH;H_2O)_2|$ $(PO_4, SiO_4, CO_3, SO_4)$ $|Al_4Si_6O_{23}]$; rötlich weiß, fleischrot, Glasglanz; H: 5,5–6; D: 2,54; kleine Kristalle. Vorkommen: Italien (Kampanien, Trentino/Val di Fiemme). (M)

**Körperlich:** kann bei der Behandlung von Abschürfungen verwendet werden, um bei der Auflösung von Geschwüren und Tumoren zu helfen. **Seelisch:** lässt die Funktion des Gehirns und die geistigen Zustände verstehen. **Spirituell:** wird in meditativen Wirbelbewegungen verwendet um Stabilität zu halten. **Energetisch:** hilft die Meridiane der Fußsohlen zu stimulieren.

**Scawtit:** monoklines wasserhaltiges Calcium-Karbonat-Ring-Silikat; $Ca_7[CO_3|Si_6O_{18}] \times 2\ H_2O$; farblos, weiß; H: 4,5–5; D: 2,77; Aggregate: Körner, plattige Schichten oder tafelige Kristalle. Vorkommen: BRD (Unterfranken), Indonesien (Java), Japan (Honshu), USA (Arizona). (M)

**Körperlich:** kann bei mangelnder Assimilation von Nährstoffen, Vitaminen, Mineralien und Informationen verwendet werden. **Seelisch:** hilft Furcht zu zerstreuen; reduziert das Kritischsein; gestattet sich selbst wohler zu fühlen.

**Seamanit:** rhombisches Mangan-Phosphat-Monoborat, $Mn_3(PO_4)B(OH)_6$; gelblich; kleine, nadelige Kristalle. Vorkommen: Australien (South Australia), USA (Michigan).

**Körperlich:** kann Assimilation von Eisen im Blut anregen; kann nach Knochenbrüchen, bei Knochenerweichung und Skorbut helfen und trockene Haut loswerden. **Seelisch:** stimuliert das Verlangen und gibt diesem eine schöpferische Richtung; erzeugt und bewahrt eine ruhige und gesammelte Haltung; kann aus den Tiefen einer Depression befreien und »Hoffnung« entstehen lassen.

**Sellait:** primär-postvulkanisches, tetragonales Magnesium-Fluorit; $MgF_2$; weiß, farblos, durchsichtig bis durchscheinend; Kristalle: nadelig, prismatisch, tetraedrisch; H: 5; D: 3; **giftig**. Vorkommen: Australien (Tasmanien), Brasilien (Bahia), BRD (Eifel), Frankreich, GUS (Transbaikal), Italien (Toskana), Kanada, Norwegen (Oppland). (M)

**Körperlich:** kann bei faulen Zähnen, Nierenproblemen und Gallendysfunktionen verwendet werden. **Seelisch:** stärkt das Selbstvertrauen. **Spirituell:** kann dazu dienen, Einsicht in die Erlebnisse, die während Astralreisen auftreten oder die man schaut, zu bekommen; dient nicht zur Erleichterung von Astralreisen, wird nach dem Ende des Ausflugs angewendet.

**Serandit:** primär-hydrothermales, triklines Natrium-Mangan-Ketten- und -Band-Silikat; $Na(Mn^{2+},Ca)_2[Si_3O_8(OH)]$; blassbraun, blassrosa, orangerot, durchsichtig bis durchscheinend, Glasglanz; H: 4,5–5,5; D: 3,34; massige Aggregate oder längliche Kristalle. Vorkommen: Grönland (Kitaa), GUS (Kola), Italien (Ligurien), Kanada (Quebec), Norwegen (Telemark), USA (Kalifornien, New Mexiko). (M)

**Körperlich:** verbessert die Assimilation von Mangan und Calcium, gleicht die Natriummenge im Körper aus. **Seelisch:** bringt Toleranz; zerstreut Eifersucht; verringert Unzufriedenheit, Frustration, Neid und Rachsucht. **Spirituell:** stellt ein Gleichgewicht zwischen den Astral- und Mentalkörpern her.

**Serendibit:** metamorphes, triklines Calcium, Natrium-Magnesium-Aluminium-Borat-Insel-Silikat; $(Ca,Na)_2(Mg,Fe^{2+})_3(Al,Fe^{3+})_3[O_2|(Si,Al,B)_6O_{18}]$; blassgelb, bläulich; H: 6,5–7; D: 3,4; tafelige Kristalle. Vorkommen: Madagaskar, Sri Lanka (Rathnapura), USA (New York). (M)

**Körperlich:** stärkt das Immunsystem; lindert die Folgen von Tetanus; verbessert die Assimilation von Vitamin A und allen Mineralstoffen; kann die Folgen von Bestrahlungen vermindern. **Seelisch:** kann benutzt werden um Ruhe und Frieden zu wecken. **Spirituell:** hilfreich bei der Aktivierung des Stirnchakras und um ungestörte, klar sich ausdehnende Visionen zu produzieren.

**Simpsonit:** hexagonales Aluminium-Tantal-Oxid; $Al_4(Ta, Nb)_3O_{13}(OH)$; farblos, trübgelb, durchscheinend; H: 7–7,5; D: 7,1; tafelige Kristalle. Vorkommen: GUS (Kola), Kasachstan (Ognevka), USA (Idaho). (M)

**Körperlich:** kann bei Lymphdrüsenstörungen verwendet werden; erhöht die Widerstandskraft gegen Infektionen; lindert Fieber. **Seelisch:** macht von Kompliziertheit in allen Dingen frei; führt zu der inneren Wahrheit. **Spirituell/Energetisch:** stimuliert das Scheitelchakra und das Attribut persönlicher Macht, während es die Aura klärt.

**Sinhalit:** rhombisches Magnesium-Aluminium-Insel-Borat; $MgAl[BO_4]$; farblos, gelbbraun, grünlich braun; H: 6,5–7; D: 3,48; Kristalle sind selten. Vorkommen: Sri Lanka (Rathnapura), USA (New York/Johnsburg). (M)

**Körperlich:** kann Krankheiten und Störungen aus dem physischen Körper entfernen. **Seelisch:** sorgt aus einem selbst heraus für Wahrheit und Kameradschaft; führt in die Richtung von Liebe und Licht. **Spirituell:** repräsentiert Reinheit und Güte; kann angewendet werden, um Wohlbefinden auf allen Ebenen zu stimulieren.

**Sonolith:** monoklines fluorhaltiges Mangan-Insel-Silikat; $Mn_9(SiO_4)_4(OH,F)$; dunkelbraun, rötlichbraun, rosabraun, rötlichorange, durchsichtig bis durchscheinend; H: 5,5; D: 3,82. Vorkommen: Kirgistan (Muzeinyi Sai), Österreich (Steiermark), Schweden (Värmland), USA (New Jersey).

**Körperlich:** kann bei Unfruchtbarkeit des Mannes und Sprechstörungen verwendet werden. **Seelisch:** kann die männlichen Züge des Charakters verstärken. **Spirituell/Energetisch:** hilfreich bei »Wahrsagetechniken«, z.B. Tarot, Vorhersagen mit Minerallegemustern und der afrikanischen Methode des Knochenwerfens.

**Spangolith:** sekundäres, trigonales, wasserhaltiges Kupfer-Aluminium-Sulfat; $Cu_6Al[Cl|(OH)_{12}|SO_4] \times 3\ H_2O$; intensiv blaugrün, dunkel- bis smaragdgrün; H: 2–3; D: 3,14; Kristalle sind meist tafelig oder hexagonale Tönnchen; **giftig**. Vorkommen: Australien, BRD, Italien, Kongo (Shaba), USA (Arizona, Nevada, New Jersey, Utah). (M)

**Körperlich:** kann dem Rückgrat Kraft geben und das Fleisch stärken; kann bei Zellstörungen und Geschwülsten verwendet werden. **Seelisch:** sorgt für Schwung beim Beginnen und Beenden eines Vorhabens; verstärkt die Zielgerichtetheit. **Spirituell/Energetisch:** regt das Herzchakra an, öffnet und lädt es auf, während es vor Angriffen schützt.

**Sphärokobaltit:** sekundäres, trigonales Kobalt-Karbonat; $Co[CO_3]$; rosa bis rot, braun, grau, samtschwarz; durchscheinend; H: 3–4; D: 4,13; **giftig**. Vorkommen: Kongo (Sheba). (M)

**Körperlich:** hält den Zerfall der Zellstrukturen auf, dient der gesunden Zellentwicklung und -erhaltung. **Seelisch:** hilft Freundschaften zu knüpfen. **Spirituell:** stimuliert und reinigt das Herzchakra; hilft die Ursache, Wirkung und die Karma-Lektionen zu verstehen; kann beim Loslösen des Geistes unterstützen und den Besuch anderer Sphären auf dieser Ebene und in anderen Dimensionen gestatten.

**Stannit:** primär hydrothermales oder sekundäres, tetragonales Kupfer-Zinn-Eisen-Sulfid; $Cu_2FeSnS_4$; stahlgrau mit charakteristisch olivgrüner Tönung, undurchsichtig; H: 4; D: 4,3–4,5; Aggregate: derb, feinkörnig, eingesprengt, dicht. Vorkommen: Argentinien, Bolivien, China, GUS, Portugal, Schweden, Slowakei, Tschechien, USA. (M)

**Körperlich:** kann bei Krämpfen, Ruhr und bakteriellen Infektionen verwendet werden. **Seelisch:** verbessert die Stellung am Arbeitsplatz und bei gemeinnütziger Tätigkeit. **Spirituell/Energetisch:** erleichtert die Verbindung zwischen dem physischen, dem Mental- und dem Astralkörper; gestattet Erdung und Verbindung mit dem Ätherkörper, besonders während des Channeling und des Kontakts mit der Astralebene.

**Stephanit:** primär hydrothermales, rhombisches Silber-Sulfo-Antimon; $Ag_5SbS_4$; bleigrau, schwarz, undurchsichtig; H: 2–2,5; D: 6,2–6,4; Kristalle sind bis zu 4 cm lang; Aggregate: rosetten- und treppenartig, eingesprengt, derb, anflugartig. Vorkommen: Australien, Bolivien (Potosi), Frankreich, Indien (Rajasthan), Japan (Honshu), Mexiko (Zacatecas), Peru, Ungarn, USA (Idaho). (M)

**Körperlich:** kann Altersschwäche und Auszehrung entgegenwirken; gibt Knochen Kraft; regt das Gleichgewicht von Östrogen und Androgen an; erhöht den Muskeltonus. **Seelisch:** bringt Liebe und Stabilität an die Oberfläche. **Spirituell:** wird verwendet um den Solarplexus zu stimulieren und für eine Verbindung und Gleichgewicht zwischen dem physischen und dem Ätherkörper sorgen.

**Stibiotantalit:** rhombisches Antimon-Tantalit; $SbTaO_4$; braun, grünlichgelb, gelb, hell- bis dunkelbraun; durchsichtig bis durchscheinend; H: 5,5; D: 6,2–7,4. Vorkommen: GUS (Kola), Madagaskar, Mosambik, Pakistan, Schweden, Tschechien, USA (Kalifornien).

**Körperlich:** zur Behandlung von Husten, Verstopfung und Hysterie; zur Verlangsamung des Pulses und Senkung des Blutdrucks. **Seelisch:** hilft sich vor emotionalen Situation zu schützen, die zu Disharmonie und Ablehnung führen könnten. **Spirituell/Energetisch:** kann dazu dienen, neutrale Transmissionen zwischen dem physischen und dem Ätherkörper zu stimulieren, die Schließung von Lücken in der Aura zu erleichtern und die Erhaltung der physischen Lebenskraft zu unterstützen.

**Stibnit:** primär-hydrothermales, rhombisches Antimon-Sulfid; $Sb_2S_3$; bleigrau, bläulich, stahlgrau, schwarz, undurchsichtig, Metallglanz; H: 2; D: 4,6–4,7. Vorkommen: Algerien (Constantine), Bolivien (Potosi), Chile, China, Iran, Kanada, Südafrika, Thailand, Tschechien, USA. (M)

**Körperlich:** kann bei Magenverstimmungen und Speiseröhrenproblemen verwendet werden. **Seelisch:** kann fruchtloses Festhalten an Beziehungen unterbinden. **Spirituell/Energetisch:** als Totem-Stein des Wolfes verbessert er Astralreisen durch die Schnelligkeit des Wolfes; stimuliert Zähigkeit in allen Dingen.

**Stillwellit:** trigonales Cer, Lanthan, Calcium-Bor-Insel-Silikat, $(Ce,La,Ca)BSiO_5$, rot braun, blassrosa, durchsichtig bis durchscheinend; H: 6,5; D: 4,57–4,6. Vorkommen: Australien, Grönland, Kanada (Ontario), Norwegen.

**Körperlich:** kann bei Funktionsstörungen der Lunge und Milz verwendet werden; verbessert die Atmung, vergrößert die Sauerstoffzufuhr und -assimilation; hilft Nachtblindheit zu lindern. **Seelisch:** kann Würde und Anmut geben. **Spirituell/Energetisch:** ist eine große Hilfe bei Meditationen; sorgt für Stille; unterstützt offene Kommunikationskanäle auf der physischen Ebene.

**Strengit:** primär hydrothermales oder sekundäres, rhombisches, wasserhaltiges Eisen-Phosphat; $Fe[PO_4] \times 2\ H_2O$; weiß, gelblich, grünlich, gräulich, undurchsichtig; H: 3,5–4; D: 2,8; tafelige Kristalle; Aggregate: kugelig, halbkugelig, radialfaserig, nierig, krustig. Vorkommen: Australien, Belgien, Namibia, Portugal, Schweden, USA. (M)

**Körperlich:** kräftigt die Sehnen; lindert Sehnenscheidenentzündung; mildert Schocksymptome; stabilisiert den Stoffwechsel. **Seelisch:** ermutigt Ehre, fördert Verlässlichkeit; **Spirituell/Energetisch:** wird genutzt um die Verbindung zwischen den physischen und den Astralkörpern zu verstärken.

**Svabit:** hexagonales Calcium-Fluor-Arsenat; $Ca_5[F|(AsO_4)_3]$; farblos, gelblich weiß, graugrün; durchsichtig; H: 4–5; D: 3,5–3,8; kurzprismatische Kristalle; Aggregate: derb; **giftig**. Vorkommen: BRD (Schwarzwald), Schweden (Dalarna, Lappland, Värmland). (M)

**Körperlich:** kann bei der Behandlung von Taubheit im Körper verwendet werden; verbessert die Gelenkfunktionen. **Seelisch:** kann eine annehmbare Qualität zwischen Menschen in der eigenen Umgebung schaffen, indem der Intellekt anregt und Negativität aufgelöst wird.

## T

**Taaffeit:** hexagonales Magnesium-Aluminium-Beryllium-Oxid; $Mg_3Al_8BeO_{16}$; blau, violett, braun, rot; Glasglanz; H: 8; D: 3,61. Vorkommen: Sri Lanka. (M)

**Körperlich:** kann Darmparasiten vertreiben; ergänzt das Eisen in den Blutkörperchen; befähigt den Körper das optimale Gleichgewicht zwischen Säuren und Basen zu finden und zu halten. **Seelisch:** steigert das Liebesgefühl; regt nicht nur körperliche Liebe, sondern auch die Liebe für die »Brüderlichkeit« aller Dinge an. **Spirituell:** kann tiefe Stille erzeugen, durchsetzt von Visionen des leuchtenden Terrains, das vom Scheitelchakra ausgeht.

**Tantalit:** primär pegmatitisches, rhombisches Eisen/Mangan-Tantal/Niob-Oxid; $(Fe,Mn)(Ta,Nb)_2O_6$; schwarz, undurchsichtig; H: 6–6,5; D: 7,9–8,1; säulige, kurznadelige Kristalle; Aggregate: derbe Massen. Vorkommen: Brasilien (Minas Gerais), Italien, Mosambik, Pakistan, Polen, Schweden, Tschechien. (M)

**Körperlich:** kann bei Süchten, Arthritis, Lesestörungen, Herzstörungen, Angstzuständen und Orientierungslosigkeit verwendet werden. **Seelisch:** stimuliert Ideen; fördert die Inspiration. **Spirituell:** wird verwendet, die Erdung zwischen dem ersten Chakra und dem Erdmittelpunkt zu mobilisieren; verstärkt das Wohlbefinden auf der physischen Ebene. **Energetisch:** wird als Schutzstein gegen »Zaubersprüche«, die von der negativen Seite einer anderen Person ausgehen, genommen.

**Tarbuttit:** triklines Zink-Hydroxid/Phosphat; $Zn_2[OH|PO_4]$; blassgelb, braun, rot, grün, farblos, durchsichtig bis durchscheinend; H: 3,5–4; D: 4,15; kurzprismatische Kristalle; Aggregate: garbenförmig oder krustig. Vorkommen: Australien, Namibia (Karas), Sambia (Kabwe). (M)

**Körperlich:** wird bei Zinkmangel eingesetzt um für die richtige Entwicklung des Knochenbaus zu sorgen. **Seelisch:** hilft den Intellekt anzuregen und ihn mit Liebe und Mitgefühl zu durchtränken. **Spirituell:** regt außersinnliche Wahrnehmungen an.

**Tavorit:** triklines Lithium-Eisen-Phosphat; $LiFe[OH|PO_4]$; grasgrün, grüngelb, gelb, durchsichtig bis durchscheinend; H: 5; D: 3,29; Aggregate: sehr feinkörnige Massen. Vorkommen: Brasilien (Paraiba), BRD, Namibia (Erongo), Portugal, USA (New Hampshire). (M)

**Körperlich:** wird zur Regulierung der Körpertemperatur eingesetzt. **Seelisch:** verbindet die Energien des Intellekts und des Herzens. **Spirituell/Energetisch:** hilft bei der Kommunikation mit Tieren, die sowohl die Form von spirituellen Totems als auch physisch-lebendige Form haben.

**Tellur:** seltenes, primär hydrothermales oder sekundäres, trigonales Halbmetall; Te; zinnweiß; H: 2–3; D: 6,1–6,3; feinstengelige Kristalle, bis zu 7 cm lang; Aggregate: derb, feinkörnig, eingesprengt, dendritisch. Vorkommen: Argentinien (Catamarca), BRD, Fidschi, Italien, Japan, Mexiko (Sonora), USA (Colorado, Nevada, Utah). (M)

**Körperlich:** kann bei der Behandlung von Lungenentzündung, als Abführmittel oder als reinigendes Mittel eingesetzt werden. **Seelisch:** kann Flatterhaftigkeit ausgleichen. **Spirituell:** stimuliert die Astralreise.

**Tennantit:** primär-hydrothermales oder sekundäres, kubisches Kupfer-Neso-Sulf-Arsenit; $(Cu_{10}(Fe,Zn)_2As_4S_{13}$; stahlgrau, schwärzlich; H: 3,5–4; D: 4,6–5,2; aufgewachsene, eingesprengte Kristalle; Aggregate: derb, körnig, dicht. Vorkommen: Argentinien (Catamarca), Bolivien, Chile, GUS (Ural), Japan (Hokkaido, Honshu), Kanada (Quebec), Schweden, USA (Missouri, Montana, Utah). (M)

**Körperlich:** stimuliert den Darmmuskel; hilft Leber und Blase zu behandeln; regt die Produktion von Östrogen an; mildert die Symptome der Menopause. **Seelisch:** kann eine beruhigende, stabile Umgebung schaffen. **Spirituell:** kann zur Stärkung wissenschaftlicher, mystischer oder magischer Fähigkeiten eingesetzt werden, welche die persönliche Ausrichtung auf die mehrdimensionalen Sphären verstärken.

**Tenorit:** primär hydrothermales oder sekundäres, monoklines, schwarzes Kupferoxid, CuO; schwarz, stahlgrau, matt, in dünnem Zustand braungelblich, durchscheinend; H: 3,5–4; D: 6–6,4; tafelige Kristalle; Aggregate: erdig, russartig, krustig-konzentrisch, strahlig gruppiert. Vorkommen: Australien (Queensland), Chile, Irland (Galway), Italien (Kampanien, Ligurien), Japan (Honshu), Kuba (El Cobre), Mexiko, Namibia, Simbabwe, USA. (M)

**Körperlich:** wird zur Eliminierung freier radikaler Oxide eingesetzt; kann bei Haarausfall helfen und die Aufnahme von Zink unterstützen. **Seelisch:** fördert Gruppenanstrengungen, verknüpft und vereint so die Ergebnisse. **Spirituell:** kann Personen ähnlicher Geisteshaltung zusammenbringen.

**Tephroit:** kontakt- oder regionalmetamorphes, rhombisches Mangan-Insel-Silikat; $Mn_2[SiO_4]$; bräunlich, rötlich grau, bräunlich rot, fleischrot; H: 5,5–6; D: 3,7–4,2; Kristalle sind selten; Aggregate: derb. Vorkommen: Brasilien (Minas Gerais), Indonesien, Japan, Namibia, Polen, Schweiz, Südafrika, Tschechien, USA (Massachusetts). (M)

**Körperlich:** kann bei Behandlung von Bewegungsstörungen verwendet werden; mildert Depressionen; schwächt stressbedingte Irritationen ab; bekämpft Fieber und Erkältungen. **Seelisch:** sorgt für Schutz und Festigkeit in gefährlichen Situationen. **Spirituell/Energetisch:** kann die Energiefelder des physischen Körpers mit den Energieübertragungsfeldern des Ätherkörpers harmonisieren; ein guter Stein für die Astralreise.

**Thalenit:** monoklines Yttrium-Hydroxid/Gruppen-Silikat; $Y_3[(OH, F)|Si_2O_{10}]$; fleischrosa, durchscheinend; H: 6–6,5; D: 4,4; Kristalle sind tafelig und gedrungen, meist eingewachsen. Vorkommen: GUS (Kola); Norwegen (Tysfjord), Schweden (Värmland), USA (Texas). (M)

**Körperlich:** hilft bei der Entfernung von Giften über die normalen Ausscheidungen des Körpers. **Seelisch:** unterstützt die Selbstbeherrschung.

**Thaumasit:** primär-hydrothermales oder kontaktmetamorphes, hexagonales, wasserhaltiges Calcium-Karbonat/-Sulfat-Silikat; $Ca_3[CO_3|SO_4|Si(OH)_6] \times 12\ H_2O$; farblos, schneeweiß; H: 3,5; D: 1,9; Aggregate: erdig, wirrnadelig, radialstrahlig, dicht. Vorkommen: Australien, China, Indien, Italien, Namibia, Schweden, USA. (M)

**Körperlich:** kann bei Sehnenleiden und Überbeinen eingesetzt werden. **Seelisch:** gut, um etwas anzufangen, da er nicht zulässt, dass der Fortschritt und die Erfahrung die Möglichkeiten des Benutzers übersteigen. **Spirituell/Energetisch:** stattet auf astraler und physischer Ebene, mit einer Wahrnehmungsfähigkeit für die Personen aus, denen unser »Wohl am Herzen liegt«, oder nicht.

**Thenardit:** sekundäres, rhombisches Natrium-Sulfat; $Na_2[SO_4]$; weiß, bräunlich gelb, zartrötlich, farblos, durchsichtig; H: 2,5–3; D: 2,6; Aggregate: Drusen, Krusten, erdig, krustig, schichtig, derb. Vorkommen: BRD, Chile, Italien, Polen, Schweiz, Tschechien, Ungarn, USA. (M)

**Körperlich:** wird bei Blutgerinnseln, Kropf, Krämpfen und Muskelverspannungen eingesetzt. **Seelisch:** hilft Gereiztheit und Empfindlichkeit zu verringern. **Spirituell/Energetisch:** wird dazu verwendet das eigene Energieniveau zu stimulieren und Trübungen der Aura zu entfernen; aktiviert das Wurzelchakra.

**Thoreaulith:** monoklines Zinn-Tantal/Niob-Oxid; $Sn^{2+}[(Ta,Nb)_2O_6]$; harz-braun, gelbbraun, gelblich, durchscheinend bis teildurchsichtig; H: 5,5–6; D: 7,6–7,9; Kristalle sind meist prismatisch. Vorkommen: Brasilien, BRD (Sachsen), Kasachstan (Urgur-Sai) (M)

**Körperlich:** kann bei manischer Depression verwendet werden. **Seelisch:** hilft »Schlussstriche« zu ziehen. **Spirituell/Energetisch:** kann in die Geisterwelt der Kachinas führen; erlaubt manchmal an den religiösen Zeremonien der anderen Welt teilzunehmen.

**Tremolit:** primär hydrothermales, kontakt- oder regionalmetamorphes, monoklines Calcium-Magnesium-Ketten-Silikat; $Ca_2Mg[(OH,Fe^{2+})Si_8O_{22}]_2$; weißbraun, farblos, grau, hellgrün; H: 5–6; Amphibol. Vorkommen: Australien, Bulgarien, China, GUS (Kola, Baikal), Rumänien, Schweden (Dalarna), Simbabwe, Südafrika, USA. (M)

**Körperlich:** kann benutzt werden, um Nervosität, Zittrigkeit und Disharmonien zu bessern. **Seelisch:** kann den Kontakt mit anderen auf der physischen Ebene oder anderswo erleichtern. **Spirituell:** je mehr erleuchtete und/oder spirituelle Wesen es in diesem Gebiet gibt, desto größer ist seine Macht.

**Trevorit:** kubisches Nickel-Eisen-Oxid; $NiFe_2O_4$; schwarz, undurchsichtig; H: 5; D: 5,16; stark magnetisch. Vorkommen: BRD (Sachsen-Anhalt/Hettstedt). (M)

**Körperlich:** kann bei Behandlung von Störungen der Gedankenschärfe, des Gedächtnisses, der Blutgerinnung im Blutkreislauf, Störungen der Schilddrüse und Atrophie der Thymusdrüse verwendet werden. **Seelisch:** kann Ruhe, Liebe und Gelassenheit fördern. **Spirituell:** kann zum Ausgleich der Polarität des Körpers mit den höheren Körpern dienen; die Meridiane des physischen Körpers öffnen und ausgleichen, wobei die Harmonisierung des physischen und feinstofflichen Nervensystems angeregt wird.

**Triphylin:** primär magmatisches, rhombisches Lithium-Eisen-Phosphat; $Li(Fe,Mn)[PO_4]$; grünlich, bläulich, grau, fleckig blau, undurchsichtig; H: 4–5; D: 3,4–3,6; Kristalle sind uneben begrenzt; Aggregate: derb, grobkörnig. Vorkommen: Brasilien (Paraiba), BRD, Namibia, Tschechien, USA (New Hampshire, South Dakota). (M)

**Körperlich:** wird zur Schmerzlinderung und bei verminderter Gehfähigkeit eingesetzt; wirkt beruhigend auf überreizte Personen; **Seelisch:** wirkt sehr beruhigend.

**Triploidit:** primär pegmatitisches, monoklines Eisen-Mangan-Phosphat; $(Fe^{2+},Mn^{2+})_2[OH|PO_4]$; rosa, weingelb, gelblich, nelkenbraun; H: 4,5; D: 3,6–3,8; Kristalle sind selten; Aggregate: parallelfaserig, derb. Vorkommen: Australien, Brasilien, BRD, Tschechien, USA. (M)

**Körperlich:** wird bei der Behandlung des Knochenbaus, des Nervensystem, des Kreislaufs und des Herzens verwendet. **Seelisch:** verstärkt Fairness und Festigkeit. **Spirituell:** verbindet die Dreieinigkeit aus physischem, Mental- und Astralkörper, um die Verbindung mit dem optimalen Selbst zu gewährleisten und das optimale Selbst auf dieser Ebene mit der Perfektion der kosmischen Ebene zu verbinden.

**Trona:** sekundäres, monoklines, wasserhaltiges Natrium-Hydrogenkarbonat; $Na_3H[CO_3]_2 \times 2\ H_2O$; farblos, grau, gelblich weiß, durchscheinend; H: 2,5–3; D: 2,17; Aggregate: faserig, säulig, krustig, schichtig, derb. Vorkommen: Chile, Italien, Kanada, Schweiz, Tschechien, USA. (M)

**Körperlich:** wird bei Rissen, Brüchen, Muskelüberdehnung und Verstauchungen, sowie Azidose und Hörstörungen verwendet. **Seelisch:** produziert Dankbarkeit, Freude und stilles Glück in seiner Umgebung. **Spirituell:** reinigt die Umgebung; hilft, schlechte Angewohnheiten zu ändern.

**Tsumebit:** sekundäres, monoklines Blei-Kupfer-Hydroxid/Sulfat/Phosphat; $Pb_2Cu[OH|SO_4|PO_4]$; smaragdgrün, durchsichtig; H: 3,5. Vorkommen: Australien, BRD, England, Kongo (Shaba), Namibia (Tsumeb), USA (Arizona, Kalifornien, Montana, New Mexiko). (M)

**Körperlich:** kann bei der Behandlung von Ausscheidungsstörungen und bei Problemen mit dem Herzen und dem Kreislauf verwendet werden. **Seelisch:** kann dazu verwendet werden, Gleichberechtigung, Bekanntschaft oder Intimität mit dem gewünschten Objekt zu schaffen. **Spirituell:** regt die Aktivität des Herzchakras an, was Liebe und Mitgefühl in die Situation bringt.

**Tunellit:** sekundäres, monoklines, wasserhaltiges Strontium-Hydroxid/Schicht-Borat; $Sr[(OH)_2|B_6O_9] \times 3\ H_2O$; weiß, grau, farblos; H: 2,5; D: 2,46; tafelige Kristalle. Vorkommen: Türkei (Balikesir, Eskisehir), USA (Kalifornien/Boron). (M)

**Körperlich:** wird verwendet um der Haut ein gesundes Aussehen zu verleihen, Falten zu mindern sowie die Elastizität der Haut und des muskulären Systems zu verbessern. **Spirituell:** wird verwendet um die Fähigkeit zur Telekinese und Levitation zu verstärken.

## U

**Ullmannit:** primär hydrothermales, kubisches Nickel-Antimon-Sulfid; NiSbS; silberweiß, stahlgrau, matt anlaufend, undurchsichtig; H: 5–5,5; D: 6,6–6,7; Aggregate: eingesprengt, körnig, spätig, derb. Vorkommen: Australien, BRD, GUS, Indien, Italien, Marokko, Schweden. (M)

**Körperlich:** kann in der Behandlung von Zellstörungen, Krebs und Gewebeentzündungen verwendet werden; stärkt die Arme sowie die Greiffähigkeit der Hände. **Seelisch:** mindert Faulheit und vereinfacht den Aufstieg.

**Ussingit:** triklines Natrium-Alumo-Schicht-Silikat; $Na_2[OH/AlSi_3O_8]$; braun, rötlich violett, weiß, rosa; H: 6–6,5; D: 2,5. Vorkommen: Grönland, GUS, Kanada. (M)

**Körperlich:** kann bei Impotenz abhelfen, ebenso Anämie und eine Überproduktion weißer Blutkörperchen im Körper verringern; kann die Produktion von T-Zellen verstärken und den Säure-Basen-Gehalt des Körpers ins Gleichgewicht bringen. **Seelisch:** wird zur Stimulierung von Vergebung und zur Beilegung von Zwistigkeiten verwendet. **Spirituell:** eignet sich zur Versorgung mit erklärenden Informationen bezüglich der Beziehung zwischen dem physischen Astral-, Mental-, Kausal-, Äther-, und anderen inneren und äußeren Körpern.

## V

**Valentinit:** sekundäres, rhombisches Antimon-Oxid; $Sb_2O_3$; farblos, weiß, grau, gelblich grau, gelbbraun, halbdurchsichtig bis durchscheinend; H: 2,3–3; D: 5,6–5,8; Kristalle sind bis zu 20 cm groß, stengelig; Aggregate: bis zu 5 cm große radialstrahlige Büschel, fächerförmig, faserig, körnig, derb und als Ausblühung. Vorkommen: Bolivien, China (Hunan, Shaanxi), Malaysia (Sarawak), Mazedonien (Rozdan), USA (Nevada, Utah). (M)

**Körperlich:** sorgt für Immunität vor infektiösen Krankheiten; wird bei Frigidität sowie Störungen des Herzens, der Lungen, des Kehlkopfes, des Ösophagus, des Magens und des oberen Darms verwendet. **Seelisch:** erleichtert Beziehungen der körperlichen und der platonischen Liebe. **Spirituell:** stimuliert das Herz- und Scheitelchakra; sorgt für ein Wohlgefühl innerhalb des physischen Körpers; erleichtert die Verbindung zum höheren Selbst und zur Astralebene; kann den Kontakt mit dem eigenen Totem in der Geisterwelt erleichtern.

**Veszelyit:** sekundäres, monoklines, wasserhaltiges Kupfer-Zink-Arsenat, $(Cu,Zn)_3[(OH)_3|PO_4] \times 2\ H_2O$; grünlich blau; H: 3,5–4; D: 3,5; Kristalle sind dicktafelig, kurzprismatisch, bis zu 5 cm dick; Aggregate: körnig. Vorkommen: China (Yunnan), Griechenland, Italien (Sardinien), Japan (Honshu), USA (Michigan, Montana). (M)

**Körperlich:** kann bei Verdauungsproblemen, Viruserkrankungen und bakteriellen Infektionen verwendet werden. **Seelisch:** sorgt für Wahrheitstreue und Übereinstimmung mit der Wahrheit der eigenen Natur; sorgt für ein Gleichgewicht der Emotionen und der Sexualität. **Spirituell/Energetisch:** fördert die Fähigkeit zur »Korrektheit«, wenn man Kontakt mit der Geisterwelt oder Wesenheit anderer Welten aufnimmt.

## W

**Wagnerit:** primär magmatisches, hydrothermales oder metamorphes, monoklines Magnesium-Fluor/Phosphat; $(Mg,Fe)_2[F|PO_4]$; wachs- bis honiggelb, weiß, rötlich, durchsichtig bis durchscheinend; H: 5–5,5; D: 3–3,15; kurz- oder langsäulige Kristalle. Vorkommen: BRD (Bodenmais), Italien (Piemont), Kanada (Quebec), Norwegen (Telemark), Portugal, Schweden, Tschechien (Mähren). (M)

**Körperlich:** kann bei Ausscheidungsstörungen sowie Wasserverhaltung verwendet werden; kann die Mineralaufnahme des Blutkreislaufs verstärken. **Seelisch:** kann Gutmütigkeit und Humor anregen. **Spirituell:** aktiviert das Nabel-Chakra; erleichtert »Minireisen« auf der Astralebene.

**Wakefieldit:** tetragonales Yttrium-Vanadinat; $Y[VO_4]$; gelb-hellbraun; H: 5; D: 4,26. Vorkommen: BRD (Eifel), Kongo. (M)

**Körperlich:** wurde zur Linderung von Schlaflosigkeit verwendet, sowie bei Hormonstörungen. **Seelisch:** sorgt für Geduld und Aufmerksamkeit in allen Angelegenheiten der physischen Welt. **Spirituell:** ein Schutzstein, der uns mit verstärkten intuitiven Fähigkeiten ausstattet.

**Wardit:** primär pegmatitisches oder sekundäres, tetragonales, wasserhaltiges Natrium-Aluminium-Hydroxid/Phosphat; $NaAl_3[(OH)_2|PO_4]_2 \times 2\ H_2O$; blaugrün, farblos, weiß, undurchsichtig; H: 5; D: 2,81; Aggregate: Krusten, körnig, konzentrisch, kugelig, nierig, stalaktitisch, knollig-eingesprengt. Vorkommen: Australien, Brasilien (Minas Gerais), Kanada (Yukon), USA (Kalifornien, Nevada). (M)

**Körperlich:** kann bei allgemeinen Schwächesymptomen verwendet werden. **Seelisch:** hilft bei der Hebung der Selbstachtung; verstärkt die »extrovertierten« Seiten der Persönlichkeit. **Energetisch:** ein guter Reinigungsstein; verstärkt die Reinheit von Flüssigkeiten.

**Wavellit:** primär hydrothermales oder sekundäres, rhombisches, wasserhaltiges Aluminium-Hydroxid/Phosphat; $Al_3(PO_4)_2(OH,F)_3 \times 5\ H_2O$; gelbgrün, farblos, braun, blau, weiß; H: 3,3–4; Aggregate: radialstrahlig, bis zu 4 cm groß, kugelig, stalaktitisch. Vorkommen: Australien (Tasmanien), Belgien, GUS (Kola), Irland (Cork), Polen, USA (Arkansas, Georgia, Montana, Pennsylvania). (M)

**Körperlich:** kann bei Dermatitis, sowie bei der Herstellung des Gleichgewichts der roten und weißen Blutkörperchen Hilfe leisten. **Seelisch:** hilft schwierige Situationen zu bewältigen, und einen Blick auf das »ganze Bild« zu werfen. **Spirituell:** wirkt, besonders bei Neumond, als Verstärker der intuitiven Fähigkeiten und Aktivierer des inneren Wissens. **Energetisch:** kann den Energiefluss vom Ätherkörper zum physischen Körper erleichtern; bewirkt dort eine verstärkte Stabilität bezüglich Gesundheit und Gesundheitspflege.

**Weeksit:** sekundäres, rhombisches, wasserhaltiges Kalium-Uranyl/Insel- und Schicht-Silikat; $K_2[(UO_2)_2|Si_6O_{13}] \times H_2O$; hellgelb; durchsichtig bis durchscheinend; H: 1-2; D: 4,1; Aggregate: radialstrahlig, krustig; **radioaktiv** und **giftig**. Vorkommen: Australien, Brasilien (Sao Paulo), BRD (Schwarzwald), Namibia (Damaraland), USA (Utah). (M)

**Körperlich:** hilfreich bei Unpässlichkeiten des Magens, der Leber, der Gallenblase, des sympathischen Nervensystems und des Pankreas. **Seelisch:** unterstützt die Planung von Aktivitäten. **Spirituell:** gibt Kraft; fördert die willentliche Öffnung und Schließung des Scheitel- und Nabel-Chakras. **Energetisch:** steht für meditative analytische Gedanken und intellektuelle Aktivität; regt persönliche Kraft, Ehrgeiz, Intellekt, Astralkräfte, Verlangen und Gefühle, die auf dem Intellekt basieren an.

**Whitlockit:** primär hydrothermales, extraterrestrisches oder sekundäres, trigonales Calcium-Phosphat; $Ca_3(Mg,Fe)PO_3|(OH)|(PO_4)_8]_2$; farblos, grau, gelblich; durchscheinend; H: 5; D: 3,1; Aggregate: grobkörnig, erdig. Vorkommen: China (Guangdong, Hubei), Kanada (Manitoba, Yukon), Mexiko (Durango), Namibia (Erongo), Norwegen (Telemark), USA (Nevada, New Hampshire). (M)

**Körperlich:** kann bei Mund- und Schleimhautproblemen helfen. **Seelisch:** gleicht Macht mit Liebe aus. **Spirituell:** fördert die Festigkeit des Geistes; sorgt für intellektuelle Stimulierung.

**Wilkeit (Ellestadit):** hexagonales Calcium-Phosphat-Insel-Silikat; $Ca_5[(F,O)|(PO_4,SiO_4,SO_4)_3]$; blassrosa, gelb; D: 3,1; undeutliche Kristalle, körnige Aggregate. Vorkommen: BRD (Unterfranken), Österreich (Steiermark). (M)

**Körperlich:** kann bei Fettleibigkeit, Körper- und Mundgeruch, Problemen der Luftröhre und als allgemeines Antiseptikum verwendet werden. **Energetisch:** kann als Energieverstärker dienen; wird im Mittelteil eines »Wolkenzertrümmerungsstabes« verwendet, um eine Verstärkung des Energiefeldes zu erleichtern und die richtungsgebenden Aspekte des Stabes zu fördern.

**Willemit:** sekundäres oder metamorphes, trigonales Zink-Insel-Silikat; $Zn_2[SiO_4]$; farblos, grüngelb, grau, braun, bläulich-rot, durchsichtig bis durchscheinend; H: 5,5; D: 4–4,2; Kristalle sind kleinnadelig, säulig bis zu 15 cm groß; Aggregate: derb, grob- bis feinkörnig. Vorkommen: Belgien (Liege), Chile, Sambia (Kabwe), Schweden (Dalarna), Tschechien (Böhmen), USA (Nevada). (M)

**Körperlich:** kann bei Schwindelgefühl, Pilzinfektionen und Hepatitis verwendet werden. **Seelisch:** kann als Spiegel der Seele verwendet werden, der dazu anregt sich von außerhalb des Körpers zu sehen. **Spirituell:** heißt diejenigen willkommen, welche die Reise in die Spiritualität und die mediale Entwicklung beginnen.

**Willemseit:** monoklines Nickel/Magnesium-Hydroxid/Schicht-Silikat; $(Ni,Mg)_3[(OH)_2|Si_4O_{10}]$; hellgrün; H: 2; D: 3,35. Vorkommen: Dominikanische Republik (Bunao). (M)

**Körperlich:** wurde zur Revitalisierung des Herzens, der Thymusdrüse, des Kreislaufs, Blutes, der Zellstruktur und der unwillkürlichen Muskeln, welche die Wiederherstellung physischer Energie unterstützen, verwendet. **Seelisch:** repräsentiert Weichheit in der Stärke, Mitleid, Einfühlungsvermögen und bedingungslose Liebe. **Spirituell:** es fördert das Spenden der Liebes- und Mitleidsenergien an alle Chakren.

**Witherit:** primär niedrighydrothermales oder kontaktmetasomatisches, rhombisches Barium-Karbonat; $Ba[CO_3]$; weiß, grau, gelblich, farblos, durchscheinend; H: 3–3,5; D: 4,3; Aggregate: strahlig, faserig, nierig, kugelig, blätterig, derb; **giftig.** Vorkommen: Brasilien, BRD, Italien (Sardinien), Kongo (Shaba), USA (Illinois, Massachusetts). (M)

**Körperlich:** kann bei Verdauungsstörungen verwendet werden; sorgt für eine Reinigung des einheitlichen Ganzen; kann helfen, die Thymusdrüse anzuregen, der Dehydration entgegen zu wirken und der Zellstruktur des Körpers mehr Elastizität zu verleihen. **Seelisch:** kann die »Zerrissenheit«, die man oft in der täglichen Routine empfindet, vertreiben. **Spirituell:** leitet in den meditativen Zustand, in dem es die Verringerung mentaler Aktivität erleichtert und den physischen Körper mit Ruhe umgibt; kann für die Kommunikation mit der Energie der Sterne des Kleinen Bären verwendet werden.

**Wöhlerit:** monoklines Calcium-Natrium-Zirkon-Gruppen-Silikat; $Ca_2Na(Zr,Nb)[(F,OH,O)_2|Si_2O_7]$; honig- bis schwefelgelb, farblos, durchsichtig; H: 5,5–6; D: 3,44; dicktafelige Kristalle. Vorkommen: BRD, GUS (Kola), Italien (Kampanien), Malawi, Norwegen (Telemark). (M)

**Körperlich:** kann bei Kreislaufstörungen, Frösteln und nervösen Störungen verwendet werden; regt die gesundheitsfördernden Prozesse an. **Seelisch:** hilft bei der Stimulierung der Lebenslust. **Spirituell/Energetisch:** kann die physischen, Äther-, Astral-, Mental-, Kausal- und andere Körper integrieren, um die Energie zu erden und den Zugang zur Verwendung dieser Energie auf der physischen Ebene zu fördern.

**Wolfeit:** monoklines Eisen-Mangan-Phosphat $(Fe^{2+}, Mn^{2+})_2(PO_4)(OH)$, der Wagnerit-Gruppe, grünlich, dunkelbraun, rötlichbraun, durchsichtig bis durchscheinend. Vorkommen: Australien, Brasilien (Minas Gerais), BRD, Kanada (Yukon), Portugal (Panasqueira), Tschechien (Böhmen), USA (New Hampshire, South Dakota). (M)

**Woodhouseit:** sekundäres, trigonales Calcium-Aluminium-Hydroxid/Sulfat/Phosphat; $CaAl_3[(OH)_6|SO_4|\ PO_4]$; farblos, weiß, fleischrot, durchsichtig bis durchscheinend; H: 4,5; D: 3,01; Vorkommen: Belgien, Italien, Norwegen, Schweden, USA (South Carolina). (M)

**Körperlich:** kann bei Störungen der inneren Organe und des Flusses der Nervenimpulse verwendet werden. **Seelisch:** bringt eine ruhige und friedvolle Liebe in die Gefühle; lässt Feindseligkeiten verschwinden. **Spirituell:** ein Mineral für Spieler, das für einen Vorteil in der materiellen Welt sorgt.

**Woodwardit:** hexagonales wasserhaltiges Kupfer-Aluminium-Sulfat der Woodwardit-Gruppe; $Cu_4Al_2(SO_4)(OH)_{12} \times 2\text{-}4\ H_2O$; grünblau, türkis; durchscheinend; D: 2,38. Vorkommen: BRD (Sachsen), Italien (Toskana), Österreich (Tirol), USA (Arizona). (M)

**Körperlich:** kann Schmerzen lindern; kann auch bei der Behandlung von Lungen- und Nasenleiden nützlich sein. **Seelisch:** kann Kreativität in die Kommunikation von Liebesangelegenheiten und Mitgefühl bringen. **Spirituell:** regt eine Bewusstheit in Gefühlen an, um das Verlangen auf die höchste Ebene zu leiten.

**Wulfenit:** sekundäres tetragonales Blei-Molybdat; $PbMoO_4$; orangegelb, orangenrot, rot, gelbgrau, olivgrün, braun, schwarz; durchsichtig bis durchscheinend; H: 2,5-3; D: 6,7-6,95; Kristalle tafelig, bipyramidal, nadelig oder erdige, körnige Aggregate. Vorkommen: Argentinien, Australien, Kongo (Shaba), Mexiko (Durango, Sonora), Mongolei (Gobi), Namibia, Norwegen, Sambia, USA.

**Körperlich:** kann für Erhaltung und Verjüngung auf allen Ebenen verwendet werden. **Seelisch:** fördert die Akzeptanz der Existenz negativer Aspekte. **Spirituell:** hilft beim Übergang von der physischen zur medialen und Astralebene; verkürzt drastisch die Zeit zur Veränderung seines Zustandes; kann zur Förderung des Kontaktes mit der spirituellen Welt dienen; schafft eine Verbindung zwischen Grundstruktur und höheren Dimensionen; erlaubt das Channeling von Vibrationen zur Erde und die Ausrichtung auf höhere Dimensionen.

**Wurtzit**: primär-hydrothermales, hexagonales Zink-Sulfid; ß-ZnS; rötlich braun, gelb, schwarz, durchscheinend bis undurchsichtig; H: 3,5–4; D: 4,1; Aggregate: strahlig-stängelig, faserig (Strahlenblende), Gelbildung, feinfaserig, krustig, schalig, gebändert, allein oder mit Sphalerit verwachsen (Schalenblende). Vorkommen: Bolivien, GUS (Kola), Irland (Galway), Italien, Japan, Tschechien, USA (Iowa, Michigan, Missouri, Montana, Nevada). (M)

## X

**Xanthokon:** primär hydrothermales, monoklines Silber-Insel-Sulf-Arsenid der Xanthokon-Gruppe; $Ag_3AsS_3$; gelblich braun, orange, rot, durchscheinend bis undurchsichtig; H: 2–3; D: 5,5–5,6; Kristalle sind meist klein und tafelig; Vorkommen: Marokko (Bou Azzer). Vorkommen: Chile, Frankreich, Irland Japan, Kanada, Marokko, USA. (M)

**Körperlich:** kann Heilung von Schnittwunden und anderen Wunden, Verletzungen und Prellungen beschleunigen. **Seelisch:** hilft die Geschlossenheit von Beziehungen, Gruppen und Familien zu stärken; sorgt für einen

Fokus auf jedes gesetzte Ziel. **Spirituell:** wird als Hilfsstein verwendet, der die Eigenschaften anderer Steine verstärkt, indem er eine Verbindung zwischen ihren Energien erleichtert. **Energetisch:** kann für die Stärkung der Verbindungen zwischen Menschen benutzt werden, die sich momentan auf der Erdebene befinden sowie zwischen denen auf der Erdebene und denen in der Geisterwelt.

**Xenotim-(Y):** primär pegmatitisches, sekundär angereichertes oder metamorphes, tetragonales Yttrium-Phosphat der Xenotim-Gruppe; $Y[PO_4]$; gelblich, bräunlich gelb, bräunlich, rötlich braun, rot, durchscheinend; H: 4–5; D: 4,4–5,1; Kristalle sind auf- bzw. eingewachsen, bis zu 10 cm groß; Aggregate: derb, eingesprengt, abgerollte Körner, auch lose; in zwei Varietäten: -Y und -Yb. Vorkommen: Australien, Belgien, China, GUS, Polen. (M)

**Körperlich:** kann die Aufnahme und den Stoffwechsel von Kalium und Phosphor erleichtern; bringt den Körper bei erhöhten alkalischen Werten ins Gleichgewicht; fördert das Ausscheiden von Parasiten aus dem Körper. **Seelisch:** lässt parasitäre Eigenschaften und schmeichlerische Charakterzüge erkennen.

**Xonotlit:** primär hydrothermales oder kontaktmetamorphes, monoklines Calcium-Hydroxid/-Ketten-Band-Silikat der Xonotlit-Gruppe; $Ca_6[(OH)_2| Si_6O_{17}]$; farblos, weiß, hellgrau, rosa, durchsichtig; H: 6–6,5; D: 2,7; Aggregate: dicht, faserig, nadelig. Vorkommen: BRD, England, Italien, Japan, Kanada, Südafrika, USA. (M)

**Körperlich:** kann bei Tumoren, Geschwüren und Darmstörungen verwendet werden; zum Ausgleich des Cholesterinspiegels; kann auch die Heilung von Krampfadern sowie äußerer Symptome, die von Störungen der Venen herrühren, anregen. **Seelisch:** fördert die Akzeptanz realistischer Erwartungen. **Spirituell:** kann die innere Verbindung zwischen dem Physischen und Ätherischen herstellen; gestattet eine »unangestrengte Anstrengung« in allen Aktivitäten.

## Y

**Yoderit:** monoklines Magnesium, Aluminium, Eisen-Insel-Silikat, $(Mg,Al,Fe^{3+})_8Si_4(O,OH)_{20}$; purpurot, tiefblau, smaragdgrün, gelb, durchsichtig, H: 6; D: 3,39. Vorkommen: Tansania. (M)

**Yuksporit:** monoklines, wasserhaltiges fluorhaltiges Natrium-Kalium-Calcium-Ketten-/Titano-Band-Silikat; $Na_4 (K,Ba)_4 Ca_8(Si_2O_7)_2(Si,Ti)_{12}O_{30}(F,OH)_4 \times 4 H_2O$; braunrosa, rosarot, fleischrosa, fahlweiß an der Oberfläche beim Verwittern: beige, durchscheinend bis undurchsichtig; H: 4,5–5, D: 3,05. Vorkommen: GUS (Kola, Murun-Massiv). (M)

**Yushkinit:** trigonales Vanadium-Sulfid-Magnesium, Aluminium-Hydroxid; $VS(Mg,Al)(OH)_2$; rosaviolett, metallisch; H: 1. Vorkommen: GUS (Yugorsk-Halbinsel). (M)

## Z

**Zaratit:** sekundäres, kubisches, wasserhaltiges Nickel-Hydroxid/Karbonat; $Ni_3[(OH)_4|CO_3] \times 4 H_2O$; smaragdgrün, durchsichtig bis durchscheinend; H: 3,5; D: 2,63; kleine prismatische Kristalle; Aggregate: dicht, erdig, kugelig, stalaktitisch, krustig, überzugartig. Vorkommen: Australien (Tasmanien), BRD, Indien (Orissa), Italien (Piemont), Tschechien, USA (Nevada, Wisconsin). (M)

**Körperlich:** kann bei Fieber und Erkältungen verwendet werden. **Seelisch:** kann zur Unabhängigkeit anregen und für Initiative beim Setzen und Erreichen eines persönlichen Zieles sorgen. **Spirituell:** kann zur Stärkung und Füllung jeder Lücke der Aura dienen. **Energetisch:** kann Visualisierung anregen und wichtigste Aspekte der Vision vergrößern, so dass die Nachricht in der Übersetzung nicht verloren geht; kann Einsichten in die idealen Metamorphosen und Veränderungen der Zustände geben, manchmal von galaktischen Informationsbanken.

**Zinnwaldit:** monoklines fluorhaltiges Kalium-Lithium-Eisen-Alumo-Schicht-Silikat der Phlogopit-Gruppe; $KLiFe^{2+}Al(AlSi_3)O_{10}(F,OH)_2$; blass braun, grün, Glasglanz bis Perlmuttglanz, transparent bis durchsichtig, H: 2,5–4. Vorkommen: Brasilien (Minas Gerais), China (Hunan), Grönland (Kitaa), Italien, Peru, Polen, Tschechien, USA.

**Zunyit:** kubisches Aluminium-Hydroxid-Gruppen-Silikat; $Al_{12} [(OH,F)_{18}[Cl|AlO_4|Si_5O_{16}]$; farblos, wasserhell, gräulich weiß, durchsichtig; H: 7; D: 2,9; Vorkommen: Brasilien, Marokko (Bou Azzer), Slowakei (Smolnik), USA (Colorado, Idaho, Massachusetts, Virginia). (M)

**Seelisch:** kann zur Erleichterung von Schmerzen, Elend, Trauer und Leid verwendet werden; kann bei Kummer und seelischen Qualen Erleichterung bringen sowie die eigene Sensitivität für die inneren Gründe aller Disharmonien verbessern. **Spirituell:** kann in der Kommunikation mit der Geisterwelt verwendet werden, um die Vorstellungskräfte zu verbessern und fehlgeleitete Energie zu kontrollieren; erlaubt der Kommunikation, von Herzen zu kommen.

# Handelsbezeichnungen

## Bezeichnungen der Mineralien und Varietäten im Schmuck- und Esoterikhandel

Handelsbezeichnungen sind Begriffe, die vom Handel eingeführt wurden um die unsichere Klassifikation von Steine, die eine größere Farb- und Mustervariation haben, genauer zu bezeichnen (z. B. Picasso-Jaspis). Damit erleichtern sie die Wiedererkennung eines Steines. Handelsbezeichnungen werden aber auch immer dann verwendet, wenn ein noch nicht genau bestimmtes Material neu auf den Markt kommt. Besonders bei Gesteins-Gemengen wie bei Kabamba tut sich verständlicherweise die Mineralogie schwer mit der Namensvergabe. Einige beliebte Steine wie der unaussprechliche Sphärolithische Chalcedon sind nicht so leicht definierbar und werden jahrelang unter Handelsnamen wie Ozean-Jaspis verkauft, bis die offizielle und mineralogisch korrekte Bezeichnung in Fachkreisen publiziert wird.

Eine Handelsbezeichnung kann aber auch ein von einen Unternehmen eingetragener Markenname sein (z. B. Boji®).

Diese im eigentlichen Sinne notwendigen Handelsbezeichnungen, vor allem zur genaueren Beschreibung und Unterscheidung eines Steines, sollten anders beurteilt werden als die irreführenden Handelsbezeichnungen, wo grüne Steine bevorzugt zu Jade und rote Steine zu Rubinen hochstilisiert (z. B. Adelaiderubin) werden, die durch ihre willkürliche Namensgebung einen höheren Wert vortäuschen. Irreführende Handelsbezeichnungen sollten in der seriösen Steinheilkunde und im Handel vermieden werden.

Esoterische Bezeichnungen dagegen sind Namenszuordnungen, die entweder einem Rückschluss auf eine bestimmte Funktion zulassen (z. B. Abzieher-Kristall) oder eine bestimmte Assoziation erlauben (z. B. Atlantisstein). Diese Benennungen stammen weniger aus dem Handel als aus der Literatur.

## A

**Abalone**: perlmuttreiche, bis zu 25 cm lange Schale der pazifischen Meeresschnecke der Art Haliotdea, zu deren Außenrand eine Lochreihe parallel verläuft.

**Abriachanit**: eisenreiche Glaukophan-Varietät.

**Abzieher-Kristall**: esoterische Bez. für → Bergkristall mit einer außergewöhnlich großen Pyramidenfläche.

**Adelaiderubin**: irreführende HB für Pyrop oder Roter → Topas.

**Acadialith**: fleischrote Chabasit-Farbvarietät; → Zeolith.

**Achat-Jaspis**: HB für → Achat aus lagenförmig wechselnden Chalcedon- und Jaspisschichten; → Jasp-Achat.

**Achat-Opal**: HB für → Achat mit amorphen Achatlagen; Opal-Achat.

**Achlusit**: specksteinähnliches Umwandlungsprodukt von Topas.

**Achondrit**: → Steinmeteorit; massig, oft grobkörnig, ohne kugelige Einschlüsse; → Meteorit.

**Achroit**: ditrigonale → Turmalin-Farbvarietät des Elbait oder Liddicoatit; farblos bis zartgrün (durch Chrom), zuweilen mit schwarzen Enden (»Mohrenköpfe«); Glas- bis Fettglanz.

**Adlerstein**: HB für → Achat-Varietät, Wasser-Achat mit Wassereinschluss oder Moqui-Marbles (Limonitkugeln).

**Adamantinspat**: HB für die seidenbraune Farbvarietät des → Saphir.

**Adular-Mondstein**: HB für → Adular mit mondsteinähnlichem, wogendem Lichtschein.

**Aetit**: → Achat-Varietät: Wasser-Achat oder Moqui-Marbles.

**Afrikasmaragd**: irreführende HB meist für grünfarbener, facettierter → Fluorit oder Turmalin aus Südafrika.

**Afrikanische Jade**: HB für dichter grünfarbener Grossular → Granat oder meist → Prasem.

**Afrikanischer Smaragd**: irreführende HB für gelbgrünfarbener → Turmalin oder dunkelgrünfarbener Fluorit aus Namibia; auch Smaragd aus Transvaal mit matter Lichtbrechung; D: 2,63–2,8.

**Afrikanischer Turmalin**: HB für gelb- bis bläulich grünfarbene, smaragdähnliche → Turmaline, auch wenn der Fundort nicht in Afrika liegt.

**Agaphit**: glasige → Türkis-Varietät.

**Ägirin-Augit**: primärer, zonargefärbter natriumhaltiger Augit; Mischkristall aus Augit und Ägirin, der oft Titanoxid enthält.

**Ägyptischer Alabaster**: gebänderter, ägyptischer → Calcit.

**Ägyptischer Jaspis**: lokale HB für braunfarbener Kugel-Jaspis; Synonym: Nilkiesel; → Jaspis.

**Ägyptischer Quarz**: irreführende, lokale HB für Kalksinter oder → Aragonit.

**Ägyptischer Türkis**: lokale HB für → Türkis der Sinai-Halbinsel.

**Äkerit**: HB für blaufarbener → Spinell aus Schweden.

**Akmit-Augit**: Klinopyroxen-Mischkristall von → Aegirin und Augit; goldgelb.

**Aktinolith-Quarz**: HB für Aktinolith-Nadeln in Bergkristall; → Aktinolith.

**Alabandarubin**: irreführende HB für Almandin; → Granat.

**Alabandinrubin**: irreführende HB für Almandin oder Roter → Spinell.

**Alabaster**: sekundäre, monokline, dichte feinkörnige, marmorähnliche → Gips-Formvarietät; Calcium-Sulfat; $Ca[SO_4]$ x 2 $H_2O$; weiß, orange, rötlich, durchscheinend, H: 2; D: 2,3–2;33; falsche HB, auch für Marmor und Onyx-Marmor (Aragonit) oder Kalksinter.
**Alabaster-Linsen**: linsenförmige Alabaster-Formvarietät; Synonym: Engelsberger Alabasterlinsen; → Gips.
**Alabaster-Onyx**: irreführende HB für farbloser feinkörniger Calcit.
**Al-Antigorit**: aluminiumhaltige → Antigorit-Varietät.
**Alaskadiamant**: irreführende HB für klarer doppelendiger → Bergkristall aus Alaska.
**Alaskait**: Gemisch verschiedener Sulfo-Mineralien, zum Beispiel Pavonit, Gustavit, Tetraedrit und → Sphalerit; $AgBi_3S_5$.
**Albenstein**: volkstümliche Bez. des Fossils Belemnit.
**Albit-Mondstein**: HB für → Albit mit mondsteinartigem, wogendem Lichtschein.
**Alecondiamant**: irreführende lokale Bez. für → Bergkristall.
**Alengondiamant**: irreführende lokale Bez. für → Bergkristall.
**Alexandrit**: seltene primär-pegmatitische oder kontaktmetasomatische, rhombische, chromgefärbte Farbvarietät des Chrysoberyll in Edelsteinqualität, mit Farbwechsel von grün im Tageslicht zu rot im Kunstlicht; H: 8,5; D: 3,7; vielfach Zwillinge und Drillinge; gegen Laugen sehr empfindlich; → Chrysoberyll.
**Alexandrit blau**: irreführende HB für Russischer → Saphir.
**Alkali-Heulandit**: Klinoptilolith; Heulandit mit $(KSi)^{5+}$ bzw. $(NaSi)^{5+}$, teilweise für $(CaAl)^{5+}$-Ionen; → Zeolith.
**Allagit**: verunreinigter → Rhodonit; Synonym: Grünmanganerz.
**Allochroit**: Farbvarietät des Andradit → Granat.
**Almandinrubin**: irreführende HB für gebänderte rotfarbene → Spinell-Farbvarietät.
**Almandin-Saphir**: HB für rötlich violettfarbene → Saphir-Farbvarietät.
**Almandin-Spinell**: HB für bläulich rot-violettfarbene → Spinell-Farbvarietät.
**Almaschit**: lokale Bez. für → Bernstein aus Rumänien.
**Alomit**: HB für blaufarbener → Sodalith aus Kanada.
**Alpenrose**: flache, alpine → Hämatit-Kristalle in rosenfächriger Form.
**Aluminium-Saponit**: aluminiumhaltige → Saponit-Varietät.
**Aluminium-Sepiolith**: aluminiumhaltige → Sepiolith-Varietät.
**Alumino-Chrysotil**: monokline, aluminiumhaltige Chrysotil-Varietät.
**Alumo-Antigorit**: aluminiumhaltige Antigorit-Varietät.
**Alumo-Chalkosiderit**: sekundärer Mischkristall zwischen → Türkis und Chalkosiderit; apfelgrünfarben.
**Alumo-Chromit**: aluminiumhaltige → Chromit-Varietät; $Fe(Cr,Al)_2O_4$.
**Alumo-Chrysotil**: aluminiumhaltige Chrysotil-Varietät.
**Alumo-Deweylith**: aluminiumhaltiger Deweylith, eine dioktaedrische → Serpentin-Varietät.
**Alumo-Goethit**: aluminiumhaltige Goethit-Varietät.
**Alumo-Hämatit**: aluminiumhaltige → Hämatit-Varietät.
**Alurgit**: eisen- und manganhaltige, rotfarbene → Muskovit-Varietät.
**Amatrix**: HB einer → Variscit- oder Utahlit-Chalcedon- oder Quarz-Verwachsung.
**Amazonit**: primär-liquidmagmatisches, triklines Kalium-Alumo-Silikat; blei- und kupferhaltige Mikroklin-Varietät; grün bis blaugrün, Glas- bis Perlmuttglanz, undurchsichtig; H: 6–6,5; D: 2,56–2,58; Agg.: derb, körnig, spätig; kurzsäulige und tafelige XX; sehr druckempfindlich; schwach fluoreszierend; → Amazonit.
**Amberin**: HB für gelbgrünfarbene → Chalcedon-Farbvarietät.
**Amblystegit**: Varietät des → Hypersthen.
**Ambroit**: HB für Pressbernstein; der aus Bernstein-Abfallresten bei 140°C bis 250°C und 1000 atm. hergestellt wird und natürlichem → Bernstein sehr ähnlich sieht.
**Ambrolith**: HB für → Bernstein.
**American Matrix**: HB für → Variscit-Quarz-Verwachsungen.
**Amerikanische Jade**: irreführende lokale HB für grünfarbener → Vesuvian; und Californit.
**Amerikanischer Rubin**: irreführende HB für die → Granat-Varietäten Almandin oder Pyrop.
**Amethyst**: primär-hydrothermale, trigonale, hell- bis dunkelviolett-lila, selten auch schwarzfarbene Farbvarietät des Kristall-Quarzes; → Amethyst.
**Amethyst-Basaltine**: rötlich violettfarbener → Beryll oder Apatit.
**Amethyst-Mutter**: faseriger → Amethyst.
**Amethyst-Phantom-Quarz**: HB für → Amethyst-Kristall mit Wachstumsphantomen.
**Amethyst-Quarz**: HB für undurchsichtig oder stark getrübter, derber → Amethyst, oft gebändert im Wechsel mit weißem Quarz; Chevron-Amethyst.
**Ametrin**: primär-hydrothermaler, trigonaler, gelbviolett zonar gefärbter; durchsichtiger Übergangkristall von Amethyst nach Citrin; → Ametrin.
**Amosit**: regionalmetamorphe, monokline, faserige, eisenhaltige → Anthophyllit-Varietät; extrem faserig, parallel strukturiert, biegsam und widerstandsfähig gegen Säuren und Alkalien, leicht verspinnbar.
**Amphilogit**: metamorphe → Muskovit-Varietät.
**Amulettstein**: esoterische Bez. für Australischer Stern-Achat; → Amulettstein.
**Analcim-Katzenauge**: → Analcim in Schmuckstein-Qualität mit Katzenaugeneffekt.
**Anconarubin**: irreführende lokale HB für → Rosenquarz.
**Anden-Opal**: HB für milchig trüber Opal aus Peru; in den Varietäten Chrys-Opal oder Pink-Opal; → Opal.
**Andradit**: primär-magmatisches, hydrothermales oder metamorphes, kubisches Calcium-Eisen-Inselsilikat; $Ca_3Fe_2[SiO_4]_3$; braun, schwärzlich, Glas- bis Fettglanz, undurchsichtig bis rot durchscheinend; H: 6,5–7,5; D: 3,7–3,8; bis zu 7 cm große auf- und eingewachsene XX; Agg.: körnig, dicht; die grün- bis grüngelbfarbene Farbvarietät von Andradit ist Demantoid; → Granat.
**Angelit**: sekundäres, rhombisches Calcium-Sulfat; klare, hellblaufarbene Farbvarietät des → Anhydrit.
**Anomit**: → Biotit-Formvarietät; von Biotit durch seine abweichende Lage der Achsen unterscheidend.
**Anthrakonit**: sekundäre, trigonale, schwarzfarbene, stark mit Kohle verunreinigte → Calcit-Farbvarietät.
**Antrimolith**: Gemenge von → Thomsonit und Natrolith; → Zeolith.
**Anyolith**: grünfarbene derbe Zoisit-Varietät, oft mit derbem Rubin verwachsen. → Rubin.

A

**Apachengold**: irreführende HB für → Chalkopyrit, Pyrit oder Pyrit-Achat.
**Apachenträne**: HB einer Rauch-Obsidian-Varietät aus USA, braungrau-schwarz; durchscheinend; → Obsidian.
**Apatara:** HB für Pseudomorphose Apatit nach Aragonit.
**Aphrit**: schuppiger → Aragonit pseudomorph nach Gips.
**Aphrizit**: eisenhaltiger schwarzfarbener → Turmalin.
**Aplom**: aluminiumhaltiger Andradit; dunkelbraun; → Granat.
**Apricosin**: HB für → Citrin.
**Apricot-Achat**: HB für rosafarbener → Achat.
**Aprikosen-Achat**: HB für → Achat aus Botswana; rosa, fleischfarben, auch Achat gebrannt.
**Aprikosin**: HB für → Citrin.
**Aprikotin**: HB für aprikosenfarbener → Granat, oder Citrin.
**Apyrit**: violetter bis pfirsischblütenfarbener → Turmalin; Farbvarietät des Rubellit.
**Aqua-Aura**: esoterische Bez. für → Bergkristall goldbedampft, dadurch blau, auch fälschlich für → Coelestin.
**Aqualith**: HB für Quarz-Katzenauge, auch HB für → Blau-Quarz; mit Turmalineinschlüssen.
**Aquamarin**: primäre oder metamorphe, dihexagonale, durch Eisen gefärbte Varietät des Edelberylls; $Al_2Be_3[Si_6O_{18}]$; meergrün, himmelblau, gelb, grün, Glasglanz, durchsichtig; H: 7,5; D: 2,63–2,8; XX sind meist aufgewachsen, Durchdringungen sind möglich; Agg.: walzenförmig, langsäulig; → Beryll.
**Aquamarin-Chrysolith**: HB für die olivfarbene bzw. chrysolithfarbene → Beryll-Varietät: Heliodor.
**Arabischer Topas**: HB für grünlichen → Topas.
**Aragonit-Calcit**: Gemisch aus → Aragonit und → Calcit; gebändert.
**Argentin**: HB für lamellarer → Calcit mit wogendem Lichtschein.
**Arizonarubin**: irreführende HB und lokale Bez. für Rubinroter Pyrop; → Granat.
**Arizonaspinell**: irreführende HB und lokale Bez. für rotfarbener oder grünfarbener → Granat.
**Arizonoit**: lokale HB für → Türkis aus Arizona.
**Arkansasdiamant**: irreführende HB und lokale Bez. für klarer → Bergkristall aus Arkansas.
**Arkansit**: primäre, hexagonale schwarze, eisenhaltige Habitusvarietät von → Brookit.
**Arkose**: vorwiegend aus Quarz und → Feldspat bestehendes Sedimentgestein.
**Artemiskristall**: esoterische Bez. für langprismatischer Bergkristall; auch Generator-Kristall.
**Artischocken-Quarz**: Bergkristall-Formvarietät.
**Asbest**: Sammelbezeichnung für feinfaserige Serpentin-Formvarietäten: Chrysotil oder Amphibol. Zu den Serpentin-Asbesten gehören unter anderem Chrysotil, zu den Amphibol-Asbesten zählen → Aktinolith, → Anthophyllit, Byssolith, Glaukophan, Krokydolyth und Tremolit.
**Aschentrekker**: niederländ. Bez. für → Turmalin, wegen seiner pyroelektrischen Eigenschaft, Staubteilchen, zum Beispiel Asche, aus Tabakspfeifen anzuziehen.
**Aschenzieher**: → Turmalin.
**Astochit**: natriumreicher, blaufarbener Richterit aus Långban/Schweden.
**Astridit**: hauptsächlich aus Chrom-Jadeit bestehender Ornamentstein; → Jadeit.
**Astrumit**: grau- bis grüngraufarben flimmernder tibetischer Stein.
**Atlantisit**: HB für → Stichtit.
**Atlantisstein**: esoterische Bez. des → Larimar.
**Atlasit**: Gemenge von → Atacamit und Azurit.
**Atlasspat**: Bez. für faseriger, seidenglänzender → Aragonit, Calcit oder Gips; Synonym: Atlasstein.
**Augen-Achat**: HB für Achat mit konzentrischen, kreisrunden augenartigen Zeichnungen; Signaturstein bei Augenerkrankungen; → Achat.
**Augen-Jaspis**: HB für grünfarbener → Rhyolith mit konzentrischen, kreisrunden augenartigen Zeichnungen aus Australien (Regenwald-Jaspis) oder Madagaskar.
**Augen-Perlen**: HB für → Achat-Perlen oder Karneol-Perlen aus dem Himalaya, so genannte dZi-Steine.
**Augensteine**: HB für → Achat-Perlen oder Karneol-Perlen aus dem Himalaya; so genannte dZi-Steine.
**Australischer Amulettstein**: eingetragenes Warenzeichen für Stern-Achat aus Australien; → Amulettstein.
**Australischer Jaspis**: HB für rotfarbener und graufarbener, kleingesprenkelter → Jaspis.
**Australischer Rubin**: irreführende HB für Pyrop aus Australien; → Granat.
**Australischer Saphir**: HB für dunkelblaufarbener, vielfach milchiger → Saphir auch grünlich oder grau gefärbt.
**Australischer Smaragd**: HB für meist Hellgrüner, seltener Dunkelgrüner → Beryll.
**Australischer Zirkon**: HB für verschiedenfarbigen → Zirkon.
**Australit**: Tektit aus Australien → Moldavit.
**Aventurin**: dichte, durch Glimmerblättchen schillernde grüne Farbvarietät des Quarzes; oft mit metallischem Schiller durch eingelagerten Fuchsit oder roter bzw. brauner Färbung durch Hämatitplättchen. Aventurin ist kryptokristallin und durchscheinend bis undurchsichtig; H: 7; D: 2,65; Agg.: derb, feinkörnig bis dicht, auch schieferartig; Fluoreszenz: rötlich; → Aventurin.
**Aventurin blau**: HB für derber → Blau-Quarz mit Krokydolith-Einschlüssen, auch fälschlich für Blauer Syenit.
**Aventurin-Feldspat**: HB für → Sonnenstein.
**Aventurin orange**: HB für derber Quarz mit Hämatit- und evtl. auch Lepidokrokit-Einschlüssen, auch fälschlich für Dolomit orange (HB Eosit).
**Aventurin rot**: HB für derber Quarz mit Hämatit- und evtl. auch Lepidokrokit-Einschlüssen; Synonym: Himbeerquarz→ Aventurin.
**Aventurin-Quarz**: → Aventurin; grün oder rötlich farbene, derbe Quarz-Varietät, mit eingewachsenen Glimmer- oder Hämatitblättchen.
**Aventurin-Sonnenstein**: HB für → Sonnenstein.
**Aztekenstein**: HB für gelbrot-beige gebänderter → Rhyolith, Mexiko, oder einer Varietät des Smithsonit.
**Azeztulit**: nicht genau bestimmtes Silikat.
**Azulicit**: ein → Feldspat-Mineral.
**Azurit-Lapis**: HB für ein Gemenge von 60 % Quarz und 40 % → Azurit; blau; H: 7–7,5; D: 2,80-2,99; Agg.: kugelig, hantelförmig, seltener traubig.
**Azurlit**: HB für schwach hellblaufarbener → Chalcedon.

**Azurit-Malachit**: HB für ein Gemenge von Azurit und Malachit → Azurit-Malachit.
**Azurit-Malachit-Chrysokoll**: HB für ein Gemenge von → Azurit, Malachit und Chrysokoll.

## B

**Babel-Quarz**: esoterische Bez. für → Bergkristall, der sich zur Spitze hin stufenförmig verjüngt.
**Babylon-Quarz**: esoterische Bez. für → Bergkristall, der sich zur Spitze hin stufenförmig verjüngt.
**Baddeckit**: HB für ein Gemenge von → Hämatit mit Leverrierit bzw. Cimolit.
**Bahia-Amethyst**: lokale Bez. eines → Amethyst.
**Bahiasmaragd**: irreführende lokale HB für gelbgrünfarbene → Diamanten mit besonders hoher Dichte (2,7–2,72) aus Bahia/Brasilien.
**Bahiatopas**: irreführende HB für Citrin oder gebrannter Amethyst.
**Baikalit**: Salit-Varietät bzw. auch grünfarbener → Diopsid.
**Baikaljade**: irreführende lokale HB für → Serpentin-Varietät Antigorit vom Baikalsee-Gebiet.
**Balasrubin**: irreführende HB für blassroter → Spinell.
**Ballesterosit**: zinnhaltige → Pyrit-Varietät.
**Baltimorit**: → Serpentin-Varietät Chrysotil, Faserserpentin.
**Band-Achat**: → Achat mit parallelen, gleichförmigen schaligen Lagen.
**Band-Jaspis**: HB für → Jaspis mit verschiedenfarbigen parallelen Lagen.
**Barcenit**: Gemenge von → Cinnabarit und Stibiconit.
**Barium-Adular**: bariumhaltige → Adular-Varietät.
**Barnhardtit**: → Chalkopyrit-Varietät, teilweise in Chalkosin und Covellin umgewandelt.
**Baryto-Anglesit**: bariumhaltige → Anglesit-Varietät.
**Baryto-Coelestin**: Mischkristall von Barium-Strontium-Sulfat; $(Sr,Ba)[SO_4]$; mit hohem Strontium- und geringfügigem Bleigehalt; → Coelestin.
**Baryt-Rosen**: sekundäre, rosettenartig-blätterige mit Quarzsand verwachsene Baryt-Konkretionen.
**Basalt**: primäres Eruptivgestein.
**Basanomelan**: eisenrosenförmiger → Ilmenit; Synonym: Eisenrose.
**Bastard-Bernstein**: HB für trüben, aber gut polierbaren → Bernstein.
**Bastard-Smaragd**: HB für → Peridot.
**Bastit**: orientierte Pseudomorphose von Antigorit (Serpentin) nach Bronzit oder → Enstatit.
**Baum-Achat**: HB für Chalcedon mit eingelagerten baumartigen Gebilden aus Eisen- oder Manganoxiden, die in wässeriger Lösung in feinste Spalten des Minerals eindringen und sich dort dendritisch absetzen konnten; → Baum-Achat.
**Baum-Opal**: HB für opalisiertes → Verkieseltes Holz.
**Baum-Quarz**: HB für → Verkieseltes Holz.
**Baumstein**: HB für → Chalcedon, Achat oder Opal mit baumartigen Zeichnungen, aber auch Bez. für → Verkieseltes Holz.
**Beaumontit**: Barium-Kalium-Varietät von → Heulandit oder Chrysokoll.
**Beccarit**: olivgrünfarbener → Zirkon.
**Bediasit**: Tektit aus Texas; → Moldavit.
**Beintürkis**: Odontholith, fossile türkisfarbene Knochen oder Zähne, durch Eisenphosphate (→ Vivianit) oder Kupfersalze (→ Türkis) grün gefärbt.
**Beljankit**: Calcium-Aluminium-Fluorid-Hydrat; $Ca_3A1_2F_{12} \times 4\ H_2O$; eine → Creedit-Varietät.
**Belomorit**: HB für Russischer → Mondstein.
**Bergkristall**: klare, durchsichtige Kristall-Varietät des Quarz; $SiO_2$; → Bergkristall.
**Bergmahagoni**: HB für braunfarbener → Obsidian.
**Berneyit**: durchsichtige Varietät von → Lapislazuli.
**Beryllium-Vesuvian**: berylliumhaltige → Vesuvian-Varietät.
**Beryll-Katzenauge**: → Beryll mit Katzenaugeneffekt.
**Bibliothekskristall**: esoterische Bez. für → Bergkristall mit flach aufgewachsenen stumpfen Kristallen.
**Bilder-Jaspis**: HB für braungraufarbener → Jaspis mit abstrakter Zeichnung oder sandfarbengrau.
**Bilder-Opal**: Edelopal, dessen Form oder Zeichnung an ein Bild erinnert; → Opal.
**Bilderstein**: Edelopal, dessen Form oder Zeichnung an ein Bild erinnert; → Opal.
**Bildstein**: Agalmatholith, dichte monokline Pyrophyllit-Aggregate; oder Steatit.
**Billitonit**: lokale Bez. für Tektit aus Borneo und Sumatra; grünlich und ohne kristalline Anteile, mit bis zu 97 % $SiO_2$.
**Bimsstein**: primäres, vulkanisches Lockerprodukt aus gasreicher Magma.
**Binghamit**: Bez. für → Quarz mit Goethit-Einschlüssen, der nach dem Schleifen schillert.
**Biotit-Linse**: metamorphe → Biotit-Formvarietät in linsenförmigem Aggregat.
**Biotit-Schiefer**: ein überwiegend aus → Biotit bestehender Glimmerschiefer.
**Bixbit**: rotfarbene Beryll-Farbvarietät; → Beryll.
**Black Opal**: HB für Edelopal mit schwarzer Körperfarbe; → Opal.
**Blackstar**: HB für Schwarzer → Diopsid mit Asterismus; oder Schwarzer → Saphir mit Asterismus.
**Blackstone**: HB für Gabbro oder undefinierbare schwarze Steine.
**Blanfordit**: primäres oder kontaktmetasomatisches, monoklines, Natrium-Eisen-Gerüst-Silikat; $(Na,Ca)(Fe,Al,Mg,Mn)(Si_2O_4)$; manganhaltige → Ägirin-Varietät.
**Blätter-Quarz**: Quarz-Pseudomorphose nach Baryt.
**Blattkristall**: esoterische Bez. für eine flache → Bergkristall-Formvarietät.
**Blatt-Topas**: flache Formvarietät des → Topas; klar, weiß, bläulich bis grünlich.
**Blau-Bleierz**: Pseudomorphose von → Galenit nach Pyromorphit; Plumbein.
**Blaue Lava**: HB für blaufarbener → Obsidian.
**Blauer Alexandrit**: HB für → Saphir.
**Blauer Chrysopras**: HB für blaufarbene → Chalcedon-Varietät; der Varietät Kupfer-Chalcedon, mit Einschlüssen von Chrysokoll.
**Blauer Ellensburg-Achat**: HB für blaufarbene → Achat-Farbvarietät von Ellensburg/Washington/USA.
**Blauer Holly-Achat**: HB für violettblaue → Achat-Farbvarietät von Holly/Oregon/USA.
**Blauer Lace-Achat**: HB für gebänderter → Chalcedon.
**Blauer Malachit**: HB für → Azurit.
**Blauer Mondstein**: HB für → Chalcedon.

B

**Blauer Opal**: irreführende HB für → Lazulith.
**Blaufluss**: HB für synthetisches, blaufarbenes Glas mit Kupferflitterchen.
**Blau-Quarz**: blaufarbene Quarz-Farbvarietät, hervorgerufen durch Mikrolithe (Rutilnädelchen, Einschlüsse von Dumortierit, Hornblende, Turmalin, Graphit, Magnetit) oder durch Blasenzüge, wobei in auffallendem Seitenlicht Blautrübung hervorgerufen wird → Blau-Quarz.
**Blau-Topas**: hellblaue Farbvarietät des → Topas.
**Blitzröhre**: HB für Fulgurit → Naturglas.
**Blueit**: nickelhaltige → Pyrit-Varietät.
**Blue John**: engl. HB für tiefblaufarbener → Fluorit.
**Blue Lace**: HB für gebänderter → Chalcedon.
**Blue Opal**: HB für gemeine → Opal-Varietät; Chrys-Opal in schönem zartem Blau.
**Blumenjaspis**: irreführende HB für → Epidot-Varietät Unakit.
**Blumen-Obsidian**: HB der Obsidian-Varietät → Schneeflocken-Obsidian.
**Blut-Achat**: Bez. für fleischroten bis salmfarbigen → Achat.
**Blut-Chalcedon**: HB für rotfarbener → Chalcedon.
**Blüten-Porphyrit**: → Porphyrit, mit meist grünfarbenen Zeichnungen.
**Blut-Jaspis**: HB für → Heliotrop, wegen der roten Tupfen.
**Blutstein**: HB für schleifbarer → Hämatit sowie Roteisenerz, Roter Glaskopf und Rötel (= wasserfreies, derbes und erdiges Eisenoxid), auch für → Heliotrop, wegen der roten Tupfen.
**Böhmischer Chrysolith**: irreführende lokale HB für → Moldavit.
**Böhmischer Diamant**: irreführende lokale HB für → Bergkristall.
**Böhmischer Granat**: lokale HB für Pyrop; → Granat.
**Böhmischer Rubin**: irreführende lokale HB für Pyrop, aber auch für → Rosenquarz.
**Böhmischer Topas**: irreführende lokale HB für Citrin oder gebrannter Amethyst.
**Bohnerz**: bohnen- oder linsenförmige konzentrisch-schalige Konkretionen von → Limonit, die zusammen oder neben Tonen in Kalkgesteinen vorkommen; Synonym: Limonit-Knollen.
**Boji's**: eingetragenes Warenzeichen für → Pop-Rocks.
**Bornholmer Diamant**: irreführende HB für fast isometrische → Bergkristalle aus Konkretionen im Mergel von Laesaa und Olenaa/Bornhohn.
**Bort**: HB für unedler, undurchsichtiger → Diamant.
**Botryoidaler Schwarzer Achat**: HB für einen Achat, der nach dem Schleifen röhren- und ringförmige Zeichnungen zeigt.
**Botswana-Achat**: HB für violettgraufarbene → Achat-Farbvarietät aus Botswana.
**Bouldermatrix-Feueropal**: Edelopal mit braunfarbener eisenhaltiger Matrix aus Australien; → Opal.
**Boulder-Opal**: Edelopal-Varietät mit Opaladern in Toneisenstein; → Opal.
**Bowenit**: farblose → Antigorit-Varietät des → Serpentin, ein basisches Magnesiumsilikat; apfelgrün.
**Bowlingit**: orientierte Pseudomorphose von → Saponit nach Otivin.
**Brasilaquamarin**: irreführende HB für hellblaufarbener → Topas.
**Brasilchysolith**: lokale HB für → Chrysoberyll oder grünfarbener Turmalin.
**Brasilianischer Achat**: HB für eine meist graue → Achat-Farbvarietät, mit kreisförmigen Mustern aus Brasilien.
**Brasilianischer Chrysolith**: lokale HB für gelbgrünfarbener → Chrysoberyll oder Turmalin.
**Brasilianischer Peridot**: lokale HB für grün- bis gelbgrünfarbener → Turmalin.
**Brasilianischer Smaragd**: lokale HB für grünfarbener, chromfreier → Beryll.
**Brasilrubin**: irreführende lokale HB für rosafarbener → Topas.
**Brasilsaphir**: irreführende lokale HB für blaufarbener → Topas.
**Brasilsmaragd**: irreführende lokale HB für grünfarbener → Turmalin.
**Brauner Eisenkiesel**: Farbvarietät des Kristall-Quarz; $SiO_2$; eisenschüssig, braun bis rotbraun, Glasglanz, matt schimmernd; H: 7; D: 2,65–2,8; Agg.: krustig, körnig bis dicht.
**Braunstein**: Gemenge verschiedener Manganoxide; wasserhaltige Braunsteine werden Wad genannt.
**Breadalbanit**: → Hornblende-Varietät.
**Bredbergit**: magnesiumreicher Andradit aus Sala, Schweden; → Granat.
**Brekzien-Jaspis**: sekundäre, durch Quarz verkittete scharfkantige, undurchsichtige Gesteinstrümmer. → Jaspis.
**Brekzien-Jasp-Achat**: sekundäre, durch Quarz verkittete scharfkantige, undurchsichtige Gesteinstrümmer mit transparenten Achat-Einlagerungen.
**Breunnerit**: eisenhaltige → Magnesit-Varietät.
**Britolith**: → Apatit-Varietät.
**Brokatstein**: HB für buntgefleckter → Jaspis.
**Brückenkristall**: esoterische Bez. für → Bergkristall, durch den ein kleiner Bergkristall quer durchwächst, diesen teilweise durchdringt und teilweise aus ihm herausragt.
**Bruneau-Jaspis**: esoterische Bez. für braun- bzw. hautfarbener → **Jaspis** mit elfenbeinfarbener Schattierung. (M).
**Buddhakristall**: esoterische Bez. für → Bergkristall, welcher bei der Durchsicht durch die Hauptfläche eine illusionäre, sitzende Gestalt zeigt.
**Budstone**: HB für Prasem-Quarz; → Prasem.
**Bunt-Achat**: HB für mehrfarbiger → Achat.
**Bunt-Feldspat**: HB für mehrfarbiger → Feldspat.
**Bunt-Jaspis**: HB für wirr gebänderter, bunter → Jaspis aus Indien.
**Bürstenkristalle**: esoterische Bez. einer → Bergkristall-Gruppe mit gleich langen, etwa parallelen Kristallen.

## C

**Cabdit**: Spinell-Varietät Pleonast.
**Cacholong**: HB für emailartige Farbvarietät des gemeinen, weißen oder gelblichen → Opal, der teils durch Wasserverlust in Chalcedon überging.
**Cacoxenit**: HB für → Goethit-Quarz.
**Cairngorm**: HB für → **Rauchquarz.**
**Calamin**: → Hemimorphit.
**Calcareobaryt**: calciumhaltige Baryt-Varietät.
**Calcentin**: → Ammolith.

**Calcio-Biotit**: calciumführender ➔ Biotit; teils auf Fluorit-Einschlüsse zurückzuführen.
**Calcio-Diadochit**: calciumhaltiger Rhodochrosit.
**Calcio-Spessartin**: calciumhaltige Spessartin-Varietät: ➔ Granat.
**Californit**: HB für dichter, Grüner ➔ Vesuvian.
**Candit**: Spinell-Varietät Pleonast.
**Cappuchino-Jaspis**: HB für beige-kaffeebraunfarbener ➔ Rhyolith.
**Carneol**: ➔ Karneol.
**Carneolonyx**: rotweiße Farbverknüpfungsvarietät von Chalcedon.
**Catlinit**: Pfeifenstein, rötlich.
**Cerium-Vesuvian**: Vesuvian-Varietät.
**Cerkonier**: HB für farbloser bis blassgelber ➔ Zirkon.
**Ceylanit**: HB für eisenhaltige ➔ Spinell-Varietät; dunkelgrün bis schwarz.
**Ceylon-Chrysolith**: HB für gelbgrünfarbiger Turmalin aus Sri Lanka.
**Ceylon-Diamant**: HB für farbloser Zirkon.
**Ceylon-Granat**: HB für Rotbrauner Hessonit aus Sri Lanka ➔ Granat.
**Ceylon-Hyazint**: irreführende lokale Bez. für Hessonit aus Sri Lanka.
**Ceylonit**: HB für dunkelgrün- bis schwarzfarbener eisenhaltiger Spinell.
**Ceylon-Katzenauge**: HB für ➔ Chrysoberyll-Katzenauge aus Sri Lanka.
**Ceylonopal**: HB für ➔ Mondstein.
**Ceylonperidot**: irreführende HB für ➔ Turmalin.
**Ceylonrubin**: irreführende HB für Almandin ➔ Granat.
**Ceylon-Saphir**: lokale Bez. für hellblauer ➔ Saphir mit vielfach fleckiger Farbverteilung.
**Ceylonspinell**: lokale Bez. für hellrotfarbener, transparenter Almandin; ➔ Granat.
**Ceylon-Zirkon**: vollständig amorpher ➔ Zirkon; grün; H: 6,5; D: 4.
**Chalcedon**: primäre oder sekundäre, trigonale mikrokristalline Quarz-Varietät; $SiO_2$; grau, graubläulich bis graugelblich, meist durchscheinend; H: 7; D: 2,59–2,61; Agg.: faserig bis kryptokristallin, nierig, kugelig, traubig, knollig, feinstrahlig, Konkretionen, Mandelfüllungen. Farbvarietäten sind: Karneol – gelbrot bis tiefrot; Chrysopras – hellgrün; Plasma – dunkelgrün; Heliotrop – dunkelgrün mit roten Tupfen; Moos-Achat – mit grünen und braunen moosförmigen Einschlüssen; Sarder – braun und rot durchscheinend; Achat – verschiedene Färbungen; ➔ Chalcedon.
**Chalcedon-Achat**: gestreifter ➔ Chalcedon.
**Chalcedon-Onyx**: HB für verschiedenfarbig gestreifter, oft bunter ➔ Achat.
**Chalcedon-Rosetten**: rosettenartiger ➔ Chalcedon.
**Chalkopyrit-Nephrit**: Nephrit mit Chalkopyrit.
**Chalkotrichit**: ein nach einer Würfelkante nadelig ausgebildete Cuprit-Varietät; $Cu_2O$; Agg.: derb, körnig, dicht.
**Chamäleonstein**: Hydrophan; eine Edelopal-Varietät mit der Fähigkeit, Flüssigkeiten aufzunehmen und dabei sich farblich zu verändern; Synonym: Weltauge; ➔ Opal.
**Chanellingkristall**: esoterische Bez. für ➔ Bergkristall mit siebeneckiger Pyramidenfläche und einem Dreieck gegenüber.
**Chert**: graue bis schwarze, zerbrechliche ➔ Calcedon-Formvarietät.
**Chevron-Amethyst**: HB für opake, tiefpurpurfarbene ➔ Amethyst-Quarz-Verwachsung, mit weißer Bänderung.
**Chile-Lapis**: lokale Bez. für ➔ Lapislazuli aus Chile.
**Chinesenstein**: HB für ➔ Porphyrit mit dunkel und hellen Feldspatkristall-Einschlüssen, wie chinesische Zeichen aussehend, auch China-Schriftstein.
**Chinesischer Fluorit**: HB für zonargefärbter, bunter ➔ Fluorit aus China.
**Chinesische Jade**: HB für smaragdfarbener, undurchsichtiger Jadeit oder meist ➔ Serpentin.
**Chinesischer Türkis**: irreführende HB für türkisfarbener Jaspis aus China.
**Chita**: HB für die ➔ Serpentin-Varietät Antigorit aus Mexiko; grün mit schwarzen Flecken.
**Chlorit-Phantom-Kristall**: Bez. für Phantom-Quarz mit Chlorit-Einschlüssen; ➔ Bergkristall.
**Chlor-Opal**: HB für dichter Opal, der innig mit wachsgrünem Nontronit, einem Natrium-Eisen-Hydroxy-Aluminium-Silikat, verwachsen ist.
**Chlorophan**: Bez. für grünfluoreszierender Fluorit.
**Chloro-Saphir**: besonders tiefgrüner ➔ Saphir.
**Christophit**: eisenreicher Sphalerit mit 30–35% Eisen-Mangan-Sulfid; (Fe,Mn)S.
**Chrom-Chalcedon**: sekundäre, chromhaltige, grünfarbene ➔ Chalcedon-Varietät.
**Chrom-Cyanit**: ➔ Disthen-Farbvarietät; grün.
**Chrom-Diopsid**: leuchtend smaragdgrüne, chromhaltige ➔ Diopsid-Varietät.
**Chrom-Diopsid-Katzenauge**: HB für chatoyierender Chromdiopsid; Diopsid.
**Chrom-Epidot**: chromhaltige Epidot-Varietät.
**Chronikhüterkristall**: esoterische Bez. für ➔ Bergkristall mit reliefartig erhobenen Dreiecken auf den Pyramidenflächen. (M)
**Chrysanthemenstein**: HB für dunkler ➔ Porphyrit mit hellen Feldspatkristall-Einschlüssen.
**Chrysolith**: HB für ➔ Peridot in schleifwürdiger Qualität; auch HB für Grüner Chrysoberyll.
**Chrysolith-Chrysoberyll**: HB für grünfarbener ➔ Chrysoberyll.
**Chrysolith-Katzenauge**: HB für Chrysoberyll-Katzenauge.
**Chrysolithus**: HB für schwach gelbgrünfarbener Beryll oder gelbfarbener Topas.
**Chrys-Opal**: durch Kupfer blaugrüne Farbvarietät des ➔ Opals.
**Chrysophras**: HB für einen durch nickelhaltigen Kerolith grüngefärbten ➔ Chalcedon.
**Chrysopras**: sekundäre, durch nickelhaltigen Talk apfelgrüngefärbte ➔ Chalcedon-Varietät.
**Chyta**: HB für chromhaltige ➔ Serpentin-Varietät Antigorit aus Mexiko.
**Citrin**: primäre, trigonale Kristall-Quarz-Farbvarietät; $SiO_2$; gelblich, Glas- bis Fettglanz, durchsichtig; H: 7; D: 2,6; Agg.: säulige, aufgewachsene XX, meist in Drusen; fälschliche HB für bei 500–600 °C gelbbraun gebrannter Amethyst; ➔ Citrin.
**Citro-Calcit**: HB für brauntransparenter ➔ Calcit.
**Citronen-Chrysopras**: HB für gelblich grüngefärbten Chrysopras oder Gaspeit-Chalcedon-Gemenge; auch fälschlich für Variscit verwendet ➔ Gaspeit.

**Clevelandit**: Albit-Formvarietät mit plattigen, dünn-tafeligen Kristallen.
**Cleiophan**: → Sphalerit-Varietät; grün, gelb, orange.
**Cobalto-Calcit**: kobalthaltige → Calcit-Varietät.
**Cobalto-Rhodochrosit**: kobalthaltige → Rhodochrosit-Varietät.
**Colophonit**: lokale Bez. für Andradit-Varietät; Granat.
**Coloradodiamant**: irreführende HB für Rauchquarz.
**Coloradojade**: irreführende HB für → Amazonit.
**Coloradorubin**: irreführende HB für Pyrop; → Granat.
**Coloradotopas**: irreführende HB für gebrannter Amethyst.
**Connemara**: HB für Ophichalcit, ein Marmor.
**Contra-Luz-Opal**: Edelopal, dessen Farbenspiel nur im Durchlicht sichtbar ist → Opal.
**Corallin**: HB für mit Anilin rotgefärbten Chalcedon.
**Cordierit-Sonnenstein**: Gemenge von → Cordierit und Sonnenstein.
**Cormit**: Moos-Achat mit Hämatit-Einschlüssen.
**Cramerit**: Cleiophan; weiße Sphalerit-Farbvarietät.
**Crazy Lace**: HB für Achat-Varietät.
**Cristobalit-Opal**: texturfreier, eindimensionaler fehlgeordneter Tief-Cristobalit, der durch Sinken des Wasser-Gehalts im Opal infolge Alterung oder bei der Diagenese entsteht.
**Cupro-Adamin**: kupferhaltige Adamin-Varietät.
**Cyanit**: Bez. für blaufarbener Disthen.
**Cymophan**: HB für grünlich gelbe → Chrysoberyll-Varietät mit Katzenaugeneffekt.
**Cyprin**: blaue, kupferhaltige Vesuvian-Varietät.

## D

**Dahlit**: Carbonat-Hydroxylapatit; eine Apatit-Varietät.
**Dalmatinerjaspis**: irreführende HB für heller → Porphyrit mit Hornblende-Sprenkeln.
**Dalmatiner-Porphyrit**: heller → Porphyrit mit Hornblende-Sprenkeln.
**Dalmatinerstein**: HB für heller → Porphyrit mit Hornblende-Sprenkeln.
**Damburit**: irreführende HB für Rosaroter Saphir.
**Damsonit**: violettfarbene → Jaspis-Varietät.
**Daourit**: rote → Turmalin-Varietät des Rubellit.
**Dark-Opal**: Edelopal mit dunkler Körperfarbe; → Opal.
**Dehrnit**: Karbonat-Fluor-Apatit; Apatit-Varietät mit geringem Natriumgehalt.
**Delawarit**: HB für Sonnenstein aus Delaware; Lokalbez. für Orthoklas.
**Delphinkristall**: esoterische Bez. für Bergkristall mit parallel verwachsenen kleinen Kristallen an der Seite.
**Demantoid**: Andradit-Farbvarietät; Calcium-Eisen-Inselsilikat; $Ca_3Fe_2[SiO_4]_3$; grünlich gelb, smaragdgrün, durchsichtig bis durchscheinend; H: 6,5–7,5; D: 3,8–3,85; splitterig; Agg.: meist dicht; → Granat.
**Demidoffit**: phosphorhaltige Chrysokoll-Varietät.
**Dendra-Achat**: → Achat mit baumartigen, schwarzen mangandendritenähnlichen Einlagerungen.
**Dendriten-Achat**: durchsichtige bis durchscheinende → Achat-Varietät, die schwarze Mangandendriten enthält.
**Dendriten-Chalcedon**: durchscheinende → Chalcedon-Varietät, die schwarze Mangandendriten enthält.
**Dendriten-Kristall**: → Bergkristall mit dendritischen Einschlüssen.
**Dendriten-Opal**: → Opal mit Mangandendriten.
**Desert Rose**: HB für → Gips der Varietät Sandrose.
**Deutscher Diamant**: HB für klarer, doppelendiger → Bergkristall.
**Deutscher Lapis**: HB für blaugefärbter Jaspis.
**Devakristall**: esoterische Bez. für Bergkristall mit feinen, feenähnlichen Rissen und Einschlüssen.
**Diabantit**: Chlorit-Varietät; eisenreicher MgFe(II)-Chlorit; dunkel- bis schwärzlich grün; D: 2,7–3; in Säuren leicht zersetzbar.
**Diallag**: gesteinsbildende, aluminium- und eisenhaltige Diopsid-Varietät.
**Dianakristall**: esoterische Bez. für langprismatischer Generator-Bergkristall.
**Dichroit**: Bez. für → Cordierit, wegen dessen Farbwechsel.
**Dillenburgit**: Lokalbez. für Chrysokoll aus Dillenburg.
**Dillnit**: fluorreiche Zunyit-Varietät; weiß, matter Glanz; D: 2,87; bildet oftmals das Muttergestein von Diaspor.
**Dimagnetit**: Magnetitpseudomorphose nach → Ilvait.
**Dinosaurier-Knochen**: fossile, silikatisierte Kochenfragmente von Dinosaurier der Trias, Jura und Kreide.
**Diochrom**: Lokalbez. für → Zirkon.
**Disk-Achat**: HB für → Achat mit scheibenförmigen Einschlüssen
**Donnerei**: so genannter Australischer → Amulettstein: Quarzfüllung in rissigen Rhyolith- oder Quarzporphyr-Knollen.
**Doppelender-Kristall**: → Bergkristall mit zwei ausgebildeten Endspitzen.
**Doppelspat**: klarer, durchsichtiger → Calcit-Rhomboeder mit ausgeprägter Doppelbrechung.
**Dow-Kristall**: esoterische Bez. für → Bergkristall mit drei dreiseitigen und drei siebenseitigen Pyramidenflächen.
**Drachenzahn-Koralle**: HB für Hornkoralle in Form eines großen Zahnes; → Koralle.
**Dravit**: ditrigonaler Natrium-Magnesium-Turmalin; $NaMg_3Al_6[(OH)_4|(BO_3)_3|Si_6O_{18}]$; gelb, braun, braunschwarz, durchsichtig bis undurchsichtig; H: 6–7,5; D: 3,03–3,15; XX sind oft eingewachsen; Agg.: divergent- bis parallelstengelig, auch faserig; → Turmalin.
**Dr. Liesegangstein**: HB für gebänderter → Rhyolith aus Nevada.
**Dry-head-Achat**: esoterische Bez. für → Festungs-Achat, mit braunen, weißen und orangenen Schattierungen.
**Dunit**: HB für Olivin aus Spanien → Peridot.
**Dunkler Opal**: Edelopal mit dunkler Körperfarbe → Opal.
**dZi-Steine**: → Achat-Perlen oder Karneol-Perlen aus dem Himalaya.

## E

**Edelgrossular**: HB für Grossular von Edelsteinqualität → Granat.
**Edelolivin**: HB für Olivin von Edelsteinqualität; → Peridot.
**Edelopal**: → Opal mit buntem, prächtigem Farbspiel.
**Edelskapolith**: HB für → Skapolith von Edelsteinqualität.
**Edelspinell**: HB für eisenarmer, farbiger, klarer → Spinell.
**Edeltopas**: HB für → Topas von Edelsteinqualität.
**Edler Granat**: → Granat von Edelsteinqualität.
**Edler Labradorit**: HB für farbiger, meist blaugelb schil-

lernder (»labradorisieren«) → Labradorit von Edelsteinqualität.

**Egeran**: schwärzlich dunkelgrüne, chromhaltige → Vesuvian-Varietät; Agg.: nadelig, strahlig, stengelig.

**Eilatstein**: HB für Verwachsung von Chrysokoll-Malachit mit Türkis aus der Umgebung von Eilat. → Chrysokoll.

**Einfühlsamer Kristall**: esoterische Bez. für beschädigter → Bergkristall.

**Eisblumen-Jaspis**: Jaspis mit eisblumenartiger Zeichnung aus Transvaal/Süd-Afrika.

**Eisen-Cordierit**: eisenhaltige Cordierit-Varietät, wobei Magnesium vollständig von $Eisen^{2+}$ ersetzt wird.

**Eisen-Jaspis**: eisenhaltiger Jaspis; braun, gelb oder rot.

**Eisenkiesel**: durch Eisenoxid oder Eisenhydroxid gelb bis rotgefärbte Kristall-Quarz-Varietät oder Bergkristall; $SiO_2$; Glasglanz, undurchsichtig; H: 7; D: 2,7.

**Eisenkiesel, gelber**: eisen-manganhaltiger Quarz; $(Fe,Mn)_2[SiO_4]$; Fayalit-Varietät → Eisenkiesel.

**Eisen-Opal**. durch eisenhaltige Beimengungen rot gefärbter, undurchsichtiger → Opal.

**Eisen-(III)-Richterit**: primäre Richterit-Varietät, mit 2,5% Manganoxid; karminrot; → Richterit.

**Elbait**: Natrium-Lithium-Turmalin-Varietät; farblos, rosa oder grün; → Turmalin.

**Eldarit:** primär-vulkanisch, Quarz-Anorthoklas-Riebeckit-Ägirin-Gemenge, hellgrün bis dunkelgrün-schwarz mit konzentrischer Färbung. HB: Nebula Stone.

**Elektron**: antike griech. Bez. für → Bernstein.

**Elementstein**: HB für Edelopal mit starkem Farbenspiel → Opal.

**Elestialkristall**: esoterische Bez. für → Skelett-Quarze der Varietät Amethyst, Bergkristall oder Rauchquarz.

**Elfenbein-Jaspis:** HB für beigefarbener → Jaspis.

**Elfenkristall**: esoterische Bez. für → Bergkristall mit feinen, feenähnlichen Rissen und Einschlüssen.

**Elroquit**: Gemenge von Quarz mit eisenhaltigem Variscit.

**Ely-Rubin**: Lokalbez. für Pyrop aus Ely/Schottland → Granat.

**Emmonit**: calciumhaltige Strontianit-Varietät.

**Emphatischer Kristall**: esoterische Bez. für beschädigter → Bergkristall.

**Empfänger-Generatorkristall**: esoterische Bez. für Generator-Bergkristall mit einer besonders großen Pyramidenfläche → Bergkristall.

**Empfängerkristall**: esoterische Bez. für → Bergkristall mit einer außergewöhnlich großen Pyramidenfläche.

**Endiopsid**: stark magnesiumhaltige → Diopsid-Varietät.

**Endlichit**: arsenhaltige → Vanadinit-Varietät.

**Engelsflügel-Achat**: esoterische Bez. für Achat, mit hohlen oder gefüllten Röhrenstrukturen.

**Enhydro**: Bez. für vollständig geschlossene Mandel, die teils noch mit wässeriger Lösung gefüllt ist, welche oft durch die Wände scheint. Nach dem Herauslösen aus anstehendem Gestein trocknet die Flüssigkeit meist aus; hauptsächlich → Achat, Amethyst, Bergkristall und Rauchquarz

**Enhydro-Amethyst:** → Amethyst mit Wassereinschluss.

**Enhydrokristall:** → Bergkristall oder Rauchquarz mit Wassereinschluss.

**Epidesmin**: Stilbit-Varietät, mit rhombischem Habitus → Zeolith.

**Epidot-Quarz**: HB für Bergkristall mit eingeschlossenen Epidot-Nadeln.

**Erbsenstein**: Kalkoolith; eine Aragonit-Form-Varietät aus Kügelchen von Kalk, die sich an warmen Quellen infolge schaliger Anlagerung um schwebende Fremdkörper in der Zustandsform von → Aragonit bilden.

**Erdbeerquarz**: HB für erdbeerfarbener → Bergkristall oder derber Quarz. → Erdbeerquarz.

**Erdenhüter**: esoterische Bez. für Bergkristall mit großen, kilo- bis tonnenschweren Ausmaßen.

**Erinadin**: ytteriumhaltige Pyrop-Varietät, Granat.

**Eselsspiegel**: volkstümliche Bez. für → Gips.

**ET-Kristall**: esoterische Bez. für Bergkristall-Doppelender, der an einem Ende viele Spitzen aufweist.

**Euzeolith**: primärer, dem Heulandit ähnlicher → Zeolith.

# F

**Fadenkristall**: Bez. für flache → Bergkristall-Formvarietät, mit fadenförmigem Einschluss und von dort aus seitlich wachsend, mit ausgeprägten Kanten.

**Fadenquarz**: Quarz-Varietät mit milchigem Mittelstreifen.

**Fairy Stone**: HB für Staurolith.

**Falkenauge**: Quarz-Varietät mit Krokydolith-Einschlüssen; → Falkenauge.

**Falsche Jade**: HB für → Sillimanit.

**Faschoda-Granat**: Lokalbez. für Pyrop; → Granat.

**Falsonephrit**: Bez. für allgemein grüne Schmucksteine (Serpentin, Vesuvian), denen vielfach Nephrit oder Jade unterschoben werden.

**Fargit**: Natrolith-Varietät; rot; → Zeolith.

**Feder-Achat**: esoterische Bez. für → Achat.

**Federweiß**: HB für gebrannter Talk; → Steatit.

**Fedorowit**: → Diopsid-Varietät; hellgrün; mit geringem Gehalt an Natrium, Aluminium und Eisen.

**Feenkristall**: esoterische Bez. für Bergkristall mit feinen, feenähnlichen Rissen und Einschlüssen.

**Feenstein**: HB für zonargefärbter → Fluorit aus China.

**Fensterkristall**: esoterische Bez. für → Bergkristall mit rautenförmiger Sekundarfläche; nicht identisch mit einem mineralogischen »Fenster-Quarz«.

**Ferri-Skorzalith**: synthetischer, magnesiumfreier → Lazulith.

**Feruvit**: trigonaler Calcium-Eisen-Aluminium-Turmalin; ein Ringsilikat; dunkelbraun, schwarz; H: 7; → Turmalin.

**Festungs-Achat**: HB für → Achat mit zackiger, an den Grundrissen an Festungen erinnernder Zeichnung.

**Feuer-Achat**: HB für Brauner → Achat mit schillernder Opal-Schicht.

**Feuerstein:** → Flint.

**Fiorit**: künstlich entwässerte vulkanische → Naturglas-Varietät; → Opal-Varietät.

**Flammen-Achat**: HB für → Achat-Geoden, deren Rand flammen- bis wellenähnliche Zeichnungen aufweist.

**Flammen-Opal**: Edelopal mit wechselnden, flammenähnlich flackernden Farben; → Opal.

**Flaschenstein**: HB für grünfarbener → Obsidian.

**Fleisch-Achat**: HB für rotfarbener → Karneol oder → Achat.

**Flecken-Lapis**: HB für → Lapislazuli, mit hohem Calcit-Anteil.

**Flimmer-Opal**: HB für Edelopal, bei dem die verschiedenen Farben mit eckigen Konturen nebeneinander auftreten; → Opal.

**Flint**: feinkörnig-dichter, mit → Opal durchsetzter Quarz; → Feuerstein.

F

**Floraspat**: HB für industriell genutzter, gemahlener → Baryt.
**Foitit**: trigonale Eisen-Aluminium-Turmalin; bläulich schwarz; H: 7; → Turmalin.
**Fortazella**: lokale Bez. für hochwertiger Aquamarin → Beryll.
**Fossilien**: Fragmente calcitisierter oder silikatisierter, fossiler Pflanzen oder Tiere der Erdzeitalter des Silurs bis Quartärs.
**Fossil-Achat**: HB für Turitella-Jaspis; → Jaspis.
**Fossiler Türkis**: HB für → Vivianit oder → Apatit der Varietät Hydroxylapatit.
**Fossil-Jaspis**: HB für Turitella-Jaspis; → Jaspis.
**Fowlerit**: zink-eisen-calziumhaltige → Rhodonit-Varietät; rötlich gelb; Agg.: große spätige Stücke.
**Framesit**: grobkörnige Bort-Varietät; schwarz.
**Francolith**: farblose, dünnblätterige Karbonat-Flour-Apatit-Varietät.
**Friedens-Achat**: HB für milchig weißer → Achat.
**Friedhofsfeder Achat**: Flammen-Achat; → Achat.
**Fulgurit**: sehr seltenes, durch Blitzschlag entstandenes → Naturglas; Synonym: Lechatelierit.
**Füllhornkristall**: esoterische Bez. für → Bergkristall-Formvarietät.
**Füllekristall**: esoterische Bez. für Bergkristall-Spitze, die aus einem Grüppchen kleiner Spitzen herausragt.

## G

**Galaxit**: HB für → Labradorit mit kräftigem Farbspiel.
**Gastaldit**: → Glaukophan-Varietät, in dem das Aktinolith-Molekül überwiegt.
**Geätzter Kristall**: natürlich angelöster → Bergkristall
**Gebärender Stein**: → Biotit-Linse.
**Gebogener Kristall**: ein während seines Wachstums in Bogenrichtung wachsender Aragonit, Calcit, Quarz oder → Bergkristall.
**Geister-Quarz**: esoterische Bez. für Quarz- und → Bergkristall, die als Einschlüsse schemenhaft, streng parallel verlaufende Wachstumsphasen in Form von Trübungen erkennen lassen; Phantom-Kristall.
**Geistige-Führer-Kristall**: esoterische Bez. für doppelendig, gleich lang, parallel verwachsener → Bergkristall-Zwilling.
**Gekerbter Kristall**: Bez. für einen Quarz-Kristall mit eingekerbter, scharf abgegrenzter dreieckiger Fläche.
**Gelber Phantom-Quarz**: Phantom-Quarz mit Limonit-Einschlüssen. → Bergkristall.
**Gelber Topas**: HB für gelb gebrannter → Amethyst.
**Gelbkarneol**: HB für wachsgelber → Chalcedon.
**Gemeiner Opal**: durchscheinender bis undurchsichtiger → Opal ohne Farbenspiel.
**Gem Silica**: HB für feinverteilter → Chrysokoll mit Bergkristall oder Quarz.
**Generatorkristall**: esoterische Bez. für → Bergkristall, dessen sechs Pyramidenflächen sich in einem Punkt treffen.
**Georgianit**: Tektit aus Georgia; → Moldavit.
**Gepresster Bernstein**: Pressbernstein → Bernstein.
**Geschraubter Blattkristall**: → Bergkristall-Formvarietät, mit gekurvten und geschraubten Kristallstrukturen. (M)
**Gespenster-Quarz**: Geister-Kristall oder Phantom-Quarz; → Bergkristall.
**Gesundheitsstein**: → Markasit oder → Pyrit.
**Gesundstein**: → Pyrit.
**Getigerter Kristall**: esoterische Bez. für → Bergkristall, dessen ausgeprägte Querkerbung auffällt.
**Gewöhnlicher Opal**: durchscheinender bis undurchsichtiger → Opal ohne Farbenspiel.
**Geyserit**: → Opalith-Varietät Kieselsinter als leistenförmiges oder lockererbsenartiges Absatzprodukt an Geysiren.
**Gipfelkristall**: → Bergkristall mit gipfelförmig zulaufender Spitze.
**Gips-Alabaster**: feinkörniger, meist durchscheinender → Gips.
**Gips-Rose**: Gips-Rosette, meist Sand-Gips-Konkretionen; Synonym: Wüsten-Rose; → Gips.
**Girasol**: HB für eine fast farblose und durchsichtige Quarz-Varietät mit bläulich wogendem Lichtschein. → Girasol.
**Girasol-Saphir**: HB für → Saphir-Katzenauge.
**Glasachat**: irreführende HB für → Obsidian.
**Glas-Opal**: HB für gemeiner → Opal der Varietät Hyalith.
**Glas-Quarz**: HB für → Bergkristall.
**Glimmerkugel**: gelbbraune, radialfaserige Schalen von Anthophyllit; Hermanover Kugel → Biotit.
**Glinkit**: eisenreiche Olivin-Varietät; → Peridot.
**Glücksgeode**: HB für kleine aufgeschnittene Achat-Geode.
**Goethit-Quarz**: Bez. für in Kristall-Quarz oder → Bergkristall eingeschlossene Goethit-Nadeln; Synonym: → Kakoxenit.
**Gold-Citrin**: HB für goldgelbfarbener → Citrin.
**Goldener Heiler**: esoterische Bez. für goldglänzender hämatitüberzogener → Bergkristall.
**Goldfluss**: künstliches Glas mit Kupfer-Einschlüssen als Sonnenstein-Imitation.
**Goldlabradorit**: irreführende HB für → Orthoklas-Varietät Gold-Orthoklas.
**Goldlace Opalite**: HB für Gelbbrauner → Opalith.
**Gold-Obsidian**: HB für goldschimmernde → Obsidian-Varietät.
**Gold-Opal**: Goldgelber → Opal oder HB für Quarz mit schönem Farbenspiel infolge feinster Äderchen bzw. Körnchen, Einschlüsse und Einlagerungen von gediegenem Gold.
**Gold-Orthoklas**: goldgelbe, klare Farbvarietät des → Orthoklas.
**Goldstein**: HB für durch Hämatit-Einlagerungen orange gefärbter Aventurin.
**Goldstone**: HB für Pyrit-Quarz; → Pyrit.
**Gold-Topas**: Imperial-Topas; fälschliche und irreführende HB auch für → Citrin, der durch Erhitzen von Amethyst gewonnen wird. → Topas.
**Gold-Quarz**: HB für → Tigerauge mit hohem Quarzanteil.
**Goshenit**: → Beryll-Varietät von Edelsteinqualität; dient vielfach als Imitation für Diamant und Smaragd, in welche silberne oder grüne Metallfolien unterlegt werden.
**Granatjade**: irreführende HB für Grüner → Granat der Varietät Andradit, Grossular oder Hessonit.
**Greenovit**: rote, manganhaltige Sphen-Varietät.
**Greinerit**: manganhaltiger → Dolomit.
**Griffithit**: eisenhaltige Saponit-Varietät.
**Grönländischer Hyazinth**: lokale Bez. für → Eudyalit aus Grönland.
**Grönland-Spat**: lokale Bez. für klarer, doppelbrechender → Calcit aus Grönland.

**Grossular**: primär-hydrothermales oder metamorphes, kubisches Calcium-Aluminium-Inselsilikat; $Ca_3Al_2[SiO_4]_3$; farblos, grünlich weiß, hellgrün, grünlich grau, bernstein, rosa, undurchsichtig; H: 6,5–7; D: 3,5; bis zu 15 cm große XX, meist auf- bzw. eingewachsen; Agg.: derb, körnig bis dicht; ➔ Granat.
**Grothit**: yttrium- und eisenhaltige Sphen-Varietät; meist eingewachsen in Syeniten und mit briefkuvertförmigen Aggregaten.
**Grüner Phantom-Quarz**: Phantom-Quarz, dessen Phantome durch grüne Mineralien, nicht jedoch Chlorit getrennt sind; ➔ Bergkristall.
**Grün-Quarz**: HB für
dunkler ➔ Aventurin ohne Glitzern (Aventurisieren);
chromhaltige derbe ➔ Quarz-Varietät;
grünlicher kristalliner ➔ Quarz aus Brasilien;
Praseolith-Amethyst aus Sambia; ➔ Praseolith;
eisenhaltige synthetische Quarz-Varietät;
durch Hitze behandelter und damit grüngefärbter Amethyst aus Brasilien (synthetischer Praseolith).
**Gwindel-Quarz**: Quarz-Formvarietät. ➔ Bergkristall.
**gZi-Perlen**: ➔ Achat- oder Karneol-Perlen aus dem Himalaya.

# H

**Hackmanit**: rosa Farbvarietät von ➔ Sodalith.
**Hämatin**: HB für synthetisches Eisenoxid, das jedoch einem Sinter-Magnetit entspricht. D: 5,02; stark magnetisch; ➔ Hämatit.
**Hämatit-Quarz**: Amethyst oder ➔ Bergkristall mit eingeschlossenen Hämatitschüppchen.
**Harlekin-Opal**: HB für Edelopal mit schachbrettartigen Farbflecken; ➔ Opal.
**Harlekin-Quarz**: ➔ Quarz, der rote Punkte oder Streifen aus Hämatit oder Lepidokrokit als Einschluss enthält.
**Hamburger Türkis**: HB für synthetischer Türkis.
**Hanleit**: ➔ Granat-Varietät Knorringit; $Mg_3Cr_2[SiO_4]_3$.
**Harmoniekristall**: esoterische Bez. für zerbrochener und in der Natur wieder verheilter ➔ Bergkristall.
**Heliodor**: gelbgrüne bis blaugrüne Farbvarietät des ➔ Beryll von Edelsteinqualität; soll durch Radioaktivität gefärbt sein; H: 7,5–8; D: 2,6.
**Heliolith**: HB für Aventurinfeldspat oder ➔ Sonnenstein.
**Heliotrop**: grüne bis graue Farbvarietät des mikrokristallinen Quarz mit roten, an Blutstropfen erinnernde Einlagerungen durch Eisenoxid; Glanz: stumpf; undurchsichtig; H: 6,5–7; D: 2,5–2,6; Agg.: meist feinkristallin; ➔ Heliotrop.
**Heller Opal**: helle Edelopal-Farbvarietät ➔ Opal.
**Herkimer Diamant**: irreführende HB für ➔ Bergkristall, sehr klarer Doppelender vom Fundort Herkimer/USA.
**Herkimer Quarz**: HB für ➔ Bergkristall, sehr klarer Doppelender vom Fundort Herkimer, USA.
**Hessonit**: HB für Granat-Varietät.
**Hiddenit**: primäres, monoklines Lithium-Aluminium-Kettensilikat; $LiAl[Si_2O_6]$; Spodumen-Varietät; gelbgrün, grünlich gelb, smaragdgrün, durchsichtig, meist wenig glänzend; H: 6,5–7; D: 3,16–3,2; Agg.: breitstengelig, spätig; ➔ Hiddenit.
**Himbeer-Quarz**: himbeerfarbener Kristall-Quarz oder derber Quarz; ➔ Aventurin rot.
**Hinojosatopas**: irreführende lokale spanische HB für ➔ Citrin bzw. gebrannter Amethyst.
**Honduras-Opal**: HB für einen Matrixopal aus Basalt, mit verteilten Feueropal-Partikeln.
**Honigblende**: transparente ➔Sphalerit-Varietät.
**Honig-Calcit**: HB für honigfarbener ➔ Calcit.
**Honig-Opal**: HB für goldgelbfarbener gemeiner Opal.
**Honig-Opalith**: HB für gelbbraunfarbener ➔ Opalith.
**Honigspat**: honigfarbener ➔ Fluorit.
**Honigstein**: HB für orangefarbener ➔ Calcit; honiggelb-gefärbter ➔ Chalcedon; auch für Mellit.
**Horn-Koralle**: ➔ Koralle in Form eines Horns oder eines Zahns.
**Hornstein**: Sammelbez. für Opal-Varietäten, die teils in feinkörnige, dichte Chalcedone übergegangen sind. ➔ Flint.
**Hortonolith**: Eisen-Magnesium-Inselsilikat; $(Fe,Mg)_2[SiO_4]$; Olivin-Varietät; gelbgrün, grün, schwarzbraun; ➔ Peridot.
**Hundezahnspat**: volkstümliche Bez. für ➔ Calcit-Formvarietät.
**Hyalith**: gemeine ➔ Opal-Varietät.
**Hyalosiderit**: Olivin-Varietät mit 30–50 Mol-% $Fe_2[SiO_4]$; grünlich; ➔ Peridot.
**Hydrophan**: HB für Edelopal, der durch Wasserverlust trüb geworden und nach Wasseraufnahme vorübergehend wieder durchscheinend wird und ein Farbenspiel zeigt; ➔ Opal.

# I

**Idokras**: ➔ Vesuvian.
**Ilmenit-Quarz**: HB für Kristall-Quarz, der eingeschlossene ➔ Ilmenit-Nadeln enthält; ➔ Bergkristall.
**Indienjade**: irreführende HB für ➔ Aventurin.
**Indigolith**: seltene ➔ Turmalin-Farbvarietät, blauer Elbait oder Liddicoatit; ditrigonal, dunkelgrün, hellblau, dunkelbraun; H: 7; D: 3–3,3; Agg.: säulige, auf- bzw. eingewachsene XX, auch strahlig; wertvoller Edelstein.
**Indigo-Saphir**: HB für indigoblauer Korund; ➔ Saphir.
**Indische Jade**: irreführende HB für ➔ Aventurinquarz, aber auch für grünes Aventuringlas.
**Indischer Achat**: HB für ➔ Moos-Achat.
**Indischer Smaragd**: irreführende HB für dunkelgrünfarbener indischer ➔ Aventurin, oder grünfarbener, rissiger Quarz.
**Indischer Topas**: irreführende HB für safrangelbfarbener Saphir oder für gelbfarbener ➔ Topas.
**Indisches Katzenauge**: lokale HB für ➔ Chrysoberyll-Katzenauge.
**Iolanthit**: HB für rötlicher, gebänderter ➔ Jaspis.
**Iolith**: Synonym für ➔ Cordierit.
**Iolith-Sonnenstein**: HB für ein inniges Gemenge von ➔ Cordierit und Sonnenstein.
**Isis-Achat**: esoterische Bez. für 1. ➔ Achat, der durch Lichtinterferenz an feinen Rissen und Sprünge schimmert; 2. ➔ Festungs-Achat mit extrem dünner Bänderung, die durch Lichtbrechung schimmert.
**Irischer Diamant**: lokale Bez. für ➔ Bergkristall.
**Iris-Opal**: HB für ➔ Feueropal – farblos oder leicht bräunlich mit einfarbigem Schiller.
**Iriskristall**: esoterische Bez. für ➔ Bergkristall mit fünf-ekkiger Pyramidenfläche.
**Irisquarz**: infolge feinster Risse und Sprünge irisierender ➔ Quarz.
**Isländischer Achat**: HB für ➔ Obsidian.

**Isländischer Doppelspat**: HB für klarer ➔ Calcit mit ausgeprägter Doppelbrechung aus Island.
**Itabirit**: HB für sehr eisenreiches Hämatiteisenerz von Itabira/Minas Gerais/Brasilien; ein ➔ Tigereisen.
**Italienischer Chrysolith**: HB für ➔ Vesuvian.
**Italienischer Chrysotil**: HB für ➔ Vesuvian.
**Italienischer Lapis**: HB für blaugefärbter ➔ Jaspis.
**Ivorit**: HB für elfenbeinfarbener Magnesit oder ➔ Domomit.

## J

**Jacarakristall**: esoterische Bez. für eine Sonderform des Elestialkristalls; ➔ Bergkristall.
**Jade-Bernstein**: HB für Pressbernstein ➔ Bernstein.
**Jamesonit-Quarz**: HB für Kristall-Quarz, der eingeschlossene ➔ Jamesonit-Nadeln enthält.
**Jargon**: HB für blassstrohgelbe ➔ Zirkon-Farbvarietät in Edelsteinqualität.
**Jasp-Achat**: HB für eine Verwachsung von ➔ Achat mit Jaspis, Achat-Jaspis.
**Jasper**: engl. für ➔ Jaspis.
**Jasp-Onyx**: HB für gebänderter ➔ Achat-Jaspis.
**Jasp-Opal**: durch Eisen rotgefärbter undurchsichtiger gemeiner ➔ Opal; auch teiltransparentes Gemenge von Opal-Jaspis.
**Jelly**: HB für durchsichtiger bis undurchsichtiger ➔ Opal mit schwachem Farbenspiel.
**Jett**: ➔ Gagat.

## K

**Kacholong**: HB für gemeiner ➔ Opal; Varietät Kascholong.
**Kaiser-Jade**: HB für ➔ Jadeit, durch Chrom smaragdgrün; Synonym: Imperial-Jade.
**Kalahari Pictures-Stone**: sandfarbener grauer ➔ Jaspis; HB für Landschafts-Jaspis.
**Kalifornische Iris**: esoterische Bez. für Kunzit; ➔ Hiddenit.
**Kalifornische Jade**: HB für (äußerlich betrachtet) jadeähnlichen ➔ Vesuvian.
**Kalifornischer Mondstein**: HB für (äußerlich betrachtet) mondsteinähnlichen ➔ Chalcedon.
**Kalifornischer Onyx**: irreführende HB für gebänderter Stalagmit von ➔ Calcit und Aragonit.
**Kalifornischer Rubin**: HB für Grossular; ➔ Granat.
**Kalifornischer Türkis**: irreführende HB für ➔ Variszit.
**Kalifornisches Tigerauge**: irreführende HB für schillernder Bastit.
**Kalkstein**: ➔ Calcit.
**Kalmücken-Achat**: HB für Kacholong; ➔ Opal.
**Kalmücken-Opal**: HB für Kacholong; ➔ Opal.
**Kanadischer Blaustein**: HB für ➔ Sodalith.
**Kanadische Jade**: irreführende Bez. für ➔ Nephrit aus British Columbia.
**Kanadischer Mondstein**: HB für Peristerit; ➔ Albit.
**Kandyspinell**: HB für Almandin aus Sri Lanka; ➔ Granat.
**Kap-Amethyst**: lokale HB für heller ➔ Amethyst aus Südafrika.
**Kapchrysolith**: HB für grünfarbener ➔ Prehnit aus Südafrika.
**Kap-Granat**: HB für ➔ Granat-Varietät Pyrop, mit mehr violetter statt braunroter Farbe.
**Kaprubin**: irreführende HB für Granat-Varietät Pyrop aus Südafrika.
**Kapsmaragd**: HB für Grüner ➔ Fluorit oder Prehnit aus Südafrika.
**Karbonado**: HB für grauschwarze ➔ Diamanten.
**Karfunkel**: historische Sammelbez. für rote Edelsteine: ➔ Granat, Rubin oder Spinell.
**Karneol**: rötlicher, gebänderter, durchscheinender Calcedon; ➔ Karneol.
**Karneol Malawi**: HB für gebänderter ➔ Karneol aus Botswana.
**Karneol-Achat**: HB für gebänderter ➔ Karneol aus Botswana.
**Kaschmir-Saphir**: HB für Kornblumenblauer ➔ Saphir.
**Kascholong**: weiße, porzellan- oder emailartig-poröse, undurchsichtige bis durchscheinende gemeine ➔ Opal-Varietät.
**Kashgarjade**: HB für Chinesischer ➔ Nephrit aus Kashgarien.
**Kathedralenkristall**: esoterische Bez. für ➔ Bergkristall mit fließendem Übergang vom Prisma zur Spitze.
**Katzenaugen-Quarz**: HB für Falkenauge oder Tigerauge, meist für rotes gebranntes Tigerauge.
**Katzengold**: ➔ Pyrit oder angewitterter Biotit.
**Katzensilber**: ➔ Muskovit.
**Keltenstein**: HB für Ophicalcit aus Connemara/Irland; auch fälschlich für ➔ Serpentin mit Pyriteinsprengsel aus Mexiko oder Peru.
**Kiesball**: Pop-Rocks oder ➔ Pyrit.
**Kieselkupfer-Smaragd**: HB für ➔ Dioptas.
**King-Topas**: irreführende HB für natürlicher Gelber ➔ Saphir (Padparadscha).
**Kinradit**: HB für Kugel-Jaspis; ➔ Jaspis.
**Kirsch-Opal**: HB für klarer »geleeartiger« Opal; orangerot bis rosa.
**Klingender Kristall**: esoterische Bez. für völlig klarer Bergkristall mit langprismatischem, nadeligem Habitus.
**Koloradojade**: irreführende lokale Bez. für Grüner Mikroklin; ➔ Feldspat.
**Koloradorubin**: irreführende lokale Bez. für die rote Granat-Varietät Pyrop.
**Koloradotopas**: irreführende Lokalbez. für gelber, durch Eisen gefärbter ➔ Eisenkiesel.
**Kometenkristall**: esoterische Bez. für ➔ Bergkristall mit kometenschweifähnlichen Einkerbungen auf dem Prisma.
**Konglomerat**: ➔ Trümmer-Jaspis; ➔ Jaspis.
**Kongosmaragd**: irreführende lokale HB für ➔ Dioptas.
**Königstopas**: irreführende HB für rötlichgelb-gefärbter ➔ Saphir.
**Korall-Achat**: HB für teils verkieselte ➔ Korallen oder gebänderter, an Korallen erinnernder ➔ Karneol oder gebrannter Achat aus Botswana.
**Korallen-Achat**: HB für ➔ Achat mit korallenähnlicher Zeichnung.
**Koreajade**: irreführende HB der graugrünen, teils auch gefärbten Blätter-Serpentin-Varietät ➔ Antigorit.
**Korite**: ➔ Ammolith. Ammonit (fossile Kopffüßler) mit opalisierender Kalkoberfläche.
**Korsisches Grün**: lokale Bez. für einen dem Bastit ähnlichen Schmuckstein.
**Kraterkristall**: esoterische Bez. für ➔ Bergkristall mit Vertiefungen durch ausgebrochene kleine Zwillinge.
**Kreide brianconer**: irreführende HB für ➔ Steatit.

**Kreide spanische**: irreführende HB für spanischer → Steatit.
**Kreis-Achat**: HB für → Achat mit kreisförmigen Zeichnungen.
**Kreuzkristall**: esoterische Bez. für durchkreuzt verwachsener → Bergkristall; auch für Harmotom.
**Kriegerkristall**: esoterische Bez. für stark beschädigter → Bergkristall.
**Kristall isländischer**: → Calcit-Rhomboeder mit ausgeprägter Doppelbrechung.
**Kristallnadel**: → Bergkristall mit langprismatischem, nadeligem Habitus.
**Kristall-Opal**: Edelopal; → Opal.
**Kristallsalz**: → kristallines Halit.
**Kugel-Chalcedon:** HB für → Sphärolithischer Chalcedon.
**Kugel-Jaspis**: HB für → Jaspis mit kugelig-runder Zeichnung.
**Kugelpyrit**: → Pop-Rocks.
**Kugel-Rhyolith:** HB für → Sphärolithischer Chalcedon.
**Kunzit**: Edelspodumen-Varietät; $LiAl[Si_2O_6]$; rosaviolett, hellviolett, meist wenig Glanz bis Glasglanz, durchsichtig; Schmucksteinqualität; H: 6,5–7; D: 3,1–3,2; Agg.: säulige, dicktafelige und längs gestreifte XX, ansonsten spätig, derb, breitstengelig; Fluoreszenz: stark gelbrot bis orange; → Hiddenit.
**Kupfer-Chalcedon**: durch Kupfereinschlüsse blaugrün gefärbte → Chalcedon-Varietät, mit metallischen, rotbraunen Punkten.
**Kupfersmaragd**: HB für → Dioptas.
**Kyanit**: HB für → Disthen.
**Kymophan**: HB für → Chrysoberyll-Katzenauge.

## L

**Labrador-Mondstein**: → Labradorit mit sehr kräftigem Schillern.
**Labradorstein**: HB für → Labradorit.
**Lace-Achat**: HB für Achat-Jaspis mit bizarrer Zeichnung aus Mexiko. → Achat.
**Lagenstein**: → Achat mit ebenen, parallel liegenden Schichten.
**Lagunen-Achat**: HB für → Achat mit einer unregelmäßigen Kreis- und Viereckmusterung.
**Lake-George-Diamant**: irreführende HB für → Bergkristall aus Lake George im Herkimer Co./Colorado/Nordamerika.
**Lamellen-Achat**: lokale Bez. für feingeschichteter → Achat aus Indien.
**Landschafts-Achat**: → Achat mit Zeichnungen, die an Landschaftsbilder erinnern.
**Landschafts-Jaspis**: HB für sandfarbengrauer → Jaspis mit Wüstenlandschaftszeichnungen.
**Landschafts-Porzellanit**: Porzellanit mit landschaftsähnlicher Zeichnung.
**Lapis-Malachit**: HB für → Azur-Malachit.
**Lapis mutabilis**: Edelopal; Varietät Hydrophan; → Opal.
**Lapis specularis**: → Muskovit oder Gips.
**Larimar**: blaue → Pektolith-Varietät. → Larimar.
**Laserkristall**: esoterische Bez. für → Bergkristall-Formvarietät mit konisch zulaufendem Prisma und kleiner Spitze. (G, M)
**Lasur-Quarz**: HB für → Blau-Quarz, manchmal auch für Blauer Syenit.
**Lasurspat**: HB für → Lapislazuli oder Lazulith.
**Lasurstein**: → Azurit oder → Lapislazuli.
**Lavendel-Jade**: HB für lavendelfarbige Varietät des → Jadeit oder lavendelfarbenen Fluorit.
**Lavendel-Jaspis**: HB für Violetter → Jaspis aus Indien.
**Lavendel-Quarz**: HB für fliederfarbener → Chalcedon.
**Lebenswegkristall**: esoterische Bez. für → Bergkristall mit glatter Prismenfläche ohne Querstreifung.
**Leber-Opal**: gemeine → Opal-Varietät; graubrauner Menilit als Knolle in Sedimenten.
**Lechos-Opal**: lokale Bez. für → Feueropal aus Mexiko.
**Lehrerkristall**: esoterische Bez. für → Bergkristall mit einem figurähnlichen Einschlussbild.
**Leopard Skin**: HB für mexikanischer → Rhyolith mit einer leopardenfellähnlichen Zeichnung.
**Leoparden-Opal**: Edelopal, kleine opalgefüllte Bläschen in Basalt; → Opal.
**Leopardenfell-Jaspis**: HB für mexikanischer → Rhyolith.
**Liebespfeil**: Quarz oder Bergkristall mit nadelförmigen Rutil-Einschlüssen; Synonym: → Rutilquarz.
**Light-Opal**: lokale Bez. für Edelopal mit heller Körperfarbe; → Opal.
**Ligurius**: mittelalterliche Bez. für → Bernstein.
**Linksquarz**: → Bergkristall mit Sekundärfläche rechts an der größten Pyramidenfläche.
**Lithionamethyst**: HB für Kunzit; → Hiddenit.
**Lithionsmaragd**: irreführende HB für grünfarbigen, chromhaltigen → Hiddenit.
**Lithiumamethyst**: irreführende HB für hellviolettfarbigen Kunzit; → Hiddenit.
**Lithiumsmaragd**: irreführende HB für grünen, chromhaltigen → Hiddenit.
**Lombardische Diamanten**: irreführende HB für klare Doppelender-Bergkristalle von Selvino/Lombardei.
**Luchsauge**: HB für fast durchsichtig, grünlich farbenen Oligoklas mit labradoritähnlichen Lichterscheinungen oder Onyx mit weißem Kreis → Feldspat.
**Luchssaphir**: HB für → Cordierit oder ganz dunkler Saphir mit fleckiger Färbung.
**Lurelit**: esoterische Bez. für purpurfarbener → Achat aus Arizona/USA.
**Luvulith**: esoterische HB für → Sugilith.

## M

**Madagaskar-Mondstein**: lokale Bez. für Oligoklas aus Madagaskar; → Feldspat.
**Madeirastein**: → Citrin.
**Madeiratopas**: irreführende HB für → Citrin, braunrot gebrannter Amethyst oder braunfarbener synthetischer Saphir.
**Madeira-Citrin**: HB für braunfarbener → Citrin oder gebrannter Amethyst.
**Madreporstein**: HB für Schwarzer → Calcit.
**Magalux**: synthetischer → Spinell.
**Magnetitjade**: irreführende HB für → Nephrit mit Magnetit.
**Mahagoni-Obsidian**: HB für Schwarzer → Obsidian mit mahagonibraunen Flecken.
**Malawi-Carneol**: HB für gebänderter → Karneol aus Botswana oder Malawi, manchmal auch Roter Achat aus England.

M

**Malaya-Granat**: HB für rötlich orangefarbener Mischkristall aus Almandin und Pyrop; ➔ Granat.

**Mamaroscher Diamant**: HB für ➔ Bergkristall.

**Mangano-Calcit**: HB für rosafarbener, manganhaltiger ➔ Calcit.

**Mangan-Orthit**: Orthit-Varietät mit 6,5 % Manganoxid.

**Manifestationskristall**: esoterische Bez. für ➔ Bergkristall, der komplett von einem größeren Bergkristall umschlossen ist. (M)

**Maraba-Amethyst**: HB für klarer ➔ Amethyst.

**Margarita**: ➔ mittelalterliche Bez. für Kalkoolith.

**Maridiamant**: irreführende HB für ➔ Bergkristall.

**Marmarosch Diamant**: irreführende lokale Bez. für wasserklarer ➔ Bergkristall des Karpatensandstein an der Marmarosch.

**Marmor Oldendorfer**: HB für ➔ Anhydrit.

**Marmor Salt Creek**: HB für Anhydrit.

**Mataradiamant**: HB für farbloser ➔ Zirkon.

**Matrixkristall**: esoterische Bez. für Bergkristall mit geometrischen Mustern an der Oberfläche oder in dessen Innern.

**Matrixopal**: Bez. für eine Opalfälschung durch Schwarzfärben von hellen Opalen bzw. durch Imprägnation poröser Opale mit Kunstharz, um das Farbenspiel zu erhöhen; auch Edelopal in Muttergestein; ➔ Opal.

**Maturadiamant**: irreführende HB für farbloser, wasserheller ➔ Zirkon, der in geschliffenem Zustand mit Diamant verwechselt werden kann, obwohl er keine starke Dispersion besitzt.

**Maturn**: HB für farbloser ➔ Zirkon.

**Maxixe-Beryll**: HB für Tiefdunkelblauer Aquamarin aus Brasilien, dessen Farbe aber leicht verblasst ➔ Beryll.

**Mayait**: HB für ➔ Diopsid-Jadeit aus Mexiko.

**Medialer Kristall**: esoterische Bez. für ➔ Bergkristall mit siebenseitiger Pyramidenfläche; Channelingkristall.

**Meerschaum bosnischer**: HB für ➔ Magnesit.

**Mekkastein**: HB für Dendriten-Chalcedon aus Arabien; ➔ Chalcedon.

**Melanchlor**: Heterositpseudomorphose nach Triphylin.

**Melanit**: titanhaltige Andradit-Varietät; ➔ Granat.

**Melanosiderit**: Gemenge von ➔ Limonit und einem Eisen-Silikat.

**Melinit**: Gemenge von Eisen-Hydroxid und Bol.

**Melnikovit-Pyrit**: kryptokristalliner ➔ Pyrit gelförmiger Entstehung; bräunlich glänzend; H: 3–6.

**Membran-Trümmer-Achat**: ➔ Achat mit sichelförmig gekrümmten Einschlüssen.

**Merlinkristall**: esoterische Bez. für ➔ Bergkristall mit konisch zulaufendem Prisma und kleiner Spitze.

**Meroxen**: metamorpher magnesiumreicher, eisenarmer ➔ Biotit.

**Metamorphit**: durch Metamorphose unter Druck und Hitze entstandene Gesteine.

**Meteorit**: Rest eines kosmischen Körpers, der die Erhitzung und teilweise Verdampfung beim Eintauchen in die Erdatmosphäre übersteht und die Erdoberfläche erreicht. ➔ Meteorit.

**Mexikanische Jade**: lokale HB für Grüner ➔ Calcit oder künstlich grün gefärbten Kalkstein.

**Mexikanischer Achat**: irreführende lokale HB für gebänderte Aggregate von ➔ Aragonit oder ➔ Calcit.

**Mexikanischer Diamant**: irreführende lokale HB für ➔ Bergkristall aus Mexiko.

**Mexikanischer Onyx**: irreführende lokale HB für Kalksinter und Faserkalk bzw. stalagmitischer ➔ Aragonit oder ➔ Calcit.

**Milch-Opal**: HB für Edelopal mit durchscheinend, milchig weißem Grundton mit perlartigem Schimmer; ➔ Opal.

**Milchquarz**: ➔ Schneequarz; Quarz, der sein milchfarbenes Aussehen durch größere Mengen winziger Einschlüsse von Flüssigkeiten oder Gas erhält.

**Moccastein**: HB für Dendriten-Chalcedon; ➔ Chalcedon.

**Mogensenit**: titanhaltiger ➔ Magnetit mit entmischten Ulvöspinell-Scheiben.

**Mogokdiamant**: irreführende HB für weißfarbener, klarer ➔ Topas von Mogok.

**Mohawkit**: Gemenge von Domeykit mit Nickelin und etwas Breithauptit.

**Mohrenkopf-Turmalin**: HB für farbiger ➔ Turmalin mit schwarzer Spitze.

**Mokkastein**: HB für ➔ Dendriten-Chalcedon.

**Moldavit**: amorphes Glas kosmischen Ursprungs, flaschengrün; teils schwarzer Ozokerit; ➔ Moldavit; ➔ Mondstein.

**Mondstein**: bläulich schillernde Varietät von Sanidin, Orthoklas oder Adular; der entsprechend beleuchtet, wogenden, blauen Lichtschein zeigt; weiß mit mildem Glanz; H: 6; D: 2,5; ➔ Mondstein.

**Mondstein, blau**: irreführende HB für Hellblauer ➔ Chalcedon. ➔ Mondstein.

**Montana-Achat**: durchscheinender ➔ Achat mit Einschlüssen von Montana/USA.

**Montana-Jet**: HB für ➔ Obsidian.

**Montanarubin**: HB für Roter ➔ Granat.

**Montana-Saphir**: lokale Bez. für Hellblauer ➔ Saphir aus Montana.

**Mont Blanc Rubin**: irreführende HB für ➔ Rosenquarz.

**Moos-Achat**: primäre durchscheinende, milchige Schmuckstein-Varietät des ➔ Chalcedon mit grünlich bräunlichen oder schwarzen, dendritisch-moosähnlichen eingelagerten Hornblenden.

**Moos-Jaspis**: HB für dichter, grünfarbener ➔ Moos-Achat.

**Moos-Opal**: HB für heller ➔ Opal mit Eisen-Silikat-Dendriten.

**Moosstein**: volkstümliche Bez. für Quarz mit Einschlüssen moosartig verschlungener Achatfasern.

**Moqui Marbles**: ➔ Eisenoolith.

**Morganit**: lithiumhaltige ➔ Beryll-Farbvarietät; zartrosa bis violett; H: 7,5–8; D: 2,8–2,9.

**Morimotoit**: kubische Calcium-Eisen-Titan-Granat-Varietät; schwarz; H: 7,5; ➔ Granat.

**Morion**: Bez. für dunkelrauchbraune bis braunschwarze ➔ Rauchquarz-Varietät.

**Mtorolit**: HB für Dunkelgrüner Chrom-Chalcedon.

**Mücken-Achat**: Mückenstein; ➔ Chalcedon.

**Mückenstein**: HB für Dendriten-Chalcedon, bei dem sich Dendriten knäuelförmig, also nicht in zusammenhängenden Verwachsungen zeigen; ➔ Chalcedon.

**Muschel-Achat**: ➔ Achat mit muscheliger Form oder Zeichnung.

**Muschelschale**: feste Schale eines Weichtieres aus sekundärem, rhombischem ➔ Aragonit mit 4 % Conchyn; H: 3–4; D: 2,6.

**Musenkristall**: esoterische Bez. für ➔ Bergkristall-Gruppe mit neun relativ gleichgroßen Kristallspitzen.

**Mutter-Kind-Kristall**: esoterische Bez. für → Bergkristall-Spitze mit eingewachsener kleiner Spitze.
**Mutzschener Diamant**: HB für → Bergkristall.
**Mythischer Kristall**: esoterische Bez. für → Bergkristall mit eher trüben, vielen, milchigen Einschlüssen.

## N

**Nadel-Quarz**: → Bergkristall-Formvarietät mit nadeligem, langprismatischem Habitus.
**Naegit**: → Zirkon-Varietät mit Gehalten an Vanadiun$^{3+}$, Niob$^{5+}$, Tantal, Thorium und Uran; radioaktiv.
**Nagatelith**: phosphorhaltige Allanit-Varietät.
**Na-Heterosit**: Natrium-Heterosit; Gemenge von Alluaudit und → Purpurit.
**Napalith**: Kohlenwasserstoff-Gemenge.
**Napoleonit**: HB für amphibolen Kugeldiorit aus Korsika oder → Orthoklas.
**Na-Purpurit**: Natrium-Purpurit; Gemenge von Alluaudit und → Purpurit.
**Narrengold**: volkstümliche Bez. für → Pyrit.
**Natron-Feldspat**: → Albit; $Na[AlSi_3O_8]$, ein Natrium-Alumo-Gerüstsilikat.
**Natropal**: HB für natriumhaltiger Edelopal; → Opal.
**Nauruit**: → Apatit-Varietät.
**Nebelquarz**: → Girasol.
**Nebulastein**: Eldarit.
**Nemalith**: eisenhaltige Brucit-Varietät.
**Neolith**: HB für verunreinigter → Serpentin oder synthetischer Türkis.
**Nephrit**: metamorphe, monokline, faserige Aktinolith-Varietät; auch Anthophyllit; lauchgrün, grüngrau, matter Metallglanz, durchscheinend; H: 5,5–6; D: 3; Agg.: mikrokristallin, verfilzt, dicht, zäh.
**Nepouit**: 1. nickelhaltige Pennin-Varietät; $(Ni,Mg)_6[(OH)_8|Si_4O_{10}]$; smaragdgrün; H: 2,5.
2. Klinochlor mit hoher Nickel-Führung.
3. Gemisch aus Pimelit und anderen Mineralien.
**Neudortit**: bernsteinähnliches Harz.
**Neutraler Kristall**: esoterische Bez. für → Bergkristall mit Sekundärflächen beiderseitig der großen Pyramidenfläche.
**Neutürkis**: HB für synthetischen → Türkis.
**Newboldit**: eisenhaltige → Sphalerit-Varietät.
**Newkirchit**: → Pyrolusit-Psilomelan-Gemenge.
**Nicholsonit**: zinkhaltige → Aragonit-Varietät.
**Nickel-Cabrerit**: magnesiumhaltiger Annabergit mit 4,6–9,3 % Magnesiumoxid.
**Nickel-Cobaltomelan**: nickel- und kobalthaltiges Gemenge von Manganoxiden.
**Nickelkies**: → Nickelin.
**Nickel-Magnetkies**: Gemenge von → Pyrrhotin und Pentlandit.
**Nickel-Melan**: nickelhaltiges Gemenge von Manganoxiden.
**Nickel-Saponit**: specksteinartige, nickelhaltige Saponit-Varietät; grünlich; H: 1,5; D: 2,3.
**Nickel-Wismutglanz**: Gemenge von Linneit und Bismuthin.
**Nifesit**: feinkörnige Agg. von Bravoit und Pentlandit.
**Nigrin**: ditetragonales Titanoxid; $TiO_2$.
1. Mikroskopisch homogener Rutil mit hohem Eisengehalt. 2. Ilmenit, der teils durch Rutil unter Entfernung von Eisen pseudomorphosiert wurde; eisenschwarz, Halbmetallglanz, undurchsichtig; H: 6–6,5; D: 4,2–5,6; Agg.: Knollen bzw. abgerollte Körner.
**Niobo-Zirkonolith**: Zirkonolith-Varietät; $Ca(Zr,Fe^{2+})(Ti,Nb,Zr)_2O_7$; mit 24,8 % Niob-Pentoxid.
**Nobby**: HB für Edelopal in knollenförmigen Bildungen im Muttergestein; → Opal.
**Norilskit**: natürliche Legierung von Platin, Eisen, Nickel und Kupfer.
**Numerologiekristall**: esoterische Bez. für → Bergkristall mit klar begrenzten Pyramidenflächen.
**Nundorit**: → Epidot-Quarz-Gemenge aus Australien.
**Nunkircher Lapis**: HB für Graubräunlicher → Jaspis von Nunkirch/Hunsrück.
**Nuolait**: innige Verwachsung zweier Niob-Tantal-Titan-Mineralien.
**Nussierit**: arsenhaltige → Pyromorphit-Varietät.

## O

**Obsidian**: primäres, amorphes, dichtes Gesteinsglas; → Obsidian.
**Ocho**: esoterische amerikanische Bez. für sehr kleine → Achat-Druse.
**Odontolith**: Hydroxyl-Apatit oder → Vivianit; Kollophan-Varietät als türkisähnliche Bildungen fossiler Knochen, hauptsächlich von Zähnen.
**Oellacherit**: bariumhaltige → Muskovit-Varietät.
**Oerstedit**: radioaktiv veränderter → Zirkon.
**Öffnungskristall**: esoterische Bez. für tassenförmiger → Bergkristall, dessen Öffnung Wasser aufnehmen kann.
**Oklahoma-Röschen**: lokale Bez. für Wüstenrosen aus Oklahoma/USA; → Gips.
**Oligonit**: manganhaltige → Siderit-Varietät.
**Oliveirait**: amorphes, sekundäres, wasserhaltiges Zirkonoxid Titanoxid; $3\ ZrO_2 \times 2\ TiO_2 \times 2\ H_2O$.
**Olivin**: HB für primäres oder metamorphes, rhombisches Magnesium-Eisen-Inselsilikat; $(Mg,Fe)_2[SiO_4]$; oliv, gelbgrün, grünschwarz, bei Oxidation rot und rotbraun, Glasglanz, durchscheinend bis undurchsichtig; H: 6,5–7; D: 3,2–4,2; Agg.: körnig bis lockerkörnig, auch dicht, bis zu 20 cm große Knollen und Einlagerungen, selten dicktafelig; derbe Qualität von → Peridot.
**Onofrit**: selenhaltige Metacinnabarit-Varietät; Quecksilber-Sulfid/Selenid; $Hg(S,Se)$
**Onyx**: Bez. für schwarzweiß gebänderte, trigonale kryptokristalline Chalcedon-Varietät; $SiO_2$; nach Färbung wird unterschieden: Onyx schwarz mit weiß; Sardonyx braun mit weiß; Karneol-Onyx rot mit weiß; durchsichtig bis durchscheinend; H: 7; D: 2,5–2,6; Agg.: dicht, Knollen, Mandelfüllungen, Gerölle, unregelmäßige Massen; → Onyx.
**Onyxmarmor**: irreführende HB für gesteinsbildender → Aragonit oder meist → Calcit; meist farbig, gestreift.
**Onyx-Opal**: HB für gebänderter → Opal.
**Oosit**: Muskovit-Pseudomorphose nach → Cordierit.
**Opal-Aura-Quarz**: mit Platin bedampfter → Bergkristall.
**Opal-Holz**: opalisiertes → Verkieseltes Holz.
**Opalin**: Edelopal in Matrix; → Opal.
**Opal-Jaspis**: Varietät des gemeinen → Opals mit Jaspis.
**Opal-Katzenauge**: HB für → Opal mit Einschlüssen von Krokydolith-Fasern.

O

**Opal-Matrix**: HB für Edelopal-Muttergestein mit zahlreichen feinen → Opal-Einschlüssen.
**Opal-Mutter**: Edelopal-Muttergestein mit zahlreichen feinen Opal-Einschlüssen.
**Opalo de fuego**: → Feueropal mit Farbenspiel.
**Opal-Onyx**: gemeine schwarze → Opal-Varietät.
**Ophicalcit**: Pseudomorphose von → Chrysotil nach Brucit oder → Magnesit; eine Serpentin-Pseudomorphose aus Mannoren. Synonyme: Connemara, Verd-antique.
**Orangen-Calcit**: HB für orangenfarbener → Calcit.
**Orangit**: orangerote, noch einigermaßen kristalline, durchsichtige bis durchscheinende Iborit-Varietät. D: 5,4.
**Oregonjade**: irreführende lokale Bez. für Grüner → Jaspis aus Oregon/USA.
**Oregonmondstein**: irreführende lokale Bez. für → Chalcedon aus Oregon/USA.
**Orientalischer Achat**: HB für intensiv gefärbter → Achat von bester Qualität.
**Orientalischer Almandin**: irreführende HB für purpurrotfarbener → Saphir.
**Orientalischer Amethyst**: irreführende HB für violettfarbener → Saphir oder → Spinell von violetter Färbung.
**Orientalischer Aquamarin**: HB für → Saphir grünlich blauer Färbung.
**Orientalischer Chalcedon**: HB für klar durchscheinender → Chalcedon von guter Qualität.
**Orientalischer Girasol**: HB für → Saphir-Katzenauge.
**Orientalischer Hyazinth**: HB für gelbrot- bis orangefarbener → Saphir.
**Orientalischer Korund**: HB für violettfarbener → Saphir.
**Orientalischer Peridot**: HB für hellgrün- bis grünfarbener → Saphir.
**Orientalischer Saphir**: HB für blaufarbener → Turmalin.
**Orientalischer Smaragd**: HB für grünfarbener → Saphir.
**Orientalischer Topas**: HB für gelbfarbener → Saphir.
**Orientalisches Katzenauge**: HB für → Chrysoberyll-Katzenauge bzw. Bez. für opalartigen → Saphir.
**Ortho-Antigorit**: rhombisches Magnesium-Hydroxid-Schichtsilikat; $Mg_3[(OH)_4|Si_2O_5]$; Bez. für dihexagonales → Antigorit von grüner Farbe.
**Ortho-Berthierin**: metamorphes Eisen-Magnesium-Hydroxid/Alumo-Schichtsilikat; $(Fe^{2+},Fe^{3+}Al,Mg)_3[(OH)_4|(Si,Al)_2O_5]$; grün; Bez. für rhombisches Berthierin.
**Orthochlorit**: eisenarmer Chlorit, meist Klinochlor.
**Ortho-Tscheffkinit**: seltene, primäre, rhombische Tscheffkinit-Formvarietät.
**Oryzit**: nadelige Heulandit-Formvarietät; → Zeolith.
**Osiriskristall**: esoterische Bez. für einen möglichst undurchsichtigen → Rauchquarz-Generatorkristall.
**Osmiridium**: umfasst die kubischen Mischkristalle Iridium-Osmium; (Ir,Os) → Newjanskit.
**Oyamalith**: $(Zr)[(Si,P)O_4]$; → Zirkon-Varietät mit etwa 18 % Seltenerdmetallen.
**Ozean-Achat**: HB für buntes Kristallgemisch aus Achat, Chalcedon, Bergkristall, Jaspis und Rhyolith aus Madagaskar; → Sphärolithischer Chalcedon.
**Ozean-Jaspis**: HB für buntes Kristallgemisch aus Achat, Chalcedon, Bergkristall, Jaspis und Rhyolith aus Madagaskar; → Sphärolithischer Chalcedon.
**Ozeanschaum-Achat**: durchscheinender bis durchsichtiger → Achat in Grüntönen.

## P

**Padparadscha**: HB für lachsfarbene → Saphir-Varietät in Edelsteinqualität.
**Paederos**: → Opal.
**Pagodenstein**: Agalmatolith, auch fossilreicher Kalkstein bzw. durchsichtiger → Achat mit Pagodenzeichnung.
**Pallasit**: gediegenes Eisen und Olivin → Meteoriten.
**Palmholz**: HB für Verkieseltes Holz der Palme.
**Palmyratopas**: irreführende HB für gebrannter → Amethyst.
**Panoramakristall**: esoterische Bez. für ein an einer Stelle plangeschliffenes → Bergkristall-Geröll.
**Pantherjaspis**: irreführende HB für → Rhyolith aus Australien.
**Papageienflügel**: → Chrysokoll oder → Malachit in Quarz.
**Paphrosdiamant**: lokale Bez. für → Bergkristall von Paphros/Zypern.
**Paraiba-Achat**: polyedrische Achatdruse mit drei- oder vieleckigem Hohlraum.
**Paraiba-Turmalin**: HB für rötliche oder blaue → Turmalin-Fundortvarietät aus Paraiba/Brasilien.
**Para-Kupferglanz**: Tief-$Cu_2S$ pseudomorph nach Digenit.
**Para-Wollastonit**: monoklines Calcium-Faser-Silikat; a-Ca $[SiO_3]$; → Wollastonit-Varietät.
**Partnersteine**: HB für → Moqui Marbles; ein Eisen-Oolith.
**Partschin**: → Granat-Varietät: Spessartin.
**Partschinit**: → Granat-Varietät: Spessartin.
**Paterait**: Gemenge aus Kobalt-Molybdän-Hydroxiden und → Pyrit; schwarz.
**Paua-Muschel**: Abalone-Paua-Muschelschale.
**Pb-Dolomit**: Proto-Dolomit mit bis zu 2,26 % Bleikarbonat.
**Peanut-Wood**: HB für → Verkieseltes Holz aus Baumfarn.
**Pechopal**: irreführende HB für braunfarbener, undurchsichtiger Bernstein oder → Gagat.
**Pecosdiamant**: irreführende lokale Bez. für pfirsichfarbene → Rosenquarz-Kristalle.
**Pektolithjade**: irreführende HB für grünfarbener, dichter Pektolith → Larimar.
**Percylith**: Gemenge aus Boleit und Pseudobeleit.
**Perigem**: HB für gelbgrünfarbener, synthetischer → Spinell.
**Peridot**: klare Schmuckstein-Varietät des Olivins.
**Periklin**: primäre, verzwillingte → Albit-Varietät; milchig weiß; ein Plagioklas-Feldspat.
**Perle**: durch Aragonit umschlossener Fremdkörper in einer Muschel; → Perle.
**Perlmutt**: das aus dünnplattigen Schichten von Calcit und Conchyn gebildete Innere vieler Muschelschalen.
**Perlmutt-Opal**: HB für → Opal-Varietät: Kascholong; milchweiß oder gelblich, undurchsichtig bis durchscheinend, mit starkem Perlmuttglanz.
**Perthit**: entmischter Alkali-Feldspat; → Albit in Orthoklas; lamellen- bis spindelartige und orientierte Durchwachsungen.
**Petoskey-Stein**: HB für fossile, versteinerte Koralle; → Koralle.
**Petschit**: → Skapolith von Edelsteinqualität; gelb aus Madagaskar; gelb und violett aus Tansania.
**Phakolith**: verzwillingte Chabasit-Varietät mit gekrümmten Flächen; → Zeolith.

**Phantom-Kristall**: ➔ Bergkristall-Formvarietät mit deutlich sichtbarem zonarem Einschluss früherer Wachstumsabschnitte.
**Phantom-Quarz**: HB für Quarz mit Phantom-Kristalleinschluss, der parallel verlaufende Wachstumszonen anzeigt; ➔ Bergkristall.
**Phenomenit**: Sandstein-Quarz-Konglomerat; rosa, pfirsich, gelbbraun.
**Philadelphit**: sekundäres Zersetzungsprodukt von Biotit.
**Philippinit**: HB für Tektit von den Philippinen ➔ Moldavit.
**Phytokollit**: gelatineartiges, fossiles Harz.
**Piauzit**: bernsteinähnliches Harz.
**Picassojaspis**: irreführende HB für Kalksteinsediment mit grauschwarzer Zeichnung; ➔ Marmor.
**Picasso-Marmor**: HB für Kalksteinsediment mit grauschwarzer Zeichnung; ➔ Marmor.
**Picotit**: magnesium- und chromhaltige Hercynit-Varietät.
**Picrosmin**: Serpentin-Varietät; ➔ Chrysotil.
**Pierreponit**: ➔ Turmalin-Varietät.
**Pietersit**: HB für Trümmer-Falkenaugen; dem Trümmer-Achat ähnlich mit guter Polierbarkeit; ➔ Pietersit.
**Piezoelektrischer Kristall**: nichtverzwillingter ➔ Bergkristall, der beim Anlegen einer elektrischen Wechselspannung sehr konstante, mechanische Schwingungen ausführt.
**Pigeonit-Augit**: Klinopyroxen mit 25–35 % Calcium.
**Pikkristall**: ➔ Bergkristall mit einer oder mehreren Kristallflächen, die dem »Pik« der Spielkarten ähneln.
**Pilbarit**: Gemenge aus Thorogummit und Kasolit.
**Pilit**: Aktinolit-Ppseudomorphose nach ➔ Peridot, wirrfaserig; oder verunreinigter Antimonit oder verunreinigter Jamesonit.
**Pinguit**: Nontronit-Varietät, zeisiggrün, innig mit ➔ Opal gemengt.
**Pinit**: dichte Muskovit- bzw. Phengitpseudomorphose nach ➔ Cordierit.
**Pinitoid**: Pinit mit Ton gemengt, pseudomorph nach Feldspat.
**Pink-Opal**: HB für gemeine rosagefärbte manganhaltige ➔ Opal-Varietät.
**Pipe Opal**: Edelopal in röhrenförmigen Hohlräumen der Matrix; ➔ Opal.
**Pisekit**: isotropisierter Monazit mit Gehalten an Niob, Tantal, Titan, Uran, Yttrium und Thorium.
**Pisolith**: Kalkoolith; ➔ Aragonit in sphärolithischer Textur als Erbsenstein.
**Pistazit**: eisenreiche, pistatiengrünfarbene ➔ Epidot-Farbvarietät.
**Pistomesit**: magnesiumhaltige ➔ Siderit-Varietät; Eisen-Magnesium-Karbonat; $FeMg(CO_3)_2$.
**Pitkärantit**: dem Uralit ähnlicher pseudomorpher Pyroxen.
**Plasma**: dichte, grüne ➔ Chalcedon-Varietät.
**Plasma-Achat**: HB für durchscheinender bis durchsichtiger ➔ Achat; grün- und rotschattiert, mit ins gelb übergehender Venenstruktur.
**Platin-Iridium**: platinreiches Iridium.
**Plazolith**: Mischkristall von Grossular und Katoit; ➔ Granat.
**Plessit**: Gemenge aus Kamazit und Taenit als Bestandteil der Eisenmeteorite; ➔ Meteorite.
**Plinthit**: durch ➔ Hämatit rötlich gefärbtes Gemenge aus Kaolinit und Montmorillonit.
**Plumballophan**: Galenit-Pseudomorphose nach Pyromorphit.
**Plumbolimonit**: Mischung aus Anglesit, Cerussit, Goethit, Lepidokrokit und Plumbo-Jarosit.
**Plumbomanganit**: mangan- und bleihaltiges Sulfid.
**Plumbomangit**: Gemenge aus ➔ Galenit mit andere Erzen.
**Plumbostannit**: ➔ Galenit-Stannin-Gemenge.
**Plumbosynadelphit**: bleihaltige Synadelphit-Varietät.
**Plumosit**: Habitusbez. für filzigfaserige Blei-Antimon-Spießglanze, auch Lokalbez. für Boulangerit-Varietät von Treliza/Jugoslawien.
**Polianit**: seltene, idiomorphe, tetragonale ➔ Pyrolusit-Formvarietät.
**Polyadelphit**: derber, braungelber Andradit aus New Jersey; ➔ Granat.
**Polyargyrit**: kubisches $Ag_{24}Sb_2S_{15}$; offenbar jedoch Argentit, verwachsen mit Polybasit oder Pyrargyrit.
**Polychrom-Turmalin**: HB für mehrfarbiger ➔ Turmalin.
**Polyedrischer Achat**: ➔ Achat in drei- oder vieleckigem Hohlraum.
**Polynit**: Gemenge von Tonmineralien unterschiedlicher Zusammensetzung.
**Pop-Jaspis**: HB für buntgefleckter ➔ Jaspis.
**Poppy-Jaspis**: HB für buntgefleckter ➔ Jaspis.
**Porpezit**: kubische, natürliche palladiumhaltige Gold-Varietät.
**Porricin**: nadelige Augit-Varietät.
**Porphyr**: primäres Ergussgestein.
**Porphyrit**: porphyrisches Gestein mit Einsprenglingen von Plagioklas und Hornblende sowie Biotit. ➔ Porphyrit.
**Porzellan-Achat**: HB für undurchsichtiger, weißlicher gemeiner ➔ Opal.
**Prasem**: allochromatische, mikrokristalline Quarz-Varietät, lauchgrüne Färbung mit Einschlüssen grüner Aktinolith-Nadeln; ➔ Prasem.
**Praseolith**: lauchgrüner, zersetzter, dem Pinit ähnlicher, meist derbe Variation des ➔ Cordierit.
**Prasiolith**: sekundärer, trigonaler, grüner Kristall-Quarz, entsteht durch Brennen von Amethyst oder gelblichen Quarzen bei 500 °C; lauchgrün; H: 7; D: 2,65; auch grüner natürlicher Quarz von Sambia; ➔ Praseolith.
**Pras-Opal**: gemeine, durch Nickel apfelgrün gefärbte undurchsichtige ➔ Opal-Varietät.
**Pressbernstein**: Bez. für zusammengeschmolzene kleine Bernsteinstücke bzw. durch nachträgliches Pressen erhaltenes Material (Naturbernstein-Nachahmungen).
**Prismatin**: Kornerupin-Varietät mit bis zu 10 % Natrium anstelle von Magnesium.
**Projektorkristall**: esoterische Bez. für sehr klarer Generatorkristall aus ➔ Bergkristall.
**Proto-Nontronit**: lokale Bez. für Nontronit-Varietät.
**Proto-Lithionit**: lithiumhaltiger Siderophyllit; ein Alumo-Gerüstsilikat; $K_2LiFe_4Al[(F,OH)_2|AlSi_3O_{10}]_2$; lila.
**Pseudo-Apatelit**: aluminiumreicher Karpho-Siderit; $(Fe,Al)_2[(OH)_4|SO_4] \times H_2O$.
**Pseudo-Apatit**: Calciumphosphat-Pseudomorphose nach Pyromorphit.
**Pseudochrysolith**: HB für Moldavit oder ➔ Obsidian.
**Pseudodiamant**: Bez. für wasserklarer ➔ Bergkristall.
**Pseudokrokydolith**: Verkieselter Krokydolith; Falkenauge oder ➔ Tigerauge.

**Pseudolaumontit**: Pseudomorphose nach Laumontit.
**Pseudoleucit**: seltene → Leucit-Pseudomorphose aus einem eisblumenartig verwachsenem Gemenge von ca. 70 % Orthoklas mit ca. 30 % Nephelin sowie → Analcim in Form heller Flecken oder Kugeln.
**Pseudomanganit**: → Pyrolusit-Pseudomorphose nach Manganit.
**Pseudomesolith**: Mesolith mit abweichenden optischen Eigenschaften; → Zeolith.
**Pseudophillipsit**: Phillipsit mit abweichendem Verhalten bei der Entwässerung; → Zeolith.
**Pseudophit**: teils Klinochlor, teils → Pennin; H: 2,5; D: 2,7.
**Pseudoskapolith**: Pyroxenpseudomorphose nach Skapolith.
**Pseudosmaragd**: irreführende HB für Smaragdgrüner Fluorit; teils Umwandlungsprodukt von Beryll, teils → Dioptas.
**Pseudostruvit**: Pseudomorphose von Struvit.
**Pseudotopas**: irreführende HB für → Bergkristall, → Citrin oder → Rauchquarz.
**Pseudotridymit**: Quarzpseudomorphose nach Tridymit.
**Pseudotriplit**: Heterositpseudomorphose nach Zwieselit.
**Pseudozoisit**: pseudorhombische → Zoisit-Varietät.
**Psittacinit**: grünfarbene Descloizit-Varietät.
**Pterolith**. Gemenge von Lepidomelan und → Ägirin, der aus Barkevikit entstanden ist.
**Pufahlit**: Sphalerit-Tealith-Gemenge.
**Punkt-Achat**: → Achat mit rot gepunkteter Zeichnung; Chalcedon mit roten Hämatitklecksen.
**Pupillen-Quarz**: Sammelbez. für Katzen-, Falken- und Tigeraugen.
**Purpurachat**: irreführende HB für Purpurroter → Amethyst oder → Rhyolith aus Australien.
**Purpur-Jadeit**: HB für lilafarbener → Jadeit.
**Purpur-Saphir**: HB für violettfarbener → Saphir.
**Purpurstein**: HB für purpurfarbener Edelopal; → Opal.
**Pyknochlorit**: eisenreiche Klinochlor-Varietät.
**Pyrallolith**: → Steatit-Pseudomorphose nach Pyroxen.
**Pyralmandit**: Granat als Mischungsglied zwischen Pyrop und Almandin; → Granat.
**Pyrandin**: Bez. für rotfarbene → Granate der D: 3,8–3,9.
**Pyrit-Achat**: inniges Gemenge von → Pyrit und → Achat.
**Pyroguanit**: Gemenge von Kollophan und Monetit.
**Pyroretin**: fossiles Harz; braunschwarz.
**Pyrosklerit**: Pennin-Pseudomorphose nach Pyroxen.
**Pyroxenperthit**: lamellare Verwachsungen verschiedener Pyroxene.
**Pyrrhit**: eisenhaltige Pyrochlor-Varietät.

## Q

**Quantenkristall**: esoterische Bez. für Bergkristalldrilling mit drei gleichgroßen, parallel verwachsenen Kristallen. (M)
**Quarz-Katzenauge**: grüne, ins Graue gehende Quarz-Varietät mit wogendem Lichtschein, infolge eingeschlossener Hornblendefasern → Bergkristall.
**Quarz-Kristall**: unklarer → Bergkristall.
**Quarztopas**: irreführende HB für Citrin und für Goldgelber → Topas.
**Quebecdiamant**: irreführende HB für klarer → Bergkristall aus Quebec.
**Quecksilber-Branderz**: Gemisch von → Cinnabarit, Idrialith und Ton.
**Queenstownit**: Tektit aus Tasmanien; → Moldavit.
**Quercyit**: Kollophan-Varietät (Gemisch mit Dahllit und Frankolith).
**Quinzit-Opal**: HB für Rosenroter → Opal.
**Quiroguit**: → Galenit-Pseudomorphose nach einem unbekannten, rhombischen Mineral.
**Quisqueit**: vanadinreiche Braunkohle mit etwas Schwefelgehalt.

## R

**Radient**: HB für synthetischer Weißer → Spinell.
**Randanit**: organisch entstandene → Opalith-Varietät.
**Ranit**: fein verfilzte Pseudomorphose aus Natrolith, Spreustein und Pektolith → Zeolith.
**Rankenkristall**: esoterische Bez. für → Bergkristall, der teilweise oder vollständig von kleinen Nadelkristallen überzogen ist. (M).
**Raseneisenerz**: sekundäres, amorphes, schwarzes Gemenge aus Goethit, limonitisiertem → Siderit und Vivianit.
**Rashleighit**: eisenhaltige → Türkis-Varietät; wasserhaltiges Kupfer-Eisen/Aluminium-Phosphat; $Cu(Fe^{3+},Al)_6\ [(OH)_2|(PO_4)_4] \times 4\ H_2O$.
**Rauch-Obsidian**: schwarze, transparente → Obsidian-Varietät. HB: Apachenträne.
**Rauch-Opal**: gemeine → Opal-Varietät: Jasp-Opal.
**Rauchquarz**: grobkristalline Quarz-Varietät; nelkenbraun, rauchgrau bis schwarz, durchsichtig, Glasglanz; H: 7; D: 2,65.
**Rauchtopas**: irreführende HB für → Rauchquarz.
**Raumit**: lokale Bez. für veränderter → Cordierit von Raumo/Finnland.
**Rayomin**: HB für → Blau-Quarz mit Turmalin-Einschlüssen.
**Reaumurit**: Wollastonit-Glas-Gemenge, durch Entglasung von Lava entstanden.
**Redondit**: eisenhaltige → Variscit-Varietät.
**Reese-Türkis**: HB für synthetischer → Türkis.
**Reficit**: rhombisches $C_{19}H_{31}COOH$; weiß; H: 1; ein fossiles Harz.
**Regenbogen-Achat**: HB für → Achat, dessen gebogene dünne Plättchen Interferenzfarben hervorrufen.
**Regenbogen-Andradit**: HB für Andradit mit opalisierender Oberfläche; → Granat.
**Regenbogen-Chalcedon**: HB für Chalcedon mit irisierendem Farbenspiel.
**Regenbogendiamant**: irreführende HB für synthetischer → Rutil.
**Regenbogen-Fluorit**: HB für mehrfarbiger → Fluorit aus China.
**Regenbogen-Granat**: HB für Andradit mit opalisierender Oberfläche; → Granat.
**Regenbogen-Jaspis**: HB für buntbebänderter → Jaspis, auch für grünfarbener → Rhyolith aus Australien.
**Regenbogen-Kristall**: → Bergkristall mit irisierenden, regenbogenfarbenen Einschlüssen.
**Regenbogen-Mondstein**: HB für Weißer → Labradorit.
**Regenbogen-Obsidian**: schwarze → Obsidian-Varietät mit buntem Farbschiller.
**Regenbogen-Quarz**: → Bergkristall mit irisierenden, regenbogenfarbenen Einschlüssen, bei welchem auf Sprüngen Interferenzfarben auftreten.

**Regenbogenstein**: HB für Spektrolith; → Labradorit.
**Regenbogen-Turmalin**: HB für mehrfarbiger → Turmalin.
**Regenwaldjaspis**: irreführende HB für Grüner → Rhyolit.
**Reinit**: Ferberit-Pseudomorphose nach → Scheelit.
**Rensselaerit**: Talk-Pseudomorphose nach Pyroxen; → Steatit.
**Retinasphalt**: fossiles Harz.
**Retinite**: Sammelbez. für eine Reihe bernsteinähnlicher Harze, jedoch ohne Bernsteinsäure; bernsteinfarbig, wachs- bis fettartig schimmernd; H: 1–2; D: 1,05–1,2, Agg.: derb, knollig, dicht, Körner.
**Reussinit**: bernsteinähnliches Harz.
**Rhabdopissit**: braunes, bituminöses Material, meist in sibirischen Kohlen.
**Rhaphanosmit**: Gemisch von Clausthalit und Umangit.
**Rhodesischer Mondstein**: irreführende HB für bläulich weiß durchscheinender Quarz.
**Rhodit**: natürliche Goldlegierung mit 34–43 % Rhodium.
**Rhodoarsenian**: Magnesium-Mangan-Calcium-Arsenat; giftig.
**Rhodolith**: rosa, roter bis rotvioletter Mischkristall aus Almandin und Pyrop; → Granat.
**Rhyolith**: primäres, porphyrisches Gestein mit Quarz und Feldspat. → Rhyolith.
**Rijkeboerit**: tantalreiche Pandait-Varietät; kubisches Barium-Tantal/Niob/Titan-Oxid; $(Ba)(Ta,Nb,Ti)_2O_6(O,OH)$.
**Rio Grande Topas**: irreführende HB für → Citrin oder gebrannter Amethyst aus Brasilien.
**Risörit**: Fergusonit-Varietät mit ca. 6 % Titanoxid.
**Rizalit**: Tektit von den Philippinen; → Moldavit.
**Rochlederit**: bernsteinähnliches Harz.
**Rocky Mountain Rubin**: irreführende HB für Pyrop; → Granat.
**Roepperit**: zinkhaltige Tephroit-Varietät.
**Röhren-Achat**: → Achat mit röhrenartigen Einschlüssen oder röhrenförmigem Querschnitt.
**Rolling Flash**: Edelopal mit rollendem, wogendem Farbenspiel; → Opal.
**Rosa Kunzit**: irreführende HB für synthetischer rosafarbener → Saphir.
**Rosaquarz**: trikliner, freikristallisierter Quarz; durch Farbzentren rosa gefärbt. → Rosenquarz.
**Rosen-Chalcedon**: HB für Rosa → Chalcedon.
**Rosenquarz**: durch geringen Titangehalt rosagefärbte Quarz-Farbvarietät, oft mit Einschlüssen von Rutil-Nadeln. → Rosenquarz.
**Rosieresit**: amorpher blei- und kupferhaltiger Evansit.
**Rosinca**: HB für → Rhodochrosit aus Südamerika.
**Rosthornit**: bernsteinähnliches Harz.
**Roter Eisenocker**: a-$Fe_2O_3$; bräunlich bis rot, matt, Gelbildung bzw. auch Mineralgemenge mit vorwiegend Hämatit; Agg.: erdig, pulverig, feinstschuppig, schmierig.
**Roter Quarz**: → Eisenkiesel.
**Rothoffit**: gelbbrauner, manganhaltiger Andradit aus Schweden; → Granat.
**Royal Azel**: HB für → Sugilith.
**Royal Gem Azurit**: HB für Azurit-Malachit.
**Rubacell**: HB für gelbfarbener → Spinell.
**Rubellan**: gefritteter Biotit; monoklines $(Mg,Fe,Mn)_3[(OH,F)_2|AlSi_3O_{10}]$; rot, rotbraun, durchsichtig bis durchscheinend; H: 2,5; D: 2,8–3,2; Agg.: dünn- bis dicktafelige, eingewachsene XX.
**Rubellit**: trigonale → Turmalin-Farbvarietäten: Elbait oder Liddicoatit; $Na(Li,Al)_3Al_6[(OH)_4|(BO_3)_3,Si_6O_{18}]$; rosa, rot, violett, durchsichtig bis durchscheinend; H: 7–7,5, D: 3–3,2; Agg.: säulige bis nadelige XX, sonst radialstrahlig, stengelig, derb.
**Rubicell**: HB für orangerotfarbener oder bläulich rotfarbener → Spinell von Edelsteinqualität.
**Rubiesit**: lokale Bez. für ein Gemenge verschiedener Sulfide aus Serrania de Ronda.
**Rubin**: rote Korund-Farbvarietät; H: 9; D: 3,99–4; → Rubin.
**Rubinblende**: dunkelrote Sphalerit-Varietät.
**Rubin-Disthen**: HB für Disthen mit Rubin-Einschlüssen.
**Rubin-Spinell**: aufwertende HB für Blutroter Spinell.
**Rubin-Zoisit**: HB für Anyolith: Zoisit mit derben → Rubin-Einschlüssen.
**Ruinen-Achat**: → Achat-Brekzie, bei dem die Bruchstücke mit ruinenähnlicher Zeichnung verkittet sind.
**Ruinen-Marmor**: HB für → Marmor mit abstrakt sandfarbenen Zeichnungen.
**Ruinenstein**: HB für → Marmor mit abstrakt sandfarbenen Zeichnungen.
**Rumänit**: bernsteinähnliches Harz.
**Rumpfit**: fast eisenfreie Klinochlor-Varietät; farblos bis grün.
**Russische Jade**: HB für spinatgrüne Jadeit-Varietät vom Baikalseegebiet.
**Russischer Lapis**: lokale Bez. für → Lapislazuli aus dem Baikalseegebiet.
**Russischer Stein**: HB für Muskovit → Biotit.
**Russisches Glas**: HB für transparenter → Gips oder → Muskovit.
**Rutil-Quarz**: Bergkristall mit goldenen Rutil-Nadeln. → Rutil-Quarz.
**Ryakolith**: glasiger Sanidin; → Feldspat.

## S

**Sabalit**: HB für grünfarbener gebänderter → Variscit.
**Saccharit**: zuckerkörniges Plagioklas-Feldspat-Quarz-Gemenge.
**Sächsischer Chrysolith**: irreführende lokale HB für → Topas von Schneeberg/Sachsen.
**Sächsischer Diamant**: irreführende HB für farbloser → Topas aus Sachsen.
**Sächsischer Topas**: HB für farbloser → Topas aus Sachsen oder fälschlich auch gelbfarbener Quarz.
**Safranit**: vorgeschlagene HB für gebrannter → Amethyst; dies setzte sich jedoch nicht durch.
**Sagenit**: netzartig verwachsene, feinste, nadelige bis dünnsäulige, hellgelb-bräunliche Rutile, oft in Rubin oder Quarz eingewachsen.
**Sagenitischer Achat**: Achat mit nadeligen Einschlüssen.
**Sahara-Rose**: Wüsten-Rose; rosettenförmige Gips-Sand-Konkretion aus der Sahara; → Gips.
**Salamancatopas**: irreführende lokale HB für dunkler → **Citrin** oder gebrannter → Amethyst.
**Salamstein**: Lokalbez. für Orientalischer → Saphir.
**Salit**: gesteinsbildende → Diopsid-Varietät; grünlich grau.
**Salz**: → Halit.
**Samiresit**: bleihaltige Uranyl-Pyrochlor-Varietät; radioaktiv.
**Salmonsit**: feinkörniges Gemenge aus Hureaulith und Jahnsiot.

S

**Sammelkristall**: esoterische Bez. für → Bergkristall mit einer Kante statt einer Spitze, als Spatelform.
**Sambesit**: HB für → Praseolith-Amethyst.
**Samtblende**: Goethit-Varietät; kastanienbraun bis ockergelb; Agg.: Kugeln mit samtartig matter Oberfläche und seidigem Bruch.
**Sandawana-Smaragd**: tiefgrünfarbener → Smaragd aus Simbabwe, jedoch nicht ganz so klar.
**San Diego Rubin**: irreführende lokale HB für Roter Rubellit aus San Diego; → Turmalin.
**Sand-Rose**: rosettenförmige → Gips-Ausbildung mit Sandeinschlüssen.
**Sandstein**: eisengefärbtes Sediment aus Wüstensand (G); Synonym: Printstone.
**Saphir**: Korund-Farbvarietät; primäres oder metamorphes, ditrigonales Aluminuim-Oxid; a-$Al_2O_3$; oft in Edelsteinqualität; durchsichtig bis durchscheinend; H: 9; D: 3,9–4,1; Agg.: abgerollte XX und Körner. → Saphir.
**Saphir-Katzenauge**: → Saphir mit schimmerndem Lichtverlauf.
**Saphir-Quarz**: durch Krokydolith-Einschlüsse trübblaue Quarz-Farbvarietät.
**Saphir-Spinell**: HB für blaue → Spinell-Farbvarietät.
**Sarder**: feinkristalline, graubraune bis rötliche, in der Regel gebänderte Chalcedon-Farbvarietät. → Saphir.
**Sardonyx**: braunweiß gebänderte Chalcedon-Varietät.
**Sardstein**: Bez. für → Achat mit eben-geradlinigen, parallel liegenden Innenschichten.
**Sarduin**: Bez. für → Chalcedon, der durch Beizen mit Kandiszuckerlösung und nachträgliches Brennen eine herrliche braune Farbe annimmt und als Schmuckstein verwendet wird.
**Saum-Opal**: Edelopal, plattenförmig ausgebildet in Rissen des Muttergesteins; → Opal.
**Scannerkristall**: → Bergkristall mit einer oder mehreren breiten, flachen Seiten.
**Schalenblende**: gebänderter gelblicher → Sphalerit, mit eingelagertem Galenit, Pyrit und Wurzit.
**Schamanen-Dowkristall**: esoterische Bez. für Dow-Bergkristall mit Phantom.
**Schanzen-Achat**: → Achat-Strukturvarietät.
**Schaufel-Quarz**: esoterische Bez. für schaufelförmiger → Bergkristall mit breiter, langer Fläche.
**Schaumburger Diamant**: irreführende, lokale HB für sekundäre wasserklare → Bergkristalle von Schaumburg-Lippe.
**Schefferit**: magnesium- und manganreicher Hedenbergit; blassbraun und lichtdurchlässig; Agg.: braune, granatähnliche Körner.
**Schicht-Achat**: → Achat mit lagigen Bildungen auf Spalten vulkanischer Gesteine.
**Schillerspat**: → Antigorit-Pseudomorphose nach Enstatit.
**Schizolith**: manganhaltige Pektolith-Varietät; $(Ca,Mn)_2NaH[Si_3O_9]$ → Larimar, → Zeolith.
**Schlangenhaut-Achat**: Weißer → Achat mit Schlangenhaut-Zeichnung.
**Schlangenhaut-Jaspis**: HB für gebänderter → Jaspis, mit roter parallel gestreifter Zeichnung.
**Schlangen-Jaspis**: Brauner → Jaspis mit pinselstrichähnlichen Zeichnungen.
**Schlangenstein**: Varietät des → Serpentin.
**Schlanit**: bernsteinähnliches Harz.
**Schnecken-Achat**: sekundärer → Achat mit Turitella-Schneckengehäuse.
**Schneckenstein**: lokale Bez. für gelbfarbener bis rötlicher → Topas, als Kontaktmaterial in Quarz-Turmalin-Schiefer des Schneckensteins im Vogtland.
**Schneckenstein-Topas**: Schneckenstein.
**Schneeflocken-Epidot**: grünweiß gesprenkeltes → Epidot-Feldspat-Gemenge.
**Schneeflocken-Obsidian**: → Obsidian-Varietät mit grauen Feldspat-Auskristallisationen.
**Schneekopfkugeln**: → Amulettstein: Quarzfüllung in rissigen Rhyolith- oder Quarzporphyr-Knollen.
**Schnee-Quarz**: weiße, derbe Quarz-Varietät.
**Schokoladenstein**: Gemenge von Mangansilikaten mit Mangankarbonaten.
**Schöpferkristall**: esoterische Bez. für → Bergkristall mit parallel verwachsenen kleinen Doppelendern an der Seite.
**Schörl**: schwarze undurchsichtige → Turmalin-Varietät; Natrium-Eisen-Aluminium-Turmalin.
**Schorsuit**: Mischkristall von Pickeringit und Halotrichit.
**Schottischer Topas**: irreführende HB für Citrin-Imitation aus gebranntem Amethyst.
**Schraufit**: bernsteinähnliches Harz.
**Schrift-Granat**: mit Quarz und → Feldspat verwachsener Granat.
**Schrift-Jaspis**: HB für braunfarbener → Jaspis mit pinselstrichähnlicher Zeichnung.
**Schrötterit**: Gemenge von Halloysit und → Variscit.
**Schuchardtit**: monokline, nickelhaltige Klinochlor-Varietät; $(Ni,Mg,Fe,Al)_6[(OH)_8|(Al,Si)Si_3O_{10}]$; grün, grau, braun, rot; H: 2,5; D: 2,5–2,6; Agg.: blätterig, schuppig, talkartig, auch Massen.
**Schulzenit**: kupferhaltige Heterogenit-Varietät.
**Schwarzer Mondstein**: lokale Bez. für schwarzfarbener schillernder → Labradorit.
**Schwarzer Onyx**: Bez. für einfarbiger, dunkler Chalcedon → Onyx.
**Schwarzer Opal**: Schwarz-Opal; → Opal.
**Schwarz-Opal**: seltene Farbvarietät von Edelopal mit dunkelgrauer, -blauer, -grüner oder schwarzer Körperfarbe und lebhaftem Farbenspiel; → Opal.
**Schwazit**: quecksilberhaltige Tetraedrit-Varietät; $(Cu,Hg)_3SbS_{3,25}$; grau, schwarz, undurchsichtig; H: 3–4; D: 5,1; Agg.: dodekaedrische, würfelige XX, auch derb, körnig, eingesprengt, dicht.
**Schwefel-Quarz**: Quarz oder → Bergkristall mit Schwefel-Einschüssen.
**Schweizer Diamant**: irreführende HB für klarer → Bergkristall alpiner Klüfte.
**Schweizer Jade**: irreführende HB für grün gefärbter → Jaspis.
**Schweizer Lapis**: irreführende HB für rissiger, mit Berliner Blau, einem Eisenpigment, blaugefärbter → Jaspis oder Quarz.
**Schwing-Quarz**: piezoelektrischer → Bergkristall.
**Seebachit**: natriumreicher Chabasit; → Zeolith.
**Seelengefährtenkristall**: esoterischer Bergkristallzwilling mit gleich großen, parallel verwachsenen Kristallen.
**See-Opal**: HB für polierte Paua-Muschelschale.
**Seidenglanz-Obsidian**: → Obsidian-Varietäten Gold-Obsidian oder Silber-Obsidian.

**Selbit**: Gemenge von Argentit, ➔ Dolomit und anderen Mineralien.
**Selbstheilender Kristall**: ➔ Bergkristall mit verheilter Bruchfläche, an der sich neue Spitzen zeigen
**Selenenkristall**: ➔ Bergkristall mit rundem, an Mondphasen erinnerndem Einschluss.
**Selenio-Siegenit**: Siegenit-Varietät mit 11,65 % Selen und 3,8 % Tellur.
**Selenio-Vaesit**: selenreiche Vaesit-Varietät, mit bis zu 19,7 % Selen.
**Selenit**: ➔ Gips-Varietät.
**Selen-Ocosalit**: selenhaltige Cosalit-Varietät.
**Selen-Schwefel**: orangerote bis rötlich braune, diadoche Mischung von ➔ Schwefel mit wenig Selen, als ein aus Schmelzen erhaltener Mischkristall; Si,Se.
**Selen-Tellur**: Gemenge aus gediegenem Selen und Tellur, mit bis zu 30 % Selen; Te,Se; schwärzlich grau.
**Semiwhitneyit**: Gemisch von Algodonit und ➔ Kupfer.
**Septarie**: lehmig-mergelige Konkretion in tonigen Sedimenten, deren radiale Schrumpfungsrisse von Mineralien gefüllt sind. ➔ Septarie.
**Serizit**: feinschuppige Muskovit-Varietät ➔ Biotit.
**Serpentin**: ➔ Antigorit-Varietät; sekundäres, monoklines Magnesium-Hydroxyl-Blatt-Silikat. ➔ Serpentin.
**Serraspitzen**: lokale Bez. für ➔ Amethyste mit schön gefärbten Rhomboederspitzen.
**Serrastein**: lokale Bez. für gestreifter ➔ Chalcedon.
**Serratopas**: irreführende HB für ➔ Citrin oder gebrannter Amethyst.
**Settlingit**: bernsteinähnliches Harz.
**Sexangulit**: ➔ Pyromorphit oder Galenitpseudomorphose nach Pyromorphit.
**Shepardit**: teils reines Magnesium-Inselsilikat als ➔ Enstatit in stark reduzierten eisenoxidfreien Meteoriten.
**Sheridanit**: aluminiumreiche Klinochlor-Varietät; $MgAl_2[(OH)_2|Al_{1,5}Si_{2,5}O10]Mg_3(OH)_6$; in Splittern glasartig durchsichtig.
**Siamaquamarin**: irreführende HB für blau gebrannter ➔ Zirkon.
**Siam-Rubin**: lokale Bez. für bräunlichen bis orangeroten ➔ Rubin aus Thailand.
**Siam-Saphir**: lokale Bez. für kornblumenblauer ➔ Saphir aus Thailand.
**Siam-Zirkon**: HB für ➔ Zirkon, der durch Brennen braun, blau oder farblos wird.
**Sibirischer Alexandrit**: Lokalbez. für gefärbter ➔ Alexandrit von bestem Farbwechsel.
**Sibirischer Amethyst**: lokale Bez. für ➔ Amethyst, der bei Kunstlicht herrlich violette Farbe zeigt.
**Sibirischer Chrysolith**: HB für ➔ Granat-Varietät Demantoid.
**Sibirischer Granat**: HB für ➔ Granat-Varietät Almandin.
**Sibirischer Olivin**: irreführende HB für ➔ Granat-Varietät Demantoid.
**Sibirischer Rubin**: irreführende HB für Roter ➔ Turmalin aus Sibirien.
**Sibirischer Smaragd**: irreführende HB für Grüner ➔ Turmalin.
**Sibirischer Topas**: HB für Blauer ➔ Topas aus Mursinka/Ural.
**Sibirischer Turmalin**: lokale Bez. für karminroter bis violettblauer ➔ Turmalin aus Mursinka/Ural.
**Siderogel**: sehr seltenes, amorphes Brauneisenerz.
**Sideroklept**: Peridot-Limonit-Gemenge, pseudomorph nach Olivin; ➔ Peridot.
**Siegburgit**: bernsteinähnliches Harz.
**Silber-Achat**: HB für ➔ Jaspis mit durchwachsenen Silberfäden.
**Silber-Almandin**: erhitzter Almandin ➔ Granat.
**Silberauge**: HB für ➔ Serpentin-Asbest.
**Silberaura-Almandin**: HB für erhitzter Almandin ➔ Granat.
**Silberblatt-Jaspis**: HB für Brekzien-Jaspis; ➔ Jaspis.
**Silberlinien-Jaspis**: HB für Brekzien-Jaspis ➔ Jaspis.
**Silber-Obsidian**: HB für ➔ Obsidian-Varietät mit Silberschimmer.
**Silesit**: Gemenge von Hydroxyl-Kassiterit und chalcedonartigem Quarz.
**Silico-Ilmenit**: Gemisch von Quarz und ➔ Ilmenit.
**Silico-Rhabdophan**: Rhabdophan mit 13,9 % Silizium-Dioxid.
**Sillimanitjade**: irreführende HB für Grüner Sillimanit.
**Silver-Peakjade**: HB für ➔ Malachit.
**Simili-Diamant**: HB für Diamant-Glas-Imitation.
**Simonyit**: grüne Astrakanit-Farbvarietät mit geringen Mengen von $Eisen^{2+}$.
**Sinter-Achat**: ➔ Achat mit lagigen Bildungen auf Spalten vulkanischer Gesteine.
**Sinter-Spinell**: synthetischer, bei hoher Temperatur aus Magnesiumoxid und Korund hergestellter Werkstoff.
**Sisserskit**: hexagonale Iridosmium-Varietät mit 50–80 % Osmium von Sissersk/Sibirien.
**Skemmatit**: stark eisenhaltiges Gemenge von ➔ Psilomelan und Polianit.
**Skiagit**: Ferro-Ferri-Andradit; $Fe^{2+}{}_3Fe^{3+}{}_2[SiO_4]_3$.
**Sklaven-Diamant**: irreführende HB für farbloser ➔ Topas.
**Skleretinit**: bernsteinähnliches Harz.
**Sklerotin**: bernsteinähnliches Harz.
**Skolopsit**: zeolithisierter Nosean.
**Skythischer Smaragd**: irreführende HB für ➔ Dioptas.
**Smaragd**: primäre oder metamorphe, dihexagonal-dipyramidale, tiefgrüne Farbvarietät des Beryll in Edelsteinqualität; H: 7,5–8; D: 2,6; Agg.: XX sind flächenreich, auf- und eingewachsen. ➔ Smaragd.
**Smaragdit**: ➔ Aktinolith-Varietät, $Ca_2(Mg,Fe)_5[(OH)|Si_4O_{11}]_2$; grasgrün, smaragdgrün; H: 5–6; D: 3,5; Agg.: langstengelig, kompakt eingelagert in Matrix.
**Smaragd-Quarz**: ➔ Smaragd in Quarz-Matrix.
**Sobrisky-Opal**: lokale Bez. für ➔ Opal aus dem Death Valley/Kalifornien/USA.
**Sobolevskit**: monoklines Palladium-Wismut-Gemenge; PdBi; stahlgrau; H: 4.
**Sobotkit**: monokline aluminiumhaltige Saponit-Varietät; $Mg_2Al[(OH)_2|(Si_3Al)O_{10}] \times 5\ H_2O$; blassgrün; H: 3; D: 2,31.
**Soda-Heterosit**: Gemisch von Alluaudit und ➔ Purpurit.
**Soda-Killinit**: Gemisch von Soda, Spodumen, Illit, Halloysit und Cimolit.
**Sogrenit**: Gemenge einer schwarzen, harzartigen Substanz mit 12–20 % Urantrioxid.
**Sonnenstein**: primäre Aventurin-Feldspat-Varietät: ➔ Orthoklas mit metallischem Schiller auf weißem, gelblich rosafarbigem Hintergrund, infolge mikroskopisch kleiner Einschlüsse von Hämatit-Täfelchen; auch rotbraun aventurisierender Labradorit aus Oregon/USA. ➔ Sonnenstein.

S

**Soochowjade**: HB für → Steatit.
**Souesit**: eisenhaltiges, terrestrisches Nickel.
**Spalmandit**: Granat-Mischkristall aus → Almandin und Spessartin; → Granat.
**Spandit**: Granat-Mischkristall aus Andradit und Spessartin; → Granat.
**Spanische Kreide**: irreführende HB für → Steatit.
**Spanischer Lazulith**: HB für → Cordierit.
**Spanischer Smaragd**: HB für grünes künstliches Glas.
**Spanischer Topas**: irreführende HB für → Citrin oder gebrannter Amethyst.
**Spanischgrün**: HB für → Chrysokoll.
**Spartait**: manganhaltige → Calcit-Varietät, mit bis zu 17 % Manganoxid.
**Speckstein**: HB für → Steatit.
**Spektrolith**: HB für → Labradorit mit spektralfarbigem Farbspiel.
**Speicherkristall**: → Bergkristall mit reliefartig erhobenen Dreiecken auf Pyramidenflächen.
**Spessartin**: bräunliche, rotbraune oder gelbliche Granat-Varietät; H: 7–7,5; D: 4,2; Agg.: nur eingewachsene XX, sonst derbe Massen; → Granat.
**Spinell-Rubin**: HB für besonders roten → Spinell.
**Spodumen-Amethyst**: HB für → Kunzit.
**Spodumen-Smaragd**: grünfarbener, chromhaltiger Hiddenit.
**Sri-Lanka-Alexandrit**: HB für → Saphir mit Farbwechsel.
**Stachelbeerstein**: HB für grünlicher Grossular; → Granat.
**Staffelit**: sekundäre, chalcedonartige, krustige traubigknollige Karbonat-Fluor-Apatit-Varietät; → Apatit.
**Stangenstein**: lokale Bez. für stengeliger → Topas
**Stantienit**: bernsteinähnliches Harz.
**Star-Opal**: Edelopal mit Asterismus; → Opal.
**Starolit**: opalisierender → Rosenquarz mit Asterismus.
**Staßfurtit**: rhombische Boracit-Temperatur-Modifikation; Agg.: als Knollen, Linsen, Schnüre aus feinsten Nadeln aufgebaut, meist in Büscheln miteinander verwachsen.
**Steinsalz**: HB für → Halit, das bergmännisch abgebaut wird.
**Stellit**: sternförmig-strahlige Strukturvarietät von Pektolith; → Larimar, → Zeolith.
**Stern-Achat**: Achat-Strukturvarietät mit sternförmigen Figuren; → Amulettstein; Quarzfüllung in rissigen Rhyolith- oder Quarzporphyr-Knollen.
**Stern-Opal**: Edelopal mit Asterismus; → Opal.
**Stern-Beryll**: Lokalbez. für braunfarbener → Beryll mit bronzefarbenem Schiller und schwachem Asterismus.
**Stern-Diopsid**: → Diopsid mit Asterismus.
**Stern-Enstatit**: → Enstatit mit Asterismus.
**Sternenstein**: Labradorit-Einsprengsel in amphibolhaltigem Gestein.
**Stern-Girasol**: Girasol mit Asterismus; → Girasol.
**Stern-Granat**: → Granat mit Asterismus.
**Stern-Jaspis**: → Jaspis mit kleinen eingeschlossenen Stern-Quarz-Aggregaten.
**Sternmalachit**: irreführende HB für grünfarbener → Chalcedon mit sternförmigen Malachit-Einlagerungen.
**Stern-Quarz**: → Rosenquarz mit Asterismus.
**Stern-Rosenquarz**: → Rosenquarz mit Asterismus.
**Stern-Rubin**: → Rubin mit sechsstrahligem Asterismus.
**Stern-Saphir**: → Saphir mit deutlichem Asterismus.
**Stern-Spinell**: → Spinell mit Asterismus.
**Sternstein**: Beryll, Diopsid, Granat, Rosenquarz, Rubin, Saphir beim Auftreten von Asterismus.
**Sterntopas**: irreführende Bez. für gelbfarbener Stern-Saphir.
**Stern von Rio**: HB für → Rauchquarz mit eingelagerten sechsstrahligen Rutilnadeln auf Hämatitkern.
**Stibio-Bismutotantalit**: Stibio-Tantalit-Varietät mit 4 % Wismuttrioxid.
**Stiepelmannit**: yttriumhaltige Fluorencit-Varietät; blassgelb; H: 6; D: 3,7; Agg.: kleine, würfelähnliche Rhomboeder.
**Stilpnosiderit**: Gemisch aus Goethit und → Hämatit oder Hydro-Hämatit.
**Stolberger Diamant**: irreführende HB für klarer → Bergkristall von Stollberg/Harz.
**Strakonitzit**: Talkpseudomorphose nach Pyroxen.
**Strassdiamant**: HB für Diamant-Imitation aus Bergkristall oder Bleiglas.
**Streifen-Achat**: → Achat mit paralleler Bänderung; Lagenstein.
**Streifen-Chalcedon**: HB für → Achat mit blauen und weißen Spitzenmustern.
**Streifen-Jaspis**: gebänderter → Jaspis mit geradlinig gestreifter Zeichnung.
**Strigovit**: manganhaltige Chamosit-Varietät.
**Strüverit**: tetragonale, titanhaltige Tapiolit-Varietät; braunschwarz, undurchsichtig; H: 6–6,5; D: 5,4; säulige, kurznadelige XX; Agg.: derb.
**Succigranat**: HB für bernsteinfarbener Grossular; → Granat.
**Südafrikanische Jade**: HB für dichter, grüner Grossular aus Südafrika; → Granat.
**Südpazifikjade**: irreführende HB für → Chrysopras.
**Sylvialith**: seltene → Skapolith-Varietät.
**Symerald**: Bez. für farbloser → Beryll, der durch synthetischen Überzug grün erscheint und einem Smaragd ähnelt.
**Syrischer Granat**: HB für Almandin; → Granat.
**Syssertskit**: Iridosmium mit mehr als 50 % Osmium.
**Szybiker Salz**: HB für → Halit.

## T

**Tabularkristall**: esoterische Bez. für → Bergkristall mit zwei gegenüberliegenden, extrem breiten Prismenflächen.
**Talk**: → Steatit.
**Tantrischer Kristall**: Bergkristallzwilling mit »verschmelzender« Basis.
**Tansanit**: blaue → Zoisit-Varietät → Tansanit.
**Taprobanit**: rotfarbene Taaffeit-Varietät.
**Taraspit**: nickelhaltiger, lichtgrüner → Dolomit.
**Tarnowitzit**: → Aragonit mit feinverteilten Cerussit-Einschlüssen.
**Tasmanischer Diamant**: HB für → Bergkristall aus Tasmanien.
**Tasmanit**: bernsteinähnliches Harz.
**Taubenblut**: HB für violettfarbene → Rubin-Farbvarietät.
**Tauerngrün**: HB für → Serpentin-Varietät: Antigorit.
**Tawmawit**: chromhaltige → Epidot-Varietät.
**Tektit**: amorphes Gesteinsglas aus Siliziumdioxid und Aluminiumoxid → Moldavit.
**Teufelszehe**: volkstümliche Bez. für Belemnit.
**Thailandit**: Tektit aus Thailand; → Moldavit.

**Thetishaar**: Aktinolith-Quarz; Bez. für haarförmige Einschlüsse grünfarbener → Hornblende in Quarz.
**Thinolith**: → Calcit-Pseudomorphose nach Gaylussit.
**Thorogummit**: tetragonale wasserreiche Thorit-Abart; $(Tb,U)[(OH)_4|SiO_4]$; radioaktiv.
**Thoro-Steenstrupin**: thoriumreiche Steenstrupin-Varietät; braun, fast schwarz, in dünnen Splittern rotbraun, durchsichtig; H: 4; D: 3.
**Thulit**: kontaktmetamorphe, manganhaltige → Zoisit-Varietät; ein Gruppen-Inselsilikat. → Thulit.
**Thunder Egg**: → Amulettstein, Quarzfüllung in rissigen Rhyolith- oder Quarzporphyrit-Knollen.
**Tibetstein**: HB für dunkler → Porphyrit mit hellen Feldspatkristall-Einschlüssen oder verschiedenfarbigem Aventurin-Quarz.
**Tigerauge**: sekundäre Quarz-Farbvarietät infolge Einschlüssen von Krokydolith-Fasern. → Tigerauge.
**Tigeraugen-Quarz**: → Gold-Quarz.
**Tigerauge rot**: HB für gebranntes → Tigerauge.
**Tigereisen**: HB für ein metamorphes Mineralaggregat aus Hämatit, Jaspis und Tigerauge. → Tigereisen.
**Tiger-Jaspis**: gebänderter, mit braungelben und dunkelbraunen Flecken gefärbter → Jaspis mit tigerähnlicher Zeichnung, durch Verkieselung wechsellagernder Tuff- und Lavaschichten entstanden.
**Titan-Augit**: primäre → Augit-Varietät mit 3–5 % Titandioxid.
**Titan-Biotit**: metamorphe, rötliche → Biotit-Varietät mit Titan anstelle von Aluminium.
**Titania**: HB für synthetisch hergestellter → Rutil.
**Titanohämatit**: Mischkristall aus → Hämatit und Ilmenit, in welchem Eisenoxid bis zu 90 % durch Eisen-Titan-Oxid ersetzt sein kann.
**Todomundostein**: HB für grüne, gelbe oder braune Turmalin-Lokalvarietät aus Brasilien.
**Tolfa Diamant**: irreführende HB für → Bergkristall.
**Tonstein**: Sedimente.
**Topas, orientalischer**: irreführende HB für gelbfarbener Saphir.
**Topas, spanischer**: irreführende HB für → Citrin.
**Topassafranit**: irrefeührende HB für → Citrin.
**Topasasterien**: irreführende HB für gelbfarbener → Saphir mit Asterismus.
**Topas-Katzenauge**: irreführende HB für gelbfarbenes → Saphir-Katzenauge mit wogendem Lichtschein.
**Topasquarz**: irreführende HB für topasfarbener → Citrin oder gebrannter Amethyst.
**Topas-Saphir**: irreführende HB für gelbfarbener → Saphir.
**Tosudit**: Tonmineral mit regelmäßiger Wechsellagerungsstruktur, von Schichten von Montmorillonit und Chlorit.
**Trachy-Augit**: natriumhaltiger, tiefgrüner → Diopsid.
**Trainit**: lokale Bez. für geschliffener, gebänderter, verunreinigter → Variscit.
**Transmitterkristall**: → Bergkristall mit Dreiecksfläche zwischen zwei siebeneckigen Pyramidenflächen.
**Transvaaljade**: irreführende HB für grüne → Granat-Varietäten: Andradit, Demantoid, Grossular oder Hessonit. (M)
**Transvaalnephrit**: irreführende HB für → Granat-Varietäten: Andradit, Demantoid, Grossular oder Hessonit.
**Triggerkristall**: esoterische Bez. für → Bergkristall mit hineinwachsendem, kleinem Kristall an der Basis.
**Trinkerit**: bernsteinähnliches Harz.
**Troostit**: Willemit-Farbvarietät; $(Zn,Mn)_2[SiO_4]$; rosa, rötlich, gelblich, grau, durchscheinend; Agg.: derb, fein- bis grobkörnig, sonst säulige, nadelige XX.
**Trudellit**: rhombisches, wasserhaltiges Aluminium-Hydroxid/Sulfat; $Al_{10}[Cl_{12}|(OH)_{12}|(SO_4)_3] \times 36\ H_2O$; bernsteingelb; H: 2,5; D: 1,93; Agg.: derbe Massen.
**Trümmer-Achat**: → Achat aus Achat-Bruchstücken, durch neue Achat-Bildung verkittet.
**Trümmer-Falkenauge**: → Pietersit.
**Trümmer-Jaspis**: → Brekzien-Jaspis.
**Trümmer-Tigerauge**: → Pietersit.
**Tsavolith**: HB für Granat-Varietät Tsavorit; → Granat.
**Tsavorit**: HB für dunkelgrüne, chrom- und vanadiumhaltige Grossular-Varietät; → Granat.
**Tschernichewit**: natrium- und eisenreicher Amphibol.
**Tscherskit**: Mangan-Mineral.
**Tsilaisit**: Natrium-Mangan-Aluminium- → Turmalin-Varietät; $NaMn_3(Al,Li)_6[(OH)_4|(BO_3)_3|Si_6O_{18}]$; dunkelgelb; D: 3,14.
**Tuff**: gering verfestigtes Sediment, das überwiegend aus Asche besteht.
**Turitella-Achat**: HB für Turitella-Jaspis; → Jaspis.
**Turitella-Jaspis**: Brauner → Jaspis mit fossilen Turitella-Schneckenhäuser-Einschlüssen.
**Türkenit**: aus Staub rekonstruierter → Türkis.
**Türkenkopf-Turmalin**: → Turmalin mit roter Spitze.
**Turmalin-Katzenauge**: lokale Bez. für rot- oder grünfarbener Turmalin mit wogendem Katzenaugeneffekt. (Gu)
**Turmalin-Quarz**: → Bergkristall mit eingewachsenem Turmalin.
**TV-Stein**: HB für → Ulexit.

## U

**Unakit**: grün-rosafarbenes Feldspat-Gemenge, durch → Epidot verkittet.
**Ungarischer Diamant**: irreführende HB für → Bergkristall.
**Ungvarit**: dem Chlor-Opal ähnliches Mineral; → Opal.
**Unionit**: lokale Bez. für Rosaroter Zoisit; → Thulit.
**Unreifer Diamant**: grauer oder farbloser → Zirkon.
**Uralchrysolith**: irreführende HB der Granat-Varietät Demantoid.
**Ural-Granat**: HB für Grüner → Granat aus dem Ural.
**Uralit**: → Hornblende-Pseudomorphose nach Pyroxen, meist Augit.
**Uraljade**: irreführende HB der Blätterserpentin-Varietät Antigorit.
**Uralsaphir**: irreführende HB für Blauer → Turmalin aus der GUS.
**Uralsmaragd**: HB der → Granat-Varietät Demantoid.
**Uralolivin**: HB der Granat-Varietät Demantoid; → Granat.
**Uranelain**: bernsteinähnliches Harz.
**Urbanit**: metamorphe, manganhaltige, braunfarbene → Ägirin-Varietät.
**Uruguay-Achat**: Bez. für → Achat mit ebenen, parallel liegenden Schichten in Blasenräumen, die sich dort als Bodensatz durch rhythmisches Wachstum gebildet haben.
**Uruguaytopas**: irreführende HB für → Citrin oder gebrannter Amethyst.
**Utah-Türkis**: irreführende HB für → Variscit.
**Utahonyx**: HB für → Marmor.

V

## V

**Valencianit**: milchig getrübter → Orthoklas im Adular-Habitus.
**Valleit**: seltene Anthophyllit-Varietät mit 3% Manganoxid und 5% Calciumoxid.
**Vanadium**-Beryll: HB für vanadiumhaltiger, smaragdgrünfarbener → Beryll.
**Vanadium-Dravit**: trigonale dunkelgrüne vanadiumhaltige Dravit-Varietät; → Turmalin.
**Vargasit**: → Steatit-Pseudomorphose nach Pyroxen.
**Vellum-Diamant**: → Bergkristall.
**Venushaar**: Haarstein; → Rutilquarz.
**Verd-antique**: HB für → Ophicalcit, auch Connemara.
**Verdelith**: chromhaltige Turmalin-Farbvarietät, tiefgrüner Elbait oder Liddicoatit; H: 7; D: 3–3,3.
**Verdit**: grünfarbenes → Serpentin-Fuchsit-Ton-Gemenge.
**Versteinertes Holz**: allgemeine Bez. für verkieselte Hölzer.
**Versteinertes Palmholz**: Verkieseltes Palmholz.
**Vesuvjade**: HB für → Vesuvian.
**Vidrio**: → Feueropal ohne Farbspiel.
**Violan**: metamorphe, monokline Omphacit-Farbvarietät aus Piemont/Italien; $CaMg[Si_2O_6] \pm MnFe$ mit 10% → Jadeit; violettblau, durchscheinend bis undurchsichtig; H: 5–6; D: 3,23; Agg.: blätterig, körnig-strahlige bis feinfaserige Massen; keine → Diopsid-Varietät.
**Viridin**: rhombische, manganhaltige → Andalusit-Varietät; grün; mit bis zu 7% Manganoxid; Agg.: kurzsäulige XX.
**Vogesit**: HB für regenbogenfarbiger → Jaspis.
**Vulkan-Jaspis**: → Jaspis.
**Vulpnit**: körnige → Anhydrit-Varietät.

## W

**Wachs-Achat**: Gelber → Chalcedon mit wachsartigem Glanz.
**Wachs-Amber**: → Bernstein.
**Wachs-Opal**: HB für gelbbraunfarbener, gemeiner → Opal mit ausgeprägtem wachsartigem Glanz.
**Wachsstein**: Serpentin oder → Steatit.
**Warrenit**: kobalthaltige → Smithonit-Varietät.
**Wasser-Achat**: → Achat mit wassergefülltem innerem Hohlraum; syn. Enhydros.
**Wasser-Chrysolith**: HB für → Moldavit.
**Wassermelonen-Turmalin**: Bez. für → Turmalin mit rotem Kern und grünem Rand.
**Wasser-Opal**: Bez. für gealterter Edelopal, der infolge Wasserverlusts trüb geworden ist und bei erneuter Wasseraufnahme vorübergehend wieder opalisierend wird; → Opal.
**Wassersaphir**: irreführende HB für → Cordierit.
**Wasserstein**: → Achat-Varietät oder Calcit.
**Wassertropfen**: farbloser → Topas.
**Wassertropfen-Quarz**: → Bergkristall, der mit bloßem Auge erkennbare, mit Flüssigkeit gefüllte Hohlräume enthält.
**Wasserwaage**: → Bergkristall mit Wasser- oder Gaseinschluss, ähnlich der Libelle einer Wasserwaage.
**Weisbachit**: bariumhaltiger → Anglesit mit Pb:Ba = 5:1; 68,3% Blei und 5–7% Barium.
**Weißer Topas**: HB für → Amethyst, überbrannt.
**Wellsit**: kalium-calciumreiche Harmotom-Varietät; → Zeolith.
**Williamsit**: → Antigorit-Varietät.
**Wiedgerit**: HB für Elaterit.
**Wiener Türkis**: HB einer Türkis-Imitation aus blaugefärbter Tonerde.
**Wishnevit**: hexagonale Cancrinit-Varietät, mit mehr als 70% $SO_4$ anstelle von $CO_3$.
**Wodanit**: titanreiche → Biotit-Varietät.
**Wolken-Achat**: → Achat mit wolkenähnlichen, blauweißen trüben Partien.
**Wolken-Obsidian**: Schneeflocken-Obsidian mit großen weißen Feldspat-Kristallisationen; → Obsidian.
**Wolfram-Powellit**: Mischkristall von Powellit und → Scheelit.
**Wurmstein**: Rosa → Moos-Achat.
**Wyomingjade**: HB für → Nephrit.

## X

**Xylolith**: HB für → Versteinertes Holz.

## Y

**YAG**: seit 1969 synthetisch hergestelltes Yttrium-Aluminat; $Y_3Al_2[AlO_4]_3$; in Edelsteinqualität; farblos, grün und andere Farbtöne.
**Yamatoid**: kubisches Mangan-Vanadium-Inselsilikat; $Mn_3V_2[SiO_4]_3$; dunkelrot, grün, honiggelb; H: 6; eine → Granat-Varietät.
**Yowah-Nuss-Opal**: feiner Edelopal in Matrix aus Yowah/Australien; → Opal.
**Yowah-Opal**: feiner Edelopal in Matrix aus Yowah/Australien; → Opal.
**Yttro-Cerit**: kubisches, wasser- und cerhaltiges Calcium-Seltenerde-Fluorid; $(Ca,Ce,Y,La)F_3 \times n\,H_2O$; eine → Fluorit-Varietät.
**Yttro-Fluorit**: kubisches $(Ca,Y)F_{2-2,17}$; yttriumhaltige → Fluorit-Varietät, mit bis zu 20% $YF_3$ (auch $CeF_3$).
**Yü-Stein**: chin. Bez. für alle jadeähnlichen Steine wie Jadeit, Jadeit-Albit, → Nephrit, Prehnit und Serpentin.

## Z

**Zabeltitzer Diamant**: HB für → Bergkristall.
**Zebra-Achat**: schwarzweiß marmorierter → Marmor.
**Zebra-Jaspis**: brauner, helldunkel – meist durch eingelagerte Fossilien – gestreifter → Jaspis, auch fälschlich für Serpentinasbest oder Silberauge verwendet.
**Zebra-Marmor**: schwarzweiß marmorierter → Marmor.
**Zeitsprungkristall**: esoterische Bez. für → Bergkristall mit parallelogrammförmiger Sekundarfläche an der Spitze.
**Zeiringit**: durch feinverteilten Aurichalcit hellblaugefärbte → Aragonit-Varietät.
**Zepterkristall**: Formvarietät des → Bergkristalls.
**Ziegelerz**: dichtes, ziegelrotfarbenes Gemenge aus → Cuprit und Goethit.
**Zinco-Calcit**: Mischkristall aus → Calcit mit Zink-Karbonat.
**Zinkblende**: → Sphalerit.
**Zink-Rhodochrosit**: Mischkristall der Calcit-Reihe.
**Zitrinocalcit**: Brauner → Calcit.

**Zitronen-Calcit**: gelbfarbener ➔ Calcit.
**Zitronen-Chrysopras**: HB für gelblich grünfarbener Crysopras oder ➔ Gaspeit-Chalcedon-Gemenge, auch fälschlich für Variscit verwendet.
**Zitronen-Magnesit**: HB für gelblich grünfarbener ➔ Magnesit.
**Zucker-Dolomit**: weißer, feinkörniger ➔ Dolomit, oft mit Pyrit-Einschlüssen.
**Zwillingsflammenkristall**: parallel verwachsener oder ein »V« bildender Bergkristallzwilling.

# Verzeichnisse

## Organ-Zuordnungen

Die Organ-Zuordnungen nennen die wichtigsten Steine, welche mit dem Organ oder seinen Funktionen in analoger Beziehung stehen.

### A

**Arterien**: Anglesit, Aventurin, Boulder-Opal, Granat, Hämatit, Karneol, Magnesit, Mahagoni-Obsidian, Obsidian, → Rhodochrosit, Rubin, → Skolezit.
**Atemwege obere**: Amethyst, → Apophyllit, Aquamarin, Chalcedon, Flint, Fluorit, Magnetit, Moldavit, Moosachat, Pietersit, → Rutil-Quarz, Smaragd, Blauer Topas.
**Auge**: Achat, Anatas, Apophyllit, Aquamarin, Bergkristall, Beryll, Chalcedon-Rosetten, → Dioptas, Malachit, Onyx, Prasem, Saphir, Schalenblende, Silber, Smaragd, Sphalerit, Topas.

### B

**Bandscheiben**: Ägirin, → Apatara, Aragonit, Fluorit.
**Bauchspeicheldrüse**: Alexandrit, Analcim, → Citrin, Chalcedon, Mookait, Prehnit, Smaragd.
**Bindegewebe**: Aventurin, Ametrin, Blaufluss, Botswana-Achat, Dravit, Halit, Jadeit, Gelber Jaspis, Karneol, Lepidolith, Magnesit, Natrolith, → Ozean-Achat, Rosenquarz, Rhodochrosit, Rhodonit, Topas, Zoisit.
**Bindehaut**: Augen-Achat, Apophyllit, Bergkristall, Dioptas, Girasol, Mookait, Topas.
**Blase**: Band-Achat, Chalcedon, Chrysopras, Citrin, Indigolith, Jade, Magnetit, Nephrit, → Prehnit.
**Blut**: Almandin, Altait, Andradit, Chalcedon rot, Cuprit, Eisenoolith, → Hämatit, Heliotrop, Magnetit, Onyx, Pyrop, Rubin, Tigereisen.
**Bronchien und Lunge**: Amethyst, Bernstein, Blau-Quarz, Dendrit-Chalcedon, Dumortierit, Flint, → Koralle blau, Lapislazuli, Rutil-Quarz, → Sodalith, Tigerauge.

### C

**Darm**: Achat, Amethyst, Andalusit, Calcit, Dolomit, Dravit, Epidot, Goldfluss, Gagat, Grossular, Koralle, Koralle blau, Magnesit, Marmor, Mookait, Rosa Moos-Achat, Natrolith, Rhyolith, Rubin, Saphir, Sarder, Sardonyx, → Schalenblende, Septarie, Tigereisen, Verdelith, Wulfenit, Zinnober.
**Dickdarm**: Achat, Amethyst, → Astrophyllit, Biotit, Koralle.
**Dünndarm**: Akanthit, Atacamit, → Chalcedon rot, Epidot, Gagat, Hämatit, → Hornblende, Karneol, Ozean-Achat, Prehnit, Stromatolith.

### E

**Eierstöcke**: Anhydrit, Chrysopras, Chrysopal, Cuprit, Mondstein, Regenbogen-Obsidian, Rosenquarz, → Thulit, Verdelith, Zoisit.
**Enzymaktivierend**: Amblygonit, Prehnit.

### F

**Fettstoffwechsel**: Aventurin, Granat, Magnesit, → Prehnit, Peridot, Versteinertes Holz.

### G

**Gallenblase**: Aquamarin, Bernstein, Danburit, Epidot, Magnetit, Peridot, Pyrolusit, Smaragd.
**Gebärmutter**: Achat, Almandin, Amazonit, Biotit-Linse, → Buntkupfer, Cuprit, Malachit, Mondstein.
**Gehirn**: Amazonit, Ametrin, Andalusit, Azurit, Bavenit, Bergkristall, Charoit, Diamant, Disthen, Fluorit, Howlith, Kupfer, Larimar, → Magnesit, Malachit, Paraiba-Turmalin, Saphir, Schalenblende, Sphalerit, Sugilith, Türkis.
**Gehör**: Chalcedon-Rosette, → Onyx, Sardonyx.
**Gelenke**: Apatara, Apatit, Apophyllit, Bernstein, Chiastolith, Fluorit, Gagat, Hiddenit, Kunzit, Lepidolith, Nephrit, Pyrit-Sonne, Sardonyx, Türkis.
**Geruchssinn**: Amazonit, Ozean-Achat, Sardonyx, → Schalenblende, Sphalerit.
**Geschlechtsorgane**: Antimonit, Biotit-Linse, → Chalcedon rosa, Chalkanthit, Charoit, Feueropal, Gold, Konichalcit, Kupfer, Kupfer-Chalcedon, Malachit, Mondstein, Rosenquarz, Rubellit, → Rubin-Zoisit, Thulit.

### H

**Hals und Kehlkopf**: Aquamarin, Chalcedon, Chrysokoll, → Erythrin, Indigolith, Koralle rot, Lapislazuli, Larimar, Sodalith.
**Harnblase und Harnwege**: Chrysopras, Indigolith, Jadeit, Nephrit.
**Haut**: Achat, Altait, Alunit, Amethyst, Andalusit, Antimonit, Apophyllit, Aquamarin, Aventurin, Baryt, Bernstein, Calcit, → Chalcedon-Rosetten, Chrysopras, Dravit, Dumortierit, Feldspat, Flint, Fluorit, Fuchsit, Gagat, Grossular, Halit, Hornstein, Lepidolith, Marmor, Natrolith, Paua-Muschel, Peridot, Rhyolith, Schlangenhaut-Achat, Schnee-Quarz, Schwefel, Serpentin, Spinell, Tsavorit, → Wollastonit.
**Herz**: Adamin, Amazonit, Antigorit, Aventurin, Babingtonit, → Calcit, Chalcedon rosa, Charoit, Chrysopal, Creedit, → Cuprit, Dolomit, Enstatit, Erdbeerquarz, Heliotrop, Kunzit, Magnesit, Manganocalcit, Marmor, Mondstein, Morganit, Peru-Jaspis, Pietersit, Pinkopal, → Pyrolusit, Rhodonit, Rosenquarz, Rubin, Rutil-Quarz, Smaragd, Spessartin, Steatit, Verdelith.
**Hoden**: Chrysopal, → Schalenblende, Scheelit, Thulit, Zoisit.
**Hypophyse**: Adular, Albit, Amazonit, Aquamarin, Augit, Benitoit, Labradorit, → Lazulith, Mondstein.
**Hypothalamus**: Aurichalcit.

### K

**Knochen**: Apatara, → Apatit, Aragonit, Augit, Bronzit, Calcit, Coelestin, Fluorit, Marmor, Melanit, Mimetesit.
**Kreislauf**: Chalcedon, Halit, Hämatit, Eisenkiesel, Erdbeerquarz, Gold, Roter Jaspis, Karneol, Lapislazuli, Markasit, Pyrit, Pyrop, → Rhodochrosit, Rhodonit, Rubin, Skolezit, Sodalith, Tigerauge, Tigereisen.

## L



## M



## N



## O



## P



## S



## T



## V



## Z

# Indikationsverzeichnis

Die Register erfassen nur die wichtigsten Steine – ohne Anspruch auf Vollständigkeit. Die Verzeichnisse sollen Anfängern das Eingrenzen eines Heilsteins erleichtern und Erfahrenen neue Anregung geben; sie können und sollen jedoch die eigene Auseinandersetzung mit den Steinen, der Beschwerde und deren Hintergründe keinesfalls ersetzen. Der Weg von der Krankheitsersscheinung zum Therapiestein wird in einem eigenständigen Buch desselben Autorenteams, »Gesund durch Heilsteine und Öle«, konsequent beschritten. »Gesund durch Heilsteine und Öle« ist als Vervollständigung des vorliegenden Werkes konzipiert und berücksichtigt sowohl energetische wie auch physiologische Mittel. Methodisch basiert es auf dem Prinzip der Asymmetrischen Anwendung, so dass mit geringem Aufwand ein im Einzelfall angemessenes Vorgehen zu entwickeln ist.

Zur Verwendung der Suchbegriffe: Je besser die aktuelle Verfassung des Ratsuchenden ist, desto näher liegen die positiv formulierten Begriffe; je problematischer sein Zustand ist, um so größer ist in der Regel die Übereinstimmung mit Steinen negativer Suchbegriffe. So kann sich bei manchen Themen ein Gradient ergeben wie zum Beispiel: Unterdrückung, Fremdbestimmung, Selbstbestimmung, Ziele anpeilen oder: Depressionen lösend, Gemüt aufhellend, Fröhlichkeit.

Um einen Stein zu ermitteln, sollten zunächst zwei bis vier Begriffe gefunden werden, die den bestehenden oder erwünschten Zustand beschreiben. Die bei den wichtigsten Suchbegriffen übereinstimmenden Steine sollten dann in »Die Heilsteine in alphabetischer Reihenfolge« einzeln nachgeschlagen werden.

## Körperliche Symptome

### A

**Ablagerungen in den Gelenken:** Achat, Apatit, Bernstein, Bergkristall, Kunzit, Türkis.

**Abnehmen:** Bergkristall, Gips-Marienglas, Gold, Howlith, Magnesit, Rauchquarz, Rubin, Smaragd, Turmalin grün, Verkieseltes Holz.

**Abschwellend:** Amazonit, Apatit, Chalcedon, Chrysokoll, Euklas, Sodalith, Strontianit.

**Abwehrstärkend:** Aventurin, Bergkristall, Beryll, Charoit, Diamant, Heliotrop, Karneol, Labradorit, Lapislazuli, Nephrit, Peridot, Pyrit-Sonne, Rubin, Schörl, Serpentin, Silber, Sphärolitischer Chalcedon, Sugilith, Staurolith, Thulit, Tigereisen, Topas, Turmalin, Zoisit.

**Abszess:** Altait, Amethyst, Baryt, Heliotrop, Mondstein, Mookait, Rhodochrosit, Vanadinit.

**Abwehrschwäche:** Charoit, Moosachat, Sugilith, Thulit, Türkis.

**Adrenalinanregend:** Eudialith, Feueropal, Rhodochrosit, Rubin.

**Allergiemildernd:** Anatas, Apophyllit, Aventurin, Beryll, Bernstein, Chalcedon, Chrysopras, Fluorit, Heliotrop, Jaspis-Landschaft, Klinoptilolith, Marmor, Perle, Phenakit, Silber, Sphärolithischer Chalcedon.

**Allergische Reaktionen der Haut:** Achat, Apophyllit, Aventurin, Bernstein, Beryll, Bronzit, Calcit, Chrysoberyll, Fluorit, Fuchsit, Jaspis, Jaspis-Landschafts, Klinoptilolith, Lapislazuli, Larimar, Moosachat, Obsidian, Phenakit, Prehnit, Saphir, Silber, Topas, Türkis, Zirkon.

**Allergische Reaktionen der Schleimhäute:** Chalcedon, Fluorit, Jaspis, Silber.

**Antihydrotisch:** Beryll.

**Appetitverbessernd:** Achat, Apatit grün, Bernstein, Covellin, Danburit, Jadeit, Saphir, Topas, Tigereisen.

**Arterienerweiternd:** Euklas, Rhodochrosit.

**Arthritische Schmerzen:** Ägirin, Biotit, Citrin, Euklas, Fluorit, Gagat, Gold, Granat, Magnesit, Rhodochrosit, Saphir, Sarder, Smaragd, Tigerauge, Türkis, Sugilith.

**Asthmatische Atmung:** Apophyllit, Bernstein, Beryll, Chalcedon, Chrysoberyll, Falkenauge, Fluorit, Koralle blau, Kyanit, Larimar, Malachit, Obsidian, Onyx, Pietersit, Prasem, Prehnit, Rutil-Quarz, Sonnenstein, Spinell, Stromatolith, Tigerauge, Turmalin-Quarz, Topas, Türkis, Unakit, Vanadinit.

**Atmungsstimulierend:** Chalcedon, Enstatit, Koralle, Saphir, Sillimanit, Türkis.

**Aufnahmefördernd für**

Mineralstoffe allgemein: Karneol, Turmalin, Vesuvian

Aluminium: Gelber Jaspis.

Calcium: Analcim, Aragonit, Augit, Calcit, Labradorit, Limonit, Marmor, Siderit, Thuilit, Verkieseltes Holz.

Eisen: Amethyst, Bornit, Bronzit, Granat, Hämatit, Heliotrop, Kupfer, Limonit, Moqui Marbles, Opal blau, Pyrit, Siderit, Tigereisen, Vivianit, Wollastonit.

Eiweiß: Alexandrit, Diopsid, Marmor, Rauchquarz.

Jod: Halit.

Kalium: Amazonit, Bornit, Xenotim.

Kupfer: Kupfer, Sepiolith.

Magnesium: Analcim, Bronzit, Gelber Jaspis, Lazulith, Pyrit, Sepilith, Siderit, Verkieseltes Holz.

Phosphor: Diopsid, Lazulith, Sepiolith, Verkieseltes Holz.

Schwefel: Bergkristall-Schwefelquarz, Pyrit.

Selen: Altait, Galenit.

Silizium: Atacamit, Klinoptilolith, Opal.

Vitamine: Akanthit, Atacamit, Creedit, Diopsid, Fulgurit, Gelber Jaspis, Hornblende, Marmor, Obsidian, Onyx, Pyromorphit, Rauchquarz, Sardonyx, Schneeflocken-Obsidian, Tigereisen.

Zink: Altait, Galenit, Jaspis, Lazulith, Sepiolith.

**Augenbrennen:** Augen-Achat, Beryll, Chalcedon, Falkenauge, Girasol, Rhodonit.

**Augenermüdung:** Augen-Achat, Amethyst, Beryll, Bergkristall, Chrysoberyll, Falkenauge, Heliodor, Malachit, Obsidian, Peridot, Onyx, Saphir, Smaragd, Topas, Ulexit, Zirkon.

### B

**Bakterienvernichtend:** Halit, Silber.

**Bandscheibenbeschwerden:** Apatit, Aragonit, Augit, Bernstein, Calcit, Dolomit, Fluorit, Gelber Jaspis, Kunzit, Malachit, Pyrit-Sonne, Tigerauge.

**Bauchschmerzen:** Roter Jaspis.

**Basischer Stoffwechsel, Förderung:** Charoit, Chiastolith, Chloromelanit, Diaspor, Diopsid, Enstatit.

**Belebend:** Peridot, Rubin-Zoisit, Vivianit.

**Bettnässen:** Chrysopras, Citrin.

# C



# D



# E



# F

## G

**Gallenanregend:** Malachit, Paraiba-Turmalin.
**Gallenkolikmildernd:** Azurit, Magnetit, Saphir.
**Geburtserleichternd:** Amazonit, Biotit-Linse, Chrysokoll, Hyalith, Karneol, Magnesit, Malachit, Perle, Peridot, Sarder, Smithsonit.
**Gefäßerweiternd:** Magnesit, Rosenquarz.
**Gefäßverengend:** Saphir.
**Gehirnentwicklung:** Augit, Baryt, Coelestin, Magnesit, Schalenblende.
**Gehirntätigkeitaktivierend:** Azurit, Kupfer, Larimar.
**Gehstörungen:** Albit.
**Gelenkbeschwerden:** Apatit, Azurit, Biotit-Linsen, Granat, Chalcedon-Rosette, Citrin, Fluorit, Gagat, Hiddenit, Kunzit, Weißer Labradorit, Lepidolith, Malachit, Pyrit-Sonne, Rauchquarz, Schwefel, Tigerauge, Turmalin, Turmalin-Quarz, Uruguay-Achat, Verkieseltes Holz.
**Gelenkstabilisierend:** Rauchquarz, Tigerauge.
**Geschmacksverlust**: Babingtonit, Stilbit.
**Gewebeentsäuernd:** Albit, Andalusit, Biotit, Fuchsit, Girasol-Quarz, Heliotrop, Malachit, Porzellanit, Prehnit, Septarie, Smaragd, Türkis, Variscit, Vivianit, Zitronen-Chrysopras, Zoisit.
**Gewebekräftigend:** Gips, Hermanover Kugeln, Onyx.
**Geweberegenerierend:** Atacamit, Chromdravit, Coelestin, Hemimorphit, Jaspopal, Koralle, Nephrit, Pop Rocks, Purpurit, Schnee-Quarz, Verkieseltes Holz, Wüstenglas.
**Gewebewasserausscheidend:** Anhydrit.
**Geschwüre/Geschwülste:** Azurit-Malachit, Charoit, Sphärolithischer Chalcedon, Chalcedon rosa, Ilvait, Magnetit, Leopardenfell-Rhyolit, Septarie, Sugilith, Wüstenglas, Xonotlit.
**Giftausleitend:** Antigorit, Antimonit, Baryt, Cavansit, Chrysoberyll, Chrysokoll, Cordierit, Covellin, Creedit, Diamant, Fluorit, Fuchsit, Jadeit, Jaspis, Moos-Achat, Peridot, Pyrit, Rhodonit, Schörl, Uwarowit, Vanadium-Beryll.
von Blei und Schwermetallen: Galenit.
**Gleichgewichtsstörungen:** Band-Achat, Diamant, Dioptas, Jaspis rotbraun, Magnesit, Onyx, Turmalin, Zirkon.
**Gliederschmerzen:** Chalcedon, Diamant, Lapislazuli, Magnesit, Saphir.

## H

**Haarwuchsfördernd:** Fluorit, Rutil-Quarz.
**Halsschmerzen:** Beryll, Bernstein, Chalcedon, Lapislazuli, Pyrit.
**Hämorrhoidalbeschwerden:** Achat, Bergkristall, Hämatit, Heliotrop, Türkis.
**Harntreibend:** Blauer Chalcedon, Howlith, Turmalin.
**Hautausschläge:** Alunit, Amethyst, Ametrin, Analcim, Aventurin, Beryll, Bergkristall, Botswana-Achat, Calcit, Citrin, Halit, Lapislazuli, Markasit, Onyx, Saphir, Schneeflocken-Obsidian, Zirkon.
**Hautenzündungsmildernd:** Aventurin, Dumortierit, Silber.
**Hautglättend:** Biotit, Fuchsit, Ulexit, Wollastonit.
**Hautregenerierend:** Adamin, Amazonit, Apopohyllit, Beryll, Fluorit, Granat, Hermanover Kugel, Jaspis, Natrolith, Sphen, Türkis, Zebra-Stein.
**Hautreinigend:** Amethyst, Hemimorphit, Jaspis, Lepidolith.
**Hautstraffend:** Lepidolith.
**Heiserkeit:** Beryll, Bernstein, Chalcedon, Lapislazuli, Sodalith.
**Hemisphärensynchronisierend:** Bergkristall-Doppelender, Kyanit.
**Herzbeschwerden:** Aventurin, Bustamit, Chalcedon-Rosetten, Danburit, Diamant, Erdbeerquarz, Feldspat-Orthoklas, Gold, Heliotrop, Karneol, Muskovit, Onyx, Pink-Opal, Rosenquarz, Rutil-Quarz, Smaragd, Wassermelonen-Turmalin, Wollastonit.
**Herzrhythmusberuhigend:** Amazonit, Calcit, Rosa Chalcedon, Chita, Chrysokoll, Heliotrop, Kymophan, Malachit, Manganocalcit, Petalit, Rosaquarz, Rutil-Quarz, Zebra-Stein.
**Herzschmerzen, nervöse:** Bergkristall, Gold-Beryll, Chalcedon-Rosette, Granat, Heliodor, Heliotrop, Jadeit, Malachit, Moldavit, Pietersit, Pink-Opal, Prasem, Rosenquarz, Rubin, Rutil, Smaragd, Saphir, Unakit, Zirkon braun.
**Herzstärkend:** Calcit, Enstatit, Feldspat, Hiddenit, Koralle, Magnesit, Manganocalcit, Spessartin, Turmalin.
**Hitzschlag:** Prasem.
**Hormonaktivierend:** Beryll, Bergkristall, Bernstein, Chrysokoll, Koralle, Lapislazuli, Malachit, Mondstein, Topas.
**Hormonhaushaltharmonisierend:** Lazulith, Perle.
**Hornhautentzündung:** Diamant.
**Hörschwäche:** Chalcedon-Rosette, Onyx, Sardonyx.
**Hustenreizmildernd:** Apophyllit, Beryll, Bernstein, Borax, Chalcedon, Fluorit, Goethit-Koralle, Moos-Achat, Quarz, Rutil-Quarz.
**Hypophysestimulierend:** Amazonit, Beryll, Benitoit, Lazulith, Pietersit, Proustit, Rhyolith.

## I

**Immunstärkend:** Ägirin, Ametrin, Apatit gelb, Aragonit, Aztekenstein, Baum-Achat, Beryll, Charoit, Chrysokoll, Chrysopal, Citrin, Cuprit, Epidot, Erdbeerquarz, Goshenit, Heliotrop, Jaspis bunt, Klinoptilolith, Lazulith Peridot, Plasma, Poppy Jaspis, Praseolith, Rhyolith, Rubin, Smithsonit, Sphärolithischer Chalcedon, Sphen, Stern-Achat, Türkis,
Unakit.
**Inkontinenz:** Citrin, Chrysopras, Nephrit, Prehnit, Rubin, Zoisit.
**Insektenstiche:** Amethyst, Bergkristall, Chrysopras, Festungs-Achat, Halit, Heliotrop, Lapislazuli, Prasem, Rhodonit, Silberaugen-Serpentin.

## J

**Juckreizmildernd:** Amethyst, Analcim, Antimonit, Apatit, Aventurin, Bergkristall, Bernstein, Calcit, Chalcedon, Fuchsit, Lace-Achat, Lapislazuli, Lepidolith, Porzellanit, Rhyolith, Saphir, Schalenblende, Schörl.

## K

**Kälteempfindlichkeit:** Baryt, Citrin, Labradorit, Purpurit, Pyromorphit.
**Karies:** Apatit, Fluorit, Sphen.
**Kniebeschwerden/-schmerzen:** Apatit, Aragonit, Biotit-Linse, Diamant, Pyrit-Sonne, Rubellit.
**Knochenaufbauend:** Aragonit, Calcit, Coelestin, Fluorit, Lazulith, Rhodonit, Zebra-Stein.
**Knochenbrüche:** Apatit, Axinit, Calcit, Chrom-Chalcedon, Karneol, Magnetit.

**Knochenstabilisierend:** Apatit, Aragonit, Bronzit, Feldspat-Orthoklas, Fluorit, Gips-Sandrose, Larimar, Limonit, Marmor, Melanit, Türkis.
**Knorpelneubildend:** Apatit, Bernstein, Klinoptilolith, Wüstenglas.
**Konzentrationsfördernd:** Amethyst, Azurit, Chalcedon, Chrysoberyll, Citrin, Diamant, Fluorit, Heliotrop, Koralle, Mahagoni-Obsidian, Malachit, Onyx, Saphir, Tigerauge.
**Kopfschmerzen:** allgemein: Achat, Amethyst, Bergkristall, Dioptas, Halit, Jadeit, Koralle, Lapislazuli, Pietersit, Rubin, Saphir, Smaragd, Topas.
Überanstrengung, Verspannung: Amethyst, Apatit, Topas, Rauchquarz.
Magen, Stoffwechsel: Dioptas, Gagat, Magnesit, Smaragd.
Blutdruck: Lapislazuli, Rhodochrosit, Rubin.
Entzündungen: Bergkristall, Silber, Smaragd.
hormonell: Bernstein, Mondstein, Silberaugen-Serpentin.
nervös: Lapislazuli.
**Krampfaderbeschwerden:** Beryll, Bergkristall, Chalcedon, Chrysopras, Citrin, Cordierit, Dumortierit, Hämatit, Heliotrop, Jadeit, Koralle, Lace-Achat, Lapislazuli, Malachit, Perle, Pyrit, Rubin, Schicht-Achat, Spinell.
**Krampflösend:** Amazonit, Azurit-Malachit, Biotit, Bornit, Bronzit, Chalkanthit, Charoit, Chrysokoll, Chrysopras, Cordierit, Dioptas, Dolomit, Euklas, Gips, Gwindel-Quarz, Kupfer, Magnesit, Magnetit, Malachit, Meteorite, Pyrit-Sonne, Rauchquarz, Sandrose, Saphir, Silberauge-Serpentin, Smaragd, Spinell, Türkis, Unakit, Variscit, Wismut, Zirkon.
**Kräftigend:** Zoisit.
**Krebs-Nachbehandlung:** Albit, Covellin, Epidot, Klinoptilolith, Magnetit, Mookait violett, Richterit, Sugilith.
**Kreislaufanregend:** Altait, Aventurin rot, Gold, Granat rot, Halit, Hämatit, Jaspis rot, Karneol, Koralle, Lapislazuli, Magnetit, Pyrit, Rhodocrosit, Rubin, Skolezit, Tigereisen.
**Kreislaufstabilisierend:** Cordierit, Dolomit, Erdbeerquarz, Granat, Labradorit, Malachit, Psilomelan, Pyrolusit, Stern-Rubin, Türkis, Wollastonit.
**Kühlend:** Chalcedon, Saphir, Silber.

## L

**Lähmungserscheinungen:** Andalusit, Chiastolith, Diamant, Wassermelonen-Turmalin.
**Leberanregend:** Aktinolith, Azurit, Azurit-Malachit, Chrysoberyll, Chrysokoll, Dioptas, Epidot, Jaspis, Kupfer, Markasit, Paraiba-Turmalin, Praseolith, Pyrit, Smaragd, Stern-Achat, Vanadium-Beryll, Vivianit, Zirkon.
**Leistungssteigernd:** Aztekenstein, Epidot, Granat, Strontianit, Tigereisen.
**Lymphflussanregend:** Anden-Opal, Boulder-Opal, Chalcedon, Flint, Girasol-Quarz, Heliotrop, Koralle weiß, Magnesit, Mondstein, Moos-Achat, Sillimanit, Sugilith.
**Lymphknotenabschwellend:** Beryll, Baryt, Calcedon blau, Girasol-Quarz, Jaspis, Jadeit, Moos-Achat, Weißer Topas.

## M

**Magen-Darm-Schmerzen:** Amethyst, Antimonit, Bernstein, Beryll, Calcit, Chrysokoll, Diaspor, Dolomit, Dumortierit, Gagat, Heliotrop, Hypersthen, Jadeit, Jaspis, Peridot, Perle, Pyrit, Rhodochrosit, Sardonyx, Smaragd, Wulfenit, Zirkon.
**Magen-Darm-Krämpfe:** Ägirin-Augit, Axinit, Chalcedon-Rosette, Dumortierit.
**Magensäureanregend:** Covellin.
**Magenübersäuerung:** Biotit, Chrysoberyll, Diaspor, Dolomit, Magnesit, Onyx, Rubin, Smaragd, Türkis, Variscit.
**Menstruation:**
starke Blutung: Achat, Malachit, Rhodonit.
schmerzhaft: Amazonit, Calcit grün, Kupfer, Malachit, Roter Jaspis, Serpentin, Zirkon.
unregelmäßig: Bornit, Jadeit, Mondstein, Türkis.
zu früh: Lapislazuli.
verspätet: Malachit, Zirkon.
**Meniskusbeschwerden/-schmerzen:** Augit, Bernstein, Calcit, Diamant, Mondstein, Sardonyx.
**Migränelösend:** Analcim, Dioptas, Rhodocrosit, Serpentin, Tigereisen.
**Milchbildungsanregend:** Chalcedon blau, Chiastolith, Girasol-Quarz, Mondstein, Moos-Achat, Rosenquarz.
**Milzschwellung:** Beryll, Onyx, Topas, Zirkon.
**Müdigkeit:** Apatit, Bergkristall, Feueropal, Granat, Moqui Marbles, Pop Rock, Porcellanit, Rhodochrosit, Rubin, Tigereisen, Variscit.
**Muskelkater:** Calcit rosa, Dolomit, Hämatit, Jadeit, Malachit, Moos-Achat, Nebel-Quarz.
**Muskelkräftigend:** Apatit, Aragonit, Bertrandit, Coelestin, Jaspis, Rhodonit, Tigereisen, Verkieseltes Holz.
**Muskelkrämpfe:** Bronzit, Diopsid, Dolomit, Magnesit, Malachit, Rauch-Obsidian.
**Muskelschmerzen:** Ägirin, Amazonit, Rhodonit.
**Muskelentspannend:** Ägirin, Amazonit, Bronzit, Coelestin, Danburit, Dolomit, Euklas, Feldspat-Orthoklas, Hermanover Kugeln, Kunzit, Leopardenfell-Rhyolith, Magnesit, Malachit, Rauchquarz, Rhodonit, Turmalin-Quarz.
**Muskelzerrungen:** Ägirin, Amazonit, Magnesit, Rhodonit, Strontianit.

## N

**Nägel, brüchige:** Calcit weiß, Flint, Karneol, Rhodochrosit.
**Narbenbildungvermeidend:** Ägirin, Bergkristall, Chrysokoll, Prasem, Rhodonit, Silber, Turmalin.
**Narbenentstörend:** Ägirin, Bergkristall, Bergkristall-Doppelender, Dolomit, Eisenkiesel, Rauchquarz, Schörl, Sugilith.
**Nasenbluten:** Karneol, Rhodonit.
**Nebennierenanregend:** Eisenkiesel, Jadeit, Nephrit, Peridot, Rauchquarz, Rhodonit.
**Nervenaktivierend:** Amulettstein, Jadeit.
**Nervenberuhigend:** Ametrin, Aragonit, Blau-Quarz, Charoit, Chrysokoll, Citrin, Cordierit, Diaspor, Feldspat-Orthoklas, Fuchsit, Gips, Lazulith, Meteorite, Muskovit, Porphyrit, Porzellanit, Rauchquarz, Saphir, Variscit, Verkieseltes Holz, Zitronen-Chrysopras, Zoisit.
**Nervenschmerzen:** Ägirin, Kunzit, Lavendel-Jade, Lepidolith, Sugilith.
**Nervenstärkend:** Amazonit, Bronzit, Chromdiopsid, Chrysanthemenstein, Citrin, Diopsid, Gold, Labradorit, Lazulith, Periklas, Porphyrit, Rauchquarz, Saphir, Thulit.
**Netzhautablösung:** Achat, Opal, Sardonyx.
**Netzhautreizung:** Achat, Opal.

## O

**Ödemabbauend:** Anhydrit, Beryll, Chalcedon, Dumortierit, Jadeit weiß, Mondstein, Prehnit, Rosenquarz, Sugilith.
**Ohrenschmerzen:** Bergkristall, Chalcedon-Rosette, Granat, Heliotrop, Rhodonit, Schörl, Türkis.
**Östrogenanregend:** Mondstein, Proustit.

## P

**Pilzbefall:** Baryt, Chrysopras, Gagat, Granat, Peridot, Rhodochrosit, Schwefel.
**Potenzsteigernd:** Aventurin rot, Citrin, Feueropal, Magnetit, Rhodochrosit, Röhren-Achat, Rubin, Rubin-Zoisit, Thulit.
**Prellungen:** Amazonit, Amethyst, Karneol, Malachit, Prasem, Purpurit, Rhodonit.
**Pulsfrequenzstabilisierend:** Purpurit.

## Q

**Quetschungen:** Prasem, Rhodonit.

## R

**Reflexbeschleunigend:** Ägirin, Bergkristall, Chalcedon rot, Dalmatinerstein, Turmalin.
**Regenerationsfördernd:** Buntfeldspat, Californit, Dioptas, Epidot, Fluorit, Hämatit, Krokoit, Moqui Marbles, Peridot, Plasma, Rhyolith, Sardonyx, Thulit, Variscit, Vesuvian, Violetter Jaspis.
**Reizleitungsverbessernd:** Feldspat-Orthoklas.
**Reizmildernd:** Achat, Fuchsit, Gagat.
**Rekonvaleszenz:** Amazonit, Ametrin, Chiastolith, Coelestin, Dalmatinerstein, Dioptas, Epidot, Gaspeit, Hämatit, Krokoit, Purpurit, Pyrit, Zoisit.
**Rückenschmerzen:** Ägirin, Augit, Bernstein, Granat, Pyrit-Sonne, Rauchquarz, Skapolith, Türkis.

## S

**Schilddrüsenanregend:** Azurit, Beryll, Koralle.
**Schilddrüsenhormonregulierend:** Babingtonit, Beryll, Granat, Jadeit, Jaspis, Kunzit, Lapislazuli, Mondstein, Richterit, Saphir, Sardonyx, Silber, Spinell, Topas, Türkis.
**Schlaffördernd:** Achat, Amazonit, Amethyst hell, Amulettstein, Analcin, Andalusit, Aventurin, Cerussit, Chalcedon, Chrysopras, Coelestin, Diamant, Gips, Halit, Hämatit, Jadeit, Labradorit, Lepidolith, Opalith, Rhodochrosit, Rhyolith, Rosenquarz, Schörl, Smaragd, Topas, Zirkon.
**Schlaganfall, Vorbeugung:** Diamant, Lapislazuli.
**Schleimhautregenerierend:** Apophyllit, Bernstein, Flint, Fluorit, Granat.
**Schleimlösend:** Amethyst, Mookait, Moos-Achat, Opal, Psilomelan, Zirkon.
**Schluckbeschwerden:** Kyanit, Lapislazuli.
**Schmerzlindernd:** Ägirin, Amethyst, Aventurin-Quarz, Blau-Quarz, Cavansit, Charoit, Cordierit, Eudialyt, Gips, Kunzit, Lepidolith, Malachit, Pyrit-Sonne, Rauchquarz, Regenbogen-Obsidian, Schörl, Smaragd, Sugilith, Zirkon.
**Schnittwunden:** Coelestin, Hämatit, Mookait, Obsidian, Rhodonit.
**Schocklösend:** Diamant, Obsidian, Rhodonit.
**Schuppenbildung:** Amethyst, Antimonit, Biotit, Fuchsit, Lepidolith, Muskovit.
**Schwangerschaftsbeschwerden:** Achat, Amulettstein, Hämatit, Jadeit, Malachit; Mondstein.
**Schwangerschaftsschutz:** Achat, Amulettstein, Bernstein.
**Schwächezustände:** Andalusit, Chiastolith, Diamant, Leucit, Schnee-Quarz, Smaragd, Thulit, Tigereisen, Variscit.
**Schweißunterdrückend:** Calcit grün, Dendriten-Chalcedon, Magnetit, Rosenquarz.
**Schwellungsabbauend:** Antimonit, Anhydrit, Apatit, Bornit, Jadeit.
**Schwerhörigkeit:** Azurit, Lapislazuli, Rhodonit, Richterit, Sarder, Sardonyx, Topas.
**Schwindel:** Bergkristall, Lapislazuli, Plagioklas, Sarder, Smaragd, Spinell, Zirkon.
**Sehkraftstärkend:** Amblygonit, Beryll, Bergkristall, Cavansit, Chrysoberyll, Diamant, Falkenauge, Feldspat-Orthoklas, Goshenit, Kupfer, Kyanit, Lapislazuli, Onyx, Peridot, Petalit, Prasem, Rubin, Schalenblende, Skapolith, Smaragd, Topas, Zirkon.
**Sehnenschmerzen:** Ägirin, Kunzit, Sugilith.
**Selbstheilung:** Ilmenit, Labradorit, Larimar, Opalith, Sonnenstein.
**Sexualität, stimulierend:** Brookit, Feueropal, Gold, Granat, Jaspis, Krokoit, Purpurit, Rubin, Spessartin, Thulit.
**Sodbrennen:** Chita, Diaspor, Magnesit, Türkis.
**Sonnenbrand:** Amethyst, Aventurin, Baryt, Bergkristall, Beryll, Dumortierit, Hemimorphit, Lapislazuli, Lazulith, Magnetit, Onyx, Prasem, Silber, Sphalerit.
**Sonnenstich:** Aventurin, Prasem, Rauchquarz, Serpentin.
**Spannungslösend:** Rauchquarz.
**Sprachstörungen:** Heulandit, Topas.
**Stimmverlust:** Lapislazuli, Sodalith.
**Stoffwechselanregend:** Astrophyllit, Biotit, Calcit, Citrin, Fluorit, Granat, Jaspis, Karneol, Koralle, Peridot, Porzellanit, Prehnit, Rubellit, Rubin, Sardonyx, Schnee-Quarz, Stromatolith, Topas gelb, Turmalin gelb, Variscit, Verkieseltes Holz.
**Stoffwechselregulierend:** Amazonit, Diamant, Pyrit-Sonne, Pyrolusit, Rhodonit, Wollastonit.
**Strahlenschäden, neutralisierend:** Baryt, Malachit, Prasem, Rauchquarz, Schalenblende, Schörl.
**Suchtentwöhnung:** Amethyst, Antimonit, Dumortierit, Turmalin.

## T

**Taubheitsgefühl:** Bergkristall, Cordierit, Granat, Spinell, Turmalin.
**Temperaturerhöhend:** Rubin, Sarder, Uwarowit.
**Temperaturstabilisierend:** Leucit.
**Thrombose, Verminderung:** Magnesit, Rosenquarz.
**Tränenfluss, vermehrt:** Beryll, Lapislazuli, Onyx.
**Tumor, Wachstumsverringerung:** Azurit-Malachit, Covellin, Magnetit, Mookait violett, Richterit, Sugilith, Xonotlit. lit.

## U

**Übererregbarkeit:** Antigorit, Aventurin, Bernstein, Biotit, Feldspat, Gips, Lapislazuli.
**Übelkeit:** Antimonit, Biotit, Calcit braun, Diaspor, Dumortierit, Hermanover Kugeln, Howlith, Jadeit, Smaragdit, Phlogopit, Ulexit.
**Unfruchtbarkeit:** Perle, Rosenquarz, Rubin-Zoisit, Scheelit, Thulit.
**Unruhezustände:** Aragonit, Prasem, Variscit.

**Urinausscheidend:** Analcim, Anhydrit, Baum-Achat, Bertrandit, Cordierit, Halit, Jadeit, Koralle blau, Nephrit, Prehnit, Serpentin, Turmalin, Uwarowit.

## V

**Venenentstauend:** Albit, Babingtonit, Galenit.
**Venenwandstärkend:** Benitoit, Chrysoberyll, Koralle, Rhodochrosit, Rutil, Saphir, Smithsonit.
**Verbrennungen:** Aventurin, Bergkristall, Hemimorphit, Klinoptilolith, Prasem.
**Verdauungsregulierend:** Antimonit, Aragonit braun, Astrophyllit, Citrin, Diaspor, Jaspis rotbraun, Karneol, Lepidolith, Magnesit, Marmor, Mookait, Moos-Achat, Saphir, Stern-Rubin, Tigerauge, Topas gelb, Turmalin-Quarz, Unakit.
**Verdauungsstörungen:** Amethyst, Andalusit, Jaspis braun, Pyrit, Rauch-Obsidian.
**Verspannungslösend:** Ägirin, Amazonit, Amethyst, Apatit, Bergkristall, Chrysokoll, Girasol-Quarz, Hypersthen, Labradorit weiß, Magnesit, Magnetit, Meteorit, Obsidian, Rauch-Obsidian, Sandrose, Saphir, Smaragd, Topas.
**Verstauchungen:** Amazonit, Dumortierit, Malachit, Obsidian, Rhodonit, Sphen.
**Vitalität, Aktivierung:** Citrin, Feueropal, Gelber Fluorit, Hämatit, Heliotrop, Karneol, Porzellanit, Rosaquarz, Stern-Achat, Tigereisen, Wolframit.

## W

**Wachstumsfördernd:** Apatit, Azurit, Calcit, Chrysokoll, Heulandit, Larimar, Mondstein.
**Wachstumsharmonisierend:** Bornit.
**Wadenkrämpfe:** Heliotrop, Magnesit.
**Warzenlösend:** Chrysopras, Dendriten-Chalcedon, Hemimorphit, Markasit, Mondstein, Moos-Achat, Peridot, Pyrit-Sonne.
**Wasserhaushaltregulierend:** Anhydrit, Baumquarz, Chloromelanit, Halit.
**Wasserrückresorbierend:** Achat, Amethyst.
**Wehenfördernd:** Biotit, Malachit, Sarder.
**Wetterfühligkeit:** Achat, Chalcedon, Citrin, Labradorit, Magnetit, Mondstein, Onyx, Perle, Verkieseltes Holz.
**Wirbelsäulenbeschwerden:** Ägirin, Calcit, Diamant, Feldspat-Orthoklas, Koralle, Melanit, Mimetesit, Tansanit.
**Wundheilungsfördernd:** Antimonit, Azurit, Bernstein, Coelestin, Karneol, Magnetit, Mookait, Nephrit, Obsidian, Onyx, Prasem, Pyrolusit, Rhodochrosit, Rhodonit, Sarder, Silber, Smithsonit, Unakit, Vanadinit, Wismut.
Schnittwunden: Obsidian.
Schürfwunden: Magnetit, Mookait, Rhodochrosit, Unakit.
schlecht heilend: Klinoptilolith, Rhodonit, Vanadinit.
Brandwunden: Bergkristall, Chrysokoll, Rhodonit.

## Z

**Zahnfleischfestigend:** Aragonit, Bernstein, Diopsid, Gagat, Rhodonit, Sphen, Turmalin.
**Zahnschmelzhärtend:** Apatit, Calcit, Feldspat-Orthoklas, Fluorit Vesuvian.
**Zahnschmerzen:** Beryll, Chrysokoll, Kunzit, Sphen, Sugilith.
**Zahnungserleichternd:** Bernstein, Chalcedon, Gagat.
**Zellatmungsanregend:** Psilomelan.
**Zellregenerierend:** Granat, Hämatit, Petalit, Rauchquarz, Rutil, Skolezit, Zoisit.
**Zellsauerstoffversorgung:** Creedit, Cuprit.
**Zellstoffwechselregenerierend:** Ametrin, Plagioklas.
**Zellteilungsfördernd:** Creedit.
**Zerrungen:** Amazonit, Amethyst, Magnesit, Obsidian, Rhodonit.
**Zusammenziehend:** Borax, Wismut.

# Seelische Symptome

## A

**Abenteuerlust:** Chrysopal, Malachit, Mimetesit, Mookait, Thulit, Rhodochrosit, Vivianit.
**Abgespanntheit:** Amethyst, Bergkristall, Chloromelanit, Chrysopras, Danburit, Gaspeit, Halit, Heliotrop, Larimar, Lepidolith, Moos-Achat, Moqui Marbles, Obsidian, Sphärolithischer Chalcedon, Prehnit, Rhyolith, Rubin, Zoisit.
**Abgrenzungsschwierigkeit:** Ägirin, Antigorit, Biotit-Linse, Bronzit, Dendriten-Chalcedon, Diaspor, Fuchsit, Gips, Heliotrop, Lavendel-Jadeit, Lepidolith, Nephrit, Onyx, Opalith, Porcellanit, Prasem, Serpentin, Türkis, Turmalin, Versteinertes Holz.
**Ablenkung vermeiden:** Achat, Bronzit, Cancrinit, Cavansit, Diaspor, Gips, Lepidolith, Kalkoolith, Pietersit, Purpurit, Saphir, Sugilith, Zirkon.
**Abscheu:** Moos-Achat, Zirkon.
**Abwechslung:** Alexandrit, Apatit, Bronzit, Citrin, Cordierit, Heliotrop, Jaspis, Mookait, Opal, Pietersit, Rhodochrosit, Rubin-Zoisit, Strontianit, Turmalin, Vivianit.
**Abwertung:** Andesin, Biotit, Covellin, Hermanover Kugel, Epidot, Muskovit, Zoisit.
**Aggressionsabschwächend:** Achat, Apatit, Beryll, Chalcedon, Chrysokoll, Heliotrop, Hemimorphit, Marmor, Moos-Achat, Moqui Marbles, Nephrit, Rosenquarz, Serpentin, Silber, Stilbit, Stromatolith, Türkis, Wismut, Zeolith.
**Aggressionsverstärkend:** Chalcedon rot, Eisenkiesel, Eudialyt, Granat, Malachit, Pyrit, Realgar, Rubin, Schwefel, Spinell, Strontianit, Thulit.
**Aktivität fördernd:** Ametrin, Citrin, Eudialyt, Hämatit, Hypersthen, Imperial-Topas, Jadeit, gelber Jaspis, Mookait, Rhodochrosit, Rubellit, Rubin, Smaragd, Stromatolith, Topas, Türkis, Vivianit.
**Akzeptanz erhöhend:** Aventurin, Biotit, Bronzit, Chalcedon, Covellin, Dumortierit, Eisenoolith, Gagat, Hiddenit, Kunzit, Moqui Marbles, Opalith, Periklas, Rhyolith, Rutil, Turmalinquarz, Wismut.
**Alltagsbewältigung:** Amazonit, Ametrin, Andalusit, Bernstein, Bornit, Calcit, Citrin, Diaspor, Dolomit, Dumortierit, Feldspat, Gagat, Granat, Hämatit, Hermanover Kugel, Hiddenit, Ilmenit, Jaspis, Karneol, Mimetesit, Moqui Marbles, Orthoklas, Proustit, Rauchquarz, Siderit, Sonnenstein, Versteinertes Holz.
**Alptraumlösend:** Achat, Amethyst, Aragonit, Bergkristall, Chalcedon, Chrysoberyll, Chrysopras, Granat, Halit, Heliotrop, Jadeit, Jaspis (H), Karneol, Malachit, Nephrit, Perle, Rauchquarz, Rutil, Spessartin, Türkis, Turmalin, Zirkon.
**Anfeindungen:** Granat, Chalcedon, Muskovit, Nephrit, Obsidian, Rubin, Türkis, Turmalin.
**Angstlösend:** Adamin, Amethyst, Aktinolith, Alunit, Albit, Anatas, Apophyllit, Augit, Aurichalcit, Aventurin, Axinit, Beryll, Beryllonit, Borax, Cavansit, Cerussit, Charoit, Chiastolith, Chrysoberyll, Chrysokoll, Chrysopal, Coelestin,

## B



## C



## D

## E



## F

sit, Howlith, Jadeit, Mookait, Rhodochrosit, Rhodonit, Sphärolithischer Chalcedon, Stromatolith, Turmalin, Zeolith.

**Forscherdrang:** Achat, Bavenit, Chalkopyrit, Erythrin, Fluorit, Sugilith.

**Frausein:** Bernstein, Jadeit, Kalkoolith, Malachit, Rosenquarz, Serpentin.

**Freiheit, gedankliche:** Adamin, Ceedit, Fluorit, Kunzit, Rutil, Sphen, Turmalin.

**Freiheitsgefühl:** Anatas, Antimonit, Enstatit, Feueropal, Girasol, Mookait, Opal, Sodalith.

**Fremdbestimmung:** Biotit, Charoit, Diamant, Fluorit, Halit, Hemimorphit, Rauchquarz, Tansanit, Türkis, Turmalin, Ulexit, Zirkon, Zoisit.

**Freude, helle:** Naturglas, Peridot, Sodalith, Sonnenstein, Zitronenchrysopras.

**Freude, stille:** Achat, Bernstein, Gips, Prehnit, Richterit, Turmalin.

**Freundschaft:** Chalcedon, Dumortierit, Karneol, Kupfer, Lapislazuli, Saphir, Sodalith, Wismut, Wollastonit, Zoisit.

**Frieden, innerer:** Bernstein, Chloromalenit, Euklas, Girasol, Jadeit, Larimar, Magnesit, Mookait, Rosenquarz, Serpentin, Smithsonit, Skapolith, Türkis.

**Frische:** Apatit, Brasilianit, Cavansit, Danburit, Petalith, Prehnit, Rhodochrosit, Rutil, Smithsonit, Vivianit, Zitronenchrysopras.

**Fröhlichkeit:** Bernstein, Cavansit, Eudialyt, Feueropal, Goethit-Quarz, Karneol, Rhodochrosit.

**Führung, geistige:** Benitoit, Chloromelanit, Ilmenit, Orthoklas, Turmalin.

**Führungsqualität:** Ametrin, Aventurin, Chrysoberyll, Citrin, Lapislazuli.

**Fülle erfahren:** Altait, Diopsid, Gold, Linarit, Sonnenstein, Topas.

## G

**Geborgenheit:** Achat, Bernstein, Dumortierit, Karneol, Perle.

**Gedächtnisstörungen:** Ametrin, Baryt, Chrysoberyll, Cinnabarit, Diamant, Fluorit, Kunzit.

**Gedankenmuster auflösen:** Azurit, Diamant, Fluorit, Gips, Ilmenit, Kernit, Lapislazuli, Mimetesit, Obsidian, Pop-Rocks.

**Geduld:** Ägirin, Akanthit, Aventurin, Bronzit, Howlith, Ilvait, Magnesit, Porphyrit, Sepiolith.

**Gefühle bewusst machen:** Alexandrit, Beryll, Chalcedon, Chrysokoll, Jaspis, Meteoreisen, Obsidian, Psilomelan, Pop-Rocks, Proustit, Rosenquarz.

**Gefühlsausdruck:** Adamin, Apophyllit, Beryllonit, Eudialyt, Feueropal, Hypersthen, Jaspis, Labradorit, Psilomelan, Rosenquarz, Turmalin.

**Gefühlsmuster auflösen:** Atacamit, Fluorit, Gold, Labradorit, Lapislazuli, Mimetesit, Moldavit, Moos-Achat, Obsidian, Perle, Psilomelan.

**Gefühlswallungen:** Chrysokoll, Feldspat, Flint, Labradorit, Prasemquarz, Praseolith, Rosenquarz, Saphirquarz, Sepiolith, Strontianit.

**Gehemmtheit:** Cavansit, Chalcedon, Kernit, Lapislazuli, Moldavit, Opal, Realgar, Rubin, Sodalith.

**Gelassenheit:** Achat, Ametrin, Anhydrit, Apophyllit, Aventurin, Baum-Achat, Beryll, Cerussit, Dumortierit, Gips, Girasol, Granat, Kalkoolith, Lapislazuli, Magnesit, Moqui Marbles, Opal, Pennin, Peridot, Phenakit, Prehnit, Rhyolith, Rosenquarz, Sphärolithischer Chalcedon, Wismut, Wollastonit.

**Gemüt aufhellend:** Bergkristall, Bernstein, Chalkopyrit, Chrysoberyll, Citrin, Dolomit, Girasol, Halit, Hiddenit, Opal, Orthoklas, Purpurit, Rhodochrosit, Rosenquarz, Spinell, Türkis.

**Gemütlichkeit:** Blau-Quarz, Saphirquarz, Malachit, Moqui Marbles, Perle.

**Genauigkeit:** Achat, Azurit, Bergkristall, Beryll, Diamant, Larimar, Praseolith, Proustit.

**Genialität:** Alexandrit, Bergkristall, Cavansit, Chrysoberyll, Turmalin.

**Genussfähigkeit:** Astrophyllith, Atacamit, Feueropal, Kupfer, Jaspis, Karneol, Moqui Marbles, Sphärolithischer Chalcedon, Rhyolith, Rosenquarz.

**Gerechtigkeitssinn:** Amethyst, Diamant, Dioptas, Euklas, Kupfer, Malachit, Rosenquarz.

**Gespräch, angenehm:** Babingtonit, Linarit, Moqui Marbles, Rosenquarz.

**Gespräch, sachlich:** Andesin, Anhydrit, Koralle, Saphir.

**Gesundheitsbewusstsein:** Bernstein, Chalcedon rot, Chalkopyrit, Gaspeit, Jadeit, Jamesonit, Magnetit, Malachit, Moqui Marbles, Nephrit, Rhyolith, Serpentin.

**Gesundungswille:** Chrysopras, Diopsid, Dioptas, Kupfer, Larimar, Peridot, Rosenquarz, Smaragd.

**Gewissensprobleme:** Apophyllit, Diamant, Howlith, Zirkon.

**Gewohnheiten, unbewusste:** Chalcedon, Malachit, Moos-Achat, Vesuvian.

**Glück:** Dioptas, Kupfer, Naturglas, Rosenquarz, Sonnenstein.

**Größe, geistige:** Erdbeerquarz, Kassiterit, Phenakit, Saphir, Siderit, Smaragd, Sphen, Topas.

**Grübeln:** Aventurin, Diaspor, Hermanover Kugeln, Halit, Labradorit, Nephrit, Praseolith, Rauchquarz, Variszit.

**Gruppenzwang, befreiend von:** Ägirin, Augit, Apophyllit, Karneol, Moqui Marbles, Rubin, Rutil, Turmalin, Zirkon.

## H

**Harmonisierung von männlicher/weiblicher Seite:** Creedit, Jadeit, Serpentin.

**Harmonisierung von Ruhe/Aktivität:** Hypersthen, Mookait.

**Heimweh:** Beryll, Covellin, Rosenquarz.

**Heiterkeit:** Alexandrit, Astrophyllith, Chrysoberyll, Danburit, Lapislazuli, Moldavit, Mookait.

**Helfersyndrom:** Apophyllit, Granat.

**Hellsichtigkeit:** Creedit, Labradorit, Moldavit, Mondstein, Obsidian.

**Herausforderungen annehmen:** Aktinolith, Baum-Achat, Coelestin, Eisenkiesel, Hämatit, Linarit, Opal, Opalith, Saphir, Thulit.

**Herzlichkeit:** Chalcedon, Cuprit, Danburit, Erdbeerquarz, Rhodochrosit, Rhodonit.

**Hilfsbereitschaft:** Azurit-Malachit, Chalcedon, Chrysopras, Danburit, Granat, Kunzit, Lazulith, Magnesit, Moqui Marbles, Rhodochrosit, Rhodonit, Rosenquarz.

**Hindernisse entfernen:** Akanthit, Granat, Ilmenit, Rauchquarz, Rhyolith, Saphir.

**Hingabe:** Hiddenit, Orthoklas, Petalith, Psilomelan, Rhodochrosit, Siderit, Silber, Zeolith.

**Hoffnung:** Anhydrit, Chloromelanit, Coelestin, Strontianit, Lazulith, Moldavit, Zoisit.

**Hoffnungslosigkeit:** Alunit, Anglesit, Augit, Bronzit, Calcit, Chrysoberyll, Chrysopras, Galenit, Gaspeit, Granat, Moos-Achat, Tansanit, Vanadinit.
**Horizont erweitern:** Anatas, Babingtonit, Cavansit, Chalkopyrit, Feldspat, Fluorit, Larimar, Lapislazuli, Markasit, Moldavit, Obsidian, Sodalith, Sphen.
**Humor:** Chalcedon, Fluorit, Opal, Turmalin.
**Hyperaktivität:** Anhydrit, Chiastolith, Gips, Lepidolith, Saphir.

## I

**Ideale leben:** Antimonit, Granat, Hiddenit, Jadeit, Lazulith, Magnetit, Nephrit, Schalenblende, Saphir, Smaragd, Sodalith, Sphalerit, Sphen, Tansanit, Topas.
**Ideen umsetzen:** Biotit, Calcit, Dioptas, Chalkopyrit, Dolomit, Granat, Jaspis, Porcellanit, Porphyrit, Psilomelan, Saphir, Sugilith, Thulit, Tigereisen, Turmalin, Vanadinit, Variszit, Versteinertes Holz, Vivianit, Xenotim.
**Illusionen:** Amethyst, Chiastolith, Hämatit, Ilmenit, Labradorit, Magnesit, Porcellanit, Pyrit, Rauchquarz, Saphir, Serpentin, Sphalerit, Staurolith, Sugilith, Ulexit.
**Innenwelt/Innenschau:** Achat, Gips, Kalkoolith, Labradorit, Linarit, Mookait, Schneequarz, Serpentin.
**Inspiration:** Alexandrit, Amethyst, Apophyllit, Astrophyllith, Bergkristall mit Einschlüssen, Chalkopyrit, Creedit, Dioptas, Fuchsit, Labradorit, Meteoreisen, Moldavit, Moos-Achat, Porcellanit, Purpurit, Pyrit.
**Instinkt:** Bergkristall, Diamant, Disthen, Falkenauge, Eudialyt, Feueropal, Pietersit, Porphyrit, Rauchquarz, Rhodonit, Rhyolith, Richterit, Vesuvian, Zirkon.
**Intelligenz:** Cavansit, Chrysoberyll, Disthen, Falkenauge, Hiddenit, Jaspis, Rauchquarz, Saphir.
**Interesse wecken:** Altait, Aragonit, Azurit-Malachit, Chalcedon, Danburit, Erythrin, Fluorit, Hornblende, Jaspis, Mookait, Mondstein, Opal, Opalith, Rhodochrosit, Variscit, Vivianit, Zirkon.
**Intuition:** Akanthit, Amazonit, Amethyst, Antigorit, Apophyllit, Azurit, Bergkristall mit Rutil, Cavansit, Chrysoberyll, Disthen, Falkenauge, Fluorit, Kunzit, Konichalcit, Krokoit, Labradorit, Meteoreisen, Mondstein, Obsidian, Perle, Praseolith, Tigerauge, Turmalin, Zeolith.
**Irrationalität/Chaos:** Mondstein, Moldavit, Periklas, Sugilith.

## K

**Kälte:** Karneol, Labradorit, Lapislazuli, Mondstein, Psilomelan, Pyrit, Rhodochrosit, Rosenquarz, Rubin, Sarder, Serpentin.
**Klarheit:** Analcim, Apophyllit, Bergkristall, Beryll, Chrysoberyll, Chrysokoll, Diamant, Diaspor, Disthen, Euklas, Limonit, Phenakit, Porcellanit, Saphir, Smaragd, Ulexit.
**Kommunikation:** Anhydrit, Apatit, Chalcedon, Cinnabarit, Disthen, Erythrin, Heliotrop, Linarit, Mimetesit, Mookait, Opal, Petalit, Rhodochrosit, Rhodonit, Variszit, Wismut, Zinkit, Zoisit.
**Kompromisse:** Chabasit, Diamant, Eudialyt, Dumortierit, Fuchsit, Heulandit, Hypersthen, Konichalcit, Lapislazuli, Stromatolith, Strontianit, Sugilith, Wollastonit, Zoisit.
**Konflikt, gefühlsmässig:** Amblygonit, Azurit-Malachit, Enstatit, Petalit, Porcellanit.
**Konfrontationsvermögen:** Achat, Aktinolith, Amblygonit, Cavansit, Charoit, Diamant, Diaspor, Granat, Jaspis, Prehnit, Rauchquarz, Rubin, Saphir, Saphirquarz, Sardonyx, Spinell, Strontianit, Thulit, Tigereisen, Turmalin, Versteinertes Holz, Wulfenit, Zirkon.
**Konsequenz:** Beryll, Chiastolith, Diamant, Eudialyt, Goethit-Quarz, Granat, Hornblende, Onyx, Rubin, Saphir, Sodalith, Sugilith, Zebrastein.
**Konservativ:** Blau-Quarz, Bronzit, Diamant, Saphirquarz, Sarder, Sodalith, Sphalerit, Versteinertes Holz.
**Kontaktfreude:** Apatit, Chalkopyrit, Chalcedon, Chloromelanit, Diaspor, Feueropal, Mookait, Opalith, Peridot, Vivianit, Zinkit.
**Kontrollzwang:** Apophyllit, Chrysotil, Datolith, Danburit, Diamant, Eudialyt, Wolframit, Zeolith.
**Konzentrationsstörungen:** Amethyst, Ametrin, Apatit, Aragonit, Azurit, Cavansit, Chalcedon (H), Charoit, Chrysoberyll, Cinnabarit, Diamant, Dumortierit, Fluorit, Halit, Heliotrop, Karneol, Labradorit, Magnesit, Mahagoni-Obsidian, Malachit, Obsidian, Onyx, Peridot, Purpurit, Rauchquarz, Saphir, Tigerauge, Turmalin, Zirkon.
**Koordination:** Bergkristall, Disthen, Hiddenit, Jaspis, Mookait, Moqui Marbles, Rhyolith, Saphir, Tugtupit, Turmalin, Wollastonit.
**Kraftquellen erschließen:** Apatit, Brasilianit, Diopsid, Eudialyt, Moqui Marbles, Perle, Variszit, Vivianit.
**Krankheitshintergrund erkennen:** Bergkristall, Beryllonit, Cerussit, Chalkopyrit, Diamant, Euklas, Markasit, Natrolith, Periklas, Phenakit, Pop-Rocks, Pyrit, Sugilith, Zeolith.
**Kreativität:** Achat, Ametrin, Amulettstein, Antimonit, Bavenit, Bernstein, Beryll, Cavansit, Chalkopyrit, Citrin, Diaspor, Eisenkiesel, Hämatitquarz, Feueropal, Flint, Gips, Kunzit, Hornblende, Ilvait, Karneol, Krokoit, Labradorit, Larimar, Malachit, Marmor, Porcellanit, Rhodochrosit, Silber, Smaragd, Thulit, Tigereisen, Turmalin, Variscit, Vesuvian, Zoisit.
**Krisen, emotionale:** Akanthit, Anhydrit, Baryt, Bergkristall verheilt, Chloromelamit, Chrysoberyll, Citrin, Diamant, Muskovit, Pietersit, Pyrit, Rauchquarz, Sphalerit, Skapolit, Strontianit, Tansanit, Zirkon.
**Kritik üben/annehmen:** Bergkristall, Hornblende, Hypersthen, Lapislazuli, Pyrit, Rauchquarz, Rhodonit, Saphir, Turmalin, Zirkon.
**Kummer:** Achat, Amazonit, Amethyst, Analcim, Baryt, Chalcedon, Chrysopras, Citrin, Dumortierit, Gagat, Halit, Magnetit, Moos-Achat, Muskovit, Nephrit, Opal, Smithsonit, Tugtupit.
**Kunst schaffen:** Amblygonit, Antimonit, Granat, Kunzit, Jadeit, Kupfer, Porcellanit, Silber, Tigereisen, Turmalin.

## L

**Langeweile:** Hiddenit, Pietersit, Rubin, Staurolith, Stromatolith, Sonnenstein, Thulit, Vivianit.
**Lateral-Ausgleich:** Bergkristall, Beryll, Chiastolith, Diamant, Disthen, Hiddenit, Rosenquarz, Tigerauge, Turmalin.
**Leben gestalten:** Apatit, Brookit, Gold, Howlith, Larimar, Pyrit, Pyrolusit.
**Lebensfreude:** Ametrin, Bornit, Chloromelanit, Citrin, Diopsid, Dioptas, Gold, Hämatit, Jadeit, Karneol, Koralle, Linarit, Rutil, Sonnenstein.
**Lebensqualität:** Gold, Hämatit, Kupfer, Moqui Marbles, Peridot, Rubin.
**Lebenswillen wecken:** Bergkristall verheilt, Calcit, Chrysoberyll, Gold, Granat, Hämatit, Hermanover Kugel, Lari-

## M



## N



## O



## P

## R



## S

**Spontanität:** Bernstein, Cavansit, Disthen, Feueropal, Hämatit, Meteoreisen, Moldavit, Mookait, Opal, Prehnit, Rhodonit, Richterit, Turmalin.
**Stabilität:** Achat, Adamin, Amulettstein, Aurichalcit, Aventurin, Bronzit, Calcit, Coelestin, Creedit, Dolomit, Falkenauge, Gagat, Gips, Ilvait, Jaspis, Konichalcit, Limonit, Moos-Achat, Onyx, Periklas, Phenakit, Pietersit, Proustit, Pyrit, Serpentin, Septarie, Versteinertes Holz.
**Standfestigkeit:** Andesin, Baum-Achat, Bergkristall, Calcit, Chalcedon, Gagat, Jaspis, Karneol, Limonit, Rubin, Versteinertes Holz.
**Stärke, innere:** Adamin, Brookit, Chloromelanit, Cerussit, Citrin, Diamant, Rhodonit, Rubin, Saphir, Tansanit, Turmalin, Zirkon.
**Stimmungsschwankungen:** Amazonit, Bernstein, Beryll, Blau-Quarz, Diopsid, Falkenauge, Gagat, Perle, Rhodonit, Topas, Türkis, Variszit, Zeolith.
**Stolz:** Diamant, Euklas, Topas, Scheelit.
**Stottern:** Bernstein, Chalcedon, Chrysoberyll, Falkenauge, Karneol, Mookait, Sarder, Türkis.
**Stress vermindern:** Achat, Beryll, Blau-Quarz, Bronzit, Disthen, Dumortierit, Enstatit, Fuchsit, Gips, Howlith, Jadeit, Jaspis, Labradorit, Lepidolith, Onyx, Rauchquarz, Serpentin, Tigerauge, Tugtupit, Wollastonit.
**Sturheit:** Atacamit, Beryll, Dumortierit, Granat, Obsidian, Türkis, Stromatolith, Turmalin.
**Suchtverhalten:** Amethyst, Bergkristall, Diamant, Dumortierit, Fluorit, Kassiterit, Moos-Achat, Pyrit, Rauchquarz, Zirkon.
**Suizidgedanken:** Apophyllit, Citrin, Diamant, Sugilith, Tansanit, Zirkon.
**Sympathie erwecken:** Enstatit, Chalcedon, Opal, Rosenquarz.

## T

**Tabuthemen:** Granat, Lapislazuli, Obsidian, Petalith, Schwefel.
**Taktgefühl:** Chalcedon, Goethit-Quarz, Lapislazuli, Rosenquarz, Silber.
**Tatkraft:** Calcit, Charoit, Eudialyt, Flint, Goethit-Quarz, Hämatit, Jaspis, Magnetit, Marmor, Meteoreisen, Mookait, Moqui Marbles, Nephrit, Peridot, Praseolith, Rubin.
**Teamgeist:** Albit, Analcim, Koralle, Naturglas, Skolezit, Zeolith, Zinkit.
**Toleranz:** Analcim, Andalusit, Aragonit, Atacamit, Aventurin, Bavenit, Danburit, Dumortierit, Hornblende, Jaspis, Malachit, Peridot, Sepiolith, Serpentin, Turmalin, Zeolith.
**Traditionsbewusstsein:** Bernstein, Diamant, Granat, Jadeit, Versteinertes Holz.
**Trauerbewältigung:** Albit, Amazonit, Amethyst, Bronzit, Chrysoberyll, Diamant, Diopsid, Dumortierit, Gagat, Gaspeit, Jadeit, Moldavit, Onyx, Peridot, Perle, Rauchquarz, Rhodonit, Turmalin, Vanadinit, Variszit, Zirkon.
**Traumatisierung:** Bergkristall, Obsidian, Perle, Prasem, Rhodonit.
**Träume erinnern:** Amethyst, Astrophyllit, Bergkristall, Brasilianit, Diaspor, Disthen, Jaspis, Mondstein.
**Träume intensivieren:** Charoit, Eudialyt, Jaspis, Kupfer, Malachit, Moldavit, Nephrit, Perle, Rhodochrosit, Rhyolith.
**Trennungen:** Bernstein, Gagat, Konichalcit, Jadeit, Rhodonit, Zirkon.
**Treue:** Diamant, Dumortierit, Lapislazuli.

## U

**Überblick behalten:** Chrysoberyll, Girasol, Phenakit, Wavellit, Wismut.
**Übergeordneter Gesichtspunkt:** Chrysoberyll, Erdbeerquarz, Fluorit, Fuchsit, Larimar, Lapislazuli, Obsidian, Strontianit.
**Überheblichkeit:** Covellin, Erdbeerquarz, Heulandit, Howlith, Lazulith.
**Überlastung:** Aragonit, Beryll, Charoit, Chiastolith, Chrysoberyll, Jadeit, Gold, Pennin.
**Überreaktion:** Beryll, Chiastolith, Gips, Lapislazuli, Magnesit.
**Überzeugungskraft:** Chalcedon, Hypersthen, Lapislazuli, Saphir, Sodalith, Turmalin.
**Unruhe, innere:** Amazonit, Aragonit, Aventurin, Chrysopras, Cinnabarit, Dumortierit, Jaspis, Kupfer.
**Unsicherheit:** Anhydrit, Apophyllit, Aventurin, Chloromelanit, Chrysopras, Enstatit, Muskovit, Purpurit, Turmalin.
**Unterbewusstsein erfahren/kennen lernen:** Adamin, Azurit-Malachit, Falkenauge, Girasol, Jaspis, Lapislazuli, Malachit, Meteoreisen, Mondstein, Obsidian, Perle, Psilomelan, Pyrit, Richterit, Skapolith, Tigerauge, Schwefel.
**Unterdrückung, Befreien von:** Anglesit, Augit, Biotit, Fluorit, Halit, Nephrit.
**Unterscheidungsvermögen:** Calcit, Diaspor, Diamant, Fluorit, Goethit-Quarz, Ilmenit, Porcellanit, Saphir, Sardonyx.
**Ursache, geistige:** Euklas, Periklas, Pyrolusit, Sphen, Sugilith, Tansanit, Zirkon.
**Urteilen, zu strenges:** Ägirin, Bertrandit, Chrysokoll, Erdbeerquarz, Galenit.
**Urteilsvermögen:** Goethit-Quarz, Howlith, Onyx.
**Urvertrauen:** Achat, Baryt, Bernstein, Chloromelanit, Chrysopras, Dumortierit, Feueropal, Granat, Moldavit, Rubin-Zoisit, Sardonyx, Serpentin, Smithsonit, Tansanit.

## V

**Veränderungen akzeptieren:** Anatas, Antigorit, Apophyllit, Augit, Bernstein, Cerussit, Konichalcit, Meteoreisen, Moqui Marbles, Smaragd, Smithsonit, Sphalerit, Tugtupit, Vanadinit, Zirkon.
**Veränderungen herbeiführen:** Cuprit, Danburit, Eudialyt, Granat, Lapislazuli, Limonit, Marmor, Phenakit.
**Veränderungen nutzen:** Albit, Aurichalcit, Betrandit, Chalkopyrit, Charoit, Chrysokoll, Feueropal, Krokoit, Meteoreisen, Moqui Marbles, Peridot, Pietersit.
**Verantwortung:** Anatas, Cerussit, Chrysoberyll, Coelestin, Cuprit, Fluorit, Galenit, Granat, Karneol, Magnetit, Mimetesit, Nephrit, Orthoklas, Saphir.
**Verarbeitung:** Adamin, Amethyst, Chalcedon, Granat, Jaspis, Labradorit, Moqui Marbles, Petalit, Prehnit, Schwefel.
**Verbalisieren:** Amethyst, Bergkristall, Chalcedon, Disthen, Hypersthen, Malachit, Petalit, Saphir, Saphirquarz, Sardonyx, Schwefel.
**Verbindung Körper/Seele:** Diamant, Goethit-Quarz, Granat, Jadeit, Labradorit, Pop-Rocks, Rhodonit, Turmalin, Vesuvian.
**Verbindung Verstand/Gefühl:** Adamin, Ägirin, Amazonit, Azurit-Malachit, Bernstein, Calcit, Chrysokoll, Coelestin, Cordierit, Halit, Hypersthen, Jadeit, Labradorit, Magnesit, Mookait, Moqui Marbles, Praseolith, Prehnit, Sodalith, Sphalerit, Turmalin, Wolframit.

## W



## Z

# Klinische Indikationen

## nach lat. Nomenklatur

### A

**Akne vulgaris (Hautausschläge):** Achat, Amethyst, Aventurin, Bergkristall, Chrysopras, Heliotrop, Mondstein, Mookait, Peridot, Rhodochrosit, Rhodonit, Silber.

**Anämie (Blutarmut):** Erythrin, Granat, Hämatit, Heliotrop, Jaspis, Koralle, Kupfer, Leucit, Limonit, Moldavit, Rubin, Smaragd, Thulit, Tigereisen, Türkis.

**Angina pectoris (Herzenge):** Heliotrop, Lapislazuli, Moldavit, Onyx, Peru-Jaspis, Regenbogen-Andradit, Rhodolith, Rosenquarz, Smaragd.

**Angina tonsillaris (Mandelentzündung):** Baryt, Bernstein, Chalcedon, Chrysoberyll, Heliotrop, Lapislazuli, Larimar, Pyrit, Silber, Smaragd.

**Apoplex (Schlaganfall):** Chrysoberyll, Diamant, Lapislazuli, Rubin, Saphir.

**Arteriosklerose (Arterienverkalkung):** Albit, Alexandrit, Aventurin, Bergkristall, Beryll, Biotit, Chalcedon, Chrysoberyll, Chrysopras, Diamant, Dolomit, Gold-Opal, Gold-Topas, Hämatit, Heliotrop, Jaspis, Magnesit, Prehnit, Rhodochrosit, Rubin, Spinell, Verkieseltes Holz.

**Arthritis (Gelenkentzündung):** Aragonit, Bergkristall, Bernstein, Calcit, Chrysokoll, Dioptas, Fluorit, Gold, Granat, Kupfer, Malachit, Pyrit-Sonne, Rubellit, Silber, Sonnenstein, Turmalin-Quarz, Variscit, Zoisit.

**Arthrose (degenerative Gelenkerkrankung):** Apatit, Aragonit, Bernstein, Fluorit, Jaspis, Turmalin-Quarz, Zoisit.

**Asthma bronchiale:** Apophyllit, Aventurin-Quarz, Band-Achat, Bernstein, Chita, Chrysoberyll, Coelestin, Cordierit, Gold-Topas, Magnesit, Malachit, Moldavit, Rutil-Quarz, Sarder, Silber, Sodalith, Tigerauge, Türkis.

### B

**Bronchitis (Bronchialentzündung):** Apophyllit, Bernstein, Bronzit, Chalcedon, Chalkopyrit, Chrysoberyll, Chrysopras, Goethit-Quarz, Heliotrop, Karneol, Kunzit, Pietersit, Pyrit, Pyrolusit, Rhodonit, Richterit, Rutil, Rutil-Quarz, Saphir, Silber, Tigerauge, Türkis, Turmalin.

**Bursitis (Schleimbeutelentzündung):** Bergkristall, Bernstein, Jaspis, Karneol, Onyx.

### C

**Collitis (Darmentzündung):** Beryll, Mondstein, Rubin, Silber.

**Colon irritabilis (Reizkolon):** Landschafts-Jaspis, Silber, Stromatolith.

**Cholelithiasis (Gallensteine):** Azurit, Bernstein, Chalcedon-Rosetten, Heliotrop, Gelber Jaspis, Karneol, Smaragd.

### D

**Dermatitis (Hautentzündung):** Citrin, Granat, Rhodochrosit, Silber, Tsavorit.

**Diabetes mellitus (Harnruhr):** Bernstein, Chalcedon, Citrin, Datolith, Diamant, Jadeit, Pyrit, Smaragd, Sphalerit, Topas.

**Dysmenorrhoe (schmerzhafte Monatsblutung):** Amazonit, Amethyst, Astrophyllit, Bergkristall, Bernstein, Beryll, Bornit, Chalcedon, Chrysokoll, Chrysopras, Citrin, Coelestin, Cuprit, Hämatit, Karneol, Lapislazuli, Malachit, Mondstein, Pyrit-Sonne, Serpentin, Verkieseltes Holz, Zirkon.

### E

**Ekzeme:** Alunit, Antimonit, Aventurin, Botswana-Achat, Gagat, Halit, Hemimorphit, Lapislazuli, Mookait, Peridot, Saphir, Schalenblende.

**Enteritis (Darmentzündung):** Grüner Achat.

**Epilepsie:** Achat, Chrysoberyll, Chrysopras, Diamant, Jaspis, Perle, Richterit, Rubin, Saphir, Smaragd, Sugilith, Tansanit.

### G

**Gastritis (Magenschleimhautentzündung):** Achat, Chrysoberyll, Citrin, Hypersthen, Onyx, Pyrit-Sonne, Smaragd, Sugilith, Variscit.

**Gerstenkorn:** Augen-Achat, Chrysoberyll, Silber.

**Gicht:** Amethyst, Apatit, Bernstein, Biotit-Linse, Chiastolith, Chrysopras, Diamant, Fluorit, Jadeit, Jaspis, Labradorit, Lapislazuli, Nephrit, Prehnit, Rubin, Smaragd, Topas, Türkis, Variscit.

**Gingivitis (Zahnfleischentzündung):** Bernstein, Beryll, Cinnabarit, Diamant, Flint, Gagat, Karneol, Malachit, Rhodonit, Silber, Sphen, Türkis, Turmalin.

**Glaukom (grüner Star):** Augen-Achat, Chalcedon, Leucit, Prasem, Skapolith.

**Grippale Infekte:** Akanthit, Amazonit, Bernstein, Chalcedon, Flammen-Achat, Gold-Beryll, Heliodor, Heliotrop, Jadeit, Lapislazuli, Leopardenfell-Rhyolith, Moldavit, Moos-Achat, Pyrit, Rhyolith, Sarder, Sardonyx, Silber, Smaragd.

### H

**Hautatrophie:** Achat- Schlangenhaut, Bronzit, Diaspor, Dolomit, Erythrin, Flint, Girasol, Hermanover Kugel, Leopardenfell-Rhyolith, Tansanit.

**Hepatitis (Leberentzündung):** Bernstein, Diamant, Jaspis, Koralle, Mondstein, Perle, Sarder, Silber, Smaragd.

**Herpes zoster (Gürtelrose):** Bergkristall, Bernstein, Beryll, Bronzit, Chrysopras, Karneol, Lapislazuli, Prasem.

**Heuschnupfen:** Achat, Beryll, Fluorit, Karneol.

**Hyperthyreose (Schilddrüsenüberfunktion):** Achat, Bergkristall, Bernstein, Diamant, Dumortierit.

**Hypothyreose (Schilddrüsenunterfunktion):** Beryll, Lapislazuli, Rhodonit.

### I

**Ischialgie (Ischiasschmerzen):** Apatit, Bernstein, Biotit-Linse, Bronzit, Calcit, Chrysopras, Diamant, Kunzit, Lapislazuli, Lepidolith, Magnetit, Malachit, Pyrit-Sonne, Rhodochrosit, Saphir.

### K

**Katarakt (grauer Star):** Goshenit, Mondstein, Prasem, Skapolith.

**Klimakterium (Wechseljahrsbeschwerden):** Amethyst, Astrophyllit, Azurit, Chalcedon, Mondstein, Roter Jaspis, Rubin.

**Konjunktivitis (Bindehautentzündung):** Achat, Chalcedon, Chrysoberyll, Dioptas, Heliotrop, Lapislazuli, Onyx, Rubin, Saphir, Silber, Smaragd, Sphärolithischer Chalcedon, Topas, Zirkon.

## L

**Laryngitis/Pharyngitis (Kehlkopf-/Rachenentzündung):** Aventurin, Beryll, Chalcedon, Chrysopras, Karneol, Lapislazuli, Larimar, Magnetit, Pyrit, Silber, Türkis, Turmalin.
**Leukämie (Blutkrebs):** Eisenkiesel, Leucit, Sugilith, Richterit.

## M

**Mammakarzinom (Brustkrebs):** Azurit-Malachit, Charoit, Malachit, Richterit, Schörl, Silber, Sugilith,Turmalin.
**Masern:** Aventurin, Prasem, Zirkon.
**Mastitis (Brustdrüsenentzündung):** Chalcedon weiß.
**Metritis (Gebärmutterentzündung):** Flammen-Achat.
**Migräne (Halbseitenkopfschmerz):** Amethyst, Diaspor, Falkenauge, Halit, Jadeit, Magnesit, Malachit, Perle, Rhodochrosit, Rubin, Smaragd, Tigerauge.
**Multiple Sklerose:** Malachit, Rhodochrosit, Rhodonit, Strontianit, Turmalin.
**Muskelatrophie (Muskelschwäche):** Analcim, Eisenkiesel, Hämatit, Jaspis, Kupfer, Meteoreisen, Pyrit, Tigereisen, Verkieseltes Holz.

## N

**Neuralgie/Neuritis (Nervenentzündung):** Ägirin, Amethyst, Azurit-Malachit, Beryll, Chrysokoll, Jadeit, Karneol, Kunzit, Lapislazuli, Lavendel-Jade, Lavendel-Quarz, Lepidolith, Magnetit, Richterit, Silber, Sugilith, Tigerauge.
**Nephritis (Nierenentzündung):** Achat, Hämatit, Jadeit, Karneol, Mondstein, Nephrit, Zirkon.
**Nephrolithiasis (Nierensteine):** Aventurin, Diamant, Heliotrop, Karneol, Nephrit, Peridot.
**Neurodermitis:** Aventurin, Bergkristall, Chrysopras, Fluorit, Mookait, Peridot, Silber, Türkis, Turmalin, Wavellit, Zoisit

## O

**Orchitis (Hodenentzündung):** Jaspis, Thulit, Zoisit.
**Osteoporose (Knochenerweichung):** Amazonit, Apatit, Apophyllit grün, Calcit, Fluorit, Koralle, Marmor, Mondstein, Siderit.
**Otitis media (Mittelohrentzündung):** Beryll, Cavansit, Heliotrop, Hornblende, Onyx, Rubin, Rutil-Quarz, Sarder, Sardonyx, Silber, Smaragd.

## P

**Panaritium (Nagelbettentzündung):** Silber, Smaragd.
**Pankreatitis (Bauchspeicheldrüsenentzündung):** Alexandrit, Citrin, Granat.
**Parodontose:** Flint, Karneol, Türkis.
**Parkinson (Schüttelllähmung):** Chrysoberyll, Diamant, Malachit, Mookait, Rhodonit, Smaragd.
**Pertussis (Keuchhusten):** Bernstein, Beryll, Jadeit, Koralle, Malachit, Rutil, Türkis.
**Puerperalfieber (Wochenbettfieber):** Jaspis, Karneol.
**Pneumonie (Lungenentzündung):** Chalcedon, Koralle blau, Malachit, Moos-Achat, Pyrit, Türkis.
**Prämenstruelles Syndrom:** Achat, Amazonit, Bernstein, Bornit, Chrysokoll, Cuprit, Koralle, Magnesit, Mondstein.
**Prostatahyperplasie (Prostatavergrößerung):** Bergkristall, Diamant, Magnetit, Rubin-Zoisit, Smithsonit, Verkieseltes Holz, Zinkit, Zoisit.
**Pseudo-Krupp:** Türkis.
**Psoriasis (Schuppenflechte):** Aventurin, Bernstein, Borax, Fuchsit, Jaspis, Lapislazuli, Lepidolith, Peridot, Saphir, Türkis.

## R

**Rachitis (Vitamin-D-Mangel):** Apatit, Aragonit, Calcit, Fluorit.

## S

**Sinusitis (Stirnhöhlen-, Nebenhöhlenentzündung):** Chalcedon, Fuchsit, Heliotrop, Mookait, Moos-Achat, Rhodochrosit, Silber, Smaragd, Türkis.

## T

**Thrombophlebitis (Venenentzündung):** Bergkristall, Chrysopras, Kunzit, Perle, Rosenquarz.
**Tendovaginitis (Sehnenscheidenentzündung):** Chalcedon, Heliotrop, Kunzit, Rosenquarz, Tigerauge.
**Tinnitus (Ohrgeräusche):** Chalcedon-Rosette, Cavansit, Heliotrop, Onyx, Sardonyx.

## U

**Ulcus cruris (offene Beine):** Granat, Karneol, Klinoptilolith, Magnetit, Pyrit, Silber.
**Ulcus ventriculi/duodeni (Magen-Darm-Geschwüre):** Alexandrit, Brauner Jaspis, Chrysopras, Ilvait, Rhodonit.
**Uterusprolaps (Gebärmuttervorfall):** Achat (mit Uterus-Signatur).

## V

**Vegetative Dystonie:** Charoit, Chromdravit, Danburit, Galenit, Halit, Natrolith, Pietersit, Sardonyx, Sodalith, Sonnenstein.

## Z

**Zystitis (Blasenentzündung):** Achat rosa, Amulettstein, Bergkristall, Bernstein, Beryll, Chalcedon, Chrysopras, Diopsid, Dioptas, Granat, Hämatit, Heliotrop, Jadeit, Jaspis, Kunzit, Moos-Achat, Nephrit, Onyx, Prehnit, Proustit, Silber, Turmalin, Vanadinit.

# Anhang

## Geologisches Glossar

**Abgerollt**: infolge Transports abgerundete Kanten an Kristallen.
**Absorption**: Aufsaugen.
**Ader**: dünner Intrusivkörper aus Mineralien, der sich in Klüften oder Gesteinsspalten bildet.
**Akzessorisches Mineral**: nur in geringen Mengen in einem Mineralgemenge vorkommendes Mineral, ohne Einfluss auf den Chemismus des Gesteins.
**Alkaligesteine**: magmatische Gesteine, die einen höheren Gehalt an Alkalioxiden aufweisen.
**Allochromatisch**: ein durch Fremdmineralien gefärbtes Mineral.
**Alpine Kluft**: offene oder mit Mineralien gefüllte Fuge in silikatreichem Gestein.
**Amorph**: bezeichnet nicht kristallisierte Mineralien, deren innerer Aufbau unregelmäßig ohne geordnete Struktur ist.
**Amphibolit**: metamorphes Gestein, vorwiegend aus Amphibol und Plagioklas-Feldspat bestehend.
**Anatexis**: höchste Metamorphosestufe, bei der die Gesteine ins Schmelzen geraten.
**Anflug**: dünne, manchmal krustenartige Anlagerung von Mineralstaub auf einem anderen Gestein, der dessen Glanz verfälschen kann.
**Äolische Sedimente**: durch Wind transportiert oder abgetragen, meist feinkörnige Sedimentpartikel.
**Apophyse**: von einem oberflächennahen oder tiefliegenden magmatischen Gesteinskörper ausgehende Abzweigung und Verästelung.
**Aureole**: Zonen um magmatische Intrusionen, in denen das Nebengestein kontaktmetamorph überprägt wurde.
**Assoziation**: gemeinsames Vorkommen von Mineralien.
**Ausblühung**: krustenartiger Überzug auf Gesteinen, entstanden durch Auskristallisieren gelöster Stoffe.
**Asterismus**: auffälliges sternförmiges Spiel des Lichtes auf feinsten, regelmäßig angeordneten Einschlüssen, besonders deutlich auf der Oberfläche von Cabochon.
**Asthenosphäre**: zähflüssige Masse der Erde im Inneren des Erdmantels, in einer Tiefe von etwa 35 km.
**Aureole**: Bereich, in dem die Gesteine bei der Kontaktmetamorphose verändert werden.
**Aventurisation**: schillernde Lichtreflektionen, hervorgerufen von feinen, ungeordneten eingewachsenen Kristalleinschlüssen wie Glimmer- oder Hämatitschüppchen.
**Batholith**: großer magmatischer Tiefengesteinskörper, bis über 100 km Oberflächenausdehnung.
**Begleitmineralien**: auf Grund der Entstehung typisch gemeinsames Vorkommen von bestimmten Mineraliengesellschaften.
**Bergfeucht**: durch Haft- und Kapillarwasser feucht.
**Brechung**: Richtungsänderung von Lichtstrahlen beim Durchtritt durch ein Objekt unterschiedlicher Dichte.
**Brekzie**: zu festem Gestein verkittete Bruchstücke.
**Dehydrierung von Mineralien**: Wasserverlust in Mineralien.
**Dendriten**: moos- oder strauchartige Zeichnung; entstanden durch Auskristallisation von Eisen- und Manganverbindungen in transparenten Kristallen, oder Sedimentfugen.
**Diatrem**: Vulkanschlot, gefüllt mit Brekzienmaterial aus der explosiven Förderung.
**Druse**: Hohlraum im primären Gestein mit aufsitzenden oder aufgewachsenen Kristall-Ansammlungen auf den Wänden.
**Einschluss**: festes, flüssiges oder gasförmiges Fremdmaterial innerhalb eines Minerals.
**Erdkruste**: die oberste etwa 35 km dicke Granit/Basaltschicht des Erdmantels.
**Erdmantel**: die bis etwa 2800 km tief reichende, zähflüssige Gesteinsschicht der Erde.
**Erz**: Mineral oder Mineralgemenge mit nutzbarem Metallgehalt.
**Evaporit**: Eindampfungsgestein, das durch Verdampfung am Rande von Salzseen oder von Meerwasser in Flachmeeren entsteht.
**Fossil**: Überrest, Abdruck, Grabspur oder Versteinerung als Beleg von Tieren oder Pflanzen vergangener Zeiten.
**Fumarole**: vulkanischer Gas- und Dampfaustritt mit Temperatur von 100–800 °C.
**Gang**: nachträgliche, schichtförmige Ausfüllung einer Felsspalte mit Mineralien.
**Ganggestein**: primäre Mineralien, die als erhärtetes Magma in die oberen Schichten der Erdkruste gelangen, aber nicht an der Erdoberfläche austreten.
**Gediegen**: metallische Mineralien im elementaren Zustand.
**Geode**: eine durch kristalline Mineralsubstanz völlig oder teilweise ausgefüllte Höhlung im Gestein, mit einem Kristallwachstum zum Zentrum hin.
**Gestein**: mehr oder weniger regelmäßige Aggregation unterschiedlicher Minerale, selten auch monomineralisch wie Halit vorkommend.
**Grauwacke**: schlecht sortierter Sandstein mit Gesteinsbruchstücken, oft in toniger Grundmasse.
**Grundmasse**: Gesteinsmasse, in die größere Kristalle eingesprengt oder aufgewachsen sind; auch Matrix genannt.
**Einlagerung**: Einschlüsse fremdartiger fester Stoffe im Mineral oder Edelstein.
**Hydrothermales Mineral**: aus heißen Wasserlösungen entstandenes Mineral.
**Idiochromatisch**: ein auf Grund seines eigenen Metalls immer gleich gefärbten Minerals.
**Idiomorph**: Kristalle mit allseitig ungestört vollständig ausgebildeten Flächen.
**Imprägnation**: Ausfüllung feinster Poren im Gestein oder Erz durch später entstandene Minerale.
**Irisieren**: Lichtspiel, das bei dünnblättrigen Mineralien an der Oberfläche als Reflexion und Überlagerung von Lichtwellen entsteht.

**Kolomorphe Struktur**: Stoffe von charakteristischer Struktur kolloider Herkunft.
**Kontinentaldrift**: langsame Bewegung der Kontinentalplatten auf der zähflüssigen Masse des Erdmantels, die etwa 2–3 cm/Jahr beträgt.
**Kristallrasen**: von Kristallen gleich hoch bewachsene ebene Fläche.
**Kruste**: dickerer, unregelmäßiger Mineralbelag.
**Lahar**: heißer oder kalter vulkanischer Schlammstrom, Asche und Wasser vermischt.
**Lakkolith**: oberflächennaher, flacher plutonischer bzw. subvulkanischer Intrusionskörper, der oft sein Dach aufgewölbt hat.
**Lava**: die an der Erdoberfläche ausfließende Gesteinsschmelze.
**Lithosphäre**: die äußere, starre Schale der Erde, oberhalb der Asthenosphäre, aus der die Kontinentalplatten aufgebaut sind.
**Magma**: glutflüssige Silikatschmelze, die unterschiedlich viele flüchtige Komponenten enthält, in der Erdkruste zum Plutonit kristallisiert oder als Lava an der Erdoberfläche ausfließt.
**Magmatit**: primäres Gestein, entstanden aus der flüssigen Schmelze des Erdinnern.
**Magmatismus**: Gesteinsumwandlungsprozess in unterschiedlichen Tiefen, bei unterschiedlichen Drücke und Temperaturen, mit langsamen chemischen Prozessen.
**Matrix**: Grundmasse eines Gesteins, vor allem bei Vulkaniten.
**Metamorphit**: durch Druck und Temperatur umgewandeltes Gestein.
**Metamorphose**: Vorgang, bei dem es zu Reaktionen zwischen von außen zugeführten und ursprünglichen Stoffen kommt.
**Nodulus**: in Sediment eingeschlossener kugeliger Körper von anderer Zusammensetzung.
**Oolithe**: aus kleinen, in Wasserlösungen ausgefällten Kügelchen aufgebautes Sedimentgestein.
**Oxidationszone**: oberflächennaher Bereich einer Erzlagerstätte, in dem unter Einfluss der Verwitterung Primär-Mineralien umgebildet werden.
**Pegmatit**: grobkristalliner Kristallgang in der Erdkruste, der durch Erstarrung flüssigen Gesteins der Restkristallisation entstand.
**Phantom**: im Kristallinneren transparenter Kristalle sichtbare ältere Kristallisationsschichten.
**Plattentektonik**: die Bewegung der auf dem flüssigen Anteil des Erdmantels schwimmenden Kontinentalplatten.
**Plutonit**: das im unteren Bereich der Erdkruste aus flüssiger Magma entstandene Gestein.
**Pneumatolyse**: Mineralentstehung durch die Wirkung von überhitzten, aus Magma entweichenden Dämpfen und flüchtigen aggressiven Stoffen.
**Polymorphie**: Fähigkeit eines Stoffes, bei gleicher chemischer Zusammensetzung verschiedene Kristallformen zu erzeugen.
**Pseudomorphose**: sekundäre Kristallformen von Mineralien, deren ursprünglicher Stoff durch einen anderen ersetzt wurde und die Form des früheren Minerals einnimmt.
**Sedimente**: Ablagerungen durch chemische oder biogene Verwitterung entstandene, meist geschichtete Gesteinsmassen.
**Silizifizierung**: Durchtränkung eines Sediments oder organischen Stoffes mit Kieselsäure, wobei Chalcedon, Opal oder Quarz entstehen.
**Solfatare**: postvulkanische Dampf- und Gasaustritte von 100–200 °C.
**Sphärolith**: Aggregat aus nadeligen Kristallen mit radialstrahligem Bau.
**Stalagmit**: vom Boden aufwachsender, säulenartiger Tropfstein.
**Vulkanit**: durch Lava entstandenes Gestein, nach dessen Austritt und Erkaltung an der Erdoberfläche.
**Xenolithe**: fremdartige Einschlüsse in einem magmatischen Gestein.
**Zementationszone**: angereicherte Zone im Bereich des sich bewegenden Grundwasserspiegels in Erzlagerstätten durch Ausfällung von Mineralien im Porenraum.

# Literatur

## Mineralogie

Bauer, Bouska: Edelsteinführer, Hanau 1993.
Bode, R., Wittern, A.: Mineralien und Fundstellen Bundesrepublik Deutschland, Haltern 1989.
Börner, R.: Welcher Stein ist das, Stuttgart 1977.
Botheroyd, P., Botheroyd, S.: Das Bernstein-Buch, München 2004
Brinkmann, R.: Allgemeine Geologie, Stuttgart, 1990.
Cipriani, N.: Mineralien und edle Steine, Augsburg 1997.
Chudoba, K., Gübelin, E.: Edelsteinkundliches Handbuch, Bonn 1974.
Correns, C.W.: Einführung in die Mineralogie, Berlin/Heidelberg 1968.
Dietrich, R.V.,Skinner, B.J.: Die Gesteine und ihre Mineralien, Thun 1995.
Duda, Rejl, Slivka: Mineralien, Augsburg 1997.
Eppler, W.: Praktische Gemmologie, Stuttgart 1994.
Gierth, Graubner, Harder: Lexikon für Mineralien- und Gesteinsfreunde, Luzern 1977.
Graf, B.: Zauber edler Steine, München 2001.
Herder Lexikon: Geologie und Mineralogie, Freiburg 1990.
Hochleitner, R.: Fotoatlas der Mineralien und Gesteine, München 1981.
Hochleitner, R.: GU Naturführer Mineralien, München 1992.
Illustriertes Lexikon der Steine & Mineralien, Erlangen 1996.
Jedicke, L.: Mineralien und Gesteine, Augsburg 1999.
Kleber, W.: Einführung in die Kristallographie, Berlin 1977.
Klockmann, F.: Lehrbuch der Mineralogie, Stuttgart 1978.
Korbel, P., Novak, M.: Die Enzyklopädie der Mineralien, Frechen, o.J.
Lieber, W.: Mineralogie in Stichworten, Kiel 1979.
Matthes, S.: Mineralogie, Berlin, Heidelberg, 2001.
Medenbach, O.: Mineralien, München 1984.

O'Donoghue, M.: Taschenführer Gesteine und Minerale, Augsburg 1992.
O'Donoghue, M.: Enzyklopädie der Minerale und Edelsteine, Freiburg i. Br. 1977.
Parker: Mineralienkunde, 1975.
Pellant, C.: Steine und Minerale, Schaffhausen 1994.
Philipsborn, H.v.: Tafeln zur Bestimmung der Minerale nach äußeren Kennzeichen, 1967.
Rösler, H.J.: Lehrbuch der Mineralogie, Leipzig 1979.
Rothe, P.: Gesteine, Darmstadt 2002.
Schuhmann, W.: Der neue BLV Steine und Mineralienführer, München 1997.
Schuhmann, W.: Mineralien aus aller Welt, München 1990.
Schuhmann, W.: Edelsteine und Schmucksteine, München 1992.
Schuhmann, W.: Edle Steine, München 2000.
Strübel, G.: Mineralogie: Grundlagen und Methoden, Stuttgart 1995.
Strübel, G., Zimmer: Lexikon der Minerale, Stuttgart 1991.
Walters, R.J.L.: Die Kraft der Edelsteine, Niederhausen 1997.
Walenta, K.: Die Mineralien des Schwarzwaldes und ihre Fundstellen, München 1992.
Wimmenauer, W.: Petrographie der magmatischen und metamorphen Gesteine, Stuttgart 1985.

## Steinheilkunde

Bei der Auflistung handelt es sich um den Versuch einer vollständigen Sammlung, auch mittlerweile vergriffener Titel, ohne inhaltliche Bewertung.

Ahlhorn, S.: Sterne, Mensch und Edelsteine, Borchen 1996.
Ahsian, N.: The Crystal Ally Cards – The Crystal Path to Self Knowledge, East Montpellier/VT 2004.
Appelt, C.: Powerkristalle, Baden 2005
Arcarti, K.: Gems and Crystals, London 2003.
Arrieta, M.: El Gran Libro de la Gemoterapia, Barcelona 2005.
Arrieta, M.: Cristaloterapia – Bases Cientificas y Terapéuticas, Barcelona 2005.
Atta-Zimmermann, R.L.: Steine... eine Symphonie aus Licht und Farben, Dietikon 1993.
Beeler, W.: Heilkraft mir der Stein verschafft, Buchs 1993.
Behrendt, F., Nguyen thi Chau: Die Kraft der Amulette, in: feng shui spezial Nr. 11, 2001.
Benesch, F.: Apokalypse-Verwandlung der Erde, Stuttgart 1981.
Benesch, F.: Der Turmalin – eine Monographie, Stuttgart 1991
Bernd-Klinger, A.: Heilung durch Harmonie, Grafing 1992.
Bhattacharyya, B.: Gem Therapy, Calcutta 1981.
Bind-Klinger, A.: Heilung durch Harmonie, Grafing 1992.
Bind-Klinger, A.: Edle Steine – für Körper, Geist und Seele, Halblech-Trauchgau 1993.
Bind-Klinger, A.: Die Antwort des Herzens, Grafing 1994.
Bochnik, M.: Der Stein in euch, Hünenberg 1995.
Bonewitz, R.: Der Kosmos der Kristalle, München 1987.
Bonewitz, R. L.: Das Edelstein-Orakel, Kreuzlingen und München 2007.
Bourgault, L.: Ganzheitliche Edelsteintherapie, Freiburg i. Br. 1994.
Bourgault, L.: The American Indian Secrets of Crystal Healing, Cippenham/Berkshire 1997.
Braunger, G.: Die Astrologie der edlen Steine, München 1988.
Braunschweig-Pauli, D.: 38 Heilsteine für ein gesundes Leben, München 2005.
Breis, H.: Heilwirkung von Edelsteinen, Freya-Verlag 1991
Brown, R.S.: Handbook of Planetary Gemology, San Juan Capristrano, Kalifornien/USA.
Bruder, B.: Geschönte Steine, Saarbrücken 1999.
Bruder, B./Gienger, M.: Welcher Heilstein ist das? Stuttgart 2009
Brusius, H.: Die Magie der Edelsteine, Genf 1986.
Brusius, H.: Edelsteine bringen Glück, Genf 1982.
Burka, C.: Kristall-Energie. Leben mit Kristallen, München 1987.
Butler, G.: Crystal and Gemstone Divination, Baldwin Park/CA 2008.
Caldecott, M.: Kristall Legenden, Saarbrücken 1991.
Chase, P.L./Pawlik, J.: Healing with Chrystals, Franklin Lakes/NJ 2001.
Cairn Elen (Hrsg.): Steinheilkunde, Saarbrücken, 2003
Choa Kok Sui: Pranaheilen mit Kristallen, Freiburg 1998.
Chocron, D.S.: Heilen mit Edelsteinen, München 1984.
Chocron, D.S.: Die Gaben des Meeres, Saarbrücken 2004
Chocron, D.S.: Healing with Crystals and Gemstones, Boston/MA 2005.
Cloos, W.:Kleine Edelsteinkunde, Schaffhausen 1998
Croxson, R.C.: Crystal Healing, London 2000.
Crow, W.: Die Magie der Edelsteine, Basel 1986.
Cunningham, S.: Cunningham's encyclopedia of Crystal, Gem and Metal Magic, St. Paul/MN, 2002.
Cunningham, S.: Magie mit Kristallen, Edelsteinen und Metallen, Interlaken 2007
Deaver, K.: Die Geheimnisse des Bergkristalls, Durach 1989.
Dombrowsky, U.: Wenn Steine erzählen, Saarbrücken 2003
Dombrowsky, Le Pietre raccontano, Edizioni Crisalide
Dombrowsky, U./Gienger, M.: Steinheilkunde-Karten, Saarbrücken 2005
Dörre, E.H.: Das Edelsteinfundament, Schaffhausen 2007
Dörre, E.H.: Symptome- und Themenverzeichnis, Schaffhausen 2007
Dow, J.-A.: Edelstein- und Kristalltherapie, Interlaken 1993.
Duda, R., Rejl, L.: Der Kosmos Edelsteinführer, Stuttgart 1997.
Eason, C.: The Illustrated Directory of Healing Crystals – A Comprehensive Guide to 150 Crystals and Gemstones, London 2003.
Edition Methusalem: Das Große Lexikon der Heilsteine, Düfte und Kräuter, Neu Ulm 1994.

Edition Methusalem: Kristalle, Mond und Sterne, Neu-Ulm 1998.
Elsbeth, M.: Crystal Medicine, St. Paul/MN, 2004.
Freiburg, G.: Die heilende Kraft der Edelsteine – Das alternative Gesundheitsbuch, Bindlach 2001.
Fernie, W.: The Occult and Curative Powers of Precious Stones, San Francisco 1973.
Fleck, D./Jochum, L.: Hot Stones, Saarbrücken 2006
Florek, R.: Heilende Edelsteine, Durach 1989.
Frank, O.: Crystal Therapeutics, New York 1987.
Franzen, S., Müller R.: Vital und gesund durch Farben und Edelsteine, München 1997.
Friess, G.: Edelsteine im Mittelalter, Hildesheim 1980.
Fröhling, T., Martin M.: KATMA-Edelsteinessenzen, München 1997.
Fuchs, E.: Astro Mineralogie, München 1988.
Galde, P.: Chrystall – Healing, St. Paul, Minnesota/USA 1986.
Garbe, R.: Die indischen Mineralien, Hildesheim 1974
Gardiner, B.: Crystals-Its your turn to heal, Melbourne 1993.
Gardner-Gordon, J.: Color and Crystals – A Journey through the Chakras, Freedom/CA 1988.
Gentner, A./Hohenberger, G.: Gesundheits-Heilstein-Lexikon – mit Duftölen, Räucherwerk und Bachblüten, Darmstadt 2008.
Gerhard H.: Arzneilich verwendete Mineralien, Stuttgart 1960.
Gienger, M.: Die Heilsteine der Hildegard von Bingen, München 1997.
Gienger, M.: Die Steinheilkunde, Saarbrücken 1995.
Gienger, M.: Lexikon der Heilsteine, Fulda 1997.
Gienger, M.: Die Heilsteine Hausapotheke, Saarbrücken 1999/2004.
Gienger, M.: Die Edelstein Uhr, Saarbrücken 2001.
Gienger, M.: Steine können helfen, Hottenbach o.N.
Gienger, M.: Heilsteine, Saarbrücken 2003.
Gienger, M.: Heilsteine und Lebensrhythmen, Saarbrücken 2005.
Gienger, M.: Edelstein-Massagen, Saarbrücken 2005.
Gienger, M.: Reinigen Aufladen Schützen, Saarbrücken 2008.
Gienger, Healing Crystals, Forres UK 2005
Gienger u.a., Crystal Massage, Forres UK 2006
Gienger, Healing Crystal First Aid Manual, Forres UK 2006
Gienger, M.: Purifying Crystals, Forres UK 2008
Gienger, M.: L' Arte di Curare con le Pietre, Edizioni Crisalide
Gienger, M.: Il Manuale delle Pietre, Edizioni Crisalide
Glaser, G./Gienger, M.: Salz-Nahrungsmittel, Heilmittel oder Gift, Saarbrücken 2003
Günther, S.E.: Heilsteine – 125 Steine für Ihr Wohlbefinden – Merkmale, Wirkung, Anwendung, München 2006.
Goebel, J./Gienger, M.: Edelsteinwasser, Saarbrücken 2006
Goebel, J./Gienger, M.: Wassersteine, Saarbrücken 2007
Goebel, J./Gienger, M: Gem Water, Forres UK 2008
Golowin, S.: Edelsteine. Kristallpforten zur Seele, Freiburg 1986.
Graf, B.: Heilen mit Edelsteinen, München 1999.
Grimaitre, R.A.: Edelstein-Elixiere, Saarbrücken 2006
Grommet, S.: Die Botschaft der Steine, Peiting 2005.
Grundmann, M.: Schönheit durch Berühren, Saarbrücken 2006
Grundmann, M.: Crystal Balance, Forres UK 2008
Guhr, A.: Mythos der Steine, Hamburg 1989, Saarbrücken 2005.
Gurudas: Gem Elixirs and Vibrational Healing, Vol. I, San Rafael/CA 1985.
Gurudas: Gem Elixirs and Vibrational Healing, Vol. II, San Rafael/CA 1986.
Gurudas: Heilung durch die Schwingungen der Edelsteinelixiere, Bd. I, Neuhausen 1989.
Gurudas: Heilung durch die Schwingungen der Edelstein-elixiere, Bd. II, Neuhausen 1990.
Hahl, W.: Die Erdenhüter-Kristalle, Aitrang 2000
Hahl, W.: Heilender Schmuck, Aitrang 2000
Hahl, W.: Das Rückkehr der weissen Büffelfrau, Aitrang 2006
Hall, J.: The Illustrated Guide to Crystals – An Illustrated Guide, New York 2000.
Hall, J.: Die Weisheit der Edelsteine und Kristalle, Neuhausen/Schweiz 2001.
Hall, J.: Crystal User's Handbook, New York 2002.
Hall, J.: The Crystal Bible – A Definitive Guide to Crystals, Cincinnati/OH 2004.
Hall, J.: The Crystal Zodiac – Use Birthstones to Enhance your Life, New York 2004.
Hall, J.: The Crystal Healing Pack, San Diego 2005.
Hall, J.: Crystal Prescriptions – The A–Z Guide to over 1,200 Symptoms and their Healing Properties, Winchester und New York 2005.
Hall, J.: The Encyclopedia of Crystals, Gloucester/MA 2006.
Hall, J.: New Crystals and Healing Stones – A Complete Guide to 150 Recently Available Crystals and Stones, New York 2006.
Hall, J.: Crystal Love – Detect your Soul Mate, Improve your Sex Life and Much More, New York 2007.
Hall, J.: Kristalle der Liebe, Königswinter 2008
Harding, J.: Das Heilsteine Set – 7 Heilsteine für Körper und Seele, Kreuzlingen und München 2008.
Hecht, K./Hecht-Savoley, E.: Klinoptilolith-Zeolith, Baunach 2009
Heider, S.: Handbuch der Heilsteine, Darmstadt 2001.
Hermann, A.: Edelsteine in: Real Enzyklopädie für Antike und Christentum, Bd. 4, 1959
Hertzka, G./Strehlow, W.: Die Edelsteinmedizin der heiligen Hildegard, Freiburg, 1985.
Hilf, G.: Deo Gratias, Dannstadt o.J.
Hofmann, A. und H.: Die Botschaft der Edelsteine, Buch und Spiel, München 1988.
Hofmann, H.: Das Edelstein Tarot, München 1996.
Hofmann, H.: Edelsteintherapie – kurz & praktisch, Freiburg 1995.
Hofmann, H.: Gesundheit und Kraft durch Edelsteine, München 1993.

Hofmann, H.: Naturkosmetik mit Edelsteinen, München 1989.
Hofmann, H.: Praktische Einführung in die Edelsteintherapie, München 1998.
Hofmann, H. G. : Die wunderbare Welt der Edelsteine – Alles über Edelsteine und wie sie auf unser Leben wirken, Kreuzlingen und München 2005.
Huber, F.J.: Praktische Edelstein-Therapie, Kleindöttingen 1991.
Hulke, W.-M.: Handbuch der heilenden Energien, Aitrang 1990
Islin, C.: Crystals – The ultimate Full-Color Guide, Hod Hasharon 2002.
Jackson, C./Jackson, S.: Simply Crystals, New York 2006.
Kaehr, S: Gemstone Journey's, Dallas/TX 2002.
Kaehr, S: Edgar Cayce Guide to Gemstones, Minerals, and More, Virginia Beach/VI 2005.
Johari, H.: Die sanfte Kraft der edlen Steine, Aitrang 1987.
Johnston, B.S.: Eine Heilweise des Neuen Zeitalters, Augsburg 1983.
Katz, M./Katz, G.: Die Hüter der Edelsteine, Grafing 1990.
Katz, M.: Die Hüter der Edelsteine – Arbeitsbuch 1, Grafing 1996.
Katz, M.: Aquamarine Water – Fountain of Youthful Vitality, Portland/OR 2002.
Katz, M.: Wisdom of the Gemstone Guardians, Portland/OR 2005.
Katz, M.: Gemstone Energy Medicine – Healing Body, Mind and Spirit, Portland/OR 2005.
Kelli, Jo Conn, The Amazing Rainbow Boji® Stones – A Comprehensive Guide of the Rainbow Boji® Stones from Kansas, Clinton/WA 2001.
Keil, U.: Pendelatlas der Steinheilkunde, Saarbrücken 2007.
Keyte, G.: Die geheimnisvolle Kraft der Edelsteine und Kristalle, München 1995 (engl. 1993).
Kickers, C.: Mein Edelstein-Buch, Seeon 1996
Kircher, N.: Edelstein-Akkupressur, Saarbrücken 2005
Kliegel, E.: Reflexzonen-Massage an der Hand, Heidelberg 2001
Kliegel, E.: Reflexzonen und Organsprache, Saarbrücken, 2008
Kliegel, E.: Massage mit Heilsteingriffeln, Saarbrücken, 2008
Klinger-Omenka, U.: Helfersteine – Balsam für Körper, Geist und Seele, Aitrang 2005.
Klinger-Omenka, U.: Lichtengel und Kristallwelten – himmlische Begleiter in der Aura geschliffener Steine, Aitrang 2005.
Klinger-Raatz, U.: Die Geheimnisse edler Steine, Durach 1990.
Klinger-Raatz, U.: Engel und Edelsteine, Durach 1989.
Klinger-Raatz, U.: Reiki mit Edelsteinen, Aitrang 1990.
Kluge, H.: Hildegard von Bingen – Edelsteintherapie, Rastatt 1999.
Korse, A.: De wereld van Tourmalijn, Hoogland 1987
Korse, A.: Edelsteinessenzen, Hoogland 1988.
Korte, A.: Orchideen, Edelsteine und ihre heilenden Energien, Freiburg 1992.
Krieg-Rüegg, R.: Edelsteine, uralte Helfer der Menschen, Siebnen 1990.
Kühni, W./von Holst, W.: Taschenlexikon der Heilsteine, Baden 2004
Kühni, W./von Holst, W.: Gesund durch Heilsteine und Öle, Baden 2005
Kühni, W./von Holst, W.: Kolloidales Silber als Medizin, Baden 2005
Kühni, W./von Holst, W.: De genezende kracht van helende stenen en etherische oliën, Aartselaar 2007.
Kühni, W./von Holst, W.: Naturheilverfahren bei Borreliose, Baden 2008
Kunz, G.F.: The Curios Lore of Precious Stones, New York 1971.
Labacher, J.: Heilsteine, München 1998.
Lambert, M. Crystal Energy – 150 Ways to Bring Success, Love, Health, and Harmony into Your Life, New York, 2005.
Lambert, M.: Die Energie der Kristalle, München 2006
Lampertz, M. (Hrsg.): Heilen mit Steinen, Königswinter 2007.
Laroche, A.: Die persönliche Macht der Schmucksteine, München 1988.
Laurich, E.: Pfeile des Lichts, Interlaken 1989
Lilly, S.: Crystal Decoder – Harness a Million Years of Earth Energy to Reveal Your Lives, Loves, and Destiny, Happauge/NY 2001.
Lilly, S.: Illustrated Elements of Crystal Healing, London 2002.
Lilly, S.: Crystal Healing Using the Powers of Crystals for Health and Hormony, London 2003.
Lilly, S./Lilly, S.: Crystal Doorways, Chieveley/Berks 1997.
Lilly, S./Lilly, S.: The Power of Crystals and Crystal Healing, London 2004.
Lilly, S./Lilly, S.: Healing with Crystals and Chakra Energies, New York 2005.
Lopes, E.: Esoterische Steinheilkunde Band 1-3, Ovelgönne, 1986.
Lopes, E.: Esoterische Steinheilkunde, Saarbrücken, 2009.
Lorenz, M.: Die okkulte Bedeutung der Edelsteine, Leipzig 1922.
Lorenzo, L.: Edelsteine, die heilen, Lemgo 1993.
Markham, U.: Universelle Kräfte der Edelsteine, München 1990.
Mayer, W.: Der Mondschild, Saarbrücken 2002.
Mayer, W./Gienger, M. Heilsteine der Organuhr, Saarbrücken 2007
McKeon, J.: AORA Edelstein-Orakel, Ahlerstedt 2005.
Mégegemont, F.: The Metaphysical Book of Gems and Crystals, Rochester/VT 2008.
Mella, D. L.: Stone Power, New York 1988.
Melody: Das Handbuch der Edelsteine und Kristalle, München 1998.
Melody: Love is in the Earth, – A Kaleidoscope of Crystals – Updated, Wheat Ridge/CO 1995.
Melody: Love is in the Earth – Mineralogical Pictorial, Wheat Ridge/CO 1993.
Melody: Love is in the Earth – Laying-on-off-stones,

Wheat Ridge/CO 1992.
Melody: Love is in the Earth – Kaleidoscopic Pictoral Supplement A, Wheat Ridge/CO 1996.
Melody: Love is in the Earth – Kaleidoscopic Pictoral Supplement Z, Wheat Ridge/CO 1998.
Melody: Love is in the Earth – Crystal Tarot, Wheat Ridge/CO 2000.
Melody: Love is in the Earth – Reality Checque, Wheat Ridge/CO 2002.
Melody: Love is in the earth, the crystal and mineral encyclopedia- The Liite Fantastic and The Last Testament, Wheat Ridge 2008
Metz, U./Gienger, M.: Joya-Massagen, Saarbrücken 2006
Metz, U./Gienger, M.: Joya – Jeder kann massieren, Saarbrücken 2007
Miesala-Sellin, L./Gienger, M.: Stein und Blüte, Saarbrücken 2000
Miesala-Sellin, L./Gienger, M.: Fiori e Pietre
Minatti, A.: Kristallwissen, Woldert 2006
Moorey, T.: Your Crystal Code, London 2006.
Morganis, S.: Das große Praxisbuch der Heilsteine, Grafing 2003.
Morningstar, R.: Kristall-Botschaft, München 1990 (engl. 1989).
Müller, R.: Edelsteinmedizin im Mittelalter, München 1984.
Musil, W. Die Zahlenmagie der Steine – Ihr persönlicher Schlüssel zur Botschaft der Kristalle, München 2002.
Neuhoeffer, O.: Impuls- und Lithotherapie, Nieby 1995.
Newerla B./Gienger, M.: Heilsteine und Sternzeichen (Poster), Ludwigsburg 1994.
Newerla, B.: Sterne und Steine, Ludwigsburg 1995.
Novak, V.: Universum der Edelsteine, Widnau 1994.
O'Donoghue, S.: Edelsteintherapie – Übungen und Anregungen für Ihr Wohlbefinden, Köln 2007.
Palmer, M.: Die verborgene Kraft der Kristalle und der Edelsteine, München 1989.
Parlett, S.: Crystal Meditation – Find Inner Strength through Crystal Power and Healing Meditation, New York 2004.
Paulin, J.: La mystique des pierres, Lyon 2002
Pelz, F.: Edelsteinfrequenz-Therapie, Baunach 2005.
Permutt, P.: The Crystal Healer – Crystal Prescriptions that Will Change Your Life Forever, London 2007.
Permutt, P.: The Little Book of Crystal Tips and Cures, London 2008.
Permutt, P.: The Complete Guide to Crystal Chakra Healing – Energy Medicine for Mind, Body, and Spirit, London 2009.
Peschek-Böhmer, F.: Heilung durch die Kraft der Steine, München 1996.
Peschek-Böhmer, F., Schreiber, G.: Heilsteine von Amethyst bis Zirkon, München 2002.
Peschek-Böhmer, F./Schreiber, G.: Heilsteine auf einen Blick – Altes Wissen praktisch nutzen, München 2008.
Peschek-Böhmer, F./Schreiber, G.: Die Kraft der Steine – 48 Diagnosekarten mit Tipps zu Anwendung, Wirkung und Pflege, München 2008.
Pies, J.: Immun mit Kolloidalem Silber, Kirchzarten 1998.
Pöttinger, H.: Harmonie und Heilkraft durch edle Steine, Bd. 1, Innsbruck 1994.
Pies J../Reinelt, U.: Kolloidales Silber – Das große Gesundheitsbuch für Mensch, Tier und Pflanze, Kirchzarten 2007.
Ponert, M.: 100 Steine zum Licht – Heilwissen der Engel, Woldert 2008.
Pöttinger, H.: Harmonie und Heilkraft durch edle Steine, Bd. 2, Innsbruck 1996.
Raphaell, K.: Crystal Enlightenment – The Transforming Properties of Crystals and Healing Stones, Sante Fe/NM 1985.
Raphaell, K.: Crystal Healing – The Therapeutic Application of Crystals and Stones, Santa Fe/NM 1987.
Raphaell, K.: The Crystalline Transmission – A Synthesis of Light, Santa Fe/NM 1990.
Raphaell, K.: Heilen mit Kristallen, München 1987.
Raphaell, K.: Wissende Kristalle, Interlaken 1986.
Raphaell, K.: Botschaft der Kristalle, Saarbrücken 2008
Rätsch, C.: Guhr, A.: Lexikon der Zaubersteine, Graz 1989.
Rätsch, C.: Die Steine der Schamanen, München 1997.
Raven, H.: Heal Yourself with Crystals – Crystal Medicine for Body, Emotions and Spirit, New York 2005.
Ray, C.: Edelsteine, Landsberg/Lech 1996.
Richardson, W. ./Richardson, J./ Huettl, J.: Spiritual Value of Gem Stones, Marina del Rey, Kalifornien/USA 1984.
Richardson, W.: Die geistigen Heilkräfte der Edelsteine, Grafing 1987.
Riethe, P. (Hg:): Hildegard von Bingen, Salzburg 1959.
Rodenbeck, C.: Crystals – Simple Routines for Home, Work, and Travel, London 2006.
Roeder, D.: Crystal Co-Creators, Sedona 1994.
Roller, J.: Ayurveda Edelsteinmedizin, Neustetten 1985.
Roller, J.: Edelsteinmedizin und Kosmische Strahlen, Neu-stetten 1982.
Ruska, J.: Das Steinbuch des Pseudo-Aristoteles, Heidelberg 1912.
Salatino, A.: La Sabiduria de los Cristales, Buenos Aires 2004.
Samson, A.: The Crystal Deck, London 2007.
Schadt, G. Das Lexikon der Heilsteine und Duftöle, Darmstadt 2007.
Scharner, U.: Edelsteine – Heilkräfte, die aus der Erde kommen, Hess. Oldendorf 1994.
Schaufelberger-Landherr, E.: Die Kraft der Steine, Bd. 1, Hünenberg 1992.
Schaufelberger-Landherr, E: Die Kraft der Steine, Bd. 2, Hünenberg 1993.
Schaufelberger-Landherr, E.: Die Kraft der Steine und ihre Anwendungen, Bd. 3, Hünenberg 2004.
Schick, E.: Radiästhesie mit Stein und Ton, Heidenheim 1991.
Scholz, B.: Gesund durch die Kraft der Edelsteine, Augsburg 1998.
Schmieke, M.: Das Edelsteinorakel, Aitrang 2002.
Schreiber, G.: Lexikon der Heilsteine, München 2001.
Schwarz, A., Schweppe R.: Heilende Edelsteine, München 1999.
Schwinger, A.: Leben in Harmonie, Saarbrücken 2001.

Scriver, J.: LaStone Therapy – The Amazing New Form of Healing Bodywork that Will Transform Your Health, London 2003.
Sharamon, S./Baginski B.: Edelsteine und Sternzeichen, Aitrang 1989.
Sharamon,S./ Baginski B.: Edelstein Geschenkarten-Set, Bielefeld 1990
Sharamon, S./Baginski B.: Edelstein-Sternzeichenkarten-Set, Bielefeld1993.
von Siebenthal, E.: Steine auf deinem Lebensweg, Bern 1993
von Siebenthal, E.: Hilf dir selbst...mit einem Stein, Bern 1989
von Siebenthal, E./Stalder-Schüpbach, D.: Edle Steine aus dem Schoß der Erde, Bern 1993
Sienko, S.: Der Steinschlüssel, Aitrang 1995.
Sienko, S.: Die neuen Heilsteine, Aitrang 1998.
Silby, U.: The Complete Crystal Guidebook – A Practical Path to Personal Power, Self-Development and Healing Using Quartz Crystals, New York 1986.
Silby, U.: Heilkraft der Kristalle, München 1988 (engl. 1986).
Silveira, I.: Quartz Crystals, Forres UK 2008
Silveira, I.: Wesen und Wirken der Kristalle, Saarbrücken, 2009
Silveira, I.: Ampliando nossa visãodo Reino Mineral, São Paulo 2007.
Silveira, I.: Quartz Crystals – A Guide to Idenifying Quartz Crystals and their Healing Properties, Forres 2008.
Simon, G.: Erlebnismassagen für Kinder, Saarbrücken 2005
Simon, G./Scheithauer, G.: Edelstein-Heilketten, Saarbrücken
Simmons, R./Warner, K.: Moldavite – Starborn Stone of Transformation, East Montpelier/VT 2004.
Simmons, R./Ahsian, N.: The Book of Stones – Who they Are and what they Teach, East Mompelier/VT und Berkeley/CA 2007.
Simpson, L. The Book of Crystal Healing, New York 1997.
Simpson, L.: The Healing Energies of Earth, London 2005.
Simpson, L.: The Crystal Healing Set, San Diego/CA 2005.
Smith, M.: Crystal-Power, St. Paul, Minnesota/USA 1985.
Sonnenberg, P: Heilende Steine von A bis Z, Amsterdam 2000.
Sperling, R.: Edelsteine; Magie und Heilkraft, Grafing 2000.
Sperling, R.: Vom Wesen der Edelsteine, Grafing 1994.
Stahl/Küster, Die Glückssteine der Fische, (unter dem entsprechenden Titel auch alle weiteren Tierkreiszeichen), Saarbrücken 2007
Stark, M.: Edelstein-Therapie für Hunde, Aitrang 2007
Stelzl, D.: Heilende Kristalle, Darmstadt 2008
Stephan, D./Aschberg, D.: Das große Lexikon der Heilsteine, Augsburg 2005.
Stockinger, M.: Das Heilsteine-Orakel, München 2008.
Storm-Kull, Z.: Sanft heilen mit Kristallen und Edelsteinen, Niederhausen 1999.
Stotz, J.: Sterne, Yoga, Edelsteine, 1962.
Strebel, R./Gienger, M.: Die Individuelle Therapie, Baden 2005.
Sun Bear/Wabun: Das Medizinrad, München 1984.
Taylor, K./Taylor, J.: Crystal Energy for Your Home – Creating Harmony in Every Room, New York 2006.
Thölken, U.: Magische Steine, München 2000.
Toder, S.: The Secrets of Crystals, Ramat Gan 2003.
Topstones (Hrsg.): The Magic of Crystals and Gemstones, Simon's Town 2005.
Trendelkamp, M: Stein-Reich, Saarbrücken 2007.
Troyer, P.: Crystal Personalities – A Quick Reference to Special Forms of Quartz, Peoria/AZ 1995.
Troyer, P.: Kristalle, Braunschweig 1996.
Tuminello P.: Die 12 Juwelen in der Homöopathie, Kandern 2012.
Twintreess, M./Twintreess, T.: Stones Alive! – A Reference Guide to Stones for the New Millennium, Silver City/NM 1999.
Twintreess, M./Twintreess, T.: Stones Alive! 2 – Listening More Deeply to the Gifts of the Earth, Silver City/NM 2005.
Uyldert, M.: Verborgene Kräfte der Edelsteine, München 1983.
Virtue, D./Jukomski, J: Crystal Therapy – How to Heal and Empower Your Life with Crystal Energy, Carlsbad/CA 2005.
Virtue, D./Jukomski, J.: Kristall-Therapie, Berlin 2007
Vorreiter, G.: Die Heilenergie der Edelsteine, Baunach 1994.
von Holst, W.: Edelstein-Heilkunde – eine Informationstherapie, in: Co'med 9/2001.
von Holst, W.: Edelstein-Heilkunde im Selbstversuch, in: Abenteuer Philosophie Nr. 84, 2/2001.
von Holst , W.: Auf der Spur des geheimnisvollen Karfunkelsteins, in: ZeitGeist 1/2001.
von Holst, W.: Über die Wirkprinzipien heilender Steine, in: ZeitGeist 2/2001.
von Holst, W.: Was im Umgang mit Heilsteinen zu beachten ist, in: ZeitGeist 3/2001.
von Holst, W.: Kristallsalz in aller Munde, gesalzene Preise in allen Läden – und wer profitiert? in: ZeitGeist 3/2002.
von Holst, W.: Die 8 Kristallsysteme und ihre Bedeutung im Kontext von Typologien, in: ZeitGeist 1/2004
von Holst, W.: der kubische Typus – Ordnung ist das ganze Leben, 1/2006
von Holst, W.: der hexagonale Typus – rundum erfolgreich ohne anzuecken, in: ZeitGeist 2/2006
von Holst, W.: der trigonale Typus – einfach unkompliziert, 1/2007
von Holst, W.: der tetragonale Typus – auffällig unauffällig, 2/2007
von Holst, W.: der rhombische Typus – recht und teuer, 1/2008
von Holst, W.: der monokline Typus – ständig im Wandel, 1/2009
Wabun W., Reed, A.: Die Macht der heiligen Steine; München 1993.

von Wechmar, Y.: Ihre Steine – Ihre Sterne, Niedernhausen 1997.
Welch, R.: Aurum Manus, Saarbrücken 2006
Weltler, C.: Ursprung und Geheimnis der Edelsteine, Grafing 1989.
Weidemann Randazzo, S.:Rock Medicine, Nevada City 1998.
Werner, H.: Die Magie der Zauberpflanzen, Edelsteine, Duftstoffe und Farben, München 1993
Westerndorf, H.: Erwachen der Heilkunst. Die Medizin im alten Ägypten, Zürich 1992.
Wilke, G.: Die Heilkunde in der europäischen Vorzeit, Leipzig 1936.
Wind, W., Reed, A.: Die Macht der heiligen Steine, München 1989.
Zerluth, J./Gienger, M.: Gutes Wasser, Saarbrücken 2004.
Zett, L.: Das Buch der Steine, München 1994.
div. Autoren in: Opalitho – Zeitschrift des Steinheilkunde e.V., 2 Ausgabe 2000 – 10. Ausgabe 2005

# Internetadressen

Es gibt inzwischen Hunderte von Internetadressen; der Informationsgehalt der Websites ist jedoch sehr unterschiedlich. Leider haben wir auch sehr viel Unsinn und Fehlinformationen gefunden. Eine Bewertung von Websites-Inhalten können und wollen wir nicht geben.
Folgende Internetadressen haben sich für uns als wertvolle Informationsquelle erwiesen:

www.edelstein-massagen.de
www.heilsteinforum.de
www.mineralienatlas.de
www.achatwelt.de
www.cairn-elen.de
www.edelstein-heilkunde.de
www.epigem.de
www.michael-gienger.de
www.individuelle-therapie.de
www.steinheilkunde.de
www.lapis.de
www.lavandinum.de
www.makrogalerie.de
www.mineralworld.de
www.mondschild.de
www.naturgold.de
www.newerla.de
www.axismundi.de
www.erkenntnisweg.de
www.steinheilkunde-ev.de
www.steinkreis.de
www.thalamus-stuttgart.de
www.uvmineralien.de
www.edelstein-balance.de
www.unitednature.eu
www.hora-lapis.de
www.steinheilkunde-ev.de
www.fairtrademinerals.de
www.shk-tcm.de
www.die-steinheilkunde.de
www.edelsteinfundament.de

# Bildnachweis

Die Mineralien aus den Beständen von Lavandinum und Steinkreis wurden fotografiert von:
Nils Hoffmann, Visuelle Kommunikation,
Schwäbisch Gmünd, info@nils-hoffmann-design.de
und Walter von Holst, Stuttgart, kunst@steinkreis.de
sowie von Karola Sieber, Ohlsbach, www.makrogalerie.de

S. 87: Ewald Kliegel/Thomas Gutsche, www.reflexzonen.de
S. 129 oben und unten: Alexander Lauterwasser, Heiligenberg, www.foto-lauterwasser.de
S. 132 unten: Peter Schnell, www.crystalrods.de
S. 135: Hartmut Lüdeling, www.argo2012.com
S. 270 links: Peter Schmidt, Laufenburg, www.milestone-design.com
S. 273 links oben und unten: Jens Meier, www.Larimar.de
Bilder von Monika Grundmann: Edelstein-Balance ® mit Rauchquarz und Klang, Lymphmassage an Reflexzonen mit Basalt und Chalcedon, Jade-Kugelmassage auf den Reflexzonen der Hand, Turmalinbalance bei Burnout und Stress nach Grundmann.

Ruth Kübler, Auftropfbilder, Kosmos im Wassertropfen, AT-Verlag Baden, www.ruthkuebler.org
Ulrich Metz Joya-Produkte, www.joya.de
Imton, Ralf Rössner, Wasserwirbler, www.imton.de
Vita Juwel, Ewald Eisen www.vitajuwel.de
United Nature, Firos Holtermann ten Hove, www.unitednature.eu
Prime Inventions, Frank Suttner
www.primeinventions.de
Alvito, Harald Preisel www.alvito.de
Silke Dörnbach, Vaihingen www.hora-lapis.de
Tina Bergmann, Stuttgart photobergmann@web.de
Monika Grundmann www.edelstein-balance.de

# Adressen

## Kontaktadresse für Gruppen des Forschungsprojekts Steinheilkunde

Gemeinnütziger Verein zur Förderung
und Erforschung der Edelstein-Heilkunde
Steinheilkunde e.V.
Telefon: +49(0)2304-9406902
info@steinheilkunde-ev.de
www.steinheilkunde-ev.de

## Fairer Handel im Mineralien- und Edelsteinhandel

FTMGFair Trade Minerals & Gems
Rossgumpenstr. 10,
72336 Balingen-Zillhausen
Telefon: +49 (0)7435-919932
Fax: +49 (0)7435-919931
office@fairtrademinerals.de

## Gemmologisch kontrollierte Steinqualität

GKS-Prüfsiegel für gemmologisch kontrollierte Steinqualität EPI - Institut für Edelsteinprüfung
Riesenwaldstr. 67,
7797 Ohlsbach
Telefon: +49 (0)7803-60 08 08
Fax: +49 (0)7803-60 08 09
www.epigem.de

## Anschriften der Autoren

Werner Kühni
An der Streu 29
97640 Stockheim
Telefon +49 (0)9776 705157
lavandinum@gmx.de

Walter von Holst
Steinkreis – Mineralien und Gesundheit
Kornbergstr. 32
D-70176 Stuttgart
Tel: +49 (0)711-2271203
seminare@steinkreis.de
www.steinkreis.de
www.edelstein-heilkunde.de

# Über die Autoren

## Werner Kühni

1949 in Heidelberg geboren, Heilpraktiker und Psychotherapeut. Ausbildung in Chakra-Diagnostik, Homöopathie und Chakra-Therapie, in Mind-Control und Hypnose; intensive Beschäftigung mit der Aromatherapie. Dozent an einer Heilpraktikerschule sowie an verschiedenen Volkshochschulen. Verkauf hochwertiger ätherischer Öle sowie ausgesuchter Mineralien und Heilsteine, Heilsteinberatung und mineralogische Bestimmung. Buchautor und Ausstellungsmacher, Vortrags- und Kurstätigkeit in klinischer Aromatherapie, Steinheilkunde und Klangschalen-Therapie. Seit 2008 Vorstand des Steinheilkunde e.V. Initiiert und leitet in Stockheim das international erste Heilsteinmuseum.

## Walter von Holst

1969 in Stuttgart geboren, Heilpraktikerausbildung, künstlerische Ausbildungen. Pionier der Steinheilkunde seit 1989, erschloss viele Mineralien für die Therapie. Gründungsmitglied des Fair Trade Minerals & Gems e.V. Gründungsmitglied der Forschungsgruppe Steinheilkunde, Mitbegründer und mehrjähriger Vorstand des Steinheilkunde e.V. Stuttgart, Initiator u.a. des Forschungsprojektes Steinheilkunde, langjährige Seminar- und Vortragstätigkeit im In- und Ausland, Dozent an Heilpraktikerschulen. Entwickelte neue Anwendungsmethoden und grundlegende Konzepte für das Coaching mit Steinen sowie u.a. eine umfassende Edelstein-Astrologie. Inhaber von Steinkreis, einem Seminarzentrum und Fachgeschäft für Heilsteine, Kristalle und Gesundheitsprodukte. Ehrenmitglied des Steinheilkunde e.V.

# Danksagungen

Mein herzlicher Dank richtet sich zuallererst an meine Frau Brigitta Kühni, die es mir ermöglichte, durch regelmäßige Diskussionen über das Thema, ihre Korrekturlesungen und vor allem ihre Großzügigkeit im Laufe der letzten sieben Jahre über 6000 Arbeitsstunden in dieses Werk zu stecken.

Darüber hinaus geht mein besonderer Dank an Michael Gienger für seine unersetzlichen Anregungen zu den Grundlagen der Steinheilkunde, an die Diplom-Mineralogen Dietmar Böhme, Hürt, und J. Hintze, Extertal, für deren mineralogische Informationen, den Gemmologen Prof. Bank, Idar Oberstein, die Mineraliensammler Catharina Weber, Stuttgart, und Joachim Moosmann, Sandhausen, für die Möglichkeit, in deren faszinierenden Sammlungen fotografieren zu können, den Gemmologen Bernhard Bruder, Ohlsbach, für dessen kritische Diskussionen über Fälschungen, die Astrologin Heidi Göbel-Markovitch, deren Sensibilität für Steine mich immer wieder überraschte, die Fotografen Karola Sieber, Ohlsbach, und Nils Hoffmann, Schwäbisch Gmünd, für die hervorragenden Bilder, die das Buch erst zu dem machen, was es nun ist.

Natürlich danke ich auch besonders den Lektorinnen Karin Breyer und Christine Mörl ganz herzlich für die Geduld mit meinen ständig verschobenen Fertigstellungsterminen. Herrn Urs Hunziker vom AT Verlag sei gedankt für sein Engagement und Vertrauen in unser ehrgeiziges Projekt, es war eine gute Zusammenarbeit.

Darüber hinaus danke ich allen, die dieses Werk durch ihre Informationen zu aktuellen Steinen, Heilwirkungen und Verfügbarkeiten erst ermöglichten.

**Werner Kühni**

Herzlicher Dank an Barbara und Ewald Eisen für die wunderbare Zusammenarbeit, an Erik Rojas und Bernhard Bruder für mineralogische Beratung. Meine Anerkennung für die engagierte Betreuung vom Steinheilkunde Forschungsprojekt geht an Barbara Rudolph, sowie an alle Steine-Tester. Ebenfalls geht mein Dank an die Unterstützer des Vereins Fair Trade Minerals & Gems. HP Ewald Kliegel danke ich für unsere Forschungsarbeiten, Wolfgang Hahl für befruchtende Gespräche und ganz besonders Michael Gienger für die Freundschaft. Gab es ein menschliches Ideal, das Du nicht verkörpert hast? Danke für viele gemeinsame Stunden, danke für Dein Lebenswerk. Ein Dank an Thomas Röttcher für das freie Magazin Zeitgeist und die Serie zu den Kristallsystemen. Für Kollegialität und wertvollen Austausch danke ich Martin Vitt, Erwin Engelhard, Ulrich Metz, HP Rainer Strebel, Peter Newerla, Monika Grundmann, Peter und Susanne Lind, Michael Vogt und Bea Diederich. Ich bewahre die Erinnerung an die Auftropf-Bilder in mir, die ich mit Ruth Kübler erleben durfte. Ebenso an die resonanten C4-Verreibungen, durch die ich noch tieferen Zugang zur Steinewelt erhielt. Hier mein herzlicher Dank an die Offenburger Gruppe: Sita Andrea, Sandra Szakács, HP Gudrun Bauert, HP Zrinka Reiß, HP Heike Seewald, Karola Siebert. Ein Dank für die neuen Zugänge zur Edelsteinhomöopathie und unsere Begegnungen an Edith Dörre und Peter Tumminello. Ich freue mich, mit so inspirierenden Kollegen Dozent an der Stuttgarter Thalamus-Heilpraktikerschule zu sein. Mein herzlicher Dank gilt den vielen Menschen, die mein Leben so spannend und reich machen, sie geben meiner Forschung Sinn. Von meinen Ausbildungsschülern, Klienten und Kunden habe ich das meiste über Konstitutionsgerechte Steinheilkunde gelernt. Vor allem aber danke ich Sita Andrea für ihr beeindruckendes Wissen über Kristallsysteme und die Quarzkristalle.

**Walter von Holst**

## Die Bücher von Werner Kühni und Walter von Holst im AT Verlag

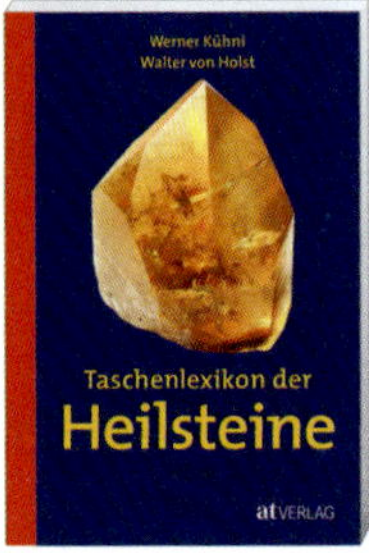


**Taschenlexikon der Steinheilkunde***

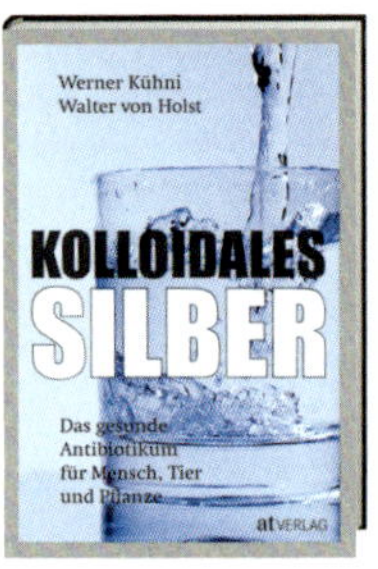


**Kolloidales Silber***
Das gesunde Antibiotikum für Mensch und Tier

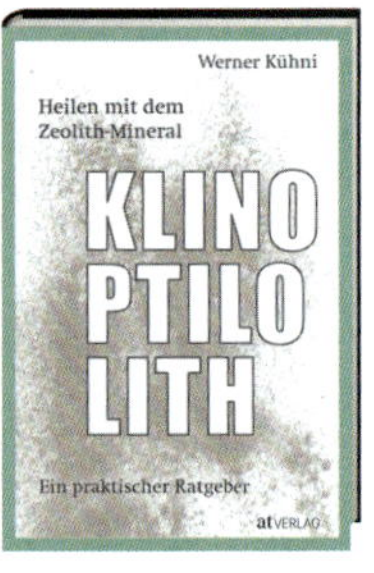


Werner Kühni
**Heilen mit dem Zeolith-Mineral Klinoptilolith***
Ein praktischer Ratgeber

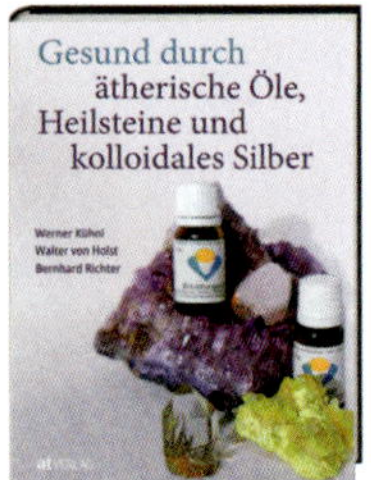


Werner Kühni
Walter von Holst
Bernhard Richter
**Gesund durch ätherische Öle, Heilsteine und kolloidales Silber**

* Auch als E-Book erhältlich.

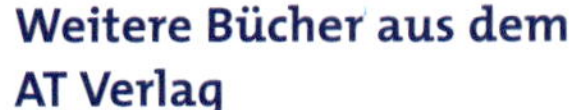

## Weitere Bücher aus dem AT Verlag

Felicia Molenkamp
**Kräuter-Biotika***
Antibiotisch wirkende Inhaltsstoffe essbarer Wildpflanzen

Johannes Wilkens, Frank Meyer
**Corona natürlich behandeln**
Covid-19 ganzheitlich verstehen, vorbeugen, heilen

Johannes Wilkens
**Die Heilkraft der Christrose***

Chrischta Ganz, Louis Hutter
**Gemmotherapie***
Knospen in der Naturheilkunde

Christian Sollmann
**Pflanzliche Urtinkturen und homöopathische Heilmittel selbst herstellen***

John Beaulieu
**Klangheilung mit Stimmgabeln**

Wolf-Dieter Storl
**Borreliose natürlich heilen***

Wolf-Dieter Storl
**Das Herz und seine heilenden Pflanzen**

Jürg Reinhard
**Sanfte Heilpraxis mit selbstgemachten Medikamenten**

Richard Kellenberger, Christine Kellenberger, Friedrich Kopsche
**Mineralstoffe nach Dr. Schüssler***
Ein Tor zu körperlicher und seelischer Gesundheit

**AT Verlag**
Bahnhofstraße 41
CH-5000 Aarau
Telefon +41 (0)58 510 63 10
info@at-verlag.ch
www.at-verlag.ch